J. Bauch H. Halsband K. Hempel M. Rehner H. W. Schreiber

Manual Ambulante Chirurgie II

J. Bauch H. Halsband K. Hempel M. Rehner H. W. Schreiber (Hrsg.)

Manual Ambulante Chirurgie II

Allgemeines, perioperatives Management
Behandlungsverfahren
Operationstechniken im Erwachsenen- und Kindesalter
Qualitätsmanagement
Gesetze und Regelwerke

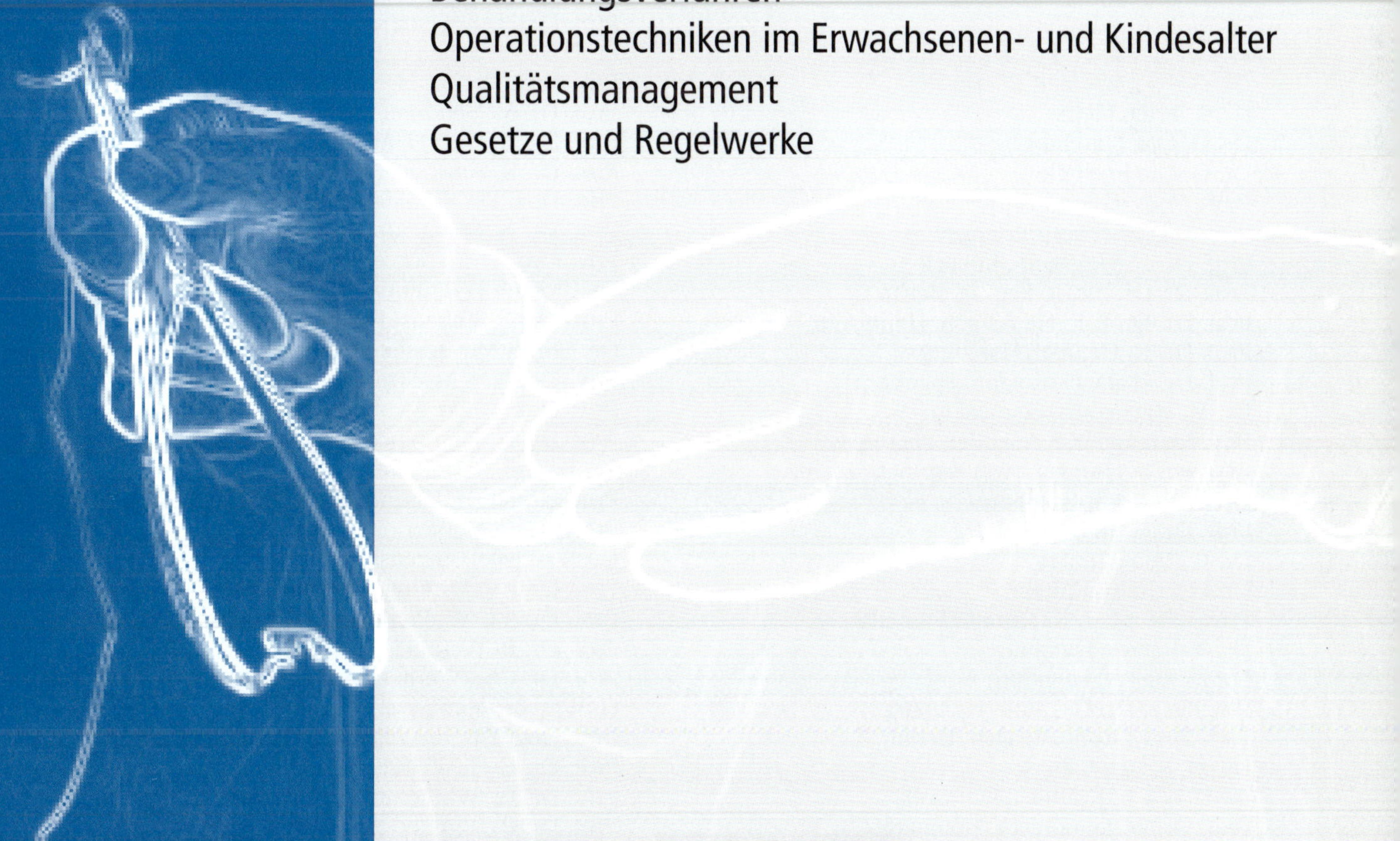

GUSTAV FISCHER

Autorenverzeichnis

Priv.-Doz. Dr. H. van Ackeren, Hamburg
Priv.-Doz. Dr. Th. A. Angerpointner, München
Prof. Dr. R. Arndt, Hamburg
Dr. J. Bauch, Hannover
Prof. Dr. H. Bause, Hamburg
Dr. S. Berger, Mainz
Dr. S. Bohnacker, Hamburg
Prof. Dr. M. Bolkenius, Augsburg
Prof. Dr. U. Bosch, Hannover
Prof. Dr. P. Brenner, Dresden
Prof. Dr. J. Bruns, Hamburg
Dr. A. Clausner, Bielefeld
Prof. Dr. F. Daschner, Freiburg
Dr. M. Demian, Frankfurt/M.
Dr. H.J. Dittler, München
Prof. Dr. H. Dralle, Halle/Saale
Dr. J. Eichhorn, Straubing
Prof. Dr. H. Erasmi, Köln
Dr. H.H. Felsing, Pirmasens
Dr. H. Fett, Straubing
Priv.-Doz. Dr. H. Feussner, München
Dr. G.F. Finkbeiner, Blieskastel
Dr. K. Fritz, Flein
Dr. H. Gai, Hamburg
Dr. O. Gimm, Halle
Prof. Dr. A. Gläser, Burghausen
Prof. Dr. J. Grünert, Erlangen
Prof. Dr. H. Halsband, Lübeck
Prof. Dr. Dr. h.c. R. Häring, Berlin
Prof. Dr. Dr. J.-E. Hausamen, Hannover
Prof. Dr. K. Hempel, Hamburg
Prof. Dr. H.-D. Herrmann, Hamburg
Dr. M. Heymanns, Gerolstein
Priv.-Doz. Dr. W.F.A. Hiller, Hannover
Prof. Dr. S. Hofmann von Kap-herr, Mainz
Dr. E.-P. Horn, Hamburg
Prof. Dr. H. Imig, Hamburg
Dr. P. Kalbe, Rinteln
Dr. C.-J. Kant, Rinteln
Priv.-Doz. Dr. I. Kappstein, Freiburg
Dr. A. Katzer, Hamburg
Dr. D. Keeser, Hamburg
Priv.-Doz. Dr. D. Kluth, Hamburg
Prof. Dr. K. Koppenhagen, Berlin
Dr. M. Kraus, Lübeck
Prof. Dr. Ch. Krettek, Hannover
Prof. Dr. W. Lambrecht, Hamburg
Prof. Dr. H.-U. Langendorff, Dortmund
Dr. D. Lehmann-Beckow, Lüneburg
Dr. H. Lemke, Dortmund
Dr. Dipl. Phys. A. Linder, Hemer
Dr. Ch. Loweg, Göttingen
Prof. Dr. H. Maass, Hamburg
A. Meurer, Losheim
Prof. Dr. M. Nerlich, Regensburg
Dr. H.-S. Neumann, Münster
Dr. Th. Noesselt, Hamburg
Prof. Dr. H.-J. Oestern, Celle
Priv.-Doz. Dr. G. Penkert, Hannover
Prof. Dr. R. Pichlmayr (†), Hannover
Dr. H. Piechowiak, Regensburg
Prof. Dr. T. Pohlemann, Hannover
Prof. Dr. M. Rehner, Hamburg
Dr. J.-A. Rüggeberg, Bremen
Dr. D. Rümmelein, Hamburg
Dr. O. Sandkamp, Hamburg
Dr. G. Schade, Hamburg
Prof. Dr. A. Schafmayer, Lüneburg
Prof. Dr. H.-E. Schaller, Tübingen
Prof. Dr. O. Scheibe, Stuttgart
Priv. Doz. Dr. Dr. H. Schliephake, Hannover
Prof. Dr. M. Schönfelder, Leipzig
Prof. Dr. Dr. h.c. H.-W. Schreiber, Hamburg
Prof. Dr. S. Schröder, Hamburg
Priv.-Doz. Dr. W. Sigge, Lübeck
Prof. Dr. N. Soehendra, Hamburg
Priv.-Doz. Dr. J. Sorge, Peine
Dr. T. Standl, Hamburg
Prof. Dr. L. Steffens, Eschweiler
Dr. Chr. Stöhr, Losheim am See
Priv.-Doz. Dr. M. Strobel, Straubing
Priv.-Doz. Dr. L. Swoboda, Hamburg
Prof. Dr. H. Thermann, Hannover
Dr. E. Thil, Mannheim
Prof. Dr. Dr. K. Ulsenheimer, München
Prof. Dr. C. Vorster, Hannover
Dr. B. Weigel, Regensburg
Prof. Dr. J.V. Wening, Hamburg
Prof. Dr. h.c. W. Weißauer, Nürnberg
Prof. Dr. B. Werner, Hamburg
Prof. Dr. Chr. Werner, München
G. Wesche, Hannover
Priv.-Doz. Dr. M. Westphal, Hamburg
Prof. Dr. G.H. Willital, Münster
Prof. Dr. W. Winkelmüller, Hannover
Prof. Dr. R. Winkler, Schleswig
Dr. A. Würfel, Mainz
Prof. Dr. H. Zwipp, Dresden

Abkürzungsverzeichnis

A., Aa.	Arteria, Arteriae
a.p.	anterior-posterior
AC-Gelenk	Akromioklavikulargelenk
ADL	activity of daily life
AHB	Anschlußheilbehandlung
AHV	Alters- und Hinterlassenenversicherung
AI	Aorteninsuffizienz
AK	Antikörper
ALM	Akrolentiginöses Melanom
AlVG	Arbeitslosenversicherungsgesetz
AMG	Arzneimittelgesetz
ANA	antinukleäre Antikörper
AOK	Allgemeine Ortskrankenkasse
aPTT	aktivierte partielle Thromboplastinzeit
ARDS	acute (bzw. adult) respiratory distress syndrome
ASA	American Society of Anaesthesiologists
ASL	Antistreptolysin
ASS	Acetylsalicylsäure
AST	Antistreptolysintiter
ASVG	Allgemeines Sozialversicherungsgesetz
ATL	anti tension line
AU	Arbeitsunfähigkeit
AUF	Arbeitsunfähigkeit (Schweiz)
AVK	arterielle Verschlußkrankheit
AWMF	Arbeitsgemeinschaft der wissenschaftlichen medizinischen Fachgesellschaften
ÄZQ	Ärztliche Zentralstelle für Qualitätssicherung
BÄK	Bundesärztekammer
BÄO	Bundesärzteordnung
BB	Blutbild
BfA	Bundesversicherungsanstalt für Angestellte
BGH	Bundesgerichtshof
BGM	Bindegewebsmassage
BGSW	berufsgenossenschaftliche stationäre Weiterbehandlung
BK	Berufskrankheit
BKK	Betriebskrankenkasse
BMÄ	Bewertungsmaßstab – Ärzte
BMP	bone morphogenetic protein
BSG	Bundessozialgericht
BSG, BKS	Blutkörperchensenkungsgeschwindigkeit
BU	Berufsunfähigkeit
BWK, BWS	Brustwirbelkörper, -säule

C	Komplementfaktor
°C	Grad Celsius
Ca	Karzinom
CCT	kraniale Computertomographie
Ch	Charrière
CK, CK-MB	Kreatinkinase, Isoenzym MB
CPAP	continuous positive airway pressure
CRP	C-reaktives Protein
CT	Computertomograph(ie)
D., Dd.	Ductus, Ducti
d.h.	das heißt
DA	Durchgangs-Arzt
DAB	Deutsches Arzneibuch
DAI	diffuse axonal injury
DGMR	Deutsche Gesellschaft für Medizinrecht
DIMDI	Deutsches Institut für Medizinische Dokumentation und Information
DIN	Deutsche Industrienorm
dl	Deziliter
DNA	Desoxyribonukleinsäure
DNase	Desoxyribonuklease
DRUG	Distales Radioulnargelenk
DSA	Digitale Subtraktionsangiographie
E.	Escherichia; Erysipelas
EAP	Erweiterte ambulante Physiotherapie
EBM	Einheitlicher Bewertungsmaßstab
ECM	Erythema chronicum migrans
EDTA	Ethyldiamintetraessigsäure
EGO	Ersatzkassengebührenordnung
ELISA	Enzym-linked immuno sorbent Assay
EMG	Elektromyographie
ENG	Elektroneurographie
EPT	endoskopische Papillotomie
ERC	endoskopische retrograde Cholangiographie
ERCP	endoskopische retrograde Cholangiopankreatikographie
ERP	endoskopische retrograde Pankreatikographie
ESD	Endoskopische subacromiale Dekompression
EU	Erwerbsunfähigkeit, Europäische Union
evtl.	eventuell
FamLA	Familienlastenausgleich
FGF	Fibroblastenwachstumsfaktor

FKHA	Fingerkuppen-Hohlhand-Abstand
FSME	Frühsommer-Meningoenzephalitis
FTA-ABS	Fluoreszenz-Treponema-Antikörper-Absorptionstest
g	Gramm
γ-GT	Gamma-Glutamyltransferase
GCS	Glasgow coma scale
GdB	Grad der Behinderung
GG	Grundgesetz
ggf.	gegebenenfalls
GI-	Gastro-Intestinal-
GK	Gutachter-Kommission
GKV	gesetzliche Krankenversicherung
Gl., Gll.	Glandula, Glandulae
GnRH	Gonadotropin-Releasing-Hormon
GOÄ	Gebührenordnung für Ärzte
GRG	Gesundheitsreformgesetz
GSG	Gesundheitsstrukturgesetz
GUV	Gemeindeunfallversicherung
h	Stunde(n)
HAD	human adjuvant disease
HAREA	Handrückenebenenabstand
Hb	Hämoglobin
HBV	Hepatitis-B-Virus
HCG	humanes Choriongonadotropin
HCV	Hepatitis-C-Virus
HF(-Ströme)	Hochfrequenz(-Ströme)
HIT	Heparin-induzierte Thrombopenie
HIV	human immunodeficiency virus
HKB	hinteres Kreuzband
Hkt	Hämatokrit
HPV	humanes Papillomavirus
HWK, HWS	Halswirbelkörper, -säule
ICD	International Classification of Diseases
IE	Internationale Einheiten
Ig	Immunglobulin
i.m.	intramuskulär
IMF	intermaxilläre Fixation
inkl.	inklusive
INR	international normalized ratio
i.v.	intravenös
IV	Eidgenössische Invalidenversicherung (Schweiz)
KG	Körpergewicht
KK	Krankenkasse
KOF	Körperoberfläche
kp	Kilopond
KPE	komplexe physikalische Entstauungstherapie
KV	Kassenärztliche Vereinigung
KVB	Kassenärztliche Bundesvereinigung
KVG	Krankenversicherungsgesetz
LÄK	Landesärztekammer
LDH	Laktatdehydrogenase
Lig., Ligg.	Ligamentum, Ligamenta
Lk	Lymphknoten
LMM	Lentigo maligna-Melanom
LSG	Landessozialgericht
LV	Landesverband
LVA	Landesversicherungsanstalt
LWK, LWS	Lendenwirbelkörper, -säule
m	Masse
M., Mm.	Musculus, Musculi
MAO	Monoaminooxidase
max.	maximal
MdE	Minderung der Erwerbsfähigkeit
MDK	Medizinischer Dienst der Krankenversicherung(en)
MedGV	Medizingeräteverordnung
MGG	May-Grünwald-Giemsa
MHz	Megahertz
min	Minute(n)
ml	Milliliter
MRA	Medizinische Röntgenassistentin
MRT	Magnetresonanztomograph(ie)
MS	Multiple Sklerose
N., Nn.	Nervus, Nervi
NAD	Nikotionsäureamidadenindinukleotid
NMH	niedermolekulares Heparin
NNH	Nasennebenhöhle(n)
NOG	Novellierungsgesetz
NSAR	nichtsteroidale Antirheumatika/Antiphlogistika
NYHA	New York Heart Association
o.ä.	oder ähnliche(s)
o.B.	ohne Befund
P	Punctum
p.o.	per os
pANCA	antineutrophile zytoplasmatische Antikörper der Untergruppe p
p_aO_2	arterieller Sauerstoffpartialdruck
PCR	Polymerase-Kettenreaktion
PDGF	platelet derived growth factor
PE	Probeexzision
PEEP	positive endexpiratory pressure
PEG	perkutane endoskopische Gastrostomie
PEP	Postexpositionsprophylaxe
PG	Pensionsgesetz
PHS	Periarthropathia humeroscapularis
Pl.	Plexus
PM	Pacemaker (Herzschrittmacher)
PMMA	Polymethylmetacrylat
PNF	propriozeptive neuromuskuläre Fazilitation
PTA	perkutane transluminale Angioplastie
PTFE	Polytetrafluorethylen (Teflon®)
PTT	partielle Thromboplastinzeit
PVP	Polyvinylpyrrolidon
QF	Querfinger

RLT	Raumlufttechnik
RR	Blutdruck
RSTL	relaxed skin tension lines
RVO	Reichsversicherungsordnung
S.	Seite
s., s.o., s.u.	siehe, siehe oben, siehe unten
s.c.	subkutan
SchwbG	Schwerbehindertengesetz
SC-Gelenk	Sternoklavikulargelenk
sek	Sekunde(n)
SG	Sozialgericht
SGB	Sozialgesetzbuch
SGOT	Serum-Glutamat-Oxalacetat-Transaminase
SGPT	Serum-Glutamat-Pyruvat-Transaminase
SH	(Ober-)Schenkelhals
SHT	Schädel-Hirn-Trauma
SMAS	superfizielles muskulo-aponeurotisches System
sog.	sogenannt(e)
spez.	speziell
SSt	Schlichtungsstelle
Staph.	Staphylococcus
StGB	Strafgesetzbuch
StPO	Strafprozeßordnung
s/w	schwarz-weiß
syst.	systolisch
tägl.	täglich
TENS	transkutane elektrische Nervenstimulation
TEP	Totalendoprothese
TFPI	tissue factor pathway inhibitor

TGF	transformierender Wachstumsfaktor
tPA	tissue plasminogen aktivator
TPHA	Treponema-pallidum-Hämagglutinationstest
u.a.	und andere(s)
u.ä.	und ähnliche(s)
u.U.	unter Umständen
UFH	unfraktioniertes Heparin
UV	Unfallversicherung
UVG	Unfallversicherungsgesetz
UVV	Unfallverhütungsvorschriften
v	Geschwindigkeit
V	Volt
V., Vv.	Vena, Venae
v.a.	vor allem
V.a.	Verdacht auf
v.H.	von Hundert
VA	Vertragsarzt
VAS	visuelle Analogskala (Schmerzdokumentation)
VdK	Verband der Kriegs- und Wehrdienstopfer, Behinderten und Sozialrentner
VKB	vorderes Kreuzband
VO	Verordnung
vs.	versus
WHO	Weltgesundheitsorganisation
WK	Wirbelkörper
WS	Wirbelsäule
z.B.	zum Beispiel
ZNS	Zentralnervensystem
ZVK	Zentralvenenkatheter

Inhaltsverzeichnis

7 Spezielle Traumatologie

7.1 Verletzungen von Schulter und Arm

H.-J. Oestern

7.1.1 Anatomie des Schultergelenks

Anatomie

Die Stabilität des Schultergelenks wird durch vier Strukturen mit ihren assoziierten Kraftvektoren gesichert:

- Die *glenohumeralen Bänder* sind eine Verdickung der vorderen und unteren Gelenkkapsel. Drei Anteile sind zu unterscheiden: das Lig. glenohumerale inferius als größter und funktionell wichtigster Part sowie das Lig. glenohumerale medius und das Lig. glenohumerale superius. Das vordere Labrum ist der me-

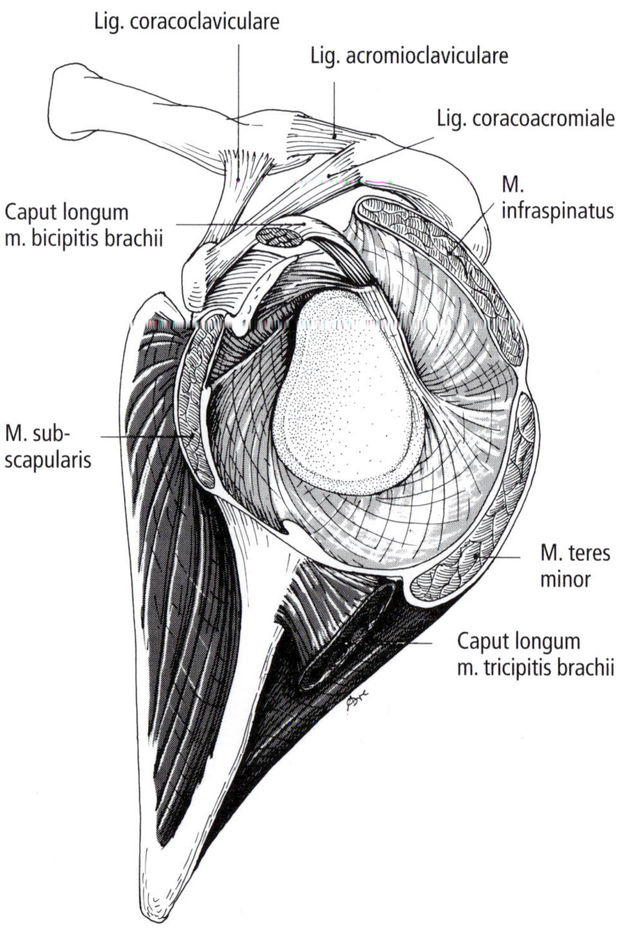

Abb. 7.1: Anatomie des Schultergelenks von lateral.

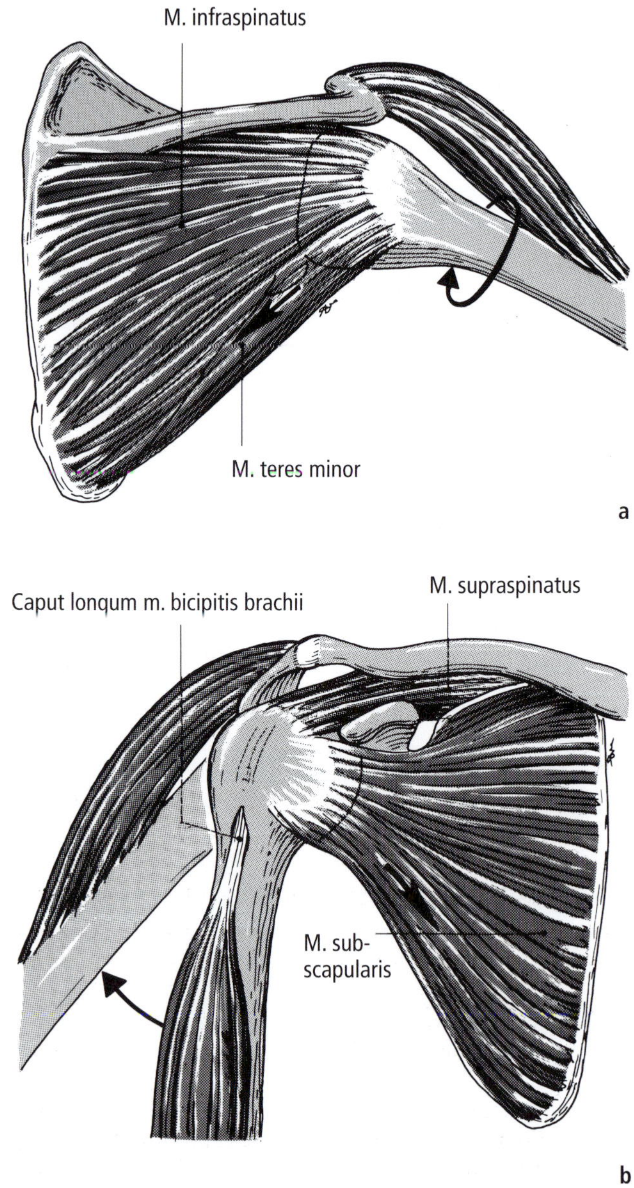

Abb. 7.2a-b: Muskuläre Anteile der Rotatorenmanschette. Ansicht von dorsal (a) und ventral (b).

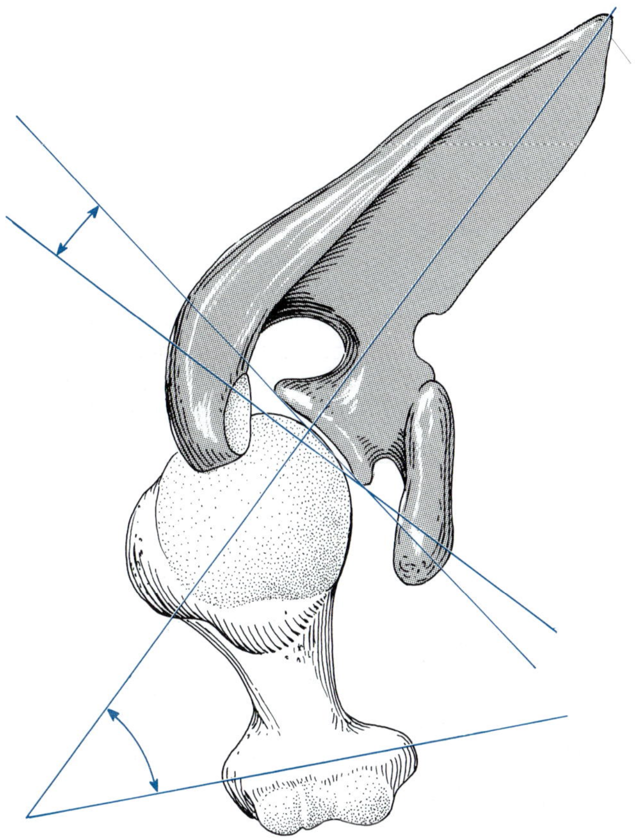

Abb. 7.3: Winkelbeziehungen von Oberarmkopf und Glenoid. Das Glenoid steht in einem Winkel von 4 – 12°, der Oberarmkopf weist eine Retrotorsion von 25 – 40° auf.

diale Ansatz des Lig. glenohumerale inferius. Das hintere Labrum ist eine Fortsetzung des Ansatzes des langen Bizepskopfs und ist ohne Bedeutung für die Gelenkstabilität.

- In der *Gelenkkapsel* wirkt der relative Unterdruck. Er preßt den Humeruskopf in die Pfanne, wobei das vordere Labrum nach Art einer Saugglocke funktioniert.
- Die *Rotatorenmanschette* fungiert als aktiver Stabilisator gegen Subluxation oder Dislokation des Humeruskopfs nach kranial. Unterstützt wird sie darin durch den M. bizeps. Als Depressoren des Kopfs wirken bei Seitstellung des Arms der M. supraspinatus und der lange Kopf des M. biceps, andernfalls würde der Oberarmkopf durch die überproportionale Kraft des M. deltoideus nach kranial gezogen. Beim Anheben des Arms wirken die unteren Teile der Mm. subscapularis und infraspinatus sowie Mm. teres major und minor als Depressoren.
- Durch die *Neigung von Oberarmkopf* (Retroversion von 25 – 40°) und *Glenoid* (Retroversion von 4 – 12°) wird allein durch den knöchernen Aufbau eine Instabilität des Gelenks nach vorn verhindert (Abb. 7.3).

7.1.2 Oberarmkopffraktur

Häufigkeit

Proximale Oberarmfrakturen machen etwa 4 – 5 % aller Frakturen aus. Sie betreffen überwiegend ältere Patienten.

Anatomie

Von besonderer Bedeutung für Heilung und Prognose der Frakturen ist die Blutversorgung des Humeruskopfs (Abb. 7.4). Sie erfolgt über die Aa. circumflexae humeri anterior et posterior. Der aufsteigende Ast des dorsalen Gefäßes dringt in der Nähe des Sulcus bicipitis in den Knochen ein. Bei Verletzung oder Schädigung der Arterie durch den Unfall selbst oder durch eine erweiterte operative Freilegung kann es zur avaskulären Nekrose des Oberarmkopfs kommen.

Verletzungsmechanismus

Klassischer und häufigster Mechanismus ist der Sturz auf den gestreckten Arm. Bei gleichzeitiger Abduktion führt dies bei älteren Patienten zur Fraktur, beim jüngeren Menschen eher zur Luxation. In der Regel verläuft der Frakturspalt durch das Collum chirurgicum.

Begleitverletzungen

Mitverletzungen des N. axillaris und des Plexus brachialis wurden wiederholt beschrieben. Klinisch bedeutsame Verletzungen der Arterien sind seltener.

Klassifikation

Neer-Klassifikation

Die *Klassifikation von Neer* berücksichtigt bei den Fragmentbeschreibungen alle vier Anteile des Oberarmkopfs und wird für die Wahl der Versorgung bevorzugt verwendet (Abb. 7.5):

- Das *Kalottenfragment* umfaßt die gesamte Gelenkfläche; seine Grenze ist der anatomische Hals
- Das *Tuberculum-minus-Fragment*
- Das *Tuberculum-majus-Fragment*
- Das *Schaftfragment*

Ein Segment gilt als verschoben, wenn die Dislokation mehr als 1 cm ausmacht oder die Abknickung einen Winkel von 45° überschreitet. Entsprechend der Anzahl von Fragmenten spricht man von „Two-part-", „Three-part-" oder „Four-part-Fraktur". Unter diesen speziellen Aspekten ergibt sich eine folgerichtige Klassifikation (Abb. 7.6):

- *Typ I:* Unverschobene Fraktur;
- *Typ II:* Fraktur durch den anatomischen Hals;

- *Typ III:* Two-part-Fraktur (Zweifragmentfraktur) mit Frakturverlauf durch den chirurgischen Hals;
- *Typ IV:* Tuberculum-majus-Fraktur;
- *Typ V:* Tuberculum-minus-Fraktur als Two-, Three- und Four-part-Frakturen sowie
- *Typ VI:* Luxationsfraktur nach ventral und dorsal.

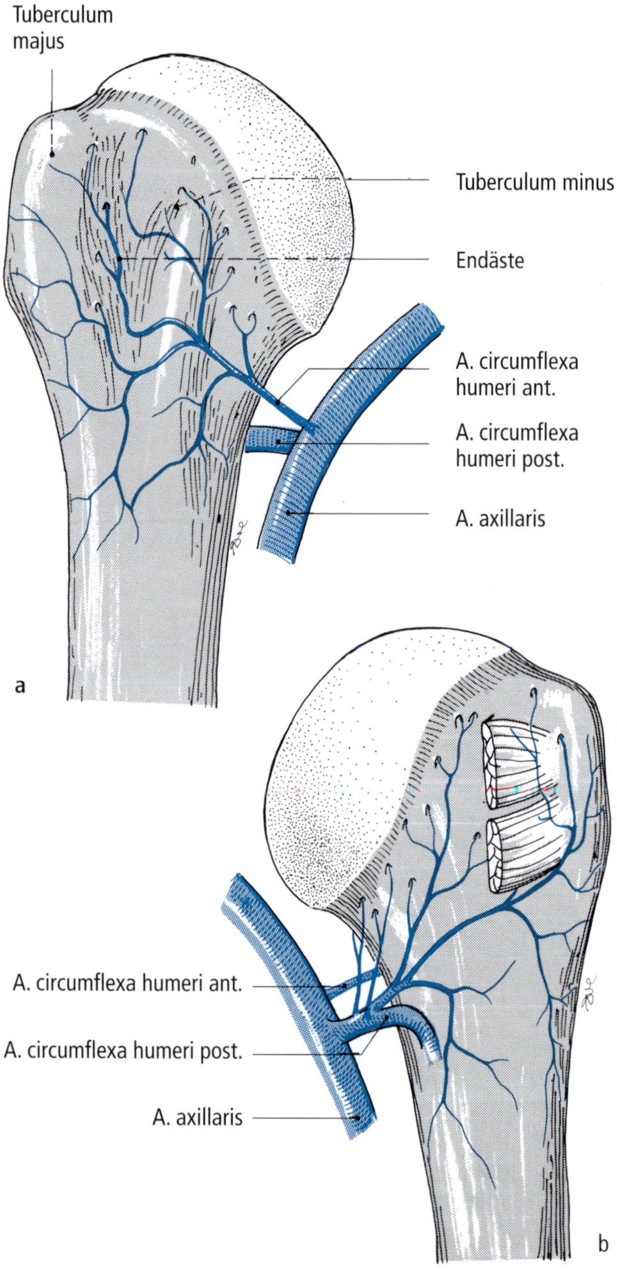

Abb. 7.4a-b: Gefäßversorgung des Oberarmkopfs. Sie erfolgt vorwiegend über die A. circumflexa humeri anterior, deren Endäste zum Oberarmkopf ziehen und die ventralen Anteile (a), in geringerem Maße auch die dorsalen Anteile versorgen. Der dorsale Oberarmkopf wird überwiegend von der A. circumflexa humeri posterior versorgt (b).

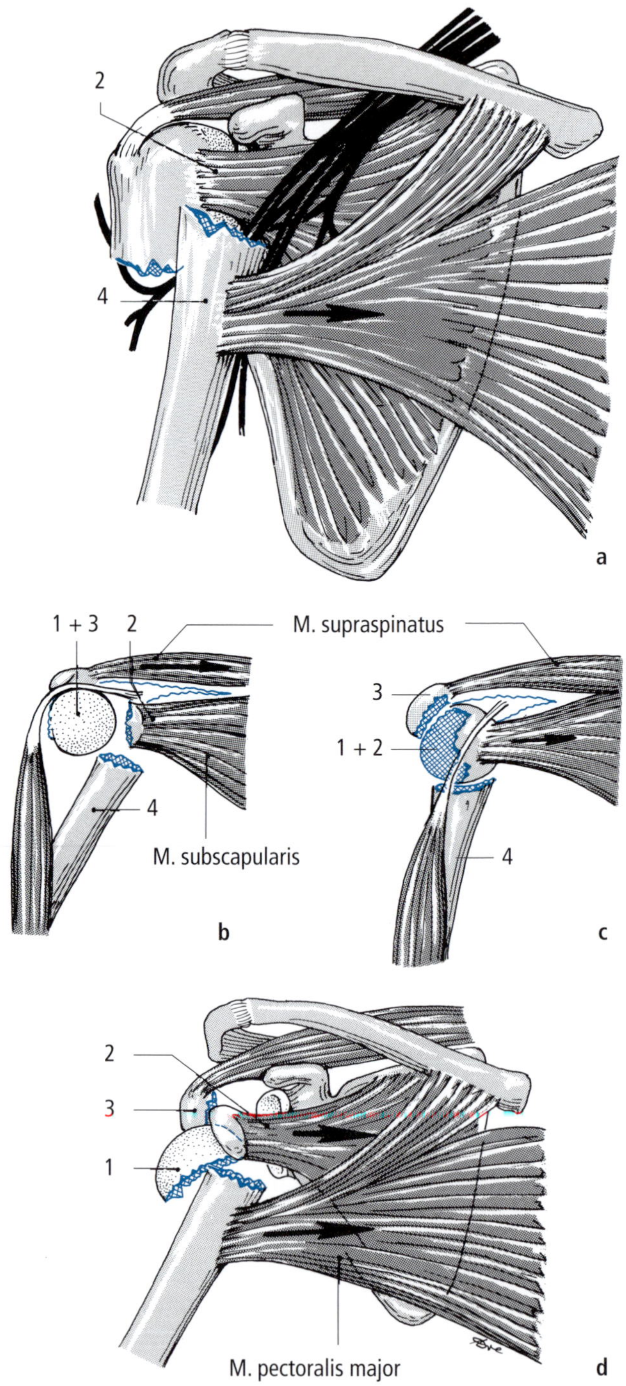

Abb. 7.5a-d: Einteilung der Oberarmkopffrakturen. Unterscheiden lassen sich vier Fragmente (d): Kalottenfragment (1), Tuberculum-minus-Fragment (2), Tuberculum-majus-Fragment (3) und Schaftfragment (4). Daraus resultieren die Zweifragmentfraktur (a), die Dreifragmentfraktur mit Rotation des Kopffragments mit den drei Fragmenten 1+3, 2 und 4 (b), die Dreifragmentfraktur aus 1+2, disloziertem 3 und 4 (c) und die Vierfragmentfraktur mit allen vier Fragmenten (d).

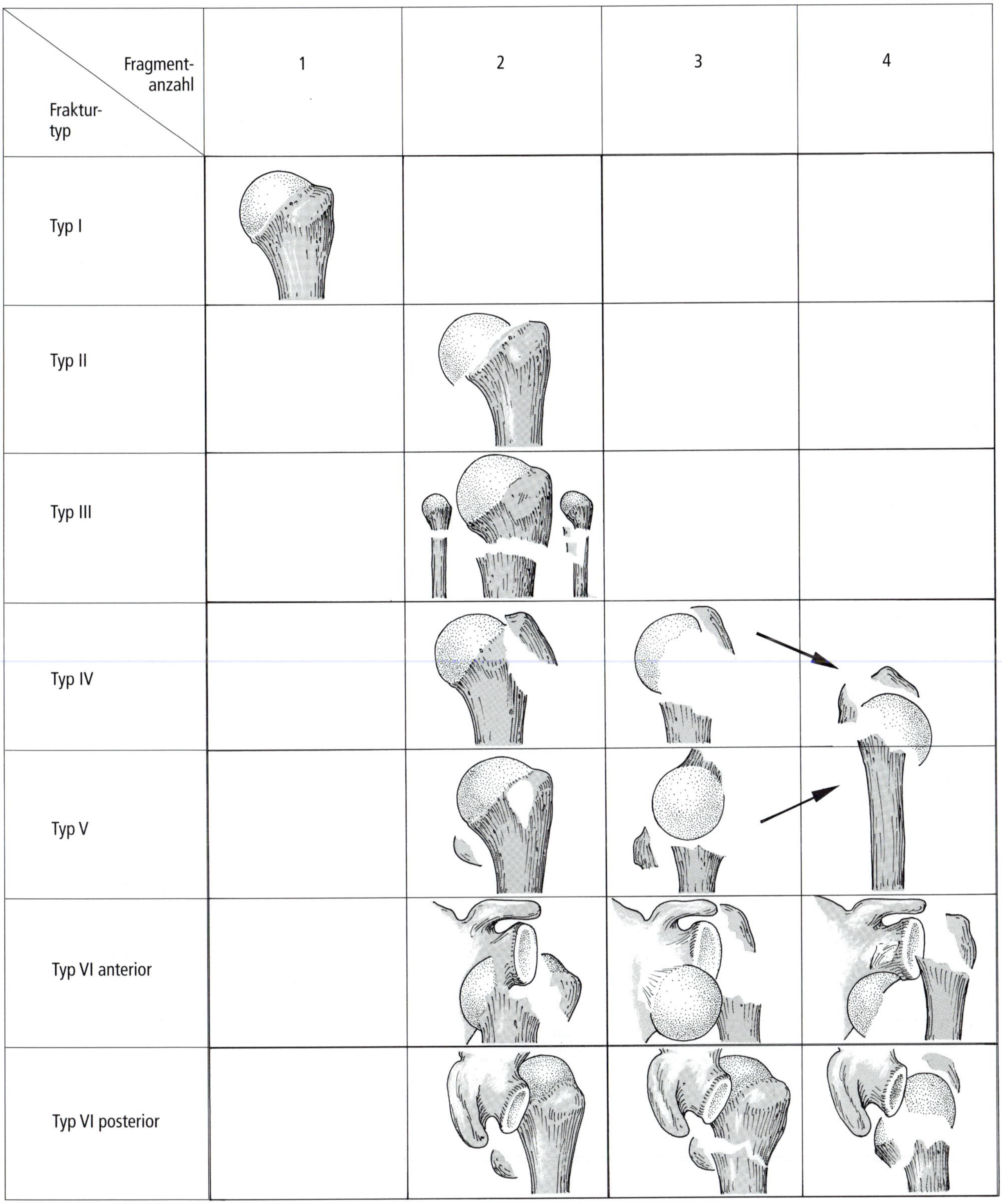

Abb. 7.6: Oberarmkopffrakturen – Klassifikation nach NEER. Typ I: Unverschobene Fraktur mit Abkippung < 45°; Typ II: Fraktur im Collum anatomicum; Typ III: Two-part-Fraktur mit Frakturverlauf durch das Collum chirurgicum; Typ IV: Tuberculum-majus-Fraktur; Typ V: Tuberculum-minus-Fraktur als 2-,3- und 4-part-Frakturen; Typ VI: Luxationsfraktur nach dorsal und ventral.

AO-Klassifikation

Die *AO-Klassifikation* mit der Einteilung nach A-, B- und C-Typen differenziert nach folgenden Merkmalen:
- *A-Fraktur:* Unifokale extraartikuläre Fraktur, Abriß der Tuberositas (A1), metaphysär impaktiert (A2) oder nicht impaktiert (A3)
- *B-Fraktur:* Extraartikuläre bifokale Fraktur
- *C-Fraktur:* Gelenkfraktur mit vollständiger Ablösung der Gelenkfläche.

Klinik und Diagnostik

Klinische Untersuchung

Bei der *klinischen Untersuchung* imponierend sind in der Regel ein ausgeprägtes Hämatom mit erheblicher Schwellung der umgebenden Weichteile.

Bildgebende Diagnostik

Die exakte Diagnose wird radiologisch durch Aufnahmen in 2 Ebenen gestellt: a.p.-Strahlengang und axilläre Aufnahme. Bei starken Schmerzen bei Abduktion oder erfolgter Ruhigstellung im Verband kann eine zweite Aufnahme nach VELPEAU erfolgen (Abb. 7.7).

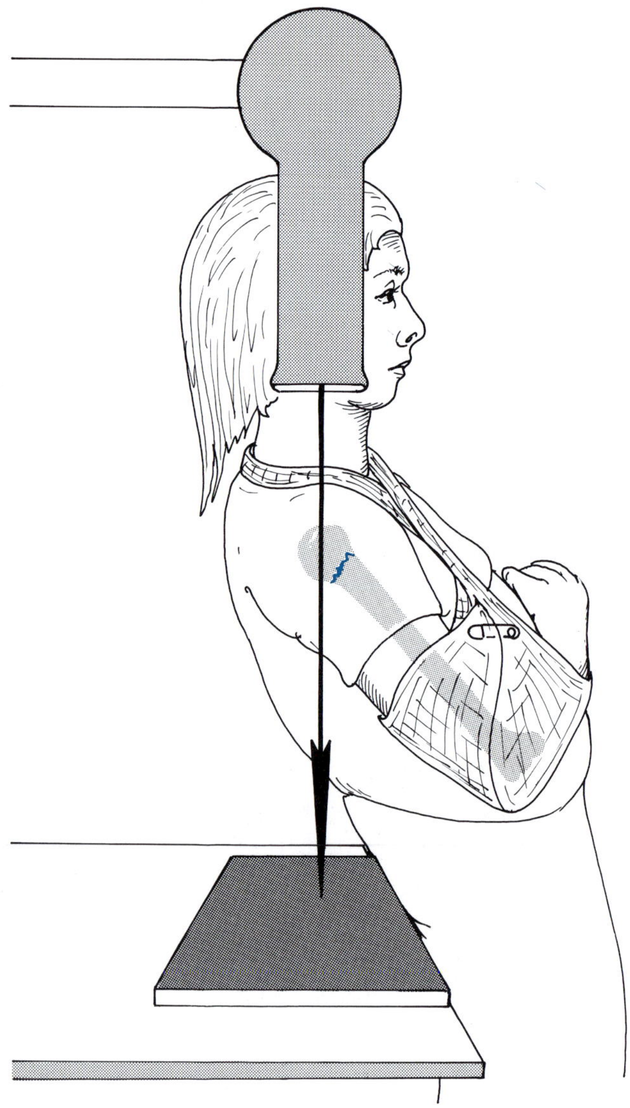

Abb. 7.7: Röntgentechnik nach VELPEAU bei Oberarmkopffrakturen. Bei stark schmerzhaftem Schultergelenk kann diese Aufnahme bei adduziertem Oberarm vorgenommen werden. Der Zentralstrahl trifft von oben auf das Schultergelenk. Der Patient lehnt sich dabei insgesamt nach hinten, so daß sich die Röntgenplatte direkt unter dem Zentralstrahl befindet. Diese Aufnahmetechnik kann axiale Aufnahmen ersetzen.

Therapie

Konservative Therapie

Die Mehrzahl der proximalen Oberarmfrakturen kann *konservativ* behandelt werden. Die Ruhigstellung erfolgt kurzzeitig (ca. acht Tage) durch einen *Desault-* oder *Gilchrist-Verband* (Technik, siehe 6.2.2).

Operative Therapie

Überwiegend geeignet ist eine *Minimalosteosynthese* mit Kirschnerdrähten (Abb. 7.8a) und Schrauben. Spickdrahtosteosynthesen werden am günstigsten mit gewindetragenden K-Drähten ausgeführt. Die Zahl der Drähte variiert mit der Knochenstruktur. Bei Osteoporose sollte man mehr Drähte verwenden. Bei einem Tuberculum-majus-Abriß kann ein K-Draht auch von kranial eingebracht werden, der die übrigen Drähte kreuzt. Dieser Draht muß immer umgebogen werden. Eine divergierende und kreuzende Plazierung fördert die Stabilität.

Eine *Plattenosteosynthese* im Bereich des Oberarmkopfs ist nur in seltenen Fällen bei guter Knochenstruktur indiziert (Abb. 7.8b. Cave: Verletzungen der A. circumflexa humeri).

Bei Four-part-Frakturen oder Luxationsfrakturen kann auch eine *primäre Prothesenversorgung* des Humeruskopfs mit guten Ergebnissen durchgeführt werden (Abb. 7.8c). Wichtig ist dabei die exakte Plazierung der Tubercula unterhalb des Prothesenkopfs.

Ein über 5 mm disloziertes Tuberculum majus-Fragment wird *angeschraubt* und/oder durch *Zuggurtung* stabilisiert (Abb. 7.9a-c).

Zur Versorgung proximaler Oberarmfrakturen bei Kindern und Jugendlichen, siehe 9.9.3.2.

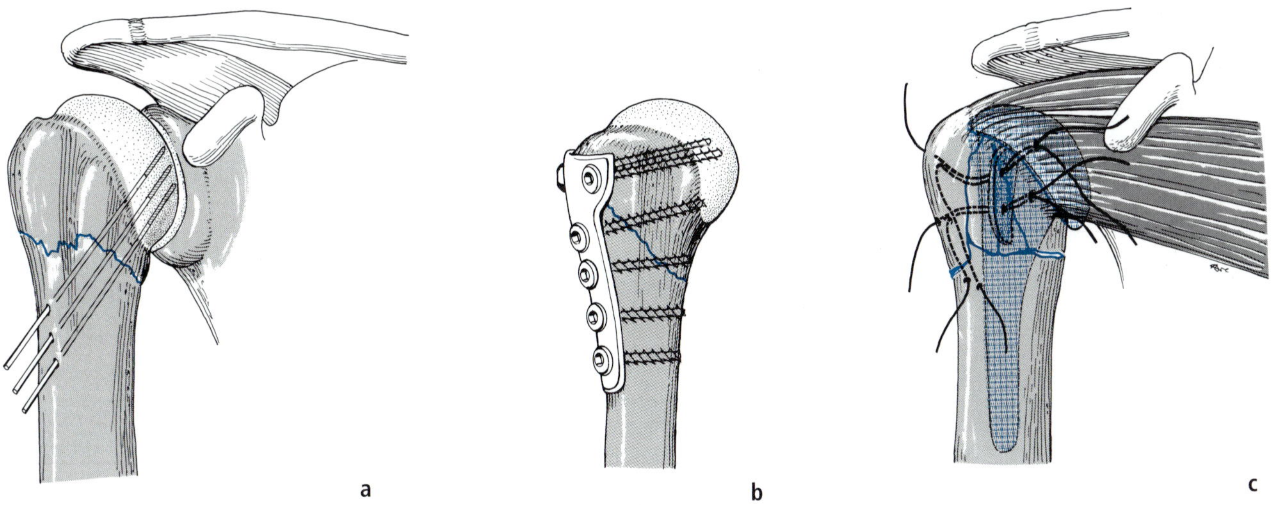

Abb. 7.8a-c: Operative Versorgung einer Oberarmkopffraktur. Spickdrahtosteosynthese (a) Plattenosteosynthese (b) und Endoprothese mit Refixation des Tuberculum majus (c).

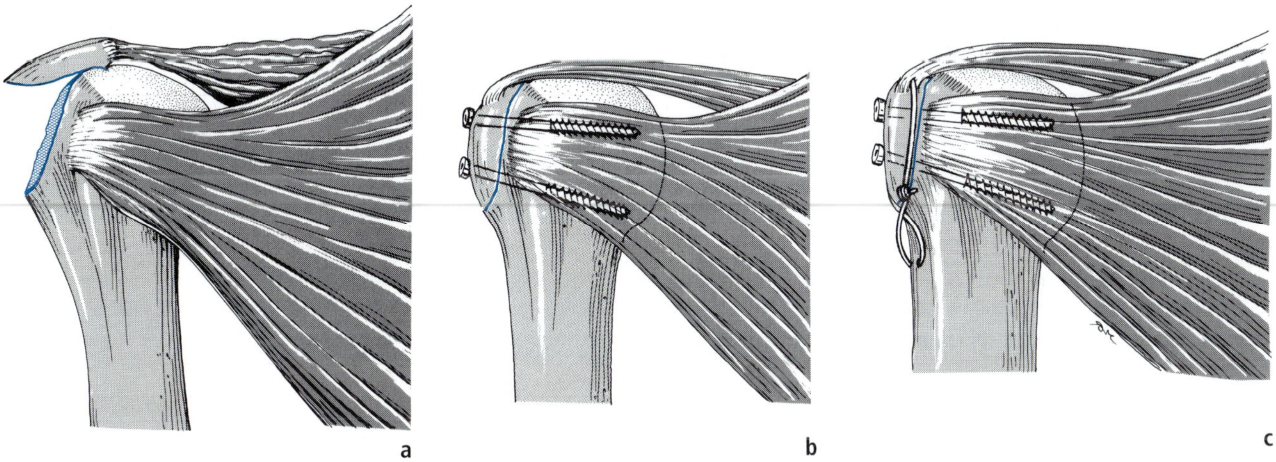

Abb. 7.9a-c: Die dislozierte Tuberculum-majus-Fraktur ist eine Indikation zur Osteosynthese (a). Zweckmäßig wird eine Zugschraubenosteosynthese durchgeführt (b). Ergänzt werden kann die Zugschraubenosteosynthese durch eine Cerclage (c). Der Cerclagedraht verläuft oberhalb des Sehnenansatzes des M. supraspinatus.

7.1.3 Skapulafraktur

Häufigkeit

Frakturen der Scapula machen etwa 3 – 5 % aller Verletzungen des Schultergürtels und nur 0,4 – 1 % aller Frakturen aus. Bevorzugt betroffen sind Skapulahals (10 – 60 %) und Knochenkörper (50 – 80 %). Etwa 10 % der Frakturen verlaufen intraartikulär.

Verletzungsmechanismus

Auslöser ist meistens ein direktes Trauma mit erheblicher Krafteinwirkung. Eine gleichzeitige Luxation des Oberarmkopfs ist regelhaft begleitet von einer ausgedehnten Zerreißung der Rotatorenmanschette.

Begleitverletzungen

Begleitverletzungen sind durch die Stärke der auslösenden Kräfte relativ häufig (35 – 98 %). Es handelt sich dabei um Rippenfrakturen, Lungenkontusionen, Pneumothorax, Schädigungen des Plexus brachialis und der begleitenden Gefäße.

Klassifikation

Unterschieden werden Skapulakörper-, Skapulahals-, Glenoid-, Akromion- und Processus-coracoideus-Frakturen. Die Glenoidfrakturen differenziert IDEBERG in fünf Typen (Abb. 7.10):

- *Typ I:* Vorderer Pfannenrandabbruch
- *Typ II:* Quer- oder Schrägfraktur mit Dislokation durch das Caput longum M. tricipitis

- *Typ III:* Glenoid- und Skapulahals-Fraktur, oft kombiniert mit Frakturen des Akromions und der Clavicula
- *Typ IV:* Horizontalfraktur durch Glenoid, Hals und Körper
- *Typ V:* Zusätzlich senkrecht durch den Skapulahals verlaufende Fraktur.

Klinik und Diagnostik

Der Patient hält den Arm gewöhnlich adduziert und vermeidet jede Abduktion. Diese Ruhigstellung wird ausgelöst durch Einblutungen in die Mm. supraspinatus, infraspinatus und subscapularis.

Röntgenaufnahmen mit a.p.- und tangentialem Zentralstrahl. Zur Dokumentation einer Gelenkbeteiligung ist meist ein CT notwendig.

Therapie

Fraktur des Skapulakörpers

Meist ist ein *konservatives* Vorgehen ausreichend. Die Ruhigstellung ist nur kurzfristig bis zum Abklingen der Schmerzen notwendig. Es schließt sich in der Regel eine funktionelle Behandlung nach einer Woche an.

Fraktur des Skapulahalses

Bei wenig verschobenen Skapulahalsfrakturen ist das *konservative* Vorgehen mit kurzzeitiger Ruhigstellung und frühzeitiger Übungsbehandlung vorzuziehen. Stärker dislozierte Frakturen werden operativ stabilisiert.

Intraartikuläre Skapulafraktur

Wie bei allen Gelenkfrakturen ist die Reposition in anatomisch korrekter Position notwendig. Die übungsstabile *Osteosynthese* erfolgt bei Frakturen des unteren Pfannenanteils mit Zugschraubenosteosynthese, bei Frakturen durch den Skapulahals mit Plattenosteosynthese (Abb. 7.11).

Fraktur des Processus coracoideus

Frakturen des Processus coracoideus werden üblicherweise *konservativ* behandelt. Nur bei starker Disloka-

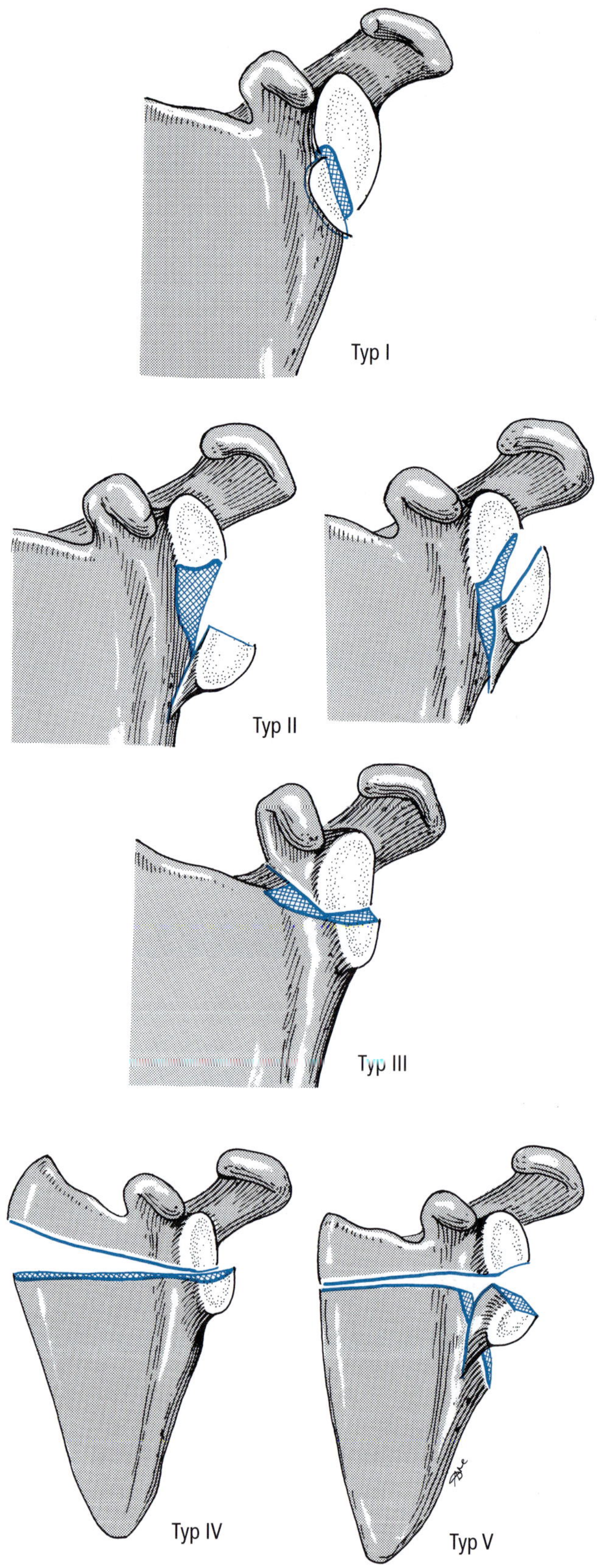

Abb. 7.10 (rechts): Einteilung der Skapulafrakturen nach IDEBERG. Typ I: Fraktur des vorderen Pfannenrands; Typ II: Quer- oder schrägverlaufende Abrißfraktur des unteren Glenoidanteils; Typ III: Fraktur des oberen Glenoidanteils; Typ IV: Fraktur durch Glenoid und Skapulakörper; Typ V: Fraktur durch Glenoid und Skapulakörper mit gleichzeitigem Abriß des unteren Glenoidanteils.

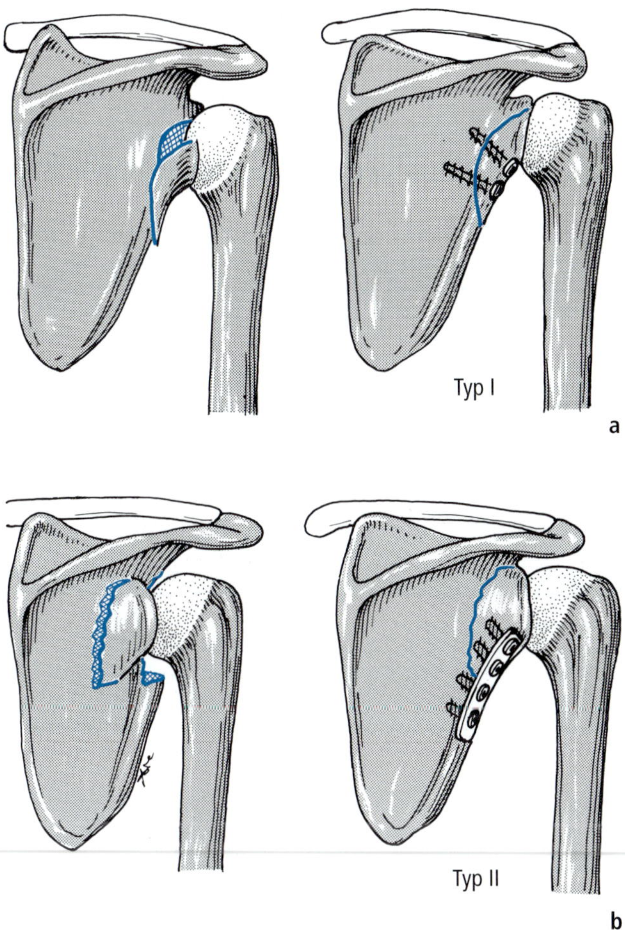

Abb. 7.11a-b: Osteosynthese bei Skapulafrakturen. Geeignet sind Zugschraubenosteosynthesen bei Frakturen des unteren Pfannenanteils (a) und Plattenosteosynthesen bei Frakturen durch den Skapulahals (b).

tion kann wegen des starken Muskelzugs (M. biceps, M. coracobrachialis, Ansatz von Lig. coracoacromiale und coracoclaviculare) eine operative Fixation notwendig werden. Dies ist jedoch eher die Ausnahme.

Akromionfraktur

Bei geringer Dislokation wird nur kurzzeitig ruhiggestellt und möglichst frühzeitig nach Abklingen der Schmerzen *funktionell behandelt.* Bei starker Dislokation empfiehlt sich die operative Stabilisierung durch Schrauben.

7.1.4 Klavikulafraktur

Anatomie

Die Clavicula verbindet als einziger Knochen Körperstamm mit Schultergürtel und Arm und weist ein Gelenk zum Körperstamm auf. Bei Aufsicht von kranial imponiert sie als S-förmiger Knochen mit ventral konkavem Verlauf im lateralen und mit ventral konvexem Verlauf im medialen Abschnitt. Der Querschnitt ist lateral flach und im medialen Drittel prismatisch. Die Unterschiede im Querschnitt und in der Form erklären – ebenso wie die dort fehlenden ligamentären und muskulären Verstärkungen – die Häufigkeit von Frakturen im mittleren Drittel (Abb. 7.12).

Klassifikation

Die Klassifikation orientiert sich an der *Topographie* der Fraktur:

- Gruppe 1: Frakturen des mittleren Drittels. Sie machen rund 80 % aller Klavikulafrakturen aus. Durch den Zug des M. sternocleidomastoideus wird das mediale Fragment nach kranial und dorsal verzogen, während das laterale Fragment durch die Schwerkraft und den Zug des M. pectoralis nach ventral verlagert wird (Abb. 7.13).
- Gruppe 2: Frakturen des distalen Drittels. Sie machen etwa 10 – 15 % der Klavikulafrakturen aus. Die Dislokation des medialen Fragments ist dabei von den

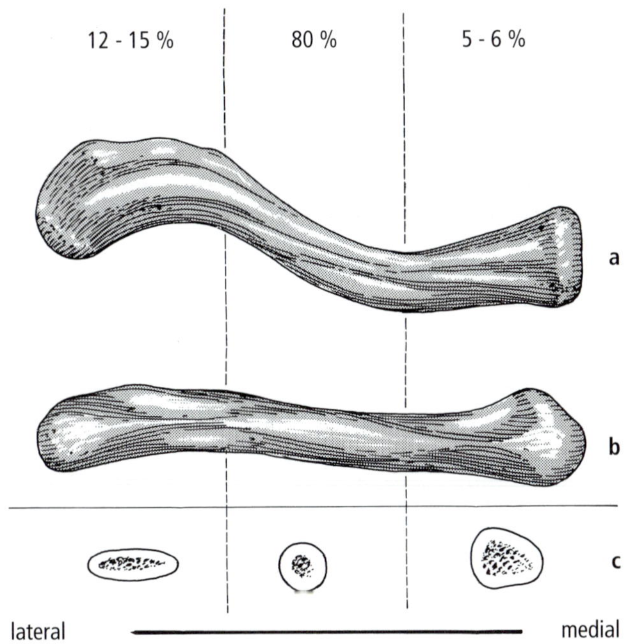

Abb. 7.12a-c: Clavicula mit relativen Anteilen der Frakturlokalisationen. Am häufigsten finden sich Frakturen im mittleren Anteil. Ansicht von oben (a), von vorne (b) und Querschnitte (c).

begleitenden Bandverletzungen abhängig (Ligg. conoideum und trapezoideum).
- Gruppe 3: Frakturen des proximalen Drittels mit einem Anteil von rund 5 – 6 %. Auch hier ist das Ausmaß einer Dislokation von den begleitenden Bandverletzungen abhängig.

Verletzungsmechanismus

Zahlreich sind Frakturen bei *Neugeborenen* durch das Geburtstrauma. Schätzungen der Frequenz bewegen sich zwischen 2,8 – 7,2 % aller Geburten. Rund die Hälfte aller Frakturen bei *Kindern* ereignen sich vor dem 7. Lebensjahr. Ursache ist dort meistens ein Sturz auf die ausgestreckte Hand (siehe auch 9.9.1). Bei *Erwachsenen* ist der häufigste Verletzungsmechanismus ein Sturz auf die Schulter.

Begleitverletzungen

Berücksichtigt werden müssen Gefäßverletzungen, Schäden des Plexus brachialis, Verletzungen von Pleura und Lunge sowie begleitende Rippenfrakturen, insbesondere der ersten Rippe.

Klinik und Diagnostik

Die klinische Erkennung ist bei Neugeborenen besonders schwierig. Klinisch imponiert die Fraktur oft als Pseudoparalyse des Arms. Bei Kindern und Erwachsenen ist die typische Fehlstellung mit Verkürzung infolge des dünnen Weichteilmantels meist prima vista zu erkennen.

Frakturen im *mittleren Drittel* werden durch eine a.p.-Aufnahme sowie eine Schrägdarstellung mit 45° von kaudal gerichtetem Zentralstrahl diagnostiziert. Bei *peripheren Klavikulafrakturen* sind u.U. zusätzliche gehaltene Aufnahmen erforderlich.

Therapie

Konservative Therapie

Die Behandlung der Klavikulafrakturen erfolgt in rund 95 % aller Situationen *konservativ*. Etwa 200 verschiedene konservative Behandlungstechniken wurden beschrieben. Eine exakte Immobilisierung der Fraktur ist mit keinem Verfahren sicher möglich. Eine leichte Deformierung und Verkürzung führt nicht zu Funktionsbeeinträchtigungen. Eine Reposition wird in Bruchspaltanästhesie durchgeführt, die Retention mit einem *Rucksackverband* (siehe 6.2.2).

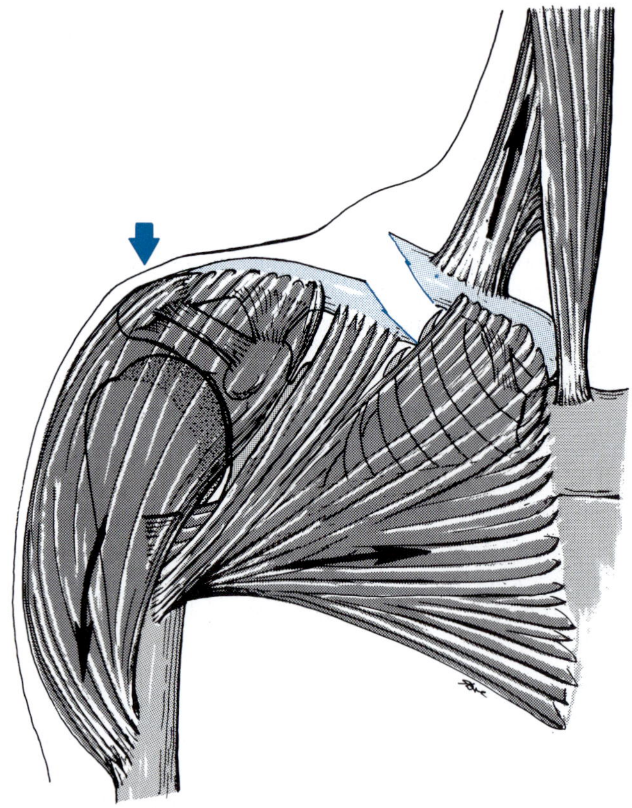

Abb. 7.13: Mechanismus der Dislokation bei Klavikulafraktur im mittleren Abschnitt. Das proximale Fragment wird durch den Zug des M. sternocleidomastoideus nach kranial und dorsal gezogen, das distale Fragment durch den Zug des M. pectoralis nach ventral verlagert.

Operative Therapie

Eine Indikation ergibt sich bei begleitenden Gefäß-Nerven-Verletzungen, bei offenen Frakturen sowie gelenknahen Frakturen mit Bandverletzungen (z.B. Gruppe 2 mit Zerreißung der Ligg. conoideum und trapezoideum).

Bei den insgesamt seltenen Indikationen erfolgt im mittleren Drittel die Osteosynthese mit Rekonstruktionsplatte oder kleiner LC-DC-Platte. Bei peripheren Frakturen ist die Zuggurtungsosteosynthese vorzuziehen.

Komplikationen

Möglich sind Kompressionen der Umgebung durch überschießende Kallusbildung. Die A. subclavia kann besonders komprimiert werden zwischen Clavicula und erster Rippe. Pseudarthrosen können sich besonders durch operative Maßnahmen wie nicht zwingend indizierte intramedulläre Osteosynthesen entwickeln.

7.1.5 Akromioklavikulargelenk-sprengung

Anatomie und Funktion

Das Akromioklavikulargelenk (AC-Gelenk) ist ein Diatrodialgelenk. Die Gelenkflächengrößen betragen etwa 9 x 19 mm. Der Gelenkwinkel kann von fast vertikal 10° (– 20°) bis 50° geneigt verlaufen. Das Gelenk ist umgeben von einer dünnen Kapsel und wird durch kräftige Ligg. acromioclavicularia oben und unten sowie ventral und dorsal gehalten. Die Fasern des Lig. acromioclaviculare superius strahlen in die Fasern des M. deltoideus und des M. trazepius ein. Als primäre Stabilisatoren fungieren das Lig. coracoclaviculare mit Anteilen des Lig. trapezoideum und Lig. conoideum (Abb. 7.14).

Bei der Bewegung des Arms rotiert die Clavicula nach oben, während die Scapula nach unten rotiert: eine sog. synchrone skapuloklavikuläre Rotation.

Klassifikation

Bewährt hat sich die Typisierung in sechs Klassen nach Rockwood (Abb. 7.14):

- *Typ I:* Dehnung des Lig. acromioclaviculare. Klinisch entwickelt sich ein leichter Druck- und Bewegungsschmerz.
- *Typ II:* Ruptur des Lig. acromioclaviculare. Klinisch liegt eine leichte Subluxation des peripheren Klavikulafragments vor mit Bewegungsschmerz. Radiologisch erscheint der Gelenkspalt erweitert.
- *Typ III:* Die Ligg. acromioclaviculare et coracoclaviculare sind zerrissen. Der korakoklavikuläre Zwischenraum ist weiter als normal. Die Mm. deltoideus et trapezius sind vom distalen Ende der Clavicula abgetrennt.
- *Typ IV:* Es finden sich identische Verletzungen wie bei Typ III. Hinzu kommt die Dislokation der Klavikula nach dorsal in oder durch den M. trapezius. Das Klavikulaende kann gelegentlich dorsal palpiert werden.
- *Typ V:* Zwischen Klavikula und Skapula entwickelt sich ein größerer Abstand, M. deltoideus und M. trapezius sind abgerissen. Die Schulter ist nach unten gesunken, die Klavikula weicht nach oben ab. Insgesamt sind die Muskel- und Weichteilzerreißungen wesentlich stärker als beim Typ III.
- *Typ VI:* Die Klavikula ist unter das Akromion oder den Processus coracoideus disloziert. Häufigste Begleitverletzungen sind Rippenfrakturen, Klavikulafrakturen und Verletzungen des Plexus brachialis.

Klinik und Diagnostik

Bei der Palpation liegt ein typisches *Klaviertastenphänomen* vor. Der Patient hält den Arm adduziert und unterstützt ihn nach oben. Ein starker Druckschmerz ist im Bereich des AC-Gelenks auszulösen. Der korakoklavikuläre Zwischenraum ist deutlich vergrößert.

Die Röntgenaufnahmen des Schultergelenks in zwei Ebenen zeigen einen erweiterten Gelenkspalt sowie die Verschiebung der Klavikula nach dorsal. Bei Belastungsaufnahmen mit 10 – 15 kg Gewicht zeigt sich das Höhertreten des peripheren Klavikulaendes.

Therapie

Konservative Therapie

Zur konservativen Therapie geeignet sind alle Gelenksprengungen vom Typ I – III. Redression und Ruhigstellung erfolgen mit Hilfe von Tapeverbänden (siehe 6.2.2).

Operative Therapie

Die operative Therapie ist bei allen Sprengungen vom Typ IV – VI indiziert. Die Refixation der Muskulatur erfolgt mit Bandnähten, die durch eine resorbierbare korakoklavikuläre Cerclage gesichert werden (Abb. 7.15).

Komplikationen

Komplikationen der AC-Gelenksprengung sind Sekundärdislokation, Verkalkungen und Arthrose im AC-Gelenk.

7.1.6 Sternoklavikulargelenk-sprengung

Anatomie und Funktion

Das Sternoklavikulargelenk (SC-Gelenk) ist ein Diatrodialgelenk. Die Gelenkfläche der Klavikula ist dabei weit größer als die des Sternums. Die Beweglichkeit des Gelenks beträgt 45 – 50° in der Rotation, 30 – 35° in der Elevation und 35° mit kombinierten Vorwärts- und Rückwärtsbewegungen (Abb. 7.16).

Abb. 7.14a-g (siehe nächste Seite): Einteilung der AC-Gelenksprengung nach Rockwood. Typ I: Dehnung des Lig. acromioclaviculare; Typ II: Ruptur des Lig. acromioclaviculare mit Subluxation des peripheren Klavikulafragments; Typ III: Dislokation des AC-Gelenks und Erweiterung des korakoklavikulären Zwischenraums; Typ IV: zu den Veränderungen Typ III zusätzliche Dislokation der Klavikula nach dorsal in oder durch den M. trapezius; Typ V: Abstandsvergrößerung zwischen Klavikula und Skapula mit Abriß von M. deltoideus und M. trapezius; Typ VI: Dislokation der Klavikula unter Akromion und Proc. coracoideus.

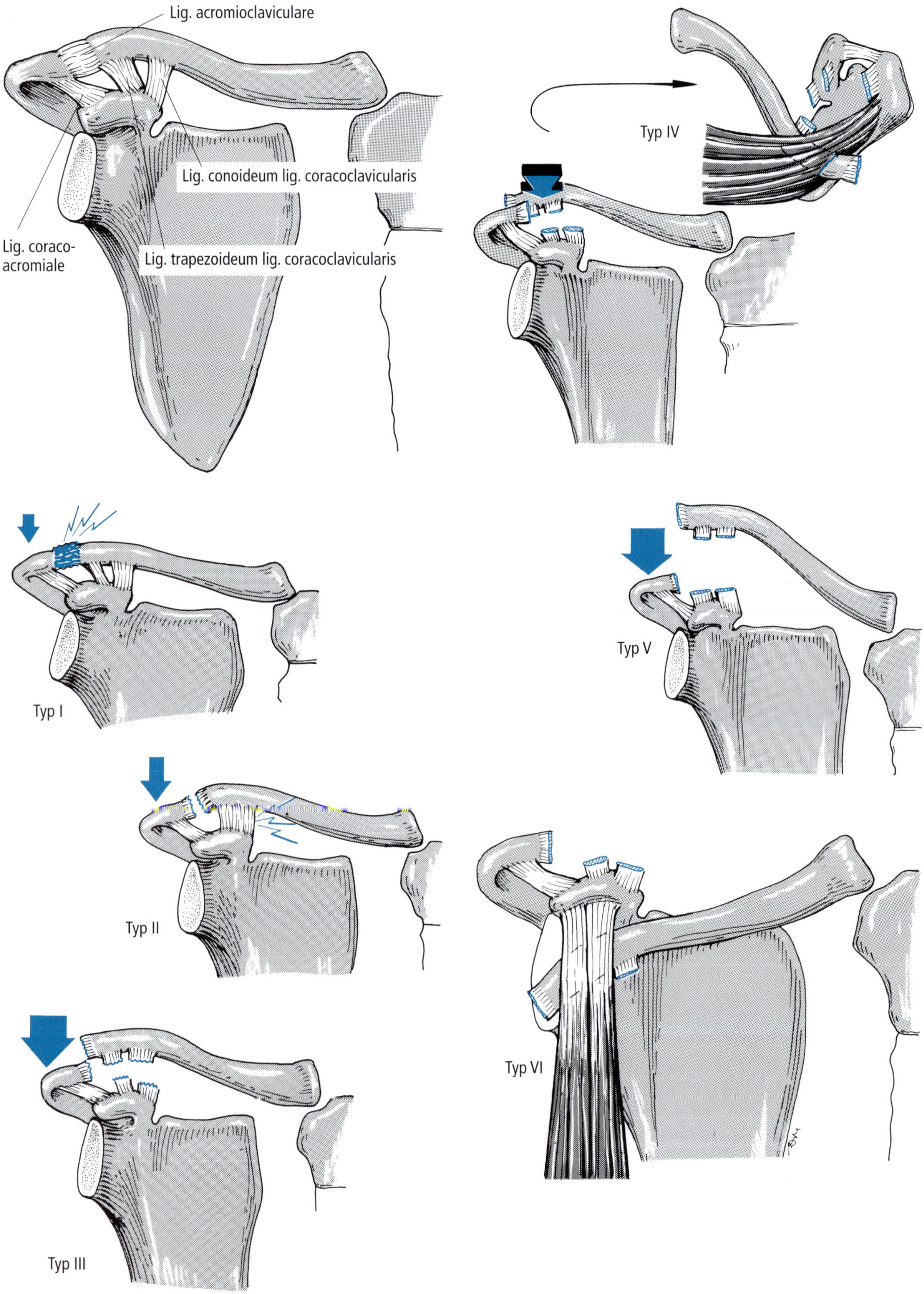

Lig. acromioclaviculare
Lig. conoideum lig. coracoclavicularis
Lig. coraco-
acromiale
Lig. trapezoideum lig. coracoclavicularis
Typ IV
Typ I
Typ V
Typ II
Typ VI
Typ III

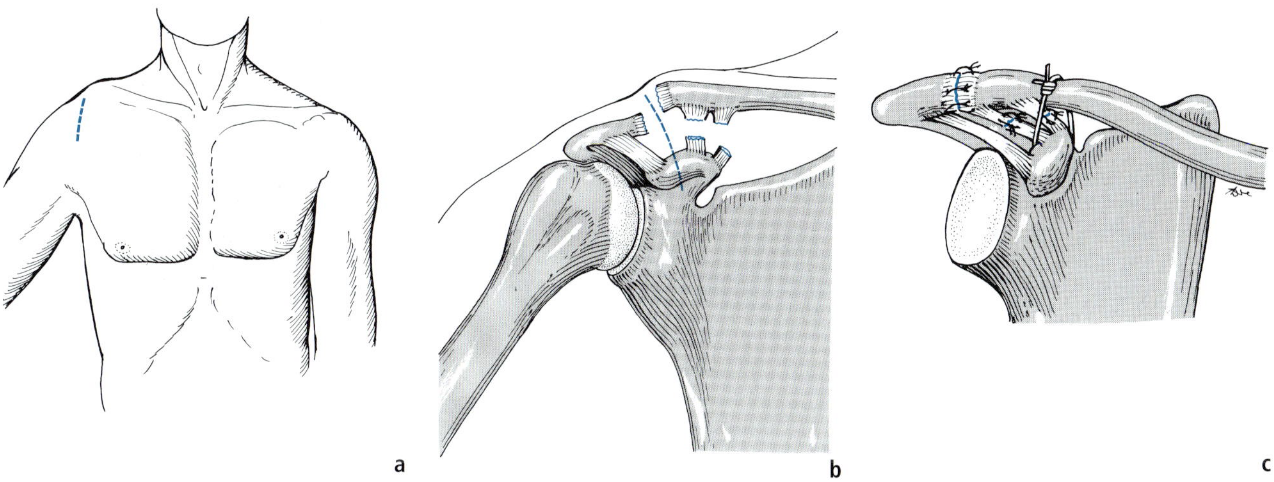

Abb. 7.15a-c: Operative Versorgung von AC-Gelenkverletzungen. Der Zugang erfolgt durch eine Inzision über dem AC-Gelenk (a, b). Die korakoklavikulären Bandstrukturen werden durch direkte Naht vereinigt (PDS Stärke 1 oder 2). Die Sicherung der Nähte erfolgt durch eine korakoklavikuläre Cerclage aus resorbierbarem Material (PDS-Kordel Stärke 1,5 – 2). Abschließend werden die akromioklavikulären Bänder direkt vernäht (PDS Stärke 3,0). Hier wird häufig eine transossäre Refixation der Bänder erforderlich (c).

Wegen der erheblichen Gelenkflächeninkongruenz wird das Gelenk durch stabile Bänder gesichert: intraartikuläres Diskusligament, extraartikuläres kostoklavikuläres Band, kapsuläre Bänder und interklavikuläre Bänder *(*Abb. 7.17*)*.

Verletzungsmechanismus

Direkte Gewalteinwirkung von vorn führt zu einer Dislokation des SC-Gelenks nach dorsal. Eine *indirekte* Krafteinwirkung kann durch Sturz auf die Schulter und auf das Gelenk selbst erfolgen.

Klassifikation

Anteriore Verrenkung

Die anteriore Verrenkung ist der häufigste Verletzungstyp (Abb. 7.18b). Das mediale Klavikulaende ist nach ventral oder kranioventral disloziert. Es ist dabei prominent, sichtbar und kann palpiert werden.

Posteriore Verrenkung

Die posteriore Verrenkung ist eher selten (Abb. 7.18a). Das mediale Ende der Klavikula ist nach dorsokranial disloziert. Der Patient hat in der Regel starke Schmerzen. Häufig liegt eine Einflußstauung im Bereich der Halsvenen vor, verbunden mit Dyspnoe, Schluckbeschwerden und Durchblutungsverringerung des ipsilateralen Arms.

Klinik und Diagnostik

Bei der anterioren Verrenkung ist die mediale Klavikula gewöhnlich prominent, sie unterscheidet sich meist deutlich von der Gegenseite. Bei posterioren Verrenkungen ist stets ein exakter neurovaskulärer Status der Extremität zu erheben!

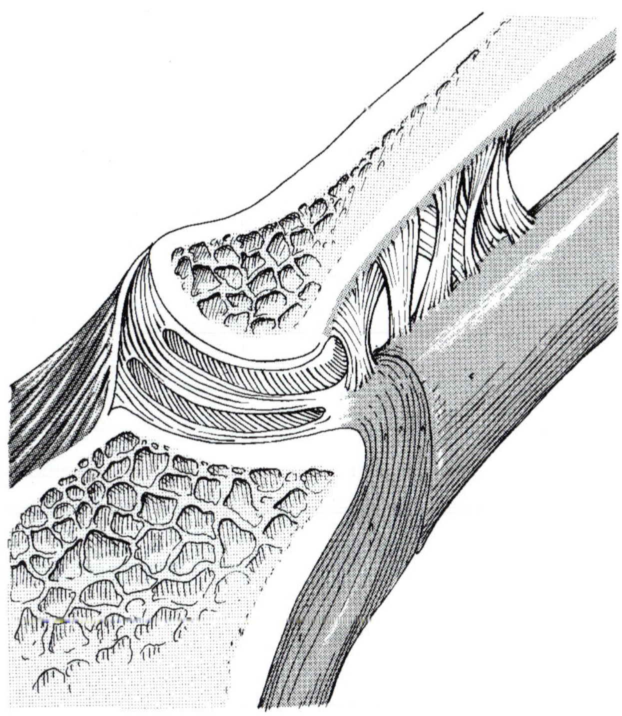

Abb. 7.17: Komplexe Bandverbindungen am Sternoklavikulargelenk zwischen Klavikula und Sternum.

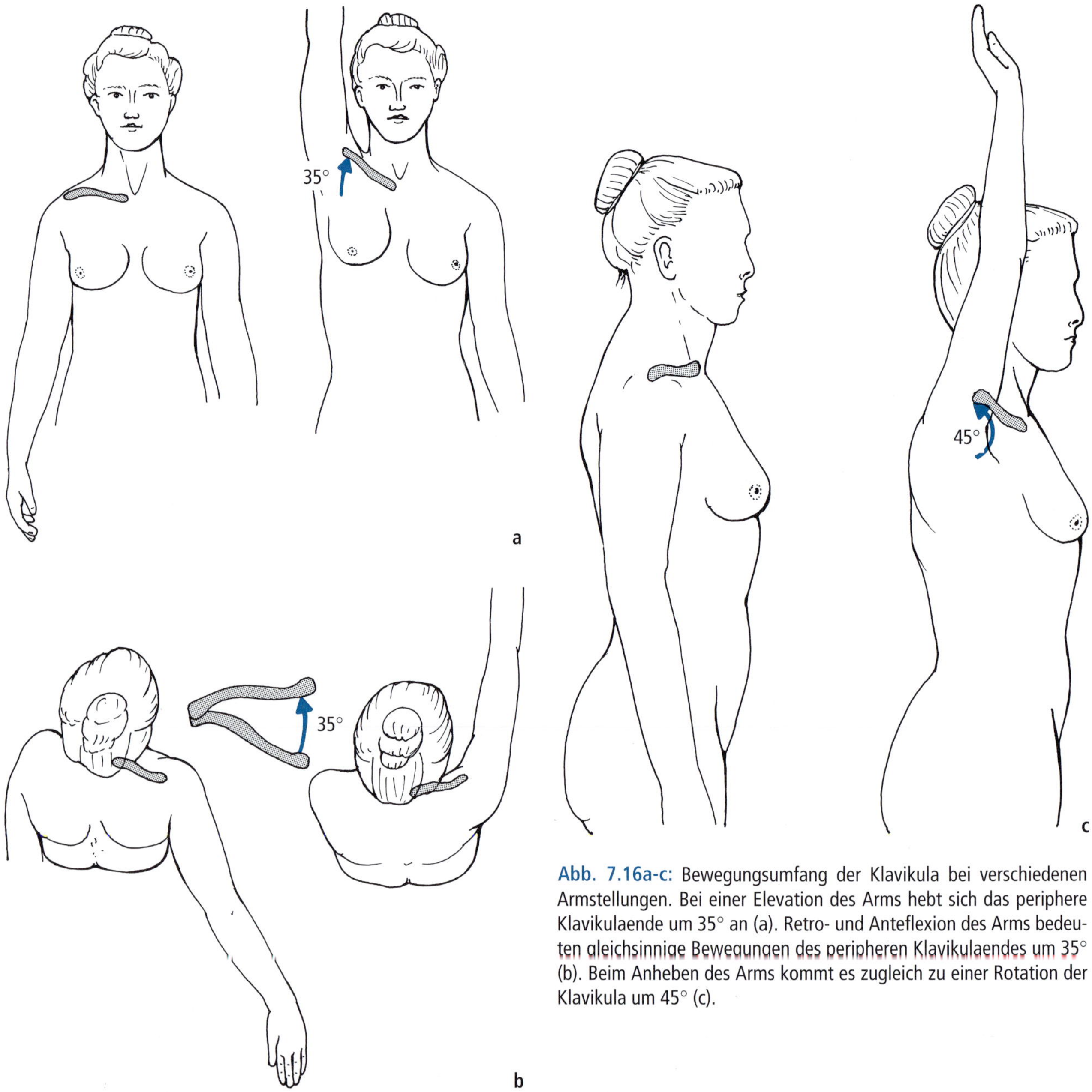

Abb. 7.16a-c: Bewegungsumfang der Klavikula bei verschiedenen Armstellungen. Bei einer Elevation des Arms hebt sich das periphere Klavikulaende um 35° an (a). Retro- und Anteflexion des Arms bedeuten gleichsinnige Bewegungen des peripheren Klavikulaendes um 35° (b). Beim Anheben des Arms kommt es zugleich zu einer Rotation der Klavikula um 45° (c).

Eine SC-Gelenksprengung ist oft schwierig zu diagnostizieren. Die von kaudal gerichtete 40°-Aufnahme und eine seitliche Sternumaufnahme sind meist beweisend. Im Zweifelsfall müssen sie durch Schichtaufnahmen und CT-Untersuchungen ergänzt werden.

Therapie

Bei der *vorderen Luxation* gelingt die Reposition durch Zug am Arm und Druck auf die mediale Klavikula.

Bei den *posterioren Luxationen* kann durch lateralen Zug und leichte Hyperextension mit Tüchern zwischen den Schulterblättern in der Regel eine Reposition erreicht werden. Gelingt dies nicht, kann man die Reposition in Anästhesie mit einer Tuchklemme versuchen.

Posttraumatisch wird der Arm bis zum Rückgang der Schmerzen im Desault- oder Gilchrist-Verband ruhiggestellt.

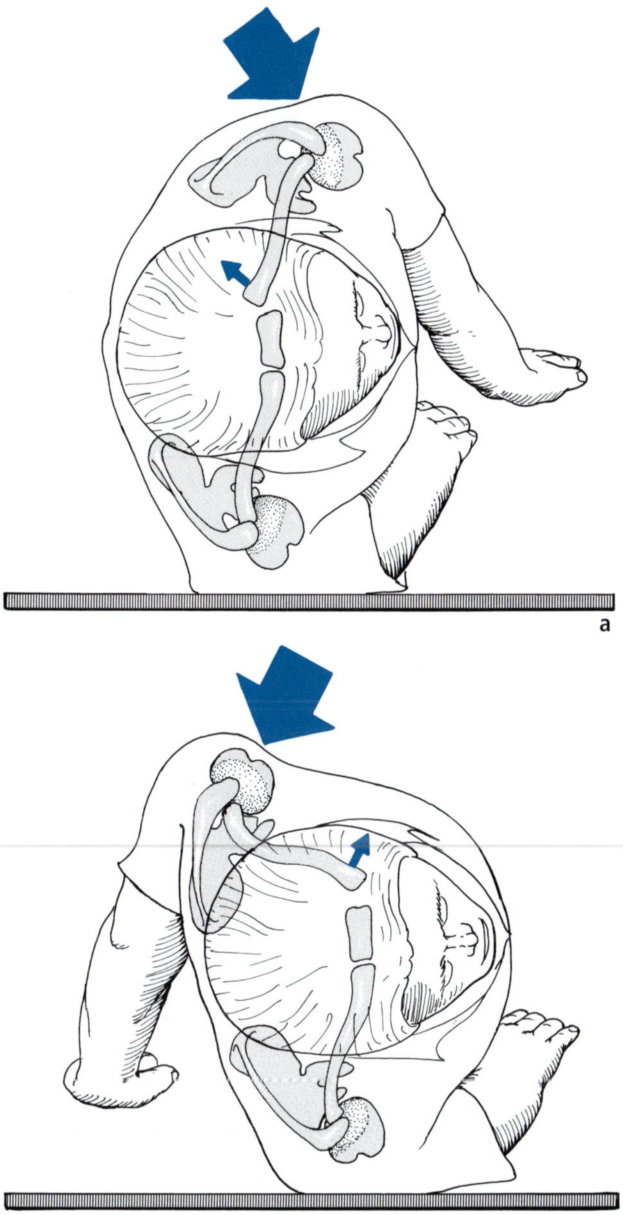

Abb. 7.18a-b: Unfallmechanismus bei Luxation des SC-Gelenks. Zur Dislokation nach dorsal kommt es häufig durch Krafteinwirkung auf den Schultergürtel von dorsolateral (a). Eine Luxation nach ventral entsteht häufig durch Krafteinwirkung von ventrolateral (b).

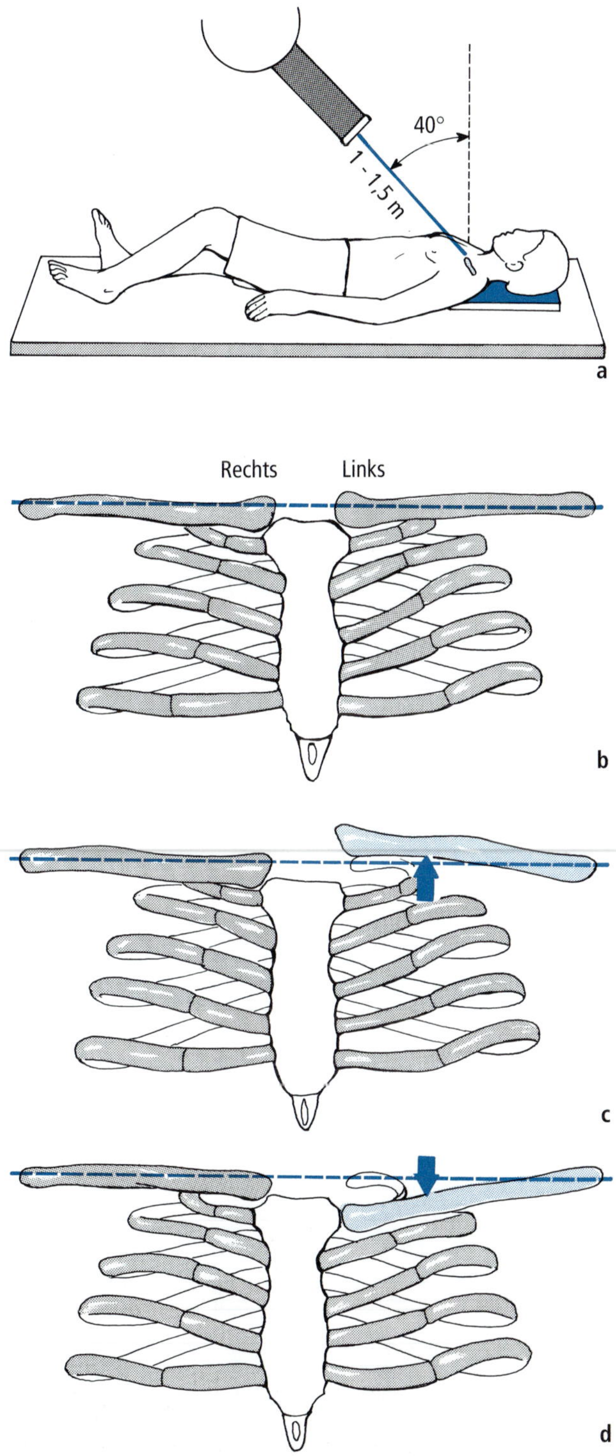

Abb. 7.19a-d: Röntgenbefunde bei SC-Gelenkverletzungen. Für die radiologische Untersuchung wird der Zentralstrahl in einem Winkel von 40° von kaudal her auf das Gelenk gerichtet (a). Im Normalbefund stehen beide Klavikulae parallel (b). Charakteristisch für eine Luxation nach ventral ist die Kranialverschiebung der medialen Klavikula im Vergleich zur gesunden Seite (c). Bei einer dorsalen Luxation kommt es analog zur Kaudalverschiebung des medialen Klavikulaendes (d).

7.1.7 Humerusschaftfraktur

Anatomie

Der kräftige Muskelmantel des Oberarmschafts ist neben den biomechanischen Bedingungen Ursache für die bekannte gute Heilungstendenz der Oberarmschaftfrakturen.

Wichtig ist die genaue Kenntnis über den Verlauf des N. radialis. Er zweigt kranial aus dem Fasciculus po-

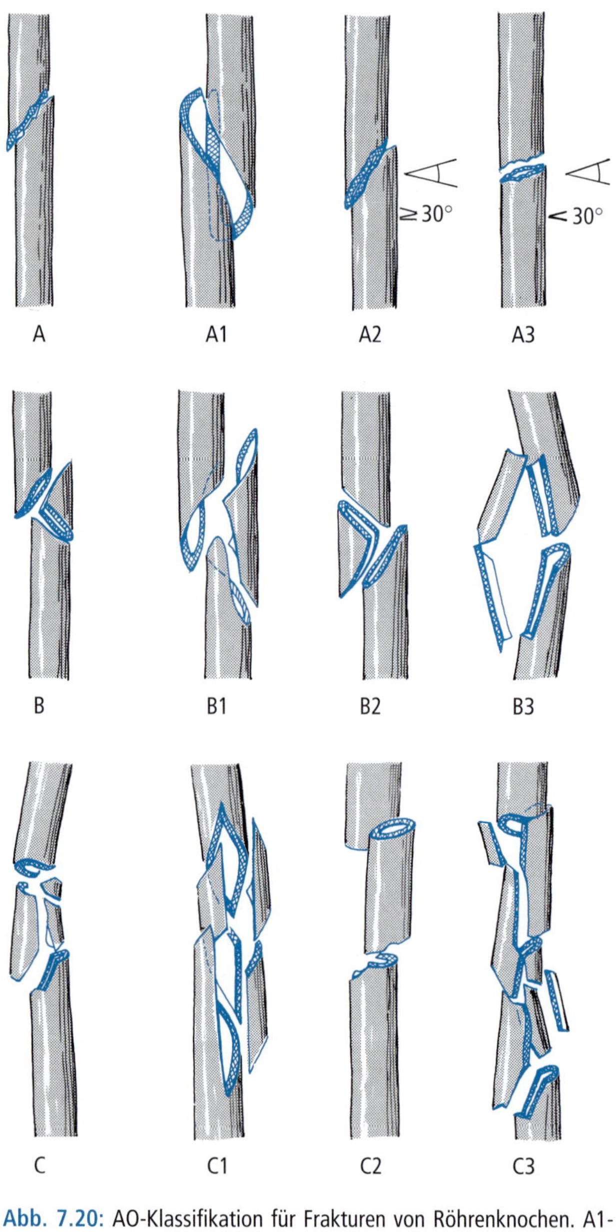

Abb. 7.20: AO-Klassifikation für Frakturen von Röhrenknochen. A1-Frakturen umfassen Torsionsbrüche; Kennzeichen von A2-Frakturen sind Frakturwinkel von über 30°, bei kurzen Schräg- und Querfrakturen sind auch kleinere Frakturwinkel möglich; B1-Frakturen umfassen Brüche mit einem Biegungskeil; bei C-Frakturen handelt es sich um Mehrfragment-, Segment- und Trümmerbrüche.

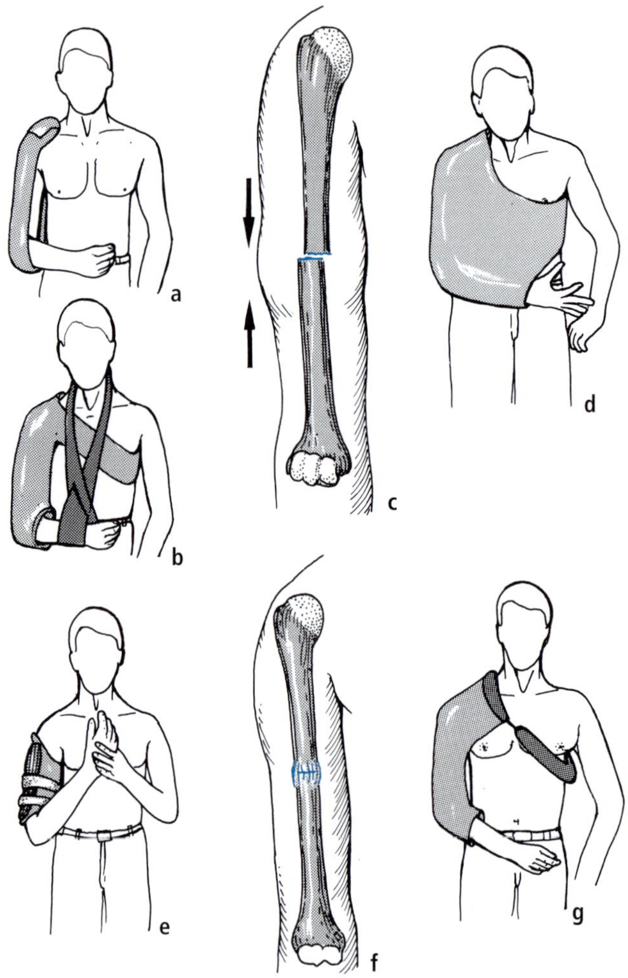

Abb. 7.21a-g: Konservative Behandlungsmöglichkeiten bei Oberarmschaftfraktur. Die Ruhigstellung nach Reposition erfolgt durch einen U-Gips mit Schulterkappe (a, b) oder einen Desault-Verband (d). Nach etwa 2 – 3 Wochen (nach bindegewebiger Überbrückung des Frakturspalts, f) kann mit Brace-Verband (e) oder U-Gips (g) weiterbehandelt werden. Erlaubte und notwendige Achsenkorrekturen sind zu berücksichtigen. Entscheidend ist es, daß Diastasen im Frakturbereich vermieden werden (c).

sterior des Plexus brachialis ab und verläuft von axillär nach dorsal direkt auf dem Periost des Humerus in Schaftmitte nach distal unter seinem Leitmuskel, dem M. brachioradialis.

Klassifikation

Nach der *AO-Klassifikation* (Abb. 7.20) werden einfache Bruchformen (A) von Brüchen mit Biegungskeil (B) und komplexen Mehrfragment-Frakturen (C) unterschieden.

Klinik und Diagnostik

Neben der Suche nach typischen Frakturzeichen (Fehlstellung, Krepitation) sind die Prüfung der Sensibilität und Motorik des N. radialis sowie die Durchblutung exakt vorzunehmen und zu dokumentieren.

Es erfolgt die Röntgenuntersuchung des Oberarms in 2 Ebenen, Schulter- und Ellbogengelenk sind dabei stets mit zu erfassen.

Therapie

Konservative Therapie

Die Mehrzahl der Oberarmschaftbrüche wird *konservativ* versorgt. Da der Humerus statisch nicht belastet wird, sind Verschiebungen bis zu Schaftbreite, Achsenabweichungen bis 20° sowie Rotationsfehler bis zu 10° ohne relevante Störungen der Funktion zu tolerieren.

Korrigiert werden stärkere Achsenabknickungen und Seitverschiebungen sowie Rotationsfehlstellungen > 10° durch Einstauchung der Fragmente (cave: bleibende Knochendiastase!).

Die Ruhigstellung erfolgt entweder in einem Gips-Desault-Verband, in einer Gips-U-Schiene oder einem verstärkten Gilchrist-Verband (siehe auch 6.2.2). Nach etwa 2 – 3 Wochen werden ein Oberarmbrace (siehe auch 6.5.2.2) oder ein U-Gips angelegt.

Operative Therapie

Eine Indikation zum *chirurgischen* Vorgehen ergibt sich bei offenen Frakturen, Defektbrüchen, Kettenfrakturen, Gefäßverletzungen sowie sekundären Radialisparesen. Primäre Radialisparesen haben eine Remissionsrate bis zu 90 %.

Intramedulläre Stabilisation

Die intramedulläre Stabilisation erfolgt durch spezielle Oberarmnägel, die entweder von distal oder von proximal eingeführt werden mit der Möglichkeit zur Verriegelung. Bündelnägel können ebenfalls eingesetzt werden.

Implantatspezifische *Komplikationen* sind die Verletzung der Rotatorenmanschette bei proximaler und die Markraumsprengung bei distaler Einführung.

Plattenosteosynthese

Bei Parese des N. radialis werden Nerv und Fraktur über einen dorsalen Zugang dargestellt. Der Nerv liegt nach Fertigstellung der Osteosynthese auf der Platte. Seine Lage muß daher im Operationsbericht speziell beschrieben werden. Das Osteosynthesematerial wird in situ belassen.

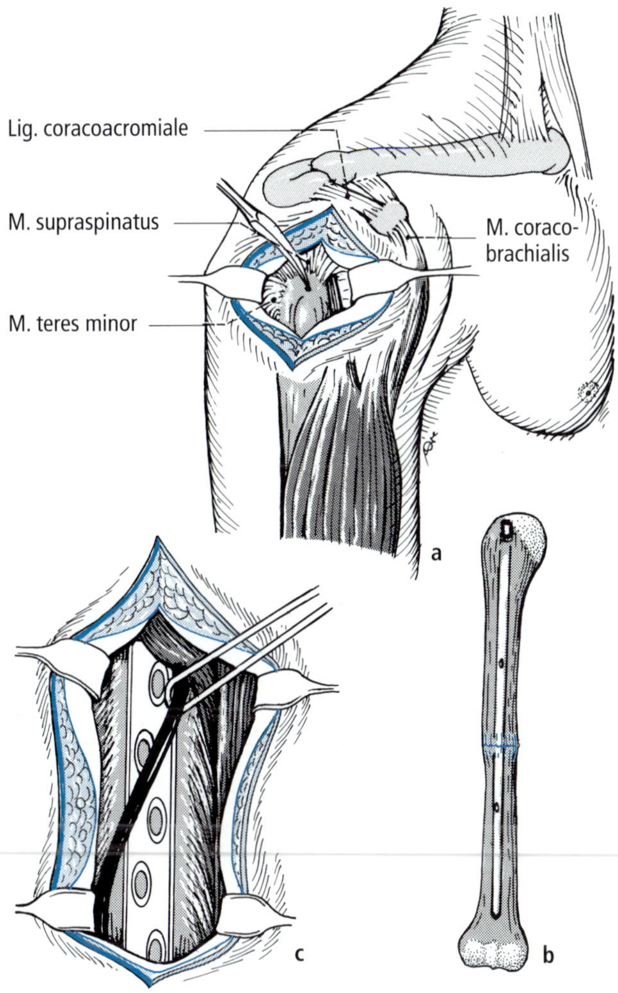

Abb. 7.22a-c: Operative Therapiemöglichkeiten bei Oberarmschaftfraktur. Verriegelungsnagelung : Eintrittspunkt für den Verriegelungsnagel (a) und Stabilisierung der Fraktur durch die Verriegelung (b). Bei der Plattenosteosynthese von dorsal muß der N. radialis exakt dargestellt und angeschlungen werden (c). Der Verlauf des Nerven über die Platte muß mit der exakten Beschreibung des Kreuzungspunktes (Schraubenloch) dokumentiert werden. Die Platte wird nach der Frakturheilung in situ belassen.

Fixateur externe

Bei weit offenen Frakturen, z.B. Schußbrüchen, kann ein Fixateur entweder temporär mit späterem Methodenwechsel oder als definitives Verfahren sinnvoll sein.

Komplikationen

Bei konservativem und operativem Vorgehen sind Pseudarthrosen möglich. Bei konservativer Therapie ist speziell eine Diastase der Fragmente zu kontrollieren und zu vermeiden. Bei operativen Verfahren sind die biomechanischen und biologischen Prinzipien der Knochenheilung zu berücksichtigen. Spezielle Komplikationen sind möglich durch Infektion und Verletzungen des N. radialis.

7.1.8 Distale Oberarmfraktur

Anatomie und Verletzungsmechanismus

Das Ellbogengelenk setzt sich zusammen aus der Articulatio humeroradialis, der Articulatio humeroulnaris und der Articulatio radioulnaris proximalis.

Bei den suprakondylären Frakturen handelt es sich meist um extraartikuläre Biegungsbrüche durch Sturz auf den gebeugten Ellbogen. Längsstauchungen führen eher zu Y-förmigen Brüchen bis zur Zertrümmerung des Gelenkkörpers.

Klassifikation

Nach der *AO-Klassifikation* werden unterschieden (Abb. 7.23):

- *Extraartikuläre Frakturen (A)* umfassen Abrißfrakturen von Epicondylus radialis und ulnaris (A1), einfache metaphysäre Brüche (A2) und metaphysäre Mehrfragmentbrüche (A3).
- *B-Frakturen* sind *partielle Gelenkfrakturen,* d.h. laterale (B1) und mediale (B2) Kondylenbrüche, sowie Abscherbrüche des Capitulum humeri(B3).
- *C-Frakturen* sind alle *vollständigen Gelenkfrakturen:* einfache artikulär-metaphysäre Frakturen (C1), einfache artikuläre und metaphysäre Mehrfragmentfrakturen (C2) und artikuläre Mehrfragmentfrakturen (C3).

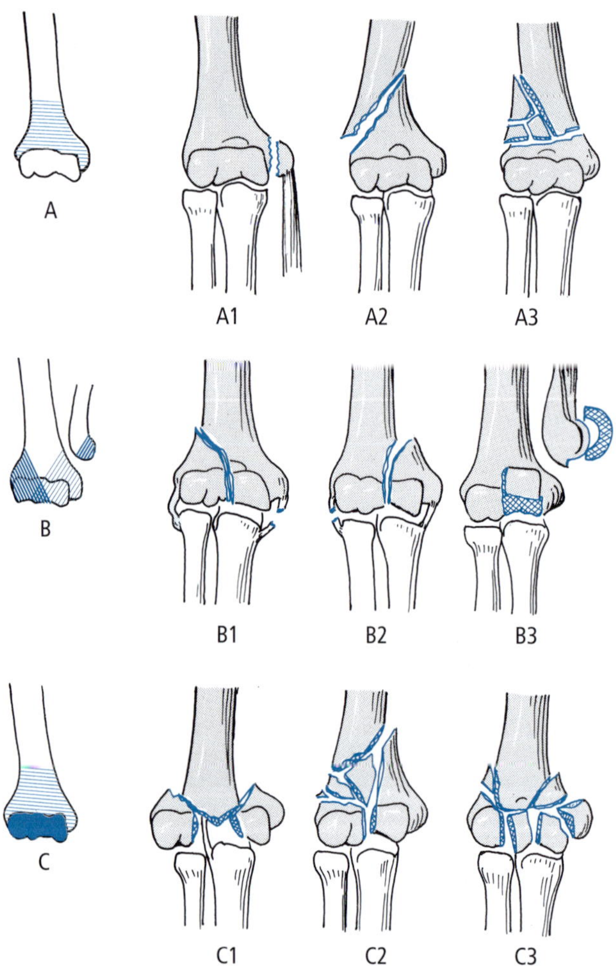

Abb. 7.23: AO-Klassifikation der distalen Oberarmfrakturen.

Klinik und Diagnostik

Neben einer Bewegungseinschränkung im Ellbogengelenk und den klassischen Frakturzeichen muß wegen der direkten Verletzungsgefahr die Durchblutung der A. brachialis berücksichtigt werden (Pulskontrolle!). Exakt zu prüfen und zu dokumentieren sind wegen der Möglichkeit von Nervenläsionen motorische und sensible Funktionen von N. ulnaris, N. radialis und N. medianus.

Hierzu gehören ebenso die radiologische Untersuchung in mehreren Ebenen und Schichtaufnahmen sowie die Prüfung auf Fettpolsterzeichen und intraartikulärer Fettspiegel auf den seitlichen Aufnahmen bei Lipohämarthros.

Therapie

Konservative Therapie

Die *konservative Behandlung* ist nur – selteneren – Ausnahmesituationen vorbehalten; dazu gehören gering dislozierte Frakturen sowie Patienten mit eingeschränkter Anästhesie- und Operationsfähigkeit.

Operative Therapie

Die Notwendigkeit einer funktionellen Nachbehandlung mit sofortiger Beweglichkeit des Ellbogengelenks erfordert in der Regel eine stabile Osteosynthese.

Technisch sind *Plattenosteosynthesen, Verschraubungen* oder *Zuggurtung* möglich. Zur besseren Darstellung des Gelenks ist häufiger eine Osteotomie des Olekranon erforderlich (Abb. 7.24).

Komplikationen

Bleibende Bewegungseinschränkungen mit periartikulären Ossifikationen sind am häufigsten anzutreffen. Wesentlich seltener sind Pseudarthrosen sowie Verletzungen von A. und V. brachialis oder N. ulnaris bzw. N. medianus.

Kindliche distale Humerusfrakturen, siehe 9.9.3.

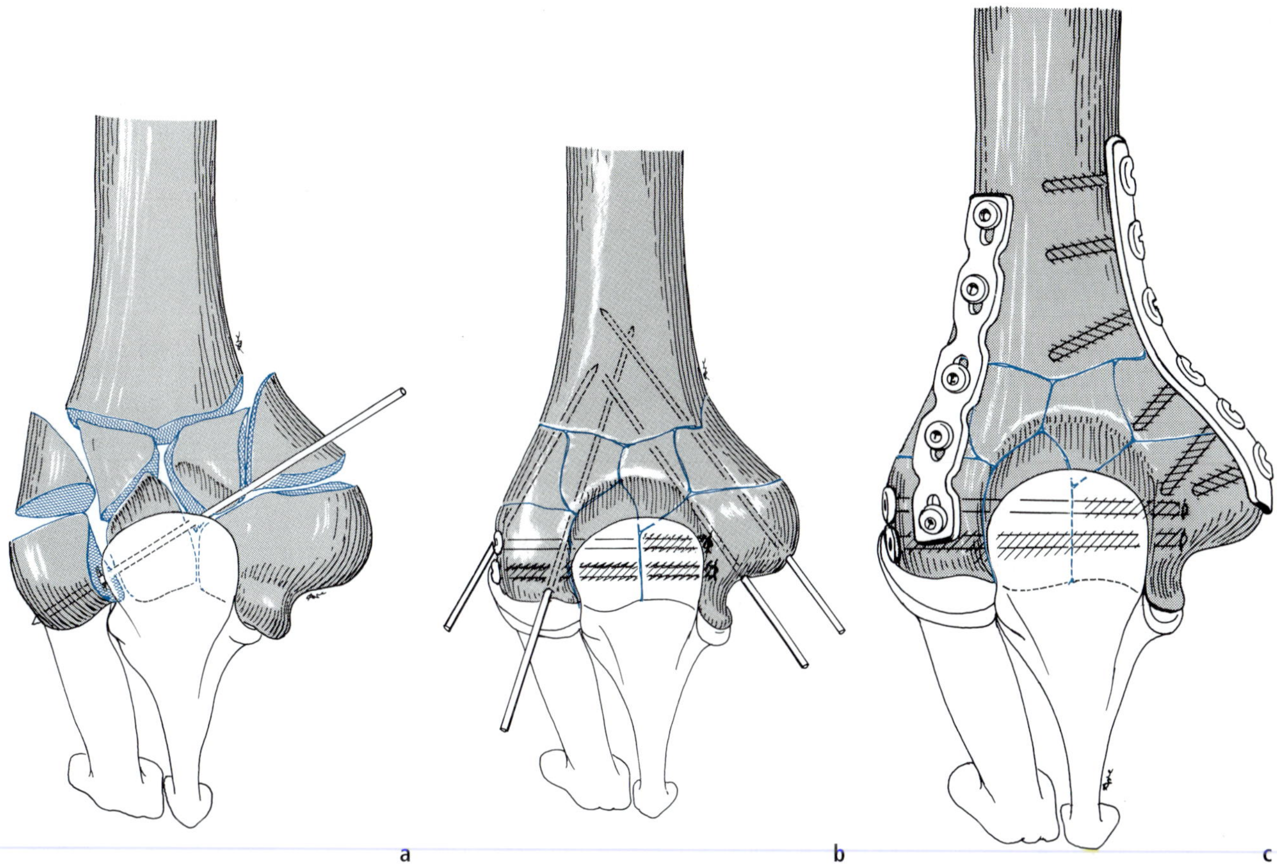

Abb. 7.24a-c: Operative Versorgung einer suprakondylären Oberarmfraktur. Zunächst wird das gelenktragende Fragment mit Spickdrähten und Zugschrauben rekonstruiert. Zur besseren Darstellung der Oberarmrolle erfolgt eine Osteotomie des Olekranon (a). Anschließend wird das Rollenfragment am Schaftfragment zunächst temporär mit K-Drähten fixiert (b). Die definitive Stabilisierung erfolgt mit Rekonstruktionsplatten oder kleinen DC-Platten (c).

7.1.9 Unterarmfraktur

7.1.9.1 Olekranonfraktur

Verletzungsmechanismus

10 % aller Frakturen am Arm betreffen das Olekranon. Sie entstehen durch direkten Sturz auf das gebeugte Ellbogengelenk oder gewaltsamen Schlag auf das Olekranon. Als Folge einer reflektorischen Kontraktion des M. triceps brachii kann zusätzlich eine weitere Dislokation des abgesprengten Fragments eintreten. Wegen des nur relativ dünnen Weichteilmantels des Ellbogengelenks sind Abschürfungen und Prellmarken häufig aufzufinden.

Klassifikation

Olekranonfrakturen gehören in der Gruppe der proximalen Unterarmfrakturen zur Gruppe B1 (Abb. 7.25).

Klassifikation nach Wadsworth

Die Einteilung nach Wadsworth unterscheidet:

- *Typ I:* lamellenförmiger Abriß
- *Typ II:* Querbruch
- *Typ III:* Stückbruch
- *Typ IV:* Fraktur mit distalem und schrägverlaufendem Spalt sowie Instabilität im humero-radialen und humero-ulnaren Gelenk.

Klinik und Diagnostik

Bei verschobenen Olekranonfrakturen ist die Diastase unter der Haut häufig tastbar. Eine stärkere Schwellung der umgebenden Weichteile ist die Regel.

Standard sind die Röntgenaufnahmen in zwei Ebenen zur definitiven Sicherung der Diagnose.

Therapie

Konservative Therapie

Die konservative Therapie ist nur bei unverschobenen Brüchen angezeigt. Frakturen mit Dislokation heilen konservativ nicht aus. Die Ruhigstellung erfolgt im Oberarmgipsverband für ca. drei Wochen.

Operative Therapie

Verfahren der Wahl ist die *Zuggurtungsosteosynthese* mit zwei parallel eingeführten und in der Gegenkortikalis sicher verankerten Drähten sowie einer Cerclage (Abb. 7.26).

Um Irritationen der Sehne des M. triceps und eine Wanderung der Drähte zu vermeiden, müssen diese um 180° gebogen und im Knochen versenkt werden. Das Kreuz der Cerclage sollte distal der Fraktur liegen. Gelegentlich ist die Kombination mit einer Schraubenosteosynthese (z.B. bei Schrägfrakturen) oder Plattenosteosynthese (z.B. bei Trümmerbrüchen) notwendig.

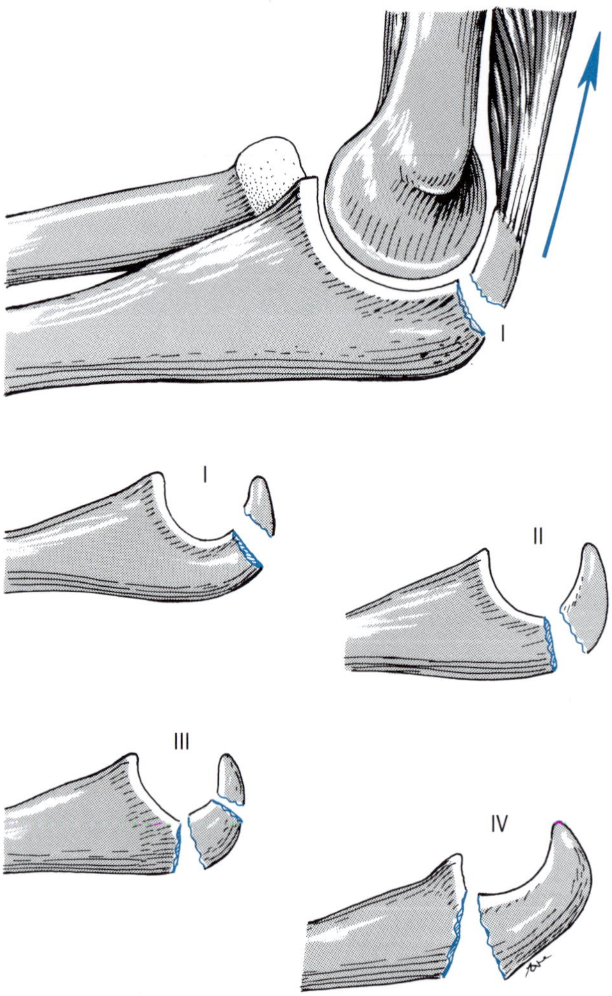

Abb. 7.25: Abrißfraktur des Olekranon. Klassifikation nach WADSWORTH [3].

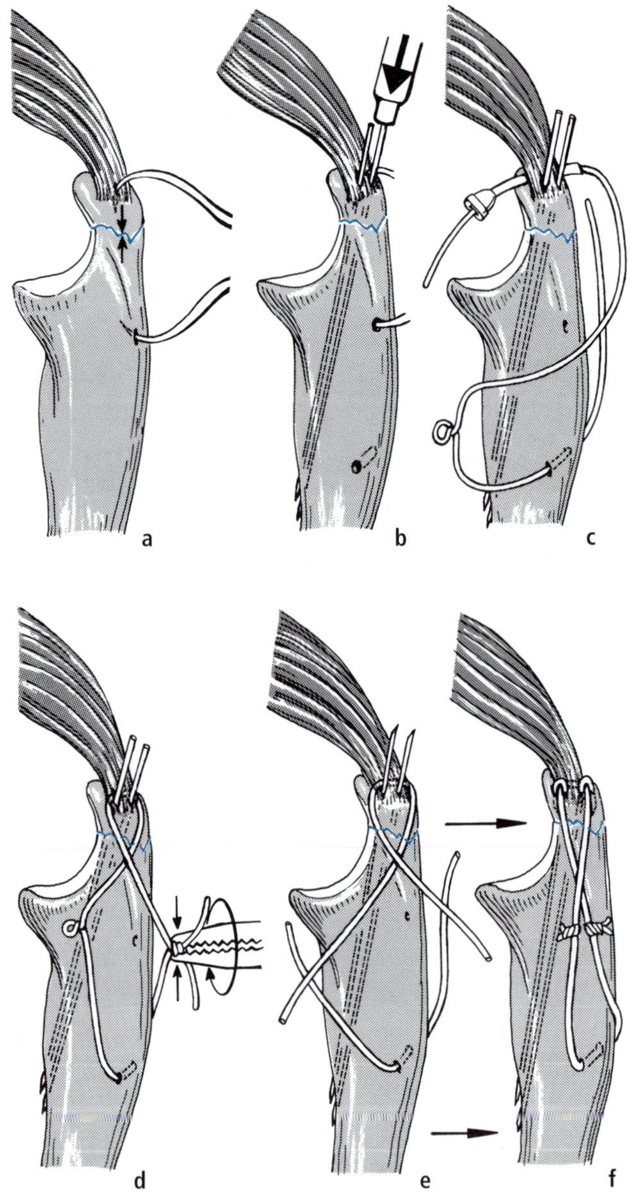

Abb. 7.26a-f: Operative Versorgung einer Olekranonfraktur durch Zuggurtungsosteosynthese. Nach Reposition der Fraktur (a) werden die Fragmente durch zwei parallel liegende K-Drähte der Stärke 1,8 – 2,0 mm stabilisiert. Die K-Drähte müssen die anteriore Kortikalis durchbohren, um einen sicheren Halt zu ermöglichen (b). Mindestens 4 cm distal der Fraktur wird ein queres Bohrloch durch die Ulna eingebracht. Ein Cerclagedraht der Stärke 1,0 wird um die K-Drähte und durch das Bohrloch geführt und verquirlt (c). Um eine gleichmäßige Kompression zu erzielen, wird ein weiterer Quirl gegenüber eingebracht und gleichmäßig angezogen (d). In selteneren Situationen kann auch eine Osteosynthese mit zwei Drähten nach dem gleichen Prinzip ausgeführt werden (e). Nach Fixation des Quirls werden die K-Drähte um 180° gebogen und über eine Längsinzision in der Sehne des M. triceps im Knochen fest verankert (f).

Komplikationen

Häufigste Komplikationen sind periartikuläre Ossifikationen, seltener Pseudarthrosen oder Weichteilreaktionen durch subkutan liegende Drähte.

7.1.9.2 **Radiusköpfchenfraktur**

Anatomie und Verletzungsmechanismus

Beim Sturz auf die ausgestreckte Hand werden etwa 60 % der aufgenommenen Energie über den Radius auf das Capitulum humeri übertragen und 40 % über die Ulna fortgeleitet. Maßgeblich für den Verletzungstyp am Radiusköpfchen sind folgende anatomische und biomechanische Merkmale:

- Führung des Radiusköpfchens durch den osteofibrösen Ring aus Lig. anulare und Lig. facies olecrani;
- Unterschiedliche Radien von Capitulum humeri und Radiusköpfchen
- Exzentrische punktuelle Druckbelastung des Radiusköpfchens in Pronation und Supination

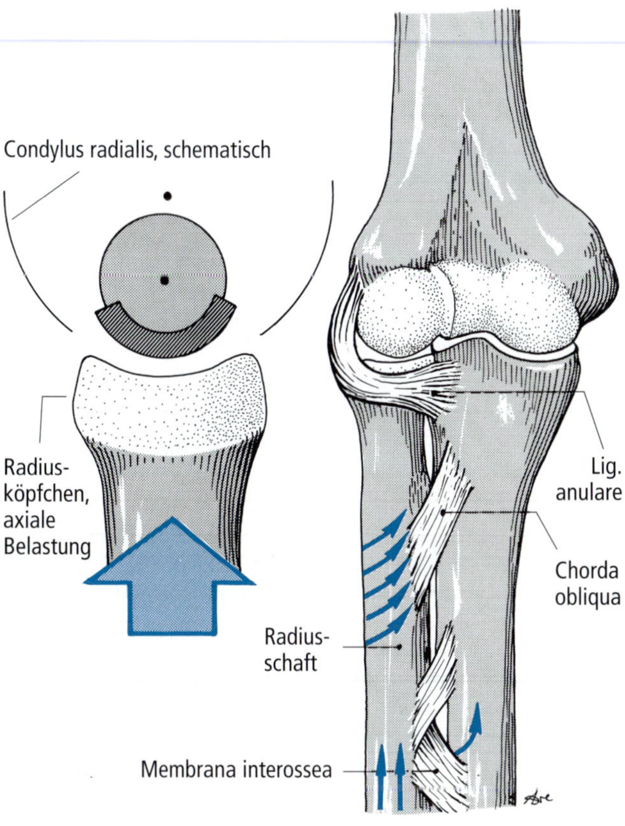

Abb. 7.27: Radiusköpfchenfraktur – Bandstrukturen und Verletzungsmechanismen. Links ist schematisch die Krafteinwirkung auf das Radiusköpfchen dargestellt (axiale Belastung von distal, Rotationseffekt von proximal).

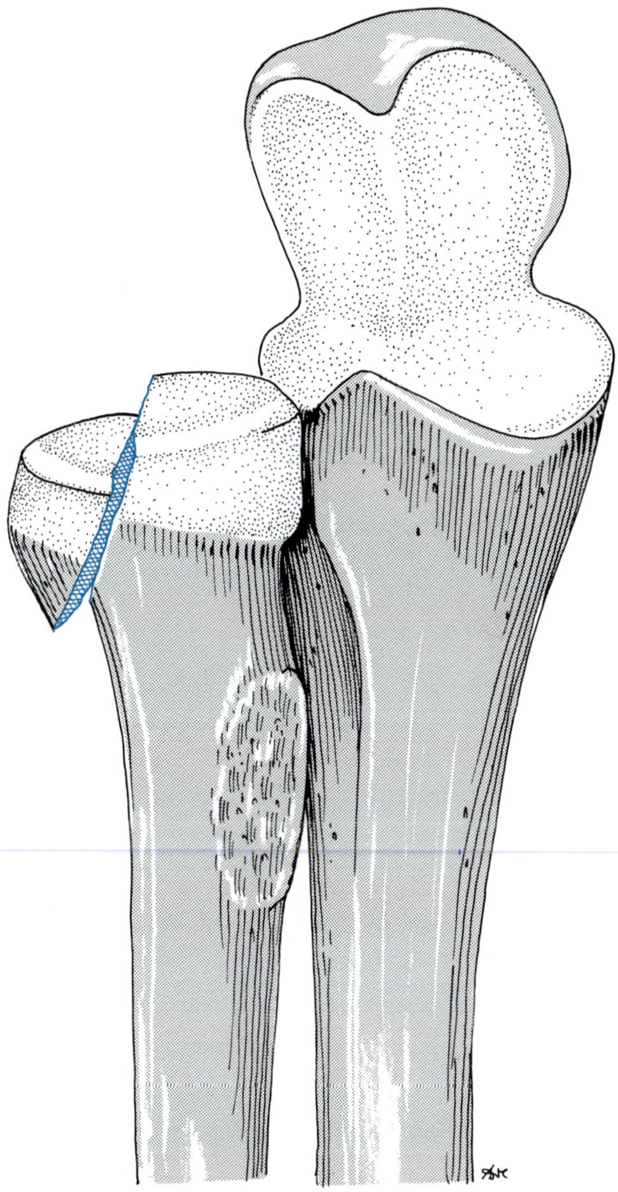

Abb. 7.28: Radiusköpfchenfraktur. Typische Meißelfraktur mit Dislokation (MASON II).

- Direkte Kraftübertragung von der Hand über den Radius auf das Capitulum humeri
- Rotations- und Scherkräfte der Sehne des M. biceps (Radiushalsfraktur!)
- Kerbwirkung durch die Verjüngung des Radiushalses.

Der typische Verletzungsmechanismus ist der Sturz auf die Hand bei gestrecktem Ellbogen. Je nach Stellung (Pronation oder Supination) entstehen die typischen Bruchformen.

Klassifikation

Nach der *AO*-Klassifikation gehören die Radiusköpfchenfrakturen zur Gruppe B2. Nach MASON erfolgt die Einteilung in drei Gruppen:

- *Typ I:* Randbruch und Meißelfraktur ohne Verschiebung
- *Typ II:* Meißelfraktur mit Dislokation > 2 mm (Abb. 7.28)
- *Typ III:* Mehrfragment- oder Trümmerfraktur.

Klinik und Diagnostik

Schmerzhafte Bewegungseinschränkungen vor allem durch Hämarthros und Druckschmerz an der Außenseite des Ellbogengelenks sind typisch, ebenso ein übertragener ulnarer Schmerz infolge des Abduktionsmechanismus.

Neben den Standardaufnahmen in zwei Ebenen hat sich die spezielle Einstellung nach GREENSPAN bewährt.

Therapie

Konservative Therapie

Undislozierte Frakturen und Brüche mit Gelenkstufen von weniger als 2 mm können nach Punktion des Gelenks durch kurzzeitige Ruhigstellung im Gips behandelt werden. Sie wird nach 5 – 8 Tagen durch funktionelle Übungsbehandlung abgelöst.

Operative Therapie

Stärker dislozierte Frakturen werden über einen radialen Zugang durch kleine Schrauben, Drähte oder resorbierbare Stifte nach Reposition fixiert (Abb. 7.29). Bei Mehrfragmentbrüchen wird wegen der besseren funktionellen Ergebnisse eine primäre Radiusköpfchenresektion durchgeführt (Abb. 7.30).

Komplikationen

Häufigste Spätschäden sind Bewegungseinschränkungen und periartikuläre Verkalkungen, selten werden Verletzungen des N. radialis gesehen.

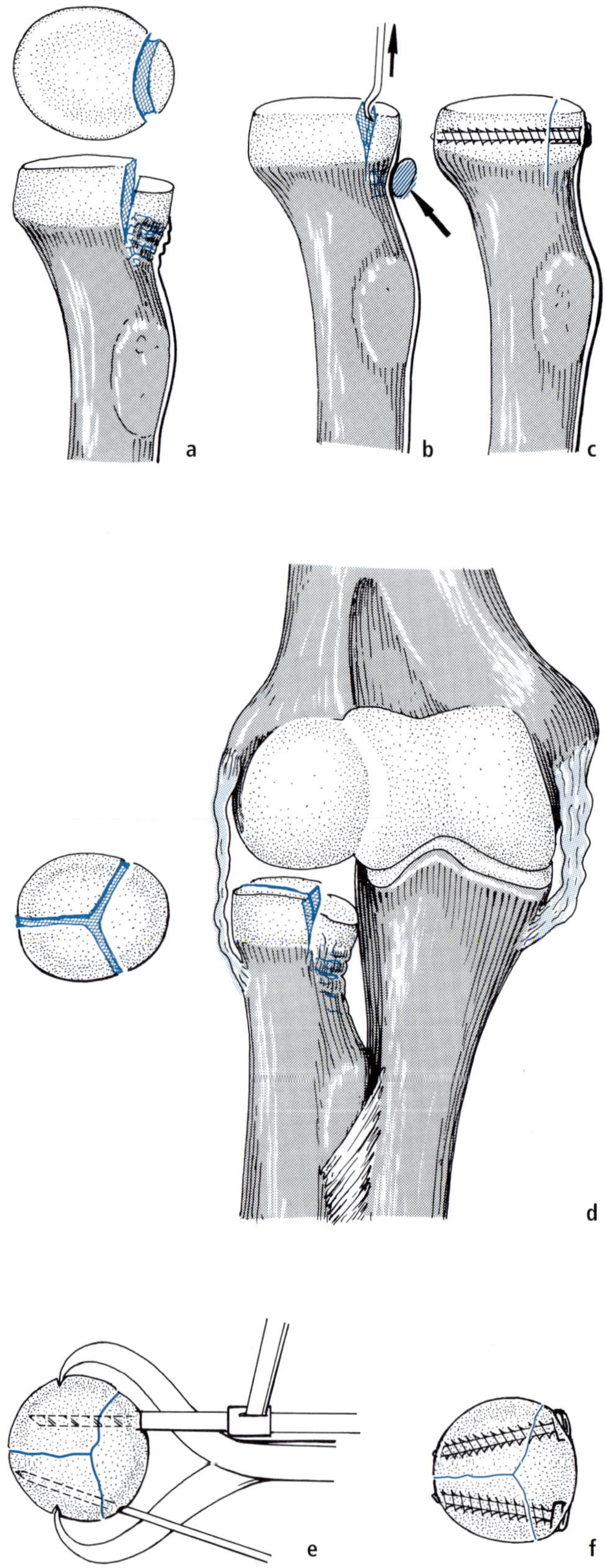

Abb. 7.29a-f (rechts): Operative Versorgung bei dislozierter Radiusköpfchenfraktur. Stärker (> 2 mm) dislozierte Frakturen werden durch kleine Schrauben, Drähte oder resorbierbare Stifte nach Reposition fixiert (a – c). Meißelfrakturen oder Dreisegmentfrakturen werden reponiert und mittels Schraubenosteosynthese stabilisiert (d – f).

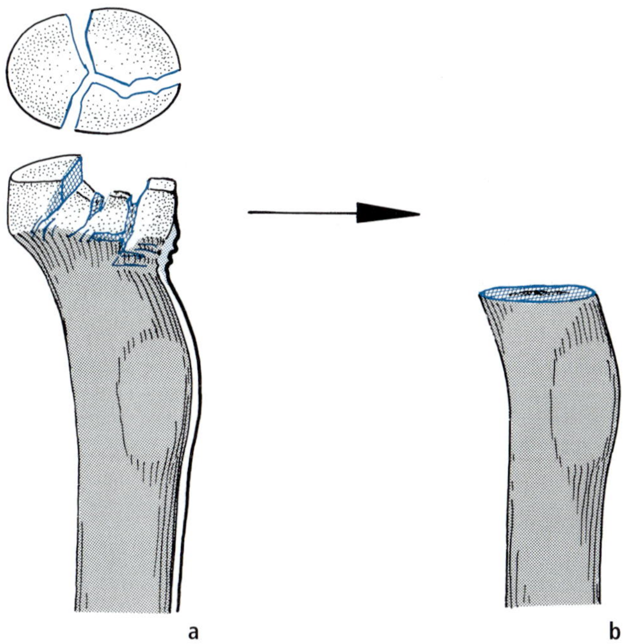

Abb. 7.30a-b: Operative Versorgung bei Mehrfragmentbrüchen des Radiusköpfchens. Bei Trümmerfrakturen (> drei Fragmente) ist die primäre Radiusköpfchenresektion indiziert.

7.1.9.3 **Radiushalsfraktur**

Dislozierte und unverschobene Frakturen des Radiushalses sind bei Erwachsenen eher selten; zur speziellen Situation bei Kindern, siehe 9.9.3.5.

Klassifikation

Nach dem *AO-Schema* gehören die Radiushalsfrakturen zu den A2-Frakturen; kindliche Frakturen werden nach JUDET klassifiziert.

Klinik und Diagnostik

Druckschmerz, Schwellung und Bewegungseinschränkung können oft diskret entwickelt sein. Die klinische Diagnostik ist stets unsicher.

Diagnosesichernd ist die konventionelle Röntgenuntersuchung in zwei Ebenen.

Therapie

Dislozierte Radiushalsfrakturen werden mit K-Drähten oder Schrauben stabilisiert. Liegt eine Trümmerzone vor, wird am Radiushals reseziert. Zum Vorgehen bei kindlichen Frakturen, siehe 9.9.3.5.

Komplikationen

Häufigste Schäden sind die avaskuläre Nekrose des Radiusköpfchens und periartikuläre Verkalkungen.

7.1.9.4 **Unterarmschaftfraktur**

Anatomie und Verletzungsmechanismus

Der Unterarmschaft weist mehrere knöcherne, muskuläre und ligamentäre Besonderheiten auf (Abb. 7.31).

- Der Radius hat in beiden Ebenen eine Krümmung von jeweils 10°.
- Der Gesamtquerschnitt von Radius und Ulna ist in fast allen Bereichen konstant. Proximal ist die Ulna als Hauptdruckaufnehmer des Oberarms stark ausgebildet, distal hat der Radius seinen größten Durchmesser.
- Radius und Ulna sind durch die drei Muskeln M. pronator teres, M. supinator und M. pronator quadratus miteinander verbunden.
- Die Bandverbindung zwischen Radius und Ulna ist in jeder Rotationsbewegung teilweise angespannt, so daß eine Parallelverschiebung beider Knochen unterbleibt.

Sturz oder direkter Schlag auf den Arm sind die Hauptverletzungsmechanismen. Das Ausmaß einer Dislokation bei Unterarmschaftbrüchen ist abhängig von der Lage zu den Muskelansätzen (Abb. 7.32).

Klassifikation

Entsprechend dem *AO-Schema* werden unterschieden (Abb. 7.33):

- *A-Frakturen:* einfache Frakturen,
- *B-Frakturen:* Frakturen mit einem Keil,
- *C-Frakturen:* komplexe Frakturen.

Klinik und Diagnostik

Neben den typischen Frakturmerkmalen (Schmerz, Schwellung, Bewegungseinschränkung) ist besonders auf die Gefahr eines Kompartmentsyndroms zu achten. Hierzu sind ggf. kurzfristige Kontrollen anzusetzen, um die notwendige rechtzeitige Indikationsstellung zur Fasziensplatung nicht zu versäumen.

Die Diagnose ergibt sich aus der konventionellen Röntgenuntersuchung in zwei Ebenen; Handgelenk und Ellbogengelenk sind wegen möglicher Luxationsfrakturen stets mit abzubilden.

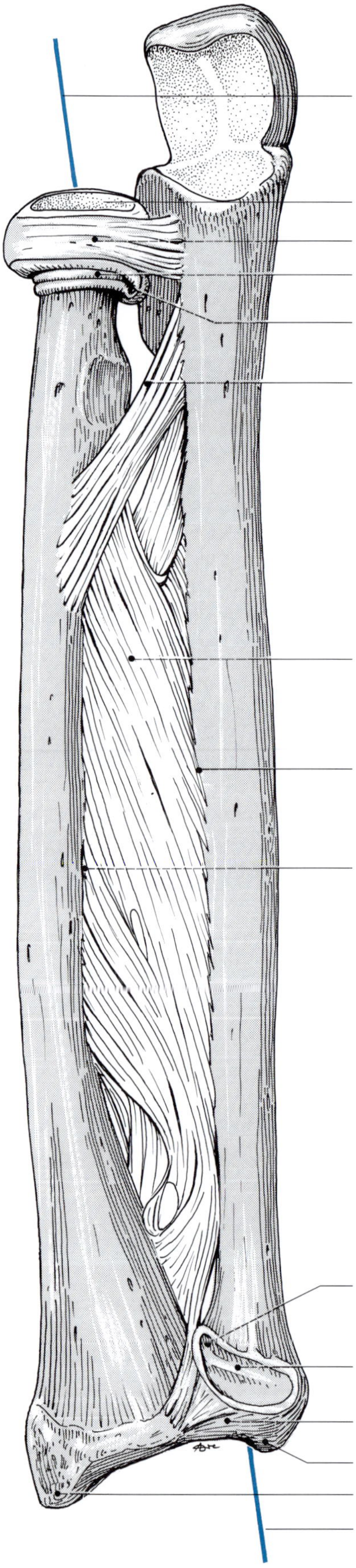

Abb. 7.31 (links): Ligamentäre Verbindungen von Radius und Ulna. Die Achse der Umwendbewegung führt durch das Capitulum ulnae; sie ist zugleich Konstruktionsachse des Arms.

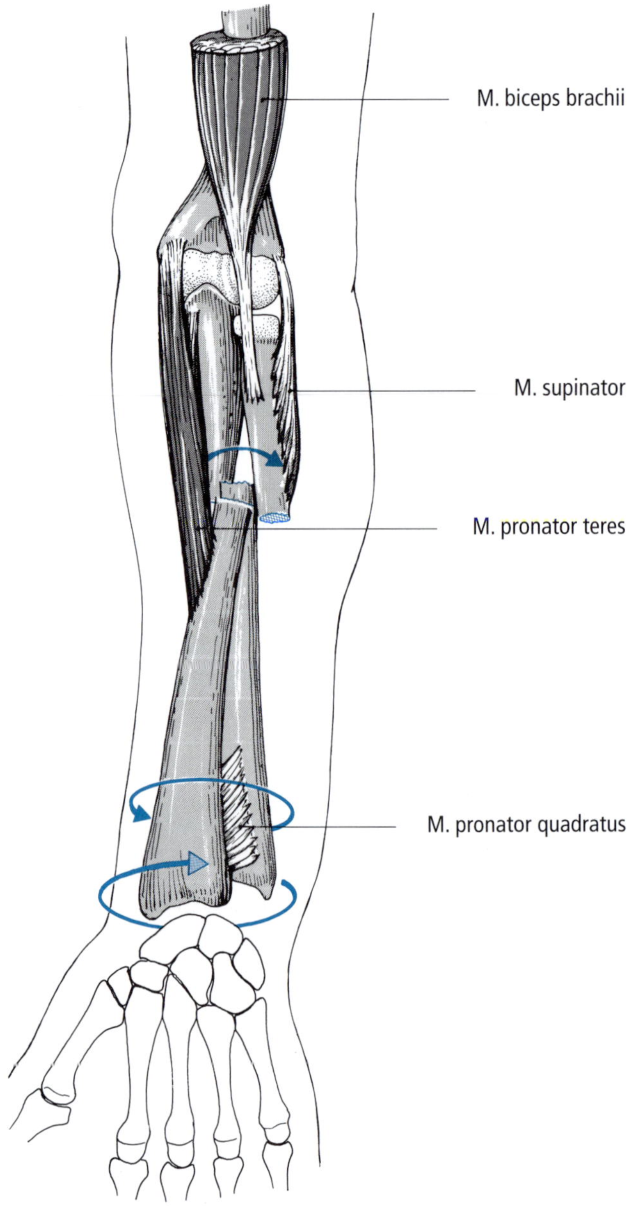

Abb. 7.32 (oben): Muskelzug auf die Fraktursegmente beim Unterarmschaftbruch (linker Arm). Das Ausmaß einer Dislokation bei Unterarmschaftbrüchen ist abhängig von der Lage zu den Muskelansätzen.

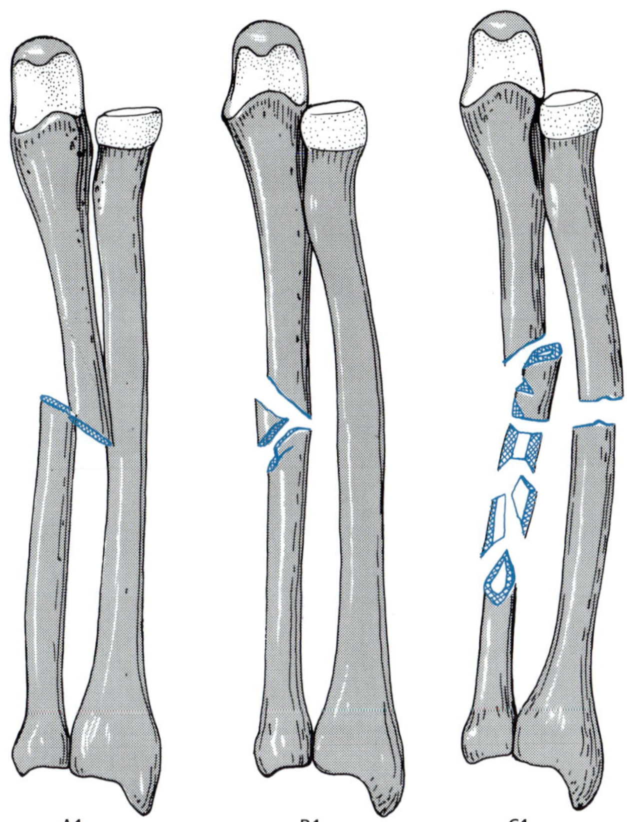

Abb. 7.33: Beispiele von Unterarmschaftfrakturen im AO-Schema. Isolierte Ulnafraktur (A1), isolierte Ulnafraktur mit Biegungskeil (B1) und Querfraktur des Radius mit Mehrfragmentfraktur der Ulna (C1).

Therapie

Konservative Therapie

Konservativ wird nur bei Kindern (siehe 9.9.3.5), bei unverschobenen Brüchen sowie den wenig dislozierten distalen Ulnafrakturen behandelt.

Mit einem Unterarmbrace werden bei Erwachsenen unverschobene wie auch die bis zu halber Schaftbreite verschobenen Ellenbrüche im mittleren und distalen Drittel ruhiggestellt. Bei Dislokationen dieser Art ist die Membrana interossea intakt und das Periost nur geringfügig verletzt.

Operative Therapie

Bei Erwachsenen ist für dislozierte Frakturen die *Plattenosteosynthese* das Verfahren der Wahl (Abb. 7.34). Bei weit offenen Frakturen kann primär mit einem *Fixateur externe* ruhiggestellt werden. Wegen der notwendigen funktionellen Nachbehandlung ist die Planung einer sekundären Plattenosteosynthese auch in diesen Fällen empfehlenswert.

Postoperativ werden die stabil versorgten Unterarmschaftfrakturen funktionell behandelt. Auf diese Weise werden Bewegungseinschränkungen durch Vernarbungen im Bereich der Membrana interossea verhütet.

Komplikationen

Am häufigsten ist die Gefährdung durch Infektionen und Pseudarthrosen. Refrakturen sind nur bei zu früher Metallentfernung (vor dem 18. Monat) möglich. Ein Brückenkallus entsteht bei Anlagerung von Spongiosa auf der Membrana interossea und bei schweren Weichteiltraumen.

7.1.9.5 Luxationsfraktur des Unterarms

Monteggia-Verletzung

Verletzungsmechanismus

Merkmal einer MONTEGGIA-Verletzung ist die Kombination aus *Ulnafraktur* und *Sprengung des proximalen Radioulnargelenks mit Luxation des Radiusköpfchens* (siehe auch 9.9.3.5).

Etwa 10 % der Ulnafrakturen sind von einer Radiusköpfchenluxation begleitet. Die Fraktur entsteht bei Kindern immer durch Sturz auf den im Ellbogen extendierten und im Unterarm pronierten Arm. Es kommt zur Fraktur des Ellenschafts und durch die über die Membrana interossea und das Lig. anulare bis in den Bereich der Gelenkkapsel verlaufende Weichteilschädigung zur Luxation des Speichenköpfchens.

Häufigkeitsverteilung

Die häufigste Form (60 – 80 %)der MONTEGGIA-Verletzung zeigt eine *volare* Luxation des Radiusköpfchens (Abb. 7.35a). In etwa 10 – 20 % ist das Radiusköpfchen nach *dorsal* verlagert (Abb. 7.35b), und in etwa 15 % liegt eine *laterale* Luxation vor.

Bildgebende Diagnostik

MONTEGGIA-Verletzungen werden gelegentlich übersehen, da bei konventionellem Röntgen nur die Ulnafraktur dargestellt wird.

Bei jeder Ulnafraktur sind Röntgenaufnahmen des Ellbogen- und des Handgelenks unerläßlich!

Therapie

Konservative Therapie

Konservativ behandelt werden können gelegentlich *kindliche MONTEGGIA-Verletzungen,* sofern nach Reposition der Ulnafraktur auch die Reposition des Radiusköpfchens gelingt. In diesen Fällen sind engmaschige radiologische Kontrollen zur Prüfung und Dokumentation des Retentionsergebnisses unerläßlich.

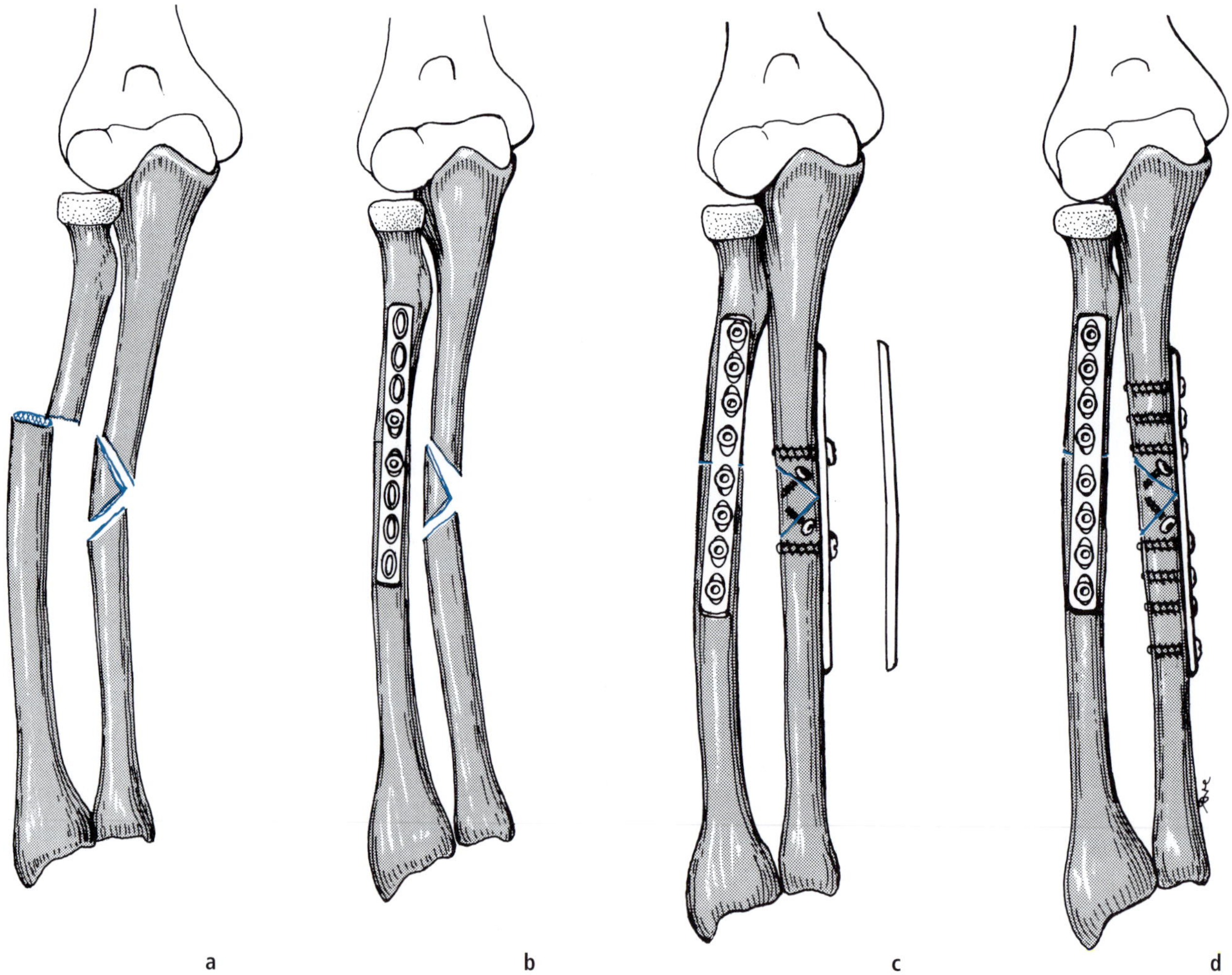

Abb. 7.34a-d: Operative Versorgung einer Unterarmschaftfraktur. Nach Reposition wird die Fraktur provisorisch mit einer Platte stabilisiert. Dabei werden zunächst die beiden frakturnahen Plattenlöcher besetzt (b). Es schließt sich die Reposition und provisorische Stabilisierung der zweiten Fraktur an, dann die endgültige Verschraubung der ersten Platte (c). Im letzten Schritt werden die übrigen Plattenlöcher besetzt (d).

Operative Therapie

Operiert werden sollen alle MONTEGGIA-Verletzungen des *Erwachsenen* sowie die kindlichen *nicht reponierbaren* oder *nicht stabil retinierten* Luxationsfrakturen.

Verfahren der Wahl ist nach Reposition der Ulna die Stabilisation mittels *Plattenosteosynthese* (Abb. 7.36). Das Radiusköpfchen stellt sich danach meist spontan in seine korrekte Position ein.

Komplikationen

Wichtigste Störungen sind Brückenkallusbildung, ektopische Verkalkungen im Bereich des Ellbogengelenks und Pseudarthrosen.

Galeazzi-Verletzung

Verletzungsmechanismus

Charakteristisch für die GALEAZZI-Verletzung ist die Kombination aus *Radiusschaftfraktur im distalen Drittel* und *Luxation des distalen Radioulnargelenks* (siehe auch 9.9.3.5).

Ursache ist meist ein Sturz auf die Hand mit Fraktur des distalen Radius und Dislokation im distalen Radioulnargelenk, evtl. in Verbindung mit Abriß des Processus styloideus ulnae. GALEAZZI-Verletzungen machen etwa 6 % aller Unterarmfrakturen aus.

Klinik und Diagnostik

Neben den typischen klinischen Frakturzeichen wird die korrekte Diagnose erst durch die konventionelle Röntgenuntersuchung in zwei Ebenen möglich.

Therapie

Die GALEAZZI-Verletzung wird operativ mittels *Plattenosteosynthese* stabilisiert. Bei danach korrekter Länge des Radius kommt es meist zu einer spontanen Reposition im distalen Radioulnargelenk. *Kindliche* Frakturen können gelegentlich bei exakter Reposition *konservativ* behandelt werden.

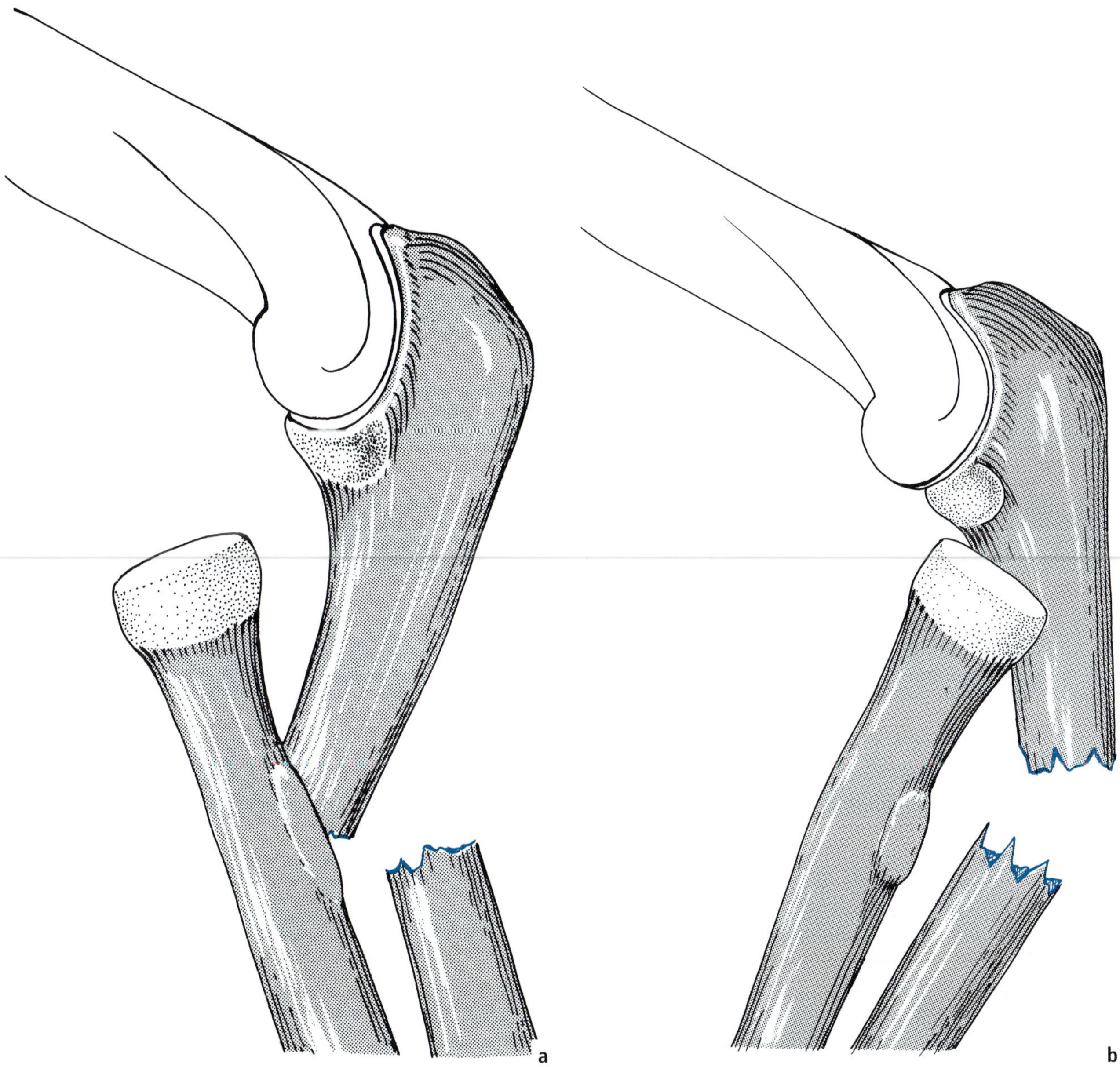

Abb. 7.35a-b: MONTEGGIA-Verletzung mit Luxation des Radiusköpfchens nach ventral (a) und nach dorsal (b).

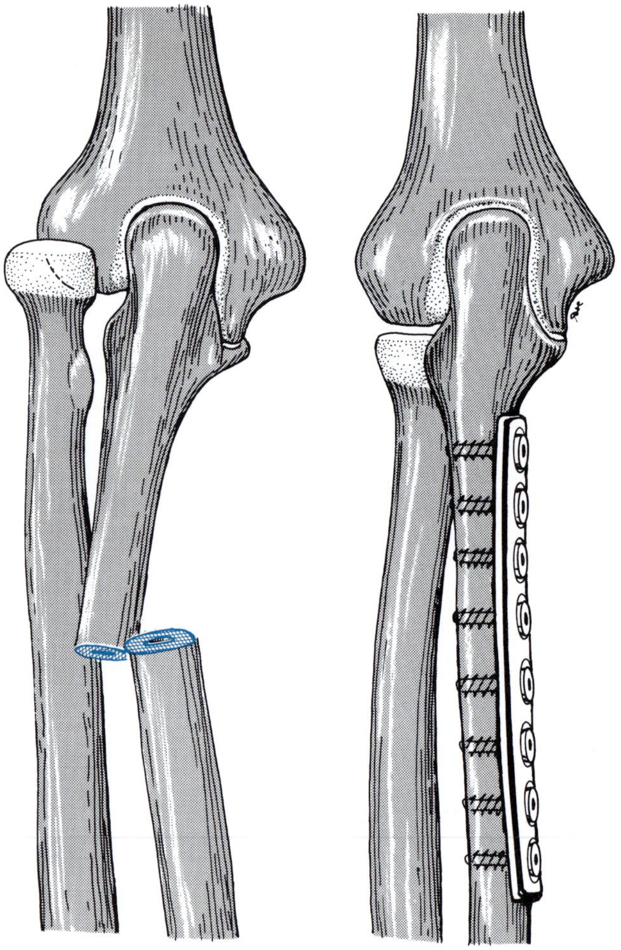

Abb. 7.36 (links): Operative Versorgung einer MONTEGGIA-Verletzung. Durch Wiederherstellung der natürlichen Länge der Ulna mittels Plattenosteosynthese läßt sich das Radiusköpfchen sehr einfach reponieren. Eine Naht des Lig. anulare ist nicht erforderlich. Die Nachbehandlung erfolgt funktionell ohne Ruhigstellung im Gips.

Literatur

[1] Matsen FA, Lippitt SB, Sidles JA, Harryman DT: Practical Evaluation and Management of the Shoulder. W.B. Saunders, Philadelphia-London-Toronto-Montreal-Sydney-Tokyo 1994

[2] Matsen FA, Fu FH, Hawkins RJ: The Shoulder: A Balance of Mobility and Stability. AAOS, Rosemont 1992

[3] Wadsworth TG: Srew fixation of the olecranon after fracture or osteotomy. Clin Orthop 119 (1976) 197-201

7.2 Distale Radiusfraktur

Ch. Krettek

7.2.1 Krankheitsbild

Definition

Die distale Radiusfraktur umfaßt extra- und intraartikuläre Frakturen des distalen Radiusendes.

Epidemiologie

Seit der Erstbeschreibung der distalen Radiusfraktur durch POUTEAU (1783) und COLLES (1814) sind neben weiteren Beschreibungen und Klassifikationen zahlreiche Publikationen über das therapeutische Vorgehen bei dieser Verletzung erschienen. Die enorme Bedeutung dieser Verletzung wird besonders klar, wenn man bedenkt, daß die distale Radiusfraktur zum einen die häufigste Fraktur des Menschen darstellt, zum anderen heute selbst nach fachgerechter Behandlung ca. 20 – 30 % der Fälle mit einem unbefriedigenden anatomischen oder funktionellen Ergebnis ausheilen *[9]*. Immerhin beträgt die Dauer der Arbeitsunfähigkeit bei über 16 % aller Patienten noch mehr als 30 Wochen.

Die distale Radiusfraktur stellt etwa 3/4 aller Frakturen des Vorderarms und betrifft vor allem zwei Altersgruppen: Die Gruppe der 6 – 10jährigen und die der 60 – 70jährigen. Bei den über 60jährigen stellen die weiblichen Patienten den größten Teil des Patientengutes *[7]*.

Biomechanik und Pathophysiologie

Axiale Lastverteilung

Bis heute liegen keine genauen Untersuchungen vor, die eine präzise Abschätzung der am distalen Radius auftretenden Kräfte unter „normalen Alltagsbedingungen" erlauben. In entsprechenden Analysen und Berechnungsversuchen hat sich jedoch gezeigt, daß unter extremen Bedingungen allein durch Anspannung der Unterarmmuskulatur Kräfte bis zu 500 kp auftreten können. Eine Abschätzung der axialen Lastverteilung ergibt, daß ca. 80 % der einwirkenden Last vom distalen Radius, die restlichen 20 % aber vom fibrokartilaginären Discus triangularis im *d*istalen *R*adio*u*lnargelenk (DRUG) und von der distalen Ulna aufgenommen werden *[10]*.

Folgen einer Fehlstellung

Eine Änderung der physiologischen Stellung der Handwurzel im Gefolge einer fehlverheilten distalen Radiusfraktur verursacht eine Reihe von schwerwiegenden mechanischen Problemen: So konnte unter Zuhilfenahme von drucksensitiven Filmfolien gezeigt werden, daß mit zunehmend pathologischer Radiuskippung ein Lasttransfer vom Radius auf die Ulna stattfindet. So erfolgt beispielsweise bei einer 45°-Fehlstellung der Lasttransfer auf den Carpus zu 65 % über die Ulna. Darüber hinaus sind die am Radius verbleibenden Kräfte nicht homogen auf die Radiusgelenkfläche verteilt, sondern exzentrisch auf die dorsalen Anteile des skaphoidalen Gelenkanteils konzentriert. Klinische Folgen dieser exzentrischen Belastung sind Schmerzen im Radiokarpal- und Radioulnargelenk, Abnahme von Griffstärke und Faustschluß sowie langfristig die Entwicklung posttraumatischer Arthrosen *[7]*.

Die Rolle des DRUG bei der distalen Radiusfraktur ist vielfach nicht ausreichend berücksichtigt worden, obwohl seit Jahren entsprechende Studien vorliegen *[3]*. Diese Studien zeigen, daß sowohl eine direkte Beteiligung des DRUG (knöcherne Diskontinuität der Gelenkfläche des DRUG mit Stufenbildung oder ligamentäre Diskontinuität infolge Kapselzerreißung und Instabilität) wie auch eine indirekte Beteiligung (Fehlstellung und relativer Ulnavorschub) schwerwiegende Funktionsstörungen verursachen können, z.B. die Einschränkung der Unterarmrotation und ulnares Impingement *[8]*.

Verletzungsmuster

Die Verletzung entsteht meist infolge *indirekter Gewalteinwirkung* durch Sturz auf die Hand als „Low energy"-Trauma und betrifft meist ältere Menschen, insbesondere Frauen nach der Menopause.

Davon abzugrenzen sind die *Rasanztraumen* meist junger Patienten, die in der Regel mit einer erheblichen Zertrümmerung und artikulärer Impression einhergehen. Eine Sonderform ist die von SCHECK beschriebene „die punch"-Verletzung, die durch Impression des Carpus v.a. in die dorsalen Abschnitte der lunären Gelenkfacette des distalen Radius entsteht und häufig mit weiteren schweren Verletzungen im Bereich des Carpus, Zerreißungen im DRUG sowie höhergradigem Weichteilschaden einhergeht *[12]*.

Klinik

In der Regel handelt es sich um *geschlossene Frakturen,* deren Weichteilschaden aber u.U. erheblich sein kann (straffer Weichteilmantel). Offene Frakturen sind die Ausnahme. Der Patient klagt in der Regel über Schmerzen und schmerzhaft eingeschränkte Beweglichkeit im Handgelenk. Die Hand wird in Schonhaltung hochgehalten und meist von der anderen Hand gestützt.

Klassifikation

Als Entscheidungshilfen für eine differenzierte Therapie hinsichtlich des Frakturtyps wurden in den letzten Jahren zahlreiche Klassifikationsschemata entwickelt, die bekanntesten stammen von Lidström *[5]* und Frykman *[3]*.

AO-Klassifikation

Die *AO-Klassifikation [8]* berücksichtigt die zunehmenden Schweregrade der Fraktur und die morphologische Komplexität, den Schwierigkeitsgrad der Behandlung und die Prognose und erscheint z.Zt. als die geeignetste.

Extraartikuläre Frakturen

Bei extraartikulären Frakturen des distalen Radius (A) ist weder die radiokarpale noch die radioulnare Gelenkfläche in die Fraktur einbezogen. In der Regel befindet sich die Frakturzone in einem Abstand von 3 – 4 cm vom distalen Radiusende. Bei dislozierten Frakturen muß eine Verletzung im distalen Radioulnargelenk vorliegen, es sei denn, es liegt eine Ulnafraktur proximal dieses Gelenks vor.

Intraartikuläre Frakturen

Bei intraartikulären Frakturen (B, C) betrifft der Frakturverlauf das Radiokarpalgelenk und/oder das DRUG. Das Radiokarpalgelenk weist entsprechend der radiokarpalen Artikulation zwei Gelenkfacetten auf: die Skaphoidfacette und die Lunatumfacette. Das Lunatumfacettenfragment ist in bezug auf die Reposition ein kritisches Schlüsselfragment, da es sowohl im Radiokarpalgelenk als auch im DRUG artikuliert. Somit ist bei jeder dislozierten distalen intraartikulären Radiusfraktur mit Beteiligung der Lunatumfacette in der koronaren Ebene auch das DRUG beteiligt *[7]*. Die besondere Bedeutung des DRUG für das funktionelle Endergebnis ist in zahlreichen Studien belegt *[3]*.

7.2.2 Diagnostik

Klinische Untersuchung

In der *Anamnese* finden sich in der Regel Angaben über einen Sturz auf die volar oder dorsal flektierte Hand.

Bei der *klinischen Untersuchung* finden sich Schwellung und ggf. Hämatomverfärbung über dem distalen Unterarm. Die bekannte *Bajonett-* und *Gabelfehlstellung* sind Ausdruck stärkerer Deformierung im Frakturbereich. Bei der Untersuchung werden gezielt auch die Processi styloidei radii et ulnae palpiert. Die Prüfung der Durchblutung (A. radialis, Kapillarpuls) ist insbesondere bei angelegten Stützverbänden wichtig und muß regelmäßig wiederholt werden.

Der N. medianus ist bei dieser Verletzung besonders gefährdet. seine Funktion (v.a. Sensibilität, Parästhesien) muß gezielt und wiederholt überprüft werden.

Bildgebende Diagnostik

Röntgendiagnostik

An Standarddiagnostik sollten *Röntgenaufnahmen des Handgelenks in zwei Ebenen* angefertigt werden. Auf eine exakte Projektion sollte unbedingt geachtet werden, da sonst die Interpretation der Bilder sehr erschwert wird. Liegt eine intraartikuläre Fraktur vor und kann eine Stufenbildung oder Impressionszone nicht ausgeschlossen werden, so sollten bei Patienten, bei denen auch eine offene Reposition in Frage kommt, konventionelle oder besser Computer-*Tomographien* angefertigt werden. Hier bestehen zusätzliche Informationsmöglichkeiten durch die dreidimensionale Darstellung des distalen Vorderarmendes aus verschiedenen Blickwinkeln, der rechnerisch/graphischen Subtraktion des Carpus und demzufolge der direkten Visualisierung der radiokarpalen Gelenkfläche. Röntgenaufnahmen des kontralateralen Handgelenks in zwei Ebenen sind vor allem bei intraartikulären Frakturen hilfreich.

Auf den prä- und vor allem den postoperativen Aufnahmen haben sich v.a. vier Meßparameter zur Einschätzung des Ausmaßes der Dislokation vor und nach Behandlung durchgesetzt (Tab. 7.1).

Bei Schwierigkeiten in der Röntgenanalyse der Fraktur ist u.U. auch die Anamnese mit der gezielten Frage nach früher stattgehabten Traumen und Frakturen bedeutsam. Kann nach Abschluß der Diagnostik die Versorgung nicht sofort erfolgen, so sollte der Unterarm mit Handgelenk wieder temporär geschient werden.

Parameter	Aufnahme	Definition	Normalwert	Beispiel
Radiusneigung	a.p.	Neigung der radiokarpalen Gelenkfläche [2,13]	22 – 23°	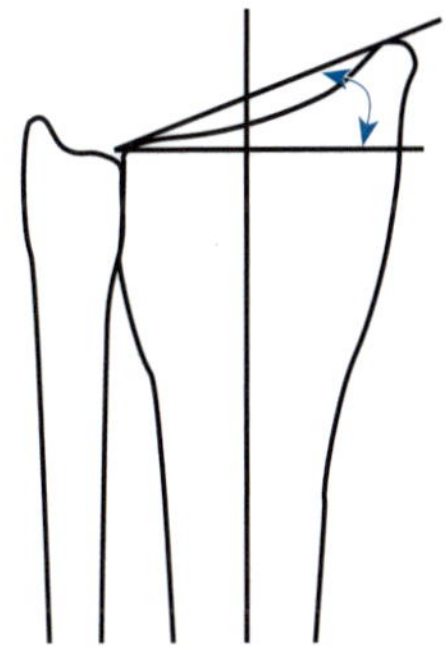
Radiuskippung	seitlich	Kippung der radiokarpalen Gelenkfläche [2, 13]	11 – 12°	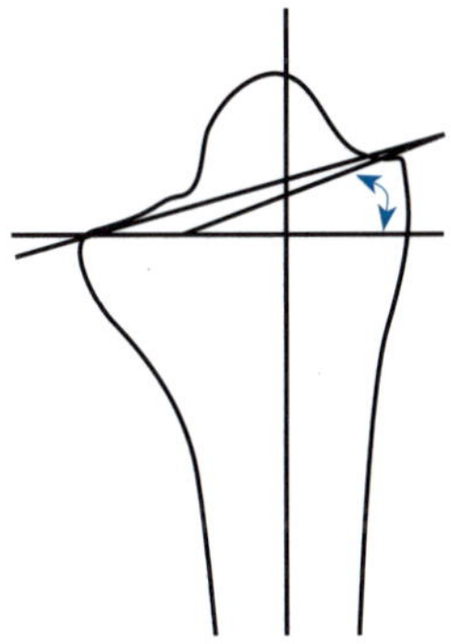
Radiuslänge	a.p.	Abstand des Lotes durch die Spitze des Processus styloideus radii und die distale Gelenkfläche des Ulnaköpfchens [11]	11 – 12 mm	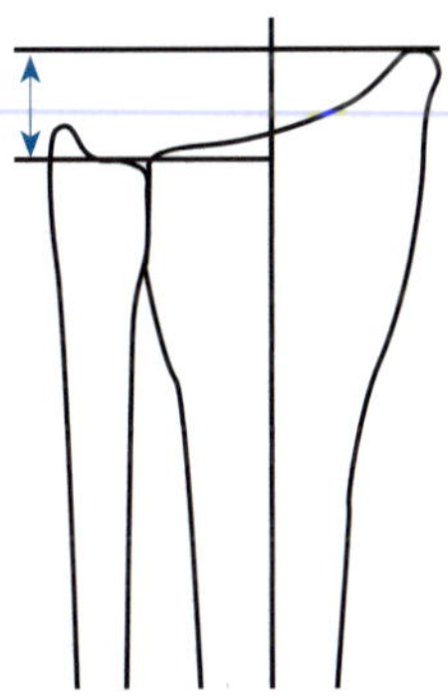
Radiale Verschiebung	a.p. ipsi- und kontralateral	Abstand Radiuslängsachse und Parallele durch lateralen Rand des Processus styloideus radii [15]	Vergleich mit Gegenseite	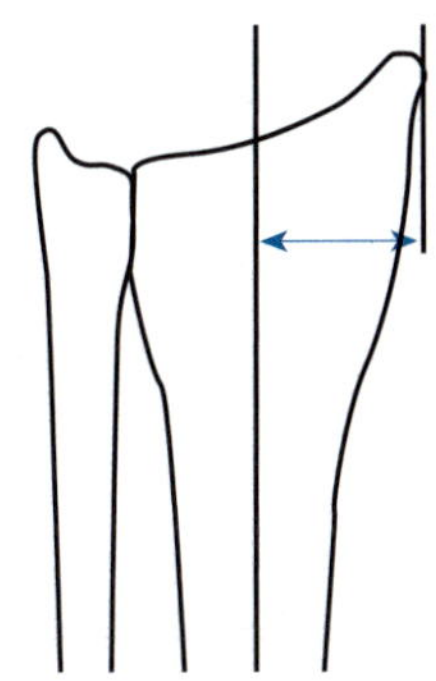

Tab. 7.1: Definition, Normwerte und graphische Darstellung verschiedener Parameter zur Beurteilung der Stellung des distalen Unterarmendes im Röntgenbild.

7.2.3 Operative Therapie

Behandlungsziele

Das Ziel aller Behandlungsverfahren umfaßt:

- Exakte anatomische Fragmentreposition
- Ausreichende Stabilität (Retention)
- Rasche Wiederherstellung der Funktion.

Die ungenügende Reposition mit der Folge einer posttraumatischen Arthrose wirkt sich im Gegensatz zu gelenknahen Frakturen der unteren Extremität eher spät aus, während sich die eingeschränkte Funktion insbesondere im DRUG früh, d.h. meist schon während der Behandlung bemerkbar macht. Posttraumatische Fehlstellungen führen zu posttraumatischen Arthrosen, neuromuskulären Dystrophien, Neuropathien und zu sekundären Rupturen der langen Daumenstrecksehne.

Während die geschlossene Reposition meist ohne Probleme gelingt, stellt die Beibehaltung des Repositionsergebnisses, also die Retention, das eigentliche Problem bei der Behandlung der distalen Radiusfraktur dar.

Die alleinige Ruhigstellung im Gipsverband ist auch nach gelungener Reposition selbst bei perfekter Technik ein unsicheres Behandlungsverfahren. Redislokationen infolge des starken Muskelzuges bei extrem kurzem distalem Hauptfragment sind nahezu die Regel. Sekundär durchgeführte Korrekturosteotomien nach in Fehlstellung verheilten distalen Radiusfrakturen bringen zwar in der Vielzahl der Fälle eine Verbesserung des subjektiven Beschwerdebildes und der objektiv meßbaren Funktion, eine vollständige Wiederherstellung ist jedoch oftmals nicht zu erreichen *[7]*. Das Behandlungsziel ist deshalb nicht nur die Reposition, sondern vor allem auch die sichere Retention in anatomischer Stellung für die wenigen Wochen bis zur in der Regel sehr raschen und unproblematischen knöchernen Konsolidierung.

Indikationen

Die Entscheidung zum konservativen oder operativen Vorgehen bei der distalen Radiusfraktur ist im wesentlichen vom Frakturtyp, vom Grad des Weichteilschadens, von eventuell bestehenden Begleitverletzungen, von der Knochenqualität sowie vom manuellen Anforderungsprofil des Patienten abhängig. Eines der Hauptprobleme bei der Therapie der distalen Radiusfraktur ist die *hohe Redislokationsneigung* selbst nach perfekter Reposition. Aus diesem Grunde sollten nur nichtdislozierte Frakturen einer konservativen Therapie zugeführt werden.

Alle anderen Frakturtypen, insbesondere die Frakturen mit diskozierter Gelenkbeteiligung erfordern eine operative Therapie, da nur diese eine anatomische Reposition und vor allem sichere Retention ermöglicht.

Verfahrenswahl

In der Mehrzahl der Frakturen ist eine geschlossene Reposition möglich. Bei guter Stellung erfolgt die Versorgung (Retention) mit Hilfe von Bohrdrähten aus Metall oder auch resorbierbaren Frakturstiften (s.u.) *[14]*. Bei ungenügender Reposition erfolgt das weitere Vorgehen entsprechend den in Tab. 7.2 angegebenen Therapieschritten.

Die Beschreibung von Techniken zur Stabilisierung der distalen Radiusfraktur mit Plattenosteosynthese oder Fixateur externe überschreitet den Rahmen dieses Lehrbuchs. Infolge des Verletzungsmusters (Weichteilschaden) und/oder des personellen und logistischen Aufwandes ist die Anwendung dieser Techniken in der Regel den Kliniken vorbehalten. Aus diesem Grunde soll hier nicht weiter darauf eingegangen werden.

Gruppe	Fraktur	Therapie
0	A1	Konservativ
I	A2/3, B1, C1/2	Bohrdraht/ resorbierbarer Stift
II	B1	Zugschraube
III	Intraartikuläre Frakturen! B2/3, C1/2/3	Platte
IV	Trümmerfrakturen, Weichteilschaden II°/III°, Komplexverletzungen der oberen Extremität	Fixateur externe

Tab. 7.2: Differentialindikation zur Behandlung der distalen Radiusfraktur.

Perkutane Osteosyntheseverfahren

Prinzip

Die Bohrdraht-Osteosyntheseverfahren stellen eine technisch vergleichsweise einfache Methode der operativen Stabilisierung distaler Radiusfrakturen dar. *Kontraindikationen* bestehen praktisch nur bei ausgedehnten Trümmerfrakturen mit volarer Kante.

Diese Verfahren beinhalten den Verzicht auf eine Freilegung der Frakturzone, sind somit *indirekte, geschlossene Verfahren* mit entsprechenden Vorteilen für die Fragmentvitalität. Daraus resultiert eine Reduzierung des Risikos aseptischer und septischer Heilungsstörungen. Nur bei geschlossen nicht reponierbaren Frakturen sowie Frakturen der Gruppe B2/3 und C1 – 3 ist die offene, operative Reposition indiziert (Tab. 7.2). Hier sollte dann je nach Weichteilsituation eine Plattenosteosynthese oder eine Fixateur externe-Stabilisierung vorgenommen werden. Im Gegensatz zu anderen Autoren sehen wir hinsichtlich der altersbezogenen Indikationsstellung für sämtliche Verfahren keine wesentliche Einschränkung. Auch der alte Patient sollte nach erlittener Radiusfraktur die dem Frakturtyp entsprechende optimale Therapie erhalten. Gerade auch diese Patientengruppe ist auf eine optimale Greiffunktion (Gehstock) angewiesen.

Aufklärung

Bei der Aufklärung muß neben den allgemeinen Risiken (Lokal- oder Regionalanästhesie) auf folgende Punkte besonders hingewiesen werden:

- Erläuterung des gesamten Behandlungsablaufs
- Alternative Behandlungsmöglichkeiten
- Erläuterung der Notwendigkeit von Gipskontrollen
- Nervenschäden des R. cutaneus n. radialis
- Kompressionsschaden des N. medianus
- Gipsdruckschaden
- Fehlstellung, Verkürzung und relativer Ulnavorschub
- Bewegungseinschränkung
- Arthrosen im Radiokarpalgelenk und DRUG
- Neuromuskuläre Dystrophien und Neuropathien
- Sekundäre Rupturen der langen Daumenstrecksehne.

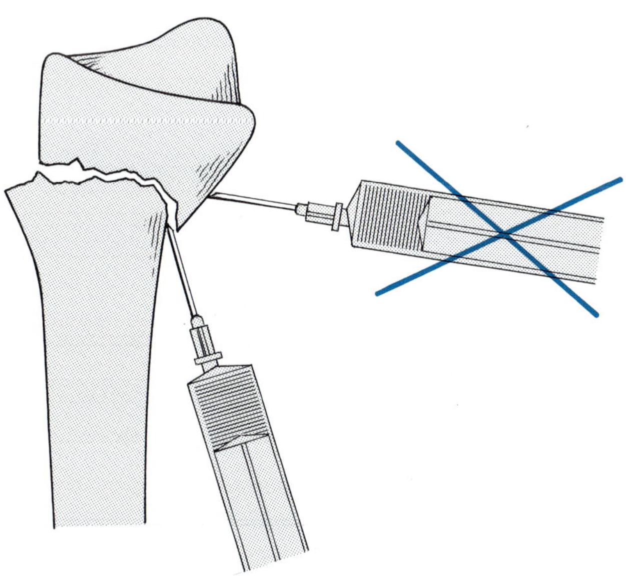

Abb. 7.37: Schematische Darstellung der Bruchspaltanästhesie. Die Nadel wird schräg von proximal in dorso-palmarer Richtung in die Fraktur eingestochen. Aspirierbarkeit von Hämatom bestätigt die korrekte Lage im Frakturbereich. Anschließend wird das Lokalanästhetikum langsam in die Frakturzone injiziert. Einige ml des Lokalanästhetikums werden radial distal des Processus styloideus radii infiltriert.

Anästhesie

Ausreichende Analgesie ist unabdingbare Voraussetzung zur Erzielung einer optimalen Reposition, um eine schmerzbedingte muskuläre Gegenspannung auszuschalten. Grundsätzlich stehen drei verschiedene Anästhesieverfahren zur Verfügung, nämlich Bruchspalt-, Plexus- und Allgemeinanästhesie.

Bruchspaltanästhesie

Die Bruchspaltanästhesie stellt auch heute noch die häufigste und komplikationsärmste Methode der Schmerzausschaltung bei frischen Frakturen dar. Das häufig genannte Argument gegen diese Methode, es werde hierdurch eine geschlossene in eine offene Fraktur umgewandelt, wird durch die positiven klinischen Erfahrungen widerlegt.

Die Bruchspaltanästhesie ist vor allem bei der Fraktur des älteren Menschen und frischen Frakturen ausgesprochen erfolgreich. Hier kommt es zur guten Verteilung des Lokalanästhetikums im Bruchspalt. Dagegen ist eine ausreichende Schmerzfreiheit durch Bruchspaltanästhesie beim jungen Menschen mit fest eingestauchter Frakturzone oder bei veralteten Frakturen mit bereits verfestigtem Frakturhämatom (keine ausreichende Verteilung des Lokalanästhetikums) nicht immer gesichert. In diesen Fällen muß eine Plexus- oder Allgemeinanästhesie in Erwägung gezogen werden.

Durchführung

Unter sterilen Bedingungen wird der Bruchspalt aufgesucht: Schräg von dorsal-proximal wird unter Knochenkontakt der Kanülenspitze die Nadel in die Frakturzone eingebracht. Nach vorheriger Aspiration des Frakturhämatoms werden 5 – 10 ml eines Lokalanästhetikums (z.B. Xylonest® 1 %) langsam injiziert (Abb. 7.37).

Plexusanästhesie

Die Plexusanästhesie wird in der Regel als *axillärer Block* (siehe 3.8.3.3) durchgeführt. Sie ist technisch schwieriger als die Bruchspaltanästhesie, ermöglicht jedoch die sichere Ausschaltung der die Reposition erschwerenden Muskelkräfte *[9]*. Vor der Durchführung des Plexusblockade ist die Überprüfung der intakten peripheren motorischen und sensiblen Nervenfunktion unerläßlich.

Allgemeinanästhesie

Die Allgemeinanästhesie – als Intubations- oder Maskennarkose – sollte nur bei Kindern und unkooperativen Patienten zur Anwendung kommen oder falls mit den beiden erstgenannten Anästhesiearten eine Reposition nicht möglich ist.

Lagerung

Nach ausreichender Anästhesie erfolgt die Lagerung des Patienten in Rückenlage, wobei der Oberarm 90° abduziert wird und der Unterarm sich in Neutralposition befindet. Die Extension erfolgt durch sogenannte „Mädchenfänger", die an einem Extensionssystem an der Saaldecke oder einem stabilen Ständer aufgehängt sind. Der Zug verläuft in erster Linie über den Daumen, wobei der 2. (und 4.) Finger ebenfalls in die Extension mit einbezogen sind, um eine Rotation des Carpus zu verhindern *[9]* (Abb. 7.38).

Vor der Extension mit Hilfe der Mädchenfänger ist ein Schlauchmull von 1,5-facher Unterarmlänge mit entsprechender Öffnung für den Daumen vorzubereiten. Dieser Schlauchmull wird über die Daumenöffnung auf die daumenseitige Extensionsschnur gezogen und dort temporär fixiert. Der Oberarm wird mit Watte gepolstert. In der Regel reicht das Gewicht des Arms als Gegenzug nicht aus. Deshalb wird nach Durchführung der Bruchspaltanästhesie am gut mit Watte gepolsterten Oberarm ellbogennah über eine nicht abschnürende Vorrichtung (Abb. 7.39) entsprechend dem Körpergewicht und Muskeltonus des Patienten ein Gewicht von 3 – 5 kg angehängt, das vor der manuellen Reposition über 5 – 10 Minuten einen konstanten Zug ausübt. Der Röntgenbildverstärker wird vorzugsweise auf der gesunden Seite des Patienten plaziert und umfaßt mit seinem horizontal ausgerichteten Ausleger und C-Arm schräg von distal die Fraktur (Abb. 7.38). Dies ermöglicht dem Operateur den freien, ungehinderten Zugang zur dorso-radialen Seite des distalen Unterarms zum Einbringen der Stifte. Die Einstellung im dorso-volaren oder radio-ulnaren Strahlengang ist durch entsprechende Drehung ohne größere Unruhe im Operationsfeld möglich. Beim Positionieren ist auf eine ausreichende Höhe des C-Arms des Röntgenbildverstärkers zu achten, um den Patienten im Gesichts-/Brustkorbbereich nicht einzuengen. Gegebenenfalls muß die Aufhängung des Unterarms entsprechend modifiziert werden.

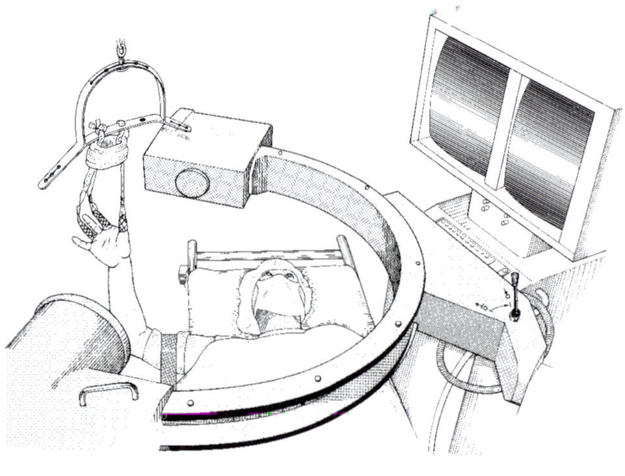

Abb. 7.38: Lagerung des Patienten mit Positionierung des Bildverstärkers auf der gegenüberliegenden Seite. Der Extensionszug greift am 1. Strahl an, 2. und 4. Strahl dienen der Rotationssicherung. Mit einer kleinen 45°-Drehung aus dieser Mittelposition kann das Handgelenk im seitlichen bzw. dorso-palmaren Strahlengang im Bildverstärker eingestellt werden.

Abdeckung

Nach dem Abwaschen des Operationsgebiets von der Mittelhand bis zum Ellbogen wird die Aufhängung einschließlich der Mädchenfänger unter die Abdeckung mit einbezogen. Sende- und Empfangsteil des Röntgenbildverstärkers werden ebenfalls steril abgedeckt. Selbstklebende, sterile wasserdichte Papierabdeckungen haben sich hierzu gut bewährt.

Manuelle Reposition

Nur ein Teil der Frakturen reponiert sich während des Aushängens vollständig. In den meisten Fällen ist ein manuelles Repositionsmanöver erforderlich. In Abhängigkeit von der Anwesenheit einer Seitverschiebung unterscheiden wir zwei verschiedene Repositionsmanöver:

Reposition ohne metaphysäre Seitverschiebung

Die Reposition der distalen Radiusfraktur *ohne* metaphysäre Seitverschiebung gelingt mit Manipulation des Gelenkfragments durch Zug am ersten Strahl nach distal und volar-ulnar. Die Stellung der Fraktur und das Einbringen der Bohrdrähte kann im Bildverstärker kontrolliert werden, ohne daß sich der Operateur mit seinen Fingern im direkten Strahlengang befindet. Falls erforderlich, kann die Manipulation durch Druck von dorsal auf das distale Fragment erleichtert werden, während die andere Hand als Gegenlager den distalen Unterarm von volar her in Höhe des proximalen Fragmentes umfaßt. Ein prinzipiell ähnliches Vorgehen erfolgt bei Frakturen mit volarer Dislokation, wobei hier als Gegenlager von dorsal her eine Hand an das proximale Fragment gelegt wird, während die andere Hand das distale Fragment faßt. Dadurch wird das dislozierte Fragment nach dorsal in die korrekte Position gebracht (Abb. 7.40).

Reposition mit metaphysärer Seitverschiebung

Bei Frakturen *mit* Seitverschiebung ist dieses Manöver in der Regel nicht ausreichend. Hier ist es entsprechend einem von CHARNLEY beschriebenen Vorgehen meist erforderlich, die Winkelfehlstellung zunächst noch zu verstärken *[1]*. Erst dann gelingt es, die Seitverschiebung auszugleichen, um dann im dritten Schritt die temporär vergrößerte Winkelfehlstellung durch Ulnar- und Volarduktion auszugleichen (Abb. 7.41 – 7.42).

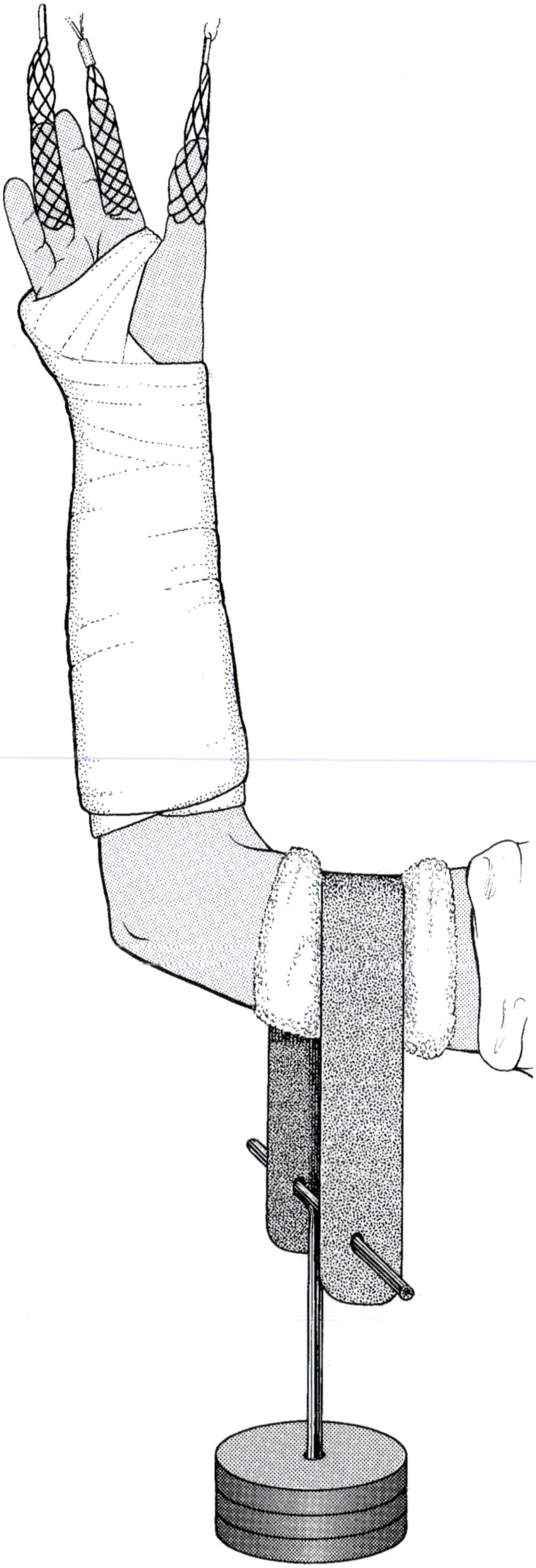

Abb. 7.39 (links): Extension mit Extensionsgewicht und Mädchenfänger: Am wattegepolsterten Oberarm wird ein Gewicht angehängt. Ein Abstandhalter zwischen den beiden Schlingenenden verhindert eine Stauung des Oberarms. Der Extensionszug verläuft distal über den ersten Strahl. Die Mädchenfänger an den anderen Fingern dienen lediglich der Rotationssicherung. Entsprechend dem Körpergewicht und Muskeltonus des Patienten wird ein Extensionsgewicht von 3 – 5 kg angehängt, das vor der manuellen Reposition über 5 – 10 Minuten einen konstanten Zug ausübt.

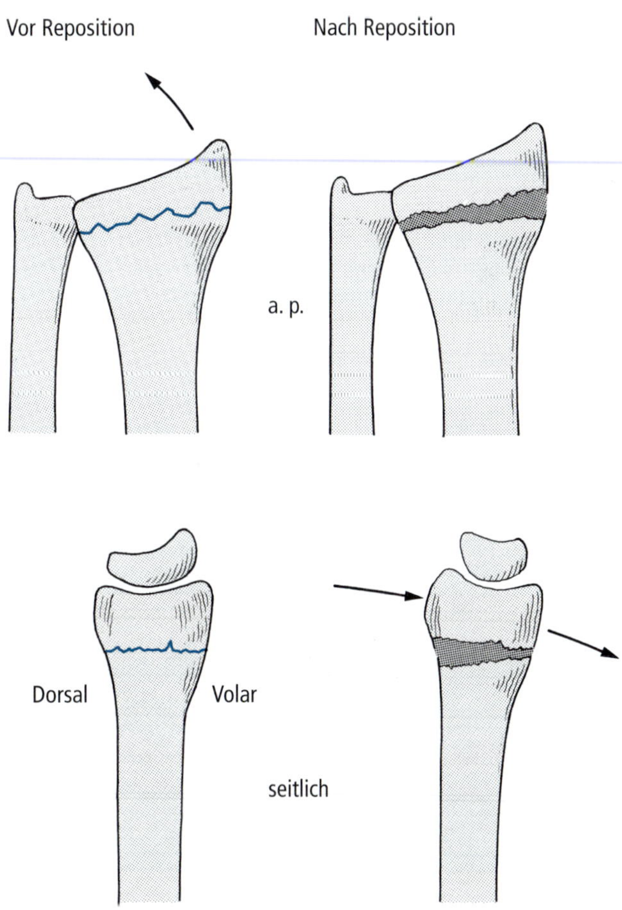

Abb. 7.40 (oben): Repositionstechnik bei distaler Radiusfraktur ohne metaphysäre Seitverschiebung. Die Reposition gelingt einfach mit Kippung des Gelenkfragments durch Zug am ersten Strahl nach distal und volar-ulnar. Stellung der Fraktur und Einbringen der Bohrdrähte werden im Bildverstärker kontrolliert.

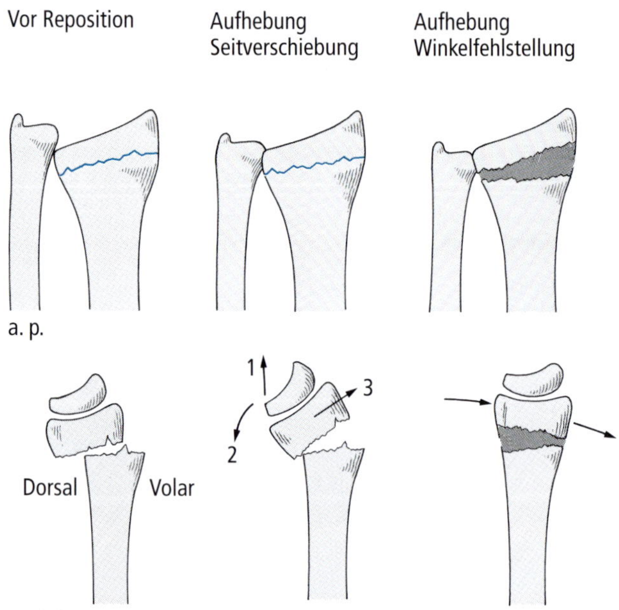

Abb. 7.41: Repositionstechnik bei distaler Radiusfraktur mit metaphysärer Seitverschiebung. Die Reposition gelingt mit einfacher Ventralkippung des distalen Fragmentes meist nicht ausreichend. Hier kann aber mit dem von CHARNLEY beschriebenen Vorgehen die anatomische Stellung wiederhergestellt werden [1]: zunächst Vergrößerung der Fehlstellung durch verstärkte Dorsalabkippung des distalen Hauptfragments durch Zug am ersten Strahl (1) sowie Radial- und Dorsalabduktion (2). Erst danach erfolgt der Ausgleich der Seitverschiebung (3), bis diese in beiden Ebenen ausgeglichen ist. Proximales und distales Hauptfragment werden dabei gegeneinander verschoben. Erst im dritten Schritt erfolgt die Winkelkorrektur durch Ulnar- und Volarduktion.

Perkutane Osteosynthese

Zugang

Nach Reposition kann die geplante Lage der Bohrdrähte auf der Haut mit Hilfe eines sterilen Stifts markiert werden. Beim geschlossenen, perkutanen Einbringen der Bohrdrähte besteht die Gefahr einer Verletzung des R. superficialis n. radialis. Dies kann vermieden werden, wenn das Einbringen der Drähte mit Hilfe eines oszillierenden Aufsatzes oder über eine kleine Längsinzision (15 – 20 mm, Abb. 7.43a) erfolgt. Letzteres ermöglicht ein stumpfes subkutanes Abschieben der Weichteile vom Processus styloideus radii (Abb. 7.43b) und verhindert so eine Schädigung der sensiblen Versorgung des Daumens. Der Hautschnitt erfolgt nicht in Höhe, sondern distal des Processus styloideus radii, entsprechend dem späteren Verlauf der Bohrdrähte (Abb. 7.43).

Spezielle Technik

Bohrdrähte

Anschließend werden unter Bildverstärkerkontrolle drei Kirschnerdrähte von 1,6 mm Durchmesser vom Processus styloideus radii aus in zwei Ebenen divergierend nach proximal-ulnar in die Gegenkortikalis eingebohrt. Der Winkel zur Radiuslängsachse sollte etwa 30 – 60° betragen, soweit der Frakturverlauf dies zuläßt (Abb. 7.44). Extrem steil eingebrachte Drähte sind schwierig in die Gegenkortikalis einzubringen, da sie leicht abrutschen. Zudem haben sie den Nachteil verringerter Stabilität im Vergleich zu flacher eingebrachten Drähten. Während des Einbohrens der Kirschnerdrähte ist mit dem Daumen Druck auf die dorso-radiale Handwurzel in ulnar-volare Richtung auszuüben. Eine leichte Überkorrektur beim Einbohren der Drähte reduziert sich nach Wegfall des Daumendruckes durch den Zug der Streckmuskulatur auf die Normalposition, da auch die Bohrdrähte keine völlig starre Fixierung darstellen.

Die Drähte müssen sicher in der Gegenkortikalis verankert sein, ein zu weites Überstehen der Bohrdrahtspitzen muß jedoch im Hinblick auf eine ungestörte Umwendbewegung der Hand vermieden werden.

Die Drähte sollen die Frakturlinien sicher passieren und auf der ulnaren Seite in der Kortikalis verankert werden. Gelegentlich kann die Penetration der Bohrdrähte durch die ulnare Kortikalis, insbesondere bei steil gebohrten Bohrdrähten, Schwierigkeiten bereiten, da der Bohrdraht an der Gegenkortikalis abrutscht. Hier muß zunächst ohne wesentliche Vorschubkraft die Gegenkortikalis mit dem auf der Stelle laufenden Bohrdraht soweit angebohrt werden, bis eine Art „Ankörnung" erreicht ist und ein weiteres Abrutschen verhindert wird. Erst dann wird die vorschiebende Kraft wieder erhöht, und die Gegenkortikalis kann sicher perforiert werden.

Bei Frakturen mit Gelenkbeteiligung sollte als erster Schritt nach der Reposition ein zur radiokarpalen Gelenklinie paralleler Bohrdraht eingebracht werden, der die Reposition der Gelenkfläche im distalen Hauptfragment sichert. Ein Eindringen in das DRUG sollte dabei aber unbedingt vermieden werden.

Nach korrekter Positionierung der Bohrdrähte, deren Lage in zwei Ebenen mit dem Bildverstärker kontrolliert wird, werden die Drähte mit Hilfe eines Seitenschneiders unter das Hautniveau gekürzt. Dieser Vorgang wird erleichtert, wenn die Haut mit einem dünnen (1.0 mm) schlaufenförmig gebogenen Bohrdraht im Moment der Drahtkürzung zurückgezogen wird (Abb. 7.45). Die Haut schlüpft dann nach der Kürzung über das in der Tiefe liegende Bohrdrahtende und mindert so das Risiko der Weichteilirritation durch die Drahtenden. Das Drahtende steht aber dennoch ausreichend weit genug über für eine einfache spätere Implantatentfernung in Lokalanästhesie.

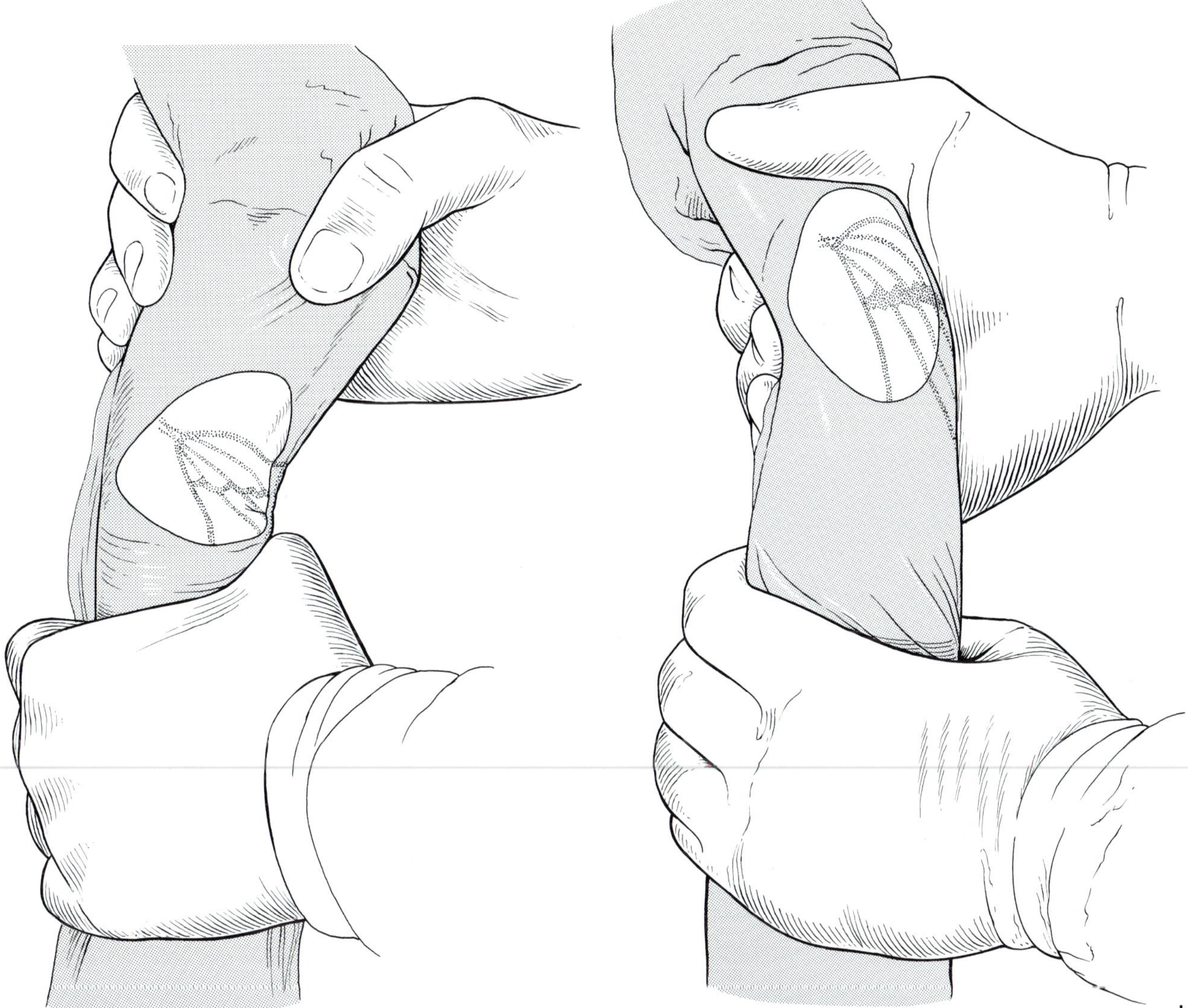

a b

Abb. 7.42a-b: CHARNLEY-Manöver bei Frakturen mit Seitverschiebung: Zunächst Verstärkung der Fehlstellung bei Ausgleich der Seitverschiebung (a), danach Ventral- und Ulnarduktion und Vervollständigung der Reposition (b). Die anatomischen Randkonturen des distalen Radius, die Frakturlinie und die geplante Lage der Kirschnerdrähte sind zur Erleichterung der Orientierung beim Einbohren der Drähte auf die Haut aufgezeichnet.

Resorbierbare Frakturstifte

In den letzten Jahren sind resorbierbare Stifte entwickelt worden, mit denen die Stabilisierung distaler Radiusfrakturen ebenfalls möglich ist. Nach initialen mechanischen Problemen (ungenügende Festigkeit und Steifigkeit bei Polydioxanonstiften (Ethipin®) und Problemen mit aseptischen Flüssigkeitsansammlungen bei eingefärbten Polyglykolsäurestiften (Biofix®) *[4]* stehen heute Polylactidstifte mit zufriedenstellenden mechanischen Eigenschaften zur Verfügung, die bei ausreichender Biokompatibilität eine reduzierte Inzidenz von Gewebsreaktionen aufweisen.

Nach Reposition in der oben geschilderten Weise wird die Fraktur mit drei 2,0 mm-Bohrern temporär stabilisiert, die anstelle der 1,6 mm-Drähte eingebracht werden. Die Bohrer werden zunächst belassen und anschließend nach Längenmessung sukzessive gegen resorbierbare Stifte (z.B. Biofix®, 2,0 mm Durchmesser) entsprechender Länge ausgetauscht. Die Stabilisierung mit resorbierbaren Stiften erfolgt immer über einen kleinen radialen Zugang, um das Auffinden der Bohrlöcher beim Austausch der Bohrer gegen die Stifte zu erleichtern. Die resorbierbaren Stifte werden mit Hilfe des Einführinstrumentariums mit einem geführten Stößel über die Fraktur in die Gegenkortikalis eingetrieben und radialseitig bis auf Knochenniveau gekürzt (Abb. 7.46 – 7.47). Das Ergebnis wird durch Röntgenaufnahmen des Handgelenks in zwei Ebenen dokumentiert, wobei sich die resorbierbaren Stifte nicht darstellen; die Bohrkanäle sind jedoch meist sichtbar.

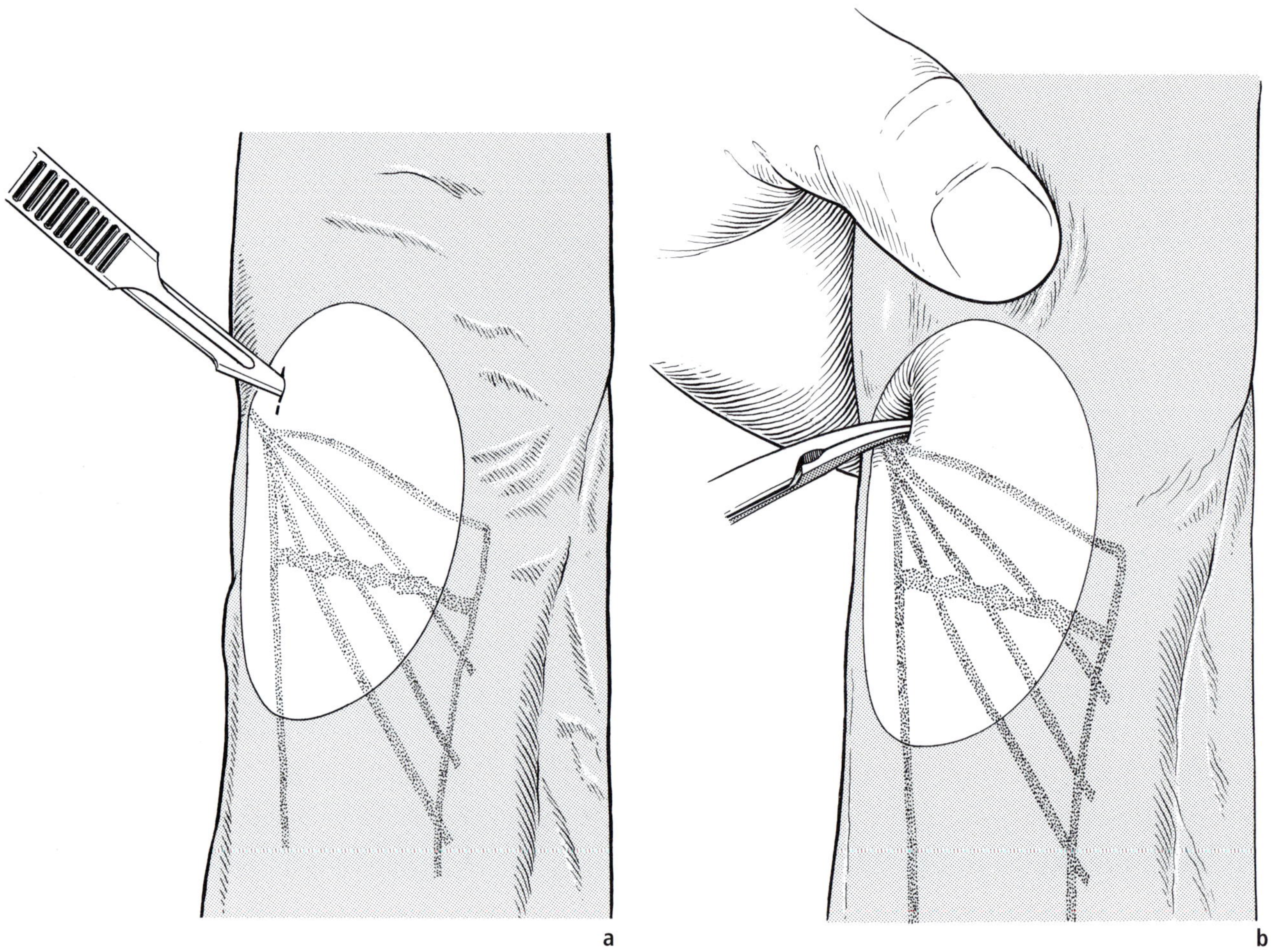

Abb. 7.43a-b: Zugang zum Processus styloideus radii. Eine Verletzung des R. superficialis n. radialis kann vermieden werden, wenn das Einbringen der Drähte über eine kleine Längsinzision erfolgt (15 – 20 mm, a). Dies ermöglicht ein stumpfes Abschieben der Weichteile vom Processus styloideus radii (b) und verhindert so eine Schädigung der sensiblen Versorgung des Daumens.

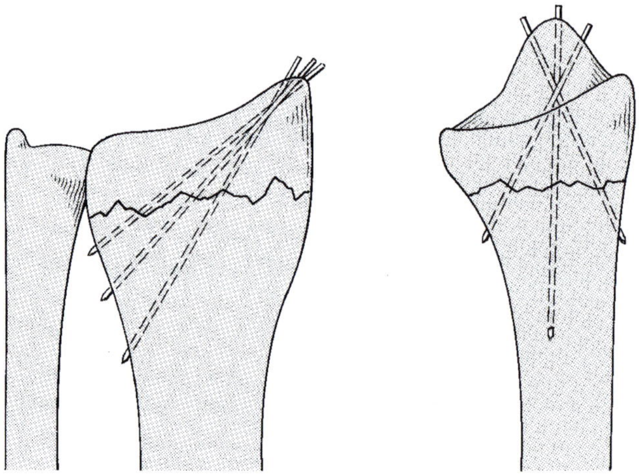

Abb. 7.44: Einbringen von Kirschnerdrähten. In der Regel werden zwei bis drei Kirschnerdrähte von 1.6 mm Durchmesser vom Processus styloideus radii aus in zwei Ebenen divergierend nach proximal-ulnar in die Gegenkortikalis eingebohrt. Die Drähte sollen sich außerhalb der Frakturebene kreuzen.

Verband und Ruhigstellung

Anlegen der Gipslonguette

Die Osteosynthese mit Bohrdrähten aus Metall oder biodegradablen Materialien erfordert eine zusätzliche Fixierung im „ungepolsterten" Gipsverband. Nach Wundverschluß und Auflage einer Metalline-Kompresse erfolgt das Überziehen des bereits vorbereiteten und zugeschnittenen Schlauchmullverbands über Daumen und Hand (Abb. 7.48a). Nach Einlage einer Kompresse in den ersten Interdigitalraum sowie volarer Anlage eines flexiblen Kunststoffschlauches zwischen Ellenbeuge und Daumenöffnung des Schlauchmulls wird noch im Aushang eine dorsale Gipsschiene mit einer feuchten Mullbinde angewickelt (Abb. 7.48b). Die Gipslonguette ist distal aufgefächert und für den Daumen entsprechend eingeschnitten. Die Schiene reicht radial bis zum Daumenballen, ulnar bis über die ulnare Kante der Ulna. Die Ruhigstellung erfolgt in Neutralstellung der Hand. Der Behandler übt vorsichtig flächenhaften

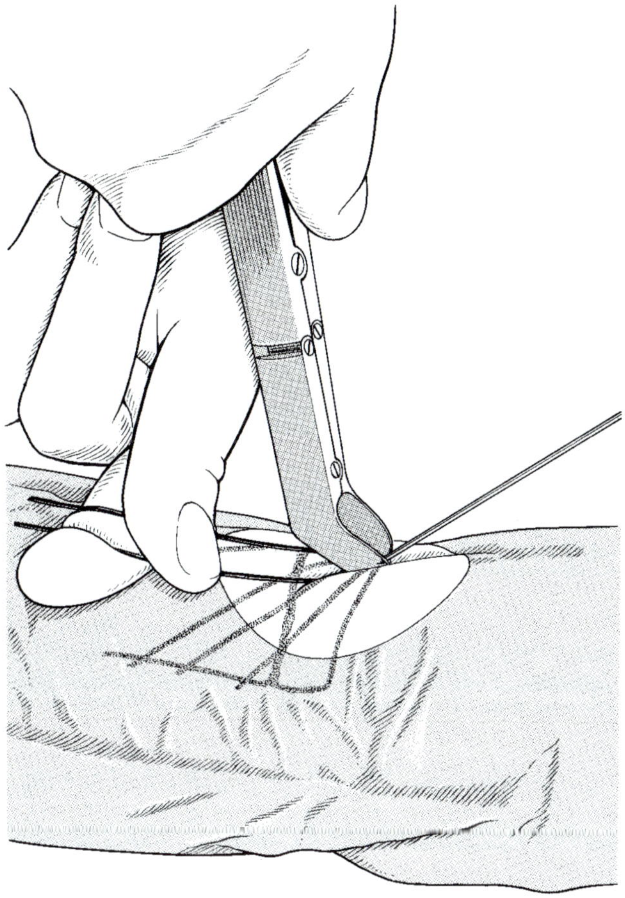

Abb. 7.45 (links): Kürzen der Kirschnerdrähte. Die Drähte werden mit Hilfe eines Seitenschneiders unter das Hautniveau gekürzt. Dieser Vorgang wird erleichtert, wenn die Haut mit einem dünnen schlaufenförmig gebogenen Bohrdraht im Moment der Drahtkürzung zurückgezogen wird. Die Haut schlüpft dann nach der Kürzung über das in der Tiefe liegende Bohrdrahtende und mindert so das Risiko der Weichteilirritation durch die Drahtenden.

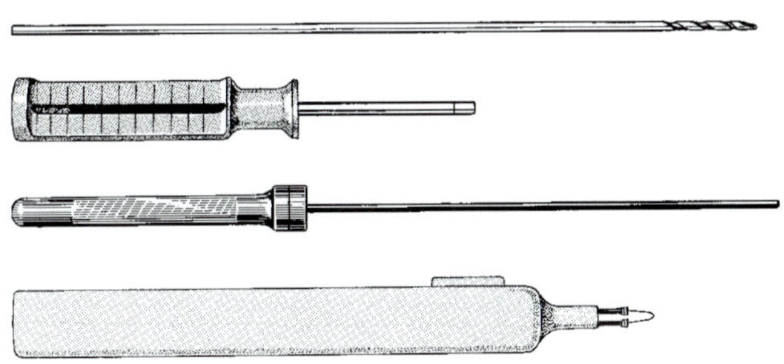

Abb. 7.46 (oben): Instrumentarium und Implantate zur Osteosynthese mit biodegradablen Frakturstiften (Biofix®) am distalen Radius. Von oben nach unten: Bohrer 2.0 mm, Meß- und Applikationshülse, Stößel und Thermoschneider zur Kürzung der Implantate.

Abb. 7.47a-e (unten): Schematischer Ablauf bei der Osteosynthese mit biodegradablen Frakturstiften. Zunächst dienen 2.0 mm-Bohrer als temporäre Fixation (a). Die Bestimmung der Stiftlängen erfolgt durch Messung des Bohrerüberstands (b). Die Biofixstifte werden mit dem Thermoschneider gekürzt und die zurechtgekürzten resorbierbaren Stifte sukzessive gegen die Bohrer ausgetauscht (c, d).

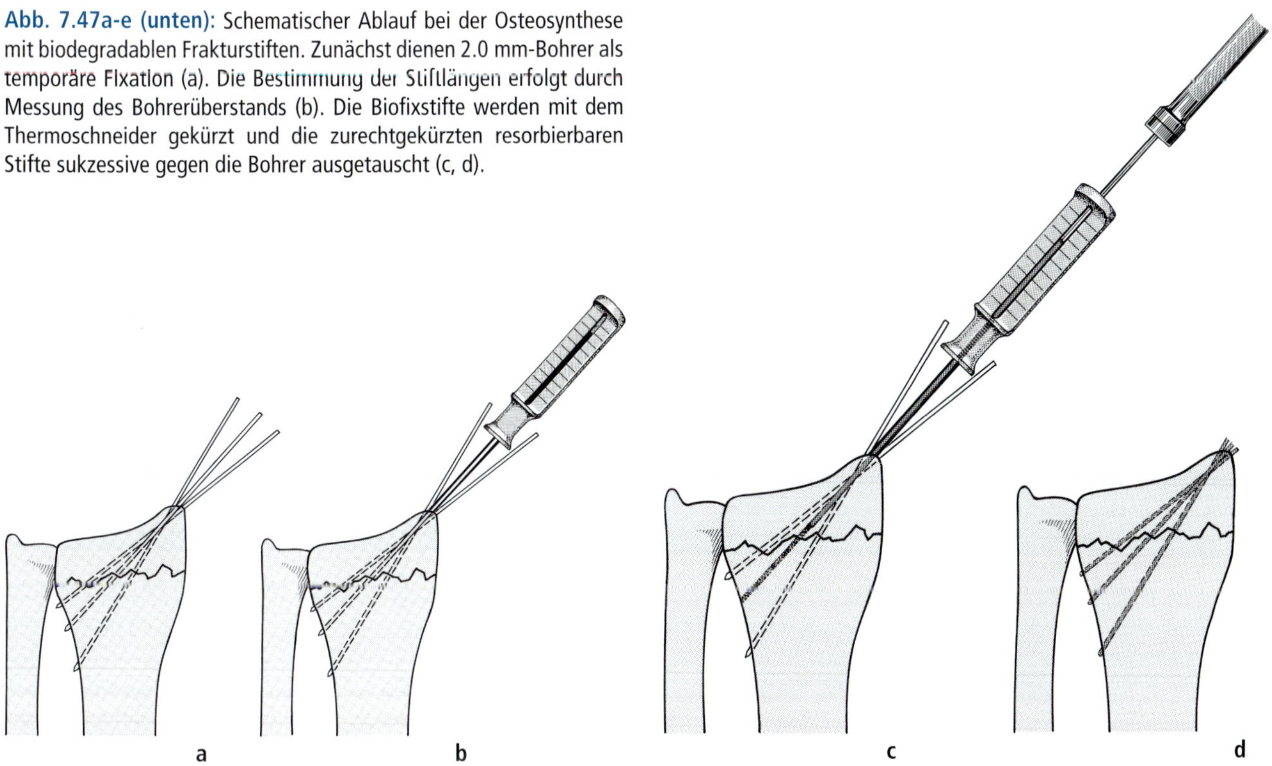

Druck (flache Delle) von dorso-radial auf das distale Hauptfragment in ulnar-volarer Richtung aus. Volar wird am distalen Ende des proximalen Hauptfragmentes und dorsal am proximalen Unterarm Druck mit der flachen Hand ausgeübt, so daß eine 3-Punkte-Fixation entsteht (Abb. 7.48c), die die Retention zusätzlich sichert. Am Handrücken wird die Schiene gerade modelliert, eine Wölbung ist zu vermeiden.

Anwickeln des Verbands

Kurz vor dem Aushärten der Gipsschiene werden die Gewichte entfernt und nach dem Aushärten wird die Mullbinde sukzessive von distal her über dem Kunststoffschlauch aufgeschnitten, die Gipsränder aufgebogen und die Schiene mit einer nachgewickelten, trockenen elastischen Binde fixiert. Die Mullbinde im Bereich der Hohlhandtouren wird nicht durchtrennt (Abb. 7.49a-b).

Daumen und Finger müssen vollkommen frei bewegt werden können, die Beweglichkeit darf weder durch den Gips, noch durch die Binden eingeengt sein (Abb. 7.49c und 7.51).

Die Beweglichkeit im Ellbogengelenk darf ebenfalls nicht eingeschränkt sein, eventuell überstehende scharfe Gipskanten am proximalen Ende werden aufgebogen und gekürzt. Am Handrücken wird die Schiene gerade modelliert, um eine Wölbung (Gefahr der Schöpfhand) zu vermeiden (Abb. 7.50).

Nachbehandlung

Die Nachbehandlung distaler Radiusfrakturen, die mit Bohrdrähten aus Metall, resorbierbaren Stiften oder rein konservativ behandelt wurden, zeigt keine Unterschiede (Tab. 7.3). Wichtig ist die freie Beweglichkeit des Daumens und der Fingergrund-, Mittel- und Endgelenke sowie des Ellbogengelenks. Entsprechende Bewegungsübungen werden demonstriert und eingeübt (Abb. 7.51). Der Patient wird wiederholt zur gewissenhaften Durchführung der Übungen angehalten.

Verhaltensmaßregeln bei Schmerzen und Schwellungszuständen, neurogenen Störungen oder Durchblutungsproblemen werden dem Patienten mündlich und in Form eines Merkblattes mitgeteilt.

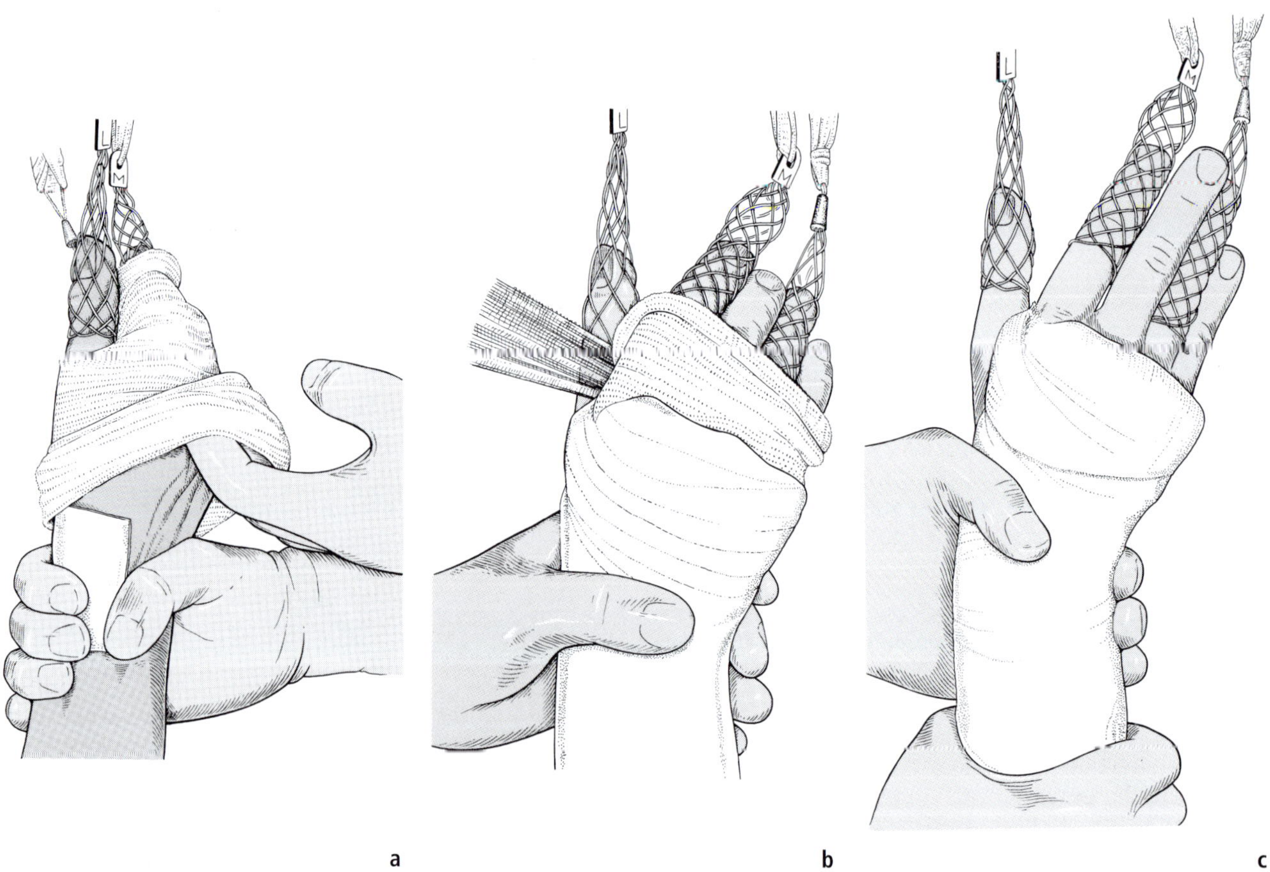

Abb. 7.48a-c: Anlegen der Gipslonguette. Überziehen des bereits vorbereiteten und zugeschnittenen Schlauchmullverbands über Daumen und Hand (a). Anwickeln einer breiten Gipslonguette mit einer Mullbinde (b). Aushärten des Gipses in Repositionsstellung. Der Zug erfolgt nach wie vor nur über den ersten Strahl. Es erfolgt durch den Behandler ein gleichmäßiger Druck distal der Fraktur (c) auf das distale Hauptfragment bis der Gips ausgehärtet ist.

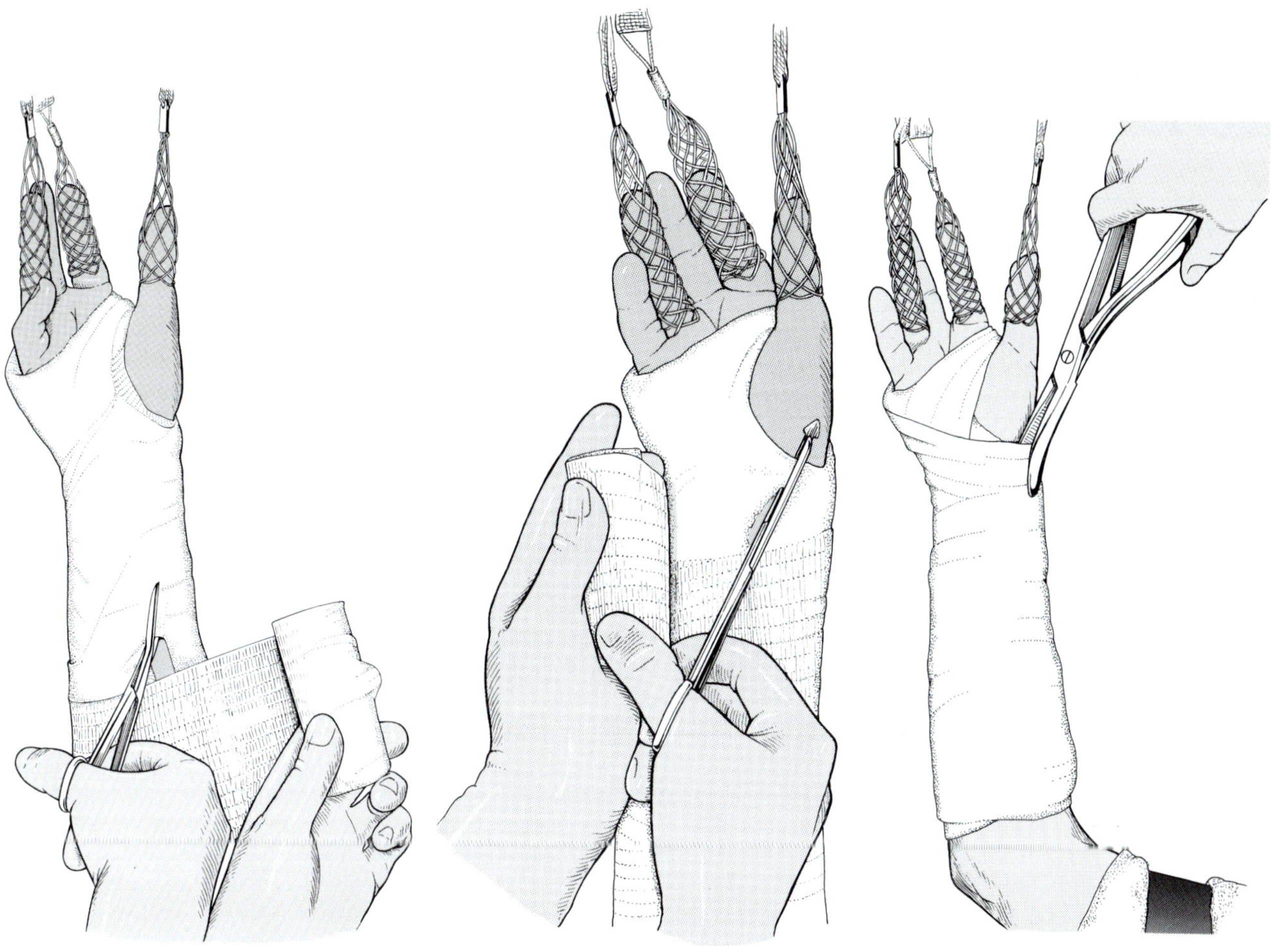

a b c

Abb. 7.49a-c: Anwickeln des Verbands. Der Verband wird aufgeschnitten unter gleichzeitigem Nachwickeln mit einer elastischen Binde (a) in Richtung auf den Daumen, die Hohlhandtour wird nicht durchtrennt (b). Eine ausreichende Daumenbeweglichkeit muß sichergestellt sein, ggf. wird der Gips mit dem Rabenschnabel nachbearbeitet (c).

Der Patient wird über den typischen Ablauf der Behandlung informiert und angehalten, das Handgelenk insbesondere in den ersten Tagen nach Versorgung auch nachts (Kissen) über Herzniveau zu halten. Auf eine Schlingenfixierung des Unterarms wird bewußt verzichtet.

Nach ca. 3 – 5 Tagen wird der Gips zirkuliert, etwa eine Woche nach Versorgung erfolgt ein Gipswechsel auf einen geschlossenen Unterarmgipsverband. Hierzu wird der Unterarm am Daumen mit Hilfe der Mädchenfänger aufgehängt. Dann wird die dorsale Gipsschiene abgenommen, die Haut gereinigt und eventuelle Fäden entfernt, bevor der geschlossene Unterarmgipsverband angelegt wird. Der Behandler übt wieder vorsichtigen, flächenhaften Druck von dorso-radial auf das distale Hauptfragment in ulnar-volarer Richtung aus, die in einer flachen Delle über dem distalen Hauptfragment resultiert.

Nach vier Wochen wird der Gipsverband entfernt, auch wenn radiologisch in der Regel keine sicheren Zeichen der erfolgten Frakturheilung nachweisbar sind. Die klinische Prüfung unter Biegestreß ist schmerzfrei, und im ehemaligen Frakturbereich ist für Untersucher und Patient keine Instabilität fühlbar. Auch Frakturen mit komplexem Weichteilschaden sind in der Regel nach dieser Zeit konsolidiert. Eine längere Ruhigstellung ist nur bei klinischen und/oder radiologischen Instabilitätszeichen zu vertreten, was nur in extremen Ausnahmen der Fall ist. Die Entfernung der Bohrdrähte erfolgt in Lokalanästhesie. Bei Verwendung resorbierbarer Stifte entfällt die Implantatentfernung. Zur Verbesserung der Beweglichkeit erfolgt eine krankengymnastische Übungsbehandlung, bei der der Schwerpunkt auf die aktiven Übungskomponenten gelegt werden muß.

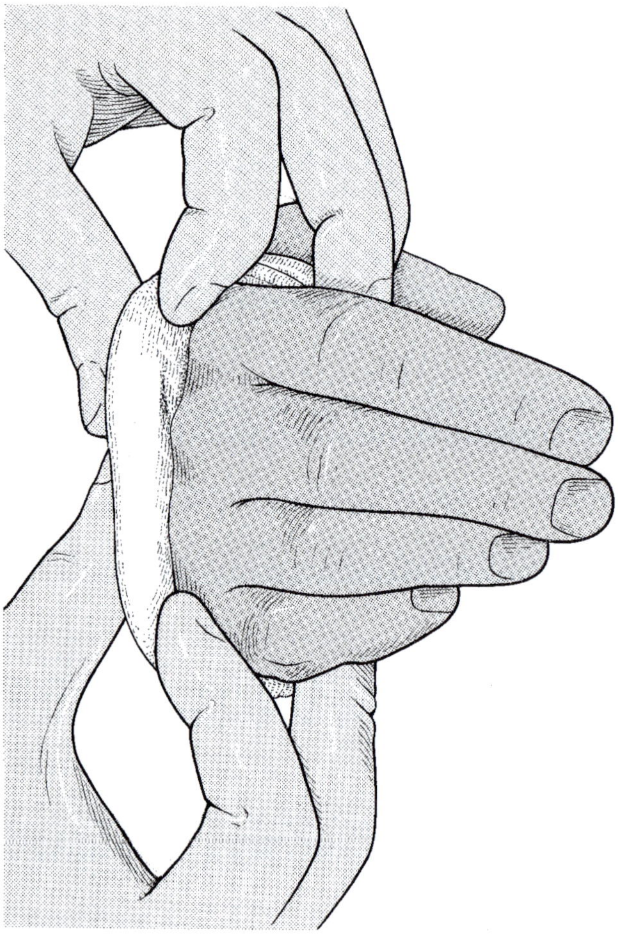

Abb. 7.50: Anmodellierung am Handrücken. Der Tendenz zur „Schöpfhand" wird durch entsprechende formende Manipulation entgegengewirkt.

Zeit	Therapeutische Maßnahmen	Röntgen-kontrolle
Unfalltag	Frakturstabilisierung durch Bohrdrähte und dorsale Gipsschiene	+
24 h	Gipskontrolle	-
2. – 5. Tag	Zirkulieren des Verbands	-
7. Tag	Geschlossener Unterarmgips	+
28. Tag	Gips- und Bohrdrahtentfernung	+

Tab. 7.3: Zeitliche Abfolge der verschiedenen Maßnahmen bei der Versorgung der distalen Radiusfraktur mit Bohrdrähten.

Welche Form der Osteosynthese am distalen Radius auch immer gewählt wird, ein standardisiertes Vorgehen mit schonender Reposition, Vermeidung wiederholter Repositionsmanöver, aktiver Übungsbehandlung aller nicht ruhiggestellten Gelenke bereits während der Gipsruhigstellung und anschließende krankengymnastische Übungsbehandlung sind wesentliche Grundlagen aller Behandlungsverfahren.

Die Stabilisierung des distalen Hauptfragmentes mit Hilfe von Stiften aus Metall oder resorbierbarem Material schafft dazu die nötigen mechanischen Voraussetzungen. Unter diesen Bedingungen ist die neuromuskuläre Dystrophie am Handgelenk – früher häufige und gefürchtete Folge der distalen Radiusfraktur – heute die absolute Ausnahme.

7.2.4 Komplikationen

Überblick

Die Komplikationsmöglichkeiten der distalen Radiusfraktur sind nicht unerheblich und betragen in großen Serien bis zu 31 %. Der Versuch einer Einteilung in Tab. 7.4 zeigt, daß einige davon nicht Folge der Verletzung, sondern der Behandlung sind. Man muß sie und ihre Ursachen kennen, um sie vermeiden zu können.

Vorgang	Komplikation
Anästhesie	• Allergischer Zwischenfall • Komplikationen bei Armplexusanästhesie • Irritation des N. medianus bei der Bruchspaltanästhesie
Lagerung	• Druckschaden an Oberarm und Fingern
Reposition	• Fehlstellung mit Gelenkinkongruenz und relativem Ulnavorschub • Schaden des N. medianus
Operative Stabilisierung	• Schädigung des R. cutaneus n. radialis • Weichteil- und Knocheninfektion entlang der Kirschnerdrähte • Ruptur der langen Daumenstrecksehne • Drahtwanderung
Gipsbehandlung	• Kompressionsschaden des N. medianus • Gipsdruckschaden • VOLKMANN-Kontraktur
Spätfolgen	• Bewegungseinschränkung • Neuromuskuläre Dystrophie (M. Sudeck) • Arthrose im Radiokarpalgelenk • Arthrose im DRUG

Tab. 7.4: Komplikationsmöglichkeiten bei der Behandlung der distalen Radiusfraktur.

Abb. 7.51a-b: Bewegungsübungen. Im Gipsverband müssen alle Finger frei beweglich sein, insbesondere das Fingerspreizen (a) und der Faustschluß (b) dürfen nicht behindert sein und werden vom Patienten intensiv geübt.

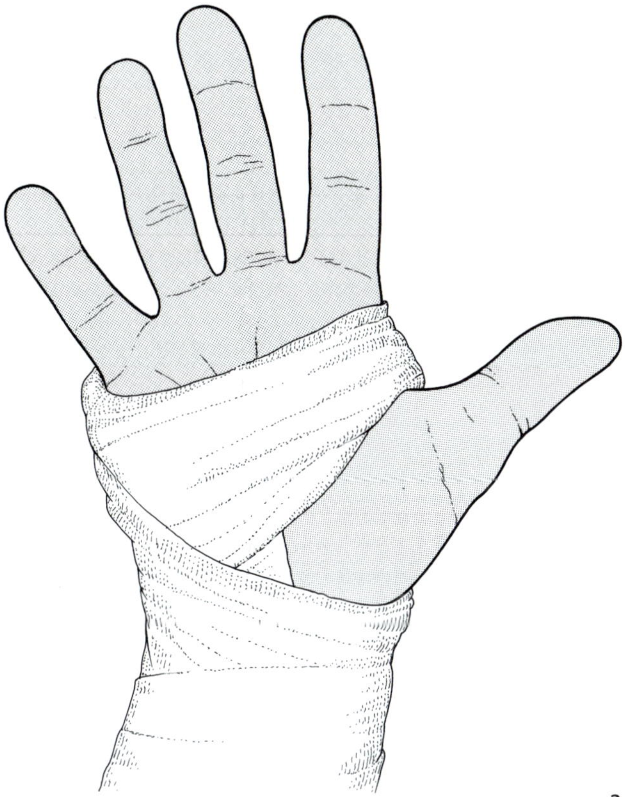

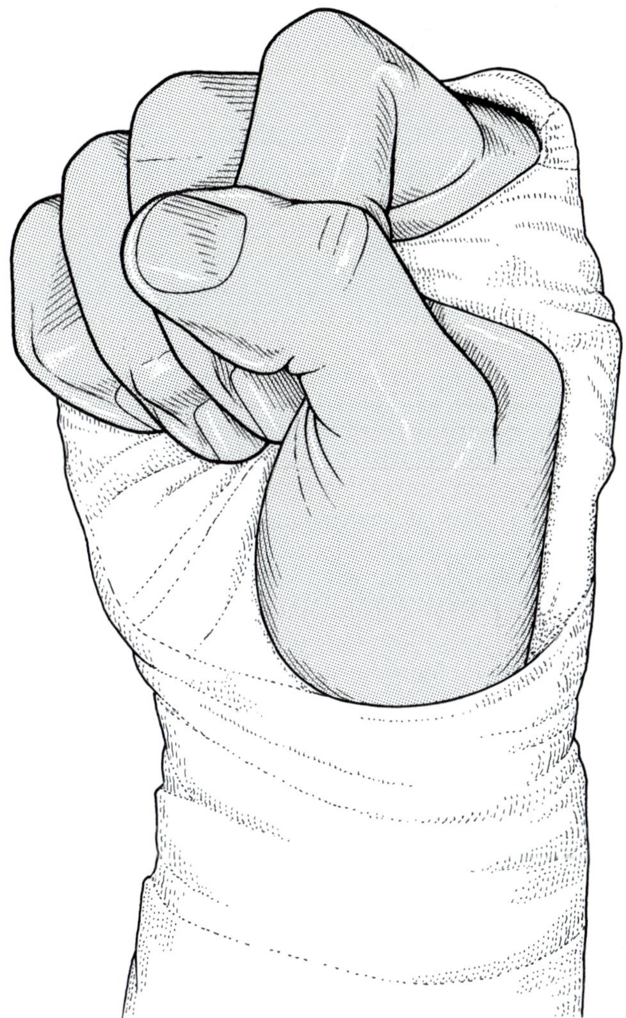

Schädigung des N. medianus

Die *Medianusschädigung* ist die häufigste Komplikation in den meisten Studien *[3, 6]*, wobei Hinweise auf einen Zusammenhang mit dem Ausmaß der verbleibenden Fehlstellung vorliegen. Bei Anzeichen für eine Medianusläsion sollte eine Druckmessung im Karpaltunnel erfolgen.

Bei einer kompletten Medianusläsion ebenso wie bei einer sich im Gefolge des Repositionsmanövers verschlechternden Medianusfunktion ist eine Entlastung und operative Revision des Nervs angezeigt

Ist ohnehin eine offene chirurgische Intervention geplant, so sollte auch bei inkompletten Medianusläsionen die Entlastung des Karpaltunnels bei der Planung des Zuganges mit berücksichtigt werden *[6]*. Ob der Medianusläsion möglicherweise eine Schrittmacherfunktion für die Entwicklung von neuromuskulären Dystrophien zukommt, ist nicht gesichert. Weitgehende Übereinstimmung herrscht jedoch in der Notwendigkeit der Frühdiagnose von Kompressionsschäden, um Spätschäden zu vermeiden *[3, 5, 6]*.

Arthrosen

Zur Inzidenz *posttraumatischer Arthrosen* im Radiokarpalgelenk liegen nur wenige Studien mit entsprechend langen Nachuntersuchungszeiträumen vor. So konnte OVERGAARD bei 17 von 56 Patienten (30 %), nachuntersucht sieben Jahre nach Trauma, bereits Osteophytenbildung nachweisen. Bei immerhin 8 von 56 Patienten (17 %) waren schwere radiologische Veränderungen im Sinne einer posttraumatischen Arthrose nachweisbar. FRYKMAN fand in 19 % seiner Fälle Arthrosen im DRUG, die regelmäßig auch Beschwerden verursachten *[3]*.

Sehnenschäden

Komplikationen im Bereich der *Sehnen* und des *Sehnengleitlagers* umfassen Verklebungen und Adhäsionen im Bereich der Strecker und Beuger. Die am häufigsten rupturierte Sehne ist die des M. extensor pollicis longus. Seltenere Komplikationen sind schonhaltungsbedingtes Karpaltunnelsyndrom, passagere Pseudo-Dupuytren-Knoten und die Exazerbation präexistierender, klinisch bislang stummer Rhizarthrosen *[7]*. Nicht zuletzt in diesem Zusammenhang ist bei der Gipsanlage besonders auf eine freie und unbehinderte Beweglichkeit im Karpo-Metakarpalgelenk des ersten Strahls zu achten (Abb. 7.49c).

M. Sudeck

Mit schonender Repositionstechnik (ausreichende Analgesie), mechanisch wirksamer Retention (Vermeidung von Nachrepositionen), adäquater Gipstechnik (schmerzfreier Faustschluß, freie und unbehinderte Beweglichkeit im Ellbogengelenk und in den MCP-Gelenken), intensiv durchgeführten, vor allem aktiven Bewegungsübungen in den nicht ruhiggestellten Gelenken und subtiler, engmaschiger Nachbetreuung des Patienten ist die sympathische neuromuskuläre Dystrophie (M. Sudeck) mittlerweile eine Rarität. Insbesondere ist gezielt nach Schmerzen als Warnsymptom (Gipsdruck?) zu fahnden, Äußerungen der Patienten sind immer ernstzunehmen und müssen eine entsprechende Reaktion zur Folge haben. Der Patient mit distaler Radiusfraktur darf keine Schmerzen haben.

Korrektureingriffe

Mit dem Wissen um die biomechanischen Grundvoraussetzungen (anatomische Wiederherstellung der Gelenkflächenneigung und -kippung, Vermeidung von relativem Ulnavorschub) für das funktionelle Endergebnis ist auch die Bedeutung von Korrekturosteotomien zur Behandlung fehlverheilter distaler Radiusfrakturen gewachsen *[7, 13]*.

7.2.5 Nachsorge

Arbeitsfähigkeit

Arbeitsunfähigkeit ist in der Regel für die Dauer der Gipsbehandlung und eine daran anschließende Rehabilitationsphase von ca. 1 – 2 Wochen gegeben, wobei sich große Abweichungen in Abhängigkeit von Verlauf und beruflichem Spektrum ergeben können.

Begutachtung

Reichsversicherungsordnung/Gesetzliche Unfallversicherung

Für *berufsgenossenschaftliche Unfälle* gilt, daß bei regelrechtem Behandlungsverlauf mit Wiederherstellung der Gelenkwinkel und der normalen topographischen Beziehung zwischen Radius und Ulna bei den Frakturen der Gruppe A nach der AO-Klassifikation in der Regel keine rentenberechtigende Minderung der Erwerbsfähigkeit (MdE) zurückbleibt. Besonders bei den Frakturen der Gruppe B und C muß die Einschätzung der MdE das Ausmaß von Bewegungseinschränkung, Schmerzen und Gebrauchsfähigkeit berücksichtigen. Entsprechend dem Merkblatt der GUV (AZ 2038500429) ist ein einseitiger Unterarmgipsverband sowohl am Gebrauchsarm als auch am Nichtgebrauchsarm mit jeweils 30 % zu berücksichtigen. Lediglich bei beidseitigem Unterarmgipsverband werden 100 % veranschlagt.

Allgemeine Unfallversicherungsbedingungen

In der *gesetzlichen Unfallversicherung* erfolgt keine Abstufung der Leistungsmöglichkeiten des Patienten, womit die Problematik der Arbeitsbeeinträchtigung einfach gelöst wird. Das bedeutet, daß der Patient entweder arbeitsfähig oder arbeitsunfähig („Alles-oder-Nichts") ist.

Anders im Bereich der *privaten Unfallversicherung*, wo entsprechend den „Allgemeinen Unfallversicherungsbedingungen (AUB)" der Begriff Arbeitsfähigkeit oder Arbeitsunfähigkeit nicht erscheint. Hier gilt der Begriff „Beeinträchtigung im Berufsleben" gleichzusetzen mit Erwerbsminderung im Berufsleben. Es ist die vorhandene mögliche Erwerbsfähigkeit im Beruf ohne Berücksichtigung ihrer Realisierung festzustellen, wobei die zunehmende Heilung eine Abstufung der beruflichen Beeinträchtigung bedingt. Bei der distalen Radiusfraktur wird der vorwiegend manuell tätige Versicherte in seiner beruflichen Tätigkeit wesentlich länger beeinträchtigt bleiben als ein vorwiegend geistig tätiger Versicherter. Hier sollte zusätzlich bei der Beurteilung der Beeinträchtigung der Berufstätigkeit der rechte und linke Arm verschieden gewertet werden. Hier kann trotz Vorliegen einer Arbeitsunfähigkeit im Sinne der RVO die Beeinträchtigung der beruflichen Tätigkeit unter Umständen bereits nach 2 – 3 Wochen auf unter 50 % festgesetzt werden. Umgekehrt kann es aber auch sein, daß eine berufliche Beeinträchtigung noch vorliegen kann, wenn der Versicherte bereits längst wieder arbeitsfähig ist.

Gliedertaxe

Die Einschätzung des gesundheitlichen Dauerschadens erfolgt nach der Gliedertaxe. Sie berücksichtigt bei teilweiser Gebrauchsunfähigkeit des Arms, wie groß der gesundheitliche Dauerschaden an den verletzten im Vergleich zu den gesunden Gliedmaßen einer gleichaltrigen Person ist (ohne Berücksichtigung der Berufstätigkeit).

Literatur

[1] Charnley J: Die konservative Therapie der Extremitätenfrakturen. Springer, Berlin-Heidelberg-New York 1968

[2] Friberg S, Lindstrom B: Radiographic measurements of the radiocarpal joint in normal adults. Acta Radiol (Stockh) 17 (1976) 249

[3] Frykman G: Fracture of the distal radius including sequelae-shoulder-hand-fingersyndrom, disturbance in the distal radio-ulnar joint and impairment of nerve function. A clinical and experimental study. Acta Orthop Scand Suppl 108 (1967) 1

[4] Hoffmann R, Krettek C, Hetkämper A, Haas N, Tscherne H: Osteosynthese distaler Radiusfrakturen mit biodegradablen Osteosynthesestiften. 2-Jahresergebnisse. Unfallchirurg 95 (1992) 99-105

[5] Lidström A: Fractures of the distal end of the radius. A clinical and statistical study of end results. Acta Orthop Scand 41 (1959) 1

[6] McCarroll HRJ: Nerve injuries associated with wrist trauma. Orthop Clin North Am 15 (1984) 279-287

[7] McMurtry RY, Jupiter JB: Fractures of the distal radius. In: Browner BD, Jupiter JB, Levine AM, Trafton PG (Ed.): Skeletal Trauma. WB Saunders, Philadelphia 1992 (1063-1094)

[8] Müller ME, Nazarian S, Koch P, Schatzker J: The comprehensive classification of fractures of long bones. Springer, Berlin-Heidelberg-New York 1990

[9] Oestern HJ: Distale Radiusfraktur. Orthopäde 17 (1988) 52

[10] Palmer AK: Fractures of the distal radius. In: Green DP (Ed.): Operative Hand Surgery. Vol. 2. Lippincott, Philadelphia (1988) 991-1026

[11] Rubinovich RM, Rennie WR: Colles' fracture. End results in relation to radiologic parameters. Can J Surg 26 (1983) 361-363

[12] Scheck M: Long-term follow-up of treatment of comminuted fractures of the distal end of the radius by transfixation with Kirschner wires and cast. J Bone Joint Surg 44A (1962) 337-351

[13] Taleisnik J, Watson HK: Midcarpal instability caused by malunited fractures of the distal radius. J Hand Surg 9A (1984) 350-357

[14] Tscherne H, Jähne J: Aktueller Stand der Therapie der distalen Radiusfraktur. Unfallchirurgie 93 (1990) 157-164

[15] Van der Linden W, Ericson R: Colles' fracture: How should it's displacement be measured and how should it be immobilized? J Bone Joint Surg 63A (1981) 1285-1291

7.3 Verletzungen und Erkrankungen der Hand

H.-E. Schaller

7.3.1 Fingernagelverletzungen

Krankheitsbild

Anatomie und Pathophysiologie

Fingernägel besitzen wichtige Funktionen beim Fein- und Spitzgriff, beim Tasten und als Widerlager der Fingerkuppe sowie als Schutz des Fingerendglieds. Sie spielen eine wichtige Rolle in der Regulation der peripheren Zirkulation. Ein abnormes Nagelwachstum stellt sowohl ein kosmetisches als auch ein funktionelles Problem besonders beim Spitzgriff dar.

Die anatomischen Strukturen zur Bildung der funktionellen Einheit mit dem Fingernagel gliedern sich in Nagelwall und Nagelbett (Abb. 7.52). Der Nagel steckt an seinen Rändern in einer Tasche. Der freie, außen liegende Rand (Vallum unguis, Nagelwall) greift mit seiner Hornschicht (Eponychium) auf das Nagelbett über. Die Innenhaut (Perionyx) des Nagelwalls ist sehr zart und verletzlich, daher kommt es durch Traumen leichter zu Infektionen, die zunächst den Nagelwall umlaufen (Paronychie) und sich später unter dem Nagel flächenhaft ausbreiten können (Panaritium subunguale, siehe 5.17.2.1).

Der Nagelwall geht in das Nagelbett über (Hyponychium), welches den Nagel trägt. Das Nagelbett (Matrix) besteht aus dem Weichgewebe unterhalb des Nagels, welches für die Bildung und das Längenwachstum verantwortlich ist. Der proximale opale halbrunde Bezirk des Nagels (Lunula) liegt distal des Eponychiums und wird als die Verbindung der intermediären germinativen und der ventral vom Nagel gelegenen Matrix angesehen.

Der Nagel wird gebildet aus drei verschiedenen Regionen des Nagelgrunds und zwar vom ventralen und dorsalen Anteil der Nagelfalte, die einen intermediären Nagel bilden, der noch vor dem lunulären Bereich liegt.

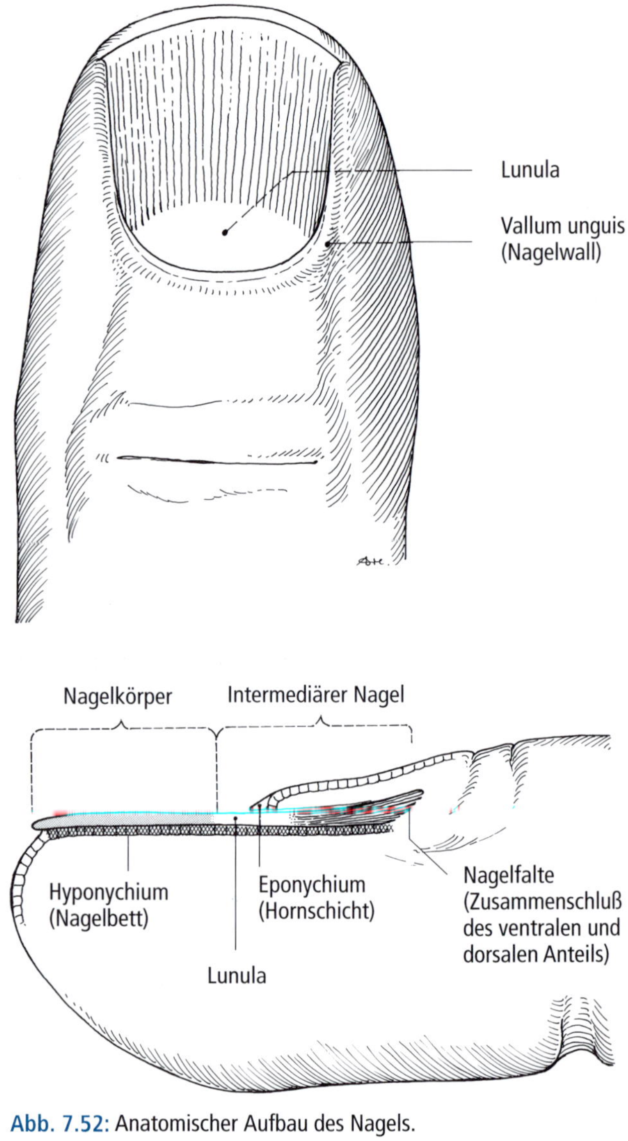

Abb. 7.52: Anatomischer Aufbau des Nagels.

Ursachen

Ursachen von Verletzungen des Nagels und/oder Nagelbetts können stumpfe oder scharfe Traumen, Selbstbeschädigung, Infektion oder Tumor sein. Verletzungen des Nagelbetts geschehen ursächlich durch lokale Traumen des Nagels, die das Nagelbett zwischen Nagel und Knochen quetschen.

Nach dem Ereignis auftretende Nageldeformitäten sind Folgen einer Nagelbettverletzung, die primär bei gedeckter Verletzung nicht erkannt wurde oder eine ungenügende Rekonstruktion erfahren hatte.

Klinik

Da das Nagelbett gut durchblutet ist, ruft die Quetschung des Nagelbetts eine Blutung hervor. Wenn der Nagel nicht verletzt oder luxiert ist, imponiert diese Blutung als subunguales Hämatom, welches einen starken pochenden Schmerz verursacht. Bei anderen Verletzungen wird durch vollständige oder teilweise Zerstörung des Nagels die Verletzung des Nagelbetts sichtbar, ebenso wie eine evtl. offene Nagelkranzfraktur.

Diagnostik

Bei Traumen des Nagels wie des gesamten Endglieds gehört die Überprüfung der Stellung des Endgelenks in Ruhe, der Sensibilität wie der Funktionsprüfung der Streck- und Beugefähigkeit des Fingers dazu. Ebenfalls gehört zu jeder therapeutischen Überlegung ein Röntgenbild in zwei Ebenen.

Therapie

Behandlungsziel

Bei Traumen liegt das Behandlungsziel in der Beseitigung des Schmerzes, der Rekonstruktion zerstörter Strukturen, um ein Fehlwachstum des Nagels zu vermeiden und die Wiederherstellung eines Spitzgriffs zu gewährleisten.

Beim subungualen Hämatom steht die Druckentlastung zur Schmerzbeseitigung und zur Verhinderung einer Einschmelzung des Nagelbetts durch eine Drucknekrose an erster Stelle.

Verfahrenswahl

Verletzungen des Nagelbetts und des Nagelwalls ohne Defekt bedürfen einer möglichst genauen Rekonstruktion, um ein Fehlwachstum des Nagels zu vermeiden. Auch bei Luxation des Nagels ist es wertvoll, diesen aufzuheben, um ihn nach Versorgung des Nagelbetts zu reponieren.

Vorbereitung

Bei Verletzungen des Nagels, Nagelbetts und Nagelwalls ist über Nagelfehlwachstum, u.U. notwendige Verkürzungen des Endglieds im Rahmen des Débridements und/oder Lappenplastiken vom gleichen oder Nachbarfinger *aufzuklären.*

Für einfache Verletzungen mit und ohne lokale Lappenplastiken ist die *OBERST-Leitungsanästhesie* ausreichend. Die Lagerung erfolgt in Rückenlage mit Armtisch bei Abduktion im Schultergelenk. Zur Abdeckung reicht ein Schlitztuch.

OP-Technik

Beim *subungualen Hämatom* erfoglt die Trepanation des Nagels distal der Lunula mit kleinem Bohrer oder einer heißen aufgebogenen Büroklammer.

Bei *Riß-, Quetschverletzungen des Nagelbetts* (Abb. 7.53 – 7.54) wird der Nagel vollständig entfernt und, falls zum Teil noch intakt, aufgehoben. Das Nagelbett wird mit der Lupenbrille oder dem OP-Mikroskop mit resorbierbarem Nahtmaterial der Stärke 7/0 oder 8/0 rekonstruiert. Anschließend wird der Nagel mit einem Fenster versehen und reponiert sowie mit zwei Nähten unter dem Nagelwall gehalten. Ist nicht mehr genügend Nagelsubstanz vorhanden, wird entweder ein Kunststoffnagel zurechtgeschnitten und unter den Nagelrändern fixiert oder diese werden mit einem Salbenstreifen unterfüttert, da sie sonst leicht verkleben, was zum Nagelfehlwachstum führen kann.

Defektverletzungen des Nagelwalls werden durch lokale Lappenplastiken (siehe auch 5.5.2.2) nach Möglichkeit versorgt (Abb. 7.55). *Defektverletzungen des Nagelbetts* bei noch vorhandener Gleitschicht werden mit Vollhauttransplantat vom Unterarm geschlossen (Abb. 7.56), bei fehlendem gut durchbluteten Untergrund z.B. durch Crossfingerlappen.

Nachbehandlung

Bei Nagelbettverletzungen wird eine Fingerschiene für zehn Tage verordnet, am besten eine palmar- und streckseitig umgreifende Aluminiumschiene.

Nicht resorbierbare Fäden werden nach zehn Tagen entfernt; Fäden im reponierten Nagel werden belassen, bis neues Nagelwachstum beginnt. Ein eingelegter Fettgazestreifen wird regelmäßig bis zum Nagelwachstum ausgewechselt.

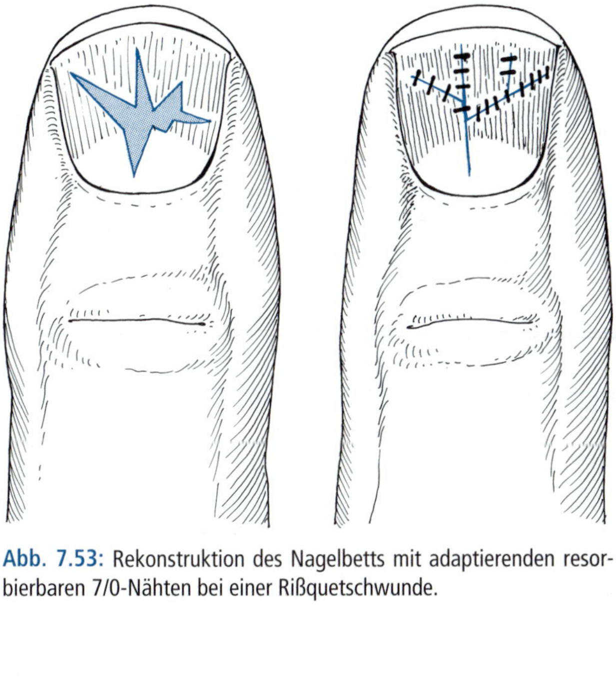

Abb. 7.53: Rekonstruktion des Nagelbetts mit adaptierenden resorbierbaren 7/0-Nähten bei einer Rißquetschwunde.

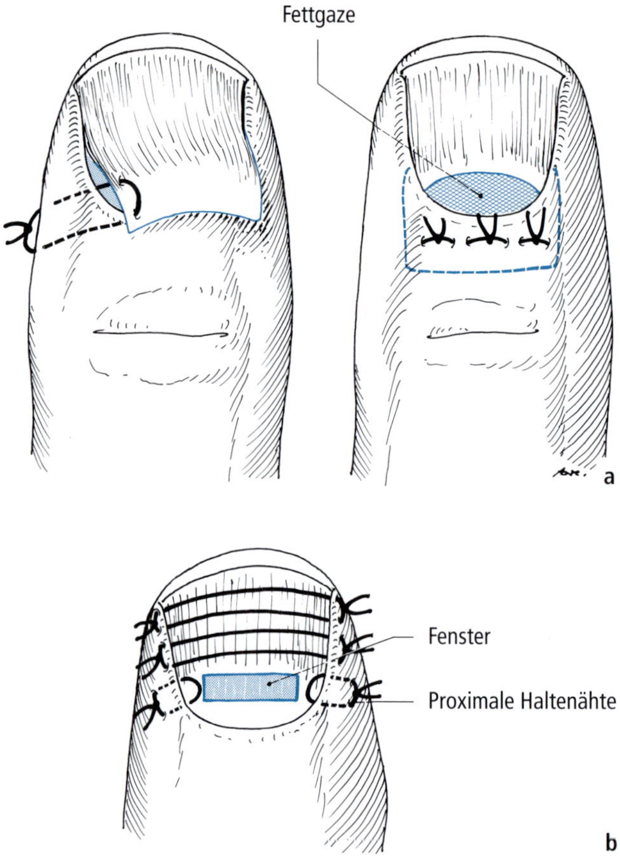

Abb. 7.54a-b (links): Reposition der abgelederten Nagelmatrix durch feine Matratzennähte. Bei fehlendem Nagel wird zwischen Nagelmatrix und Hautfalte ein Fettgazestreifen eingelegt (a). Refixierung und Trepanierung eines reponierten und gesäuberten Nagels (b).

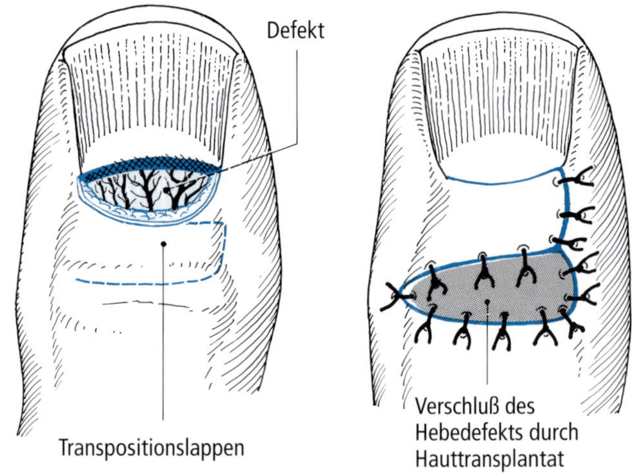

Abb. 7.55: Defektverletzungen des Nagelwalls werden durch lokale Lappenplastiken versorgt.

Komplikationen

Komplikationen bei Nagelbettverletzungen sind Nachblutung, Infektion, Nekrosenbildung, Sekundäreingriffe und Endgliedamputation.

Arbeitsunfähigkeit und Begutachtung

Die Arbeitsunfähigkeit beträgt bei Schwerarbeitern zwei bis drei Wochen, je nach Schwere der Verletzung auch länger. Es besteht keine dauerhafte MdE/GdB.

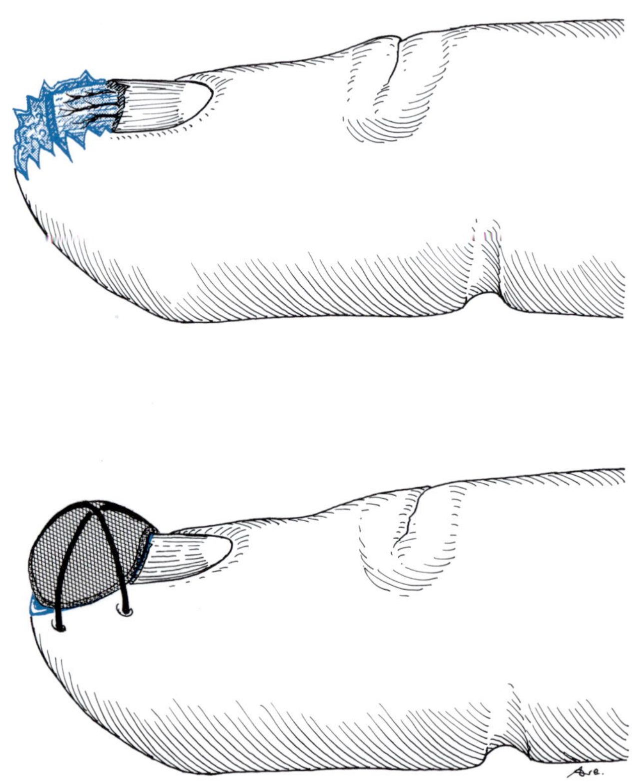

Abb. 7.56: Defektverletzungen des Nagelbetts werden z.B. mit Vollhauttransplantat vom Unterarm geschlossen. Die Vollhaut wird durch einen Überknüpfverband fixiert.

7.3.2 Sehnenverletzungen

7.3.2.1 Strecksehnenverletzungen

Krankheitsbild

Anatomie und Pathophysiologie

Die Streckung der einzelnen Fingergelenke wird durch ein komplexes Band- und Sehnensystem ermöglicht (Abb 7.57). Dieser Streckapparat der Finger (Aponeurosis dorsalis, Dorsal- oder Streckaponeurose) setzt sich zusammen aus einem Tractus lateralis und einem Tractus medialis. Einstrahlungen von den Mm. extensores digitorum, indicis, digiti minimi (extrinsische Muskeln) sowie von den Mm. interossei et lumbricales (intrinsische Muskeln) bilden mit ihren sichtbaren Faserzügen dieses aponeurotische Strecksystem. Die Sehnen der einzelnen Langfinger – Streckermuskeln inklusive Mm. extensor indicis proprius et digiti minimi – münden im Bereich des Grundgelenks in das aponeurotische Strecksystem und werden in diesem Bereich als Streckerhäubchen oder Extensorhood bezeichnet (Abb. 7.58). Proximal von den MP-(Metakarpophalangeal-)Gelenken sind diese Strecksehnen durch die Connexus intertendinei verbunden. Die Strecksehnen des M. extensor digitorum communis laufen mit der Sehne des M. indicis proprius durch das vierte Streckerfach. Das fünfte Streckerfach wird von der anatomisch variierenden Sehne des M. digiti minimi durchzogen.

Am Daumen besteht ebenfalls eine breite Streckaponeurose vom Grundglied bis zur Basis des Endglieds (Abb. 7.59); sie ist eine Fortsetzung der Sehne des M. extensor pollicis longus, die proximal die Sehnen des 3. und 4. Streckers unterkreuzt und die Sehnen der Mm. extensores carpi radialis longus et brevis überkreuzt. Die Sehne des M. extensor pollicis brevis setzt meist an der Basis des Grundglieds an. In den Streckapparat des Daumens strahlen radial über dem Grundgelenk die Sehnen des M. flexor pollicis brevis und M. abductor pollicis brevis ein sowie ulnar der M. adductor pollicis.

Ursachen

Strecksehnenverletzungen entstehen als direkte Traumen durch Schnitt, Stich, Quetschung, Fraktur sowie thermische und chemische Schädigung, als indirekte Schäden durch Überdehnung und chronische Erkrankungen.

Für geschlossene Strecksehnenverletzungen ist als Unfallmechanismus typisch, daß der Finger ruckartig überdehnt wurde oder „hängengeblieben" ist.

Klinik

Je nach Beschaffenheit und Lage der Wunde sind ein oder mehrere Fingergelenke in ihrer Streckfähigkeit behindert. Bei Teildurchtrennungen kann u.U. die Streckfähigkeit sämtlicher Gelenke erhalten sein!

- Bei isolierter Durchtrennung der *Pars medialis* im Bereich der ersten Phalanx oder im Ansatzbereich an der zweiten Phalanx oder bei Durchtrennung im Mittelhand- oder Unterarmbereich ist über den Tractus lateralis bzw. die einstrahlende Intrinsicmuskulatur die Streckung im Mittel- und Endgelenk erhalten, allerdings nur bei gleichzeitiger Beugung im Grundgelenk, die durch den Zug dieser Muskeln bewirkt wird.
- Bei Durchtrennung der *Pars lateralis* distal der Vereinigung beider Sehnenzüge ist die Streckung im Endgelenk verloren bei Erhalt der Streckung im Grund- und Mittelgelenk.

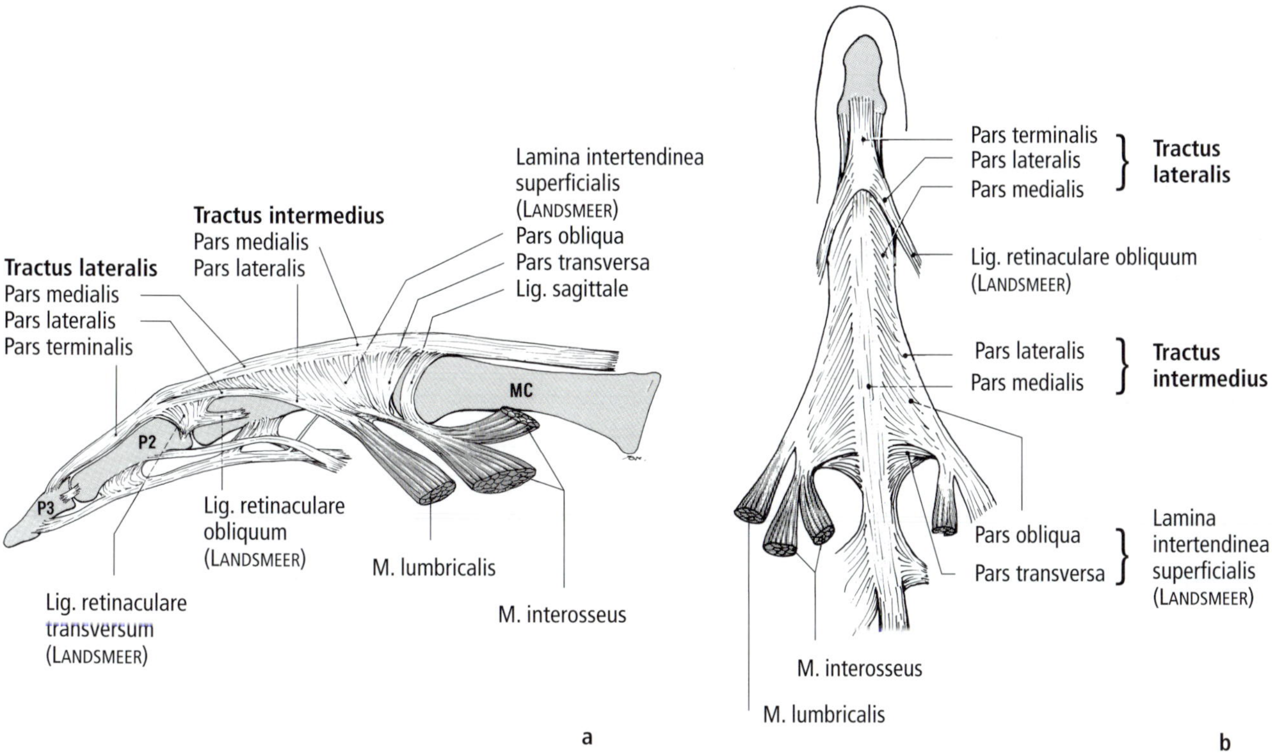

Abb. 7.57a-b: Strecksehnenapparat der Langfinger. Ansicht von lateral (a) und von dorsal (b).

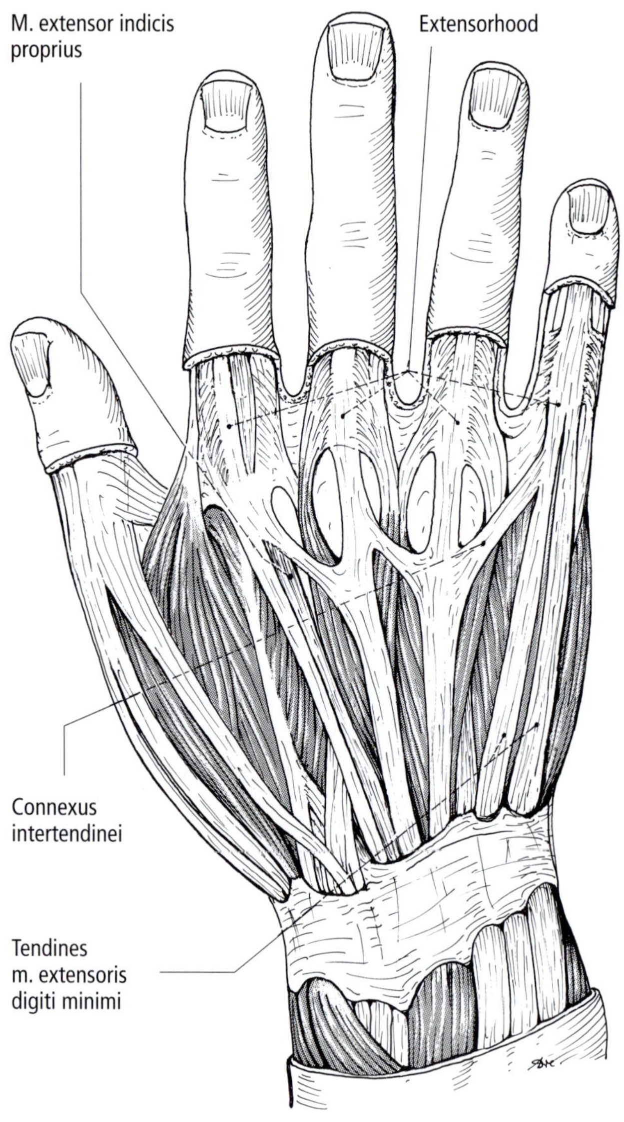

Abb. 7.58: Extensorhood und Connexus intertendinei der Langfingerstrecksehnen.

- Beim *Daumen* kann bei Verletzungen im Grund- und Endgliedbereich je nach Ausdehnung über die Streckaponeurose die Streckung im Endgelenk verschieden stark behindert sein. Bei Verletzungen proximal des Grundgelenks ist je nach Mitdurchtrennung der kurzen Strecksehne zusätzlich auch die Streckung im Grundgelenk aufgehoben. Bei Erhalt der kurzen Strecksehne kann auch bei einstrahlenden Faserzügen in die Dorsalaponeurose oder über M. abductor, adductor und pollicis brevis die Streckung im Endgelenk und Grundgelenk erhalten sein, trotz Durchtrennung der langen Daumenstrecksehne.

Diagnostik

Bei offenen und geschlossenen Strecksehnendurchtrennungen von Langfingern oder Daumen kann die Primärdiagnose schon durch die *Inspektion* und die *Beweglichkeitsprüfung* mit und ohne Widerstand gestellt werden. Zusätzlich wird ein *Röntgenbild* des betroffenen Fingers in zwei Ebenen angefertigt.

Bei *offenen Verletzungen* sollten prinzipiell eine genaue Untersuchung der Beweglichkeit und eine ausgedehnte Inspektion unter sterilen Bedingungen in Anästhesie erfolgen.

Chronische Erkrankungen, besonders aus dem rheumatischen Formenkreis, und alte Verletzungen können geschlossene Strecksehnenabrisse in verschiedenen Variationen vortäuschen. Nach ihnen sollte zur Differentialdiagnose bei unklarer Anamnese und Befundung gefragt werden.

Therapie

Behandlungsziele

Ziel ist, eine volle Beugung und Streckung der betroffenen Gelenke herzustellen. Dies gelingt bei der Komplexität der Funktion des Streckapparats nur mehr oder weniger annäherungsweise.

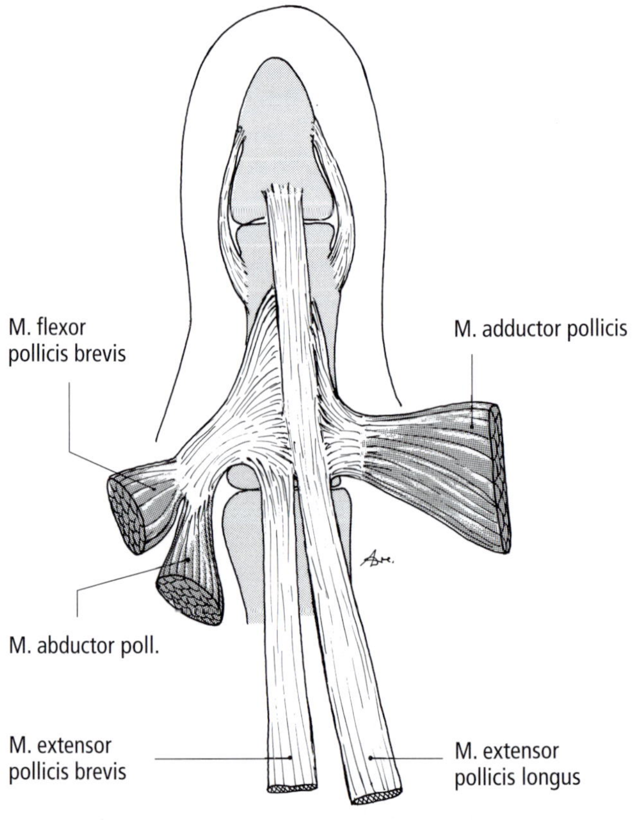

Abb. 7.59: Strecksehnenapparat des Daumens.

Vorbereitung

Bei der *Aufklärung* des Patienten muß neben den üblichen chirurgischen Komplikationsmöglichkeiten bei Strecksehnenverletzungen im Fingerbereich immer die Möglichkeit einer Arthrodese in Betracht gezogen werden, falls die primäre Strecksehnennaht nicht hält.

Von der 1. – 3. Phalanx wird eine Lokalanästhesie bzw. OBERST-Leitungsanästhesie angelegt, für die übrigen Regionen ist eine Plexusanästhesie oder Allgemeinanästhesie erforderlich.

Die *Lagerung* der betroffenen Hand erfolgt auf einer sterilen, wasserundurchlässigen Unterlage auf dem Armtisch in Finger- oder Oberarmblutleere.

Nach Längsbedeckung des Patienten und Querabdekkung zur oberen Körperhälfte werden einzelne Finger mit einem Schlitztuch abgedeckt, größere Areale mit dem Unterarmschlitztuch.

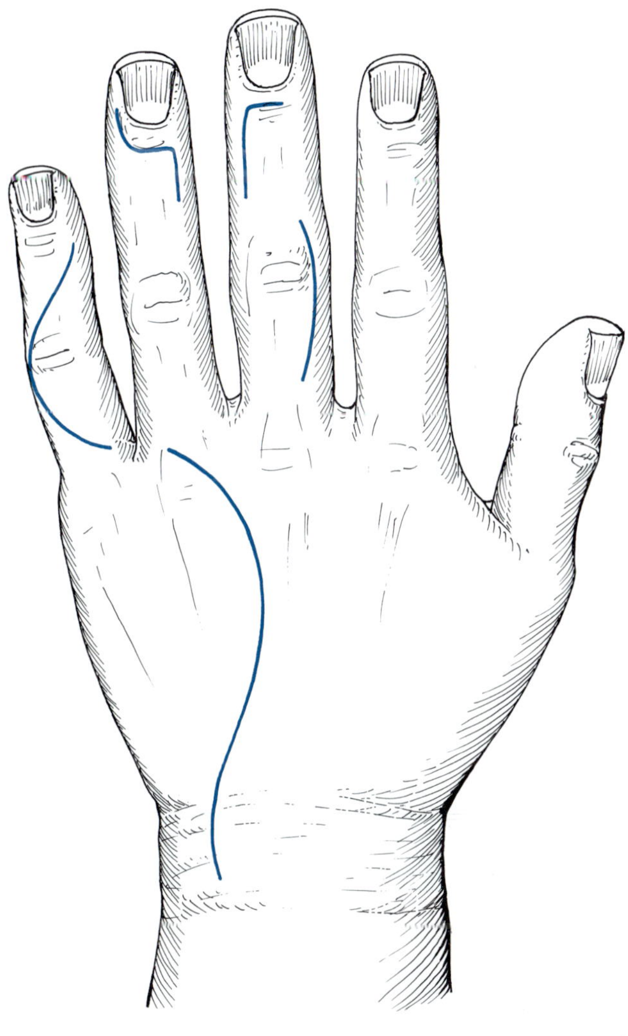

Abb. 7.60: Hautinzisionen an der Streckseite von Fingern und Mittelhand.

Zugangswege

Zur Schnittführung, siehe Abb. 7.60. Schnitterweiterungen der Wunden sollten die mäanderförmige Schnittführung miteinbeziehen. Die Präparation der so gebildeten Hautlappen sollte in der Schicht des Sehnengleitgewebes erfolgen. Gefäße werden so weit wie möglich geschont und am Haut-Subkutan-Lappen belassen.

OP-Technik

Offene Strecksehnenverletzungen werden nach entsprechendem Débridement primär mit atraumatischem, nicht-resorbierbarem Nahtmaterial genäht (U-Nähte Stärke 4/0 bei Erwachsenen ab Grundgelenkbereich bis distal). Im Bereich der Mittelhand, des Handgelenks und Unterarms entspricht die Nahttechnik der bei Beugesehnen (siehe 7.3.2.2) mit nicht-resorbierbarem, atraumatischem Nahtmaterial der Stärke 3 – 4/0. Teildurchtrennte Sehnen sollten ebenfalls genäht werden.

Bei *geschlossenen* Verletzungen im End- und Mittelgelenkbereich wird eine STACK-Fingerschiene für 6 Wochen angelegt. Bei knöchernen Sehnenausrissen erfolgt nach Anlegen der STACK-Schiene eine Röntgenkontrolle. Falls das Fragment disloziert bleibt, sollte eine operative Revision erfolgen: Nach bajonettartiger Hautinzision wird die korrekte Stellung des Fragments entweder durch Spickdraht oder durch Drahtcerclage gesichert (Abb. 7.61). An der Basis der Phalangen abgerissene Strecksehnen sollten mit einer Schrauben- oder Spickdrahtosteosynthese fixiert werden.

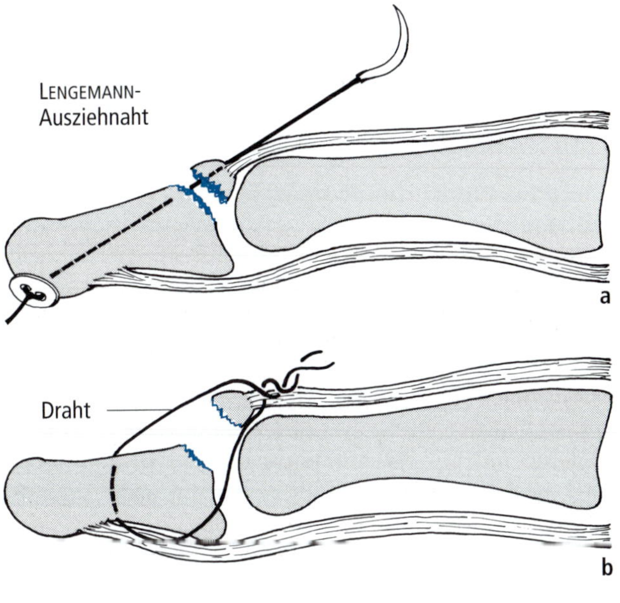

Abb. 7.61a-b: Versorgung knöcherner Strecksehnenausrisse. Spickdrahtosteosynthese (a) und Drahtcerclage oder kräftiges nicht-resorbierbares Nahtmaterial (b).

Wegen der Infektionsgefahr sollte die *Ruhigstellung* der Gelenke durch passagere Spickdrahtarthrodesen vermieden werden.

Nachbehandlung

Die *Ruhigstellung* erfolgt auf palmarer Gipsschiene in Funktionsstellung. Bei Verletzungen im Bereich der Finger wird eine palmare Unterarmgipsschiene mit Einschluß der Nachbarfinger für 7 – 10 Tage angelegt, anschließend eine Fingerschiene für Verletzungen über der Phalanx 1 oder STACK-Mittel- oder Endgelenkschiene bei Verletzungen ab dem PIP-(proximales Interphalangeal-)Gelenk. Die gesamte Ruhigstellungszeit beträgt ab der 2. Phalanx 6 Wochen, über der 1. Phalanx 4 – 6 Wochen und ab Extensorhood nach proximal 4 Wochen.

Nach der Gipsbehandlung erfolgen krankengymnastische funktionelle Bewegungsübungen bis zum Erreichen des endgültigen Bewegungsausmaßes.

Komplikationen

Im Fall erneuten Abreißens der Strecksehne nach Mobilisation bleibt in der Regel nur die Indikation zur Arthrodese des betroffenen Fingergelenks.

Arbeitsunfähigkeit und Begutachtung

Arbeitsunfähigkeit entsteht je nach beruflicher Tätigkeit: bei handwerklichen Berufen 6 – 10 Wochen, bei Berufen ohne ausgeprägte manuelle Tätigkeit 7 – 14 Tage. Bei komplikationslosem Verlauf besteht keine MdE/GdB.

7.3.2.2 Beugesehnenverletzungen

Krankheitsbild

Anatomie und Pathophysiologie

Die zum extrinsischen System gehörenden Beugemuskeln der Finger entspringen mit ihren Muskelbäuchen vom ulnaren ellenbogengelenknahen distalen Humerus und der Ulna. Die intrinsischen Muskeln steuern in der Hand gelegen die Feinmotorik der Bewegung.

Das Caput humerale des *M. flexor digitorum superficialis* hat seinen Ursprung am Epicondylus humeri medialis, am Lig. collaterale ulnare und an der Faszie des Unterarms. Das Caput ulnare entspringt an der medialen Seite des Processus coronoideus ulnae und das Caput radiale an der palmaren Fläche des Radius.

Im distalen Unterarmdrittel ordnen sich die oberflächlichen Beugesehnen des 3. und 4. Fingers palmar von denen des 2. und 5. an. Im Bereich der Grundphalanx der Langfinger teilt sich die Superfizialissehne und bildet nach dorsal ein Dach, in das die tiefe Beugesehne eingebettet ist (Hiatus tendineus). Sie teilt sich dann in einen nach radial und einen nach ulnar spitz zulaufenden Schenkel. Diese enden etwa im distalen Drittel der 2. Phalanx und verbinden sich vorher mit dorsal über der tiefen Beugesehne kreuzförmig verlaufenden Fasersystemen (Chiasma tendineum). Die Funktionen der oberflächlichen Beugesehne sind die Flexion im Mittelgelenk des 2. – 5. Fingers und die unterstützende Flexion im Hand- und Grundgelenk (Abb. 7.62).

Der Muskelbauch der *tiefen Beugesehne* entspringt an der proximalen Hälfte der Ulna, Membrana interossea und Fascia antebrachii. Im distalen Unterarmdrittel verlaufen die Unterarmbeugesehnen alle (von radial nach ulnar 1. – 5. Sehne) in einer Schicht dorsal über den Superfizialissehnen 2 und 5 auf dem M. pronator quadratus.

Nach Verlassen des Karpalkanals verteilen sich die Beugesehnen über den Metakarpalia in Richtung auf die zugehörigen Langfinger. In diesem Bereich sind sie von der 2. – 4. Sehne sehnenscheidenfrei. Im Karpalbereich besteht eine Vagina synovialis communis für sämtliche Langfinger, die mit der Sehnenscheide der langen Daumenbeugesehne kommunizieren kann. Die Sehnenscheide der Beugesehnen des 5. Strahls steht in direkter Verbindung mit dieser Vagina synovialis communis. Die Variationen dieser Sehnenscheidenverläufe sind groß. Die Sehnenscheiden der übrigen Langfinger beginnen in der Regel in Höhe der Metakarpalköpfchen. Die Vagina fibrosa als äußerer Anteil dieser Fingersehnenscheiden wird verstärkt von Ringbändern alternierend mit Kreuzbändern. Die Anzahl der Ring- und Kreuzbänder wird kontrovers diskutiert. Am häufigsten werden vier Ringbänder (A1 – A4) und drei Kreuzbänder beschrieben. Funktionell wichtig sind die immer bestehenden Ringbänder im Schaftbereich (A2 und A4), die prinzipiell zu erhalten oder auch zu rekonstruieren sind.

Die Blutversorgung der Beugesehnen im Bereich der Finger geschieht über:

- Vincula (Abb. 7.62a)
- Synoviale Umschlagfalte am Eingang des osteofibrösen Kanals
- Insertion der Sehnen am Knochen.

Ursachen

Akut auftretende Beugeunfähigkeiten der Fingergelenke kommen sowohl bei frischen offenen und geschlossenen Verletzungen als auch bei chronischen Erkrankungen wie z.B. aus dem rheumatischen Formenkreis vor. Sehnenknötchen, Ringbandstenosen sowie angeborene Fehlbildungen führen in der Regel zu allmählichen Veränderungen der Greiffunktionen mit eingeschränkter oder aufgehobener Beugefunktion. Weiterhin sind Lähmungsbilder einzelner Muskeln abzugrenzen.

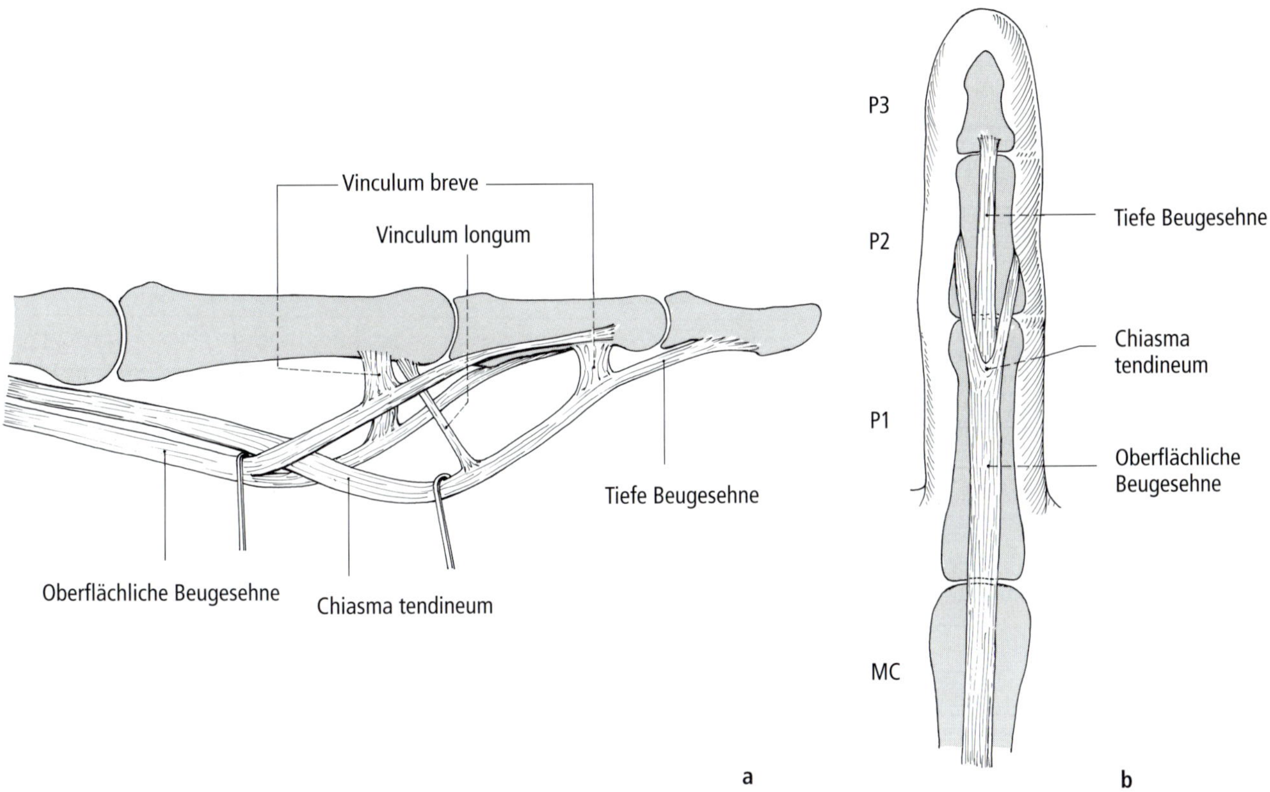

Abb. 7.62a-b: Beugesehnenapparat der Langfinger. Ansicht von lateral (a) und von ventral (b).

Klinik

Es liegt eine teilweise oder vollständige Aufhebung der Beugung in den End- oder Mittelgelenken sämtlicher Finger vor.

Diagnostik

Anamnese und klinische Untersuchung

Bei allen Formen der Beugeunfähigkeiten ist nach dem genauen Verletzungsmechanismus und dem zeitlichen Eintreffen der Bewegungsstörung zu fahnden. Neben der Beschreibung der Bewegungsstörung ist prinzipiell bei Verletzungen die Frage nach Sensibilitätsstörungen zu stellen.

Der M. flexor pollicis longus bzw. M. flexor digitorum profundus wird durch Flexion der Endgelenke geprüft durch aktiven Faustschluß oder Gegenhalt am Mittelglied und Beugung gegen Widerstand. Bei letzterer Bewegung können Teildurchtrennungen erkennbar werden (Schmerzen oder abgeschwächte Beweglichkeit).

Die oberflächlichen Beugesehnen des 3. – 5. Fingers lassen sich durch Fixierung des/der Nachbarfinger(s) in Streckstellung prüfen, es kommt dann ausschließlich nur zur Beugung im Mittelgelenk. Der M. flexor digitorum superficialis 2 wird im Gegengriff zum Daumen bei gestrecktem Endgelenk und Festhalten eines Blatts Papier gegen Widerstand geprüft.

Die Beugung im Grundgelenk wird hervorgerufen durch das intrinsische System und nur unterstützend durch Beugesehnen.

Bildgebende Diagnostik

Angefertigt werden Röntgenaufnahmen der verletzten Hand oder des Fingers in zwei Ebenen.

Differentialdiagnose

Bei unklaren Mechanismen, die zur Beugeunfähigkeit geführt haben, muß eine genaue differentialdiagnostische Abklärung (anamnestische Angaben, innere Erkrankungen, Neurologie) vor jedem operativen Eingriff erfolgen. Einbezogen werden Lähmungen bzw. Teillähmungen und Abrisse bei chronischen Sehnenveränderungen.

Therapie

Behandlungsziele

Ziel ist die Wiederherstellung der Beugefähigkeit im End- und Mittelgelenk.

Indikationen

Frische Beugesehnenverletzungen sind prinzipiell *operativ* zu versorgen. Der Begriff des „Niemandslands" ist als obsolet zu betrachten, *allerdings nur unter den Kautelen einer modernen handchirurgischen Versorgung und Nachbehandlung. Daher sollte dann eine Weiterleitung des Patienten erfolgen, wenn diese Bedingungen nicht erfüllt werden können.*

Bei großen ausgedehnten Wunden muß eine plastische Deckung erwogen werden, wodurch sich u.U. ebenfalls eine ambulante Behandlung verbietet.

Eine *konservative* Behandlung kommt nur in solchen Fällen in Frage, bei denen keine Durchtrennung bzw. Abrisse der Beugesehnen bestehen und bei denen keine Indikationen zu Ersatzoperationen bestehen.

Von der *primären* Naht (innerhalb 24 Std.) muß die *spät-primäre* (2. – 14. Tag) und die *sekundäre* Naht (ab 15. Tag) unterschieden werden.

Vorbereitung

Die *Aufklärung* des Patienten beinhaltet die üblichen chirurgischen Komplikationen, Rerupturen, Sehnentransplantation primär oder nach Reruptur und demzufolge HUNTERROD-Einlage, Funktionsverlust des Fingers, Nerven- oder Gefäßverletzung und Fingerverlust.

Die Operation erfolgt in *Plexus-* oder *Allgemeinanästhesie*, die *Lagerung* auf dem Armtisch in Oberarmblutleere. Sie enspricht der bei Strecksehnenverletzungen.

Zugangswege

Im Bereich der 1. und 2. Phalanx erfolgt die Schnittführung unter Einbeziehung der Wunden palmar mäanderförmig oder bajonettartig über die mediolateralen Eckpunkte im PIP- oder DIP-(distales Interphalangeal-) Gelenk, im Bereich der Endphalanx mediolateral. Die radiale Grifffläche zum Daumen hin sollte möglichst geschont werden; am Daumen sind die ulnare Greiffläche, die Beugeseite der 1. Phalanx und die Fingerbeere zu schonen.

In der Hohlhand sowie an Rascetta und Unterarm ist die Schnittführung mäander- oder zickzackförmig.

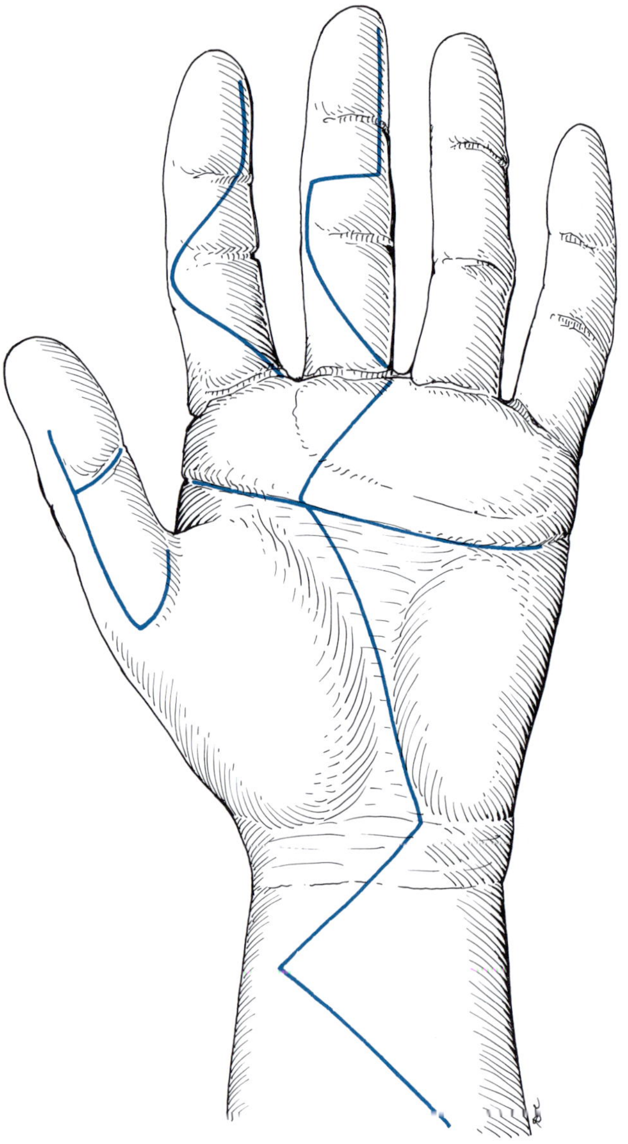

Abb. 7.63: Schnittführung auf der Beugeseite der Finger und in der Hohlhand.

OP-Technik

Nach Darstellung der Gefäß-Nerven-Bündel wird die durchtrennte Beugesehne unter maximaler Beugung im Handgelenk und den Fingergelenken hervorluxiert und u.U. mit einer Kanüle proximal bzw. distal der Durchtrennungsstelle fixiert.

Die Ringbänder werden geschont bzw. falls notwendig eröffnet und Z-förmig verlängert (Abb. 7.64). Unter Vermeidung jeglicher Traumatisierung der Sehnenstümpfe erfolgt bei Möglichkeit der spannungsfreien Adaptation die Naht der Sehne nach KESSLER (Abb. 7.65). Geeignetes Nahtmaterial ist bei Erwachsenen atraumatisches nicht-resorbierbares der Stärke 4/0, bei Kindern entsprechend feinere Fadenstärken; die überwendlige Naht der Stoßstelle beider Sehnenstümpfe erfolgt mit atraumatischem nicht-resorbierbarem der Stärke 6/0. Die Stütznaht muß in Zone 2 im palmaren Drittel gelegt werden, um die von dorsal kommende Blutversorgung nicht „abzuschnüren". Ansatznahe Beugesehnendurchtrennungen in Höhe P3 (Phalanx 3) bedürfen einer Sicherung durch Ausziehnaht (transossäre Ausleitung der Sehnennaht über dem Fingernagel).

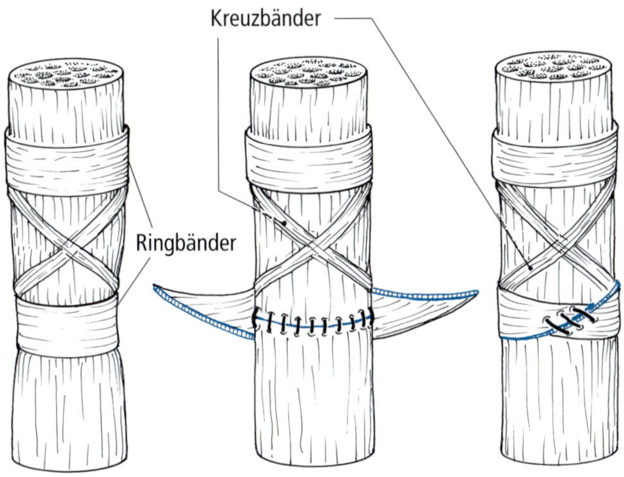

Abb. 7.64: Z-förmige Verlängerung des Ringbands der Beugesehne.

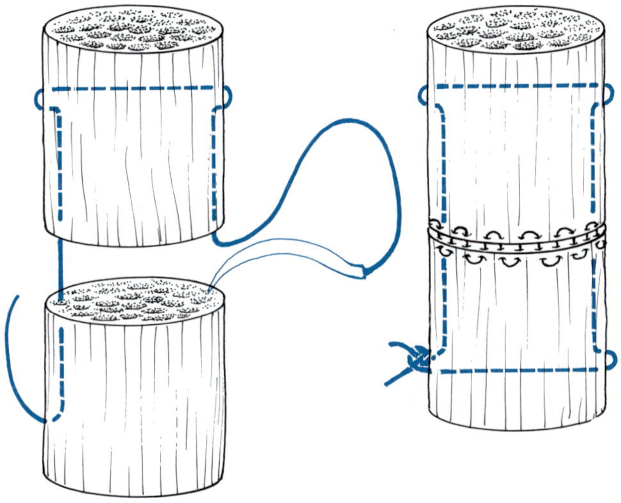

Abb. 7.65: Beugesehnennaht nach KESSLER.

Nachbehandlung

Die Frühmobilisation geschieht mit der KLEINERT-Gipsbehandlung durch aktive Streckung und passive Beugung: Eine dorsale Unterarmgipsschiene wird unter Einschluß sämtlicher Langfinger bis zu den Fingerspitzen bei Langfingerverletzungen angelegt; die Beugung im Handgelenk beträgt 40 – 60°, in den MP-Gelenken 40 – 60° und 0° in PIP- und DIP-Gelenken. Letztere müssen durch einen am Nagel festgenähten oder festgeklebten Gummizügel passiv in Beugestellung gezogen werden. Die Fingerspitze sollte dabei in Richtung MP-Gelenk zeigen. Dies wird durch Umlenkung und individuelle Anpassung mit einer durch den Verband gelegten Sicherheitsnadel im Hohlhand- oder Handgelenksbereich bewirkt, ebenso wie die Fixierung auf der Beugeseite des Unterarms ebenfalls mit Sicherheitsnadel.

Ab dem 2. postoperativen Tag erfolgen Verbandswechsel und evtl. Neuanpassung der Schiene. Begonnen wird mit aktiven *Streckübungen* der Langfinger 3x täglich bei absolutem *Verbot* jeglicher *aktiver Beugung.* Ab dem 3. Tag werden bis zum Ende der 3. Woche sowie stündlich ca. zehn aktive Streckübungen durchgeführt. Die Verbandswechsel erfolgen alle zwei Tage. Ab der 4. Woche wird die Schiene abgenommen und der Zügel an einem Handgelenksband fixiert, immer noch *ohne aktive Beugung;* das Grundgelenk wird bei Übungen manuell fixiert. Ab der 6. Woche erfolgt die völlige Freigabe mit vorsichtigen, zunehmend aktiven Bewegungsübungen (zunächst nur bei manuell fixiertem Grund- und Mittelgelenk, dann nur im Grundgelenk und schließlich völlige Freigabe). Das Übungsprogramm wird zwischen der 8. und 12. Woche beendet. Bei Daumenbeugesehnennähten ergibt sich ein ähnliches Vorgehen mit dorsaler Daumengipsschiene unter Einbeziehung des Endglieds.

Komplikationen

Infektion, Nachblutung und Reruptur der genähten Beugesehne machen eine Einweisung in eine spezialisierte Abteilung erforderlich.

Arbeitsunfähigkeit und Begutachtung

Die *Arbeitsunfähigkeit* beträgt je nach Beruf 6 – 12 Wochen. Bei einzelnen Beugesehnenverletzungen und guter bis mittlerer Wiederherstellung liegt die MdE/GdB unter 10 %.

7.3.3 Luxationen und Bandverletzungen

Krankheitsbild

Definition

Luxationen sind dadurch gekennzeichnet, daß sich die Flächen des betroffenen Gelenks in der Längs- oder in der Querachse gegeneinander verschieben. Hierbei kommt es zur Überdehnung oder Zerreißung des Bandapparats (siehe auch 6.4.4).

Es soll hierbei auf Luxationen und Bandverletzungen im Bereich der Fingergelenke eingegangen werden. Verletzungen dieser Art im Bereich des Handgelenks bedürfen prinzipiell aufwendiger Operationsmethoden und eines stationären Aufenthalts.

Anatomie und Pathophysiologie

Metakarpophalangealgelenk

Die Kapsel des Metakarpophalangealgelenks (MP-Gelenk) beginnt am Hals des Metakarpaleköpfchens und endet an der Basis der ersten Phalanx (P1). Verstärkt ist sie von verschiedenen ligamentären Strukturen. Dorsal ist dies die Verbindung mit dem Streckerhäubchen, lateral die Kollateralbänder und palmar die palmare Platte. Letztere steht mit dem benachbarten Os metacarpale über die transversalen Metakarpalbänder in Verbindung. Die palmare Platte hat eine dicke fibrokartilaginäre und eine dünne, im Bereich des Metakarpalehalses ansetzenden membranöse Portion. Sagittale Bänder und Fasern der intrinsischen Muskulatur verstärken zusätzlich den Kapselapparat.

Der kollaterale Bandapparat unterteilt sich in drei Bandstrukturen: Lig. collaterale, Lig. collaterale accessorium, Lig. phalangoglenoidale (Abb. 7.66). In Streckstellung ist das Lig. collaterale entspannt, in Beugestellung gespannt. Das Lig. collaterale accessorium ist in beiden Stellungen gespannt. Aufgrund der kugelgelenkähnlichen Form ist das MP-Gelenk in mehreren Ebenen beweglich.

Proximales Interphalangealgelenk

Das proximale Interphalangealgelenk (PIP-Gelenk) besteht aus dem Köpfchen (Trochlea) von P1 und der Basis (geteilte muldenförmige Gelenkpfanne) des P2. Aufbau der Kollateralbänder und der palmaren Platte sind ähnlich wie beim MP-Gelenk. Die palmare Platte ist nach proximal schwalbenschwanzähnlich ausgezogen. In diese „Hörner" strahlen Zügelbänder in die Knorpelfaserplatte ein (Check-rein ligaments). Zwischen diesen befindet sich ein Fettpolster, in dem der Arcus digitopalmaris ausgehend von den Fingerarterien verläuft. Er gibt Äste für die Gelenkkapsel und für die Vincula ab.

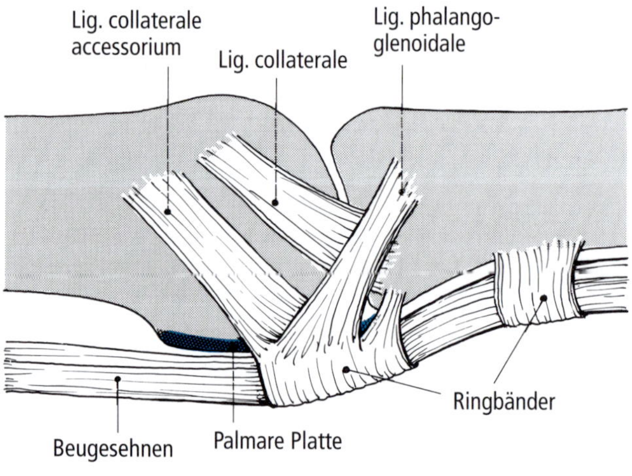

Abb. 7.66: Kollateralbandapparat vom MP- bis zum DIP-Gelenk.

In Streckstellung des Gelenks befinden sich die Kollateralbänder in einem mittleren Spannungszustand. Bei Beugung über 60° werden sie über die seitlich ausladenden Kondylen maximal gespannt und stabilisieren das Gelenk in einer Mittelposition.

Distales Interphalangealgelenk

Das distale Interphalangealgelenk (DIP) hat prinzipiell den gleichen Bandapparat wie das PIP-Gelenk, allerdings besteht keine Anheftung der palmaren Platte proximal am P2, woraus sich eine leichtere Hyperextensionstendenz ergibt.

Ursachen

Ursachen für Luxationen und Bandverletzungen sind direkte Einwirkungen durch Hyperextension oder seitwärtsscherende Kräfte sowie chronisch synovialitische Veränderungen (meist rheumatischer Genese) mit Zerstörung des Kapselbandapparats.

Klinik

Es findet sich eine vermehrte Aufklappbarkeit (seitwärts oder Hyperextension) des Gelenks, auch bei fehlenden Anzeichen äußerer Gewalteinwirkung.

Diagnostik

Anamnese und klinische Untersuchung

Anamnestisch bedeutungsvoll ist eine eindeutige Unfallursache mit genauer Rekonstruktion des Unfallmechanismus. Klinisch imponiert in der Regel Schwellung und schmerzhafte Bewegungseinschränkung des betroffenen Gelenks, bei Luxationen auch abnorme Gelenkstellung. Wichtige *indikatorische Zeichen* sind:

- Aktive Stabilitätsprüfung bei aktiven Bewegungen des Fingers in üblichen Bewegungsabläufen
- Passive Verschieblichkeit in Lokalanästhesie (bei stärkeren Schmerzen) gibt im Seitenvergleich (!) Auskunft über isolierte Seitenbandrisse oder zusätzliche Läsionen der palmaren Platte.

Bildgebende Diagnostik

Zur Prüfung der Aufklappbarkeit im Seitenvergleich können Röntgenbild und klinischer Befund nur gemeinsam zum indikatorischen Vorgehen herangezogen werden. Eine palmare Subluxationsstellung der proximalen gegen die distale Phalanx kann hinweisend für einen Streckschnenabriß in diesem Bereich sein. Knöcherne Ausrisse der palmaren Platte zeigen sich durch Kantenabrisse meistens an der Knochenbasis.

Differentialdiagnose

Auf degenerative Erkrankungen ist zu achten, die mit einer Zerstörung des Kapselbandapparats durch synovialitische Prozesse einhergehen (siehe auch 7.3.10).

Therapie

Behandlungsziele

Die Sicherung der stabilen Seitenbandführung auf der Ulnarseite des Daumens und der Radialseite der Langfinger zur Gewährleistung eines sicheren Gegengriffs ist besonders wichtig.

Indikationen

Bei noch stabiler Bandführung in der aktiven Stabilitätsprüfung sowie einer leichten Instabilität bei der passiven Prüfung ist in der Regel ein *konservatives* Vorgehen angesagt: Die Ruhigstellung erfolgt durch eine palmar angelegte Unterarmschiene in Funktionsstellung des Handgelenks (ca. 40° Hyperextension) und des betroffenen Langfingers mit seinen ein oder zwei Nachbarfingern (MP in 60°-, PIP und DIP in 40°-Beugung) für die Dauer von 2 – 3 Wochen.

Jede offene Verletzung, jede knöcherne, nicht konservativ zu stellende Dislokation bei knöchernen Bandausrissen, jede offensichtliche Bewegungsinstabilität indiziert in der Regel ein *operatives* Vorgehen.

Vorbereitung

Die *Aufklärung* des Patienten beinhaltet die übliche Aufklärung einschließlich spätarthrotischer Veränderungen.

Geeignete Anästhesieform für die Fingermittel- und Endgelenke ist die OBERST-Leitungsanästhesie, für die Grundgelenke ein hoher Leitungsblock oder eine Plexusanästhesie. Operiert wird in Oberarm- oder Fingerblutleere bei Lagerung des Patienten in Rückenlage, des betroffenen Arms in Abduktionsstellung auf dem Armtisch; Armtisch und Unterarm werden steril abgedeckt.

Zugangswege

Der Zugang zu den Kollateralbändern der MP-, IP-, PIP- und DIP-Gelenke erfolgt über Mediolateralschnitte. Bei knöchernen Ausrissen oder kompletten instabilen Zerreissungen der palmaren Platte ist ein mäander- oder zickzackförmiger beugeseitiger Zugang erforderlich.

OP-Technik

Einfache Bänderrisse werden mit nicht-resorbierbaren monofilen atraumatischen U-Nähten versorgt. Knöcherne Ausrisse je nach Größe des knöchernen Fragments mit Ausziehnaht, Kleinfragmentschraube oder Zuggurtung. Nach Möglichkeit sollte keine Transfixation des betroffenen Gelenks mit Kirschner-Draht vorgenommen werden.

Nachbehandlung

Bei *konservativer* Behandlung erfolgt die Ruhigstellung des betroffenen Fingers mit seinen Nachbarfingern für 10 – 21 Tage (Beugung der MP-Gelenke in 60 – 70°, PIP-Gelenke in 20 – 30° und DIP-Gelenke in 10°).

Bei *operativem* Vorgehen wird bis zum 10. postoperativen Tag eine Unterarmgipsschiene mit Einschluß der Nachbarfinger in Funktionsstellung angepaßt. Für PIP- und DIP-Gelenke Fingerschienen für das betroffene Gelenk (z.B. STACK-Schiene). Die Gesamtruhigstellungszeit beträgt 3 – 4 Wochen, die LENGEMANN-Naht wird 3 Wochen postoperativ entfernt.

Nach Beendigung der Ruhigstellung folgen aktive Bewegungsübungen ohne Belastung und ab der 6. Woche postoperativ mit normaler Belastung.

Komplikationen

Infektionen erfordern die sofortige Entfernung sämtlicher Fremdmaterialien und ein ausgiebiges Débridement. Einsteifungen der Fingergelenke muß durch krankengymnastische Behandlungen und evtl. zusätzliche Federschienenbehandlung begegnet werden.

Arbeitsunfähigkeit und Begutachtung

Die Arbeitsunfähigkeit beträgt je nach Beruf und therapeutischem Vorgehen 1 – 6 Wochen. Bei komplikationslosem Verlauf resultiert keine MdE/GdB.

7.3.4 Frakturen

Krankheitsbild

Ursachen

Ursachen von Frakturen der Hand sind direkte und indirekte Gewalteinwirkung.

Klinik

Es finden sich die typischen Frakturzeichen Schmerz, Schwellung, Fehlstellung, abnorme Beweglichkeit und Krepitation.

Klassifikation

Zur AO-Klassifikation, siehe auch Tabellen im Anhang.

Karpalofrakturen

Frakturen des *Skaphoids* werden nach HERBERT unterteilt in:

- *Stabile Frakturen:*
  - *Typ A1.* Tuberkelfraktur
  - *Typ A2.* Querfraktur im mittleren Drittel.

- *Nicht-stabile Frakturen:*
  - *Typ B1.* Schrägfraktur im distalen Drittel
  - *Typ B2.* Dislozierte oder mobile Fraktur im mittleren Drittel
  - *Typ B3.* Fraktur des proximalen Pols
  - *Typ B4.* Dislozierte Fraktur des Karpus
  - *Typ B5.* Trümmerfrakturen
  - *Typ C.* Verspätete Knochenheilung
  - *Typ D.* Skaphoidpseudarthrose (Abb. 7.67).

Frakturen der *übrigen Karpalknochen* sind äußerst selten und kommen meistens entweder nur als Minimalverletzung oder als operativ zu versorgende Kombinationsverletzung zur Behandlung.

Metakarpalefrakturen

Metakarpalefrakturen werden eingeteilt in:
- Basisfrakturen (MC I = BENNETT- und ROLANDO-Fraktur)
- Schaftfrakturen
- Halsfrakturen
- Köpfchenfrakturen.

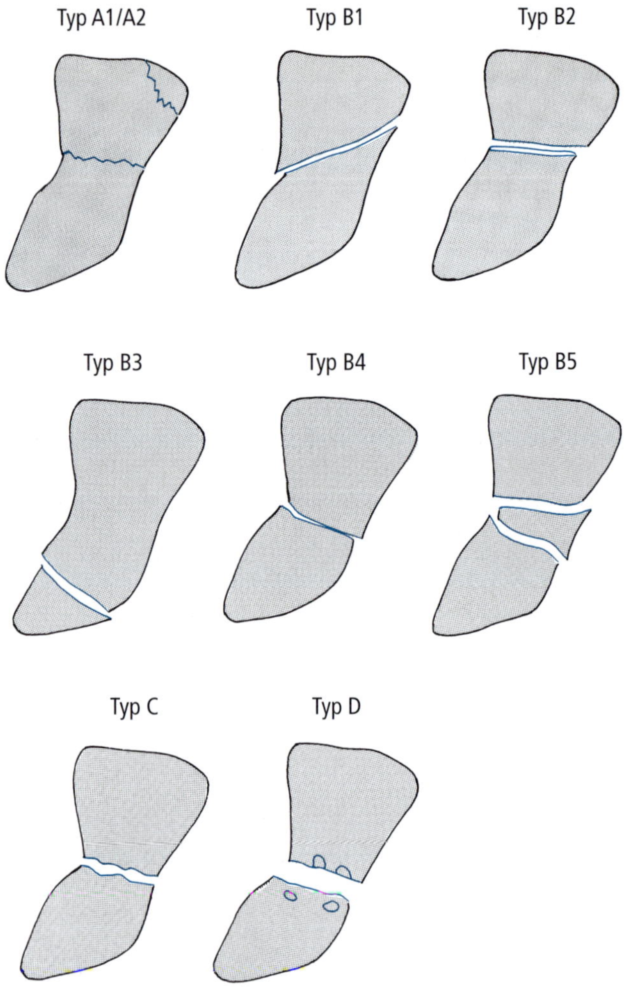

Abb. 7.67: Fraktureinteilung des Skaphoids nach HERBERT.

Diagnostik

Anamnese und klinische Untersuchung

Die Anamnese erfaßt den üblichen Unfallmechanismus bei Frakturen allgemein und speziell die Stellung des Handgelenks, der Mittelhand oder der Finger. Inspektion und Palpation folgen der Klinik einschließlich der Prüfung von Sensibilität, Durchblutung sowie der aktiven und passiven (vorsichtig!) Beweglichkeit.

Bei Skaphoidfrakturen findet sich ein Druckschmerz in der Tabatière sowie ein Daumenschiebeschmerz.

Bildgebende Diagnostik

Zu den Röntgenaufnahmen bei V.a. Frakturen der Hand gehören:
- Röntgen in 2 Ebenen mit Zentralstrahl über der vermuteten Verletzungsstelle sowie den angrenzenden, gelenkbenachbarten knöchernen Strukturen
- Spezielle Zielaufnahmen der Karpalknochen mit Schrägaufnahmen, ggf. Schichtaufnahmen oder das neuere Verfahren der Vergrößerungsradiographie
- Bei Metakarpalefrakturen I – III Mittelhandaufnahme im dorsopalmaren und in Pronation im seitlich-schrägen Strahlengang (Thenar mit einem Schaumstoffkeil von 45° unterlegen)
- Seitliche Aufnahme des Strahls IV und V in Supination (Zeigefinger mit Rücken auf 45°-Keil).

Bei radiologisch nicht nachweisbarer Skaphoidfraktur aber weiterbestehendem klinischem Verdacht ist die Wiederholung der Röntgenaufnahme nach 10 – 14 Tagen indiziert.

Differentialdiagnose

In die Differentialdiagnose einbezogen werden sollten Prellungen, Distorsionen und pathologische Frakturen.

Therapie

Voraussetzungen

Auch bei einfach erscheinenden, operativ zu versorgenden Frakturformen sollte prinzipiell die Möglichkeit einer Erweiterung des Eingriffs in Erwägung gezogen werden. *Hierzu gehören die dazu nötigen Voraussetzungen an Zeit, Räumlichkeiten, Instrumentarium und vor allem eine fundierte handchirurgische Ausbildung.*

Behandlungsziele

Im Bereich der Karpalknochen ist eine möglichst exakte Reposition anzustreben, um arthrotischen Spätschäden vorzubeugen. Bei den Fingern steht die Wiederherstellung der Funktion bzw. die Wiederherstellung der möglichen Greifformen (z.B. Spitzgriff, Grobgriff, Pfenniggriff, Hakengriff) im Vordergrund. Das funktionelle Ergebnis hat Vorrang vor der perfekten anatomischen Reposition und vollkommenen Stabilität. Dies bedeutet z.B., daß Pseudarthrosen an Langfingern oder leichte Fehlstellungen keine so bedeutende Rolle spielen wie an langen Röhrenknochen, wenn die Greifformen ohne Behinderung möglich sind. Allerdings sollten Achsabweichungen an den Langfingern wiederum nicht so groß sein, daß das Gleichgewicht zwischen Beugern und Streckern gestört wird. Dies bedeutet auch, daß operative Verfahren unter dem Aspekt gewählt werden müssen, keine funktionellen Strukturen durch eine Vergrößerung des Eingriffs zu zerstören, nur um eine hervorragende Röntgenaufnahme oder das Prinzip der belastungsstabilen Osteosynthese zu erzielen. Konservative Maßnahmen und minimale Osteosyntheseverfahren ohne Kompression erzielen an der Hand und den Fingern häufig die besseren funktionellen Ergebnisse, wenn die entsprechenden Strukturen geschont werden (Durchblutung, Sensibilität, Sehnengleitgewebe, Periost!).

Indikationen

Komplizierte Frakturen im Bereich des Karpus sollten wegen der aufwendigeren Operationsverfahren und der postoperativen Behandlung dem *stationären* Aufenthalt zugeführt werden. Unkomplizierte Frakturen der Karpalknochen und die unkomplizierten, konservativ und operativ zu versorgenden Frakturen im Mittelhand- und Fingerbereich werden im folgenden abgehandelt. Auch hierbei ist genau abzuwägen, welche Fraktur einer stationären Nachbetreuung bedarf.

Absolute Operationsindikation sind:
- Alle offenen Frakturen
- Dislozierte, nicht reponierbare Frakturen
- Nach Reposition dislozierende Frakturen.

Relative Operationsindikation sind:
- Abrutschgefährdete Frakturen (z.B. Schrägfrakturen)
- Trümmerfrakturen ohne Dislokation. Hier muß bedacht werden, daß wegen der Kleinheit der Fragmente eine Osteosynthese häufig nur zum völligen „Auseinanderbrechen" der Knochenanteile führt und die letzte Durchblutungsmöglichkeit dieser Teile durch das Operationstrauma aufgehoben wird. Zusätzlich kommt es durch den operativen Eingriff häufig zur Zerstörung noch intakter funktioneller Einheiten (siehe auch Behandlungsziele).

Verfahrenswahl Karpaliafraktur

Dislozierte Frakturen sollten einer operativen Behandlung mit stationärer Nachbetreuung zugeführt werden; unverschobene Frakturen können ambulant mit Gipsverband behandelt werden.

Verfahrenswahl Skaphoidfraktur

Auch bei dem radiologisch nicht bestätigten klinischen Verdacht ist eine Gipsbehandlung mit nachfolgender radiologischer Kontrolle nach 10 – 14 Tagen zu fordern.

Kontrovers wird die Behandlung durch Ober- oder lediglich Unterarmgips diskutiert. Mit einer Teilung in 6wöchige Oberarm- und 6wöchige Unterarmgipsbehandlung geht man auf jeden Fall dieser Kontroverse aus dem Wege. Es gibt sowohl Studien, die eine bessere Ausheilungsrate durch Oberarmgipsbehandlung nachweisen, als auch solche, die zu dem Unterarmgips keinen Unterschied sehen.

Der Skaphoidgips wird zirkulär mit 30° dorsalflektiertem Handgelenk und Einschluß des Daumens bis zum IP-Gelenk angelegt. Beim Oberarmgips wird der Ellenbogen 90° gebeugt.

Verfahrenswahl Metakarpaliafraktur

Metakarpale I

Die *Basisfrakturen des Os metacarpale I* werden unterteilt in:
- BENNETT-*Fraktur:* Das ulnare Fragment an der Basis wird durch das dorsopalmare Band am Ort gehalten, während das restliche MC I durch Zug des M. abductor pollicis longus nach dorsal und karpal und das MC I-Köpfchen nach ulnar und palmar gezogen wird (Abb. 7.68). Auch die konservative Behandlung durch Zug am Daumen und Druck gegen die Basis des MC I muß in Leitungs- oder Allgemeinanästhesie erfolgen. Bei fehlgeschlagenem Versuch kommen als Verfahren die *perkutane Spickdrahtosteosynthese* oder die *offene Reposition und Osteosynthese* zur Anwendung.
- ROLANDO-*Fraktur:* Die Trümmerfraktur der Basis MC I mit schwierig herzustellender Gelenkfläche ist in der Regel am besten durch offene Reposition und Stellung mit Spickdrähten zu versorgen.

Metakarpale I-Schaftfrakturen sollten nach Möglichkeit operativ versorgt werden, um eine schnelle und möglichst exakte Wiederherstellung des wichtigen Gegengriffs zu ermöglichen.

Metakarpale I-Köpfchenfrakturen können in der Regel, weil undisloziert, durch eine Daumengipsschiene für ca. 3 Wochen behandelt werden.

Metakarpale II – IV

Die *Basisfrakturen MC II – IV* haben durch die straffe Gelenkverbindung nur eine geringe Problematik. Sie können durch Ruhigstellung auf palmarer Unterarmgipsschiene für ca. 3 Wochen ohne Einschluß der Langfinger zur Ausheilung gebracht werden. Eine ähnliche Ausnahme wie das MC I bildet hier das *MC V,* bei welchem die Sehne des M. extensor carpi ulnaris bei Schrägfrakturen den Knochen nach dorsal und kranial

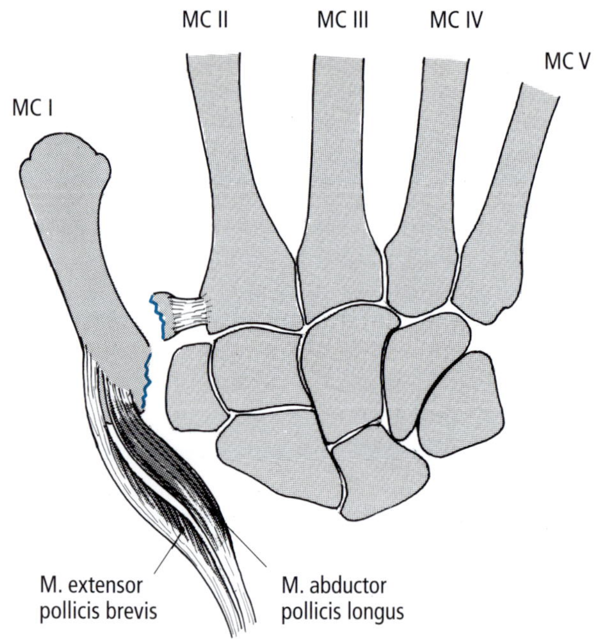

Abb. 7.68: Metakarpale I-Basisfraktur: BENNETT-Fraktur.

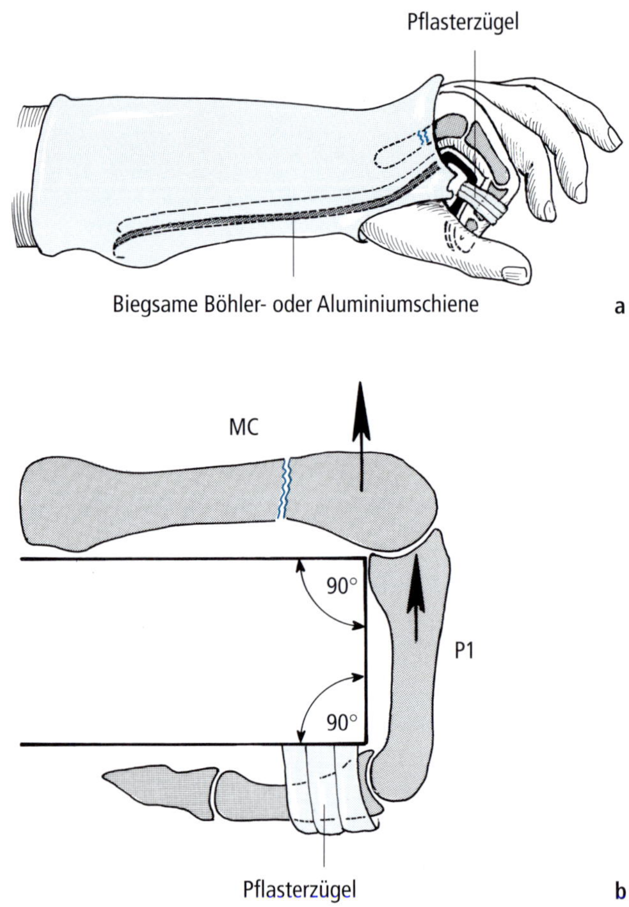

Abb. 7.69a-b: Modifizierter ISELIN-Gips bei Metakarpalefraktur. Der zirkuläre Unterarmgips reicht bis zur proximalen Hohlhandbeugefalte, der zugehörige Langfinger wird mit Pflasterverband auf einer biegsamen miteingegipsten BÖHLER- oder Aluminiumschiene fixiert. Das MP- und PIP-Gelenk befinden sich etwa in 60°-Beugestellung (a). Die Reposition der Metakarpalefraktur gelingt durch Druckrichtung der P1-Basis auf das Metakarpalköpfchen von palmar nach dorsal (b).

dislozieren kann. Hier ist wie beim MC I die operative Reposition angezeigt.

Für die *Schaftfrakturen MC II – V* gilt:

- *Querfrakturen* können meistens gut in Lokalanästhesie durch Zug am entsprechenden Langfinger und Druck auf die Frakturstelle reponiert und im ISELIN-Gips gehalten werden (Abb. 7.69). Die Ruhigstellungszeit liegt bei 3 – 6 Wochen. Quere Frakturen werden nur dann operiert, wenn sie disloziert sind und sich nach Reposition nicht halten lassen.
- *Schrägfrakturen* stellen in der Regel eine Operationsindikation dar, da sie einer Verkürzung und/oder Rotationsfehlstellung unterliegen. Sie sollten daher, wenn sie nicht im Gips gehalten werden können, operativ angegangen werden, und zwar entweder durch perkutane oder offene *KIRSCHNER-Drahtosteosynthese* oder *Verschraubung/Verplattung.*

Halsfrakturen MC II – V sind häufige Metakarpalefrakturen. Im Bereich MC II und III können Abwinkelungen bis zu 20° nach palmar ohne Funktionsbeeinträchtigung toleriert werden, bei MC IV und V bis zu 35°. Stärker dislozierte Frakturen werden in Lokalanästhesie reponiert und im *ISELIN-Gips* für ca. 3 Wochen gehalten (auf Druckulzera achten). Mittlerweile ist man häufig zum modifizierten ISELIN-Gips übergegangen, welcher den betroffenen Fingerstrahl nicht in der strengen 90°-Position im MP- und PIP-Gelenk hält, sondern bei etwa 60°. Dabei muß aber für Druck auf das MC-Köpfchen von palmar und für Druck auf den MC-Schaft von dorsal gesorgt werden. Bei mißlungener Reposition oder nachträglicher Dislokation erfolgt die perkutane oder offene *Spickdrahtosteosynthese.*

Köpfchenfrakturen der MC II – IV sind in der Regel zu operieren, um eine möglichst genaue Kongruenz der Gelenkfläche zu erzielen und einer Arthrose auf diese Weise vorzubeugen; die stationäre Behandlung ist in diesem Fall angezeigt.

Scissoring

Bei konservativen und operativen Behandlungen von Frakturen der Metakarpalia und der Finger ist besonders wichtig, auf Rotationsfehler zu achten und ein mögliches „Scissoring“ zu vermeiden. Hierzu wird die Nagelstellung der Langfinger mit der gesunden Seite verglichen. Als Faustregel gilt, daß die Langfinger in gebeugtem Zustand auf das Skaphoid zeigen sollten und in angebeugtem Zustand die Nagelränder in einer Linie ausgerichtet sind (Abb. 7.70).

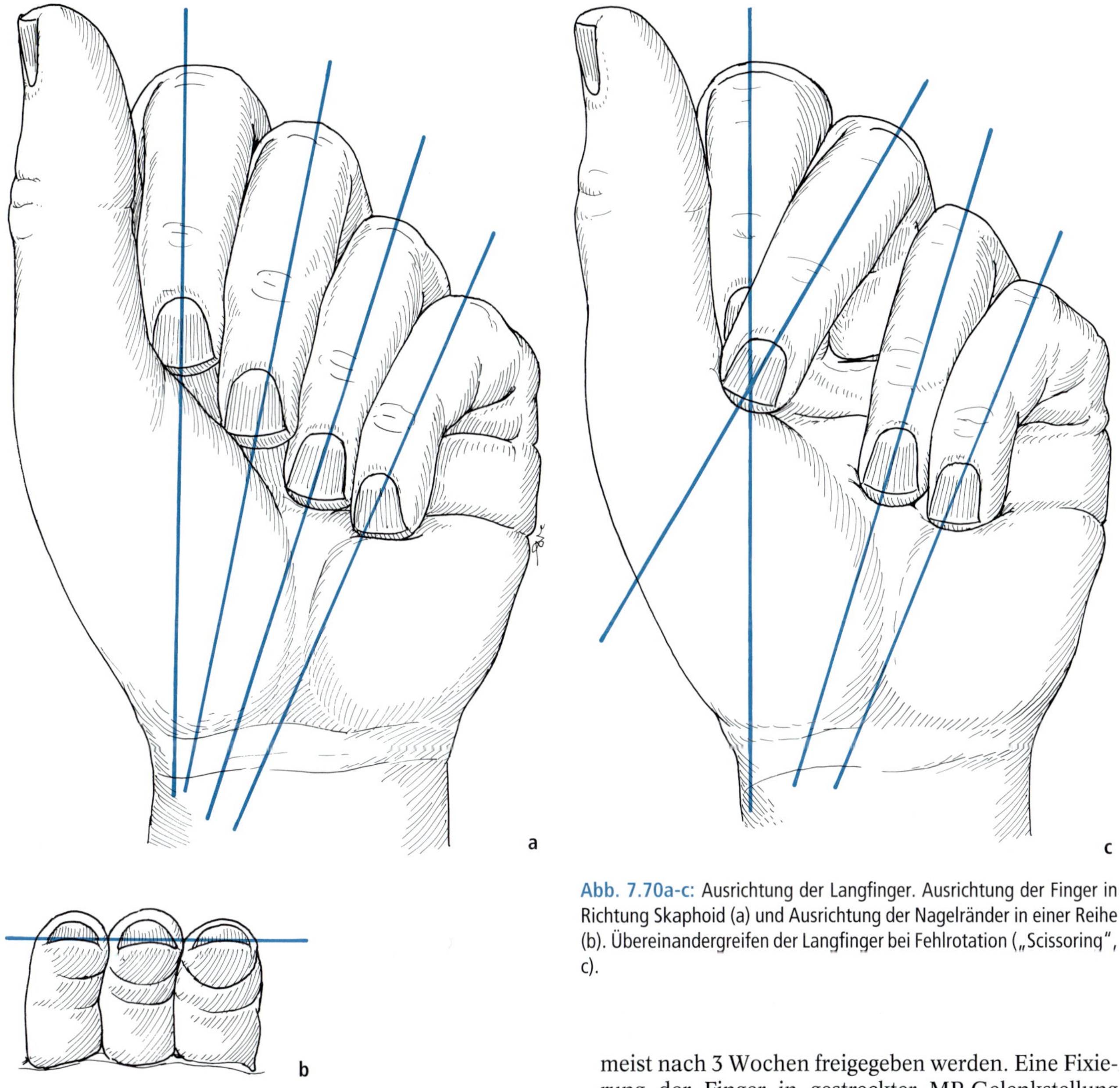

Abb. 7.70a-c: Ausrichtung der Langfinger. Ausrichtung der Finger in Richtung Skaphoid (a) und Ausrichtung der Nagelränder in einer Reihe (b). Übereinandergreifen der Langfinger bei Fehlrotation („Scissoring", c).

Verfahrenswahl Phalangenfraktur

Bei *konservativen* Behandlungsversuchungen von Frakturen der Grund- und Mittelphalanx erfolgt die Reposition in Beugestellung der MP- und PIP-Gelenke, um den Zug der Mm. lumbricales et interossei sowie der stärker dislozierenden Beugesehnen auszuschalten. Im einzelnen sind die Therapieprinzipien:

- *Grundphalangen.* Quer- und Schrägfrakturen von der Basis bis zum Köpfchenbereich haben durch den im MP-Gelenk beugenden Ansatz der Mm. interossei et lumbricales und den streckenden Ansatz des Mittel- und der Seitenzügel im PIP-Gelenk eine Dislokation der Frakturenden nach palmar zur Folge. Die Behandlung der Schaftfrakturen ist meist konservativ im ISELIN-Gips möglich. Stabile Frakturen können meist nach 3 Wochen freigegeben werden. Eine Fixierung der Finger in gestreckter MP-Gelenkstellung muß unbedingt vermieden werden!
- *Mittelphalangen.* An der Mittelphalanx hängt die Dislokation von der Höhe des Frakturspalts ab und ob die oberflächliche Beugesehne proximal oder distal vom Frakturspalt ansetzt. Behandelt werden Schaftfrakturen der Mittelphalangen wie die der Grundphalangen.
- *Endphalangen.* Der Fingernagel wird zur äußeren Schienung erhalten und trepaniert, damit das subunguale Hämatom entlastet wird. Quer- und Nagelkranzfrakturen werden durch eine Fingerschiene 2 Wochen ruhiggestellt. Bei groben Dislokationen und offenen Frakturen erfolgt die Spickdrahtosteosynthese.

Ausriß- oder Hyperextensionsfrakturen werden auf der STACK-Schiene ruhiggestellt. Wenn in der Röntgenkon-

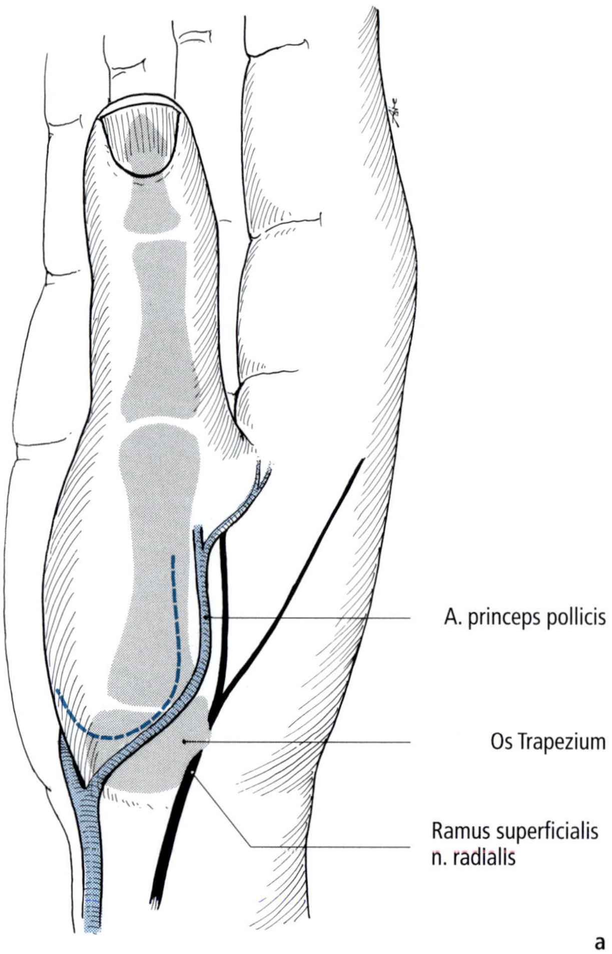

Abb. 7.71a-b: Zugangswege bei Basisfrakturen des Os metacarpale. Der Zugang nach GEDDA und MOBERG (a) kann nach distal erweitert werden. Der dorsoradiale Zugang (b) kann nach proximal und distal erweitert werden.

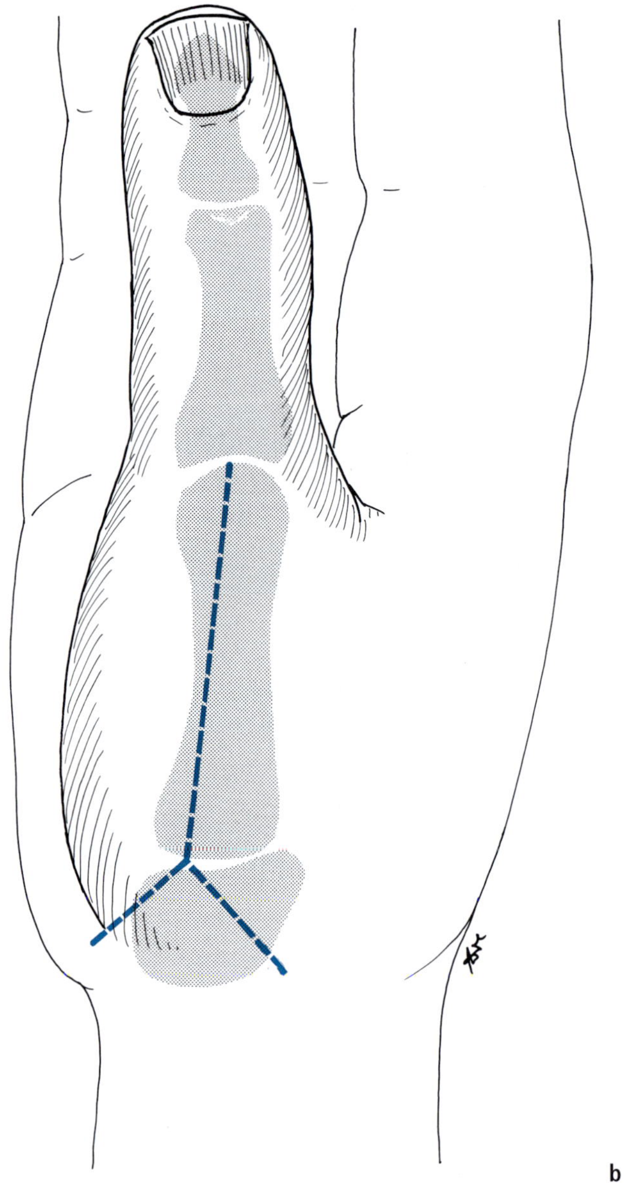

trolle keine ausreichende Reposition erzielt wird, ist operatives Vorgehen angezeigt.

Vorbereitung

Bei konservativem Vorgehen wird der Patient auf Dislokation und notwendige Operation hingewiesen, bei schweren Frakturformen auf Korrekturoperation als Möglichkeit. Die sonstige Aufklärung umfaßt die üblichen chirurgischen Risiken mit der Möglichkeit der schweren Infektion und Fingeramputation auch infolge Mangeldurchblutung.

Geeignete Anästhesieform bei Frakturen der *Mittelhand* ist die Plexusanästhesie, bei *Fingerfrakturen* die Plexus- oder OBERST-Leitungsanästhesie.

Die Hand wird auf dem Armtisch gelagert und der Unterarm steril abgedeckt.

Zugangswege

Für folgende Frakturen sind die geeigneten Zugänge:

- *BENNETT- und ROLANDO-Fraktur.* Die *Schnittführung nach Gedda und Moberg* beginnt auf der Dorsalseite des MC I und wird bogenförmig zum Thenar hin verlängert. Unter Beachtung von R. superficialis n. radialis und A. princeps pollicis wird letztere mit Vessel loop angeschlungen (Abb. 7.71a). Der *dorsale Zugang* beginnt gerade dorsoradial über MC I und wird Y-förmig über der Basis verlängert (Abb. 7.71b).
- *Mittelhandfrakturen II – V.* Die Schnittführung wird in Abb. 7.60 beschrieben. Die äußersten Punkte der Mäanderbögen sollen in den Interossalräumen zu liegen kommen. Subkutane Venen sind so weit wie möglich zu schonen, ebenso vorhandene nervale Hautäste. Bei der intraoperativen Mobilisation der

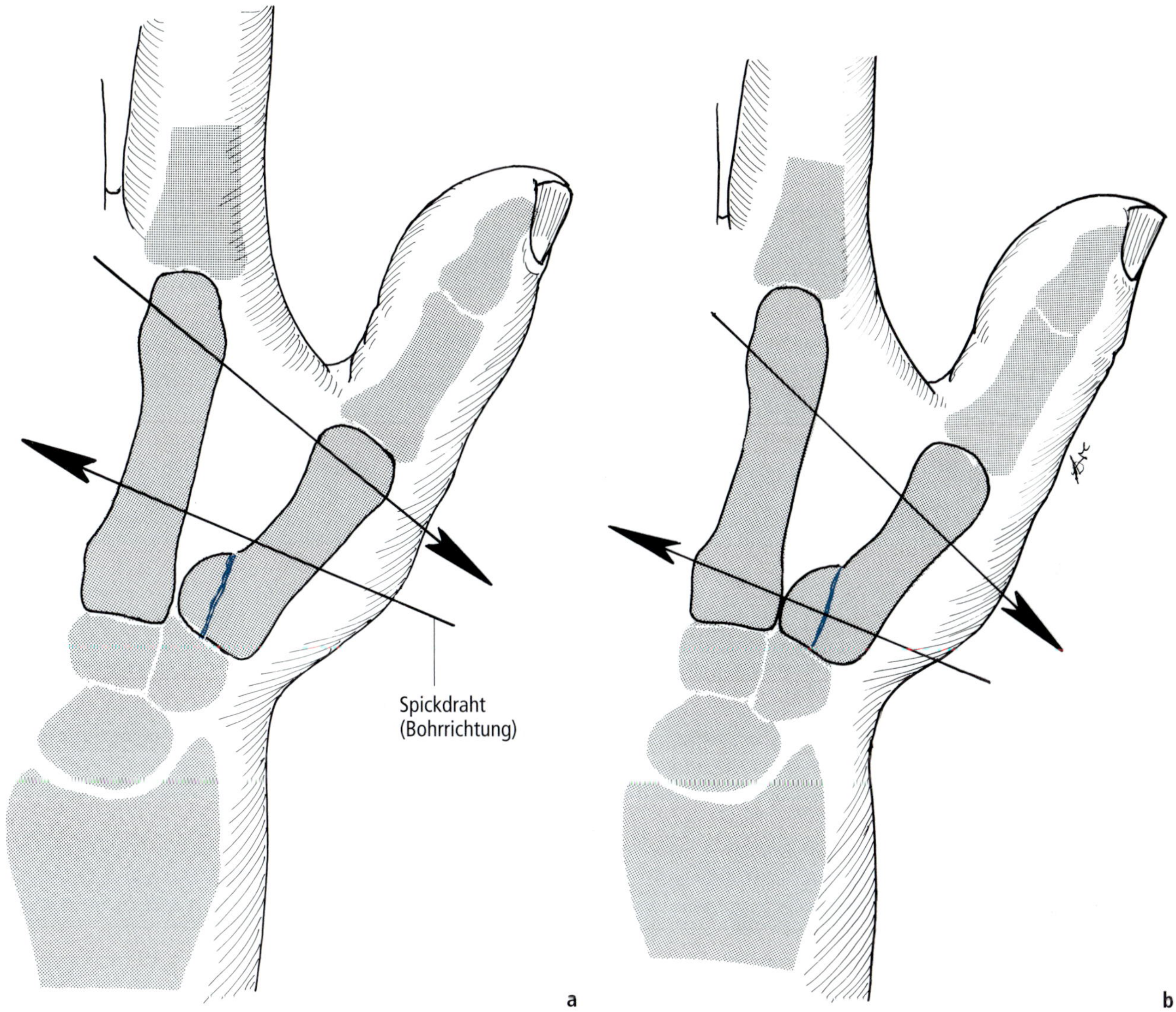

Abb. 7.72a-b: Perkutane Spickung bei BENNETT-Fraktur. Bei der Spickung nach ISELIN (beachte die Bohrrichtung) erfolgt die Reposition durch Zug am Daumen und Druck auf die Basis des MC I unter Bildwandlerkontrolle (a). Bei der perkutanen Spickung nach TUBIANA werden das MC I und das Fragment erfaßt (b).

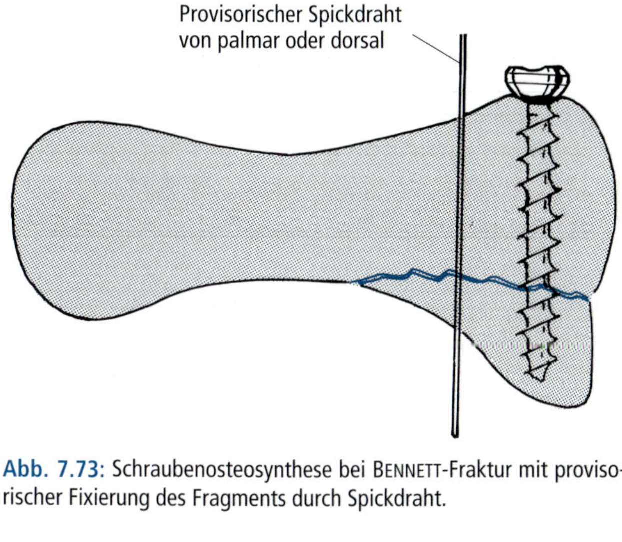

Abb. 7.73: Schraubenosteosynthese bei BENNETT-Fraktur mit provisorischer Fixierung des Fragments durch Spickdraht.

Sehnen muß das peritendinöse Gleitgewebe geschont werden.

- *Fingerfrakturen.* Zur Schnittführung, siehe Abb. 7.60. Die Mäanderlinien können nach proximal und distal in jeweils einen neuen, gegenläufigen Bogen erweitert werden. Je nach Lage der Fraktur kann die Streckaponeurose in der Mitte längs gespalten oder von lateral zur Seite geschoben werden.

OP-Technik

Basisfraktur der Metakarpalia

Die *BENNETT-Fraktur* wird z.B. durch perkutane *KIRSCHNER-Drahtosteosynthese* behandelt. Mehrere Vorgehensweisen sind bewährt, von denen hier nur die nach ISELIN und nach TUBIANA erwähnt sein sollen (Abb. 7.72a, b).

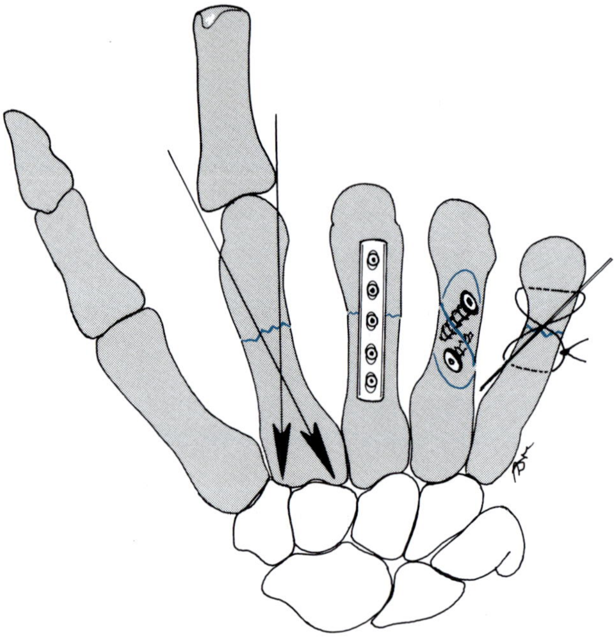

Abb. 7.74: Osteosyntheseverfahren bei Schaftfrakturen der Metakarpalia II – V. In Frage kommen (v.l.n.r.) Spickdrahtosteosynthese, Platten-, Schraubenosteosynthese und die Kombination aus Spickdraht und Drahtcerclage.

Die *Schraubenosteosynthese* kann je nach Schnittführung im Ablauf und in der Lage zu den anatomischen Strukturen verschieden durchgeführt werden. Sinnvoll ist zunächst eine provisorische Fixierung des Fragments durch Spickdraht von palmar oder von dorsal und dann die Durchführung der Schraubenosteosynthese unter Bildwandlerkontrolle (Abb. 7.73).

Die *ROLANDO-Fraktur* sollte wegen der Schwierigkeit des Eingriffs und der postoperativen Betreuung *stationär* durchgeführt werden.

Metakarpalebasisfrakturen II – IV werden dann durch perkutane Spickdrahtosteosynthese behandelt, wenn wesentliche Verkürzungen vorliegen. Reposition und Osteosynthese erfolgen unter Bildwandlerkontrolle bei Zug am betroffenen Finger. *Basisfrakturen des MC V* werden bei Dislokation in ähnlicher Weise versorgt wie das MC I.

Schaftfraktur der Metakarpalia II – V

Auch bei den Schaftfrakturen der Metakarpalia II – V ist das Verfahren der perkutanen und der offenen Spickdrahtosteosynthese neben der Platten- und/oder Schraubenosteosynthese anwendbar (Abb. 7.74):

- Bei der *Spickdrahtosteosynthese* muß angestrebt werden, daß sich die Spickdrähte vom Bohrer aus gesehen jenseits der Frakturlinie kreuzen, damit sie

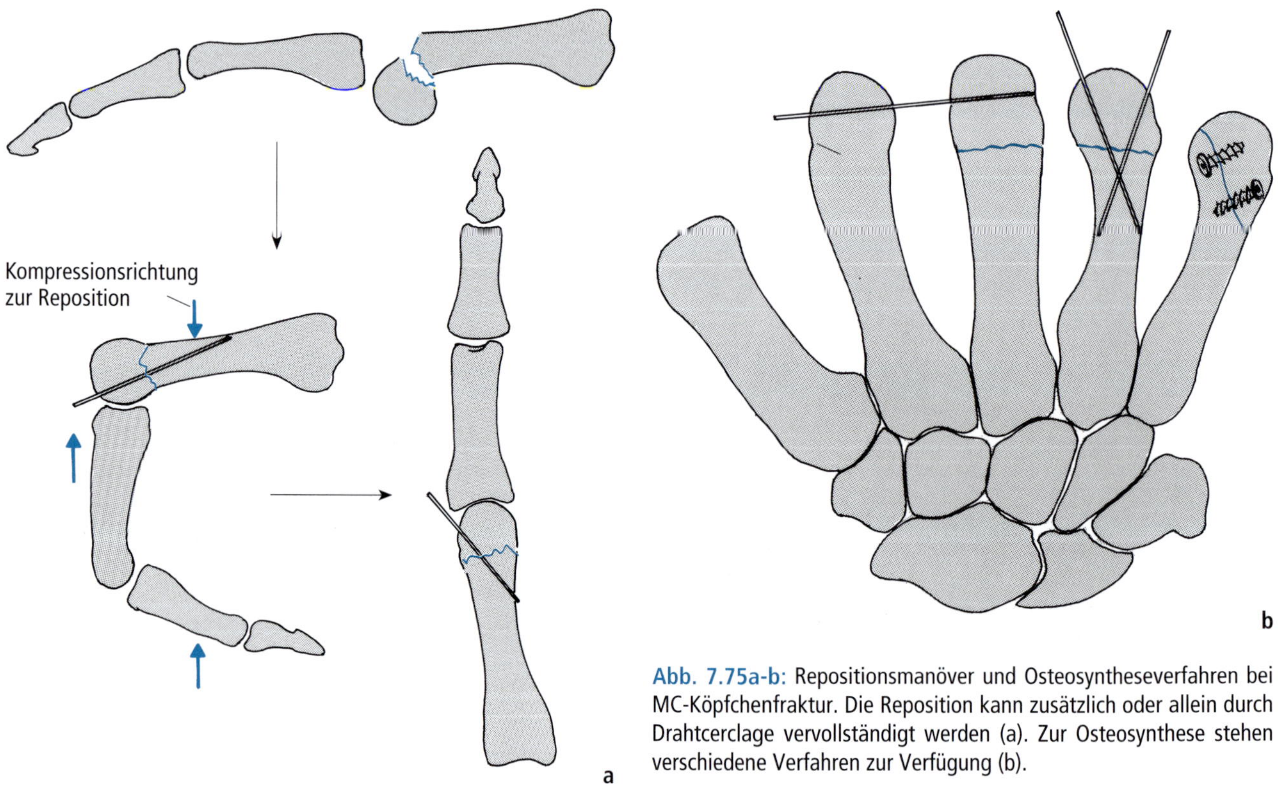

Abb. 7.75a-b: Repositionsmanöver und Osteosyntheseverfahren bei MC-Köpfchenfraktur. Die Reposition kann zusätzlich oder allein durch Drahtcerclage vervollständigt werden (a). Zur Osteosynthese stehen verschiedene Verfahren zur Verfügung (b).

nicht distrahierend wirken, wenn sie vor oder in der Frakturlinie gekreuzt liegen. Weiterhin wird durch die gekreuzten Spickdrähte eine Torsionsstabilität und eine Verriegelung bewirkt.

- Die *Plattenosteosynthese* ist das aufwendigere Verfahren und erfordert den größeren Zweiteingriff zur Metallentfernung. Sie bietet aber mehr Stabilität und die Möglichkeit der Frühmobilisation. Die Reposition zur Durchführung der Plattenosteosynthese ist nicht so standardisiert zu handhaben wie bei langen Röhrenknochen. Die Fraktur kann sowohl durch Repositionszangen gehalten werden (sind aber meistens eher hinderlich), als auch einfach manuell durch einen Assistenten, durch einen provisorischen Spickdraht oder durch Fixierung der Platte mit zwei provisorischen Cerclagedrähten proximal und distal der Fraktur.

Köpfchenfraktur der Metakarpalia

Köpfchenfraktur der Metakarpalia werden durch perkutane oder offene Spickdrahtosteosynthese oder Schraubenosteosynthese stabilisiert (Abb. 7.75).

Phalangenfraktur

Fingerfrakturen werden in ähnlicher Technik wie Metakarpalefrakturen behandelt. Basisfrakturen P1 werden in gleicher Technik reponiert und verspickt wie in Abb. 7.75a beschrieben. Zugang und Reposition bei Frakturen im distalen P1-Bereich und in PIP-Gelenknähe erfolgen in Beugestellung.

Nachbehandlung

Die postoperative Behandlung erfolgt durch eine palmare Gipsschiene in Intrinsic plus- oder Funktionsstellung unter Einschluß sämtlicher Langfinger mit Hochlagerung auf einem Keilkissen. Die Entscheidung, inwieweit eine Osteosynthese belastbar ist, liegt besonders im Mittelhand- und Fingerbereich beim Operateur. Die Ruhigstellungszeit im Gips beträgt 1 – 3 Wochen. Aktive und geführte Bewegungsübungen sollten sehr vorsichtig und nur langsam gesteigert durchgeführt werden.

Komplikationen

Übliche chirurgische Komplikationen wie Nachblutungen und Infektion erfordern eine sofortige chirurgische Intervention. Bei der Entscheidung zu konservativem Vorgehen sind Hochlagerung, Kühlung durch feuchte Verbände und Eisbehandlung sowie antiphlogistische medikamentöse Maßnahmen indiziert.

Arbeitsunfähigkeit und Begutachtung

Die Arbeitsunfähigkeitsdauer liegt je nach Beruf bei 2 – 8 Wochen. Bei funktioneller guter Wiederherstellung entsteht keine MdE/GdB.

7.3.5 Gefäß- und Nervenverletzungen

Gefäßverletzungen im Bereich der Hand und der Finger werden dann klinisch relevant, wenn sie zu Durchblutungsstörungen der betroffenen Extremität führen. Im Bereich des Handgelenks sollten die Arterien operativ mikrochirurgisch versorgt werden, auch wenn nur eines der beiden Hauptversorgungsgefäße verletzt ist. Gefäßverletzungen sollten daher bei entsprechender Relevanz in der Klinik mikrochirurgisch versorgt werden.

Nervenverletzungen im Fingerbereich können von einem mikrochirurgisch versierten Operateur ambulant durch eine 10/0-Naht versorgt werden, wenn keine zusätzliche Gefäßnaht erforderlich ist.

Vor die Entscheidung zur ambulanten oder stationären Versorgung gehört daher eine genaue Abklärung der Durchblutung (Verletzungsart, Rekapillarisierungszeit) und der Sensibilität (statische und bewegliche Zweipunktediskriminierung).

Eine operative Revision in Lokalanästhesie ohne präoperative genaue Abklärung von Beweglichkeit, Durchblutung und Sensibilität ist dann als Kunstfehler zu bewerten, wenn erst die intraoperative Erkenntnis des Schadensausmaßes zu einer Verlegung des Patienten in eine Spezialklinik führt, da in diesem Fall das Infektionsrisiko um ein Vielfaches ansteigt.

7.3.6 Amputationen

Krankheitsbild

Differenziert wird zwischen *traumatischer Amputation* durch Unfälle und *chirurgischer Amputation,* z.B. wegen eines Tumors.

Diagnostik

Anamnese und klinische Untersuchung

Wichtig ist nicht nur die Untersuchung des Stumpfs der betroffenen Extremität, sondern für eine eventuell in Frage kommende Replantation die Untersuchung des amputierten Teils z.B. auf zusätzliche Verletzungen oder Anzahl intakter verbleibender Anteile. Für Replantationen ist weiterhin wichtig, etwas über Begleitverletzungen, Begleiterkrankungen, Alter, Beruf und soziales Umfeld des Patienten in Erfahrung zu bringen.

Weiterführende Diagnostik

Betroffene Gliedmaße und Amputat werden *geröntgt,* bei in Frage kommenden Replantationsfällen zusätzlich der Thorax.

Die *Laboruntersuchungen* umfassen bei allen Replantationsfällen die übliche präoperative Diagnostik für mittelgroße und große Eingriffe.

Therapie

Behandlungsziele

Bei der *Versorgung eines Amputationsstumpfs* ist ein reizloser, unempfindlicher, gut durchbluteter und mit guter Weichteildeckung versehener Stumpf zu fordern. Falls ein unbedingter Längenerhalt bei ungenügendem Weichteilüberschuß erforderlich ist, sollte die Stumpfversorgung durch eine Lappenplastik (siehe 7.3.7 und 5.5.2.2) erfolgen. Sonst genügt die Rückkürzung des Knochens, um einen ausreichenden Hautmantel zu erhalten.

Indikationen

Verlegung in Replantationszentrum

Replantationswürdige Amputationen sollten nach genauer Abklärung von Alter, Beruf und Begleiterkrankungen des Verletzten nach telefonischer Rücksprache an ein Replantationszentrum weitergeleitet werden. Dies gilt auch für Endgliedteilamputationen, die mikrochirurgisch nicht mehr angeschlossen werden können, aber wo ein Erhaltungsversuch durch ein Composite graft in Frage kommt. Solche Patienten bedürfen ebenfalls einer stationären Behandlung unter Zuführung von Dextran 40 (z.B. Rheomacrodex®) über mindestens fünf Tage.

Elektive Amputationseingriffe

Je nach den notwendig werdenden Amputationsgrenzen gilt prinzipiell, daß distal des PIP-Gelenks der funktionelle Verlust in direkter Beziehung zum Längenverlust steht. Zur Deckung des Stumpfs sollte der palmare Lappen zum dorsalen in einem Verhältnis von 2:1 stehen, ansonsten werden Lappenplastiken zur Defektdeckung verwendet, wenn der Längenerhalt des betroffenen Fingers im Vordergrund steht.

Traumatische Amputationen

Hier gilt das zu elektiven Amputationseingriffen Gesagte. Bei der Indikationsstellung zum Längenerhalt ist immer die Frage zu stellen, mit welcher Operationsindikation (Stumpfversorgung durch primären Wundverschluß und evtl. Knochenrückkürzung oder Stumpfversorgung durch Lappenplastik) dem Patienten am besten und schnellsten geholfen ist.

Bei traumatischen Amputationen am *Daumen* sollte immer soviel Länge wie möglich erhalten werden. Lappenplastiken zur Stumpfversorgung sind hier am ehesten indiziert. Am *2. Finger* proximal des PIP-Gelenks sind sofortige Rückkürzungen bis in MP-Gelenkhöhe zu bedenken, da ein Zeigefingerstumpf hier nur den Spitzgriff zwischen 3. Finger und Daumen hindert. An *Mittel-* und *Ringfinger* wiederum ist die Grundphalanx von Bedeutung, damit kleinere Gegenstände nicht durch die Hand fallen. Am *5. Finger* sollte ebenfalls soviel Länge wie möglich erhalten werden, um den Grobgriff sowie die Breite und das Gewölbe der Handfläche zu erhalten.

Vorbereitung

Bei Einzelamputationen in MP-Gelenkhöhe und distal davon ist eine *OBERST-Leitungsanästhesie* möglich, sonst *Plexus-* oder *Allgemeinanästhesie.*

Zugangswege und OP-Technik

Je nach Erkrankung erfolgt in *Oberarmblutsperre* oder *-leere* oder in *Fingerblutsperre* die „fischmaulförmige" palmare und dorsale Lappenbildung im Verhältnis 2:1 palmar zu dorsal (Abb. 7.76). Nach Darstellung der Gefäß-Nerven-Bündel, der Streck- und Beugesehnen und des Knochens werden die Arterien ligiert und die Nerven weit proximal dorsalverlagert durch eine 5/0-Naht mit Knoten nach außen (Entfernung nach 5 Tagen). Beuge- und Strecksehnen werden reseziert. Bei Amputationen distal des PIP-Gelenks wird der Ansatz der oberflächlichen Beugesehne nach Möglichkeit belassen. Amputationen haben nur dann ein funktionell gutes Ergebnis, wenn das belassene Glied (P1 oder P2) vollständig gebeugt und gestreckt werden kann. Ist dies technisch nicht möglich, ist eine Rückkürzung des Stumpfs empfehlenswert (evtl. zweizeitig).

Bei Exartikulationen wird die Knorpelfläche belassen; sie sind hauptsächlich bei Infekten dienlich, wenn eine Infektion des Markraums vermieden werden soll, sonst ist eher die subkapitale Amputation indiziert. Die Durchtrennung des Knochens erfolgt mit einer oszillierenden Säge. Knochensequesterbildungen durch Benutzung eines Luer oder Liston sind zu vermeiden. Die Stumpfränder werden mit einer Knochenfeile geglättet. Mit der Weichteildeckung bei subkapitaler Amputation reiht sich dann der Stumpf bei Beugung gut zu den entsprechenden Gliedern der anderen Langfinger ein. Die häufig entstehenden „Dog ears" beim Weichteilverschluß (siehe auch 5.5.2.2 und 5.5.3.3) werden belassen, da sie die Lappenbasis bilden. Sie können, wenn nötig, sekundär korrigiert werden. Bei sehr guter Durchblutung ist eine primäre Korrektur möglich.

Da bei Amputationen im Zeigefingergrundglied der Amputationsstumpf meist den Spitzgriff zwischen D1 und D3 hindert, ist häufig eine Korrektur durch Resektion des MC I suprabasal indiziert. Bei Schwerarbeitern muß jedoch bedacht werden, daß hier eine Schwächung des Grobgriffs resultieren kann. Der sehnige Ansatz des dorsalen ersten M. interosseus wird anschließend an die Basis P1/D3 mit einer nicht-resorbierbaren kräftigen Naht fixiert. Eine Redondrainage wird für zwei Tage eingelegt.

Nachbehandlung

Zur Vermeidung stärkerer Schwellungszustände sollte eine palmare Gipsschiene mit Einschluß der benachbarten oder aller Langfinger angelegt werden. Der Patient wird zur Hochlagerung des Arms angehalten. Die Wundkontrolle erfolgt je nach Befund und Operationsindikation von mehrfach täglich bis alle 2 Tage. Ab dem 10. Tag kann bei reizlosen Wundverhältnissen die Bewegung freigegeben und mit der Übungsbehandlung begonnen werden. Bei suprabasaler Resektion des MC II ist die Gipsruhigstellung für 3 Wochen erforderlich.

Arbeitsunfähigkeit und Begutachtung

Arbeitsunfähigkeit besteht je nach Beruf und Höhe der Amputation zwischen zehn Tagen und sechs Wochen. Zur *Begutachtung,* siehe entsprechende Tabellen.

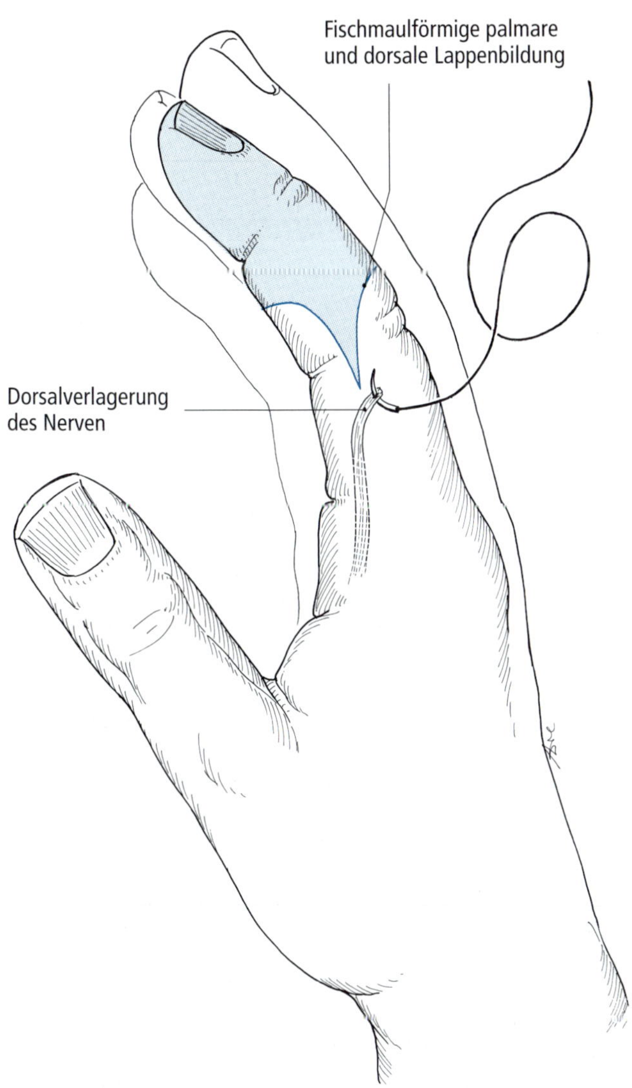

Abb. 7.76: Elektive Fingeramputation. Der Schnitt wird bei P1 – P3 mit palmarer und dorsaler Lappenbildung fischmaulförmig angelegt und die Nerven nach dorsal verlagert.

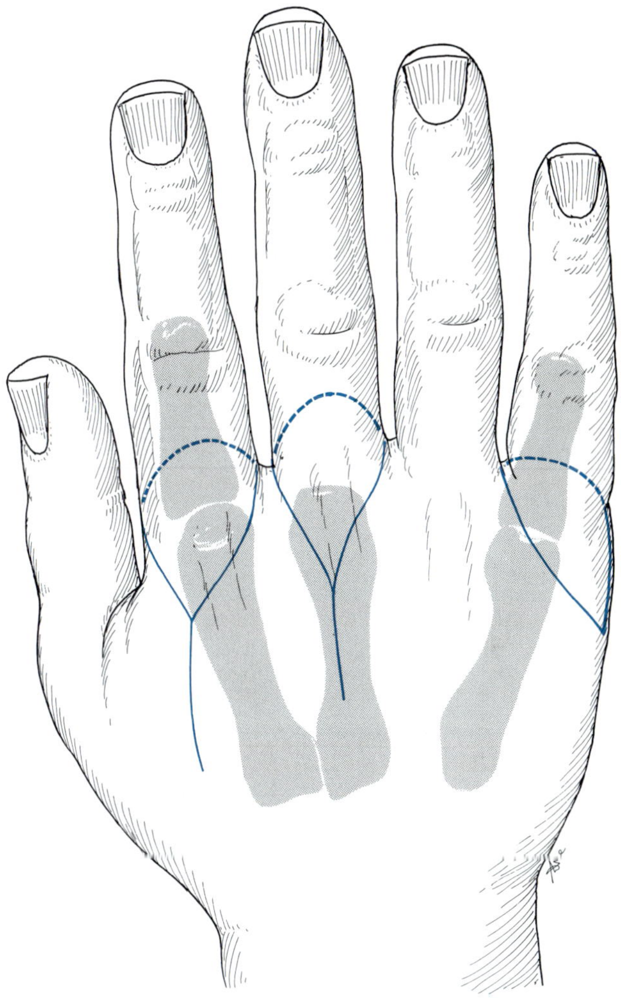

Abb. 7.77: Schnittführungen bei Amputationen im MP-Gelenk.

7.3.7 Defektverletzungen des Hautmantels

Indikationen zur ambulanten Behandlung

Hier sollen nur solche Verletzungen abgehandelt werden, bei denen eine ambulante Behandlung in Frage kommt. Dies begrenzt die Auswahl der zu besprechenden Lappenplastiken. Auch bei den kleineren Lappenplastiken an der Hand sollte gewährleistet sein, daß der Patient über die ersten 3 – 5 Tage die Hand hochlagern kann und so wenig wie möglich umherläuft. Zu frühe Mobilisation und zu geringe Ruhigstellung führen besonders an der Hand sehr schnell zu Ödemeinlagerungen, die die knapp bemessene Durchblutungssituation einer Lappenplastik vollständig oder teilweise zunichte machen kann.

Diagnostik

Zur Indikationsstellung gehören neben der Anamneseerhebung die genaue Abklärung von Wundausdehnung, Sensibilität, Durchblutung und Beweglichkeit. Wichtig ist, welche Strukturen genau verletzt sind und in welchem Zustand die Gleitgewebeschichten von Sehnen und Knochen sich befinden, um eine korrekte Indikationsstellung für die optimale Lappenplastik zu stellen.

Bei tieferen Defekten ist eine zusätzliche *Röntgenaufnahme* der betroffenen Extremität erforderlich.

Therapie

Behandlungsziele

Behandlungsziel ist die suffiziente, funktionserhaltende, belastungsstabile und an den entscheidenden Stellen genügend sensible Defektdeckung.

Indikationen und Kontraindikationen

Indikationen zur Defektdeckung bestehen überall da, wo ein spannungsfreier primärer Wundverschluß nicht möglich ist.

Kontraindikationen sind frischer oder nicht ausgeheilter Infekt, ungenügendes Débridement oder durchblutungsgestörtes, für den Lappen vorgesehenes Hebeareal. Minimaldefekte (< 1/3 der Gesamtfläche) an der Fingerbeere sollten einer kontrollierten Sekundärheilung unterliegen.

Verfahrenswahl

Kleine Defekte an der Streck- und Beugeseite der Finger und der Mittelhand sowie an den Fingerbeeren können dann durch ein *Vollhauttransplantat* gedeckt werden, wenn das Sehnengleitgewebe bzw. das Subkutangewebe erhalten und sauber sind. Vollhauttransplantate sind wegen ihrer geringeren Schrumpfungstendenz und ihres besseren mechanischen Schutzes an der Hand und den Fingern dem Spalthauttransplantat vorzuziehen.

Größere Defekte nehmen mehr als die Hälfte des betroffenen Gliederabschnitts (Mittelhand, 1–3. Phalanx) ein und benötigen in der Regel schon eine aufwendigere *Lappenplastik*.

Vorbereitung

Neben den üblichen chirurgischen Komplikationen wird der Patient über Lappennekrose und Komplikationen der Spenderstelle bis hin zum Fingerverlust aufgeklärt. Die Operation der Hand erfolgt in Plexuanästhesie und Lagerung auf Armtisch in Oberarmblutleere.

Zunächst ist ein vollständiges Débridement unter Entfernung sämtlicher durchblutungsgestörter Wundanteile angezeigt. Erst dann kann die Indikation zu der entsprechenden Lappenplastik bzw. Hauttransplantation gestellt werden. Das operative Vorgehen an der Mittelhand und den Fingern sollte unter Zuhilfenahme einer Lupenbrille erfolgen.

OP-Technik

Vollhauttransplantation

Ein dem Defekt entsprechendes Hauttransplantat wird von der Beugeseite des proximalen Unterarmdrittels entnommen. Zu beachten ist allerdings, daß Entnahmestellen im Bereich der Rascetta kosmetisch auffällig sind (können als Suizidversuch gewertet werden) und häufig beim Tragen eines engeren Armbands/Uhr stören. Das gewonnene Hauttransplantat wird sorgfältig mit einer Schere entfettet, indem es mit Daumen und Mittelfinger über das Zeigefingerendglied des Operateurs gespannt wird (an den Enden des Transplantats scharfes Klemmchen setzen). Das Transplantat wird durch fortlaufende Naht oder Einzelknopfnähte eingenäht, nachdem die Blutsperre geöffnet wurde und eine sorgfältige Blutstillung stattgefunden hat. Die eingenähte Haut wird mit einem spitzen Skalpell skarefiziert, um den Sekretabfluß von der Unterfläche des Transplantats zu ermöglichen.

Für den Überknüpfverband werden stärkere Überknüpfnähte am Wundrand gelegt, die durch Vollhaut gedeckte Fläche mit einer Lage Fettgaze sowie einer feuchten und einer trockenen Kompresse, die in Form und Größe genau in den Defekt hineinpassen, abgedeckt. Schließlich wird ein Knäuel sterilisierte Stahlwolle, welches in eine Kompresse eingewickelt wurde, oder ein Stück Schaumstoff durch Überknüpfnähte auf der transplantierten Vollhaut verankert.

V-Y-Plastik

Bei Fingerkuppendefekten, die entweder quer oder schräg von palmar distal nach proximal dorsal verlaufen, wird eine *V-Y-Plastik* nach Transquilli-Leali (Abb. 7.78, siehe auch 5.5.2.2) angelegt. Die Spitze des V darf nicht über die Beugefalte des DIP-Gelenks verlaufen. Die atraumatische, peinlich genaue Präparation erfolgt möglichst mit Lupenbrille. Die zum Lappen ziehenden kleinen Gefäße und Nerven sollten geschont werden, lediglich die an den Wundrändern bestehenden Bindegewebssepten werden durchtrennt. Falls nicht genügend Strecke gewonnen werden kann, ist eine Mobilisierung von distal auf dem Periost möglich.

Bilaterale V-Y-Plastik

Die bilaterale V-Y-Plastik nach Kutler wird angewandt bei Amputationen von dorsal-distal nach palmar-proximal. Zwei V-Lappen werden radial und ulnar vom Endglied möglichst mit Lupenbrille subtil wie oben beschrieben präpariert (Abb. 7.79).

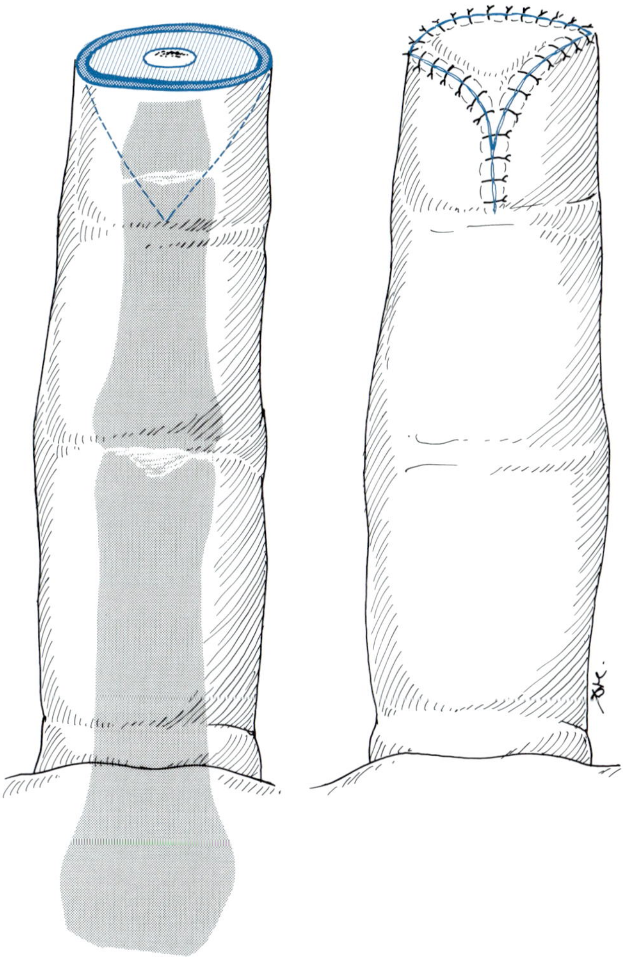

Abb. 7.78: V-Y-Plastik nach TRANQUILLI-LEALI. Sie ist geeignet bei geraden und schräg von dorsal-proximal nach palmar-distal verlaufenden Fingerkuppenverletzungen. Die Spitze des V darf nicht über die Beugefalte des DIP-Gelenks hinaus verlaufen.

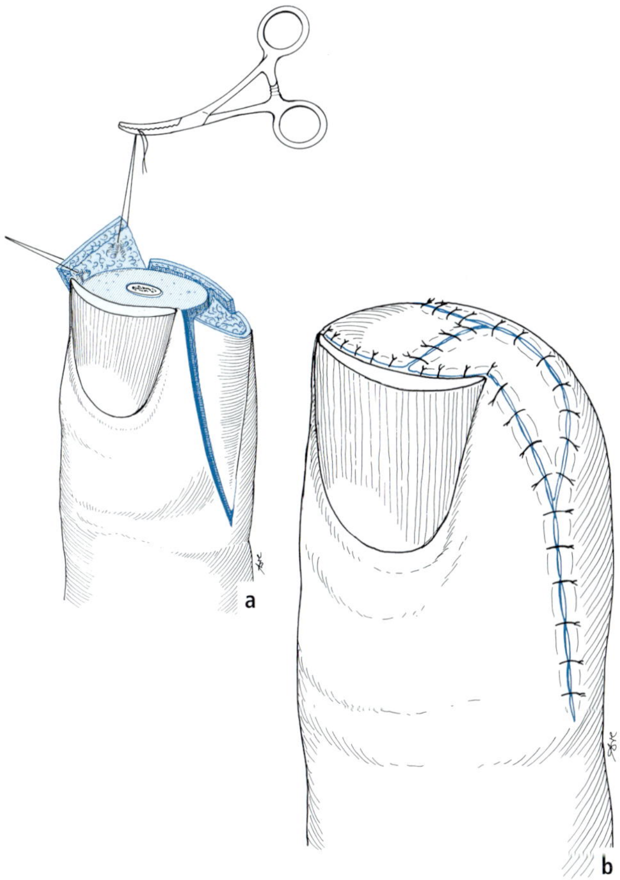

Abb. 7.79a-b: Bilaterale V-Y-Plastik nach KUTLER. Sie ist geeignet bei schräg von dorsal-distal nach palmar-proximal verlaufenden Fingerkuppendefektverletzungen.

Cross finger-Lappen

Der Cross finger-Lappen dient zur Deckung von ausgedehnten Defekten auf der Fingerbeugeseite vornehmlich im Bereich P2/P3. Der Lappen wird von der Dorsalseite des P2 gehoben, die Lappenbasis liegt auf der dem verletzten Finger zugewandten Seite. In der Regel führt sie den aus der palmaren Fingerarterie entspringenden dorsalen Ast, der auf der Gegenseite proximal und distal durchtrennt werden muß. Der Lappen wird bis zur Gleitschicht des Streckapparats gehoben und im débridierten Areal des verletzten Fingers eingenäht (Abb. 7.80). Der Hebedefekt und die Strecke bis zum Defektareal werden mit Vollhaut gedeckt und mit einem Überknüpfverband versehen.

Nachbehandlung

Der Überknüpfverband wird nach vier Tagen bei zweitägiger Wundkontrolle entfernt. Die Vollhaut muß nach zehn Tagen fest eingeheilt sein und wird durch regelmäßigs Fetten, anfangs mit Fettgaze, später mit Fettcreme, täglich gepflegt. Hämatome unter dem Transplantat werden sofort skarefiziert und entfernt. Bei V.a. Hämatom den Überknüpfverband frühzeitig entfernen und Verband nur anwickeln.

Die Cross finger-Lappendurchtrennung erfolgt nach drei Wochen. Nach fester Einheilung von Transplantat und/oder Lappen wird ab der dritten Woche mit Abhärtungsmaßnahmen, besonders an den Fingerkuppen, begonnen: Handbäder, Knetübungen und Bürstenmassage werden gesteigert bis zur Klopfmassage.

Komplikationen

Komplikationen wie Infektion, Hämatom sowie Lappenteil- oder -komplettnekrose machen u.U. eine aufwendige stationäre Behandlung mit aufwendigeren Lappen notwendig.

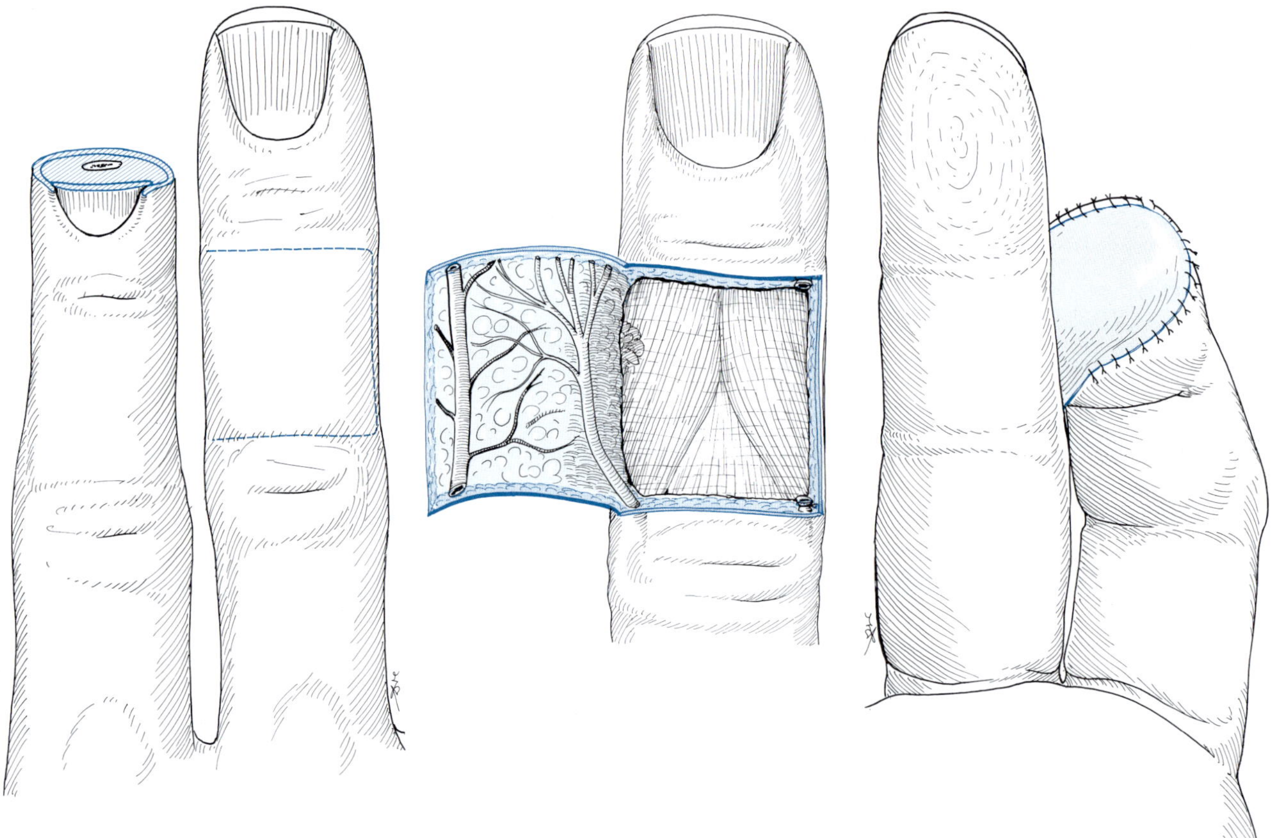

a b c

Abb. 7.80a-c: Cross finger-Lappen. Vorplanung zur Defektdeckung eines Fingerkuppendefekts am Nachbarfinger (a). Hebung des Lappens unter Darstellung seiner Gefäßversorgung und Erhaltung der Gleitschicht auf der Streckaponeurose (b) und Deckung der verletzten Fingerkuppe (c).

Arbeitsunfähigkeit und Begutachtung

Arbeitsunfähigkeit besteht je nach Beruf und Lappentechnik bis zu sechs Wochen. MdE/GdB entsteht je nach Ausdehnung der Verletzung.

7.3.8 Thermische Schäden

Thermische und auch chemische lokale Schäden des Haut-Weichteil-Mantels spielen im ambulanten Bereich nur dann eine Rolle, wenn sie in ihrer Ausdehnung so klein sind, daß sie keine wesentlichen Funktionseinbußen der Hand und der Finger verursachen. Größere Schäden, die wesentliche Hautstrukturen oder einen ganzen Finger oder seine wichtigen Strukturen betreffen, gehören in eine stationäre Behandlung. Hier soll nur auf solche Schäden eingegangen werden, die den Haut-Weichteil-Mantel betreffen. Da hinsichtlich der Ausdehnung in die Tiefe des Haut-Subkutan-Gewebes die gleiche Indikationsstellung bei allen chemischen und thermischen Schäden gilt, wird hier nur auf das Krankheitsbild der Verbrennung Bezug genommen.

Eine Hitzeeinwirkung von über 45 – 50 °C und über 10 – 15 Sekunden verursacht schon nachhaltige, teilweise tief durchgreifende Hautschäden (Verbrennungsgrade, siehe 4.3.1).

Zur *Diagnostik* gehören Inspektion, Sensibilitätsprüfung sowie die Prüfung der Durchblutung und der Beweglichkeit.

Die Therapie besteht im akuten Verletzungsfall in der sofortigen Abkühlung mit kaltem Wasser oder in Kompresse eingewickeltem Cool pack (siehe auch 4.3.2). *Erstgradige und oberflächlich zweitgradige* Verbrennungen werden nach Abtragung der Brandblasen konservativ mit Fettsalben oder desinfizierenden speziellen Brandsalben behandelt (siehe auch 4.3.3). Mit krankengymnastischen Bewegungsübungen wird ab dem zweiten Tag begonnen; je nach Ausdehnung wird anfangs mindestens zweimal geübt und alle zwei Tage entsprechend gesteigert.

Tief zweitgradige und drittgradige Verletzungen stellen eine absolute Operationsindikation dar, die in einem Débridement des verbrannten Haut-Subkutan-Gewebes besteht. Je nach Ausdehnung erfolgt die Behandlung ambulant oder stationär. Die ambulante Behandlung sollte nur die Exzision und plastische Dekkung kleiner Areale beinhalten, die allerhöchstens kleine lokale Lappenplastiken oder Deckungen durch kleine Hauttransplantate erfordern (siehe 7.3.7).

7.3.9 Erkrankungen der Gelenke

7.3.9.1 Synovialitits

Krankheitsbild

Synovialitiden werden durch akute oder chronische entzündliche Prozesse am Stratum synoviale von Gelenken oder Sehnenscheiden verursacht. Hierdurch kommt es entweder direkt zu einer entzündlichen Exsudation und damit zu einem sofortigen Gelenkerguß oder über den Umweg einer starken Proliferation der Synovialschleimhaut zu einer vermehrten Exsudation. Die noch nicht genau geklärte enzymatische Veränderung der Synovialflüssigkeit führt in Abhängigkeit von der Massivität und Dauer der Synovialitis erst zu einer Alteration, später zu einer Destruktion des Gelenkknorpels und des Kapsel-Bandapparates und damit zur allmählichen Zerstörung der funktionellen Gelenkeinheit.

Ursachen: Bakteriell durch direkte Keiminvasion ins Gelenk bei Verletzungen oder bei generalisierter Keiminvasion hämatogen oder lymphogen, z.B. Streptokokken, Staphylokokken, Gonokokken, Tuberkulose. Abakteriell bei Autoaggressionserkrankungen, Kollagenosen, Hauterkrankungen (z.B. Psoriasis), Stoffwechselerkrankungen (z.B. Diabetes mellitus, Hyperurikämie, Colitits ulcerosa).

Klinik: Je nach Krankheitsform Schwellung der betroffenen Gelenke mit oder ohne Schmerz oder Rötung (wichtige Differentialdiagnose!). Verstrichene Gelenkkonturen, Ballottement, eingeschränkte Beweglichkeit, Fehlstellungen (z.B. Ulnardeviation bei CP), Befall weiterer Gelenke. Klinische Allgemeinsymptome je nach Erkrankungsform.

Klassifikation: Für die therapeutische Indikationsstellung ist lediglich die Unterscheidung von akut entzündlichen und degenerativen Synovialitiden von Bedeutung.

Diagnostik

Anamnese/klinische Untersuchung

Übliche Anamneseerhebung und klinische Untersuchung. Auf Dauer der Schwellung, Fieber, Rötung, Schmerzen, Bewegungseinschränkungen, Fehlstellungen und Befall anderer Gelenke und/oder anderer Organe achten!

Weiterführende Diagnostik

Röntgenaufnahme in zwei Ebenen, zur Ergänzung evtl. *Sonographie*, nur in besonderen Ausnahmefällen *Kernspintomographie.* Die *Laboruntersuchungen* umfassen die rheumatologische Diagnostik und die Bestimmung der BSG.

Differentialdiagnose: O.g. Ursachenabklärung.

Therapie

Behandlungsziele

Behandlungsziel ist die Erhaltung des Gelenkknorpels und des Bandapparates sowie die Verhinderung der Exkretion von schädigender Synovialflüssigkeit.

Indikationen

Die akute Synovialitits wird konservativ behandelt mit antiphlogistischer Medikation und durch Ruhigstellung. Die Indikation zur operativen Versorgung besteht bei chronischen Synovialitiden, u.U. an den MP-Gelenken mit Verkürzung des radialen Kollateralbandapparates.

Verfahrenswahl

Bei Einzelbefall der Hand- oder Fingergelenke ohne wesentliche Dislokation kommt die komplette Synovialektomie in Betracht. Bei Ulnardeviation (CP) in den MP-Gelenken erfolgt eine zusätzliche „Radialisierung" der entsprechenden Kollateralbänder. Bei starker Destruktion und Dislokation in den MP-Gelenken ist ein prothetischer Ersatz dieser Gelenke zu erwägen.

Vorbereitung

Die geeignete *Anästhesieform* bei Synovialektomie von Hand- oder MP-Gelenken ist die Plexusanästhesie, sonst die Leitungsanästhesie nach OBERST. Die *Lagerung* der betroffenen Hand erfolgt auf einem Armtisch.

OP-Technik

Eingriffe am Handgelenk

Bei Eingriffen am *Handgelenk* erfolgt der Zugang über eine meanderförmige Inszision. Während die Strecksehnen und des Retinaculum zur Seite gehalten werden, erfolgt die Abtrennung der Ligamente des Handgelenkes vom Radius im Sinne eines distal gestielten Lappens. Von hier aus ist das gesamte Gelenk gut einsehbar und auch eine intercarpale Synovialektomie leicht durchzuführen. Das synovialitisch veränderte Gewebe wird mit dem Rongeur excidiert. Der zurückgeklappte Bandapparat wird abschließend mit nicht resorbierbarem Nahtmaterial refixiert.

Eingriffe an den MP-Gelenken
Die Schnittführung richtet sich danach, ob einzelne oder mehrere Gelenke betroffen sind. Bei *Einzelbefall* wird radial von der Streckseite des Gelenkes eine seitlich ausladende Längsinzision angelegt. Bei Befall *mehrerer benachbarter Gelenke* erfolgt der Zugang durch bogenförmige Längsinzisionen dazwischen oder eine verbundene Querinzision im gebeugten Grundgelenk proximal des MP-Köpfchens. Anschließend wird die Haut zusammen mit dem Subkutangewebe mobilisiert, wobei möglichst viele Venen geschont werden müssen! Die Eröffnung der Gelenke wird radial vom Extensorhood über eine zur Extensorsehne 3-5 mm entfernte, parallele Schnittführung vorgenommen. Die Fasern des Streckerhäubchens und der Kollateralbänder können nun problemlos vom erkrankten synovialitischen Gewebe getrennt werden. Die extrinsische Strecksehne wird sodann nach ulnar gehalten. Das synovialitisch veränderte Gewebe wird teils stumpf teils scharf excidiert, an schwer zugänglichen Stellen am besten mit dem Rongeur. Es ist darauf zu achten, daß die gesamte Synovia bis zum Knorpel-Knochenübergang excidiert wird! Bei Korrektur des Ulnardrifts werden die vielfältigsten Methoden beschrieben, um die nach ulnar deviierte Strecksehne zu reponieren und die radialen Kollateralbänder zu kürzen. Alle diese Methoden sollten dem versierten Handchirurgen überlassen bleiben. Bei geringer beginnender Ulnardeviation reicht eine Raffung der radialen Kollateralbänder durch U-Naht und eine Doppelung des radialen Extensorhoods im Bereich der Inzision (ohne die Streckseite mit einzunähen!).

Eingriffe an den IP- und PIP-Gelenken
An den *IP*- und *PIP-Gelenken* erfolgt am Finger V ein radialer, an den übrigen Langfingern ein ulnarkonvexer streckseitiger Bogenschnitt (Strecksehnenapparat intakt lassen). Das Lig. retinaculare transversum (LANDSMEER) wird durchtrennt und die gesamte Streckaponeurose zur Seite gehalten.

Nachbehandlung

Bei Synovialektomie einzelner Fingergelenke wird für 10 Tage eine Unterarmgipsschiene in Intrinsic plus-Stellung angelegt. Bei Synovialektomie mehrerer Grundgelenke sind ab dem 2. postoperativen Tag aktive Bewegungsübungen mit einer dynamischen, dorsal angelegten, antiulnaren Deviationsschiene indiziert. Zunächst erfolgen die Übungen zur wachen Zeit einmal stündlich, am 3. postoperativen Tag dreimal stündlich und werden ab dem 5. postoperativen Tag gesteigert. Die Dauer der Schienenbehandlung beträgt 4 – 12 Wochen.

7.3.9.2 Fingergelenkarthrose

Krankheitsbild

Definition

Im Gegensatz zum akut entzündlichen destruierenden Prozeß der Arthritis ist die Arthrose als chronisch degenerativer Prozeß mit langsam fortscheitender Zerstörung der funktionell wichtigen Strukturen (Knorpel, Bandführungen) zu betrachten.

Ursachen

Ursachen sind traumatische komplette oder teilweise Zerstörung eines Gelenks, rheumatoide Arthritis oder andere Erkrankungen aus dem rheumatischen Formenkreis sowie Stoffwechselerkrankungen.

Klinik

Eine Arthrose kann völlig asymptomatisch sein und als Zufallsbefund gefunden werden, oder es führen Schwellung, dezente Rötung und schmerzhafte oder schmerzfreie Bewegungseinschränkung den Patienten zum Arzt.

Diagnostik

Anamnese und klinische Untersuchung

Erfragen der Vorerkrankungen und Beschwerdesymptomatik sowie die klinische Befunderhebung erfolgen wie üblich. U.U. ist eine komplette oder teilweise Instabilität der Bandführung nachzuweisen. Bei rheumatoider Arthritis sind Knopfloch- oder Schwanenhalsdeformität häufig zu finden.

Weiterführende Diagnostik

In den *Röntgenaufnahmen* in 2 Ebenen imponieren verschieden starker Aufbrauch der Gelenkflächen mit subchondraler Sklerosierung und vermehrte Randzakkenbildung.

Bei entsprechendem Verdacht sollte mit Hilfe der *Labordiagnostik* nach Erkrankungen des rheumatischen Formenkreises gefahndet werden.

Differentialdiagnose

Zur Differentialdiagnose zählen Trauma, (chronische) Infektionen sowie atraumatische Ursachen wie Psoriasis, Stoffwechselerkrankungen, Kollagenosen und der rheumatische Formenkreis.

Therapie

Behandlungsziele

Behandlungsziel ist die schmerzfreie Beweglichkeit. Sie läßt sich in fortgeschrittenen Stadien häufig nicht mehr erreichen, dann bleibt nur noch als Behandlungsziel, die Schmerzfreiheit anzustreben.

Indikationen und Verfahrenswahl

Konservatives Vorgehen ist indiziert bei dezenten Befunden und beinhaltet Antiphlogistika, intraartikulär Kortikoidinjektionen, Wärme-, Kältetherapie, Ruhigstellung, Krankengymnastik und Ergotherapie.

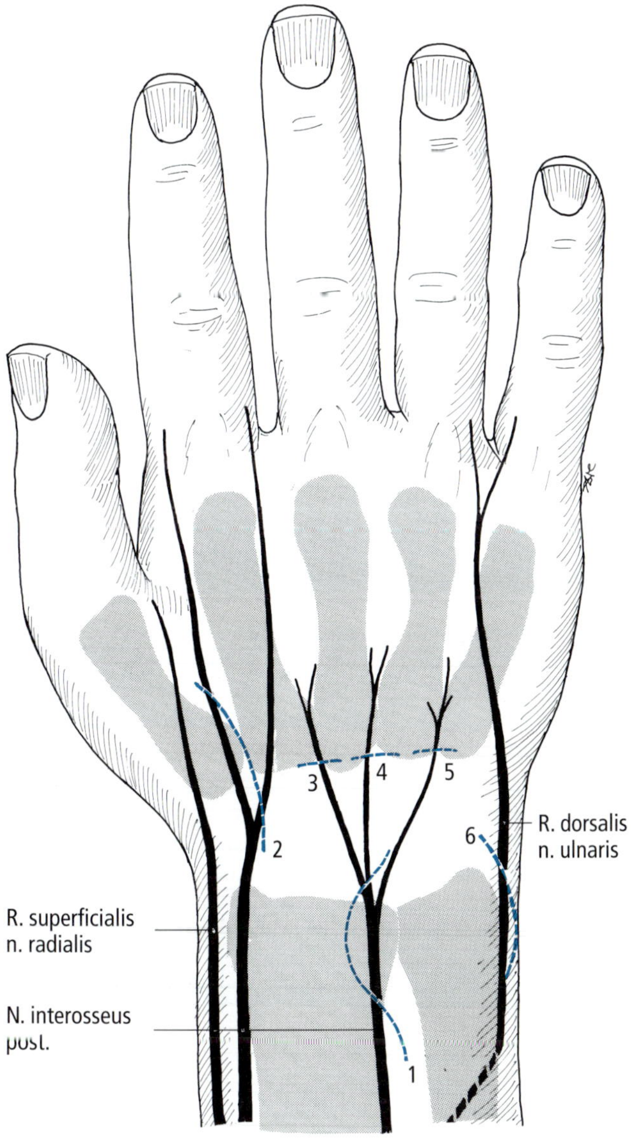

Abb. 7.81: Denervierung im dorsalen Handgelenkbereich. Inzisionen, siehe Text.

Bei *Arthrosen im karpalen Bereich* sind *Denervierung* und/oder interkarpale *Arthrodese* indiziert. Denervierungen im Handgelenkbereich sollten dann durchgeführt werden, wenn keine rekonstruktive Möglichkeit an den Karpalgelenken mehr besteht. Für Denervierungsoperationen muß eine präoperative Schmerzausschaltung durch ein Lokalanästhetikum erfolgreich sein, sonst ist eine derartige Operation nicht erfolgversprechend. Die Lokalanästhesie erfolgt nacheinander an den sensiblen Versorgungen der Handwurzel, um eine genaue Lokalisation der Haupttriggerpunkte zu ermöglichen.

Bei traumatisch bedingten, fortschreitenden *Arthrosen im PIP- und MP-Bereich* sollte eine *Koriumplastik* erwogen werden. Sie wird stationär durch einen Handchirurgen durchgeführt. Bei chronisch fortschreitenden degenerativen Prozessen im MP-Bereich sind *SWANSON-Prothesen* indiziert, ebenso unter stationären Bedingungen. Chronisch fortschreitende degenerative Prozesse im PIP- und DIP-Bereich sollten nur bei zunehmender Behinderung durch Schmerzen und/oder Fehlstellungen durch Arthrodesen behandelt werden.

Kontraindikationen zur Koriumplastik, SWANSON-Prothese oder Arthrodese sind akute Entzündungen und asymptomatische Arthrosen. Bei Rheumatikern sollte prinzipiell die frühe Synovialektomie (siehe auch 7.6.2.8) bei destruierenden Synovialitiden erwogen werden. Dadurch kann der Prozeß der Destruktion, der Schmerzen und der Fehlstellung entscheidend verzögert werden, ebenfalls wird ein endgültiger Eingriff wie Arthrodese oder Prothese wesentlich hinausgeschoben.

Vorbereitung

Die *Aufklärung* des Patienten für eine *Arthrodese* beinhaltet Nachkorrekturen, Verkürzung des Fingers, Behinderung durch Aufhebung der freien Beweglichkeit, Sensibilitätsstörungen, Sehnenverletzungen und übliche chirurgische Komplikationen.

Geeignete *Anästhesieform* im Handgelenksbereich ist die Plexusanästhesie, im Bereich der Finger ist auch eine OBERST-Anästhesie möglich.

OP-Technik

Denervierung

Denervierungen bei Arthrosen im karpalen Bereich erfolgen meist von dorsal:

- Die Inzision zur Denervierung nach WILHELM im Handgelenksbereich (Abb. 7.81-1) erfolgt proximal des distalen Radioulnargelenks, etwa 3 cm proximal der Handwurzel. Die Strecksehnen werden nach ulnar zur Seite gehalten, und nach Präparation bis zur Membrana interossea taucht der N. interosseus posterior am ulnaren Rand des Radius nach dorsal auf und wird möglichst weit proximal durchtrennt. Die Membrana interossea wird durchtrennt und der

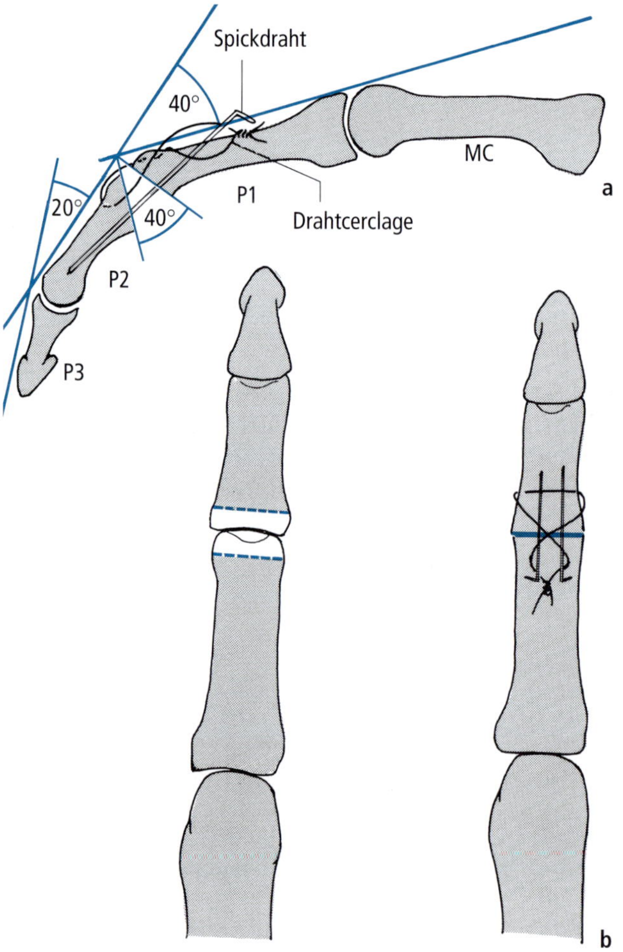

Abb. 7.82: Arthrodese des PIP-Gelenks. Erforderliche Beugestellung im PIP- und DIP-Gelenk des zweiten Strahls (a). Arthrodese nach Resektion der Gelenkflächen und Osteosynthese mit Drahtcerclage und zwei parallelen Spickdrähten (b).

N. interosseus anterior von hier aus mit einem Nervenhäkchen hervorluxiert und über eine Strecke von mindestens 1 cm reseziert.

- Nach einem Hautschnitt dorsal längs zwischen den Basen MC I und MC II wird kurz vor seiner Aufteilung zum 1. und 2. Finger der nach palmar ziehende Gelenkast reseziert (Abb. 7.81-2).
- Die tiefen Rr. perforantes n. ulnaris werden zwischen den Basen des 2. – 5. Os metacarpale durchtrennt (Abb. 7.81-3 – 5).
- Die Gelenkäste des R. dorsalis n. ulnaris werden durchtrennt und die Weichteile vom Processus styloideus ulnae abgeschoben (Abb. 7.81-6).
- Nach bogenförmiger Inzision an der palmaren Aussenseite des distalen Radius und Abschieben der Weichteile vom Radiusperiost werden die Seitenäste des N. cutaneus antebrachii lateralis entlang der Abgänge der A. radialis ligiert.
- Die Durchtrennung des subkutanen Gelenkasts des R. palmaris n. mediani erfolgt neben der Sehne des M. palmaris longus.

Arthrodese

Zuggurtungen zur Durchführung einer Arthrodese sind am gebräuchlichsten besonders im Bereich der DIP-Gelenke. Gleich, welche Art der Arthrodese gewählt wird, muß für jedes einzelne Gelenk die korrekte Funktionsstellung gewählt werden. Die Beugestellung des PIP-Gelenks sollte am 2. Finger bei 40° eingestellt sein. Sie steigt von Finger zu Finger um etwa 5°, was am PIP 5-Gelenk einer Beugung von 55° entspricht, um auch dort einen Spitzgriff mit dem Daumen zu erreichen. Die IP-Beugestellung sollte bei 5° und die DIP-Beugestellung zwischen 5 – 25° liegen (Abb. 7.82).

Der Eingriff erfolgt in Finger-, oder (beim PIP-Gelenk besser) in Oberarmblutleere, die Inzision über dem PIP verläuft entweder mittig streckseitig und gerade oder meanderförmig. Die Streckaponeurose wird unter Ablösung des Mittelzügels längs gespalten, die Kollateralbänder durchtrennt und die Gelenkflächen aufgeklappt und reseziert. Hierbei hat es sich bewährt, die distale Gelenkfläche gerade und die proximale in dem entsprechenden Winkel schräg zu resezieren. Zwei parallele Spickdrähte (0,6 – 1,0 mm) werden unter exakter Stellung der Resektionsflächen aufeinander eingebracht. Nach querer Durchbohrung des distalen Knochens im Abstand von 0,5 – 1 cm wird eine Drahtschlinge eingezogen und die Enden hinter den aus dem proximalen Fragment herausragenden Spickdrähten achtertourenförmig so verzwirbelt, daß genügend Kompression entsteht. Die Drahtenden werden umgebogen, gekürzt und an den Knochen angelegt. Das Osteosyntheseergebnis sollte mit Bildwandler kontrolliert werden, da oft die klinisch einwandfreie Stellung und Lage des Osteosynthesematerials in keinem Verhältnis zum wirklichen Röntgenbefund stehen.

Der Hautschnitt im Bereich des IP oder DIP ist Y-förmig, das operative Vorgehen sonst identisch.

Nachbehandlung

Nach *Denervierung* wird eine palmare Unterarmgipsschiene ohne Fingereinschluß für zehn Tage angelegt.

Nach einer *Arthrodese* beträgt die Ruhigstellung je nach Festigkeit der Osteosynthese zwischen vierzehn Tagen und vier Wochen, davon bis zur Abschwellung ca. eine Woche auf einer palmaren Gipsschiene unter Einschluß von zwei benachbarten Langfingern, danach auf einer Fingerschiene. Nach Freigabe beginnen geführte und aktive *Bewegungsübungen*.

Komplikationen

Denervierung: Weiter persistierende Schmerzen nach Denervierungs-OP führen letztendlich zur Indikationsstellung einer Arthrodese.

Arthrodese: Bei Lockerung des Osteosynthesematerials läßt sich durch entsprechende Verlängerung der Ruhigstellungszeiten noch ein Durchbau erreichen. Bei Infekt sind die Entfernung des Osteosynthesematerials und ein ausreichendes Débridement unumgänglich.

Arbeitsunfähigkeit und Begutachtung

Die Arbeitsunfähigkeit beträgt nach *Synovialektomie* und *Denervierungs-OP* 3 – 6 Wochen, nach *Arthrodese* 3 Wochen – 3 Monate, je nach Schwere des Berufs.

7.3.10 Erkrankungen des Sehnengleitgewebes

Krankheitsbild

Synovi(ali)tiden des Sehnengleitgewebes haben den gleichen Ursprung wie die der Gelenke (siehe auch 7.6.5.2). Strecksehnensynovialitiden sind zehnmal häufiger als die der Beugesehnen.

Die *Strecksehnensynovialis* findet sich überall dort, wo die Sehnen durch anatomische Strukturen wie dem Retinaculum extensorum in ihrer Lage gehalten werden. Der Synovialsack beginnt proximal des Retinakulums und endet beim Erwachsenen ca. 4 cm distal davon (Abb. 7.83). Synovialitiden der Strecksehnen entstehen meist im Bereich der stärkeren Richtungsänderungen distal vom Retinakulum.

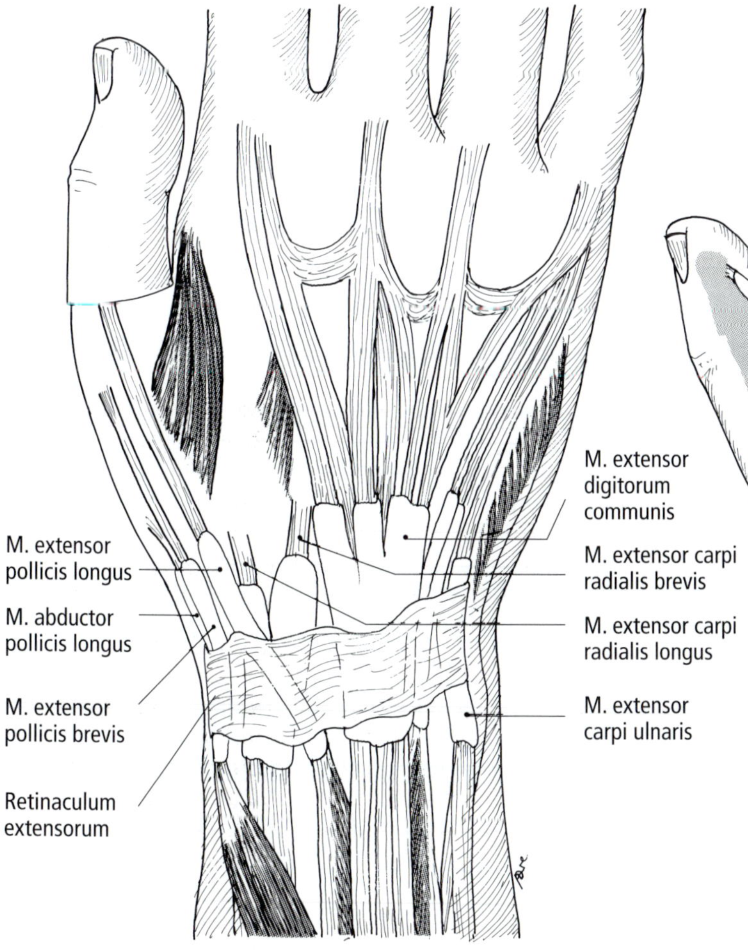

Abb. 7.83: Sehnenscheiden der Strecksehnen der Hand.

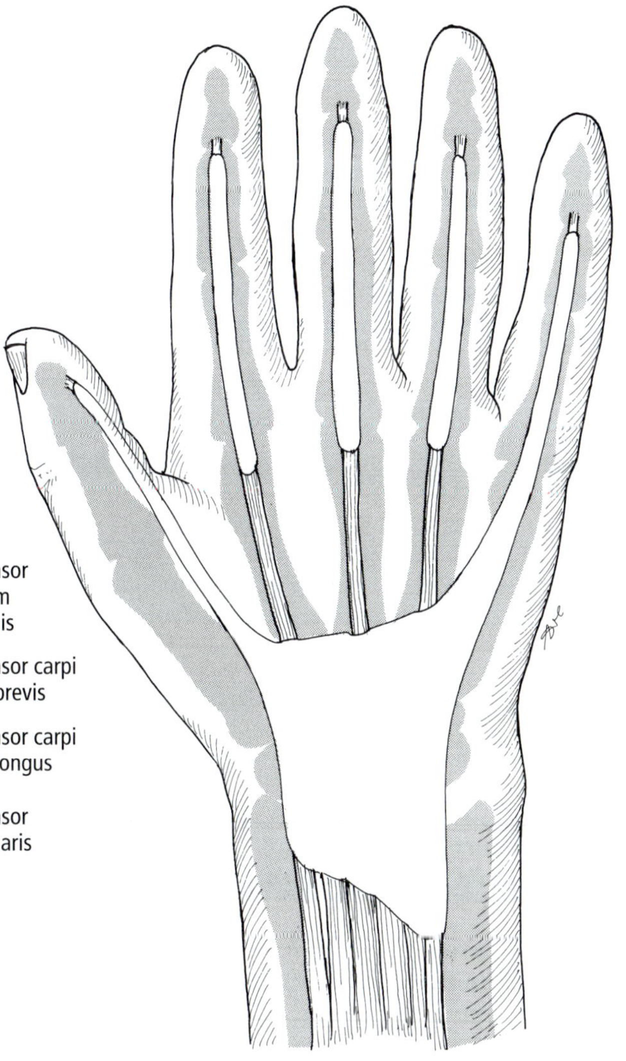

Abb. 7.84: Sehnenscheiden der Beugesehnen der Hand.

In vielen Fällen führt eine Synovialitis im retinakulären Bereich zur schmerzhaften Bewegungseinschränkung oder Blockierung der Sehnengleitfähigkeit. Häufig entstehen durch chronische Reizzustände Sehnenknötchen, die dann erst zu einer Bewegungsblockade führen.

Beugeseitig erstrecken sich die Sehnenscheiden proximal von der Rascetta bis zu den Fingern in verschiedenen Höhen. Die Daumenbeugesehne hat eine komplette Sehnenscheide vom IP- bis zum Handgelenk. Sie verläuft entweder komplett isoliert oder verbindet sich mit dem gemeinsamen Langfingersynovialsack in Höhe der Rascetta. Als nächste, vollständig die Beugesehne begleitende Sehnenscheide ist die des Kleinfingers zu nennen. Sie mündet in den gemeinsamen Synovialsack sämtlicher Langfinger in der Hohlhand. Bei den übrigen Fingern besteht eine Beugesehnenscheide bis proximal des MP-Gelenks und sodann die gemeinsame Beugesehnenscheide von den Karpometakarpalgelenken bis proximal der Rascetta (Abb. 7.84).

Die *Ursachen* sind unspezifisch, Erkrankungen aus dem rheumatischen Formenkreis, selten spezifische Entzündungen (z.B. Tuberkulose, Sarkoidose), Überanstrengung mit chronischem Reizzustand und stumpfes Trauma.

Diagnostik

Anamnese und klinische Untersuchung

Wie bei den Gelenken muß eine akute von einer chronischen Erkrankung sowie eine spezifische von einer unspezifischen abgegrenzt werden. Untersucht werden Beweglichkeit, Krepitation, Bandführung und allgemeine Krankheitszeichen.

Bei der Tenosynovitis stenosans DE QUERVAIN, die das erste Streckerfachbetrifft, verursacht der FINKELSTEIN-Test (Faustschluß über dem in die Hohlhand gebeugten Daumen und Ulnarduktion) starke Schmerzen, in ähnlicher Weise schmerzen Streckung und Abduktion des Daumens.

Beim *Schnellenden Finger* durch Beugesehnenknötchen (Tendovaginitis stenosans beim Kind, siehe 9.4.5) oder bei Verdickung der Sehnenscheide (Erwachsene) im Bereich des A1-Ringbands finden sich Ruheschmerzen, Druckschmerz im Bereich des Metakarpophalangealgelenks, Beugehemmung oder „Stehenbleiben" des Fingers in Beugestellung oder aus kurzer Blockade in Beugestellung „Hervorspringen" des Fingers in Streckstellung.

Bildgebende Diagnostik

Die bildgebende Diagnostik besteht in *Röntgenaufnahmen* der Hand, evtl. bei V.a. Tumorbildung ergänzt durch *Sonographie.*

Therapie

Behandlungsziele

Behandlungsziel ist die Verhinderung der Zerstörung von Sehnen und Sehnenhaltebändern, die Schmerzvermeidung und der Erhalt der Bewegungsfähigkeit.

Indikationen

Indikationen zur *operativen Therapie* sind Synovialitiden, die auf eine konservative bzw. medikamentöse Therapie nicht ansprechen und akute synovialitische Infekte mit zunehmender Symptomatik (Fieber, Lymphangitis, Ödem).

Akute nicht-infektiöse Synovialitiden (Verlauf!) sollten zunächst einem *konservativen* Therapieversuch zugeführt werden.

Verfahrenswahl

Eine durch Überanstrengung oder unspezifisch entstandene Synovialitis wird zunächst durch palmare Unterarmgipsschiene in Funktionsstellung (mit oder ohne Fingereinschluß), Hochlagerung und Gabe von Antiphlogistika und, falls notwendig, Antazida über 2 – 3 Wochen behandelt.

Bei der *Tendovaginitis stenosans* DE QUERVAIN erfolgt nach konservativer Behandlung die Spaltung des ersten Streckerfachs. Bei *Ringbandstenosen* wird die Ringbandspaltung durchgeführt. *Cave:* „Bow stringing" bei Spaltung von zu vielen oder den falschen Ringbändern! Dies trifft für die Ringbänder A2 und A4 zu, die nach Möglichkeit nicht gespalten werden dürfen. Ein Beugeverlust kann bei gleichzeitiger Spaltung des A1- und A2-Ringbands auftreten.

Vorbereitung

Die *Aufklärung* des Patienten umfaßt Gefäß- und Nervenverletzung, Ringbandverlust oder -aufbrauch, besonders bei rheumatischen Synovialitiden, später durchzuführende Rekonstruktion der Haltebänder, „Bow stringing" der Sehnen, Ankoppelungsoperationen vollständig destruierter Sehnen an noch funktionierende (bei Rheumatikern) in gleicher Sitzung und evtl. Sehnentransplantation.

Zur Ringbandspaltung genügt die *Lokalanästhesie* in der proximalen Hohlhandbeugefalte, sonst wird eine *Plexusanästhesie* angelegt. Prinzipiell wird nur in *Oberarmblutleere* operiert! *Gelagert* wird die betroffene Hand auf dem Armtisch in Abduktion des Arms.

Zugangswege und Präparation

- Die Ringbandspaltung A1 am Daumen erfolgt über eine Querinzision in der proximalen Beugefalte des Daumengrundgelenks, zur Spaltung des Ringbandes

A1 der Langfinger wird eine Querinzision in der proximalen Hohlhandbeugefalte angelegt. Bei Ringbandspaltungen Gefäß-Nervenbündel darstellen und schonen. Cave: Am Daumen liegen die Nerven sehr dicht subcutan! Beugeseitig am Finger immer Gefäß-Nervenbündel darstellen und schonen.

- Die Spaltung des ersten Streckerfachs bei Tendovaginitis de Quervain wird über eine zur Streckseite konvexe, bogenförmige und ca. 3 cm lange Inzision beginnend über dem Proc. styloideus radii durchgeführt. Bei der Präparation des ersten Streckerfachs ist der Ramus superficialis nervi radii möglichst anzuschlingen und zu schonen.
- Sonst übliche meanderförmige oder zickzack-ähnliche Schnittführung.
- Bei Synovialektomie müssen möglichst sämtliche Haltebänder der Sehnen geschont werden.

Nachbehandlung

Bei Ringbandspaltung, Spaltung des ersten Streckerfaches oder einfachen Synovialektomien nach einem Tag Ruhigstellung sofortige Mobilisation.

Bei Beugesehnenankoppelungsverfahren oder Transplantationen Kleinert-Schienenbehandlung spätestens ab dem 5. postoperativen Tag. Nach Strecksehnenankoppelung oder -transplantation wird eine umgekehrte Kleinert-Schienenbehandlung durchgeführt. Dauer und Art ebenfalls wie bei Beugesehnenverletzungen 6 Wochen.

Komplikationen

Nervenverletzungen erfordern ggf. eine mikrochirurgische sekundäre Versorgung. Eine Zerreißung der Sehnen nach Synovialektomie erfordert nach Beendigung der Wundheilung eine sekundäre Transplantation oder Ankoppelungsoperation.

Nachsorge

Die Dauer der Arbeitsunfähigkeit beträgt je nach Beruf und Operation zwischen einer Woche und zwei Monaten.

7.3.11 M. Dupuytren

Krankheitsbild

Definition

Bei der Dupuytren-Kontraktur handelt es sich um eine teilweise knotige, teilweise strangförmige Verdickung vornehmlich der Palmaraponeurose.

Nach kontroverser Auffassung vieler Autoren stellt sie eine Erkrankung bereits vorhandener Bindegewebsbündel der Palmaraponeurose und ihrer in das hohlhandseitige Bindegewebe einstrahlende Fasern dar. Sie tritt bevorzugt sowohl in den längs- als auch querverlaufenden Faserzügen im Bereich des 4. – 5. Mittelhandstrahls auf, besitzt aber – was die Knotenbildung und Kontrakturbildung angeht – ein außerordentlich vielfältiges Erscheinungsbild und strahlt häufig bis über die Mittelgelenke sämtlicher Langfinger aus.

Ätiologie

Eine eindeutig auslösende Ursache ist bisher noch nicht geklärt; sie tritt aber vermehrt auf bei Leberschädigungen, Diabetes mellitus, chronischen und akuten Traumata und lokalen Infektionen. Ebenfalls häufig beobachtet wird ein familiäres Auftreten über mehrere Generationen.

Klinik

Das klinische Erscheinungsbild ist individuell außerordentlich unterschiedlich. Der Beginn der Erkrankung wird in vielen Fällen gar nicht registriert. Schmerzen bestehen häufig in frühen Stadien erst dann, wenn Irritationen der darunter liegenden Fingernerven auftreten. Als Frühzeichen beschrieben wurden von MOOREHEAD (1956) die quere Faltung der Haut über dem Hypothenar, wenn der 4. und 5. Finger überstreckt werden. MILLESI (1965) beschrieb das Auftreten punktförmiger Hauteinziehungen proximal und distal der distalen Beugefalte der Hohlhand besonders bei überstreckten MP-Gelenken. In späteren Stadien sieht man die typische Verdickung in der Hohlhand, die sich dann schon häufig strangförmig, manchmal auch nur flächenhaft ausdehnt. Parallel dazu können strang- oder knotenförmige Verdickungen über der Fingerbeugeseite oder an den Fingerseitenflächen entstehen.

In den weiter fortgeschrittenen Stadien kommt es zur Beugekontraktur sowohl der Grundgelenke als auch der PIP-Gelenke durch eine weitere dicke Strangbildung. Hierbei können sich die Stränge von der Hohlhand in Richtung auf das Langfingermittelgelenk entwickeln, wobei das Fasersystem an der Palmarseite der zugehörigen Grund- und Mittelphalanx befallen wird.

Dadurch entsteht eine Beugekontraktur zuerst im PIP-Gelenk und später im MP-Gelenk. Es kann aber auch eine flächenhafte seitliche Ausbildung mehrerer benachbarter Stränge erfolgen. Bei diesem Typ kommt es zunächst zur Ausbildung von Beugekontrakturen in den MP-Gelenken. Kontrakturen der MP-Gelenke treten in der Regel häufiger auf. Zeitlich danach folgen die PIP-Gelenke. Häufig nehmen die seitlichen Kontrakturstränge am Kleinfinger ihren Ursprung aus der Hypothenarfaszie. Am Daumen können sowohl radial als auch ulnar Stränge auf der Palmarseite zur Beugekontraktur im MP-Gelenk führen.

Klassifikation

In der Regel hat die Stadieneinteilung Bedeutung für die Indikationsstellung. Hierbei verwenden die Autoren die Einteilung nach Mishon, Tubiana und Thomine (1966), die sich nach der Ausprägung der Beugekontraktur in den einzelnen Fingerstrahlen richtet. Dabei wird die Kontrakturstellung jedes einzelnen Fingergelenks gemessen und pro Finger addiert (z.B. MP-Gelenk + PIP-Gelenk). Eine Hyperextension z.B. des DIP-Gelenks wird ebenfalls addiert, ein Abduktionsverlust des Os metacarpale I wird der Beugekontraktur von MP- und IP-Gelenk des Daumens zugezählt. Nach diesem Schema gibt es fünf Grade:

- *Grad 0.* Keine Krankheitszeichen
- *Grad N.* Knoten oder Strang in der Hohlhand ohne Beugekontraktur
- *Grad I.* Summe des Streckdefizits 0 – 45°
- *Grad II.* Summe des Streckdefizits 45 – 90°
- *Grad III.* Summe des Streckdefizits 90 – 135°
- *Grad IV.* Summe des Streckdefizits > 135°.

Diagnostik

Anamnese und klinische Untersuchung

Die meisten Patienten kommen in der Regel erst, wenn sich bereits Kontrakturen der Finger ausgebildet haben oder wenn bei Druck auf die darunter liegenden Nerven durch knotige Verdickungen Schmerzen entstanden sind.

Bei der Anamnese wird neben den Beschwerden durch strangförmige oder knotenförmige Verdickungen häufig eine familiäre Disposition angegeben. Ebenfalls sollte nach anderen Manifestationsformen der Erkrankung gefragt werden, z.B. der M. Ledderhose mit Ausbildung knotiger Verdickungen an der Plantaraponeurose sowie dem verwandten Krankheitsbild der Induratio penis plastica mit Verhärtungen im Bindegewebe der Tunica albuguinea. Daneben ist nach Lebererkrankungen oder Stoffwechselstörungen zu fahnden.

Differentialdiagnose

Das klinische Erscheinungsbild des M. Dupuytren ist eigentlich so eindeutig, daß differentialdiagnostisch wenig Raum für andere Überlegungen bleibt. Normale Schwielenbildungen oder Ganglien können u.U. mit dem M. Dupuytren verwechselt werden, genauso wie Narbenkontrakturen nach Operationen und Verletzungen.

Therapie

Behandlungsziele

Ziel der Therapie ist die funktionelle Wiederherstellung der normalen Hand- und Fingerbeweglichkeit.

Indikationen

Die Indikationsstellung ist abhängig von dem subjektiven und objektiven Beschwerdebild des Patienten. So ist z.B. die Ausbildung eines Knotens in der Hohlhand oder am Finger noch kein operationswürdiger Befund. Ist er allerdings vergesellschaftet mit Schmerzen, stellt er durchaus eine OP-Indikation dar, auch wenn noch keine Beugekontrakturen bestehen.

Auch die Ausbildung von Kontrakturen in den MP- und PIP-Gelenken stellt erst dann eine Indikation zur OP dar, wenn Behinderungen der Greiffunktion vorhanden sind. In der Regel liegen diese Behinderungen im Stadium II oder III vor.

Kontrovers wird ebenfalls die Indikationsstellung zur kompletten oder partiellen Aponeurektomie diskutiert. Die komplette Aponeurektomie geschieht unter dem Gesichtspunkt der Radikalität zur Verhinderung von Rezidiven, die bei partiell aponeurektomierten Patienten häufig auftreten. Der Nachteil dieser OP-Methode liegt in der Gefahr einer höheren Komplikationsrate durch Nachblutung, Infektion, Schwellneigung sowie Hautnekrosen und demzufolge Einsteifung der funktionell wichtigen Gelenke. Um diesem Problem aus dem Weg zu gehen, entscheiden sich viele Chirurgen für den Mittelweg, nämlich nur die befallenen Strukturen zu resezieren. Beide Verfahren stellen eine mögliche Vorgehensweise dar und sollten fallweise in die Überlegung einbezogen werden. Bei Patienten bis zum 40. Lebensjahr ist durchaus eine Operationsindikation unter dem Gesichtspunkt der höheren Radikalität gegeben; erstens, um Rezidiven vorzubeugen und zweitens, um mögliche Folgeoperationen soweit hinauszuschieben, wie es nur möglich ist. Erfahrungsgemäß treten Rezidive in den mittleren und älteren Lebensabschnitten nicht mehr so häufig auf. Bei sehr alten Patienten oder Patienten mit schwerwiegenden Grunderkrankungen oder sonstigen Einschränkungen der Operabilität ist ebenfalls die rein symptomatische lokale Durchtrennung eines Strangs indiziert.

Relative Kontraindikationen zur Operation können bestehen bei Patienten mit einer *Dupuytren-Diathese.* Dieser Ausdruck wurde durch HUESTON geprägt und meint die Vergesellschaftung der Dupuytren-Kontraktur an der Hand mit M. Ledderhose und Induratio penis plastica. Bei diesen Patienten ist eine lange Familienanamnese der Dupuytren-Kontraktur bekannt. Meistens sind beide Hände befallen mit zusätzlichen „Knuckle pads", welche eine benigne Proliferation von Bindegewebe über der Streckseite der PIP-Gelenke darstellt und nicht funktionell beeinträchtigend wird. Patienten, die an einer Dupuytren-Diathese erkrankt sind, entwickeln schneller Rezidive nach der OP der Hand. Daher ist hier eine strenge Indikation bezüglich der Ausdehnung der Erkrankung und der funktionellen Beeinträchtigung zu stellen. Ebenfalls relative Kontraindikationen stellen Patienten mit schweren Grunderkrankungen dar oder mit erworbenen oder angeboreren Gerinnungsstörungen.

Vorbereitung

Aufgeklärt wird der Patient über die üblichen chirurgischen Komplikationen ebenso wie über Sensibilitätsstörungen bei Z.n. einer operativen Neurolyse aus dem Kontrakturgewebe oder iatrogener Durchtrennung des Nerven. Ebenfalls aufgeklärt werden muß bei starken Kontrakturen der Finger, daß diese nach Kontrakturauflösung hochgradig durchblutungsgestört sein können, was unter Umständen sogar eine Amputation notwendig werden läßt. Ebenso ist aufzuklären über die Art der angewandten Technik (z.B. partielle oder komplette Aponeurektomie, Open palm-Technik oder Vollhauttransplantation bei Auftreten von Restdefekten).

Die Operation wird in *Plexus-* oder *Allgemeinanästhesie* durchgeführt.

Die Lagerung erfolgt auf dem Armtisch in Abduktion des Arms und in Oberarmblutleere. Zur operativen Lagerung der Hand hat sich sowohl die Bleihand bewährt als auch eine Wabenplatte, mit der die einzelnen Finger über Silikonschläuche fixiert werden können.

Zugangswege

In der *Palma manus* sind verschiedene Schnittführungen möglich, hier seinen nur die häufigsten genannt:

- *Querschnitt* im Bereich der distalen Hohlhandbeugefalte. Von hier aus erfolgt die Präparation nach proximal und distal und die Resektion nur des befallenen Gewebes. Diese Inzision kann auch noch durch eine der Thenarfalte folgende Inzision ergänzt werden (Abb. 7.85a).
- Der *Y-förmige Hautschnitt* in der Hohlhand *nach* MILLESI (Abb. 7.85b) im Bereich der proximalen und distalen Hohlhandbeugefalte wird verlängert bis hin zur Thenarfalte und läuft proximal bis zum Lig. transversum aus. Auf diese Weise werden insgesamt drei Dreieckslappen mit breiter Basis präpariert, wobei sorgfälig die in die Haut einstrahlenden perforierenden Gefäße geschont werden.
- Die einer Halbierung der MILLESI-Schnittführung ähnliche Form ist zur Operation bei ulnarbetonten Strangbildungen geeignet (Abb. 7.85c).
- Je nach Ausdehnung der Beugekontraktur können im Bereich der Finger Z-Plastiken oder kleine Dreieckslappen nötig sein, die auch bis in die Hohlhand fortgesetzt werden können (Abb. 7.85d). Bei starken Kontrakturen, bei denen wenig Hautverschieblichkeit zu erwarten ist, ist die Öffnung der Fingerbeugeseiten über Z-Plastiken das überlegenere Verfahren. Falls ein Wundverschluß durch diese Z-Plastiken nicht komplett möglich ist, können die Restdefekte durch Vollhaut vom Unterarm gedeckt werden.

OP-Technik

Standardtechnik

Nach Möglichkeit sollte die gesamte Präparation mit einem 15er Skalpell durchgeführt werden. Zunächst wird im Bereich der Hohlhand der haut-subkutane Lappen präpariert und die Palmaraponeurose bei kompletter Aponeurektomie zunächst von radial nach ulnar dargestellt. Die gebildeten Haut-Subkutan-Lappen werden mit Haltennähten angeschlungen und nach kompletter Freilegung der Palmaraponeurose wird proximal im Bereich der Insertionsstelle über dem Lig. transversum eingegangen. Von hier ab wird beginnend am Lig. transversum von radial nach ulnar präpariert, wobei streng darauf geachtet wird, immer mit dem Skalpell im Bereich der Palmaraponeurose zu bleiben. Hierdurch ergibt sich automatisch das Vorgehen in die Interossalräume und die Darstellung der Gefäß-Nerven-Bündel von radial her. In Höhe der Radialseite des vierten Strahls wird proximal von ulnar nach radial präpariert, analog dem vorherigen Vorgehen. Wenn die Palmaraponeurose mit den kontrakten Stellen isoliert ist, wird sie exzidiert und zur histologischen Untersuchung eingesandt. Es beginnt dann die Fingerpräparation über Dreieckslappen oder Z-Plastiken, wobei zunächst von der Hohlhand und dann vom Finger aus die Gefäß-Nervel-Bündel aufgesucht werden, um sie aus dem pathologisch veränderten Gewebe herauszulösen. Bei der Präparation an den Fingern sollte auch so lang wie möglich mit dem Skalpell präpariert werden; erst bei Aufpräparation der Gefäß-Nerven-Bündel ist es evtl. leichter, mit der Schere zu operieren.

Anschließend wird die Blutleere geöffnet, es erfolgt eine sorgfältige Blutstillung und, wenn nötig, die Einlage einer Redondrainage. Kommt es jetzt zur Minderperfusion eines Fingers, bei dem sämtliche Gefäß-Nerven-Bündel geschont werden konnten, so sollte zunächst durch konservative Maßnahmen und Förderung der Mikrozirkulation abgewartet werden, ob sich der Finger wieder erholt. Dabei ist es nötig, ihn nicht in eine

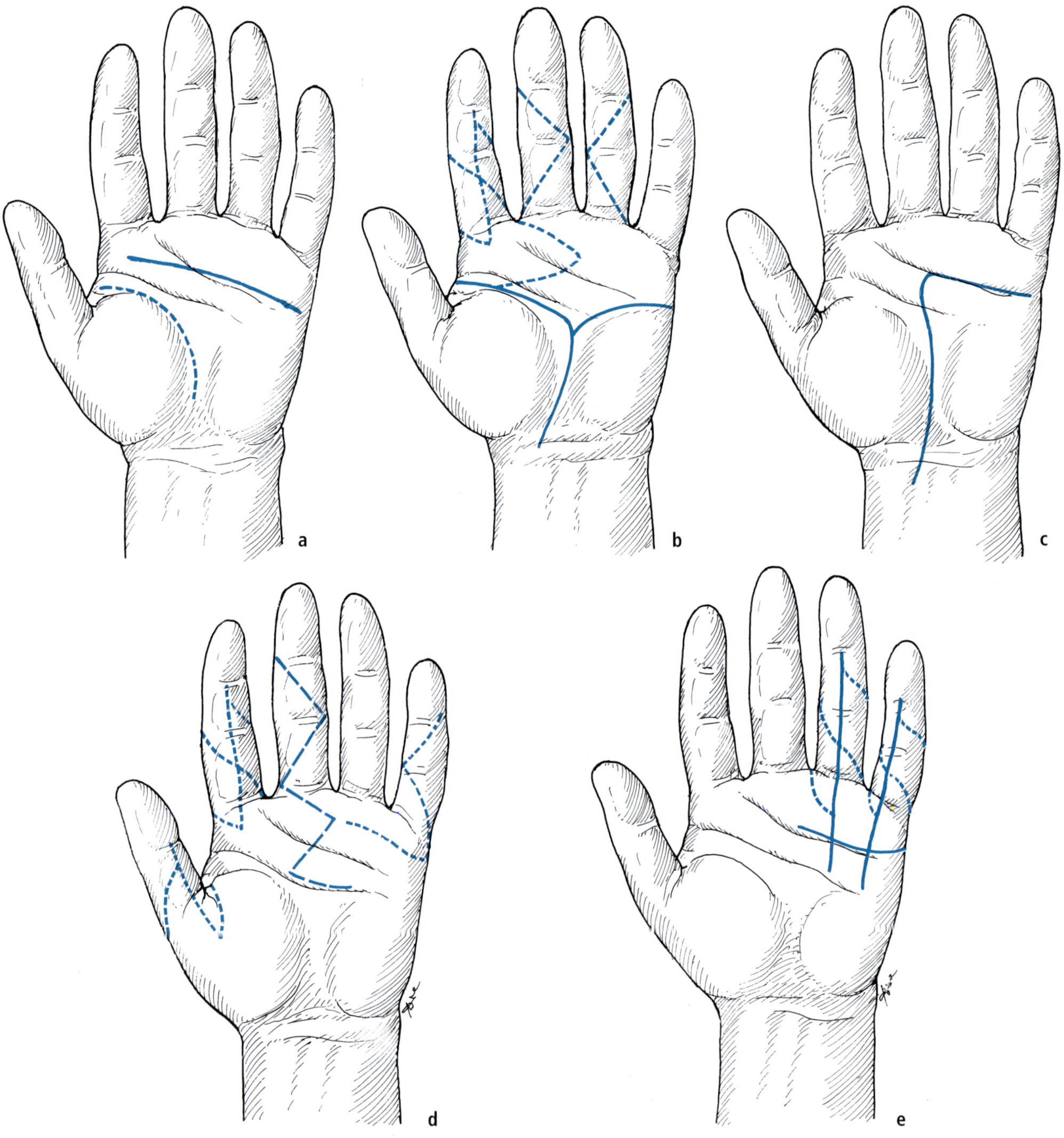

Abb. 7.85a-e: Schnittführung bei Dupuytren-Kontraktur. Quere Inzision im Bereich der distalen Hohlhandbeugefalte, evtl. ergänzt durch zusätzliche Inzision im Bereich der Thenarfalte (a). Y-förmige Schnittführung nach MILLESI mit wahlweise zusätzlichen Z- oder Dreieckslappenplastiken im Bereich der Finger (b) und halbierte Form der MILLESI-Schnittführung bei ulnarer Strangbildung (c). Mögliche Schnittführungen im Bereich der Finger, die zickzackförmig in die Hohlhand fortgesetzt werden können (d). Z-Plastiken im Bereich der Finger bei Open palm-Technik (e).

komplette Streckstellung zu bringen, sondern in seiner ursprünglichen Beugestellung zu belassen. Der Nahtverschluß erfolgt über Einzelknopfnähte, bei bestehenden Defekten können Restdefekte mit Vollhaut gedeckt werden.

Open palm-Technik

Der Vorteil der Open palm-Technik wurde von MC CASH erkannt (1964). Er entfernt nur das erkrankte Gewebe und läßt die normale Aponeurose zum Schutz der darunterliegenden Nerven intakt. Der Verschluß der Finger erfolgt über Z-Plastiken (Abb. 7.85e), und die Haut im Bereich der Querinzision über der Grundgelenksbeugefalte wird offen gelassen. Hierdurch kommt es zum spannungsfreien Verschluß ohne drohende Transplantatverluste im Bereich der Finger. Die Wunde in der Hohlhand heilt in der Regel bei früh beginnender Übungsbehandlung (ab. dem 5. Tag) problemlos ab. Die Patienten im Krankengut der Autoren tolerieren diese Technik gut, wobei der Nachteil lediglich in der verzögerten Wundheilung im Bereich der Hohlhand liegt.

Nachbehandlung

Am Ende der Operation wird die Hand auf einer palmaren Unterarmgipsschiene in Funktionsstellung mit Einschluß der Langfinger ruhiggestellt. Der direkt postoperativ angelegte Verband sollte mit einer leichten Kompression über ein Stahlwollkissen in der Hohlhand erfolgen. Die Ruhigstellung erfolgt im Gipsverband fünf Tage unter zweitägiger Kontrolle, die Redondrainage wird für gewöhnlich am 2. postoperativen Tag entfernt. Am 5. Tag wird der Gips abgenommen und mit aktiven und passiven Bewegungsübungen begonnen. Die Fäden sollten zwischen dem 10. und 14. Tag entfernt werden. Bei der Open palm-Technik besteht ein Schutzverband bis zur kompletten Abheilung der Wunde.

Komplikationen

Bei lange vorbestehenden Kontrakturen kann es zu arthrogen fixierten Beugekontrakturen in den Mittel- und Grundgelenken kommen, die operativ nicht mehr behoben werden können. Neben den sonst üblichen chirurgischen Komplikationen können bleibende Sensibilitätsstörungen der betroffenen Finger entstehen.

Nachsorge

Die *Arbeitsunfähigkeit* beträgt je nach Beruf 2 – 8 Wochen.

Literatur

[1] Blair, WF: Techniques in hand surgery. Williams&Wilkins, Baltimor 1996 (508-529)

[2] Buck-Gramcko D, Nigst H: Der handchirurgische Notfall. Hippokrates, Stuttgart 1983

[3] Buck-Gramcko D, Nigst H, Millesi H: Handchirurgie, Bd. I – II. Thieme, Stuttgart 1981

[4] Crenshaw AH: Campbell's Operative Orthopaedics. Mosby, St. Louis-Washington-Toronto 1987

[5] Flatt E: The Care of the Arthritic Hand. QMP, St. Louis-Missouri 1995

[6] Geldmacher J, Köckerling F: Sehnenchirurgie. Urban&Schwarzenberg, München-Wien-Baltimore 1971

[7] Green P (Ed.): Operative Hand Surgery, Vol. I – III. Churchill Livingstone, 1988

[8] Heim U, Pfeiffer KM: Periphere Osteosynthesen, 2. A. Springer, Berlin-Heidelberg-New York 1981 (175-210)

[9] McCarthy JG: Plastic Surgery, Vol. 7. May JW & Littler JW, WB Saunders, Philadelphia 1990 (4665-4756)

[10] Reh-Plass S, Schaller E: Stellenwert der Frühintervention bei Handinfektionen. Handchir Mikrochir Plast Chir 23 (1991) 214-217

[11] Rudigier J: Kurzgefaßte Handchirugie. Hippokrates, Stuttgart 1997

[12] Schmidt H-M, Lanz U: Chirurgische Anatomie der Hand. Hippokrates, Stuttgart 1992

[13] Smith K, Helm R, Tonkin MA: The Herbert screw for the treatment of scaphoid fractures. Ann Hand Surg 10/6 (1991) 556-563

[14] Strauch B, Vasconez LO, Hall EJ: Grabb's Encyclopedia of Flaps, Vol. 2. Little Brown, 1990 (809-891)

[15] Zellweger G: Die Behandlung der Verbrennungen. Deutscher Ärzteverlag, Köln 1985 (17-66)

7.4 Verletzungen des Beins

M. Nerlich, B. Weigel

7.4.1 Besonderheiten ambulanter Behandlung

Ambulante Behandlung der unteren Extremität

Das Spektrum der Eingriffe, die an Oberschenkel, Knie und Unterschenkel ambulant durchführbar sind, unterliegt einem ständigen Wandel. Anfang der achziger Jahre wäre die ambulante Meniskuschirurgie bei einer üblichen stationären Behandlungsdauer von etwa zwei Wochen noch undenkbar gewesen. Neue, minimal-invasive Operationsmethoden, veränderte Indikationsstellung, verbesserte Anästhesieverfahren, ein Umdenken bei Patienten und Ärzten erweitern die Möglichkeiten ambulanten Operierens auch an der unteren Extremität (arthroskopische Eingriffe, siehe 7.6).

Operationen an der unteren Extremität sind bei verminderter Mobilität vergleichsweise häufiger durch thromboembolische Risiken gekennzeichnet. Der individuell unterschiedlich empfundene Wundschmerz steuert die postoperative Mobilisierung. Die reduzierte Belastbarkeit macht Gehhilfen erforderlich, mit denen der Patient vertraut gemacht werden muß. Die patientenspezifischen sozialen Bedingungen, die individuelle häusliche Umgebung und Betreuungsmöglichkeit müssen vor einem potentiell ambulant durchführbaren Eingriff abgeklärt werden. Gerade größere ambulante Eingriffe können nur mit der Kooperation des Patienten zufriedenstellend durchgeführt werden. Insgesamt besteht ein deutlich größerer organisatorischer Aufwand als bei Eingriffen an der oberen Extremität.

Räumliche und apparative Voraussetzungen

Die Größe des Eingriffes, die hohen Anforderungen an die Asepsis bei Osteosynthesen, die Verfügbarkeit eines umfangreichen Instrumentariums und eines Bildverstärkers spielen eine große Rolle bei der Entscheidung für oder gegen die ambulant durchzuführende Operation.

Die aseptische Operationseinheit, die auf Knochen- und Gelenkchirurgie ausgerichtet ist, wird für eine Vielzahl von Eingriffen an der unteren Extremität eine absolut notwendige Voraussetzung sein. Da die Ausstattung des Operationsbereichs höchst unterschiedlich sein kann, wird auch das Indikationsspektrum für ambulante Eingriffe an der unteren Extremität ebenso unterschiedlich ausfallen müssen. Insofern sind die folgenden Ausführungen ein nach oben erweiterbares und nach unten zu begrenzendes Spektrum an Eingriffsmöglichkeiten, die individuell abgewandelt werden müssen.

Indikationen und Kontraindikationen

Es gibt ein weites Grenzland bezüglich der Indikationsstellungen zur ambulanten Vorgehensweise. Die in diesem Abschnitt abgehandelten Verletzungen enthalten auch die nicht verschobene Schenkelhalsfraktur und weitgehend unverschobene, einfache Brüche am distalen Femur bzw. an der Tibia. Es sei betont, daß diese Indikationen nur mit Einschränkung für die ambulante Versorgung geeignet sind. Die Regel ist, daß solche Verletzungen unter stationären Bedingungen versorgt werden. In Ausnahmefällen kann es indiziert sein, dies doch ambulant zu tun, z.B. bei ständig pflegebedürftigen Patienten, die in entsprechenden Einrichtungen von geschultem Personal versorgt werden wie z.B. auf Dauer bettlägerige Patienten, die an ihren Zustand adaptiert sind oder Patienten, die im Rollstuhl leben.

Kontraindikationen für ambulante Eingriffe sind:
- Ausgedehnter Weichteileingriff
- Komplexe Bandverletzung am Knie
- Dislozierte Schenkelhalsfraktur
- Femurschaftfraktur
- Dislozierte Patellafraktur
- Dislozierte Tibiakopffraktur
- Dislozierte Unterschenkelfraktur
- Komplexe Luxationsfraktur am oberen Sprunggelenk
- Ausgedehnte Implantatentfernungen.

Risiken

Bei der Planung eines ambulanten Eingriffs an der unteren Extremität sollten insbesondere bestehende Blutungsneigung und Thromboembolierisiken in Betracht gezogen werden. Nachblutungen und Thrombosen treten an den unteren Extremitäten durch die abhängige Position eher auf. Außerdem empfiehlt es sich, die ebenfalls unten aufgeführten Komplexe abzufragen, die auch der Anästhesist abklären wird, da sie für den Operateur Konsequenzen für die Planung ambulantes versus stationäres Vorgehen haben können.

- Einnahme von Medikamenten, die die Blutgerinnung beeinflussen (z.B. Marcumar® oder Aspirin®)
- Einnahme von Schilddrüsenhormonen
- Allergien, insbesondere auf
  - Antibiotika
  - Lokalanästhetika
  - (Jodhaltige) Antiseptika
  - Kontrastmittel
  - Gummi
  - Metall
- Risikofaktoren für Thromboembolien
  - Alter über 40 Jahre
  - Übergewicht
  - Thrombose in der Vorgeschichte
  - Einnahme von Kontrazeptiva
  - Nikotinabusus
- Probleme bei etwaigen früheren Anästhesien
- Funktionseinbußen von Herz, Kreislauf, Lunge, Leber oder Nieren
- Z.Z. bestehende Erkrankungen oder nicht bereits erfragte Medikamenteneinnahme
- Diabetes mellitus.

Thromboembolieprophylaxe

Eine Thromboembolieprophylaxe empfiehlt sich bei Eingriffen an der unteren Extremität, wenn der operierte Gliedmaßenabschnitt ruhiggestellt oder entlastet werden muß. Insbesondere sollte man bei zusätzlich vorliegenden Risikofaktoren Vorsicht walten lassen. Dies belegen auch sich mehrende juristische Auseinandersetzungen über die Sorgfaltspflicht bei der ambulanten Thromboembolieprophylaxe (siehe auch 3.3).

Nachsorge

Die ambulante Behandlung von Verletzungen an Oberschenkel, Knie und Unterschenkel muß speziell berücksichtigen, inwieweit der Patient nach dem Eingriff wieder mobil ist. Es muß sichergestellt sein, daß die Wundheilung ungestört ablaufen kann. Das erfordert häufig Entlastung und Ruhigstellung der betroffenen Extremität.

Ganz sicherlich sollten Eingriffe nicht ambulant durchgeführt werden, nach denen der Patient eine länger dauernde postoperative Überwachung braucht oder nach denen der Patient nicht nach Hause zu entlassen ist; dies gilt es vor dem Eingriff abzuklären. Dabei wird auch eine Rolle spielen, inwieweit die Operationseinheit angebunden ist an eine stationäre Behandlungseinrichtung, im Sinne einer Rückzugsmöglichkeit zur stationären Aufnahme wie dies z.B. in einer chirurgischen Poliklinik oder in der Praxisklinik und auch für den Belegarzt möglich ist.

Für die meisten der unten genannten Krankheitsbilder gilt: Voraussetzung für eine ambulante Versorgung ist, daß der Patient behende genug ist, um mit Krücken sicher zurechtzukommen. Überdies muß die häusliche Versorgung optimal und die ärztliche und krankengymnastische ambulante Betreuung sicher gewährleistet sein. Der Normalfall ist derzeit noch die Versorgung unter stationären Bedingungen.

7.4.2 Weichteilverletzungen

7.4.2.1 Faszienriß

Krankheitsbild

Verletzungsmechanismus

Durch direktes Trauma von außen (scharfrandiger Gegenstand) oder innen (Knochenfragmente) oder durch Quetschung der Weichteile kann die Muskelfaszie an Ober- und Unterschenkel einreißen, speziell dann, wenn der Druck auf die Faszienhülle durch Anspannung der Muskulatur von innen erhöht ist. Der intrakompartimentale Druck läßt den Muskel durch die rupturierte Faszie hervortreten, es resultiert eine *Muskelhernie.*

Klinik

Anamnestisch läßt sich immer ein lokalisiertes direktes Trauma oder eine Quetschung erheben. Die Faszienlücke kann durch die Reibung des Muskelbauches zu uncharakteristischen, ziehenden Schmerzen führen. Dies wirkt sich speziell bei sportlich aktiven Patienten oder anderer intensiver Muskelarbeit aus. Typische Lokalisationen für schmerzhafte Faszienlücken sind der *M. vastus lateralis* am Oberschenkel sowie der *M. tibialis anterior* und die Peronealmuskulatur am Unterschenkel.

Diagnostik

Die Diagnose wird *klinisch* gestellt. Bei der Untersuchung zeigt sich eine sichtbare oder tastbare Vorwölbung der Muskulatur, die bei Muskelanspannung zunimmt.

In Fällen, in denen das genaue Ausmaß der Faszienlücke unklar bleibt oder wo zwei Faszienrisse benachbart sind, kann die *Weichteilsonographie*, vorzugsweise mit dem 7,5 MHz-Schallkopf, weiterhelfen. Lokalisation und Größe der Faszienlücke in zwei Ebenen sowie intramuskuläre Veränderungen wie z.B. Muskelnarben lassen sich nachweisen. Unter Anspannung wird das Ausmaß der Faszienlücke noch deutlicher.

Ist unklar, ob eine bestehende Faszienlücke für geklagte Beschwerden ursächlich ist, kann eine *epifasziale Testinfiltration* der Faszienränder mit einem Lokalanästhetikum vor Schmerzprovokation hilfreich sein. Dies empfiehlt sich, wenn ein schweres lokales Trauma mit Gewebsquetschung Ursache der Faszienruptur war und therapeutisch nicht beeinflußbare muskuläre Vernarbungen vorliegen können.

Therapie

Behandlungsziel ist die schmerzfreie volle Funktion der verletzten Gliedmaße.

Indikationen und Kontraindikationen

Die *Indikation* zum operativen Verschluß einer Faszienlücke sollte eng gestellt werden und ist deshalb selten. Bestehen jedoch reproduzierbare, lokalisierte Beschwerden und kein Defekt mit Verlust von Fasziengewebe, so ist die Indikation zum Verschluß der Lücke gegeben. In der Regel wird der Verschluß durch direkte Naht angestrebt. Präoperativ muß abgeklärt sein, inwieweit dies voraussichtlich möglich sein wird. Die Nahtspannung wird um so größer sein, je länger die Faszienlücke bereits besteht und sich die Faszienränder retrahiert haben. Bei Beschwerden durch einengende Ränder ist die Erweiterung durch Fasziotomie angezeigt.

Kontraindiziert ist ein operatives Eingreifen bei Fasziendefekten, wie sie z.B. durch offene Frakturen mit Gewebeverlusten entstehen können, denn solche Defekte lassen sich ebenso wie retrahierte Faszien nicht schließen. Würde eine Naht erzwungen, könnte der Gewebedruck im Faszienköcher bis zur Ausbildung eines Kompartmentsyndroms ansteigen. Häufig werden Faszienlücken vom Patienten bemerkt, dem die Vorwölbung bei Muskelanspannung auffällt, ohne daß dabei aber nennenswerte Beschwerden bestehen; dann ist er lediglich über die Harmlosigkeit des Phänomens aufzuklären.

Vorbereitung

Der Faszienverschluß ist ein *Elektiveingriff.* Die *Aufklärung* des Patienten beinhaltet, daß der Faszienverschluß in der Regel nicht zu einer Muskelkraftsteigerung beiträgt. Ein erneutes Aufplatzen der Fasziennaht, insbesondere bei intensiver muskulärer Betätigung kann vorkommen. Trotz erfolgreichen Faszienverschlusses sind bleibende Beschwerden durch auftretende Vernarbungen nicht immer auszuschließen. Hautnervenverletzungen sind möglich. Die Hauptgefahr des Faszienverschlusses liegt in der Entstehung eines Kompartmentsyndroms, also einer übermäßigen Drucksteigerung innerhalb der betreffenden Muskelloge mit Durchblutungsstörung der Muskulatur bis hin zur Muskelnekrose.

Die OP-Vorbereitung geschieht in Absprache mit dem Anästhesisten und schließt die Thromboembolieprophylaxe ein. In der Regel ist eine epifasziale *Lokalanästhesie* möglich.

Der Patient wird in Abhängigkeit vom zu versorgenden Faszienabschnitt gelagert. Wird an der *Fascia lata* operiert, sollte das ipsilaterale Gesäß unterpolstert werden; bei dorsalseitigen Eingriffen am Bein kann es notwendig werden, den Patienten auf den Bauch zu drehen. Der zu versorgende Muskelabschnitt muß entspannt sein und kein unnötiger Zug auf den Faszien liegen, die verschlossen werden sollen. Die Neutralelektrode wird am kontralateralen Bein angebracht. Auf eine Blutsperre kann meist verzichtet werden, was die Thromboemboliegefahr verringert. Die Abdeckung erfolgt mittels Lochtuch.

OP-Technik

Nach Längsinzision über der tastbaren Lücke bzw. Erweiterung vorbestehender Narben in Längsrichtung entsprechend der LANGER-Hautlinien (siehe auch 5.5) erfolgt die Präparation und Mobilisation der Faszienränder, möglichst ohne die Durchblutung der Wundränder zu beeinträchtigen. Etwaige Adhäsionen zwischen Muskulatur und Faszie werden gelöst und dann die Fasziennähte angelegt. Dazu sollte ausreichend kräftiges, resorbierbares atraumatisches Fadenmaterial, z.B. der Stärke 0 oder 1 verwendet werden. Als Nahttechnik empfiehlt sich bei größerer Spannung die Flaschenzugnaht oder die DONATI-U-Naht, die ein Ausreißen der Fäden verhindert. Alternativ kann aber auch eine fortlaufende überwendliche Naht mit atraumatischem Nahtmaterial angewandt werden, wodurch sich die Spannung auf die einzelnen Stiche gleichmäßiger verteilt. Nach Verschluß der Faszienlücke folgen Kontrolle der Blutstillung, Hautnähte und Anlage eines komprimierenden Verbands.

Nachbehandlung

Der Patient sollte den betreffenden Muskel nicht übermäßig anspannen, daher kann es sinnvoll sein, das Bein nur *teilzubelasten* bis die Wunde geheilt ist. Als *Schmerzmittel* eignet sich für die ersten drei postoperativen Tage ein nicht-steroidales Antiphlogistikum. Wundkontrolle und Verbandwechsel erfolgen am 1. postoperativen Tag, die zeitgerechte Entfernung der Hautfäden am 8. – 12. Tag.

Komplikationen

Außergewöhnlich starke Schmerzen postoperativ weisen auf ein beginnendes Kompartmentsyndrom hin. Darauf muß man den Patient bei Entlassung aufmerksam machen. Wenn ein Kompartmentsyndrom eingetreten ist, muß die Fasziennaht wieder geöffnet werden und ggf. sogar erweitert werden, dann aber unter stationären Bedingungen. Die Reruptur der verschlossenen Faszienlücke ist als Spätkomplikation zu werten.

Arbeitsunfähigkeit und Begutachtung

Die Dauer der *Arbeitsunfähigkeit* beträgt je nach Ausmaß der Faszienlücke und der beruflichen körperlichen Belastung 1 – 3 Wochen. Eine nennenswerte *MdE* ist durch eine Faszienlücke nicht gegeben.

7.4.2.2 Traumatische Bursaeröffnung und Bursitis

Krankheitsbild

Ätiologie

Schleimbeutel liegen gewöhnlich über exponierten Knochenbezirken oder zwischen Sehnen- und Bandstrukturen. Sie fungieren als Gleitschicht, die die verschiedenen Gewebe gegeneinander verschiebbar macht. Betroffen von Verletzung oder Entzündung sind v.a. die der Kniescheibe aufliegende *Bursa praepatellaris*, die über dem Patellasehnenursprung liegende *Bursa infrapatellaris* und die *Bursa subcutanea tuberositatis tibiae* über der Tuberositas tibiae:

- *Bursaverletzungen* als offene Verletzung eines Schleimbeutels oder Quetschung mit Einblutung oder Ergußbildung entstehen durch Stürze, meist vom Zweirad. In die eröffneten Schleimbeutel gelangen Erreger, die im weiteren Verlauf zur akuten *posttraumatischen Bursitis* führen.
- *Chronische aseptische Bursitiden* entwickeln sich dagegen durch anhaltende Druckbelastung. Das Bursagewebe reagiert auf die vermehrte Belastung durch Größenzunahme. Dies kann dazu führen, daß alle drei o.g. Bursen zu einer einzigen monströsen Bursa konfluieren (Fliesenleger, Heizungsinstallateure). Werden solche dauerbelasteten Bursen über Mikroverletzungen bakteriell kontaminiert, entsteht das Vollbild einer *septischen Bursitis*.

Klinik

Bei der Eröffnung einer Bursa wird evtl. freiliegendes Schleimhautgewebe sichtbar. Wunden am Knie, die in häufig druckbelasteten Hautarealen liegen, müssen besonders sorgfältig auf eine Bursaverletzung hin untersucht werden. Solche Wunden werden häufig von den Patienten unterschätzt, so daß viele erst verzögert und mit bereits manifester Entzündung zur Behandlung kommen. Verdächtig ist eine anhaltende wäßrige Sekretion aus einer Wunde und begleitende entzündliche Veränderungen mit sichtbarer oder tastbarer Schwellung des betroffenen Schleimbeutels, mit Druckschmerz und Schmerzverstärkung bei Beugung. Bei verzögerter Behandlung finden sich sogar Phlegmonen mit Zeichen der fortgeleiteten Entzündung – Lymphangitis und Lymphadenitis bis hin zur Sepsis.

Diagnostik

Klinische Untersuchung

Liegt eine Riß-Quetsch-Wunde im Bereich einer Bursa vor, sollte die Wunde sorgfältig durch Verschieben der Wundränder und Ausleuchten der Wundtiefe inspiziert werden, um die glänzende Schleimhautauskleidung oder wäßriges Sekret sichtbar zu machen.

Hat es in eine Bursa nach stumpfem Trauma eingeblutet, imponiert dies als Vorwölbung. Bei Palpation läßt sich eine Fluktuation nachweisen. Nach länger zurückliegendem Knietrauma kann die betroffene Bursa auch fibrotisch verändert und druckschmerzhaft sein.

Bildgebende Diagnostik

Sonographisch läßt sich die Flüssigkeitsansammlung innerhalb der Bursa gut nachweisen. Eitrige Flüssigkeit verändert das Echomuster charakteristisch (vermehrte Binnenechos); ein *Kniegelenkempyem* fällt sonographisch durch solche Echos auf, die sich dann im Recessus suprapatellaris finden. Bei fehlendem Flüssigkeitsnachweis ist ein Kniegelenkinfekt höchst unwahrscheinlich. Ein begleitender Kniegelenkerguß kann reaktiver Natur und muß nicht bakteriell besiedelt sein.

Eine *Röntgenuntersuchung* des Kniegelenks in 2 Ebenen sollte zum Ausschluß frischer knöcherner Verletzungen oder etwaiger Fremdkörper durch eine Patella-Tangentialaufnahme ergänzt werden.

Labordiagnostik

Die Bursapunktion unter sterilen Kautelen läßt weitere Aufschlüsse zu, indem das Punktat makroskopisch beurteilt (bernsteinfarben klar? hämorrhagisch? eitrig?) und bakteriologisch untersucht wird (Technik und Asservation, siehe 3.6). Außerdem untersucht man die Entzündungsparameter kleines Blutbild, BSG, CRP und Körpertemperatur.

Differentialdiagnose

Bei eitriger oder phlegmonöser Bursitis muß im Zweifelsfall ein begleitender Kniegelenkinfekt durch den klinischen und sonographischen Befund ausgeschlossen werden. Eine Kniegelenkpunktion verbietet sich bei unklarem Befund, um eine iatrogene Kontamination des Gelenks zu vermeiden.

Therapie

Indikationen und Kontraindikationen

Die *Indikation* zur kompletten Bursektomie besteht bei jeder frischen traumatischen Eröffnung der Bursa. Auch bei Einblutung in den Schleimbeutel und daraus resultierender Bursitis, welche sich abakteriell durch Flüssigkeitsansammlung oder sekundär bakteriell durch Eiteransammlung entwickeln kann, ist die Indikation zur Bursektomie gegeben. Die sekundär entstandene, chronisch-fibrosierende Bursitis ist ebenfalls eine eindeutige OP-Indikation. Die akute Bursitis wird notfallmäßig entlastet, die Bursektomie selbst im Rahmen des Wahlprogramms durchgeführt.

Bei der bakteriellen Bursitis ist die primäre Bursektomie *nicht* angezeigt. Die Bursa soll initial nur inzidiert und drainiert und erst sekundär exzidiert werden, denn das primär belassene Bursagewebe reduziert die Gefahr der phlegmonösen Infektausbreitung. Bei eitriger Bursitis ist besonders darauf zu achten, daß das Kniegelenk nicht eröffnet wird.

Art der Verletzung	Zeitpunkt der Versorgung
Frische, traumatische Bursaeröffnung	Notfallmäßige Bursektomie in Lokal- oder Allgemeinanästhesie unter Wahrung der Nüchternheitsgrenze
Akute eitrige Bursitis	Notfallmäßige Inzision und Drainage unter Wahrung der Nüchternheitsgrenze, elektive Bursektomie nach Abklingen der akuten Entzündung
Chronische Bursitis	Elektive Bursektomie

Tab. 7.5: Indikationen der notfallmäßigen und elektiven Bursektomie.

Vorbereitung

Die Bursektomie führt normalerweise nicht zum Funktionsverlust. *Aufgeklärt* wird der Patient hingegen über mögliche Adhäsionen zwischen Hautmantel und Kniescheibe, außerdem kann sich aus verbliebenen Geweberesten eine Neobursa bilden und zur erneuten Bursitis führen.

Bei Infekt ist die intravenöse, später orale Antibiotikatherapie angezeigt; bei offener Wunde muß der Tetanusschutz abgeklärt werden.

Bei der primär *traumatisch* geschädigten Bursa praepatellaris ist die *Lokalanästhesie* ausreichend. Auch die *abakterielle Bursitis* kann unter lokaler Infiltrationsanästhesie exzidiert werden. Bei der *bakteriellen Bursitis* hingegen ist die Lokalanästhesie kontraindiziert, da sich der Infekt in die präformierten Hohlräume, die beim Instillieren des Lokalanästhetikums geschaffen werden, ausbreiten kann; hier ist die *Regional-* oder *Allgemeinanästhesie* erforderlich.

Die *Lagerung* erfolgt auf dem Rücken, die Neutralelektrode wird am kontralateralen Bein angebracht. Eine *Blutsperre* ist in Abhängigkeit von der gewählten Anästhesieform fakultativ. Die *Abdeckung* erfolgt mit Loch- oder Schlitztuch.

OP-Technik

Die *quere Hautinzision* über der Bursamitte folgt den LANGER-Spaltlinien und bietet das kosmetisch beste Ergebnis. Sie entspricht etwa der Patellabreite und kann bogenförmig nach den Seiten erweitert werden. Etwaige Hautverletzungen werden in die Inzision mit einbezogen und gleichzeitig exzidiert. Eine *Längsinzision* ist ebenfalls möglich, die Narbenbildung führt zu einem kosmetisch etwas schlechterem Resultat. Sie ist bei der Bursitis infrapatellaris und subcutanea günstiger. Die Längsinzision hat den Vorteil, daß die Narbe für etwaige Folgeeingriffe wieder verwendet werden kann.

Nach Hautinzision wird die Bursa dargestellt, mit einer Kocherklemme gefaßt und unter Zug an der Klemme mit einer Präparierschere ausgeschält (Abb. 7.86). Günstig ist, sich vor der Präparation einen Überblick über die Größenausdehnung der Bursa zu machen, indem man mit einem stumpfen Instrument den Schleimbeutel in alle Richtungen austastet. Beim Herausschälen des Gewebesacks orientiert man sich dann an der Grenzschicht zwischen Bursa und Subkutis einerseits und der Faszie des Kniestreckapparats andererseits. Bei starken Vernarbungen, z.B. nach rezidivierenden Bursitiden, kann der Schleimbeutel häufig nur scharf mit dem Skalpell herausgelöst werden. Nach sorgfältiger Blutstillung und ggf. Einlage einer Redondrainage (Ch 10 oder 12) werden Subkutis und Haut genäht, und ein steriler, mit Watte gepolsterter Kompressionsverband von den Zehen bis zum Oberschenkel angelegt.

Bei *eitriger Bursitis* sind lediglich Inzision und Wunddrainage angebracht, an die sich eine offene Wundbehandlung mit in Ringer- oder Rivanol-Lösung getränkten Kompressen anschließt. Dabei ist die Ruhigstellung in einer Schiene unter Thromboembolieprophylaxe erforderlich.

Nachbehandlung

Die Frühmobilisation ist möglich. Das Bein ist voll belastbar. Eine Lagerung des Beins in leichter Kniebeugung wird als angenehm empfunden. Die Beugung über 60° sollte vermieden werden. Gegen den Wundschmerz können kurzfristig nicht-steroidale Antiphlogistika eingesetzt werden. Wundkontrolle und ggf. Entfernung der Drainage mit Verbandwechsel erfolgen am 1. postoperativen Tag, die zeitgerechte Entfernung des Nahtmaterials am 8. – 12. Tag.

Komplikationen

Wundheilungsstörungen drohen insbesondere, wenn Bursagewebe in situ verblieben ist. An der Patellavorderfläche können Narbenadhäsionen entstehen. Der intrapatellare Nerv verläuft epifaszial und kann bei der Präparation leicht verletzt werden.

Arbeitsunfähigkeit und Begutachtung

Die Dauer der *Arbeitsunfähigkeit* beträgt je nach körperlicher Belastung 1 – 2 Wochen. Mit einer *MdE* muß in der Regel nicht gerechnet werden.

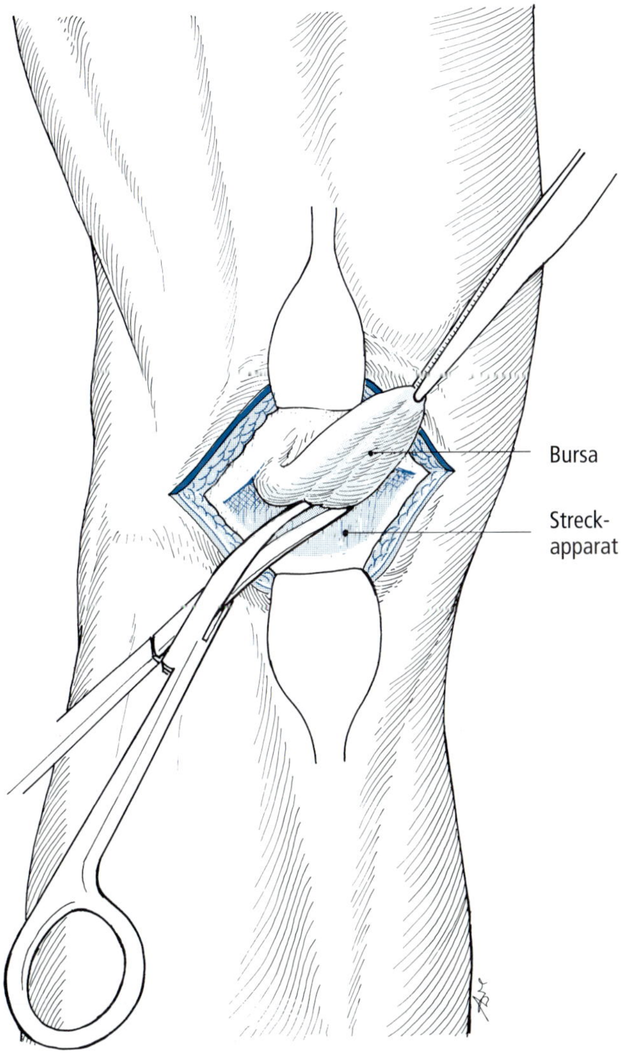

Abb. 7.86: Operative Bursektomie. Die Bursa wird epifaszial aus ihrem Bett präpariert.

7.4.3 Band- und Sehnenverletzungen

7.4.3.1 Isolierte mediale Knieseitenbandruptur

Krankheitsbild

Die isolierte mediale Knieseitenbandruptur ist eine Verletzung des medialen Kollateralbands (Abb. 7.87) durch ein Valgus- oder ein Außenrotationsvalgustrauma des Kniegelenks; häufig handelt es sich um Sportverletzungen jüngerer Patienten.

Unterschieden wird zwischen Zerrung, Teilruptur und kompletter Ruptur des Innenbands.

Diagnostik

Anamnese und klinische Untersuchung

Häufig bestehen zunächst wenig Beschwerden und es entwickelt sich erst mit zunehmender Schwellung eine schmerzhafte Bewegungseinschränkung, insbesondere der Streckfähigkeit des Kniegelenks, was die Diagnostik erschwert. Bei der Untersuchung findet sich ein Druckschmerz im Verlauf des medialen Seitenbands und in der Regel kein Gelenkerguß. Bei begleitendem intraartikulärem Erguß und deutlichem Druckschmerz im Bereich des medialen Gelenkspalts liegt der Verdacht auf eine Innenmeniskusläsion nahe (siehe 7.6.1.2). Das Ausmaß der Verletzung läßt sich abschätzen:

- Besteht bei Valgusstreß in 20°-Beugestellung ein massiver Schmerz ohne vermehrte Aufklappbarkeit, ist von einer Zerrung des Bands auszugehen.
- Bei Aufklappbarkeit mit hartem Anschlag liegt eine Teilruptur des medialen Seitenbands vor.
- Bei Aufklappbarkeit über ein Plus mit weichem Anschlag besteht eine komplette Ruptur; der Valgusstreßtest ist dabei relativ schmerzarm durchführbar.

Bildgebende Diagnostik

Röntgenaufnahmen des Kniegelenks in 2 Ebenen lassen etwaige knöcherne, proximal gelegene Seitenbandausrisse erkennen. Bei V.a. Meniskusläsion, Hämarthros und im Zweifelsfall sind *Arthroskopie* und alternativ *MRT* indiziert.

Differentialdiagnose

Eine Meniskusläsion ist bei der Zerrung des medialen Seitenbands die häufigste Fehldiagnose; auch dürfen Kreuzbandverletzungen nicht übersehen werden. Meist bestehen initial starke Schmerzen, die die Aussagekraft der klinischen Bandprüfung einschränken. Deshalb läßt sich eine Verletzung des vorderen Kreuzbands, die

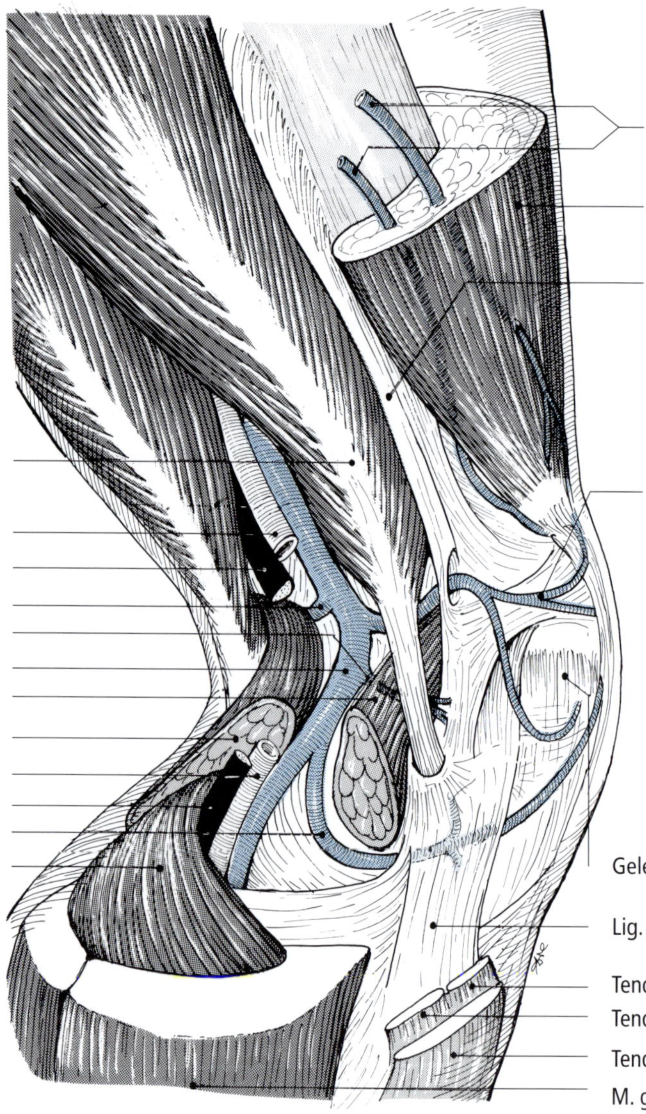

Abb. 7.87: Anatomie des medialen Kapsel-Band-Apparats.

oft mit einer Innenbandruptur im Sinne einer anteromedialen Rotationsinstabilität verbunden ist, nicht sicher ausschließen. Eine klinische Überprüfung soll daher regelmäßig nach Abklingen der akuten Schmerzsymptomatik erfolgen.

Therapie

Konservative Therapie

Die meisten Innenbandrupturen des Kniegelenks werden konservativ behandelt; die Indikation zur Operation der isolierten medialen Seitenbandruptur wird selten gestellt (s.u.). Bei den meist intermediär und proximal gelegenen Seitenbandrupturen ist stets eine konservative Therapie angezeigt.

Die konservative Therapie besteht in der Anlage eines *Brace* (siehe 6.5.2.2) mit einem Bewegungsausmaß, das abhängig von den Beschwerden bis zu 0/0/90° eingestellt wird. Der Patient belastet an Unterarm-Gehstützen bis 15 kg. Wenn die akuten Beschwerden abgeklungen sind, wird mit krankengymnastischen Übungsbehandlungen begonnen (Belastungssteigerung ab der 3./4. Woche mit aktiven Bewegungsübungen, zunehmende Vollbelastung in der 5./6. Woche).

Operative Therapie

Indikationen und Kontraindikationen

Die operative Versorgung der isolierten Ruptur des medialen Kollateralbands ist in den seltenen Fällen angezeigt, wo aufgrund der bestehenden Klinik davon ausgegangen werden muß, daß das Innenband distal ausgerissen und unter dem Ansatz des Pes anserinus herausluxiert ist (Abb. 7.87). Dann ist eine orthotope, funktionell suffiziente Anheilung des Bands nicht mehr gewährleistet und die operative Reposition und Refixation indiziert. Die *Dringlichkeit* des Eingriffs ist elektiv.

Kontraindikationen sind schlechter Allgemeinzustand, ungünstige Weichteilverhältnisse und bestehende Arthrose.

Vorbereitung
Der Patient muß über die mögliche Alternative der konservativen Behandlung *aufgeklärt* werden sowie über die Möglichkeit der Verletzung des R. infrapatellaris n. sapheni.

Eine *Regional-* oder *Allgemeinanästhesie* ist erforderlich. Die Operation erfolgt in *Blutsperre* oder *Blutleere* unter *Thromboembolieprophylaxe. Gelagert* wird der Patient auf dem Rücken mit leicht flektiertem Kniegelenk, die Neutralelektrode wird am kontralateralen Bein angebracht. Nach Hautdesinfektion von proximalem Oberschenkel, Knie, Unterschenkel und Fuß erfolgt die Abdeckung bei mobilem Unterschenkel mit Schlitz- oder Lochtuch.

Bei operativem Vorgehen sollte die Anästhesie dazu genutzt werden, das Gelenk arthroskopisch zu inspizieren (siehe 7.6.1).

OP-Technik
Der *Zugang* erfolgt durch Längsinzision am Vorderrand des Pes anserinus unter Schonung des proximal querverlaufenden R. infrapatellaris n. sapheni. Nach Spaltung des Retinaculum extensorum hilft das am Ort der Verletzung bestehende Hämatom die Rupturstelle zu finden. Bei rechtwinklig gebeugtem Kniegelenk wird der Pes anserinus mit einem Langenbeckhaken nach hinten weggehalten und der tibiale Ansatz des Seitenbands inspiziert. Das rupturierte Band wird reponiert und mit resorbierbaren PDS-Fäden der Stärke 0 oder 1 durch intraligamentär gelegte oder transossär geführte Nähte adaptiert. Dabei ist darauf zu achten, daß das Band nicht gerafft wird, um die komplexen isometrischen Verhältnisse des medialen Bandapparats *[10]* nicht zu stören. Nach Refixation des Retinakulums erfolgt die Naht von Subkutis und Haut. Zuletzt wird ein mit Watte gepolsterter Kompressionsverband angelegt.

Nachbehandlung
Wundkontrolle und Verbandwechsel erfolgen am ersten postoperativen Tag. Nicht-steroidale Antiphlogistika werden für ca. eine Woche verabreicht, die Thromboembolieprophylaxe vorgenommen. Weiteres Vorgehen, siehe konservative Therapie.

Komplikationen

Komplikationen sind Wundinfektion, Verletzung des R. infrapatellaris n. sapheni sowie bleibende und in der Folge sich verstärkende Instabilität.

Arbeitsunfähigkeit und Begutachtung

Die Dauer der *Arbeitsunfähigkeit* beträgt je nach beruflicher Belastung 3 – 8 Wochen. Eine wesentliche *MdE* ist nicht zu erwarten.

7.4.3.2 Quadrizepssehnenruptur

Krankheitsbild

Verletzungsmechanismus

Bei der Quadrizepssehnenruptur handelt es sich um eine Kontinuitätsunterbrechung des sehnigen Ausläufers des M. quadriceps, der an der Patella ansetzt. Quadrizepssehnenrupturen sind häufig degenerativer Natur. Sie treten fast ausschließlich bei älteren Patienten oder Patienten mit Systemerkrankungen auf (Tab. 7.6). Das Durchschnittsalter der Verletzten liegt zwischen 60 und 64 Jahren *[12]*. Der Riß entsteht meist bei dem Versuch, einen drohenden Sturz abzufangen; dabei würden die während der Verletzung auf die Sehne einwirkenden Kräfte gesundes Sehnengewebe niemals zerreißen können, denn die Zuglast, die eine nicht vorgeschädigte Quadrizepssehne aushält, ist enorm; sie beträgt 15 – 30 kp/mm *[5]*. Seltener entsteht die Ruptur durch direktes Trauma an einem scharfkantigen Gegenstand.

Entzündliche Erkrankungen	• Polyarthritis • Chronische Nephritis • Chronische Osteomyelitis • Lues • Typhus • Tuberkulose
Stoffwechsel-erkrankungen	• Diabetes mellitus • Gicht
Endokrine Erkrankungen	• Hyperparathyreoidismus
Gestörte Biomechanik	• Arthrosis deformans • Rezidivierende Patellaluxation • Kontralaterale Oberschenkelamputation • Vorangegangene Patella- oder Femurkondylenfraktur • Adipositas
Vaskuläre Erkrankungen	• Arteriosklerose • Periarteriitis • Endangitis
Parasitäre Erkrankungen	• Trichinose

Tab. 7.6: Risikofaktoren spontaner Quadrizeps- und Patellarsehnenrupturen (siehe 7.4.3.4) [2].

Klinik

Die Verletzten berichten oft über einen heftigen „Schlag" im Knie, der auftritt, ohne daß von außen Kräfte eingewirkt hätten; mitunter hören sie auch den Riß und beschreiben ihn als „Knacken" oder einen „Knall"; nach dem Ereignis stürzen sie zu Boden.

Die Patienten können das betroffene Bein nicht mehr belasten. Das Bein kann nicht mehr gestreckt von der Unterlage gehoben werden oder dies ist zumindest erschwert, denn manche Patienten können eine Reststreckfunktion über die Retinacula patellae mediale et laterale entfalten, wenn diese über randständige, nichtrupturierte Sehnenanteile bedient werden (Reserve-Streckapparat).

Diagnostik

Über der Rupturstelle tastet man eine Delle. Dieses Zeichen kann allerdings insbesondere bei älterer Ruptur durch das eingetretene und womöglich schon in Organisation begriffene Hämatom maskiert sein. Es bestehen ferner Druck- und Bewegungsschmerz über der Verletzungsstelle. Die Patella steht kaudaler als auf der unverletzten Seite und sie läßt sich nach kaudal verschieben. Nach Erhebung der Anamnese und des klinischen Befunds steht im Prinzip die Diagnose, die dann durch bildgebende Maßnahmen untermauert wird:

Standardröntgenaufnahmen des Knies in 2 Ebenen werden angefertigt, um knöcherne Begleitverletzungen zu erfassen, weil dies Einfluß auf die Behandlungsstrategie hat. Auf „weichen" Aufnahmen kann die Ruptur zur Darstellung kommen. *Sonographisch* läßt sich die Sehnenruptur direkt nachweisen. Das *MRT* bleibt der Klärung vereinzelter Zweifelsfälle vorbehalten.

Differentialdiagnose

Eine Patellafraktur läßt sich radiologisch leicht abgrenzen, eine Patellarsehnenruptur anhand des klinischen und sonographischen Befunds.

Therapie

Indikationen und Kontraindikationen

Durch die Kontinuitätsunterbrechung droht die Involution des M. quadriceps mit entsprechendem Funktionsausfall für die betroffene Extremität. Daher ist die operative Versorgung in jedem Fall angezeigt. Die Quadrizepssehnenruptur wird als Notfall oder elektiv versorgt, jedoch möglichst innerhalb der ersten 10 Tage nach Trauma wegen drohender Verkürzung des Streckapparats.

Kontraindikationen sind schwere Grunderkrankungen, die ein lebensbedrohliches Anästhesierisiko mit sich bringen würden oder Weichteilinfektionen im Operationsgebiet.

Vorbereitung

Die *Aufklärung* umfaßt neben den allgemeinen Risiken Thrombose, Embolie, Wundheilungsstörungen, Nachblutung, Gefäß- und Nervenverletzungen die speziellen Risiken Nahtausriß und Reruptur.

Das Bein wird bis zur OP in einem gespaltenen Gipstutor oder einer Schiene mit Klettverschluß ruhiggestellt. Die *Thromboembolieprophylaxe* besteht in tägl. einer Ampulle eines Monoheparins s.c. (z.B. Fraxiparin® oder Mono-Embolex Nm®), einem Kompressionsstrumpf für das gesunde Bein und wenn möglich elastischer Wickelung des verletzten Beins unter der Schiene.

Die *Lagerung* im OP erfolgt in Rückenlage, evtl. mit Schaumstoffkeil unter das ipsilaterale Gesäß, damit das Bein in Neutral-Null-Position der Patella liegt, was das intraoperative Handling erleichtert. Es folgen Rasur des OP-Gebiets und Anbringen einer Neutralelektrode am kontralateralen Oberschenkel, jedoch keine Blutsperre, weil dadurch der M. quadriceps fixiert wird und die Sehnennaht unter Spannung angelegt werden müßte. Nach *Hautdesinfektion* des gesamten Beins bis zur Leiste Abdeckung z.B. mit einer großen U-Folie mit selbstklebendem Rand, der am proximalen Oberschenkel fixiert wird.

OP-Technik

Der *Zugang* erfolgt am besten bei entfalteten Weichteilen bei leicht gebeugtem Knie durch Unterlegen mit Tüchern, die später zur Sehnennaht wieder entfernt werden, damit die Nähte nicht unter Spannung geknotet werden müssen. Der quere Hautschnitt mit der Möglichkeit der S-förmigen Erweiterung zu beiden Seiten folgt den Hautspaltlinien (die Abb. 7.88 zeigt der besseren Übersicht halber einen Längsschnitt als Zugang, der alterntiv gewählt werden kann). Die Sehnenenden werden dargestellt und entwickelt; wenn sie stark ausgefranst sind, empfiehlt sich die sparsame Glättung. Eine Probe des resezierten Gewebes sollte im Hinblick auf spätere gutachterliche Fragestellungen zur histologischen Untersuchung gegeben werden. Ist das Kniegelenk eröffnet, muß es ausgiebig gespült und von Koageln befreit werden.

Anschließend folgt die Naht mit einem atraumatischen Faden der Stärke 1. In Abhängigkeit von der Qualität der Durchblutung des Gewebes verwendet man entweder langsam resorbierbare oder nicht resorbierbare Fäden (z.B. PDS bzw. Ethibond). Bei guter Durchblutung wird die Heilung der Ruptur abgeschlossen sein, bis ein langsam resorbierbarer Faden seine Festigkeit verloren hat, während man bei gestörter Zirkulation (Diabetes, AVK) besser nicht resorbierbares Material verwendet. Die Nähte werden in U-Naht- oder Flaschenzug-Technik (bei durchgestrecktem Knie) gelegt. Sie dürfen nicht zu weit vom Rupturrand entfernt gestochen werden, sonst würde sich die Sehnenlänge verkürzen und die Balance der muskulären Vorspannung zwischen Beugern und Streckern gestört werden.

Die Feinadaptation der etwas überworfenen Ränder erfolgt mit einem dünneren PDS-Faden etwa der Stärke 3/0. Ist die Sehne unmittelbar am Oberrand der Patella oder mit einer dünnen Kortikalisschale ausgerissen, erfolgt die Adaptation über dünne Bohrlöcher (Abb. 7.88).

Zur Augmentation kann zusätzlich eine Drahtschlinge (geflochtener Draht nach LABITZKE oder einfacher, 1 mm starker Draht) bzw. eine PDS-Kordel quer durch das proximale Sehnenende einerseits und quer durch den kranialen Patellaanteil andererseits gelegt werden, um die Sehnennähte zu entlasten.

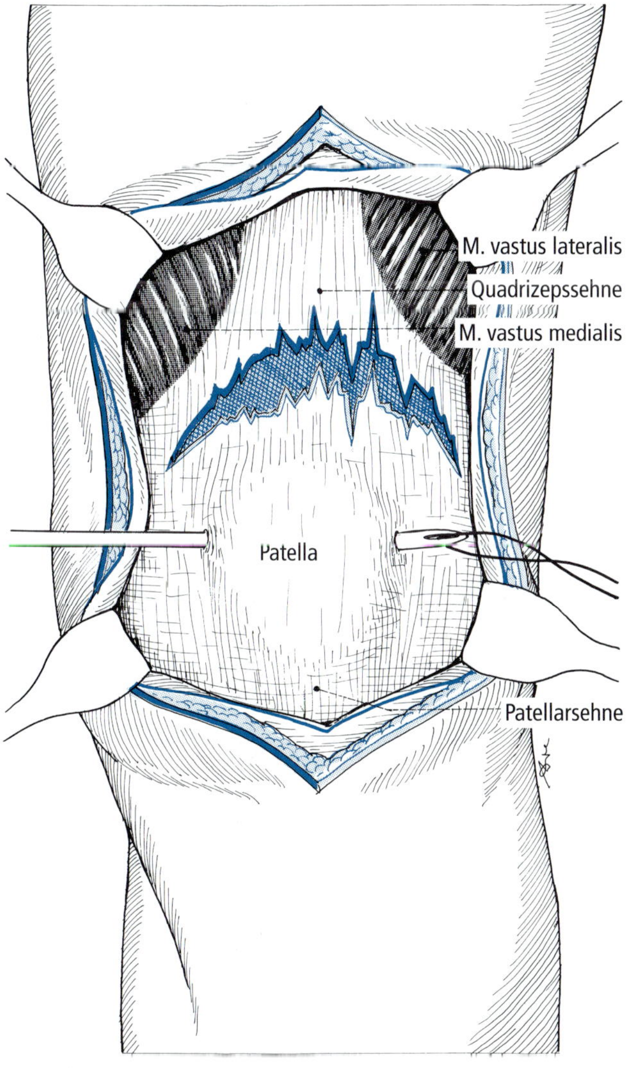

Abb. 7.88: Quadrizepssehenruptur. Kräftiges Nahtmaterial (z.B. PDS-Kordel) kann man z.B. mit einem Ösen-KIRSCHNER-Draht durch den oberen Patellapol ziehen und als Rahmen bzw. Stütznaht verwenden; alternativ läßt sich eine durch den vorgebohrten Kanal geschobene Drahtschlinge verwenden.

Vor dem Wundverschluß werden eine oder zwei 12er Redondrainagen eingelegt und, um Verletzungen der V. saphena magna zu vermeiden, kraniolateral ausgeleitet. War das Kniegelenk eröffnet, wird eine 10er Redondrainage intraartikulär eingelegt. Nach Naht von Subkutis und Haut werden ein steriler Verband und eine elastische Binde angelegt, die vom Vorfuß bis zum proximalen Oberschenkel gewickelt wird. Die Ruhigstellung erfolgt im Kunststofftutor bzw. einer Klettverschluß-Schiene.

Nachbehandlung

Postoperativ wird das Bein hochgelagert, das OP-Gebiet gekühlt und die präoperativ begonnene Thromboemboliepropylaxe fortgeführt. Jeden 2. Tag erfolgt ein Verbandwechsel, wobei die Drainagen abhängig von der geförderten Menge Wundsekrets gezogen werden. Die Mobilisierung auf der Motorschiene mit Bewegungsausmaß 0 – 40° ist möglich. Eine Teilbelastung mit 15 kg setzt in der Regel ab dem 1. postoperativen Tag ein. Postoperative Schwellungszustände sprechen gut auf Lymphdrainage an. Nach 3 Wochen wird die Belastung im Tutor oder Brace (bis 40° Beugung) auf 30 kg gesteigert. Mit isometrischen Übungen zur Kräftigung der Beinmuskulatur und vorsichtigen aktiven Bewegungsübungen wird aus dem Tutor heraus begonnen. Nach 5 – 6 Wochen kann ohne Tutor mobilisiert werden, evtl. unter Zuhilfenahme von Unterarm-Gehstützen, falls die Muskulatur noch nicht kräftig genug ist. Nach dieser Zeit ist außerdem der volle Bewegungsumfang erlaubt. Das Monoheparin kann abgesetzt werden. Radfahren (auf dem Standfahrrad), Schwimmen und viel Gehen helfen, die Muskulatur rasch aufzubauen.

Komplikationen

Rerupturen sind selten, bleibende Bewegungseinschränkungen häufiger. Bei den vorwiegend älteren und vielfach vorerkrankten Patienten können überdies Muskelschwächen mit entsprechender Belastungsminderung z.B. beim Treppensteigen zurückbleiben.

Arbeitsunfähigkeit und Begutachtung

Die Dauer der *Arbeitsunfähigkeit* beträgt für Schreibtischtätigkeit 3 – 8, für körperlich Arbeitende 8 – 16 Wochen. Eine *MdE* kann verbleiben.

7.4.3.3 **Patellaluxation**

Krankheitsbild

Verletzungsmechanismus

Aus pathogenetischer Sicht unterscheidet man drei Luxationsgenesen der Patella: die *habituelle*, die *traumatische* und die (posttraumatisch) *rezidivierende* Luxation. Nach WIRTH sind entwicklungsbedingte Formabweichungen der Gelenkkörper am Streckapparat als Ursache habitueller Patellaluxationen bedeutsamer als traumatische Veränderungen *[16]*. Solche Formabweichungen sind: Patellahochstand, Dysplasie des Gleitlagers mit Abflachung des lateralen Kondylus, Formveränderungen der Kniescheibe nach WIBERG (Abb. 7.89), vermehrtes Genu valgum mit Zugrichtung des M. quadriceps femoris nach lateral, Genu recurvatum, Außenrotation des Unterschenkels bei Innenrotation der distalen Femurepiphyse und die angeborene Schwäche des Kapsel-Band-Apparats. Desweiteren können erworbene Veränderungen eine Luxation begünstigen wie Muskelschwäche insbesondere des M. vastus medialis, traumatisch oder infektiös bedingte Gelenkdeformierung, posttraumatische Lockerung der medialen Retinakula oder Tumoren. Sind solche Voraussetzungen gegeben, genügt schon ein inadäquates Trauma oder eine abnorme Belastung, um die Kniescheibe zu luxieren.

Zwischen den beiden Gegenpolen habituell und traumatisch gibt es Übergangsformen, bei denen sich im femoropatellaren Gleitlager prädisponierende Formveränderungen einerseits und ein adäquates Trauma andererseits finden. Deshalb sprechen manche Autoren von einer vierten Untergruppe, der *akuten dispositionellen Patellaluxation*.

Klinik

Meist reponiert sich eine stattgehabte Luxation spontan und die Verletzten sind oft nicht in der Lage zu benennen, was genau passiert ist. Im Falle der habituellen oder rezidivierenden Luxation kennt der Patient meist die Ursache seiner Beschwerden; bei einer Erstluxation jedoch obliegt es der Akribie des Untersuchers, diese herauszufinden.

Die Kniescheibe luxiert fast durchweg nach *lateral.* Nur ganz selten ist sie um 90° nach oben oder unten um ihre Querachse gekippt und im Gelenkspalt verklemmt. In der Literatur sind 30 Einzelfälle solcher horizontalen Verrenkungen der Patella jugendlicher Patienten beschrieben *[7]*. Bei ausgeprägter Arthrose kann die Kniescheibe an Osteophyten proximal disloziert hängenbleiben; dann spricht man von *proximaler Luxation,* ein ebenfalls sehr seltenes Ereignis.

Typ		Häufigkeit
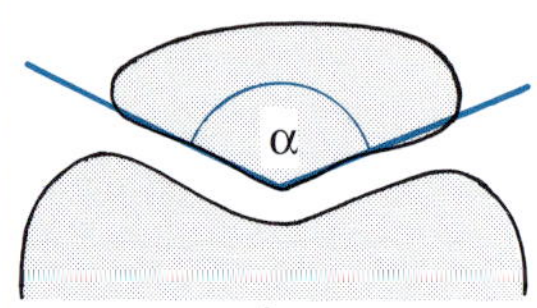 I	α = 120° – 140°	10 %
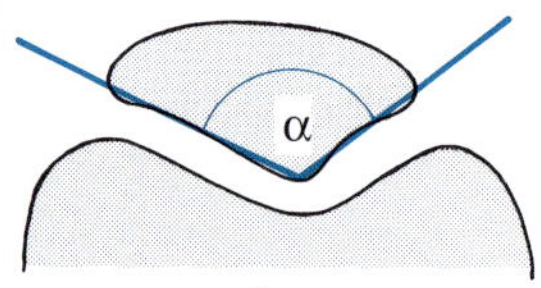 II	α = 110° – 120°	65 %
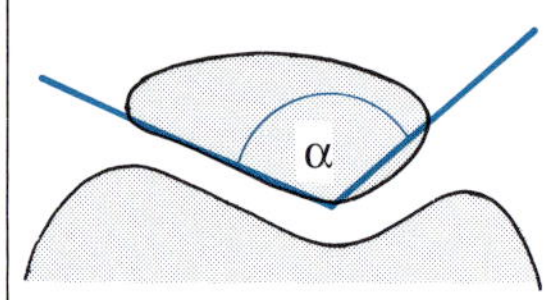 II/III	α = 110° – 120° Wie Typ II, aber mediale Facette konvex	
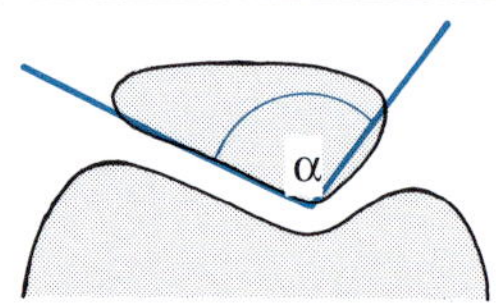 III	α = 90° – 110° Mediale Facette konvex	10 %
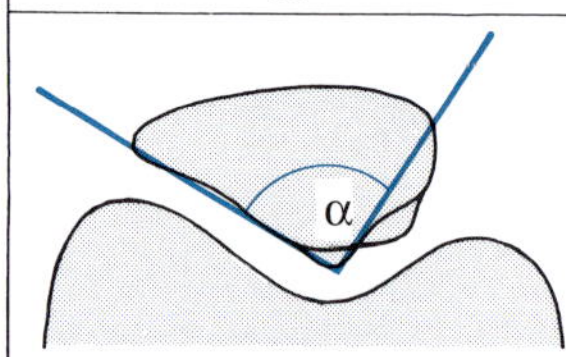 IV (Baumgartel)	α = 90° Mediale Facette mit Höcker	15 %

Abb. 7.89: Typeneinteilung der Patella nach WIBERG (und BAUMGARTL). Eine Luxation ereignet sich besonders häufig beim Typ WIBERG III, bei der die Patella im tangentialen Strahlengang einem Jägerhut ähnelt.

Diagnostik

Klinische Untersuchung

Steht die Patella noch neben ihrem Gleitlager, ist die Diagnose einfach zu stellen. In den meisten Fällen jedoch gelangen die Patienten mit bereits reponierter Kniescheibe zur Untersuchung, dann ermöglichen die folgenden klinischen Zeichen die Sicherung der Diagnose:

- Der ZOHLEN-Test (ZOHLEN-Zeichen, siehe 6.1.6) ist positiv.
- Es bestehen Druckschmerz und Schwellung über dem medialen Retinakulum.
- Die Kniescheibe ist abnorm nach lateral verschiebbar; das Verschieben nach lateral ist schmerzhaft und löst eine typische Abwehrbewegung beim Verletzten aus (*positiver Apprehension-Test*, Abb. 7.90).
- Meist besteht ein Hämarthros.

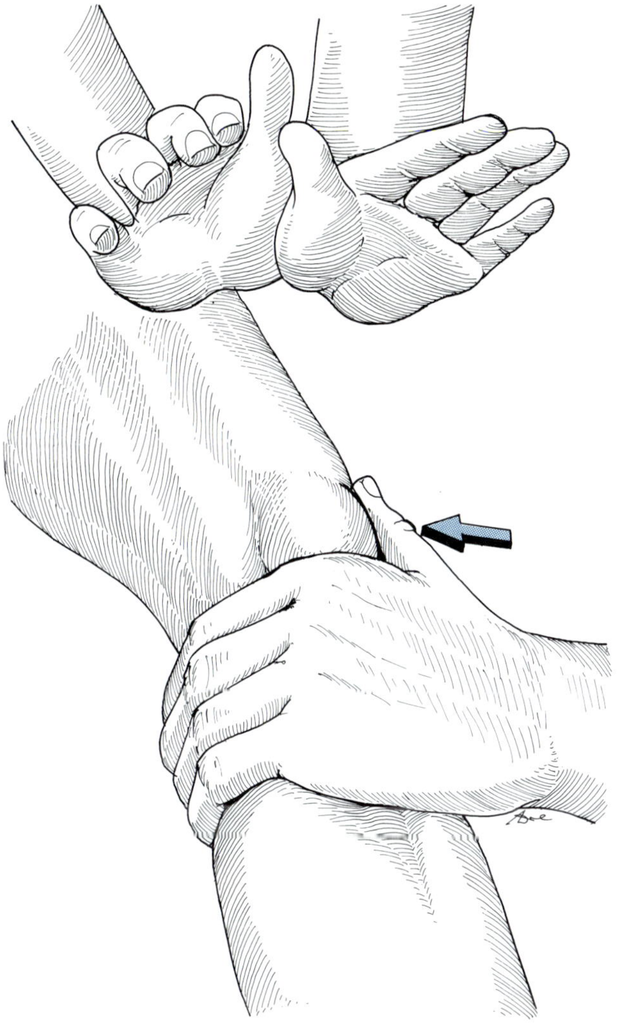

Abb. 7.90: Apprehension-Test der Patella. Beim Drücken der Patella nach lateral ist der Test dann positiv, wenn der Patient dabei eine typische Abwehrbewegung mit den Händen macht, weil die Patella subluxierbar ist und dies Schmerzen verursacht.

Bildgebende Diagnostik

Standardröntgenaufnahmen des Kniegelenks in 2 Ebenen und insbesondere die tangentiale Aufnahme der Kniescheibe lassen neben einer womöglich noch bestehenden Luxation oder Subluxation der Patella auch etwaige begleitende osteochondrale Absprengungen sowie Formvarianten des femoropatellaren Gleitlagers erkennen. Darum sollte die tangentiale Projektion nach stattgehabter Luxation nicht fehlen. Man entdeckt mitunter knöcherne Ausrisse des medialen Retinakulums von der Patella oder osteochondrale Fragmente, die meist vom inferiomedialen Patellapol oder dem lateralen Kondylus stammen. Fettaugen im *Kniepunktat* weisen auf solche Begleitverletzungen hin.

Arthroskopie

Im Falle einer traumatischen Luxation wird als zusätzliches Standarddiagnostikum die *Arthroskopie* gefordert, um zusätzliche Kniebinnenläsionen (Kreuzband, Meniskus, Knorpel) auszuschließen *[15]*. Die Autoren untermauern diese Forderung mit 35 Fällen traumatischer Luxationen, in denen arthroskopisch in knapp der Hälfte der Fälle Begleitverletzungen im Kniebinnenraum gefunden werden (zwölfmal am Knorpel, zweimal am vorderen Kreuzband, zweimal am medialen Kollateralband und einmal am Meniskus). Der Vorteil dieser invasiven Diagnostik ist, daß bereits in gleicher Sitzung viele dieser Begleitverletzungen bzw. die Ursache arthroskopisch definitiv therapierbar sind (siehe 7.6.1.8). Dagegenhalten läßt sich, daß andererseits die Zahl der Arthroskopien um 50 % zu hoch ist, denn auch Arthroskopien werden von Komplikationen begleitet, z.B. durch nicht so seltene postoperative Thrombosen, die vermutlich durch direkte Schädigung der Venenklappen aufgrund des anhaltenden Drucks der Blutsperremanschetten entstehen. Als Alternative bleiben nicht-invasive Untersuchungsmethoden wie *CT* und *MRT*, um etwaige osteochondrale Fragmente oder begleitende Bandverletzungen zu identifizieren oder die *Arthroskopie ohne Blutsperre*.

Therapie

Konservative Therapie

Grundsätzlich gilt, daß eine bestehende Verrenkung zunächst reponiert wird. Dies gelingt meist durch Überstreckung des Kniegelenks unter gleichzeitigem Verschieben der Patella nach medial, was in der Regel keiner Anästhesie bedarf. Die nun folgende Behandlungsstrategie richtet sich nach der Genese der Luxation (Abb. 7.91):

- Bei *habitueller Luxation* sollte zunächst ein konservativer Therapieversuch unternommen werden durch Auftrainieren des M. vastus medialis und zusätzlicher Kräftigung der gesamten Beinmuskulatur. Voraussetzung hierfür ist, daß die luxationsfördernden Formabweichungen des Kniegelenks nicht zu ausgeprägt sind. Wenn nach 2 – 3 Monaten intensiven Trainings die gewünschte Stabilität nicht eingetreten ist, was häufig der Fall ist, bleibt nur noch die Operation (s.u.).
- Nach einer *traumatischen Luxation* sollten Begleitverletzungen mittels MRT oder Arthroskopie ausgeschlossen werden. Wenn keine vorliegen, wird konservativ weiterbehandelt: Zum einen wird das Gelenk mit einer die Kniescheibe medialisierenden Orthese (Antiluxations-Bandage) versorgt, zum anderen physiotherapeutisch die muskuläre Führung der Patella gekräftigt. Hierzu sind manuelle Therapie, Krankengymnastik an Geräten und PNF (siehe 8.6) zu verordnen.

- Die *rezidivierende Luxation* wird zunächst konservativ behandelt, wenn anatomische Formveränderungen des femoropatellaren Gleitlagers, die zur Luxation prädisponieren, fehlen oder zumindest nicht sehr ausgeprägt sind; dabei wird ebenfalls das Hauptaugenmerk auf den M. vastus medialis gerichtet, der mindestens zwei Monate intensiv beübt werden sollte. Bei verbleibender Luxationsneigung ist ein operatives Vorgehen indiziert (s.u.).

Prognose

Die Wahrscheinlichkeit, daß nach konservativ behandelter, traumatischer Patellaluxation des Erwachsenen eine Reluxation auftritt, ist sehr gering *[14]*.

Operative Therapie

Abgehandelt wird hier nur OP nach Insall. Die Versetzung der Tuberositas tibiae ist hier nicht Thema, weil sie unter stationären Bedingungen vorgenommen werden sollte.

Indikationen

Indikationen zur operativen (elektiven) Versorgung sind die habituelle oder rezidivierende Patellaluxation nach fehlgeschlagenem konservativem Behandlungsversuch mit intensivem Muskelaufbautraining (arthroskopische Therapie, siehe 7.6.1.8). *Ausnahmeindikationen* sind:

- Erstluxation mit zahlreichen prädisponierenden Faktoren
- Patellasubluxation mit deutlicher Retropatellar-Arthrose
- Patellaluxation nach Implantation einer Knie-Endoprothese
- Luxation des Streckapparats nach Patellektomie.

Vorbereitung

Die *Aufklärung* umfaßt den geplanten Eingriff mit Retinakulumspaltung und medialer Kapseldoppelung sowie etwaige zusätzliche Eingriffe (Arthrotomie, Eingriffe an Menisken oder am Knorpel) und den ungefähren Verlauf der Nachbehandlung. Neben allgemeinen OP-Risiken (siehe 7.4.3.2) bestehen als *spezielle Risiken:*

- Reluxation und Subluxation der Patella
- Retropatellar-Arthrose nach Medialisierung; dieses Risiko ist jedoch bei bleibender rezidivierender Patellaluxation deutlich größer.

Etwaige Zusatzeingriffe müssen ebenfalls besprochen werden, falls ausgeprägte, zur Luxation prädisponierende Faktoren (siehe Verletzungsmechanismus) vorliegen. Besteht der Verdacht auf osteochondrale oder andere intraartikuläre Begleitverletzungen, muß vor dem Eingriff arthroskopiert werden.

Die OP-Vorbereitung beinhaltet *Elektrotherapie* zur Kräftigung des M. vastus medialis. Am OP-Tag wird mit der *Thromboembolieprophylaxe* begonnen (siehe 7.4.3.2).

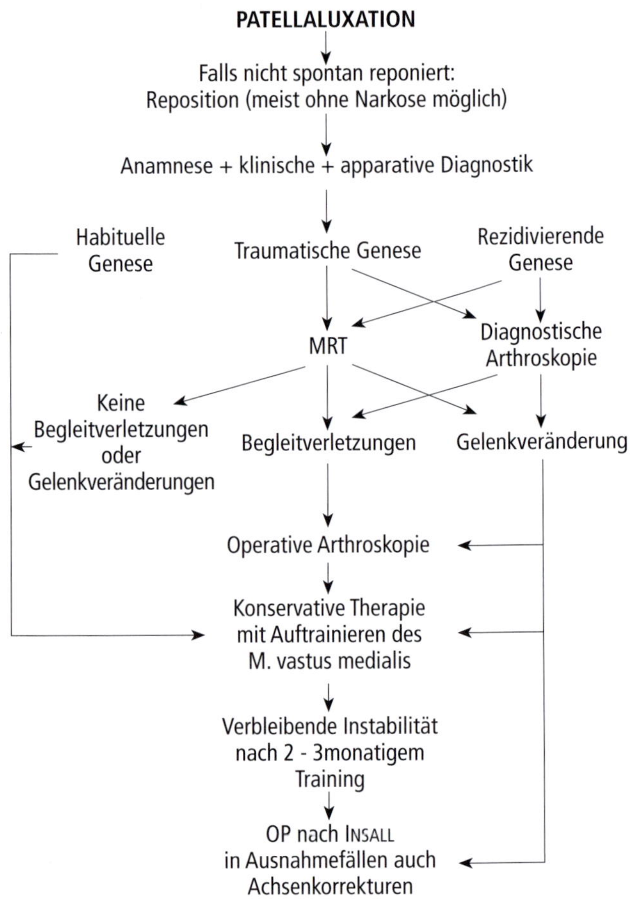

Abb. 7.91: Algorithmus zur Therapie der Patellaluxation.

Der Patient wird in Rückenlage gelagert, das OP-Gebiet rasiert und evtl. ein Schaumstoffkeil unter das ipsilaterales Gesäß gelegt, damit das Bein nicht nach außen rotiert. Die Blutleere wird angelegt, die Neutralelektrode kontralateral befestigt und das Bein frei beweglich u.a. mit selbstklebender U-Folie abgedeckt.

OP-Technik

Der mediale präpatellare Zugang zur *OP nach* INSALL *[6]* ist etwa 15 cm lang und endet an der Tuberositas tibiae. Es wird in ganzer Länge bis auf den Streckapparat eingegangen; erst auf diesem Niveau werden die Weichteile zu beiden Seiten hin abpräpariert, um die Patella und den distalen M. quadriceps zu exponieren. Der Zugang muß ausgedehnt genug sein, um die Ansätze der Mm. vastus medialis et lateralis, die Quadrizepssehne und die Insertion der Rektusfasern einsehen zu können. Die Spaltung des Streckapparates beginnt proximal, mittig in der Quadrizepssehne und verläuft innerhalb der Sehne nahe der Grenze zum Muskelansatz des M. vastus medialis nach distal, dann weiter nach medial am Patellarand und Patellarsehnenrand entlang zur Tuberositas tibiae (Abb. 7.92a-b). Die medial der Inzision am Knochen ansetzenden Quadrizepsfasern werden vorsichtig scharf abgetrennt, am besten von kranial nach kaudal, damit die Aponeurose nicht versehentlich gekerbt wird. Dann wird die Synovia eröffnet, der HOFFA-Fettkörper geteilt und nun die Patellarückfläche auf Knorpelschäden hin inspiziert.

Die laterale Inzision (lateral release) wird nur dann zusätzlich durchgeführt, wenn nach Doppelung des medialen Retinakulums entweder der retopatellare Anpreßdruck zu groß oder die Patella immer noch lateralisiert ist. Dies kann man im Einzelfall erst intraoperativ entscheiden. Nur bei Bedarf wird eine zweite Kapsulotomie proximal im muskulären Bereich des M. vastus lateralis nahe der Quadrizepssehne gesetzt, beginnend an der Kniescheibe vorbei bis zum Schienbeinkopf (Abb. 7.92a-b). Idealerweise wird dabei die Synovia nicht miteröffnet, was allerdings manchmal dann nicht gelingt, wenn die fibrösen Kapselstrukturen sehr innig mit der Synovia verbunden sind. Dabei sollten die in Höhe des oberen und unteren Patellapols quer einstrahlenden Gefäße dargestellt und koaguliert werden, um Nachblutungen zu vermeiden.

Das gesamte OP-Gebiet wird jetzt gespült. Dann wird der M. quadriceps so rekonstruiert, daß die Patella stärker nach medial gezogen wird, um erneuten Luxationen vorzubeugen. Die erste Naht wird so gelegt, daß die Aponeurose des M. vastus medialis auf den oberen Patellapol und die Quadrizepssehne zu liegen kommt (Abb. 7.92c-d). Dazu muß vorher die Synovia auf die gesamte Schnittlänge nach medial abpräpariert werden. Das Ausmaß der Überlappung ist abhängig von der Laxität des Gewebes. In seltenen Fällen kann es notwendig sein, die Aponeurose bis zum lateralen Patellarand herüberzuziehen und noch seltener hier sogar einzurollen; meist reicht jedoch eine Doppelung von 10–15 mm aus. Eine zweite Naht wird am unteren Patellapol gesetzt und dabei der mediale Lappen gezügelt, soweit es die Gewebespannung zuläßt. Es kann resorbierbares oder nicht-resorbierbares Nahtmaterial verwendet werden.

Nach diesen ersten beiden Nähten werden die Spannungsverhältnisse in 90° Kniebeugung prüft. Wenn die Nähte nicht reißen, wird die Naht im Bereich der Patella und distal davon so komplettiert, wie die Kapselblätter liegen, proximal davon unter zunehmender Überlappung. Nach Wundverschluß mit Einlage einer oder mehrerer Redondrainagen wird das gesamte Bein elastisch gewickelt.

Zwei Dinge sind bei der OP nach INSALL besonders zu beachten:

- Die laterale Inzision muß fast genauso weit nach proximal reichen wie die mediale (Abb. 7.92a-b); eine zu

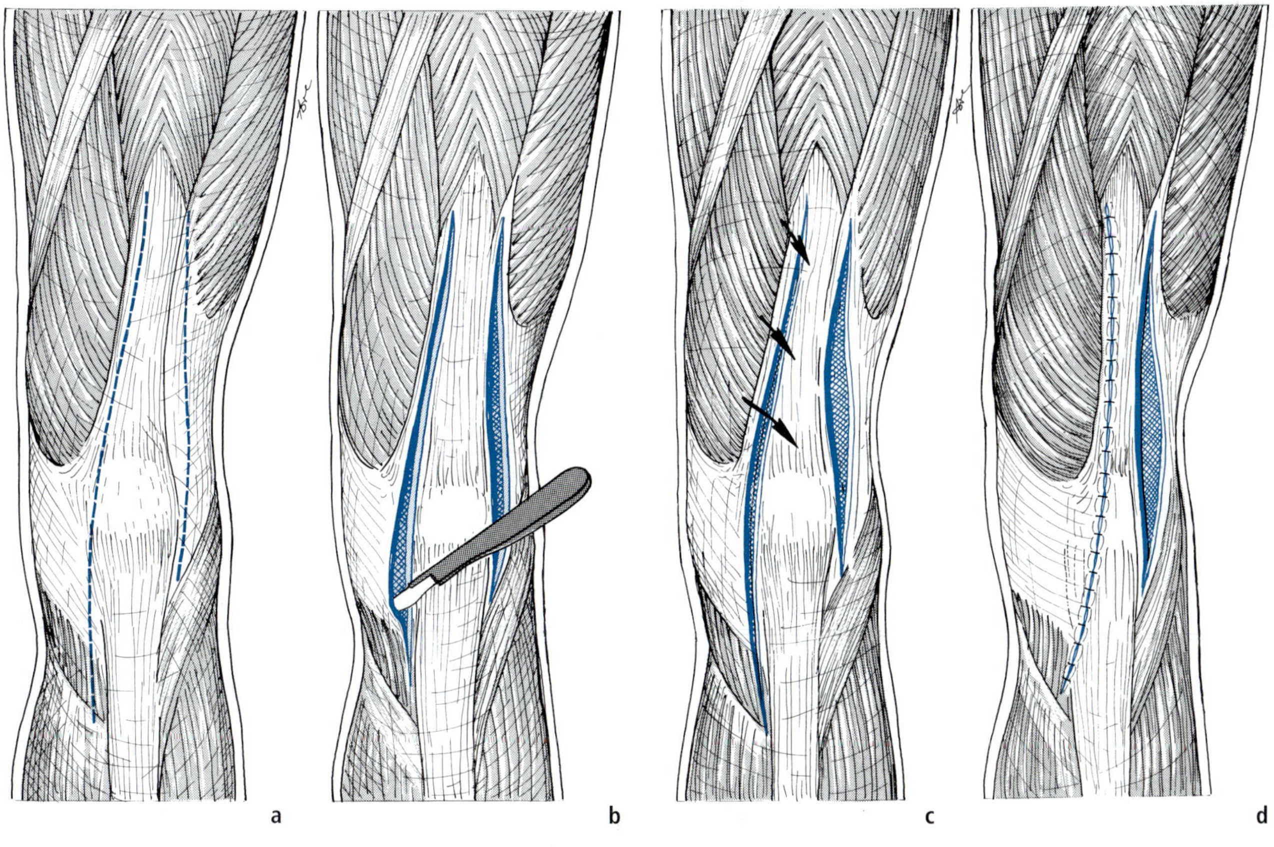

Abb. 7.92a-d: Operation der Patellaluxation nach INSALL. Inzisionsverlauf und Inzision zur medialen und lateralen Kapsulotomie (a, b). Überlappung der Aponeurose des M. vastus medialis auf den oberen Patellapol und die Quadrizepssehne (c-d).

befürchtende muskuläre Schwäche wurde in Nachuntersuchungen nicht beobachtet.
- Die distale Doppelung soll straff, aber nicht exzessiv straff sein.

Nachbehandlung
Hochlagerung, Kühlung und Thromboembolieprophylaxe werden fortgeführt. Der erste Verbandwechsel mit Entfernung der Redondrainagen erfolgt in der Regel am 2. postoperativen Tag und anschließend die Röntgenkontrolle des Knies in 2 Ebenen. Ab dem 1. postoperativen Tag gehören zur Mobilisation:
- Aufstehen
- Gangschule mit 15 kg-Teilbelastung
- Erlaubtes Bewegungsausmaß: 0/0/60°
- Keine Streckhebung, um zu starke Sehnenbelastung zu vermeiden
- Achsengerechte Flexion aktiv-assistiv oder nur aktiv
- Passive Extension
- Dosierte isometrische Quadrizeps-Anspannung bei gestrecktem Knie
- PNF kontralateral und an der oberen Extremität
- Motorschiene 2x30 Minuten/Tag.

Ab der 3. Woche können zusätzlich Stabilisations- und Koordinierungsübungen sowie Kraft- und Ausdauertraining mit weiterhin einzuhaltender Teilbelastung von 15 kg und einem erlaubten Bewegungsumfang von 0/0/60° durchgeführt werden. Ab der 7. Woche wird auf Vollbelastung übergegangen, der Bewegungsumfang freigegeben, obiges Programm intensiviert, die Streckhebung erlaubt und zusätzlich Lauf-, Schwimm- und Fahrradtraining angeregt.

Komplikationen
Bei Überkorrektur droht die Druckerhöhung im medialen Kniekompartiment mit möglicher, nachfolgender Arthrose. Reluxationen sind selten.

Arbeitsunfähigkeit und Begutachtung
Die Dauer der *Arbeitsunfähigkeit* beträgt für Schreibtischtätigkeit etwa 7 – 8, für körperlich Arbeitende etwa 10 Wochen. Die zu erwartende *MdE* hängt wesentlich von etwaigen, bereits eingetretenen Knorpelschäden ab.

7.4.3.4 Patellarsehnenriß

Krankheitsbild

Verletzungsmechanismus
Im Unterschied zur Quadrizepssehnenruptur tritt die Patellarsehnenruptur (Unterbrechung der Sehne zwischen Kniescheibe und Rauhigkeit des Schienbeinkopfs mit resultierendem Verlust der Streckfunktion) sowohl bei alten als auch bei jüngeren Menschen auf und man findet in der Anamnese häufiger ein adäquates Trauma mit Anprall an scharfkantige Gegenstände wie Armaturenbrett oder Skikante bzw. Schlag durch Pferdehuf oder Fußballschuh. Wenn die Sehne degenerativ verändert ist (Ursachen, siehe auch 7.4.3.2), kann sie beim bloßen „Tritt ins Leere" reißen oder beim Versuch, einen drohenden Sturz abzufangen; gesundes Sehnengewebe würde dabei hingegen nicht reißen, denn Messungen an Patellarsehnen von Gewichthebern haben ergeben, daß Zuglasten vom bis zu 17fachen Körpergewicht auftreten und toleriert werden *[13];* dies entspräche bei einem 100 kg schweren Athleten 1,7 t.

Klinik
Die Symptome decken sich im wesentlichen mit denen bei Quadrizepssehnenruptur: Die Betroffenen verspüren einen „Schlag" im Knie ohne von außen einwirkendes Ereignis und stürzen zu Boden. Es besteht Belastungsunfähigkeit, das Bein kann nicht gestreckt von der Unterlage gehoben werden. Die Kniescheibe steht höher als auf der unverletzten Seite und läßt sich nach kranial verschieben.

Diagnostik
Über der Rupturstelle finden sich eine tastbare Delle, Druck- und Bewegungsschmerz. Eine Schwellung kann initial fehlen.

Röntgenaufnahmen des Knies in 2 Ebenen zeigen den Patellahochstand, bei weicher Belichtung evtl. auch die Ruptur, und etwaige knöcherne Ausrisse. Im *Sonogramm* läßt sich die Ruptur direkt darstellen.

Zur Differentialdiagnose, siehe 7.4.3.2.

Therapie

Vorbereitung
Es gibt keine Alternative zur operativen Versorgung. Indikation, Kontraindikation, Dringlichkeit, Aufklärung und Vorbereitung siehe 7.4.3.2. Zur anatomischen Höheneinstellung der Patella empfiehlt sich ein seitliches *Röntgenbild* des unverletzten Knies.

OP-Technik
Das Knie wird durch Unterlegen von Tüchern etwa 15 – 20° gebeugt, um die Weichteile zu entfalten, und die Haut entweder in Richtung der Patellarsehne oder quer inzidiert. Die Sehnenenden werden dargestellt und entwickelt, die Stümpfe geglättet. Eine Gewebeprobe wird zur histologischen Untersuchung gesandt, nicht zuletzt, um später etwaige Versicherungsfragen beantworten zu können.

Ist das Kniegelenk geöffnet, wird es ausgiebig gespült und von Koageln befreit; dann erfolgt die Adaptation der Patellarsehnenstümpfe. Es gibt unterschiedliche Techniken. Die Autoren legen zuerst wie bei der Achillessehnennaht eine Kernnaht, die bei der noch dickeren Patellarsehne aus einem resorbierbaren monofilen Faden der Stärke 1 bestehen sollte und die als einfache Durchflechtungsnaht so gelegt wird, daß der Knoten in der Rupturstelle oder im Sehnenkaliber versenkt wird, damit er bei der späteren Mobilisation nicht am peritendinösen Gewebe scheuert und Beschwerden verursacht. Beim Zuziehen des Knotens muß darauf geachtet werden, daß die Sehne nicht verkürzt wird, sonst ändert sich die Höheneinstellung der Patella, was chronische Beschwerden und eine Arthroseentwicklung zur Folge haben kann. Im Zweifelsfall kann man sich an der Stellung der kontralateralen Patella im Bildverstärker orientieren (Abb. 7.93). Nach Legen und Knoten dieser zentralen Naht erfolgt die zusätzliche Adaptation

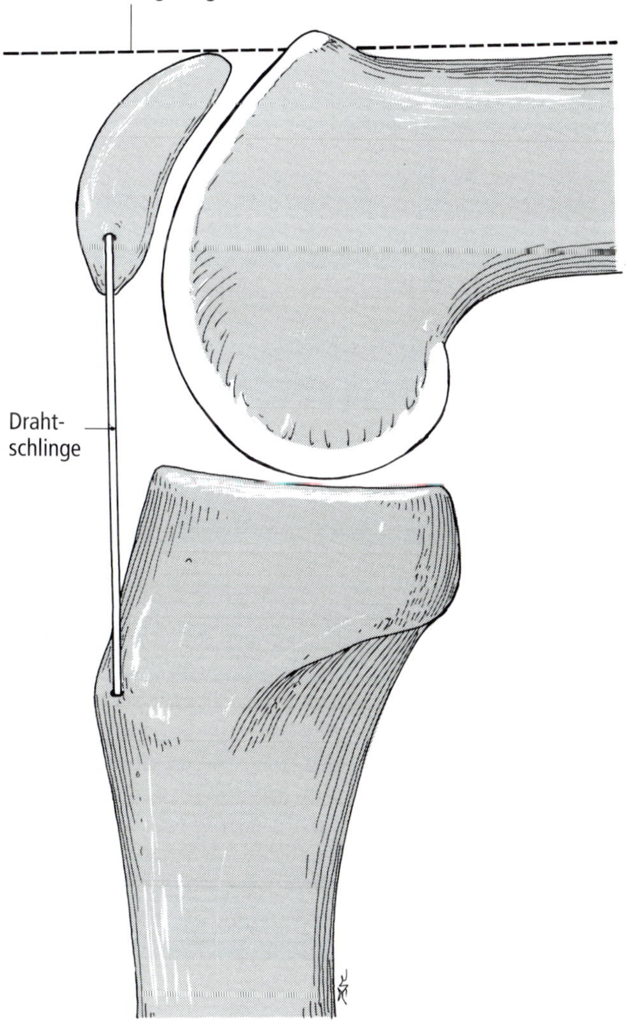

Abb. 7.93: Patellarsehnenruptur. Um die Höhe der Patella korrekt einzustellen, röntgt man das Knie intraoperativ im seitlichen Strahlengang bei 90°-Beugung. Die obere Begrenzung der Patella darf die gedachte Verlängerung der Femurvorderfläche nicht überragen.

mit dünnerem, ebenfalls resorbierbarem, monofilem Nahtmaterial z.B. als zirkuläre, fortlaufende Naht um die Ruptur.

Zur Augmentation kann eine Drahtschlinge oder zumindest eine PDS-Kordel in einer Achtertour quer durch die Quadrizepssehne, über die Patella und quer durch die Tuberositas tibiae gelegt werden (siehe auch Abb. 8.26). Beendigung des Eingriffs, Nachbehandlung, Komplikationen und Prognose siehe 7.4.3.2.

7.4.3.5 Isolierte Fibulaköpfchenluxation

Krankheitsbild

Anatomie

Da das Gelenk zwischen Tibiakopf und Fibulaköpfchen nur selten verletzt wird, ist dessen Anatomie nicht so geläufig wie die anderer Gelenke. Die Kapsel der Articulatio tibiofibularis, einer Amphiarthrose, wird ventral vom Lig. capitis fibulae anterius, dorsal vom Lig. capitis fibulae posterius stabilisiert. Am kranial gelegenen griffelartigen Fortsatz des Fibulaköpfchens setzt die Sehne des M. biceps femoris und eine Schicht tiefer das Knie-Außenband an. Hinter dem Fibulaköpfchen zieht der N. peronaeus zum distalen Unterschenkel (Abb. 7.94).

Verletzungsmechanismus

Der Riß der Bandverbindung zwischen Schienbeinkopf und Wadenbeinköpfchen mit resultierender Verrenkung ist insgesamt eine seltene Verletzung. Im amerikanischen Schrifttum ist die proximale tibiofibulare Luxation auch als *„Horseback rider's knee"* bekannt. Es gibt drei Luxationsrichtungen:

- Nach *posterior* wird das Fibulaköpfchen des Reiters geschlagen, der beim Durchreiten eines Tors gegen den Torpfosten stößt.
- Nach *anterior* luxiert es durch Torsionstraumen, z.B. beim Fußballspieler *[1]*, der bei gebeugtem Knie und maximal innenrotiertem Unterschenkel gleichzeitig im Knie in Valgusrichtung einknickte.
- Der Vollständigkeit halber sei noch die Luxation nach *superior* erwähnt, die aber ohne eine begleitende Verletzung des oberen Sprunggelenks nicht denkbar ist und somit funktionell zu den MAISONNEUVE-Verletzungen gehört (siehe 7.4.4.6).

Klinik

Das Fibulaköpfchen kann im Vergleich zur unverletzten Seite hervorstehen und mobiler sein. Evtl. bestehen Schwellung und Druckschmerz in diesem Bereich. Die Kniegelenkbeweglichkeit kann endgradig schmerzhaft eingeschränkt sein. Der N. peronaeus kann durch eine stattgehabte Überdehnung oder schwellungsbedingt geschädigt werden.

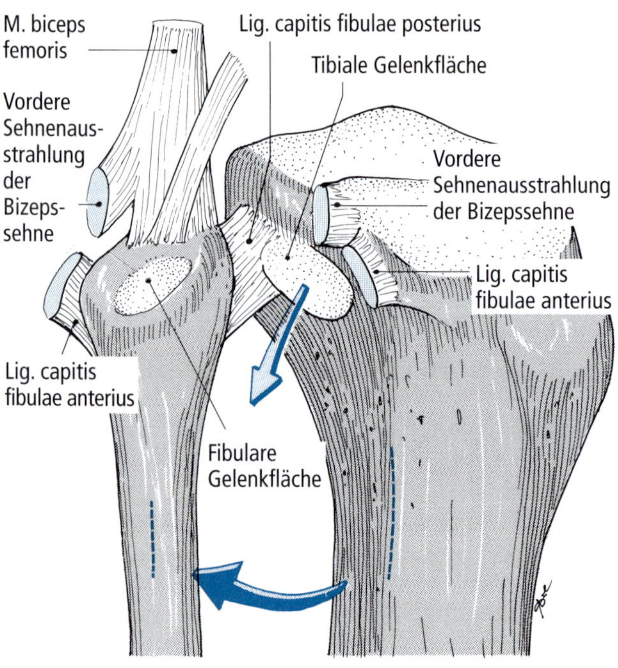

Abb. 7.94: Isolierte Fibulaköpfchenluxation. Die Fibula ist um ca. 90° nach lateral weggedreht dargestellt, damit die Bandverbindungen der rechten Articulatio tibiofibularis besser zur Darstellung kommen (Ansicht von dorso-lateral).

Diagnostik

Vergleichsaufnahmen beider Kniegelenke in 2 Ebenen bei exakt gleicher Projektion helfen die Diagnose sichern. Wenn dies nicht ausreicht, kommen auch *CT* oder *MRT* in Betracht.

Therapie

Konservative Therapie

Die konservative Therapie besteht in der Reposition in Narkose unter Bildwandlerkontrolle:

- Bei *posteriorer* Luxationsrichtung erfolgt die Reposition in 90°-Kniebeugung, Valgusstreß, maximaler Außenrotation des Unterschenkels und Supination im oberen Sprunggelenk, um den Zug der Bizepssehne und des Lig. collaterale laterale auszuschalten bzw. um die Fibula zu distalisieren. Druck wird in anteriorer Richtung ausgeübt.
- Bei *anteriorer* Luxationsrichtung wird der Unterschenkel ebenfalls in 90°-Kniebeugung, Valgusstreß, aber maximaler Innenrotation und wiederum Supination im oberen Sprunggelenk gehalten. Druck erfolgt nach posterior.

Wenn die Reposition gelingt und keine Neigung zur Reluxation besteht, muß die betroffene Extremität nicht ruhiggestellt, sondern kann gleich funktionell nachbehandelt werden: Für 5 – 6 Wochen soll der Patient nur mit halbem Körpergewicht belasten und sich bezüglich des Bewegungsumfanges an den Schmerzgrenzen orientieren.

Operative Therapie

In seltenen Fällen gelingt die geschlossene Reposition nicht oder es besteht eine Reluxationstendenz. Dann muß offen, unter Darstellung des N. peronaeus, reponiert und das Fibulaköpfchen in der korrekten Stellung mit einer Stellschraube fixiert werden. Auch die Fixierung mit KIRSCHNER-Drähten wurde beschrieben.

Nachbehandlung

Der Operateur legt abhängig von der erreichten Stabilität fest, ob funktionell nachbehandelt wird (wie oben beschrieben) oder im Tutor, dann aber unter Vollbelastung.

Komplikationen und Prognose

Prinzipiell sind Reluxationen denkbar. ODGEN *[11]* empfiehlt bei habitueller Luxation als Ultima ratio die Resektion des Fibulaköpfchens. Die Autoren empfehlen jedoch die Arthrodese.

Die *Prognose* scheint gut zu sein, doch ist die Fallzahl zu gering, um fundierte Aussagen machen zu können.

7.4.3.6 Syndesmosenruptur des oberen Sprunggelenks

Krankheitsbild

Definition

Kontinuitätsunterbrechung der Bandverbindung zwischen Außenknöchel und Pilon tibiale.

Anatomie

Die Syndesmosis tibiofibularis besteht aus fünf Bandanteilen, den Ligg. tibiofibulare anterius, tibiofibulare transversale anterius, tibiofibulare interosseus, tibiofibulare posterius und tibiofibulare transversale posterius inferius (Abb. 7.95). Diese fünf Bänder halten die Knöchelgabel. Sie spannen sich beim Abrollvorgang des oberen Sprunggelenks in Dorsalextension (Hackenfußstellung) an, während sie in Plantarflexion (Spitzfußstellung) entspannt sind. Dies hängt damit zusammen, daß die Talusrolle nach vorne breiter wird und die Knöchelgabel in Hackenfußstellung auseinanderdrängt.

Verletzungsmechanismus

Wenn die Syndesmose in Hackenfußstellung angespannt ist, und der Fuß zusätzlich verdreht wird (meist nach außen = Eversion), kann die Bandhaft reißen. Im Einzelfall ist es dann der Fußballspieler, der in vollem

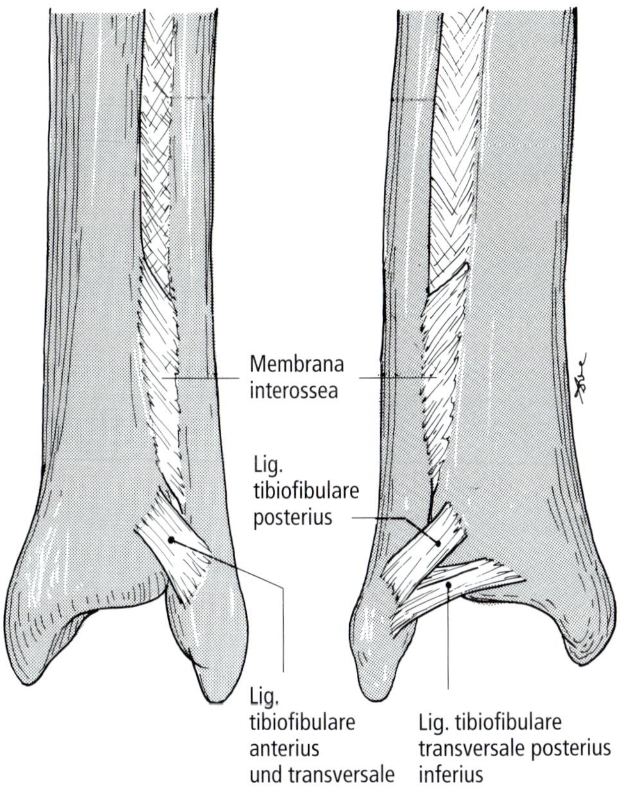

Abb. 7.95: Syndesmosis tibiofibularis, Ansicht von ventral und dorsal. Erklärung siehe Text.

Lauf in eine Mulde tritt, der Schlittenfahrer, der beim Versuch zu bremsen mit dem Vorderfuß an einem Hindernis hängenbleibt oder der Arbeiter, der eine rutschende Last abfangen will. Insgesamt sind isolierte Syndesmosenrupturen selten und machen unter den fibularen Bandrupturen nur 0,8 % der Fälle aus *[21]*.

Klinik

Meist können die Verletzten nicht mehr belasten. Sie berichten über ein Instabilitätsgefühl im oberen Sprunggelenk insbesondere beim Drehen. Den Unfallmechanismus selbst können viele nicht beschreiben.

Diagnostik

Klinische Untersuchung

Über dem vorderen Syndesmosenband finden sich Schwellung und Druckschmerz. Wenn der Untersucher Tibia und Fibula am Unterschenkel etwa in Höhe der distalen Drittelgrenze zusammendrückt und der Verletzte dabei Schmerzen im Syndesmosenbereich verspürt, liegt ein *positiver Quetschtest* vor. Dieser Test wurde bisher nur in der anglo-amerikanischen Literatur beschrieben als *Squeeze*-Test *[4]*. Schmerzen lassen sich auch durch Eversion des Vorfußes in Hackenfußstellung auslösen, weil durch dieses Manöver die Knöchelgabel zum Klaffen gebracht wird. Die klinischen Tests sind in Abb. 7.96 zusammengefaßt.

Bildgebende Diagnostik

Zum Ausschluß begleitender Frakturen werden *Standardaufnahmen* des Sprunggelenks in 2 Ebenen angefertigt. Mitunter kommen knöcherne Ausrisse der vorderen oder hinteren Syndesmose zur Darstellung und zwar in Form von Abrissen von der vorderen bzw. hinteren Schienbeinkante *(VOLKMANN-Dreieck)*. Die Weite des Syndesmosengelenks läßt sich darauf jedoch nur bedingt beurteilen, weil von der Rotation des Unterschenkels abhängt, ob der Gelenkspalt zur Darstellung kommt. Überdies sind die Gelenkflächen gewölbt und würden ohnehin nur bei Belastung der Knöchelgabel auseinanderweichen, so daß sich die Weite des Gelenkspalts nur computertomographisch unter Belastung erfassen ließe *[3]*. Dies scheidet bisher als Beurteilungskriterium aus.

Die Knöchelgabel sollte zur Beurteilung der Syndesmosenstabilität in örtlicher Betäubung unter Bildwandler geprüft werden. Bei ausgeprägter Instabilität wird dann das Auseinanderweichen der Knöchelgabel – in Hakkenfußstellung und gleichzeitiger Eversion des Vorfußes – sichtbar.

Arthrographie

Im Zweifelsfall kann das obere Sprunggelenk auch *arthrographiert* werden. Dazu wird zunächst der Bildverstärker im seitlichen Strahlengang eingestellt, so daß sich der Gelenkspalt zwischen Pilon und Talus einsehen läßt. Der Einstichpunkt zur Lokalanästhesie liegt zwischen der Sehne des M. tibialis anterior und dem Innenknöchel. In der Sagittalebene sticht man etwa 30° nach kranial gerichtet unter Bildwandlersicht, um in die Wölbung des vorderen Gelenkabschnitts hineinzutreffen. Ein kleines Lokalanästhetikumdepot wird subepidermal, ein zweites synovial gesetzt, der Rest wird ins Gelenk instilliert. Wenn die Verdachtsdiagnose stimmt, findet sich ein Hämarthros; allerdings ist das Vorliegen eines Hämarthros nicht beweisend, denn auch bei Außenbandrupturen blutet es ins Gelenk ein. Wenn die Nadel sicher im Gelenk liegt, werden etwa 10 ml eines Gemisches aus Kontrastmittel, z.B. 5 ml Ultravist® und 5 ml physiologischer Kochsalzlösung ins Gelenk gespritzt. Ist die Syndesmose rupturiert, zeigt sich oft ein typischer Kontrastmittelaustritt über der Syndesmose, d.h. über das Niveau der ehemaligen Epiphysenfuge hinaus. Das Kontrastmittel läuft meist auf der Membrana interossea nach kranial und stellt sich durch die hier ansetzende Muskulatur in einem typisch gefiederten Muster dar.

Nachteilig sind die Invasivität der Untersuchungsmethode und ihre geringe Sensitivität und Spezifität. Gravierender ist, daß sie erfahrungsgemäß vielfach falsch-positive bzw. falsch-negative Befunde zeigt.

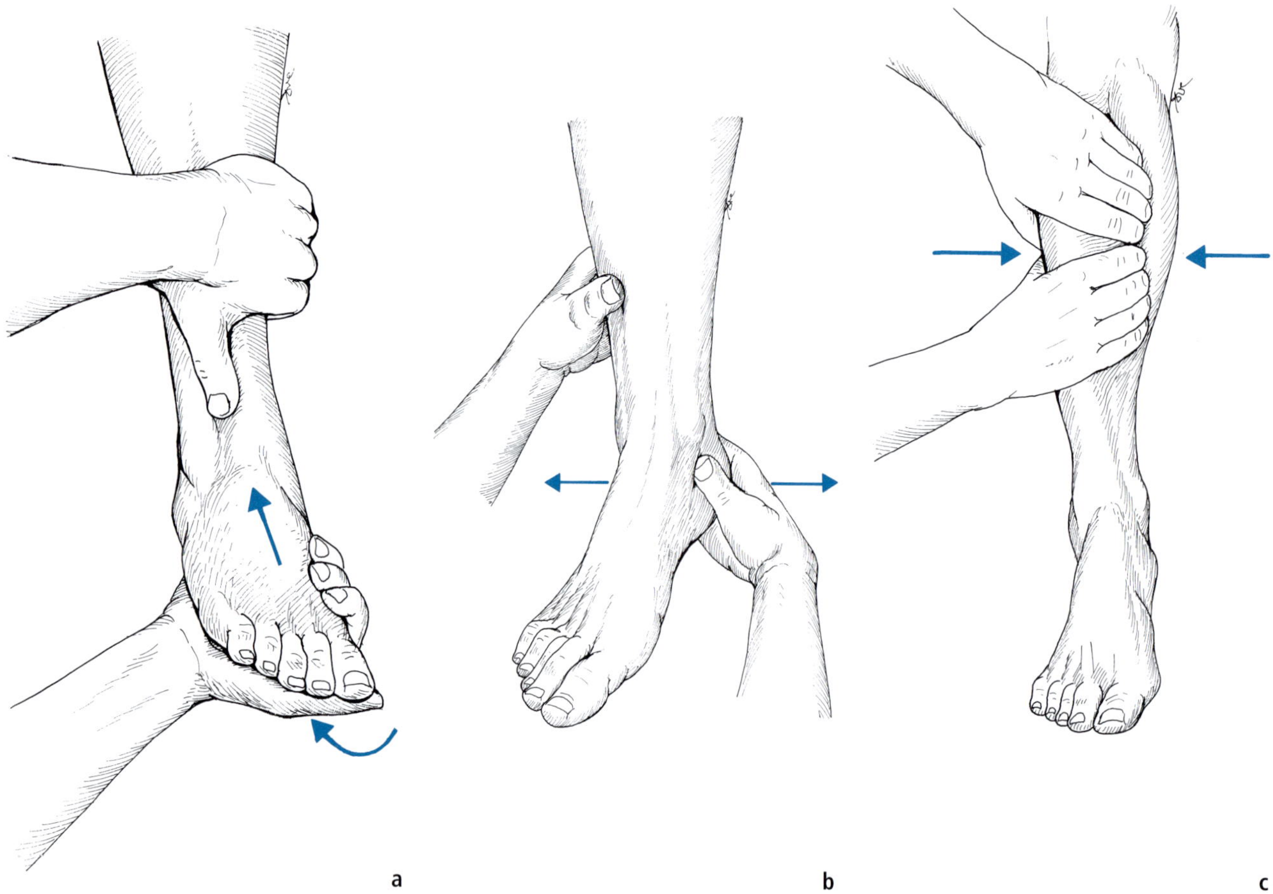

Alternativen zur Arthrographie gibt es nur bedingt, denn eine Syndesmosenruptur sonographisch zu erkennen, verlangt viel Erfahrung vom Untersucher, kann nicht allenthalben vorausgesetzt werden und sagt überdies nichts über das Ausmaß der Instabilität aus; ähnliches gilt für die MRT.

Differentialdiagnose

Außenbandrupturen lassen sich mit gehaltenen Aufnahmen abgrenzen (siehe 7.4.3.7); eine *MAISONNEUVE-Fraktur* ist erkennbar am Druckschmerz über der proximalen Fibula und auf den dann zu veranlassenden Röntgenbildern, auf denen die begleitende hohe Fibulafraktur zur Darstellung kommt (siehe 7.4.4.6).

Therapie

Indikationen und Kontraindikationen

Bei auch evtl. nur klinisch gesicherter Syndesmosenruptur besteht die *Indikation* zur elektiven operativen Versorgung. *Kontraindikationen* sind hohes Narkoserisiko und Infektion der Weichteildecke.

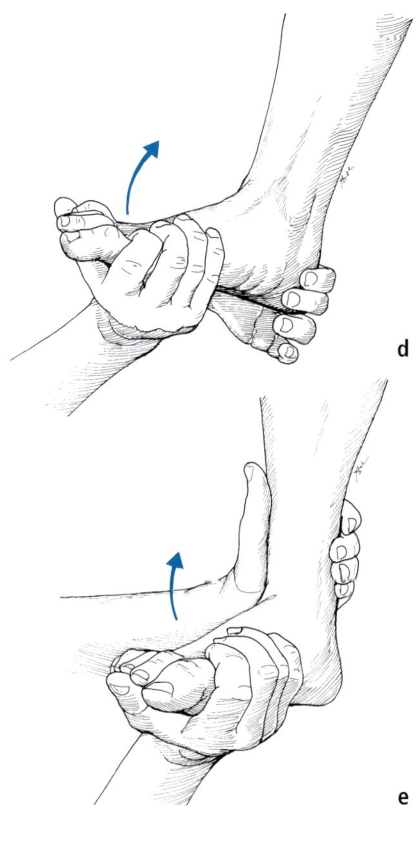

Abb. 7.96a-e: Banduntersuchung der Syndesmose. Die Außenrotation des Fußes in der Knöchelgabel ist schmerzhaft (a), die Seit-zu-Seit-Verschiebung ebenfalls, außerdem läßt sich u.U. eine vorhandene Instabilität erfassen (b). Werden Fibula und Tibia proximal zusammengequetscht, ist dies in der Syndesmose schmerzhaft (positiver Quetschtest, c). Die passive Dorsalflexion im Sprunggelenk ist schmerzhaft (d), nicht jedoch bei passiver Stabilisierung der Knöchelgabel durch die Hand des Untersuchers (e).

Vorbereitung

Aufgeklärt werden muß neben allgemeinen Risiken über einen möglichen Schraubenbruch sowie die speziellen Risiken einer bleibenden Instabilität der Knöchelgabel und die Ausbildung einer Synostose.

Thromboembolieprophylaxe, siehe 7.4.3.2. Gelagert wird in Rückenlage, die Neutralelektrode am kontralateralen Oberschenkel angebracht. Ein Schaumstoffkeil unter dem ipsilateralen Gesäß, wodurch das Bein nach innen gedreht liegt, erleichtert das Handling beim lateralen Zugang; die Blutleere wird mit einer Manschette am Oberschenkel erzeugt.

OP-Technik

Lateraler Zugang über der äußeren Zirkumferenz des Außenknöchels, ca. 5 cm lang, bis zur Außenknöchelspitze, im distalen Verlauf leicht nach ventral geschwungen, zwischen dem Verlauf der Nerven und Gefäße. Darstellung der Fascia cruris und Spaltung derselben.

Die Faszie bzw. der Ausläufer des Strecker-Retinakulums wird gespalten, um die darunterliegende rupturierte Syndesmose darstellen zu können. Wenn die Membrana interossea unverletzt ist, wird die Knöchelgabel trotz rupturierter Syndesmose nur wenig dislozierbar sein; dann genügt es, eine Kleinfragmentstellschraube 1 – 2 cm über dem Gelenkspalt des oberen Sprunggelenks einzubringen. Dabei wird die Knöchelgabel mit einer Hand unter leichtem Druck geschlossen und mit der anderen Hand der Kanal für die Stellschraube vorgebohrt. Die Bohrrichtung orientiert sich an der Knöchelgabelachse, die 25° Außenrotation gegenüber der Frontalebene aufweist. Die Länge der Kortikalisschraube wird gemessen und das Gewinde geschnitten; die Schraube braucht nur drei Kortikales zu fassen und wird auf Anschlag eingedreht. Während des gesamten Vorganges muß die Knöchelgabel manuell geschlossen gehalten werden. Die Schraube darf nicht festgezogen werden, sonst kann das vorgeschnittene Gewinde im Außenknöchel ausbrechen und die Gelenkpartner im distalen Syndesmosengelenk würden unphysiologisch stark aufeinandergepreßt werden. Die *Stell*schraube soll nur die Gelenkpartner in der richtigen *Stellung* halten, bis die Syndesmose ausgeheilt ist. Nach Stabilisierung der Knöchelgabel mit der Stellschraube werden die rupturierten Bandenden genäht.

Falls die Syndesmose mit einem ausreichend großen, knöchernen Anteil ausgerissen ist, kann dieser mit einer Kleinfragmentschraube reinseriert werden. Gelegentlich werden dazu auch Kleinfragment Spike Unterlegscheiben aus Kunststoff verwendet. Ein ausgerissenes hinteres Schienbein-Kantenfragment (Volkmann) wird am besten von ventral mit einer perkutan eingebrachten Zugschraube gefaßt. Die geeignete Schraubenlänge beträgt fast immer 45 mm. Eine gekürzte 50 mm lange Spongiosaschraube mit kurzem Gewinde erweist sich häufig als das ideale Implantat, weil das Gewinde den Frakturspalt nicht überbrückt. Zuletzt wird eine Redondrainage eingelegt und die Wunde mit Naht der Subkutis und der Haut verschlossen.

Nachbehandlung

Hochlagern, Kühlen und Thromboembolieprophylaxe werden fortgesetzt. Der erste Verbandwechsel mit Entfernung der Redondrainage(n) und anschließender Röntgenkontrolle des Sprunggelenks in 2 Ebenen wird in der Regel am 2. postoperativen Tag durchgeführt. Weitere Verbandwechsel folgen alle 2 Tage, die Fadenentfernung durchschnittlich am 10. postoperativen Tag. Die Teilbelastung mit 15 kg beginnt ab dem 1. postoperativen Tag bis einschließlich der 6. Woche, dann wird die Schraube in örtlicher Betäubung über eine Stichinzision entfernt und der Patient unter Vollbelastung mobilisiert.

Komplikationen

Komplikationen sind in seltenen Fällen Schraubenbruch, Synostosenbildung, verbleibende Instabilität und Subluxation der Knöchelgabel.

7.4.3.7 Außenbandruptur des oberen Sprunggelenks

Krankheitsbild

Anatomie

Die Supinations(-Verletzungs)-Kette enthält die Bänder der Außenknöchelspitze, Lig. fibulotalare anterius, Lig. fibulocalcaneare, Lig. fibulotalare posterius, das Band des Kalkaneo-Kuboid-Gelenks (Articulatio calcaneocuboidea), die Peronealsehnen bzw. den Ansatz der Sehne des M. peronaeus brevis an der Basis des 5. Mittelfußknochens (Abb. 7.97).

Verletzungsmechanismus und Pathomechanik

Die Distorsion des oberen Sprunggelenks ist die häufigste Verletzung des unfallchirurgischen Alltags.

Zwipp hat Ätiologie und Pathomechanik der Verletzung detailliert beschrieben *[19]*: Bandrupturen entstehen demnach durch ein kombiniertes Supinations-Adduktions-Trauma mit Varuskippung in der Frontalebene, Talusvorschub in der Sagittalebene und Innenrotation des Fußes in der Transversalebene. Die Bänder reißen in typischer Reihenfolge von ventral nach dorsal. Am häufigsten, in 93 % der Fälle, ist das Lig. fibulotalare anterius betroffen, in 60 % das Lig. fibulocalcaneare und das kräftigste Lig. fibulotalare posterius nur in 4,2 % der Fälle.

Die Mm. peronaei stabilisieren das obere Sprunggelenk aktiv, die o.g. Bänder passiv. Dabei beträgt die Arbeitsleistung der Pronatoren nur die Hälfte der Leistung der Supinatoren und um so gravierender wirkt sich eine etwaige Schwäche der Pronatoren aus. Ebenso große Bedeutung hat vermutlich der Eigenreflex-Bogen. „Die in Gelenkkapseln und Bändern lokalisierten Nervenfasern (Mechano-Rezeptoren I und II) rupturieren aufgrund ihrer geringeren Reißfestigkeit gegenüber kollagenen Fasern eher, z.B. bereits bei Distorsion oder inkompletten Kapselbandrupturen. Der Eigenreflex-Bogen wird dadurch unterbrochen.“*[19]* Es entsteht eine funktionelle Instabilität, die Bandrupturen vorprogrammiert. „Durch intensives Koordinationstraining mit Balanceübungen des Sprunggelenks können nervale Defizite wieder ausgeglichen werden.“ *[19]* Dieses Konzept verdeutlicht, warum dem Auftrainieren der Peronealmuskulatur nach einer eingetretenen Bandverletzung entscheidende Bedeutung zukommt. Laut Zwipp sind 94 % aller Patienten jünger als 40 Jahre und die 10- bis 29jährigen am häufigsten betroffen.

Terminologie

Von *Reruptur* spricht man, wenn bereits eine Verletzung vorlag, diese aber stabil ausgeheilt war und jetzt erneut durch ein adäquates Trauma eine Ruptur eingetreten ist. Als *Second stage-Ruptur* bezeichnet man dagegen einen frischen Riß in einer mit verbliebener Bandinsuffizienz „ausgeheilten“ Narbe.

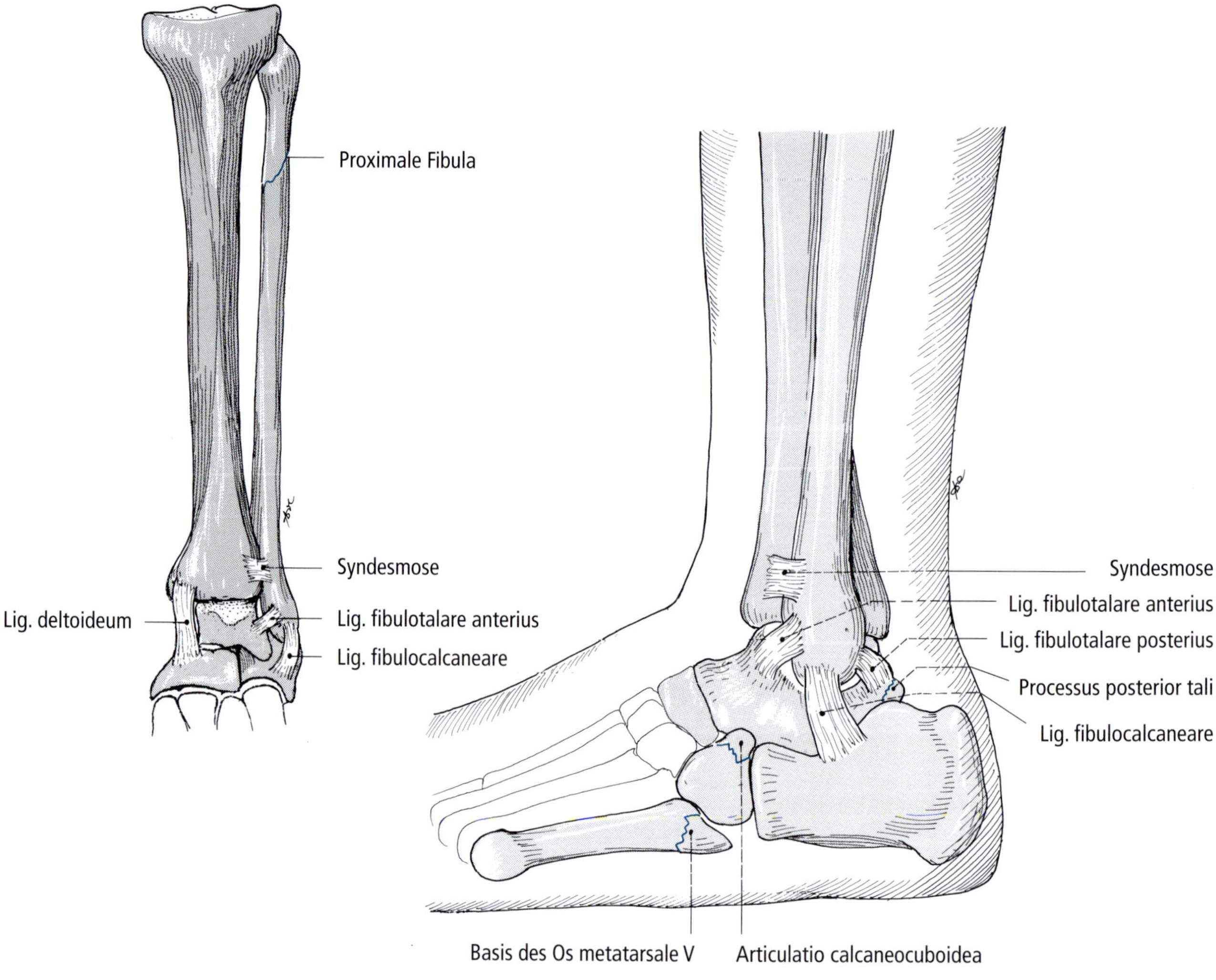

Abb. 7.97: Außenbandruptur des oberen Sprunggelenks. Bei der Untersuchung des Sprunggelenks nach Verdrehtrauma sollte den typischen Verletzungslokalisationen Aufmerksamkeit geschenkt werden.

Diagnostik

Anamnese und klinische Untersuchung

Die Anamnese des Unfallhergangs gibt wichtige Hinweise auf die mögliche, eingetretene Verletzung. Ein stattgehabtes Supinations-Adduktions-Trauma ist richtungsweisend für die weitere Diagnostik. Die Verletzten klagen über Beschwerden bei Belastung bis hin zur Belastungsunfähigkeit. Perimalleolär um die Außenknöchelspitze bestehen Schwellung und Druckschmerz sowie Aufklappschmerz bei Supination und Auslösen eines etwaigen Talusvorschubs.

Weiterführende Diagnostik

Zum Ausschluß von Frakturen wird das obere Sprunggelenk zunächst in 2 Ebenen geröntgt. Liegt keine knöcherne Verletzung vor, wird die klinische Stabilität der Bänder des oberen Sprunggelenks im Seitenvergleich geprüft. Um einen Eindruck von der normalen Stabilität zu bekommen, wird zunächst das gesunde Sprunggelenk untersucht. Dazu wird der Patient auf einer Untersuchungsliege gelagert, damit er die Beinmuskulatur entspannen kann. Dann faßt der Untersucher, der in der Regel rechts neben dem Patienten steht, mit seiner linken Hand von oben auf den distalen Unterschenkel, so daß Daumen und Zeigefinger vor den Knöchelspitzen zu liegen kommen, die rechte Hand des Untersuchers zieht den Rückfuß aus der Knöchelgabel in eine vordere Schublade, deren etwaiger Bewegungsausschlag dann mit Daumen und Zeigefinder der palpierenden linken Hand erfaßbar wird. Bei der Untersuchung muß der Fuß im oberen Sprunggelenk etwas plantarflektiert stehen, weil sich zum einen erst dann das Lig. fibulotalare anterius anspannt, zum anderen erst dann der Zug der Peronealsehnen abnimmt, der eine falsch-positive Stabilität vortäuschen kann. Sind die Bandverhältnisse stabil, was in der Regel auf der unverletzten Seite der Fall sein wird, besteht kein nennenswerter Bewegungsausschlag. Dann wird das verletzte Sprunggelenk in gleicher Weise untersucht. Bei Ruptur des Lig. fibulotalare anterius ist ein mehr oder weniger ausgeprägter talarer Vorschub palpabel.

Der talare Vorschub läßt sich durch *gehaltene Aufnahmen im SCHEUBA-Halteapparat* objektivieren, in dem das Sprunggelenk mit 10 kp in der oben beschriebenen Richtung belastet wird. Damit der Verletzte während der Untersuchung nicht schmerzbedingt über die Peronealmuskulatur aktiv dagegenhält, muß zuvor eine Lokalanästhesie gesetzt werden. Dazu werden handbreit oberhalb der Außenknöchelspitze 5 – 10 ml 1 %iges Xylocain® oder Scandicain® über der Fibula instilliert, dabei wird das Depot subkutan appliziert, da der N. peronaeus superficialis ab Unterschenkelmitte epifaszial verläuft. Die Taluskippung wird ebenfalls im SCHEUBA-Halteapparat und zwar im a.p.-Strahlengang ermittelt.

Eine Ruptur des *Lig. fibulotalare anterius* liegt vor, wenn der Talusvorschub größer als 7 mm ist, eine Ruptur des *Lig. fibulocalcaneare*, wenn die Taluskippung mehr als 7° beträgt. Diese Zahlen sind Anhaltswerte, die im Einzelfall unter Würdigung des klinischen Befundes interpretiert werden müssen. Die Ruptur des *Lig. fibulotalare posterius* läßt sich klinisch oder radiologisch nicht herausuntersuchen; dies gelingt nur intraoperativ durch Prüfung mit dem Tasthäkchen.

Auch durch *Sonographie*, vorzugsweise im Wasserbad, lassen sich Außenbandrupturen und auch das Ausmaß

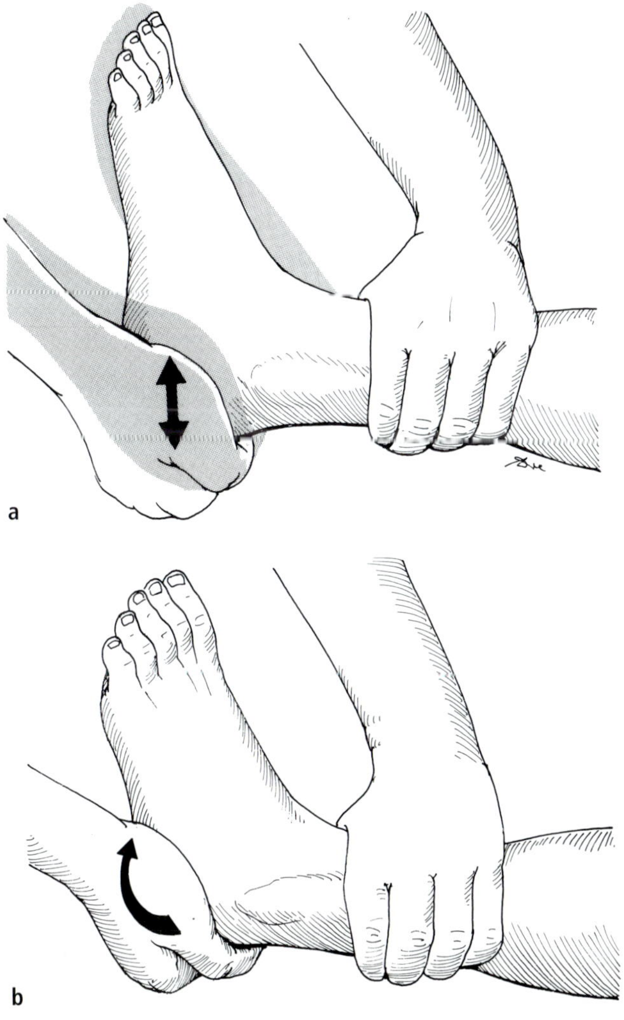

Abb. 7.98a-b: Prüfung der Stabilität des OSG. Die beiden Tests werden in Spitzfußstellung durchgeführt, um keine falsch-negative Stabilität durch Verkeilen der nach plantar hin breiter werdenden Talusrolle in der Knöchelgabel zu provozieren. Die linke Hand des Untersuchers fixiert den distalen Unterschenkel, die rechte umfaßt die Ferse des Verletzten und zieht sie samt Sprungbein nach vorne aus der Knöchelgabel heraus (a). Ein vermehrter Schubladenausschlag läßt sich auslösen, wenn das Lig. fibulotalare anterius rupturiert ist.

Die rechte Hand des Untersuchers kippt die Ferse samt Sprungbein in Supinationsstellung in der Knöchelgabel (b). Die Taluskippung ist pathologisch vermehrt, wenn das Lig. fibulocalcaneare rupturiert ist.

der Instabilität erfassen. Nachteil der Methode ist, daß sie viel Übung vom Untersucher verlangt.

Differentialdiagnose

Eine isolierte Syndesmosenruptur wird klinisch oder arthrographisch abgegrenzt (siehe 7.4.3.6), die MAISONNEUVE-Fraktur und die Luxationsfrakturen des oberen Sprunggelenks radiologisch (siehe 7.4.4.6). Rupturen im *Kalkaneo-Kuboid-Gelenk* sind radiologisch leicht erkennbar, wenn sie mit knöchernen Ausrissen einhergehen, ansonsten durch gehaltene Aufnahmen (siehe 7.4.3.8).

Therapie

Konservative Therapie

In der Regel werden Außenband-Erst- und -Rerupturen des oberen Sprunggelenks konservativ behandelt (Ausnahmen, siehe operative Therapie):

- *Ruhigstellung* im Unterschenkel-Spaltgips.
- *Hochlagerung* und *intermittierende Kühlung*, dazu evtl. Gips abnehmen oder aufbiegen.
- *Thromboembolieprophylaxe* mit Mono-Heparin.
- *Isometrische Übungen* für die Dauer der Gipsruhigstellung (zur Thromboembolieprophylaxe und zum muskulären Aufbau).
- Nach Abschwellung, ca. 3 – 5 Tage posttraumatisch, Mobilisierung unter Belastung in der *CALIGAMED-Knöchelschiene*, die bis einschließlich der 6. Woche nach Trauma Tag und Nacht getragen werden soll. Natürlich darf die Schiene zur Fußpflege abgenommen werden, dabei muß der Patient eine unwillkürliche Supination des oberen Sprunggelenks vermeiden, um die in Heilung begriffenen Bänder nicht erneut zu schwächen. Der Patient darf mit der Schiene voll belasten und braucht sich jetzt kein Depot-Heparin mehr zu spritzen.
- Nach Erreichen weitgehender Beschwerdefreiheit (8 – 14 Tage posttraumatisch) Beginn mit *Krankengymnastik*, am besten zunächst mit sechs Übungsbehandlungen zur Kräftigung der Pronatoren und Schulung der Eigenreflexe.
- Nach der 6. Woche posttraumatisch *Mobilisierung* ohne Schiene und Muskelaufbautraining.
- Verbleiben nach Abschluß der Behandlung Beschwerden, kann eine *Erhöhung des Schuhrands* indiziert sein.

Komplikationen

Eine bleibende Instabilität tritt selten auf.

Arbeitsunfähigkeit

Die *Arbeitsfähigkeit* am Schreibtisch ist nach 1 – 3 Wochen, für körperlich schwer Arbeitende nach 6 – 8 Wochen, die Sportfähigkeit nach adäquatem Aufbautraining nach 8 – 12 Wochen wieder gegeben.

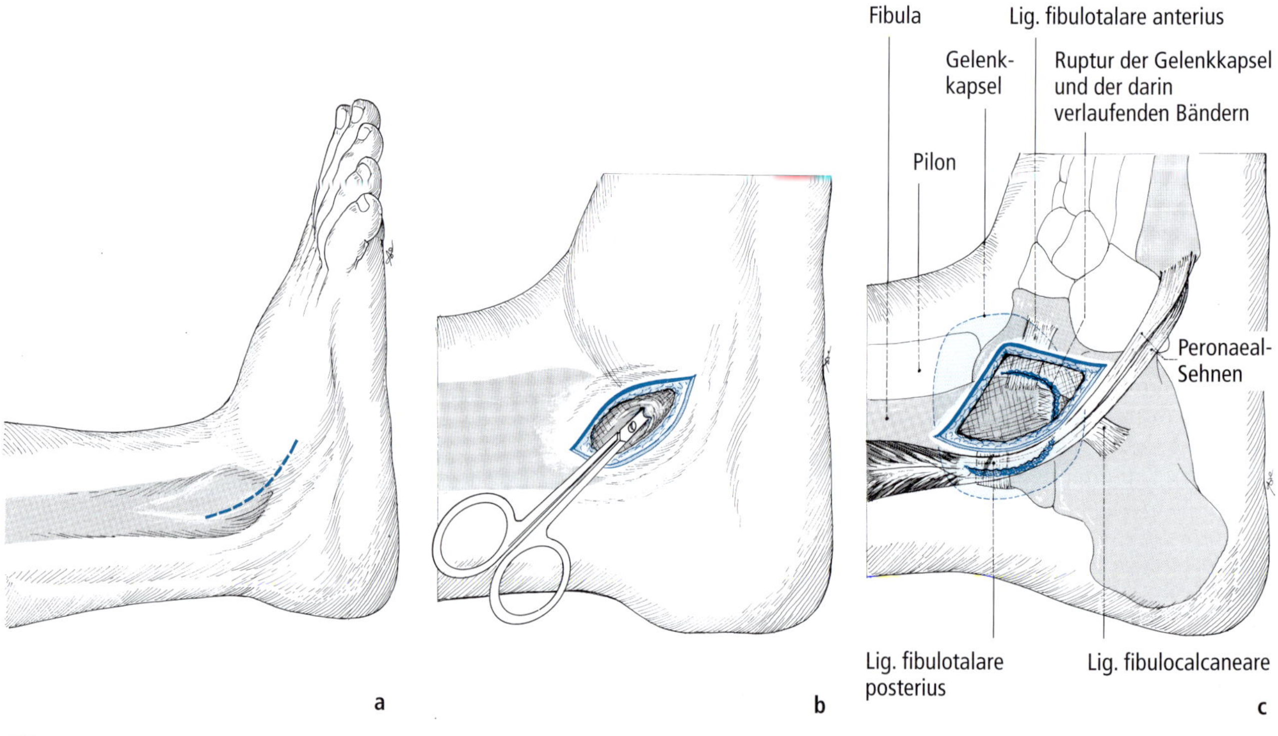

Abb. 7.99a-c: Präparation bei Außenbandrupturen des OSG. Ca. 4 cm langer Zugang über der Außenknöchelspitze (a) und Darstellung des Periosts – auf Periostniveau entspringen die Kapsel-Band-Strukturen. Die darüberliegenden Weichteile werden zunächst mit der geschlossenen Präparierschere in Schnittrichtung unterfahren und anschließend gespalten (b). Situs nach Präparation der verletzten Bandstrukturen (c).

Operative Therapie

Indikationen

Indikationen zur operativen Therapie sind die *Luxatio pedis cum talo* oder die *Luxatio pedis supinatoria [20]* mit wahrscheinlicher Ruptur aller drei fibularen Bänder, wobei bei der *Luxatio pedis cum talo* auch die medialen Bandstrukturen versorgt werden müssen. Desweiteren sind begleitende osteochondrale Läsionen operativ zu versorgen sowie knöcherne Bandausrisse, wenn sie nicht ausreichend angelagert stehen; *Second stage*-Rupturen stellen ebenfalls eine OP-Indikation dar. Der Eingriff wird notfallmäßig oder elektiv nach Abschwellung vorgenommen.

Vorbereitung

Aufgeklärt werden muß neben den allgemeinen Risiken über die Gefahr der verbleibenden Instabilität und der Neurombildung. Zur *Thromboembolieprophylaxe* gehören Depot-Heparin s.c. und ein Antithrombosestrumpf für das unverletzte Bein. Der Patient wird in *Rückenlage* auf einem Normaltisch gelagert. *Blutleere* wird durch eine Manschette am Oberschenkel erzeugt, die Neutralelektrode am kontralateralen Oberschenkel angelegt. Ein Schaumstoffkeil unter dem ipsilateralen Gesäß bewirkt eine Innenrotation des Beins; abgedeckt wird mit klebender U-Folie.

OP-Technik

Zum lateralen Zugang über der Außenknöchelspitze wird ein etwa 4 cm langer, leicht plantarkonvex gebogener Schnitt gelegt, knapp fingerbreit ventral des Peronealsehnenverlaufs versetzt über dem Außenbandapparat. Nach Darstellung des Periosts der Außenknöchelspitze (von diesem Niveau aus entspringen die Außenbänder) wird mit der Schere die darüber liegende Subkutanschicht nach distal im Verlauf des Hautschnitts unterfahren und gespalten. Jetzt liegen die verletzten Bandstrukturen frei (Abb. 7.99).

Als erstes wird das *Lig. fibulotalare posterius* inspiziert und gegebenenfalls reinseriert bzw. genäht, weil es nur bei weit aufgeklapptem Gelenk zugänglich ist (Abb. 7.100). Anschließend werden die übrigen Bänder versorgt (Abb. 7.101 – 7.102). Die Naht intraligamentär gerissener Bänder kann mit resorbierbarem, atraumatischem Nahtmaterial z.B. der Stärke 2 x 0 in Form von U-Nähten oder fortlaufend erfolgen (siehe z.B. Abb. 7.102a-b). Knochennahe Ausrisse werden nach Aufrauhen des Ansatzes (bis es aus der Spongiosa blutet) mit transossär geführten Nähten reinseriert (siehe z.B. Abb. 7.102d). Beim Versorgen des *Lig. fibulocalcaneare* kann es erforderlich sein, die Peronealsehnenscheide zu mobilisieren; dabei ist auf den dorsal der Sehnenscheide verlaufenden *N. suralis* zu achten. Der Wundverschluß erfolgt wie üblich mit Einlage einer subkutanen Redondrainage, Subkutan- und Hautnaht.

Nachbehandlung

Zur Nachbehandlung gehören Ruhigstellung im Unterschenkel-Spaltgips, Hochlagerung, Thromboembolieprophylaxe (siehe oben unter konservativer Therapie), Kreislaufmobilisation, Gangschule mit Unterarm-Gehstützen und Kräftigung beider Beine und Arme mit proximalem Widerstand (z.B. PNF). Nach 2 Tagen kann/können die Redondrainage(n) entfernt werden. Weitere Verbandwechsel folgen alle 2 Tage.

Nach 5 Tagen kann auf eine CALIGAMED-Schiene gewechselt werden. Die sich anschließende *Krankengymnastik* wird ohne Schiene unter Vermeidung der Supination durchgeführt: Mobilisation und Kräftigung des betroffenen Beins, Stabilisations- und Koordinations-

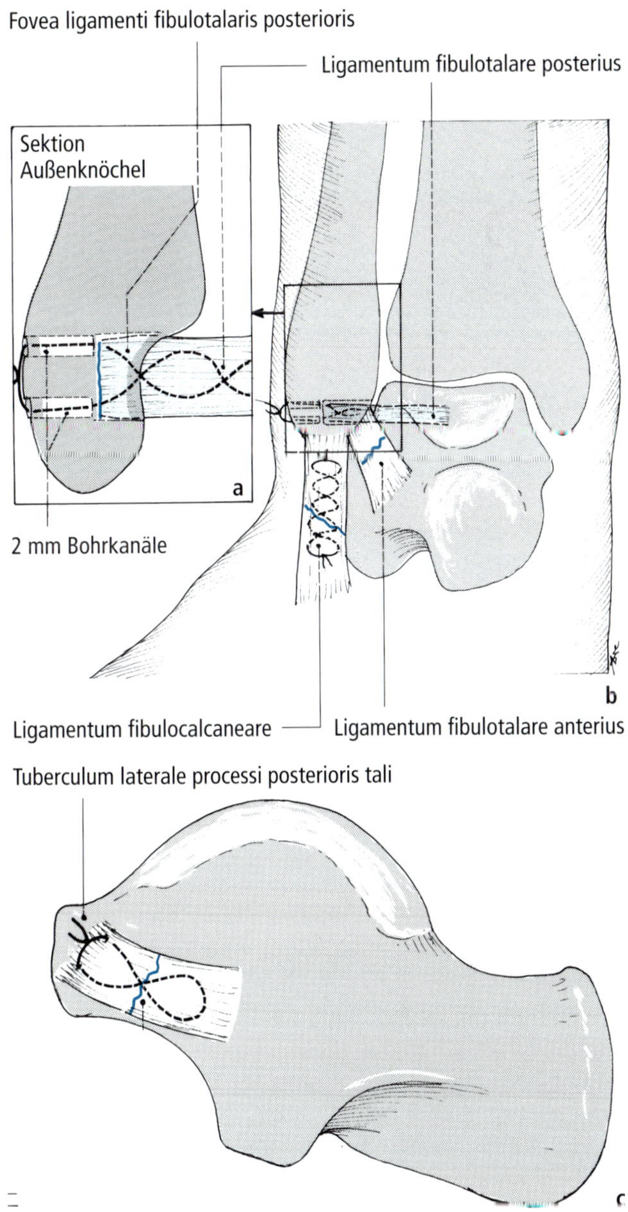

Abb. 7.100a-c: Versorgung des Lig. fibulotalare posterius. Transossäre Naht (a-b) nach ZWIPP bei periostalem frischem Abriß des Lig. fibulotalare posterius bzw. intraligamentäre Naht (c). Weil man, um diese Naht überhaupt durchführen zu können, das Gelenk maximal durch Innenrotation des Fußes aufklappen muß, wird sie als erstes ausgeführt.

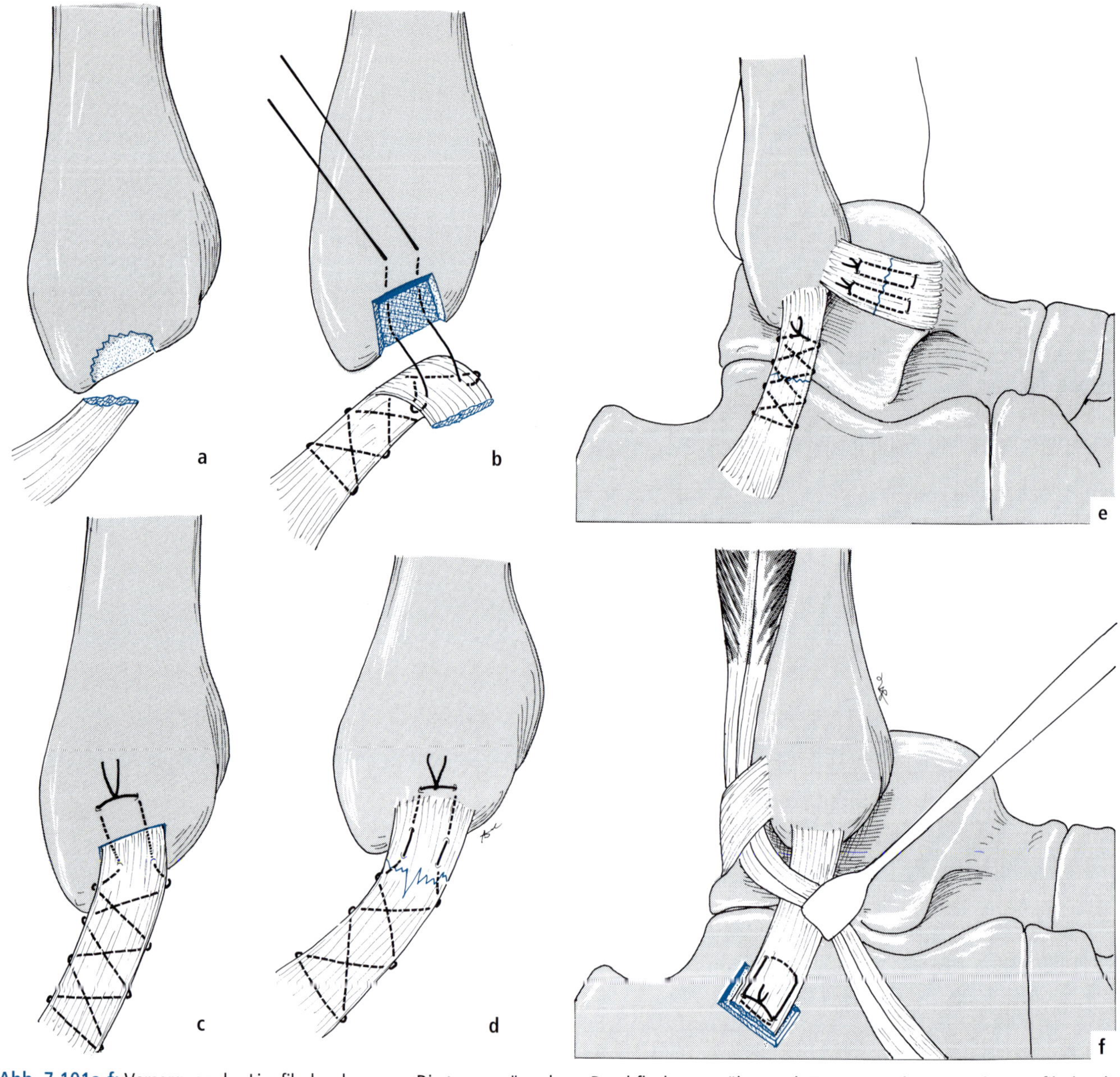

Abb. 7.101a-f: Versorgung des Lig. fibulocalcaneare. Die transossären bzw. Durchflechtungsnähte nach Zwipp zur Adaptation des Lig. fibulocalcaneare werden mit resorbierbaren 2x0er Nähten durchgeführt.

übungen mit Vollbelastung in allen Ausgangsstellungen (z.B. PNF), Kraft- und Ausdauertraining obere und untere Extremität, evtl. isokinetisches Muskelaufbautraining und Fahrradergometrie mit zunehmender Trittbelastung. Ab der 7. Woche braucht die Schiene nicht mehr getragen zu werden. Obiges Programm wird intensiviert und kann mit Fahrradfahren, Lauf- und Schwimmtraining erweitert werden.

Komplikationen

In seltenen Fällen bleibt eine Instabilität bestehen.

7.4.3.8 Chronische antero-laterale Rotationsinstabilität des Sprunggelenks

Krankheitsbild

Definition und Ätiologie

Die chronische antero-laterale Rotationsinstabilität des oberen Sprunggelenks nach Zwipp *[22]* tritt meist nach einem Bagatelltrauma mit anschließendem, oft langjährigem, symptomarmem Intervall auf. Sie ist eine rasch progrediente fibulare Bandinsuffizienz, die sich durch

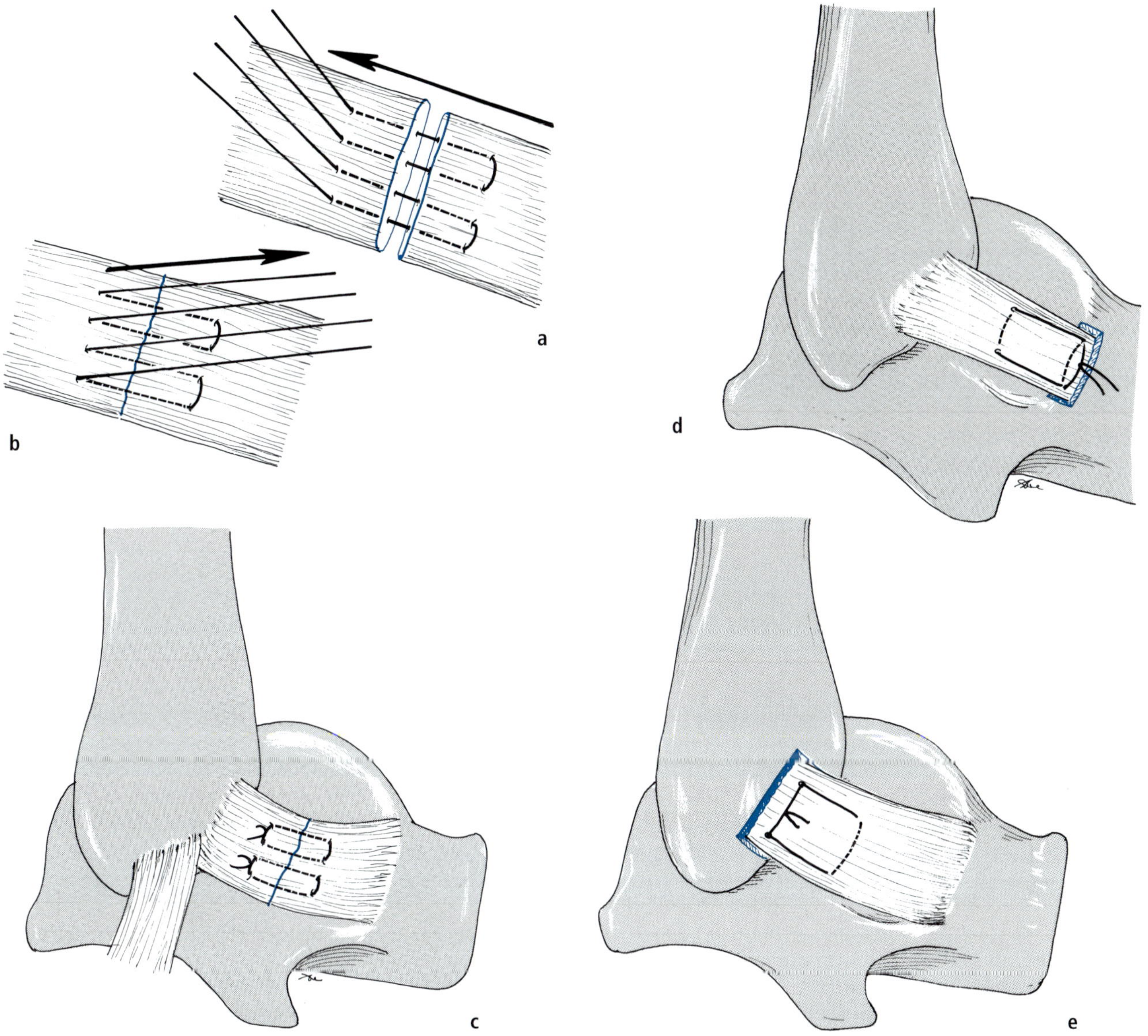

Abb. 7.102a-e: Versorgung des Lig. fibulotalare anterius. U-Nähte oder transossäre Nähte nach Zwipp zur Adaptation des Lig. fibulotalare anterius werden mit resorbierbaren 2x0er Nähten durchgeführt (alternativ kann das Band auch fortlaufend überwendlich genäht werden).

reflektorische und muskuläre Dekompensation aufgrund der jahrelangen vorbestehenden Instabilität entwickelt.

Klinik

Die Betroffenen berichten über Gangunsicherheit auf unebenem Gelände, sind nicht mehr in der Lage, wie früher Sport zu treiben und knicken häufig um.

Bei der Hälfte der Patienten findet sich eine synoviale Reizung des oberen Sprunggelenks, bei einem Drittel eine chronische Tendovaginitis, schmerzhafte Kontraktur oder Atrophie der Peronealmuskulatur.

Diagnostik

Klinische Untersuchung

Bei der klinischen Untersuchung fällt die Instabilität des oberen Sprunggelenks auf, wenn in Spitzfußstellung talarer Vorschub und Taluskippung provoziert werden (Abb. 7.98). Desweiteren sucht man nach einer etwaigen Instabilität im Subtalargelenk. Dies gelingt nur, wenn man den Talus in der Knöchelgabel arretiert, indem das obere Sprunggelenk maximal dorsalextendiert wird (Hackenfußstellung). Jetzt kann der erfahrene Untersucher eine vermehrte Rotation des Kalkaneus gegenüber dem Talus im unteren Sprunggelenk von einer alleinigen Varuskippung des Talus im oberen

Sprunggelenk abgrenzen. Die Instabilität des vorderen unteren Sprunggelenks wird durch Varusstreß des Vorfußes gegenüber dem fixierten Rückfuß überprüft.

Bildgebende Diagnostik

Radiologisch finden sich in den *Standardaufnahmen* des oberen Sprunggelenks in knapp 40 % der Fälle Arthrosezeichen. Auf den gehaltenen Aufnahmen zeigen sich meist ausgeprägter talarer Vorschub und Taluskippung. Bei langjährig bestehender Instabilität empfiehlt es sich, zusätzlich Belastungsaufnahmen im Stehen anzufertigen, auf denen u.U. bereits beim normalen Stehen eine Subluxation im oberen Sprunggelenk zur Darstellung kommen kann. Besteht klinisch der Verdacht auf eine isolierte Instabilität im Subtalargelenk, werden *gehaltene Aufnahmen* angefertigt:
- 45° Innenrotation
- 25° Röhrenkippung
- auf Außenknöchel zielen.

Werte bis zu 5 mm Medialversetzung des Kalkaneus gegenüber dem Talus bzw. 5° talokalkaneare Kippung sind noch normal.

Besteht klinisch der Verdacht auf eine *isolierte Instabilität im vorderen unteren Sprunggelenk,* werden zunächst Übersichtsaufnahmen der Fußwurzel in 2 Ebenen angefertigt. Darauf sind etwaige knöcherne Ausrisse des Lig. bifurcatum am Processus anterior calcanei, am Os cuboideum oder Os naviculare sowie knöcherne Ausrisse der talonavikularen Kapsel erkennbar. Außerdem kommen Ausrisse des Lig. calcaneocuboideum laterale zur Darstellung. Bei negativem Befund und V.a. rein ligamentäre Verletzung werden gehaltene Aufnahmen wie folgt angefertigt: Der Fuß wird plantigrad auf die Röntgenkassette gesetzt und vom Untersucher ein Varusstreß zwischen Rückfuß und Vorfuß ausgeübt. Die Tangenten von kalkanearer und kuboidaler Gelenkflächenkontur bilden einen spitzen Winkel; Werte über 5° sind als pathologisch zu werten.

Differentialdiagnose

Eine etwaige rein funktionelle Instabilität würde sich auf geeignete krankengymnastische Maßnahmen (Pronatoren- und Eigenreflextraining) bessern, ein *Sinus tarsi-Syndrom* ließe sich mit neurologischen Untersuchungsmethoden und probatorischer Infiltration eines Lokalanästhetikums abgrenzen.

Therapie

Indikationen und Kontraindikationen

Ein operatives Vorgehen ist *indiziert,* wenn klinisch und radiologisch eine antero-laterale Rotationsinstabilität (ALRI) des oberen Sprunggelenks, eine Instabilität des Subtalargelenks, des Kalkaneo-Kuboid-Gelenks oder eine kombinierte Instabilität mit rezidivierenden Supinationstraumen besteht und zwar insbesondere im jugendlichen Alter und bei sportlichen Ambitionen *[18].*

Kontraindikationen sind erhöhtes OP-Risiko und schlechte Weichteilverhältnisse. Dann bleiben als Alternative die Eigenreflexschulung, das Auftrainieren der Pronatoren, die Schuhranderhöhung und als Ultima ratio die Orthese.

Operativer Algorithmus nach ZWIPP

Die Prinzipien des operativen Algorithmus nach *ZWIPP* sind (zur Standard-OP-Technik, siehe 7.4.3.7):
- Wenn möglich, sollen vorhandene Bandstrukturen *direkt rekonstruiert* werden. Wenn sie dystop verheilt sind, werden sie gelöst und am anatomischen Ort reinseriert. Ist ein Band elongiert, wird es unter Verkürzung reinseriert (Abb. 7.103).
- Ist nur eines der Bänder (Lig. fibulotalare anterius oder fibulocalcaneare) narbig instabil oder nicht mehr nachweisbar, wird es durch eine ortsständige, körpereigene *Periostlappenplastik* in anatomisch exakter Position mit gedoppeltem periostalem Streifen von der Fibula verstärkt bzw. ersetzt (Abb. 7.104).
- Ist eine direkte Rekonstruktion der Bänder nicht möglich und müssen zwei Bänder ersetzt werden, sollte eine anatomische *Peronaeus-brevis-Ersatzplastik* mit halbem Sehnenspan durchgeführt werden. Dadurch bleibt die Funktion dieses wichtigen Pronators für die Stabilisierung des Gelenks erhalten (Abb. 7.105).
- Besteht eine langjährige antero-laterale Rotationsinstabilität des oberen Sprunggelenks mit *erheblicher Instabilität* (3+), eine *laterale Subluxation* im Stehen (Belastungsaufnahmen im Stehen) oder sind bereits *verschiedene operative Verfahren vorausgegangen,* sollte als definitive stabilisierende Maßnahme eine Tenodese im Sinne der modifizierten *EVANS-Plastik* unter Inkaufnahme einer Supinationseinbuße durchgeführt werden (Abb. 7.106).
- Besteht eine *isolierte Instabilität des Subtalargelenks,* ist eine modifizierte *ELMSLIE-Plastik* zu empfehlen (Abb. 7.107a).
- Bei isolierter Instabilität des *Kalkaneo-Kuboid-Gelenks* mit bereits fortgeschrittener Arthrose empfiehlt ZWIPP die *Arthrodese* dieses Gelenks.
- Bei *kombinierter antero-lateraler Instabilität* des oberen und unteren Sprunggelenks auf zwei oder drei Etagen sollte eine *modifizierte ELMSLIE-Plastik* durchgeführt werden, die bei relevantem Talusvorschub die Fesselung des Talus mit einbeziehen soll (Abb. 7.107b).
- Bei allen notwendigen Tenodeseverfahren soll, wenn die betroffenen Gelenke bereits arthrotisch verändert sind, zusätzlich eine *Arthroskopie* des oberen Sprunggelenks durchgeführt werden, denn durch Ly-

sis, Lavage und gegebenenfalls eine Resektion tibiotalarer Exostosen kann die Gelenksituation zusätzlich verbessert werden.

- Nur bei fortgeschrittener Arthrose (BARGON III) aufgrund einer Gelenkinstabilität ist die frühzeitige *Arthrodese des oberen Sprunggelenks* zu erwägen.

Nachbehandlung

Das Gelenk wird im Unterschenkel-Spaltgips für 8 – 10 Tage ruhiggestellt, bei gleichzeitiger Hochlagerung, Kühlung und Thromboembolieprophylaxe. Redondrainagen werden am 2. Tag entfernt. Nach 8 – 10 Tagen bzw. wenn das Nahtmaterial entfernt ist, kann auf einen Unterschenkel-Gehgips oder eine CALIGAMED-Schiene umgestiegen werden. Welche der beiden Möglichkeiten gewählt wird, entscheidet der Operateur in Abhängigkeit von der erreichten Stabilität. Weiteres Vorgehen, siehe 7.4.3.7.

Komplikationen

Postoperative Weichteilinfektionen müssen radikal débridiert werden. Die Sequestration transplantierter Pe-

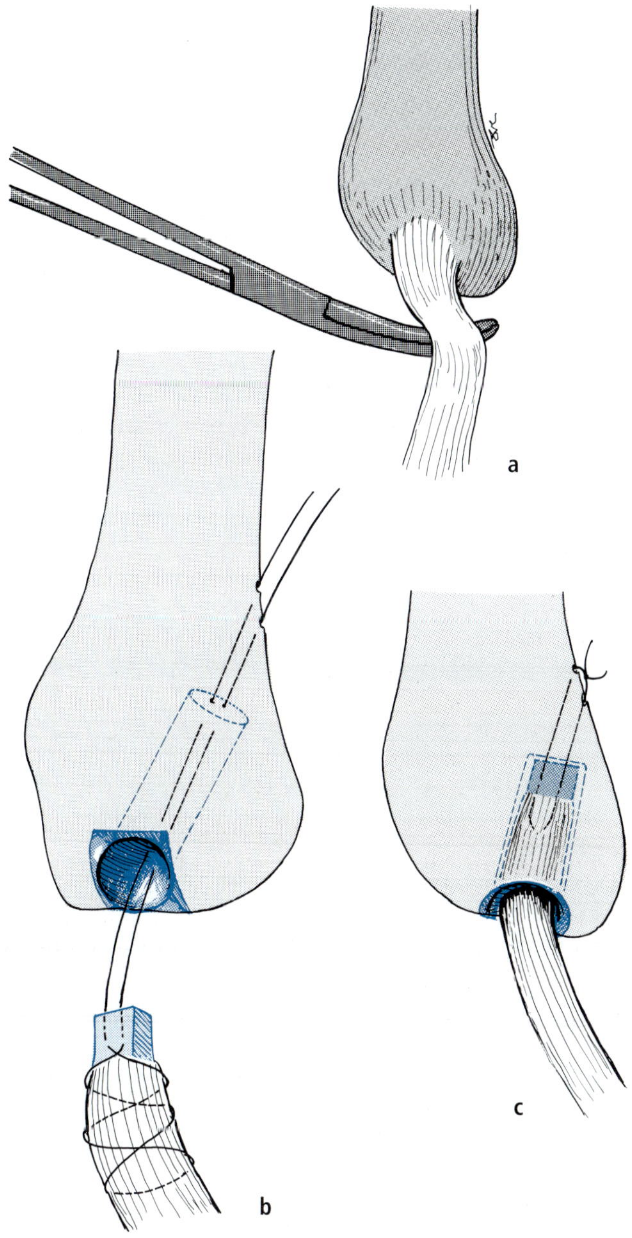

Abb. 7.103a-c: Straffung des elongierten Lig. fibulocalcaneare nach ZWIPP.

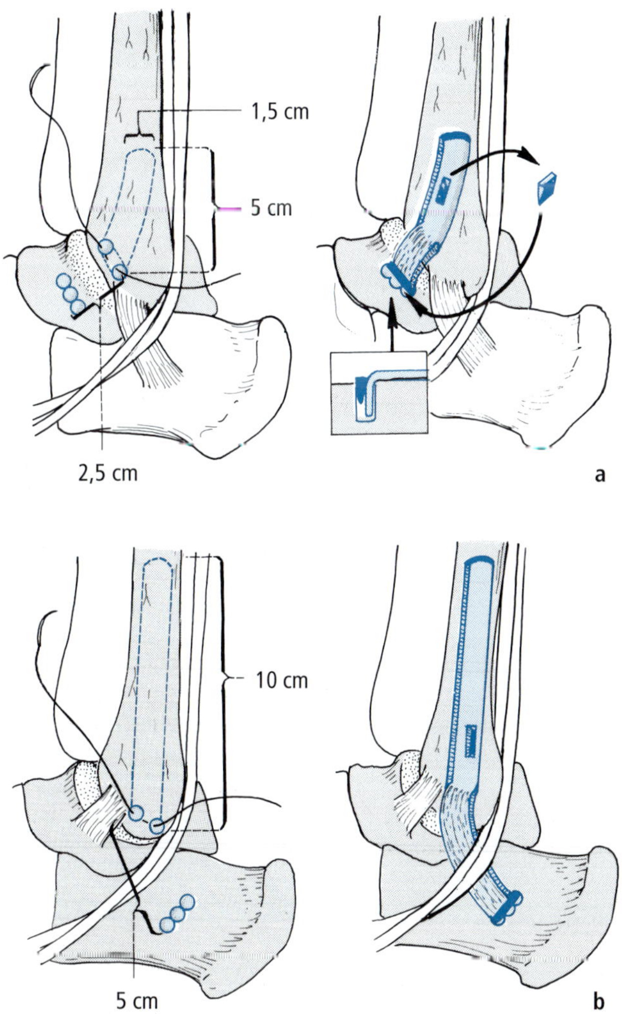

Abb. 7.104a-b: Gedoppelte Periostlappenplastik nach ZWIPP. Zum Ersatz des Lig. fibulotalare anterius (a) oder des Lig. fibulocalcaneare (b) mit Knochenblock-Fixation.

ronealsehnen (in 2 % der Fälle) erfordert die komplette Exzision. Der N. cutaneus dorsalis lateralis, der dorsal der Peronaealsehnenscheide verläuft, ist insbesondere beim Heben eines Sehnenspans gefährdet, aber auch bei Rekonstruktionen des Lig. fibulocalcaneare. Insgesamt wurden bei chronischer mechanischer Instabilität nur in 20 % Arthrosen des Schweregrads I nach BAR-

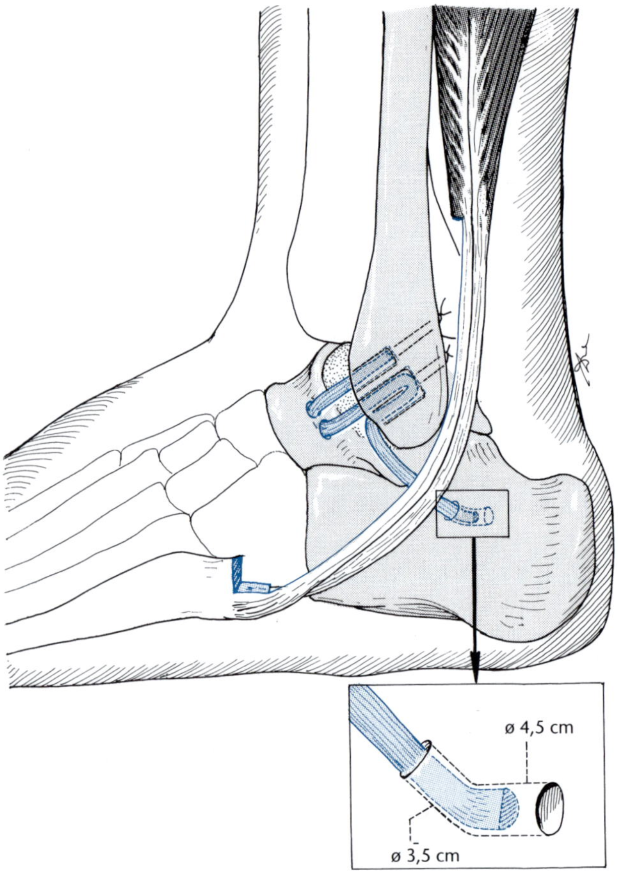

Abb. 7.105: Plastik mit halber Sehne des M. peroneus brevis und Knochenblock nach ZWIPP. Diese Plastik wird zum Ersatz von Lig. fibulotalare anterius und fibulocalcaneare angewandt.

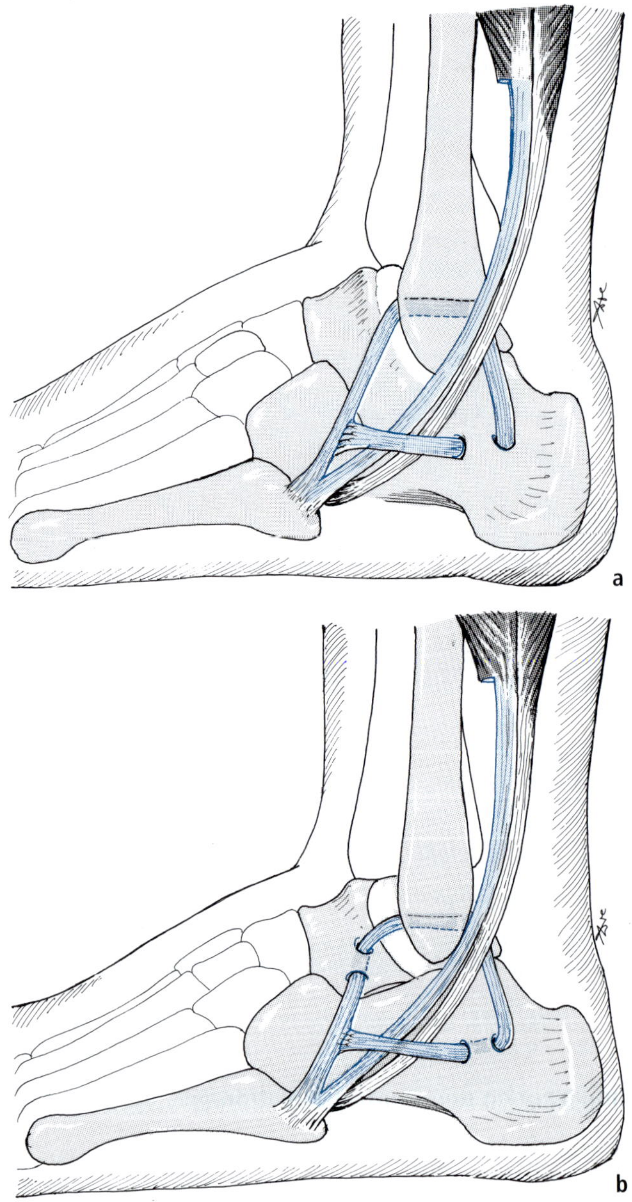

Abb. 7.107a-b (oben): Modifizierte ELMSLIE-Plastik nach ZWIPP. Bei isolierter Subtalarinstabilität (a) und bei kombinierter Instabilität im OSG und USG, insbesondere wenn ein relevanter Talusvorschub besteht (b).

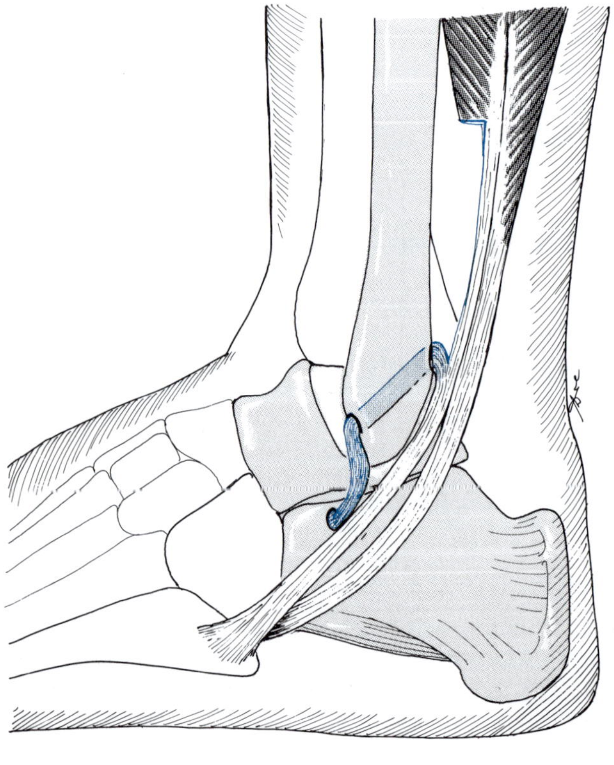

Abb. 7.106 (links): Modifizierte EVANS-Plastik nach ZWIPP bei chronischer anterolateraler Rotationsinstabilität des OSG.

GON beobachtet und in 18 % des Schweregrads II; drittgradige Arthrosen wurden in einem kontrollierten Kollektiv von 149 Fällen dagegen nicht gefunden *[18]*.

7.4.3.9 **Peronaealsehnenluxation**

Krankheitsbild

Definition

Bei der Peronaealsehnenluxation rupturiert das ligamentäre Lager der Peronaealsehnen dorsal des Außenknöchels, und die Sehnen luxieren über den lateralen Aspekt des Außenknöchels nach ventral.

Verletzungsmechanismus

Die Peronaealsehnenluxation ist ein seltenes Ereignis, das leicht zu übersehen ist. Es gibt angeborene, habituelle, idiopathische und traumatische Luxationen. Der Verletzungsmechanismus besteht aus maximaler Kontraktion der Mm. peronaei longus et brevis unter gleichzeitiger Dorsalextension, Abduktion und Eversion des Vorfußes bzw. dem Sturz nach vorne z.B. beim Skifahren oder Fußballspielen.

Diagnostik

Es finden sich Schwellung, Druck- und Belastungsschmerz mit deutlich palpablen, drehrunden, derben Sehnenstrukturen auf der lateralen Fazies des Außenknöchels. Beim Überspringen der Sehnen verspüren die Betroffenen ein *„Giving way“* im Sprunggelenk. Röntgenaufnahmen des Sprunggelenks in 2 Ebenen und tangentiale Aufnahmen der retromalleolären Rinne zeigen etwaige knöcherne Ausrisse. Im CT bzw. MRT lassen sich die luxierten Sehnenquer- oder Längsschnitte darstellen.

Differentialdiagnose

Außenbandrupturen oder Sprunggelenkluxationsfrakturen sind klinisch und radiologisch leicht abgrenzbar.

Therapie

Indikationen und Kontraindikationen

Indikationen zum elektiven Eingriff sind die habituelle oder posttraumatisch rezidivierende Luxation.

Kontraindikationen sind schlechte Weichteilverhältnisse oder schlechter Allgemeinzustand sowie lokale Infektionen und fehlende Beschwerden.

Vorbereitung

Neben den allgemeinen Risiken wird der Patient über die Gefahr der Verletzung des N. suralis und des Ramus cutaneus dorsalis intermedius, Pseudarthrosenbildung und Bruch des versetzten Spans, Lockerung der Schrauben, Schuhdruck an der Lamellenhinterkante und Reluxation *aufgeklärt*. Unter Thromboembolieprophylaxe erfolgt der Eingriff in Lagerung mit Unterpolsterung des ipsilateralen Gesäßes, Blutleere und Abdeckung mit klebender U-Folie.

OP-Technik

Der Zugang zur Peronaealsehnen-Fesselung nach VIERNSTEIN/KELLY *[17]* erfolgt über einen Hautschnitt, der hinter dem Außenknöchel beginnt und nach vorne zieht. Die Peronaealsehnen werden in Luxationsstellung gedrückt, damit die Luxationstasche sichtbar wird. Aus der Luxationstasche wird über dem Außenknöchel ein rechteckiger, 2 cm breiter, dorsal gestielter Lappen geschnitten. Die Sehnen werden reponiert und mit der oszillierenden Säge eine etwa 5 mm dicke, kortikospongiöse Knochenscheibe von dorsal her gehoben; dazu muß die proximale und distale Ausdehnung der Knochenlamelle zuvor durch Kerbung mit dem Meißel begrenzt werden. Knochenscheiben, die zu dünn sind, brechen leicht beim späteren Festschrauben. Der Retinakulum-Periost-Lappen wird so weit eingekürzt, daß er das Knochenbett nur zur Hälfte bedeckt, und anschließend durch transossäre Nähte aufgesteppt. Dann wird der Knochendeckel mit zwei Kleinfragment-Spongiosaschrauben so aufgeschraubt, daß er nach dorsal ca. 3 mm übersteht (Abb. 7.108). Dadurch wird zum einen die knöcherne Gleitrinne der Peronaealsehnen vertieft, zum anderen entsteht durch das gestraffte Retinakulum eine neue Weichteilfesselung. Der Eingriff wird durch Blutstillung, Redondrainageneinlage, schichtweisen Wundverschluß und Anlegen eines Unterschenkel-Spaltgipses abgeschlossen.

Nachbehandlung

Hochlagerung, Kühlung und Thromboembolieprophylaxe werden fortgeführt. Nach Wundheilung wird ein Gehgips für den Zeitraum bis einschließlich der 4. postoperativen Woche angepaßt.

Komplikationen

Zu den Komplikationen zählen Spanbruch und Pseudarthrose; zu starke Versetzung der Knochenlamelle führt zu Wundheilungsstörungen oder Schuhdruck; weitere Gefahren sind Nervenverletzung und Verklebung der Sehnen. Die Rate der Reluxationen ist gering; WIRTH z.B. sah in einem von ihm nachuntersuchten Kollektiv keine einzige *[17]*.

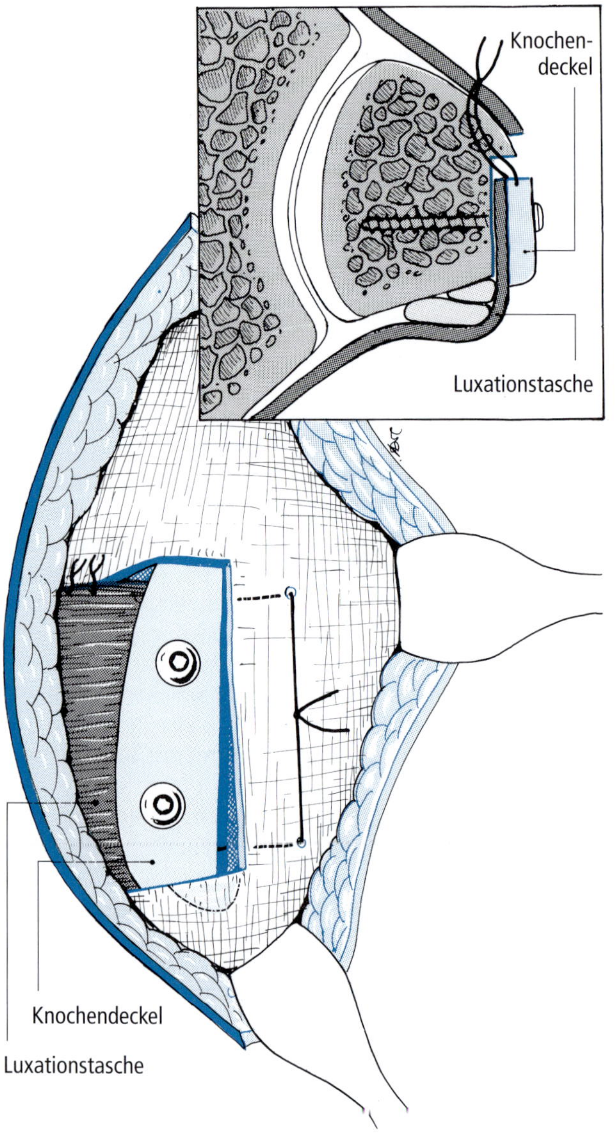

Abb. 7.108: Peronaealsehnen-Fesselung nach VIERNSTEIN/KELLY. Die Luxationstasche wird unter dem Knochendeckel eingeklemmt und mit einer Naht zusätzlich fixiert, der Knochendeckel mit zwei Kleinfragmentschrauben (ohne Unterlegscheiben) gefaßt.

7.4.4 Frakturen

7.4.4.1 Nicht-dislozierte oder eingestauchte Schenkelhalsfraktur

Krankheitsbild

Definition

Die Frakturen des Schenkelhalses zwischen Hüftkopf und Trochanteren werden eingeteilt in:

- *Mediale Schenkelhalsfraktur* mit hüftkopfnahem Bruchverlauf
- *Intermediäre Schenkelhalsfraktur* mit mittigem Bruchverlauf
- *Laterale Schenkelhalsfraktur* mit Bruchverlauf nahe der Trochanteren.

Verletzungsmechanismus

Die Fraktur entsteht meist durch Sturz auf die Hüfte. Risikofaktoren erster Ordnung sind die abnehmende motorische Koordiniertheit des alten Menschen gepaart mit zunehmender Osteoporose, weshalb überwiegend geriatrische Patienten betroffen sind. Bei jungen Menschen bedarf es hoher Energien, wie sie bei Zweiradstürzen, Armaturenbrettverletzungen oder Stürzen aus großer Höhe auftreten.

Diagnostik

Klinische Untersuchung

Bei *dislozierter* Fraktur sind Klopf- und Bewegungsschmerz im Hüftbereich sowie Belastungsunfähigkeit des betroffenen Beins richtungsweisend; das Bein kann nicht von der Unterlage gehoben werden. Beweisend sind die Außenrotationsfehlstellung des gesamten Beins (Zug der Außenrotatoren überwiegt) und die Beinverkürzung (Zug der ischiokruralen Muskulatur und des M. rectus femoris).

Bei *nicht-dislozierter* oder *eingestauchter* Fraktur bestehen oft nur Bewegungs- und Belastungsschmerzen. Wenn die Fraktur stabil eingestaucht ist, können die Betroffenen sogar noch gehen.

Bildgebende Diagnostik

Indiziert sind die Beckenübersichts- und die Aufnahme der Hüfte axial (LAUENSTEIN-Aufnahme); bei zweifelhaftem Befund werden in der Reihenfolge ihres Aufwands bis zur Klärung eingesetzt: zusätzliche Zielaufnahme der Hüfte a.p., Bildwandleruntersuchung, konventionelle Tomogramme und Szintigraphie, die spätestens drei Tage nach dem Unfall eindeutige Befunde zeigt.

Klassifikation

Klinisch relevante Einteilungen sind die nach GARDEN und PAUWELS. Die Einteilung nach GARDEN orientiert sich an der Stellung des Hüftkopffragments (Abb. 7.109); die Gefahr der Hüftkopfnekrose steigt mit zunehmender GARDEN-Zahl von wenigen Prozent auf bis zu 40 %:

- GARDEN I: In Abduktion (valgisch) eingestauchte Fraktur
- GARDEN II: Nicht-dislozierte Fraktur
- GARDEN III: Adduktionsfehlstellung (varisch)
- GARDEN IV: Starke Dislokation.

Die Einteilung nach PAUWELS orientiert sich an der Neigung der Bruchfläche (Abb. 7.110); die Gefahr der Pseudarthrosenbildung wird mit steigender PAUWELS-Zahl größer:

- PAUWELS I: Bruchfläche < 30° zur Horizontalebene
- PAUWELS II: Bruchfläche ca. 30° – 70° zur Horizontalebene
- PAUWELS III: Bruchfläche > 70° zur Horizontalebene.

Ein Manko der Einteilungen nach GARDEN und PAUWELS ist, daß das Ausmaß der Dislokation in der zweiten, der axialen Röntgenebene nicht berücksichtigt wird. Eine Fraktur, die im a.p.-Strahlengang unverschoben erscheint, kann in der axialen Ebene stark disloziert sein; dann ist die Prognose natürlich schlechter und das Behandlungskonzept womöglich falsch. Daher sollte immer die zweite Röntgenebene in die Betrachtung mit einbezogen werden.

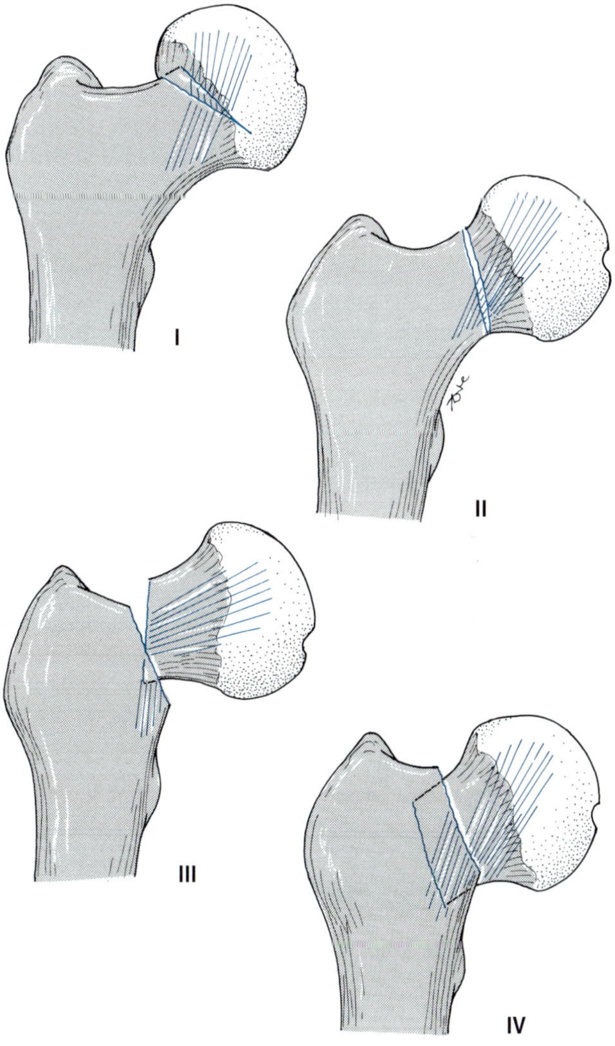

Abb. 7.109: Einteilung der Schenkelhalsfrakturen nach GARDEN (siehe Text).

Therapie

Verfahrenswahl

Folgende Fakten müssen bei der Therapiewahl berücksichtigt werden:

Durchblutung

Mediale und intermediäre Schenkelhalsfrakturen sind intrakapsuläre Frakturen, da fast der gesamte Schenkelhals von der Hüftgelenkkapsel umhüllt ist, die vom Azetabulum zu den Trochanteren zieht. Der Hüftkopf wird zu 80 – 100 % über Kapselgefäße ernährt und nur zu einem geringen Anteil über das Lig. capitis femoris.

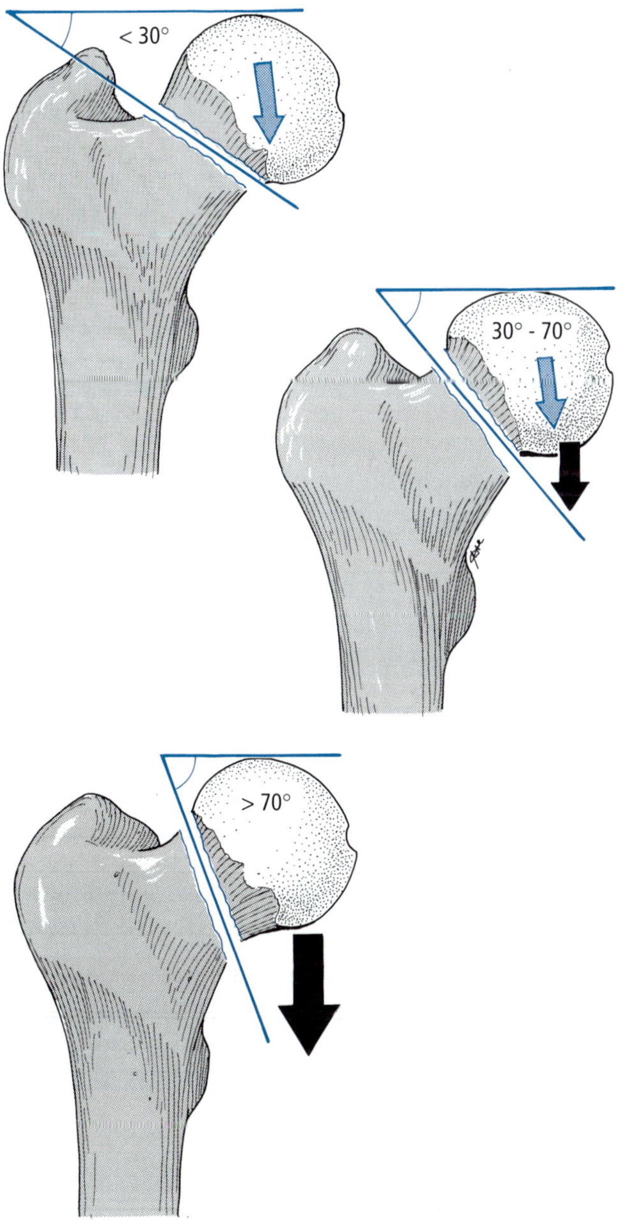

Abb. 7.110: Einteilung der Schenkelhalsfrakturen nach PAUWELS (siehe Text).

Die Kapselgefäße laufen vorwiegend dorsokranial in der Synovia bis zur Randzone des Femurkopfknorpels, erst dort dringen sie in den Knochen ein. Die restlichen Gefäße verlaufen von der Metaphyse intraossär zum Hüftkopf. Wenn die Fraktur lateral oder intermediär liegt, wird der Hüftkopf nur von den metaphysären Gefäßen abgeschnitten. Bei medialen Frakturen sind auch die subkapital einstrahlenden Gefäße unterbrochen; da überdies mit zunehmendem Lebensalter die Blutversorgung über das Lig. capitis femoris komplett sistieren kann, wird der Hüftkopf bei diesen Brüchen unter Umständen überhaupt nicht mehr versorgt. Dazu kommt, daß das Frakturhämatom die Gelenkkapsel tamponiert und dadurch insbesondere die venösen Kapselgefäße komprimiert. Soll also bei der anstehenden Operation der Hüftkopf erhalten werden, besteht Notfallindikation, denn es gilt, die Fraktur möglichst schnell zu reponieren und zu stabilisieren, damit neue Gefäße in den Hüftkopf einsprossen können bzw. abgeknickte oder überdehnte Gefäße nach erfolgter Reposition wieder durchblutet werden. Zum anderen muß der Hämarthros entlastet werden, damit der Blutumlauf in den Kapselgefäßen wieder in Gang kommt. Als kritische Grenze gilt sechs Stunden Ischämiezeit.

Biologisches Alter

Den Hüftkopf erhalten heißt, ihn mit dem Schenkelhals verschrauben. Da bei medialer und intermediärer Fraktur das Hüftkopffragment für die eingebrachten Schrauben nur wenige Zentimeter Kontaktstrecke bietet und das im relativ weichen, spongiösen Knochen, der überdies mit zunehmendem Lebensalter des Patienten an Festigkeit verliert, ergeben sich für diese Art der Osteosynthese zwei weitere limitierende Faktoren: Der Patient darf nicht zu alt sein, denn er muß die primär nur bedingt belastungsstabile Schraubenosteosynthese postoperativ zuverlässig mindestens sechs Wochen entlasten können, und die Spongiosa seines Hüftkopfs muß ausreichend fest sein, damit die Schrauben halten. Andere Osteosyntheseverfahren sind nur unter stationären Bedingungen geeignet.

Immobilität

Den alten Menschen für die Dauer der Bruchheilung, also mindestens für 8 – 12 Wochen, ins Bett zu fesseln, käme in der Mehrzahl der Fälle einem Todesurteil gleich, denn – wie man aus der Vergangenheit weiß – erlagen 60 % dieser Patienten Komplikationen wie Pneumonie, Thromboembolie, Durchgangssyndrom oder Dekubitus. Dabei sind Patienten, die schon vorbestehend bettlägerig waren, an diesen Zustand adaptiert und – das mutet paradox an – nicht so sehr gefährdet wie solche, die vor dem Unfall noch mobil waren.

OP- und Anästhesierisiko

Andererseits bedeutet jede OP und Anästhesie – und sei es nur eine Regionalanästhesie – eine Belastung für das labile organische Gleichgewicht, insbesondere multimorbider alter Patienten. Deshalb muß die Indikation zur OP streng gestellt werden, denn manche eingestauchte Frakturen sind so stabil ineinander verkeilt, daß sie einer Mobilisation unter Belastung standhalten.

Konservative Therapie

Indikationen

Bei alten Patienten mit Garden I-Frakturen sollte der Versuch einer konservativen Therapie unternommen werden, insbesondere bei multimorbiden Patienten mit hohem OP-Risiko. Die Gefahr der Ausbildung eines ausgeprägten intrakapsulären Hämatoms ist nicht so groß, weil die spongiösen Bruchflächen kompakt ineinander gestaucht sind. Sollte im weiteren Verlauf dennoch eine Hüftkopfnekrose entstehen, bleibt immer noch die prothetische Versorgung. So wird zunächst die zusätzliche Gefährdung durch eine Operation mit all ihren Unwägbarkeiten vermieden und auf die Patienten beschränkt, bei denen die Frakturen während der Mobilisation abrutschen oder sich im weiteren Verlauf eine Hüftkopfnekrose oder Pseudarthrose einstellt. Als *Altersgrenze* gilt ein biologisches Alter von über 65 Jahren.

Vorgehen

Bei fraglicher Stabilität ist eine *Bildwandleruntersuchung* erforderlich. Das Bein wird in einer langen *Schaumstoffschiene* zur Rotationsstabilisierung in der Hüfte gelagert und Schmerztherapie, Thromboembolieprophylaxe, Atemgymnastik sowie Isometrie verordnet. Nach Abklingen der akuten Beschwerden etwa 2 – 3 Tage nach Unfall wird mit der *Mobilisation* unter zunehmender Belastung mit Unterarmstockstützen begonnen. *Röntgenkontrollen* der verletzten Hüfte in 2 Ebenen sind zunächst alle 3 – 4 Tage, später alle 1 – 2 Wochen nötig; wenn die Patienten über zunehmende Schmerzen klagen, auch sofort. Evtl. sollte eine Kurzzeitpflege eingeleitet werden, wenn die Patienten sehr hinfällig und häuslich nicht gut versorgt sind.

Komplikationen

Die Abrutschgefahr des Fragments beträgt etwa 20 %; Hüftnekrosen kommen laut Literatur in ebenfalls bis zu 20 % der Fälle vor. Dabei ist zu bedenken, daß es Jahre dauern kann, bis eine Hüftkopfnekrose manifest wird.

Operative Therapie

Indikationen und Kontraindikationen

Die ambulante, perkutane Verschraubung ist lediglich bei Garden I- oder II-Frakturen *indiziert.* Bei der Garden I-Fraktur, also der stabil eingestauchten Fraktur, besteht keine zwingende OP-Indikation. Manche Autoren empfehlen aber die Schraubenosteosynthese, um ein Abrutschen des Bruchs zu verhindern und um die Patienten besser mobilisieren zu können. Garden II-Frakturen, also nicht-dislozierte, aber instabile Frakturen, müssen aus oben genannten Gründen notfallmäßig stabilisiert werden. Stabil eingestauchte Frakturen können hingegen elektiv versorgt werden.

Kontraindikationen bestehen bei Patienten mit begleitenden, lebensbedrohlichen Verletzungen, die vorrangig versorgt werden müssen; sie können ohnehin nur in der Klinik ausreichend behandelt werden. Dies gilt auch für Patienten mit Neoplasma und anderen chronischen Leiden, die die Lebenserwartung herabsetzen sowie für solche mit Osteoporose oder Koxarthrose, wo die Endoprothese mit oder ohne Pfannenersatz die Therapie der Wahl ist.

Vorbereitung

Die *Aufklärung* über spezielle Risiken beinhaltet die Hüftkopfnekrose und die Pseudarthrose. Das Bein wird rotationsstabil in einer langen Schaumstoffschiene *gelagert* und dem Patienten ein potentes *Analgetikum* verabreicht, z.B. Buprenorphin (Temgesic® sublingual 1 Tbl.) mit den Vorteilen der einfachen Applikationsart und schnellen Wirkung oder Pethidin (Dolantin®) 25 – 100 mg langsam i.v. injiziert.

Manche Unfallchirurgen *punktieren* das verletzte Hüftgelenk präoperativ, um das intrakapsuläre Hämatom zu entlasten und damit die Durchblutung des Hüftkopfs zu verbessern. Am Ende der Punktion kann ein *Lokalanästhetikum* instilliert und auf diese Weise eine Bruchspaltanästhesie (siehe auch 7.2.3) durchgeführt werden, z.B. mit 5 ml 2 %igem Mepivacain (Scandicain® 2 %) oder Lidocain (Xylocain® 2 %) in gleicher Dosierung.

Die *Lagerung nach Anästhesieeinleitung* erfolgt auf dem Extensionstisch und dort ggf. die Reposition der Fraktur unter Bildwandlerkontrolle im a.p.- und axialen Strahlengang. Patienten, bei denen die Frakturen nicht verschoben oder stabil eingestaucht sind, können auch ohne Extension auf dem Knochentisch gelagert werden.

Sollte die vorher gut stehende Fraktur abrutschen, kann sie meist durch Innenrotation des Beins und Zug gut eingestellt werden. Bei Dislokation des Hüftkopfs nach dorsal wird die Hüfte 45° gebeugt und etwas abduziert, dann unter Zug innenrotiert und gleichzeitig die Beugung verringert. Wenn die *geschlossene Reposition* nicht möglich ist, muß der Patient unter stationären Bedingungen weiter versorgt und offen reponiert werden.

Die *Abdeckung* erfolgt u.a. mit im Dammbereich klebender U-Folie.

OP-Technik

Die Osteosynthese wird mit drei 6,5 mm starken kanülierten Spongiosaschrauben durchgeführt. Dazu wird in ca. 135°-Richtung zum Schaft ein etwa 1 cm langer perkutaner Stichkanal mit einem ausreichend dicken Trokar angelegt, dessen Hülse als Weichteilschutz in situ bleibt. Der erste Führungsdraht wird etwas kranial der Mittellinie in den Hüftkopf gebohrt und anschließend, jeweils parallel dazu, einer ventral, der andere dorsal darunter und gegeneinander versetzt. Diese Reihenfolge ist eine von vielen Möglichkeiten. Insgesamt kommt es darauf an, die Schrauben stabil zu verankern, parallel auszurichten und darauf zu achten, daß die Gewinde jenseits der Frakturlinie zu liegen kommen. Der Kopf ist damit gegen Rotation gesichert. Ein Draht wird mit dem kanülierten Bohrer überbohrt, dann folgen Gewindeschneiden und Einbringen der ersten Schraube. Die zweite und dritte Schraube wird in gleicher Weise eingebracht. Der Trokar ist so dimensioniert, daß die Schraubenköpfe nebeneinander passen (Abb. 7.111).

Zum Auffinden der richtigen Einbringstelle für die Schraubenlöcher am lateralen Femur dient die Orientierung am Trochanter minor unter Bildwandlersicht im a.p.-Strahlengang. Gegenüber dessen unterer Begrenzung liegt der optimale Bezirk. Es ist sehr wichtig, die Schrauben parallel einzubringen, damit der Bruchbereich sintern kann. Bei divergierender Ausrichtung könnten die Schrauben sperren und eine Pseudarthrose begünstigen. Deshalb dürfen auch die Gewinde nur im proximalen Hauptfragment liegen und den Frakturspalt nach Möglichkeit nicht überbrücken.

Der harte, rinnenförmige Kalkar, also die Kortikalis des ADAM-Bogens, lenkt die beiden kaudalen K-Drähte meist nach zentral um und verhindert u.U., sie ideal zu plazieren; wenn dies der Fall ist, kann die erste Hälfte des Weges mit einem 2,0 mm starken Bohrer präformiert werden.

Soll die Fraktur valgisiert werden, wird die Schraube, die am weitesten kranial liegt, als erste angezogen; soll hingegen die Fraktur anatomisch stehen, werden die Schrauben umschichtig gleichmäßig angezogen. Zuvor sollte der Zug am Bein zumindest nachgelassen werden. Manche Autoren empfehlen die Valgisierung, weil dadurch die Belastungsachse im Schenkelhals steiler wird und die Scherkräfte insbesondere bei steilem Bruchverlauf (PAUWELS III) reduziert werden; andere halten dagegen die anatomische Reposition für besser, weil durch den maximalen Kontakt der Bruchflächen mehr Gefäße in den Hüftkopf einsprossen können.

Werden mehr als drei Schrauben verwendet, werden die Nachuntersuchungsergebnisse wieder schlechter; womöglich weil mehr Fremdmaterial auch weniger Durchblutung bedeutet. Unterlegscheiben sind verzichtbar, weil die Schrauben während der Bruchheilung (Sinterung) erfahrungsgemäß an der lateralen Femurkortikalis ohnehin etwas auswandern. Manche Autoren empfehlen, die Gelenkkapsel generell zu eröffnen, um den Hämarthros suffizient zu entlasten und überdies mit einem Redon drainieren zu können; andere vertreten die Auffassung, das intrakapsuläre Hämatom entlastet sich beim Aufbohren der Schraubenlöcher. Voraussetzung hierfür ist allerdings, daß der Bruchspalt beim Aufbohren nicht anatomisch reponiert ist, denn nur durch den klaffenden Bruchspalt findet der Hämarthros Abfluß über die Schraubenlöcher. Deshalb sollte, wenn die Fraktur sich geschlossen gut einrichten ließ und schon vor dem Verschrauben gut steht,

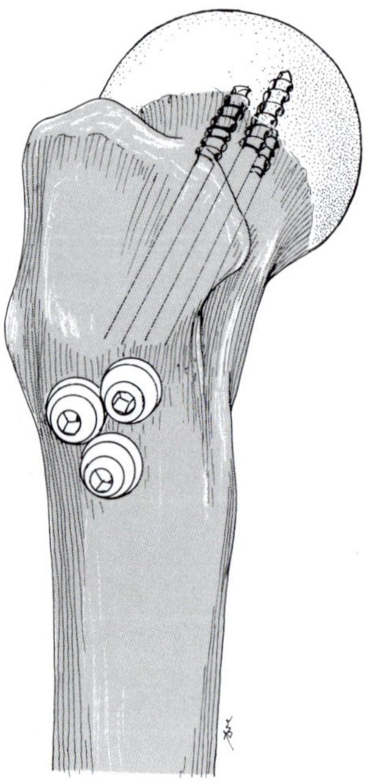

Abb. 7.111 (links): Spongiosaschraubenosteosynthese bei Schenkelhalsfraktur. Die Abbildung zeigt die ideale Lage der drei 6,5 mm-Spongiosaschrauben.

sicherheitshalber nach der Osteosynthese zumindest die Gelenkpunktion erwogen werden. Zur Druckentlastung können alternativ auch die eingebrachten Spickdrähte vor der Entfernung durch den Hüftkopfknorpel gebohrt werden.

Nachbehandlung

Die Mobilisierung beginnt am 1. postoperativen Tag. Dabei ist bei nicht-dislozierten, aber nicht eingestauchten Frakturen entscheidend, daß der Patient das verletzte Bein zumindest während der ersten 6 Wochen nur mit 15 kg belastet. Ihm muß plastisch geschildert und am besten mit Zeichnungen erklärt werden, worum es geht; dies verbessert die Compliance und damit das Outcome. Stabil eingestauchte, aber – um ein Abrutschen zu verhindern – zusätzlich verschraubte Frakturen können von Anfang an voll belastet werden.

Die *Röntgenkontrolle* der operierten Hüfte a.p. und axial erfolgt postoperativ, nach 6 und 12 Wochen und nach 1 Jahr vor der Implantatentfernung. Das Nahtmaterial wird zeitgerecht entfernt. Eine *Belastungssteigerung* ist in Abhängigkeit vom Röntgenbefund und vom klinischen Befund nach 6 Wochen möglich.

Komplikationen

Hüftkopfnekrosen entstehen je nach Bruchtyp in bis zu 40 % (s.o.); die einsetzende Nekrose ist röntgenologisch daran erkennbar, daß der nicht mehr durchblutete Hüftkopf im Vergleich zum Schenkelhals zunehmend röntgendichter wird, weil er an der inaktivitätsbedingten Entkalkung nicht teilhaben kann. Bei manifester Nekrose gibt es zwei Alternativen: die Endoprothese oder (bei sehr jungen Patienten) den Versuch der Revaskularisierung mit gefäßgestieltem Beckenspan. bzw. die Anbohrung, wenn die Nekrose nicht ausgedehnt ist. Die beste Zeit für die Revaskularisierung ist 4 – 6 Monate nach dem Unfall, sobald die Fraktur verheilt, jedoch bevor der Hüftkopf zusammengebrochen ist. Allerdings werden manche Hüftkopfnekrosen erst nach Jahren manifest.

Pseudarthrosen drohen in etwa 10 % der Fälle, insbesondere bei steilem Bruchverlauf und verfrühter Belastung. Dann ist, ebenfalls nur bei jungen Patienten, eine Umstellungsosteotomie nötig. Dabei wird subtrochantär ein Knochenkeil herausgeschnitten, der Schenkelhals mit einer Winkelplatte gefaßt und steil aufgerichtet. Unter der nunmehr nahezu axialen Krafteinleitung kann die Pseudarthrose ausheilen.

7.4.4.2 Intraartikuläre, einfache distale Femurfraktur

Krankheitsbild

Verletzungsmechanismus

Die intraartikuläre, einfache distale Femurfraktur ist eine isolierte Fraktur eines Femurkondylus ohne Trümmerzone. Insbesondere sind ältere Menschen betroffen, bei denen die Knochenstabilität bereits so herabgesetzt ist, daß die Bänder einer größeren Zuglast standhalten als der Knochen an Drucklast aufnehmen kann: Es entstehen durch Torsionstraumen Abscherfrakturen an den Kondylen.

Klinik

Es besteht eine schmerzhafte Schwellung im Frakturbereich mit intraartikulärem, blutigem Gelenkerguß. Das Kniegelenk ist instabil. Das verletzte Bein kann nicht mehr belastet werden.

Diagnostik

Röntgenaufnahmen des Knies in 2 Ebenen zeigen den Frakturverlauf und ermöglichen die Klassifikation der Verletzung. Monokondyläre Frakturen der *AO-Klassifikation* 33.B1 – B3 (Abb. 7.112) eignen sich zur ambulanten perkutanen Schraubenosteosynthese, vorausgesetzt, es bestehen optimale Bedingungen für die Nachbetreuung (siehe 7.4.1).

Therapie

Indikationen und Kontraindikationen

Die Indikation zur elektiven operativen Stabilisierung ist gegeben, um die Kongruenz der Gelenkfläche, die Stabilität der am abgescherten Kondylus entspringenden Kapsel-Band-Strukturen und die Mobilität des Patienten wieder herzustellen.

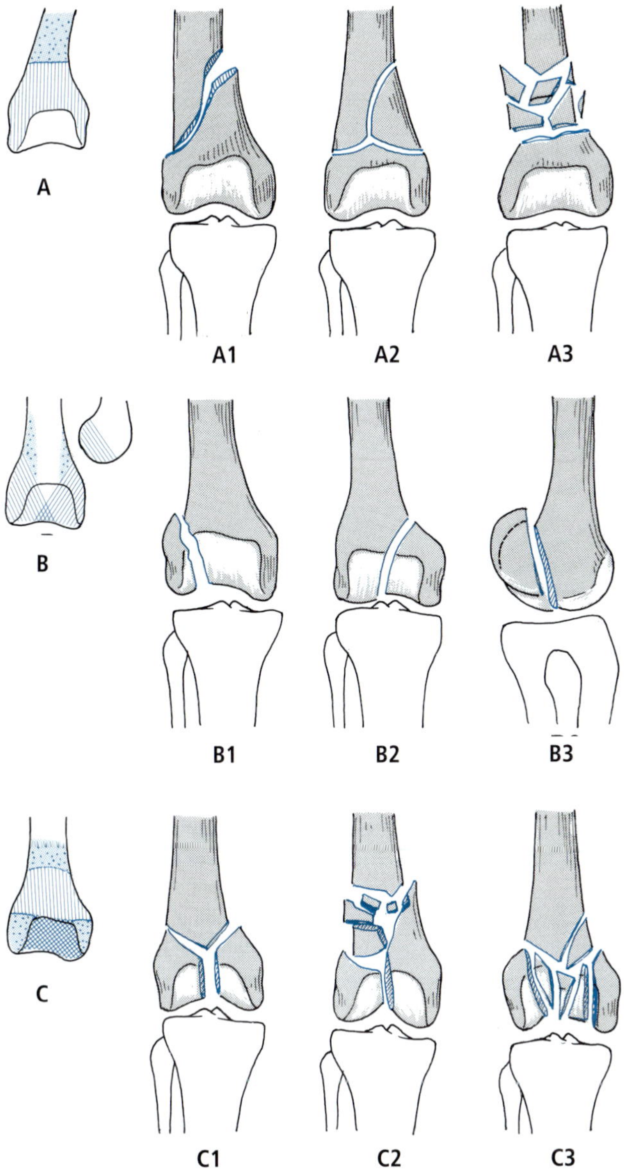

Abb. 7.112: AO-Klassifikation der distalen Femurfraktur. Einfache, partiell artikuläre Frakturen der Typen B1 – B3 lassen sich unter günstigen Umständen auch ambulant versorgen (siehe auch Anhang).

Kontraindikation sind begleitende Infektionen des Weichteilmantels, z.B. infizierte Schürfwunden; sie müssen erst ausbehandelt werden.

Vorbereitung

Abgesehen von den allgemeinen bestehen *keine besonderen Operationsrisiken.* Der Eingriff wird in *Regional-* oder *Allgemeinanästhesie* durchgeführt. Darüber hinaus ist an die *Thromboembolieprophylaxe* zu denken.

Die *Lagerung* erfolgt auf dem Rücken mit leicht flektiertem Knie. Wird von lateral operiert, sollte das ipsilaterale Gesäß unterpolstert werden, damit das Bein innenrotiert liegt; dies erleichtert auch die exakte Einstellung beim Röntgen im a.p.-Strahlengang. Abgedeckt wird mit klebender U-Folie.

OP-Technik

Die Fraktur wird zunächst unter Bildwandlerkontrolle reponiert. Um zu vermeiden, daß Stufen im Gelenk verbleiben, kann man arthroskopisch unterstützt vorgehen (siehe auch 7.6.1). Am einfachsten ist es, die Fraktur mit einer großen Repositionszange einzurichten. Dabei werden die beiden Branchen der Zange über Stichinzisionen an den Kondylen angesetzt. Bei B3-Frakturen müssen evtl. zwei Zangen verwendet werden, von denen eine lateral, die andere medial angesetzt wird, um das Gefäß-Nerven-Bündel in der Kniekehle nicht zu tangieren. Wenn die Fraktur anatomisch steht, wird sie mit zwei kanülierten Schrauben, die perkutan über zuvor gelegte Führungsdrähte eingebracht werden, stabilisiert (Abb. 7.113). Alternativ können mehrere Kleinfragmentschrauben verwendet werden. Die Osteosynthese wird in Zugschrauben-Technik vorgenommen. Da es sich meist um osteoporotisch verändertes Knochengewebe handelt, empfiehlt sich die Verwendung von Unterlegscheiben. Zuletzt werden die einzelnen Stichwunden durch adaptierende Hautnähte verschlossen und ein mit Watte gepolsterter Kompressionsverband angelegt. Je nach erreichter Stabilität kann eine postoperative Schienenruhigstellung notwendig sein.

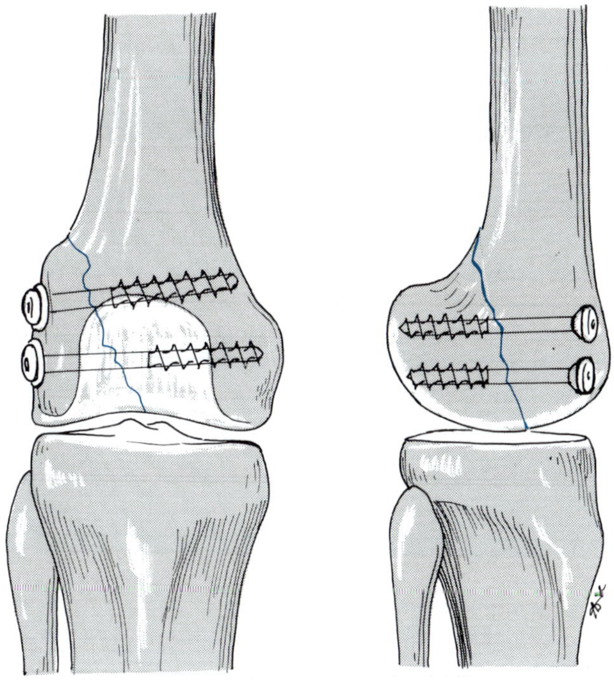

Abb. 7.113: Schraubenosteosynthese kondylärer Spaltfrakturen des Femur.

Nachbehandlung

Der Unterschenkel soll während der ersten 6 Wochen nicht an der Bettkante hängen, weil sonst Hebelkräfte auf die Fraktur einwirken können. Um schädlichen Varus-Valgus-Streßeinfluß zu minimieren, wird mit einem *Brace* nachbehandelt (siehe 6.5.2.2). Mobilisiert wird der Patient unter 15 kg Teilbelastung während der ersten 6 Wochen. Der erlaubte Bewegungsumfang des Kniegelenks beträgt in dieser Zeit 0/0/60°; ab der 2. Woche wird er auf 90° gesteigert. Ab der 7. – 12. Woche wird allmählich auf Vollbelastung übergegangen. Das Standfahrrad hat sich zum Muskelaufbau bewährt.

Die *Thromboembolieprophylaxe* wird für die Dauer der Teilbelastung fortgesetzt.

Röntgenkontrollen werden postoperativ, nach 6 und 12 Wochen und nach 1 Jahr vor der geplanten Implantatentfernung durchgeführt. Zur Festlegung des Bewegungsausmaßes zur Krankengymnastik des Kniegelenks sind die Beschwerden des Patienten maßgebend.

Komplikationen

Bei ausgeprägter Osteoporose können die Schrauben vorzeitig auslockern, Bewegungseinschränkungen können verbleiben und etwaige Gelenkstufen können in eine Arthrose münden.

Arbeitsunfähigkeit und Begutachtung

Die Dauer der *Arbeitsunfähigkeit* beträgt, abhängig von der beruflichen Belastung des Patienten, zwischen 3 und 16 Wochen. Eine *MdE* kann eintreten.

7.4.4.3 Nicht-dislozierte Patellafraktur

Krankheitsbild

Verletzungsmechanismus

Die nicht-dislozierte Patellafraktur resultiert aus einem Sturz auf das Knie; alle Altersgruppen können betroffen sein. Bei starker Osteoporose kann die Kniescheibe auch durch ein *indirektes* Trauma zerbrechen, z.B. bei einer unerwarteten plötzlichen Beugung.

Klinik

Schwellung und Druckschmerz über der Patella, Schmerzen bei Belastung bis hin zur Belastungsunfähigkeit und ein Kniegelenkerguß sind die klinischen Zeichen. Meist kann das Bein nicht gestreckt von der Unterlage gehoben werden. Begleitende Schürfwunden oder Prellmarken weisen auf die stattgehabte Gewalteinwirkung hin.

Diagnostik

Die Röntgendiagnostik des Kniegelenks in 2 Ebenen wird durch die axiale Aufnahme der Kniescheibe ergänzt. Etwaige Stufenbildungen der retropatellaren Gleitfläche lassen sich hierauf gut erkennen.

Differentialdiagnose

Eine *Patella partita* kann leicht mit einer unverschobenen Fraktur verwechselt werden (Abb. 7.114). Diese Hemmungsmißbildung, die durch unvollständige Verschmelzung von Knochenkernen entsteht, besteht oft beidseitig und ist dann durch Vergleichsaufnahmen leicht abgrenzbar. Außerdem stellen sich diese Spaltbildungen röntgenologisch nicht scharfrandig wie Frakturen dar.

Rupturen der Quadrizeps- oder Patellarsehne lassen sich durch die tastbare Delle im jeweiligen Sehnenverlauf und natürlich durch den fehlenden Frakturnachweis im Röntgenbild erkennen.

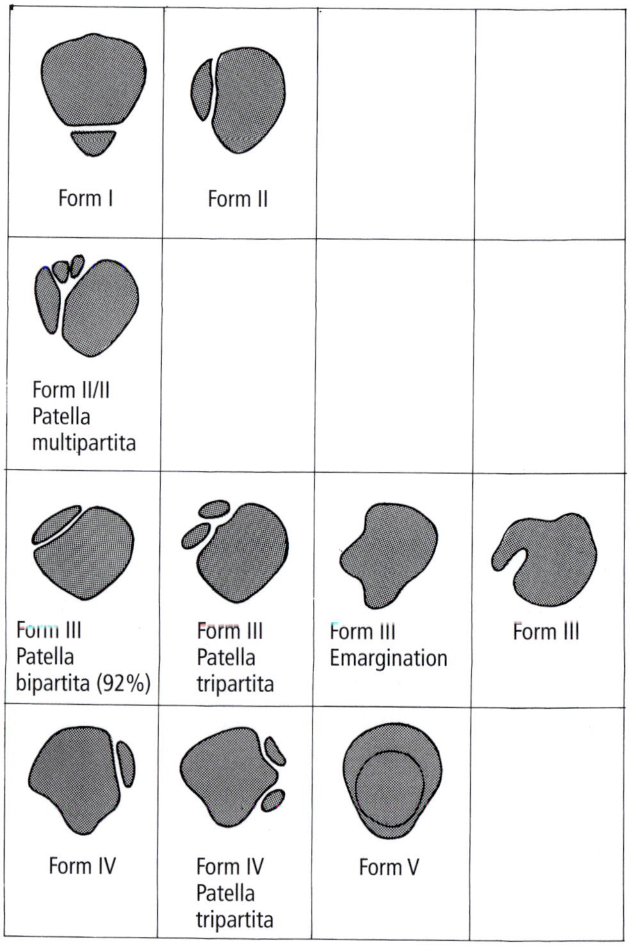

Abb. 7.114: Verschiedene Formen der Patella partita. Form I – III nach SAUPE, Form IV und V nach SCHAER (aus M. JÄGER und C.J. WIRTH: Praxis der Orthopädie).

Therapie

Konservative Therapie

Unverschobene Brüche sind prinzipiell einer konservativen Behandlung zugänglich, wenn der Reservestreckapparat intakt ist. Dies gilt insbesondere für Längsfrakturen, weil sie – anders als Querfrakturen – axial und damit im Verlauf der Belastungsebene liegen. Die Patienten können, abhängig von ihrer Koordiniertheit, ohne ruhigstellenden Verband mit 15 kg Teilbelastung mobilisiert werden. Anfangs empfiehlt es sich, in wöchentlichen Abständen die Frakturstellung röntgenologisch zu kontrollieren, um ein etwaiges Abrutschen der Hauptfragmente rechtzeitig erkennen und operativ intervenieren zu können. Der Bewegungsumfang wird während der ersten 4 Wochen auf 0/0/60° limitiert und evtl. ab der 5. Woche auf 90° erweitert. Ab der 7. Woche muß der Bewegungsumfang nicht mehr eingeschränkt werden und Vollbelastung ist erlaubt; außerdem kann der Patient jetzt Fahrrad fahren, Schwimmen und – wenn er körperlich fit ist – ein leichtes Lauftraining beginnen.

Komplikationen

Es besteht die Gefahr, daß der Bruch abrutscht und operiert werden muß; Bewegungseinschränkungen können verbleiben.

Begutachtung

Eine *MdE* wird in der Regel nur vorübergehend bestehen.

Operative Therapie

Indikationen und Kontraindikationen

Einfache, unverschobene Längsfrakturen der Patella sind mit Einschränkungen (siehe 7.4.1) zur elektiven ambulanten perkutanen Schraubenosteosynthese geeignet. Die *Indikation* zur perkutanen Stabilisierung unverschobener Kniescheibenbrüche kann gegeben sein, wenn der Patient sportlich ambitioniert ist und möglichst schnell sein Trainingsprogramm wieder aufnehmen möchte oder wenn der Patient körperlich hinfällig ist und man sich erhofft, ihn durch eine Osteosynthese schneller wieder auf die Beine zu bringen um ihn vor Immobilisationsschäden zu bewahren.

Kontraindikationen sind erhöhtes Anästhesierisiko aufgrund begleitender Erkrankungen und Infektionen der Weichteildecke.

Vorbereitung

Außer über die allgemeinen Operationsrisiken ist keine besondere *Aufklärung* notwendig. Operiert wird in *Regional* oder *Allgemeinanästhesie* und unter *Thromboembolieprophylaxe.*

Die *Lagerung* erfolgt auf dem Rücken mit Unterpolsterung des ipsilateralen Gesäßes. Es werden keine Blutsperre und keine Neutralelektrode angelegt. Abgedeckt wird mit klebender U-Folie oder Arthroskopietuch.

OP-Technik

Zum Ausschluß einer retropatellären Stufe wird am besten arthroskopisch unterstützt vorgegangen. Ist eine anatomische Bruchstellung gegeben, wird sie passager mit einer über Stichinzisionen gesetzten Repositionszange fixiert, damit sich der Bruch beim Setzen der Schrauben nicht verschieben kann. Denn die Kniescheibe ist ein kortikalisreiches Sesambein, so daß beim Bohren und insbesondere beim Gewindeschneiden und Eindrehen der Schrauben z.T. gewaltige Torsionskräfte auf die Hauptfragmente einwirken und sie gegeneinander verschieben könnten. Deshalb empfiehlt sich unbedingt, das Gewinde über die gesamte Strecke des Schraubenkanals vorzuschneiden. Der Einsatz der Repositionszange ermöglicht überdies, die Patella so zu kippen, daß ein ausreichender Abstand vom Weichteilmantel beim Einbringen der Zugschrauben besteht und die Patella beim Eindrehen der Schrauben nicht ausweicht. Als Osteosynthesematerial eignen sich am besten 3,5 mm-Kortikalis-Zugschrauben. Alternativ kommen 4,0 mm-Spongiosaschrauben in Betracht, allerdings treten beim Eindrehen dieser Schrauben noch stärkere Torsionskräfte auf, und sie sind schwerer zu entfernen. In der Regel genügen zwei Schrauben zur rotationsstabilen Osteosynthese. Zuletzt erfolgt die Naht der Haut und ein wattegepolsterter Kompressionsverband wird angelegt.

Nachbehandlung

Es genügt, postoperativ nach 6 und 12 Wochen sowie nach 1 Jahr vor der geplanten Implantatentfernung zu röntgen. Das Nahtmaterial muß zeitgerecht entfernt werden. Eine Ruhigstellung ist nicht nötig. Verschraubte Längsfrakturen sind primär belastungsstabil, dann erübrigt sich eine Thromboembolieprophylaxe. Weiteres Vorgehen, siehe konservative Therapie.

Komplikationen

In seltenen Fällen gibt es Schraubenbrüche beim Einbringen der Zugschrauben in den spröden Knochen.

Arbeitsunfähigkeit und Begutachtung

Die Dauer der *Arbeitsunfähigkeit* beträgt – abhängig von der beruflichen Belastung – zwischen 2 und 10 Wochen. Mit einer *MdE* ist nicht zu rechnen.

7.4.4.4 Einfache Tibiakopfspaltfraktur

Krankheitsbild

Verletzungsmechanismus

Die monokondyläre Abspaltung ohne Impression am Schienbeinkopf (Abb. 7.115) entsteht meist durch indirekte Gewalteinwirkung. Häufig ist das laterale Kompartiment betroffen. Voraussetzung ist, daß Bänder und Kapsel medial mindestens zu Beginn der Krafteinwirkung erhalten sind, da sonst die Kompressionswirkung lateral nicht zustande kommt *[9]*. Bei zerrissenen me-

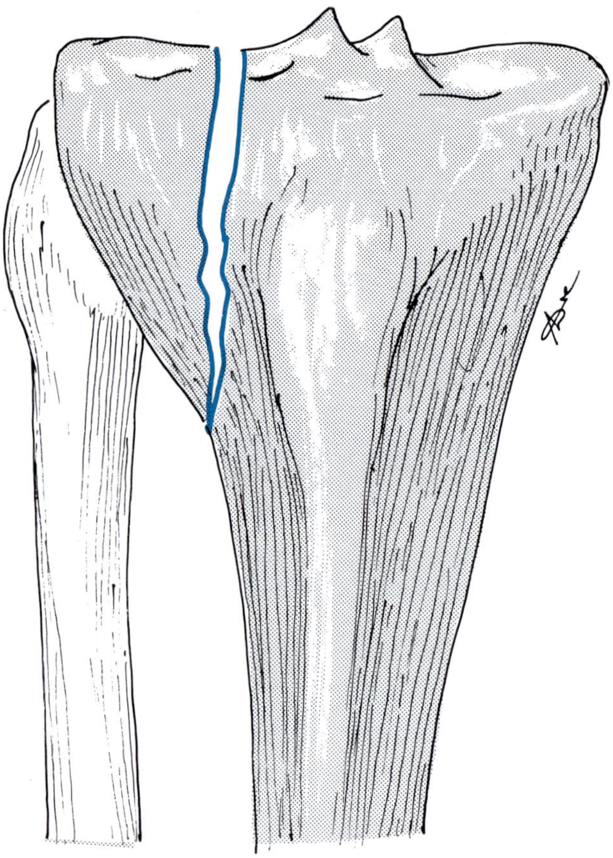

Abb. 7.115: Einfache Tibiakopfspaltfraktur.

dialen Strukturen bewirkt ein Valgusstreß keine Kompression des lateralen Tibiaplateaus mehr. Tatsächlich sind ungefähr ein Drittel aller lateralen Stauchungsbrüche mit einer medialen Bandläsion verbunden. Spaltbrüche entstehen vorwiegend bei jugendlichen Patienten, während der osteoporotisch geschwächte Knochen meist zusätzlich mehr oder weniger imprimiert wird.

Klinische Untersuchung

Klinisch auffällig sind Schwellung, Druckschmerz, Belastungsunfähigkeit und Kniegelenkerguß.

Diagnostik

Klinische Untersuchung

Eine Banduntersuchung des Knies sollte zum einen wegen der Schmerzen nicht durchgeführt werden, die sie verursachen würde, zum anderen, weil sie durch die knöcherne Instabilität nicht aussagekräftig wäre; die Bänder werden erst nach erfolgter Osteosynthese geprüft.

Bildgebende Diagnostik

Röntgenaufnahmen des Knies in 2 Ebenen werden durch 45°-Schrägaufnahmen in 2 Ebenen ergänzt. Dadurch lassen sich Bruchverlauf und Ausmaß einer etwaigen Impression der Gelenkfläche darstellen. Mitunter werden zusätzlich ein konventionelles Tomogramm oder ein CT benötigt, um den eingetretenen Schaden exakt beurteilen und die erforderliche Osteosynthese planen zu können.

Therapie

Indikationen und Kontraindikationen

Die *Indikation* zur operativen Versorgung ist zweifelsfrei gegeben, um die Kongruenz der Gelenkfläche und die Stabilität des Kapsel-Band-Apparats wieder herzustellen. Ob der Eingriff ambulant durchgeführt werden kann, hängt davon ab, ob optimale Bedingungen für die Nachbehandlung gegeben sind (siehe 7.4.1). Die Operation erfolgt abhängig vom Schwellungszustand notfallmäßig bis elektiv.

An die Möglichkeit eines beginnenden Kompartmentsyndroms muß gedacht werden, wenn analgetikaresistente Schmerzen oder gar sensible Ausfälle eintreten; dann ist eine *Faszienspaltung* unter stationären Bedingungen indiziert.

Kontraindikationen bestehen lediglich bei moribunden Patienten oder infiziertem Weichteilmantel.

Vorbereitung

Außer über die allgemeinen Operationsrisiken ist keine besondere *Aufklärung* notwendig. Operiert wird in *Regional-* oder *Allgemeinanästhesie* und unter *Thromboembolieprophylaxe.*

Die *Lagerung* erfolgt auf dem Rücken mit leicht gebeugtem Knie und Unterpolsterung des ipsilateralen Gesäßes. Eine *Blutsperre* wird vorsichtshalber angelegt, aber nicht regelhaft genutzt. *Abgedeckt* wird mit klebender U-Folie oder einem Arthroskopie-Einmaltuch.

OP-Technik

Auch dieser Eingriff wird am besten arthroskopisch unterstützt durchgeführt, um die regelrechte Stellung der Gelenkfläche exakt einschätzen zu können. Über Stichinzisionen wird eine Repositionszange angesetzt, um den abgescherten Anteil des Tibiaplateaus in die anatomische Stellung zurückzumanövrieren und dort durch Schließen der Zange zu halten. Die nun folgende Osteosynthese wird mit perkutan eingebrachten 6,5 mm-Spongiosa-Zugschrauben mit Unterlegscheiben durchgeführt. In der Regel reichen zwei Schrauben aus (Abb. 7.116). Jetzt ist das Kniegelenk knöchern stabilisiert, und eine Bandprüfung schließt sich an. Begleitende Kollateralbandverletzungen können, wenn die

Kreuzbänder intakt sind – was am besten arthroskopisch untersucht wird –, funktionell behandelt werden. Begleitende Meniskusläsionen lassen sich arthroskopisch in gleicher Sitzung versorgen (siehe 7.6.1.2). Mit dem Wundverschluß wird der Eingriff beendet. Bei ausreichender Stabilität reicht ein mit Watte gepolsterter Kompressionsverband aus. Zu Nachbehandlung, Komplikationen und Prognose, siehe 7.4.3.2.

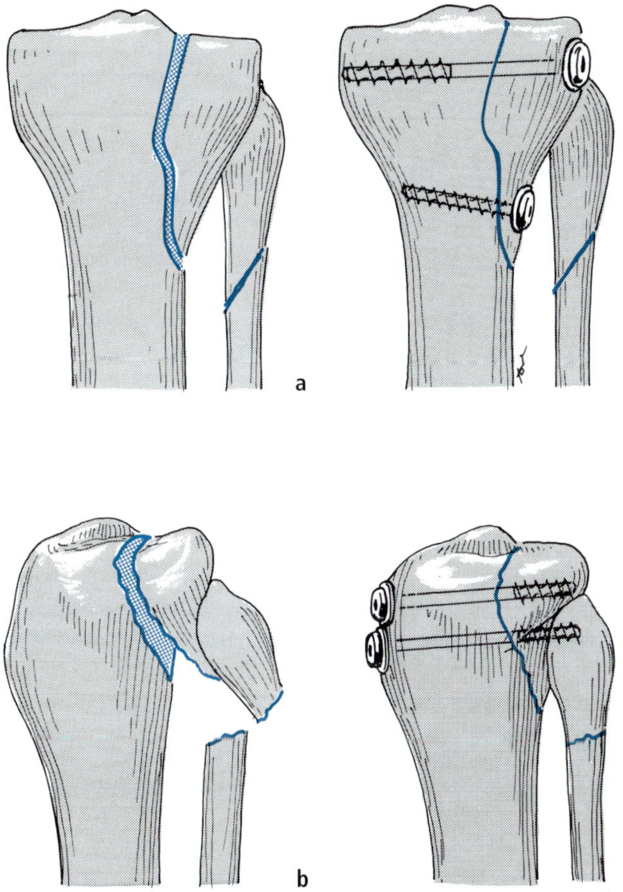

Abb. 7.116a-b: Schraubenosteosynthese der einfachen lateralen Tibiakopfspaltfraktur. Ansicht von ventral (a) und von latero-dorsal (b).

7.4.4.5 Einfache Unterschenkelfraktur

Krankheitsbild

Verletzungsmechanismus

Die einfache, wenig dislozierte, geschlossene Unterschenkelfraktur, d.h. die Unterbrechung der knöchernen Kontinuität des Schienbeins ohne wesentliche Verschiebung, ohne oder mit Beteiligung des Wadenbeins, kann *direkt* entstehen, z.B. durch Stoß oder Anprall gegen eine harte, unnachgiebige Kante (Stoßstange oder Treppenstufe). Die *indirekte* Verletzung kommt meist beim Skifahren oder beim Ausrutschen auf glattem Untergrund durch ein Verdrehtrauma zustande. Bei direktem Trauma können erhebliche, zweit- oder drittgradige Schäden des äußeren Weichteilmantels die Fraktur komplizieren, insbesondere wenn die Verletzung durch hohe Energieeinwirkung entstanden ist (Motorradunfälle). Bei Verdrehtraumen wirken in der Regel geringere Kräfte; der Weichteilmantel wird allenfalls durchspießt und damit erstgradig eröffnet, wobei im Auge behalten werden muß, daß die Verletzung im Inneren wesentlich schwerwiegender sein kann, als es der erste Eindruck vermuten läßt.

Klinik

Schwellung, Druck- und Bewegungsschmerz sowie Belastungsunfähigkeit sind die klinischen Zeichen.

Diagnostik

Zusätzlich zu den klinischen Beschwerden können *sensomotorische Ausfälle* vorliegen; auch die *Durchblutung* der Peripherie kann in Frakturhöhe unterbrochen sein. Insgesamt sind jedoch nervale oder vaskuläre Ausfälle bei den einfachen, wenig verschobenen Unterschenkelfrakturen eher selten. Auf jeden Fall sollte jedoch allein aus forensischen Gründen der *neurologische Befund* präoperativ dokumentiert werden.

Bei fehlenden oder nicht eindeutig palpierbaren Fußpulsen hilft die *Dopplersonographie* weiter; die *Angiographie* bleibt Zweifelsfällen vorbehalten, allerdings ist sie erst postoperativ indiziert, denn in den meisten Fällen sind die Gefäße durch die Fehlstellung der Röhrenknochen geknickt oder abgedrückt, und diese Situation ändert sich ja erst durch die Osteosynthese. Eine präoperative Angiographie würde lediglich die Ischämiezeit verlängern.

Starke, prallelastische Schwellung, analgetikaresistente Schmerzen und Hypästhesien in der Peripherie sind bedrohliche Zeichen eines einsetzenden *Kompartmentsyndroms*. Die Betroffenen müssen dann möglichst schnell unter stationären Bedingungen weiterbehandelt und fasziotomiert werden.

Röntgenaufnahmen des Unterschenkels in 2 Ebenen sollen die beiden angrenzenden Gelenke mit darstellen, um etwaige intraartikulär ausmündende Frakturspalten nicht zu übersehen und um die Stellung und etwaige knöcherne Beteiligungen der angrenzenden Gelenke beurteilen zu können.

Bei *begleitender Fibulafraktur* muß nach einer potentiellen Syndesmosenverletzung gefahndet werden. Erweist sich die Knöchelgabel als instabil, wird der Verletzte unter stationären Bedingungen weiter versorgt.

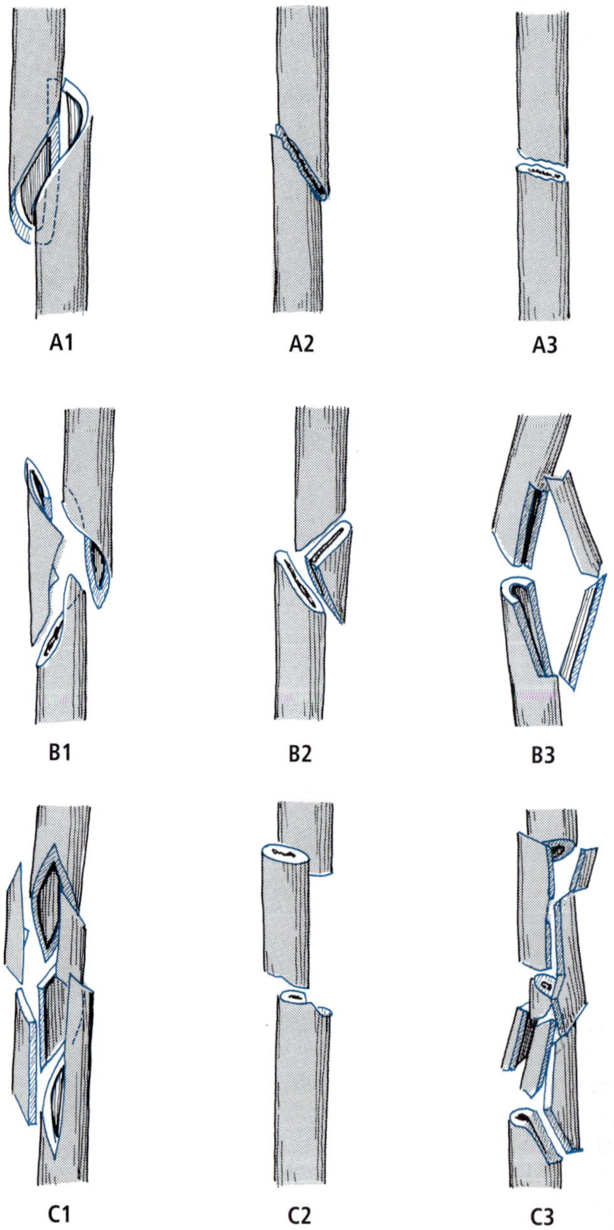

Abb. 7.117: A0-Klassifikation der Unterschenkel-Diaphysenfrakturen. A = einfache Frakturen, B = Keilfrakturen und C = komplexen Frakturen.

Auch am Knie muß nach Bandverletzungen gesucht werden, was oft erst nach Stabilisierung der Fraktur möglich ist. Angrenzende Gliedmaßenabschnitte, insbesondere der Oberschenkel, können ebenfalls mit verletzt sein, weshalb zumindest durch klinische Untersuchung eine etwaige Kettenverletzung ausgeschlossen werden muß.

Klassifikation

Die Einteilung der A0 unterscheidet A = einfache Frakturen von B = Keilfrakturen und C = komplexen Frakturen (Abb. 7.117).

Therapie

Konservative Therapie

A1-, A2- und A3-Frakturen sind mit Einschränkung (siehe Komplikationen) einer sofortigen ambulanten konservativen Behandlung zugänglich. *Indikationen* sind schlechte Hautverhältnisse, Gerinnungs- und Durchblutungsstörungen oder der Wunsch des Patienten, konservativ behandelt zu werden.

Wenn die Fraktur verschoben ist, wird sie zunächst in *Bruchspaltanästhesie* oder *Kurznarkose* reponiert und das Bein im Oberschenkel-Spaltgips unter Thromboemboliephrophylaxe *ruhiggestellt.* Nach Abschwellung und röntgenologischer Kontrolle der Bruchstellung wird der Gips zirkuliert. Nach 2 Wochen wird der Gips in der Regel „zu weit" geworden sein, weil die Muskulatur inaktivitätsbedingt atrophiert, und es muß umgegipst werden. Abhängig vom Röntgenbefund kann nach 3 – 4 Wochen auf einen Oberschenkel-Gehgips gewechselt werden. Die möglichst frühzeitige zunehmende Belastung des Beins ist wichtig, damit die Knochensubstanz nicht zu sehr atrophiert. Die gesamte Ruhigstellungszeit beträgt 8 – 12 Wochen, während der lückenlos *Thromboemboliephrophylaxe* betrieben werden muß. Auf einen Sarmiento-Gips kann man erst umsteigen, wenn sich ausreichend Kallus zeigt. Um den muskulären Verfall in Grenzen zu halten, soll der Patient von Anfang an seine Beinmuskulatur intensiv *isometrisch beüben.*

Komplikationen

Komplikationen sind Achsenfehlstellung, Pseudarthrose oder verzögerte Bruchheilung; Immobilisationsschäden in Form von Druckschäden, Kontrakturen, M. Sudeck oder Thromboembolie sind möglich. Im deutschen Sprachgebiet bevorzugen daher die meisten Unfallchirurgen die osteosynthetische Versorgung; obgleich diese auch nicht frei von Komplikationen (s.u.) ist.

Operative Therapie

Indikationen und Kontraindikationen

Unter optimalen Rahmenbedingungen (s.o.) wäre es denkbar, einfache, wenig verschobene, geschlossene Frakturen der Gruppen A und B bei stabiler Knöchelgabel ambulant mit *Fixateur externe* zu versorgen. Wobei diese Indikation durch die Tatsache eingeschränkt wird, daß der UTN (*u*naufgebohrter *T*ibia*n*agel) den Fixateur zur Ausbehandlung solcher Frakturen weitgehend abgelöst hat. Der UTN ist dem Fixateur weit überlegen, weil die Infektrate sehr niedrig ist. Einerseits drohen keine Pininfekte, andererseits wird beim Einbringen dieses Nagels – im Gegensatz zum herkömmlichen aufgebohrten Verfahren – das enostale Gefäßnetz nicht abradiert, was sich überdies in schnelleren Heilungszeiten und höheren Ausheilungsraten niederschlägt. Somit bleibt als einzige gute Indikation für den Einsatz des *Fixateur externe* unter ambulanten Bedingungen bei geschlossenen, wenig verschobenen Unterschenkelfrakturen mit unverletzter Knöchelgabel der Patient, der nicht stationär, sondern ambulant versorgt werden möchte, sich andererseits auch nicht den Unwägbarkeiten einer konservativen Behandlung aussetzen möchte, und der sich für den *Fixateur externe* entscheidet, obwohl man ihn über dessen Nachteile und die Überlegenheit des UTN detailliert informiert hat. Die Dringlichkeit ist notfallmäßig bis elektiv.

Kontraindikation der ambulanten Versorgung sind Weichteilschäden, Trümmerfrakturen, drohendes Kompartmentsyndrom, begleitende Schäden an Gefäßen oder Nerven und Mehrfachverletzung.

Vorbereitung

Aufgeklärt wird über die speziellen Risiken: Pinkanalinfektionen, verbleibender Achsfehler und Pseudarthrose. Operiert wird in *Regional-* oder *Allgemeinanästhesie* und unter *Thromboembolieprophylaxe.*

Die *Lagerung* erfolgt auf dem Rücken mit leicht gebeugtem Knie und Unterpolsterung des ipsilateralen Gesäßes. Es werden keine Blutsperre und keine Neutralelektrode angelegt. *Abgedeckt* wird mit klebender U-Folie.

OP-Technik

Zur operativen Therapie mit dem A0-Rohr-Fixateur wird das Bein so unterpolstert, daß der Unterschenkel in weitgehend achsengerechter Stellung zu liegen kommt. Der geeignete Zugang liegt im Bereich der anteromedialen Fazies der Tibia, wo zwischen Weichteilmantel und Röhrenknochen keine größeren Gefäße oder Nerven liegen. Jedes Hauptfragment wird mit 2 SCHANZ-Schrauben bestückt, die unter Bildwandlerkontrolle über Stichinzisionen in 4,5 mm weite Bohrkanäle eingedreht werden. Sie haben einen Kerndurchmesser von 4,7 mm, sitzen dadurch im 0,2 mm kleineren Bohrkanal sehr fest und müssen nicht mehr vorgespannt werden. Beim Aufbohren und Eindrehen der Schrauben wird als Gewebeschutz eine Trokarhülse oder die 4,5 mm-Bohrbüchse verwendet, zum Eindrehen selbst ein Universalbohrfutter mit Handgriff. Zuletzt wird das System mit Universalbacken und einem Metallrohr oder Karbonfaserstab komplettiert. Bevor die Klemmbacken fest angezogen werden, muß die Fraktur exakt reponiert werden.

Zur suffizienten Stabilisierung der o.g. Frakturformen, die ja nicht maximal instabil sind, genügt die *unilaterale Montage in einer Ebene* in Form des Klammerfixateurs. Dabei läßt sich die Stabilität erhöhen durch:

- Anbringen des Hauptelements in der Sagittalebene
- Möglichst großen Abstand zwischen den SCHANZ-Schrauben innerhalb eines Hauptfragments
- Radiale Vorspannung der Schraube, d.h. Aufbohrung nur auf 4,5 mm für Schrauben mit 4,7 mm Kerndurchmesser
- Ggf. Erhöhung der Anzahl der SCHANZ-Schrauben in jedem Knochenfragment
- Möglichst kurzen Abstand zwischen Knochen und Längsstab
- Ggf. Montage eines zweiten Längsstab auf dieselben SCHANZ-Schrauben oder V-förmige Erweiterung des Systems (Abb. 7.118) *[8].*

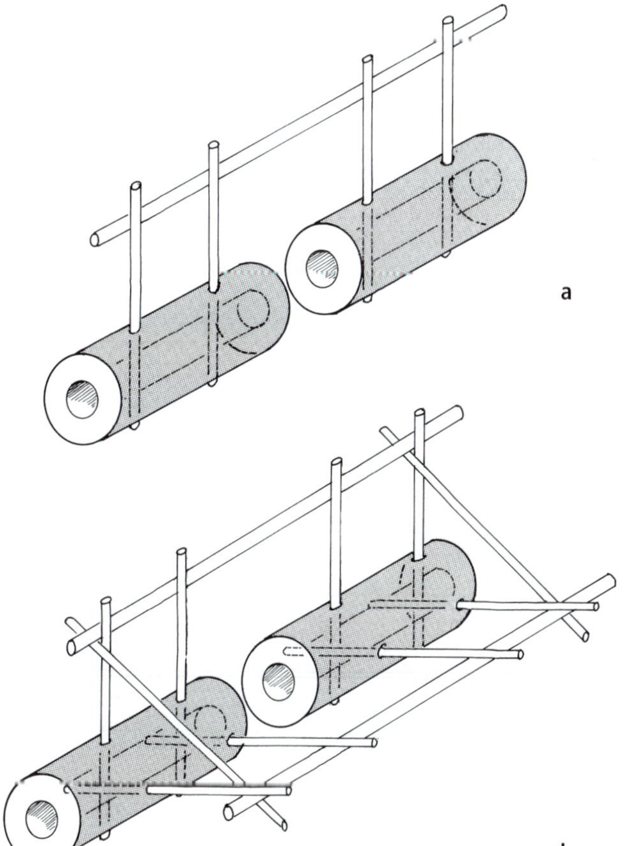

Abb. 7.118a-b: Unilaterale Montage eines Fixateur externe in einer (a) und in zwei (b) Ebenen.

Nachbehandlung

Zur Nachbehandlung gehören Hochlagerung, Thromboembolieprophylaxe, Krankengymnastik mit Isometrie und aktive Bewegungsübungen für die angrenzenden Gelenke. Mobilisiert wird mit 15 kg Teilbelastung; die spätere Belastungssteigerung hängt vom Ergebnis der regelmäßigen Röntgenkontrollen ab, die postoperativ, nach 2 Wochen und anschließend abhängig vom Bruchtyp und der erreichten Stabilität durchgeführt werden. Die adäquate Pflege der Pins ist zur Infektionsprophylaxe entscheidend wichtig. Am besten wird der Patienten damit vertraut gemacht, denn die Pin-Eintrittsstellen müssen täglich von Blut- und Fibringerinnseln befreit, desinfiziert und evtl. mit antiseptischer Salbe verbunden werden.

Komplikationen

Pinkanalinfektionen sind häufig und limitieren nicht selten die Behandlungsdauer. Oft kann die Fraktur wegen dieser Komplikation im Fixateur nicht ausbehandelt werden, und eine Phase der Gips- oder Orthesenbehandlung schließt sich letztlich doch noch an. Weitere Komplikationen sind bleibende Achsfehler und Pseudarthrosen.

Arbeitsunfähigkeit und Begutachtung

Die Dauer der *Arbeitsunfähigkeit* kann insbesondere bei verzögerter Knochenbruchheilung beträchtlich sein; sie richtet sich überdies an der körperlichen Belastung des Patienten in seinem Beruf aus. Eine *MdE* kann zurückbleiben.

7.4.4.6 Sprunggelenkluxationsfraktur

Krankheitsbild

Meist rutschen die Verletzten auf glattem Untergrund aus oder verdrehen sich das Sprunggelenk auf unebenem Boden gewaltsam. Der sich querstellende oder stark kippende Talus sprengt die Knöchelgabel, und es entstehen knöcherne und ligamentäre Verletzungen. Alle Altersstufen können betroffen sein.

Diagnostik

Neben dem typischen Unfallhergang sind Schwellung, Druckschmerz und die Unfähigkeit, das verletzte Sprunggelenk zu belasten, richtungsweisend. Mitunter kommen die Verletzten mit bestehender Luxation in die

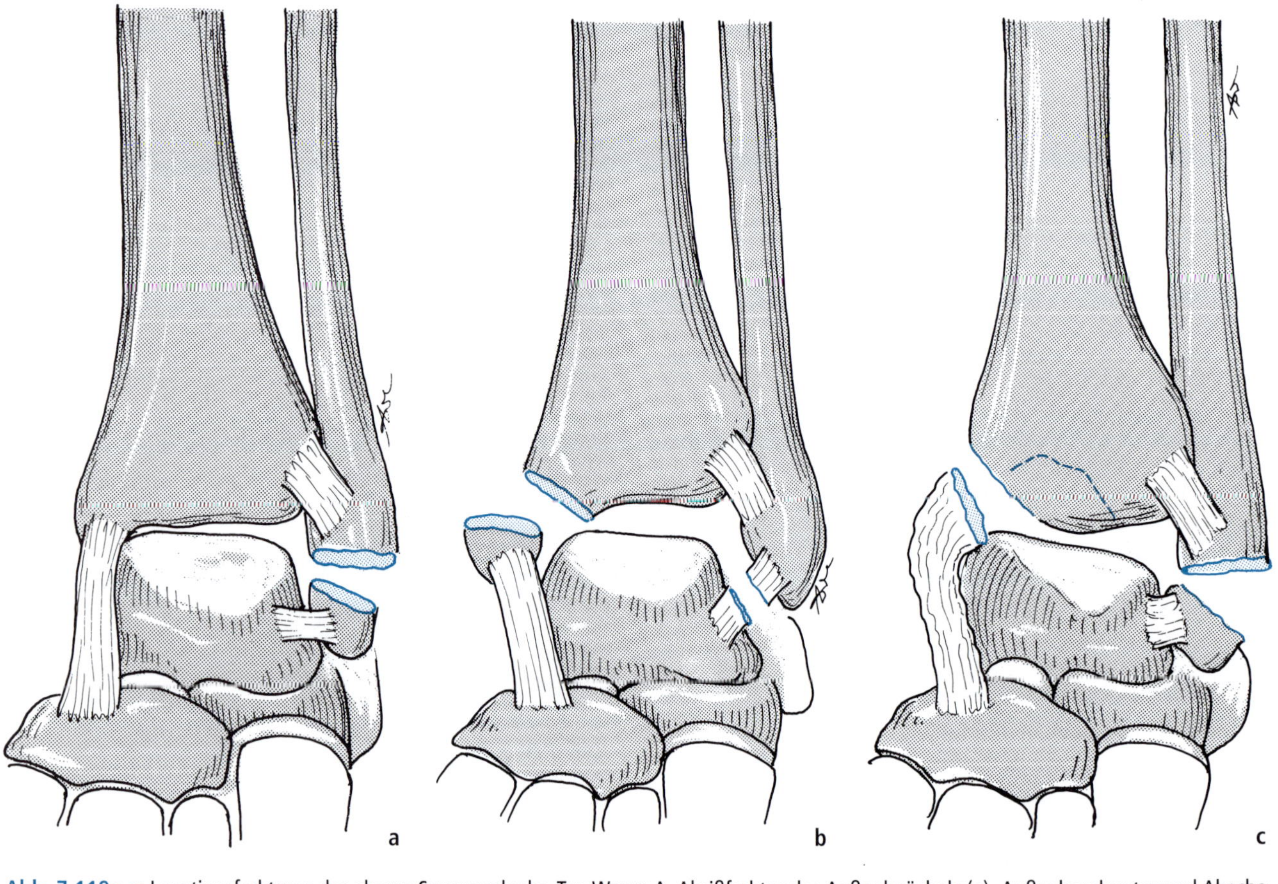

Abb. 7.119a-c: Luxationsfrakturen des oberen Sprunggelenks, Typ WEBER A. Abrißfraktur des Außenknöchels (a), Außenbandruptur und Abscherung des Innenknöchels (b) und Abrißfraktur des Außenknöchels mit Abscherfraktur am Innenknöchel und an der hinteren Tibiakante (c).

Notaufnahme; diese sollte noch vor der Röntgendiagnostik durch den einfachen „Schuhausziehgriff" beseitigt werden, wodurch nicht nur die akuten Beschwerden gelindert, sondern auch die Weichteile vor zunehmender Schädigung aufgrund von Kompression oder Ischämie geschützt werden.

Standardröntgenaufnahmen des oberen Sprunggelenks in 2 Ebenen reichen meist aus. Bei fehlendem Frakturnachweis und klinischem V.a. Syndesmosenverletzung muß an eine potentielle MAISONNEUVE-Verletzung mit hoher Fibulafraktur gedacht werden. Auf 45°-Schrägaufnahmen lassen sich knöcherne Bandausrisse der vorderen Schienbeinkante erkennen.

Differentialdiagnose

Isolierte Syndesmosenrupturen oder Bandverletzungen des oberen Sprunggelenks sind durch den klinischen Befund und röntgenologisch abgrenzbar (siehe 7.4.3.6 und 7.4.3.7).

Klassifikation

Sprunggelenkluxationsfrakturen werden nach WEBER in drei Typen eingeteilt:

- WEBER A. Abrißfraktur des Außenknöchels ohne Syndesmosenbeteiligung mit und ohne Innenknöchelfraktur; auch als reine laterale ligamentäre Verletzung, kombiniert mit einer Innenknöchelfraktur (Abb. 7.119a-c).
- WEBER B. Außenknöchelfraktur auf Höhe der Syndesmose und Beteiligung des Knöchelgabelbands (Lig. mediale, Lig. deltoideum), wobei dieses nicht komplett rupturiert zu sein braucht. Zusätzlich kann das Innenband gerissen oder der Innenknöchel frakturiert sein (Abb. 7.120a-c).
- WEBER C. Außenknöchelfraktur oberhalb der Syndesmose mit regelhafter kompletter Zerreißung des Knöchelgabelbands und Innenbandruptur oder Innenknöchelfraktur (Abb. 7.121a-e). Die Sonderform der hohen WEBER C-Fraktur mit Fibulafraktur unterhalb des Fibulaköpfchens trägt den Namen *MAISONNEUVE-Fraktur* (Abb. 7.121e).

Therapie

Konservative Therapie

Durch die knöcherne oder ligamentäre Destabilisierung im oberen Sprunggelenk ist die exakte, gelenkgerechte

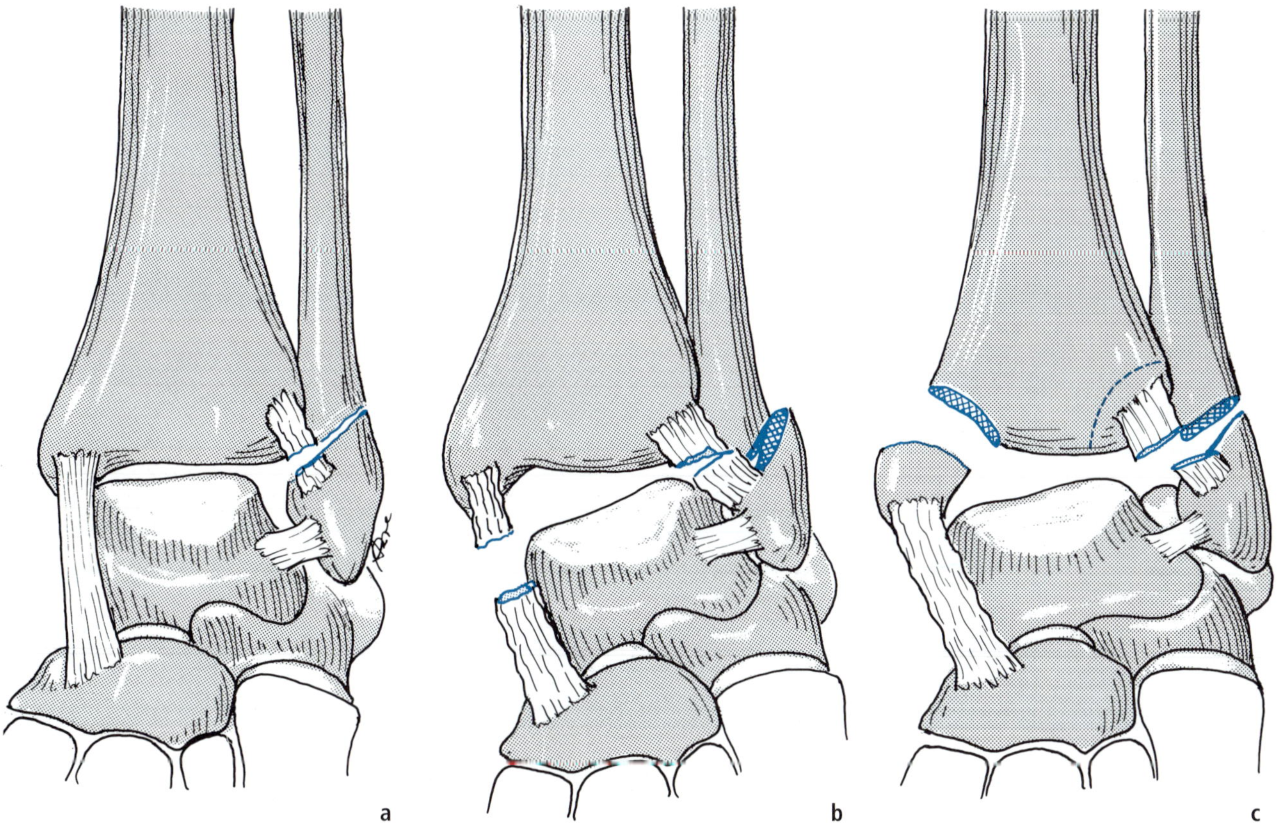

Abb. 7.120a-c: Luxationsfrakturen des oberen Sprunggelenks, Typ WEBER B. Abscherfraktur des Außenknöchels mit Riß des vorderen Syndesmosenbands (a), Abscherfraktur des Außenknöchels mit Riß der Syndesmose und Riß des Innenbands (b) und Abscherfraktur des Außenknöchels mit Riß der Syndesmose (evtl. mit knöchernem Plaque) und Abrißfraktur des Innenknöchels (c).

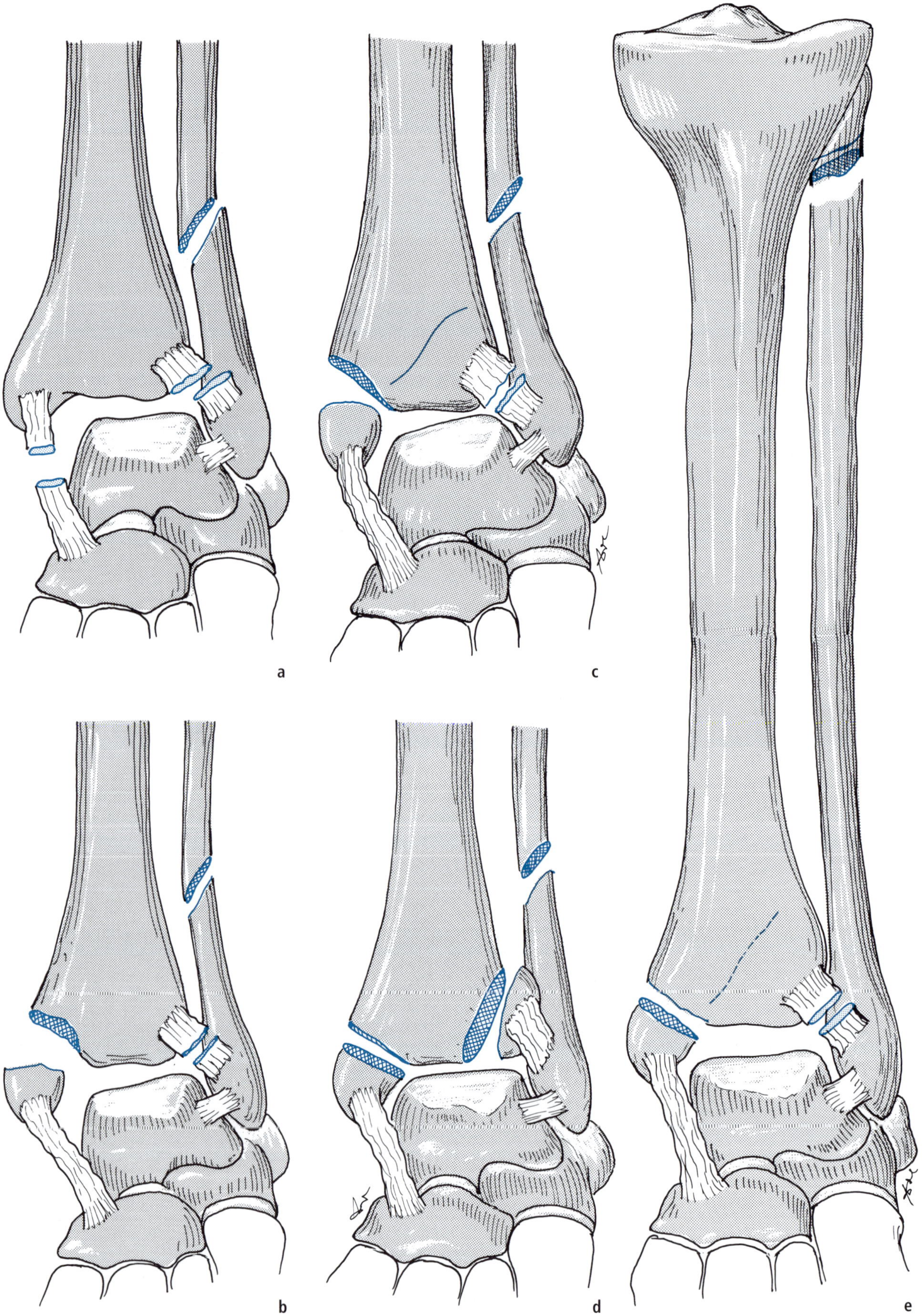

a c b d e

Abb. 7.121a-e (Seite 672): Luxationsfrakturen des oberen Sprunggelenks, Typ WEBER C. Abscherfraktur des Außenknöchels oberhalb der Syndesmose mit Riß der Syndesmose und des Innenbands (a), Abscherfraktur des Außenknöchels oberhalb der Syndesmose mit Riß der Syndesmose und Abrißfraktur des Innenknöchels (b), Abscherfraktur des Außenknöchels oberhalb der Syndesmose mit Riß der Syndesmose, Abrißfraktur des Innenknöchels und der hinteren Tibiakante (= knöcherner Ausriß des hinteren Syndesmosenbands) (c), Abscherfraktur des Außenknöchels oberhalb der Syndesmose mit großem knöchernem Syndesmosenfragment und Abrißfraktur des Innenknöchels (d) und MAISONNEUVE-Fraktur (Riß der Syndesmose und Abrißfraktur des Innenknöchels mit zusätzlicher Ruptur der Membrana interossea sowie köpfchennaher Fibulafraktur oder Fibulaköpfchenluxation) (e).

Führung der Gelenkpartner zueinander – Pilon tibiale und Knöchelgabel einerseits und Sprungbein andererseits – nicht mehr gegeben oder zumindest nicht mehr sicher gewährleistet. Verbleibende Instabilitäten oder Fehlstellungen führen dann schnell zum vorzeitigen Knorpelabrieb, der zwangsläufig in eine Arthroseentwicklung mündet. Daher sind lediglich diejenigen Frakturen mit Einschränkung einer konservativen Behandlung zugänglich, die anatomisch stehen oder sich anatomisch einrichten und im Gips halten lassen.

Dementsprechend sind anfangs engmaschige Röntgenkontrollen im wöchentlichen Abstand erforderlich. Außerdem muß auf einen guten Sitz des ruhigstellenden Verbands geachtet werden, um ein Abrutschen der Fraktur zu verhindern. Zunächst wird ein Unterschenkel-Spaltgips angelegt; nach einer Woche kann auf einen zirkulären Gips mit Abrollhilfe gewechselt werden; dabei empfiehlt es sich, die Patienten erst 4 Wochen nach Unfall mehr als 15 kg belasten zu lassen. Während der gesamten 6wöchigen Ruhigstellungsdauer soll der Patient Thromboembolieprophylaxe betreiben.

Operative Therapie

Indikationen und Kontraindikationen

Verletzungen vom Typ WEBER B und C bedürfen in aller Regel der *stationären* operativen Versorgung, weil sie allein die Revision und adäquate Versorgung der Syndesmose ermöglicht. Zur *ambulanten* Versorgung eignen sich – wenn optimale Rahmenbedingungen gegeben sind – Sprunggelenkluxationsfrakturen des Typs WEBER A. Die *Dringlichkeit* ist notfallmäßig bis elektiv, je nach Schwellungszustand.

Kontraindikationen der ambulanten Versorgung sind schlechte Weichteilverhältnisse, hohes Anästhesierisiko und schwere Begleiterkrankungen.

Vorbereitung

Es bedarf neben den allgemeinen Risiken keiner speziellen *Aufklärung*. Eine *Thromboembolieprophylaxe* ist unerläßlich. *Die Lagerung* erfolgt auf dem Rücken, das ipsilaterale Gesäß ist unterpolstert, die Neutralelektrode am kontralateralen Bein angebracht sowie eine Blutsperre angelegt. *Abgedeckt* wird mit klebender U-Folie.

OP-Technik

Der knappe Zugang wird lateral über dem Außen- bzw. Innenknöchel gewählt und der Bruchspalt sparsam dargestellt. Die Fraktur wird z.B. mit einem Einzinkerhaken reponiert und die Fraktur des Außenknöchels mit einer Zuggurtungsosteosynthese unter Kompression gebracht. Wenn das distale Hauptfragment ausreichend stabil erscheint, kann auch eine Zugschraube mit zusätzlichem KIRSCHNER-Draht zur Rotationssicherung verwendet werden oder alternativ zwei Zugschrauben, was am Innenknöchel die gängige Methode darstellt; allerdings besteht die Gefahr, daß dabei das Fragment gesprengt wird, weshalb bei kleinem Fragment die Zuggurtungsosteosynthese vorzuziehen ist. Einlage einer Redondrainage, Wundverschluß und Anlegen eines Unterschenkel-Spaltgipses beschließen den Eingriff.

Nachbehandlung

Die Nachbehandlung beinhaltet Hochlagerung, Kühlung, Thromboembolieprophylaxe und Krankengymnastik zur Muskelkräftigung beider Beine. Das Sprunggelenk bleibt während der ersten Woche im Unterschenkel-Spaltgips ruhiggestellt, kann aber ab der 2. Wochenhälfte tagsüber schon gipsfrei hochgelagert werden. Je nach erreichter Stabilität wird auf schmerzabhängige Belastung bei angelegter Schiene oder Gipsverband umgestiegen. Die Ruhigstellungsdauer beträgt insgesamt 6 Wochen.

Komplikationen

Wundheilungsstörungen oder ausbleibende Bruchheilung sind selten.

Arbeitsunfähigkeit und Begutachtung

Die Dauer der *Arbeitsunfähigkeit* beträgt je nach beruflicher Belastung 4 – 12 Wochen. Mit einer *MdE* ist nicht zu rechnen.

7.4.5 Implantatentfernung

7.4.5.1 KIRSCHNER-Drähte

In Ambulanz und Praxis werden KIRSCHNER-Drähte häufig eingesetzt, weil sie das ideale Implantat für die „minimal-invasive", geschlossene Osteosynthese sind. Während das Einbringen der Drähte meist unproblematisch ist und hier die Schwierigkeit mehr in der regelrechten, meist geschlossen durchzuführenden Reposition der Frakturen liegt, kann die Entfernung bzw. das Auffinden der Implantate schwieriger sein; damit dürfte wohl jeder Chirurg die ein oder andere unliebsame Erfahrung gemacht haben. Es gibt bewährte Techniken, um sich die Arbeit zu erleichtern und dem Patienten und nicht zuletzt sich selbst den Einsatz eines Bildverstärkers zu ersparen:

- Beim Einbringen von KIRSCHNER-Drähten sollte darauf geachtet werden, daß sie nicht zu knochennah gekürzt werden, um das spätere Auffinden zu erleichtern.
- Die K-Drahtenden sind oft allein deshalb nicht zu tasten, weil die darüberliegenden Weichteile, bedingt durch die stattgehabte Fraktur und die anschließende eingeschränkte Mobilität des Extremitätenabschnitts, ödematös geschwollen sind. Aber Ödeme lassen sich ausdrücken und in die Umgebung hineinmassieren. Man muß sich dafür etwas Zeit nehmen. Wenn das Gewebe ausreichend lymphdrainiert ist, läßt sich fast immer das K-Drahtende palpieren.
- Beim Setzen der Lokalanästhesie schwellen die Weichteile zwangsläufig wieder an und es gibt u.U. erneut Probleme, die Drahtenden zu finden. Deshalb kann es vorteilhaft sein, sich die palpierten Stellen zu markieren oder beim Setzen der Lokalanästhesie exakt über dem Drahtende einzustechen und dies als Markierung zu benutzen. Außerdem sollte, nachdem die Wirkung des Lokalanästhetikums eingesetzt hat und vor der Stichinzision, wiederum das subkutan gesetzte Betäubungsmitteldepot wegmassiert werden, um sich Klarheit über die exakte Lage des K-Drahtendes zu verschaffen. Dies hat den Vorteil, daß es unmittelbar unter der Haut zu liegen kommt und damit leichter auffindbar wird.
- Nach erfolgter Stichinzision wird am besten mit einem stumpfen Instrument, z.B. einem anatomischen, gebogenen Klemmchen oder einer Präparierschere durch eng geführte, kreisende Bewegungen nach dem metallischen Widerstand getastet.
- Ist der Draht gefunden, wird die Subkutis ringsum vom Implantat abgeschoben, so daß es frei vom umliegenden Gewebe ist.
- Dann wird mit den geschlossenen Branchen eines schweren Nadelhalters oder einer Zange das K-Drahtende erneut umkreist, um seine exakte Lage noch einmal zu erfassen, und dann das immer noch geschlossene Instrument axial aufgesetzt.
- Jetzt erst wird der Nadelhalter geöffnet und dabei ein leichter Druck in axialer Richtung auf das zu entfernende Implantat ausgeübt, so daß, wenn die geöffneten Branchen des Ausziehinstrumentes über den K-Draht gleiten, idealerweise kein umliegendes Gewebe und somit auch keine Sehnen, Gefäße oder Nerven mitgefaßt werden können.
- Dann wird der Nadelhalter geschlossen und das Implantat gezogen. Beim Herausziehen sollte das Ausziehinstrument nach Möglichkeit nicht hin und her gedreht werden, weil so seine Branchen gleichsam „heruntergeschraubt" werden. Besser ist es, das Implantat ruckartig zu extrahieren.
- Die Inzision kann mit einer einfachen Naht mit oder ohne Rückstich oder – meist ausreichend und überdies schneller und kostengünstiger – mit Steristrips adaptiert werden.

7.4.5.2 Einzelne Schrauben

Die Entfernung einzelner Schrauben über Stichinzisionen kann ebenfalls ambulant durchgeführt werden. Zu denken ist an gut zugängliche Schrauben nach Bandplastiken im Kniegelenkbereich, an Stellschrauben am oberen Sprunggelenk oder an Zugschrauben im Knöchel- oder Fußwurzelbereich.

Was das Auffinden der Schrauben anbelangt, gilt mit Einschränkungen die in 7.4.5.1 beschriebene Vorgehensweise. Auch hier ist es hilfreich, zunächst das Ödem auszudrücken, wobei – wenn der Eingriff länger zurückliegt – die Schraubenköpfe unter der narbig atrophierten Subkutanschicht oft recht gut zu tasten sind. Die Implantatentfernung erfolgt ebenfalls in Lokalanästhesie. Nach Wirkungseintritt wird das Lokalanästhetikum-Depot weggedrückt. Anschließend wird über eine Stichinzision der Schraubenkopf mit einem stumpfen Instrument aufgesucht.

Wenn Schrauben entfernt werden sollen, ist es entscheidend wichtig, die Imbusöffnung im Schraubenkopf freizulegen, denn die Schrauben sitzen, insbesondere wenn sie schon lange in situ liegen, oft sehr fest; handelt es sich gar um Spongiosa-Zugschrauben, wird ja beim Herausdrehen an der diesseitigen Kortikalis ein neues Gewinde geschnitten, da das beim einstigen Einbringen geschnittene mittlerweile knöchern überbaut ist.

Die Imbusöffnung wird frei, indem mit einem stumpfen Instrument, mit dem sich gut Druck ausüben läßt ohne die knöcherne Unterlage zu verletzen, z.B. einem Raspatorium, unter kräftigem Druck mehrfach der Schraubenkopf umkreist wird. Dadurch wird das Narbengewebe vom Implantat abgeschoben und freigelegt. Meist löst sich dabei auch der in der Imbusöffnung liegende Narbenpfropf mit heraus, was allerdings aufgrund mangelnder Sicht meist nicht kontrollierbar ist. Um sicher zu gehen und weil damit zu rechnen ist, daß beim Herausdrehen der Schraube viel knöcherner Widerstand zu überwinden sein wird, sollte die Imbusöffnung zusätzlich mit einem Zahnarzthäkchen ausgeräumt werden. Wenn Beilagscheiben zu entfernen sind, kann versucht werden, die Unterlegscheibe kurz bevor die Schraube den Knochen verläßt durch Kippen der Schraube mit den distalen Gewindegängen aufzuladen und herauszuhebeln. Oft ist die Beilagscheibe randständig von Knochengewebe eingefaßt, so daß dieses Manöver nicht zum gewünschten Erfolg führt. Dann hat es sich bewährt, mit einer Branche einer Kocherklemme ins Schraubenloch, mit der anderen den knöchernen Rand des Schraubenkanals samt Beilagscheibe zu fassen, zuzupacken und das Implantat zu extrahieren. Verlorene Beilagscheiben sind oft schwer wiederzufinden und erfordern den Einsatz eines Bildverstärkers. Der Wundverschluß erfolgt mit Hautnaht oder Steristrips.

7.4.5.3 Kleine, oberflächlich plazierte Platten

Kleine, oberflächlich plazierte Platten finden sich gehäuft am Außenknöchel und können unter Umständen ambulant in Lokal-, Regional- oder Allgemeinanästhesie entfernt werden. Nach Eröffnung der Haut über die alte Narbe stellt sich die Gewebeschicht, die die Platte bedeckt, dar. Diese Schicht kann sehr derb sein, und der durch die Schraubenköpfe wellig beschaffene Untergrund erschwert es zudem, diese Schicht zu spalten. Deshalb ist es ratsam, sich das Gewebe im Bereich der Oberkante der Drittelrohrplatte in ganzer Länge darzustellen und dann diese Schicht zwischen Knochen und Plattenoberkante mit einem geraden Schnitt zu durchtrennen, was mühelos gelingt. Anschließend wird mit dem Raspatorium das Narbengewebe vom Plattenrand gelöst, jeweils zwischen den Schraubenköpfen zum gegenüberliegenden Plattenrand hin unterfahren und vom Implantat abgehebelt. Auf diese Weise wird die gesamte narbige Deckplatte gelöst, so daß nun die einzelnen Schrauben samt Platte entfernt werden können. Diese Vorgehensweise hat überdies den Vorteil, daß eine glattbegrenzte Gewebeschicht zur Deckung des Plattenlagers gewonnen wird, was hinsichtlich der Blutstillung aus den Schraubenkanälen günstig ist. In der Regel wird keine Redondrainage benötigt. Es genügt nach erfolgtem Wundverschluß, das Sprunggelenk beginnend am Vorfuß bis zum proximalen Unterschenkel elastisch zu wickeln.

7.4.5.4 Fixateur externe-Pins

Vom operativen Handwerk her gesehen ist die Entfernung von Fixateur externe-Pins das geringste Problem; sie werden nach Demontage des Fixateurs einfach herausgedreht. Die Eintrittsstellen werden nicht verschlossen, sondern nur mit einer antiseptisch wirksamen Salbe verbunden. Ein mit Watte gepolsterter Kompressionsverband hilft, Nachblutungen zu vermeiden.

Viel problematischer ist vielmehr die Gewissensentscheidung, ob der Eingriff mit oder ohne Kurznarkose durchgeführt werden sollte, denn eine örtliche Betäubung ist in diesem Fall nicht möglich und die Regionalanästhesie erscheint für den minimalen Eingriff zu aufwendig.

Bei guter Pinpflege durch den Patienten ist dieser mit dem Fixateur vertraut, in der Regel können die Patienten die Pins selbst herausdrehen. Wenn ein Patient sehr ängstlich oder schmerzempfindlich ist, empfiehlt sich ein Vorgehen mit anästhesiologischem Standby und ggf. leichter Sedierung des Patienten. Das Vorgehen sollte im Einzelfall mit dem Patienten besprochen, die gegebenen Möglichkeiten samt ihren Vor- und Nachteilen geschildert und mit ihm zusammen entschieden werden.

7.4.5.5 Fremdkörperentfernung

Hammerschlag und andere metallische Fremdkörper, Glas- und Holzsplitter sind die häufigsten Fremdkörper, die im chirurgischen Alltag entfernt werden müssen. Vielfach ist unklar, ob ein Fremdkörper in einer Weichteilwunde steckt.

Während metallische Fremdkörper oder Bleiglas röntgendicht sind und unter Einsatz des Bildverstärkers geborgen werden können, ist die Suche bei nicht-kontrastgebenden Fremdkörpern oft erschwert.

Frische Wunden werden am besten gleich unter örtlicher Betäubung von etwaigen Fremdkörpern befreit, damit sich die Wunden nicht infizieren und die Fremdkörper nicht „wandern" können. Veraltete Wunden mit bereits manifester Infektion müssen gegebenenfalls zweizeitig versorgt werden, indem zunächst mit Wunddrainage, Ruhigstellung unter Thromboembolieprophylaxe, lokal desinfizierenden Maßnahmen und evtl. auch systemischer Antibiotikagabe der floride Infekt zum Abklingen gebracht und sekundär in Allgemeinanästhesie der Fremdkörper entfernt wird.

Reizfrei eingeheilte Fremdkörper, die keine Beschwerden verursachen, brauchen hingegen nicht zwingend entfernt zu werden. Bei der Fremdkörpersuche kann eine Blutsperre sehr hilfreich sein.

Literatur

[1] Bader D, Schratz W, Kienzle HF: Isolierte, traumatische Luxation des Fibulaköpfchens. Unfallchirurg 94 (1991) 603-604

[2] Blum J, Ahlers J, Runkel M: Gleichzeitige Patellarsehnenruptur und kontralaterale Quadrizepssehnenruptur bei chronischer Niereninsuffizienz. Unfallchirurgie 17 (1991) 290-293

[3] Harper MC: An Anatomic and Radiographics Investigation of the Tibiofibular Clear Space. Foot&Ankle 14 (1993) 455-458

[4] Hopkinson WJ, St.Pierre P, Ryan JB, Wheeler JH: Syndesmosis sprains of the ankle. Foot&Ankle 10 (1990) 325-330

[5] Hohlbach G, Kiffner E, Liepe B: Bilaterale, simultane, spontane und subkutane Quadrizepssehnenruptur. Akt Traumat 11 (1981) 234-237

[6] Insall JN, Aglietti P, Buzzi R: Surgery of the Knee, 2nd Ed. Churchill Livingstone, New York 1993 (329-334)

[7] Langendorff H-U, Grabbe F, Jungbluth KH: Die horizontale Patellaluxation. Unfallchirurgie 16 (1990) 80-83

[8] Müller ME, Allgöwer M, Schneider R, Willenegger H: Manual der Osteosynthese, 3. A. Springer, Wien-New York 1992 (367-378)

[9] Müller ME, Allgöwer M, Schneider R, Willenegger H: Manual der Osteosynthese, 3. A. Springer, Wien-New York 1992 (568)

[10] Müller W: Das Knie. Springer, Wien-New York 1982 (38-41)

[11] Odgen JR: Subluxation und Dislocation of the proximale tibiofibular joint. J Bone Joint Surg Am 56 (1974) 145-154

[12] Rudig L, Ahlers J, Wenda K: Behandlung und Ergebnisse nach Rupturen der Quadrizepssehne. Unfallchirurgie 16 (1990) 185-189

[13] Rudig L, Ahlers J, Lengsfeld M, Runkel M: Behandlung und Ergebnisse nach Rupturen des Ligamentum patellae. Unfallchirurgie 19 (1993) 214-220

[14] Rüter A, Trentz O und Wagner M: Unfallchirurgie. Urban&Schwarzenberg, München 1995 (788)

[15] Scharf W, Weinstabl P, Kwasny O, Schratter M: Therapeutische Maßnahmen bei Subluxation und Luxation der Kniescheibe. Unfallchirurgie 17 (1991) 225-231

[16] Wirth CJ: Kniegelenk. In: Jäger M, Wirth CJ: Praxis der Orthopädie, 2. neubearb. A. Thieme, Stuttgart 1991 (933)

[17] Wirth CJ: Peronealsehnenfesselung nach Viernstein/Kelly. Operat Orthop Traumatol 2 (1990) 22-28

[18] Zwipp H: Chirurgie des Fußes. Springer, Wien-New York 1994

[19] Zwipp H: Chirurgie des Fußes. Springer, Wien-New York 1994 (258-262)

[20] Zwipp H: Chirurgie des Fußes. Springer, Wien-New York 1994 (264)

[21] Zwipp H: Chirurgie des Fußes. Springer, Wien-New York 1994 (277)

[22] Zwipp H: Chirurgie des Fußes. Springer, Wien-New York 1994 (294-312)

7.5 Verletzungen und Deformitäten des Fußes

H. Zwipp

7.5.1 Vorbemerkung

Erkennung und Behandlung von Verletzungen des Fusses, Verletzungsfolgen sowie primären und sekundären Deformitäten haben in den letzten zwanzig Jahren einen erheblichen Wandel erfahren. Neue diagnostische Verfahren wie CT, MRT und Sonographie, Fortschritte der mikrovaskulären Chirurgie mit freien Lappentechniken zur Deckung großer Weichteildefekte, Verbesserungen in der Rettungs- und Intensivmedizin mit signifikanter Erhöhung der Überlebenschancen und einer damit verbundenen relativen Zunahme komplexer Fußverletzungen bei polytraumatisierten Patienten haben in dieser vielschichtigen Verknüpfung miteinander zu Innovationen in der Behandlung von Komplextraumen des Fußes, wie z.B. von komplizierten Fersenbeinbrüchen, geführt. Das Prinzip in der anatomie- und damit biomechanikgerechten Wiederherstellung des Fußes zur Gewährleistung der Zweisäulenstatik, der Dreigewölbearchitektur und seiner komplexen Dreigelenkfunktion ist in den letzten Jahren immer deutlicher geworden.

Möge dieses Kapitel als praktischer Ratgeber in etlichen traumatologischen Situationen und einigen restruktiven Problemen dazu dienen, die neuerlichen Prinzipien der Fußchirurgie zu vermitteln. Für die notfallmäßige Traumatologie heißt dies partielle Frühamputation beim irreparablen Komplextrauma (z.B. PIROGOFF-Amputation), aggressives Débridement mit Second look-Operationen, frühe Weichteildeckung und möglichst anatomische Wiederherstellung der Gelenke, Achsen und Längen des Fußskeletts. Für die rekonstruktive Fußchirurgie bedeutet dies statt orthopädischen Schuhwerks, Orthesen und anderen Hilfsmitteln die Wiederherstellung der physiologischen Fußstatik, statt Tenodese anatomischer Bandersatz, statt Arthrodese, wo immer möglich, korrigierende Osteotomie.

7.5.2 Talusfrakturen

Krankheitsbild

Anatomie und Pathophysiologie

Der Talus setzt sich aus den drei Anteilen Kopf, Hals und Körper zusammen. An ihm setzt kein Muskel an. 60 % seiner Oberfläche sind von Knorpel bedeckt. Zahlreiche Bänder führen ihn im oberen, hinteren unteren und vorderen unteren Sprunggelenk. Die Durchblutung erfolgt über die drei Arterien des Unterschenkels, wobei die A. sinus tarsi aus der A. tibialis anterior mehr die lateralen, die A. canalis tarsi aus der A. tibialis posterior mehr die medialen Teile von Kopf, Hals und Körper versorgen. Bei Kollum-, Korpus- und Trümmerfrakturen des Talus wird das periostale Gefäßnetz zerrissen. Die dabei hohe posttraumatische Nekroserate von 10 – 100 % bei Talusluxationsfrakturen (je nach Dislokationsgrad) ist nur durch die frühzeitige (< 6 h) offene, schonende Reposition und stabile Schraubenversorgung zur frühfunktionellen Nachbehandlung zu mindern *[10]*.

Epidemiologie

Nach MÜLLER *[6]* ist die Häufigkeit von Talusfrakturen mit 0,32 % gering, ebenfalls in bezug auf das Fußskelett mit 3,4 %. Zentrale Talusfrakturen werden selbst an traumatologischen Zentren nur mit n = 6/Jahr angegeben *[10]*.

Verletzungsmechanismus

Die Mehrzahl der Frakturen entsteht am Sprungbeinhals durch maximale Stauchung bei Sturz aus großer Höhe (45 %), Verkehrsunfall (47 %) und indirekter Gewalt (8 %) *[10]*.

- Bei der *Talushalsluxationsfraktur* fungiert das Sustentaculum tali als Hypomochlion bei relativer Dorsalflexion des Fußes, wohingegen bei relativer Plantarflexion die Tibiahinterkante das *Corpus tali* spaltet und nach dorsal abdrängt.
- *Zentrale Berstungsfrakturen* sind Ausdruck linearer, axialer Stauchungsgewalt.
- Mehr *periphere Frakturen* des Processus posterior tali und/oder des Processus fibularis sind v.a. bei Formen der subtalaren Luxation oder bei ligamentären Rotationstraumen des OSG zu beobachten.

- *Osteochondrale Abscherfrakturen* an der lateralen oder medialen Trochlea tali entstehen am häufigsten durch Varus-/Valgusstreß mit axialer Stauchungskomponente bei frischer fibularer Bandruptur.

Klassifikation

Die Talusfrakturen werden in *zentrale* und *periphere* eingeteilt. Zu den *zentralen Frakturen* gehören die Frakturen des Halses und Körpers, zu den *peripheren* die Frakturen der Sprungbeinfortsätze, d.h. des Processus lateralis tali, des Processus posterior tali und des Caput tali (CHOPART-Luxationsverletzung). Die ebenfalls peripheren Frakturen der Talusschulter als mediale oder laterale osteochondrale Taluskantenfraktur werden nach BERNDT und HARTY eingeteilt *[1]:*

- Typ I = Impression
- Typ II = Teilgelöste Fraktur
- Typ III = Gelöste Fraktur in situ
- Typ IV = Luxationsfraktur.

Typ	HAWKINS	WEBER & MARTI	Betroffene Gelenke
I	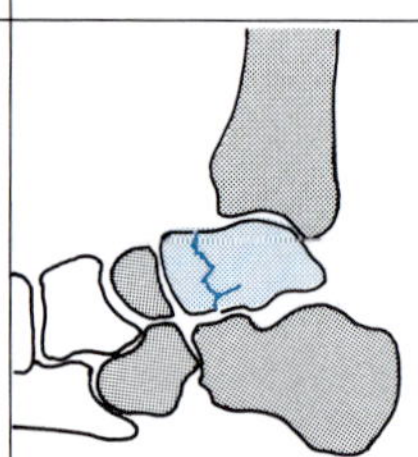	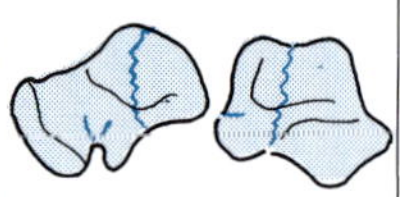 Unverschoben	0
II	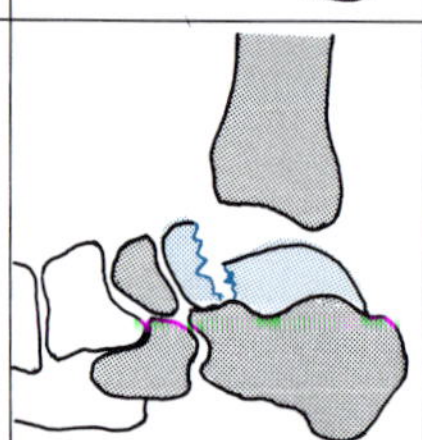	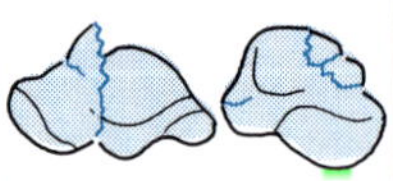	1
III	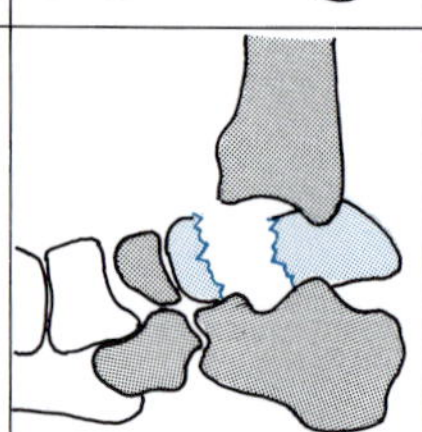	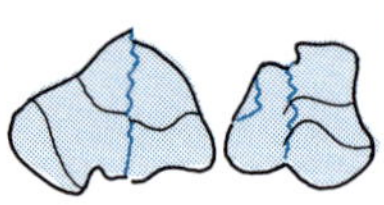	2
IV	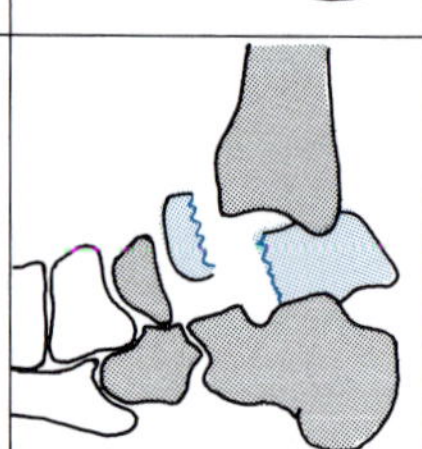	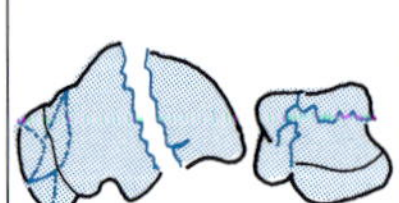	3

Abb. 7.122: Klassifikation der Talushals- und Taluskorpusfrakturen. Berücksichtigt werden die betroffenen Gelenkebenen (modifiziert nach CANALE/HAWKINS, MARTI und WEBER sowie SNEPPEN [10]).

Die zentralen Talushalsfrakturen werden meist nach HAWKINS *[3]*, die Körperfrakturen nach MARTI und WEBER *[5]* klassifiziert (Abb. 7.122).

Diagnostik

Klinische Untersuchung

Es finden sich Schwellung und Schmerzen im OSG-/USG-Bereich mit schmerzhafter Bewegungseinschränkung im oberen und/oder unteren Sprunggelenk. Der Patient kann nicht auftreten.

Bildgebende Diagnostik

Die *Standardröntgentechnik* entspricht den exakten Aufnahmen des OSG in 2 Ebenen. Als dritte Standardaufnahme sollte eine a.p.-Fußaufnahme in maximaler Plantarflexion mit Zentrierung auf den Talus erfolgen. Schrägaufnahmen und 45°-Außenrotations-/Innenrotations- oder Drehzielaufnahmen sind nur bei peripheren Abscherfrakturen hilfreich. Eine Tomographie in 2 Ebenen ist bei peripheren Frakturen empfehlenswert, eine notfallmäßige *CT-Analyse* bei offenen oder geschlossenen Luxationsfrakturen mit begleitendem Kompartmentsyndrom zur Festlegung der operativen Zugänge sowie zur Beurteilung der Rekonstruierbarkeit und des Ausmaßes der Gelenkzerstörung.

Therapie

Behandlungsziele

Behandlungsziele sind Wiederherstellung der Gelenkkongruenz, Minimierung der Nekroserate durch Frühversorgung (innerhalb 6 h) und Stabilisierung bei zentraler Luxationsfraktur zur frühfunktionellen Nachbehandlung.

Indikationen und Kontraindikationen

Bei allen Luxationsfrakturen ist eine rasche, offene Reposition (innerhalb von 6 Stunden) mit interner Fixation angezeigt. Isolierte oder konkomitante periphere Frakturen von Processus posterior oder Processus fibularis sollten stabil verschraubt werden, da sie häufig pseudarthrotisch fehlverheilen *[10]*. Dies gilt auch für dislozierte Taluskantenfrakturen, die mittels Fibrinklebung und/oder Fixation mit resorbierbaren Stiften anatomisch replaziert werden sollten.

Eine *Kontraindikation* zum primär offenen Vorgehen ist in der Regel nur beim schwersten Polytrauma angezeigt. Die Reposition der zentralen Talusluxationsfraktur muß hierbei entweder geschlossen nach BÖHLER *[10]* oder gedeckt mit Distraktor und STEINMANN-Nagel nach KUNER *[4]* als präliminare Minimalmaßnahme erfolgen.

Verfahrenswahl

Lediglich bei der unverschobenen Talushalsfraktur sollte mit dem Patienten besprochen werden, daß sowohl ein operatives als auch ein konservatives Vorgehen möglich ist. Die operative Behandlung hat als Nachteil ein geringes Operations- und Anästhesierisiko, aber den Vorteil der frühfunktionellen Nachbehandlungsmöglichkeit mit rascher, voller Funktionsfähigkeit. Der Vorteil der konservativen Behandlung besteht lediglich in dem verminderten Risiko bezüglich Operation und Anästhesie, jedoch mit dem Nachteil der längerfristigen Ruhigstellung (6 – 12 Wochen) und allen sich daraus ergebenden Immobilisationsschäden.

Vorbereitung

Aufklärung

Für *periphere Frakturen* ist darüber aufzuklären, daß Frakturen des Processus fibularis oder Processus posterior tali ohne offene Reposition und Schraubenosteosynthese meist zur pseudarthrotischen Fehlverheilung neigen sowie Schmerzen und Früharthrose bedingen. Operations- und Anästhesierisiko sind als gering einzustufen. Dies gilt auch für osteochondrale Frakturen im Rahmen von Bandverletzungen, die allgemein der operativen Versorgung zuzuführen sind, da es bei konservativer Behandlung zur Ausbildung einer Gelenkmaus mit Blockaden, Schmerzen und Arthrose kommen kann.

Für *zentrale Frakturen* gilt die absolut dringliche operative Indikation, insbesondere bei Luxation und Verwerfung der Gelenke auf einer Ebene oder mehreren, so daß zur Minimierung der zu erwartenden Talusnekrose die offene, operative Versorgung dringlichst anzuraten ist. Ist eine Frühversorgung innerhalb von 6 Stunden nach zentraler Talusluxationsfraktur nicht möglich und/oder gehen frustran geschlossene oder offene Repositionen voraus, nimmt die Wahrscheinlichkeit einer Talusnekrose erheblich zu. Zum Erfolg der Operation wird seitens des Operateurs immer die übungsstabile Osteosynthese angestrebt, seitens des Patienten muß der Wille zur frühfunktionellen Nachbehandlung und maximalen Beübung des Sprunggelenks gegeben sein. Ist der Talus so zerstört, daß eine anatomische Rekonstruktion nicht möglich ist, ist in zweiter Sitzung (innerhalb der ersten 3 Wochen) die Früharthrodese, möglichst subtalar, anzustreben, um eine potentielle Revaskularisierung über den Calcaneus zu erreichen.

Anästhesie

Für *periphere Frakturen* ist außer Allgemein- und Periduralanästhesie die intravenöse Regionalanästhesie (BIER-Anästhesie, siehe auch 3.8.3.3) möglich. Für *zentrale Luxationsfrakturen*, v.a. Typ Hawkins III/IV, ist unbedingt Allgemeinanästhesie mit maximaler Relaxation angezeigt.

Lagerung und Abdeckung

Gelagert wird in normaler Rückenlage, nur für den dorso-lateralen Zugang in Bauchlage. Abgedeckt wird wie zu Sprunggelenk-OPs (siehe 7.4.3).

Zugangswege und OP-Technik

Antero-lateral

Die Processus fibularis- und laterale Taluskantenfraktur ist am günstigsten über einen antero-lateralen Zugang (Abb. 7.123) zum oberen Sprunggelenk zu versorgen. Für die mediale Taluskantenfraktur im Rahmen einer frischen fibularen Bandruptur kommt neben dem antero-lateralen Zugang die zusätzliche Arthroskopie, ggf. mit Distraktor, in Frage.

Antero-medial

Talushalsfrakturen werden in der Regel über einen antero-medialen Zugang (Abb. 7.124) reponiert und stabil mit zwei kleinen Titan-Spongiosaschrauben retiniert. Die Inzision wird bogenförmig vom Innenknöchel bis zum Os naviculare angelegt. Durchtrennt werden in der Regel nur das oberflächliche Lig. cruciatum und das Lig. talonaviculare unter Schonung der M. tibialis anterior-Sehne und der tieferen Portion des Lig. deltoideum, das den R. deltoideus der A. tibialis posterior zur Versorgung des mittleren Taluskörpers mit sich führen kann. Nach anatomischer Reposition werden von antero-medial dicht an der Knochen-Knorpel-Grenze zwei parallele Spickdrähte (2.0) möglichst senkrecht zur Fraktur in den zentralen und postero-lateralen Taluskörper plaziert (Abb. 7.126). Nach Gewindeschneiden und Kopfraumbohrung werden diese wechselweise durch 4.0-Spongiosaschrauben ersetzt. Kleine kanülierte Schrauben erleichtern das Vorgehen. Titanschrauben ermöglichen CT- und MRT-Kontrollen im postoperativen Verlauf, letztere v.a. zur Beurteilung der Vitalität.

Corpus tali-Frakturen können – sofern der Innenknöchel nicht bereits mit frakturiert ist – durch Innenknöchelosteotomie besser eingesehen und exakter reponiert werden (Abb. 7.124).

Dorso-lateral

Processus posterior-Frakturen oder relativ dorsal gelegene Korpusfrakturen werden am einfachsten über einen postero-lateralen Zugang freigelegt und von hinten verschraubt (Abb. 7.124).

Allgemeines Vorgehen

Bei *Trümmerfrakturen* sollte möglichst bilateral vorgegangen werden. Die Verwendung kanülierter Schrauben erleichtert das operative Vorgehen. Schraubenanordnung und Zugänge sind in den Abb. 7.126 beschrieben. Bei *Komplextraumen* des Fußes ist eine temporäre tibiotarsale Transfixation angezeigt. Beim *additiven Kompartmentsyndrom* ist möglichst über den antero-medialen Zugang das proximale Retinakulum der Extensoren zu spalten.

Nachbehandlung

Wenn immer möglich, sollte die Nachbehandlung frühfunktionell mit passiver OSG-Bewegungsschiene (ab 1. postoperativem Tag) und unter aktiver Krankengymnastik mit Teilbelastung des Fußes von 15 – 20 kp (ab 8. – 10. postoperativem Tag) erfolgen. Die Vollbelastung ist je nach Frakturtyp in der Regel nach 6 – 12 Wochen möglich. Bei Trümmerfrakturen ist je nach Rekonstruierbarkeit die frühsekundäre USG-, OSG- oder OSG-/USG-Arthrodese anzustreben. Bei gut rekonstruiertem Talus und großer Wahrscheinlichkeit einer Talusnekrose (Typ IV) kann ein ALLGÖWER-Apparat für 6 – 12 Monate empfohlen werden, um eine Revaskularisierung ohne sekundäre Deformation zu ermöglichen. Ein Beweis für die Notwendigkeit einer Entlastung über die 12. Woche hinaus besteht jedoch nicht.

Komplikationen

Die häufigste und in der Regel schicksalhafte Komplikation stellt die partielle oder totale Talusnekrose dar, die nach der Literatur entsprechend der erweiterten

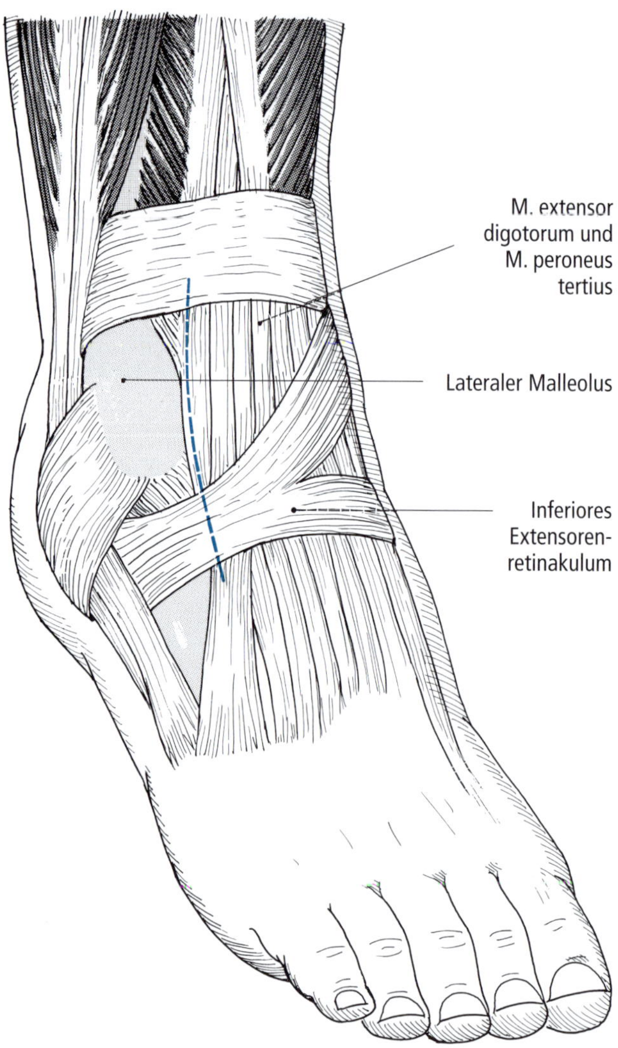

Abb. 7.123: Antero-lateraler Zugang bei Talusfrakturen. Er eignet sich zum Erreichen des Processus fibularis oder bei notwendigem bilateralem Vorgehen.

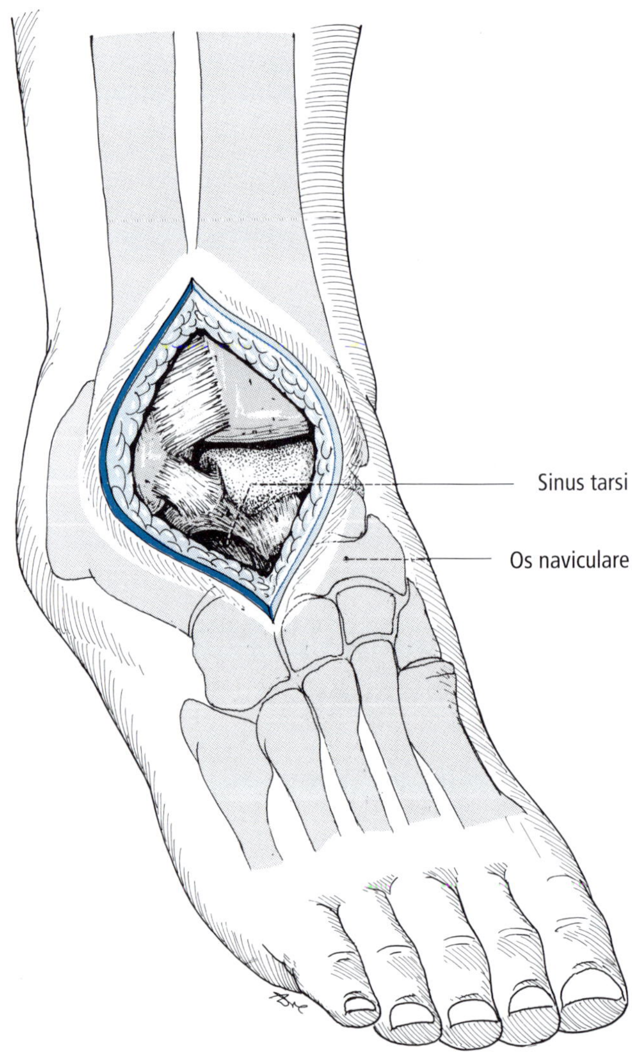

Abb. 7.124a-b (rechts oben): Antero-medialer Zugang bei Talusfrakturen. Er eignet sich bei Talushalsfrakturen und zur Innenknöchelosteotomie bei Luxationsfrakturen des Taluskorpus, falls der Innenknöchel nicht ohnehin frakturiert ist.

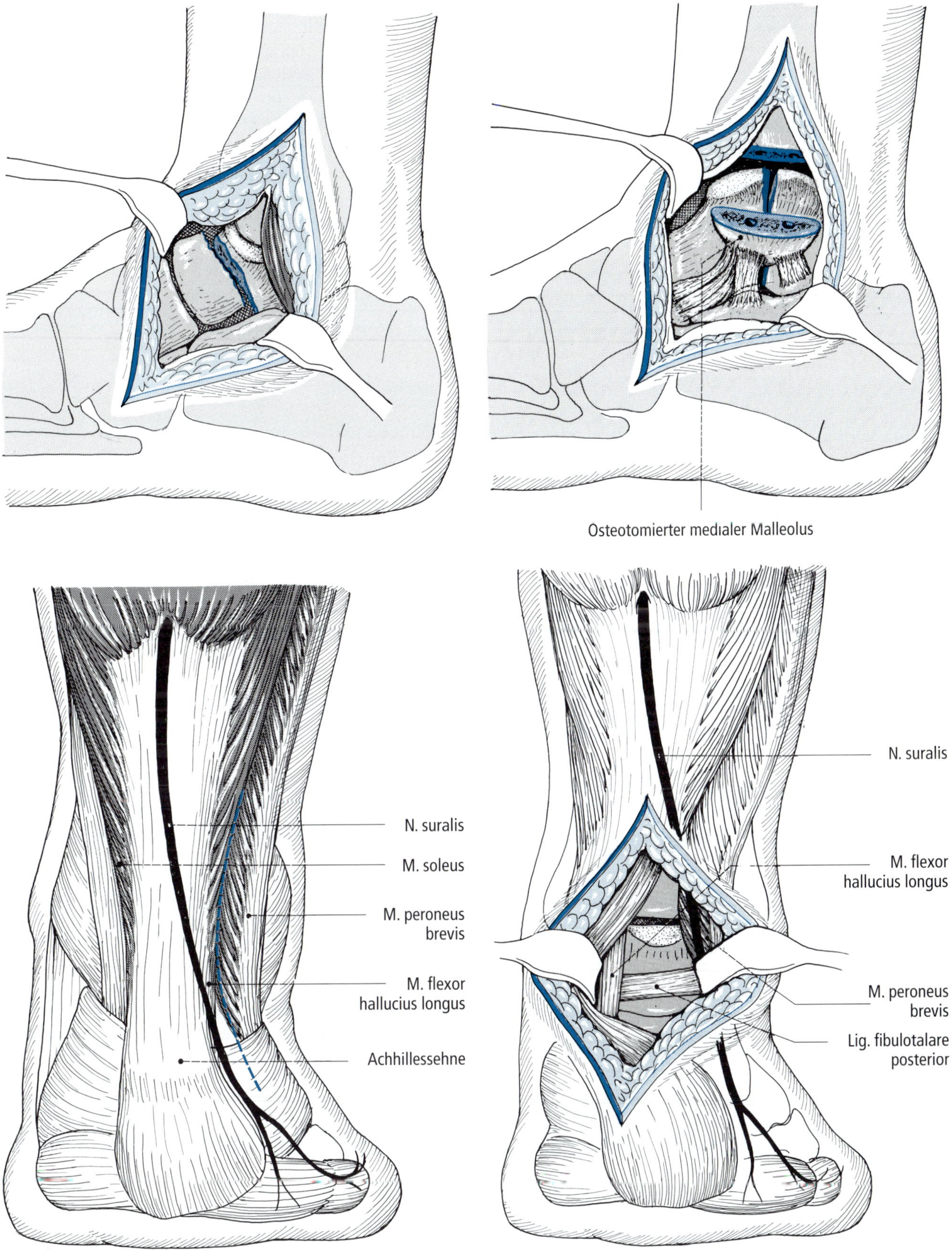

Abb. 7.125: Postero-lateraler Zugang bei Talusfrakturen. Er ist geeignet bei Luxationsfrakturen mit Abbruch des Processus posterior tali oder bei Luxationsfrakturen des Taluskörpers.

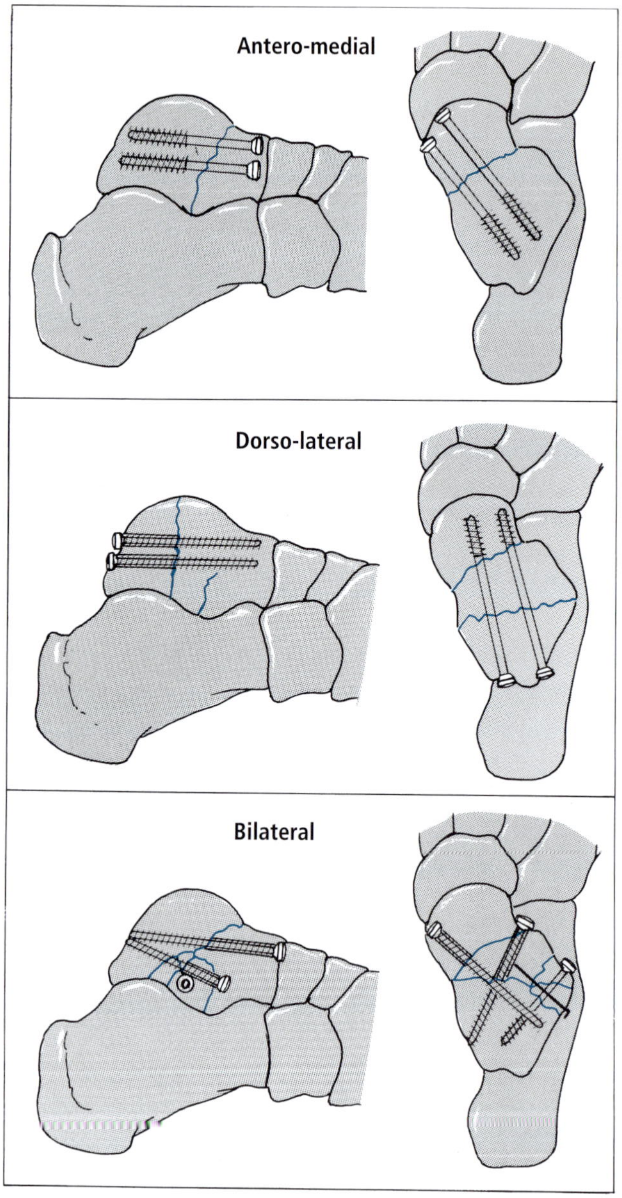

Abb. 7.126: Osteosynthesetechniken bei Talusluxationsfrakturen. Ziel ist die möglichst primär übungsstabile Schraubenosteosynthese (Kleinfragment-Titan, kanüliert).

Hawkins-Klassifikation beim Typ I 0 – 13 %, beim Typ II 20 – 50 %, beim Typ III 20 – 100 % und beim Typ IV 50 – 100 % beträgt.

Nach eigener Analyse *[10]* ist eine aseptische Totalnekrose des Talus selbst beim Typ IV nur in jedem dritten Fall, eine septische Totalnekrose in jedem 10. Fall zu erwarten. Dies jedoch besonders dann, wenn frustrane geschlossene oder offene Repositionsversuche vorausgingen oder bei Luxationsfraktur nicht innerhalb der ersten 6 Stunden primär offen vorgegangen wurde.

Arbeitsunfähigkeit und Begutachtung

Bei peripherer Talusfraktur beträgt die Periode der *Arbeitsunfähigkeit* in der Regel 8 – 12 Wochen, bei zentraler Talusfraktur je nach Luxationsgrad 3 – 6 Monate, bei nachweislicher Talusnekrose und notwendiger Entlastung mit ALLGÖWER-Apparat bis zu 12 Monaten.

Periphere Frakturen werden in der Regel eine *MdE* von ≤ 20 %, zentrale Frakturen von ≥ 20 % auf Dauer bedingen. Folgen einer Partial- oder Totalnekrose sowie einer unfallbedingten Arthrose sind meist erst nach 12 – 24 Monaten beurteilbar.

7.5.3 Kalkaneusfrakturen

Krankheitsbild

Anatomie und Pathophysiologie

Der größte aller tarsalen Knochen hat insgesamt vier Gelenkflächen (Facies articularis talaris posterior, media und anterior sowie Facies articularis calcaneocuboidalis). Mit Ausnahme des kräftigen posterioren Tuber calcanei und des medialen Sustentaculum tali ist die Kortikalis der Fersenbeinwände außerordentlich dünn.

Epidemiologie

Das Fersenbein ist der am häufigsten (ca. 75 %) gebrochene Fußwurzelknochen. In 97 % aller Fälle ist beim Fersenbeinbruch die posteriore Facette mit betroffen, in 59 % die Kalkaneo-Kuboid-Gelenkfacette und in 8 % die mediale oder anteriore Facette der Articulatio talocalcaneare *[10]*.

Verletzungsmechanismus

Sturz aus der Höhe (53 %) sowie Verkehrsunfälle (43 %) sind die häufigsten Unfallursachen. Beim Sturz auf die Ferse oder beim PKW-Unfall mit Intrusion des Fußraumes wird die gesamte kinetische Energie über das Sprungbein auf das Fersenbein übertragen. Dabei schlägt in der Regel der Processus fibularis wie ein Hammer über dem neutralen Triangel in das Fersenbein hinein, so daß fast immer ein sustentakulares Hauptfragment entsteht, ein posteriores Facettenfragment, ein Fragment des Tuber calcanei und ein vorderes Fragment, das den Processus anterior beinhaltet nebst einer regelmäßig anzutreffenden ausgebeulten lateralen Wand. Bei vollständiger Zerberstung des Fersenbeins bildet sich ein fünftes Hauptfragment aus, welches die anteriore Facette trägt (Abb. 7.127) *[10]*.

Klassifikation

Extraartikuläre Frakturen des Fersenbeins betreffen das Tuber mediale, das Tuber posterior als sog. Entenschnabelbruch und den Processus anterior, sofern das

Fragment extraartikulär als reine Ausrißfraktur des Lig. bifurcatum gewertet werden kann. Seltenere *intraartikuläre Frakturen* sind isolierte Frakturen des Sustentaculum tali im Rahmen subtalarer Luxationsmechanismen und Impressionsfrakturen der kuboidalen Kalkaneusgelenkfläche bei Verrenkungsformen im CHOPART-Gelenk (siehe 7.5.4).

Die häufigsten Fersenbeinbrüche, die als die *klassische subthalamische Kalkaneusfraktur* bekannt sind, lassen sich am einfachsten nach der X-Fragment-/Y-Gelenkfraktur-Klassifikation (Abb. 7.127) einteilen.

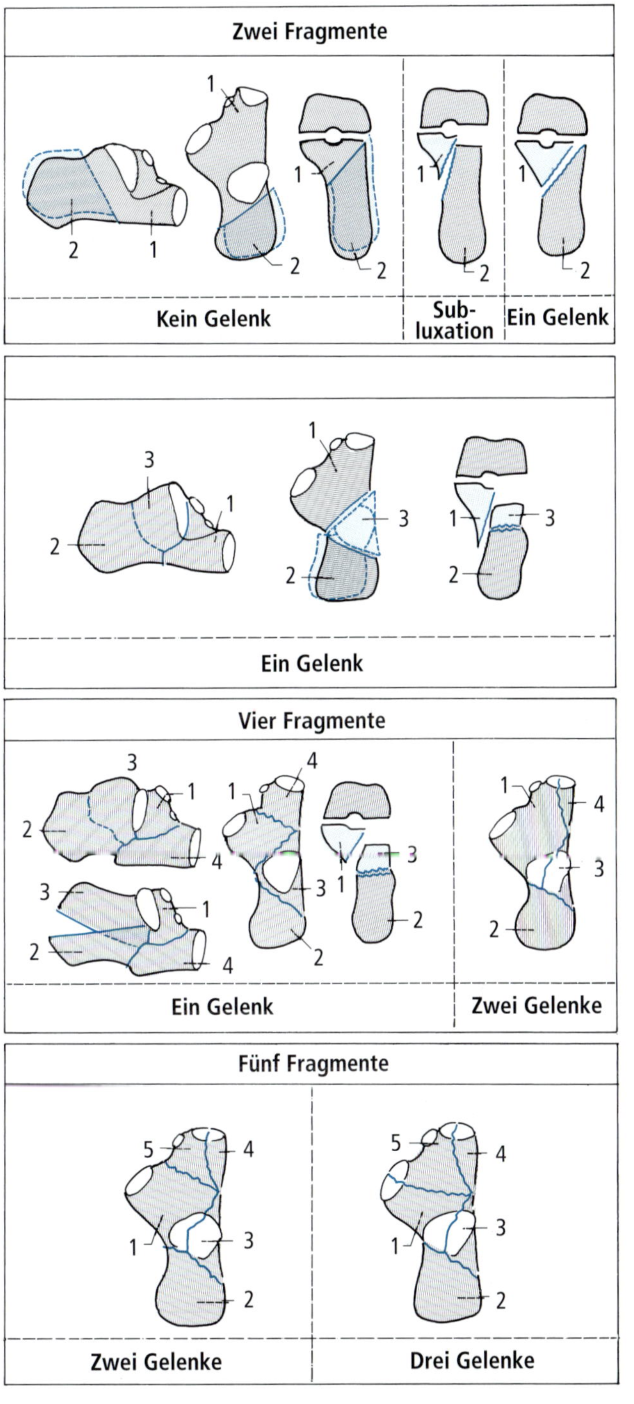

Abb. 7.127: X-Fragment/Y-Gelenk-Klassifikation: Die fünf Hauptfragmente entsprechen: 1 = sustenculares, 2 = tuberositäres, 3 = posteriores Facetten-, 4 = Processus anterior-, 5 = anteriores Facetten-Fragment. Die drei Gelenke entsprechen der Häufigkeit folgend dem hinteren Subtalargelenk (posteriore Facette), dem Kalkaneo-Kuboid-Gelenk (CCG) und dem seltener beteiligten vorderen Subtalargelenk (mittlere oder vordere Facette).

Diagnostik

Klinische Untersuchung

Belastungsfähigkeit, Rückfußverplumpung, Schwellung und Blauverfärbung im Fersenbeinbereich sowie schmerzhafter Zangengriff sind bei typischer Anamnese (z.B. Sprung oder Sturz aus der Höhe) wegweisend.

Bildgebende Diagnostik

Neben den *Röntgenstandardaufnahmen* des Fersenbeins seitlich und axial, der Fußwurzel dorso-plantar und des Sprunggelenks a.p. sind die sog. *BRODÉN-Aufnahmen* sehr geeignet, um eine subtalare Gelenkbeteiligung zu erkennen. *Vergleichsaufnahmen* des gesunden Fersenbeins dienen vor allem dazu, die physiologische Ebene des Subtalargelenks und den BÖHLER-Winkel im Vergleich intraoperativ besser beurteilen zu können.

Axiales und koronares *CT* sind unabdingbare Voraussetzungen für eine präoperative exakte Planung. Ein *MRT* dient zur Überprüfung der Fragmentvitalität.

Therapie

Behandlungsziele

Das wichtigste Behandlungsziel ist immer die möglichst vollständige und rasche Wiederherstellung der Rückfuß-Biomechanik und der Gelenkfunktionen. Bei extraartikulären Frakturen wird dies in der Regel durch konservative Behandlung erreicht. Bei einem intraartikulären Fersenbeinbruch, der in der Regel mit dem Kollaps des Rückfußes verbunden ist, gelten drei wichtige Behandlungsziele:

- Wiederherstellung der Rückfußform
- Rekonstruktion der Gelenkflächen
- Nicht-gelenkübergreifende, übungsstabile Osteosynthese zur frühfunktionellen Nachbehandlung.

Indikationen und Kontraindikationen

Das dem Patienten vorzuschlagende Verfahren hängt vom Frakturtyp, den Weichteilen und dem Allgemeinzustand ab:

- Eine *konservative Behandlung* ist bei allen extraartikulären Frakturen ohne relevante Rückfußfehlstellung angezeigt sowie bei intraartikulären Frakturen, die aufgrund einer Kontraindikation nicht operativ behandelt werden können.
- Eine *operative offene Einrichtung* und primär übungsstabile, nicht-gelenkübergreifende *Osteosynthese* ist bei allen intraartikulären Frakturen mit relevanter Gelenkverwerfung und bei allen extraartikulären Frakturen mit relevanter Fehlstellung (> 5 – 10° Varus/> 10 – 20° Valgus) indiziert, sofern keine lokalen oder allgemeinen Kontraindikationen bestehen.
- Sollte es bei schwerer, traumabedingter Knorpelzerstörung zur Früharthrose des Subtalargelenks kommen, so kann bei Beachtung der drei genannten Behandlungsziele eine Früharthrodese an einem gut rekonstruiertem Rückfuß vorgenommen werden.
- Bei allen Patienten, bei denen aufgrund der Allgemein- oder Lokalsituation ein offen-operatives Vorgehen kontraindiziert ist, der Rückfuß aber instabil verworfen ist, sollte zumindest *semi-operativ* eine perkutane Rückfußaufrichtung und Fixation mit perkutan eingebrachten Spickdrähten angestrebt werden, um zumindest die Rückfuß-Biomechanik zu verbessern.

Lokale Kontraindikationen sind schlechte Weichteilsituation (Spannungsblasen, Hautnekrosen, infizierte offene Frakturen, Ulcera cruris, atrophe Haut) und exzessive Trümmerfrakturen.

Allgemeine Kontraindikationen sind Arteriosklerose, Diabetes mellitus, HIV-Infektion, fehlende Compliance (z.B. Drogen- und Alkoholkranke) sowie biologisches Alter über 65 Jahre.

Vorbereitung

Die *Aufklärung des Patienten* umfaßt das *Anästhesierisiko* und *andere Risiken* durch einen evtl. notwendigen homologen Knochenersatz mit Restrisiko für Hepatitis- und HIV-Infektion bei abgelehnter autologer Spongiosaplastik von Tibiakopf oder gleichseitigem vorderem Beckenkamm sowie die *Operationsrisiken:* Hämatom, Wundrandnekrose, Weichteil- und Knocheninfektion, vorübergehende oder bleibende Nervenschädigung (N. suralis, N. tibialis).

Thrombose, Embolie, Kompartmentsyndrom, Versteifung im unteren Sprunggelenk und Dystrophie sind Risiken, die bei operativer Behandlung eher geringer sind als bei konservativer Therapie.

Der Eingriff erfolgt in *Allgemein-* oder *Spinal-/Periduralanästhesie* und in *Rücken- oder Seitlagerung.* Abgedeckt wird wie zu Eingriffen am oberen Sprunggelenk; bei notwendiger Spongiosaplastik zusätzlich den vorderen Beckenkamm abdecken.

OP-Technik

Vorgehen über den ausgedehnt lateralen Zugang

Das wesentliche Prinzip des ausgedehnt lateralen Zugangs ist die epiperiostale, einschichtige Anhebung eines lateralen Haut-Weichteil-Faszien-Lappens, welcher Peronealsehnen, N. suralis und Lig. fibulocalcaneare ohne deren nähere Darstellung in situ des Lappens beläßt (Abb. 7.128). D.h., der Schnitt ist so gewählt, daß einerseits das laterale Fersenbein großflächig freigelegt werden kann, andererseits N. suralis und Peronealsehnen im Lappen verlaufen. Lediglich das distale Retinakulum der Peronealsehnen und das Lig. fibulocalcaneare werden subperiostal abgelöst. Nur im Bereich des distalen Retinakulums, das medial mit dem Periost verklebt ist, werden die Peronealsehnen ohne Scheide erkennbar. Allein bei streng epiperiostaler Präparation kann der N. cutaneus dorsalis geschont werden. Beim Zurückklappen des Lappens am Ende der Operation legen sich diese Strukturen an ihren anatomischen Ort zurück. Die Lappendurchblutung wird durch die einschichtige Hebung nicht gestört.

Beim Zugang sollte das Lig. talocalcaneare interosseum dann durchtrennt werden, wenn das Processus anterior-Fragment dadurch nach fußrückenwärts hochgezogen wird und seine Reposition behindert. Bei zusätzlich notwendiger Darstellung des Kalkaneo-Kuboid-Gelenks müssen die Peronealsehnen ohne Eröffnung der Sehnenscheide bis weit nach plantar mobilisiert werden, um sie zur Einsicht des Kalkaneo-Kuboid-Gelenks nach kranial subluxieren zu können.

Zur besseren Darstellung des Subtalargelenks wird im ersten Schritt der Reposition das Tuberfragment über eine Stichinzision durch eine große Schanz-Spongiosaschraube mit Handgriff gefaßt, wodurch ein Aufrichten und eine Varus-/Valguskorrektur dieses Fragments problemlos möglich ist (Abb. 7.129a). Dadurch wird auch die Sicht in das Subtalargelenk erleichtert, die posteriore Facette kann anatomisch reponiert werden. Sie wird mit zwei 2.0er-Spickdrähten gegenüber dem Sustentakulum stabilisiert, das Tuberfragment aufgerichtet und ebenfalls mit Spickdrähten temporär fixiert (Abb. 7.129b). Erst danach wird das Processus anterior-Fragment zu den übrigen Fragmenten reponiert und ebenfalls temporär mit Spickdrähten gehalten (Abb. 7.129c), so daß erst jetzt nach ggf. notwendiger Auffüllung eines größeren subthalamischen Defekts mit autologer Spongiosa die Plättchenosteosynthese erfolgt (Abb. 7.130). Nach Entfernen der temporären Spickdrähte erfolgt das intraoperative Röntgen in 3 Ebenen nach Lösen der Blutsperre. Bei stärkerer Blutung aus dem Knochen empfiehlt sich die Auflage eines Kollagenvlieses und das Einlegen einer 10er-Redondrainage. Subkutane Hautnaht, steriler Wattekompressionsverband, Unterschenkelspaltgips zur Wundheilung.

Weitere Techniken

Einfache extraartikuläre Kalkaneusfrakturen mit Verwerfung des Rückfußes können über einen alleinigen medialen Zugang, modifiziert nach McReynolds *[9]* sehr gut versorgt werden. 1-Gelenk-/3 – 4-Fragmentbrüche mit großem sustentakularem Hauptfragment werden am günstigsten über einen bilateralen Zugang versorgt, medial modifiziert nach McReynolds und lateral modifiziert nach Palmer *[8]*. 3-Gelenk-/5-Fragmentbrüche mit relevanter Zerstörung des Sustentaculum tali erfordern neben dem ausgedehnt lateralen Zugang einen kleinen medialen Zugang direkt über dem Sustentakulum, der dessen initiale Reposition und Wiederherstellung erlaubt, um das schwer zerstörte Fersenbein von medial nach lateral schrittweise aufbauen zu können.

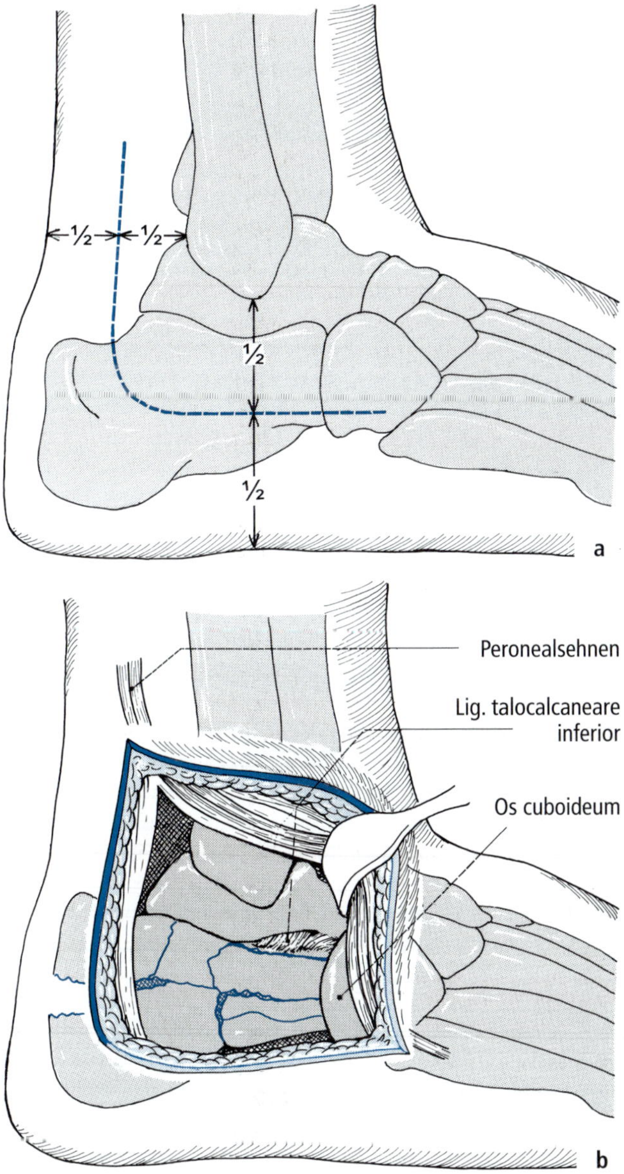

Abb. 7.128a-b: Ausgedehnt lateraler Zugang bei Kalkaneusfraktur. Inzision (a) und Hebung des Lappens in einer Schicht mit Mobilisation der Peronealsehnen weit nach distal ohne Eröffnung der Sehnenscheiden (b).

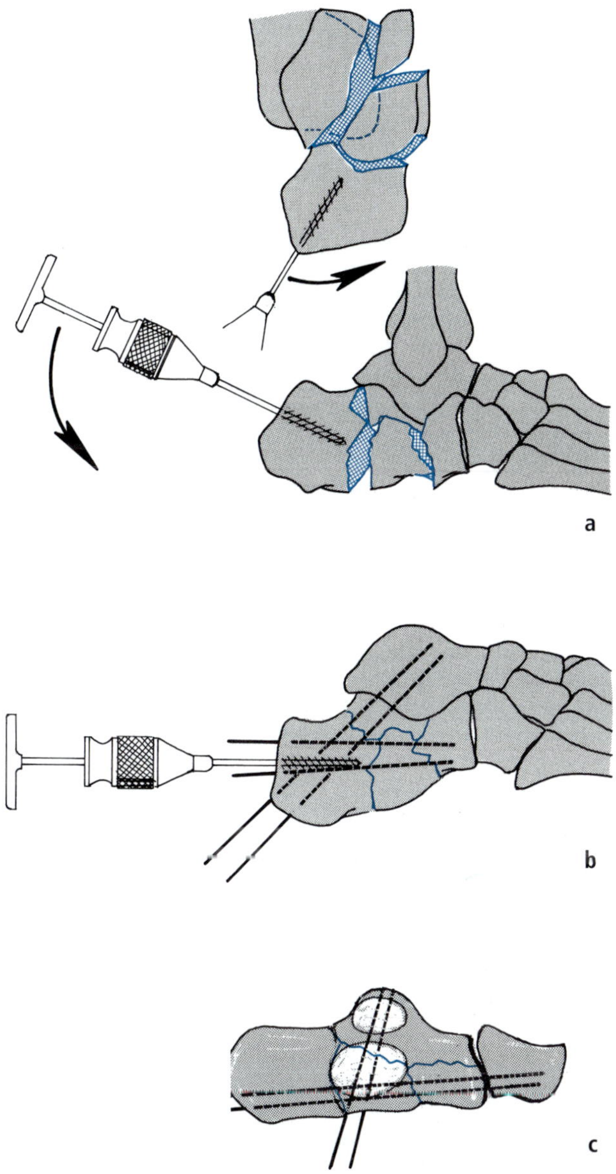

Abb. 7.129a-c: Kalkaneusfraktur. Temporäres Einbringen einer Schanzschraube mit Handgriff in das tuberositäre Hauptfragment zur Reposition gegenüber den übrigen Fragmenten und temporäre Spickdrahtfixation.

Nachbehandlung

Bereits am 1. postoperativen Tag beginnt der Patient mit aktiver Dorsal- und Plantarflexion, ab dem zweiten Tag mit CPM sowie aktiven Kreiselbewegungen des Fußes, die Pro- und Supination einschließen. Außerhalb der Trainingszeiten soll der Patient in den ersten

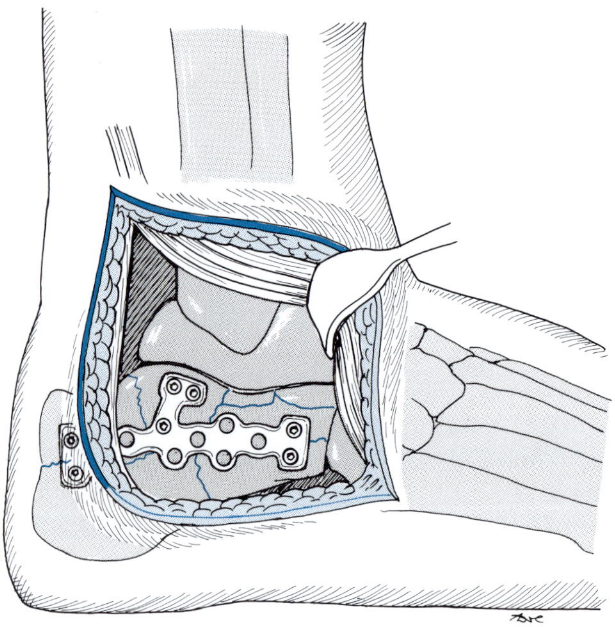

Abb. 7.130: Plattenosteosynthese bei Kalkaneusfraktur. Laterale, interne Stabilisation mit Doppel-/Dreifach-H-Plättchen, ggf. kombiniert mit einem weiteren H- oder T-Plättchen zur Abstützung der posterioren Facette.

8 – 10 Tagen im Unterschenkelliegegips wiederholt (zwölfmal pro Stunde) aktiv gegen die Gipsfußplatte drücken, um die venösen Fußsohlenplexus leerzupumpen. Der gipsfrei mit zwei Unterarmgehstützen im eigenen Halbschuh mobilisierte Patient (8. – 10. Tag) muß mit 15 kp Teilbelastung guten Fußbodenkontakt haben, damit ebenfalls die venösen Fußsohlenplexus beim Abrollvorgang abgepumpt werden. Nach Wundheilung und stationärer Entlassung (10. – 14. Tag) wird grundsätzlich ohne Gipsverband und unter ambulanter krankengymnastischer Betreuung eine Belastung von 15 kp bei physiologischem Fußabrollvorgang für 6 Wochen angestrebt. Die Vollbelastung ist in der Regel je nach Bruchdefekt- und Spongiosaaufbausituation nach 6 – 12 Wochen möglich. Die lateralseitige Implantatentfernung wird nach 12 Monaten empfohlen, ist aber fakultativ.

Komplikationen

Intraoperativ kann es versehentlich zum Abstürzen des *posterioren Facettenfragments* beim Lösen aus der impaktierten Zone kommen. Daher empfiehlt sich das temporäre Ausspannen eines sterilen Auffangtuches während des Repositionsmanövers. Bei *Durchtrennung eines Hautnervens* sollte die primäre mikrochirurgische Nervennaht erfolgen. Ein *postoperatives Wundhämatom* geringeren Ausmaßes kann mit Kryotherapie oder Punktion meist erfolgreich behandelt werden, bei größerem Ausmaß ist die operative Revision zu empfehlen. Bei kleiner *Wundrandnekrose* empfiehlt sich die trockene Wundbehandlung, bei größeren Defekten die Spalthauttransplantation nach Nekrektomie. *Weichteil-* und *Knocheninfektionen* erfordern ein radikales Débridement, ggf. sogar die partielle/totale Kalkanektomie evtl. mit lokaler oder freier Lappenplastik.

Arbeitsunfähigkeit und Begutachtung

Je nach Frakturtyp, evtl. notwendiger Spongiosaplastik und Art der speziellen Berufstätigkeit beträgt die *Arbeitsunfähigkeit* in der Regel 3 – 6 Monate.

Bei nicht-gelenkübergreifender, stabiler Plattenosteosynthese, die eine frühfunktionelle Behandlung erlaubt, ist in der Regel auch eine gute Funktion für das Subtalargelenk zu erreichen, so daß bei guter Rekonstruktion des Rückfußes, Wiederherstellung der Gelenke und weitestgehender Wiedergewinnung der Funktionen auch im Rückfuß die *MdE* meist unter 20 % liegt. Bei zusätzlicher Beteiligung des Kalkaneo-Kuboid-Gelenks und/oder der medialen Facette (5-Fragment/3-Gelenkbruch) ist mit einer MdE von 20 – 25 % zu rechnen, bei postoperativen Komplikationen bis zu 30 %.

7.5.4 CHOPART-/LISFRANC-Luxationsfrakturen

Krankheitsbild

Anatomie und Pathophysiologie

Während das CHOPART-Gelenk v.a. bei Pro- und Supination eine sehr gute Beweglichkeit aufweist, zählt das nachgeschaltete LISFRANC-Gelenk zu den rigiden, amphiarthrotischen Gelenken. Bedeutsam für letzteres ist nicht nur die mechanische Verzahnung des eingerückten Os metatarsale II zwischen Os cuneiforme I und III und seine spezielle keilförmige Anordnung des Fußquergewölbes, sondern auch seine mechanische Stabilitätssicherung des medialen und lateralen Fußlängsgewölbes. Durch die aktive Peronaeus longus-Funktion besteht zusätzlich eine Verriegelungsstabilität der Drei-Gewölbe-Architektur.

Epidemiologie

Relevante CHOPART-/LISFRANC-Luxationsfrakturen sind relativ seltene Verletzungen, die selbst an einem Traumazentrum nur mit einer Frequenz von n = 7/Jahr gesehen werden *[10]*.

Verletzungsmechanismus

CHOPART-/LISFRANC-Luxationsfrakturen sind vorwiegend bei Verkehrsunfällen mit Polytrauma (49 %), bei

Sturz aus großer Höhe (42 %) und als lokales BARY-Trauma (z.B. Überrollung) beobachtbar [10].

In jedem dritten Fall sind CHOPART- und LISFRANC-Läsionen miteinander kombiniert, in jedem zehnten Fall Teil einer ipsilateralen Serienfraktur *[10]*. Offset-crash mit Dezeleration, Intrusion des Fußraumes, axialer Stauchung und Torsion durch Pedalablenkung sind typische Unfallmechanismen für CHOPART-LISFRANC-Luxationsfrakturen, wobei offene Frakturen in der Regel durch die Pedalerie selbst entstehen *[10]*. Sturz aus der Höhe oder vom Pferd mit hängengebliebenem Fuß im Steigbügel sind typische Unfallmechanismen für die isolierte LISFRANC-Luxationsfraktur. Beim Überrolltrauma ist fast immer ein manifestes Fußkompartmentsyndrom assoziiert.

Klassifikation

CHOPART-Luxationsfrakturen

CHOPART-Luxationsfrakturen lassen sich am besten durch den Ort, der durch die Traumaenergie durchlaufen wird, beschreiben. Da die Traumaenergie in der Regel bei gewaltsamer Abduktion/Adduktion zwischen Rückfuß und Mittelfuß immer quer durch das CHOPART-Gelenk verläuft und zusätzlich Stauchungs- und Torsionskräfte wirksam werden, sind die Bandstrukturen außen oder innen zerrissen, und auf der gegenüberliegenden Seite sind zusätzlich ein oder zwei der vier das CHOPARTgelenk bildenden Knochen zerstört. Unterschieden werden die Luxationsfrakturen in:

- Transnavikular
- Transkuboidal
- Transkalkanear
- Transtalar.

LISFRANC-Luxationsfrakturen

LISFRANC-Luxationsfrakturen werden auch heute noch am sinnvollsten nach der Empfehlung von QUÉNU und KÜSS (1909) in drei Luxationstypen eingeteilt:

- Homolateral
- Divergierend
- Isoliert (Abb. 7.132).

Diagnostik

Klinische Untersuchung

Wichtig sind die Prüfung der medialen und lateralen Fußsäulenlänge im Seitenvergleich sowie die Untersuchung auf spontan fixierte Vorfußabduktion oder -adduktion, auf Fehlstellungen in vermehrter Vorfuß-Plantar-/Dorsalflexion, auf Störungen der aktiven Vorfußbeweglichkeit und auf lokale Druckschmerzen mit Stufenbildung. Die Prüfung von Motorik, Sensibilität und Durchblutung sowie der Ausschluß eines evtl. Kompartmentsyndroms sind unerläßlich.

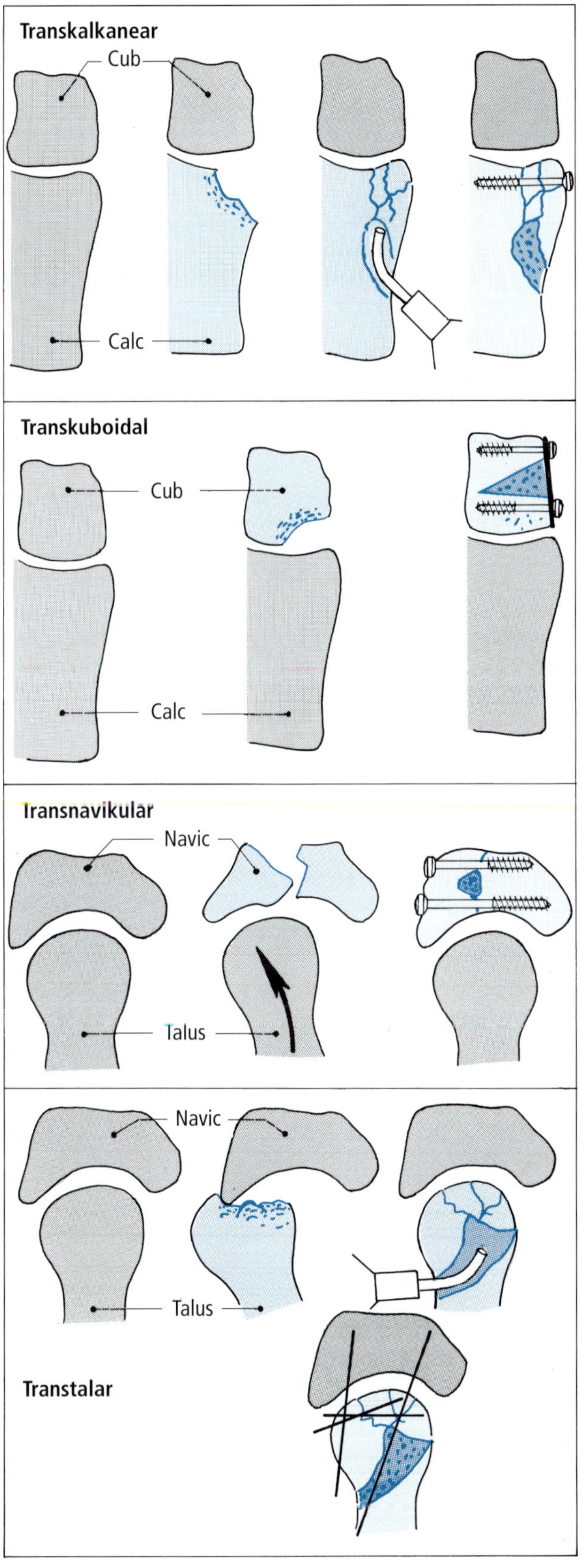

Abb. 7.131: Schematische Klassifikation und Behandlungsprinzipien der typischen transossären CHOPART-Luxationsfrakturen.

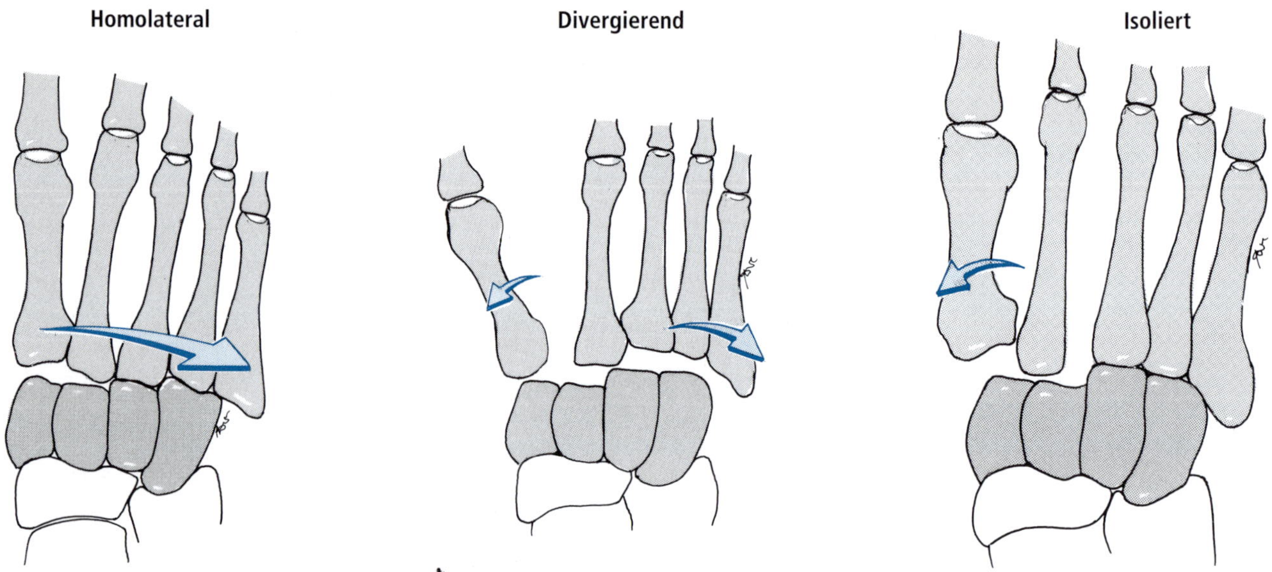

Abb. 7.132 (oben): Die drei typischen LISFRANC-Luxationsformen, modifiziert nach QUENU und KÜSS [10].

Bildgebende Diagnostik

Erst nach subtiler klinischer Untersuchung erfolgt die radiologische Diagnostik des Fußes mit drei *Standardaufnahmen* (Abb. 7.133). Zu beachten ist auf der seitlichen Aufnahme besonders die *CYMA-Linie*, die normalerweise exakt S-förmig geschwungen ist (Abb. 7.142). In Zweifelsfällen sind Vergleichsaufnahmen der gesunden Seite hilfreich. Bei V.a. Instabilität empfehlen sich gehaltene Aufnahmen dorso-plantar mit Rückfußvarus/valgusstreß. Bei Impressionsfrakturen und bei Verdacht auf Kuboidluxation sind *Tomographien* der Fußwurzel in 2 Ebenen sehr vorteilhaft, ggf. ein axiales und coronares *CT*.

Therapie

Behandlungsziele

Die wichtigsten Ziele sind die Wiederherstellung der Gelenkkongruenz und der exakten lateralen oder medialen Fußsäulenlänge sowie die mechanische Stabilität der Drei-Gewölbe-Architektur.

Indikationen und Kontraindikationen

Die *Indikation* zum primär offenen Vorgehen ist grundsätzlich bei relevanter Gelenkstufenbildung gegeben, bei deutlicher Verkürzung der medialen oder late-

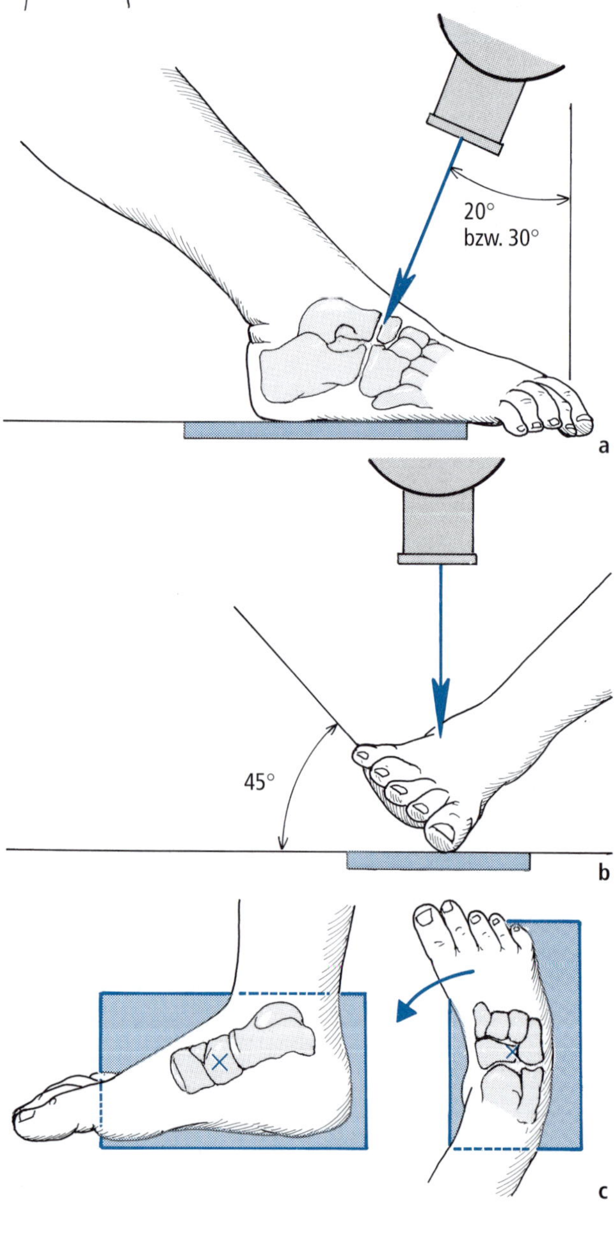

Abb. 7.133a-c (links): Standardröntgendiagnostik bei CHOPART- und LISFRANC-Verletzungen. Besonders wichtig sind die exakt seitliche Projektion und die dorso-plantare Aufnahme mit 30° (CHOPART) und 20° (LISFRANC) kaudo-kranial gekippter Röhre (a), 45°-Schrägaufnahme (b) und fakultativ gehaltene Projektion (c).

Abb. 7.134a-c (unten): Offene operative Versorgung einer homolateralen LISFRANC-Luxationsfraktur. Meist liegt eine Fraktur der Basis von Os metatarsale II vor. Dorso-mediane Inzision mit Reposition und Stabilisierung zunächst des 2., dann des 1. Strahls (a), danach des 3. – 5. Strahls (b). Die Reposition und Retention von Os metatarsale II-Basisfrakturen, meist als Y- oder Schmetterlingsform, gelingt in der Regel mit feinen Spickdrähten oder resorbierbaren Stiften, welche peripher plaziert werden müssen, um die 3,5 mm-Stellschraube nicht zu behindern.

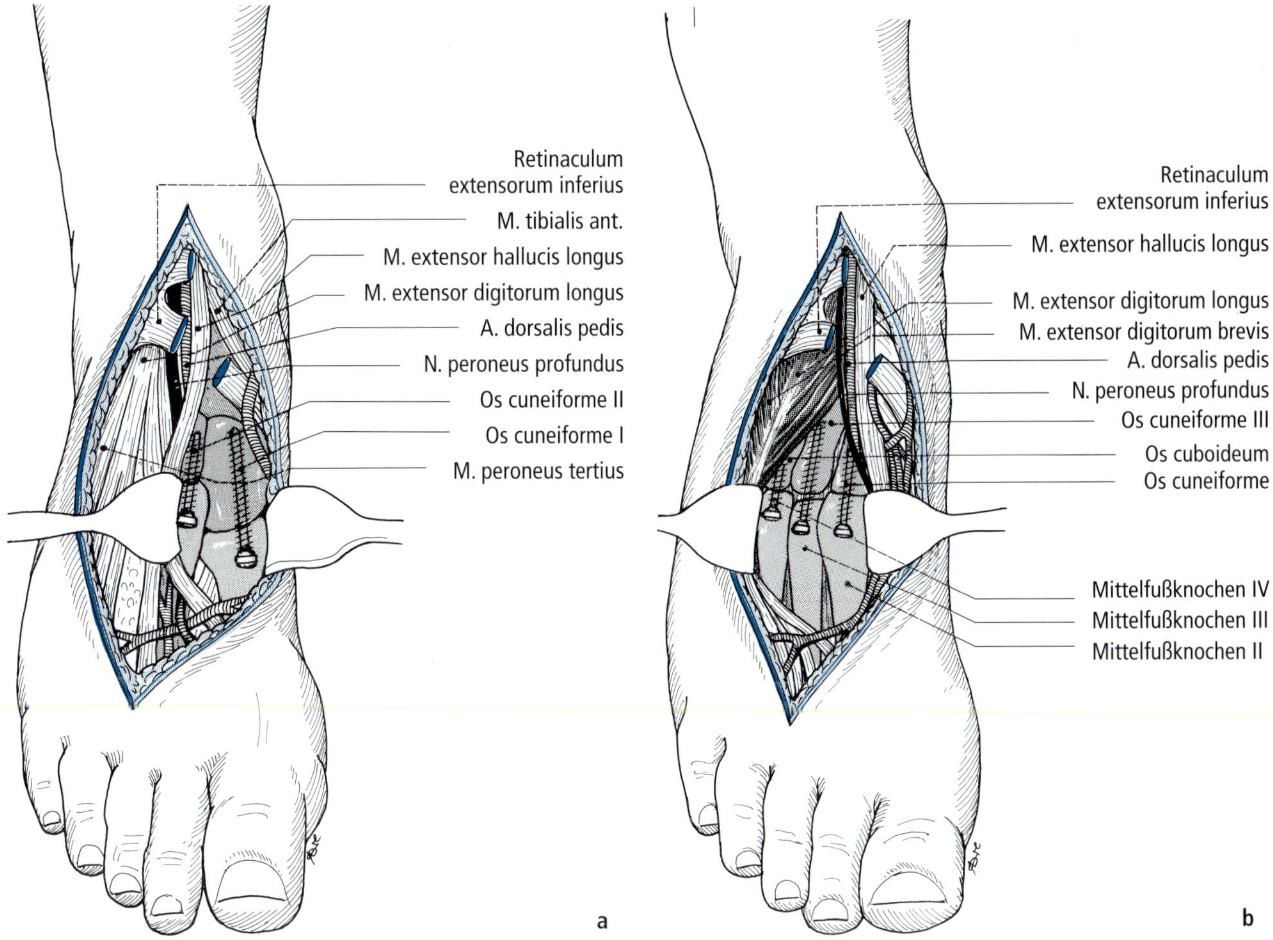

ralen Fußsäule, bei offenen Frakturen, bei begleitendem Kompartmentsyndrom sowie geschlossenen Frakturen, die nicht geschlossen anatomisch eingerichtet und im Gipsverband ausreichend retiniert werden können.

Zu den *Kontraindikationen* zählen lediglich die wenigen CHOPART- und LISFRANC-Luxationsfrakturen, die sich geschlossen absolut anatomisch einrichten und auch im Gipsverband gut halten lassen. Alle anderen Frakturen werden nur dann nicht offen eingerichtet und stabil versorgt, wenn allgemeine oder lokale Kontraindikationen dagegen sprechen.

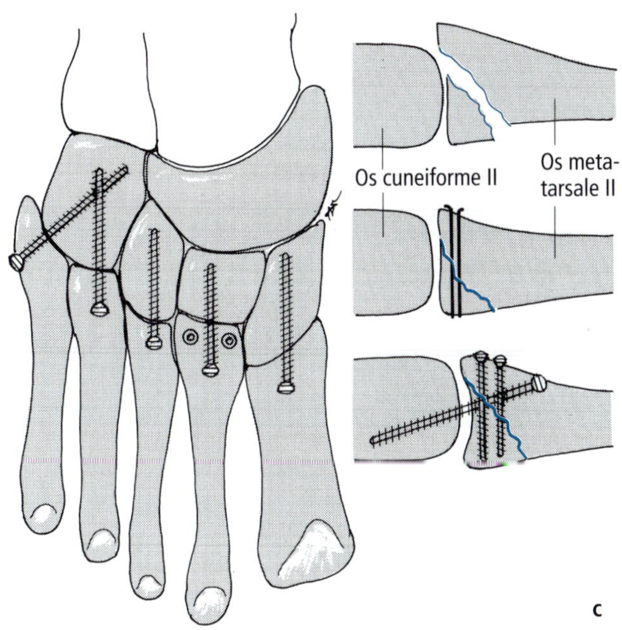

Verfahrenswahl

Frakturen, die sich geschlossen einrichten, jedoch nicht halten lassen, können perkutan verspickt und 6 Wochen im Gipsverband retiniert werden. Alle anderen, die sich nicht geschlossen anatomisch einrichten lassen, werden der offenen Einrichtung zugeführt. Die Fixation erfolgt in der Regel mit Spickdrähten, kleinen

Kortikalisschrauben, ggf. kanüliert oder mit resorbierbaren Stiften. Beim Komplextrauma des Fußes empfiehlt sich, additiv zur Minimalosteosynthese die tibiotarsale Transfixation für 3 Wochen.

Vorbereitung

Für die *Aufklärung* gelten die gleichen Prinzipien wie für die Versorgung von Kalkaneusfrakturen. Möglich sind Allgemeinanästhesie und Spinal-/Periduralanästhesie, ggf. auch intravenöse Regionalanästhesie (BIER-Anästhesie, siehe auch 3.8.3.3). Gelagert wird in Rükkenlage, abgedeckt wie zu Eingriffen am OSG.

Zugangswege und Technik

Zur Versorgung von *Taluskopf* und *Os naviculare* empfiehlt sich der etwas nach distal erweiterte anteromediale Zugang zum Talus (Abb. 7.124); für die Versorgung von *distalem Calcaneus* und *Os cuboideum* die gerade Inzision auf halber Höhe beider Knochen, von wo aus die Rekonstruktion gut erfolgen kann. Für die LISFRANC-Luxationsfrakturen, insbesondere bei begleitendem Kompartmentsyndrom, empfiehlt sich die lange dorso-mediane Inzision (Abb. 7.134). Nur in Ausnahmefällen werden zwei oder drei dorso-mediane kürzere Inzisionen direkt über der LISFRANC-Reihe mit ausreichender Hautbrücke verwandt.

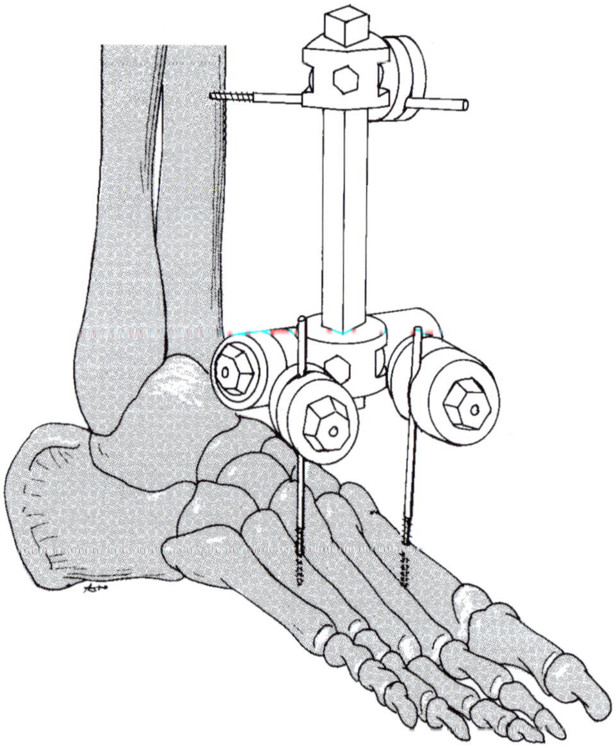

Abb. 7.135: Fixateur externe bei LISFRANC-Luxationsfraktur. Bei schwerem Weichteilschaden mit Kompartmentsyndrom, bei dem die dorso-mediane Hautentlastungsinzision mit Spaltung des distalen Extensoren-Retinakulums in der Regel ausreicht, da die übrigen Faszielogen meist mitzerissen sind, empfiehlt sich die vorübergehende Kunsthautdeckung (5 – 10 Tage) sowie die temporäre tibio-tarsale Transfixation auf dem 1. und 4. Strahl für 3 Wochen.

Ein Minidistraktor kann eingesetzt werden z.B. bei der Hebung von Impressionsfrakturen an Calcaneus oder Os cuboideum. Als spezielle Technik für die Versorgung von LISFRANC-Luxationsfrakturen gilt die alternative Fixation der Os metatarsalia-Basis gegenüber dem Os cuneiforme bzw. Os cuboideum mit 3.5er-Kortikalisschrauben, die als reine Stellschrauben für 8 Wochen verwendet werden.

Nachbehandlung

Bei stabiler Schraubenfixation kann die Nachbehandlung nach abgeschlossener Wundheilung funktionell erfolgen. Stellschrauben am LISFRANC-Gelenk verbleiben 8 Wochen. Ist die Stabilisierung nur mit Kirschnerdrähten möglich, erfolgt grundsätzlich die Ruhigstellung im Unterschenkel-Gehgipsverband. Dabei müssen die Fußgewölbe gut anmodelliert werden. Eine Vollbelastung ist möglich, sofern keine Spongiosatransplantation aufgrund von Defekten notwendig geworden ist. Nach Spickdrahtentfernung (7. Woche) erfolgt die intensive Physio- mit manueller Therapie, Gelenklösung, Muskeltraining und Gangschulung. Prinzipiell werden Einlagen verordnet.

Komplikationen

Neben allgemeinen Komplikationen nach Operationen im Fußbereich (Wundrandnekrose, Hämatom etc.) kann bei unzureichender Spongiosaplastik, instabiler Fixation oder frühzeitiger Streßbelastung das intraoperativ erzielte Repositionsergebnis im Sinne der Redislokation verloren gehen. Zu schonen sind beim lateralen Zugang zum Kalkaneus/Os cuboideum der N. cutaneus dorsalis lateralis mit zahlreichen, variablen Verläufen. Beim medialen Zugang zum Os naviculare, insbesondere beim dorsalen Zugang zum Navikulare-/Taluskopf sind die A. dorsalis pedis und der N. peronaeus profundus sorgfältig zu schonen. Das gleiche gilt für die offene Einrichtung der LISFRANC-Luxationsfrakturen.

Arbeitsunfähigkeit und Begutachtung

Nach komplexeren CHOPART-/LISFRANC-Luxationsfrakturen ist die *Arbeitsfähigkeit* wie bei Kalkaneusfrakturen in der Regel erst zwischen dem 3. und 6. Monat wiederhergestellt. Nur einfachere Verletzungen, die sich in der Regel geschlossen einrichten und im Gips stabil ausheilen lassen, verbleiben mit einer *MdE* < 20 %; alle anderen CHOPART-/LISFRANC-Luxationsfrakturen werden in der Regel zu einer MdE von 20 – 30 % führen.

7.5.5 Metatarsale- und Phalangenfrakturen

Krankheitsbild

Metatarsalefrakturen entstehen häufig beim Sturz aus der Höhe oder bei Dezelerationstraumen, v.a. bei PKW-Fahrern, mit Intrusion des Fußraums bereits bei niedrigen Δv-Werten *[10]*. Frakturen durch direkte Gewalteinwirkung (Quetschung, Überrollung) gehen in der Regel mit schweren Weichteilschäden einher, die Entwicklung eines Kompartmentsyndroms ist hierbei besonders beachtenswert.

Je nach Entstehungsmechanismus werden unterschieden: Basis-, Schaft- und subkapitale Frakturen sowie Abrißfrakturen des M. peronaeus brevis am Os metatarsale V. Besonderheiten im Bereich der Metatarsalia sind die heute seltener zu beobachtende *Marschfraktur* an der Diaphyse des II., III. oder IV. Mittelfußknochens und die heute häufiger als früher auftretende *JONES-Fraktur* als Ermüdungsbruch beim Sportler am Metaphysen-Diaphysen-Übergang.

Diagnostik

Die frische Fraktur kann durch die örtliche Schwellung und den lokalisierbaren Schmerz in der Regel *klinisch* gut evaluiert werden. Beginnende *Ermüdungsbrüche* sind klinisch oft schwer einzuordnen; sie können sich anfänglich der radiologischen Diagnostik vollkommen entziehen, allenfalls im *MRT* erkennbar sein und sind bei radiologisch nachweisbarer pathologischer Fraktur oftmals schwer, in der Regel nur durch Anamnese und Klinik von einem tumorösen Geschehen abzugrenzen.

Radiologisch führt bei frischer Fraktur die Röntgendarstellung des Vorfußes in 2 Ebenen zur klaren Diagnose. Nur bei Basisfrakturen im Rahmen von LISFRANC-Verletzungen und bei unklaren chronischen Befunden können die *konventionelle Tomographie, CT* oder *MRT* hilfreich sein.

Therapie

Verfahrenswahl

Brüche der Mittelfußknochen, der Zehen sowie Luxationen derselben erfordern – wie alle Fußfrakturen – eine sachgerechte Behandlung zur möglichst raschen und anatomischen Ausheilung. Bleibende Fehlstellungen in bezug auf Achse, Länge und horizontaler Köpfchenebene können zu problemreichen Metatarsalgien führen und Korrektureingriffe erfordern.

Metatarsalebasisfraktur

Da die Basisfrakturen meist im Rahmen von Komplextraumen oder von LISFRANC-Luxationsfrakturen auftreten, sollten diese bei intraartikulärer Verwerfung wie LISFRANC-Luxationsfrakturen über einen dorsalen Zugang offen anatomisch eingerichtet und mit Kleinfragmentschrauben oder Spickdraht fixiert werden.

Metatarsaleschaftfraktur

Undislozierte Schaftfrakturen können nach initialer Ruhigstellung im Unterschenkel-Spaltgipsverband mit Hochlagerung und evtl. Antiphlogistikagabe nach Rückbildung der Schwellung meist ab dem 3. – 5. Tag in einem das Längs- und Quergewölbe gut anmodellierten Gipsschuh, dem *LOPRESTI-Slipper* (Abb. 7.136) ausbehandelt werden. Bei Beteiligung des I. und/oder V. Strahls sollte bei einer Gesamtruhigstellung von 6 Wochen in den ersten 3 Wochen nur teilbelastet werden. Bei Frakturen des II., III. oder IV. Strahls ist eine initiale Vollbelastung im Gipsschuh möglich, eine fünfwöchige Ruhigstellung dabei ausreichend. Nicht-dislozierte Frakturen des II. – V. Strahls können alternativ auch funktionell im Tapeverband, im Spezialschuh (z.B. Adimed II®) oder mit Orthesen (z.B. Caligamed-Schiene®) behandelt werden.

Dislozierte Schaftfrakturen, offene und/oder geschlossene Frakturen, insbesondere bei Serienfraktur, sollten besser in Regional- oder Allgemeinanästhesie unter Bildwandlerkontrolle reponiert und mit *perkutaner Spickdrahtfixation* von distal temporär für 5 Wochen fixiert werden. Eine Plättchenosteosynthese ist, wenn überhaupt, beim erheblich dislozierten oder verkürzten Os metatarsale I angezeigt. Das Kleinfragmentplättchen soll dabei medio-plantar positioniert werden, da es hier biomechanisch günstiger und besser weichteilbedeckt ist sowie lokal im Schuh nicht irritiert.

Bei *offenen Brüchen*, Defektfrakturen und/oder schweren begleitenden Weichteilschäden sollten im Mittelfußbereich immer *Minimalosteosynthesen* – auch des I. Strahls – durchgeführt werden. Neben Schrauben- und Spickdrahtfixation bewährt sich hierbei v.a. der Minifixateur externe.

Subkapitale Metatarsalefraktur

Dislozierte subkapitale Brüche, die meist im Rahmen von Komplexverletzungen beobachtbar sind, sollten wie dislozierte Schaftfrakturen geschlossen reponiert und perkutan von distal verspickt werden. Nur selten, z.B. bei Gelenkzerstörung, ist eine offene Reposition erforderlich.

Abrißfraktur der Os metatarsale V-Basis

Diese Sonderform der Mittelfußknochenbrüche stellt i.d.R. eine Abrißfraktur der M. peronaeus brevis-Sehne dar. Der Verletzungsmechanismus entspricht daher indirekter Gewalt bei supinatorischem Fehltritt durch plötzlich forciertes Gegensteuern der pronatorisch wirkenden Sehne. Aufgrund des Sehnenzugs besteht dadurch fast immer eine Dislokation, die der Zuggurtungs- oder Schraubenosteosynthese bedarf.

JONES-Fraktur

Dieser als Ermüdungsbruch, v.a. beim Sportler, bekannte Frakturverlauf am Metaphysen-Diaphysen-Übergang ist im Anfangsstadium konservativ im Gipsverband gut behandelbar. Bei längerfristiger Manifestation und starker Schmerzhaftigkeit empfielt sich die Schraubenosteosynthese, nur selten mit zusätzlicher autologer Spongiosa. Auszuschließen ist bei diesem Frakturtyp immer eine supinatorische Fußfehlstellung als Ursache für eine chronische Fehlbelastung des V. Strahls.

Phalanx-Luxation/-Fraktur

Jede Luxation im Zehenbereich ist rasch zu reponieren, wobei eine Leitungsanästhesie meist nur bei Reposition der verrenkten Großzehe notwendig ist. Nur bei Reluxationstendenz ist die temporäre Spickdrahtfixation für 3 Wochen notwendig sowie bei Luxation der Großzehe die Ruhigstellung im LOPRESTI-Slipper für 10 Tage. Verrenkungen und Frakturen der Kleinzehen werden in der Regel nach Reposition gegen ihren Nachbarn hin mit Heftpflaster für 2 – 3 Wochen geschient und rein funktionell behandelt. Nur bei Fraktur des Großzehengrundglieds kommt gelegentlich eine perkutane Spickdrahtfixation, sehr selten eine offene Osteosynthese mit Mini-Schraube oder Spickdrähten in Frage, insbesondere nur dann, wenn es notwendig ist, die Gelenkkongruenz wiederherzustellen.

Besondere Beachtung sollte luxierten oder frakturierten Sesambeinen an der Großzehe geschenkt werden, da sie oft nur Indiz für komplexere Verletzungen im Vorfußbereich sind.

Vorbereitung zur operativen Therapie

Geeignete *Anästhesieformen* sind Allgemein-, Spinal-/Periduralanästhesie und BIER-Block. Der Eingriff erfolgt in Rückenlage, abgedeckt wird wie zum OSG-Eingriff.

Zugangswege

Für Basis-, Schaft- und subkapitale Frakturen empfiehlt sich in der Regel die dorsale Längsinzision direkt über der Fraktur.

OP-Technik

Zuggurtungsosteosynthese

Abrißfrakturen der Basis des Os metatarsale V, die in sich nochmals gespalten sind, sind in der Regel nur mit einer kleinen *Zuggurtungsosteosynthese* stabil zu ver-

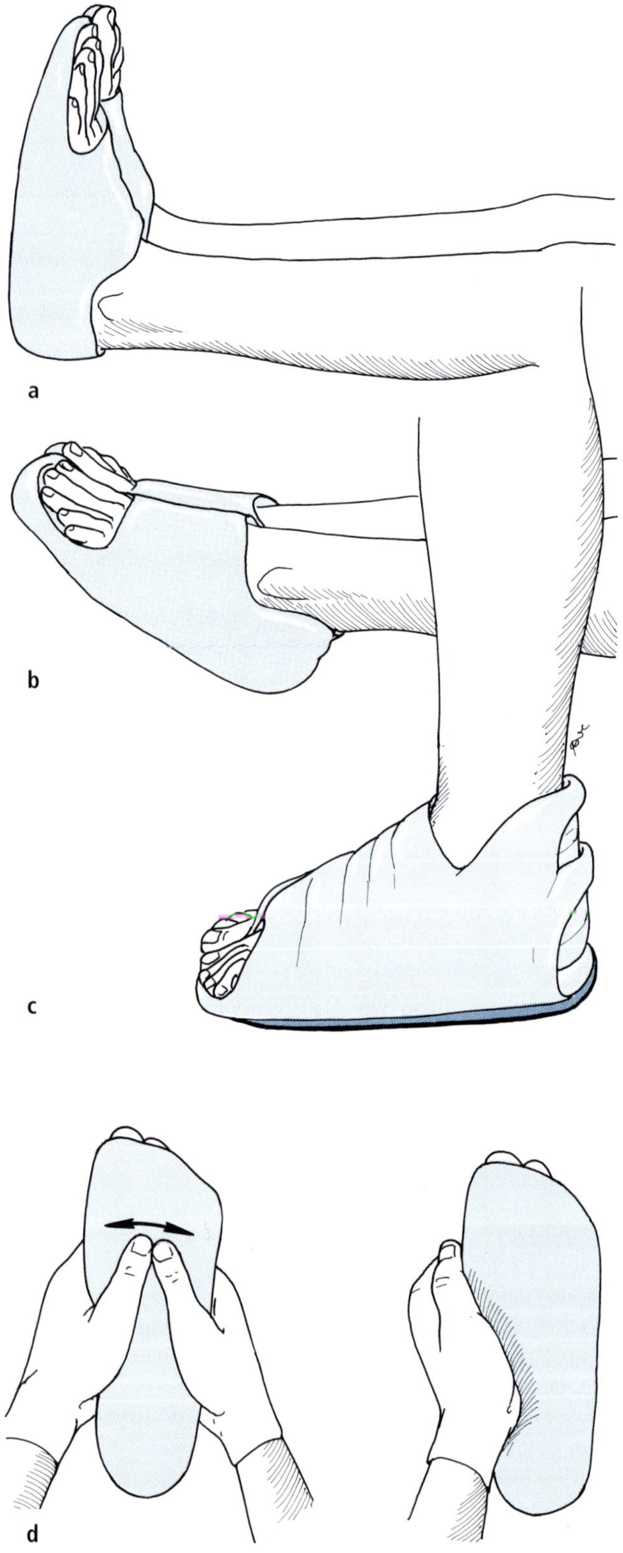

Abb. 7.136a-d (links): LOPRESTI-Slipper. Er bewährt sich sehr bei allen konservativen und operativen Frakturversorgungen sowie Rekonstruktionen im Mittelfuß- und Vorfußbereich. Er erlaubt die volle Beweglichkeit im OSG und minimiert das Thromboembolierisiko bei erhaltener physiologischer Muskelpumpe des Unterschenkels (a, b). Die Laufsohle wird am Abend abgenommen und gewährleistet einen sauberen Gipsschuh (c). Von größter Bedeutung beim Anlegen eines Gipsschuhs ist das exakte Ausmodellieren des Längs- und Quergewölbes (d).

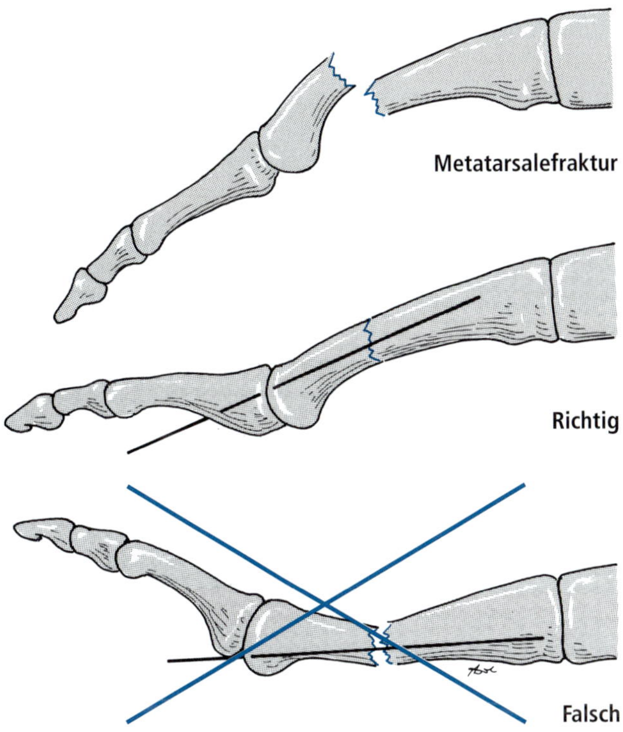

Abb. 7.137: Retrograde perkutane Spickdrahtfixation von Metatarsalefrakturen. Auf die physiologische Stellung der Zehengrundgliedbasis ist zu achten, die gegenüber dem Mittelfußköpfchen temporär mit fixiert werden soll.

sorgen, wobei es manchmal sogar notwendig ist, hierfür nicht nur zwei, sondern drei Spickdrähte zu verwenden.

Retrograde perkutane Spickdrahtfixation

Technisch erleichternd für die retrograde perkutane Spickdrahtfixation ist oftmals der axiale Zug mit einer quer in die Endgliedbasis des jeweiligen Strahls gesetzten Backhausklemme. Das Einbringen des retrograden Spickdrahts erfolgt unter Bildwandlerkontrolle in 2 Ebenen bei mäßig plantar-flektierter Zehe unter Fassen der plantaren Zehengrundgliedbasis durch das Metatarsalköpfchen bis in die Basis des jeweiligen Os metatarsale . Damit wird zwar das Grundgliedgelenk temporär mit fixiert, aber eine konsekutive plantare Achsendeviation des Os metatarsale mit zwanghafter Fixation der Zehengrundgliedbasis in Dorsalflexion verhindert (Abb. 7.137).

Inside out-Technik

Schwer zu reponierende oder schwierig perkutan zu verspickende metatarsale Schaft- oder Halsbrüche können über eine kleine dorsale Längsinzision relativ einfach anterograd mit einem Spickdraht aufgefädelt, reponiert und durch Umsetzen der Maschine bei gegenläufig geschaffener Spitzung des Kirschnerdrahts nach Reposition axial verspickt werden.

Nachbehandlung

Nach abgeschlossener Wundheilung und/oder Abschwellung bei geschlossenen Frakturen kann in der Regel vom gespaltenen Unterschenkelgips auf einen gut das Längs- und Quergewölbe anmodellierten Gipsschuh umgestiegen werden. Bei stabilen Brüchen oder stabil-operativ versorgten Brüchen kann die Vollbelastung im LOPRESTI-Slipper erfolgen, der bei Verletzungen des I. oder V. Strahls 6 Wochen, bei den übrigen Strahlen 5 Wochen benötigt wird. Nach abgeschlossener Frakturheilung empfehlen sich v.a. nach Komplextraumen des Fußes immer die physiotherapeutische Nachbehandlung, insbesondere im Sinne der manuellen Mobilisation sämtlicher Fußgelenke, sowie Lymphdrainagen und zusätzliche Einlagenverordnung.

Komplikationen

Komplikationen sind nach operativer Versorgung am ehesten dann zu erwarten, wenn z.B. bei Komplexverletzungen aufgrund des schweren Weichteiltraumas nicht die Prinzipien der Minimalosteosynthese (d.h. Minimierung der iatrogenen Traumaenergie) berücksichtigt werden. Übersehene oder unzureichend behandelte *Kompartmentsyndrome* des Fußes können zu erheblicher Vernarbung der Fußbinnenmuskulatur mit Entwicklung von Hammerzehen führen. Unzureichendes Débridement bei offenen Frakturen oder Quetschtraumen kann bei zusätzlich unterlassenen second look-Operationen sehr leicht zu aufsteigenden Infektionen entlang der extrinsischen Muskulatur führen und sekundär die Unterschenkelamputation erzwingen.

Eine der häufigsten Komplikationen ist sicherlich die *Fehlverheilung* von Os metatarsale-Frakturen und/ oder *Kontraktur der Zehe* bei falscher retrograder Osteosynthesetechnik (Abb. 7.137). Unzureichende Physiotherapie mit unterlassener permanenter Mobilisation der Zehengelenke kann insbesondere bei Komplextraumen des Fußes zur Einsteifung derselben führen, was für den späteren Abrollvorgang sehr hinderlich sein kann. Instabile Zehenluxationen, die nach geschlossener Reposition reluxieren, benötigen die zusätzliche temporäre Spickdrahtfixation für 3 Wochen, um einer chronischen Luxation vorzubeugen.

Arbeitsunfähigkeit und Begutachtung

Die *Arbeitsunfähigkeit* beträgt bei isolierten Brüchen der Mittelfußknochen je nach Frakturtyp, Versorgungsart und Beruf 3 – 6 Wochen. Die *MdE* auf dem allgemeinen Arbeitsmarkt liegt in der Regel bei isolierten Verletzungen im Bereich des Vorfußes unter 20 %.

7.5.6 Achillessehnenruptur

Vorbemerkung

Während sich Diagnose und Behandlung der frischen subkutanen Achillessehnenruptur durch Etablierung der Sonographie und Fortschritte in der primär konservativ-funktionellen Behandlung mit Spezialstiefel etabliert haben und neben der primär operativen Behandlung einen gleichen Stellenwert erringen konnten, ist die Behandlung chronischer Achillessehnenläsionen im Sinne der Achillodynie konservativ geblieben. Als obsolet muß heute allerdings die paratendinöse Kortisoninjektion gelten, da sie im Sinne der „Mesenchymnarkose" die totale Achillessehnenzerreißung begünstigt.

Bei *veralteten Achillessehnenrupturen* mit großer Diastase hat in den letzten Jahren die dynamische Ersatzplastik durch die *M. peronaeus brevis-Sehne* nach TRILLAT und BLAUTH an Bedeutung gewonnen sowie nach Erfahrung des Autors die transkalkaneare Ersatzplastik der *M. flexor hallucis longus-Sehne.*

Im Folgenden soll wegen der Bedeutung in der täglichen Praxis nur auf die frische, subkutane Achillessehnenruptur eingegangen werden (siehe auch 6.3.2.2).

Krankheitsbild

Die *traumatische Achillessehnenruptur* ist eine typische Verletzung des Mannes mit einem deutlichen Gipfel im vierten Dezennium. Da nach der Literatur die statische Reißfestigkeit der Achillessehne bis 400 kp, die dynamische bis zu 930 kp beträgt und Extrembelastungen beim athletischen Hoch- und Weitsprung von bis zu 1500 kp entstehen, reißt die degenerativ veränderte Achillessehne beim indirekten oder direkten Trauma bei weitaus geringerer Belastung.

Beim fehlenden Trauma *(pathologische Ruptur)* stehen degenerative Veränderungen im Vordergrund. Pathogenetisch bedeutsam sind endogene Faktoren wie Infektions-, Stoffwechsel- und Autoimmunerkrankungen.

Als *exogene Faktoren* gelten Kälte, Feuchtigkeit, Dunkelheit, Bodenbeschaffenheit, schlechtes Schuhwerk, falsches Sportgerät und unzweckmäßige Sportkleidung. Ätiologisch bedeutsam ist v.a. auch das Fehlverhalten des Sportlers selbst: Überlastung, Übermüdung, Übertraining wie Trainingsmangel, Disziplinlosigkeit, falscher Ehrgeiz, Selbstüberschätzung und organisatorische Mängel in der Gestaltung von Training und Wettkampf .

Nach Untersuchungen des Autors [10] rupturiert die Achillessehne in 88 % der Fälle in den Sehnentaille, in 10 % im proximalen Drittel und nur in 2 % kalkaneusnah.

Diagnostik

Klinische Untersuchung

Fehldiagnosen sind auch heute noch erschreckend häufig, wenngleich anamnestisch der „Peitschenschlag", klinisch die „tastbare Delle" und der nicht durchführbare Zehenspitzeneinbeinstand meist zweifelsfrei zur Diagnose führen. Klinisch-objektiv ist der THOMPSON-Test sehr zuverlässig: Auf Kompression der Wade erfolgt keine Plantarflexion des Fußes (siehe auch Abb. 6.34).

Bildgebende Diagnostik

Die *Sonographie* gilt heute als Methode der Wahl, insbesondere zur Beurteilung von Teilrupturen, veralteten Zerreißungen, Rerupturen oder in der Diagnostik des *Tennis leg.* Die seitliche *Fersenbeinaufnahme* läßt das KARGER-Dreieck, den TOYGAR-Winkel und das ARNER-Zeichen erkennen und dient zum sicheren Ausschluß eines knöchernen Sehnenausrisses. Das *MRT* ist nach eigenen Untersuchungen der Sonographie nicht überlegen, so daß es nur in sehr schwierigen Fällen als zusätzliche Information zur Sonographie anzusehen ist.

Therapie

Behandlungsziele

Behandlungsziel ist die möglichst rasche und vollständige Wiederherstellung des Patienten, möglichst ohne Operation.

Indikationen und Kontraindikationen

Aufgrund der umfangreichen Erfahrung des Autors mit der primär funktionellen Behandlung bei subkutaner Achillessehnenruptur in mehr als 150 Fällen kann zum differenten Vorgehen folgende Empfehlung angesprochen werden:

Primär funktionelle Behandlung
Die primär funktionelle Behandlung ist bei allen subkutanen Rupturen indiziert, bei denen sich auch in der klassischen Sehnentaille in 20°-Plantarflexion des Fußes trotz totaler Zerreißung sonographisch eine vollständige Adaptation (Hochleistungssportler) oder eine partielle Adaptation bis 5 mm Diastase (alle anderen) erkennen läßt.

Bei alten Patienten, schlechten Hautverhältnissen und sicher anzunehmenden pathologischen Rupturen, insbesondere bei systemischer Kortikoidgabe bzw. -injektion, insulinpflichtigem Diabetes mellitus oder arterieller Verschlußkrankheit sollte selbst bei größeren Diastasen die primär funktionelle Behandlung durchgeführt werden, da in diesen Fällen eine potentielle Kraftminderung als geringerer Nachteil gegenüber dem hohen Infektionsrisiko bei primär operativer Behandlung anzusehen ist.

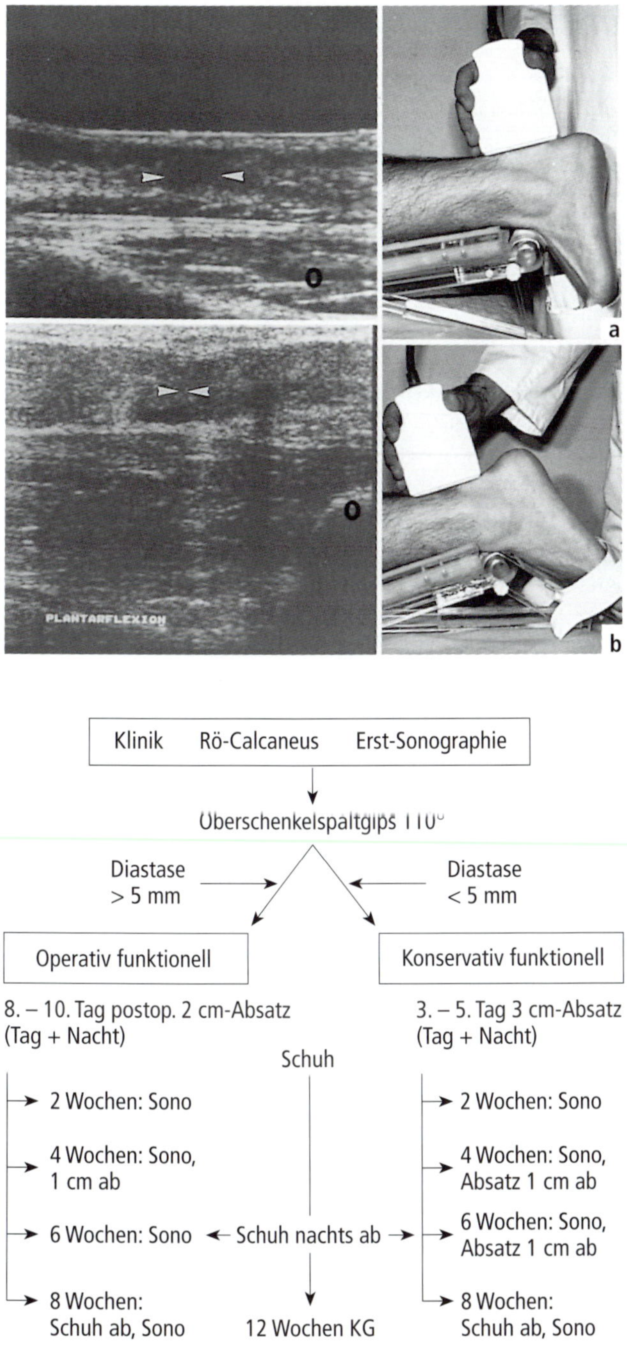

Abb. 7.138a-c (links): Konservativ-funktionelles Behandlungskonzept der Achillessehnenruptur. Longitudinalschnitte der rupturierten Achillessehne belegen eine erhebliche Diastase bei Rechtwinkelstellung des Fußes (a) sowie die lückenlose Adaptation in Plantarflexion (b). Standardisiertes Behandlungsschema zur konservativen Therapie (c).

Primär operative Behandlung

Die primär operative Behandlung ist indiziert bei allen offenen Rupturen und bei sonographisch nicht vollständiger Adaptation in 20°-Spitzfußstellung, wenn es sich um einen Hochleistungssportler der Sprungdisziplinen handelt.

Sekundär plastische Maßnahmen

Sekundär plastische Maßnahmen erscheinen in Anbetracht des hohen potentiellen Infektrisikos von 19,4 % (zitiert in *[10]*) nur dann indiziert, wenn ein erheblicher Kraftverlust (> 50 %) des M. triceps surae im dynamometrischen Seitenvergleich nachweisbar ist. Infektminimierend, wenn nicht sogar vorbeugend, ist die transkalkaneare Umsetzplastik des M. flexor hallucis longus, die im eigenen Vorgehen sogar das Débridement der schlecht durchbluteten Achillessehnenstümpfe fordert.

Vorbereitung zur operativen Therapie

Geeignete *Anästhesieformen* sind Allgemein-, Spinal-/Periduralanästhesie und BIER-Block. Der Eingriff erfolgt in Bauchlage, abgedeckt wird wie zum OSG-Eingriff.

OP-Technik

Der *Zugang* erfolgt über eine Längsinzision medial der Achillessehne.

Das Parenton wird, sofern nicht bereits zerrissen, senkrecht wie Haut- und Subkutangewebe gespalten und vorsichtig abgeschoben, um es später über der genähten Sehne mit fortlaufender atraumatischer, resorbierbarer 3x0 Naht wieder verschließen zu können. Die meist pferdeschweifähnlich aufgesplitterte Sehne wird entweder fibringeklebt und/oder durch eine gegenläufige Durchflechtungsnaht mit doppelarmierter 0 bis 2x0 atraumatischer resorbierbarer Naht im Sinne der gegenläufigen Durchflechtungsnaht nach BUNELL oder MASON bzw. V-förmig im Sinne der Dreizipfelnaht adaptiert (Abb. 7.139a-c). Wenn immer möglich, soll die Naht so stabil sein, daß nach der Wundheilung problemlos funktionell im Spezialschuh (Variostabil®) nachbehandelt werden kann. Eine Fersenerhöhung ist dabei mit 1 – 2 cm meist ausreichend.

Alternativ kann die offene oder *perkutane Rahmennaht nach PÄSSLER* empfohlen werden (Abb. 7.139d) *[7]*.

Nachbehandlung /primär funktionelle Behandlung

Die Nachbehandlung bei notwendig primär operativem Vorgehen (ca. 10 % der Fälle) entspricht vollständig der eigentlichen primär funktionellen Behandlung, die etwa in 90 % aller Fälle als Alternative zum primär operativen Vorgehen durchgeführt werden kann. Beim primär funktionellen Vorgehen mit dem Variostabil®-Spezialschuh kann nach initialer individueller Anpassung des Spezialschuhs in der Regel ab dem 3. – 5. Tag nach

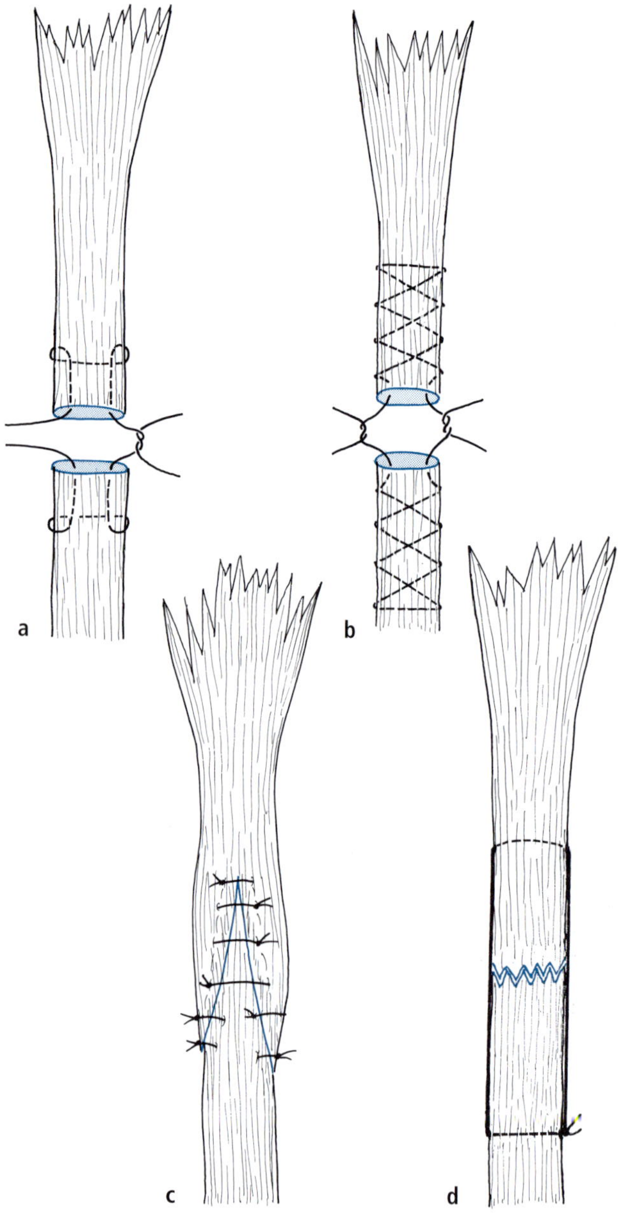

Abb. 7.139a-d: Achillessehnen-Nahttechnik. Nach MASON (a), nach BUNELL (b) und Dreizipfelnaht (c). Perkutane Rahmennaht nach PÄSSLER (d).

Trauma begonnen werden, bei vorausgegangener Operation nach dem 8. – 10. Tag. Der Spezialschuh verhindert durch die ventrale Laschenverstärkung die Dorsalflexion und garantiert durch die Anhebung des Rückfußes um bis zu 3 cm die gewünschte Plantarflexion zur Readaptation der Sehnenstümpfe. Aufgrund seiner Seitenverstärkung sind Torsionsbewegungen weitgehend ausgeschlossen.

In der ersten Woche nach dem Trauma darf der Patient bereits mit dem Schuh voll belasten und führt bei ausschließlich ambulanter Behandlung seine isometrischen Übungen unter krankengymnastischer Anleitung durch. Der Schuh soll in den ersten 3 Wochen Tag und Nacht getragen werden. Danach darf er kurzfristig zur Fußhygiene abgenommen werden, wobei der Fuß in Spitzfußstellung zu halten ist. Insgesamt soll der Schuh für 6 Wochen Tag und Nacht getragen werden, danach für 2 Wochen nur tagsüber. Die erste Redression um 1 cm erfolgt nach 4 Wochen, die zweite Redression um einen weiteren Zentimeter erfolgt nach 6 Wochen. Das initial begonnene krankengymnastische Übungsprogramm wird in der 2. und 3. Woche durch dosiertes Üben auf dem Fahrrad erweitert.

Erweiterte ambulante Physiotherapie (EAP)

Maßnahmen der EAP (siehe 8.6.3.3) sind:

- Ab der 3. Woche erfolgt im Spezialschuh krankengymnastische Übungsbehandlung auf dem isokinetischen Fahrrad, PNF (Propriozeptive neuromuskuläre Faszilitation, siehe 8.6.1.2), Koordinationstraining sowie Elektro- und Kryotherapie.
- Ab der 6. Woche wird zusätzlich mit einem gezielten *Press leg-Training* begonnen.
- Ab der 8. Woche gilt neben isometrischen und isokinetischen Übungen die Erlaubnis zu unbeschränktem Fahrradfahren, Schwimmen etc.
- Ab der 10. – 12. Woche kann mit einem Lauftraining auf ebenem Gelände begonnen werden, welches unter Koordinationstraining zum Kurven- und Waldlauf gesteigert wird.
- Die *Sportfähigkeit* ist in der Regel zwischen der 13. und 16. Woche wiederhergestellt. Eine *Ferseneinlage* für 1 cm für insgesamt 1/2 Jahr nach Trauma wird empfohlen.

Komplikationen

Nach internationaler Literatur werden als Komplikationen bei primär operativer Behandlung Wundheilungsstörungen bis 11 % und Rerupturen von 2 – 4 % angegeben, bei konservativ-immobilisierender Therapie (Gipsbehandlung) Rerupturraten bis zu 30 %; bei der konservativ-funktionellen Therapie entfallen die Operationsrisiken, die Rerupturrate liegt nicht höher als bei operativer Therapie.

Arbeitsunfähigkeit und Begutachtung

Arbeitsunfähigkeit

Die *Arbeitsunfähigkeit* ist je nach Beruf bei Verwendung des Variostabil®-Schuhs im Sinne der operativ-funktionellen oder konservativ-funktionellen Behandlung zwischen der 3. – 10. Woche gegeben, da mit dem Spezialschuh Gehen ohne Unterarmgehstützen, Auto- und Fahrradfahren möglich sind. Nur bei Schwerstarbeitern wird eine vollständige Wiederherstellung und Arbeitsfähigkeit erst zwischen der 12. und 16. Woche gegeben sein.

Begutachtung

Eine Anerkennung als Unfall im Sinne des Gesetzes wird in der Regel nur beim direkten Trauma möglich sein. Nach Untersuchungen des Autors ist ein solches nur in 19 % der Fälle beobachtbar, 67,3 % entsprechen einem indirekten Trauma, rund 13,7 % einem nicht eruierbaren Trauma *[10]*. Da bekannterweise bereits im dritten Dezennium degenerative Veränderungen in der Achillessehne einsetzen, wird beim indirekten Trauma (schneller Antritt oder Absprung) mit histologisch nachweisbaren Veränderungen mit Störung des Mukopolysaccharidgefüges (Typ I) oder bei mucoid-fettiger und verkalkender Degeneration (Typ II) *kein Arbeitsunfall* anzuerkennen sein.

Nur bei direkten Traumen wie Schlag, Schnitt oder offene Zerreißung ist von einem Unfall im Sinne des Gesetzes auszugehen. Bei komplikationslosem operativen oder primär-funktionellen Behandlungsverlauf wird bei anerkannten Arbeitsunfall eine *MdE* von < 10 % resultieren, bei Komplikationen wie Fadenfistel, Reruptur, Sequestrierung und konsekutivem Kraftverlust kann die MdE ≥ 20 % betragen

7.5.7 Korrektureingriffe nach Fußverletzungen

7.5.7.1 Allgemeines

Zeitpunkt

Alle Korrektureingriffe am Fuß, die nach posttraumatischer Fehlstellung, Fehlverheilung oder fehlerhafter Osteosynthese notwendig werden, sollten so früh wie möglich durchgeführt werden, d.h. unmittelbar nach ihrer Erkennung. Ausnahme hierfür ist neben den allgemeinen und lokalen Kontraindikationen die schwere, reflektorische Inaktivitätsosteoporose. Sind die Fußwurzelknochen so osteoporotisch, daß keine Schraube zur geplanten Korrektur sicheren Halt finden würde, sollte vorerst im Gipsverband unter Vollbelastung eine Remineralisierung in 6 – 8 Wochen erzielt werden.

Präoperative Planung

Neben den *Standardröntgenaufnahmen* sind *Belastungsaufnahmen* des Fußes beidseits in 2 Ebenen, eine *konventionelle Tomographie* in 2 Ebenen, ein *CT* axial und koronar oder ein *MRT* zur Beantwortung der Knochendurchblutung empfehlenswert. Sinnvoll ist immer die beidseitige Darstellung, um Achsenverhältnisse, relative Fehlstellungen und individuelle Normvarianten berechnen zu können. Alle rekonstruktiven Eingriffe am Fuß müssen Anatomie und Biomechanik exakt in der präoperativen Zeichnung respektieren, damit möglichst nicht nur die Gelenkkongruenz, sondern auch bei Fusionen mediale und laterale Fußsäulenlänge, korrekte Rückfußhöhen sowie Fußachsen exakt rekonstruiert werden.

7.5.7.2 Fußwurzel

Talus

Taluspseudarthrose

Während pseudarthrotische Fehlverheilungen des Processus fibularis und des Processus posterior tali relativ häufig sind und am ehesten einer Resektion zugeführt werden, sind Pseudarthrosen des Korpus extreme Seltenheiten. Zur Korrektur ist ein bilaterales Vorgehen vorteilhaft, evtl. mit Innenknöchelosteotomie. Der Pseudarthrosenspalt muß bei Gelenkstufenbildung ausgeräumt werden, um eine anatomische Reposition zu ermöglichen. Sklerosezonen müssen abgefräst und zumindest durchbrochen und Defekte mit autologer Spongiosa aufgefüllt werden. Mit 2 – 3 kleinen Zugschrauben ist in der Regel die notwendige Kompression erzielbar.

Talusfehlverheilung

Fehlverheilungen des Sprungbeins mit Verwerfung des oberen und/oder unteren Sprunggelenkes sind sehr schwierig operativ zu korrigieren. Durch einen bilateralen Zugang einschließlich Innenknöchelosteotomie wird die Fraktur vollständig gelöst und die OSG-/USG-Kongruenz anatomisch rekonstruiert, der Talus mit drei bis vier kleinen Spongiosaschrauben unter Kompression gesetzt.

Taluspseudarthrose + Osteonekrose

Diese Kombination mit zwangsläufig assoziierter Fehlstellung des Talus stellt die schwerwiegendste Komplikation nach Talusfraktur dar. Eine Rekonstruktion sollte mittels bilateralem Vorgehen, autologer Spongiosaplastik, Verschraubung und meist zusätzlich notwendiger subtalarer Arthrodese angestrebt werden.

Kalkaneus

Kalkaneusfehlverheilung

Anatomisch-rekonstruktive Maßnahmen, die allein diesen tarsalen Knochen betreffen, erscheinen bis heute nur dann sinnvoll, so lange keine Gelenkbeteiligung vorliegt. Bei zusätzlicher Gelenkverwerfung kommen reorientierende Rekonstruktionen des Rückfußes mit subtalarer Fusion in Betracht (Abb. 7.140).

Kalkaneuspseudarthrose

Pseudarthrosen des Calcaneus sind nach primärer Plättchenosteosynthese selten (1,3 %), in der Regel

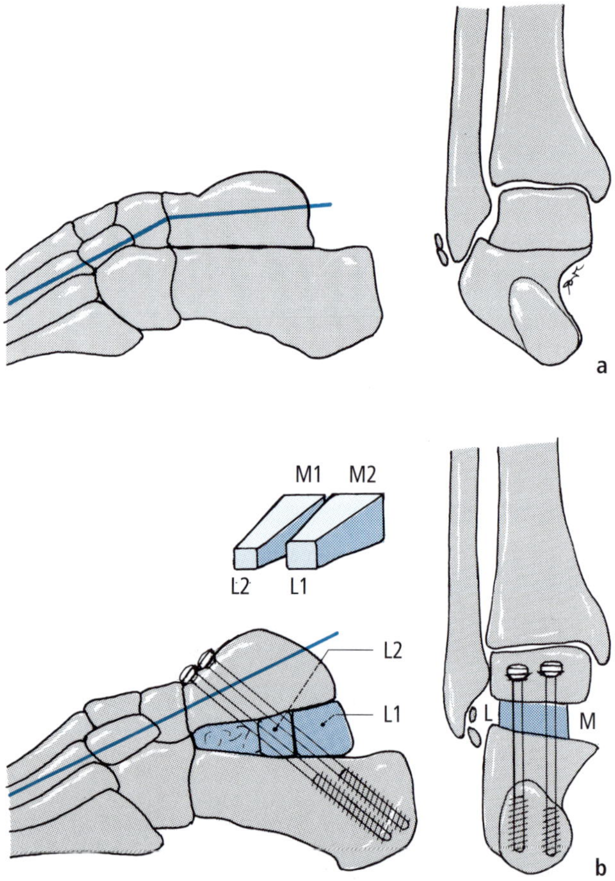

Abb. 7.140a-b: Subtalare Arthrodese mit Rückfußkorrektur. Mit Hilfe eines Arthrodesenspreizers können die dreidimensional geschnittenen kortikospongiösen Späne so plaziert werden, daß sie einerseits den Rückfuß von hinten nach vorn aufrichten und andererseits die Achse von medial (M) nach lateral (L) korrigieren.

schmerzhaft und nur durch einen korrigierenden operativen Eingriff zur Ausheilung zu bringen *[10]*. Da sie am ehesten bei operativ versorgten Trümmerbrüchen des Calcaneus im Sinne partieller Osteonekrosen verständlich werden, muß auf operativem Wege das minderdurchblutete Knochenareal angefrischt, mit autologer Spongiosa osteogenetisch induziert und biomechanisch stabil, möglichst mit 6.5er-Spongiosaschrauben, unter Kompression gesetzt werden. *Gelenknahe Pseudarthrosen* sollten eher mit gleichzeitiger Fusion des betroffenen Gelenkabschnitte saniert werden.

Talus und Kalkaneus

Subtalare Arthrodese

Während in der Literatur hierzu zahlreiche Methoden beschrieben sind, hat sich im eigenen Vorgehen der großzügige OLLIER-Zugang, die einfache Schraubenarthrodese mit 6.5er-Spongiosaschrauben mit gleichzeitiger Aufrichtung des Calcaneus und Varus- oder Valguskorrektur (Abb. 7.140 – 7.141) bewährt.

Einfache Fusion

Bei normalem Rückfuß und isolierter Gelenkzerstörung nach Infektion oder intraartikulärer Talus- oder Kalkaneusfraktur ist die einfache Fusion der posterioren Facette ausreichend. Wird keine Spongiosa interponiert, sollte grundsätzlich auch die mediale Facette ausgeräumt werden, um einem zwangsläufigen Rückfußvalgus entgegenzuwirken. Der Zugang erfolgt vorzugsweise über einen OLLIER-Zugang. Der Sinus tarsi wird dabei ausgeräumt, um die posteriore Facette gut einsehen zu können. Diese wird schrittweise entknorpelt und unter Einsetzen eines Arthrodesenspreizers besser dargestellt. Dadurch können der Gelenkknorpel und die subchondrale Sklerose sowohl am Talus als auch am Calcaneus mit Kürette, Meißel oder kleinen Fräsen sicher entfernt werden. Auch die mediale Facette ist über diesen Zugang gut darstellbar und leicht zu entknorpeln. Unter Schonung des N. cutaneus dorsalis intermedius (Ast des N. peroneus superficialis) kann der laterale Talushals gut dargestellt werden. Hier wird nach vollständiger Entknorpelung der Facetten exakt am Übergang der Knorpelzone des Corpus zum Collum tali die erste 6.5er-Spongiosaschraube (evtl. kanüliert) perpendikular zum Subtalargelenk in das laterale Fersenbein eingebracht. Parallel dazu wird über eine Stichinzision die zweite Schraube medial vom Talushals in den medialen Fersenbeinkörper plaziert. Damit ergibt sich eine extrem stabile subtalare Fusion, die in einem flexiblen Arthrodesenstiefel (Variostabil®-Schuh) nach Wundheilung voll belastbar ist.

Fusion mit Rückfußachsenkorrektur

Das Vorgehen ist analog zur einfachen Fusion über einen OLLIER-Zugang möglich, nach HANSEN *[2]* besser über einen postero-lateralen Zugang. Durch das Einsetzen eines Arthrodesenspreizers können z.B. bei Deklination und Varusfehlstellung des Fersenbeins entsprechende kortikospongiöse Blöcke, die aus dem ipsilateralen Beckenkamm gewonnen werden, in korrigierender Weise interponiert werden.

Die Stabilisation ist in der Regel mit zwei großen 6.5er-Spongiosaschrauben ausreichend (Abb. 7.140). Eine frühfunktionelle Nachbehandlung ist anzustreben, die Vollbelastung ist je nach Ausmaß der Spongiosainterposition nach 8 – 12 Wochen möglich.

Fusion mit Kalkaneusrekonstruktion

Bei komplexen Fehlstellungen ist neben der oben erwähnten Diagnostik zusätzlich die Anfertigung eines dreidimensionalen Modells sehr hilfreich. Meist ist zum lateralen OLLIER-Zugang ein zusätzlicher medialer Zugang, modifiziert nach MCREYNOLDS, für die Fersenbeinosteotomie notwendig. Bei veralteten Kalkaneusluxationsfrakturen mit Luxation des Talus aus der Sprunggelenkgabel ist ein dritter anteriorer, medianer Zugang zum OSG notwendig.

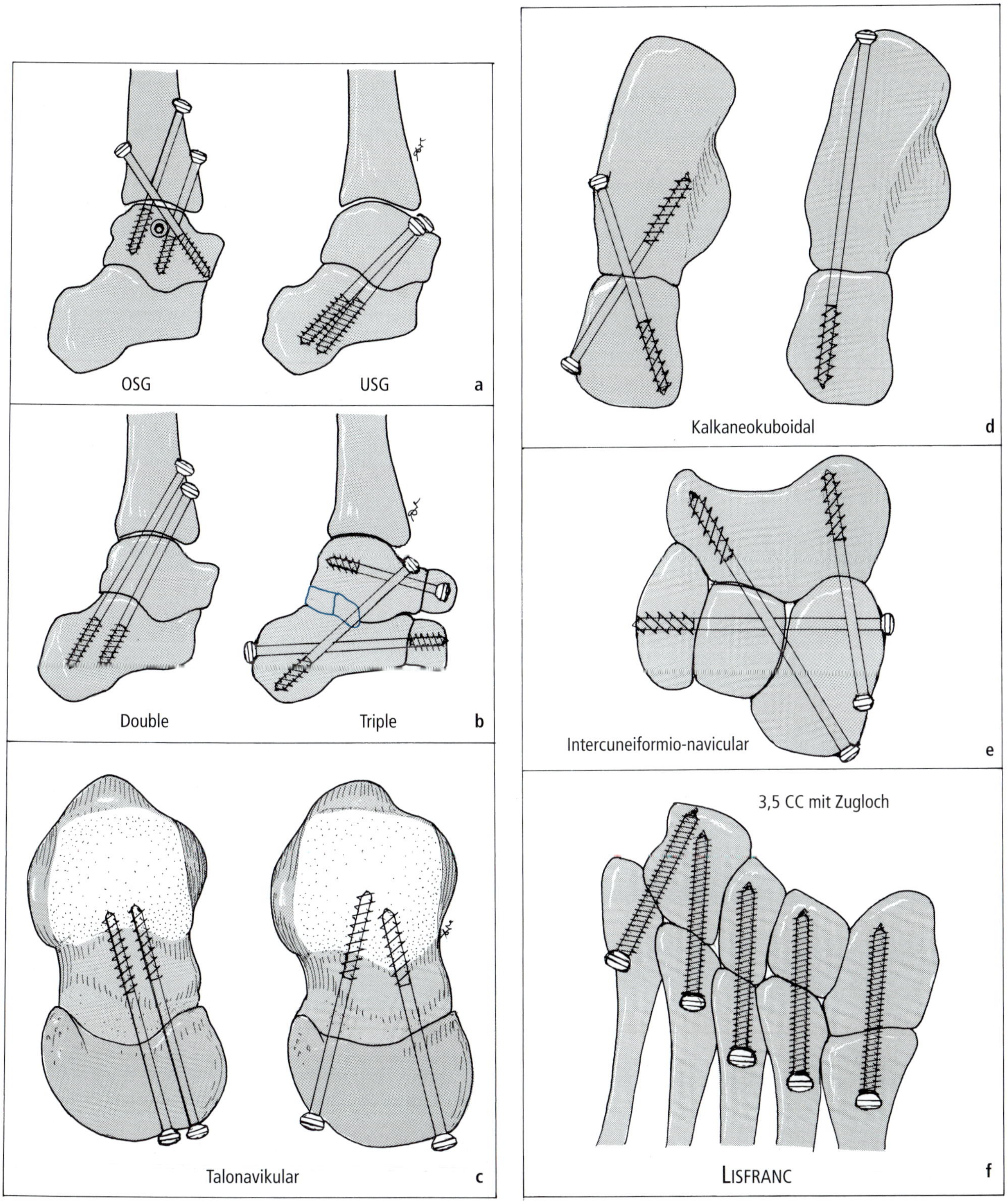

Abb. 7.141a-f: Diverse Schraubenarthrodesen im OSG- und Fußbereich. (Erläuterungen, siehe Text)

Double-Arthrodese (OSG + Subtalargelenk)

Die Indikation zur Double-Arthrodese besteht bei Verwerfung des oberen und hinteren unteren Sprunggelenks, z.B. bei fehlverheilten Talusluxationsfrakturen oder Kalkaneusluxationsfrakturen mit Subluxation des Talus aus der Gabel, bei posttraumatischer Arthrose des OSG und bereits eingetretener Anschlußarthrose im hinteren USG sowie bei entzündlichen Prozessen und/oder posttraumatischen Infektionen des OSG und USG. Dabei wird das obere Sprunggelenk wie bei der OSG-Arthrodese über einen anterioren Zugang dargestellt, das Subtalargelenk über einen kleinen zusätzlichen OLLIER-Schnitt ausgeräumt und beide Gelenkebenen mit zwei großen 6.5er-Spongiosaschrauben von der distalen Tibia durch den Talus in den Calcaneus hinein stabilisiert. Das Einbringen dieser Schrauben ist in der Regel einfacher als bei isolierter OSG-Arthrodese, da diese nicht so tangential gebohrt werden müssen (Abb. 7.141b). Gelegentlich ist eine dritte Schraube von plantar notwendig. Die *Nachbehandlung* erfolgt vorzugsweise funktionell (Variostabil®-Schuh).

Os naviculare und Os cuboideum

Direkte rekonstruktive Verfahren des CHOPART-Gelenks bei fehlverheiltem Os naviculare oder Os cuboideum sind aus der Literatur nicht bekannt. In der Regel ist bei entsprechender Gelenkverwerfung die Arthrodese das Mittel der Wahl.

Talonavikulare Arthrodese

Eine isolierte Arthrodese von Talus und Os naviculare kommt bei isolierter Arthrose in Betracht, z.B. nach Taluskopffraktur oder Os naviculare-Fraktur ohne radiologische Veränderungen im Kalkaneo-Kuboid-Gelenk. Wichtig ist die Längenwiederherstellung der medialen Fußsäule. Der Zugang entspricht der Versorgung von Os naviculare-Frakturen. Das Gelenk wird nach Entknorpelung bei korrekten Achsen- und Längenverhältnissen mit zwei Zugschrauben vom Os naviculare zum Talus hin fusioniert (Abb. 7.141c).

Kalkaneokuboidale Arthrodese

Die isolierte Fusion dieses Gelenkabschnitts kommt in Betracht nach Frakturen des Processus anterior calcanei mit Gelenkzerstörung oder nach Verwerfung des Gelenks aufgrund einer Os cuboideum-Fraktur. Gelegentlich kann eine chronische Instabilität im vorderen unteren Sprunggelenk mit bereits erkennbarer posttraumatischer Arthrose die Indikation zur Fusion dieses Gelenkabschnitts darstellen (Abb. 7.141d). Der Zugang ist der gleiche wie zu den Os cuboideum-Frakturen. Nach Entknorpelung des Gelenks erfolgt die Fusion mit kleinen Zugschrauben oder am günstigsten vom Calcaneus in das Os cuboideum mit 6,5er Spongiosaschraube.

CHOPART-Arthrodese

Bei erheblicher Verkürzung der medialen Fußsäule, z.B. nach Os naviculare-Trümmerfraktur, kommt es aufgrund der gestörten Biomechanik rasch zu einer Anschlußarthrose im Kalkaneo-Kuboid-Gelenk, so daß in diesen Fällen unter korrekten Fußsäulen-Längenausgleich die Fusion beider Gelenkabschnitte indiziert ist (Abb. 7.141 c, d).

Triple-Arthrodese

Die Arthrodese aller unterer Sprunggelenke erfordert in der Regel einen großen medialen, retromalleolären, bumerangförmigen Zugang, von dem aus die meist notwendigen Weichteileingriffe an den Sehnen und die Entknorpelung des medialen Subtalar- und Talonavikulargelenks erfolgen. Vom lateralen OLLIER-Zugang können anschließend das laterale Subtalar- und das Kalkaneo-Kuboid-Gelenk entknorpelt, ausgeräumt und mobilisiert werden. Bei komplexen Fehlstellungen ist es ganz entscheidend, die gesamte CHOPART-Linie vollständig auszuräumen, um den Fuß in die korrekte plantigrade Position zu überführen (Abb. 7.141 b).

Eine passagere Spickdrahtfixation mit intraoperativer Röntgenkontrolle des Fußes seitlich und dorsoplantar (Abb. 7.142 d, e) wird vor der definitiven Schraubenosteosynthese durchgeführt, um die Achsenverhältnisse und die notwendige Größe der kortikospongiösen Blöcke zu überprüfen. Bei Verwendung perforierter 6.5er-Spongiosaschrauben und idealem Sitz der Spickdrähte zwischen Os naviculare und Talus, Os cuboideum und Calcaneus sowie Talus und Calcaneus können die Hohlschrauben über diese Spickdrähte in situ eingebracht werden.

7.5.7.3 Mittel- und Vorfuß

LISFRANC-Arthrodese

Die Indikation zur Fusion der gesamten LISFRANC-Gelenkreihe besteht bei veralteten LISFRANC-Luxationsfrakturen, die zu posttraumatischer Inkongruenzarthrose und/oder erheblicher Vorfußabduktion mit posttraumatischem Pes valgo planus geführt haben und erhebliche Schmerzen verursachen können. Präparationstechnik und operatives Vorgehen erfolgen wie bei frischer LISFRANC-Luxationsfraktur, nur mit dem Unterschied, daß bei veralteten Verletzungen mindestens zwei dorsale Inzisionen zu verwenden sind: Längsinzision zwischen dem I. und II. Strahl sowie zwischen dem III. und IV. Strahl. Meist ist eine dritte Inzision über dem V. Strahl zur Fusion der randständigen Ossa metatarsalia zum Os cuboideum hin notwendig (Abb. 7.134, 7.141, 7.142).

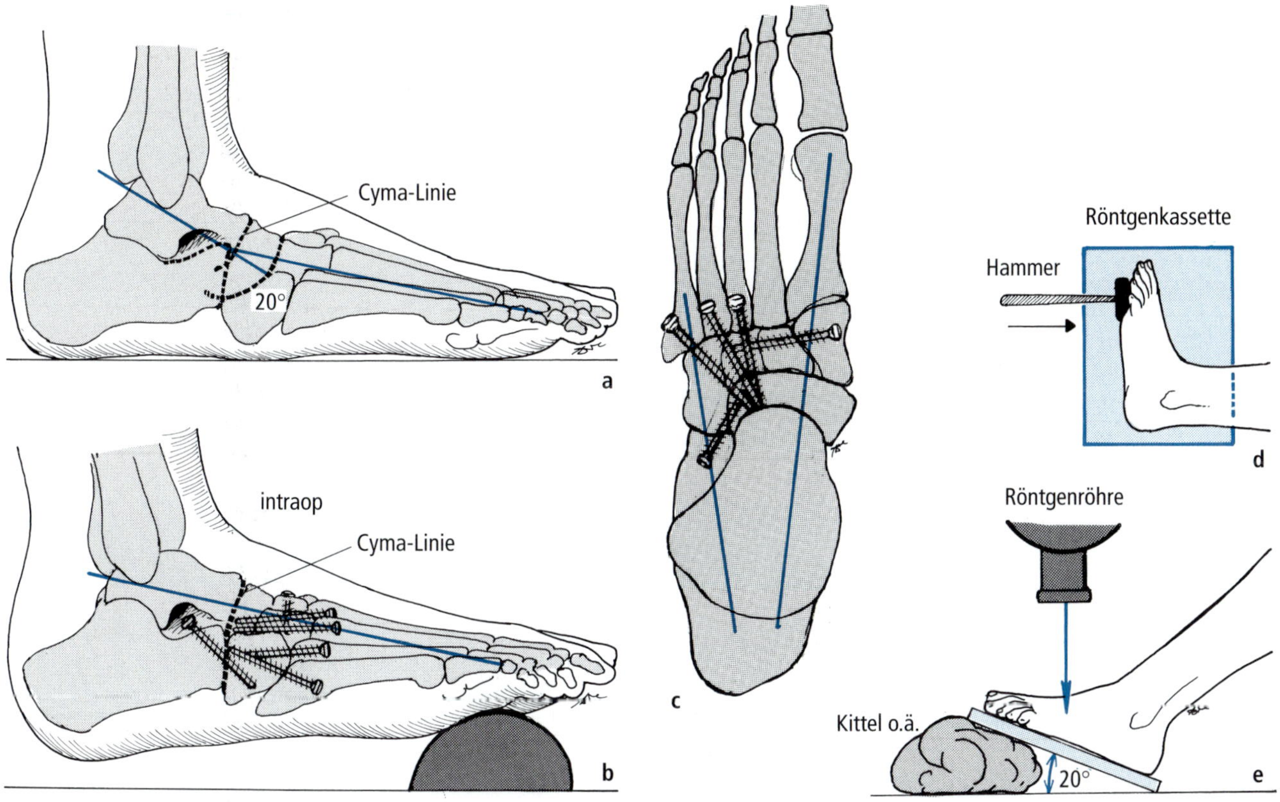

Abb. 7.142a-e: Intraoperatives Röntgen des Fußgewölbes. Das intraoperative Röntgen ist zur Beurteilung des Fußgewölbes (a: präoperativ) unter imitierter Körperlast notwendig, indem mit einem Hammer (d) die metatarsale Reihe belastet wird. Entscheidende intraoperative Röntgenkriterien sind die Wiederherstellung der CYMA-Linie (a, b) und die korrekte Achse des Fußes seitlich, wobei die mittlere Talusachse mit der Achse des I. Strahls eine durchgehende Linie ergeben soll (a – c). In der dorso-plantaren Aufnahme ist auf die symmetrische V-Form des Fußes zu achten. Die Verwerfung der CYMA-Linie vor Korrektur mit nach unten offenem Winkel von 20° der Talusachse ist präoperativ (a) gut zu erkennen. Die korrigierte Talusachse und harmonische CYMA-Linie (b) sowie die physiologische V-Form (c) nach korrigierender Fusion der lateralen Fußsäule wird deutlich.

Großzehendeformitäten

Hallux valgus

Krankheitsbild

Diese Deformität ist in seiner Pathologie etymologisch sehr gut charakterisiert (Hallux = Hallus = hallistein = springen: der zweite Zeh auf den ersten). Da diese Entität seit der Antike aufgrund ihrer ubiquitären Erscheinungsform das einschlägige Schrifttum füllt, soll im folgenden nur auf das wesentliche hingewiesen werden.

- Der *Hallux valgus congenitus* oder *primus varus* ist, sofern keine anderen Entwicklungsstörungen des Vorfußes oder Tumore der Nachbarmetatarsalia vorliegen, als Teilaspekt des Metatarsus adductus zu verstehen und in das Gesamtbehandlungskonzept einzubeziehen.
- Der *erworbene Hallux valgus* ist in der Regel Prodrom oder Begleitaspekt des Spreizfußes und/oder des Knickfußes. Neben den zahlreichen Ursachen zur Entstehung, Pathophysiologie und -mechanik sei nur in Ergänzung zur weiterführenden Literatur erwähnt, daß direkte Vorfußtraumen mit Zerreißung der intermetatarsalen Aufhängung, Luxationen und Luxationsfrakturen der Sesambeine sowie direkte oder indirekte Schwächung der am Os metatarsale I ansetzenden extrinsischen Muskeln (M. tibialis posterior, M. tibialis anterior, M. peroneus longus) einen Hallux valgus induzieren können.
- Ein *posttraumatischer Hallux valgus* kann ebenfalls durch traumatische Nervenlähmung oder myogene Störungen (z.B. Kompartmentsyndrom) sekundär entstehen.

Diagnostik

Entscheidend für die Therapie ist neben den zahlreichen Formen des konservativen Vorgehens die *klinische* und *radiologische Feststellung* und Differenzierung einer *Instabilität* des Hallux valgus in 1 oder 2 Ebenen, d.h. in der a.p.- und/oder Sagittalebene. Die klinische Testung ist in Abb. 7.143 beschrieben, die Belastungsaufnahmen des Fußes a.p. und seitlich lassen die Achsenabweichung des Os metatarsale I in beiden Ebenen exakt evaluieren (Abb. 7.144).

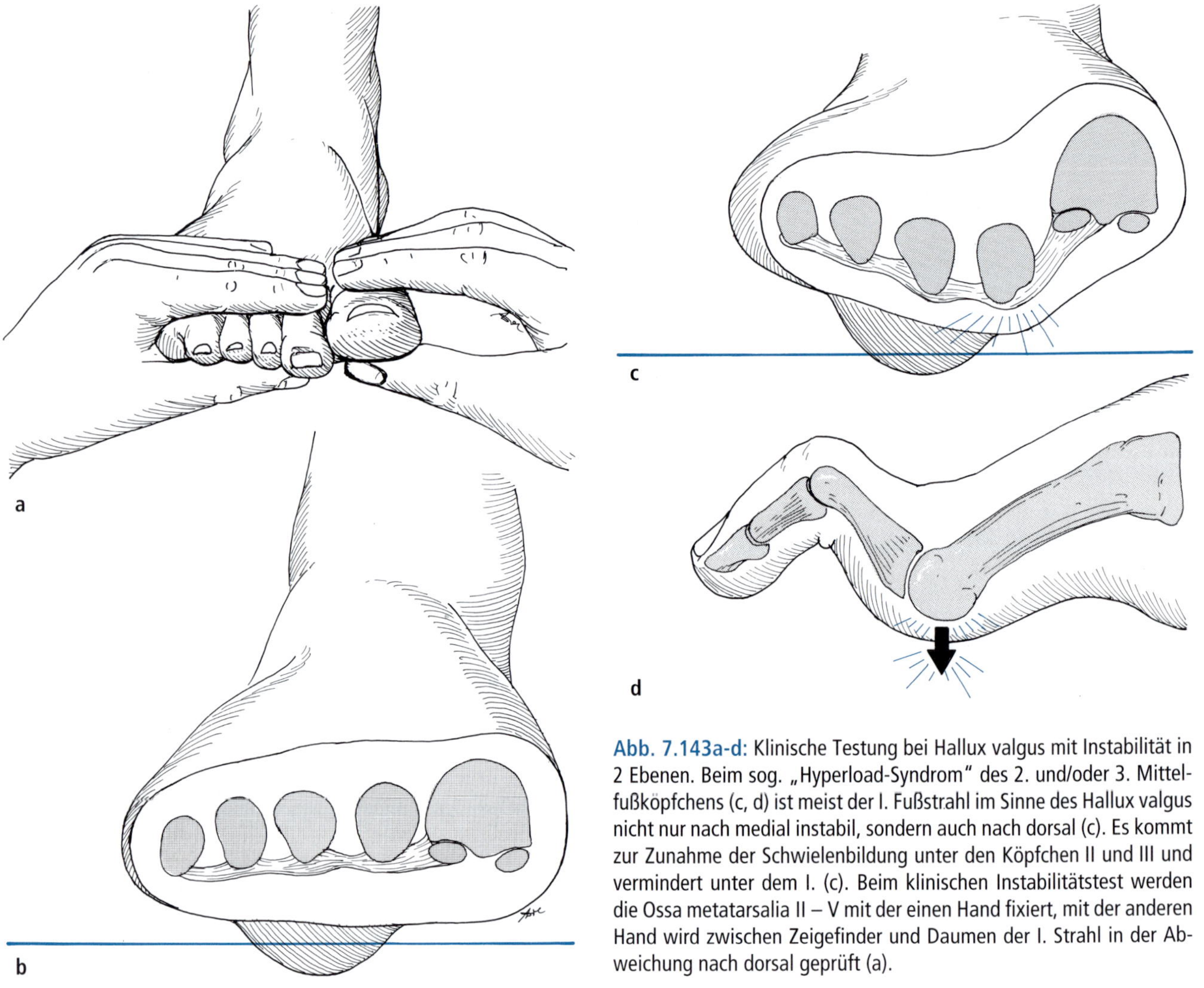

Abb. 7.143a-d: Klinische Testung bei Hallux valgus mit Instabilität in 2 Ebenen. Beim sog. „Hyperload-Syndrom" des 2. und/oder 3. Mittelfußköpfchens (c, d) ist meist der I. Fußstrahl im Sinne des Hallux valgus nicht nur nach medial instabil, sondern auch nach dorsal (c). Es kommt zur Zunahme der Schwielenbildung unter den Köpfchen II und III und vermindert unter dem I. (c). Beim klinischen Instabilitätstest werden die Ossa metatarsalia II – V mit der einen Hand fixiert, mit der anderen Hand wird zwischen Zeigefinder und Daumen der I. Strahl in der Abweichung nach dorsal geprüft (a).

Therapie

Beim *Hallux valgus mit Instabilität* nur in der *a.p.-Ebene* ist neben zahlreichen anderen operativen Möglichkeiten die basisnahe Rundosteotomie mit 3.5er-Schraubenfixation (Abb. 7.145a) sowie die CHEVRON-Osteotomie (Abb. 7.146) empfehlenswert. Bei erheblichen Achsenabweichungen (> 30°) sind Doppelosteotomien (proximal und distal) und/oder bei zusätzlicher extremer Valgusfehlstellung der Großzehe die varisierende Grundgliedosteotomie ratsam, um eine biomechanisch-anatomische Achse des 1. Strahls wiederherzustellen (Abb. 7.145b). Bei relevanter Subluxation der Sesambeine sollte diese durch laterales Release und mediale Kapselraffung mit korrigiert werden (7.145c, d).

Beim *Hallux valgus* mit Instabilität *in 2 Ebenen,* insbesondere bei bereits bestehender konsekutiver Metatarsalgie II/III (s.u.) ist ein modifiziertes *LAPIDUS-Prozedere* anzustreben, da die Hauptpathologie dieser Erscheinungsform des Hallux valgus in der dorsalen Instabilität besteht. Der 1. Strahl ist nicht in der Lage, die üblichen 2/5 des Körpergewichtes aufzunehmen, so daß die Kraftübertragung am Vorfuß über den 2. und 3. Strahl erfolgt. Das Vorgehen des Autors ist in Abb. 7.143 – 7.144 illustriert. Die biomechanisch günstigste Anordnung der Os metatarsale I/Os cuneiforme I-Fusion erfolgt mit zwei gegenläufigen Schrauben, die von der Os metatarsale I-Basis in das Os cuneiforme I reichen und umgekehrt (Abb. 7.147). Bei sparsamer Gelenkresektion ist in der Regel ein autogener kortikospongiöser Span zu interponieren, der meist als gewonnenes Resektat der medialen Köpfchenexostose sowohl valgisiert als auch plantarflektiert.

Wegen der häufigen Beobachtungen einer konsekutiven Metatarsalgie II/III bis hin zu Ermüdungsbrüchen nach BRANDES-Operationen bei noch relativ jungen aktiven Patientinnen, muß die Indikation zur BRANDES-Operation für entzündliche Erkrankungen eingegrenzt und allenfalls bei schweren degenerativen Veränderungen im Gelenk der Arthrodese nachgestellt werden.

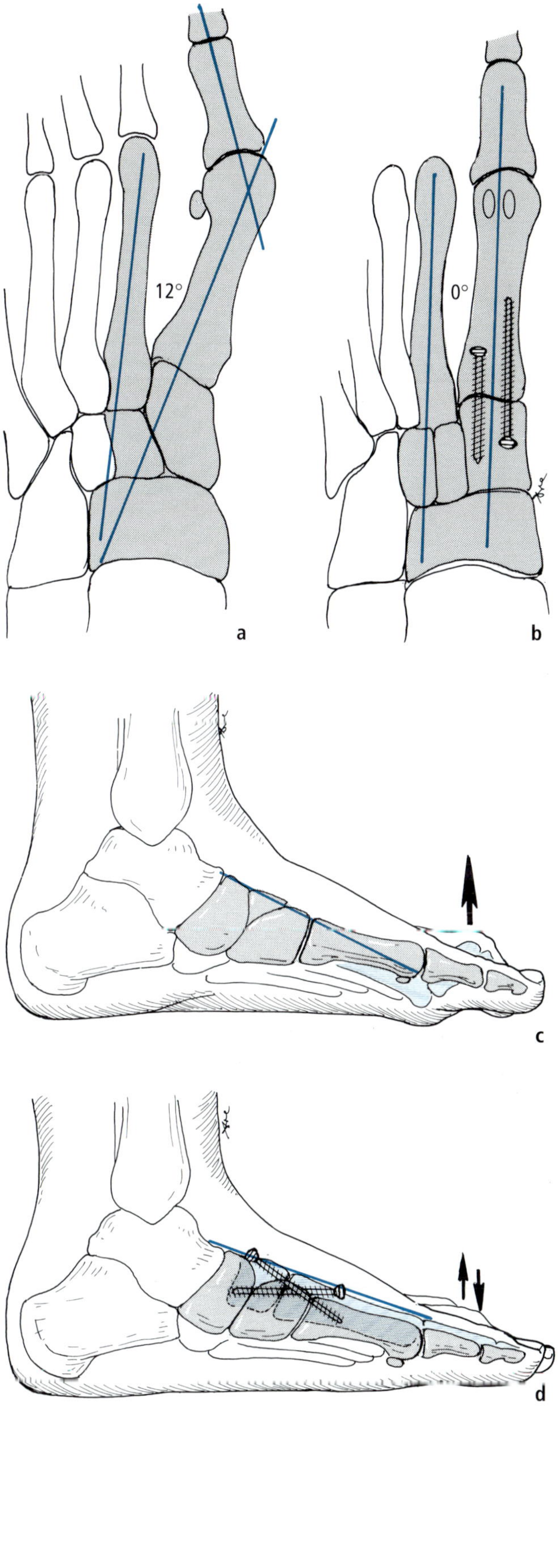

Abb. 7.144a-d (links): Perioperative radiologische Diagnostik des Hallux valgus. Die a.p.-Belastungsaufnahme im Stehen zeigt einen Hallux valgus mit einer Abweichung gegenüber dem 2. Strahl von 12° sowie eine deutliche Subluxation der Sesambeine (a); postoperativ besteht keine Abweichung zum Os metatarsale II mehr. Die seitliche Belastungsaufnahme läßt präoperativ eine Dorsalabweichung des 1. Fußstrahls gegenüber der Oberkante des 2. Mittelfußstrahls von 12 mm (c), postoperativ nach Fusion des 1. Strahls von nur 6 mm erkennen (d).

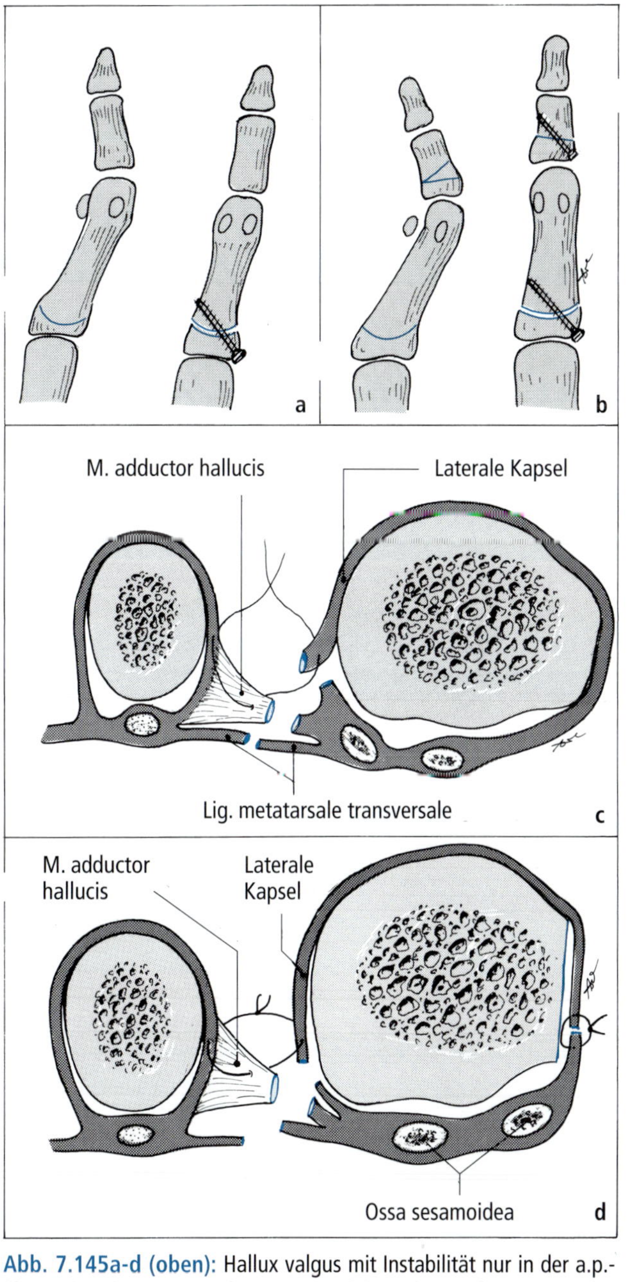

Abb. 7.145a-d (oben): Hallux valgus mit Instabilität nur in der a.p.-Ebene. Rundosteotomie der Metatarsalebasis bei mäßiger Valgusdeformität (a). Proximale Rundosteotomie und valgisierende AKIN-Osteotomie der Grundgliedbasis bei erheblicher Deformität, Fixation mit 2,7er-Schraube (b). Laterales Release, M. adductor hallucis-Fixation und Reposition der Sesambeine durch zusätzliche mediale Kapselraffung (c, d).

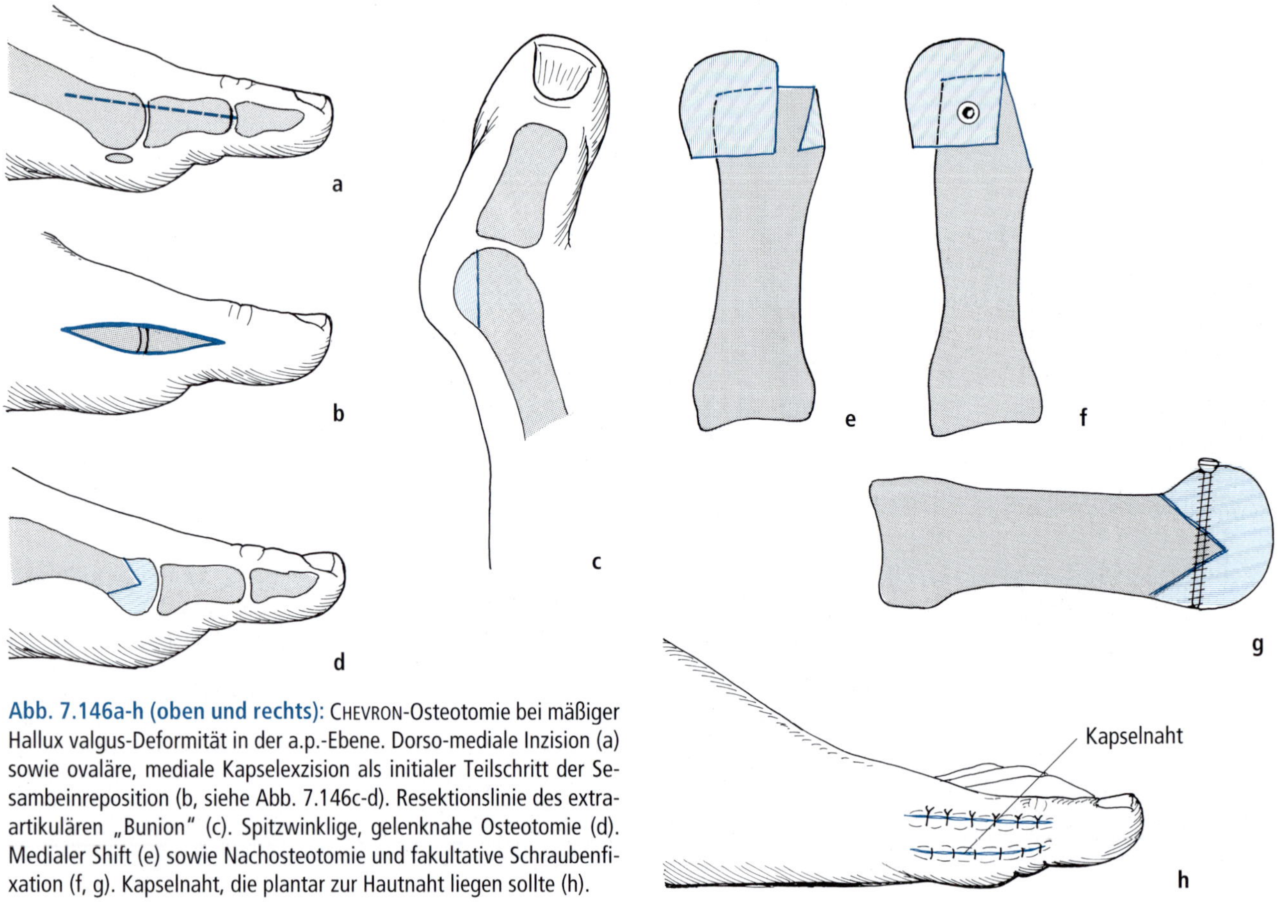

Abb. 7.146a-h (oben und rechts): CHEVRON-Osteotomie bei mäßiger Hallux valgus-Deformität in der a.p.-Ebene. Dorso-mediale Inzision (a) sowie ovaläre, mediale Kapselexzision als initialer Teilschritt der Sesambeinreposition (b, siehe Abb. 7.146c-d). Resektionslinie des extraartikulären „Bunion" (c). Spitzwinklige, gelenknahe Osteotomie (d). Medialer Shift (e) sowie Nachosteotomie und fakultative Schraubenfixation (f, g). Kapselnaht, die plantar zur Hautnaht liegen sollte (h).

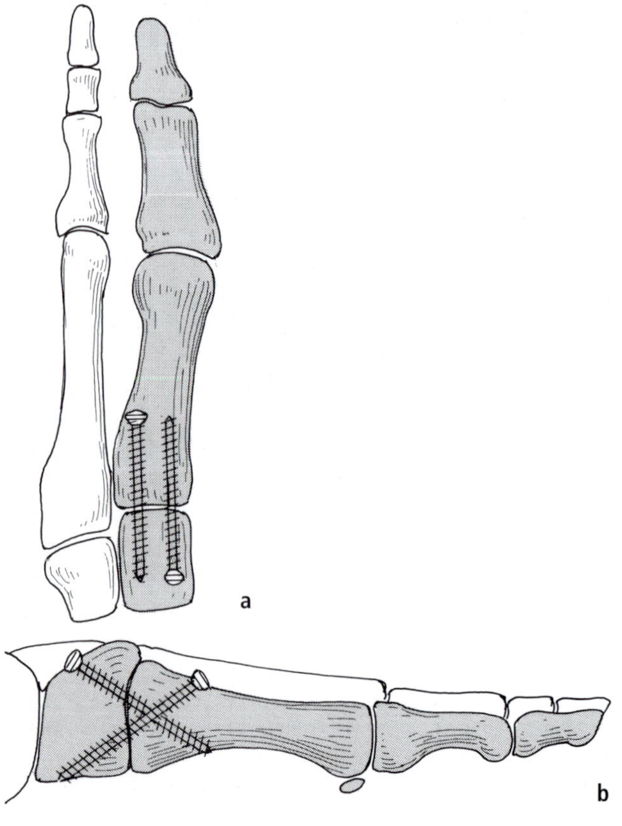

Ebenso sind alle operativen Verfahren, die zu einer relevanten Verkürzung des 1. Strahls führen, vom biomechanischen Gesichtspunkt her sehr kritisch zu werten. Resektionen des Os metatarsale-Köpfchens sind bei primär nicht-entzündlicher Genese als obsolet zu betrachten. Das gleiche gilt für die Resektion der Sesambeine, sofern diese nicht schwer entzündlich verändert oder nekrotisch sind.

Hallux rigidus

Krankheitsbild

Der Begriff *Hallux rigidus* wurde 1888 von COTTERILL geprägt. Synonyma, die das gleiche Krankheitsbild mit Einschränkung der Beweglichkeit im I. Metatarso-Phalangeal-Gelenk beschreiben, sind Hallux flexus, Hallux dolorosus, Hallux limitus und Metatarsus primus elevatus. Nach NILSONNE (zit. in *[10]*) ist der primäre Hallux rigidus oder kongenitale Hallux primus elevatus bei Adoleszenten oft assoziiert mit einem zu langen 1. Strahl.

Abb. 7.147a-b (links): Schema der biomechanischen günstigsten Schraubenplazierung.

Der sekundäre Hallux rigidus ist bei älteren Frauen beobachtbar und umfaßt jene Fälle, die entweder durch eine degenerative Gelenkerkrankung in Verbindung mit vorausgegangenen Deformitäten (Hallx valgus-Trauma, systemische Arthritis, septische Arthritis) einhergehen.

Neben Immobilität, Elevation und Überlänge des I. Os metatarsale kann auch die oben beschriebene Hypermobilität des 1. Strahls sekundär einen Hallux rigidus bedingen. Die Hyperpronation des Fußes im Subtalargelenk kann ihrerseits zum überbeweglichen 1. Strahl führen, wobei die Hypermobilität der distalen

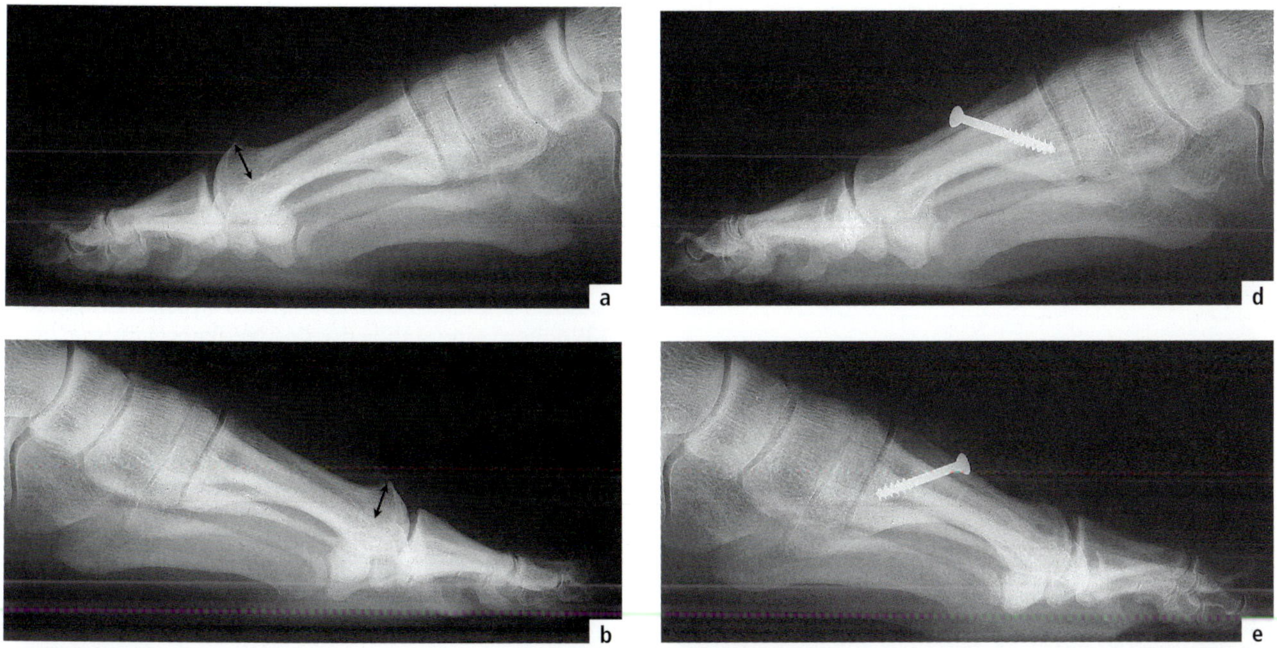

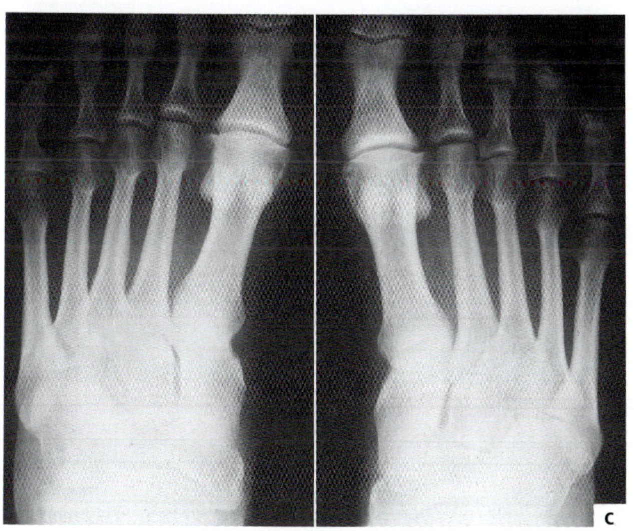

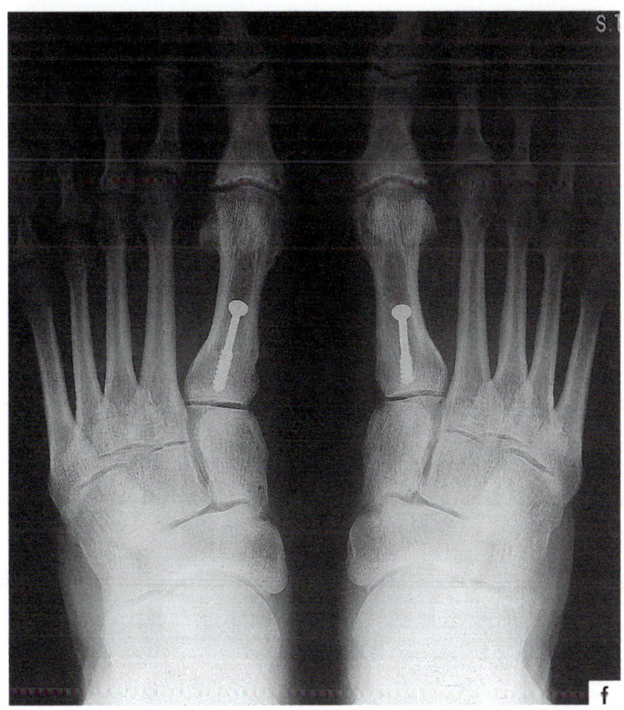

Abb. 7.148a-g (oben und folgende Seite): Modifiziertes WATERMAN-Prozedere bei Hallux primus rigidus et elevatus. 43jähriger Lehrer mit erheblichen Beschwerden. Die Belastungsaufnahmen seitlich zeigen die Elevation um 10 mm gegenüber dem 2. Strahl. Es besteht eine bereits weit fortgeschrittete Arthrose mit exophytären Randanbauten (a-c). Schema des modifizierten WATERMAN-Prozedere: Im ersten Teilschritt der Operation (A) werden die Exophyten abgetragen und eine gründliche Gelenktoilette durchgeführt. Fakultative gelenknahe Osteotomie zur besseren Einstellung des Gelenkknorpels gegenüber der Grundgliedbasis. Im 2. Schritt der Operation (B) wird die individuell notwendige inkomplette Open wedge-Osteotomie mit Schraubenfixation basisnah durchgeführt (d). Die 3-Jahreskontrolle zeigt den physiologisch deflektierten 1. Strahl beidseits mit sehr guter Gelenksituation auch in der a.p.-Aufsicht bei klinisch absoluter Beschwerdefreiheit. Dorsalflexion der Großzehe jetzt beidseits 60° gegenüber 20° präoperativ (d-g).

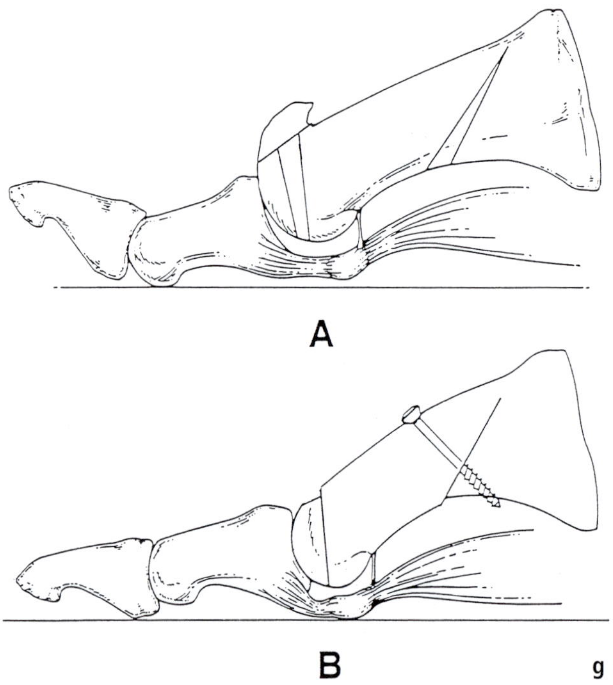

Fußplatte in der späten Stand- und Propulsivphase des Gehens entsteht. Durch Rückfußeversionen wird die laterale Fußsäule zunehmend instabil. Durch das Höhertreten des 1. Strahls geht die Hypomochlionfunktion für den inserierenden M. peroneus longus einschließlich aktiver Plantarflexion des 1. Strahls verloren. Der 1. Strahl wird dadurch zunehmend dorsalflektiert und invertiert, die Artikulation des I. Os metatarsale-Köpfchens zu den Sesambeinen wird gestört und eine Behinderung der Dorsalflexion im Großzehenbereich eingeleitet. Die normale Dorsalflexion von 65 – 70° beim physiologischen Gehen wird sukzessive eingeschränkt.

Therapie

Therapeutisch hat sich beim Hallux rigidus die subtile Gelenktoilette mit Abtragung aller Exostosen, Knorpelunregelmäßigkeiten inkl. Synovektomie mit zusätzlicher basisnaher Wedge-Osteotomie modifiziert nach WATERMAN bewährt (Abb. 7.148).

Nachbehandlung

Bei stabiler Schraubenosteosynthese ist eine funktionelle Nachbehandlung im patienteneigenen Schuh mit fester Sohle möglich. Nur bei schwersten Formen der Gelenkzerstörung oder iatrogener Os metatarsale-Köpfchen I-Resektion stellt die Arthrodese im Großzehengrundgelenk mit 15°-Dorsalflexion ein probates alternatives Verfahren dar. Erfahrungen des Autors zum alloarthroplastischen Einsatz in diesem Bereich liegen nicht vor.

Zehendeformitäten

Für die *nicht-kompartmentbedingten Formen von Hammerzehe, Krallenzehe und MALLET-Zehe* (Abb. 7.149) ist besonders das *Intrinsic-Prozedere nach HANSEN* (Abb. 7.150) zu empfehlen. Früher beschriebene Formen der Resektionsarthroplastik sollten nur bei absolut kontraktem Gelenk, beim alten Menschen oder am rheumatischen Fuß zur Anwendung kommen.

Das Intrinsic-Prozedere nach HANSEN wurde vom Autor bei der *nach dorsal luxierten 2. Hammerzehe,* meist bei unbehandeltem Hallux valgus, dahingehend modifiziert, daß die von plantar nach dorsal im Zehengrundglied geführte M. flexor digitorum longus-Sehne über das Grundgliedgelenk hinaus nach proximal durch einen V-förmigen Kanal am dorsalen Os metatarsale-Hals nach distal zurückgeführt wird. Dadurch entsteht nach temporärer Spickdrahtfixation (3 Wochen) eine stabile dorsale Neokapsel unter Erhal-

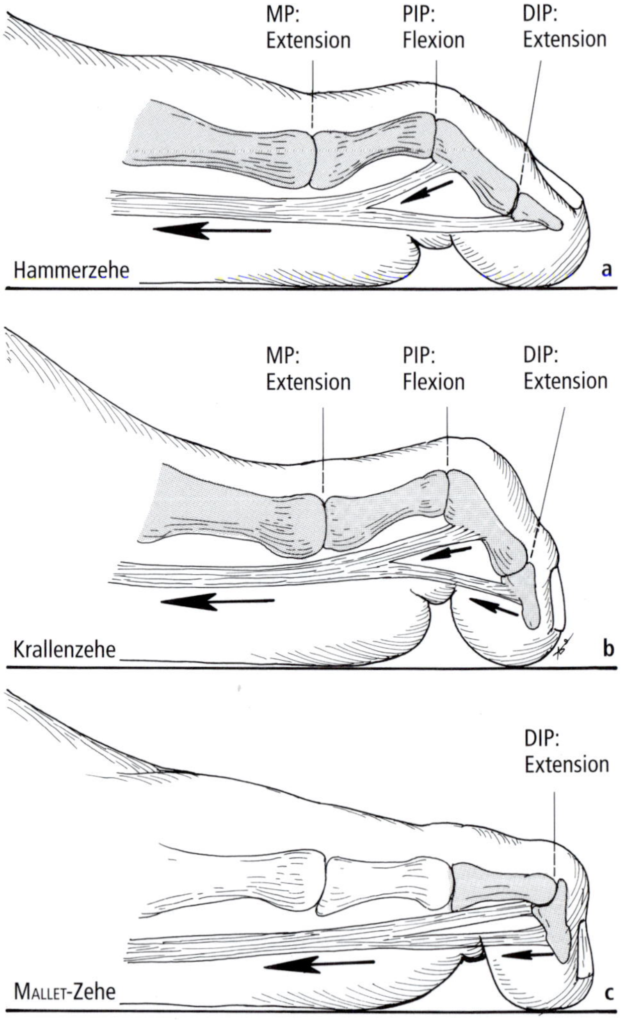

Abb. 7.149a-c: Die drei klassischen Formen der Zehendeformität.

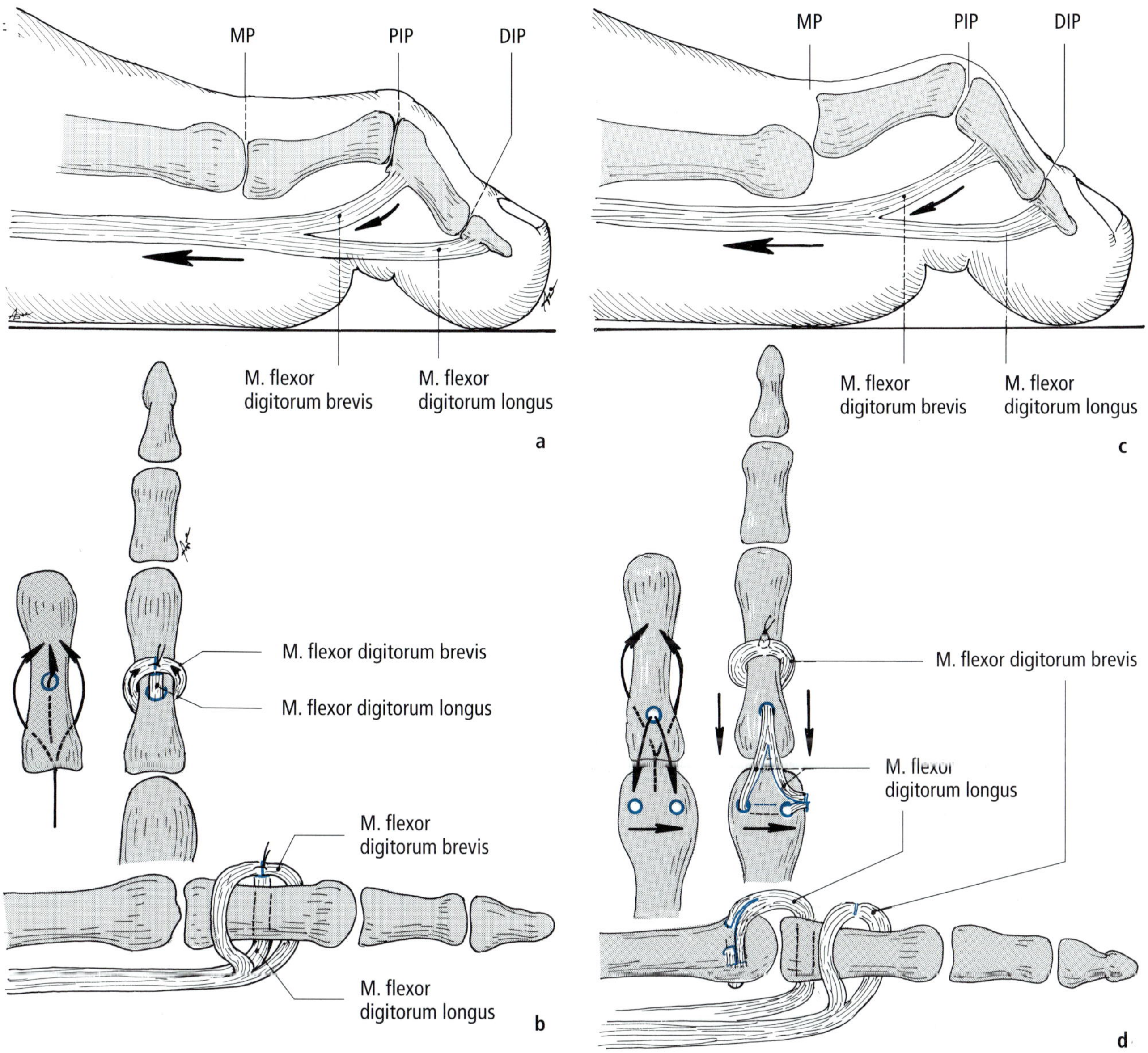

Abb. 7.150a-d: Zehendeformität und Korrekturmöglichkeiten. (MP = Metatarsophalangeal-Gelenk, PIP = proximales Interphalangeal-Gelenk, DIP = distales Interphalangeal-Gelenk.) Intrinsic-Prozedere nach Hansen (a, b). Eigenes Vorgehen bei veralteter Luxation einer Hammerzehe, meist der 2. Zehe bei erheblichem Hallux valgus mit Instabilität in 2 Ebenen (c, d). Durch Schaffung einer stabilen dorsalen Neokapsel mit transossärem Durchzug der jeweils halbierten M. flexor digitorum longus-Sehne ist nach temporärer Fixierung mit einem Spickdraht (3W) eine rezidivfreie Stabilität gegeben (c, d).

tung aller ossärer Strukturen ohne die Gefahr einer Reluxation. Die von anderen Autoren hierfür empfohlene Resektionsarthroplastik erscheint im Vergleich zum eigenen gelenkerhaltenden Verfahren biomechanischen Prinzipien weniger gerecht zu werden.

Der *Digitus quintus varus*, meist beim Spreizfuß zu beobachten, ist bei refraktärer, konservativer Therapie chirurgisch am einfachsten durch eine distale Schrägosteotomie mit lateraler Exostosenabtragung, ausreichender Medialverschiebung und temporärer Spickdrahtfixation (axial retrograd vom Zehengrundgliedgelenk aus in den Os metatarsale-Schaft hinein) zu korrigieren (Abb. 7.151A). Nur bei stärkerer Varusfehlstellung im Sinne eines *Metatarsus quintus abductus* ist eine basisnahe Os metatarsale-Osteotomie im Sinne einer open wedge-Osteotomie mit medialer Basis und 3.5er-Schraubenfixation zu empfehlen (Abb. 7.151B), bei Extremformen kombiniert mit distaler Osteotomie (Abb. 7.151C).

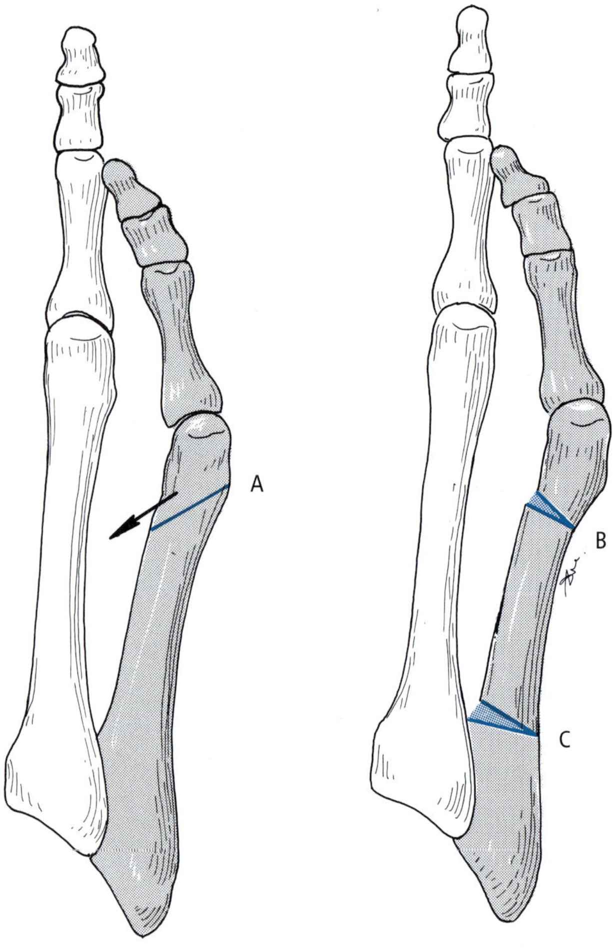

Abb. 7.151: Diagnostik und Korrekturmöglichkeiten der Metatarsalefehlstellung. Osteotomievarianten (A-C) bei Digitus quintus varus.

Bei zusätzlicher Deformität der kleinen Zehe im Sinne des *Digitus quintus superductus* reicht in der Regel die perkutane Flexoren-Tenotomie mit temporärer achsengerechter Stellung der Kleinzehe mittels Kirschnerdraht (3 Wochen) aus.

Metatarsalgie

Krankheitsbild und Diagnostik

Ein häufiges Vorfußproblem ist nach BRANDES- oder HOHMANN-Operationen (wegen Hallux valgus) die persistierende Metatarsalgie II/III, da die additive dorsale Instabilität mit diesem Verfahren nicht korrigiert wird. Die fehlende Fußsohlenbeschwielung über dem Os metatarsale-Köpfchen I und die Hyperkeratosen über II und III bestätigen die subjektiven Beschwerden. Die Belastungsaufnahmen der Metatarsale-Köpfchen zeigen die tieferstehenden Köpfchen II und III (Abb. 7.152a, b).

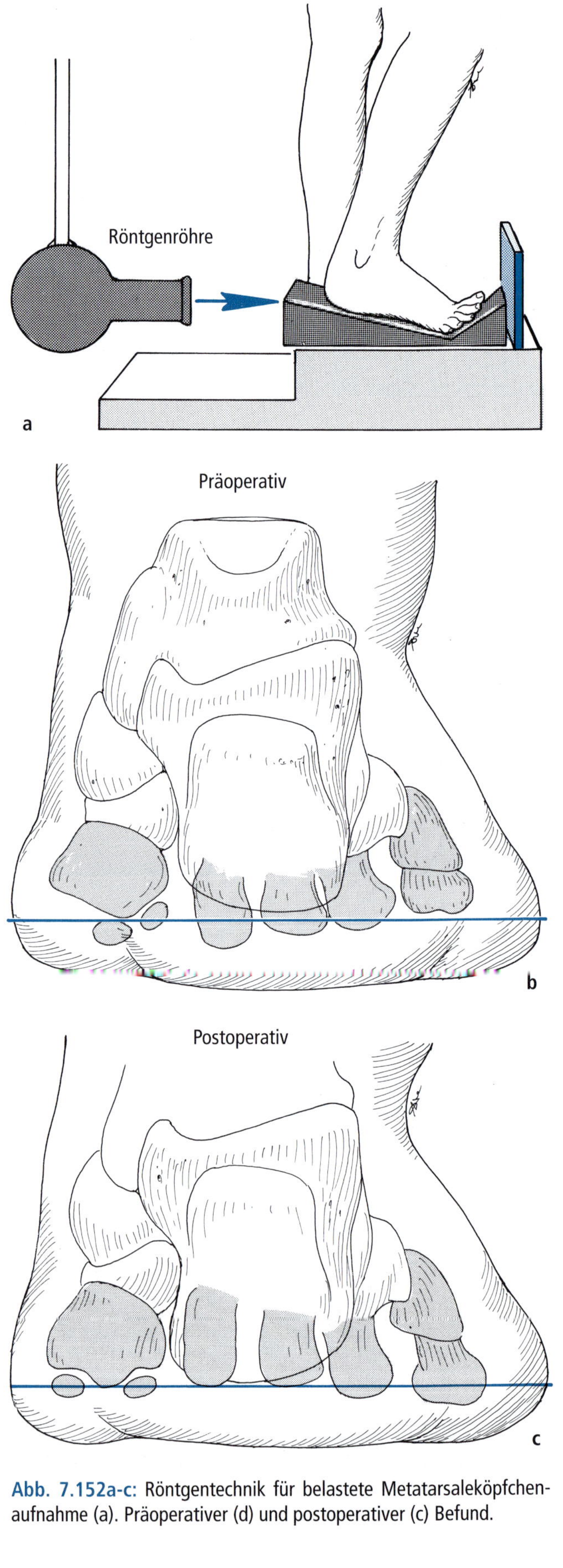

Abb. 7.152a-c: Röntgentechnik für belastete Metatarsaleköpfchenaufnahme (a). Präoperativer (d) und postoperativer (c) Befund.

Therapie

Therapeutisch ist in den refraktären Fällen konservativer Behandlung (wie Einlagen, Tieferfräsen der Schuhinnensohle) eine *Schrägosteotomie nach* REIKERAS mit anschließender funktioneller Nachbehandlung angezeigt (Abb. 7.153).

Diese oftmals sehr schmerzhaften und hartnäckigen Metatarsalgien sind gelegentlich aber auch ohne Hallux valgus-Symptomatik oder -Voroperationen im Sinne eines idiopathischen Geschehens zu beobachten. Gerade in diesen Fällen ist die subkapitale Osteotomie nach REIKERAS empfehlenswert. Voraussetzung für den Erfolg dieser Operation ist die Bereitschaft der Patienten, den Fuß spätestens am 3. postoperativen Tag im normalen Schuhwerk voll zu belasten und über den Vorfuß abzurollen, da sonst die gewünschte Ausrichtung der Os metatarsale-Köpfchen in der notwendigen Plantarebene nicht erfolgen kann.

MORTON-Neurom

Lassen die Belastungsaufnahmen der Mittelfußköpfchen keine „durchgetretenen Metatarsalia“ erkennen, ist bei Metatarsalgie differentialdiagnostisch ein MORTON-Neurom sicher abzugrenzen. Diese 1845 von dem englischen Chiropodisten DURLACHER erstmals beobachtete und 1893 nach MORTON benannte Entität betrifft meist den 2./3. Intermetatarsalraum.

Bestehen unter Belastung oder bei Kompression des Fußes in querer Richtung elektrisierende Schmerzen, liegt der V.a. die MORTON-Erkrankung nahe. Eine probatorische Infiltration von dorsal in den entsprechenden Intermetatarsalraum mit einem Lokalanästhetikum zeigt sofortige Wirkung (*Cave:* Besserung aber auch bei mechanischer Metatarsalgie!).

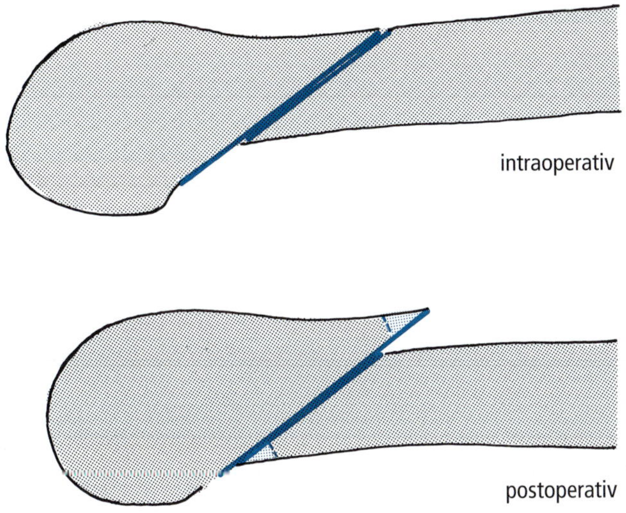

Abb. 7.153: REIKERAS-Osteotomie zur funktionellen Nachbehandlung.

Während von einigen Autoren neben rein konservativen Maßnahmen (Einlagen) die sklerosierende Infiltration mit den Vitaminen B_{12} und Cyanocobalamin sowie 1 %igem Benzylalkohol, 4 %igem Alkohol oder Kortikosteroiden empfohlen wird, sollte nach eigener Erfahrung bei Versagen einer einmaligen Injektion mit einem Kortikosteroid der operativen Revision mit Neuromresektion über einen dorsalen Zugang der Vorzug gegeben werden. Dies deshalb, weil bei Versagen dieser Maßnahmen die Wundheilung bei letztlich notwendiger operativer Therapie erheblich gestört werden kann. Um eine Gefäßverletzung und eine vollständige Neuromresektion mit sekundärer Stumpf-Neurom-Formation zu vermeiden, ist die Operation mit Hilfe einer Lupenbrille zu empfehlen.

Literatur

[1] Berndt AL, Harty M: Transchondral fracture of the talus. J Bone Joint Surg (Am) 41 (1959) 988-1020

[2] Hansen ST, McReynolds IS, Sanders R: Fractures of the calcaneus. In: Jahss (Ed.): Disorders of the foot and ankle, Vol. III, 2nd Ed. WB Saunders, Philadelphia 1991

[3] Hawkins LG: Fractures of the neck of the talus. J Bone Joint Surg (Am) 52 (1970) 991-1002

[4] Kuner EH, Lindenmaier HL: Zur Behandlung der Talusfraktur. Kontrollstudie von 262 Behandlungsfällen. Unfallchirugie 9 (1983) 35-40

[5] Marti R: Talus- und Calcaneusfrakturen. In: Weber BG, Brunner CF, Freuler F (Hrsg.): Die Frakturenbehandlung von Kindern und Jugendlichen. Springer, Berlin-Heidelberg-New York 1978

[6] Müller TH: Die Läsionen des Talus. Eine Literatur-Sammelstatistik. Inaugural-Dissertation, Freiburg

[7] Pässler HH: Operation an der Achillessehne. In: Operationen in Orthopädie und Unfallchirurgie. Hrsg. Buckup, Roth. Thieme Verlag Stuttgart (1997)

[8] Palmer I: The mechanism and treatment of fractures of the calcaneus. Open reduction with the use of cancellous grafts. J Bone Joint Surg (Am) 30 (1948) 2-8

[9] Reynolds Mc IS: Open reduction and internal fixation of calcaneal fractures. J Bone Joint Surg (Br) 54 (1972) 176-177

[10] Zwipp H: Chirurgie des Fußes. Springer, Wien-New York 1994

7.6 Arthroskopische Eingriffe

7.6.1 Kniegelenk

M. Strobel und J. Eichhorn

7.6.1.1 Allgemeines

Vorbemerkung

Die Arthroskopie des Kniegelenks zählt zu den häufigsten ambulant durchgeführten Eingriffen, sei es im Krankenhaus, in der Praxis oder in speziell eingerichteten Ambulatorien. In diesem Zusammenhang muß festgestellt werden, daß derjenige, der ambulant arthroskopiert, auch die therapeutischen Konsequenzen beherrschen muß. Dies trifft nicht nur auf das Kniegelenk, sondern auch auf die anderen ambulant operierten Gelenke zu. Es darf nicht passieren, daß unter ambulanten Bedingungen ein gravierender Befund arthroskopisch diagnostiziert, der Patient dann aber zur definitiven arthroskopischen Therapie stationär eingewiesen werden muß.

Indikationen und Kontraindikationen

Indikationen

Die Indikation zur diagnostischen Arthroskopie muß in Anbetracht der umfangreichen klinischen und bildgebenden Untersuchungstechniken (Röntgen, MRT) zunehmend seltener gestellt werden als noch vor einigen Jahren. Auch beim Hämarthros, das in früheren Jahren geradezu notfallmäßig arthroskopiert wurde, ist eine differenzierte Indikationsstellung angezeigt. Beruht das Hämarthros auf einer Ruptur des vorderen Kreuzbands (VKB) und sind primär versorgungspflichtige Begleitläsionen (Korbhenkelruptur eines Meniskus, Ruptur des hinteren Kreuzbands oder des M. popliteus, distale mediale Seitenbandruptur, Patellaluxation mit Komplettruptur des medialen Retinakulums) ausgeschlossen, wird zunächst ein funktionell konservatives Vorgehen angestrebt. Im Anschluß daran ist dann über die Indikation zur VKB-Rekonstruktion zu entscheiden.

Die Indikation zur diagnostischen Arthroskopie ist bei chronischen Ergüssen, chronischen Schmerzen unklarer Genese, Gelenkblockaden unklarer Genese bei gleichzeitig negativem Röntgenbefund sowie vor einer Korrekturosteotomie zur Beurteilung des intraartikulären Zustands gegeben. Häufig finden sich hierbei Veränderungen, die der arthroskopischen Therapie bedürfen. Das Spektrum der arthroskopisch-chirurgischen Maßnahmen am Kniegelenk hat sich in den letzten Jahren zunehmend erweitert (Tab. 7.7).

Indikationen
• Meniskusläsion (siehe 7.6.1.2)
• Meniskusganglion (siehe 7.6.1.3)
• Scheibenmeniskus (siehe 7.6.1.4)
• Knorpelläsion (siehe 7.6.1.5)
• Freier Gelenkkörper (siehe 7.6.1.6)
• Plicasyndrom (siehe 7.6.1.7)
• Patellaluxation (siehe 7.6.1.8)
• Synovitis (siehe 7.6.1.9)
• Osteochondrosis dissecans (siehe 7.6.1.10)
• VKB-Rekonstruktion (siehe 7.6.1.11)
• Rheumatoide Arthritis
• Arthrose
• Tibiakopffraktur
• Empyem

Tab. 7.7: Indikationen zur arthroskopischen Operation am Kniegelenk.

Kontraindikationen

Neben medizinischen Kontraindikationen (z.B. infizierte Hauteffloreszenzen wie Schürfwunden, infizierte Haarbälge) müssen auch soziale Aspekte berücksichtigt werden. Wohnt der Patient alleine zu Haus und kann er nicht vom Partner oder von Angehörigen in den ersten Tagen nach der Operation versorgt werden, ist die Arthroskopie unter stationären Bedingungen zu bevorzugen.

Die arthroskopische Therapie bei Ruptur oder Insuffizienz des hinteren Kreuzbands sowie die arthroskopisch assistierte Osteosynthese von Tibiakopffrakturen wie auch die Therapie von Gelenkinfektionen sollten der stationären Behandlung vorbehalten bleiben, da neben den umfangreichen apparativen Anforderungen auch beträchtliche Operationsrisiken bzw. hohe Anforderungen an die postoperative Patientenkontrolle bestehen.

Instrumentarium

Das Instrumentarium unterscheidet sich grundsätzlich von dem der „klassischen" Chirurgie. Das optische System muß von den Operationsinstrumenten unterschieden werden.

Optisches System

Das Bild aus dem Gelenk wird mit einer *Stablinsenoptik* (30°-Weitwinkeloptik) über die angekoppelte Videokamera auf einen Monitor übertragen. Neben den optischen Linsen befindet sich in der Weitwinkeloptik auch ein *Glasfaserbündel*, das das Licht von der Lichtquelle (Kaltlicht- oder besser Xenonlichtquelle) mit Hilfe des Lichtleitkabels, das an die Optik angeschlossen wird, in den intraartikulären Raum leitet. Die Optik wird in die Schleuse (synonym Trokarhülse) eingesteckt. Diese weist eine drehbare Anschlußhahnebene mit zwei Anschlußhähnen auf. An diese werden die Schläuche für das Auffüllmedium sowie für die Absaugung angeschlossen. Aus Sterilitätsgründen wird am Okular der Optik ein Plastikschlauch fixiert, in den die Kamera eingeführt und an das Okular angekoppelt wird.

Mit Hilfe eines Videoprinters oder eines Videorecorders ist die *Bilddokumentation* des intraartikulären Befunds wie auch einzelner Operationsschritte möglich.

Operationsinstrumente

Es sind mechanische, motorisierte und elektrochirurgische Instrumente zu unterscheiden. Darüber hinaus werden von der Industrie verschiedene Spezialinstrumente (z.B. Zielgeräte, Nahtinstrumente) angeboten. Auch der Laser findet in der arthroskopischen Chirurgie Anwendung.

Mechanische Instrumente

Arthroskopische Scheren und Messer sind nur vereinzelt verbreitet. Als wichtigstes Schneideinstrument hat sich der *Punch* (auch Stanze, Knipszange, Korbzange, durchschneidende Stanze, Hakenstanze) durchgesetzt. In Abhängigkeit der Maulgröße werden verschieden große Fragmente von der zu resezierenden Struktur abgetrennt und liegen zunächst im Gelenk. Diese abgetrennten Anteile müssen dann mit einer Spülkanüle oder dem motorisierten Instrumentarium (s.u.) aus dem Gelenk entfernt werden. Als Instrumente zum Fassen größerer Gewebeanteile sind *Faßzangen* gebräuchlich. Wie auch die Punche sind sie in verschiedenen Abwinklungsgraden des Instrumentenmauls gegen den Schaft erhältlich. Zu empfehlen sind nach oben angewinkelte Instrumente, da sie das Arbeiten auch seitlich der Einführungsrichtung gestatten.

Motorisiertes Instrumentarium

Motorisiertes Instrumentarium (Shaverinstrumentarium) besteht aus einem *Handstück*, auf dem der *Arbeitsansatz* (Shaverspitze) aufgesteckt wird. Dieser besteht aus einer äußeren feststehenden Hülse und einem inneren rotierenden Messer. Die Arbeitsweise wird im wesentlichen von der Drehgeschwindigkeit des rotierenden Messers und der Form der Öffnung der äußeren Hülse bestimmt. Gleichzeitig wird eine Absaugung, die vom Operateur dosiert betätigt werden kann, an das Handstück angeschlossen. Damit werden Gewebeanteile in das Fenster der feststehenden äußeren Hülse angesaugt, durch das innenliegende rotierende Messer abgeschnitten und über das Handstück abgesaugt. Der Antrieb des Shaverinstrumentariums befindet sich entweder im Handstück oder in einer separaten Einheit. Im letzten Fall ist es notwendig, daß die Kraft z.B. über eine Biegewelle, auf das Handstück übertragen wird.

Elektrochirurgisches Instrumentarium

Das elektrochirurgische Instrumentarium (HF-Messer) besteht aus einem Basisgerät, an das sowohl eine *Neutralelektrode* für den Patienten wie auch der Handgriff, in den verschiedene *Hakenelektroden* eingesteckt werden, angeschlossen werden. Die Hakenelektrode wird in den intraartikulären Raum eingeführt. Der im Gegensatz zum Schaft nicht isolierte Hakenanteil ist der eigentliche schneidende Anteil. Der wesentliche Vorteil dieses Instruments liegt in der kleinen Dimensionierung. Zudem schneidet das HF-Messer in alle Geweberichtungen, weist eine geringe Nachblutungsneigung nach dem Schneidevorgang auf und ermöglicht die gezielte Blutstillung. Daher führen die Autoren die meisten Meniskusresektionen mit diesem Instrument durch. Gleichfalls ist es bei Durchtrennung von Verwachsungen oder der Spaltung des lateralen Retinakulums wie auch zur Entfernung der Plicae das bevorzugte Operationsinstrument.

Laser

Die Lasertechnologie war lange Zeit umstritten und nur zu exorbitant hohen Preisen erhältlich. Die neuesten Entwicklungen haben den Holmium YAG-Laser, der eine ausreichende Gewebeablation bei gleichzeitig geringer Nekrosezone bietet, zum Standardlaser werden lassen. Auf Grund der geringen Dimensionierung der Laserfaser bietet sich dieses Instrument besonders bei engen Gelenksituationen und in den kleinen Gelenken (Handgelenk, Ellbogengelenk) als resezierendes Instrument z.B. zur Abtragung von Knochenvorsprüngen und Osteophyten an.

Auf Spezialinstrumente wird in den Einzelkapiteln eingegangen.

Anästhesie

Als Anästhesieverfahren sind neben der *Lokalanästhesie* auch *rückenmarknahe Anästhesieformen* sowie die *Allgemeinnarkose* möglich. Für ambulante Operationen muß eine Anästhesieform gewählt werden, die neben der ungehinderten Operationsmöglichkeit zu einem sehr hohen Prozentsatz postoperative Anästhesieprobleme ausschließt. Daher sind Leitungsanästhesien als sehr problembehaftet einzuschätzen und für den ambulanten Bereich eher nicht geeignet. Die Autoren verwenden im ambulanten Bereich ausschließlich die Allgemeinanästhesie mit dem Kurzzeitanästhetikum Propofol (Disoprivan®). Der Patient erreicht postoperativ nach kurzer Zeit wieder sein normales Vigilanzniveau und kann ca. zwei Stunden nach der Operation in Begleitung seiner Angehörigen nach Hause entlassen werden.

Lagerung

Bei der Arthroskopie sind zwei verschiedene Lagerungen des zu operierenden Beins möglich:
- Bei Operation am *hängenden Unterschenkel* ist ein Beinhalter notwendig, der vor der Operation am Oberschenkel angelegt wird, um den Valgus- bzw. Varusstreß zur Aufklappung der Gelenkkompartmente aufzubringen.
- Die Operation bei *gestrecktem Kniegelenk* hat den Vorteil der einfacheren und schnelleren Lagerung und es wird kein Beinhalter benötigt (Abb. 7.154).

Abdeckung

Das zu operierende Bein wird einschließlich des Fußes mit einer gefärbten Lösung desinfiziert und im gestreckten Zustand steril gehalten. Ein normales Operationstuch deckt die Auflagefläche des Beins auf dem Operationstisch ab und wird anterior des Oberschenkels mit einer Kocherklemme fixiert. Der Fuß wird mit einem sterilen Klebetuch oder einem sterilen Operationshandschuh eingepackt. Anschließend werden Fuß und Unterschenkel durch das Loch eines wasserdichten Extremitätentuchs gesteckt und dieses bis etwa handbreit über die Patellabasis nach proximal gezogen. Da das Loch des Extremitätentuchs sich in der elastischen gummierten Zone befindet und diese straff dem Oberschenkel anliegt, ist eine wasserdichte Abdeckung des Patienten gewährleistet.

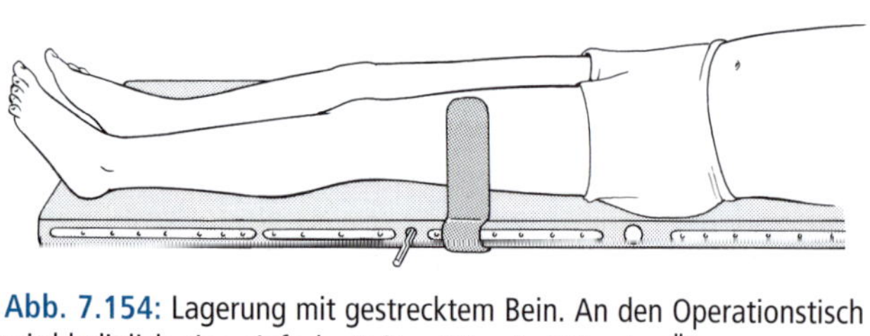

Abb. 7.154: Lagerung mit gestrecktem Bein. An den Operationstisch wird lediglich eine einfache Seitenstütze in Höhe des Übergangs vom mittleren zum distalen Oberschenkeldrittel angebracht, um beim Valgusstreß zur Aufklappung des medialen Gelenkkompartments als Widerlager zu dienen. Das laterale Gelenkkompartment wird durch Umlagerung des Beins in die Vierer- bzw. die Halbvier-Position erreicht.

Tourniquet

Zur Erlangung eines blutungsfreien Bildes war es lange Zeit üblich, die Arthroskopie in Blutleere oder in Blutsperre durchzuführen. Die Verwendung von Highflow-Schleusen (Durchmesser 6,5 mm) sowie vorsichtige Operationstechniken haben es ermöglicht, auch ohne Blutsperre oder -leere ein ausgezeichnetes Bild des intraartikulären Befunds auf dem Monitor zu erhalten. Die Autoren führen daher sämtliche arthroskopischen Operationen mit Ausnahme der arthroskopischen vorderen Kreuzbandplastik, der Arthrolysen sowie einer kompletten Synovektomie zunächst ohne Auffüllen der angelegten Druckmanschette durch. Dieses Vorgehen wird durch die Infiltration eines Lokalanästhetikums mit Adrenalinzusatz (Bupivacain 0,2%ig und Adrenalin 1 : 200.000) in den Bereich des Arthroskop- und Instrumentenzugangs erleichtert. Blutungen aus subkutanen Gefäßen werden damit zum großen Teil verhindert.

Die Operation ohne Blutleere/-sperre bietet wesentliche Vorteile wie geringere postoperative Schmerzen, geringere Neigung zum Hämarthros (reduzierte reaktive Hyperämie), fehlende Kreislaufreaktion bei Öffnung der gefüllten Manschette, keine Druckstellen durch die Druckmanschette sowie die Förderung einer atraumatischen vorsichtigen Operationsweise durch den Operateur. Will dieser ein klares Bild auf dem Monitor haben, ist er gezwungen, sorgfältig jede Blutung, die beim arthroskopischen Manipulieren entsteht, zu stillen, d.h. gezielt mit dem HF-Messer zu koagulieren.

Gelenkauffüllung

Im Normalzustand befinden sich nur wenige Milliliter Flüssigkeit im Gelenk. Das Gelenk ist jedoch nur dann arthroskopisch zu inspizieren, wenn es distendiert ist. Gegenüber dem früher standardmäßig verwendeten gasförmigen Auffüllmedium bietet die Gelenkauffüllung mit *Flüssigkeit* Vorteile (kostengünstig, Ausspülen von Gewebepartikeln wie auch von Hämarthros und Fibrinbelägen) sowie die Möglichkeit, motorbetriebene und elektrochirurgische Instrumente zu verwenden. Ringerlaktat, physiologische Kochsalzlösung, vor allem aber elektrolytfreie Lösungen finden Verwendung.

Da die Autoren sehr häufig mit dem elektrochirurgischen Instrumentarium (HF-Messer) arbeiten, wird das Gelenk routinemäßig mit einer elektrolytfreien Lösung (z.B. Purisole SM®, Fa. Fresenius) aufgefüllt. Die Behälter der Spülflüssigkeit werden an einen Deckenlift gehängt oder einen speziellen, elektrisch höhenverstellbaren Infusionsständer (Fa. Fresenius). Unter diesen Bedingungen ist eine Rollenpumpe, die einen konstanten Inflow von Spülflüssigkeit bietet, nicht notwendig. Zudem ist die Spülflüssigkeitsregulation mit Hilfe des hydrostatischen Drucks nicht nur einfacher und zeitsparender, sondern auch preisgünstiger.

Zugänge

Die arthroskopische Optik und die Operationsinstrumente werden durch kleine Zugänge in das Kniegelenk eingeführt. Da die Zugangswege im wesentlichen den Bewegungsraum von Arthroskop- bzw. Operationsinstrument bestimmen, müssen sie exakt positioniert werden. Ein ungünstig plazierter Zugang erschwert nicht nur die Inspektion, sondern auch die arthroskopische Operation.

Arthroskopzugang

Als Standardzugang für das Arthroskop hat sich der hohe anterolaterale Zugang bewährt (Abb. 7.155). Zur Lokalisation wird das Kniegelenk gebeugt und die Patellaspitze getastet. Da zunächst bei den meisten arthroskopischen Operationen keine Blutleere oder -sperre vorliegt, wird der Bereich, in dem der Zugang plaziert werden soll, mit einem Lokalanästhetikum mit Adrenalinzusatz unterspritzt. Dann erfolgt lateral der Patellaspitze eine querverlaufende, ca. 5 mm lange Stichinzision. Nach Drehung des Messers um 90° kann die Kapsel in Längsrichtung inzidiert werden. Dabei ist darauf zu achten, nicht in die lateralen Ausläufer des Lig. patellae zu gelangen, da dieses die Beweglichkeit der arthroskopischen Optik mindert. Mit eingesetztem stumpfem Trokar wird die Schleuse unter rotierenden Bewegungen in Richtung des vorderen Kreuzbands vorgeschoben. Der nachlassende Widerstand zeigt an, daß die fibröse Kapsel passiert ist. Das Kniegelenk wird dann gestreckt und die Schleuse in Richtung der medialen Ausläufer des oberen Rezessus vorgeschoben. Dann wird der stumpfe Trokar gegen die 30° Weitwinkeloptik ausgetauscht und das Gelenk mit Flüssigkeit aufgefüllt.

Instrumentenzugang

Durch den Instrumentenzugang werden der Tasthaken sowie die verschiedenen Operationsinstrumente eingeführt. Ziel ist es, die pathologisch veränderten Strukturen optimal zu erreichen ohne Knorpelareale zu tangieren. Da kein instrumenteller Standardzugang existiert, von dem aus alle Gelenkstrukturen optimal erreicht werden können, wird der Instrumentenzugang in Abhängigkeit der pathologisch veränderten Läsion plaziert. Die Anlage des Instrumentenzugangs erfolgt in der *Kanülentechnik:*

- *Transllumination:* Das Gebiet des geplanten Zugangs wird mit dem Lichtkegel des Arthroskops eingestellt. Bei abgedunkeltem Operationsraum sind in diesem Bereich kleinere und größere Venen erkennbar, die geschont werden sollten.

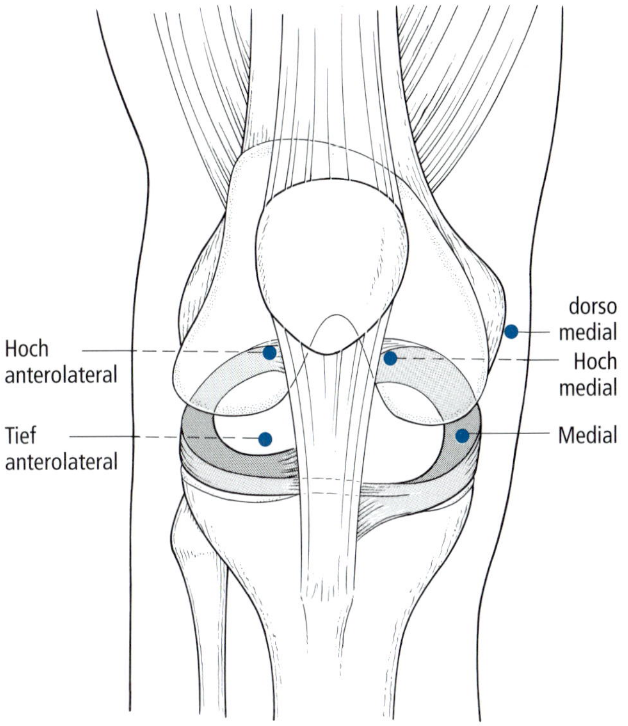

Abb. 7.155: Zugangswege bei der Arthroskopie des Kniegelenks.

- *Einstechen der Zielkanüle:* Mit einer Kanüle wird versucht, die pathologisch veränderte und zu therapierende Gelenkstruktur, z.B. das Innenmeniskushinterhorn, zu erreichen (Abb. 7.156). Gelingt dieses mit der Kanüle kaum, ist dies mit einem größeren Operationsinstrument erst recht nicht möglich. Im Zweifelsfall muß die Zielkanüle mehrmals eingestochen werden, um den optimalen Zugang auszuloten.
- *Infiltration mit Lokalanästhetikum:* Da ohne Blutsperre und -leere vorgegangen wird, führt die vorherige Infiltration eines Lokalanästhetikums mit Adrenalin (siehe Arthroskopzugang) zur verminderten Blutungsneigung aus dem Instrumentenzugang.
- *Stichinzision:* Mit einem spitzen Messer erfolgt in Längs-, seltener in Querrichtung, der Hautschnitt bis das Messer den Gelenkraum erreicht. Die Klinge zeigt dabei nach oben, um den Meniskus nicht versehentlich zu verletzen.

Die Anlage des Instrumentenzugangs und das spätere Einführen der Operationsinstrumente wird erleichtert, wenn dieser Zugang in der Gelenkstellung angelegt wird, in der später auch die arthroskopische Operation erfolgt. Für die meisten arthroskopischen Operationen ist ein suprameniskealer medialer Zugang ausreichend. Über einen hohen medialen Zugang (in Höhe des Arthroskopzugangs direkt medial des Lig. patellae) kann das Innenmeniskushinterhorn auch direkt erreicht werden. Suprapatellar gelegene mediale und laterale Zugänge sind bei kompletten Synovektomien, bisweilen

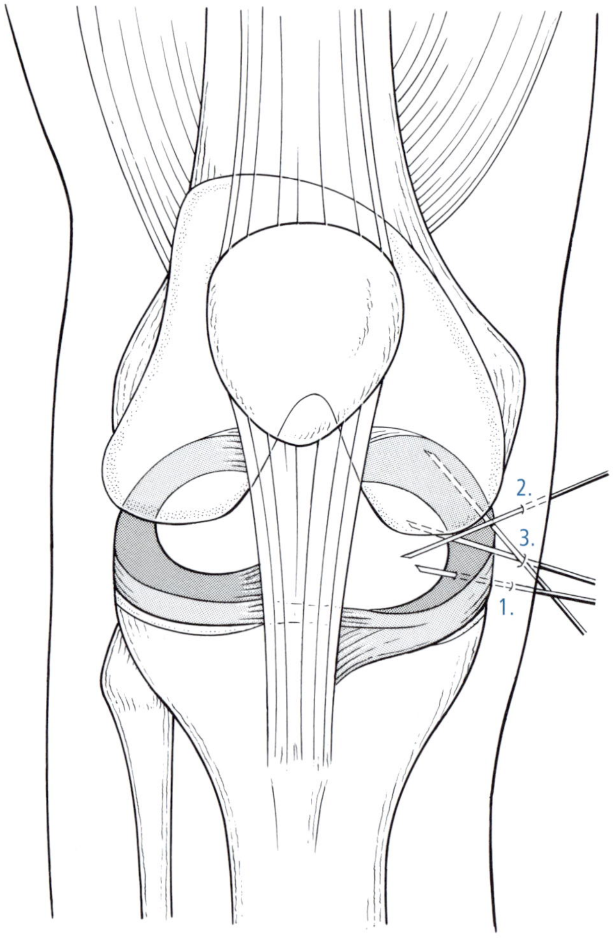

Abb. 7.156: Plazierung der Zielkanüle. Zu distaler Einstich (1). Zu weit kranialer Einstich (2), die Zielkanüle wird durch den medialen Femurkondylus abgedrängt. Richtiges Einstechen der Zielkanüle (3).

auch bei Arthrolysen notwendig. Ein dorsomedialer Zugang ist zur Refixation des Innenmeniskushinterhorns oder zur Synovektomie im dorsomedialen Rezessus erforderlich.

Wechsel von Arthroskop- und Instrumentenzugang

Mit Hilfe eines *Wechselstabs* gelingt das Wechseln von Arthroskop und Instrumentenzugang schnell und sicher. Hierzu wird zunächst der Wechselstab wie ein normales Operationsinstrument eingeführt. Anschließend wird die arthroskopische Optik mitsamt der Schleuse entfernt und diese über den Wechselstab wieder intraartikulär eingeführt. Der Wechselstab wird dann gegen die Optik getauscht. Der frühere Instrumentenzugang ist zum Arthroskopzugang geworden.

Untersuchungsgang

Der arthroskopische Untersuchungsgang erfolgt *systematisch* stets in der gleichen Reihenfolge, um keine Läsion zu übersehen:

- Retropatellarer Knorpel
- Oberer Rezessus
- Lateraler Rezessus
- Femoropatellargelenk
- Mediales Gelenkkompartment (mediales Tibiaplateau, medialer Femurkondylus)
- Medialer Meniskus
- Fossa intercondylaris (vorderes Kreuzband, hinteres Kreuzband, Plica infrapatellaris, Innenmeniskusrampe)
- Laterales Kompartment (lateraler Femurkondylus, laterales Tibiaplateau)
- Lateraler Meniskus
- Sehne des M. popliteus.

Erst nach Beendigung des Untersuchungsgangs werden der Instrumentenzugang angelegt und die inspektorisch verdächtigen Strukturen gezielt palpiert und anschließend gegebenenfalls operativ therapiert.

7.6.1.2 Meniskusläsion

Krankheitsbild

Meniskusläsionen sind die häufigste Indikation zur Arthroskopie des Kniegelenks. Es handelt sich meist um degenerative, seltener um traumatische Läsionen. Häufig findet sich auch eine Kombination von traumatischer und degenerativer Genese. Bedingt durch die Form der Verletzungsmechanismen, aber auch durch die erhöhte Mobilität und bessere Ausweichmöglichkeit des Außenmeniskus ist der Innenmeniskus häufiger betroffen.

Klinik

Die Patienten klagen über Schmerzen, Blockierungen, Einklemmungserscheinungen, Schnappen und/oder ein Streckdefizit. Aber auch sekundäre Veränderungen wie chronische Synovitis, Gelenkschwellung oder Knorpelschäden können im Vordergrund des Beschwerdebilds stehen.

Diagnostik

Die *klinische Untersuchung* zeigt positive Meniskustests (STEINMANN I-Zeichen, STEINMANN II-Zeichen, PAYR-Zeichen, FOUCHE-Zeichen, MCMURRAY-Test, APLEY-Test, FINOCHIETTO-Zeichen, Druckschmerz des Gelenkspalts; siehe auch 6.1.6). Auch die *Anamnese* mit Blockierungen, Schmerzen im Gelenkspalt insbesondere bei Drehbewegungen, läßt auf eine Meniskusläsion schließen. *Radiologisch* finden sich bei frischen Meniskusläsionen keine Veränderungen, bei chronischen dagegen zipflige Randausziehungen des Tibiaplateaus, die auch als RAUBER-Zeichen bezeichnet werden, im betroffenen Gelenkkompartment.

MRT

Die leider viel zu häufig bei Meniskusläsionen als indiziert angesehene MRT läßt die gezielte klinische Untersuchung in den Hintergrund treten. Neuere Untersuchungen zeigen, daß vielfach auch bei klinisch und subjektiv unauffälligem Befund MR-tomographisch Meniskusläsionen nachzuweisen sind, insbesondere bei Veränderungen am Außenmeniskus. Es ist daher ganz wesentlich, jeden Befund der bildgebenden Diagnostik streng mit den klinischen Befunden und der klinischen Untersuchung zu korrelieren und in Abhängigkeit davon das weitere therapeutische Vorgehen festzulegen.

Differentialdiagnose

Differentialdiagnostisch müssen insbesondere bei klinischem Verdacht auf eine Außenmeniskusläsion funktionelle Störungen der lateralen Kapselbandstrukturen ausgeschlossen werden. Sehr häufig sind Tractus-iliotibialis-Syndrome, Insertionstendinosen des M. biceps femoris, Arthrosen des proximalen Tibiofibulargelenks, laterale Kompartmentarthrosen und parapatellare Insertionstendopathien zu finden. Nicht zuletzt ist immer auch eine VKB-Ruptur auszuschließen (LACHMAN-Test, siehe auch 6.1.6).

Indikation und Behandlungsziel

Die *Indikation* zur Arthroskopie ist bei positiven klinischen und subjektiven Befunden gegeben. *Behandlungsziel* ist es, die mechanisch behindernden Meniskusanteile zu entfernen oder bei frischen Verletzungen zu refixieren. Gleichfalls müssen Begleitläsionen wie Knorpel- und Kreuzbandverletzungen ausgeschlossen, möglicherweise auch in gleicher Sitzung therapiert werden.

Patientenaufklärung

Der Patient ist darüber zu informieren, daß bei der Operation eine nur partielle Meniskusresektion angestrebt wird, d. h. nur der Teil des Meniskus, der wirklich verändert ist, wird entfernt. Im Zweifelsfall wird Meniskusgewebe im Gelenk belassen, da auch dieses noch eine stabilisierende und „gelenkschützende" Restfunktion besitzt. Es kann sein, daß nach einigen Monaten und Jahren, manchmal aber auch schon nach einigen Wochen erneut Beschwerden auftreten, wenn sich belassenes Meniskusgewebe erneut abgelöst hat. Gleichfalls wird darauf hingewiesen, daß vorliegende Begleitveränderungen wie z.B. Knorpel- und Bandläsionen das Operationsergebnis wesentlich beeinflussen können. Bei Vorliegen tiefer Knorpelläsionen insbesondere im lateralen Kompartment kann nicht mehr mit einer völligen Beschwerdefreiheit gerechnet werden.

OP-Technik

Die spezielle Operationstechnik ist im wesentlichen von verschiedenen Faktoren abhängig:

- Traumatische oder degenerative Ruptur: Bei traumatischen Rupturen wird eine Refixation oder eine Anfrischung der Rupturzone favorisiert. Degenerative Rupturen werden der Resektion zugeführt.
- Läsionsform: Man unterscheidet Korbhenkelläsion, Längsriß, Lappenriß, degenerative Läsion, einen hypermobilen Meniskus sowie ein Meniskusganglion (siehe 7.6.1.3) sowie einen Scheibenmeniskus (siehe 7.6.1.4).
- Begleitläsionen: Liegt z.B. gleichzeitig eine VKB-Ruptur vor, sollte auch bei scheinbar älteren Rupturen wie z.B. einem Korbhenkelriß am Außenmeniskus eine Refixation angestrebt werden. Die Prognose nach der VKB-Rekonstruktion ist bei refixiertem Meniskus besser als nach einer subtotalen Meniskektomie.
- *Lokalisation der Ruptur:* Bei einer nicht refixierbaren Läsion am Innenmeniskus entschließt man sich wesentlich eher zur Resektion als am Außenmeniskus. Dieser ist wesentlich „fleischiger" und die Kompensationsmöglichkeiten des lateralen Kompartments nach Meniskektomie sind deutlich begrenzter. Nach kompletter oder subtotaler Außenmeniskusresektion muß zu 100 % mit einer lateralen Kompartmentarthrose gerechnet werden. Daher werden beginnende degenerative Veränderungen am Außenmeniskus belassen und lediglich instabile Anteile wie Meniskuszungen oder ein Radiärriß behandelt.

Als Therapieverfahren bieten sich in Abhängigkeit von den genannten Läsionsfaktoren an:

- *Resektion:* Bei diesem am häufigsten durchgeführten Verfahren wird der abgerissene Meniskusteil in toto oder nach Zerkleinerung (Fragmentionstechnik) entfernt.
- *Refixation:* Bei basisnahen Läsionen, insbesondere bei Rupturen größeren Ausmaßes (Korbhenkelläsion, Längsriß), ist die Refixation anzustreben, insbesondere dann, wenn gleichzeitig eine VKB-Ruptur vorliegt oder der Außenmeniskus betroffen ist. Drei verschiedene Refixationstechniken sind zu unterscheiden:
  - *Outside-in-Technik.* Häufigste Technik
  - *Inside-out-Technik.* Diese wird von uns nicht verwandt, da der Ausstich der Nahtkanülen bei dorsomedial und dorsolateral gelegenen Meniskusläsionen nicht kontrollierbar ist. Daher ist eine Hilfsinzision zur Schonung der Gefäß-Nerven-Strukturen erforderlich.
  - *All-inside-Technik. Spezielle Nahthaken erforderlich*
- *Belassen der Läsion mit Anfrischung:* Kleinere frische Läsionen (kleiner als 1 cm, z.B. inkomplette Längsrisse) können auch konservativ ausheilen. In diesen Fällen erfolgt lediglich eine Anfrischung mit einer Kanüle oder einem kleinen Meniskuscutter.

Korbhenkelruptur

Die operative Technik bei einer Korbhenkelruptur am *Innenmeniskus* wird in Abb. 7.157 erläutert. Bei Korbhenkelläsionen am *Außenmeniskus* wird ähnlich vorgegangen. Bei großen Außenmeniskuskorbhenkeln, die nicht refixiert und nicht reponiert werden können, kann es erforderlich sein, den Korbhenkel zunächst in der Mitte zu durchtrennen, um dann die am Hinter- und Vorderhorn verbliebenen Korbhenkelanteile einzeln zu entfernen.

Längsruptur

Bei Längsruptur wird zunächst der posteriore Ansatz nach Palpation und Bestimmung des Rupturausmaßes mit dem HF-Messer oder einem geraden Punch durchtrennt. Anschließend erfolgt die subtotale Durchtrennung des anterioren Ansatzes bis auf eine kleine Gewebebrücke. Der von anterior abgetrennte Meniskusbereich wird mit der Faßzange gefaßt und unter Zerreißen der belassenen Gewebebrücke entfernt. Palpatorisch werden Restläsionen des Hinterhorns ausgeschlossen, gegebenenfalls erfolgt eine Nachglättung mit dem Meniskuscutter.

Lappenriß

Die Meniskuszunge (Meniskuslappen) kann in den jeweiligen Gelenkrezessus hochgeschlagen sein, kann sich aber auch submeniskeal befinden und sich damit der ersten Inspektion entziehen (Abb. 7.158a). Sie muß zunächst hervorluxiert werden. Die Resektion zeigt Abb. 7.158b-d.

Radiärruptur

Nach der Palpation wird der anteriore und posteriore Anteil sparsam z.B. mit einem Punch reseziert.

Degenerative Läsion

Bei Zerfaserung der Meniskusstruktur können die abgelösten kleinen Meniskusanteile zunächst mit dem Shaver (Meniskuscutter) entfernt werden. Im posterioren Anteil kann eine Fragmentation mit einem aufwärtsgebogenen Punch hilfreich sein. Bei degenerativen Auswalzungen empfiehlt es sich, das veränderte Meniskusgewebe z.B. mit dem HF-Messer zu resezieren.

Degenerative Veränderungen am Außenmeniskus sollten sehr zurückhaltend behandelt werden. Viel zu häufig werden sie für die klinischer Beschwerden verantwortlich gemacht und führen dann zu einer unbeabsichtigt großen Resektion des Außenmeniskus.

Hypermobiler Meniskus

Besonders jüngere Patienten klagen bisweilen über ein Schnapphänomen im dorsomedialen, seltener dorsola-

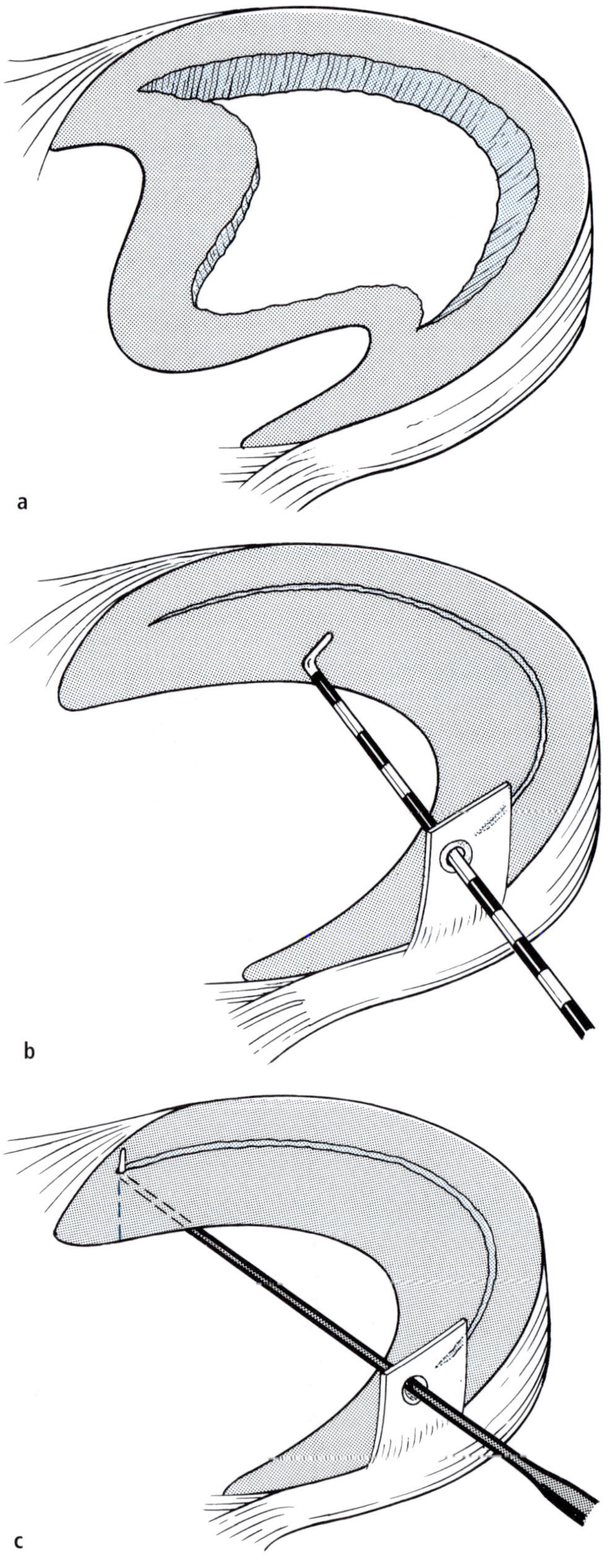

a b c

Abb. 7.157a-c: Korbhenkelruptur am Innenmeniskus. Ausgangsbefund (a). Ein in die Fossa intercondylaris eingeschlagener Korbhenkel wird mit dem Tasthaken reponiert (b). Der hintere Ansatz wird zunächst mit dem Punch oder dem HF-Messer durchtrennt (c).

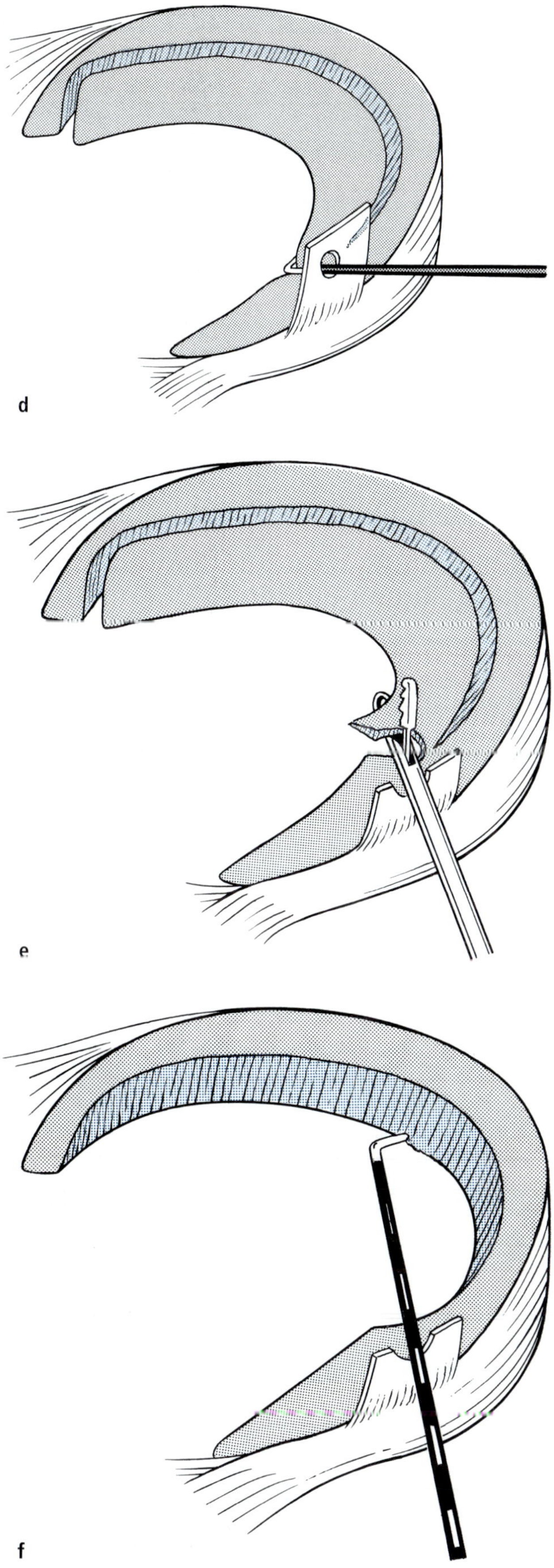

Abb. 7.157d-f (links): Der Tasthaken prüft die komplette Durchtrennung. Nach subtotaler Durchtrennung des anterioren Ansatzes (d) bis auf eine kleine Gewebebrücke wird der vom anterioren Ansatz abgetrennte Meniskusteil mit der Faßzange gefaßt und unter Zerreißen der Gewebebrücke in toto entfernt (e). Zum Abschluß erfolgt die gezielte Palpation der Restbasis (f), da auch doppelte oder dreifache Korbhenkel möglich sind. Eine aufgefaserte Restbasis wird mit dem Shaver (Meniskuscutter) geglättet.

teralen Gelenkbereich. Lediglich bei strukturellen Meniskusveränderungen – die Palpation zeigt ein deutlich verhärtetes und ausgewalztes Meniskusgewebe – kann eine sparsame partielle Meniskusresektion angeraten sein. Sinnvoller ist zunächst bei unauffälligem Befund und entsprechender Beschwerdesymptomatik die Anfrischung der Meniskusbasis mit einer perkutan eingestochenen Kanüle. Die Kanüle wird mehrmals in die Meniskusbasis eingestochen, ohne die Meniskusoberfläche zu perforieren.

Refixation in Outside-in-Technik

Als Instrumentarium werden drei normale Injektionskanülen und eine kleine Faßzange benötigt. Als Nahtmaterial wird PDS 2/0 verwendet. Zur Vorbereitung der Naht werden in zwei Kanülen PDS-Fäden eingezogen (Länge halbiert). Das Einführen gestaltet sich einfacher, wenn von der Kanülenspitze begonnen wird. Man erhält eine Kanüle ohne Faden (Orientierungskanüle), eine mit freiem Fadenende (Fadenkanüle) und eine mit Fadenschlaufe (Schlaufenkanüle), wobei der Faden mit sich selbst verknotet oder mit einer kleinen Mosquitoklemme fixiert wird.

Zunächst wird der Meniskusriß palpiert und dessen Ausdehnung bestimmt. Nach Anfrischen der Restbasis und des abgerissenen Meniskusanteils mit einer Kanüle oder dem Meniskuscutter wird die Orientierungskanüle eingestochen, die die Rupturzone erreichen soll. Dies ermöglicht dem Operateur, sich einen Eindruck von der Höhe des Gelenkspalts zu verschaffen. Die Fadenkanüle wird in gleicher Höhe wie die Orientierungskanüle eingestochen und perforiert die Meniskusbasis sowie das abgerissene Meniskusteil. Weitere Einzelheiten des operativen Vorgehens, siehe Abb. 7.159. Bei Korbhenkelläsionen sind oft drei, seltener vier Nähte erforderlich. In den *Hinterhornbereichen* erfolgt die Naht mit der All-inside-Technik.

Refixation in All-inside-Technik

Ein Beispiel einer Innenmeniskusrefixation mit der All-inside-Technik zeigt Abb. 7.160. Am Innenmeniskushinterhorn sind oft zwei, am Außenmeniskushinterhorn (kompletter Längsriß) oft drei Nähte erforderlich.

Abb. 7.158a-d (rechts): Meniskuszunge. Erkennbar ist eine submeniskeale Meniskuszunge an einem abgerundeten freien Meniskusrand (a). In diesem Fall muß mit dem Tasthaken gezielt nach einer inferior eingeschlagenen Meniskuszunge gesucht werden, die dann in den Gelenkspalt hervorluxiert wird. Mit dem HF-Messer oder dem Punch erfolgt die subtotale Durchtrennung des Zungenstiels bis auf eine kleine Gewebebrücke (b). Die Zunge wird dann mit der Faßzange gefaßt und unter Zerreißen der Gewebebrücke aus dem Gelenk entfernt (c). Bei Innenmeniskusläsionen muß unbedingt auch der Hinterhornbereich gezielt palpiert werden, um eine am Hinterhorn gestielte Meniskuszunge auszuschließen. Ist die Restbasis degenerativ verändert, sollte auch hier eine partielle Resektion erfolgen, da sonst die Gefahr besteht, daß sich in diesem Bereich erneut Meniskuszungen bilden (d).

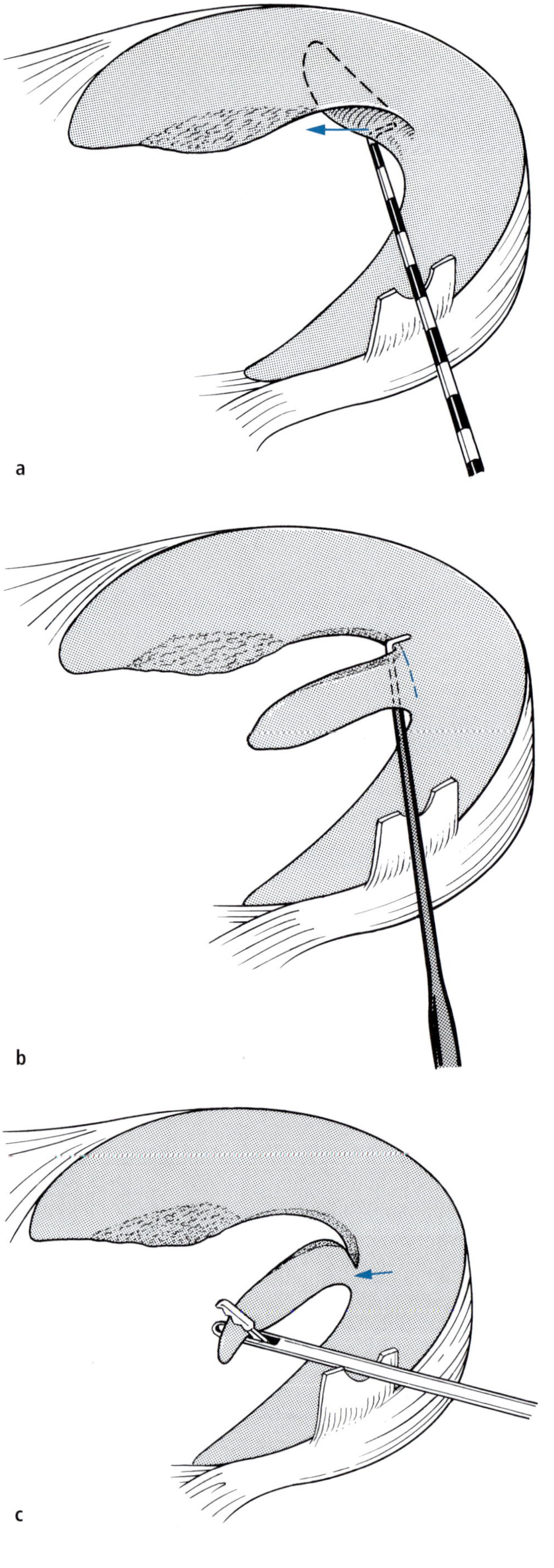

a

b

c

Nachbehandlung

Meniskusresektion

Nach den *resezierenden Meniskusoperationen* dürfen die Patienten in den ersten zwei Tagen nach der Operation das betroffene Kniegelenk mit halbem Körpergewicht belasten. Handelt es sich lediglich um die Entfernung einer kleinen Meniskuszunge, ist die sofortige Vollbelastung gestattet. Das operierte Bein wird nicht immobilisiert. Die *Fädenentfernung* erfolgt zwischen dem 4. und 6. postoperativen Tag. Bei Schwellung des Gelenks wird eine *Lymphdrainage* empfohlen. Die Dauer der *Arbeitsunfähigkeit* beträgt ca. 7 – 14 Tage.

Meniskusrefixation

Die Nachbehandlung hängt nach einer *Meniskusrefixation* von den Begleitmaßnahmen ab. Erfolgt gleichzeitig eine VKB-Rekonstruktion, richtet sich das Nachbehandlungskonzept im wesentlichen nach dieser Operation (s.u.).

Bei einer *Innenmeniskus-Korbhenkelrefixation* erfolgt eine Immobilisation des betroffenen Gelenks für vier Wochen in einer abnehmbaren Schiene. Die axiale Belastung ist bis zur Schmerzgrenze ab dem zweiten postoperativen Tag erlaubt. Aus der Schiene heraus darf der Patient ab der ersten postoperativen Woche Pendelübungen ohne Belastung des Beins durchführen. Diese dienen der Erhaltung der Beweglichkeit. Sportliche Aktivitäten sollte er für mindestens drei Monate meiden. Die tiefe belastende Hocke ist für drei Monate untersagt. In den ersten sechs Wochen soll der Patient trotz Vollbelastung noch Gehstützen verwenden, da diese eine gewisse „Bremsfunktion" besitzen.

Wurde nur ein *kleiner Meniskusriß* mit einer Naht fixiert, kann sich der Immobilisationszeitraum auf zwei Wochen verkürzen, bezüglich der Sportfähigkeit und der tiefen belastenden Hocke ergeben sich jedoch keine Änderungen.

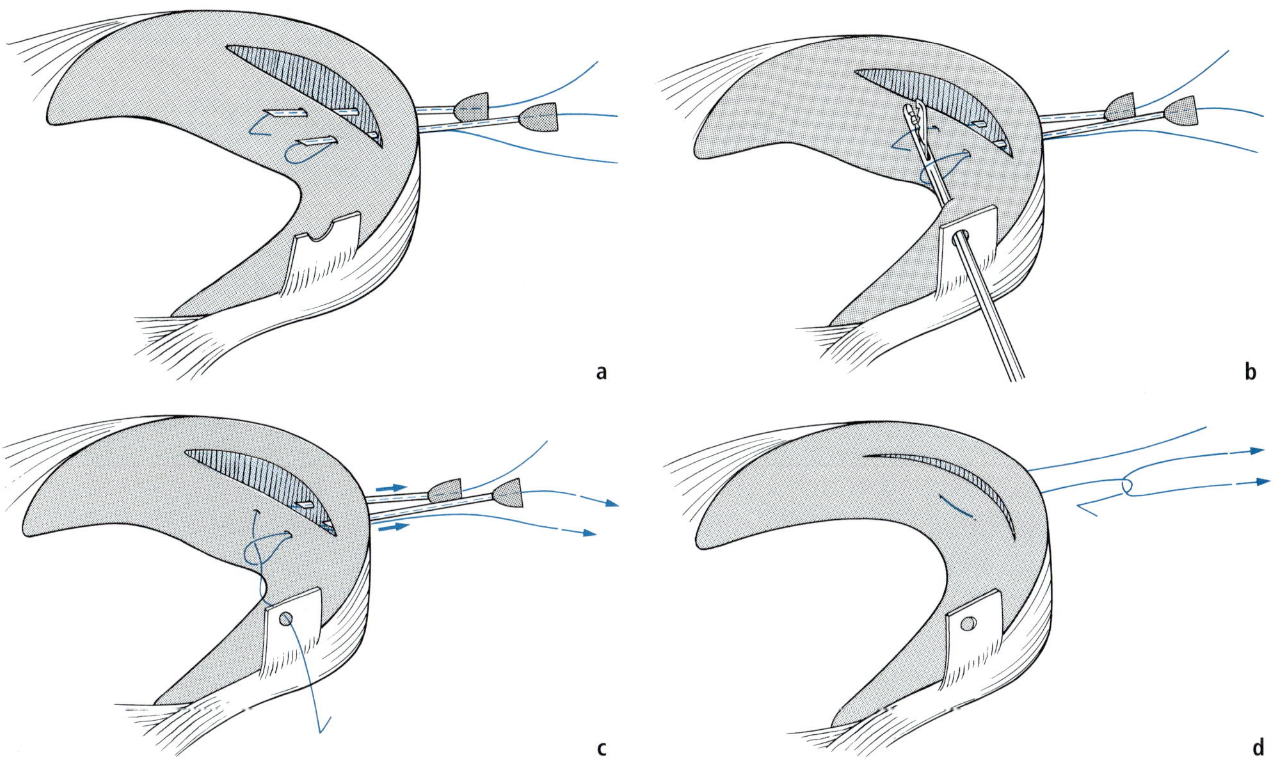

Abb. 7.159a-d: Innenmeniskusrefixation mit der Outside-in-Technik. Nach Entfernen der Orientierungskanüle wird die Schlaufenkanüle in unmittelbarer Nähe der Fadenkanüle durch die Haut eingestochen, sie wird jedoch mehr in anteriore Richtung geführt, damit sie nach Penetration der Meniskusbasis und des abgerissenen Meniskusfragment anterior der Fadenkanüle liegt (a). Das freie Fadenende wird mit der Faßzange, die durch die Fadenschlaufe geführt wurde, gefaßt (b). Die Einstiche der beiden Kanülen werden durch eine Inzision verbunden. Das Subkutangewebe wird mit einer Mosquitoklemme bis zur Kapsel gespreizt und beide Kanülen unter Meniskusniveau zurückgezogen, bevor der gefaßte Faden aus dem medialen Instrumentenzugang gezogen wird (c). Abschließend wird an der Fadenschlaufe gezogen und der Einzelfaden wird wieder nach intraartikulär und durch den Meniskus gezogen (d). Die U-Naht wird am Ende der Operation unter arthroskopischer Kontrolle geknotet.

Die Dauer der *Arbeitsunfähigkeit* beträgt je nach Ausdehnung eines genähten Risses zwischen vier und acht Wochen.

Komplikationen

Bei resezierenden Verfahren ist neben den allgemeinen operativen Komplikationen eine Nervenverletzung des R. infrapatellaris n. sapheni bei Plazierung des medialen Zugangs zu nennen. Das erneute Auftreten einer Ruptur gilt nicht als Komplikation, sondern muß bei partieller Meniskusresektion als methodenimmanent eingestuft werden. Bei der Meniskusrefixation ist das Risiko einer Nervenläsion höher, insbesondere bei der Inside-out-Technik, die die Autoren aus diesen Gründen nicht verwenden. Bei den All-inside-Techniken im Bereich der Meniskushinterhörner sind die dorsalen Gefäß- und Nerven-Strukturen nicht gefährdet. Trotzdem wird der Patient auf diese Komplikationsmöglichkeit wie auch auf die erneute Ruptur der Meniskusnaht hingewiesen, insbesondere wenn gleichzeitig eine VKB-Insuffizienz vorliegt.

7.6.1.3 Meniskusganglion

Krankheitsbild

Ein Meniskusganglion stellt eine seltene Indikation zur Arthroskopie dar. Es befindet sich meistens am Außenmeniskus, hier am Übergang vom vorderen zum mittlere Meniskusdrittel. Ganglien am Innenmeniskus sind äußerst selten.

Klinik

Die Patienten klagen über Schmerzen und meist belastungsabhängige Schwellung in Höhe des Gelenkspalts. Die Schwellung kann aber auch belastungsunabhängig persistieren.

Diagnostik

In einigen Fällen zeigen sich *positive Meniskustests.* Das wesentliche klinische Zeichen ist aber die *tastbare Vorwölbung* in Höhe, seltener distal des Gelenkspalts. Liegt die Vorwölbung dorsal der Fibulaköpfchenspitze

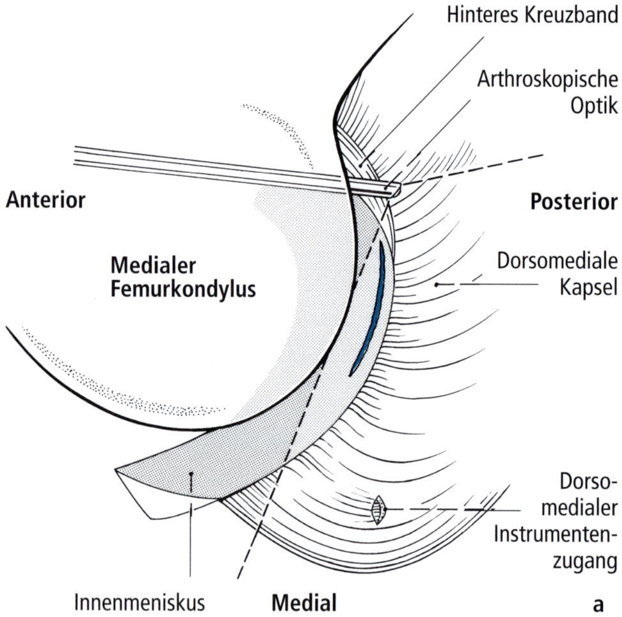

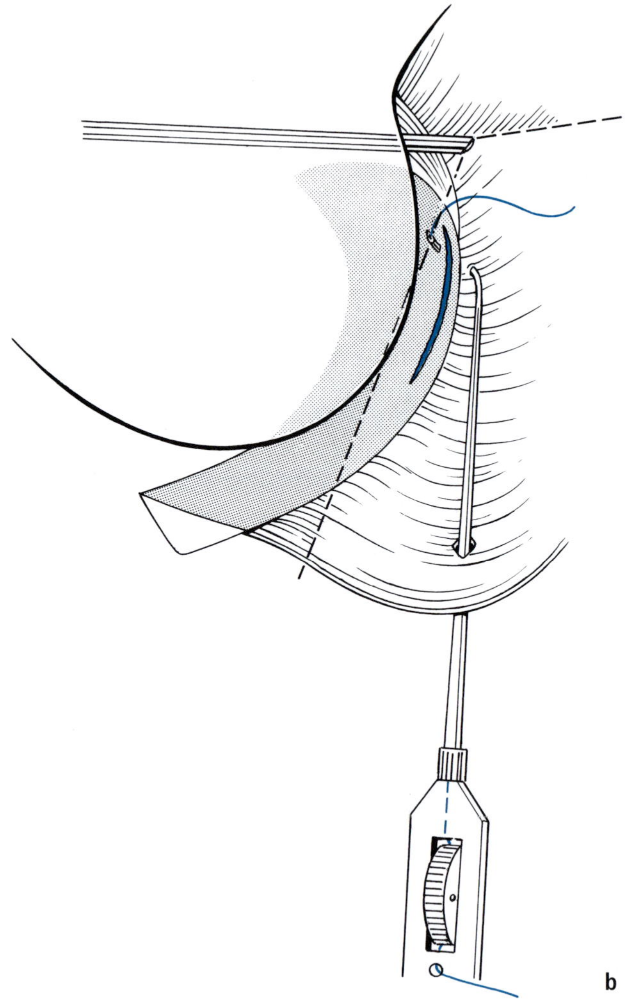

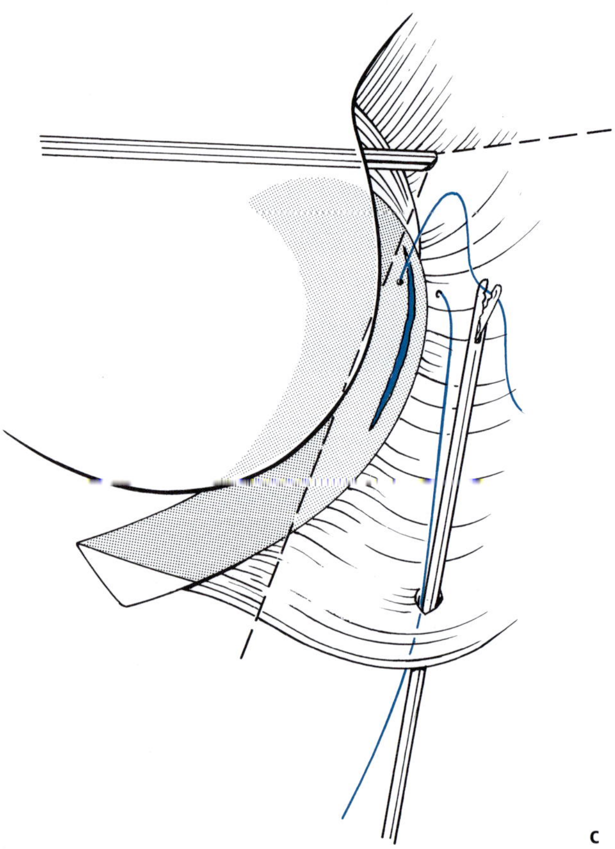

Abb. 7.160a-c: Innenmeniskusrefixation mit der All-inside-Technik. Zur Naht einer Rampenläsion des Innenmeniskus wird nach arthroskopischer Einstellung der dorsomedialen Kapsel ein dorsomedialer Zugang in der Kanülentechnik plaziert (a). Mit dem Tasthaken wird die Ausdehnung der Ruptur erfaßt und diese anschließend mit dem kleinen Meniskuscutter angefrischt. Der Nahthaken mit eingelegtem Faden wird eingeführt und zuerst der abgerissene dorsomediale Kapselanteil, dann die Meniskusbasis gefaßt, bis die Spitze des Nahthakens in der Meniskusebene erscheint. Der eingelegte Faden wird mit dem Roll-Mechanismus des Nahthakens vorgetrieben (b). Eine in den dorsomedialen Zugang eingeführt, feine Faßzange faßt das freie Fadenende und zieht den Faden nach extraartikulär (c).

sind die arthroskopischen Operationsmöglichkeiten begrenzt, im Zweifelsfall sollte hier ein offenes Vorgehen vorgezogen werden, um eine Läsion des N. peroneus sicher auszuschließen. Dann ist die Operation unter stationären Bedingungen zu empfehlen.

Bildgebende Diagnostik

Radiologisch kann sich bei länger bestehendem Außenmeniskusganglion eine Impression im Bereich des lateralen Tibiaplateaus zeigen. Gleichfalls können aber auch nur die von den normalen Meniskusläsionen her bekannten radiologischen Veränderungen (siehe 7.6.1.2) vorliegen. Ist die lokale Schwellung nicht eindeutig zuzuordnen, empfiehlt sich die Durchführung eines MRT.

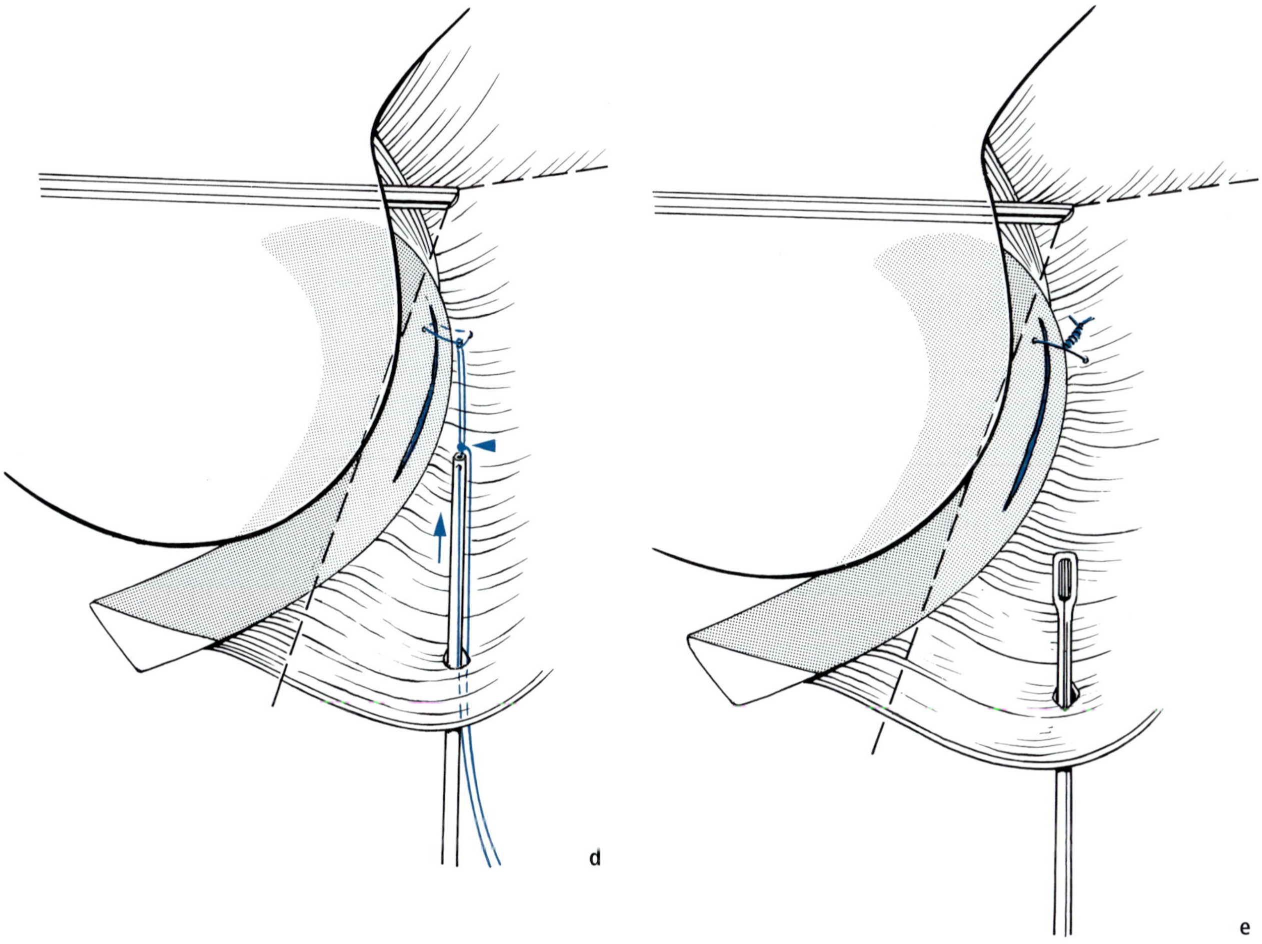

Abb. 7.160d-e: Unter Nachgeben des Fadens wird der Nahthaken aus dem Gelenk entfernt. Mit dem Knotenschieber wird dann eine Weichteilbrücke zwischen den beiden Fäden ausgeschlossen. Hierzu werden die beiden Fäden in den Knotenschieber eingeführt, der bei Fehlen einer Weichteilbrücke bis auf die Meniskusbasis vorgeschoben werden kann. Dann werden nacheinander vier, besser fünf Knoten mit dem Knotenschieber vorgeschoben (d) und der Faden mit einer kleinen Schere oder schmalem Punch abgeschnitten (e). Abschließend wird die Lage des Knotens mit einem Spiegel kontrolliert und die Stabilität der Naht mit dem Tasthaken geprüft.

Differentialdiagnose

Differentialdiagnostisch müssen insbesondere bei nicht deutlich tastbaren Ganglien funktionelle Störungen des lateralen Kapselbandapparats ausgeschlossen werden. Nicht selten sind Tractus-iliotibialis-Syndrome, Insertionstendinosen des M. biceps femoris sowie Arthrosen des proximalen Tibiofibulargelenks, laterale Kompartmentarthrosen und parapatellare Insertionstendopathien zu finden. Ebenso muß eine VKB-Ruptur ausgeschlossen werden.

Indikation und Behandlungsziel

Die *Indikation* ist bei klinisch nachgewiesenem Meniskusganglion gegeben. *Behandlungsziel* ist bei großen Ganglien die Entfernung, kleinere Ganglien können von intraartikulär her ausgeräumt und in den intraartikulären Raum drainiert werden.

OP-Technik

Bei der Arthroskopie kann der Meniskus trotz eines Meniskusganglion völlig unauffällig erscheinen, lediglich intrameniskeal können sich Verhärtungen befinden; meist liegt jedoch eine degenerative Läsion vor (Abb. 7.161). Zur Korrelation des tastbaren Tumors mit dem intraartikulären Befund sollte vor Beginn der Arthroskopie die tastbare Vorwölbung markiert werden.

Das arthroskopische Vorgehen ist nicht einfach, wenn das Meniskusganglion im vorderen Meniskusdrittel liegt, da in diesem engen Gelenkbereich die Instrumentenführung deutlich erschwert ist.

Ist das Meniskusgewebe völlig intakt und das Ganglion nur von außen sichtbar, wird durch das Ganglion eine Kanüle nach intraartikulär vorgeschoben. Von intraartikulär her wird dann der Kapselbereich eröffnet, um das Ganglion nach innen zu drainieren ohne eine Außenmeniskusresektion vornehmen zu müssen.

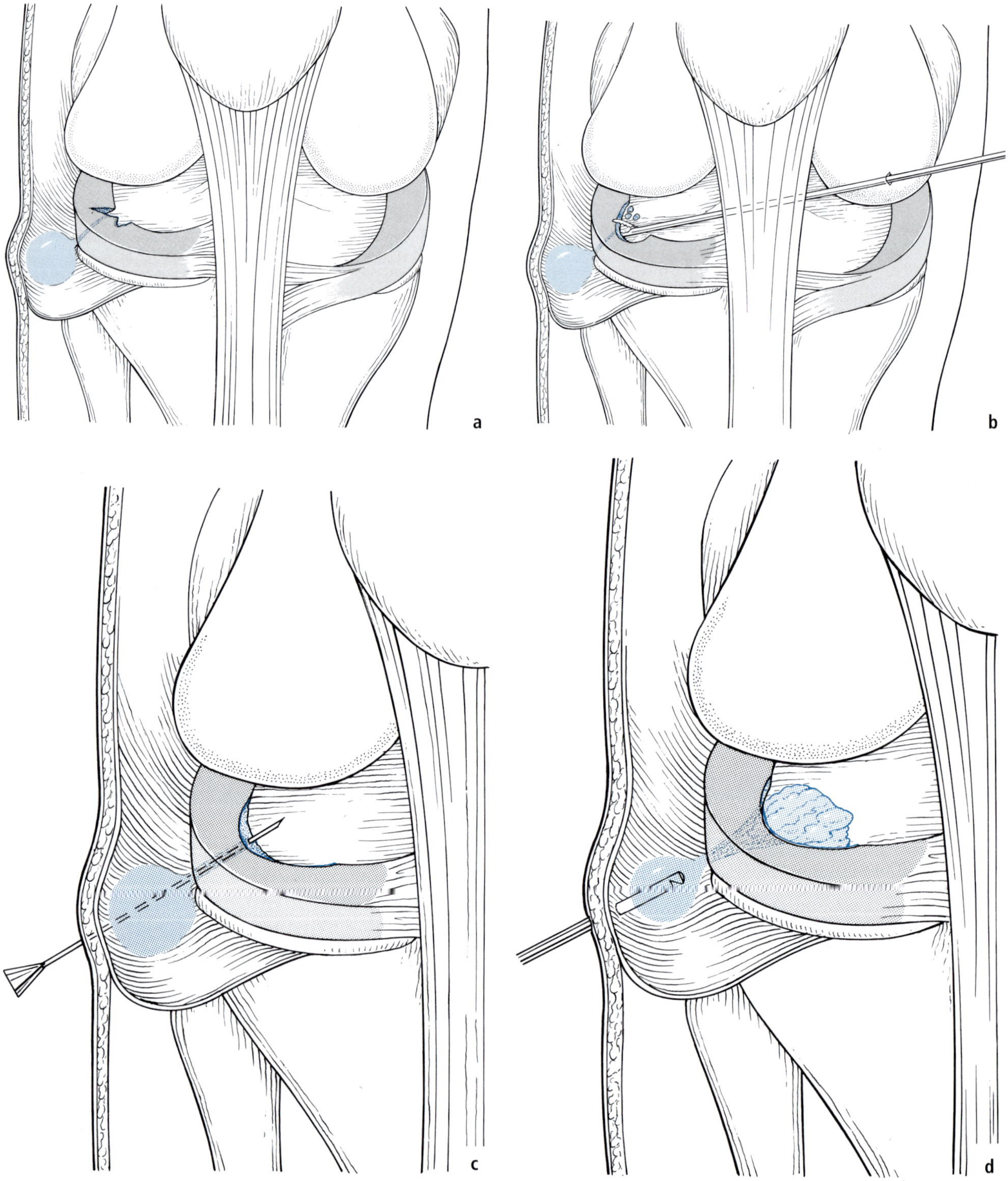

Abb. 7.161a-d: Meniskusganglion. Meist liegt eine degenerative Läsion vor (a). Diese wird mit dem Tasthaken auf ihre Ausdehnung hin palpiert. Mit dem Punch, dem HF-Messer oder dem Shaver werden die instabilen Meniskusteile abgetragen (b). Durch Druck von außen auf das Ganglion entleert sich manchmal eine gallertige Flüssigkeit nach intraartikulär. In diesem Fall sollte die Verbindung zwischen intraartikulärem Raum und Ganglion erweitert werden, um dieses nach intraartikulär zu drainieren. Gelingt dieses nicht, wird eine Kanüle durch das Ganglion in den intraartikulären Raum gestochen und ein transganglionärer Instrumentenzugang angelegt (c). Durch diesen wird der Shaver mit dem Rosenberg-Resektor bzw. dem Meniskuscutter eingeführt und eine größere Verbindung zwischen intraartikulärem Raum und Meniskusganglion geschaffen (d).

Nachbehandlung

Die Patienten dürfen je nach Ausdehnung der Ganglionresektion das Bein für 2 – 3 Tage mit halbem Körpergewicht *belasten*. Bei postoperativer Schwellung des Gelenks sind *Lymphdrainagen* zu empfehlen. Die Entfernung der *Wundfäden* erfolgt zwischen dem 4. und 6. postoperativen Tag. Die Dauer der *Arbeitsunfähigkeit* beträgt ca. 2 – 4 Wochen.

In Abhängigkeit der Begleitläsionen sind weitere therapeutische Maßnahmen zu erwägen. Liegt gleichzeitig eine VKB-Insuffizienz vor, sollte dem Patienten eine Rekonstruktion empfohlen werden. Bei ausgeprägter lateraler Arthrose muß eine entsprechende Korrekturosteotomie diskutiert werden.

7.6.1.4 Scheibenmeniskus

Krankheitsbild

Die Ausbildung eines Scheibenmeniskus ist eine seltene anlagebedingte Störung, betroffen ist hauptsächlich der Außenmeniskus. Die Patienten klagten über Schmerzen, Blockierungen oder ein persistierendes Streckdefizit. Manchmal führt jedoch auch eine Nichtbelastung des Beins bei Kindern zur Verdachtsdiagnose des Scheibenmeniskus.

Diagnostik

Liegt ein rupturierter Scheibenmeniskus vor, entsprechen die klinischen Zeichen der einer Meniskusläsion (siehe 7.6.1.2). In einigen Fällen ist im lateralen Gelenkspalt ein deutliches Schnappen mit Vorwölbung zu tasten. Es kann aber auch eine schmerzbedingte Schonhaltung des Beins im Vordergrund des klinischen Beschwerdebilds stehen.

Indikation und Behandlungsziel

Die *Indikation* ist bei positiven klinischen und subjektiven Befunden gegeben. Das *Behandlungsziel* ist die Entfernung bzw. wenn möglich Refixation des abgerissenen Scheibenmeniskusanteils. Eine Refixation sollte insbesondere dann angestrebt werden, wenn es sich noch um sehr junge Patienten handelt.

Findet sich ein Scheibenmeniskus bei einer arthroskopischen Operation als Zufallsbefund und liegt auf der betroffenen Gelenkseite kein klinischer Befund vor, sollte er, selbst bei geringen klinischen Beschwerden, belassen werden. In diesen Fällen wird überlegt, ob die klinische Symptomatik auch durch andere Erkrankungen (z.B. Insertionstendinosen) verursacht sein kann. Ein intakter Scheibenmeniskus muß als exzellenter Knorpelschutz angesehen werden. Lediglich ein basisnaher oder zentral rupturierter Scheibenmeniskus mit entsprechender klinischer Symptomatik sollte operativ angegangen werden.

OP-Technik

Die Art der Therapie hängt im wesentlichen von der Läsionsart und dem Alter des Patienten ab. Handelt es sich um sehr junge Patienten, sollte unbedingt eine Refixation, auch bei schon länger bestehender Ruptur oder basisnaher Ablösung, versucht werden. Auch wenn die Refixation technisch äußerst anspruchsvoll ist, sollte sie gerade bei Patienten, die jünger als zehn Jahre sind, versucht werden. Dieser Versuch ist um so dringlicher, je basisnäher der Riß ist. Im Fall einer Resektion wäre eine basisnahe, fast komplette Meniskusresektion durchzuführen, die jedoch 100%ig zu einer lateralen Kompartmentarthrose in späteren Jahren führt. Der laterale Scheibenmeniskus beim Kind gehört daher in die Behandlung des äußerst erfahrenen Operateurs.

Bei älteren Patienten und bei lange bestehendem rupturiertem Scheibenmeniskus ist die Resektion des eminentianahen Anteils anzustreben. Ein basisnaher Rest sollte unbedingt belassen werden.

Resektion

Der Scheibenmeniskus erscheint arthroskopisch wie ein in die Fossa eingeschlagener Korbhenkel. Die Resektion kann mit dem Punch oder mit dem HF-Messer vorgenommen werden. Bei flachen Scheibenmenisken bietet sich die Resektion mit dem HF-Messer an. Hier kann der Meniskus bei ausreichend weitem Gelenkspalt in seinem zentralen Anteil unter Belassung einer stabilen Restbasis regelrecht herausgeschnitten werden. Liegt ein ausgeprägter Scheibenmeniskus vor, ist ein fragmentiertes Vorgehen mit dem Punch oder dem HF-Messer zu bevorzugen. In vielen Fällen ähnelt die Resektion bei rupturiertem Scheibenmeniskus der einer Korbhenkelläsion (siehe 7.6.1.2).

Basisnahe Ablösungen von Scheibenmenisken sollten refixiert werden. Die Refixationstechniken entsprechen den oben beschriebenen.

7.6.1.5 Knorpelläsionen

Krankheitsbild

Traumatische Knorpelläsionen wie auch degenerative (arthrotische) Veränderungen sind eine häufige Indikation zur Arthroskopie. Degenerative Veränderungen sind wesentlich häufiger als traumatische, deren Diagnostik nach wie vor große Probleme bereitet.

Die Patienten klagen bei degenerativen Knorpelläsionen über Schmerzen (morgendlicher Anlaufschmerz, Belastungsschmerz) sowie über Anschwellen des Gelenks. Gleichfalls können Blockierungen und Einklemmungserscheinungen bei Ablösung von Fragmenten vorkommen. Traumatische Knorpelläsionen lassen sich durch die sorgfältige Anamneseerhebung vermuten, charakteristische Zeichen oder eine typische klinische Symptomatik sind nicht bekannt.

Diagnostik

Inspektorisch liegen nicht selten Achsdeformitäten (Genu varum, Genu valgum) vor. *Klinisch* kann bei degenerativen Knorpelläsionen häufig ein intraartikuläres Krepitieren festgestellt werden. *Röntgenologisch* finden sich typische degenerative Veränderungen wie Osteophyten, Gelenkspaltverschmälerungen und Geröllzysten. Die Autoren fertigen daher bei Patienten, bei denen anamnestisch eine degenerative Erkrankung vermutet wird, die a.p.-Aufnahme als gestandene Röntgenaufnahme an, um entsprechende Informationen über die Weite des Gelenkspalts zu erhalten. Auf normale a.p.-Aufnahmen im Liegen wird dann verzichtet.

Frische Knorpelläsionen können bei entsprechender Traumaanamnese vermutet werden. Ein posttraumatischer Erguß, Schmerzen und/oder Blockierungen bei einem abgelösten chondralen Fragment können vorkommen. Handelt es sich um eine rein chondrale Läsion, ist das Röntgenbild unauffällig. Lediglich bei osteochondralen Ausrissen findet sich eine entsprechend abgelöste kalkdichte Verschattung.

Indikation und Behandlungsziel

Bei fortgeschrittenen degenerativen Knorpelläsionen sind die arthroskopischen Möglichkeiten begrenzt. Das Hauptziel der Therapie ist die Beseitigung mechanisch störender Knorpelanteile sowie die Beseitigung von Begleitveränderungen wie Meniskusläsionen, ausgeprägten Synovitiden und freien Gelenkkörpern. Nicht selten findet man bei fortgeschrittenen Knorpelläsionen alte Bandläsionen (Ruptur des vorderen und/oder hinteren Kreuzbands). Besteht eine ausgeprägte klinische Symptomatik, muß bei Vorliegen einer VKB-Ruptur auch bei einem Patienten über dem 40. Lebensjahr noch eine VKB-Rekonstruktion in Erwägung gezogen werden. Untersuchungen haben gezeigt, daß die arthrosebedingte Symptomatik nach Rekonstruktion deutlich rückläufig ist.

Gleichfalls muß festgestellt werden, daß bei ausgeprägten Achsfehlstellungen der intraartikuläre Schaden arthroskopisch nur beurteilt und in gewissen Grenzen behandelt werden kann. Die eigentliche Ursache der degenerativen Gelenkveränderungen müßte dann mit einem entsprechenden Korrektureingriff (Umstellungsosteotomie) oder in weit fortgeschrittenen Fällen durch eine Endoprothese definitiv versorgt werden.

OP-Technik

Bei der arthroskopischen Knorpelbehandlung können vier Techniken unterschieden werden:

- Die *Entfernung mechanisch störender Knorpelanteile* durch *Knorpelglättung* (Knorpelabrasion) ist mit Abstand die am häufigsten angewendete Technik.
- Die *Induktion von Ersatzknorpel* bleibt speziellen Fällen vorbehalten.
- Noch seltener sind die *Refixation abgelöster Knorpelanteile* und
- die *Knorpeltransplantation,* die sich zur Zeit noch in der klinischen Erprobung befindet.

Daher wird an dieser Stelle nur auf die beiden ersten Techniken eingegangen.

Knorpelglättung

Die abgelösten und abgehobenen Knorpelanteile werden entfernt, da sie mechanisch stören bzw. zur weiteren Ablösung noch stabiler Knorpelanteile führen würden. Zur Entfernung sollte eine Faßzange oder ein kleiner Rangeur verwendet werden. Das motorisierte Instrumentarium ist mit großer Vorsicht zu verwenden, da bei Abrutschen vom zu bearbeitenden Herd häufig Knorpelareale „bearbeitet" werden, die nicht der Bearbeitung bedürfen. Zu bedenken ist, daß die obere Schutzschicht des Knorpels (Lamina splendens) nicht verletzt werden darf, um die tiefergelegenen Knorpelareale zu demarkieren.

Handelt es sich um eine großflächige Knorpelauffaserung, kann diese jedoch vorsichtig mit dem motorisierten Instrumentarium (Rosenberg-Resektor) abgetragen werden. Dabei sollten wirklich nur die instabilen Knorpelanteile abgetragen werden und nicht der Knorpel so lange bearbeitet werden, bis sich nur noch eine harte weißliche Schicht zeigt.

Induktion von Ersatzknorpel

Bei der Induktion von Ersatzknorpel sind die PRIDIE-Bohrung, subchondrale Abrasion und Micro-fracture-Technik zu unterscheiden. Durch die Induktion von Ersatzknorpel können häufig morphologisch sehr schöne Resultate erzielt werden. Vielfach sieht man bei Rearthroskopie gut aufgefüllte Areale. Es ist jedoch festzustellen, daß nicht alle Patienten mit dem Operationsergebnis zufrieden sind.

Pridie-Bohrung

Mit einem Kirschnerdraht (Durchmesser 1,2 – 2 mm) kann bei Fissuren versucht werden, Ersatzknorpel zu induzieren. Flächige Areale sind für PRIDIE-Bohrungen jedoch nicht geeignet, da das Knorpelregenerat punktförmig und damit zu inhomogen ist, um die Fläche zu bedecken.

Subchondrale Abrasion

Bis zum Knochen reichende Knorpelschäden können mit der *subchondralen Abrasions-Chondroplastik* (Abb. 7.162) behandelt werden. Eine subchondrale Abrasion kann durchgeführt werden, wenn der Randwall des hyalinen Restknorpels stabil ist, ein junger Patient ohne Achsfehlstellung einen bis zum Knochen reichenden Knorpeldefekt von weniger als 1,5 cm im Durchmesser aufweist. Gleichfalls sollte der Bandapparat stabil sein.

Ist der Knorpelschaden größer als 1,5 cm oder liegt ein instabiler Randwall des Restknorpels vor, so ist die subchondrale Abrasion nicht die geeignete Operationstechnik. In diesen Fällen sollten lediglich die instabilen Knorpelanteile entfernt werden. Gleiches gilt für ausgeprägte Achsenfehlstellungen, begleitende Bandinstabilität, hohes Alter des Patienten sowie hohes Körpergewicht und Lokalisation des Knorpelschadens im Bereich des Femoropatellargelenks.

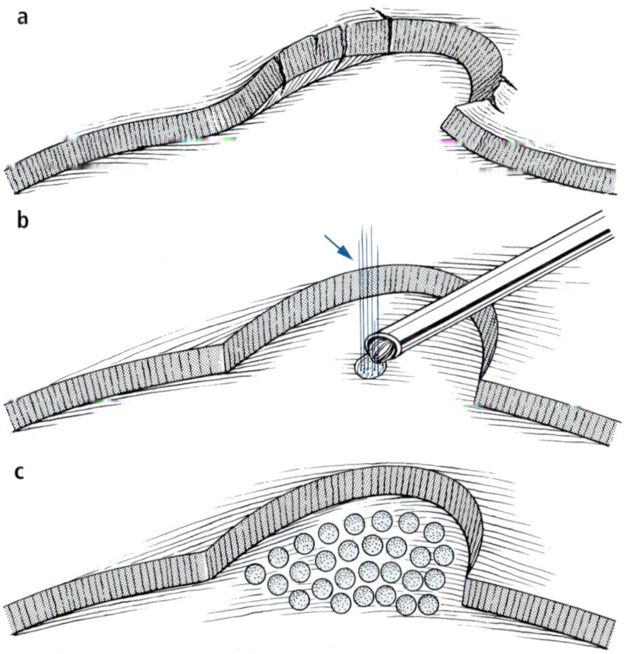

Abb. 7.162a-c: Subchondrale Abrasion. Ausgangsbefund (a). Zunächst wird der Knorpeldefekt palpiert und abgehobene instabile Knorpelanteile entfernt. Der Randwall sollte dabei nicht angeglättet werden, sondern eher steil sein, um ein „Hochwachsen" des Ersatzknorpels zu ermöglichen. Anschließend wird die Kugelfräse in das Gelenk eingeführt und eine Probefräsung vorgenommen (Probedip). Nach Durchbrechen der Skleroseschicht zeigt sich bei Erreichen der gefäßtragenden Schicht eine fadenförmige Blutung (Pfeffer- und Salzphänomen) (b, Pfeil). Diese Blutung kann provoziert werden, indem der Flüssigkeitszustrom an der Schleuse gestoppt und die Absaugung angestellt wird. Größere Knorpelareale sollten mäanderförmig oder punktförmig angefräst werden (c). Eine flächenhafte Durchbrechung der Skleroseschicht ist insbesondere an den konvexen Gelenkbereichen (Femurkondylen) unbedingt zu vermeiden, um ein Einbrechen des spongiösen Knochens bei plötzlicher Belastung zu vermeiden.

Micro-fracture-Technik

Bei freiliegenden Knochen kann mit einem Spezialmeißel die Skleroseschicht sternförmig durchbrochen werden (Anlegen von Mikrofrakturen); dies wird an mehreren Stellen wiederholt. Die Micro-fracture-Technik kann auch zur Ergänzung der subchondralen Abrasion angewendet werden.

Nachbehandlung

Bei normaler *Knorpelglättung* reicht eine Entlastung des Gelenks für 2 – 4 Tage aus. Bei Schwellneigung sind Lymphdrainagen zu empfehlen. Weitere Therapiemaßnahmen hängen von den Begleitläsionen (VKB-Ruptur, ausgeprägte arthrotische Veränderungen auch in anderen Gelenkanteilen) ab.

Bei der *Induktion von Ersatzknorpel* hängt die Weiterbehandlung im wesentlichen von Größe und Lage des behandelten Areals ab. Im allgemeinen ist eine Entlastung (bzw. 10 kg-Teilbelastung) des Gelenks für 6 – 10 Wochen angezeigt. Danach kann der Patient binnen 2 Wochen auf volle Belastung steigern. In Anbetracht dieser aufwendigen Nachbehandlung sollte mit dem Patienten schon vor der Operation abgesprochen werden, ob eine Induktion von Ersatzknorpel vorgenommen werden kann.

7.6.1.6 Freie Gelenkkörper

Krankheitsbild

Intermittierende Einklemmungserscheinungen oder eine plötzlich aufgetretene, persistierende Blockierung des Gelenks lassen freie Gelenkkörper vermuten. Ein typischer Verletzungsmechanismus wird nur selten beschrieben.

Diagnostik

Die *klinische Diagnose* ergibt sich durch die erwähnten intermittierenden Blockaden, die vom Patienten und/oder vom Arzt ausgelöst werden können bzw. beschrieben werden. Manchmal steht das Gelenk in der blockierten Stellung. Nicht selten können die frei beweglichen Gelenkkörper vom Patienten intraartikulär lokalisiert werden. *Radiologisch* sind die Gelenkkörper bei entsprechendem Kalksalzgehalt sichtbar, rein chondrale Gelenkkörper lassen sich radiologisch nicht darstellen.

Indikation

Bei klinischem und subjektivem V.a. einen freien Gelenkkörper ist die Indikation zur Arthroskopie gegeben. Sie dient nicht nur der Beseitigung der Gelenkblockade, sondern auch der Verhinderung weiterer Einklemmungen und damit verbundener Knorpelschädigungen.

OP-Technik

Kleine freie Gelenkkörper können sich in allen Gelenkarealen befinden. Häufig finden sie sich im oberen, medialen oder lateralen Rezessus, können aber auch sub- und/oder suprameniskeal lokalisiert sein. Größere Gelenkkörper liegen meist im oberen Rezessus oder im Bereich der Area intercondylaris anterior, können aber auch im dorsomedialen oder dorsolateralen Rezessus lokalisiert sein.

Liegen mehrere freie Gelenkkörper vor, sollte durch den Instrumentenzugang zunächst ein Faßinstrument eingeführt werden, um die kleineren Gelenkkörper zu entfernen. Wird zunächst ein sehr großer Gelenkkörper entfernt, muß die Inzision des Instrumentenzugangs ausreichend groß gewählt werden. Dies führt bei Fortführung der Arthroskopie zum Flüssigkeitsverlust durch diesen Zugang und möglicherweise zum Kollabieren des Gelenks. Zudem können kleinere Gelenkkörper aus dem Gelenk in das Subkutangewebe gespült werden und hier nur sehr schwer gefunden werden. Daher sollten zunächst die kleineren und mittelgroßen Gelenkkörper, erst zum Schluß der große Gelenkkörper entfernt werden.

Findet sich intraartikulär ein kleiner oder mittlerer Gelenkkörper, kann er mit einer Kanüle, die durch die Haut eingestochen wird, fixiert werden. Er kann dann durch einen im entsprechenden Gelenkareal zusätzlich eingelegten Instrumentenzugang entfernt werden. Häufig ist es möglich, den „angespickten" Gelenkkörper mit der Kanüle in den oberen Rezessus zu bewegen, wo dann schon die durch den normalen Instrumentenzugang eingeführte Faßzange „wartet".

Nachbehandlung

Bei Vorliegen eines kleinen oder mittleren Gelenkkörpers kann der Patient nach 2 Tagen das Gelenk normal belasten. Die Fäden werden zwischen 4. und 6. postoperativen Tag entfernt. Die Wiederaufnahme der sportlichen Aktivität ist nach 3 – 4 Wochen möglich. Wurde ein größerer freier Gelenkkörper entfernt, sollte die Fädenentfernung am Instrumentenzugang erst nach 14 Tagen erfolgen. Eine Schonung des Gelenks wird für 7 – 14 Tage empfohlen.

7.6.1.7 Plicasyndrom

Krankheitsbild

Im Gelenk sind drei Plicae synoviales vorhanden (Plica mediopatellaris, infrapatellaris und superior). Von diesen besitzt die Plica mediopatellaris die wichtigste klinische Bedeutung.

Bei einer großen Plica mediopatellaris können Schnapphänomene im medialen Gelenkbereich ähnlich wie bei Meniskusläsionen und belastungsabhängige Schmerzen auftreten, insbesondere nach längerem Sitzen. Die Plica infrapatellaris und die Plica superior sind eher selten für pathologische Veränderungen verantwortlich.

Diagnostik

Bei einer vergrößerten Plica mediopatellaris finden sich ähnliche klinische Symptome wie bei einer Innenmeniskusläsion. Bisweilen kann ein Schnappen oder ein verdickter Strang im Bereich der anteromedialen Kapsel getastet werden. Typische radiologische Befunde sind nicht bekannt.

Indikation

Eine vergrößerte *Plica mediopatellaris* sollte bei medialer Symptomatik entfernt werden, wenn sie schon in Streckstellung mit dem medialen Femurkondylus und/oder der Patella in Kontakt gerät. In diesen Fällen kann das arthroskopische Vorgehen durch eine derart große Plica mediopatellaris erschwert sein. Die Entfernung ist auch dann zu empfehlen, wenn gleichzeitig eine Innenmeniskusläsion vorliegt. Klagt der Patient nach der partiellen Meniskusresektion immer noch über Schmerzen, so wird bei festgestellter Vergrößerung der Plica mediopatellaris nicht selten die verbliebene Plica für die Restbeschwerden verantwortlich gemacht und dem Patienten die erneute Arthroskopie empfohlen. Um diese Rearthroskopie zu vermeiden, sollte die vergrößerte Plica daher in der ersten Sitzung entfernt werden.

Eine *Plica infrapatellaris* wird entfernt, wenn sie arthroskopische Maßnahmen am vorderen und/oder hinteren Kreuzband und im lateralen Gelenkbereich behindert.

Der *Plica superior* kann im allgemeinen kein ausgeprägter pathologischer Wert zugeordnet werden. Führt jedoch bei einem femoropatellaren Schmerzsyndrom die intensive Dehnungsbehandlung des M. quadrizeps zu keiner Verbesserung der Patellamobilität, kann ein verdicktes Septum superior oder eine Plica superior vermutet werden. Stellt sich die Indikation zur Arthroskopie in diesen Fällen, muß die Durchtrennung der Plica bzw. Entfernung des Septum superior erwogen werden.

OP-Technik

Resektion der Plica mediopatellaris

Die arthroskopische Resektion einer vergrößerten Plica mediopatellaris in Korbhenkeltechnik zeigt Abb. 7.163a-d.

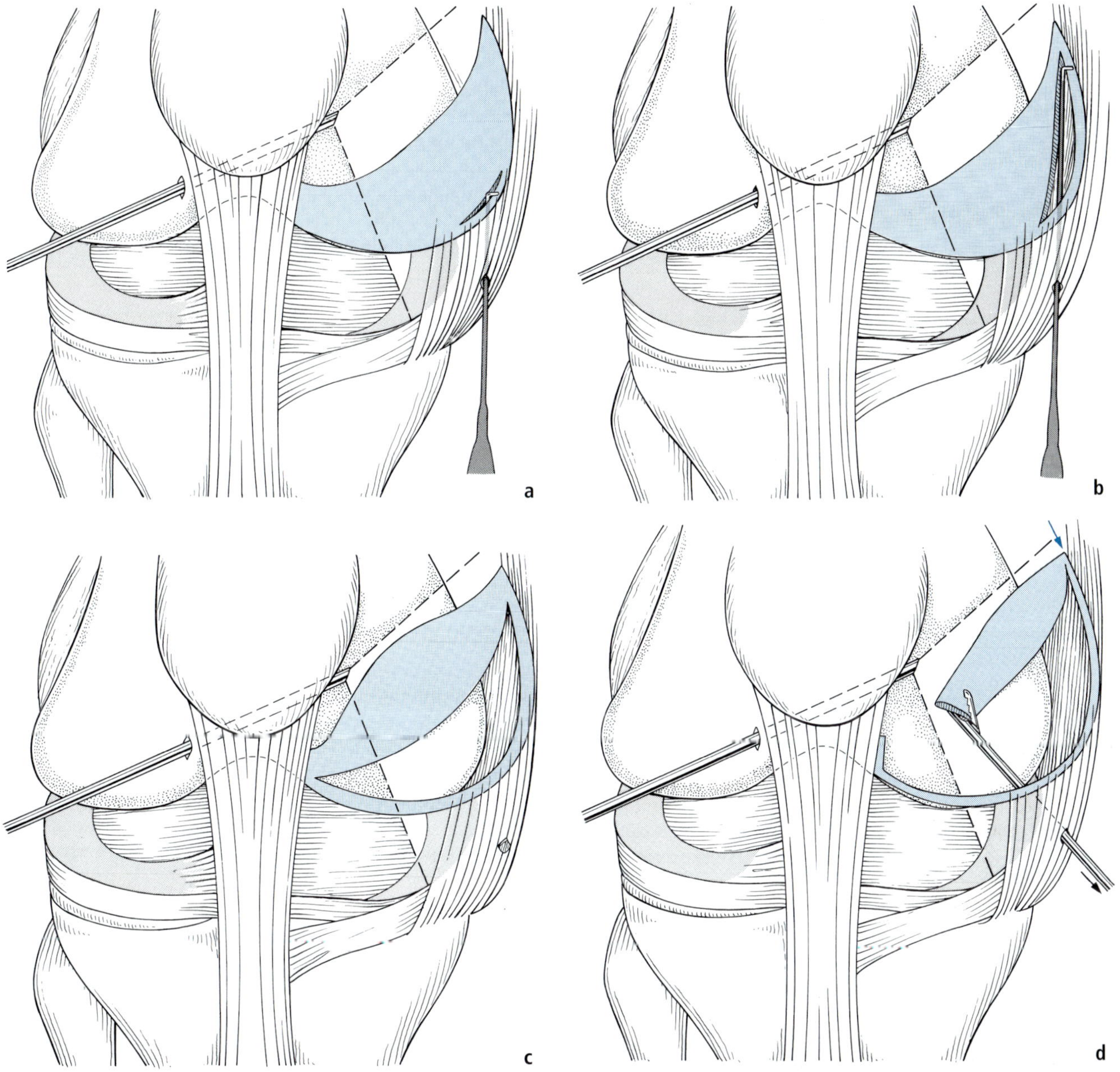

Abb. 7.163a-d: Resektion einer vergrößerten Plica mediopatellaris in Korbhenkeltechnik. Zunächst wird die Plica palpiert, anschließend das HF-Messer eingeführt und eine basisnahe Perforation gelegt (a). Die Perforation wird nach medial (b) und anterior ausgedehnt, wobei die Plica jedoch noch medial und anterior gestielt bleibt (c). Dann erfolgt zunächst die Durchtrennung des anterioren Plicaansatzes, so daß die Plica in den medialen Rezessus schlägt. Bei ausreichend kleinem medialen Ansatz wird die Plica mit der Faßzange gefaßt und aus dem Gelenk entfernt (d).

Durchtrennung der Plica infrapatellaris

Eine störende Plica infrapatellaris wird im kranialen Anteil mit dem HF-Messer oder dem Punch durchtrennt. Eine komplette Entfernung der Plica sollte Ausnahmefällen vorbehalten bleiben. Da die Plica infrapatellaris engen Kontakt zum Hoffa-Fettkörper aufweist, sind Blutungen nach Entfernung nicht selten und können durch die alleinige kraniale Durchtrennung vermieden werden.

Durchtrennung der Plica superior

Die verdickte Plica superior wird mit dem HF-Messer durchtrennt. Es ist jedoch darauf zu achten, daß sich die Muskulatur kontrahiert, wenn das HF-Messer in der Nähe betätigt wird. Diese Muskelkontraktion führt zu einer Verkleinerung des Gelenkvolumens, wobei die Muskulatur dann mit dem HF-Messer in Kontakt geraten und ebenfalls eingeschnitten werden kann. Daraus können Nachblutungen und intramuskuläre Narben resultieren, die unbedingt zu vermeiden sind.

Nachbehandlung

Für zwei Tage sollte das Gelenk mit halbem Körpergewicht belastet werden, danach ist die Steigerung auf Vollbelastung möglich. Die Fädenentfernung erfolgt zwischen dem 4. und 6. postoperativen Tag.

7.6.1.8 Patellaluxation

Krankheitsbild

Die Patella luxiert fast immer nach lateral (siehe auch 7.4.3.2). Dieser Mechanismus führt zum Einreißen des medialen Retinakulums. Bei der meist unmittelbar nach der Luxation erfolgenden Reposition kommt es zur Kontusion zwischen medialer Patellafacette und dem lateralen Femurkondylus. Demzufolge können hier neben Knorpelkontusionen auch osteochondrale Aussprengungen gefunden werden.

Klinik

Die Patienten beschreiben die Erstluxation meist als komplettes Weggehen verbunden mit einem Krachen im Kniegelenk. Bei rezidivierenden Luxationen können die Patienten das Phänomen bereits benennen.

Diagnostik

Die *frische Patellaluxation* läßt sich durch einen positiven Apprehension-Test sicher nachweisen. Gleichfalls sollte auch der LACHMAN-Test zum Ausschluß einer VKB-Ruptur geprüft werden. Meist besteht ein Druckschmerz im Bereich des medialen Retinakulums. *Röntgenologisch* sind bei ausgesprengten osteochondralen Fragmenten entsprechende Veränderungen zu finden. In der seitlichen Röntgenaufnahme muß auf Konturunregelmäßigkeiten im Bereich des lateralen Femurkondylus geachtet werden (Ausbruchsstelle eines osteochondralen Fragments). Bei jeder Patellaluxation sollte eine Patella-Tangentialaufnahme angefertigt werden.

Bei *chronischen Luxationen* ist der Apprehension-Test ebenfalls positiv. Ein Hämarthros liegt aber wesentlich seltener vor. Bei rezidivierenden Luxationen sind in der Patella-Tangentialaufnahme nicht selten Verkalkungen im Bereich des medialen Retinakulums zu finden, die oft als freie Gelenkkörper fehlinterpretiert werden. Ebenfalls kann auf diesen Aufnahmen die Lateralposition bzw. die Verkippung der Patella beurteilt werden.

Indikation

Die Indikation zur Naht des medialen Retinakulums ist bei der Erstluxation insbesondere dann gegeben, wenn kein osteochondrales Fragment ausgesprengt ist. Dies kann als Zeichen einer gewissen Prädisposition für eine Patellaluxation gewertet werden. Liegt ein großes osteochondrales Fragment vor, sollte neben der Naht des Retinakulums die Refixation des großen osteochondralen Fragments angestrebt werden. Dies ist unter ambulanten Bedingungen aber kaum möglich. Daher sollte bei Vorliegen eines osteochondralen Fragments die stationäre Behandlung bevorzugt werden. Die Naht des medialen Retinakulums bei Patellaluxation kann jedoch ambulant durchgeführt werden. Zur offenen operativen Therapie, siehe 7.4.3.2.

OP-Technik

Nach der *Erstluxation* mit eingerissenem medialem Retinakulum und gleichzeitiger Lateralisationstendenz der Patella sollte lediglich das mediale Retinakulum genäht werden. Von einem gleichzeitigen Lateral release ist unbedingt Abstand zu nehmen, da dies zu Ernährungsstörungen, im schlimmsten Fall sogar zur Patellanekrose führen kann. Das Lateral release sollte einem Zweiteingriff ca. 6 – 8 Wochen nach der arthroskopischen Naht des medialen Retinakulums vorbehalten bleiben.

Bei *rezidivierenden Luxationen* ist bei ausgeprägter Lateralisationstendenz eine Raffung des medialen Retinakulums mit gleichzeitiger Spaltung des lateralen Retinakulums erforderlich.

Naht des medialen Retinakulums

Als Instrumentarium zur Naht des medialen Retinakulums werden zwei normale Injektionskanülen und PDS-Fäden der Stärke 0 verwendet. Gleichzeitig wird eine Öse benötigt. Die PDS-Fäden werden wie zur Meniskusrefixation (siehe 7.6.1.2) in die Kanüle eingefädelt.

Handelt es sich um eine rezidivierende Luxation, wird das Retinakulum vor dem Knoten der Fäden mit dem Meniskuscutter angefrischt, um entsprechende Blutungen zu provozieren die eine bessere Vernarbung des medialen Retinakulums gewährleisten.

Spaltung des lateralen Retinakulums

Der Arthroskopzugang wird bei einer geplanten Spaltung des lateralen Retinakulums (Lateral release) als tief anterolateraler Zugang angelegt. Der mediale Instrumentenzugang sollte etwas höher, nicht direkt suprameniskeal auf der Medialseite plaziert werden. Bei einer rezidivierenden Patellaluxation werden zunächst die Nähte des medialen Retinakulums (s.o.) gelegt, dann Arthroskop- und Instrumentenzugang gewechselt. Das Elektromesser wird lateral eingeführt und das laterale Retinakulum langsam unter Betätigung des Koagulationstroms schichtweise durchtrennt. Bisweilen gelingt es, das im lateralen Retinakulum verlaufende

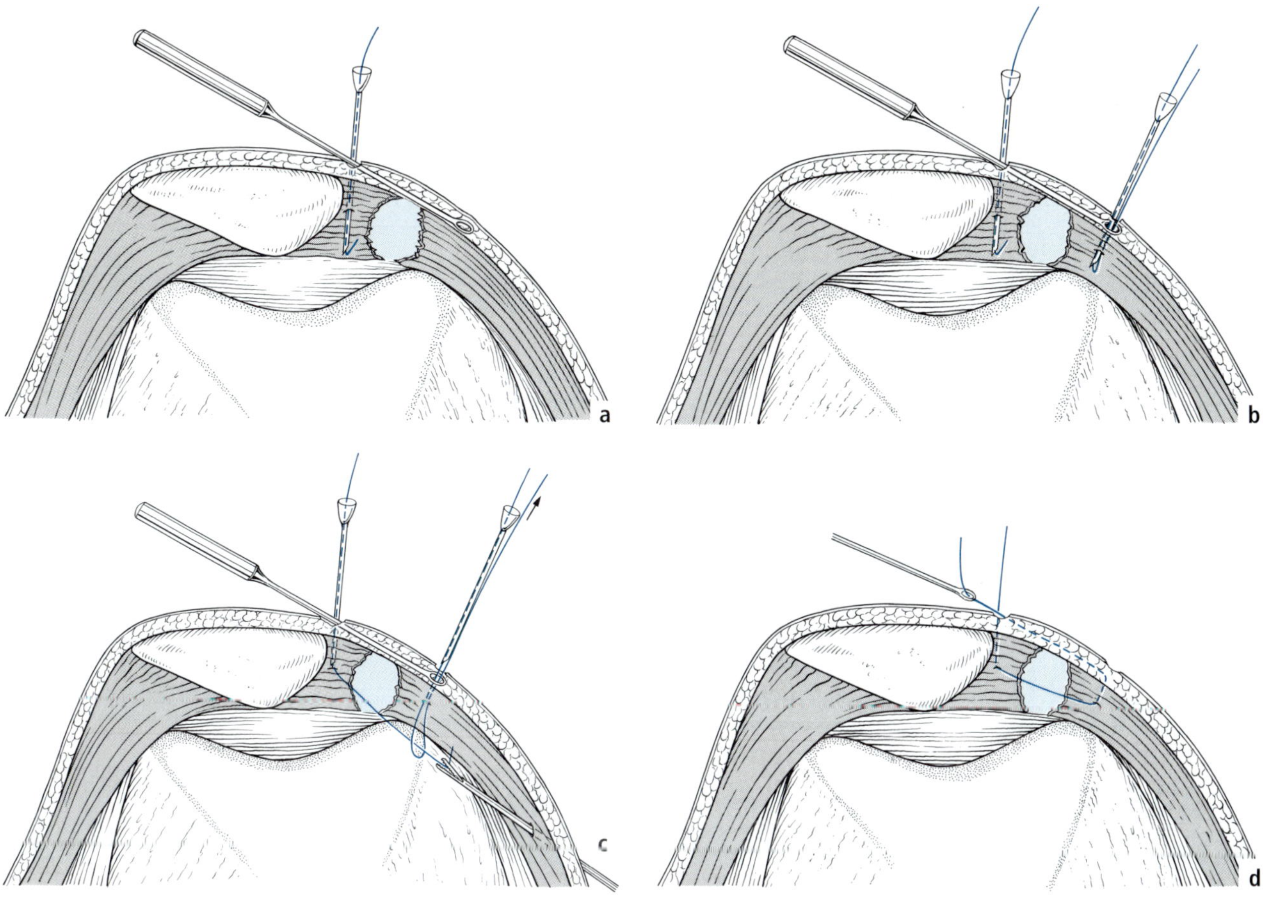

Abb. 7.164a-d: Naht des medialen Retinakulums. Zunächst wird eine Kanüle mit freiem Fadenende nahe der Patella eingestochen. Das Periost der medialen Patellakante sollte mitgefaßt werden. Nachdem die Kanüle im arthroskopischen Bild erscheint, wird die Haut inzidiert, subkutan mit einer kleinen Mosquitoklemme gespreizt und die Öse nach medial subkutan vorgeschoben (a). Dann wird im Abstand von ca. 4 – 5 cm von der Hautinzision eine weitere Kanüle mit einer Fadenschlinge durch die Öse eingestochen bis sie intraartikulär erscheint (b). Durch die Fadenschlinge wird das freie Fadenende der zuerst eingestochenen Kanüle mit einer kleinen Faßzange gefaßt und durch den Instrumentenzugang ausgezogen (c). Anschließend wird an der Fadenschlinge gezogen, so daß der freie Faden nach extraartikulär und nach Anziehen der Öse wieder subkutan gelangt, um schließlich aus der zuerst angelegten Hautinzision auszutreten (d). Auf diese Weise werden drei bis vier Nähte gelegt.

Gefäß zu schonen und selektiv darzustellen. Es kann koaguliert oder belassen werden. Im letzteren Fall sollte das laterale Retinakulum aber auch um das Gefäß herum durchtrennt werden. Eine Läsion des M. vastus lateralis ist zu vermeiden, da hieraus störende Nachblutungen und schmerzhafte Vernarbungen resultieren können.

Ist die Spaltung des lateralen Retinakulums im Rahmen der Behandlung einer rezidivierenden Patellaluxation indiziert, werden nach der Spaltung die medial gelegten Kapselnähte geknotet.

Nachbehandlung

Nach einer Naht des medialen Retinakulums wird bei starken Schmerzen eine abnehmbare Schiene in 10° Beugung für 14 Tage verordnet mit Teilbelastung des Gelenks. Die Vollbelastung ist unter Schutz der Schiene ab der ersten postoperativen Woche möglich. Eine Antiluxationsbandage sollte für insgesamt 8 Wochen getragen werden. Bei ausgeprägter Lateralisation muß mit dem Patienten ein zweiter Arthroskopietermin zur Spaltung des lateralen Retinakulums vereinbart werden.

Nach einer Raffung der medialen Kapsel und gleichzeitigem Lateral release kann bei starken Schmerzen eine abnehmbare Schiene in 10° Flexionsstellung verordnet werden. Hierauf sind Pendelübungen gestattet mit Teilbelastung für eine Woche. Bei Nachlassen der Schmerzen ist die Steigerung der Belastung auf Vollbelastung erlaubt. Gleichzeitig wird eine Antiluxationsbandage für drei Monate verordnet. Krankengymnastik mit Aufdehnung der lateralen Strukturen und Kräftigung des M. vastus medialis wird rezeptiert.

7.6.1.9 **Synovitis**

Krankheitsbild

Die Synovitis (Synoviitis, Synovialitis) ist eine entzündliche Reaktion der Synovialmembran auf Traumen, degenerative Erkrankungen oder bei Erkrankungen des rheumatischen Formenkreises. Gelenkschwellungen, Schmerzen und endgradige Bewegungseinschränkungen stehen im Vordergrund des klinischen Beschwerdebildes.

Diagnostik

Häufig läßt sich ein intraartikulärer *Erguß* palpieren und punktieren. In einigen Fällen ist der gesamte obere Rezessus jedoch von synovialem Gewebe ausgefüllt und imponiert dann als intraartikulärer Erguß. Bei der Palpation läßt sich aber keine Fluktuation nachweisen.

Röntgenaufnahmen werden obligatorisch in den Standardebenen angefertigt. Ein *MRT* kann zusätzliche Hinweise liefern, ist jedoch bei entsprechender Anamnese und eindeutigem klinischen Befund nicht obligat erforderlich. Alte Kreuzband- und Meniskusverletzungen sind auszuschließen, da auch diese Erkrankungen häufig zu einer Begleitsynovitis führen.

Indikation und Patientenaufklärung

Generalisierte wie auch lokalisierte Synovitiden können am sichersten durch die Arthroskopie erkannt und therapiert werden. Der Patient wird darüber informiert, daß eine Synovitis sehr häufig die Reaktion auf eine Verletzung oder intraartikuläre Veränderung bzw. eine Systemerkrankung darstellt. Der Behandlungserfolg hängt damit im wesentlichen von der Genese der synovialen Erkrankung ab. Liegen gleichzeitig ausgeprägte degenerative Veränderungen wie Knorpelläsionen oder osteophytäre Ausziehungen vor, ist mit einem Wiederauftreten oder Persistieren der Beschwerden zu rechnen. Liegt dagegen eine synoviale Erkrankung vor, sollte nach entsprechender histologischer Sicherung eine komplette Synovialektomie diskutiert werden. Auf Grund des Nachblutungsrisikos ist hierbei jedoch eine stationäre Behandlung vorzuziehen.

OP-Technik

Bei lokalisierten oder generalisierten synovialen Veränderungen unklarer Genese sollte immer eine *Synovia-PE* erfolgen, wenn nicht eindeutig geklärt werden kann, ob diese Veränderung primärer oder sekundärer Genese ist. Die *Synovektomie* erfolgt mit dem ROSENBERG-Resektor. Wird ohne Blutleere oder Blutsperre operiert, ist durch das eintretende Blut mit einer ausgeprägten Sichtbehinderung zu rechnen. Bei einer Synovia-PE sollten blutende Gefäße im Entnahmebereich gezielt mit dem HF-Messer koaguliert werden.

Nachbehandlung

Die Bewegung des Gelenks wird nach Abschwellung freigegeben, Lymphdrainagen werden verordnet. Das Gelenk sollte für 3 – 4 Wochen geschont werden. Die Entscheidung ob eine komplette Synovialektomie erforderlich ist, hängt vom jeweiligen histologischen Befund ab.

7.6.1.10 **Osteochondrosis dissecans**

Krankheitsbild

Avaskuläre Nekrosen können am Kniegelenk an verschiedenen Stellen auftreten. Am häufigsten ist die Osteochondrosis dissecans (OD) am medialen Femurkondylus lokalisiert. Seltener findet man sie am lateralen Femurkondylus, wesentlich seltener im Bereich der Patella und sehr selten im Bereich der Trochlea femoris. Die Erkrankung tritt bevorzugt im jugendlichen Alter auf. Neben vaskulären Ursachen wird eine Überbelastung des Gelenks im Jugendalter diskutiert.

Arthroskopische Stadieneinteilung

Bei der Arthroskopie sollte zunächst das Stadium der Osteochondrosis dissecans festgelegt werden.
- *Stadium I:* Intakter Knorpelbereich
- *Stadium II:* Herd ist abgrenzbar, Chondromalazie I° oder II° am Herdbereich
- *Stadium III:* Dissekat ist teilweise gelöst
- *Stadium IV:* Mausbett bzw. freies Dissekat.

Klinik

Die von den Patienten geschilderten Beschwerden sind häufig uncharakteristisch. In den ersten Stadien stellen belastungsabhängige Schmerzen das Hauptsymptom dar, in fortgeschrittenerem Stadium sind intermittierende Blockierungen und Einklemmungserscheinungen zu finden.

Diagnostik

Anamnese und klinischer Befund sind uncharakteristisch, oft weist lediglich das jugendliche Alter und die fehlende Unfallanamnese auf eine mögliche Osteochondrosis dissecans hin. Bisweilen wird auch das Kausalitätsbedürfnis durch Schilderung eines Unfalls erfüllt, der schon längere Zeit zurückliegt.

Radiologische Stadieneinteilung

Die *Röntgenuntersuchung* in zwei Ebenen ist obligat. Nach radiologischen Kriterien ist die Osteochondrosis dissecans in die Stadien I – III einzuteilen:
- *Stadium I:* Schlummerstadium
- *Stadium II:* Deutliche Aufhellung oder Demarkierung durch Sklerosesaum

- *Stadium III:* Komplette oder partielle Ablösung des Dissekats.

Zur Verifizierung des Ausmaßes kann eine *MRT* hilfreich sein, hierbei ist jedoch zu berücksichtigen, daß der Befund bei dieser Untersuchungstechnik häufig überinterpretiert wird.

Indikation und Behandlungsziel

Primäres Therapieziel ist die Durchbrechung der Sklerosezone, damit das von der Ernährung abgeschnittene osteochondrale Dissekat wieder Anschluß an die Blutversorgung gewinnt. Ist es bereits zu einer partiellen Ablösung gekommen, muß entschieden werden, ob eine Refixation sinnvoll und möglich ist, anderenfalls ist eine Entfernung des Dissekats unumgänglich.

Patientenaufklärung

Der Patient bzw. dessen Eltern sollten darüber informiert werden, daß es zu rezidivierenden Beschwerden kommen kann. Wird bei einer ausgeprägten Osteochondrosis dissecans im Spätstadium die Entfernung des Dissekats notwendig, muß mit einer früh einsetzenden arthrotischen Veränderung des Gelenks gerechnet werden, falls keine „knorpelersetzenden Maßnahmen“ wie z.B. Knorpeltransplantation durchgeführt werden.

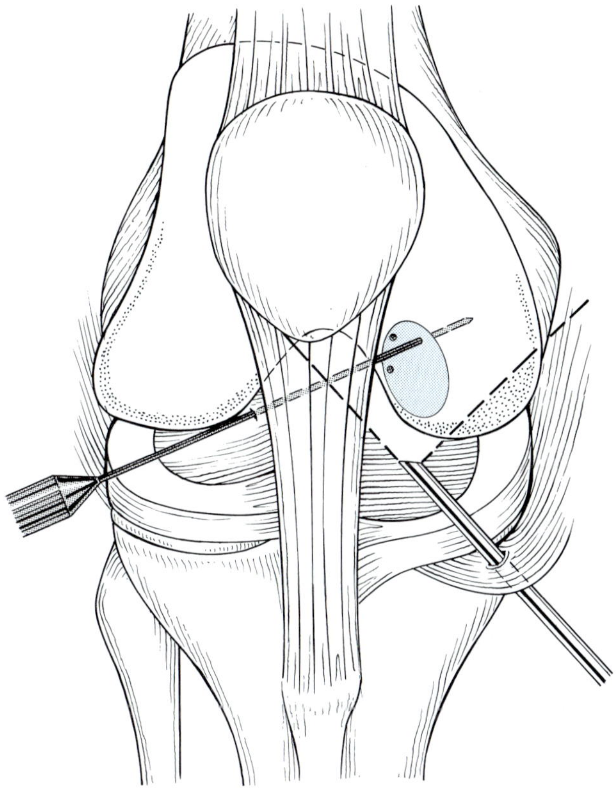

Abb. 7.165: Osteochondrosis dissecans. Anterograde Anbohrung mit Kirschner Draht.

OP-Technik

Die arthroskopische Therapie erfolgt in Abhängigkeit von der klinischen Symptomatik und insbesondere vom festgestellten Stadium. Im *Stadium I* und bei Fehlen von klinischen Beschwerden wird auf eine Anbohrung noch verzichtet. Bei diesen Patienten ist insbesondere die genaue Anamnese zu analysieren, da festgestellt werden muß, ob der Patient sich nicht primär wegen anderer Erkrankungen beim Arzt vorgestellt hat.

Im *Stadium II* und *III* ist die Durchbrechung der Sklerosezone anzustreben. Im Stadium IV kann dieses durch eine anterograde Anbohrung mit einem Kirschnerdraht (Stärke 1,2 bzw. 1,5 mm) erfolgen (Abb. 7.165).

Hat sich das Dissekat teilweise oder komplett gelöst, muß überlegt werden, ob eine Refixation möglich ist. Hierzu bieten sich *Ethipins,* eventuell in Verbindung mit *Fibrinkleber,* oder kanülierte *Kleinfragmentschrauben* an. Bei uns haben sich letztere bei ausgedehnten Osteochondrosis dissecans-Herden bewährt. Vor der Refixation erfolgt eine *subchondrale Abrasion* im Herdbereich. Ebenfalls kann unter arthroskopischer Kontrolle eine *Spongiosaplastik* durchgeführt werden, bevor das Dissekat mit den Schrauben im Dissekatlager fixiert wird. Diese Eingriffe erfordern neben einem hohen instrumentellen Aufwand entsprechende Erfahrung des Operateurs und sollten daher im Zweifelsfall der stationären Behandlung vorbehalten bleiben. Auch Eingriffe mit retrograder Anbohrung und Spongiosaauffüllung, wie sie im Stadium II und III manchmal notwendig sind, sollten wegen des Aufwands eher stationär erfolgen. Manchmal ist auch eine intraoperative Durchleuchtung (Röntgenbildwandler) notwendig.

Nachbehandlung

Nach einer anterograden Anbohrung darf der Patient in Abhängigkeit von der Ausdehnung des Osteochondrosis dissecans-Herds das Gelenk für sechs Wochen mit 10 – 20 kg belasten. Bewegungsübungen im unbelasteten Bereich sind gestattet. Erfolgte eine Refixation, sollte eine Entlastung von acht Wochen erfolgen.

7.6.1.11 Ruptur des vorderen Kreuzbands

Krankheitsbild

Die Ruptur des vorderen Kreuzbands (VKB) ist eine sehr häufige Bandläsion. Die Versorgung der VKB-Ruptur erfolgte lange Zeit lediglich unter stationären Bedingungen. In letzter Zeit wird sie aber mit zunehmender Tendenz auch ambulant durchgeführt. Im Gegensatz zu den anderen Knieoperationen ist die Rekonstruktion des vorderen Kreuzbands eine sehr aufwendige Operation. Sie muß daher sorgfältig geplant und vorbereitet werden. Gleichfalls muß gesichert sein, daß der Patient in den ersten Tagen nach der Operation jederzeit den Arzt aufsuchen kann.

Diagnostik

Nach der frischen Verletzung stehen Schmerzen, akute Schwellung (Hämarthros) und schmerzbedingte Bewegungseinschränkung im Vordergrund des Beschwerdebilds. Patienten mit älteren Läsionen klagen dagegen vermehrt über Instabilitätsgefühl. Bisweilen sind aber auch Folgeschäden wie Meniskusläsionen oder Knorpelschäden die Ursache, weswegen ein Arzt aufgesucht wird.

Der *LACHMAN-Test* ist der wesentliche klinische Test zum Nachweis der VKB-Ruptur. Findet sich eine deutliche anteriore Tibiaverschiebung, die nicht mit einem festen Anschlag endet, liegt eine VKB-Ruptur vor. Der *Pivot-Shift-Test* (anteriores dynamisches Subluxationsphänomen) ist bei der frischen Verletzung häufig falsch negativ, kann auch bei muskelkräftigen Patienten, die bei der Untersuchung deutlich gegenspannen, falsch negativ ausfallen. In der Narkoseuntersuchung ist der Pivot-Shift-Test dagegen bei einer VKB-Ruptur positiv.

Bildgebende Diagnostik

Röntgenaufnahmen in zwei Ebenen sind obligatorisch. Bei einer frischen Verletzung müssen ein knöcherner Ausriß der Eminentia und eine Tibiakopffraktur ausgeschlossen werden. Bei älteren Läsionen kann die seitliche Röntgenaufnahme auch primär als gehaltene Röntgenaufnahme angefertigt werden. Auf dieser ist dann neben den sekundären Veränderungen (zipflige Ausziehung der Eminentia, Osteophyt im Bereich des dorsomedialen Tibiaplateaus) auch die anteriore Tibiaverschiebung zu quantifizieren.

Ein *MRT* ist bei klinisch nachgewiesener VKB-Ruptur nicht notwendig. Es kann jedoch indiziert sein, wenn der V.a. eine primär versorgungspflichtige Läsion besteht, die arthroskopisch schlecht nachzuweisen ist, wie z.B. eine frische Ruptur des hinteren Kreuzbands oder eine Läsion des M. popliteus.

Indikation

Wurde noch vor einigen Jahren die frische VKB-Ruptur akut versorgt, erfolgt heute ein verzögert primäres Vorgehen sofern keine Verletzungen vorhanden sind, die eine Akutoperation erfordern. Der Operationszeitpunkt wird 6 – 8 Wochen nach dem Trauma terminiert. Zu diesem Zeitpunkt sollte das Kniegelenk seine volle Beweglichkeit wieder erreicht haben, abgeschwollen sein und einen reizlosen Zustand aufweisen. Eine Woche vor dem geplanten Operationstermin sollte unbedingt eine Kontrolluntersuchung erfolgen. Hierbei können sich drei verschiedene Zustände zeigen:

- *Patient völlig beschwerdefrei, LACHMAN-Test positiv, jedoch endgradig mit festem Anschlag.* In diesem Fall kann auf eine Arthroskopie verzichtet werden. Der Patient wird jedoch darüber aufgeklärt, daß das VKB als vorgeschädigt anzusehen ist. Es folgen ambulante Kontrollen alle drei Monate für 1 Jahr. Schildert der Patient hierbei ein Unsicherheitsgefühl, Wegknicken oder Schmerzen, wird ihm die Arthroskopie, gegebenenfalls auch die Rekonstruktion des VKB, empfohlen.
- *Patient mit Beschwerden, LACHMAN-Test positiv mit endgradig festem Anschlag.* Dem Patienten wird die Arthroskopie empfohlen. Intraoperativ werden Begleitschäden wie Meniskusläsionen und Knorpelschäden therapiert. Gleichfalls wird der Zustand des VKB beurteilt. Häufig ist ein derber Narbenstrang zwischen VKB-Rest und lateralem Femurkondylus nachweisbar, der teilweise Kontakt zum hinteren Kreuzband aufweisen kann. In diesem Fall kann durchaus eine arthroskopische Narbeninduktion (s.u.) erfolgen.
- *Patient mit Beschwerden, Instabilitätsgefühl, LACHMAN-Test positiv mit endgradig weichem Anschlag.* Dem Patienten wird die Rekonstruktion des VKB empfohlen.

OP-Technik

Narbeninduktion

Hat sich nach der Kreuzbandverletzung eine Narbe gebildet, kann durch Anbohren oder Abmeißelung eines kleinen Periost-Knochenlappens von der Innenseite des lateralen Femurkondylus, der dann auf den VKB-Rest aufgelegt wird, versucht werden, noch mehr Narbengewebe zu induzieren.

Nachbehandlung

Die Nachbehandlung besteht in Teilbelastung des Beins für 14 Tage und Ruhigstellung in 20° in einer Mekronschiene, Pendelübungen sind jedoch erlaubt. Bei Anschwellen des Gelenks ist eine Lymphdrainage indiziert. Der Patient wird postoperativ alle drei Monate ambulant untersucht (Stabilitätsprüfung mit KT-1000, maximal manueller Test). Sollte der Patient über Instabilitätsbeschwerden klagen, wird eine VKB-Rekonstruktion empfohlen.

Vordere Kreuzbandrekonstruktion

Vor der Rekonstruktion sollte das Rekonstruktionsmaterial ausgewählt werden. Am verbreitetsten sind die Rekonstruktion des vorderen Kreuzbands mit dem

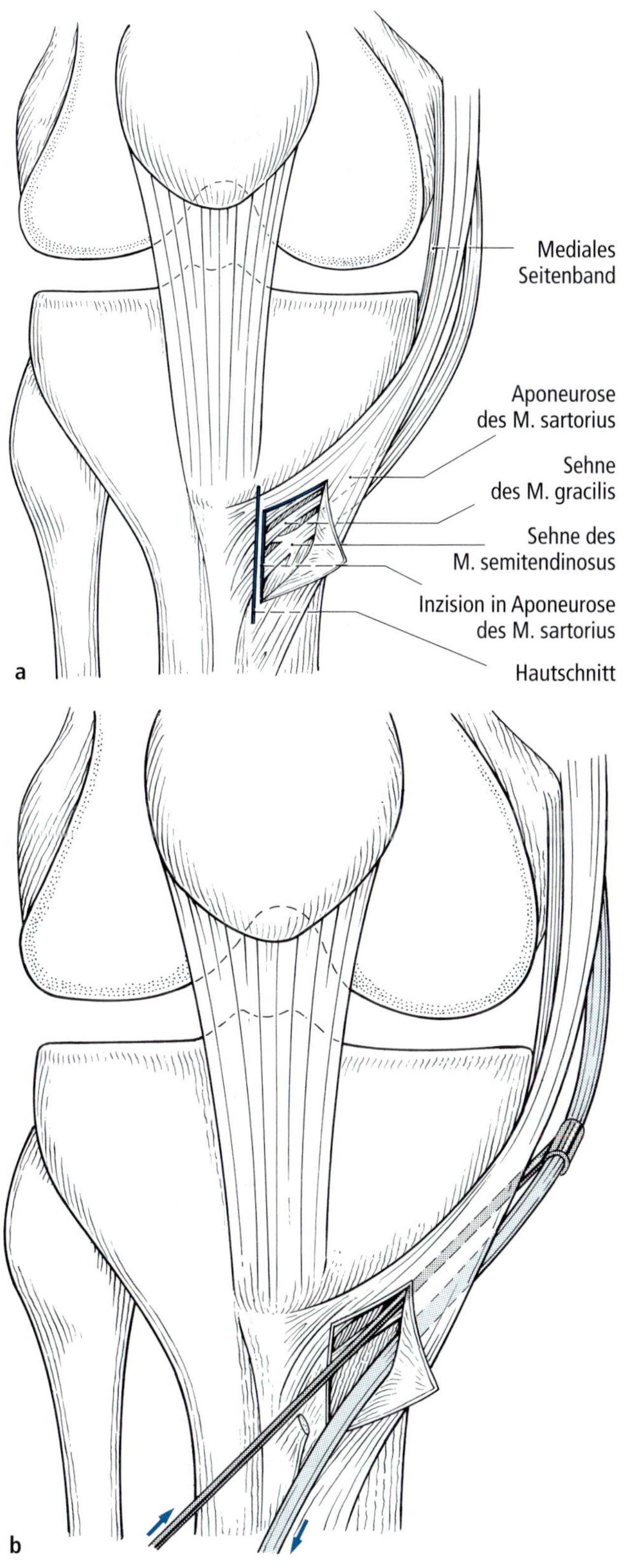

Abb. 7.166a-b (links): Entnahme der Semitendinosussehne. Oberhalb der tastbaren Sehnen des M. gracilis wird in die Bursa unterhalb des Pes anserinus eingegangen (a). Die Sehne des M. semitendinosus, die am distalsten liegt, wird mit einer Overholt-Klemme hervorluxiert und mit Fäden fixiert. Die Sehne wird freipräpariert, wobei der Sehnenansatz bis zum Periost hin abgelöst wird. Anschließend müssen die variabel ausgeprägten Verbindungszügel der Sehne zum medialen Kopf des M. gastrocnemius, zum M. semimembranosus und zum M. gracilis durchtrennt werden, um den Sehnenstripper nicht in eine falsche Richtung zu schieben und eine Durchtrennung der Semitendinosussehne zu riskieren (b).

mittleren Drittel des *Lig. patellae* (bone-tendon-bone) und die Verwendung der *Semitendinosussehne.* Im Folgenden wird, da der Rekonstruktion mit der Semitendinosussehne die größten Zukunftsperspektiven eingeräumt werden, lediglich diese Operationstechnik beschrieben (Abb. 7.166 – 7.167).

Entnahme der Semitendinosussehne

Ist durch eine Vorarthroskopie bzw. klinische Untersuchung die VKB-Insuffizienz gesichert, kann mit der Entnahme der Sehne begonnen werden. Hierzu wird ein ca. 2 – 3 cm langer Hautschnitt etwas medial distal der Tuberositas tibiae angelegt. Das Subkutangewebe wird durchtrennt und auf den Pes anserinus vorpräpariert (Fortsetzung, siehe Abb. 7.166).

Rekonstruktion des Kreuzbands

Nach Entnahme der Semitendinosussehne mit dem Sehnenstripper wird diese auf dem Nahtboard vorbereitet. In der Regel beträgt die Länge der Semitendinosussehne mindestens 24 cm. Es werden zwei gleich lange Sehnenschlaufen gebildet und an den jeweiligen Enden mit nicht resorbierbaren Fäden sicher gefaßt. Arthroskopisch erfolgt dann die Plazierung des tibialen Bohrkanals, wobei die Orientierung im wesentlichen an der anterioren Zirkumferenz des hinteren Kreuzbands erfolgt.

Zur femoralen Fixation dient ein Fixationsbutton (Flipptack®, Fa. Karl Storz; suture plate®, Fa. Aesculap; Endobutton, Fa. Acufex). Der Fixationsbutton entspricht einem kleinen Vierlochplättchen, wobei in die beiden zentralen Löcher das Dakronband, in die peripheren Löcher ein kräftiger Faden als Zugfaden und ein schwächerer als Flippfaden eingeführt werden.

Nach Durchbewegen des Kniegelenks und Zug an den jeweiligen Sehnensträngen werden die Sehnenfäden über eine Schraube mit Unterlegscheibe fixiert. Nach adaptierenden Nähten des Pes anserinus erfolgt die Subkutan- und die fortlaufende Hautnaht. Redondrainagen werden intraartikulär und in den Sehnenentnahmebereich eingelegt.

Nachbehandlung

Für 6 Tage wird das Kniegelenk mit einer abnehmbaren 0°-Schiene ruhiggestellt, es erfolgen regelmäßige Lymphdrainagen. Zwischen dem 5. und 6. postoperativen Tag wird mit vorsichtigen Bewegungsübungen begonnen. Für 4 Wochen wird das Bein nur mit halbem Körpergewicht, nach 4 Wochen zunehmende voll belastet. Kein Krafttraining in den ersten 6 Wochen. Zeigt sich nach 6 Wochen noch ein Bewegungsdefizit, empfiehlt sich eine stationäre Rehabilitation für 14 Tage, z.B. in einem Reha-Zentrum.

Neuere Untersuchungen der Autoren haben gezeigt, daß die Patienten, die eine ambulante VKB-Rekonstruktion erhielten, wesentlich häufiger über Hämatome und Schwellungszustände des Kniegelenks klagten als die stationär operierten. Als wesentlicher Nachteil der ambulanten VKB-Operation muß nach Einschätzung der Autoren die erhöhte Aktivität des Patienten in den ersten Tagen nach der Operation angesehen werden. Der Patient muß sich selbst um seine Nachsorge kümmern, er muß zu den entsprechenden Institutionen, die die Nachbehandlung und postoperativen Kontrollen durchführen, transportiert werden. Diese Unruhe führt zu Schmerzen und zur erhöhten Inzidenz postoperativer Schwellungen und Hämatome. Über diese Risiken sollte der Patient präoperativ ausführlich aufgeklärt werden. Die Autoren sind daher in der letzten Zeit mit der Indikationsstellung zur ambulanten VKB-Rekonstrukion eher zurückhaltend.

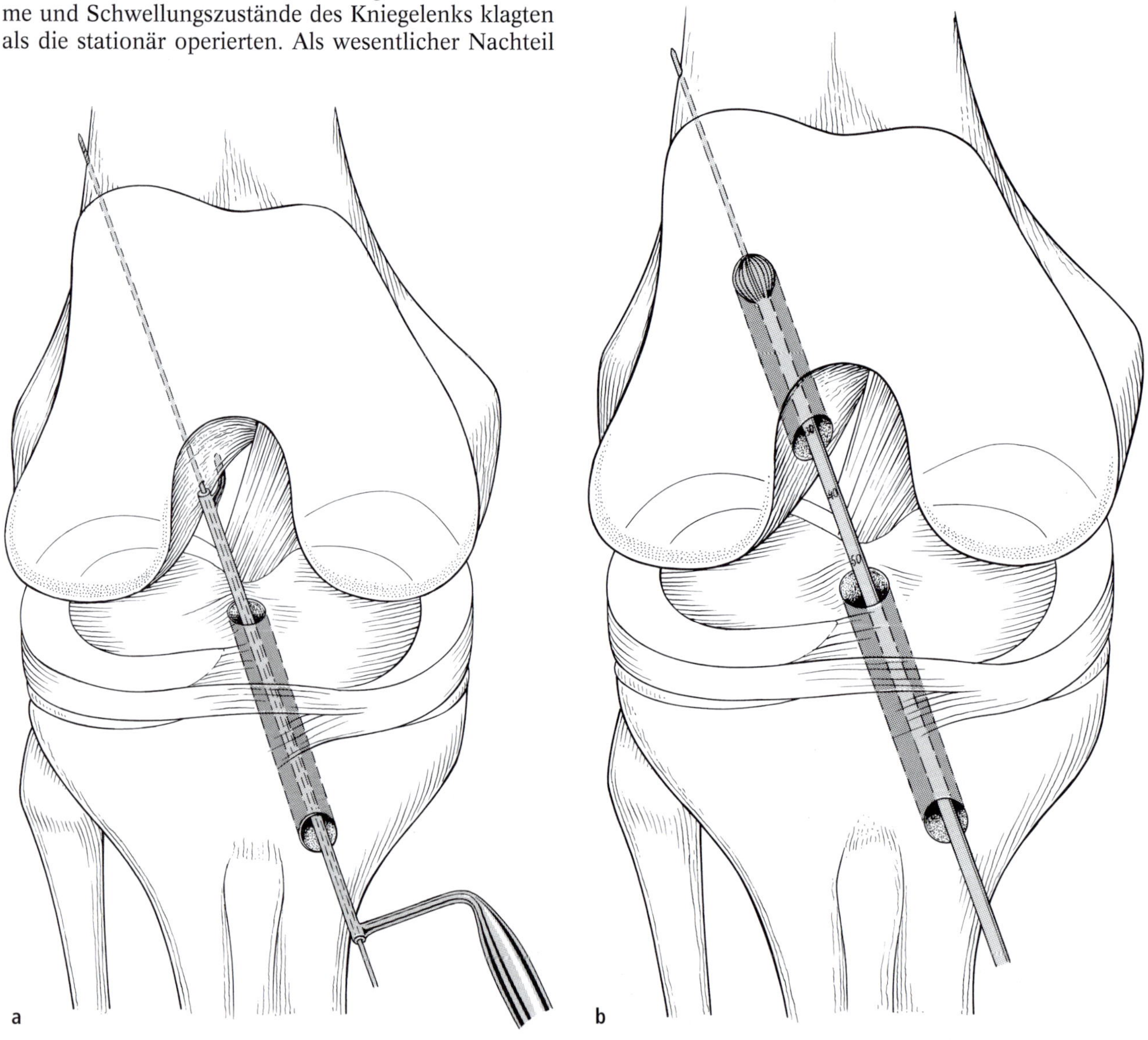

Abb. 7.167a-b: Rekonstruktion des Kreuzbands. Nach Aufweitung des Bohrkanals auf den Durchmesser, der von dem Vierer-Strang eingenommen wird, erfolgt das Einführen des femoralen Zielgeräts und das Aufbohren des femoralen Kanals (a). Über einen zuerst eingebrachten Bohrdraht wird ein kanülierter Bohrer mit dem endgültigen Durchmesser des Vierer-Strangs bis zu einer Tiefe von ca. 40 mm vorgebohrt (b). Der Rest des femoralen Kanals wird mit einem 4,5 mm Bohrer gebohrt. Eine Glättung der Ein- und Austrittslöcher der Bohrkanäle wird mit einem scharfen Löffel bzw. der Kugelfräse vorgenommen.

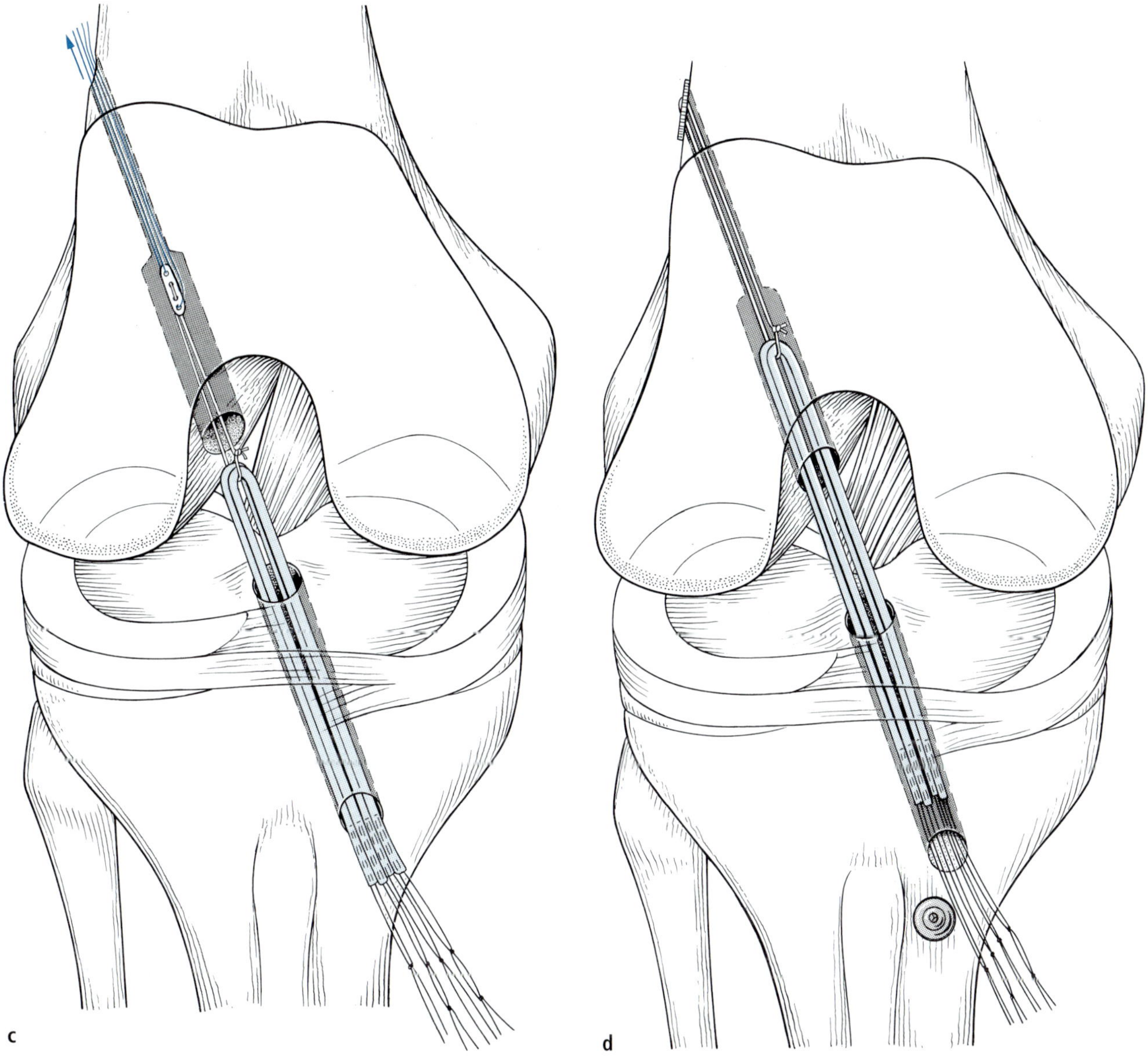

Abb. 7.167c-d: Anschließend wird die Länge des femoralen Kanals bestimmt, der Vierer-Sehnen-Strang mit dem Fixationsbutton über ein dünnes Dakronband in der entsprechenden Länge geknotet und am Zugfaden von tibial eingezogen (c). Hat der Button die laterale Femurkortikalis passiert, wird am Flippfaden gezogen, der Fixationsbutton stellt sich quer und legt sich durch Zug am Transplantat auf die laterale Femurkortikalis (d).

7.6.2 Oberes Sprunggelenk

M. Strobel, H.-S. Neumann, J. Eichhorn

7.6.2.1 Allgemeines

Das Sprunggelenk ist das am häufigsten verletzte Gelenk des menschlichen Körpers. Zahlreiche frische Verletzungen, aber auch chronische Schmerzen sind arthroskopisch zu diagnostizieren und meist auch zu therapieren.

Indikationen und Kontraindikationen

Indikationen

Die Indikation zur diagnostischen Arthroskopie ist nur bei unklaren Schmerzen, unklaren Schwellungszuständen und unklaren Gelenkblockierungen gegeben. Beim Hämarthros, wie es meist bei einer fibularen Kapselbandläsion vorliegt, ist nur in Ausnahmefällen (Verdacht auf osteochondrale Fraktur) die Indikation zur diagnostischen Arthroskopie zu vertreten.

Bedingt durch verbesserte arthroskopische Operationstechniken und Instrumente hat sich das Spektrum der arthroskopischen Möglichkeiten am Sprunggelenk beträchtlich erweitert (Tab. 7.8). Die meisten dieser Operationen sind ambulant durchführbar. Die Arthrodese wie auch die Behandlung des Empyems sollten jedoch unter stationären Bedingungen behandelt werden.

Indikationen
• Freie Gelenkkörper (siehe 7.6.2.2) • Knorpelläsion (siehe 7.6.2.3) • Meniskoidsyndrom (anterolaterales Impingement-Syndrom, siehe 7.6.2.4) • Bewegungseinschränkung (siehe 7.6.2.5) • Ventraler Tibiaosteophyt (siehe 7.6.2.6) • Talusosteophyt (siehe 7.6.2.7) • Synovialitis (siehe 7.6.2.8) • Osteochondrosis dissecans (siehe 7.6.2.9) • Arthrose (siehe 7.6.2.10) • Gelenkempyem • Arthrodese

Tab. 7.8: Indikationen zur arthroskopischen Operation am oberen Sprunggelenk

Kontraindikationen

Neben den medizinischen Kontraindikationen müssen auch die sozialen Faktoren berücksichtigt werden (siehe 7.6.1.1).

Instrumentarium

Das Instrumentarium unterscheidet sich nicht von dem, das bei der Arthroskopie des Kniegelenks benötigt wird. Hilfreich sind jedoch kleinere Shaveransätze (Small joint set).

Anästhesie

Die *intravenöse Regionalanästhesie* wie auch die *rükkenmarknahen Anästhesieformen* sind möglich. Im ambulanten Bereich hat sich jedoch die *Vollnarkose* mit einem sehr kurz wirkenden Anästhetikum bewährt (siehe 7.1.3).

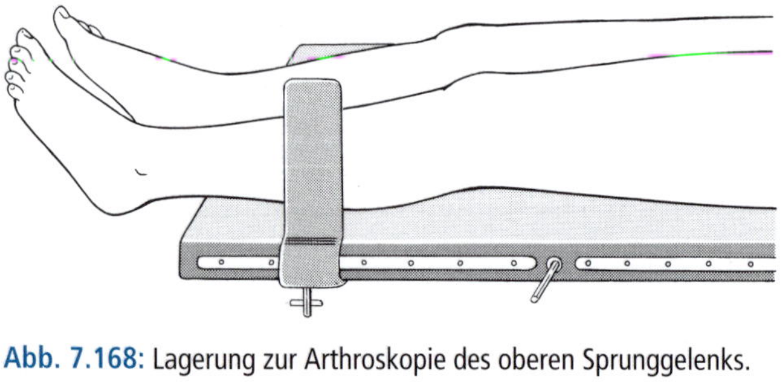

Abb. 7.168: Lagerung zur Arthroskopie des oberen Sprunggelenks.

Lagerung

Der Patient liegt in Rückenlage, wobei der zu arthroskopierende Fuß über den Operationstisch hinausreicht. Das kontralaterale Bein wird etwas abgesenkt. Auf der lateralen Unterschenkelseite des zu arthroskopierenden Sprunggelenks wird im mittleren Unterschenkeldrittel eine Seitenstütze angebracht.

Abdeckung

Der zu operierende Fuß wird einschließlich der distalen Unterschenkelhälfte mit einer gefärbten Lösung desinfiziert. Ein normales Operationstuch deckt die Auflagefläche des Fußes und Unterschenkels ab und wird vor dem Unterschenkel mit einer Kocherklemme fixiert. Der Fuß wird mit einem sterilen Operationshandschuh eingepackt, das wasserdichte Extremitätentuch über Fuß und Unterschenkel gezogen und bis etwa 10 cm oberhalb des Sprunggelenks geschoben. Sollte die Öffnung des Lochtuchs nicht straff genug dem Unterschenkel anliegen, was bei Jugendlichen oder Frauen der Fall sein kann, wird das Extremitätentuch mit einem Klebetuch am Unterschenkel fixiert.

Tourniquet

Die Operation erfolgt in *Blutsperre*. Eine *Blutleere* ist ebenfalls möglich, erfordert aber einen höheren Zeitaufwand (Auswickeln des Beins). Der Vorteil der Blutsperre liegt darin, daß einige Gefäße zumindest partiell noch gefüllt sind. Diese dienen bei den Zugangswegen der Orientierung. Alternativ können unmittelbar vor der definitiven Lagerung auf dem Operationstisch bei herabhängendem Unterschenkel die sich füllenden Venen mit einem Stift angezeichnet werden. Auch sollte der Verlauf der A. tibialis anterior markiert werden, um eine Läsion bei Plazierung des medialen Zugangs sicher zu vermeiden.

Auffüllmedium

Das Gelenk wird mit einer elektrolytfreien Spüllösung aufgefüllt (Purisole SM®, Fa. Fresenius). Diese Lösung gestattet die Verwendung des HF-Messers auch im Sprunggelenk. Der Flüssigkeitsinflow wird durch Höherhängen der Flüssigkeitsbeutel am höhenverstellbaren Infusionsständer bzw. am Deckenlift reguliert (siehe 7.6.1.1).

Zugänge

Es sind anteriore und posteriore Zugänge zum oberen Sprunggelenk bekannt. Die wesentlichen Leitstrukturen sind die Sehnen des M. tibialis anterior und des M. extensor digitorum communis (Abb. 7.169). Die posterioren Zugänge orientieren sich an der Achillessehne.

Arthroskopzugang

Als Standardzugang wird zunächst der *anterolaterale Zugang* angelegt:

- *Orientierung:* Ca. 15 mm proximal der Spitze des lateralen Malleolus liegt der Gelenkspalt. Durch Beugen und Strecken des oberen Sprunggelenks kann dieser palpiert werden, er ist meist auch an einer queren Hautfalte bei der Dorsalflexion zu erkennen.
- *Needle-Test:* Eine Injektionskanüle wird in das Gelenk eingestochen. Dabei ist es vorteilhaft, zunächst nur die ledige Kanüle ohne aufgesetzte Spritze zu verwenden. Damit hat der Operateur ein wesentlich sichereres Gefühl, ob er wirklich den Gelenkraum erreicht. Liegt diese Kanüle im Gelenk, läßt sie sich sehr leicht nach medial und lateral bewegen. Der Einstich liegt dabei lateral der Sehne des M. extensor digitorum communis bzw. des M. peronaeus tertius. Beim anterolateralen Zugang ist die V. saphena parva gefährdet. Man sollte diese, wenn möglich, schonen. Unter Verwendung einer Blutsperre ist der Gefäßverlauf manchmal noch erkennbar.
- *Auffüllen des Gelenks:* Das Gelenk wird anschließend mit Spülflüssigkeit aufgefüllt. Dies ist am Vorwölben des anterioren Gelenkbereichs zu erkennen. Der Fuß bewegt sich zudem mit zunehmender Auffüllung in eine Dorsalflexion. Nachdem die ersten 5 – 10 ml eingespritzt sind, wird die Spritze entfernt und kontrolliert, ob wirklich der Gelenkraum aufgefüllt wird. Entleert sich die Spülflüssigkeit in einem Strahl, ist die Auffüllung korrekt erfolgt.
- *Hautinzision:* Nach Auffüllung des Gelenks wölbt sich die Gelenkkapsel vor. Jetzt wird der endgültige Ort des Zugangs festgelegt. Liegt die Kanüle im kaudalen Bereich des anterioren Gelenks, sollte die Hautinzision etwas weiter proximal erfolgen, um das Gelenk leicht erreichen zu können. Mit dem Messer wird die Haut über eine Länge von 3 – 4 mm eingeschnitten. Es ist darauf zu achten, daß wirklich nur die Haut geschlitzt wird. Eine Inzision in tiefere Gewebeschichten muß unbedingt vermieden werden, um Hautnerven oder Sehnenanteile nicht zu verletzen.
- *Aufweitung des Zugangs:* Mit einer kleinen Klemme werden Subkutangewebe und darunterliegende Gewebeschichten in Längsrichtung bis zur Gelenkkapsel gespalten. Mit der Klemme kann die Gelenkkapsel perforiert werden, was sich am Entweichen der Spülflüssigkeit zeigt. Wenn möglich, sollte man dies jedoch vermeiden.
- *Einführen der Schleuse mit stumpfem Trokar:* Unter rotierenden Bewegungen wird die Schleuse mit eingesetztem stumpfem Trokar in Richtung des medialen Malleolus vorgeschoben. Ein Zulaufhahn sollte geöffnet sein. An der hier austretenden Spülflüssigkeit zeigt sich, wenn der intraartikuläre Raum erreicht ist. Anschließend wird der Trokar entfernt und die Optik mit angeschlossener Videokette eingesetzt.

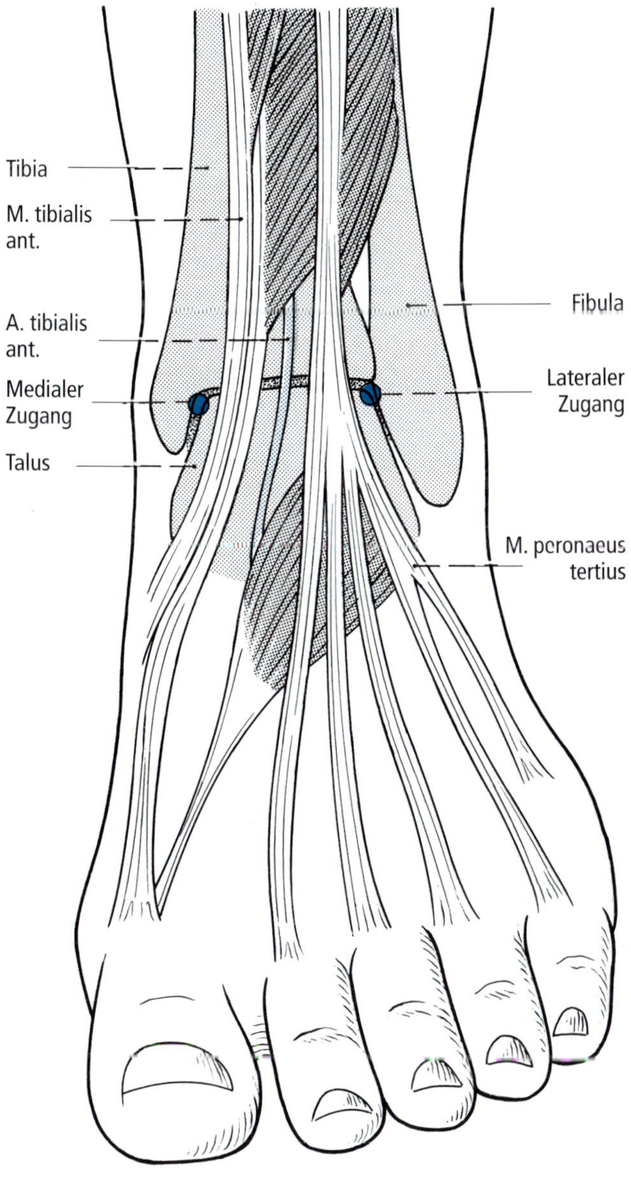

Abb. 7.169: Anteriore Zugänge zum oberen Sprunggelenk.

Instrumentenzugang

Die Anlage des Instrumentenzugangs erfolgt ebenfalls in der *Kanülentechnik* (siehe 7.6.1.1). Der Zugang wird medial der Sehne des M. tibialis anterior angelegt. Hierbei ist der M. peronaeus superficialis zu schonen. Daher erfolgt auch hier zunächst nur eine längsverlaufende Hautinzision, das Subkutangewebe wie auch die Kapsel werden mit einer kleinen stumpfen Klemme in gleicher Richtung gespalten. Hat die Klemme den Gelenkraum erreicht, können die verschiedenen Operationsinstrumente bzw. der Tasthaken eingeführt werden.

Als dritter anteriorer Zugang ist der anterozentrale Zugang bekannt, der lateral der Sehne des M. extensor hallucis longus angelegt wird. Die Autoren verwenden diesen Zugang jedoch nicht, da hiermit einerseits eine vermehrte Verletzungsgefahr der anterior verlaufenden Gefäße und Nerven verbunden ist, andererseits die Übersicht über den anterolateralen und anteromedialen Zugang ausreichend ist, insbesondere wenn Arthroskop- und Instrumentenzugang gewechselt werden.

Wechsel von Arthroskop- und Instrumentenzugang

Zur kompletten Beurteilung des Gelenkraums müssen Arthroskop- und Instrumentenzugang gewechselt werden. Hierbei ist es gerade am oberen Sprunggelenk wichtig, keine neuen Perforationen der Gelenkkapsel zu schaffen. Aus diesem Grunde sollte für den Wechselvorgang ein Wechselstab verwendet werden (siehe 7.6.1.1).

Posteriore Zugänge

Posterolateraler Zugang

Der am häufigsten beschriebene posteriore Zugang wird lateral der Achillessehne plaziert und ermöglicht eine Übersicht über die posterioren Anteile der Malleolengabel und der Talusrolle. Die Gefahren liegen in einer Läsion des N. suralis und der V. saphena parva.

Posteromedialer Zugang

Der posteromediale Zugang sollte wegen der Verletzungsgefahr des N. tibialis posterior und der A. tibialis posterior nicht angelegt werden, obwohl er wiederholt empfohlen wird.

Transtendinöser Zugang

Der transtendinöse (transachilläre) Zugang durch die Achillessehne ist ungefährlich und kann als Instrumentenzugang zum posterioren Gelenkanteil verwendet werden, um z.B. Gelenkkörper zu entfernen.

Transmalleolärer Zugang

Bei einer Osteochondrosis dissecans kann eine Herdanbohrung notwendig sein. Liegt der Herd im mittleren Talusdrittel, kann er auch durch maximale Plantarflexion kaum von anterior erreicht werden. In diesem Falle kann die Anbohrung dieses Herds durch den medialen Malleolus erfolgen (siehe 7.6.2.9).

Untersuchungsgang

Der arthroskopische Untersuchungsgang erfolgt *systematisch* stets in der gleichen Reihenfolge, um keine Läsion zu übersehen. Zunächst erfolgt der *anterolaterale Arthroskopzugang*:

- Mediale Hälfte der Talusgelenkfläche
- Mediale Hälfte der Tibiavorderkante
- Mediale Hälfte der anterioren Kapsel
- Übergang Tibiavorderkante zum medialen Rezessus
- Medialer Rezessus
- Kaudale Begrenzung des medialen Rezessus unter dem Innenknöchel
- Wechsel von Arthroskop- und Instrumentenzugang.
- Anschließend erfolgt die Inspektion über den *anteromedialen Arthroskopzugang* in der Reihenfolge:
- Laterale Hälfte der Talusgelenkfläche
- Laterale Hälfte der Tibiavorderkante
- Laterale Hälfte der anterioren Gelenkkapsel
- Anteriorer Syndesmosenanteil mit Übergang auf die Fibula
- Vorderkante der Fibula mit lateralen Rezessus
- Boden des lateralen Rezessus kaudal des lateralen Malleolus.

Im Gegensatz zum Kniegelenk ist beim Sprunggelenk für die komplette Inspektion des anterioren Gelenkbereichs der Wechsel der Zugänge notwendig. Die Zugänge werden je nach Erfordernis als Arthroskop- bzw. Instrumentenzugang verwendet.

7.6.2.2 Freie Gelenkkörper

Krankheitsbild

Gelenkkörper sind häufig traumatischer Genese, seltener handelt es sich um abgebrochene Osteophytenanteile. Die Beschwerden bestehen in intermittierenden Blockierungen und Einklemmungen, bisweilen stehen aber auch Schmerzen oder ein Schnappgefühl im Vordergrund. Häufig ist die Beweglichkeit endgradig schmerzhaft eingeschränkt. Sekundäre Veränderungen wie eine chronische Synovialitis oder Knorpelschäden können ebenfalls im Vordergrund der Beschwerden stehen.

Diagnostik

Manchmal ist ein freier Gelenkkörper im anterioren Gelenkbereich tastbar, häufiger befinden sich die Gelenkkörper aber auch im medialen und/oder lateralen Rezessus und sind damit der *klinischen Untersuchung* nicht zugänglich.

Auf *konventionellen Röntgenbildern* können röntgendichte Gelenkkörper erkannt werden, die wahre Größe zeigt sich jedoch erst bei der Arthroskopie. Mit Hilfe des *MRT* lassen sich die Gelenkkörper bisweilen deutlicher darstellen. Die Indikation zu dieser Untersuchung ist jedoch bei eindeutiger klinischer Symptomatik nicht gegeben.

Indikation

Die Indikation zur Arthroskopie ist bei positivem klinischem und subjektivem Befund gegeben. Nach der Erfahrung der Autoren befinden sich die Gelenkkörper am häufigsten im anterioren Gelenkbereich.

OP-Technik

Nach der Lokalisation des Gelenkkörpers wird dieser mit einer feinen, perkutan eingestochenen Kanüle fixiert oder angestochen. Mit einer durch den Instrumentenzugang eingeführten Faßzange wird er aus dem Gelenk extrahiert. Bei großen Gelenkkörpern ist darauf zu achten, daß der gefaßte Gelenkkörper nicht während der Extraktion im Subkutangewebe verlorengeht. U.U. muß dann der Instrumentenzugang adäquat erweitert werden.

Nachbehandlung

Sind die Gelenkkörper evtl. synovialer Genese (synoviale Chondromatose), sollte unbedingt eine Synovialis-PE entnommen werden.

Wurde lediglich ein Gelenkkörper bei unauffälligen Knorpel- und synovialen Verhältnissen entfernt, kann der Patient nach der Operation das Gelenk mit ganzem Körpergewicht belasten. Die Arbeitsunfähigkeit beträgt ca. 14 Tage, mit sportlicher Aktivität sollte für 4 – 6 Wochen je nach Sportart ausgesetzt werden.

Komplikationen

Persistierende Beschwerden hängen von Art und Ausmaß der Begleitläsionen (Knorpelschäden, Synovialitis) ab. Sind die Gelenkkörper synovialer Genese, muß dies dem Patienten mitgeteilt werden, da diese dann wieder auftreten und zu den gleichen oder ähnlichen Beschwerden führen können. Es ist auch möglich, daß nicht alle Gelenkkörper gefunden und/oder aus dem Gelenk entfernt werden können.

7.6.2.3 Knorpelläsion

Krankheitsbild

Traumatische Knorpelveränderungen zeigen sich meist als Zufallsbefund. *Degenerative* Läsionen finden sich häufig bei älteren Patienten wie auch bei Sportlern mit erhöhter Sprunggelenksbelastung (z.B. Fußballspieler, Hallensportler, Tennisspieler). Bei frischen Knorpelverletzungen stehen Schmerzen und Blockierungserscheinungen wie auch Krepitieren im Vordergrund, bei degenerativen Läsionen eher Schmerzen, Schwellung, Anlaufschmerz und zunehmende Bewegungseinschränkung.

Diagnostik

Anamnestisch läßt sich der Verdacht auf eine Knorpelläsion äußern (s.o.). Die *Röntgenuntersuchung* in den Standardebenen zeigt entsprechende Stadien degenerativer Veränderungen. Mit Hilfe des *MRT* kann der Knorpel ebenfalls dargestellt werden. Das komplette Ausmaß der Veränderungen zeigt sich jedoch erst bei der Arthroskopie.

Indikation und Patientenaufklärung

Bei V.a. eine traumatische Knorpelläsion sowie bei störendem intraartikulärem Krepitieren ist die Indikation zur Arthroskopie gegeben. Der Patient sollte jedoch darüber aufgeklärt werden, daß in Abhängigkeit vom Ausmaß des Knorpelschadens mit Restbeschwerden zu rechnen ist. Auch bei traumatischen Knorpelschäden muß je nach Größe der Läsion mit persistierenden oder neu auftretenden Beschwerden gerechnet werden. Gegebenenfalls sollte der Patient schon präoperativ auf eine mögliche Veränderung seiner sportlichen Aktivitäten oder/und seiner beruflichen Tätigkeit hingewiesen werden.

OP-Technik

Die Operationsprinzipien unterscheiden sich nicht wesentlich von denen des Kniegelenks (siehe Kap. 7.6.1.6). Die mechanisch instabilen Knorpelanteile werden entfernt. Bei frischen kleinen traumatischen Knorpelläsionen ist durchaus eine subchondrale Abrasion in der Micro-fracture-Technik sinnvoll. Bei degenerativen Knorpelläsionen ist die Knorpelglättung zu empfehlen.

Nachbehandlung

Je nach Ausdehnung der Knorpelschäden und der durchgeführten Maßnahmen wird eine Wiederaufnahme der Belastung ab dem 2. postoperativen Tag gestattet. Nach subchondraler Abrasion sollte eine mehrwöchige Entlastung des Gelenks (6 – 8 Wochen) erfolgen. Danach kann die Belastung wieder dosiert gesteigert werden.

7.6.2.4 Meniskoidsyndrom

Krankheitsbild

Nach fibularen Kapselbandverletzungen auftretende Vernarbungen im anterolateralen Gelenkbereich können zu Schmerzen, Schwellungen und Schnapphänomenen führen. Synonym sind die Bezeichnungen Meniskoidsyndrom, synoviales Impingement, Meniscoidlesion, Soft tissue impingement-syndrom, (antero)laterales Impingement-Syndrom und laterales Weichteilimpingement gebräuchlich.

Das Entstehen eines lateralen Meniskoidsyndroms ist unabhängig davon, ob die fibulare Kapselbandläsion operativ oder konservativ versorgt wurde. Typisch sind Schmerzen in Höhe des anterolateralen Gelenkspalts, die sich durch Palpation verstärken. Typisch ist auch, daß konservative Therapieversuche mit Tapeverbänden, Immobilisation und antiphlogistischen Maßnahmen nicht zur signifikanten Beschwerdebesserung führen oder geführt haben.

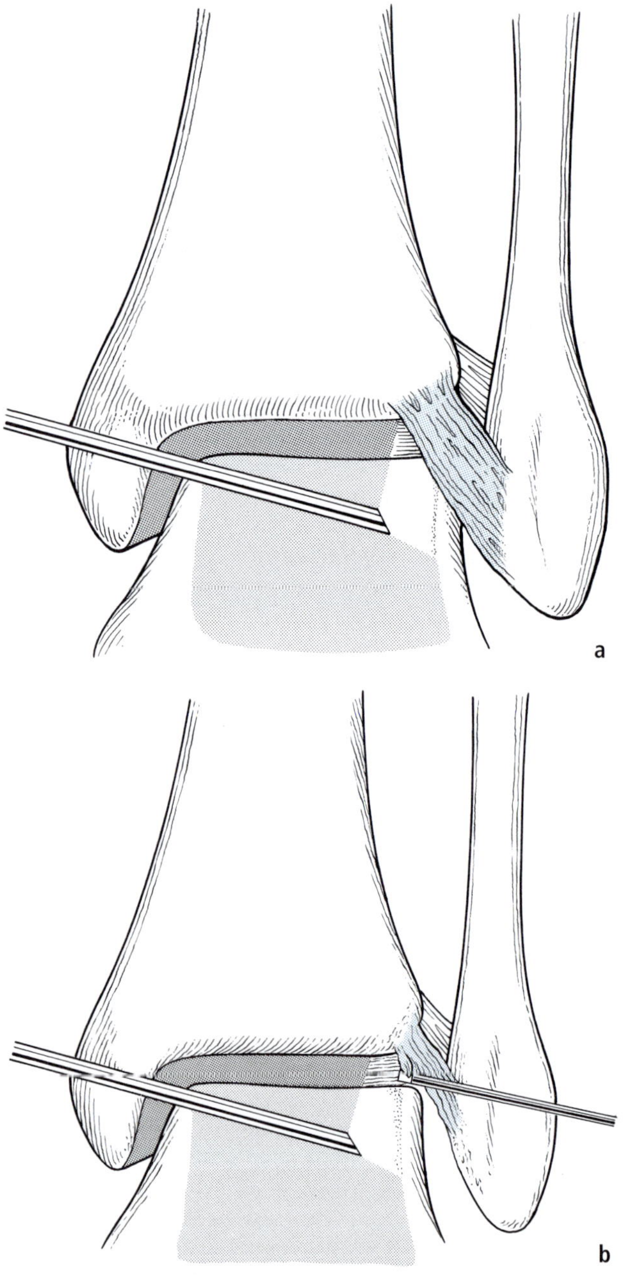

a

b

Abb. 7.170a-b: Laterales Meniskoidsyndrom. Das Arthroskop liegt anteromedial, das Operationsinstrument wird anterolateral eingeführt (a). Die Fibula ist, bedingt durch die Verwachsungen, meist nicht zu erkennen. Beuge- und Streckbewegungen zeigen das Impingement der Vernarbungsstränge. Mit einem kleinen Shaver (Small joint set, Rosenberg-Resektor) (b), dem HF-Messer oder dem Laser werden die Vernarbungen entfernt. Meist stellt sich danach auch die Fibula wieder dar.

Diagnostik

Wegweisend ist der *anterolaterale Druckschmerz* in Höhe des Gelenkspalts. Bildgebende Verfahren sind nicht hilfreich. Diagnostisch kann mit der intraartikulären Applikation eines Anästhetikums versucht werden, die Symptomatik zu lindern. Läßt sich dieses erreichen, kann dies als Hinweis auf die intraartikuläre Genese der Schmerzen gewertet werden.

Differentialdiagnostisch sind anterolateral lokalisierte Osteophyten, Knorpelläsionen, Synovialitiden sowie eine Tendinitis oder Subluxation der Peronealsehnen abzugrenzen. Ebenfalls müssen eine chronische fibulare Kapselbandinstabilität sowie degenerative Veränderungen ausgeschlossen werden.

Indikation und Patientenaufklärung

Die Indikation zur Operation ist bei Fehlschlagen der konservativen Therapie und bei entsprechenden klinischen Beschwerden gegeben. Der Patient wird darüber informiert, daß die arthroskopische Resektion der Vernarbungsstränge in ca. 70 – 80 % zur Verbesserung der Beschwerden führt.

OP-Technik

Die Entfernung der Vernarbungen erfolgt mit dem Rosenberg-Resektor (Abb. 7.170), dem HF-Messer oder dem Laser. Bei Beuge- und Streckbewegungen sollte es abschließend zu keinem Impingement zwischen anterolateraler Kapsel und lateraler Taluskante kommen.

Nachbehandlung

Die Vollbelastung ist ab dem 2. postoperativen Tag möglich, zusätzlich sollten bei Bewegungseinschränkung Physiotherapie und bei Schwellneigung Lymphdrainage verordnet werden.

7.6.2.5 Bewegungseinschränkung

Krankheitsbild

Eine Einschränkung der Beweglichkeit kann aus einer längeren Immobilisation z.B. im Gips wegen Frakturen, bei Verletzungen oder sonstigen Gründen resultieren. Die Patienten klagen über ein Engegefühl besonders im vorderen Gelenkbereich, „als wenn ein Riemen vor dem Gelenk herlaufen" würde. Konservative Maßnahmen wie Physiotherapie, nichtsteroidale Antiphlogistika und Injektionen haben nicht zur wesentlichen Verbesserung der Beschwerden geführt.

Diagnostik

Typische *Anamnese* und endgradig eingeschränkte Beweglichkeit mit Druckschmerzhaftigkeit der Kapsel und des Gelenkspalts sind wegweisend. Die intraartikuläre Injektion des *Anästhetikums* weist auf die intraartikuläre Genese der Schmerzen hin. Eine *Röntgenuntersuchung* in den Standardebenen erfolgt, um ossäre Veränderungen und freie Gelenkkörper auszuschließen. Weitere bildgebende Untersuchungstechniken sind nicht hilfreich.

Indikation und Patientenaufklärung

Nach Fehlschlagen der konservativen Behandlung und bei persistierenden Beschwerden ist die Arthroskopie die einzig verbleibende Therapiemöglichkeit. Der Patient wird darüber informiert, daß die Beschwerden bestehen bleiben können; die Erfolgsquote nach rein ligamentären Bewegungseinschränkungen mit Engegefühl beträgt je nach Ausprägung und je nach extraartikulären Schmerzen ca. 50 – 70 %. Das arthrotomische Kapseldébridement stellt den wesentlich größeren Eingriff dar und ist mit größeren Risiken behaftet.

OP-Technik

Schon bei der Auffüllung des Gelenks zeigt sich der reduzierte Gelenkbinnenraum, es lassen sich nur einige Milliliter intraartikulär injizieren. Demnach kann sich schon das Einführen der Schleuse sehr schwierig gestalten. Es sollte versucht werden, unter Sicht den Instrumentenzugang zu plazieren. Mit dem kleinen Rosenberg-Resektor werden die intraartikulären Verwachsungen schrittweise entfernt; insbesondere diejenigen zur ventralen Tibiakante werden durchtrennt, die beim intakten Sprunggelenk meistens frei sichtbar ist. Ebenfalls müssen Anteile der Talusrolle sichtbar sein. Sollten auch hier Adhäsionen bestehen, werden auch diese z.B. mit dem HF-Messer durchtrennt.

Die Durchtrennung wird sowohl durch den anteromedialen wie auch durch den anterolateralen Instrumentenzugang notwendig. Anschließend sollte sich das Gelenk wesentlich leichter bewegen lassen, auch wenn sich der Bewegungsraum noch nicht wesentlich vergrößert. Dies kann erst durch die postoperative intensive Physiotherapie erreicht werden. Bei der arthroskopischen Durchtrennung von Vernarbungen ist unbedingt darauf zu achten, daß die anteriore Gelenkkapsel im Bereich des Gefäßverlaufs nicht verletzt wird.

Nachbehandlung

Ab dem 2. – 3. postoperativen Tag kann das Gelenk zunehmend vollbelastet werden. Eine intensive Physiotherapie zur Erhöhung der Mobilität wird eingeleitet. Lymphdrainagen sind bei Schwellungen indiziert.

Komplikationen

Bei dieser Operation muß speziell auf den Nerven- und Gefäßverlauf geachtet werden. Wird die anteriore Kapsel zu großzügig eingeschnitten, besteht die Gefahr einer schwerwiegenden Gefäßverletzung. Diese Operation sollte daher dem erfahrenen Operateur vorbehalten bleiben.

7.6.2.6 Ventraler Tibiaosteophyt

Krankheitsbild

Degenerative Osteophyten an der vorderen Tibiakante können zur Einschränkung der Dorsalflexion führen. Gleichzeitig können Knorpelläsionen auf der korrespondierenden Talusfläche vorhanden sein. Ebenfalls sind bedingt durch Einklemmungen der anterioren Kapsel zwischen Osteophyt und Talus synoviale Reizzustände möglich. Häufig sind Sportler (Fußballspieler, Hallensportler) betroffen.

Diagnostik

Diagnostisch richtungsweisend sind die typischen *klinischen Beschwerden.* Auf der seitlichen *Röntgenaufnahme* ist der ventrale Tibiaosteophyt darstellbar. Die wahre Ausdehnung zeigt sich aber erst bei der Arthroskopie. Andere bildgebende Verfahren sind nicht notwendig.

Indikation und Patientenaufklärung

Bei Nachweis einer ventralen Tibianase und gleichzeitig bestehenden klinischen Beschwerden ist die Indikation zur Arthroskopie gegeben. Der Patient wird darüber aufgeklärt, daß dieser Osteophyt bei gleichbleibender körperlicher Aktivität (Sport, Beruf) wieder auftreten kann.

OP-Technik

Der ventrale Tibiaosteophyt wird mit einem kleinen Meißel abgetragen und anschließend der Abtragungsbereich mit einer Kugelfräse geglättet (Abb. 7.171). Alternativ kann die Abtragung auch mit dem Laser erfolgen. Häufig ist zunächst eine partielle Synovektomie zur Erhaltung einer besseren Übersicht im vorderen Gelenkbereich notwendig (siehe 7.6.2.8).

Nachbehandlung

Zur Nachbehandlung gehören Physiotherapie zur Verbesserung der Mobilität und Dehnung der Unterschenkelmuskulatur sowie Lymphdrainagen bei Schwellneigung. Das Gelenk kann ab dem Operationstag mit halbem Körpergewicht belastet werden, ab dem 2. postoperativen Tag mit zunehmender Belastung.

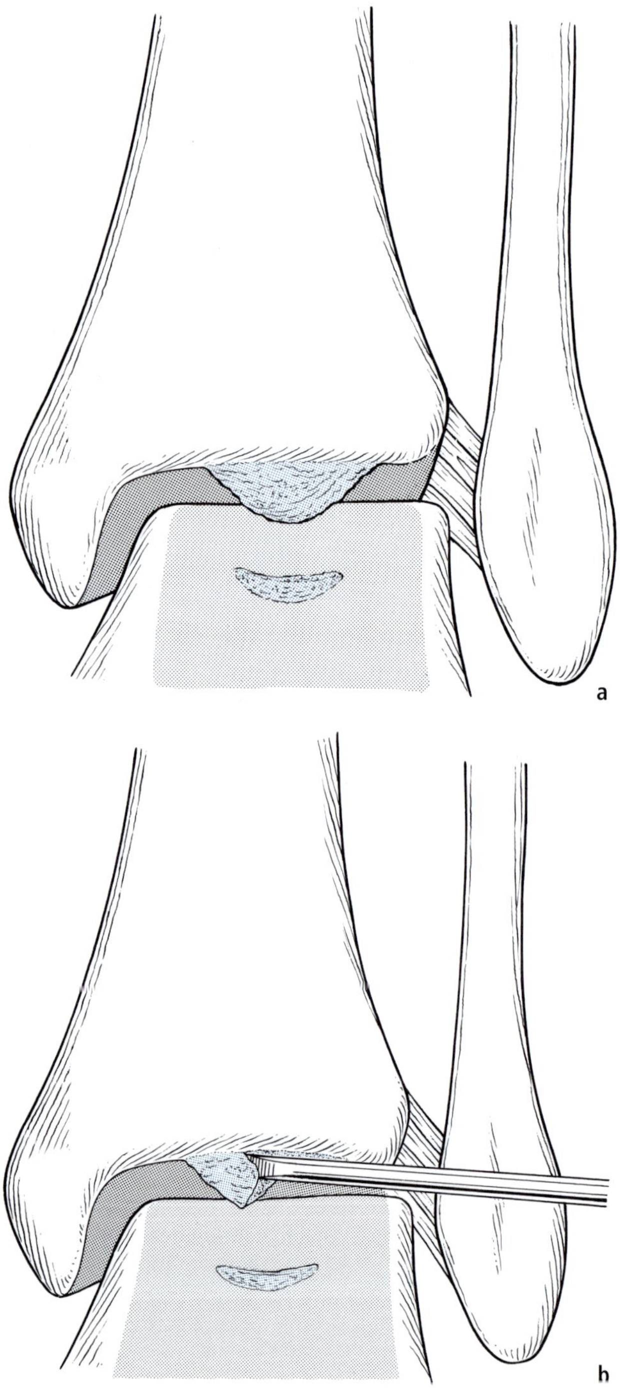

Abb. 7.171a-b: Ventraler Tibiaosteophyt. Der ventrale Osteophyt (a) wird mit einem kleinen Meißel abgetragen (b). Anschließend ist eine Glättung mit der kleinen Kugelfräse (Small joint set) zu empfehlen.

7.6.2.7 Talusosteophyt

Krankheitsbild

Der auf der anteromedialen Talusgelenkfläche lokalisierte Osteophyt führt zur Minderung der Dorsalflexion sowie zu Schmerzen. Als Ursache sind repetitive Hyperextensionstraumen verantwortlich zu machen. Häufig liegt gleichzeitig ein ventraler Tibiaosteophyt (siehe 7.6.2.6) vor.

Diagnostik

Bei der *klinischen Untersuchung* finden sich ein Druckschmerz, manchmal eine tastbare Schwellung im anteromedialen Gelenkbereich und eine Einschränkung der Dorsalflexion. Die *Röntgenaufnahmen* erscheinen bei kleinen Osteophyten unauffällig, größere Osteophyten sind radiologisch darstellbar. Hilfreich ist ein MRT, wodurch die Osteophytenausdehnung sowie begleitende Knorpelläsionen besser beurteilbar sind.

Indikation und Patientenaufklärung

Bei nachgewiesenem Osteophyt ist die Indikation zur arthroskopischen Abtragung gegeben. Der Patient wird darüber aufgeklärt, daß der Osteophyt wieder auftreten kann, wenn die ursächliche bzw. sportliche Aktivität nicht geändert wird.

OP-Technik

Der Osteophyt ist am besten darstellbar, wenn der anterolaterale Zugang als Arthroskopzugang, der anteromediale als Instrumentenzugang verwendet wird. Zunächst ist, um den Osteophyten in seiner Gesamtheit darzustellen, eine partielle Synovektomie (siehe 7.6.2.8) notwendig. Der Osteophyt wird dann vorsichtig mit einem Meißel subtotal abgelöst. Es sollte die gesamte Zirkumferenz angemeißelt werden, um das Ausbrechen eines größeren Talusfragments zu vermeiden. Hat sich der Osteophyt gelöst, wird er mit einer großen Faßzange gefaßt und extrahiert. Hierbei ist darauf zu achten, daß er nicht im Subkutangewebe verloren geht. Der Abtragungsbereich sollte mit einer feinen Kugelfräse oder dem Laser nachgeglättet werden. Kleinere Osteophyten werden sofort mit der Kugelfräse oder dem Laser entfernt.

Nachbehandlung

Zunächst ist die Belastung des Gelenks bis zur Schmerzgrenze möglich, ab 2. postoperativen Tag mit zunehmender Vollbelastung. Lymphdrainage ist bei Schwellneigung angeraten. Die Fäden werden am 4. – 6. postoperativen Tag entfernt. Eine intensive Physiotherapie beginnt am 2. postoperativen Tag, wobei insbesondere die Dorsalflexion geübt wird.

7.6.2.8 Synovialitis

Krankheitsbild

Ursachen einer entzündlichen Reaktion der Synovialmembran auf Traumen und/oder degenerative Veränderungen sind rheumatische Erkrankungen, häufiger jedoch degenerative Gelenkveränderungen. Klinisch stehen Schmerzen, Schwellung und schwellungsbedingte Bewegungseinschränkungen im Vordergrund.

Diagnostik

Der intraartikuläre Erguß ist durch Fluktuation nachweisbar, anamnestisch gibt es Hinweise auf rezidivierende Schwellungen. Bei *Punktion* des Gelenks läßt sich seröse Flüssigkeit gewinnen. Eine Lockerung des Kapselbandapparats bei rezidivierenden Gelenkschwellungen ist möglich. Die *Röntgenaufnahmen* zeigen typische degenerative Veränderungen (Osteophyten, Gelenkspaltverschmälerung) und lassen somit auf eine Synovialitis schließen.

Indikation und Patientenaufklärung

Bei V.a. Synovialitis im vorderen Gelenkbereich bzw. einer rheumatischen Erkrankung ist das arthroskopische Vorgehen indiziert. Der Patient wird darauf aufmerksam gemacht, daß je nach Genese der Synovialitis mit Wiederauftreten zu rechnen ist bzw. noch weitere Maßnahmen durchgeführt werden müssen. Besteht der Verdacht einer rheumatischen Erkrankung, sollte diese zunächst mit einer Synovialis-PE gesichert werden, bevor eine komplette Synovialektomie des anterioren und posterioren Gelenkbereichs erfolgt.

OP-Technik

Partielle Synovialektomie

Der Bereich der Synovialitis wird mit einem Rosenberg-Resektor angegangen, bei lokal begrenzten Synovialitiden ist der kleine Rosenberg-Resektor zu empfehlen. Häufig ist eine partielle Synovialektomie notwendig, um z.B. Vernarbungen oder einen Osteophyten besser arthroskopisch darzustellen. Auch bei freien Gelenkkörpern ist im allgemeinen eine Begleitsynovialitis vorhanden.

Komplette Synovektomie

Nach gesicherter histologischer Diagnose, z.B. einer rheumatischen Erkrankung oder einer synovialen Chondromatose, erfolgt die komplette Synovialektomie. Hierzu sind vier Zugänge notwendig, um den anterioren und posterioren Gelenkbereich zu synovialektomieren. Liegt das Arthroskop anterolateral und das Instrument anteromedial, wird zunächst der anteromediale Gelenkbereich einschließlich des medialen Rezessus sowie der Boden des medialen Rezessus synovialektomiert. Nach dem Zugangswechsel erfolgt entsprechendes auf der Lateralseite. Über einen posterolateralen Arthroskop- und transtendinösen Instrumentenzugang wird mit dem kleinen Rosenberg-Resektor der posteriore Gelenkbereich synovialektomiert.

Nachbehandlung

Nach *partieller Synovialektomie* hängt die Nachbehandlung von den Begleitmaßnahmen ab. Im allgemeinen kann der Patient ab dem 2. postoperativen Tag das Gelenk zunehmend belasten und ab dem 3. postoperativen Tag auf Vollbelastung übergehen. Bei Schwellung des Gelenks sind Lymphdrainagen zu empfehlen. Nach *kompletter Synovialektomie* kann der Patient ab dem 4. – 7. postoperativen Tag das Gelenk zunehmend voll belasten. Bis dahin wird die Belastung mit halbem Körpergewicht erlaubt. Das weitere Vorgehen richtet sich nach dem histologischen Befund.

7.6.2.9 Osteochondrosis dissecans

Krankheitsbild

Bei der Osteochondrosis dissecans (OD) des oberen Sprunggelenks handelt es sich um eine aseptische Knochennekrose der medialen Taluskante. Klinisch stehen je nach Stadium unklare Schmerzen, Krepitieren, Schnappen oder das Gefühl eines freien Gelenkkörpers bzw. arthrotische Beschwerden im Vordergrund.

Diagnostik

Hinweisend ist die *Röntgenuntersuchung*, radiologisch sind mehrere Stadien zu unterscheiden (siehe 7.6.1.10). Die seitliche Röntgenaufnahme erfolgt auch in maximaler Plantarflexion, um die Lokalisation des OD-Herds zu bestimmen. Liegt dieser anterior der Tibiavorderkante, ist ein transmalleolarer Zugang kaum erforderlich, da der Herd dann über einen anteromedialen Zugang erreichbar ist. Zur Beurteilung der Ausdehnung der OD gerade in den Anfangsstadien ist ein *MRT* hilfreich.

Indikation und Behandlungsziel

In Abhängigkeit des Stadiums erfolgt die arthroskopische Therapie. Behandlungsziel ist in den Frühstadien die Durchbrechung der Sklerosezone, um das Dissekat wieder an die Gefäßversorgung anzukoppeln. In späteren Stadien muß die Entfernung eines gelösten Dissekats, besser jedoch die Refixation angestrebt werden. Oft ist aber die Entfernung eines gelösten Dissekats die einzige therapeutische Option.

OP-Technik

Anbohrung

Im symptomatischen Stadium I sowie im Stadium II und III ist eine Durchbrechung der Sklerosezone angezeigt. Die Anbohrung erfolgt mit einem dünnen Kirschnerdraht (Stärke 1,2 oder 1,5 mm). In Abhängigkeit der Lage des OD-Herds bei maximaler Plantarflexion erfolgt eine transmalleolare oder eine anteriore anterograde Anbohrung über den anteromedialen Zugang (Abb. 7.172). Es sollte versucht werden, die noch intakten Knorpelschichten nicht zu verletzen. Nach der ersten Anbohrung wird der Spickdraht zurückgezogen, bis er das Talusniveau nicht mehr erreicht. Dann wird der Flexionswinkel geändert und der Draht erneut eingebohrt. Dies wird 3 – 4 mal wiederholt. Gegebenenfalls muß noch aus einer anderen Richtung angebohrt werden.

Liegt der Herd im mittleren Talusdrittel, kann er auch durch maximale Plantarflexion kaum von anterior erreicht werden. In diesem Falle kann die Anbohrung dieses Herds durch den medialen Malleolus erfolgen. Hierzu wird der Malleolus medialis etwa 2 cm proximal des Gelenkspalts über eine kleine Hautinzision freigelegt. Dann wird ein dünner Kirschnerdraht (1,0 mm) als Orientierungsdraht eingebohrt. Erreicht dieser den gewünschten Bereich, wird er entfernt und ein dickerer Kirschnerdraht (1,5 oder 1,8 mm) eingebohrt. Sollte der dünne Orientierungsdraht nicht optimal liegen, kann mit Parallelbohrhülsen versucht werden, die Position zu korrigieren. Dieses Vorgehen vermeidet die Osteotomie des Innenknöchels.

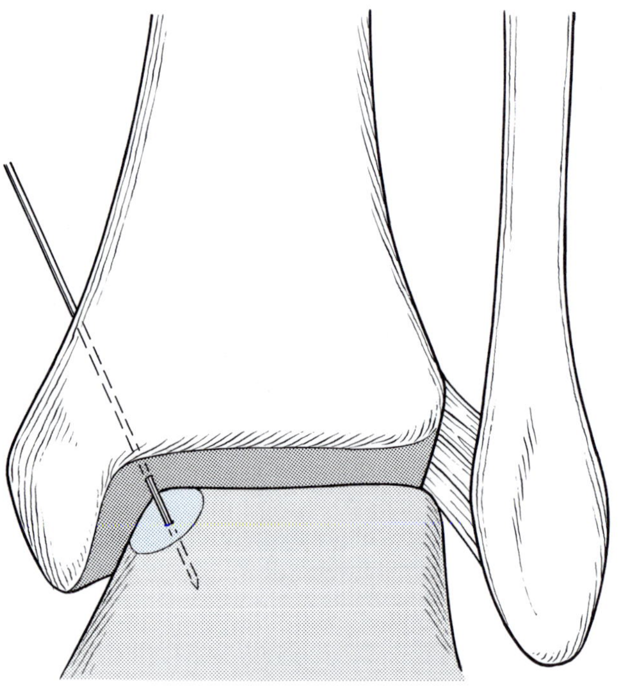

Abb. 7.172: Transmalleolare Anbohrung bei Osteochondrosis dissecans.

Refixation

Hat sich das Dissekat komplett gelöst, sollte eine Refixation nach einer subchondralen Anfrischung (subchondrale Abrasion) versucht werden. Dies kann mit resorbierbaren Stiften oder kanülierten Kleinfragmentschrauben erfolgen. Hierzu wird je nach Lage des OD-Herds über einen transmalleolaren oder anteromedialen Zugang vorgegangen. Arthroskopisch wird das abgelöste bzw. freie und makroskopisch noch vitale Dissekat abgehoben, vor einer ungewollten Dislokation gesichert und das Mausbett subchondral abradiert. Ebenso wird das Dissekat auf der bettnahen Seite angefrischt. Dann wird es zur Reposition mit einem Kirschnerdraht präliminär fixiert. Über diesen kann eine kanülierte Kleinfragmentschraube zur Fixation eingedreht werden. Alternativ bietet sich bei kleineren Dissekaten auch die Fixation mit resorbierbaren Stiften an. Diese Methode ist jedoch sehr aufwendig, so daß bei sehr kleinen Dissekaten der Trend zur Resektion besteht.

Dissekatentfernung

Die Entfernung des Dissekats entspricht der Entfernung eines freien Gelenkkörpers (siehe Kap. 7.6.2.2).

7.6.2.10 Arthrose

Krankheitsbild

Posttraumatische Arthrosen sind häufig nach Frakturen, z.B. Weber-C-Frakturen, Pilon-tibial-Frakturen, Kalkaneus- und/oder Talusfrakturen. Im Vordergrund der Beschwerden stehen Anlauf-, Ruhe- und Belastungsschmerz sowie Schwellung.

Diagnostik

Hinweisend ist die *Anamnese. Klinisch* zeigt sich oft ein arthrotisch deformiertes Gelenk. Das betroffene Sprunggelenk ist meistens beträchtlich dicker als das der Gegenseite. Das Ausmaß der arthrotischen Veränderungen wird auf den *Röntgenaufnahmen* deutlich. Weitere bildgebende Verfahren sind nicht notwendig.

Indikation und Patientenaufklärung

Bei einer ausgeprägten Arthrose des Sprunggelenks muß mit dem Patienten sehr kritisch die Indikation zur Arthroskopie erwogen werden. Vielfach läßt sich der Befund nur unwesentlich bessern. In einigen Fällen ist sogar mit einer Verschlechterung zu rechnen, dies insbesondere dann, wenn auch der posteriore Gelenkbereich massiv arthrotisch verändert ist. Klagt der Patient jedoch hauptsächlich über ein Enge- und Druckgefühl im vorderen Gelenkbereich, erscheint dies als ein Ansatz zur arthroskopischen Gelenkrevision. Auch können störende Osteophyten (Tibiaosteophyt, siehe 7.6.2.6, Talusosteophyt, siehe 7.6.2.7), aber auch Vernarbungen der anterioren Gelenkkapsel wesentlich an der Beschwerdesymptomatik beteiligt sein.

OP-Technik

Häufig ist es schwierig, in das Gelenk zu gelangen und den Arthroskopzugang zu plazieren. Zur Schaffung einer besseren Übersicht ist meist eine partielle Synovialektomie erforderlich (7.6.2.8). Knöchern behindernde Anteile werden entfernt. Der wesentliche Teil der Operation liegt in der Durchtrennung der Vernarbungen und Verwachsungen im vorderen Gelenkbereich, die zum charakteristischen Engegefühl des vorderen Gelenkbereichs geführt haben (siehe Kap. 7.6.2.6).

Nachbehandlung

Physiotherapie wird verordnet zur Wiederherstellung der Beweglichkeit, Lymphdrainage bei Schwellneigung. Belastet wird das Sprunggelenk für 2 Tage mit halbem Körpergewicht, danach mit zunehmender Vollbelastung. Die Fäden werden zwischen dem 4. und 6. postoperativen Tag entfernt. Bei weiterer Beschwerdepersistenz und Erfolglosigkeit der konservativen Maßnahmen muß mit dem Patienten über eine Arthrodese diskutiert werden.

7.6.3 Schultergelenk

H. Fett und M. Strobel

Für das Schultergelenk wurden in den letzten Jahren eine Vielzahl arthroskopischer Operationstechniken entwickelt, mit deren Hilfe ein Teil der Eingriffe – auf Grund der relativ geringen Traumatisierung des Gewebes – auch ambulant durchgeführt werden kann. Dabei sind vornehmlich das *Glenohumeralgelenk* und das *subakromiale Nebengelenk* für arthroskopische bzw. bursoskopische Maßnahmen zugänglich.

7.6.3.1 Glenohumeralgelenk

Indikationen und Kontraindikationen

Das Glenohumeralgelenk bietet wegen seiner weiten Kapsel und der hieraus resultierenden Geräumigkeit ideale Verhältnisse für arthroskopische Eingriffe. Die überwiegende Mehrheit der pathologischen Veränderungen an der Schulter spielt sich jedoch nicht in diesem Hauptgelenk ab, so daß die Indikationen eingeschränkt bleiben (Tab. 7.9). Kontraindikationen, siehe auch 7.6.1.1.

Die rein *diagnostische Arthroskopie* des Glenohumeralgelenks sollte sich auf Einzelfälle beschränken. Bisweilen erscheint es jedoch notwendig, sich trotz ausführlicher präoperativer Diagnostik (klinische Untersuchung, Röntgen, Sonographie, Computer- oder Kernspintomographie) noch einen „Einblick" in den Gelenkraum zu verschaffen, um sich z.B. bei rezidivierenden Schulterluxationen über das Ausmaß der Begleitschäden bzw. den Luxationsweg eindeutig klar zu werden. Allerdings gilt auch in diesen Fällen, ebenso wie bei unklaren Schultergelenksbeschwerden, daß man in der Lage sein sollte, die gefundene Pathologie in gleicher Sitzung zu beseitigen.

Insofern sollten komplexe Schäden des Kapsel-Band-Labrum-Apparats, die ggf. einer offenen Revision bedürfen, sowie infektionsverdächtige Schultergelenke primär unter stationären Bedingungen arthroskopiert werden.

Indikationen
• Rezidivierende (Sub-)Luxation (s.u) – Labrumschäden (BANKART-Läsion) – HILL-SACHS-Läsion – Ausmaß der Instabilität – Weg der Instabilität • SLAP-Läsion • Frozen Shoulder (s.u.) • Freie Gelenkkörper (Chondromatose, s.u.) • Unklare Gelenkbeschwerden • Infektion (Empyem)

Tab. 7.9: Indikationen zur Arthroskopie des Glenohumeralgelenks.

Instrumentarium

Für die Arthroskopie des Glenohumeralgelenks wird überwiegend das Standardinstrumentarium der Kniegelenkseingriffe benötigt (siehe 7.6.1.1). Hinzu kommen Spezialinstrumente für die Refixationsoperationen des Labrum glenoidale anterius (BANKART-Raspatorium, Kugelkopffräse, Abrasions-Shaver, kanülierte Faßzange, Kirschnerdraht mit Öse, Knotenschieber, Fadenankersysteme etc.). In diesem Zusammenhang sei auf die einschlägigen Monographien zu diesem Thema verwiesen, da die Vielzahl der mittlerweile entwickelten Methoden und die Auflistung der hierfür benötigten Spezialsets den Rahmen dieses Buchs sprengen würde.

Anästhesie

Für die arthroskopischen Eingriffe am Schultergelenk hat sich die *Allgemeinanästhesie* als günstigstes Ver-

Lagerung	Vorteile	Nachteile
Seitenlagerung (Lateral decubitus-Position)	Übersichtlicher Zugang auch zur Skapula	Aufwendig hinsichtlich Zeit und Hilfsmittel
	Bessere Traktionsmöglichkeit des Arms	Höhere Gefahr von Lagerungsschäden (lokaler Druck, Plexuszerrung)
	Besonders geeignet für glenohumerale Eingriffe	Aufwendigere Abdeckung nötig
Sitzende Lagerung Beach-chair-Position, (Abb. 7.173)	Schneller Übergang zu offenen Techniken möglich	Medialer Skapularand teilweise nicht ausreichend darstellbar
	Bessere anatomische Orientierung	Gefahr von Blutdruckabfall
	Besonders geeignet für subakromiale Eingriffe	

Tab. 7.10 (links): Lagerungen für arthroskopische Schultergelenkeingriffe im Vergleich.

fahren bewährt. Neben der Annehmlichkeit für den Patienten – vor allem bei der Seitenlagerung – bietet sie im Gegensatz zur Regional- und Leitungsanästhesie die Vorteile der schnelleren Einleitung und der Möglichkeiten zur Muskelrelaxation (damit Vergrößerung der Operationskompartmente), zur kontrollierten Hypotension (damit Verringerung intraoperativer Blutungsneigung) und zur ggf. notwendigen Erweiterung des Eingriffs. Eine zusätzliche *interskalenäre Plexusblokkade* zur postoperativen Analgesie ist sinnvoll.

Lagerung

Die beiden prinzipiell möglichen Lagerungen für Schultergelenkeingriffe sind mit ihren Vor- und Nachteilen in Tab. 7.10. gegenübergestellt. Welche Methode gewählt wird, bleibt in der Regel den Erfahrungen und der „Vorliebe" des Operateurs sowie den Erfordernissen der jeweilig durchzuführenden Operation vorbehalten. Für beide Verfahrensweisen werden spezielle Zurichtungen am Operationstisch bzw. Lagerungshilfen benötigt, die bei der Seitenlagerung jedoch wesentlich umfangreicher sind (Extensionsgamasche, Armhalter, Polstermaterial), während für die Beach-chair-Position meist eine Verlängerung des Seitenauslegers für die Kopfschale ausreicht.

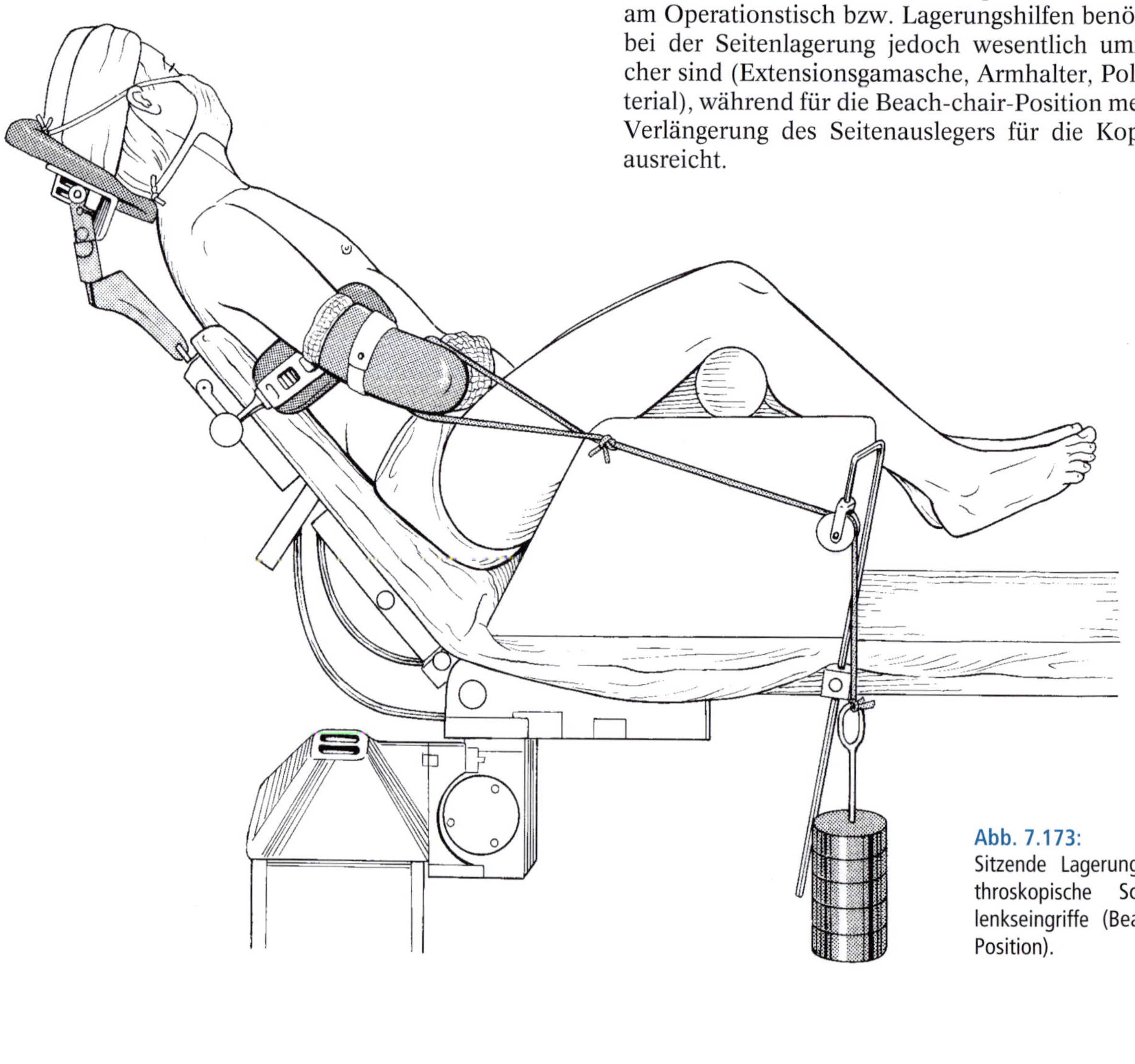

Abb. 7.173: Sitzende Lagerung für arthroskopische Schultergelenkseingriffe (Beach-chair-Position).

Abdeckung

Je nach Lagerung erfolgt die Abdeckung unterschiedlich: Während bei der *Seitenlagerung* der Patient zum Schutz vor herunterlaufender Desinfektions- und Spülflüssigkeit bereits vor dem Abwaschen mit Plastikfolien abgedeckt werden muß und anschließend die Schulter mit zwei sterilen Schlitztüchern (von axillär und kranial) abgeklebt wird, kann bei *sitzender Lagerung* der Körper des Patienten während des Desinfektionsvorgangs der Schulter und des Arms mit einem Handtuch geschützt werden. Zur Abdeckung selbst werden anschließend zwei sterile Stofftücher für den Körper bis zur Brust, ein steriles, wasserdichtes Schlitzklebetuch von kranial und ein kleines Klebetuch unter der Axilla verwendet. In beiden Fällen wird der Unterarm zudem in ein weiteres Klebetuch gehüllt.

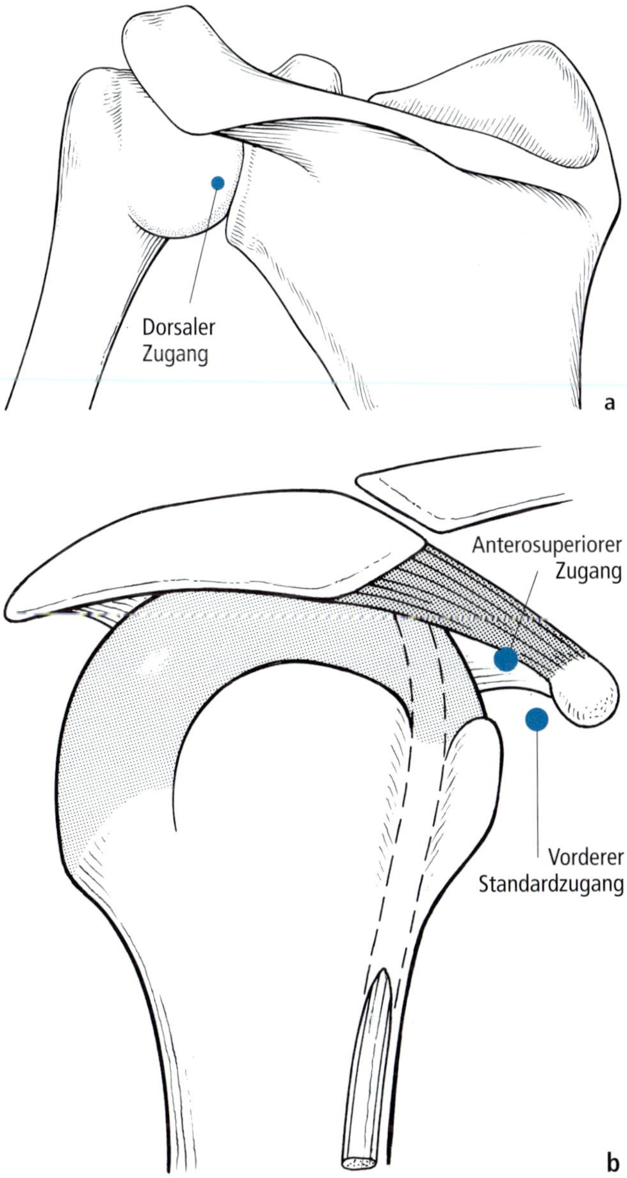

Abb. 7.174a-b: Zugangswege zur Arthroskopie des Glenohumeralgelenks. Dorsaler Standardzugang (a), vorderer Standard- und anterosuperiorer Zugang (b).

Zugänge

Zunächst sollte sich der weniger erfahrene Operateur mit einem sterilen, wasserfesten Stift die knöchernen Orientierungspunkte (Processus coracoideus, Clavicula mit Schultereckgelenk, Akromionrand und Spina scapulae) markieren, nach denen sich die Anlage der Zugänge richtet.

Standardzugang

Der *Standardzugang* für die glenohumerale Arthroskopie und die subakromiale Bursoskopie liegt ca. 1- 2 cm kaudal und 1 cm medial des dorsolateralen Akromionecks (Soft spot, Abb. 7.174a). Nach Inzision der Haut wird das Arthroskop mit dem stumpfen Trokar in Richtung Korakoid vorgeschoben. Dabei werden die Muskelfasern durch leicht kreisende Bewegungen der Arthroskopspitze stumpf auseinandergeschoben, bis die hintere Kontur des Humeruskopfs und der Pfanne getastet und die Kapsel zwischen diesen Strukturen durchstoßen werden kann. Die Auffüllung des Gelenks mit elektrolytfreier Lösung (Benutzung von HF-Instrumentarium!) sollte möglichst unter arthroskopischer Sicht erfolgen, um im Falle einer Fehllage der Arthroskopspitze ein Weichteilödem verhindern zu können.

Weitere Zugänge

Die ventralen Instrumentier- bzw. Inflowzugänge liegen unmittelbar laterokranial des Processus coracoideus (vorderer Standardzugang) und – soweit erforderlich – ca. 3 cm kranial davon (anterosuperiorer Zugang, Abb. 7.174b). Sie penetrieren die Kapsel oberhalb der Subskapularissehne bzw. ventral der langen Bizepssehne. Zur Schaffung der ventralen Zugänge ist die Positionskontrolle von außen nach innen mittels Injektionskanüle oder von innen nach außen mit dem WISSINGER-Rod zu empfehlen. Besonders muß darauf geachtet werden, daß der vordere Standardzugang nicht zu weit medial (cave: V. cephalica) oder kaudal (cave: N. musculocutaneus) angelegt wird.

Untersuchungsgang

Nach Eingang in das Glenohumeralgelenk sollte das Arthroskop zunächst soweit zurückgezogen werden, daß zur ersten sicheren Orientierung der Vorderrand der Fossa glenoidalis mit dem Labrum glenoidale anterius sichtbar wird. Über den vorderen Standardzugang kann mit einem Tasthaken die Beschaffenheit des Labrum und dessen Festigkeit am Pfannenrand überprüft werden.

Unter erneutem Vorschieben des Arthroskops wird der *vordere Gelenkraum* inspiziert: Von Interesse ist die Beschaffenheit der Synovialmembran, ferner die Subskapularissehne, deren freier Oberrand gut zu identifizieren ist, und die glenohumeralen Bänder.

Anschließend wird die lange *Bizepssehne* aufgesucht, die im Bereich des Tuberculum supraglenoidale aus der kranialen Zirkumferenz des Labrum entspringt; hier lassen sich Ablösungen im Sinne einer SLAP- oder ANDREWS-Läsion nachweisen.

Entlang des intraartikulären Verlaufs der langen Bizepssehne gelangt man über den *Humeruskopf*, dessen Oberfläche unter rotatorischen Armbewegungen inspiziert werden kann, hinweg zum *Sulkuseingang* und der sog. *Intervallzone der Rotatorenmanschette*. Hier ist besonders auf die stabile Fassung der langen Bizepssehne bzw. Defekte des Lig. glenohumerale superius und der sulkusnahen Anteile der Supraspinatussehne zu achten.

Weiter nach dorsal läßt sich die *Insertion der Rotatorensehnen* am Tuberculum majus (Supra- und Infraspinatussehne) überblicken und auf etwaige artikulärseitige Partialrupturen oder gar Totalrupturen hin untersuchen. Dabei sollte der Arm zusätzlich abduziert werden, um den Ansatzbereich sicher einsehen zu können. An der hinteren Facette des Tuberculum majus darf die knorpelfreie Zone am Collum anatomicum („Bare-spot") nicht mit einer HILL-SACHS-Läsion verwechselt werden, wie sie nach anterioren Schulterluxationen ebenfalls häufig an der dorsolateralen Zirkumferenz des Humeruskopfs aufzufinden ist.

Abschließend taucht man entlang des hinteren Pfannenrands bis in den *Recessus inferior* der Gelenkkapsel ab, wo sich bisweilen freie Gelenkkörper befinden können.

Spezielle Indikationen

Freie Gelenkkörper

Krankheitsbild

Freie Gelenkkörper sind meist Folge chondraler, bisweilen auch osteochondraler Abgliederungen infolge unterschiedlicher traumatischer Einwirkungen auf das Glenohumeralgelenk. Eine an der Schulter gar nicht seltene Ursache stellt die Chondromatose dar, bei der im Rahmen einer metaplastischen Proliferation in der Synovialmembran Knorpelknötchen gebildet werden, die sich abschnüren und in den Gelenkraum abgestoßen werden. Dort können sie weiter wachsen und zum Teil verknöchern.

Diagnostik

Die *klinische Symptomatik* mit Bewegungsschmerzen, reaktiven Ergüssen und den typischen Einklemmungs- oder Blockierungsphänomenen tritt am Glenohumeralgelenk meist relativ spät ein, da die weite Gelenkkapsel ein großes Fassungsvermögen bietet und zudem diverse Recessus aufweist, in denen sich freie Gelenkkörper „verstecken" können. Dies erklärt auch, warum die Chondromatose des Schultergelenks bisweilen erst über Beschwerden sekundärarthrotischer Veränderungen diagnostiziert wird.

Die weiterführende Diagnostik besteht in *Röntgennativaufnahmen* und – falls überhaupt noch nötig – in der MRT.

OP-Technik und Patientenaufklärung

Die arthroskopische Entfernung der Gelenkkörper erfolgt mittels Faßzangen und ROSENBERG-Resektoren. Bisweilen ist es nötig, größere Gelenkkörper mit der Faßzange zu zerkleinern, um sie extrahieren zu können. Auch bei akribischem Vorgehen ist es möglich, daß nicht alle Gelenkkörper gefunden und entfernt werden können. Zudem ist die Rezidivquote – selbst bei gleichzeitiger (partieller) Synovektomie – gerade bei der Chondromatose sehr hoch. Hierüber sollte der Patient präoperativ aufgeklärt werden.

Nachbehandlung

Postoperativ kann bereits am 1. Tag mit Bewegungsübungen begonnen werden, die in der Regel nur kurze Zeit fortgesetzt werden müssen. Die Dauer der Arbeitsunfähigkeit ist mit ca. 2 Wochen zu veranschlagen.

Frozen Shoulder

Krankheitsbild

Bei der echten Frozen Shoulder (adhäsive Kapsulitis; also nicht bei Schultersteifen subakromialer Genese) handelt es sich um ein eigenständiges Krankheitsbild, dessen Genese bislang noch nicht geklärt werden konnte. Möglicherweise handelt es sich um ein multifaktorielles Geschehen, in dem Parameter wie Diabetes mellitus Typ I, Traumen, Zervikalsyndrom usw. eine jeweils unterschiedlich gewichtige Rolle spielen, und dessen Resultat in einer erheblichen Schultersteife infolge entzündlicher Kapselschrumpfung mündet.

Auch die Berichte über den natürlichen Verlauf der Erkrankung sind widersprüchlich. Während man noch vor einigen Jahren annahm, es handele sich um ein selbstlimitierendes Krankheitsbild, bei dem es nach durchschnittlich 1,5 – 2 Jahren zu einer vollständigen Wiederherstellung der Schulterfunktion kommt, zeigten Langzeitstudien, daß sich die Dauer der Rückbildung der Einsteifung wesentlich länger hinauszögern kann und häufig auch inkomplett bleibt.

Therapie

Es wurden wiederholt therapeutische Konzepte entwickelt, die jedoch allesamt keine endgültig befriedigende Erfolgsquote aufweisen. Bedingt bewährt hat sich bisher bei völliger Resistenz gegenüber konservativen Maßnahmen (intraartikuläre Injektion von Glukokortikoiden, Krankengymnastik etc.) eine *Distension der Kapsel* unter arthroskopischer Kontrolle mittels kurzfristig erhöhtem Füllungsdruck und die anschließende vorsichtige Mobilisation. Es muß allerdings darauf hingewiesen werden, daß dabei auch Komplikationen wie Humerusfrakturen, Labrumabrisse mit konsekutiver Instabilität, Zerreißungen der Rotatorenmanschette und sogar Nervenläsionen beschrieben worden sind.

Um andere Strukturen des glenohumeralen Gelenkbereichs bei einer Mobilisation vor Schäden zu schützen, wurde eine vorherige arthroskopische Kapsulotomie der unteren Zirkumferenz mittels HF-Messer empfohlen, um hier eine „Sollrißstelle" zu schaffen; ein Verfahren, welches angesichts der engen topographischen Lagebeziehung des N. axillaris zur Gelenkkapsel auch nicht ohne Risiko sein dürfte.

Nachbehandlung

Im Anschluß an die Distensionsarthroskopie und Mobilisation muß eine konsequente Krankengymnastik (mit manualtherapeutischer Verbesserung des Gelenkspiels) erfolgen, um die intraoperativ erreichte Beweglichkeit bestmöglich zu erhalten. Bei anhaltenden Schmerzen können auch wiederholte intraartikuläre Injektionen von Glukokortikoiden zur Dämpfung der Synovialitis nötig sein.

Rezidivierende Schulterluxation

Krankheitsbild

Unter den verschiedenen Formen der rezidivierenden Schulterluxation stellt die wiederholte Luxation nach traumatischem Erstereignis, bei welchem es zu einer Abscherung des Labrum glenoidale anterius gekommen ist, die klassische Indikation zur arthroskopischen Rekonstruktion dar. Voraussetzung ist jedoch ein weitgehend intakter Labrum-Kapsel-Band-Apparat, über dessen Refixation am vorderen Pfannenrand eine ausreichende Wiederherstellung der Stabilität gewährleistet ist.

Diagnostik

Bei bereits häufigeren Rezidiven muß im Einzelfall der Gewebezustand o.g. Strukturen sowie die Weite der ventralen Kapsel geprüft werden, um die Erfolgsaussicht einer arthroskopischen Durchführung des Eingriffs abschätzen zu können; hierfür hat sich die *Doppelkontrast-CT* bewährt. In letzter Zeit kommt – bei zunehmend besserem Auflösungsvermögen – alternativ die MRT in Betracht.

Indikationen und Kontraindikationen

Im Zweifelsfall sollte man sich für eine offene Stabilisierungsoperation entscheiden, weshalb diese Fälle vornehmlich unter stationären Bedingungen versorgt werden sollten.

Habituelle Luxationen, die auf einer konstitutionellen Kapselbandschwäche beruhen und mittels einer Kapselverschiebeplastik versorgt werden müssen, sollten offen operiert oder unter Umständen an spezielle Zentren verwiesen werden, wo arthroskopische Kapselplastiken derzeit noch in Erprobung sind.

Kontraindikationen für ein arthroskopisches Vorgehen sind das Fehlen des Labrum-Band-Komplexes, der knöcherne BANKART-Defekt, welcher sich hiermit nur schwerlich anatomisch gerecht refixieren ließe, sowie Begleitschäden, die ein offenes Prozedere erzwingen.

OP-Technik

Unter den verschiedenen Verfahren zur Refixation des abgescherten Labrum-Band-Komplexes bevorzugen die Autoren die Methode nach MORGAN und BODENSTAB in der Modifikation von HABERMEYER (Abb. 7.175).

Dabei werden zunächst Verwachsungen in der Tasche zwischen dem abgescherten Labrum und dem Skapulahals mittels HF-Messer, Punch, BANKART-Raspatorium und ROSENBERG-Resektor entfernt und der Pfannenrand zugleich deperiostiert sowie das Labrum mit dem ihm anhaftenden inferioren glenohumeralen Ligament (IGHL) mobilisiert. Anschließend erfolgt die Dekortikation des Skapulahalses mit Hilfe einer Kugelkopffräse (Abb. 7.175a) oder eines Abrasions-Shavers, bis der spongiöse Knochen deutlich zu bluten beginnt; dies ist für die spätere Anheilung des Labrum-Band-Apparats zwingend notwendig.

Nun wird das IGHL mit der kanülierten Faßzange gegriffen und unter Anspannung auf den vorderen Pfannenrand (rechts bei ca. 4 Uhr) reponiert. Ein durch die Faßzange eingeführter Kirschnerdraht (mit Öse), der somit auch den Labrum-Band-Komplex perforiert, wird an der Knorpelgrenze in den Pfannenrand eingebohrt und unter einem Winkel von 30° nach kaudal und 15° nach dorsomedial zur Skapulaebene nach dorsal vorgetrieben (Abb. 7.175b). Dabei sollte er ca. 10 cm unter der Spina scapulae in der Fossa infraspinata die Haut durchstoßen, um den N. suprascapularis nicht zu gefährden.

In die Öse des Kirschnerdrahts wird ein Fadenpaar (1,0 PDS) eingelegt und nach dorsal ausgeführt. Die Fäden werden mit sich selbst (bis zu einer Dicke von ca. 4 mm) verknotet und dieser „Anker" an den hinteren Skapulahals zurückgezogen; anschließend wird die kanülierte Faßzange entfernt. Daraufhin wird in gleicher Weise ein zweites Fadenpaar eingebracht, wobei die Faßzange diesmal den Labrum-Band-Apparat bei ca. 3 Uhr (rechte Schulter) ergreift (Abb. 7.175c–e).

Mit Hilfe des Knotenschiebers werden abschließend jeweils zwei Fäden des oberen und unteren Fadenpaars über dem Labrum verknotet, so daß zwei sog. Dreipunktnähte entstehen (Abb. 7.175f).

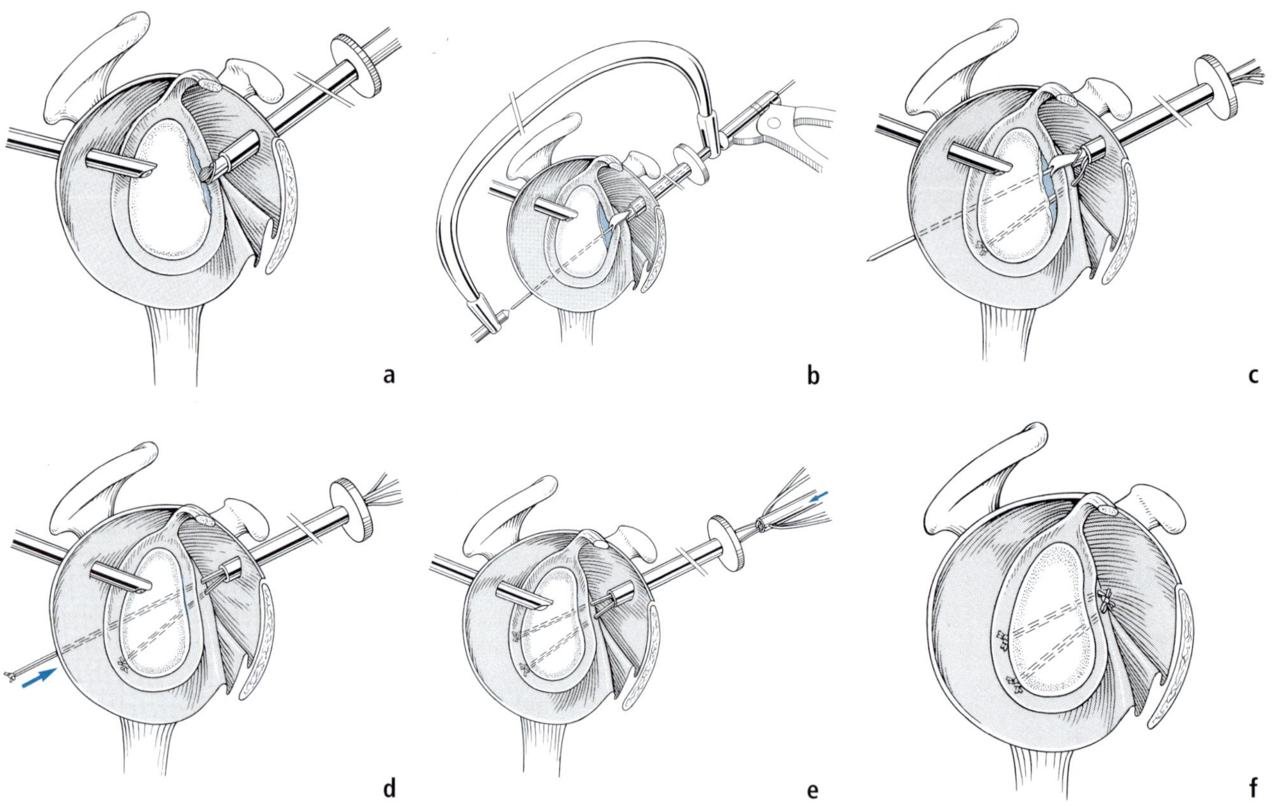

Abb. 7.175a-f: Refixation des abgescherten Labrum-Band-Komplexes bei rezidivierender Schulterluxation. Dekortikation des Skapulahalses (a). Positionierung des ersten Kirschnerdrahts (b). Anbringen des zweiten „Fadenankers" ebenfalls mit Hilfe eines Kirschnerdrahts (c-e). Zur Dreipunktnaht verknotete Fadenpaare (f)

Nachbehandlung

Die Nachbehandlung der arthroskopischen BANKART-Naht entspricht im Prinzip dem nach offenen Eingriffen: Ruhigstellung der Schulter in einem GILCHRIST-Verband für 3 Wochen, anschließend mobilisierende Krankengymnastik unter Vermeidung der Außenrotation und der forcierten Abduktion bis zur 12. Woche, Sportverbot für 6 Monate.

7.6.3.2 Subakromiales Nebengelenk

Indikationen und Kontraindikationen

Beim subakromialen Nebengelenk handelt es sich um kein eigentliches Gelenk, sondern um einen Sehnengleitraum unter dem Schulterdach, so daß man genauer von bursoskopischen Operationen in diesem Kompartment sprechen muß.

Bei den Indikationen zu bursoskopischen Eingriffen im Subakromialraum handelt es sich überwiegend um konservativ therapieresistente Fälle des Subakromialsyndroms (früher PHS) mit seinen entsprechenden Modifikationen (Tab. 7.11). Kontraindikationen, siehe 7.6.1.1.

Indikationen
• Subakromialsyndrom (konservativ therapieresistent) – Impingement – Kalkdepositionen in der Rotatorenmanschette – Subakromiale Adhäsionsbildungen – Partialrupturen der Rotatorenmanschette – Große Totalrupturen der Rotatorenmanschette • Akromioklavikulargelenkarthrose

Tab. 7.11: Indikationen zur Bursoskopie des Subakromialraums.

Instrumentarium

Neben dem arthroskopischen Standardinstrumentarium benötigt man für die subakromiale Bursoskopie 1er-Kanülen, Kugelelektrode für Elektrokauter und Akromionizer.

Anästhesie, Lagerung und Abdeckung, siehe 7.6.3.1

Zugänge

Der *Standardzugang* für den Subakromialraum entspricht dem des Glenohumeralgelenks (siehe 7.6.3.1). Nach diagnostischer Arthroskopie des Hauptgelenks, welche jedem Eingriff im subakromialen Nebengelenk zum Ausschluß von Begleitpathologien vorausgehen sollte, wird das Arthroskop bis in die Subkutis zurückgezogen, steilgestellt und unter dem Akromion nach ventral vorgeschoben. Da das äußere Bursablatt mit der Akromionunterfläche bzw. der Fascia subdeltoidea, das innere Bursablatt mit dem Epitenon der Rotatorenmanschette verwachsen ist, befindet man sich bei diesem Vorgehen zugleich in der Bursa selbst.

Noch bevor die Optik in die Arthroskophülse eingesteckt wird, kann man mit dem stumpfen Trokar Verklebungen innerhalb der Bursa durch tangentiales Hin- und Herbewegen des Arthroskops zerreißen; dabei sollte man jedoch darauf achten, die Fascia subdeltoidea möglichst nicht zu perforieren, um nicht durch späteren Spülflüssigkeitsaustritt in die Weichteile deren Ödem vorzeitig zu beschleunigen.

Nach Einführen des Arthroskops wird dies soweit zurückgezogen, bis das Lig. coracoacromiale sichtbar wird. Das Lichtkabel der 30°-Optik steht dabei auf 6 Uhr. Zur besseren Orientierung wird eine Injektionskanüle an der anterolateralen Akromionecke von außen in den Subakromialraum vorgeschoben.

Bisweilen ist es notwendig, Verklebungen, Verwachsungen und bursitische Proliferationen mit dem Shaver zu resezieren, um sich einen besseren Überblick zu verschaffen. Dies sollte jedoch immer unter Sicht geschehen, um Verletzungen der Rotatorenmanschette zu vermeiden.

Der *laterale Instrumentenzugang* wird ca. 2 cm dorsal des anterolateralen Akromionecks knapp unterhalb des – meist tastbaren – Sulcus subacromialis gelegt. Dabei sollte der kürzeste Weg durch die Weichteile in den Subakromialraum gewählt werden, um den Austritt von Spülflüssigkeit (elektrolytfrei wegen Einsatz von HF-Instrumentarium!) so gering wie möglich zu halten.

Ein weiterer *Zugang als Inflow* kann ventral des Akromion und lateral des Lig. coracoacromiale angelegt werden, erübrigt sich jedoch in der Regel bei Benutzung eines Pumpensystems.

Untersuchungsgang

Als Ausgangspunkt für die diagnostische Beurteilung des Subakromialraums dient die Insertionszone des Lig. coracoacromiale unter dem Akromion, dessen anterolaterales Eck mit der Injektionskanüle markiert wurde. Hier lassen sich bereits durch Gefäßinjektionen, Auffaserungen der Bandstrukturen oder mukoide Einlagerungen in die Ligamentanteile unter dem Akromion Rückschlüsse auf ein chronisches Impingement ziehen; ferner können mit dem Tasthaken knöcherne Ausziehungen und Anlagerungen an der Akromionunterfläche, vornehmlich an der Anterolateralkante getastet werden.

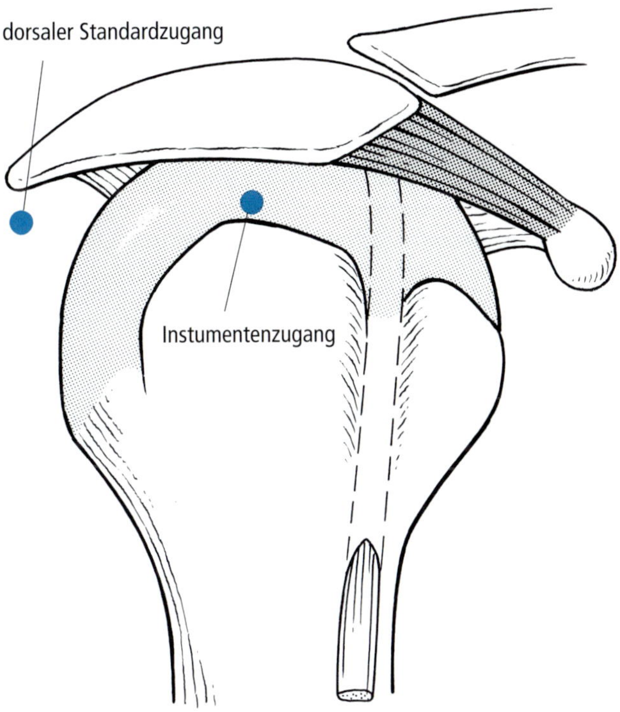

Abb. 7.176: Dorsaler Arthroskop- und lateraler Instrumentierzugang bei der subakromialen Bursoskopie.

Durch Drehen des Lichtkabels auf 12 Uhr läßt sich die Intervallzone der Rotatorenmanschette und die vorderen Supraspinatussehnenanteile begutachten; bei dorsolateraler Verlagerung des Arthroskops und/oder entsprechender Rotation des Arms kann ferner die Ansatzzone der gesamten Supra- und Infraspinatussehne eingesehen werden. Hier ist vor allem auf Rißbildungen und Prominenzen, die auf intratendinös gelegene Kalkdepots hinweisen können, zu achten.

Von der Ausgangseinstellung wird die Optik nach medial geschwenkt, um die Unterseite des Schultereckgelenks zu inspizieren, sofern dieser Bereich nicht durch lockeres Bindegewebe ausgefüllt ist; dieses Gewebe sollte – zunächst – belassen werden, da seine Resektion zu diffusen, schwer stillbaren und somit bei der weiteren Operation lästigen Blutungen führen kann.

Spezielle Indikationen

Subakromialsyndrom

Krankheitsbild

Das Subakromialsyndrom (frühere Bezeichnung: Periarthropathia humeroscapularis, PHS) entsteht als Kombination einer Tendopathie infolge schlechter Vaskularisation der Rotatorenmanschette und einer lokalen, anatomischen „Konfliktsituation" zwischen Rotatorenmanschette und Bursa subcoracoacromialis einerseits und dem korakoakromialen Schulterdach bei Abhebung des Arms (Impingement).

Ätiologie

Am Humeruskopf inserieren verschiedene Sehnen der Schulterblattmuskulatur manschettenartig an den knöchernen Prominenzen (Tuberculum minus und majus) und bilden – zusammen mit der Schultergelenkskapsel die sog. Rotatorenmanschette. Sie sind sowohl für den Halt des Humeruskopfs in der Pfanne und dessen Zentrierung bei Abhebung des Arms, wie auch für Abduktions- und vor allem Drehbewegungen selbst zuständig.

Diese Sehnen sind einer hohen Belastung ausgesetzt, da sie neben ihrer Beanspruchung für die Motorik im Schultergelenk auch einer mechanischen Beeinflussung unterliegen, welche sich aus ihrer Lage in dem sehr engen, anatomisch präformierten Kanal unter dem Akromion und dem zwischen Akromion und Processus coracoideus verlaufenden Lig. coracoacromiale ergibt.

Diese mechanische Enge des sog. subakromialen Raums führt zu frühzeitigen Verschleißerscheinungen des Weichteilgewebes, so daß bei den meisten Menschen nach dem 30. Lebensjahr hier schon histologische Zeichen der Sehnendegeneration nachweisbar sind. Begünstigt wird dieser Abnützungsprozeß durch die relativ schlechten Ernährungsverhältnisse der Rotatorenmanschette. Mikroangiographische Studien zeigten, daß die relativ lange Supraspinatussehne in einem etwa 1 – 2 cm vom Ansatz am Tuberculum majus entfernten Areal üblicherweise weitgehend gefäßfrei ist.

Die Degeneration der Sehnen führt zur Rauhigkeit der Oberflächen und so zur verminderten Gleitfähigkeit. Dieser Zustand geht schnell in einen Reizzustand des zwischen Schulterdach und Rotatorenmanschette liegenden Schleimbeutels, der Bursa subcoracoacromialis, über.

Obwohl es bisher keine Methoden gibt, mit deren Hilfe eine Prädisposition für das Auftreten dieser Erkrankungen abgeklärt werden kann, läßt sich allein aus den biomechanischen Entstehungsprinzipien, aber auch aus epidemiologischen Studien der Schluß ziehen, daß bei körperlich schwer arbeitenden Menschen häufiger ein Subakromialsyndrom auftritt. Hierbei sind vor allem Berufsgruppen betroffen, deren Tätigkeit mit wiederholter Überkopfarbeit oder Zwangshaltung der Arme in Abduktionspositionen einhergeht (z.B. Maler und Anstreicher, Elektriker, Zimmerer, Friseure). Aber auch sportliche Expositionen (z.B. Tennis, Squash, Volleyball, Bodybuilding) können die Entstehung dieses Krankheitsbilds unterstützen.

Klassifikation

Je nach Vitalitätszustand des Sehnengewebes führt der Verschleißimpuls zu unterschiedlichen Veränderungen, welche sich auch röntgenologisch und vor allem sonographisch nachweisen lassen und neben dem klinischen Erscheinungsbild zu der unterschiedlichen Klassifikation des Krankheitsbilds beitragen.

Einfaches Subakromialsyndrom. Durch die mechanische Irritation von Schleimbeutel und Sehne in der kritischen Zone vor dem Sehnenansatz kommt es zur entzündlichen Reizung, welche mit einer Schwellung des Gewebes einhergeht: Die ohnehin bereits bestehende Enge unter dem Schulterdach wird noch verschlimmert, so daß bereits bei geringer Abhebung des Arms der Reserveraum aufgebraucht wird. Hierdurch geraten die sensiblen Strukturen unter Druck und lösen Schmerzen aus (Impingement). Das einfache Subakromialsyndrom liegt vor, solange noch keine weiteren substantiellen Veränderungen an den Weichteilen vorliegen und das Schultergelenk frei beweglich ist.

Kalzifizierendes Subakromialsyndrom. In einer vitalen, noch ausreichend ernährten Sehne entstehen chondroide Metaplasien bzw. sog. fibrokartilaginäre Transformationen, welche sich in der Ultraschalluntersuchung als Inhomogenität des Sehnenechos manifestieren. In den Zonen dieser faser- und hyalinknorpeligen Umwandlungen können auch Kalksalze eingelagert werden, welche sich als mehr oder weniger große Kalkdepositionen – ebenfalls am häufigsten in der kritischen Zone verminderter Durchblutung – radiologisch und sonographisch auffinden lassen.

Adhäsives Subakromialsyndrom. Infolge der Entzündung des Schleimbeutels, hervorgerufen durch die subakromiale Friktion selbst oder auch durch sekundäre Freisetzung von Kalksalzkristallen, wird zwischen den Bursablättern Fibrin ausgeschwitzt, was zu Verklebungen und sogar Verwachsungen im subakromialen Gleitlager führen kann. Hierdurch kann es bei entsprechender Ausprägung und Dauer des Entzündungsvorgangs zu Einschränkungen der Schultergelenksbeweglichkeit kommen.

Destruktives Subakromialsyndrom. Bei eingeschränkter Vitalität der Sehnen – und somit vornehmlich auch bei Patienten im fortgeschrittenen Lebensalter – führen die mechanischen Alterationen der Sehnen zur Gewebszerstörung und damit zu einer zunehmenden Defektbildung der Rotatorenmanschette, was bis zu einem vollständigen Abriß der gesamten Sehnenhaube führen kann.

Rotatorenmanschettendefektarthropathie. Bei bereits länger bestehenden Rotatorenmanschettenrupturen, die durchaus klinisch stumm geblieben sein können, kommt es in einem Teil der Fälle zur Kranialisierung des Humeruskopfs, so daß eine zunehmende Annäherung zwischen diesem und dem Schulterdach entsteht. Das sich aus dieser pathologischen Konstellation ergebende Krankheitsbild stellt eine therapeutische Crux dar, da sowohl konservative wie auch operative Maßnahmen in der Regel scheitern.

Bizepssehnensyndrom und *Bizepssehnenruptur.* Integraler funktioneller Bestandteil der Rotatorenmanschette ist auch die lange Bizepssehne, die vom Muskelbauch am Humerus kommend im Sulcus bicipitalis nach oben zieht, über dem Humeruskopf in den Gelenkraum eintritt und am Oberrand der Gelenkpfanne ansetzt. Während des freien Verlaufs im Gelenk ist sie ebenfalls dem Druck durch den Engpaß unter dem Schulterdach ausgesetzt. Hierdurch kann es auch bei ihr zu unterschiedlichen Gewebeschädigungen kommen, die von einer Entzündung der Hüll- und Gleitgewebeschicht (Paratenonitis bicipitalis, Bizepssehnensyndrom) bis zum degenerativen Abriß der Sehne selbst (Bizepssehnenruptur) reichen kann.

Klinisches Bild

Typisch für das Subakromialsyndrom ist der Bewegungsschmerz bei Abhebung des Arms, der meist zwischen 80 und 110° Abduktion am intensivsten empfunden wird *(schmerzhafter Bogen, Painful arc)* sowie der *Ruhe-* und *Nachtschmerz*, der den Patienten erwachen läßt, wenn er auf der betroffenen Schulter zu liegen kommt. Dabei muß das Punctum maximum nicht im subakromialen Gleitraum selbst lokalisiert werden, sondern wird häufig auf die Oberarmaußenseite projiziert.

Mit zunehmender Entzündung und/oder Defektbildung der periartikulären Weichteile tritt eine aktive Bewegungseinschränkung ein, die entweder aus einer propriozeptiven Hemmung oder aus dem Unvermögen, den Humeruskopf bei Abhebebewegungen in der Fossa glenoidalis zu zentrieren, resultiert (Pseudoparalyse).

Ist neben der aktiven Beweglichkeit auch die passive Mobilität behindert, so spricht dies für die Ausbildung subakromialer Verklebungen und/oder eine sekundäre Kapselschrumpfung.

Diagnostik

Die *Anamnese* sollte folgende Fragen einschließen: Dauer der Beschwerden, schmerzauslösende Bewegungen, Schmerzqualität, Nachtschmerz, stattgehabte Traumen, berufliche und sportliche Belastungen und derzeitige Behinderung.

Bei der *klinischen Untersuchung* spielen neben Inspektion (Atrophien, Bursaschwellung, Bizepsdislokation), Palpation (subakromiale Krepitation, Druckschmerzmaxima) und der Funktionsprüfung (aktive und passive Beweglichkeit, schmerzhafter Bogen, Komplexbewegungen) auch spezielle Tests zur Differenzierung der Pathogenese und der Lokalisation der Erkrankung eine wesentliche Rolle: Impingementzeichen, resistive Anspannungstests inkl. Supraspinatustest nach JOBE und Bizepstest nach YERGUSON, Drop-arm-Test (siehe 6.1.2). Ferner sollten stets auch das Glenohumeral- und das Akromioklavikulargelenk auf begleitende pathologische Veränderungen hin überprüft werden (v.a. Instabilitäten und Arthrosezeichen).

Abschließend sollte bei V.a. ein Subakromialsyndrom die Instillation eines Lokalanästhetikum in die Bursa subacromialis erfolgen (Neer-Test, siehe 6.1.2), wodurch die Diagnose erhärtet werden kann; ferner dient dieser Test zugleich als Prognostikum für eine eventuell durchzuführende Dekompressionsoperation.

Für die Untersuchung der periartikulären Weichteile der Schulter hat sich in den letzten Jahren die *Sonographie* als Methode der Wahl etabliert. Mit ihr lassen sich pathologische Veränderungen an der Bursa subacromialis und der Rotatorenmanschette, aber auch an der Deltamuskulatur und der Humeruskopfkontur schnell, preiswert, ungefährlich und zuverlässig erheben. Mit einer Sensitivität von 95 % für den Nachweis von Totalrupturen ist sie der Arthrographie gleichwertig, bei Partialrupturen (v.a. den intratendinösen und bursaseitigen) dieser sogar überlegen.

Dennoch sollte bei Schmerzen, die länger als 4 – 6 Wochen anhalten, eine *Röntgennativaufnahme* angefertigt werden, um das Ausmaß eventuell bestehender Verkalkungen oder ossärer Reaktionen eines chronischen Impingementgeschehens (Sklerosierungen und osteophytäre Appositionen an der Akromionunterfläche, Unregelmäßigkeiten am Tuberculum majus, Vulkanzysten am Collum anatomicum etc.) nachweisen und zusätzliche krankhafte Veränderungen im Glenohumeral- oder im Akromioklavikulargelenk ausschließen zu können.

Falls durch die körperliche und sonographische Untersuchung die Diagnose nicht eindeutig zu stellen ist, kommen als ergänzende bildgebende Verfahren entweder ein *MRT* (sofern ein Weichteilprozeß vermutet wird) oder ein *CT* (falls eher eine ossäre Läsion angenommen wird) in Betracht.

Eine *Arthroskopie* bzw. *Bursoskopie* an der Schulter sollte erst erfolgen, wenn sich ein Beschwerdebild anderweitig nicht klären läßt oder – nach Versagen einer adäquaten konservativen Therapie (subakromiale Injektionen, Krankengymnastik) – in gleicher Sitzung auch die operative Sanierung stattfinden könnte.

Endoskopische subakromiale Dekompression

Zur endoskopischen subakromialen Dekompression (ESD) wird nach der diagnostischen Inspektion des Subakromialraums das Lig. coracoacromiale mit dem HF-Messer oder der Elektrokugel schichtweise durchtrennt (Abb. 7.177). Dabei ist darauf zu achten, daß vor allem auch die medialen Zügel sicher gespalten werden. Anschließend werden die akromialen Bandanteile mit dem Shaver von der Akromionunterfläche abgefräst. Dies kann durch vorherige Kauterisation des Gewebes erleichtert werden, da es hiernach von der rotierenden Fräse besser ergriffen werden kann und weniger blutet.

Die freigelegte anterolaterale Akromionunterfläche wird nochmals nach osteophytären Appositionen und Hakenbildungen abgesucht und mit dem Acromionizer abgeschliffen, bis eine glatte und nach vorne nicht mehr durch ossäre Vorwölbungen gekrümmte Resektionsfläche resultiert; dies wird meist nach einer Reduktion der Anterolateralkante von 6 – 9 mm erreicht (Abb. 7.177), was sich durch nochmaliges Einbringen der Injektionsnadel an der alten Einstichstelle ausmessen läßt.

Abschließend werden – entsprechend den oben aufgeführten Sekundärveränderungen – Kalkdepositionen in der Rotatorenmanschette aufgesucht und nach Stichinzision ausgeräumt oder die Ränder größerer Rotatorenmanschettenrupturen débridiert.

Bei jüngeren Patienten sollten rekonstruktionsfähige Rupturen zur Vermeidung einer Rotatorenmanschetten-Defektarthropathie versorgt werden; da hierfür in der Regel ein offenes Vorgehen nötig ist (endoskopische Rotatorenmanschetten-Nähte sollten ausgewählten Einzelfällen an entsprechenden Zentren vorbehalten bleiben), ist für diese Fälle eine Operation unter stationären Bedingungen vorzuziehen.

Nachbehandlung

Nach der ESD sollte eine möglichst frühe passive Mobilisierung eingeleitet werden; nach ca. 2 Wochen können aktive Bewegungsübungen erfolgen; mit aktivem Krafttraining zur Aufschulung der Rotatorenmuskulatur sollte bis zur 6. – 8. Woche gewartet werden, um keine erneute Irritation im erweiterten Subakromialraum zu provozieren.

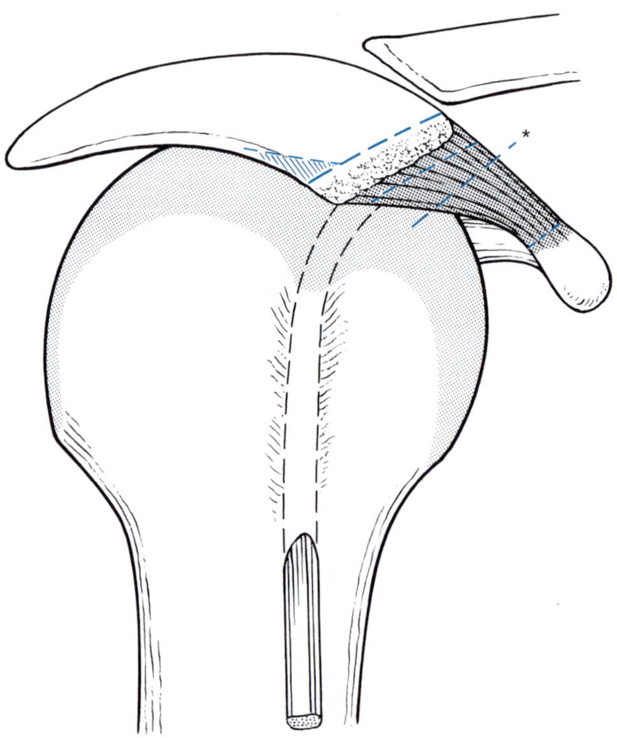

Abb. 7.177: Resektionskanten bei der endoskopischen subakromialen Dekompression (ESD). * Resektionslinie des Ligaments.

Schultereckgelenksarthrosen

Krankheitsbild

Schultereckgelenksarthrosen entstehen meist infolge partieller Schultereckgelenksprengungen mit konsekutiver Instabilität, bisweilen jedoch auch idiopathisch, wobei häufig eine Überbelastung des Gelenks bei Fehlhaltungen des Schultergürtels mit Ventralisierung der Skapulae nachweisbar ist.

Es werden *hypertrophe Formen* mit osteophytären Auswüchsen an den Gelenkrändern, die weit in den Subakromialraum hineinreichen können, und *lytische Formen* mit zystischer Resorption vornehmlich der lateralen Klavikula unterschieden.

Therapie

Bei einzelnen subakromialen Osteophyten ist eine *ESD* (s.o.) mit Abtragung derselben als Minimalmaßnahme zu diskutieren und in Absprache mit dem Patienten auch indiziert. Die Aufklärung über eingeschränkte Erfolgsquote und häufige Rezidive ist erforderlich.

Bei umfangreichen Veränderungen ist sicherlich die offene *Resektionsinterpositionsarthroplastik* ggf. mit Ligamenttransposition nach Weaver und Dunn (unter stationären Bedingungen) die Methode der Wahl. Endoskopische Resektionen des lateralen Klavikulaendes wurden zwar schon mehrfach beschrieben, befinden sich jedoch noch im Versuchsstadium.

7.6.4 Ellbogengelenk

M. Strobel

Vorbemerkung

Die arthroskopische Chirurgie des Ellbogens findet zunehmende Verbreitung, da mit ihr zahlreiche Erkrankungen und Verletzungen therapierbar sind. Gerade das Ellbogengelenk reagiert auf große arthrotomische Eingriffe sehr empfindlich mit Bewegungseinschränkungen und langanhaltenden Schwellungszuständen, daher bieten sich an diesem Gelenk die arthroskopischen Operationstechniken an. Da es aus verschiedenen, teilweise schwer zu erreichenden Kompartimenten besteht, sollte die ambulante arthroskopische Chirurgie am Ellbogengelenk dem erfahrenen Operateur vorbehalten bleiben.

7.6.4.1 Allgemeines

Indikationen und Kontraindikationen

Die Indikation zur Ellbogengelenksarthroskopie hat sich in den letzten Jahren zunehmend erweitert (Tab. 7.12). Wegen des erhöhten instrumentellen Aufwands bei der arthroskopischen Versorgung einer *Radius-*

köpfchenfraktur sollte diese unter stationären Bedingungen erfolgen. Die arthroskopische *Empyembehandlung* sollte wegen der erforderlichen engmaschigen Beobachtung ebenfalls stationär erfolgen.

Die *Indikation* zur diagnostischen Arthroskopie ist bei chronischen Ergüssen, chronischen Schmerzen unklarer Genese und gleichzeitig negativem Röntgenbefund gegeben. Der „ambulante" Operateur sollte aber auch am Ellbogengelenk in der Lage sein, die notwendigen operativen Konsequenzen in gleicher Sitzung ziehen zu können. *Kontraindikationen,* siehe 7.6.1.1.

Indikationen
• Freier Gelenkkörper (siehe 7.6.4.2) • Synovitis (siehe 7.6.4.3) • Knorpelläsion (siehe 7.6.4.4) • Ossäre Bewegungseinschränkung (Osteophyten, siehe 7.6.4.5) • Ligamentäre Bewegungseinschränkung (siehe 7.6.4.6) • Arthrose (siehe 7.6.4.7) • Osteochondrosis dissecans (siehe 7.6.4.8) • Gelenkempyem • Radiusköpfchenfraktur • Chronische Ergußbildung • Schmerzen unklarer Genese

Tab. 7.12: Indikation zur Ellbogengelenksarthroskopie.

Instrumentarium

Das Operationsinstrumentarium entspricht im wesentlichen demjenigen wie für das Kniegelenk beschrieben (siehe Kap. 7.6.1.1). Hilfreich sind jedoch in den engen dorsalen Gelenkbereichen die kleinen motorisierten Instrumente („Small joint-Set") mit einem Durchmesser von 2 bzw. 2,5 mm. Ebenfalls sollte eine kleine Faßzange zur Extraktion kleiner freier Gelenkkörper vorhanden sein.

Anästhesie

Neben der *Allgemeinanästhesie* können auch regionale Techniken wie *Plexusblockaden* oder eine *i.v.-Regionalanästhesie* angewandt werden. Die Autoren bevorzugen jedoch die Allgemeinanästhesie, zumal der Patient in Bauchlage gelagert wird (s.u.) und die Operation manchmal 30 – 50 Minuten dauern kann. Die Bauchlage während der Regionalanästhesie kann für den Patienten sehr belastend und unangenehm sein.

Lagerung

Bei der *Rückenlagerung* ist eine Haltevorrichtung ähnlich wie bei der Schulterarthroskopie an der Hand anzubringen, um das Gelenk distrahieren zu können.

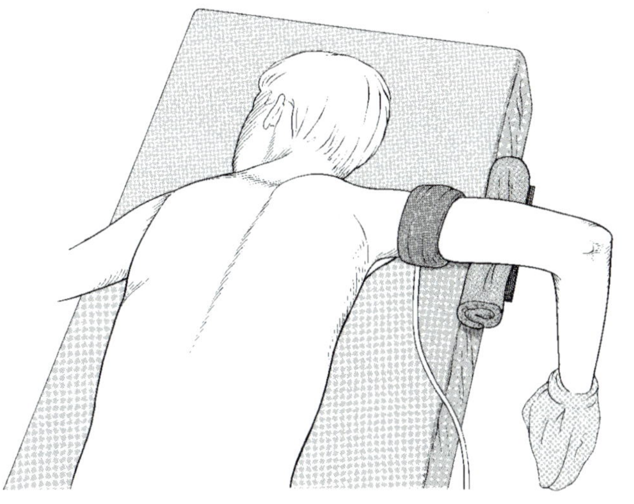

Abb. 7.178: Bauchlagerung bei Arthroskopie des Ellbogengelenks. Unter den Oberarm wird eine Stütze angelegt, so daß das Ellbogengelenk 90° gebeugt ist. Somit sind sowohl die anterioren wie auch die schwierigeren posterioren Zugänge sicher zu plazieren. Eine spezielle Stabilisierung des Oberarms mit Schaumstoffschienen oder sonstigen Halterungen ist nicht notwendig.

Gleichfalls ist ein Gegenzug am Oberarm notwendig. Pro- und Supination des Ellbogengelenks sind möglich, allerdings sind die Beuge- und Streckbewegungen, die gerade bei der arthroskopischen Chirurgie notwendig sind, eingeschränkt. Die posterioren Gelenkbereiche, die bei jeder Arthroskopie eingestellt werden, sind bei dieser Lagerungstechnik nur dann einstellbar, wenn der Operateur „knieend" operiert oder wenn der Operationstisch maximal deckenwärts gefahren wird.

Bei der von den Autoren bevorzugten Lagerung in *Bauchlage* hängt der Arm seitlich über den Operationstisch bei 90° Abduktion in der Schulter (Abb. 7.178).

Abdeckung

Nach Desinfektion des Arms einschließlich der Hand bis zum distalen Oberarm wird mit einem normalen Operationstuch die Auflagefläche des Oberarms abgedeckt und das Tuch dorsal des Oberarms z.B. mit einer Kocherklemme fixiert. Die Hand wird steril in ein selbstklebendes Tuch eingepackt und ein wasserdichtes Extremitätenlochtuch, wie es auch bei der Kniearthroskopie verwendet wird, über den Arm gestreift. Sollte sich noch eine Öffnung zwischen dem gummierten Lochbereich und dem Oberarm finden, wird diese mit einem Klebestreifen verschlossen.

Tourniquet

Die Operation wird in *Blutleere* durchgeführt. Der Arm wird am einfachsten vor der Umlagerung in die Bauchlage ausgewickelt und die am Oberarm angelegte Druckmanschette aufgepumpt.

Auffüllmedium

Da auch am Ellbogengelenk z.T. mit dem HF-Messer gearbeitet wird, verwenden die Autoren routinemäßig eine elektrolytfreie Lösung (z.B. Purisole SM®, Fa. Fresenius) als Auffüllmedium.

Zugänge

Prinzip

Wohl an keinem anderen Gelenk ist die Plazierung der arthroskopischen und instrumentellen Zugänge so aufwendig und mitunter so schwierig wie am Ellbogengelenk. Es ist daher sinnvoll, sich bereits präoperativ die wichtigsten anatomischen Punkte zu markieren: Markiert werden Olekranon, Radiusköpfchen sowie Epicondylus humeri radialis und ulnaris.

Im Prinzip sollte zunächst ein sicherer Zugang zum Gelenk angelegt werden, der auch während der Operation nicht mehr verloren gehen sollte.

Anteriore Zugänge

An anterioren Zugängen stehen zur Verfügung:
- *Anteroulnarer Zugang*: 2 cm anterior und 2 cm distal des Epicondylus humeri ulnaris.
- *Anteroradialer Zugang:* 2 cm anterior und 2 cm distal des Epicondylus humeri radialis.

Posteriore Zugänge

Die Varianten der posterioren Zugänge bestehen in:
- *Proximaler posteroradialer Zugang:* Radial und etwa 5 mm proximal der Olekranonspitze.
- *Transtendinöser Zugang (zentraler posteriorer Zugang):* 1 cm proximal der Olekranonspitze in der Mitte des Sehnenspiegels des M. triceps brachii. Dieser Zugang wird im wesentlichen als *Instrumentenzugang* zur Fossa olecrani verwendet.
- *Distaler posteroradialer Zugang*: In der Mitte des Dreiecks zwischen Radiusköpfchen, Olekranon und Epicondylus humeri radialis liegt ein sogenannter „Soft spot", wo der Zugang plaziert wird.
- *Posteroulnarer Zugang*: Dieser Zugang wird von den Autoren nicht verwendet, da hierbei die Gefahr einer Läsion des N. ulnaris besteht.

Anlage des Arthroskopzugangs

Bei der Anlage des Arthroskopzugangs wird in definierten Schritten vorgegangen. Von dieser Reihenfolge sollte nicht abgewichen werden, um eine möglichst sichere und schonende Plazierung der Zugänge zu gewährleisten:

Auffüllung des Gelenks. Im Bereich des distalen posteroradialen Zugangs (s.o.) wird in der Mitte des Dreiecks zwischen Radiusköpfchen, Olekranon und Epicondylus humeri radialis der „Soft spot" palpiert und dort zunächst eine Kanüle eingestochen. Mit dieser wird durch Bewegung nach medial und lateral geprüft, ob der intraartikuläre Bereich erreicht wurde. Läßt sich mit der Kanülenspitze unter entsprechender Vorsicht „Knorpel tasten", wird das Gelenk mit Spülflüssigkeit aufgefüllt. Das Ellbogengelenk besitzt ein erstaunliches Fassungsvermögen; manchmal können 40 – 50 ml eingebracht werden. Nach den ersten 10 ml sollte die Spritze abgesetzt werden und am Strahl der Spülflüssigkeit, der sich aus der Kanüle entleert, ist zu erkennen, daß auch wirklich der intraartikuläre Raum aufgefüllt wird. Das Gelenk wird anschließend prall aufgefüllt, bis sich eine deutliche Vorwölbung der posterioren Gelenkräume zeigt; der posteriore Rezessus schwillt über dem Olekranon hufeisenförmig an. Dann wird die Kanüle rasch aus dem Gelenk herausgezogen, damit möglichst wenig Spülflüssigkeit entweicht.

Einbringen einer Zulaufkanüle in die Fossa olecrani. Es erfolgt zunächst die Inzision nur der Haut in Längsrichtung ca. 4 – 5 mm proximal der Olekranonspitze radial der Trizepssehne. Mit einem feinen Mosquitoklemmchen wird das Subkutangewebe gespreizt, jedoch ohne den Versuch, das Gelenk zu erreichen, da dies zu einem Flüssigkeitsausstrom führt, was wiederum eine nachlassende Gelenkdistension zur Folge hat. Eine in die Fossa olecrani eingebrachte großlumige Zulaufkanüle (5 mm) mit stumpfem Trokar wird in Richtung auf den distalen Humerusschaft vorgeschoben. Das Nachgeben der straffen Kapsel zeigt das Erreichen des Gelenks an. Nach Entfernen des stumpfen Trokars entleert sich das zuvor injizierte Auffüllmedium aus der Zulaufkanüle. An diese wird der Spülflüssigkeitszulauf angeschlossen, das Gelenk füllt sich erneut.

Anteroradialer Zugang. Um zu prüfen, ob der anteriore Gelenkbereich auch entfaltet ist, wird zunächst im Bereich der Position des anteroradialen Zugangs (s.o.) eine Kanüle in das Gelenk eingestochen. Entleert sich Spülflüssigkeit, zeigt dieses an, daß der intraartikuläre Raum aufgefüllt und entfaltet ist. Nach Inzision nur der Haut in Längsrichtung wird das Subkutangewebe vorsichtig mit einer Mosquitoklemme gespalten. Dieses Vorgehen ist wichtig, um Gefäß- und Nervenstrukturen, die in diesem Bereich verlaufen, zur Seite zu schieben. Die Gelenkkapsel sollte hierbei noch nicht perforiert werden. Dann wird die Schleuse mit eingesetztem stumpfen Trokar eingeführt, wobei ein Anschlußhahn geöffnet ist. Der Vorschub erfolgt in Richtung des ulnaren Humerusepikondylus. Das Passieren der Ellbogengelenkkapsel zeigt sich am plötzlich nachlassenden Widerstand. Flüssigkeit tritt aus dem geöffneten Hahn aus, was zusätzlich das Erreichen des intraartikulären Raums anzeigt. Der stumpfe Trokar wird gegen die Optik ausgetauscht und mit der Arthroskopie begonnen.

Das weitere Vorgehen hängt jetzt vom pathologischen Befund bzw. der klinischen Verdachtsdiagnose ab. Liegt der wesentliche pathologische Befund im posterioren Gelenkbereich, werden Arthroskop- und Instrumentenzugang getauscht (es sind zwei Wechselstäbe notwendig) und zunächst mit der Arthroskopie des posterioren Gelenkbereichs fortgefahren. Liegt der wesentliche pathologische Befund im anterioren Bereich, wird zunächst der anteroulnare Zugang angelegt.

Anteroulnarer Zugang. Es bestehen zwei Möglichkeiten, den anteroulnaren Zugang anzulegen: Einmal kann im Zugangsbereich mit einer Nadel eingestochen werden. Diese Nadel erreicht das Gelenk, was arthroskopisch dargestellt wird. Dann wird die Haut geschlitzt, das Subkutangewebe mit einer Mosquitoklemme gespalten und mit dieser die Gelenkkapsel perforiert und gespreizt. Das Operationsinstrument kann anschließend anteroulnar eingeführt werden. Alternativ besteht die Möglichkeit, die Optik aus der Schleuse zu entfernen und einen Wechselstab durch die Schleuse vorzuschieben bis dieser auf der anteroulnaren Seite die Gelenkkapsel und das Subkutangewebe erreicht. Dies zeigt sich am Vorwölben der Haut. Über dieser Vorwölbung wird eine kleine Stichinzision durchgeführt, so daß der Wechselstab auf der anteroulnaren Seite erscheint. Das ihm anliegende Gewebe wird mit einem Klemmchen gespreizt. Es kann dann entweder ein Instrument oder die Schleuse über den Wechselstab auf der ulnaren Seite eingeführt werden.

Wurden sämtliche pathologischen Veränderungen im anterioren Gelenkbereich diagnostiziert und behandelt, wird in den posterioren Gelenkbereichen fortgefahren.

Zugangswechsel. Hierfür sind zwei Wechselstäbe erforderlich. Zunächst wird die Optik gegen einen Wechselstab ausgetauscht, dann die Schleuse aus dem Gelenk entfernt. Der Zulauf wird von der dorsal liegenden Zulaufkanüle abgekoppelt und durch diese ein zweiter Wechselstab eingeführt. Nun liegen sowohl im anterioren als auch im posterioren Gelenkbereich Wechselstäbe. Über den posterior liegenden Wechselstab wird nun die Schleuse, über den anterior liegenden die Zulaufkanüle eingeführt. Die Wechselstäbe werden entfernt, der Zulauf wird wieder an die Zulaufkanüle angeschlossen und das Arthroskop in die Schleuse, die im proximalen posteroradialen Zugang liegt, eingeführt. Nun können die Fossa olecrani und die Olekranonspitze inspiziert werden. Sind pathologische Veränderungen zu verzeichnen, wird ein transtendinöser Zugang angelegt.

Transtendinöser Zugang. Die Haut wird in Längsrichtung etwa 5 – 10 mm proximal der Olekranonspitze inzidiert, das Subkutangewebe mit einem feinen Klemmchen gespreizt. Mit dem Klemmchen wird versucht, den intraartikulären Gelenkraum zu erreichen. Durch diesen Zugang können ausschließlich der Tasthaken aber auch Operationsinstrumente wie z.B. der kleine Rosenberg-Resektor oder eine Faßzange eingeführt werden. Sollte der Flüssigkeitsstrom nicht ausreichend sein, kann der Zulauf direkt an die Schleuse angeschlossen werden. Die Zulaufkanüle wird dann mit einem stumpfen Trokar verschlossen, verbleibt aber im anterioren Gelenkbereich. Diese Kanüle sichert den Zugang zum Gelenk.

Proximales Radioulnargelenk. Das proximale Radioulnargelenk wird erreicht, indem man die Optik steilstellt und vorsichtig unter rotierenden Bewegungen in Richtung des Radiusköpfchens vorschiebt. Einfacher gelingt dieses über den dorsoradialen Rezessus. Dort dürfen jedoch keine Verwachsungen vorliegen. Das unter Pro- und Supination rotierende Radiusköpfchen ist leicht zu identifizieren. Das Bild auf dem Monitor sollte entsprechend korrigiert werden, um zu jedem Zeitpunkt die sichere Orientierung in diesem Gelenkbereich zu gewährleisten.

Distaler posteroulnarer Zugang. Im Bereich des „Soft spots“ wird eine Kanüle eingestochen, die das Radiusköpfchen wie auch die Ulna erreicht. Es erfolgt ein Hautschnitt von ca. 3 – 4 mm in Längsrichtung. Mit einem feinen Klemmchen werden Subkutangewebe und nach ihrer Perforation auch die Gelenkkapsel gespreizt. Bei freien Gelenkkörpern oder Knorpelschäden im Bereich des Humeroradialgelenks findet sich hier oft eine ausgeprägte Synovitis, die die Inspektion deutlich behindert. In diesen Fällen ist mit einem Rosenberg-Resektor zunächst die partielle Synovektomie des posterioren Gelenkbereichs notwendig. Erst danach kann dieser eindeutig beurteilt werden.

Wechsel der Zugangswege

Gerade am Ellbogengelenk ist besondere Vorsicht geboten, wenn von der anterioren auf die posteriore Gelenkseite übergegangen wird. Zum Wechsel der Zugangswege sind zwei Wechselstäbe notwendig. Es sollte immer *mindestens ein sicherer* Zugang, besser zwei, zum Gelenk bestehen. Das Wechseln mit Hilfe der Wechselstäbe gewährleistet nicht nur einen schnellen, gewebeschonenden und sicheren Wechsel, sondern verhindert auch zusätzliche Kapselperforationen, die wiederum zu einem vermehrten Flüssigkeitsaustritt führen. Dieser behindert durch Kompression der Gelenkkapsel von außen die optimale Gelenkdistension.

Untersuchungsgang

Auch am Ellbogengelenk wird systematisch vorgegangen; dabei werden pathologische Veränderungen im anterioren Gelenkbereich zunächst therapiert bevor im posterioren Gelenkbereich vorgegangen wird (Tab. 7.13).

Zugang	Reihenfolge
Anteroradialer Zugang	• Proc. coronoideus • Ulnare Gelenkkapsel • Anteriore Gelenkkapsel (ulnare Hälfte)
Anteroulnarer Zugang	• Radiusköpfchen • Capitulum humeri • Radiale Gelenkkapsel • Anteriore Gelenkkapsel (radiale Hälfte)
Proximaler postero-lateraler Zugang	• Olekranon • Fossa olecrani • Radiusköpfchen • Capitulum humeri • Trochlea humeri (partiell) • Radialer Rezessus • Ulnarer Rezessus (partiell)

Tab. 7.13: Untersuchungsgang bei der Arthroskopie des Ellbogengelenks. Der transtendinöse Zugang wie auch der distale posteroradiale Zugang dienen im wesentlichen als Instrumentenzugänge.

7.6.4.2 Freie Gelenkkörper

Krankheitsbild

Freie Gelenkkörper meist kartilaginärer, seltener osteokartilaginärer Genese, resultieren aus Unfällen (Luxation, Fraktur), chronischer Überbelastung (Sport) oder degenerativen Veränderungen. Anamnestisch zeigen sich Schmerzen und Schwellungen, insbesondere aber rezidivierende Einklemmungserscheinungen.

Diagnostik

Die *Anamnese* ist wegweisend. Bei der *Palpation* ist manchmal ein freier Gelenkkörper auch im posterioren Gelenkbereich zu tasten. Anterior gelegene freie Gelenkkörper sind nur dann tastbar, wenn sie sehr groß sind.

Die *Röntgenuntersuchung* zeigt häufig im seitlichen Strahlengang röntgendichte Gelenkkörper im anterioren Gelenkbereich. Die posterior liegenden Gelenkkörper sind meist nicht zu erkennen, es sei denn auf a.p.-Aufnahmen im Bereich der Fossa olecrani. Mit Hilfe der *MRT* läßt sich die Größe der Gelenkkörper wie auch die Begleitreaktion der Synovialis besser erfassen. Bei eindeutiger Anamnese ist diese Zusatzuntersuchung jedoch nicht indiziert.

Indikation und Patientenaufklärung

Bei freien Gelenkkörpern ist die arthroskopische Entfernung die Therapie der Wahl. Der Patient wird aber darüber informiert, daß u.U. nicht alle Gelenkkörper gefunden und entfernt werden können. Durch die Arthroskop- und Instrumentenzugänge können sie in das Subkutangewebe entweichen oder auch, je nach Genese, neu im Gelenk entstehen.

OP-Technik

Freie Gelenkkörper sind bevorzugt in folgenden Gelenkbereichen anzutreffen:
- Fossa olecrani (Abb. 7.179)
- Anteriorer Gelenkbereich (Abb. 7.180)
- Proximales Radioulnargelenk (Abb. 7.181).

Sie werden mit einer Faßzange gefaßt und aus dem Gelenk entfernt. Dies stellt sich einfacher dar als es manchmal ist. Bei multiplen Gelenkkörpern sollte zunächst nicht der größte Gelenkkörper entfernt werden. Dies kann dazu führen, daß die notwendige Kapselinzision so groß ist, daß die kleineren Gelenkkörper durch den Spülflüssigkeitsstrom in das Subkutangewebe ausgeschwemmt und nicht mehr aufgefunden werden können. Zur Entfernung von Gelenkkörpern aus dem anterioren Gelenkbereich sind die beiden anterioren Zugangswege anzulegen. Finden sich Gelenkkörper in der Fossa olecrani muß ein transtendinöser Zugang für die Faßzange angelegt werden (Abb. 7.179). Bisweilen ist es hilfreich, einen Gelenkkörper, der leicht im Gelenk fluktuiert, mit einer perkutan eingestochenen Kanüle temporär zu fixieren. Dies ist jedoch nur auf der posterioren Gelenkseite ohne Gefahr von Nerven- und Gefäßverletzungen möglich.

Sehr häufig sind freie Gelenkkörper sowohl im anterioren als auch im posterioren Gelenkbereich zu finden. Deswegen sollte nach Auffinden eines Gelenkkörpers im anterioren Bereich unbedingt auch der posteriore Gelenkbereich inspiziert werden. Kleine chondrale Gelenkkörper, die intermittierend zu Einklemmungen bei Pro- und Supinationsbewegungen führen, finden sich nicht selten im proximalen Radioulnargelenk. Inspiziert man diesen Gelenkbereich über einen hohen posteroradialen Zugang bei gleichzeitig angelegtem distalem posteroradialem Zugang, zeigt sich häufig zunächst nur eine ausgeprägte Synovitis. Das Radiusköpfchen ist kaum darstellbar. Diese Synovitis muß als Hinweis für eine pathologische Veränderung in diesem Bereich gewertet werden, es ist daher eine partielle Synovektomie mit dem kleinen Rosenberg-Resektor angezeigt. Hierbei erscheint manchmal ein freier Gelenkkörper (Abb. 7.181). Dieser kann, wenn er genügend klein ist, mit dem Rosenberg-Resektor oder mit einer kleinen Faßzange entfernt werden.

Gleichfalls sollte immer nach begleitenden Knorpelläsionen am Radiusköpfchen und am Humerus, die aus den Einklemmungen resultieren, gesucht werden.

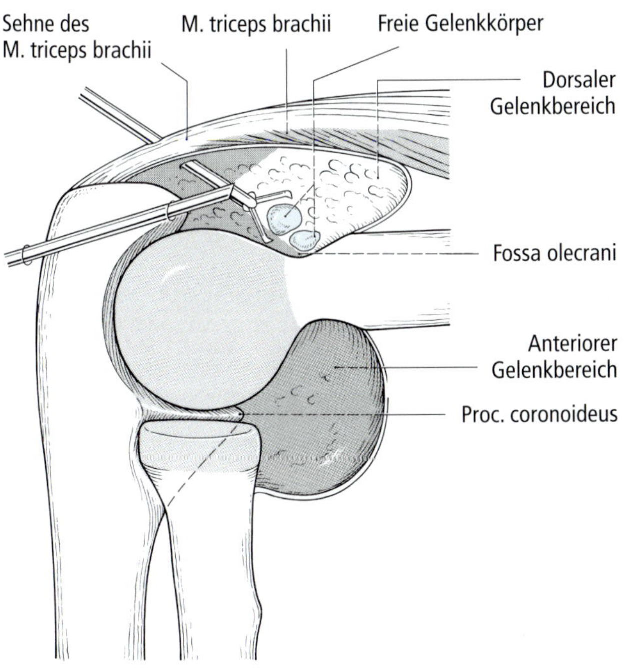

Abb. 7.179: Extraktion freier Gelenkkörper aus der Fossa olecrani.

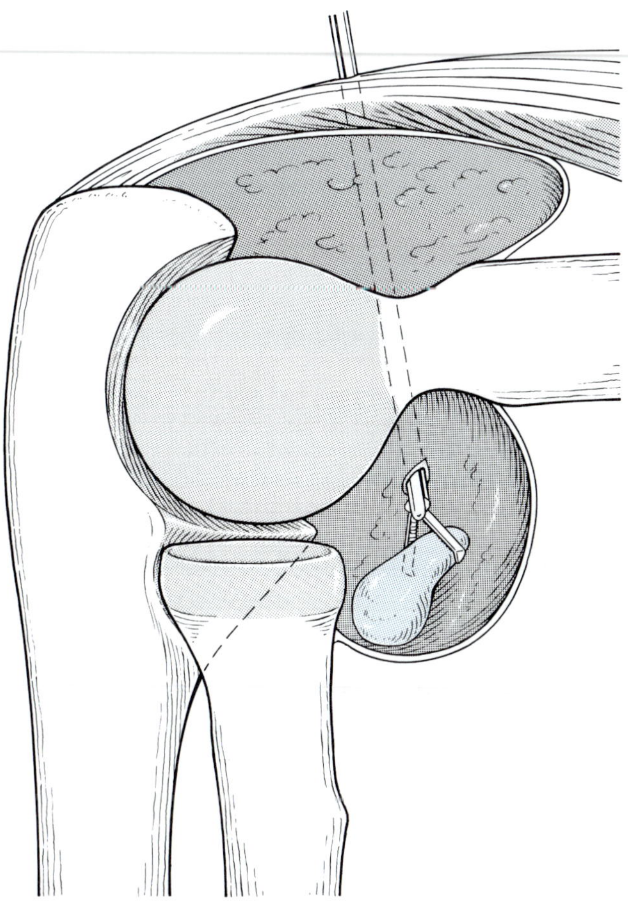

Abb. 7.180: Extraktion eines großen freien Gelenkkörpers aus dem anterioren Gelenkbereich.

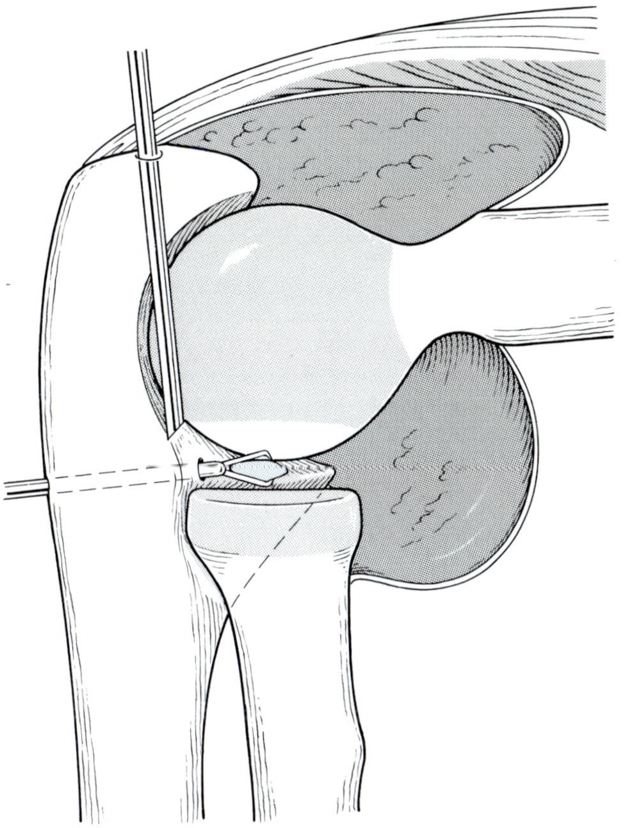

Abb. 7.181: Extraktion eines freien Gelenkkörpers aus dem proximalen Radioulnargelenk über einen distalen posteroradialen Zugang.

Nachbehandlung

Der Patient kann sein Gelenk postoperativ nach Rückbildung der Schwellung bis zur Schmerzgrenze bewegen. Sportliche Aktivitäten sollten je nach Sportart für 3 – 4 Wochen ausgesetzt werden.

7.6.4.3 **Synovitis**

Krankheitsbild

Die Synovialmembran reagiert mit einer Entzündung auf Traumen, degenerative Veränderungen oder Erkrankungen des rheumatischen Formenkreises. Gelenkschwellung, Schmerzen und endgradige Bewegungseinschränkung stehen im Vordergrund der Beschwerden.

Diagnostik

Klinisch läßt sich manchmal ein intraartikulärer *Erguß* nachweisen, bisweilen auch abpunktieren. Obligatorisch erfolgt eine *Röntgenaufnahme* in den Standardebenen. Ein *MRT* kann zusätzliche Hinweise liefern, ist jedoch bei typischer Anamnese und eindeutigem klinischem Befund nicht unbedingt erforderlich.

Indikation und Patientenaufklärung

Intraartikuläre Schwellungen wie auch lokalisierte Synovitiden können am besten und sichersten durch Arthroskopie erkannt und behandelt werden. Der Patient sollte jedoch darüber informiert werden, daß eine Synovitis immer die Reaktion auf ein Trauma oder eine intraartikuläre Veränderung bzw. eine Systemerkrankung ist. Der Behandlungserfolg hängt damit im wesentlichen von der Genese der synovialen Erkrankung ab. Liegen gleichzeitig ausgeprägte degenerative Veränderungen wie Knorpelläsionen oder osteophytäre Ausziehungen vor, ist mit einem Wiederauftreten oder sogar Persistieren der Beschwerden zu rechnen. Handelt es sich um eine rheumatische Erkrankung, ist mit dem Patienten eine komplette Synovialektomie zu diskutieren; diese sollte aber möglichst stationär erfolgen.

OP-Technik

Bei lokalisierten oder generalisierten synovialen Veränderungen sollte eine Synovia-PE erfolgen, wenn nicht eindeutig geklärt werden kann, ob diese Veränderung primärer oder sekundärer (reaktiver) Genese ist. Die Synovektomie wird mit dem kleinen Rosenberg-Resektor vorgenommen, ausgedehntere Synovektomien können auch mit dem normalen Rosenberg-Resektor (Durchmesser 4,5 mm) durchgeführt werden.

Nachbehandlung

Die Bewegung des Ellbogengelenks wird nach Abschwellung freigegeben, jedoch sollte die Schonung für 2 – 3 Wochen erfolgen.

7.6.4.4 Knorpelläsionen

Krankheitsbild

Traumatische und degenerative Knorpelveränderungen am Ellbogengelenk sind häufig, besonders nach Frakturen mit Gelenkbeteiligung, z.B. nach Radiusköpfchenfrakturen, aber auch nach repetitiver Überlastung (Sport, Arbeit). Die Patienten klagen über intermittierendes Schnappen, Blockaden, Einklemmungen, aber auch über Anschwellen und Krepitieren.

Diagnostik

Lediglich die Beschwerden lassen auf Knorpelläsionen schließen. Das Ausmaß der Knorpelläsionen kann durch keines der bildgebenden Verfahren hinreichend genau beurteilt werden. Größere Knorpelschäden sind zwar im MRT zu erfassen, die therapeutischen Konsequenzen werden aber durch die klinischen Beschwerden vorgegeben.

Indikation und Behandlungsziel

Auch am Ellbogengelenk wird die Therapie der Knorpelläsion im wesentlichen durch die provozierten Symptome bestimmt. Im Vordergrund steht die Beseitigung mechanisch behindernder Knorpelanteile.

OP-Technik

Die Operationstechniken entsprechen im wesentlichen denen, wie sie bei Knorpelläsionen am Kniegelenk durchgeführt werden (siehe 7.6.1.5).

7.6.4.5 Ossäre Bewegungseinschränkung

Krankheitsbild

Bewegungseinschränkungen des Ellbogengelenks stellen eine der häufigsten Indikationen zur Arthroskopie dar. Neben ligamentär bedingten Bewegungseinschränkungen (siehe 7.6.4.6) bilden die ossär bedingten den größeren Anteil. Im Vordergrund des Beschwerdebilds steht sehr häufig ein Streckdefizit, seltener ein Beugedefizit. Das Streckdefizit nimmt über Monate hinaus zu, intermittierende Blockaden können auch möglich sein (freie Gelenkkörper). Hauptursache sind repetitive Überbelastungen z.B. beim Sport (Speerwerfer), oder schwerer körperlicher Arbeit.

Diagnostik

Der *klinische Befund* zeigt eine mehr oder weniger deutliche Bewegungseinschränkung, Pro- und Supination sind dagegen i.d.R. nicht eingeschränkt. *Röntgenologisch* finden sich osteophytäre Ausziehungen. Das Ausmaß der knöchernen und chondralen Veränderungen zeigt auch das *MRT*, es ist aber bei eindeutiger klinischer und radiologischer Diagnose nicht indiziert.

Indikation und Patientenaufklärung

Das Therapieziel liegt in der Wiedererlangung der Beweglichkeit. Für die Bewegungseinschränkung sind neben freien Gelenkkörpern Osteophyten an fünf Lokalisationen verantwortlich:
- Processus coronoideus (Bewegungseinschränkung)
- Radiale Humerusvorderfläche (Bewegungseinschränkung)
- Fossa coronoidea (Bewegungseinschränkung)
- Olekranonspitze (Streckdefizit, Abb. 7.182a)
- Fossa olecrani (Streckdefizit, Abb. 7.182b).

Bei derartigen Gelenkschäden ist die arthroskopische Entfernung der Osteophyten die Therapie der Wahl. Dem Patienten muß jedoch mitgeteilt werden, daß sie wieder auftreten können, insbesondere dann, wenn die körperliche Aktivität bzw. die Belastung des Ellbogengelenks unvermindert fortgesetzt wird.

OP-Technik

Begleitsymptome

Intraoperativ finden sich neben den Osteophyten häufig ausgeprägte Synovitiden, aber auch freie Gelenkkörper. Die Synovitis muß meist durch eine partielle Synovialektomie therapiert werden, um eine ausreichende Übersicht über die Osteophyten zu erhalten. Liegen freie Gelenkkörper vor, werden diese entfernt.

Osteophytenabtragung am Processus coronoideus

Das Arthroskop liegt anteroradial und das Instrument anteroulnar. Es sollte jedoch geprüft werden, ob der Osteophyt wirklich für das Beugedefizit verantwortlich ist. Hierzu wird das Gelenk maximal gebeugt, gegebenenfalls muß die Auffüllung des Gelenks etwas reduziert werden. Zeigt sich ein Kontakt zwischen Fossa coronoidea und Processus coronoideus, wird der Processus gekürzt. Hierzu kommt ein kleiner Meißel oder der Laser zur Anwendung. Der bis auf eine kleine Gewebsbrücke abgelöste Osteophyt wird anschließend mit der Faßzange aus dem Gelenk entfernt. Der Resektionsbereich kann mit der Kugelfräse und dem Laser nachgeglättet werden.

Osteophytenabtragung in der Fossa coronoidea

Die Fossa coronoidea kann durch Osteophyten völlig zugewuchert sein. Die Osteophyten können derartige Ausmaße annehmen, daß sie bei Beugung den Processus coronoideus vollkommen bedecken. Daher werden durch den anteroulnaren Zugang eine Kugelfräse, gegebenenfalls auch ein Meißel, eingeführt und damit vorsichtig die Fossa coronoidea erweitert. Diese Fossa-Plastik ist eine der anspruchsvollsten arthroskopischen Operationen am Ellbogengelenk. Zeigt sich schon bei der Inspektion ein ausgeprägter Osteophyt in der Fossa coronoidea, muß der anteroulnare Zugang so plaziert werden, daß hierdurch die Fossa bzw. der Osteophyt gut erreichbar ist. Anderenfalls ist die Operation nur unvollständig ausführbar. Nach Resektion mit der Kugelfräse und/oder dem Meißel erfolgt die Nachglättung. Hierzu bietet sich der Laser an, der in Anbetracht seiner kleinen Dimensionierung gerade bei diesen Veränderungen ein hilfreiches Operationsinstrument ist.

Osteophytenabtragung an der Olekranonspitze

Die Inspektion des Olekranons von posterior durch den proximalen posteroradialen Zugang zeigt den Kontakt zwischen Olekranonspitze und Fossa olecrani. Die Olekranonspitze ist meist deutlich ausgezogen (Abb. 7.182a). Dies wird besonders dann deutlich, wenn durch einen transtendinösen Zugang ein kleines Spiegelchen eingeführt wird und der Kontakt zwischen Olekranonspitze und Fossa olecrani von dorsal inspiziert wird. Zur Entfernung des Osteophyten wird ein kleiner Meißel eingeführt und der Osteophyt subtotal abgemeißelt. Anschließend wird der Osteophyt unter Zerreißung der kleinen Gewebebrücke mit der Faßzange entfernt. Eine Nachglättung erfolgt mit der Kugelfräse oder dem Laser.

Osteophytenabtragung in der Fossa olecrani

Bei wiederholten forcierten Hyperextensiontraumen insbesondere bei sportlicher Aktivität (Speerwerfer, Kegler) finden sich häufig Osteophyten in der Fossa olecrani. Diese Veränderungen sind auch als „Kissing lesion" bekannt, wenn sich der Osteophyt besonders an der ulnaren Seite der Fossa olecrani befindet. Die Osteophyten sind aber auch im radialen Anteil der Fossa olecrani vorhanden.

Zur Osteophytenabtragung (Abb. 7.182b) liegt das Arthroskop im proximalen posteroradialen Zugang, ein kleiner Meißel wird durch den transtendinösen Zugang eingeführt und der Osteophyt zirkulär ummeißelt, so daß er sich ablöst. Hierzu wird er mit einem Meißel angehebelt und mit einer Faßzange in toto entfernt. Die Nachglättung der Fossa olecrani, die häufig zusätzlich bindegewebig zugewachsen ist, erfolgt mit einer Kugelfräse oder einem feinen Rosenberg-Resektor.

Nach der Osteophytenabtragung wird unter arthroskopischer Kontrolle nochmals die Streckung geprüft. Meist ist das Streckdefizit bei ausgeprägter Osteophytenbildung ligamentär fixiert, so daß erst während der physiotherapeutischen Nachbehandlung eine weitere Verbesserung des Bewegungsausmaßes erreicht werden kann. Entsprechendes gilt für die anteriore Gelenkseite nach Abtragung von Osteophyten vom Processus coronoideus und nach Ausräumung der Fossa coronoidea.

Nachbehandlung

Bei Fehlen von Kontraindikationen werden postoperativ über 10 Tage *nichtsteroidale Antiphlogistika* rezeptiert. Es erfolgt eine intensive aber dosierte *Physiotherapie* im schmerzfreien Bereich. Insbesondere Traktionsübungen und passive Mobilisationen sind hilfreich. Erfolgt die Physiotherapie gegen den Schmerz/trotz Schmerzen, bilden sich häufig schmerzbedingte Bewegungsstörungen (Cave: M. Sudeck) aus, die dann nur äußerst schwer zu therapieren sind. Regelmäßig wird eine *Lymphdrainage* zur Unterstützung der allgemein abschwellenden Maßnahmen verordnet.

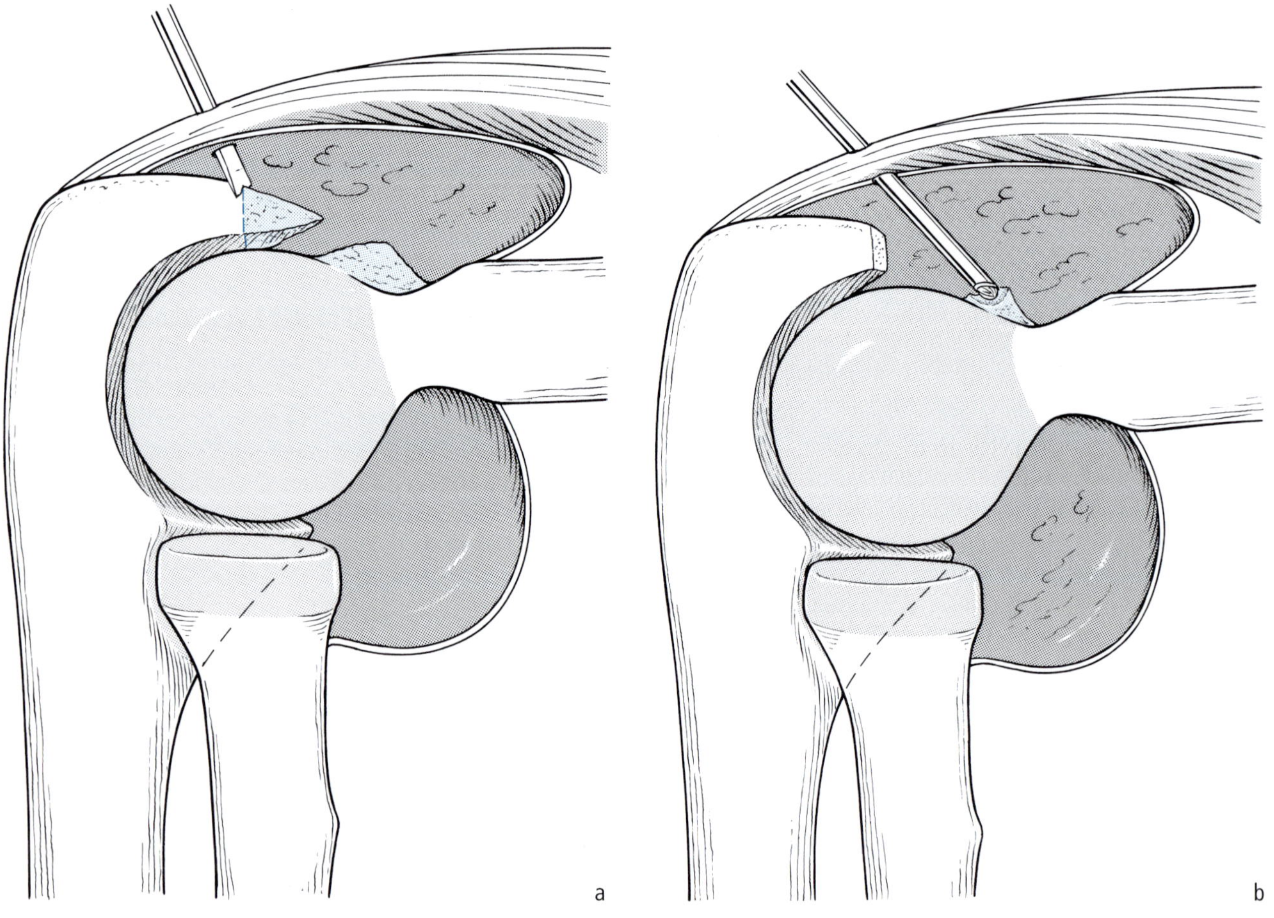

Abb. 7.182a-b: Entfernung von Osteophyten von der Olekranonspitze und der Fossa olecrani.

7.6.4.6 Ligamentäre Bewegungseinschränkung

Krankheitsbild

Längere Immobilisationen nach Frakturen, Luxationen oder sonstigen Verletzungen führen zu ligamentären Bewegungseinschränkungen. Diese stehen im Vordergrund der klinischen Beschwerden.

Diagnostik

Die *klinische Untersuchung* zeigt eine Einschränkung von Beugung und Streckung, auch die Pro- und Supination sind bisweilen reduziert. Die *bildgebenden Verfahren* zeigen meist einen unauffälligen Befund, insbesondere die Röntgenaufnahmen; manchmal finden sich ausgeprägte periartikuläre Verkalkungen.

Indikation und Patientenaufklärung

Hauptbehandlungsziel ist die Wiederherstellung der Beweglichkeit. Manche Patienten sind in ihrer Beweglichkeit derart eingeschränkt, daß selbst die normale Körperhygiene nicht selbständig möglich ist. Nicht Therapie der Wahl ist die arthroskopische Maßnahme, wenn sich ausgeprägte Verkalkungen in den Röntgenaufnahmen zeigen. Bei unauffälligem Röntgenbefund ist nach Meinung der Autoren die einfache „Narkosemobilisation" nicht angezeigt, da vielfach das Bewegungsausmaß hierdurch noch wesentlich verschlechtert werden kann.

Der Patient wird darüber informiert, daß es sich um eine äußerst schwierige arthroskopische Operation handelt; bisweilen kann es unmöglich sein, den intraartikulären Gelenkraum wegen der multiplen Verwachsungen zu erreichen. Postoperativ können periartikuläre Verkalkungen auftreten.

OP-Technik

Die arthroskopische Behandlung ligamentär bedingter Bewegungseinschränkungen ist eine sehr anspruchsvolle Operation. Mitunter wird es sehr schwer sein, den intraartikulären Gelenkraum zu erreichen. Gelingt es, so wird vorsichtig die *anteriore Kapsel* in Richtung des

Humerusschafts durchtrennt. Hierdurch läßt sich das Gelenk dann dosiert weiter strecken. Vernarbungen vor dem proximalen Radioulnargelenk werden vorsichtig mit dem HF-Messer durchtrennt oder mit dem Rosenberg-Resektor entfernt. Im *posterioren Gelenkbereich* sollte das proximale Radioulnargelenk erreicht werden, hier finden sich häufig ausgeprägte Vernarbungen, die mit dem Rosenberg-Resektor und/oder dem HF-Messer entfernt bzw. durchtrennt werden. Hiernach zeigt sich meist eine Verbesserung der Pro- und Supination.

Das Ellbogengelenk darf nicht zu forciert in Anästhesie durchbewegt werden, da dies nicht selten zu ausgedehnten Kapselbandzerreißungen führt, die einerseits wiederum die nachfolgende physiotherapeutische Übungsbehandlung behindern, andrerseits Verkalkungen provozieren können.

Nachbehandlung

Postoperativ erhält der Patient für 10 Tage ein *nichtsteroidales Antiphlogistikum* (z.B. Indometacin 2 x 50 mg), sofern keine Kontraindikationen bestehen. Es wird mit einer intensiven, aber gleichzeitig dosierten *physiotherapeutischen Behandlung* im schmerzfreien Bereich begonnen. Hilfreich sind Motorschienen zum Erhalt der Beweglichkeit. Wenn möglich, sollte eine *stationäre Nachbehandlung* in einer speziell dafür ausgerichteten Klinik erfolgen.

7.6.4.7 Arthrose

Krankheitsbild

Degenerative Veränderungen am Ellbogengelenk sind insbesondere bei körperlich schwer arbeitenden Patienten (z.B. Maurern) häufig. Im Vordergrund der Beschwerden stehen Schmerzen, die mitunter wie Insertionstendopathien (z.B. Tennisellbogen) in Erscheinung treten, gleichfalls können aber auch regelrechte Insertionstendopathien vorliegen. Die Patienten klagen über Anlaufschmerzen, zunehmende Bewegungseinschränkung, Anschwellen des Gelenks und/oder intraartikuläres Krepitieren.

Diagnostik

Bewegungseinschränkungen lassen sich *klinisch* einfach erfassen. Die *Röntgenuntersuchung* zeigt die typischen degenerativen Veränderungen wie Gelenkspaltverschmälerung, zipflige Randausziehungen und Osteophyten.

Indikation und Patientenaufklärung

Ziel ist es, den Reizzustand und die Bewegungseinschränkung zu reduzieren. Dem Patienten muß mitgeteilt werden, daß bei weiterer fortgesetzter körperlicher bzw. sportlicher Aktivität mit einem Wiederauftreten identischer Beschwerden zu rechnen ist. Die arthroskopischen Maßnahmen können jedoch für einen gewissen Zeitraum eine Beschwerdelinderung bewirken.

OP-Technik

Die Operation bei arthrotischen Veränderungen setzt sich im wesentlichen aus der partiellen Synovialektomie, Knorpeleingriffen (siehe 7.6.1.5) sowie der Abtragung von Osteophyten (siehe Kap. 7.6.4.5) zusammen. Diese umfangreichen arthroskopischen Operationen sollten unbedingt dem Erfahrenen vorbehalten bleiben.

Nachbehandlung

Postoperativ schließt sich eine dosierte *krankengymnastische Übungsbehandlung* an. Hilfreich sind insbesondere Traktions- und vorsichtige passive Mobilisationstechniken. *NSAR* werden, sofern keine Kontraindikationen vorliegen, begleitend eingesetzt. Wenn möglich ist eine Reduzierung der körperlichen bzw. sportlichen Aktivitäten, gegebenenfalls ein Berufswechsel, anzustreben. Bei gleichbleibender körperlicher beruflicher oder sportlicher Belastung muß mit einem Wiederauftreten der Bewegungseinschränkung gerechnet werden.

7.6.4.8 Osteochondrosis dissecans

Krankheitsbild

Die avaskuläre Nekrose des Capitulum humeri (M. Panner) ist die häufigste aseptische Knochennekrose im Bereich des Ellbogengelenks und tritt bevorzugt im jugendlichen Alter auf. Der Verlauf entspricht dem einer Osteochondrosis dissecans am Kniegelenk (siehe Kap. 7.6.1.10).

Klinik

Die vom Patienten geschilderten Beschwerden sind uncharakteristisch, wobei jedoch gehäuft sportlich aktive Patienten betroffen sind. Belastungsabhängige Schmerzen stellen das Hauptsymptom dar. Seltener finden sich intermittierende Blockierungen bei teilweise oder komplett abgelöstem Dissekat und ein intraartikuläres Krepitieren.

Diagnostik

Anamnese und *klinischer* Befund sind uncharakteristisch; oft weisen lediglich das jugendliche Alter der Patienten und die fehlende Unfallanamnese auf eine mögliche Osteochondrosis dissecans hin. Auch auf normalen *Röntgen-Übersichtsaufnahmen* kann dem

Untersucher bei oberflächlicher Betrachtung der Befund entgehen. Auf eine Aufhellungszone im Bereich des Capitulum humeri muß daher besonders geachtet werden. Hilfreich ist das *MRT*, das sowohl Ausdehnung als auch Stadium der Osteochondrosis dissecans zeigt.

Indikation und Patientenaufklärung

Therapieziel ist die Entfernung des mechanisch behindernden Knorpelanteils bzw. dessen Refixation (sehr selten); wesentlich ist es, die Sklerosezone zu durchbrechen.

Der Patient bzw. dessen Eltern werden darüber informiert, daß es zu rezidivierenden Beschwerden kommen kann. In sehr seltenen Fällen kann sich das Dissekat ablösen. Im allgemeinen besitzt die arthroskopische Therapie jedoch eine gute Prognose, insbesondere bei sehr jungen Patienten.

OP-Technik

Entsprechend dem Stadium (siehe 7.6.1.10) erfolgt die Therapie. In den ersten Stadien erfolgt eine anterograde Anbohrung über einen tiefen posteroradialen Zugang

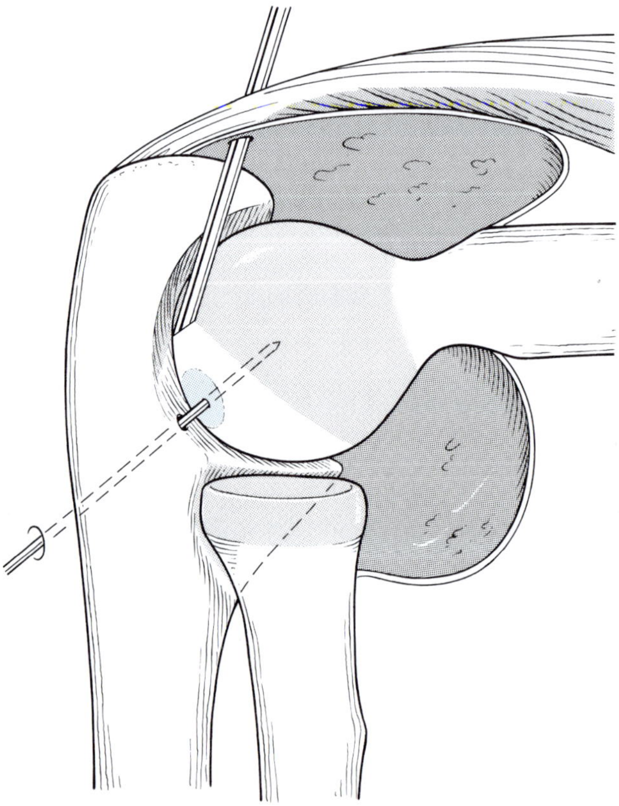

Abb. 7.183: Osteochondrosis dissecans des Capitulum humeri (M. Panner). Anterograde Anbohrung des befallenen Bereichs.

(Abb. 7.183), gleichfalls werden aufgefranste Knorpelbereiche geglättet (Knorpelabrasion, siehe 7.6.1.5). Sollte sich ein Dissekat komplett gelöst haben, ist die Refixation nicht möglich und seine Entfernung angezeigt, ebenfalls gefolgt von einer Knorpelabrasion.

Nachbehandlung

Für mindestens 8 – 10 Wochen ist eine Sportpause notwendig. Insbesondere bei ellbogengelenkbelastenden Sportarten (Turnen, Handball, Tennis) sollte dieses strikt eingehalten werden. Kraftübungen sollten vermieden werden, dosierte Übungen zur Erhöhung der Beweglichkeit sind jedoch ab der 2. postoperativen Woche möglich.

7.6.5 Handgelenk

M. Strobel und J. Grünert

7.6.5.1 Allgemeines

Das Handgelenk ist das kleinste Gelenk, das regelmäßig ambulant arthroskopiert wird. Aufgrund der klinischen Unsicherheit bei zahlreichen Binnenerkrankungen des Handgelenks ist die Arthroskopie das Verfahren, mit dem eine definitive Diagnosestellung und oft auch eine Therapie möglich ist.

Indikationen und Kontraindikationen

Nach Ausschöpfung der klinischen Untersuchungstechniken einschließlich der gezielten Anamnese sowie der bildgebenden Verfahren bei gleichzeitig unklaren Beschwerden ist die Arthroskopie sehr hilfreich, Handgelenksbeschwerden diagnostisch abzuklären (Tab. 7.14).

Die arthroskopische *Frakturbehandlung* sollte in Anbetracht des erhöhten apparativen Aufwands (Röntgendurchleuchtung) der stationären Behandlung vorbehalten bleiben. Es ist auch durchaus möglich, ein *Gelenkempyem* arthroskopisch zu behandeln, jedoch sollte dies stationär erfolgen.

Kontraindikationen für die ambulante Arthroskopie sind neben lokalen eitrigen Hautveränderungen auch möglicherweise die sozialen Patientenparameter (häusliche Versorgung etc.).

Instrumentarium

Das Handgelenk ist ein sehr enges Gelenk, daher müssen auch die Operationsinstrumente entsprechend klein dimensioniert sein. Für das Handgelenk ist unbe-

Indikationen
• Synovialitiden (siehe 7.6.5.2)
• TFCC-Läsionen (siehe 7.6.5.3)
• Ulnokarpales Impingementsyndrom (siehe 7.6.5.4)
• Knorpelläsionen (siehe 7.6.5.5)
• Bandläsionen (siehe 7.6.5.6)
• Freie Gelenkkörper (siehe 7.6.5.7)
• Distale Radiusfraktur (siehe 7.6.5.8)
• Kahnbeinfraktur (siehe 7.6.5.8)
• Gelenkempyem
• Unklare Schmerzen
• Unklare Schwellung

Tab. 7.14: Indikationen zur Handgelenksarthroskopie.

dingt eine „Small joint"-Optik (Durchmesser 1,8 oder 2,5 mm) erforderlich. Der Außendurchmesser sollte nicht mehr als 3 mm betragen. Die Autoren verwenden eine 30° Weitwinkeloptik mit einem Durchmesser von 2,5 mm. Der Optikschaft sollte keinesfalls länger als 70 mm sein. Längere Optiken sind erhöhten Biegekräften ausgesetzt und nehmen sehr schnell Schaden, was insbesondere in Anbetracht der hohen Kosten für eine neue Optik zu berücksichtigen ist. Die Schleuse ist entsprechend auf die Optik abgestimmt. Die Videokamera darf nicht zu schwer sein, da sonst ausgeprägte Hebelkräfte auf das gesamte optische System wirken.

Ein sehr kleiner Tasthaken muß vorhanden sein, um die kleinen intraartikulären Strukturen sicher palpieren zu können. Auch die mechanischen Instrumente wie Punch und kleine Faßzange müssen in entsprechender Größe vorhanden sein (Durchmesser ca. 2,5 mm). Beim motorisierten Instrumentarium sollten die wichtigsten Sätze als „Small joint-Set" vorhanden sein (Kugelfräse, Rosenberg-Resektor, Meniskuscutter). Für das HF-Messer ist eine entsprechend kleine Hakenelektrode erforderlich. Auch im Handgelenk ist der Laser wegen seiner geringen Dimensionierung ein hilfreiches Operationsinstrument.

Anästhesie

Theoretisch sind *Leitungsanästhesien* wie Plexusanästhesie oder i.v.-Regionalanästhesie sowie auch eine *Lokalanästhesie* möglich. Die Autoren favorisieren die Allgemeinanästhesie, da sie die bestmögliche Relaxation des Patienten bietet.

Lagerung

Um es zu distrahieren, muß Zug auf das Handgelenk ausgeübt werden. Hierbei kann die Hand an „Mädchenfängern" aufgehängt werden, wobei am Oberarm ein Gegenzug vorhanden sein muß. Bei den Autoren hat sich die Distraktion des Gelenks mit Hilfe des sog. „Traction tower" (nach WHIPPLE) bewährt (Abb. 7.184). An den Operationstisch wird seitlich ein Handtisch befestigt, auf diesen der „Traction tower" aufgesetzt und der Unterarm daran fixiert. Zeige- und Mittelfinger werden mit Mädchenfängern an der Zugvorrichtung fixiert, über den eine definierte Kraft zur Distraktion (10 kg) des Gelenkspalts appliziert werden kann. Über ein Kugelgelenk kann das Handgelenk in Extension oder Flexion wie auch in Radial- und Ulnarabduktion fixiert werden. Sämtliche Einstellungen kann der Operateur selbst durchführen und er kann seine Arme auf dem Handtisch abstützen, um die Operationsinstrumente möglichst ruhig und entspannt zu halten.

Abdeckung

Hand, Unterarm und Oberarm werden nach Anlegen der Blutleere desinfiziert. Anschließend erfolgt nach einem wasserdichten Tuch die Abdeckung des Operationstischs mit einem sterilen OP-Tuch. Auf dieses wird der „Traction tower" aufgesetzt und die Hand einschließlich des Unterarms im Traktionssystem fixiert. Über die fixierte Hand und den Unterarm wird dann das Extremitätenlochtuch gestülpt. Nach der Abdekkung liegen nur noch der Unterarm sowie die Hand frei. Der Operateur kann weiterhin sämtliche Feineinstellungen und Nachkorrekturen vornehmen.

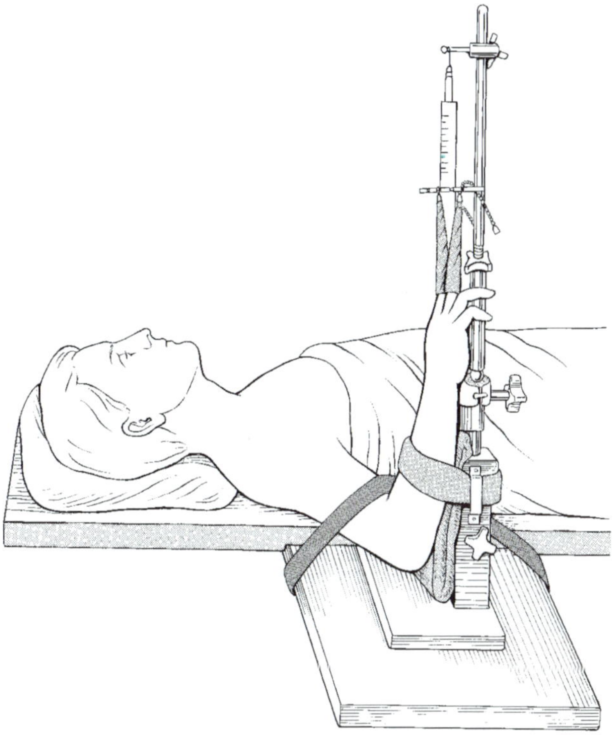

Abb. 7.184: Traction tower nach WHIPPLE zur Distraktion des Handgelenks.

Tourniquet

Sämtliche Operationen werden in *Blutleere* durchgeführt. Die Blutleere wird vor Desinfektion des Arms angelegt.

Auffüllmedium

Die Autoren füllen das Handgelenk mit physiologischer Kochsalzlösung, mit Ringerlaktat oder mit elektrolytfreier Lösung (Purisole SM®, Fa. Fresenius) auf. Letztere Lösung ist dann notwendig, wenn mit elektrochirurgischem Instrumentarium gearbeitet wird.

Zugänge

Sämtliche Zugangswege zum Handgelenk wie auch zum Interkarpalgelenk erfolgen von der *Streckseite* her. Als Orientierung dienen die sechs Strecksehnenfächer sowie das Tuberculum dorsale radii (Tuberculum Listeri). Palmare Zugangswege sind zwar in der Literatur beschrieben, bergen aber nach Meinung der Autoren ein beträchtliches Risiko von Nerven- und Gefäßverletzungen; daher sollte zur Vermeidung iatrogener Schäden darauf verzichtet werden.

Zugänge zum Radiokarpalgelenk

Die Zugänge werden nach den benachbarten Strecksehnenfächer bezeichnet (Abb. 7.185). So befindet sich z.B. der 3-4-Zugang zwischen dem 3. und 4. Strecksehnenfach.

1-2-Zugang

Der 1-2-Zugang liegt sehr nahe dem R. superficialis n. radialis sowie dem R. profundus a. radialis. Er sollte daher nur in Ausnahmefällen verwendet werden.

3-4-Zugang

Der 3-4-Zugang dient als Hauptarthroskopzugang bei allen Handgelenksarthroskopien. Er liegt 1 cm distal des Tuberculum Listeri.

4-5-Zugang

Der 4-5-Zugang kann als Arthroskop- und Instrumentenzugang verwendet werden.

6R-Zugang

Der 6R-Zugang ist der Instrumentenzugang, der zunächst angelegt wird. Er befindet sich radial der Sehne des M. extensor carpi ulnaris.

6U-Zugang

Der 6U-Zugang wird ulnar der Sehne des M. extensor carpi ulnaris plaziert. Er weist eine sehr enge Lagebeziehung zum R. dorsalis n. ulnaris auf und sollte daher nur in Ausnahmefällen benutzt werden.

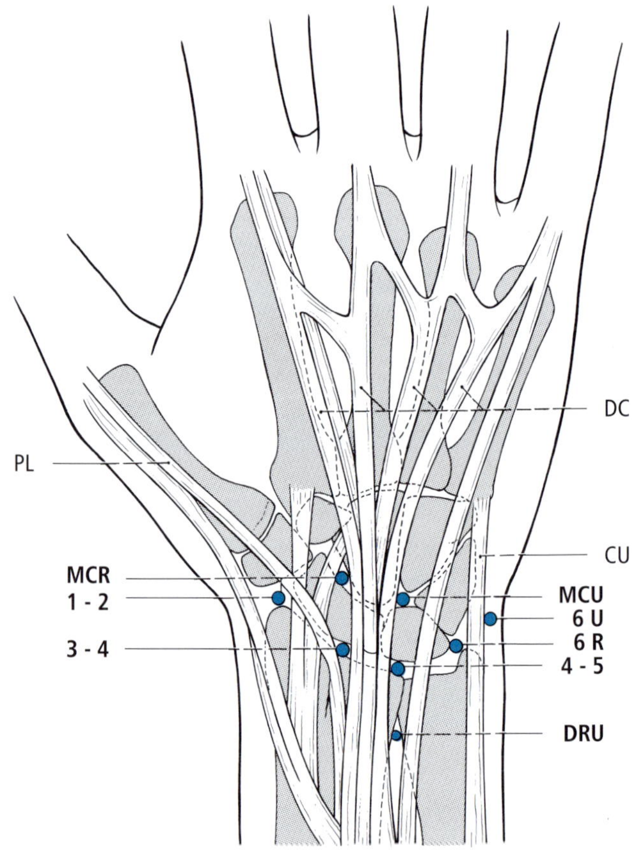

PL = Sehne des M. extensor pollicis longus
DC = Sehne des M. extensor digitorum communis
CU = Sehne des M. extensor carpi ulnaris

Abb. 7.185: Zugangswege bei der Handgelenksarthroskopie. Zugangswege zum Radiokarpalgelenk (1-2, 3-4, 4-5, 6U und 6R), zum Interkarpalgelenk (MCR, MCU) und zum distalen Radioulnargelenk (DRU).

Zugänge zum interkarpalen Gelenk und zum Radioulnargelenk

MCR-Zugang

Der MCR-Zugang (radialer Zugang) befindet sich ca. 1 cm distal des 3-4-Zugangs. Verbindet man den 3-4-Zugang und den MCR-Zugang, liegt die Verbindungslinie der radialen Seite des Mittelfingers tangential an. Die Lokalisation gelingt durch Palpation leicht, da 1 cm distal des 3-4-Zugangs ein „Soft spot" zu palpieren ist.

MCU-Zugang

Der MCU-Zugang (ulnarer Zugang) befindet sich zwischen dem 3. und 4. Strecksehnenfach 1 cm distal des 4-5-Zugangs. Er liegt zwischen Os triquetrum und Os hamatum.

Zugang zum distalen Radioulnargelenk

Der Zugang zum distalen Radioulnargelenk wird ca. 1 cm proximal des 4-5-Zugangs lokalisiert und dient der Inspektion des Radioulnargelenks bzw. der proximalen Fläche des *t*riangulären *f*ibro*k*artilaginären *K*omplexes (TFCC). Dieser Zugang wird jedoch sehr selten verwendet.

Arthroskopzugang

Nach Fixation und Distraktion der Hand im „Traction tower" werden zunächst die wichtigsten anatomischen Strukturen markiert. Dies sind die Strecksehnenfächer 3, 4 und 5 sowie die Sehne des M. extensor carpi ulnaris. Ebenfalls werden die Processus styloidei radii et ulnae sowie das Tuberculum dorsale radii gekennzeichnet. Der Zugang zum Gelenk wird am sichersten erreicht, wenn systematisch vorgegangen wird.

- *Palpation des Gelenkspalts.* Ca. 1 cm distal des Tuberculum dorsale radii ist der Gelenkspalt zu tasten. Dort wird der Raum zwischen dem 3. und 4. Strecksehnenfach aufgesucht.
- *Needle-Test.* Eine normale Injektionskanüle wird von distal in einem Winkel von ca. 30 – 40° in das Handgelenk eingestochen, um die nach palmar abfallende Radiusgelenkfläche zu berücksichtigen. Die ledige Kanüle wird verschoben, nach radial und ulnar bewegt, um sicher zu sein, daß sie intraartikulär liegt.
- *Auffüllen des Gelenks.* Das Gelenk wird nach Sicherstellung der intraartikulären Lage der Kanüle mit ca. 5 – 8 ml Spülflüssigkeit aufgefüllt. Die sichere intraartikuläre Lage läßt sich daran erkennen, daß bei Abnehmen der Spritze die Spülflüssigkeit im Strahl aus der Kanüle entweicht. Die Kanüle darf jedoch nicht sofort zurückgezogen werden, sondern das Gelenk muß zunächst wieder prall aufgefüllt werden, bevor die Kanüle unter Druck auf den Stempel der Spritze entfernt wird.
- *Hautinzision.* Mit einem spitzen Skalpell (11er Klinge) wird nur die Kutis auf einer Strecke von ca. 2 – 3 mm eingeschnitten. Tiefere Inzisionen sind unbedingt zu vermeiden, um Hautnerven und Sehnen zu schonen.
- *Aufspreizung des Zugangs.* Der Zugang wird bis zur Gelenkkapsel aufgespreizt. Mit einer feinen Mosquitoklemme wird dabei das Subkutangewebe und das darunterliegende Gewebe in Längsrichtung gespalten. Die Gelenkkapsel sollte jedoch noch nicht unbedingt eröffnet werden.
- *Einführen der Schleuse mit stumpfem Trokar.* Unter rotierenden Bewegungen wird die Schleuse mit eingesetztem stumpfem Trokar in das Gelenk eingeschoben. Es ist darauf zu achten, daß die Einstichrichtung wiederum die nach palmar abfallende Radiusgelenkfläche berücksichtigt. Ein zu tiefes Einführen der Trokarhülse wird verhindert, indem der Operateur seinen Zeigefinger ca. 1 – 1,5 cm vor der Spitze der Schleuse als Notbremse aufsetzt. Nach sicherem Erreichen des Gelenks kann der stumpfe Trokar gegen die Optik ausgetauscht werden. Der Anschlußhahn bleibt geöffnet, um nach dem plötzlichen Austreten der Spülflüssigkeit nach Perforation der Gelenkkapsel einen weiteren Hinweis zur korrekten intraartikulären Lage der Trokarhülse zu erhalten.

Zugang	Reihenfolge
3-4-Arthroskopzugang	• Distale Radiusgelenkfläche • Radiale Kapsel mit Os scaphoideum • Palmare Kapsel mit Os scaphoideum und Übergang zum Os lunatum • Übergang Radiusgelenkfläche/ Diskus • Discus articularis • Ulnopalmare Kapsel • Ulnare Kapsel und Os triquetrum
6R-Arthroskopzugang	• Dorsale Kapsel • Discus articularis

Tab. 7.15: Systematischer arthroskopischer Untersuchungsgang am Handgelenk vom 3-4- und vom 6R-Zugang aus.

Instrumentenzugang

Zunächst wird der ulnare Gelenkbereich eingestellt. Sollten sich intraartikulär Luftblasen finden, können diese mit einer perkutan eingestochenen Kanüle entfernt werden. Dann wird im 6R-Zugangsbereich eine Kanüle vorgeschoben und der Zugang nach der Kanülentechnik angelegt. Hat die Kanüle den intraartikulären Gelenkraum erreicht, sollte sie bequem den Discus articularis erreichen. Nach einer kleinen Hautinzision wird mit einer feinen Klemme das Subkutangewebe gespreizt und die Kapsel perforiert. Anschließend wird die Kapsel gespreizt, bevor der Tasthaken bzw. ein Operationsinstrument eingeführt wird.

Wechsel von Arthroskop- und Instrumentenzugang

Der Wechsel von Arthroskop- und Instrumentenzugang vollzieht sich mit Hilfe des Wechselstabs (siehe auch 7.6.1.1).

Untersuchungsgang

Auch bei der Arthroskopie des Handgelenks ist die systematische Inspektion sinnvoll (Tab. 7.15).

7.6.5.2 Synovialitis

Krankheitsbild

Auch die Synovialis des Handgelenks reagiert auf Traumen oder degenerative Veränderungen mit einer Entzündung (Synovialitis). Generalisierte Formen gibt es bei Erkrankungen des rheumatischen Formenkreises. Von den Patienten werden Schmerzen, Schwellung und endgradige Bewegungseinschränkung als wesentliche Symptome der Erkrankung berichtet.

Diagnostik

Ein intraartikulärer *Erguß* ist nur in sehr seltenen Fällen oder bei Erkrankungen des rheumatischen Formenkreises zu erkennen. Obligatorisch sind *Röntgenaufnahmen* in den Standardebenen. Ein *MRT* kann zusätzliche Hinweise liefern, ist aber nur in seltenen Fällen indiziert.

Indikation und Patientenaufklärung

Insbesondere lokalisierte Synovialitiden, wie sie bei Diskusläsionen oder Bandläsionen häufig vorkommen, können am sichersten durch die Arthroskopie diagnostiziert und therapiert werden. Der Patient sollte darüber informiert werden, daß die Synovialitis hauptsächlich als Reaktion auf eine intraartikuläre Veränderung zu sehen ist. Der Behandlungserfolg hängt damit im wesentlichen von der Ursache der synovialen Veränderung ab. Bei gravierenden Bandverletzungen oder fortgeschrittenen arthrotischen Veränderungen muß mit einem Wiederauftreten der Synovialitis gerechnet werden.

Bei rheumatischen Erkrankungen sind häufig auch die Gleitschichten der Beuge- und Strecksehnen befallen. Die alleinige intraartikuläre Synovialektomie führt daher in diesen Fällen nur zu einer begrenzten Beschwerdebesserung. Auch hierüber ist der Patient zu informieren.

OP-Technik

Bei lokalisierten synovialitischen Veränderungen wird der befallene Bereich mit dem kleinen Rosenberg-Resektor entfernt. Diese Maßnahme ist nicht nur von therapeutischem Wert, sondern ist in den meisten Fällen notwendig, um bestimmte pathologische Veränderungen z.B. basisnahe Diskuläsionen überhaupt erkennen zu können. Bei Synovialitiden, die das gesamte Gelenk betreffen, ist ein Wechsel der Zugangswege obligat.

Liegen Erkrankungen des rheumatischen Formenkreises vor, sollte die Synovialektomie nach histologischer Sicherung erfolgen. Die Synovialektomie sollte auch in den karpalen Gelenken vorgenommen werden.

7.6.5.3 TFCC-Läsion

Krankheitsbild

Die TFCC-Läsion (Läsion des triangulären fibrokartilaginären Komplexes), oft nur als *Diskusläsion* bezeichnet, beruht häufig auf einer Handgelenksverletzung z.B. im Rahmen einer distalen Radiusfraktur. Der mit der Fraktur verbundene relative Ulnavorschub, möglicherweise kombiniert mit einem Abriß des Processus styloideus, muß als Hauptursache für traumatische und posttraumatische Läsionen angesehen werden. Als seltenere Ursachen sind rheumatische Erkrankungen oder angeborene und/oder erworbene Diskusperforationen anzuschuldigen. Aber auch bei einem Ulnavorschub, z.B. einer kongenitalen Ulnaplusvariante, gerät der Diskus unter eine chronische Überbelastung, was zur Gewebedegeneration mit nachfolgendem Einriß führen kann. Ebenso sind wiederholte Überbeanspruchungen z.B. im Rahmen bestimmter Sportarten (Turnen) oder bei bestimmten Berufen als Ursache anzusehen.

Klassifikation

Die Diskusläsion kann traumatisch klassifiziert werden. Neben sehr komplexen Klassifikationen, bei denen traumatische und degenerative Läsionen unterschieden werden, bewähren sich im klinischen Alltag einfachere Klassifikationen wie die Klassifikation nach MARTINEK:

- *Typ I.* Perforation des Diskus
- *Typ II.* Partieller Einriß des Diskus
- *Typ III.* Verlagerung des Diskus
- *Typ IV.* Völlige Zerreißung des Diskus.

Von den Rupturen ist die Ruptur Typ II mit fast 50 % der häufigste Läsionstyp (Abb. 7.187).

Diagnostik

Klinisch zeigt sich ein Druckschmerz im dorsoulnaren Gelenkbereich, der durch Radialduktion und gleichzeitige Pro- und Supinationsbewegungen verstärkt werden kann. Hält der Patient einen schweren Gegenstand in der Hand und führt eine forcierte Ulnaduktion durch, so treten Schmerzen im dorsoulnaren Gelenkbereich auf.

Auf den *Röntgenaufnahmen,* die obligatorisch in den Standardebenen angefertigt werden, wird insbesondere auf einen Ulnavorschub und/oder einen indirekten Hinweis auf eine interkarpale Bandverletzung zu achten sein. Ein *MRT,* das häufig bei diagnostischer Unsicherheit angefertigt wird, führt eher selten zur definiti-

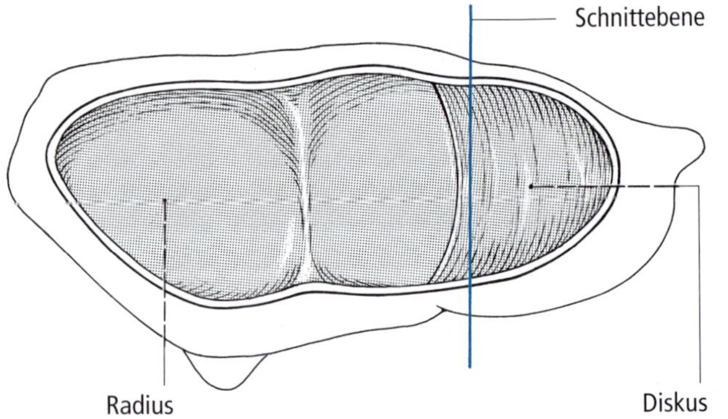

Abb. 7.186: Querschnitt durch das Handgelenk auf Höhe des Diskus.

ven Diagnose. Untersuchungen haben gezeigt, daß seine diagnostische Sicherheit bei Diskusläsionen lediglich bei etwas über 50 % liegt.

Indikation und Patientenaufklärung

TFCC-Läsionen können am besten arthroskopisch diagnostiziert und therapiert werden. Der Patient sollte

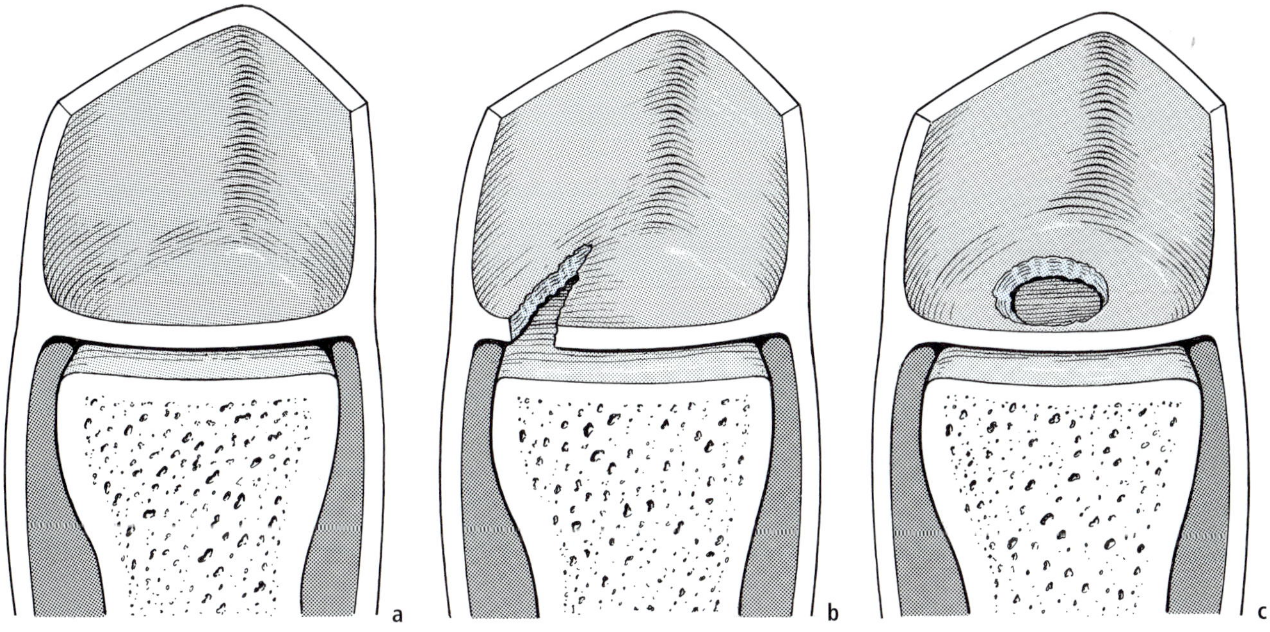

Abb. 7.187a-c: TFCC-Läsionen. Intakter Zustand (a), basisnaher Einriß (b) und zentrale Läsion (c).

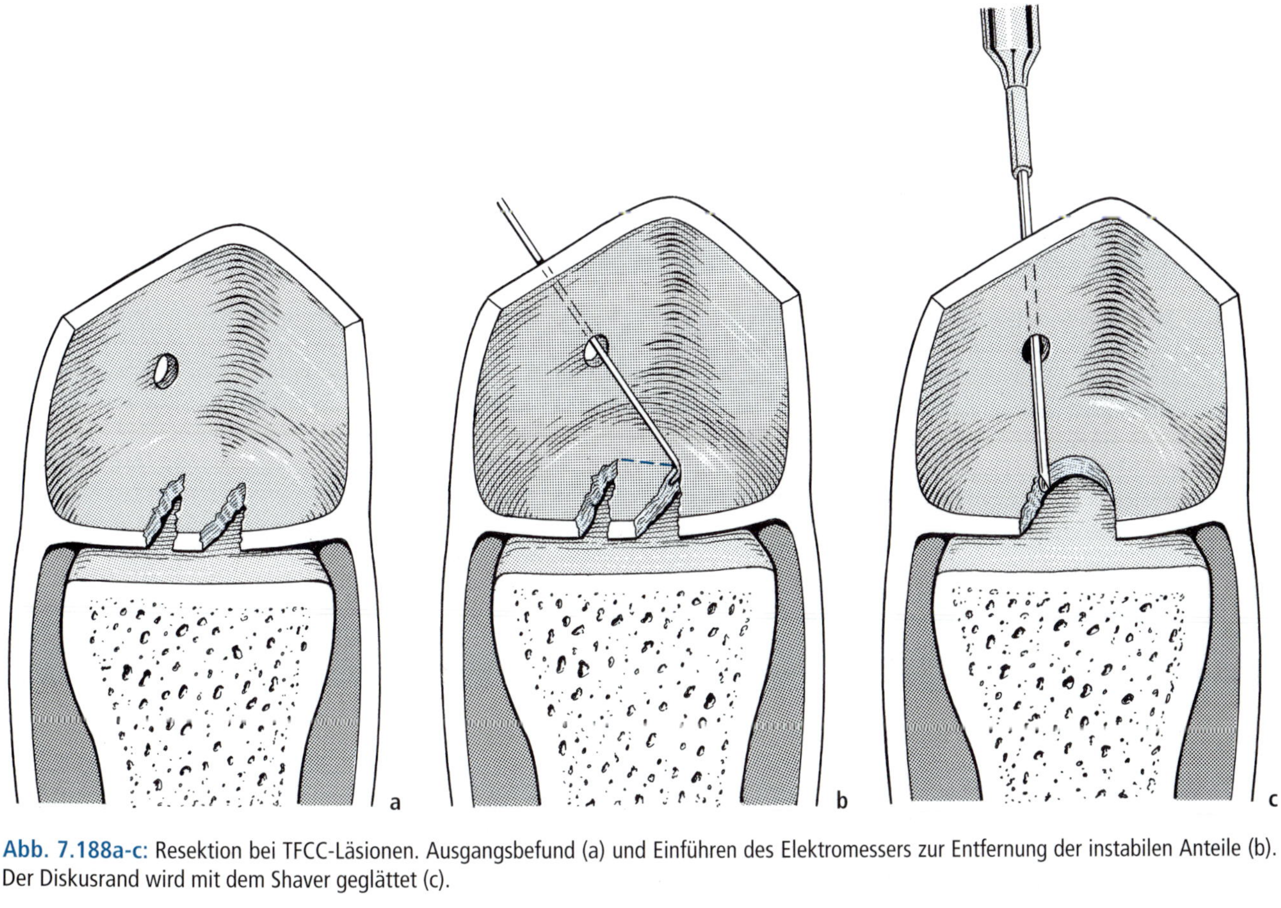

Abb. 7.188a-c: Resektion bei TFCC-Läsionen. Ausgangsbefund (a) und Einführen des Elektromessers zur Entfernung der instabilen Anteile (b). Der Diskusrand wird mit dem Shaver geglättet (c).

darüber informiert werden, daß wenn möglich, der Diskus refixiert werden soll. Findet sich eine zentrale Läsion, werden lediglich die instabilen Diskusanteile entfernt. Liegt gleichzeitig eine relative Ulnaverlängerung vor, muß ebenfalls eine Wafer-procedure (siehe 7.6.5.4) diskutiert werden.

OP-Technik

Resektion

Bei zentralen Rupturen werden die instabilen Diskusanteile mit dem kleinen Rosenberg-Resektor oder dem kleinen lateral Cutter entfernt. Tritt durch die zentrale Diskusperforation ein prominentes Ulnaköpfchen bei

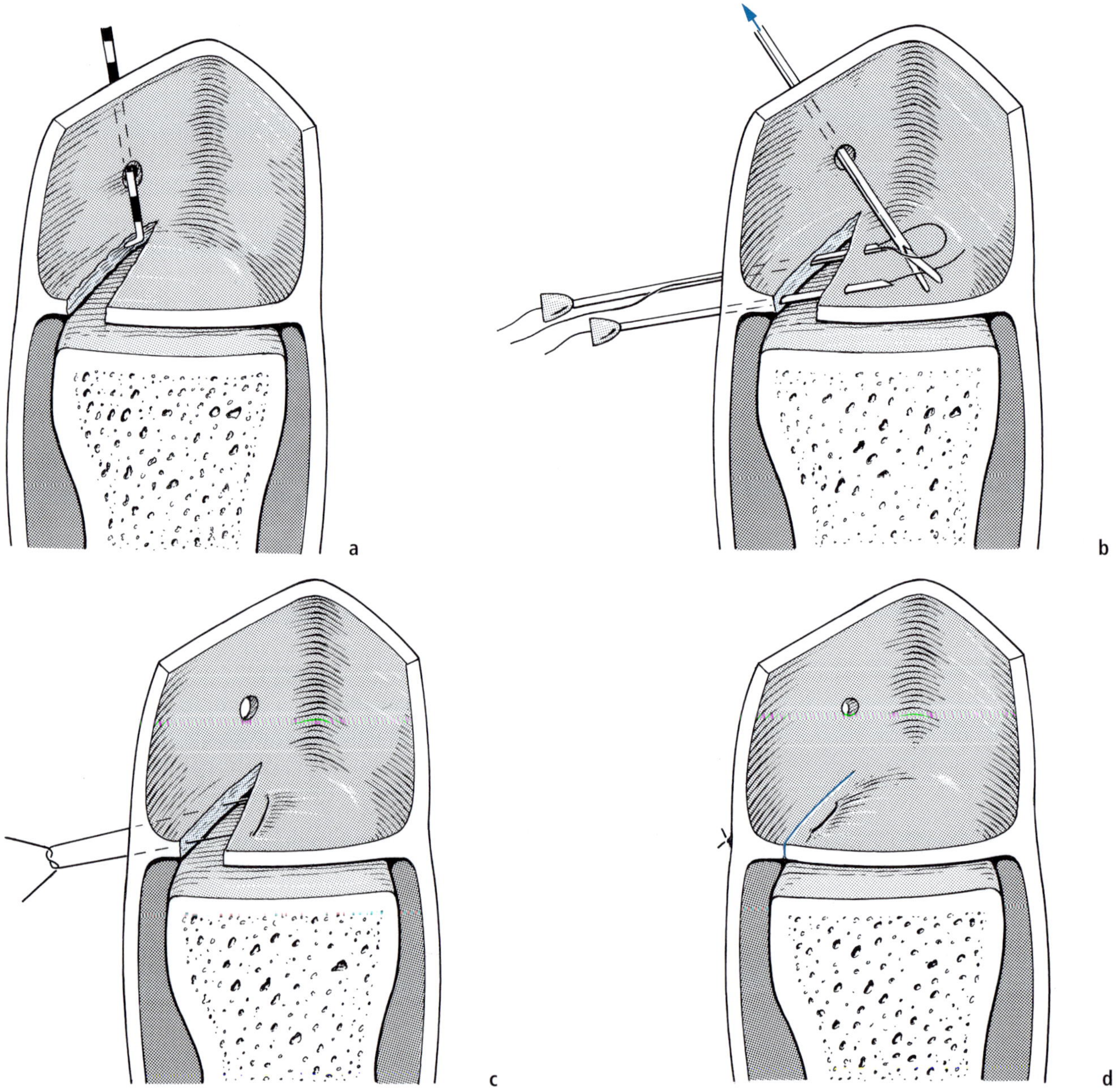

Abb. 7.189a-d: Diskusrefixation mit der Outside-in-Technik. Palpation des basisnahen Risses mit dem Tasthaken (a). Nach Festlegung der genauen Stichrichtung mit der Orientierungskanüle wird zunächst die Kanüle mit der Fadenschlaufe eingestochen, wobei diese dem Instrumentenzugang zugewandt ist. Anschließend wird die Kanüle mit dem überstehenden Faden eingestochen und der Einzelfaden durch die Fadenschlaufe der zuvor eingestochenen Kanüle mit einer sehr feinen Faßzange gefaßt (b) und nach Zurückziehen der Kanülen aus dem Instrumentenzugang hervorgezogen. Dann werden beide Kanülen entfernt und an der Fadenschlaufe gezogen, wodurch sich der aus dem Instrumentenzugang hervorgezogene Einzelfaden in das Gelenk zurückzieht, um anschließend von der Fadenschlaufe durch den Diskus gezogen zu werden (c); Ergebnis ist eine U-Naht (d).

Pro- und Supination auf, sollte eine Wafer-procedure (siehe auch 7.6.5.4) erwogen werden. Die Operationsinstrumente werden durch den 6R-Zugang eingeführt, die Optik liegt im 3-4-Zugang. Alternativ sind die instabilen Diskusanteile auch mit dem HF-Messer oder dem Laser, die sich gerade in den sehr kleinen Handgelenksanteilen als geeignete Operationsinstrumente erweisen, zu entfernen (Abb. 7.188).

Refixation

Dorsoradial, insbesondere dorsoulnar gelegene Rupturen sollten unbedingt refixiert werden. Die Refixation erfolgt mit der Kanülentechnik, die der Outside-in-Technik der Meniskusrefixation (siehe 7.6.1.2) entspricht. Insgesamt werden drei Einerkanülen benötigt. Eine Kanüle dient als Orientierungskanüle, in die anderen Kanülen wird jeweils ein Faden eingeführt, wobei der Faden einer Kanüle mit sich selbst verbunden wird (Fadenschlaufe) (Abb. 7.189).

Nachbehandlung

Nach einer *Diskusresektion* ist nur eine kurzzeitige Immobilisation des operierten Handgelenks für ca. 1 Woche notwendig. Der Patient kann das Gelenk im schmerzfreien Bereich bewegen und bis zur Schmerzgrenze ab dem 2. postoperativen Tag belasten, es sollte jedoch für 14 Tage elastisch gewickelt sein.

Eine *Immobilisation* des Handgelenks kann bei begleitenden Bandläsionen notwendig sein.

Nach einer *Refixation* sollte der Unterarm, je nach Ausdehnung der Ruptur für 4 – 6 Wochen in einer Unterarmgipsschiene immobilisiert werden. Nach 6 Wochen kann mit einer dosierten Mobilisation begonnen werden. Forcierte physiotherapeutische Übungen sind jedoch zu meiden, da diese wieder zur Auslockerung des refixierten Bandapparats führen können.

7.6.5.4 Ulnokarpales Impingement-Syndrom

Krankheitsbild

Das ulnokarpale Impingement-Syndrom bezeichnet die Einengung des ulnokarpalen Gelenkbereichs durch relative oder absolute Verlängerung der Ulna oder bei Verkürzug des Radius. Dorsoulnar lokalisierte Schmerzen in Ruhe, häufiger aber bei Belastung stehen im Vordergrund der Beschwerden. Oft findet sich eine zentrale Diskusläsion.

Klassifikation

Das ulnokarpale Impingement-Syndrom wird nach OSTERMAN folgendermaßen klassifiziert:

- *Typ I.* Radial verlaufende Ruptur traumatischer Genese
- *Typ II.* Zentrale Perforation degenerativer Genese
- *Typ III.* Periphere Ruptur traumatischer Genese.

Diagnostik

Neben den häufigen dorsoulnar lokalisierten Schmerzen findet sich auf *Standardröntgenaufnahmen* der Ulnavorschub. Bei *Funktionsaufnahmen* in maximaler Ulnaduktion läßt sich das Impingement noch deutlicher darstellen. Bisweilen kommt es zum knöchernen Kontakt zwischen Os lunatum und Ulnaköpfchen.

Indikation

Die *arthroskopische Kürzung* des Ulnaköpfchens ist indiziert, wenn eine zentrale Diskusläsion vorliegt. Ist der Diskus intakt, sollte bei ausgeprägtem ulnokarpalem Impingementsyndrom eine *Ulnaverkürzungsosteostomie* bevorzugt werden. Eine iatrogene Diskusperforation, nur um das Ulnaköpfchen zu kürzen, sollte unbedingt vermieden werden.

OP-Technik

Bei zentraler TFCC-Läsion werden zunächst die instabilen Diskusanteile reseziert. Danach wird durch Pro- und Supination geprüft, inwieweit das Ulnaköpfchen durch die Diskusperforation hervortritt. Es muß bedacht werden, daß der Zustand während der Arthroskopie nicht mit dem „normalen", nicht distrahierten Zustand zu vergleichen ist. Bei der Arthroskopie wird das Handgelenk distrahiert, so daß von einer wesentlich geringeren Distanz zwischen Os lunatum und Ulnaköpfchen unter Normalbedingungen auszugehen ist. Eine Kugelfräse oder ein Laser wird nach Beseitigung der instabilen Diskusanteile eingeführt und der Knorpel sowie ca. 3 – 5 mm Knochen vom Ulnaköpfchen entfernt (Wafer-procedure, Abb. 7.190). Es muß jedoch noch eine ausreichend stabile Verbindung zum Processus styloideus ulnae verbleiben. Die Resektion muß sorgfältig bei maximaler Pro- und Supination kontrolliert werden, um ein lokalisiertes Impingement noch verbliebener Restanteile zu vermeiden. Ebenfalls müssen feine Knochenanteile, die bei der Abtragung entstanden sind, sorgfältig entfernt werden.

Nachbehandlung

Das Handgelenk sollte für 2 – 4 Wochen geschont werden, ab der 1. postoperativen Woche kann die dosierte Mobilisation beginnen.

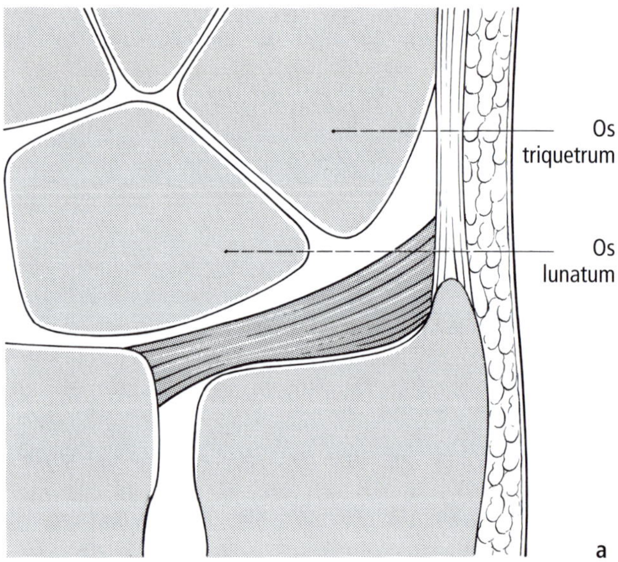

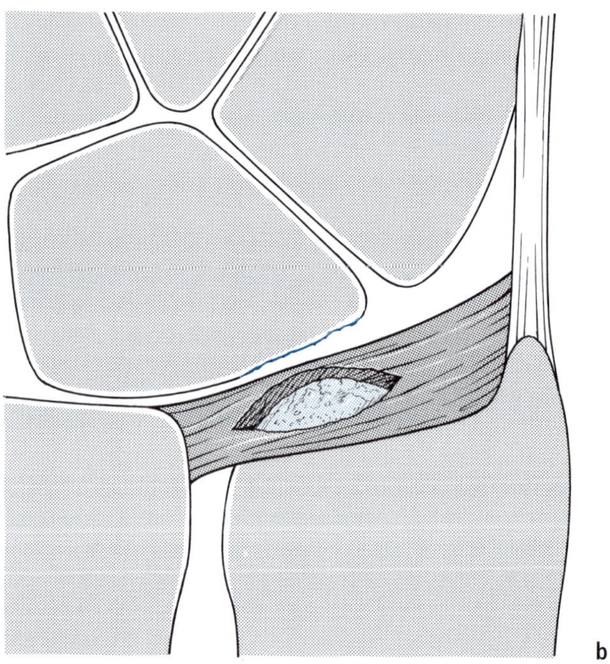

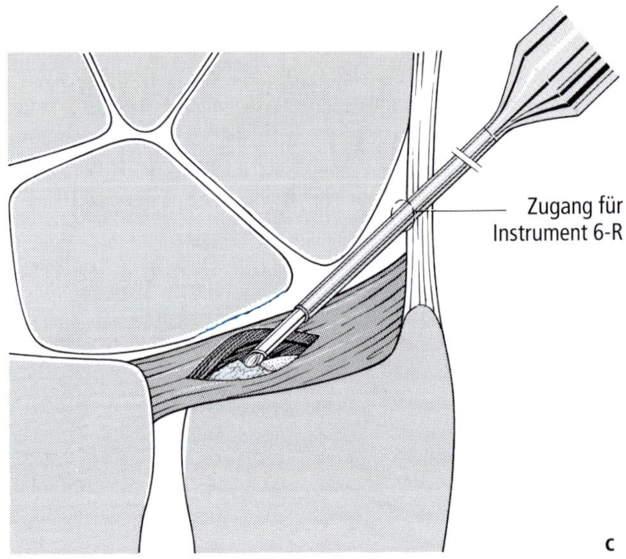

Abb. 7.190a-c: Wafer-procedure. Normalzustand mit intaktem Diskus und normal konfigurierter Ulna (a). Zentrale Diskusläsion mit Impingement der Ulna. Am Os lunatum finden sich Knorpelläsionen (b). Einführen des Shavers durch den 6R-Zugang und Kürzung des Ulnaköpfchens mit der Kugelfräse nach Glättung der zentralen Diskusläsion (c).

7.6.5.5 **Knorpelläsionen**

Krankheitsbild

Knorpelläsionen sind bei frischen Verletzungen häufig, z.B. bei intraartikulären Radiusfrakturen, treten aber auch sekundär in der Folge von Bandverletzungen auf. Bevorzugte Lokalisation ist das Os lunatum, gefolgt vom Os scaphoideum.

Diagnostik

Häufig stehen *Schmerzen* im Vordergrund der Beschwerden. Größere Knorpelschäden können mit dem *MRT* erfaßt werden, kleinere Läsionen sind aber auch durch diese aufwendige Untersuchungstechnik nicht eindeutig zu lokalisieren.

Indikation

Die arthroskopische Therapie wird im wesentlichen von den Symptomen bestimmt. Im Vordergrund steht neben der Eruierung ursächlicher Faktoren wie z.B. Bandverletzungen die Beseitigung mechanisch störender Knorpelanteile.

OP-Technik

Aufgefaserte und abgehobene Knorpelanteile werden entfernt. Hierzu dienen neben kleinen Faßzangen auch der kleine Rosenberg-Resektor (Small joint-Set). Ein sehr hilfreiches Instrument ist gerade in den sehr engen Gelenkbereichen der Laser, mit dem dann die Abtragung der instabilen Knorpelanteile erfolgt.

7.6.5.6 **Bandläsion**

Krankheitsbild

Bandverletzungen sind nach Einschätzung der Autoren die am häufigsten übersehenen und sicherlich in ihrer patho-anatomischen und patho-physiologischen Wertigkeit unterbewerteten Läsionen des Handgelenks.

Insbesondere nach knöchernen Verletzungen wie Kahnbeinfrakturen, distalen Radiusfrakturen oder Unterarmfrakturen werden Schmerzen im Bereich des Handgelenks nach Ausschluß einer knöchernen Läsion häufig kaum beachtet.

Diagnostik

Druckschmerzen im Bereich der proximalen Handwurzelreihe, insbesondere bei erhöhter Mobilität von Skaphoid und Lunatum gegeneinander, lassen eine Bandläsion vermuten. Eine *pathologische Beweglichkeit* zwischen Kahnbein und Mondbein läßt sich durch das Subluxationsphänomen beim WATSON-Test verifizieren. Die *Röntgenuntersuchung* in den Standardebenen kann bisweilen schon eine Verbreiterung des skapholunären Abstands zeigen. *Funktionsaufnahmen* in maximaler Radial- und besonders in Ulnaduktion verdeutlichen diese Situation (TERRY-THOMAS-Sign). Seltener sind Bandläsionen zwischen Os lunatum und Os triquetrum anzutreffen.

Indikation

Bei frischen Bandläsionen, die jedoch leider sehr selten angetroffen werden, bietet sich eine arthroskopische, kontrolliert geschlossene, temporäre Spickdrahttransfixation unter Röntgendurchleuchtung an. Dies aufwendige Verfahren ist aber in ambulanten Operationszentren nur schwer durchführbar, so daß die frische Bandverletzung der stationären Behandlung vorbehalten bleiben sollte. Veraltete Bandverletzungen sind wesentlich häufiger anzutreffen und werden oft auch als Begleitläsionen bei Arthroskopien gefunden.

OP-Befund

Bei der häufigsten Bandläsion des Karpus, der skapholunären Dissoziation, ist eine definitive Therapie unseres Erachtens arthroskopisch nicht möglich. Es ist hierbei schon hilfreich, die Bandläsion zu verifizieren.

Diagnostisch findet sich bei Palpation des Os lunatum bzw. des Os scaphoideum eine kombinierte Bewegung bei intaktem Bandapparat. Liegt eine Bandläsion des skapholunären Bands vor, so ist die Bewegung der beiden Knochen bei Palpation nicht zusammenhängend, d.h. das Skaphoid ist wesentlich beweglicher als das Lunatum bzw. umgekehrt. Bei kompletten Bandläsionen kann man mit dem Tasthaken völlig in den skapholunären Spalt eindringen; bisweilen gelangt man auch mit dem Arthroskop in diesen Spalt hinein.

Nachbehandlung

Durch eine Immobilisation von ca. 6 – 8 Wochen kann man nach anatomischer Reposition auf eine gewisse narbige Heilung zwischen Os scaphoideum und Os lunatum hoffen. Insbesondere muß der Patient über die Schwere seiner Bandverletzung detailliert aufgeklärt werden. Besondere belastende Tätigkeiten in maximaler Dorsalextension sollten unbedingt vermieden werden (z.B. keine Liegestütze mehr). Eventuell ist dem Patienten auch eine Umsetzung an einen anderen Arbeitsplatz zu empfehlen.

7.6.5.7 Freie Gelenkkörper

Krankheitsbild

Freie Gelenkkörper sind im Handgelenk meist kartilaginärer, wesentlich seltener osteokartilaginärer Genese und resultieren aus Unfällen (z.B. distale Radiusfraktur) oder degenerativen Veränderungen. Anamnestisch finden sich Schmerzen und Schwellung, ebenso Blokkierungen. Insgesamt ist ein freier Gelenkkörper im Handgelenk aber sehr selten.

Diagnostik

Die *Anamnese* ist nur bei intermittierenden Blockierungen hinweisend, differentialdiagnostisch müssen hierbei aber auch Diskusläsionen und Bandläsionen abgegrenzt werden. Auf den obligatorischen *Standardröntgenaufnahmen* darf ein bei einer distalen Radiusfraktur abgerissener Processus styloideus ulnae nicht mit einem freien Gelenkkörper verwechselt werden. Ein *MRT* kann zur Lokalisation eines freien Gelenkkörpers hilfreich sein.

Indikation

Die arthroskopische Entfernung ist bei freien Gelenkkörpern die Therapie der Wahl.

OP-Technik

Der freie Gelenkkörper wird mit einer Faßzange gefaßt und aus dem Gelenk extrahiert. Schwierigkeiten können durch den relativ engen Gelenkraum entstehen, insbesondere dann, wenn der Gelenkkörper nicht exakt gefaßt wird und in unzugängliche Gelenkareale abgedrängt wird. In diesen Fällen ist das häufige Wechseln von Arthroskop- und Instrumentenzugang notwendig.

Nachbehandlung

Nach Entfernung der Gelenkkörper ist eine Schonung des Handgelenks für einige Tage anzuraten. Ansonsten wird die Nachbehandlung im wesentlichen von Begleitverletzungen, z.B. Bandläsionen oder Frakturen, bestimmt.

7.6.5.8 Frakturen

Krankheitsbild

Bei distalen Radiusfrakturen (Abrißfrakturen des Processus styloideus ulnae) sowie bei Kahnbeinfrakturen kann eine Arthroskopie angezeigt sein. Der Trend geht bei distalen Radiusfrakturen ebenfalls zu einer arthroskopisch assistierten Aufrichtung imprimierter Gelenkflächen bzw. zur primären Diagnostik von Bandläsionen und Entfernung von kleinen freien Knorpelfragmenten. Bei Kahnbeinfrakturen ist eine arthroskopisch assistierte Osteosynthese (HERBERT-Schraube modifiziert nach WHIPPLE) möglich.

Diagnostik

Röntgenaufnahmen in den Standardebenen bzw. in Spezialeinstellungen (Kahnbeinserie) oder Tomographien sind absolut notwendig.

Therapie

Bei distalen Radiusfrakturen, die hauptsächlich auf die Gelenkfläche beschränkt sind, kann eine arthroskopisch unterstützte Aufrichtung hilfreich sein. Hierbei handelt es sich zum gegenwärtigen Zeitpunkt noch nicht um ein etabliertes Standardverfahren, so daß in Anbetracht des Aufwands (bei der Arthroskopie ist unbedingt eine Permanentdurchleuchtung mit Röntgenbildwandler notwendig) eine stationäre Behandlung vorzuziehen ist. Gleiches gilt für die arthroskopisch kontrollierte Verschraubung bei einer Kahnbeinfraktur. Erfahrungen mit der arthroskopisch assistierten Versorgung von Frakturen bestehen zum gegenwärtigen Zeitpunkt lediglich an wenigen Zentren.

Literatur

[1] Andrews JR, Carson WG: Arthroscopy of the elbow. Arthroscopy 1 (1985) 97-107

[2] Andrews JR, Craven WM: Lesions of the posterior compartment of the elbow. Clin Sports Med 10 (1991) 637-652

[3] Andrews JR, McKenzie PJ: Arthroscopic surgical treatment of elbow pathology. In: McGinty JB (Ed.): Operative arthroscopy. Raven Press, New York 1991 (595)

[4] Andrews JR, Pierre RKS, Carson WG: Arthroscopy of the elbow. Clin Sports Med 5 (1986) 653-662

[5] Baker CL, Savoy RM: The prone position for elbow arthroscopy. Clin Sports Med 10 (1991) 623-628

[6] Barthel T, Jäger A, Würstle R: Ergebnisse der arthroskopischen Chirurgie des Ellenbogengelenks. Arthroskopie 7 (1994) 34

[7] Benedetto KP, Glötzer W: Indikation und Technik der Arthroskopie am oberen Sprunggelenk. Arthroskopie 4 (1991) 9-14

[8] Busch, MT: Meniscal injuries in children and adolescents. Clin Sports Med 9 (1990) 661-680

[9] Chassaing V, Parier J: Arthroskopie des Kniegelenks, Diagnostik und operative Therapie. Deutscher Ärzteverlag, Köln 1988

[10] Clancy WG Jr, Pandya RD: Posterior cruciate ligament reconstruction with patellar tendon autograft. Clin Sports Med 13 (1994) 561-570

[11] Cooney WP, Dobyns JH, Linscheid RL: Arthroscopy of the wrist: Anatomy and classification of carpal instability. Arthroscopy 6 (1990) 133-140

[12] Dandy DJ: The arthroscopic anatomy of symptomatic meniscal lesions. J Bone Joint Surg (Br) 72 (1990) 628-633

[13] Dobson PJ: Electrosurgical arthroscopic meniscectomy: new instrumentation and technique. J Bone Joint Surg (Br) 69 (1987) 162

[14] Feldkamp G, Preißler, Koebke J: Atlas der Handarthroskopie. Hippokrates, Stuttgart 1996

[15] Ferkel RD, Fischer SP: Progress in ankle arthroscopy. Clin Orthop 240 (1989) 210-220

[16] Gibson JN, White MD, Chapman VM, Strachan RK: Arthroscopic lavage and debridement for osteoarthritis of the knee. J Bone Joint Surg 74 (1992) 534-537

[17] Gilula LA, Weeks PM: Post-traumatic ligamentous instabilities of the wrist. Radiology 129 (1978) 641-651

[18] Glinz W: Diagnostische Arthroskopie und arthroskopische Operationen am Kniegelenk, 2. A., Hans Huber, Bern 1987

[19] Guhl JF: Osteochondrosis dissecans. In: Guhl JF (Ed.): Ankle arthroscopy: pathology and surgical techniques. Slack, New Jersey 1988 (95-107)

[20] Guhl JF: Portals and techniques. In: Guhl JF (Ed.): Ankle arthroscopy: pathology and surgical techniques. Slack, New Jersey 1988 (49-63)

[21] Gumann G: Ankle arthroscopy. In: McClamry ED (Ed.): Comprehensive textbook of foot surgery. Williams&Wilkins, Baltimore 1987 (821-832)

[22] Hackenbruch W, Baumgartner R, Müller W, Mendelin R: Meniskusrefixation. Unfallchirurg 90 (1987) 73-78

[23] Hanker GJ: Diagnostic and operative arthroscopy of the wrist. Clin Orthop Rel Res 263 (1991) 165-174

[24] Harner CD, Irrgang JJ, Paul J, Dearwater S, Fu FH: Loss of motion after anterior cruciate ligament reconstruction. Am J Sports Med 20 (1992) 499-506

[25] Hempfling H (Hrsg.): Die Arthroskopie im Handgelenk. Wissenschaftliche Verlagsgesellschaft, Stuttgart 1992

[26] Hempfling H: Die Arthroskopie des Ellenbogengelenks. In: Hempfling H (Hrsg.): Farbatlas der Arthroskopie großer Gelenke, 2. A., Gustav Fischer, Stuttgart-New York 1995

[27] Henche HR, Holder J: Die Arthroskopie des Kniegelenks. Springer, Heidelberg 1988

[28] Howell SM: Arthroscopic roofplasty: a method for correcting an extension deficit caused by roof impingement of an anterior cruciate ligament graft. Arthroscopy 8 (1992) 375-379

[29] Imhoff A: Schwierigkeiten und Komplikationen der arthroskopischen Meniskuschirurgie. Z Orthop Grenzgeb 128(3) (1990) 295-300

[30] Jackson RW: The septic knee – arthroscopic treatment. Arthroscopy 1 (1985) 194-197

[31] Johnson LL: Elbow arthroscopy. In: Johnson LL (Hrsg.): Arthroscopic surgery, principals and practice. Mosby, St. Louis 1986 (1446-1477)

[32] Johnson LL: Arthroscopic abrasion arthroplasty historical and pathologic perspective: Present status. Arthroscopy 2 (1986) 54-69

[33] Josten C, Muhr G, Lies A: Die arthroskopische Abrasionsarthroplastik am oberen Sprunggelenk. Langzeitergebnisse bei der Osteochondrosis dissecans. Unfallchir 93 (1990) 110-114

[34] Kathrein A, Inderster A, Benedetto KP, Künzell KH: Einfluß der Kapselfüllung auf die Lagebeziehung der neurovaskulären Strukturen am Ellenbogengelenk. Eine experimentelle Studie. Arthroskopie 7 (1994) 6

[35] Landsiedl F: Die Arthroskopie des oberen Sprunggelenks. Arthroskopie 4 (1991) 2-8

[36] Osterman LA: Advanced wrist arthroscopy and endoscopy. Hand Clinics, Vol. 11/1. WB Saunders, Philadelphia, 1994

[37] Osterman LA: Basis wrist arthroscopy and endoscopy. Hand Clinics, Vol. 10/4. WB Saunders, Philadelphia, 1994

[38] Lubell JD, Fallat LM: Ankle joint arthroscopy. J Foot Surg 25 (1986) 128-132

[39] Martin D, Curl W, Baker C: Arthroscopic treatment of chronic synovitis of the ankle. Arthroscopy 5 (1989) 110-114

[40] Meislin RJ, Rose DJ, Parisien JS, Springer S: Arthroscopic treatment of synovial impingement of the ankle. Am J Sports Med 21 (1993) 186-189

[41] Ogilvie-Harris DJ, Basinski A: Arthroscopic synovectomy of the knee for rheumatoid arthritis. Arthroscopy 7 (1991) 91-97

[42] Palmer AK: Triangular fibrocartilage disorders: injury patterns and treatment. Arthroscopy 6 (1990) 125-132

[43] Parisien JS: Arthroscopic surgery of the ankle. In: Parisien JS (Ed.): Arthroscopic surgery. McGraw-Hill, New York 1988 (259-281)

[44] Raunest J, Löhnert J: Arthroscopic cartilage debridement by excimer laser in chondromalacia of the knee joint. A prospective randomized clinical study. Arch Orthop Trauma Surg 109 (1990) 155-159

[45] Raunest J, Löhnert J: Intra- und postoperative Komplikationen der arthroskopischen Operation am Kniegelenk. Orthopäde 19 (1990) 117-123

[46] Rosenberg T, Scott S, Paulos L: Arthroscopic surgery: Repair of peripheral detachment of the meniscus. Contemp Orthop 10 (1985) 43-50

[47] Rosenberg TD, Franklin JL, Baldwin GN, Nelson KA: Extensor mechanism function after patellar tendon graft harvest for anterior cruciate ligament reconstruction. Am J Sports Med 20 (1992) 519-525

[48] Ruby LK: Carpal instability. Bone Joint Surg (Am) 77 (1995) 476-487

[49] Schmid A, Schmid F, Tiling T: Electron microscope findings after cartilage shaving. In: Müller W, Hackenbruch W (Hrsg.): Surgery and arthroscopy of the knee. Springer, Berlin-Heidelberg-New York 1988

[50] Schonholtz GJ: Arthroscopic surgery of the shoulder, elbow and ankle. Charles C. Thomas

[51] Siebert WE: Laseranwendung in der Arthroskopie. Orthopäde 21 (1992) 273-288

[52] Small NC, Glogau AI, Berezin MA: Arthroscopically assisted proximal extensor mechanism realignment of the knee. Arthroscopy 9 (1993) 63-67

[53] Small NC: Complications in arthroscopy: The knee and other joints. Arthroscopy 2 (1986) 253-258

[54] Staehlin P: Die Handgelenksarthroskopie. Orthopäde 22 (1993) 19-24

[55] Stanley J, Saffar P: Wrist arthroscopy. Martin Dunitz, London 1994

[56] Stanley JK, Trail IA: Carpal Instability. JBJS 76-B (1994) 691-700

[57] Strobel M, Eichhorn HJ, Schießler W: Arthroskopische Chirurgie des Kniegelenkes, 2. A. Deutscher Ärzteverlag, Köln 1996

[58] Strobel M, Neumann, Eichhorn H: Arthroskopie des Handgelenks. In: Brug E, Rieger H, Strobel M: Ambulante Chirurgie, 3. A. Deutscher Ärzte-Verlag, Köln 1995 (248-272)

[59] Strobel M, Stedtfeld H-W, Eichhorn HJ: Diagnostik des Kniegelenks, 3. A. Springer, Berlin-Heidelberg-New York 1995

[60] Verhaar J, Mameren H, Bandsma A: Risks of neurovaskular injury in elbow arthroscopy: Starting anteromedially or anterolaterally? Arthroscopy 7 (1991) 287-290

[61] Wasilewski SA, Covall DJ, Cohen S: Effect of surgical timing on recovery and associated injuries after anterior cruciate ligament reconstruction. Am J Sports Med 21 (1993) 338-342

[62] Whipple TL, Marotta JL, Powell JH: Techniques of Wrist Arthroscopy. Arthroscopy 2 (1986) 244-252

[63] Whipple TL: Arthroscopic Surgery – The Wrist. Lippincott, Philadelphia 1992

[64] Wolin I, Glassman F, Sideman S: Internal derangement of the talofibular component of the ankle. Surg Gynecol Obstet 91 (1950) 193-200

[65] Woods WG: Elbow arthroscopy. Clin Sports Med 6 (1987) 557-564.

[66] Yerys P: Arthroscopic posterior cruciate ligament repair. Arthroscopy 7 (1991) 111-114

[67] Young GG, Janis LR: Ankle arthroscopy: A retrospective study. J Foot Surg 29 (1990) 233-243

7.7 Verletzungen des Beckens

T. Pohlemann

7.7.1 Anatomie und Patho-pyhsiologie

Der Beckenring setzt sich aus den beiden *Hüftbeinen* (Ossa coxae) und dem *Kreuzbein* (Os sacrum) zusammen, welche mit straffen, nur wenige Grad beweglichen, aber im anatomischen Sinne „echten" Gelenken verbunden sind (*Sakroiliakalgelenke* und *Symphyse*). Die am kräftigsten ausgeprägten Strukturen liegen dorsal und vermitteln den wesentlichen Anteil der Lastübertragung von den unteren Extremitäten zu dem Stammskelett. Während die isolierte Durchtrennung im Bereich des vorderen Beckenrings ohne Folge für die Ringstabilität bleiben kann, führt eine komplette Unterbrechung im Bereich des hinteren Beckenrings *immer* zur Aufhebung der Beckenstabilität *[7]*; Beispiele hierfür sind Iliumfraktur, transiliosakrale Luxationsfraktur, Sakrumlängsfraktur und komplette Luxationen des Sakroiliakalgelenks.

Richtung des einwirkenden Kraftvektors und Ausmaß der vermittelten Energie bestimmen die anatomische Lokalisation und Art der Verletzung im Beckenring und damit den Grad der Instabilität. Betroffen sein können knöchernes Skelett, Beckengelenke, Beckenbodenligamente sowie ventrale und dorsale sakroiliakale Bandverbindungen.

7.7.2 Beckenringverletzung

7.7.2.1 Krankheitsbild

Epidemiologie

Beckenfrakturen sind insgesamt seltene Verletzungen. Sie umfassen etwa 3 % aller Frakturen, treten aber gehäuft bei jungen Patienten mit einem Altersgipfel um das 25. – 30. Lebensjahr im Rahmen von Mehrfachverletzungen auf (Verkehrsunfälle, Abstürze). Über 80 % dieser Patienten erleiden zusätzlich Verletzungen anderer Körperregionen. Bei alten Menschen kann schon die Einwirkung einer geringen Energie, wie z.B. der häusliche Sturz zu unverschobenen Scham- und Sitzbeinbrüchen führen. Diese Beckenfrakturen betreffen vorzugsweise Frauen und führen zu einem zweiten Häufigkeitsgipfel um das 7. Lebensjahrzehnt. Etwa 10 % der Beckenverletzten erleiden komplexe Beckentraumen. Eine Besonderheit stellen die kindlichen Bekkenverletzungen dar, da aufgrund der erhöhten Elastizität des Beckenrings das Ausmaß der Verletzung oft unterschätzt wird. Die Rate der komplexen Beckenverletzungen bei Kindern ist mit 20 % doppelt so hoch wie bei Erwachsenen.

Klassifikation

Stumpfe und penetrierende Beckentraumen umfassen knöcherne und ligamentäre Verletzungen des Beckenrings mit einer Vielzahl möglicher begleitender Weichteilverletzungen. Die Verletzung kann die Integrität des osteoligamentären Beckenrings beeinträchtigen. Der Grad der resultierenden Instabilität ist unterschiedlich und reicht von der komplett erhaltenen Beckenringstabilität bis zur vollständigen Lösung einer oder beider Beckenhälften vom Rumpfskelett.

In der Beschreibung der Beckenverletzungen haben sich die in Tab. 7.16 genannten Definitionen weitge-

Frakturtyp	Definition	Letalität
Beckenfraktur	Beckenrand- und Ringbrüche ohne begleitenden Weichteilschaden	7,2 % *
Komplexe Beckenfraktur	Beckenrand- oder Beckenringfrakturen mit begleitendem pelvinen Weichteilschaden (Gefäße, Nerven, Urogenitalbereich, Darm, Haut- und Weichteile)	21,3 % *
Offene Beckenfraktur	Komplextrauma mit Penetration von Haut oder Hohlorganen (Rektum, Blase, Vagina)	38 %
Traumatische Hemipelvektomie	Abrißverletzung einer Beckenhälfte mit Durchtrennung der großen Gefäß- und Nervenbahnen	66 %

Tab. 7.16: Verletzungstypen bei Beckenringfrakturen. Die Letalität offener Verletzungen wurde im eigenen Krankengut mit hohem Anteil von Mehrfachverletzten ermittelt [6].
* Daten aus der multizentrischen Studie der AG Becken der Dt. Gesellschaft für Unfallchirurgie und AO [8].

hend durchgesetzt. Diese Unterscheidungen sind sinnvoll, da die *Prognose* der Verletzung wesentlich vom Verletzungstyp abhängt.

Klassifikation nach PENNAL und TILE

Zur Klassifikation der Beckenverletzungen hat sich mit einigen Modifikationen die auf dem Unfallmechanismus beruhende Klassifikation nach PENNAL und TILE durchgesetzt *[4]*. Sie dient auch als Basis für die AO-Klassifikation *[3]*.

- *Typ A* umfaßt Beckenfrakturen, die die Stabilität des Rings nicht beeinträchtigen. (Abrißfraktur, tiefe Sakrumquerfraktur, Steißbeinveletzung, Iliumrandabbruch, unverschobene Sitz- oder Schambeinfraktur, Abb. 7.191a).
- *Typ B* umfaßt Verletzungen mit dorsal wenigstens partiell erhaltener Stabilität. Ihr kann eine anterior-

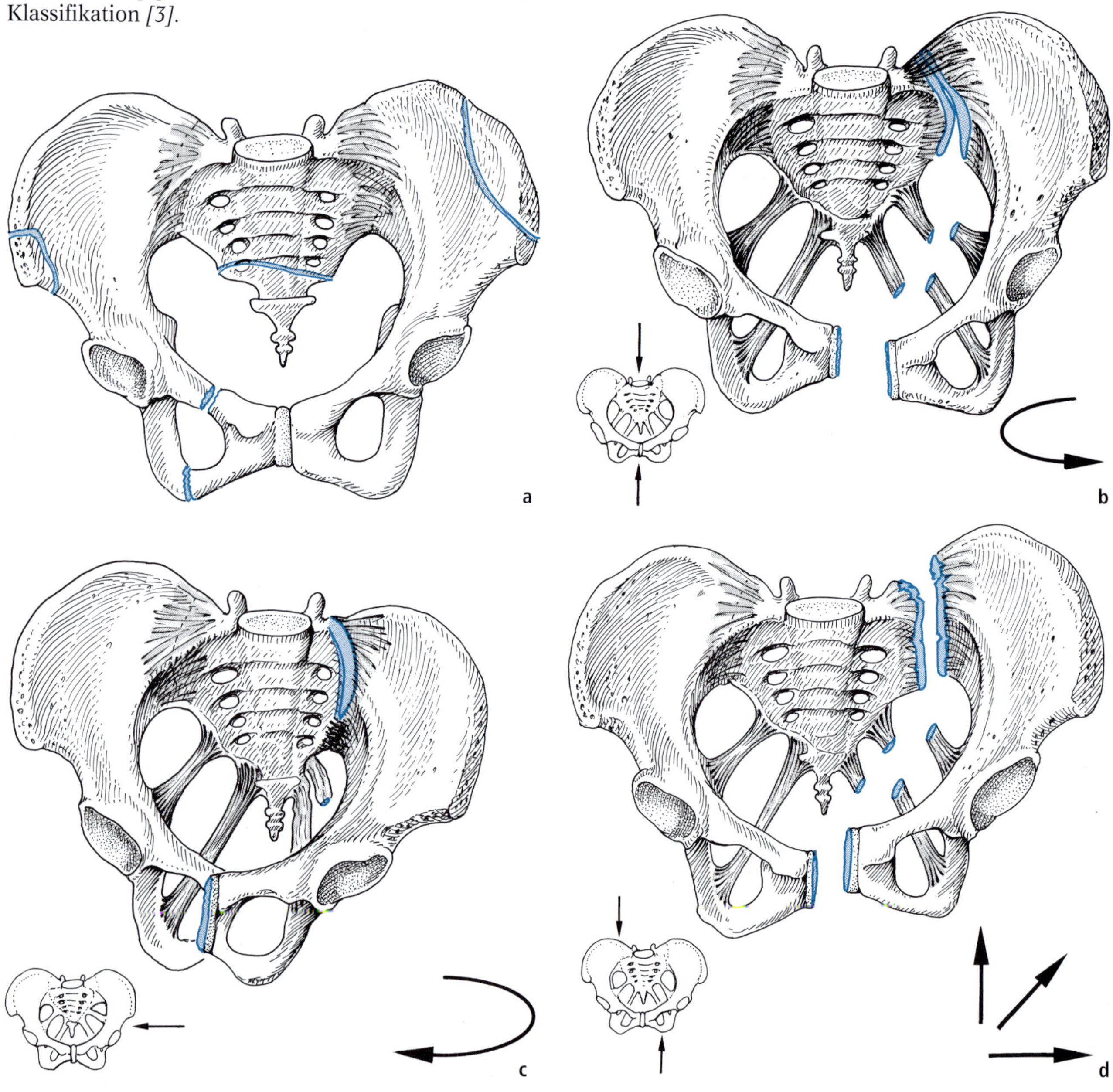

Abb. 7.191a-d: Klassifikation der Beckenringfrakturen in Anlehnung an PENNAL und TILE, basierend auf dem Unfallmechanismus. Frakturen des Typs A beeinträchtigen nicht die Stabilität des Beckenrings (a). Bei rotationsinstabilen Verletzungen vom Typ B kommt es entweder durch sagittal wirkende Kräfte zur Außenrotation einer oder beider Beckenhälften (b) oder durch laterale Kompressionen zur Innenrotation (c). Charakteristisch ist, daß wenigstens ein Teil der stabilisierenden dorsalen Strukturen intakt bleibt, d.h. mit einer anterioren Stabilisierung ist der Beckenring „wieder hergestellt". Bei den instabilen Verletzungen vom Typ C kommt es zur vollständigen Lösung aller stabilisierenden Strukturen im hinteren Beckenring (d). Charakteristisch ist die Translationsverschiebung im hinteren Beckenring nach anterior oder posterior, kranial oder kaudal bzw. entlang entsprechender Kombinationsvektoren.

posteriore Kompression mit folgender Außenrotationsverletzung einer oder beider Beckenhälften zugrunde liegen (Open book-Verletzung, Abb. 7.191b) oder aber eine laterale Kompression mit nachfolgender Innenrotationsbewegung der Beckenhälfte (Abb. 7.191c). Diese ist in vielen Fällen im Bereich der Scham- und Sitzbeine stabil eingestaucht.

- *Typ C* betrifft Translationsbewegungen im hinteren Beckenring, die zur kompletten Durchtrennung aller stabilisierenden Strukturen des hinteren Beckenrings führen: Eine oder beide Beckenhälften sind vom Stammskelett abgetrennt.

Für die tägliche Praxis hat es sich zur weitergehenden Klassifikation der Verletzung bewährt, nicht die einzelnen Untergruppen der Klassifikation, sondern neben der Einteilung der Beckenstabilität in die Gruppen A, B und C die vorhandenen Einzelverletzungen im Beckenring nach den betroffenen anatomischen Regionen zu benennen (transymphysär, transpubisch, transazetabulär, transiliakal, transsakroiliakal, transsakral).

Für Praxis und Ambulanz relevante Einzelverletzungen

Bedingt durch die Schwere der Allgemeinverletzung werden die vorwiegend bei jungen Patienten beobachteten schweren Beckenfrakturen (Typ B und C) in der Regel schon präklinisch notärztlich versorgt und sofort in eine Schwerpunktklinik eingeliefert. Einige Verletzungen des Typs A werden häufig im Rahmen der ambulanten Behandlung gesehen:

Abrißfraktur

Für Praxis und Ambulanz relevanter sind die zwar insgesamt seltenen, aber im Zuge der erhöhten sportlichen Aktivität zunehmend beobachteten *Abrißfrakturen,* die die sekundären Ossifikationszentren des Beckenrings betreffen: Crista iliaca, Spina iliaca anterior superior et inferior und Tuber ischiadicum. Sie werden nahezu ausschließlich nach maximalen Muskelanspannungen während sportlicher Betätigung von Jugendlichen und jungen Patienten zwischen 14 und 25 Jahren beobachtet *[2]*. Die Anamnese dieser Verletzungen ist in der Regel typisch:

- Abrisse der *Spina iliaca anterior superior* werden häufig bei maximaler Anspannung des M. sartorius bei gestreckter Hüfte und gebeugtem Knie beobachtet.
- Abrisse der *Spina iliaca anterior inferior* treten häufig bei maximaler Anspannung der Pars directa des M. rectus femoris bei hyperextendierter Hüfte und gebeugtem Knie auf (Schußabgabe beim Fußball).
- Abrisse des *Tuber ischiadicum* treten gehäuft bei maximaler Anspannung, bzw. Überdehnung der ischiokruralen Muskulatur auf (Turnen, Gymnastik).

Die *Klinik* imponiert mit plötzlich einsetzendem lokalem Schmerz, lokalem Druckschmerz, Schwellung und gelegentlich sicht- oder tastbarem Hämatom. Die *Röntgenuntersuchung* läßt aufgrund der unregelmäßigen Strukturen im Bereich der Apophysen oftmals erst im Seitenvergleich eine meist nur geringe Dislokation des Fragments erkennen. Auf eine erweiterte Diagnostik (s.u.) kann in der Regel verzichtet werden.

Sakrumfraktur und Steißbeinverletzung

Weitere, insgesamt seltene Verletzungen sind tiefe *Sakrumquerfrakturen* und *Steißbeinfrakturen/-luxationen*. Der Unfallmechanismus besteht in der Regel in einem direkten Sturz auf das Gesäß (Schlittschuhlauf, Ausrutschen auf der Treppe). Die Patienten können nur unter Schmerzen sitzen, es besteht ein lokaler Druckschmerz.

Mit der *rektalen Untersuchung* wird eine mögliche Rektumverletzung ausgeschlossen und das Ausmaß der Dislokation und Stufenbildung bestimmt. Die *Röntgenübersichtsaufnahme* des Beckens läßt die Verletzung oftmals nur vermuten, die *seitliche Sakrumaufnahme* bestätigt die Diagnose. Bei Sakrumquerfrakturen wird eine *neurologische Untersuchung* angeschlossen, da diese Verletzungen in bis zu 60 % mit Nervenschäden einhergehen.

Iliumrandabbruch

Direkte Traumen im Bereich des Beckenkamms können in allen Altersstufen zu *Randabbrüchen des Os ilium* führen. Die genaue Anamnese und der lokale Schmerz führen typischerweise zur Diagnose. Intraperitoneale und retroperitoneale Begleitverletzungen (Niere) müssen sicher ausgeschlossen werden.

Scham- oder Sitzbeinfraktur

Im Alter kommt es, bevorzugt bei Frauen, häufig schon nach geringfügigem Trauma, wie z.B. einem Sturz innerhalb der Wohnung, zur Fraktur von Scham- und/oder Sitzbein. Typisch sind hier Schmerzen in der Leiste, die sich beim Sitzen und bei Bewegung des Beins verstärken und oft zur Gehunfähigkeit führen.

7.7.2.2 Diagnostik

Anamnese und klinische Untersuchung

Bei schweren Verletzungen ist man in der Regel auf eine Fremdanamnese angewiesen. Vom Rettungsdienstpersonal ist der genaue Unfallhergang zu erfragen. Es wird meist nach dem Schema der Polytrauma-Primärversorgung (siehe Abb. 7.198 und Kap. 4.2) vorgegangen.

Die *klinische Untersuchung* umfaßt zunächst die Inspektion des entkleideten Patienten auf Wunden und Hämatomverfärbungen. Es wird auf Blutaustritt aus Orificium urethrae und Anus geachtet. Der Damm wird sorgfältig auf Wunden untersucht. Es folgt die manuelle Stabilitätsprüfung mit Kompression des Beckenkamms in anterior-posteriorer Richtung sowie in der in Frontalebene. Durch rektale Untersuchung werden anale und rektale Wunden erfaßt; beim Mann wird die Lage der Prostata bestimmt (Urethraabriß? Blutauflagerung? Rektumverletzung?). Beim wachen Patienten wird der Sphinktertonus geprüft und eine orientierend-neurologische Untersuchung angeschlossen.

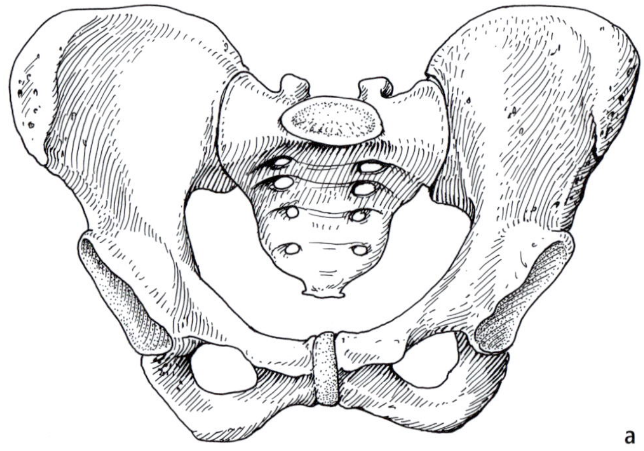

Abb. 7.192a-e: Röntgendiagnostik bei Beckenfrakturen. Darstellung des knöchernen Beckens bei der Beckenübersichtsaufnahme in a.p.-Standardeinstellung (a). Die Inletaufnahme wird beim liegenden Patienten mit 30° – 45° kranio-kaudal eingekippter Röhre aufgenommen (b). Besonders anterior-posteriore Dislokationen lassen sich in der resultierende Projektion der Beckeneingangsebene darstellen (c). Die Outletaufnahme wird beim liegenden Patienten mit 30° – 45° von kaudal her eingekippter Röhre aufgenommen (d). Besonders kranio-kaudale Dislokationen lassen sich in der resultierenden Projektion darstellen (e). Das Sakrum wird nahezu senkrecht getroffen und somit fast vollständig frei projiziert.

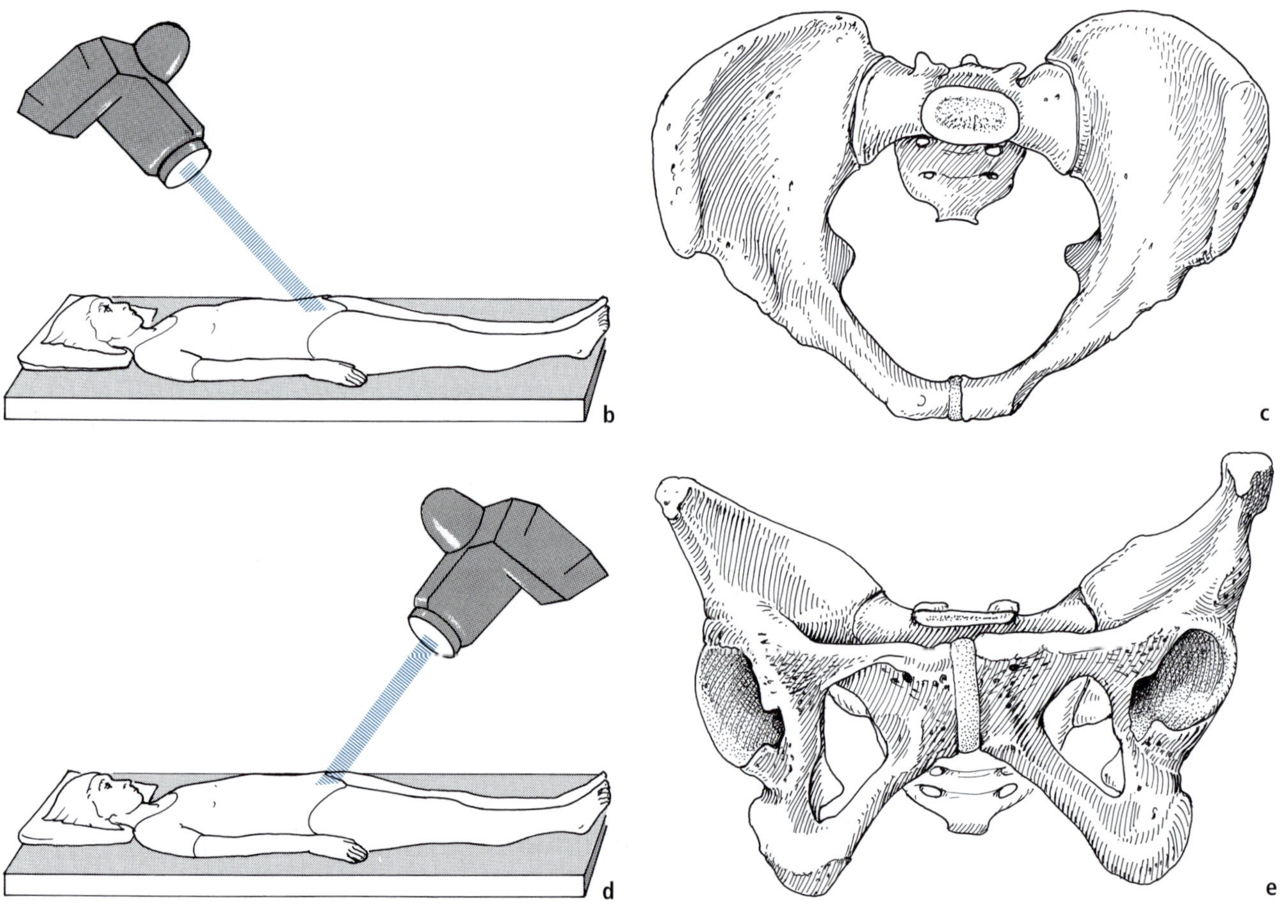

Bildgebende Diagnostik

Die *Sonographie des Abdomens* wird im Rahmen der Primärversorgung bei allen Polytraumatisierten durchgeführt. Die wichtigste Fragestellung ist, ob freie Flüssigkeit im Abdomen vorliegt, hier insbesondere im Unterbauch.

Die *radiologische Diagnostik* (Abb. 7.192 – 7.197) umfaßt im Minimum eine Beckenübersichtsaufnahme (Abb. 7.192a). Zeigen sich hier Frakturlinien, so werden Schrägaufnahmen (Inlet- und Outletprojektionen, Abb. 7.192b-e) angeschlossen. Bei allen Verletzungen des dorsalen Beckenrings wird, sobald es der Zustand des Patienten erlaubt, eine *CT* durchgeführt, da auf den Nativaufnahmen eine hohe Anzahl von Verletzungen nicht erkannt werden (50 % der Sakrumfrakturen werden primär übersehen!). Die Kernspintomographie hat in der Primärdiagnostik noch keine Bedeutung erlangt.

Typische radiologische Zeichen bei Beckenfrakturen lassen auf das Verletzungsmuster schließen:

- Der *Abbruch bzw. Abriß des Querfortsatzes L5* (Abb. 7.193) legt stets den V.a. das Vorliegen einer dorsalen Beckenringinstabilität (Verletzungstyp C) nahe. Auch wenn im Beckenring nur eine anteriore Verletzung erkennbar ist, ist bei Querfortsatzabbrüchen eine erweiterte konventionelle Diagnostik mit Inlet- und Outletaufnahmen dringend anzuraten, ggf. ergänzt durch die Computertomographie.
- *Ausrißverletzungen* am Os sacrum (Abb. 7.194) bzw. der Spina ischiadica lassen eine ausgeprägte Rotations- bzw. Translationsbewegung der Beckenhälfte während des Unfallgeschehens vermuten. Sie sind nahezu beweisend für das Vorliegen einer instabilen Beckenringverletzung.
- Sakrumfrakturen werden auf der Beckenübersichtsaufnahme oft übersehen. Hilfreich ist die systematische Analyse des *Verlaufs der Lineae arcuatae* im Seitenvergleich. Unregelmäßigkeiten und Unterbrechungen der Konturen (Abb. 7.195) oder das „Nichterkennen" korrespondierender Linien müssen durch die erweiterte konventionelle Diagnostik (Inlet-, Outletaufnahmen, ggf. Os sacrum seitlich) abgeklärt werden. Das CT läßt den Frakturverlauf klar erkennen.
- *Asymmetrien* im Beckenring weisen auf Verletzungen hin (Abb. 7.196). Zu achten ist besonders auf Darstellungsunterschiede der Iliumschaufel bei zentriertem Bild (Innenrotation oder Außenrotation der verletzten Beckenhälfte), Höhendifferenzen der ventralen Begrenzung der Sakroiliakalgelenke oder der Köhler-Tränenfiguren.

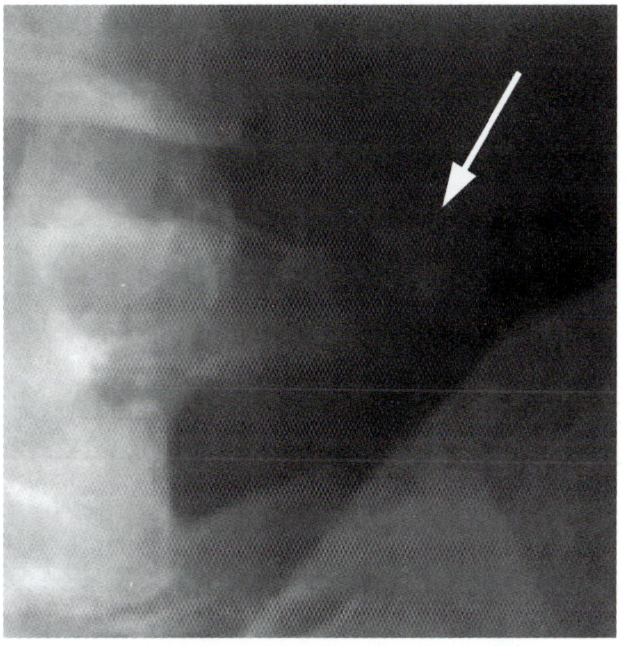

Abb. 7.193: Abriß des linken Querfortsatzes L5 als Hinweis auf eine dorsale Beckenringinstabilität.

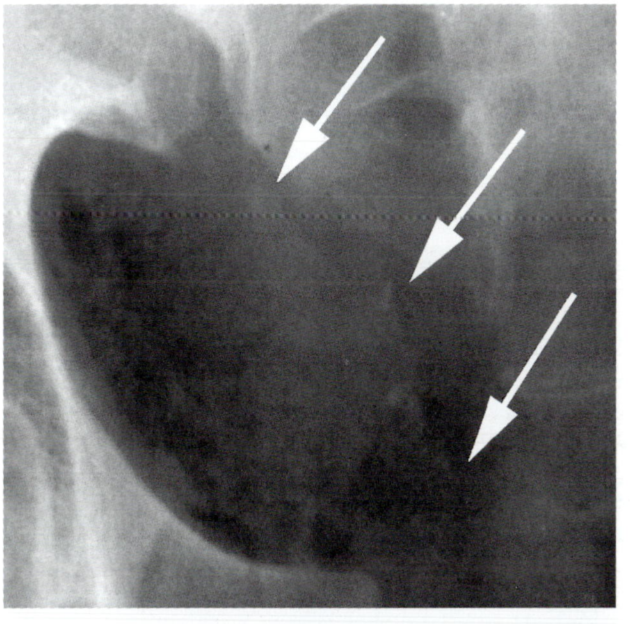

Abb. 7.194: Ausrißverletzung am Os sacrum rechts als Hinweis auf eine dorsale Beckenringinstabilität.

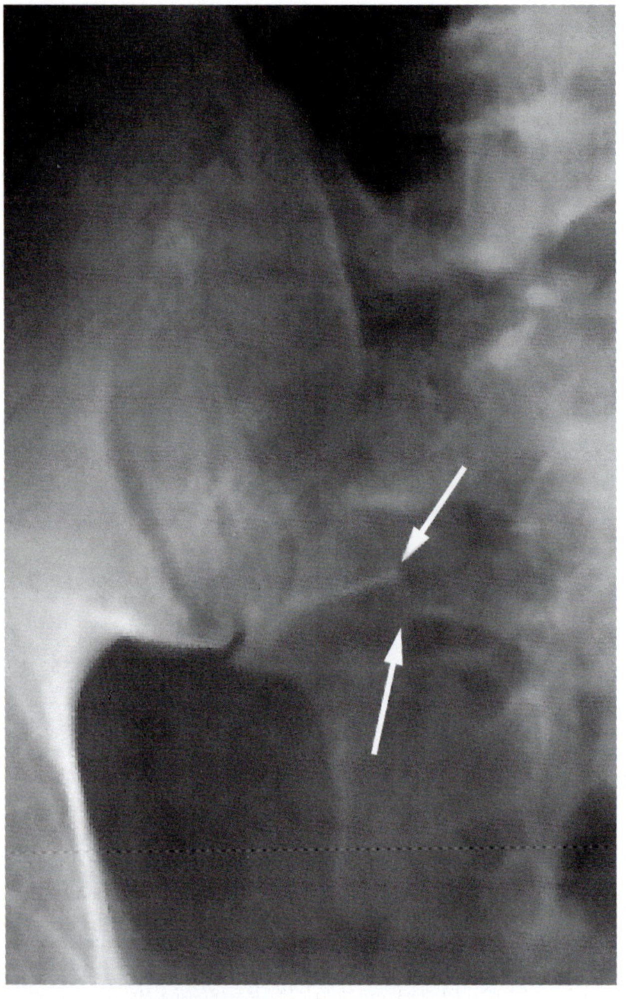

Abb. 7.195: Fraktur des Os sacrum. Die Unterbrechung der Kontur einer Linea arcuata ist deutlich zu erkennen.

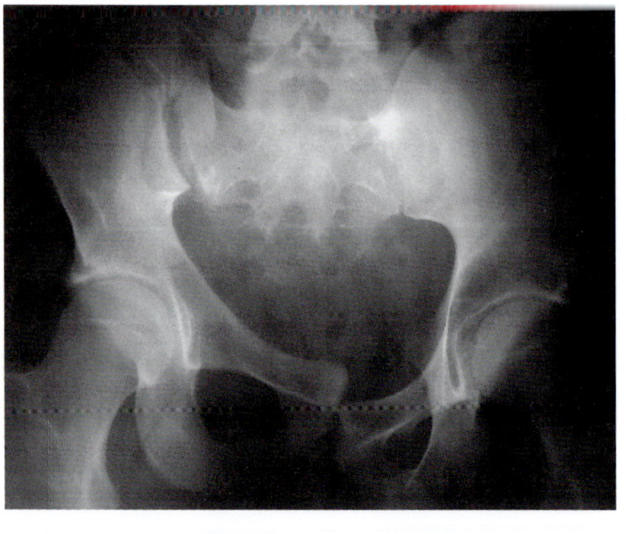

Abb. 7.196: Beckenringfraktur vom Typ C. Die Translationsverschiebung des rechten Beckenknochens ist in der a.p.-Beckenübersicht deutlich erkennbar, Symphysenfuge und rechte Iliosakralfuge sind gesprengt.

Laboruntersuchungen

Bei Beckenfrakturen mit stabilem Beckenring sind Laboruntersuchungen nicht nötig. Bei instabilem Beckenring und nach Komplexverletzungen wird frühzeitig der Hämoglobingehalt des Bluts bestimmt, um starke Blutverluste zu erkennen.

7.7.2.3 Therapie

Behandlungsziel

Behandlungsziel ist die frühzeitige Mobilisation des Patienten nach Wiedererlangung der Stabilität des Beckenrings. Die Indikationen zum operativen Vorgehen ergeben sich somit im wesentlichen aus dem Verletzungsausmaß und der Klassifikation der Beckenverletzung. Absolute Indikation für die sofortige, lebensrettende operative Intervention und Blutstillung sind komplexe Beckentraumen mit externen oder internen Massenblutungen (Abb. 198). Hier kann nur ein standardisiertes Vorgehen mit sofortiger chirurgischer Blutstillung, sowie die anschließende Beckenstabilisierung das Leben der Patienten retten *[1]*. Diese schwerstverletzten Patienten müssen möglichst von der Unfallstelle primär in ein Traumazentrum eingeliefert werden.

Patientenaufklärung

Bei Komplextraumen und lebensbedrohlichen Blutungen ist die Aufklärung nicht möglich. Ansonsten muß immer auf das bei *nichtoperativer Therapie* erheblich erhöhte *Thromboembolierisiko* durch Immobilisation hingewiesen werden. So beinhaltet die konservative Therapie z.B. einer Typ C-Verletzung Extension und Gegenzug, d.h. Immobilisation für mindestens 12 Wochen!

Die *operative Therapie* erlaubt eine funktionelle Behandlung mit Frühmobilisation, birgt aber auch erhebliche operationsbedingte Risiken. Anzusprechen sind ausgedehnte Blutungskomplikationen (A./V. femoralis, A./V. gluteae, paravesikaler und präsakraler Venenplexus) und iatrogene Nervenverletzungen (N. femoralis, N. ischiadicus, Truncus lumbosacralis „Wurzel L 5"). Weitere Komplikationsmöglichkeiten sind Fixation in Fehlstellung, Schraubenfehllage (Zentralkanal Os sacrum) und Repositionsverlust bei inadäquater Osteosynthesetechnik; zusätzlich können Thrombose, Embolie, Hämatome und Infekte auftreten. Das Risiko für letztgenannte Komplikationen ist beim Vorliegen eines Komplextraumas deutlich erhöht.

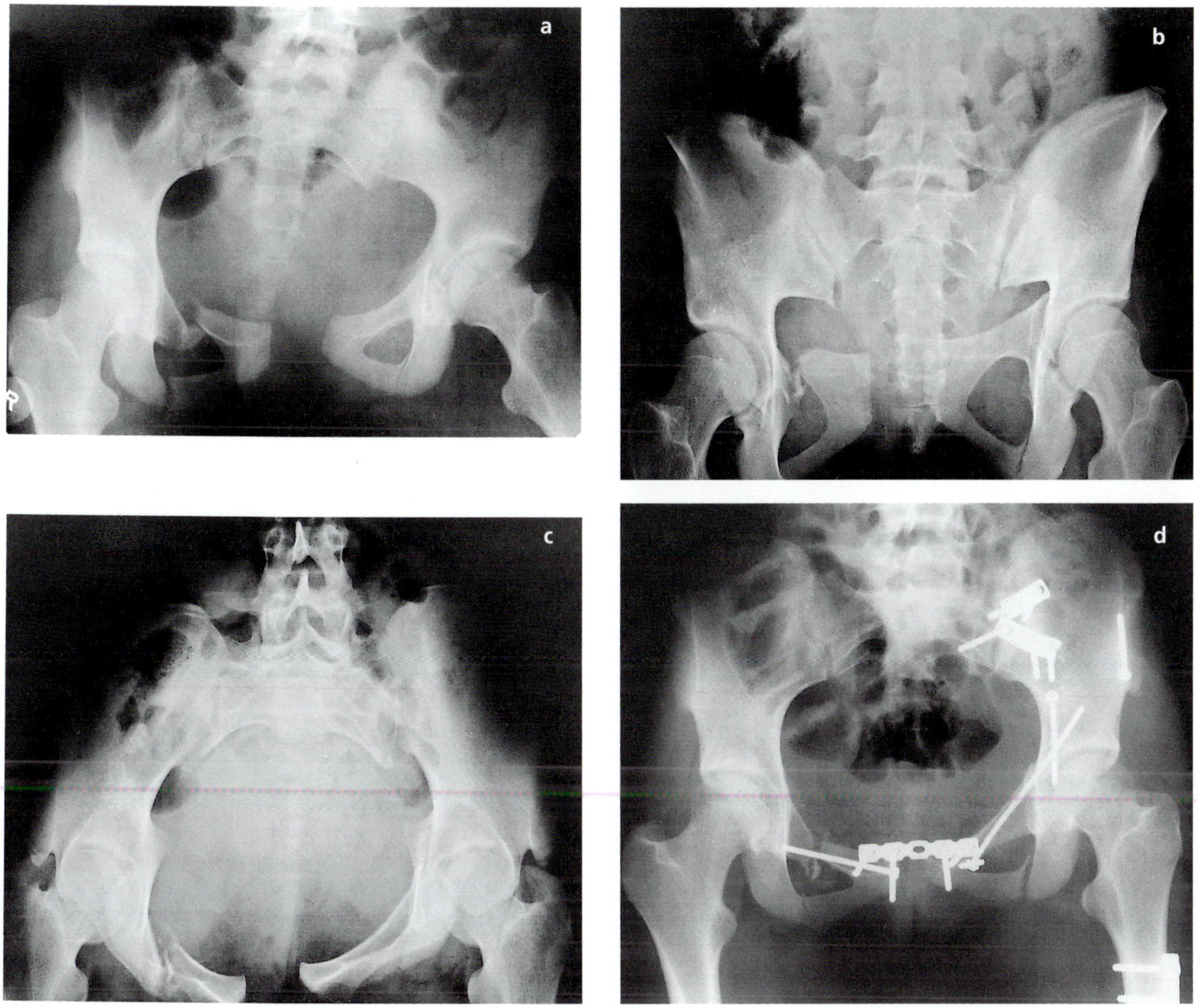

Abb. 7.197a-d: Röntgenverlauf nach schwerer Beckenverletzung bei einer 14jährigen Patientin. Zunächst Darstellung der Frakturen in den Standardansichten a.p. (a), Inletaufnahme (b) und Outletaufnahme (c). Im vorderen Beckenring bestehen eine Symphysensprengung sowie transpubische Instabilitäten beidseits, das Acetabulum links weist eine Querfraktur auf, im dorsalen Beckenring liegt eine komplette Sprengung der Iliosakralfuge links vor. Die Verletzung ist somit als Typ C-Verletzung zu klassifizieren, es besteht die Indikation zur operativen Stabilisierung von Beckenring und Acetabulum (d): Verwendet wurden Standardosteosynthesen mit Verplattung der Symphyse und beidseitiger Zugschraubenosteosynthese der Schambeinäste. Dadurch wurde linksseitig in Verbindung mit einer weiteren Zugschraube gleichzeitig die Azetabulumfraktur stabilisiert. Das Sakroiliakalgelenk links wurde von ventral her mit zwei DC-Platten stabilisiert.

Notfallbehandlung

Erstes Ziel der Notfallbehandlung (Abb. 7.198) ist die Reduktion des oftmals lebensbedrohlichen Blutverlusts und der unverzügliche schonende Transport des Patienten in ein Traumazentrum bzw. eine Schwerpunktklinik.

Ergeben sich aus dem Unfallmechanismus, aus den Schmerzangaben des Patienten und aus der klinischen Primäruntersuchung (manuelle Stabilitätsprüfung) Hinweise für das Vorliegen einer Beckenringfraktur, wird der Patient in Rückenlage, bei Bewußtlosigkeit ohne Intubationsmöglichkeit in Seitenlage verbracht. Externe Massenblutungen werden durch manuelle Kompression reduziert, wenn möglich gestoppt. Die sofortige Anlage *großlumiger* Venenverweilkanülen sowie die sofortige Infusion von 2000 ml Ringerlaktat reduzieren die Gefahr des Volumenmangelschocks. Auch bei geschlossenen Beckenfrakturen ist ein Blutverlust bis 5000 ml möglich!

Der Patient wird auf einer Vakuummatratze gelagert, diese wird fest an das Becken angeformt und evakuiert, um eine möglichst gute Immobilisation der Beckenhälften zu erreichen. Der Transport erfolgt liegend in Arzt-

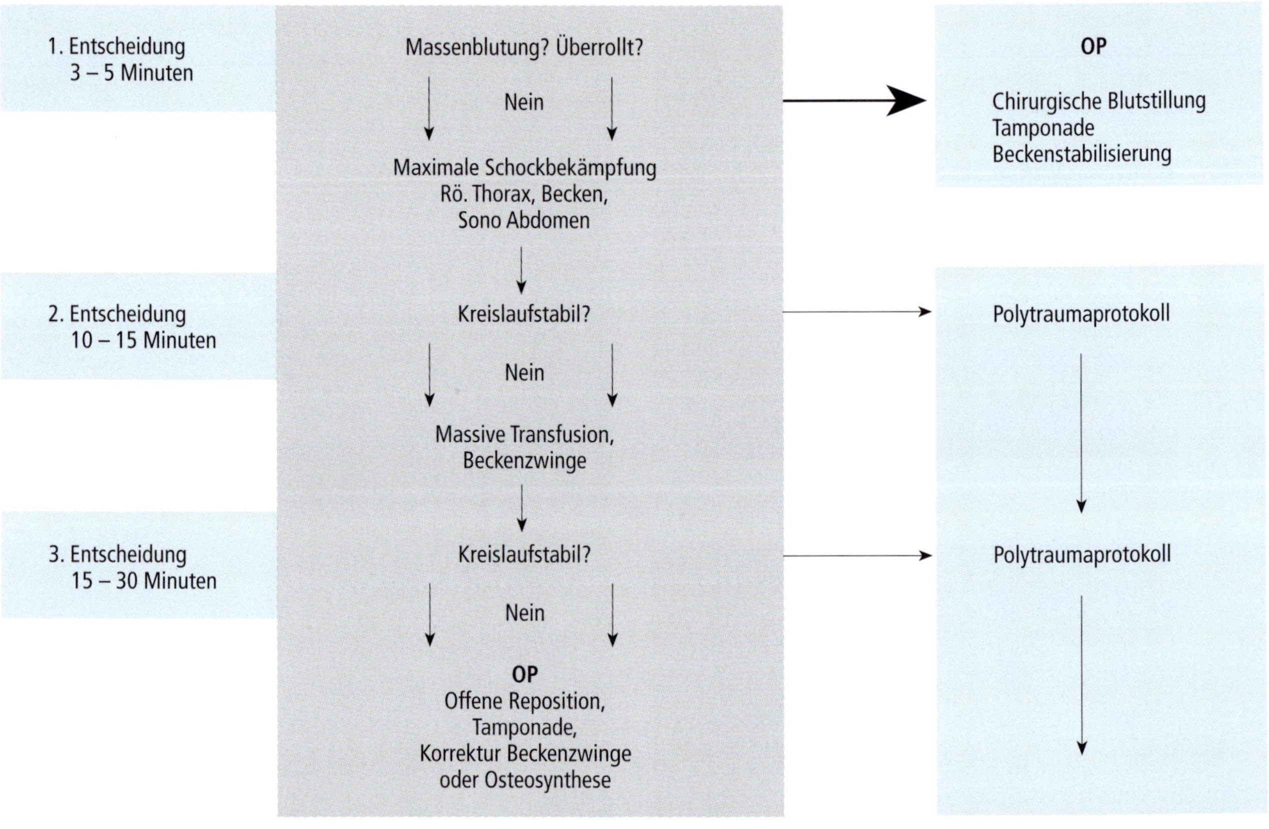

Abb. 7.198: Notfallalgorithmus zur Behandlung lebensbedrohlicher Beckenverletzungen. Die wichtigsten Entscheidungen bei lebensbedrohlichen Beckenverletzungen werden innerhalb der ersten 30 Minuten nach Aufnahme getroffen. Sie sind Teil des Primärbehandlungsprotokolls des Polytraumas. In allen drei Entscheidungen wird im wesentlichen überprüft, ob eine akut behandlungsbedürftige pelvine Blutung als „führende" Verletzung besteht oder weiterbesteht. Anderenfalls wird nach dem Standard Polytraumaprotokoll weiterverfahren.

begleitung, bevorzugt mit dem Hubschrauber unter ständigem Volumenersatz und Monitoring der Vitalparameter.

Stationäre Behandlung

Voraussetzungen und Ziele der operativen Therapie

Die operative Versorgung von Beckenring- und Azetabulumfrakturen ist der „großen Chirurgie“ zuzuordnen. Aufgrund der hohen Blutungsgefahr und teilweise langdauernde Eingriffe muß eine ausreichende Infrastruktur vorhanden sein (Blutbank, Möglichkeiten der intraoperativen Blutrückgewinnung, d.h. „Cell saver“, leistungsfähige Anästhesie und Intensiveinheit etc.). Die Versorgung bleibt somit vorwiegend Schwerpunktkliniken und Traumazentren vorbehalten.

Das Ziel der stationären Behandlung ist zunächst die Kontrolle der Blutung durch operative Beckenstabilisierung ggf. in Kombination mit Tamponaden. Da in 80 – 90 % der Fälle massive venöse Blutungen aus dem zerrissenen paravesikalen oder präsakralen Venenplexus vorliegen, hat sich bei der Technik der Blutstillung vor allem die retroperitoneale Tamponade mit Bauchtüchern bewährt. Diese Tamponaden werden nach 24 – 48 Stunden gewechselt oder bei stehender Blutung entfernt.

Ist bei Typ C-Verletzungen mit starker Dislokation einer Beckenhälfte und stabilem Kreislauf keine operative Sofortversorgung möglich, wird eine suprakondyläre, ausnahmsweise auch Tibiakopfextension angelegt und mit 1/5 des Körpergewichts im Zug- und Gegenzug extendiert.

Das Ziel der operativen Stabilisierung ist die Frühmobilisation, um die Gefahr von Komplikationen wie Beckenvenenthrombose und/oder Embolie zu minimieren. Mit den heute gewählten Osteosyntheseverfahren ist in der Regel eine sofortige Mobilisation möglich, wenn der Allgemeinzustand des Patienten es erlaubt.

Operationsindikationen und -prinzipien

Bei Beckenfrakturen ohne Weichteilschäden ergibt sich die Indikation zum operativen Vorgehen aus der Klassifikation.

Verletzungen des Typs A

Die Indikation zur operativen Therapie ergibt sich nur in Ausnahmefällen, wie z.B. offenen Verletzungen oder stark dislozierten Beckenrandfrakturen mit Gefahr der Hautperforation. Ansonsten wird eine früh-funktionelle Therapie durchgeführt. Der Patient wird analgetisch behandelt und die sofortige Mobilisation mit voller Belastung angestrebt. Je nach Ausmaß der Schmerzen des Patienten kann auch die kurzfristige Benutzung von Gehhilfen angezeigt sein.

Abrißfrakturen

Abrißfrakturen junger Patienten werden in überwiegender Zahl nichtoperativ behandelt. Nach akut analgetischer Therapie und Ruhe für einige Tage erfolgt die Mobilisation nach Maßgabe der Beschwerden. Bei jugendlichen Sportlern wird eine Trainingspause von 3 – 6 Wochen empfohlen. Funktionelle Einbußen werden auch bei hohen sportlichen Belastungen in der Regel nicht beobachtet *[2]*. Indikationen zur Refixation der Abrißfrakturen ergeben sich nur bei Höchstleistungssportlern mit maximalen Anforderungen an die Schnellkraft. Vorteile liegen im wesentlichen in der Möglichkeit der früheren Wiederaufnahme des Trainings. Aufgrund der Seltenheit dieser Verletzungen wird die Vorstellung in einem sportmedizinisch ausgerichteten Zentrum empfohlen.

Sakrumquerfrakturen

Bei *Sakrumquerfrakturen* ergibt sich eine Indikation zur operativen Therapie bei starker Dislokation der Fragmente mit Einengung des Zentralkanals (CT mit sagittaler Rekonstruktion). Operationsziel ist die Dekompression des Plexus sacralis durch dorsale Laminektomie und eine möglichst anatomische Reposition. Auf eine Osteosynthese kann in der Regel verzichtet werden.

Steißbeinfrakturen

Dislozierte *Steißbeinfrakturen* mit rektal tastbarer Stufenbildung können nahezu immer geschlossen, ggf. nach Frakturspaltanästhesie digital eingerichtet werden. Ist das distale Fragment verkeilt, kann eine halboffene Reposition in Anästhesie nötig werden. Das Fragment wird transkutan mit einen kleinen Repositionszange mit Spitzen gefaßt und reponiert. Eine Osteosynthese wird nicht durchgeführt. Die Nachbehandlung richtet sich nach dem Ausmaß der Beschwerden, in der Regel ist die Verordnung eines Sitzrings für einige Wochen ausreichend. Treten auch nach Heilung langfristige Beschwerden auf (Kokzygodynie), wird nach Ausschöpfung konservativer Maßnahmen (Steißbeinmassagen) die Steißbeinresektion empfohlen.

Verletzungen des Typs B

Aufgrund der teilweise erhaltenen dorsalen Stabilität reicht eine anteriore Stabilisierung des Beckenrings aus. Bei Innenrotationsverletzungen, z.B. einer stabil eingekeilten transpubischen Instabilität, wird auch hier funktionell behandelt und eine Teilbelastung der betroffenen Seite an Unterarmgehstützen für 3 – 6 Wochen verordnet. Zur operativen Stabilisierung haben sich für die einzelnen Verletzungsregionen standardisierte Verfahren bewährt *[5]*:

Symphysenverletzungen

An der *Symphyse* erfolgt eine Pfannenstiel-Querinzision oder die Ausnützung der Längsinzision, falls zunächst eine Laparotomie erforderlich ist. Nach Längsspalten in der Linea alba und vorsichtigem Einkerben des Rektusansatzes (dieser ist auf der verletzten Seite ohnehin meist ausgerissen) folgt die Stabilisierung mit einer 4-Loch-AO-DC-Platte in kranio-kaudaler Schraubenrichtung.

Transpubische Instabilitäten

Bei isolierten Verletzungen mit transpubischer Instabilität oder nach Versorgung einer dorsalen Instabilität wird ein einfacher Fixateur externe mit supraazetabulär eingebrachten Schanzschrauben angebracht. In Kombination mit einer Symphysenverletzung wird nach der Symphysenverplattung eine transpubische Zugschraubenosteosynthese durchgeführt oder zusätzlich ein einfacher Fixateur externe angelegt.

Verletzungen des Typs C

Nur durch die kombinierte dorsale und ventrale Osteosynthese läßt sich der Beckenring ausreichend für eine Frühmobilisation versorgen. Da die Patienten in der Regel schwer verletzt sind, werden alle erreichbaren Regionen, bevorzugt von ventral, bei Rückenlage des Patienten versorgt. Auch hier haben sich entsprechend der Verletzungsregion standardisierte Verfahren bewährt.

Transiliakale Instabilitäten

Transiliakale Instabilitäten werden über einen Schnitt längs der Crista iliaca mit subperiostalem Ablösen des M. iliacus dargestellt. Je nach Frakturverlauf erfolgt am Beckenkamm die Versorgung mit Zugschrauben und entlang der Linea terminalis mit DC- oder Rekonstruktionsplatten.

Sakroiliakale Luxation

Das Standardverfahren für die *sakroiliakale Luxation* ist die ventrale Plattenosteosynthese mit Stabilisierung durch zwei schmale 3-Loch-DC-Platten (4,5 mm). Nach antero-lateraler Inzision am Beckenkamm und Abschieben des M. iliacus nach medial ist das Sakroiliakalgelenk ausgezeichnet einsehbar. Ein weiterer Vorteil ist die Möglichkeit, Symphyse und Sakroiliakalgelenk in Rückenlage gleichzeitig darstellen zu können, was die Reposition oftmals erleichtert.

Sakrumfrakturen

Die Therapie der *Sakrumfrakturen* unterliegt zur Zeit einem Wandel. Die Indikation zur operativen Stabilisierung wird aufgrund unbefriedigender Ergebnisse nach nichtoperativer Behandlung zunehmend weiter gestellt. Indikationen zur operativen Therapie bestehen hier bei instabilen Längsfrakturen des Os sacrum und/ oder Nervenwurzelkompressionen. Die Versorgung erfolgt in Bauchlage des Patienten. Es wird im eigenen Vorgehen eine auf das Os sacrum begrenzte Plattenosteosynthese angestrebt („lokale Osteosynthese") *[6]*. Alternative ist die transiliosakrale Zugschraubenosteosynthese in Bauch- oder Rückenlage mit Bildwandlerkontrolle *[3]*. Bei unsicherem Schraubenhalt muß eine überbrückende Osteosynthese der beiden dorsalen Beckenkämme mit Sakralstäben oder DC-Platten durchgeführt werden.

Komplikationen

Thromboembolische Komplikationen sind nach Beckenfrakturen häufig. Ausreichende Prophylaxe, frühe definitive Versorgung und Frühmobilisation minimieren das Risiko.

Offene Beckenverletzungen und Komplextraumen haben eine erhöhte Rate an lokalen *Weichteilkomplikationen*. Die primäre Versorgung umfaßt daher ein ausgedehntes Débridement. Im weiteren Verlauf sind im Zweifelsfall mehrfache Revisionen durchzuführen um Infekte in verbliebenen Hämatomen oder Seromhöhlen zu vermeiden.

Neurologische Störungen und *urologische Schäden* sind meist schicksalhaft mit der Verletzung verbunden; das frühzeitige Erkennen klärt zunächst die Frage des Zusammenhangs und erlaubt die sofortige Einleitung spezieller Betreuung (z.B. urologische Funktionsdiagnostik).

Nachbehandlung

Falls der Allgemeinzustand es zuläßt, ist am ersten Tag eine Frühmobilisation mit isometrischen Übungen und Aufsitzen am Bettrand anzustreben; am zweiten Tag Mobilisation mit Teilbelastung an Unterarmgehstützen oder im Gehwagen. Bei *Typ B-Verletzungen* mit transpubischer Instabilität wird an Unterarmgehstützen für 3 6 Wochen teilbelastet, bei Symphysenruptur für 12 Wochen. Nach allen *Typ C-Verletzungen* ist nur eine Teilbelastung für 12 Wochen erlaubt.

Röntgenkontrollen werden postoperativ und nach 12 Wochen durchgeführt. Die *Thromboseprophylaxe* mit intravenöser kontinuierlicher Heparinisierung im Perfusor ist vom Unfalltag an bis zur selbständigen Mobilisation des Patienten unverzichtbar. Danach sind bis zur vollständigen Mobilisation subkutane Injektionen niedermolekularen Heparins indiziert.

7.7.2.4 Nachsorge

Arbeitsunfähigkeit

Sitzende Tätigkeiten können nach 12 Wochen wieder aufgenommen werden, ansonsten bestehen Einschränkungen im wesentlichen aufgrund der Begleitverletzungen (neurologische Ausfälle, urologische oder viszerale Einschränkungen).

Vor Abschluß der Behandlung sollte nochmals eine neurologische Konsiliaruntersuchung erfolgen, da eine Vielzahl von neurologischen Defiziten primär übersehen werden. (60 % der Patienten mit Typ C-Verletzungen haben nach zwei Jahren noch nachweisbare neurologische Ausfälle; bei Typ B-Verletzungen sind es 30 %!).

Begutachtung

Die Begutachtung sollte im wesentlichen die funktionellen Einschränkungen des Patienten berücksichtigen. Im Bereich des Beckenrings kommt es in einer hohen Zahl zu chronischen Schmerzen, die sich auch als tiefe Rückenschmerzen äußern; nur 40 % der Patienten mit Typ C-Verletzungen sind zwei Jahre nach dem Unfall schmerzfrei. Kompressions- und Belastungsschmerzen im Bereich des hinteren und vorderen Beckenrings müssen berücksichtigt werden. Neurologische Ausfälle werden durch ein fachneurologisches Zusatzgutachten objektiviert. Alle Patienten sollten zu Änderungen im Sexualverhalten befragt werden, auch wenn die erektile Dysfunktion bzw. Schmerzen beim Geschlechtsverkehr zur Zeit vielfach noch nicht in die Bemessung der Unfallfolgen eingeht.

7.7.3 Azetabulumfraktur

Azetabulumfrakturen nehmen als Gelenkfrakturen eine Sonderstellung bei den Beckenverletzungen ein. Neben der oben ausgeführten allgemeinen *klinischen Diagnostik* sollte frühzeitig eine *neurologische Untersuchung* erfolgen, um die häufigen Verletzungen des peronaealen Anteils des N. ischiadicus frühzeitig zu erkennen.

Die *radiologische Primärdiagnostik* erfolgt durch die Beckenübersichtsaufnahme und durch Schrägaufnahmen mit jeweils 40°-Anhebung der rechten oder linken Beckenhälfte (Ala- und Obturator-Aufnahme). Sie wird ergänzt durch die Computertomographie, bevorzugt mit multiplanarer Rekonstruktion und 3D-Ansichten, um Zusatzverletzungen zu erkennen (Azetabulum- und Hüftkopfimpressionen, intraartikuläre Fragmente).

Die Prognose der Azetabulumfraktur hängt im wesentlichen von den unfallbedingten Gelenkschäden und der Qualität der *Gelenkreposition* ab. Als Notfallmaßnahme sollte bei allen Luxationen des Hüftkopfs eine Reposition durchgeführt werden, bei nachfolgend instabiler Hüfte wird bis zur operativen Versorgung eine Extension mit 1/10 des Körpergewichts angelegt.

Indikationen zur *operativen Therapie* bestehen bei allen dislozierten Azetabulumfrakturen. Die operative Technik ist anspruchsvoll mit einer Vielzahl von Komplikationsmöglichkeiten und sollte deswegen dem Traumazentrum vorbehalten bleiben. Auch bei Azetabulumfrakturen darf keinesfalls auf die sofortige Durchführung der erweiterten *Thromboseprophylaxe* verzichtet werden!

Literatur

[1] Bosch U, Pohlemann T, Tscherne H: Strategie bei der Primärversorgung von Beckenverletzungen. Orthopäde 21 (1992) 385-392

[2] Canale S, King R: Pelvic and Hip Fractures, Part I: Fractures of the Pelvis. In: Rockwood C, Wilkins K, King R: Fractures in Children, Vol. 3. Lippincott, Philadelphia 1984 (733-843)

[3] Müller M, Allgöwer M, Schneider R, Willenegger H: Manual of internal fixation. 3rd Ed. Springer, Berlin-Heidelberg-New York 1991

[4] Pennal G, Tile M, Waddel J, Garside H: Pelvic disruption: assessment and classification. Clin Orthop 151 (1980) 12-21

[5] Pohlemann T, Gänsslen A, Kiessling B, Bosch U, Haas N, Tscherne H: Indikationsstellung und Osteosynthesetechniken am Beckenring. Unfallchirurg 95 (1992) 197-209

[6] Pohlemann T, Kiessling B, Gänsslen A, Bosch U, Tscherne H: Standardisierte Osteosynthesetechniken am Beckenring. Orthopäde 21 (1992) 373-384

[7] Pohlemann T, Tscherne H: Indikationen zur chirurgischen Therapie von Sacrumfrakturen. Chirurg 63(11) (1992) 884-896

[8] Pohlemann T, Gänsslen A, Hartung S: Beckenverletzungen/Pevic injuries. Results of the German Multicenter Study Group. Hefte zu der Unfallchirurg, Springer Heidelberg (1998) 1-402

[9] Tile M: Fractures of the pelvis and acetabulum. Williams&Wilkins, Baltimore 1995

8 Benachbarte operative Fächer

8.1 Gesichtsschädelverletzungen

J.-E. Hausamen, H. Schliephake

8.1.1 Krankheitsbild

Vorbemerkung

Verletzungen des Gesichtsschädels weisen eine außerordentlich große Variationsbreite auf, die von isolierten Frakturen des Alveolarfortsatzes eines Kiefers bis hin zur Zertrümmerung des gesamten Gesichtsschädels mit ausgedehnten Weichteilablederungen unter Mitbeteiligung der Schädelbasis reicht. Diese Verletzungen nehmen nicht selten lebensbedrohlichen Charakter an, da sie im Bereich der oberen Luftwege stattfinden und häufig das dicht verzweigte Gefäßnetz der maxillo-fazialen Region betreffen, so daß hochgradige Blutverluste mit akuter Verlegung der peripheren Atemwege entstehen können.

Die *ambulante Behandlung* des Gesichtsschädelverletzten wird daher vor allem Patienten mit geringfügigeren Verletzungen vorbehalten bleiben, während die schweren Gesichtschädeltraumata oftmals als Teil eines Gesamtbilds intrakranieller, intrathorakaler und intraabdomineller Verletzungen einer umfassenden interdisziplinären Therapie unter intensivmedizinischen Bedingungen zugeführt werden müssen. In den Bereich der ambulanten Therapie gehören jedoch auch die Maßnahmen, die im Notfall zur provisorischen Stabilisierung frakturierter Kieferanteile und zur Stillung stärkerer Blutungen vor der Weiterleitung in eine entsprechende Fachklinik erforderlich werden können.

Epidemiologie

Der Schweregrad der Gesichtsschädelverletzungen wird sehr durch Art und Ursache des Traumas bestimmt. Stehen bei Unfällen im Rahmen von Sport und Spiel oder bei tätlichen Auseinandersetzungen häufig gering- bis mittelgradige Verletzungen meist nur eines Kiefers im Vordergrund, so werden bei Verkehrsunfällen nicht selten Komplextraumen des gesamten Gesichtsschädels gesehen. Verkehrsunfälle sind bei Mittelgesichtsfrakturen die häufigste Ursache, wobei die Altersgruppe zwischen 16 und 40 Jahren am stärksten betroffen ist. Die Gewichtung von Ursachen und Verletzungsmuster ist dabei je nach sozioökonomischem Status des betrachteten Kollektivs unterschiedlich (Peterson et al. 1992): So wurden in städtischen Bereichen ein hoher Anteil (40 %) der Verletzungen des knöchernen Gesichtsschädels durch Verkehrsunfälle beobachtet. Die Verletzungen betrafen in diesem Kollektiv zu 49 % das Mittelgesicht. Frakturen im Rahmen von Spiel und Sport oder durch Stürze anderer Ursache traten demgegenüber zurück *[8]*. In anderen Kollektiven, in denen tätliche Auseinandersetzungen häufiger ursächlich für Gesichtsschädelverletzungen waren *[4, 7]*, standen die Unterkieferfrakturen mit bis zu 83 % im Vordergrund des Verletzungsbilds. Insgesamt ist in den letzten zehn Jahren eine Zunahme der Inzidenz von Gesichtsschädelfrakturen zu beobachten *[4, 7]*, wobei auch infolge verbesserter Personenschutzmaßnahmen in PKWs ein Trend von den Verkehrsunfällen zu tätlichen Auseinandersetzungen als Ursache erkennbar wird *[8]*.

Weichteilverletzungen

Das Spektrum der Verletzungen der den Gesichtsschädel bedeckenden Weichteile reicht von der einfachen Rißquetschwunde bis hin zu ausgedehnten Verletzungen der Kopf- und Gesichtshaut. Hierbei bestimmt zunächst die starke Vaskularisierung der Gesichtsweichteile mit profusen Blutungen aus dem gesamten Wundbereich und potentiell lebensbedrohlichen Blutverlusten das Bild. Darüber hinaus können tiefgreifende Verletzungen in der Subkutis liegende, funktionell wichtige Strukturen wie den Ausführungsgang der Ohrspeicheldrüse und den N. facialis als motorischen Nerven der mimischen Muskulatur betreffen. In Fällen starker Zerreißungen können Wunden entstehen, die in die keimbeladene Mundhöhle oder die Nasenhaupt- und -nebenhöhlen penetrieren. Eine vollständige Entblößung oder eine Durchspießung darunterliegender, frakturierter Gesichtsschädelanteile durch die bedeckende Haut ist allerdings nur selten zu beobachten.

Knöcherne Verletzungen

Alveolarfortsatzfraktur

Bezüglich des Schweregrades stellen die *Alveolarfortsatzfrakturen* die einfachste Form der knöchernen Verletzungen des Gesichtsschädels dar. Sie entstehen durch lokalisierte stumpfe Gewalteinwirkung auf den zahntragenden Anteil des Kiefers und kommunizieren mit der keimbesiedelten Mundhöhle, sind also als *offene Frakturen* anzusehen. Trotz der nur begrenzten Schädigung sind sie durch die massive Störung der Verzahnung von nicht zu unterschätzender Bedeutung für die Funktion des stomatognathen Systems, da durch die Hämatombildung im Bruchspalt eine absolut exakte Reposition ohne postoperative Okklusions- und Artikulationsstörung nicht einfach zu erreichen ist. Begleitend finden sich bei Alveolarfortsatzfrakturen in der Regel Luxationen von Zähnen, die sowohl zentral (in das Zahnfach hineingedrückt) als auch peripher (aus dem Zahnfach partiell oder vollständig herausluxiert) vorliegen können (Abb. 8.1).

Unterkieferfraktur

Das Vorhandensein von Prädilektionsorten für Frakturen des Unterkiefers führt zu typischen Verletzungsmustern (Abb. 8.2): So sind paramediane Frakturen bei seitlich einwirkender Gewalt häufig mit Frakturen des gegenüberliegenden Kieferwinkels oder Gelenkfortsatzes vergesellschaftet. Bei frontaler Gewalteinwirkung treten Frakturen im Eckzahnbereich oder im Gelenkfortsatz oftmals beidseitig auf. Bei diesem Frakturtyp kann es bei starker Beweglichkeit des medianen Fragments infolge des Verlusts der vorderen Anheftung des Zungenbeins zum Zurückfallen des gesamten Zungen-Mundboden-Komplexes und – insbesondere bei bewußtlosen Verletzten – zur Verlegung der peripheren Atemwege kommen.

Korpus- und Kollumfraktur

Frakturen des Unterkieferkörpers (*Korpusfrakturen*) ereignen sich im Unterkiefer häufig im Eckzahnbereich des horizontalen Astes und im Kieferwinkel als direkte bzw. indirekte Frakturen an den Orten, wo der mechanisch wirksame Querschnitt durch lange Zahnwurzeln oder retinierte Zähne vermindert ist. Verläuft die Fraktur durch die Zahnreihe, so steht sie über den Parodontalspalt mit der Mundhöhle in Verbindung und ist daher als offene Fraktur anzusehen.

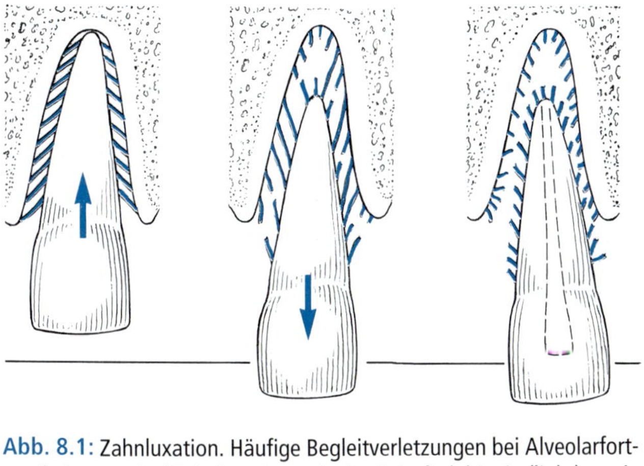

Abb. 8.1: Zahnluxation. Häufige Begleitverletzungen bei Alveolarfortsatzfrakturen sind Zahnluxationen in das Zahnfach hinein (links) sowie partiell (Mitte) oder komplett aus dem Zahnfach heraus (rechts).

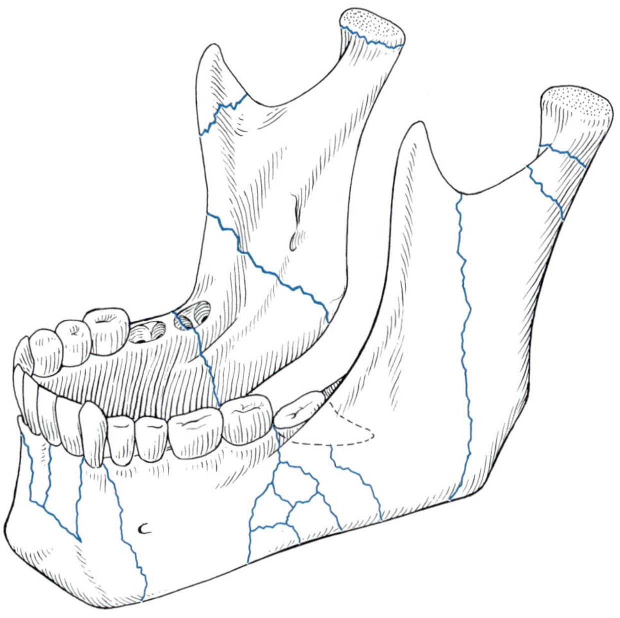

Abb. 8.2: Typische Frakturlinien bei Unterkieferfrakturen.

Ebenfalls häufig finden sich – in der Regel indirekte – Frakturen im Bereich des schmalen Gelenkfortsatzes, einem weiterem Locus minoris resistentiae des Unterkiefers. Bezüglich der Lage dieser als *Kollumfrakturen* bezeichneten Brüche wird zwischen intra- und extrakapsulären Frakturen unterschieden, wobei sich die extrakapsulären Brüche noch weiter in tiefe, mittlere und hohe Kollumfrakturen unterteilen.

Verletzung des Kiefergelenks

Begleitende oder isolierte Verletzungen des Kiefergelenks entstehen durch Kontusion oder Luxation des Capitulum mandibulae aus der Fossa mandibularis. Am häufigsten luxiert das Gelenkköpfchen als isolierte Luxation ohne Fraktur über das Tuberculum articulare hinweg nach ventral, wo die Luxation durch die reflektorisch nach kranial ziehenden Kieferschließer fixiert wird. Laterale oder dorsale Luxationen entstehen vor allem im Zusammenhang mit Kollumfrakturen. Bei der sehr seltenen zentralen Luxation dringt das Kiefergelenkköpfchen infolge massiver axialer Gewalt durch die Fossa mandibularis in die mittlere Schädelgrube.

Mittelgesichtsfraktur

Brüche des Mittelgesichts werden in *zentrale* und *laterale Frakturen* eingeteilt, wobei erstere den Oberkiefer und die Nasoethmoidalregion und letztere die Orbita und das Jochbein betreffen. Durch die Architektur des Mittelgesichts mit seinen drei Pfeilern (paranasal, Crista zygomaticoalveolaris, Processus pterygoideus) und den

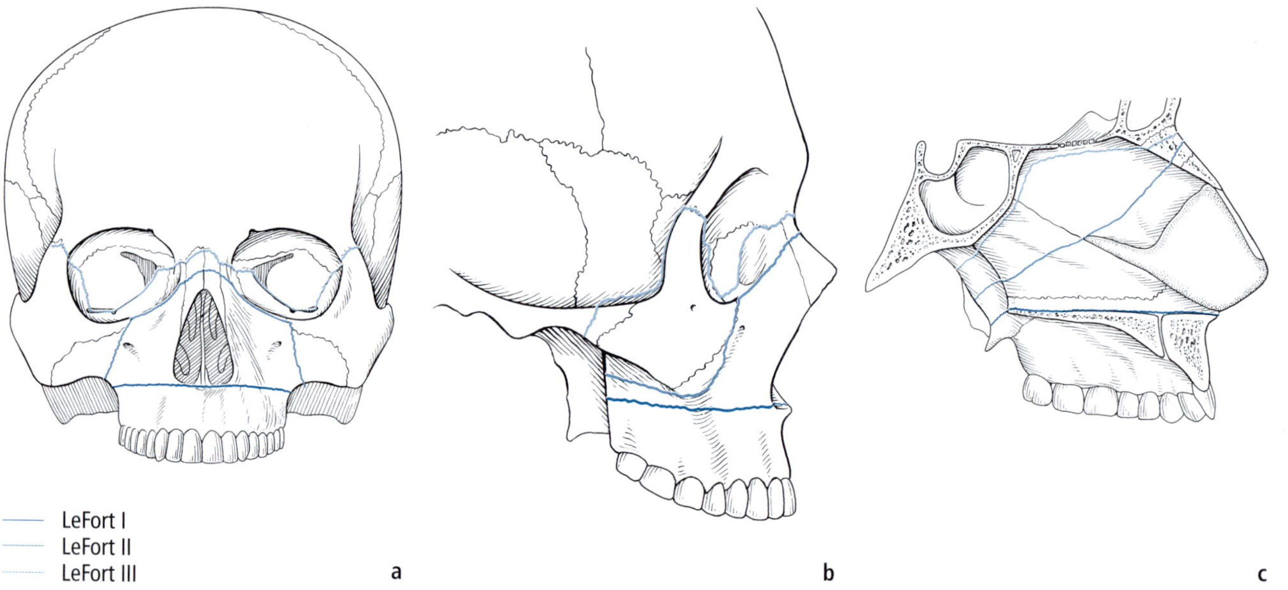

Abb. 8.3a-c: Einteilung der Mittelgesichtsfrakturen nach LEFORT in verschiedenen Darstellungen des Mittelgesichts.
Die LEFORT I-Fraktur stellt den Abriß des zahntragenden Teils des Oberkiefers und des Gaumengewölbes von der Oberkieferbasis dar und verläuft beidseits von der Apertura piriformis oberhalb der Zahnwurzeln um den Tuber maxillae herum durch die Wände der Kieferhöhle und die Nasenscheidewand (kaudale Frakturlinie).
Die LEFORT II-Fraktur bezeichnet die pyramidale Aussprengung des Oberkiefers aus dem Mittelgesicht, wobei die Frakturlinien beidseits durch die Nasenbeine abwärts über den Infraorbitalrand, die faziale Kieferhöhlenwand, die Crista zygomaticoalveolaris und den Tuber maxillae ziehen und über die Fissura orbitalis inferior wieder Anschluß an die Orbita gewinnen (mittlere Frakturlinie).
Die LEFORT III-Fraktur stellt den Abriß des Mittelgesichts von der Schädelbasis dar und verläuft von der Sutura frontonasalis über Tränenbein und mediale Orbitawand sowie den Orbitaboden zur Sutura zygomaticofrontalis der lateralen Orbitawand (kraniale Frakturlinie). Dorsal ist der Mittelgesichtskomplex im Verbund mit dem Flügelfortsatz oder isoliert von demselben von der Schädelbasis abgesprengt. Bei hohen Mittelgesichtsfrakturen wurde daher in bis zu 44 % eine Beteiligung der vorderen Schädelbasis nachgewiesen [2].

dazwischen liegenden dünnen Knochenlamellen, die die Nasennebenhöhlen begrenzen, entstehen typische Frakturverläufe, die nach LEFORT in drei Ebenen I – III eingeteilt werden (Abb. 8.3). Mit Ausnahme der isolierten *Jochbein-* und *Orbitabodenfrakturen* werden die Frakturen des Mittelgesichts auch heute noch nach diesem System klassifiziert, auch wenn die Frakturverläufe durch die bei Verkehrsunfällen große Gewalteinwirkung auf den Gesichtsschädel häufig durch Überschreitungen und Vermischungen der Einteilungen mit ausgeprägten Zertrümmerungen einzelner Mittelgesichtsanteile geprägt sind.

Gerade hochgradige Verletzungen des Mittelgesichts können durch Einreißen der Nasen- und Epipharynxschleimhaut sowie durch Zerreißung des retromaxillär gelegenen venösen Plexus pterygoideus und der A. maxillaris zu massiven Blutungen im Nasenrachenraum führen. Diese Folgen knöcherner Schädelverletzungen, die durch extreme Blutverluste und durch Verlegung der Atemwege bei bewußtlosen Patienten einen potentiell lebensbedrohlichen Zustand darstellen, sind bei ca. 26 % der schwerwiegenden Mittelgesichtsbrüche beobachtet worden *[6]*.

8.1.2 Diagnostik

Klinische Untersuchung

Weichteilverletzungen

Eine Abschätzung der Ausdehnung der *Weichteilverletzungen* erfolgt am günstigsten durch direkte Inspektion und palpatorische Untersuchung unter aseptischen Bedingungen in Lokal- oder Allgemeinanästhesie. Ein wichtiger Gesichtspunkt ist hierbei die Erkennung etwaiger Verletzungen von Ductus parotideus, Ductus lacrimalis oder N. facialis. Die sichere Identifikation des N. facialis gelingt dabei in der Regel nur durch den Einsatz eines elektrischen Nervtesters. Kommt eine mikrochirurgische Sofortversorgung des Nerven nicht in Frage, so müssen die in ihrer Kontinuität getrennten Strukturen durch nichtresorbierbares, monofiles, atraumatisches Nahtmaterial markiert werden, das nach außen abgeleitet wird, um ein Auffinden bei einem späteren Eingriff zu ermöglichen.

Knöcherne Verletzungen

Auch die Diagnose einer *knöchernen Verletzung* des Gesichtsschädels wird vor allem durch die klinische Untersuchung gestellt. Bei Luxationen des Kiefergelenks ist eine Abweichung der Kinnmitte zur Gegenseite, bei beidseitigen Luxationen die Schlußunfähigkeit des Munds (Kiefersperre) zu beobachten. Ein sicheres Frakturzeichen, die Dislokation, wird bei Frakturen des Alveolarfortsatzes, bei Unterkieferfrakturen und zentralen Mittelgesichtsfrakturen am wachen Patienten am leichtesten durch Störung der Okklusion festgestellt. Dabei entsteht bei Unterkieferkorpusfrakturen typischerweise eine Dislokation anteriorer Anteile durch die Mundbodenmuskulatur nach kaudal und posteriorer Fragmente durch die Kaumuskelschlinge der Mm. masseter und pterygoideus medialis sowie den Zug des M. temporalis nach kranial. Stufen in der Zahnreihe sind hier wegweisend in der Frakturdiagnostik.

Bei zentralen Mittelgesichtsfrakturen wird der Mittelgesichtskomplex häufig durch den am Flügelfortsatz ansetzenden Zug der Mm. pterygoidei nach dorsokaudal disloziert. Hierdurch entstehen Frühkontakte mit einer Bißsperrung im hinteren Anteil der Zahnreihen und einem frontoffenen Biß. Laterale Mittelgesichtsfrakturen lassen sich bei mäßiger posttraumatischer Schwellung in der Regel gut anhand von Stufenbildungen am Orbitarand diagnostizieren.

Bei intubierten, schwer traumatisierten Patienten wird die klinische Überprüfung der Okklusion durch den in der Regel oral liegenden Tubus behindert. Hier können jedoch bei bestehender Sedierung und Anästhesie des Patienten unter Beatmung abnorme Beweglichkeiten einzelner Gesichtsknochen und gegebenenfalls auch Krepitation als sichere Frakturzeichen exakter überprüft und leichter ausgelöst werden als dies beim wachen, schmerzempfindlichen Patienten möglich ist. Der extraorale Befund ist bei Mittelgesichtsfrakturen durch massive periorbitale Hämatome und Ödeme im Sinne eines Monokel- oder Brillenhämatoms mit Hyposphagma und Mobilitätsstörungen/Verlagerung des Bulbus oculi sowie Sensibilitätsstörungen im Versorgungsgebiet des N. infraorbitalis charakterisiert. Bei starken posttraumatischen Schwellungen der periorbitalen Weichteile kann die Palpation von Kontinuitätsunterbrechungen am Orbitarahmen als Zeichen einer lateralen Mittelgesichtsfraktur erschwert und dadurch unsicher in der Aussage sein.

Bildgebende Diagnostik

Die *native Röntgendiagnostik* des Gesichtsschädels ist durch die Komplexität der knöchernen Anatomie mit starken Verzeichnungseffekten und Überprojektionen erschwert. Eine typische Schädelaufnahme in zwei Ebenen bringt oft nur wenig diagnostische Sicherheit bezüglich der Frakturen des Unterkiefers und vor allem des Mittelgesichts, da die grazilen knöchernen Strukturen der Nasennebenhöhlen nur selten eine klare Kontinuitätstrennung durch eine Frakturlinie erkennen lassen.

Die röntgenologische Darstellung der *Zahnverletzungen* und *Alveolarfortsatzfrakturen* gelingt am besten durch intraorale Zahnfilme und Aufbißaufnahmen sowie durch eine Panoramaschichtaufnahme des Ober- und Unterkiefers.

Frakturen des Unterkiefers werden am besten auf einer Panoramaschichtaufnahme des gesamten Kiefersystems und der a.p.-Schädelaufnahme nach CLEMENTSCHITSCH nachgewiesen. Alternativ ist hier eine schräglaterale Aufnahme des Unterkiefers von der Gegenseite her und eine Unterkieferaufbißaufnahme möglich. Ein CT des Unterkiefers kann bei der Darstellung von Kollumfrakturen sinnvoll sein.

Zur *Übersichtsdiagnostik des Mittelgesichts* eignet sich eine a.p.-Aufnahme in okzipitomentaler Projektion, da hier der obere, seitliche und untere Anteil des Orbitarahmens, die Crista zygomaticoalveolaris und die Apertura piriformis befriedigend auf Konturunterbrechungen beurteilt werden können. Diagnostisch sinnvoll ist außerdem die Beurteilung der Jochbögen in einer zweiten Ebene im submentovertikalen Strahlengang (sog. Henkeltopf-Aufnahme). Die detaillierte Diagnostik komplexer Mittelgesichtsfrakturen und der Nachweis einer Beteiligung der Schädelbasis erfolgen heute mit Hilfe spezieller CTs in engen Schichten und Pseudo-3D-Darstellung zur Beurteilung des Ausmaßes der Trümmerung und Dislokation.

8.1.3 Therapie

8.1.3.1 Allgemeines

Prinzipien

Grundsätzlich wird bei der Behandlung von Gesichtsschädelverletzungen eine möglichst frühzeitige, definitive Therapie im Rahmen der Primärversorgung (siehe 4.2) angestrebt. Bei polytraumatisierten Patienten muß sich diese gegebenenfalls zugunsten einer Stabilisierungsphase des Patienten auf die Versorgung der Weichteilwunden und eine nur provisorische Ruhigstellung der Gesichtsschädelfrakturen beschränken. Die definitive Versorgung der knöchernen Verletzungen kann dann innerhalb eines Intervalls von 7 – 10 Tagen erfolgen. Spätere Frakturbehandlungen sind mit einem deutlichen Anstieg der infektionsbedingten Komplikationsrate und mit Schwierigkeiten bei der exakten Frakturreposition verbunden.

Bei allen Maßnahmen zur Behandlung Gesichtsschädelverletzer gilt der Grundsatz der *Versorgung von innen nach außen*. Vor der Versorgung extraoraler Verletzungen ist daher zunächst eine sorgfältige intraorale Inspektion mit dem Verschluß von Schleimhautwunden und anschließender Reposition und Fixation etwaiger Frakturen durchzuführen. Diese Reihenfolge ist unbedingt einzuhalten, da nur so eine funktionell und ästhetisch befriedigende Wiederherstellung des Gesichts möglich ist und sekundäre, die Heilungsvorgänge der Frakturen und Weichteilwunden störende Eingriffe vermieden werden. Da ausgedehnte, perforierende Wunden allerdings häufig mit schweren Begleitverletzungen einhergehen, findet die Versorgung dieser komplexen Gesichtsschädelverletzungen in der Regel unter stationären Bedingungen statt.

Behandlungsziel

Ziele der Versorgung des Gesichtsschädelverletzten sind die *Wiederherstellung der Funktion* des Kauorgans (Okklusion und Artikulation) und die *Ästhetik der Gesichtskontur*, die durch die anatomisch korrekte Reposition der Knochen des Gesichtsschädels und die sorgfältige Readaptation der Weichteile bestimmt wird. Diese Ziele sollten zum frühestmöglichen Zeitpunkt angestrebt werden, da spät-sekundäre Versorgungen durch Reosteotomien und osteoplastische Rekonstruktionen vor allem im Mittelgesicht aufgrund der dünnen Knochenlamellen und der pneumatisierten Nebenhöhlensysteme des Oberkiefers ungünstigen Heilungs- und Lagerbedingungen unterliegen. Atrophie und narbige Verkürzung der anatomisch subtil konturierten Weichgewebe des Gesichtsschädels machen eine ästhetisch befriedigende Wiederherstellung zu einem späten Zeitpunkt wenig wahrscheinlich.

Indikationen und Kontraindikationen

Die Indikation zur konservativen oder zur operativen Behandlung wird durch die Lage der Fraktur, den Dislokationsgrad und die begleitenden Weichteilverletzungen bestimmt. Die *konservative Therapie* durch intraorale Schienung der Zahnreihen des Ober- und Unterkiefers mit anschließender intermaxillärer Fixation (IMF) bleibt den Alveolarfortsatzfrakturen und den geschlossenen, nicht dislozierten Frakturen des Unterkiefers vorbehalten.

Offene Frakturen des Unterkiefers, dislozierte Kollumfrakturen und Mittelgesichtsfrakturen werden dagegen in der Regel *operativ* durch Plattenosteosynthese versorgt. Die Osteosynthese der Frakturen des Mittelgesichts und der Kollumfrakturen ist eine Domäne der Miniplatten, die eine übungsstabile Fixation erlauben, während bei der Versorgung des Unterkiefers Miniplatten und funktionsstabile Osteosyntheseplatten konkurrieren. Klassische Indikationen für eine funktionsstabile Osteosynthese sind dabei Frakturen des Unterkieferkörpers bei unvollständig bezahntem oder zahnlosem Kiefer sowie Trümmer- und Defektfrakturen des Unterkiefers.

Verfahrenswahl

Intraorale Schienung

Die Stabilisierung frakturierter Anteile des Kiefers durch intraorale Schienung der zahntragenden Fragmente ist eine Maßnahme, die sowohl als temporäre Notfallbehandlung als auch zur definitiven Versorgung eingesetzt werden kann. Luxationen von Zähnen und isolierte Alveolarfortsatzfrakturen werden auf diese Weise definitiv versorgt, während hochmobile Fragmente einer Oberkiefer- oder Unterkieferkorpusfraktur durch intraorale Schienenverbände nach Reposition vorübergehend stabilisiert und ruhiggestellt werden können. Der Vorteil der Schienenverbände liegt in der Anspruchslosigkeit bezüglich technischer Voraussetzungen. Andererseits sind sie mit dem Nachteil einer langen IMF der Kiefer verbunden, die die Möglichkeiten der Nahrungsaufnahme und Mundpflege sowie die Kommunikations- und Arbeitsfähigkeit während dieser Zeit sehr stark einschränkt.

Aufklärung

Bei konservativer Frakturversorgung durch Schienung und intermaxilläre Fixation ist der Patient eindringlich auf die Notwendigkeit hinzuweisen, jeglichen Genuß von Alkohol und/oder berauschenden Mitteln anderer Art (Drogen) zu unterlassen, da im Falle eines Erbrechens bei eingeschränkter Reaktionsfähigkeit die Gefahr der Aspiration und des Erstickens droht. Dem Patienten muß nach erfolgter intermaxillärer Fixation eine Drahtschere ausgehändigt und rezeptiert werden mit der Aufforderung, diese ständig bei sich zu tragen.

Osteosynthese

Plattenosteosynthesen der Gesichtsschädelfrakturen haben durch den Verzicht auf die längerfristige IMF den Vorteil einer raschen Wiederherstellung der Mundöffnung und der Kaufunktion:

- Die Anwendung von *Mikroplatten* eignet sich zur Stabilisierung nicht lasttragender Anteile von Trümmerfrakturen des Mittelgesichts und der Glabella.
- Der Einsatz *übungsstabiler Miniplatten* ermöglicht eine ungehinderte Kieferbewegung und die Aufnahme zumindest weicher Nahrung.
- Die Versorgung des Unterkiefers mit *funktionsstabilen Kompressionsosteosyntheseplatten* läßt eine sofortige funktionelle Belastung der Fraktur durch eine weitgehend ungehinderte Kautätigkeit zu.
- Bei Trümmer- und Defektfrakturen des Unterkiefers liegen oftmals größere Weichteilverletzungen und knöcherne Substanzdefekte vor, die eine funktions-

stabile Rekonstruktion über größere Strecken durch *Überbrückungsplatten* erfordern. Sekundär dienen diese Platten zur Fixierung von Knochentransplantaten bei der Versorgung eines verbliebenen Knochendefekts.

Bei starker Trümmerung der zahntragenden Kieferanteile kann es problematisch sein, intraoral eine stabile reproduzierbare Okklusion zu identifizieren. Zudem können präexistente individuelle Zahn- oder Kieferfehlstellungen eine korrekte Einstellung der Verzahnung erschweren. Hier muß gegebenenfalls eine *Umstellungsosteotomie* zur Optimierung der Okklusion nach Abheilung aller traumabedingten Verletzungen erfolgen.

Eine adäquate Beschreibung der Techniken der Plattenosteosynthese des Gesichtsschädels sprengt jedoch den Rahmen einer Abhandlung über die Therapie der Verletzungen unter ambulanten Bedingungen, da sowohl das Gesamtbild vieler Frakturen als auch der apparative und personelle Aufwand ihrer Versorgung in der Regel die strukturellen Voraussetzungen einer Klinik erfordern. Die folgende detaillierte Schilderung wird sich daher auf die Notfallmaßnahmen und die ambulant durchführbare Versorgung der Gesichtsschädelverletzungen beschränken.

8.1.3.2 Operative Therapie

Anästhesie

Lokalanästhesie

Für die Versorgung oberflächlicher Weichteilwunden kann in der Regel eine ausreichende Schmerzfreiheit durch die Infiltration von *Lokalanästhetika* an den Austrittspunkten der Endäste des N. trigeminus (Foramina supra-, infraorbitale und mentale) erreicht werden. Aufgrund der starken Durchblutung des Gesichtsschädels sollten bei allen Lokalanästhesien Präparate mit einem gefäßverengenden Zusatz (Adrenalin 1/100.000 – 1/200.000) verwendet werden, wenn nicht kardiovaskuläre Risiken oder ein bestehendes Glaukom dagegen sprechen. Ergänzend empfiehlt sich die tiefe Infiltration im Bereich des Wundgebiets.

Vor der Applikation des Lokalanästhetikums ist die Überprüfung des Sensibilitätsstatus im Versorgungsgebiet des N. trigeminus und der motorischen Aktivität der mimischen Muskulatur im Innervationsgebiet des N. facialis unerläßlich. Im Falle komplizierterer Weichteilwunden und bei kindlichen Verletzungen sind die Grenzen der Kooperation unter Lokalanästhesie oftmals überschritten. Um eine exakte Wundversorgung bei minimaler Bewegungsunruhe zu gewährleisten, ist eine Intubationsnarkose dann unumgänglich.

Leitungsanästhesie

Für die Reposition von Frakturen des Ober- und Unterkiefers ist eine *Leitungsanästhesie* am Foramen infraorbitale und incisivum sowie im Bereich des Tuber maxillae bzw. am Foramen mandibulae im Unterkiefer mit zusätzlicher *Infiltration der Bruchspaltregion* erforderlich. Das Erzielen einer befriedigenden Anästhesie des Bruchspalts bei knöchernen Verletzungen des Ober- oder Unterkiefers durch Lokalanästhetika kann jedoch problematisch sein, da die nervale Versorgung beider Kiefer außerordentlich breit gefächert ist und eine Ausschaltung *aller* Schmerzafferenzen nicht immer sicher gelingt. Zudem kann durch die schmerzbedingte Einschränkung der Mundöffnung die exakte Positionierung des Lokalanästhetikums zur Leitungs- oder Bruchspaltanästhesie vor allem lingual des Unterkiefers schwierig sein, so daß eine submandibuläre Injektion von extraoral erforderlich wird. In der Regel ist bei begrenzten Verletzungen jedoch durch diese Maßnahmen eine ausreichende Anästhesietiefe zu erzielen, um eine definitive Versorgung oder – bei höhergradigen Verletzungen – eine vorübergehende Stabilisierung durchführen zu können.

Lagerung

Für die Versorgung der Weichteilwunden empfiehlt sich, sofern der Zustand des Patienten dies zuläßt, eine Position mit leicht angehobenem Oberkörper, um den venösen Druck im Wundgebiet und dadurch die venöse Blutung zu vermindern. Das Anbringen von Schienenverbänden im Unterkiefer erfolgt aus ergonomischen Gründen günstigerweise ebenfalls in leicht sitzender Position des Patienten. Für die Schienung des Oberkiefers dagegen ist die liegende Position mit überstrecktem Kopf die ergonomisch günstigste. Voraussetzung für diese Lagerung ist allerdings wegen der Aspirationsgefahr das Sistieren etwaiger Blutungen aus dem Mund- und Nasenraum.

Abdeckung

Vor der Abdeckung muß eine sorgfältige Reinigung der Weichteilwunden (z.B. mit 3%iger H_2O_2-Lösung) durchgeführt werden, um Schmutztätowierungen zu vermeiden. Desweiteren sollte auf Fremdkörper geachtet werden, die häufig in Schürfwunden oder tiefen Rißquetschwunden gefunden werden. Sind zur Deckung von Gewebedefekten Lappenplastiken vorgesehen, muß die Entnahmestelle in die Abdeckung großzügig einbezogen werden. Hierbei haben sich zur sicheren Abdichtung des Wundgebiets gegen Kontamination aus der Umgebung bei der komplexen Anatomie der Gesichtsweichteile selbstklebende Sterilabdeckungen aus Einwegmaterial bewährt, die der jeweiligen Weichteilkontur gut angepaßt werden können und eine rutschfeste Sicherung gegen unbeabsichtigtes Entblößen unsteriler Bereiche gewährleisten.

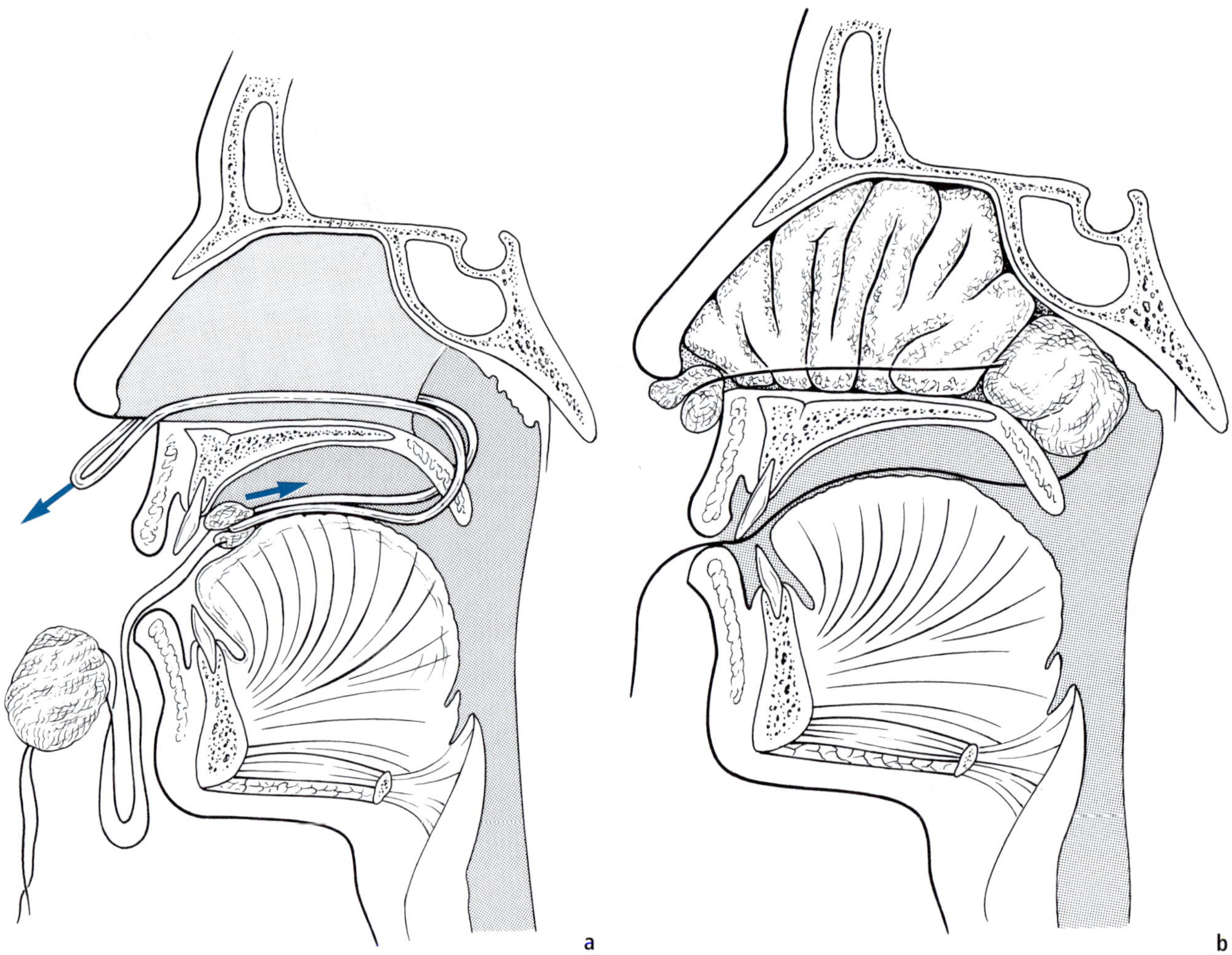

Abb. 8.4a-b: Bellocq-Tamponade. Vom Mund aus wird der Haltefaden durch den Nasopharynx in die Nasenhaupthöhle gezogen (a). Nach Austamponieren der Nasenhöhle (vordere Nasentamponade) wird durch Verknoten des Haltefadens unter Zug die hintere Nasentamponade fixiert (b).

Spezielle Technik

Notfallmaßnahmen

Blutstillung

Zu den Notfallmaßnahmen bei der Versorgung Gesichtsschädelverletzter gehört zunächst die Stillung der oft profusen Blutung, die durch den hohen Blutverlust und die mögliche Verlegung der peripheren Atemwege lebensbedrohlich werden kann. Extraorale Blutungen werden durch Umstechung oder Unterbindung einzeln identifizierbarer Blutungsquellen gestillt. Diffuse Blutungen aus einem ausgedehnten Wundgebiet werden durch provisorische Wiedervereinigung der Wundränder durch Adaptationsnähte und einen Kompressionsverband gestoppt. Bei intraoralen Blutungen aus dem Bereich des Naso- oder Oropharynx ist das Einbringen einer BELLOCQ-Tamponade (Abb. 8.4) eine einfache aber wirkungsvolle Maßnahme, die gegebenenfalls zusätzlich durch eine Tamponade der gesamten Mundhöhle unterstützt werden muß. Die Unterbindung der A. maxillaris auf transoralem Weg oder isoliert von extraoral ist ohne therapeutischen Wert, da die ausgeprägte Anastomosierung der Gefäße im Kopf-Hals-Bereich auch nach Unterbindung des proximalen Zuflusses zum Persistieren der Blutung durch starken retrograden Fluß aus dem gesamten Wundgebiet führt und keine suffiziente Blutstillung ermöglicht (YIN 1994).

Reposition und Stabilisierung

Die Reposition und notfallmäßige Stabilisierung der Gesichtsschädelfrakturen hat neben der Verminderung einer weiteren Kontamination offener Frakturen durch die bakterielle Mundflora den Zweck, Blutungen aus intraossären Gefäßen und anhaftenden Weichteilen zu stillen. Im Unterkiefer kann die *Reposition* der Fragmente durch das Einbinden von *ERNST-Häkchen* an je zwei Zähnen des Ober- und Unterkiefers in allen vier Quaranten erfolgen (Abb. 8.5). Die *Ruhigstellung* wird durch IMF des Unterkiefers am Oberkiefer erreicht. Voraussetzung hierfür ist, daß der zahntragende Oberkieferanteil stabil ist. Verbietet sich wegen zusätzlicher

Frakturen in diesem Bereich eine Stabilisierung durch intermaxilläre Fixation, so kann eine begrenzte interfragmentäre Ruhigstellung von Frakturen in bezahnten Abschnitten auch durch das Einbinden einer Drahtbogenschiene an den Vestibulärflächen aller Unterkieferzähne erfolgen. Zur Versteifung der Schiene gegen Verwindungen empfiehlt sich die Applikation von kaltpolymerisierendem Kunststoff, der sparsam aufgetragen wird (Abb. 8.6). Diese Maßnahme ist ebenfalls geeignet, bei doppelseitigen paramedianen Unterkieferfrakturen das Zurückfallen des Zungenkörpers mit konsekutiver Verlegung der oberen Atemwege zu verhindern. Ist eine solche Stabilisierung des Unterkiefers bei Zahnlosigkeit nicht möglich, muß durch eine perimandibuläre Drahtligatur das mediane Unterkiefersegment angeschlungen und bis zur Intubation des Patienten und anschließender definitiver Versorgung nach vorne gehalten werden.

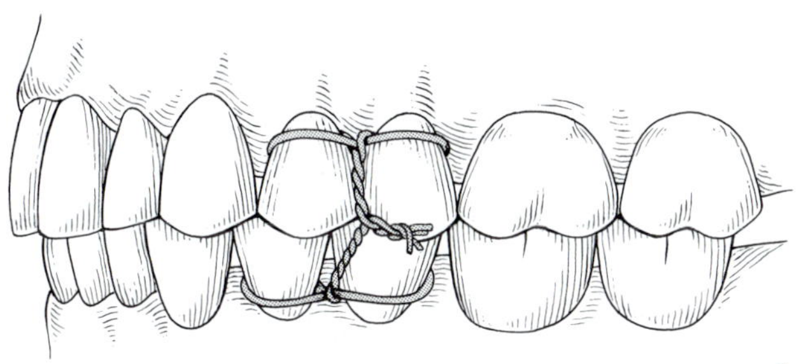
a

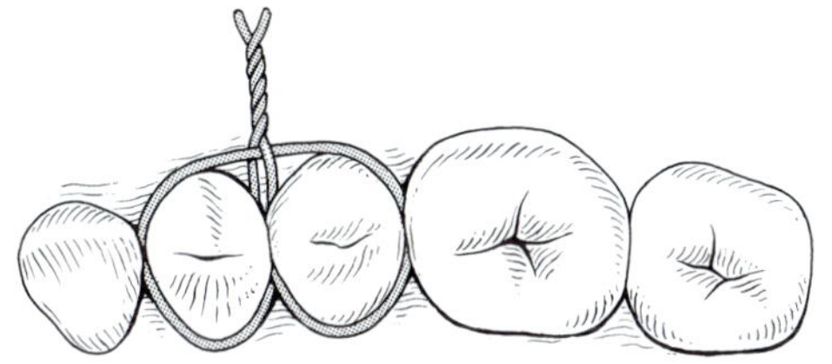
b

Abb. 8.5a-b: Fragmentreposition durch ERNST-Häkchen. Ansicht von bukkal (a) und von den Zahnflächen her (b).

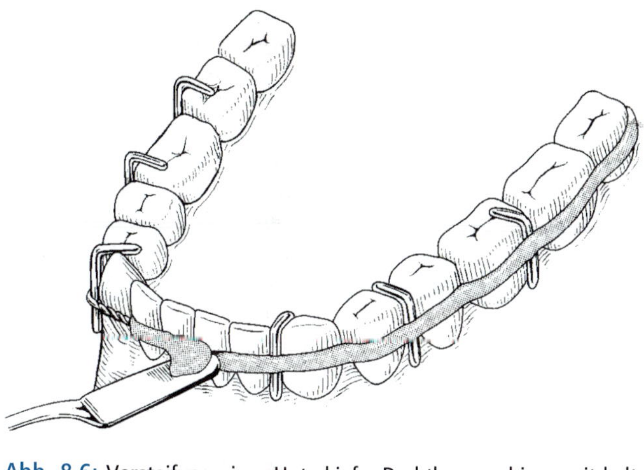

Abb. 8.6: Versteifung einer Unterkiefer-Drahtbogenschiene mit kaltpolymerisierendem Kunststoff.

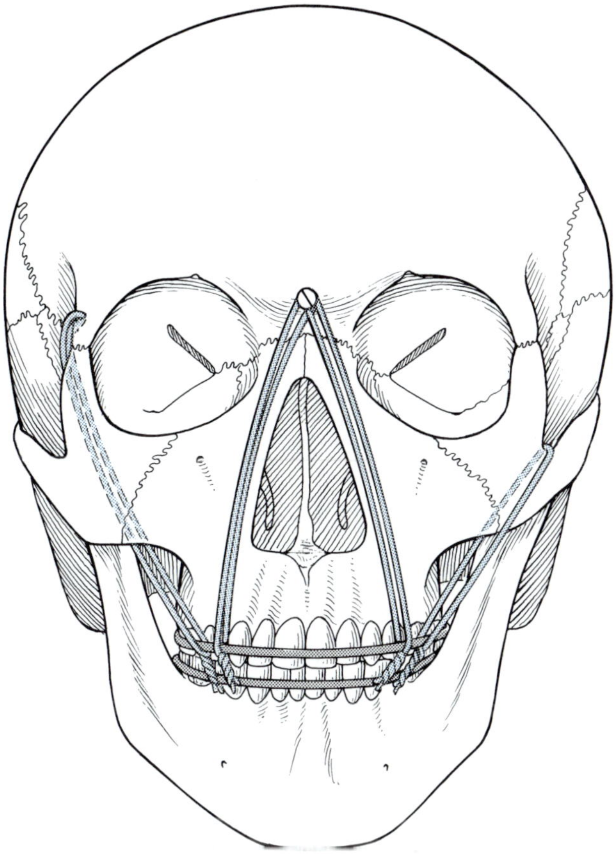

Abb. 8.7: Notfallversorgung einer hochmobilen zentralen Mittelgesichtsfraktur. Reposition und Fixation sind gewährleistet durch Einbinden einer konfektionierten Drahtbogenschiene mit zygomatikomaxillärer und kraniomaxillärer Aufhängung.

Bei hochmobilen zentralen Mittelgesichtsfrakturen kann eine notfallmäßige Reposition und Fixation durch das Einbinden einer konfektionierten Drahtbogenschiene in Verbindung mit einer zygomatikomaxillären oder kraniomaxillären Aufhängung erfolgen (Abb. 8.7).

Versorgung von Weichteilwunden

Hautwunden

Die außerordentlich gute Durchblutung der Weichgewebe des Gesichtsschädels bringt sehr günstige Bedingungen für die Wundheilung mit sich, so daß hier im Gegensatz zu der Versorgung von Rißquetschwunden in anderen Körperregionen auf die Exzision der Wundränder auch später als 6 Stunden nach der Verletzung verzichtet werden kann. Auch durch schmale Gewebebrücken gestielte Hautanteile müssen erhalten und readaptiert werden, um störende Narbenbildungen gerade an ästhetisch und funktionell wichtigen Struktu-

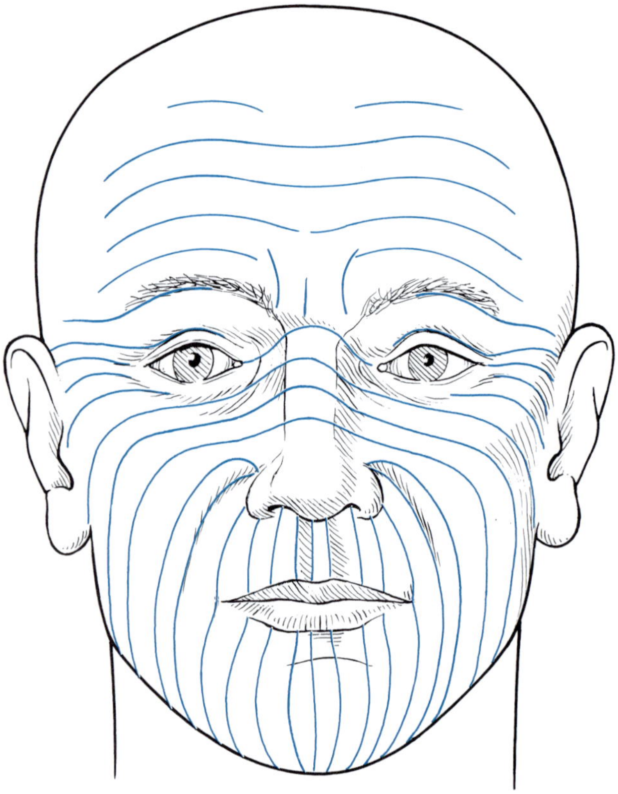

Abb. 8.8: Relaxed Skin Tension Lines (RSTL, Hautlinien mit minimaler Spannung) des Gesichts.

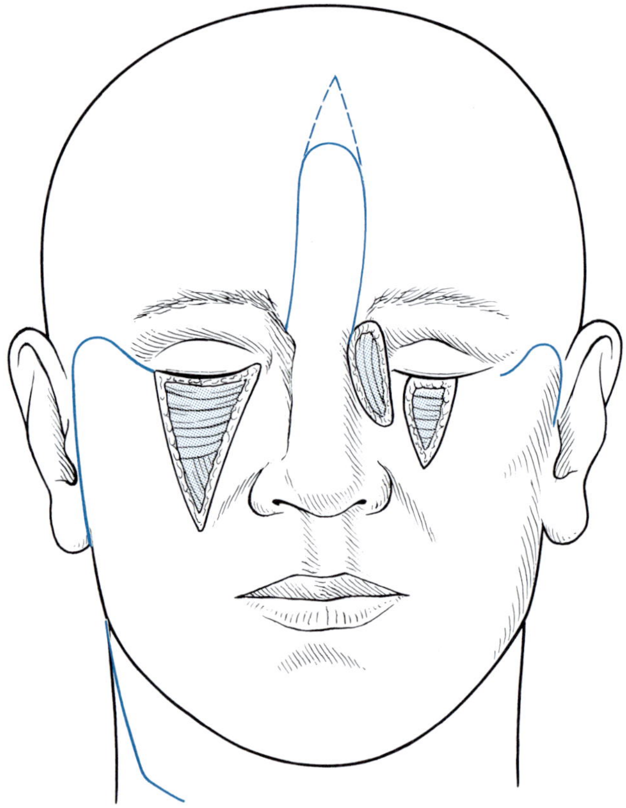

Abb. 8.9: Random pattern flap mehrerer Gesichtswunden. Die Lappen werden im Sinne eines Random pattern flap aus der gut vaskularisierten Umgebung des Defekts gebildet.

ren wie den Augenlidern, Nasenflügeln und Lippen zu vermeiden. Zum Wundverschluß reicht daher in der Regel die direkte Vereinigung der Wundränder nach entsprechender Wundtoilette (siehe auch 5.5.1). Bei der End-zu-End-Vereinigung von Hautwunden und der Anlage lokaler Lappenplastiken sind die Spannungslinien (RSTL, Abb. 8.8) der Gesichtshaut zu berücksichtigen. Schnittführungen müssen parallel zu diesen Linien gelegt werden, da bei querem Verlauf mit einer spannungsbedingt breiteren Narbenbildung zu rechnen ist. Bei Hautarealen mit ausreichendem Volumenspielraum können hier bereits bei der Erstversorgung zickzackförmige Nahtlinien angelegt werden, die die Wundspannung brechen (*Broken lines [9]*, siehe 5.5). Sollte das aufgrund eines nur geringen Hautüberschusses nicht primär möglich sein, bleibt diese Maßnahme einer späteren Narbenkorrektur vorbehalten.

Hautdefekte durch Abschürfung oder Abreißen abgelederter Weichteile werden primär durch lokale Verschiebe- oder Rotationslappenplastiken verschlossen (Abb. 8.9 – 8.11), da die Transplantation von Haut anderer Körperpartien aufgrund ihrer unterschiedlichen Farbe und Textur keine ästhetisch befriedigenden Ergebnisse liefert. Hierbei ist eine Exzision der Wundränder allerdings unerläßlich, um eine definierte Anlagerung für die Lappenränder zu erhalten. Der Verschluß der Hautwunden und Lappenplastiken erfolgt in der Regel zweireihig durch resorbierbare subkutane Nähte der Stärke 4-0 und monofile Kunststoffäden der Stärke 5-0 oder 6-0 (Lidbereich). Ein abdeckender Verband ist bei trockenen Wundverhältnissen nicht erforderlich, allerdings wird die Anwendung entspannender Wundpflaster empfohlen.

Schleimhautwunden

Die Versorgung intraoraler Schleimhautwunden erfolgt bei Erwachsenen durch nicht-resorbierbares Nahtmaterial der Stärke 3-0 oder 4-0. Resorbierbare Nähte aus Polyglactin oder Polyglykolid derselben Stärke kommen vor allem bei Kindern zu Anwendung. Auf die intraorale Anwendung von Catgutfäden sollte verzichtet werden, da die enzymatische Wirkung des Speichels innerhalb weniger Tage zu einer raschen Verminderung der Reißfestigkeit und damit zu sekundären Wunddehiszenzen führen kann.

Breite *Ablederungen des Mukoperiosts* vom Alveolarfortsatz werden durch interdental geführte Nähte an den Zähnen refixiert. Auch gilt hier der Grundsatz des maximalen Substanzerhalts von Weichteilen. Die Präparation von Schleimhautlappen zur Deckung von Defekten muß allerdings wegen der Gefahr der Durch-

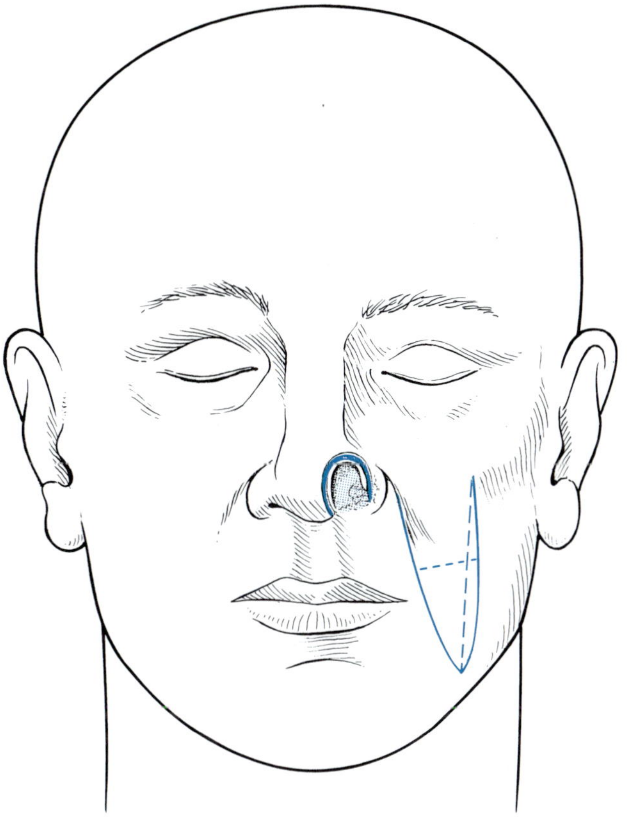

Abb. 8.10: Nasenflügelplastik. Das vielfach untereinander anastomosierende subkutane Gefäßnetz der Wangen- und Nasolabialregion ermöglicht die Bildung zahlreicher Plastiken zur Rekonstruktion des Unterlids und der Nasenflügel sowie zur Versorgung von Hautdefekten der Wange.

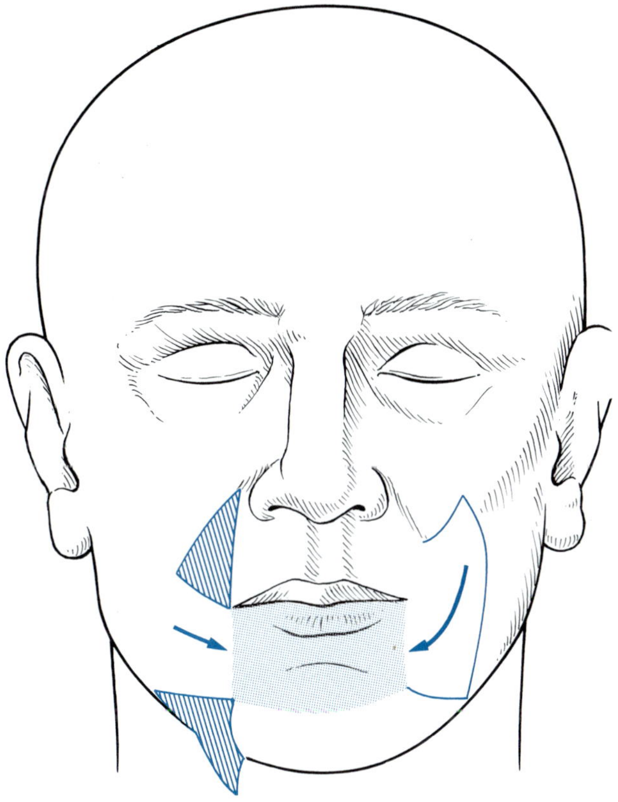

Abb. 8.11: Unterlippenplastik. Substanzdefekte der Ober- oder Unterlippe durch Hundebißverletzungen oder Explosionstraumata werden nach sorgfältiger Reinigung durch Lappenplastiken nach BERNARD-FRIES oder ABBE-NEUBER versorgt.

blutungsstörung darunterliegender Knochenanteile unterbleiben. Eine Abheilung begrenzter Schleimhautdehiszenzen über dem Kieferknochen erfolgt in der Regel über sekundäre Granulation innerhalb von 14 Tagen.

Verletzungen der Zunge, die häufig mit ausgeprägten Blutungen einhergehen, werden durch feste Adaptation der Muskelschichten und Vereinigung der Wundränder mittels tiefgreifender Nähte der Stärke 2-0 oder 3-0 versorgt. Bei Verletzungen im hinteren Drittel der Zunge muß wegen der mit der starken Durchblutung verbundenen Schwellungs- und Hämatomneigung die Gefahr der Entwicklung eines peripheren Atemhindernisses bedacht werden.

Pfählungsverletzungen des weichen Gaumens, wie sie vor allem bei Kindern auftreten können, müssen zur Vermeidung persistierender Perforationen mit konsekutivem Reflux von Flüssigkeiten durch die Nase und Sprachstörungen im Sinne einer Rhinolalia aperta sorgfältig dreireihig verschlossen werden. Wegen der tiefen Lage und der starken Beweglichkeit der verletzten Struktur sowie der funktionellen Bedeutung einer exakten Rekonstruktion ist eine adäquate Versorgung in Lokalanästhesie in der Regel nicht möglich und bleibt den entsprechenden Fachkliniken vorbehalten.

Schmutztätowierungen

Flächenhafte Verschmutzungen der Haut bei ausgedehnten Schürfwunden oder Pulverschmauchverletzungen sowie Schmutzeinsprengungen der Haut nach Verletzungen mit Sandstrahlgebläsen müssen frühzeitig therapiert werden, da es unbehandelt innerhalb von 36 Stunden zu einem kaum mehr korrigierbaren intrakutanen Einschluß der Partikel im Sinne einer Tätowierung kommt. Die Entfernung dieser Verschmutzungen erfolgt mechanisch durch Ausbürsten mit Kunststoffbürsten unter kontinuierlicher Säuberung mit 0,1 %iger Oxizyanat-, 3 %iger H_2O_2-, Polyvidonjod- oder einfacher physiologischer Kochsalzlösung.

Rekonstruktion des Ductus parotideus

Eine traumatisch bedingte Durchtrennung des Ductus parotideus bei tiefgreifenden Verletzungen der Wange erfordert die Rekonstruktion des Ausführungsgangs im

Rahmen der Primärversorgung. Durch Expression von Speichel wird der proximale Stumpf des Gangs im Wundgebiet identifiziert und der distale Anteil durch retrogrades Einschieben einer Sonde durch die intraorale Mündung in der Wangenschleimhaut gegenüber den oberen Molaren aufgesucht. Der Verschluß erfolgt unter Lupenbrillenkontrolle mit feinem atraumatischem (8-0) Nahtmaterial über einem Kunststoffkatheter, der als Schienung für 14 Tage belassen wird.

8.1.3.3 Konservative Therapie

Luxation

Die Reposition isolierter Kiefergelenkluxationen erfolgt durch den *Handgriff nach Hippokrates* zum frühestmöglichen Zeitpunkt. Mit beiden durch eine Mullkompresse bewehrten Daumen wird durch kaudal gerichteten Druck auf die Seitenzahnreihen des Unterkiefers die Kranialfixation des Gelenkköpfchens vor dem Tuberculum articulare gelöst und durch anschließende Rückführung des Unterkiefers die reguläre Positionierung der Capitula in die Fossa articularis erreicht (Abb. 8.12).

Bei starken schmerzbedingten muskulären Verspannungen oder veralteten Luxationen kann eine instrumentelle Reposition in Narkose erforderlich werden. Hierbei wird nach einer kleinen Stichinzision der Haut unterhalb des Jochbogens ein Strohmeyer-Haken in die Incisura semilunaris eingesetzt, um den notwendigen Kaudalzug ausüben zu können. Zur Vermeidung von Reluxationen ist eine temporäre Ruhigstellung des Unterkiefers über Schienenverbände oder einen Kopf-Kinn-Verband für ca. eine Woche empfehlenswert.

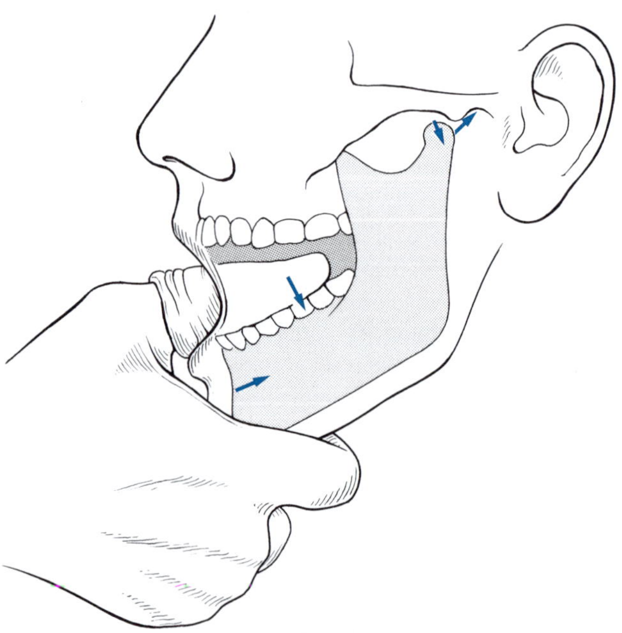

Abb. 8.12: Handgriff nach Hippokrates. Mit beiden durch eine Mullkompresse bewehrten Daumen wird durch kaudal gerichteten Druck auf die Seitenzahnreihen des Unterkiefers die Kranialfixation des Gelenkköpfchens vor dem Tuberculum articulare gelöst und durch anschließende Rückführung des Unterkiefers die reguläre Positionierung der Capitula in die Fossa articularis erreicht.

Fraktur

Indikation und Prinzip

Die konservative Frakturbehandlung erfolgt durch Drahtligaturen oder Schienenverbände an den zahntragenden Teilen des Kiefers und anschließende intermaxilläre Fixation. Sie eignet sich für die Behandlung von Alveolarfortsatzfrakturen und Frakturen der zahntragenden Kieferanteile sowie für nicht dislozierte geschlossene Frakturen. Wichtige Voraussetzungen für die intermaxilläre Fixation sind ausreichende Bezahnung, die eine okklusale Abstützung und Verschlüsselung der Kieferposition über die Zahnreihen zuläßt, sicherer Ausschluß einer zentralen Mittelgesichtsfraktur mit instabilem Oberkiefer und Ausschluß eines Schädel-Hirn-Traumas bzw. Alkohol- oder Drogenabusus wegen der Gefahr des Erbrechens mit Aspiration. Vor einer intermaxillären Fixation müssen zudem die häufig bestehenden begleitenden Zahnverletzungen durch provisorische Abdeckung von Dentinwunden und/oder endodontische Behandlungen versorgt werden. Bei offenen Frakturen ist bei Beginn der Behandlung eine antibiotische Therapie für 3 – 4 Tage empfehlenswert. Nicht erhaltungswürdige Zähne im Bruchspalt werden im Rahmen der Reposition und Fixation entfernt.

Die Reposition der Fragmente erfolgt in der Regel manuell direkt unter Sicht durch Wiederherstellung eines harmonischen Kieferbogens. Bei Alveolarfortsatzfrakturen muß dies so früh wie möglich geschehen, da die Ausbildung eines Bruchspalthämatoms durch begleitende Einrisse der Gingiva eine exakte Reposition in korrekter Relation zur Gegenbezahnung sehr erschwert und eine Fehleinstellung um Bruchteile von Millimetern zu subjektiv sehr unangenehmen Störungen der Verzahnung führen. Die Retention in der gewünschten Position wird durch eine konfektionierte oder – nach Abdrucknahme der Kiefer und Anfertigung von Gipsmodellen – individuell gebogene Drahtbogenschiene erreicht, die durch interdental geführte und vestibulär verdrillte Drahtligaturen an den Zähnen fixiert werden (Abb. 8.13).

Läßt sich durch eine konservative und okklusionsbezogene Behandlung keine befriedigende oder stabile Reposition der Frakturen des Gesichtsschädels erreichen, kommen bei allen Unterkieferkorpusfrakturen, den extrakapsulären Kollumfrakturen und den Mittelgesichtsfrakturen die bereits angegebenen Verfahren der offenen Reposition und Plattenosteosynthese zum Einsatz.

Im Kindesalter verbieten sich allerdings Plattenosteosynthesen des Unterkiefers und der zahntragenden Mittelgesichtsanteile wegen der Verletzungsgefahr für die noch im Kiefer liegenden Zahnkeime.

Intermaxilläre Fixation

Eine vollständige Retention der Fragmente in der gewünschten Position ist durch einen alleinigen Schienenverband in einem Kiefer jedoch oft nicht möglich, so daß die endgültige Reposition der Fragmente erst durch die intermaxilläre Fixation zustande kommt, die bei ausreichender okklusaler Verschlüsselung eine Einstellung der zahntragenden Kieferanteile durch Okklusion der Zahnreihen mit dem Gegenkiefer in korrekter Position herbeiführt. Ist die Reposition manuell nicht möglich, kann sie nach Durchtrennung der Schiene im Frakturbereich durch intermaxilläre Gummizüge erreicht werden, die nach korrekter okklusaler Einstellung der Zahnreihen durch Drahtligaturen ersetzt werden. Dies gilt auch für die geschlossenen extrakapsulären Kollumfrakturen, bei denen durch die intermaxilläre Einlage eines ca. 1 mm hohen Hypomochlions im Bereich der zweiten Molaren auf der Seite der Fraktur für einige Tage eine Aufrichtung des häufig nach medial und anterior luxierten gelenktragenden Fragments durch Gummizüge erreicht werden kann.

Die Ruhigstellung aller konservativ behandelten Frakturen durch die intermaxilläre Verdrahtung erfolgt – mit Ausnahme der intrakapsulären Kollumfrakturen – für vier Wochen mit anschließendem Einsetzen intermaxillärer Gummizüge für eine Woche.

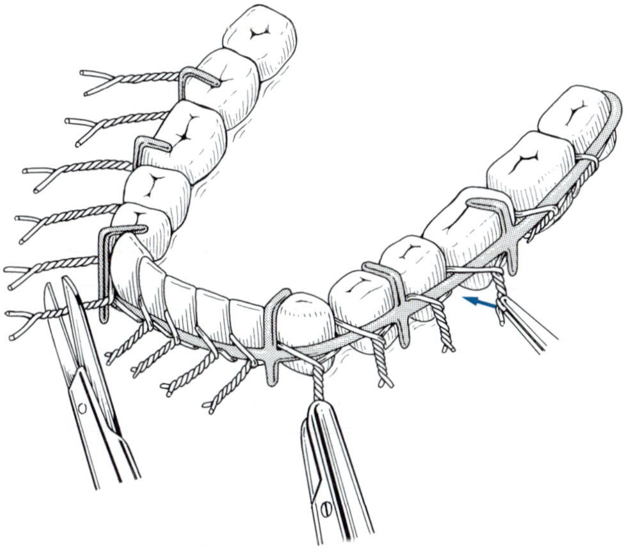

Abb. 8.13: Fixierung einer Unterkiefer-Drahtbogenschiene. Die konfektionierte oder – nach Abdrucknahme der Kiefer und Anfertigung von Gipsmodellen – individuell gebogene Drahtbogenschiene wird durch interdental geführte und vestibulär verdrillte Drahtligaturen an den Zähnen fixiert.

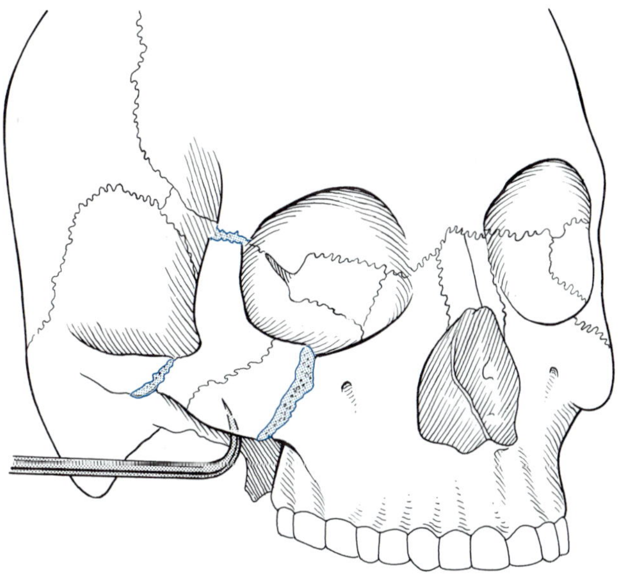

Abb. 8.14: Reposition des Jochbeins. Durch Eingehen mit dem STROHMEYER-Haken wird das Jochbein unter palpatorischer Kontrolle der Kontinuitätsunterbrechungen und lateral gerichtetem Zug aus seiner häufig imprimierten Position heraus reponiert.

Verletzung des Kiefergelenks

Im Falle *intrakapsulärer Frakturen* des Gelenkfortsatzes steht die funktionelle Therapie durch Übungsbehandlung im Vordergrund. Hier wird eine Ruhigstellung bei Erwachsenen für zwei und bei Kindern für eine Woche durchgeführt mit anschließender Einstellung der korrekten okklusalen Beziehung mit Gummizügen oder mit Hilfe eines funktionskieferorthopädischen Geräts.

Kieferfraktur im Kindesalter

Die konservative Therapie von Kieferfrakturen im Kindesalter erfolgt im Gebiß der ersten Dentition durch Kunststoffschienen, die am Modell im Tiefziehverfahren hergestellt werden und die Zahnreihen körperlich umgreifen. Im Wechselgebiß gestaltet sich das Anbringen einer Drahtbogenschiene wegen des unvollständigen Durchbruchs der Zähne oft schwierig. In solchen Situationen wird eine perimandibuläre Drahtumschlingung zur zusätzlichen Sicherung des Schienenverbands notwendig.

Jochbein- und Jochbogenfraktur

Einfache Frakturen des *Jochbeins* können konservativ therapiert werden. Durch Eingehen mit dem STROHMEYER-Haken nach Stichinzision der Wangenhaut ca. zwei Querfinger unterhalb des lateralen Augenwinkels unter die Jochbeinprominenz wird das Jochbein unter palpatorischer Kontrolle der Kontinuitätsunterbrechungen unter lateral gerichtetem Zug aus seiner häufig imprimierten Position heraus reponiert (Abb. 8.14).

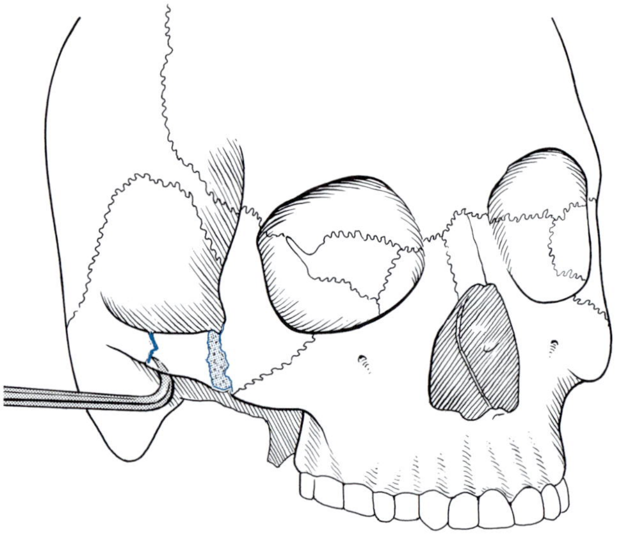

Abb.8.15: Reposition des Jochbogens mit dem STROHMEYER-Haken.

Gleiches gilt auch für die *Jochbogenfrakturen* (Abb. 8.15). Ungetrümmerte frische Frakturen sind durch die allseitige Abstützung und Verkeilung dann oftmals stabil reponiert. Allerdings muß zur Vermeidung von Redislokationen wegen des am Jochbein ansetzenden Muskelzugs des M. masseter für drei Wochen weiche Kost verordnet werden.

8.1.3.4 Nachbehandlung

Nach Weichteilversorgungen empfiehlt sich die Wundkontrolle und -säuberung am darauffolgenden Tag unter Entfernung der Wundpflaster. Intermaxilläre Verdrahtungen werden bei dieser Gelegenheit auf ihre Festigkeit überprüft und ggf. nachgezogen.

Die Entfernung extraoraler Nähte erfolgt am 5. postoperativen Tag, um ein Einwachsen des Epithels in die Stichkanäle mit auffälliger Narbenbildung zu verhindern. Intraorale Nähte werden am 7.-10. postoperativen Tag entfernt.

Bei konservativen Frakturbehandlungen sind wöchentliche Kontrollen der intermaxillären Fixation empfehlenswert. Nach Lösen der IMF werden vorsichtige Mundöffnungsübungen vorgenommen, wobei nach Ablauf von 6 Wochen nach Therapiebeginn Holzspatel oder Drehkreisel als passive Öffnungshilfen unterstützend eingesetzt werden können. Besteht bei Kollumfrakturen nach Entfernen der IMF noch eine Okklusionsstörung, werden intermaxilläre Gummizüge in einer der Dislokation entgegengesetzten Zugrichtung für weitere 3 – 4 Wochen eingesetzt. Etwaige persistierende okklusale Interferenzen können anschließend durch eine Einschleiftherapie beseitigt werden.

8.1.4 Komplikationen

Infektion

Weichteilinfektion

Bei tiefgreifenden Weichteilwunden muß in vielen Fällen mit einer postoperativen Infektion gerechnet werden. Wurden im Rahmen der Primärversorgung alle Fremdkörper aus dem Wundgebiet entfernt, läßt sich aufgrund der guten Weichteildurchblutung jedoch in nahezu allen Fällen durch punktuelle Eröffnung putrider Einschmelzungen und Einlage kleiner Laschendrainagen eine rasche Ausheilung innerhalb einer Woche erreichen. Die Gabe von Antibiotika sollte nach Abstrich und Resistenzbestimmung nur bei sehr ausgedehnten, tiefgreifenden Infektionen und bei Auftreten von Allgemeinsymptomen wie z.B. Fieber erfolgen. Nach Abheilung der Infektion bestehende narbige Sekundärheilungen können nach Ablauf von 3 – 6 Monaten korrigiert werden.

Bruchspaltinfektion

Bei putriden Infektionen im Bereich des knöchernen Bruchspalts ist die Antibiotikagabe prinzipiell angezeigt, um die Entwicklung einer Bruchspaltosteomyelitis zu verhindern. Je nach Schwere der Infektion kann bis zur exakten Erregerbestimmung anhand eines Abstrichs bei dem zu erwartenden Spektrum Penicillin G mit 6 – 10 Mio I.E. verabreicht werden. Infolge einer Bruchspaltinfektion entstandene Pseudarthrosen bedürfen im bezahnten Kiefer einer operativen Revision, ggf. mit Osteoplastik, während straffe Pseudarthrosen im zahnlosen Kiefer oftmals keine weitere Therapie erfordern.

Nervenschäden

Präoperative Sensibilitätsstörungen im Versorgungsgebiet des N. trigeminus werden mit einer Häufigkeit bis zu 32 % registriert. Postoperativ steigt dieser Anteil zwar operationsbedingt bis auf 84 % an, es kann jedoch innerhalb eines halben Jahres mit einer weitgehenden Remission gerechnet werden, so daß 6 Monate nach Abschluß der operativen Behandlung von Frakturen des Unterkieferkorpus im Verlauf des Canalis mandibulae nur noch bei 19 % der Patienten Sensibilitätsstörungen gefunden werden *[4]*. Einschränkungen der Nervenfunktion sollten im Rahmen der Kontrollen dokumentiert werden. Eine Notwendigkeit zur operativen Revision besteht vorerst jedoch nicht, da eine Einschränkung der Sensibilität auch durch ein Ödem oder Hämatom im Bereich der knöchernen Nervkanäle zu einer mittelfristigen, aber reversiblen Schädigung der Axone mit Einschränkung der Nervfunktion im Sinne einer Neurapraxie führen kann. Definitive Nervschädigungen können ca. 1/2 Jahr nach Verletzung durch mikrochirurgische Revision und Neurolyse bzw. Rekonstruktion durch ein Interponat therapiert werden. Allerdings ist die Wahrscheinlichkeit einer befriedigenden Wiederherstellung der Sensibilität durch diese Maßnahmen für den N. alveolaris inferior mit 50 – 60 % begrenzt *[3]*.

8.1.5 Nachsorge

Arbeitsfähigkeit

Arbeitsunfähigkeit besteht für die Dauer der intermaxillären Fixation und einer anschließenden Übungstherapie mit intermaxillären Gummizügen oder permanent getragenem funktionskieferorthopädischem Gerät. Bei isolierten Weichteilwunden ist die Arbeitsfähigkeit je nach Ausmaß der Verletzung und der beruflichen Belastung bei komplikationslosem Verlauf bis spätestens eine Woche nach der Nahtentfernung wieder gegeben.

Begutachtung

Entsprechend der gesetzlichen Unfallversicherung besteht bei persistierenden Sensibilitätsstörungen je nach Schweregrad eine Minderung der Erwerbsfähigkeit (MdE) von 0 – 20 % *[1]*. Die Lähmung des N. facialis führt je nach Ausmaß des Nervausfalls zu einer Minderung der Chancen auf dem Arbeitsmarkt und zu einer MdE von 10 – 30 %. Gleiches gilt für schwere Entstellungen des Gesichts durch ausgeprägte Narbenbildung. Posttraumatische Arthrosen des Kiefergelenks sind nur in schweren therapieresistenten Fällen mit einer MdE von 10 – 30 % verbunden. Die Beurteilung chronischer Kopfschmerzen nach schweren Schädel-Hirn-Traumen sollte im Zusammenhang mit einer neurologischen Begutachtung erfolgen.

Literatur

[1] Günther H: Zahnarzt Recht und Risiko. Hanser, München 1982

[2] Hausamen JE, Schmidseder R: Beteiligung der vorderen Schädelbasis bei Frakturen des Mittelgesichtes. Fortschr Kiefer Gesichtschir XIX (1975) 134-136

[3] Hessling KH, Reich RH, Hausamen J-E, Feistner H: Langzeitergebniss nach mikrochirurgischer Nervenrekonstruktion im Kopf-Hals-Bereich. Fortschr Kiefer Gesichtschir XXXV (1990) 134-138

[4] Koorey AJ, Marshall SW, Treasure ET, Langley JD: Incidence of facial fractures resulting in hospitalization in New Zealand from 1979 to 1988. Int J Oral Maxillofac Surg 21 (1992) 77-79

[5] Schultze-Mosgau S, Schliephake H, Elek J: Häufigkeit und Regenerationsdauer von Störungen des N. alveolaris inferior bei Osteosynthesen von Unterkieferfrakturen – eine prospektive Studie. Fortschr Kiefer Gesichtschir XXXX 1995

[6] Thompson JN, Gibson B, Kohut RI: Airway obstruction in LeFort fractures. Laryngoscope 97 (1987) 275-283

[7] Togersen S, Tornes K: Maxillofacial fractures in a Norwegian district. Int J Oral Maxillofac Surg 21 (1992) 335-338

[8] Vetter JD, Topazian RG, Goldberg MH, Smith DG: Facial fractures occurring in a medium-sized metropolitan area: recent trends. Int J Oral Maxillofac Surg 20 (1991) 214-216

[9] Webster RC: Cosmetic concepts in scar camouflaging serial excisional and broken line techniques. Trans Am Acad Ophthalmol 73 (1968) 256-65

8.2 Degenerative Erkrankungen des Bewegungsapparates

J. Bruns

8.2.1 Degenerative Erkrankungen der oberen Extremität

8.2.1.1 Schulterregion

Allgemeines

Patienten mit Schmerzen und Bewegungseinschränkungen der Schulterregion stellen sich häufig in Praxen und Klinikambulanzen vor. Akute und chronische Erkrankungen der Schulter faßt man unter dem Sammelbegriff der *Periarthropathia humeroscapularis (PHS)* zusammen. Synonym wird inzwischen auch der Begriff *Subakromialsyndrom* (siehe 7.6.3.2) verwendet.

Geeignet zur ambulanten Behandlung sind Patienten mit Erkrankungen der periarthralen Gewebe. Bei Erkrankungen der Binnenstrukturen und denen des rheumatischen Formenkreises ist oft das stationäre Vorgehen vorzuziehen. Veränderungen dieser Zuordnung können sich oft für das arthroskopische Vorgehen ergeben (siehe 7.6.3.2); hier ist die ambulante Behandlung eher die Regel.

Physiologie und Pathophysiologie

Zur Anatomie des Schultergürtels, siehe 7.1.1.

Die für die orthopädische Versorgung relevanten häufigsten degenerativen Veränderungen des Schultergürtels werden durch seine außergewöhnliche Beweglichkeit bedingt. Sie ist gebunden an periartikuläre und subakromiale Strukturen (Abb. 8.16).

Für die muskulären Strukturen ist das Zusammenspiel von oberflächlichen (M. deltoideus) und tieferliegenden Muskeln entscheidend. Die Mm. supraspinatus, infraspinatus und teres minor – wichtig für Abduktion/Außenrotation – ziehen mit ihren Sehnen in Form der Rotatorenmanschette unter dem Akromion zum Tuberculum majus humeri). Die Manschette wird ventral durch das Lig. coracoacromiale komplettiert. Weitere wichtige Strukturen für die Beweglichkeit unter der Schulterhöhe sind die Bursae subdeltoidea und subacromialis. Für Elevation/Abduktion über die Horizontale sind freie Beweglichkeit im Akromioklavikular- und im Sternoklavikulargelenk Voraussetzung.

Disponiert für degenerative Veränderungen ist weiter speziell die lange Sehne des M. biceps. Während der kurze Kopf des M. biceps am Processus coracoideus ansetzt, verläuft die lange Sehne im Sulcus intertubercularis mit langem synovialen Überzug intraartikulär unterhalb des Lig. coracoacromiale. Sie inseriert am Oberrand der Fossa glenoidalis und hat faserige Verbindung zum Labrum glenoidale.

Wichtigste Lokalisationen für degenerative Erkrankungen sind der *Subakromialraum*, das *Akromioklavikulargelenk (AC-Gelenk)* und – seltener – das *Sternoklavikulargelenk (SC-Gelenk)*. Als pathogenetische Schrittmacher werden Minderdurchblutung in Bereichen der Rotatorenmanschette, mechanische punktuelle Belastungen zwischen Tuberculum majus und Akromion bzw. Lig. coracoacromiale (Impingement), chronische Instabilität des AC-Gelenk mit und ohne vorangegangene Traumen sowie infektiöse oder rheumatische Entzündungen diskutiert.

Zur *Diagnostik* bei Erkrankungen des Schultergürtels, siehe 6.1.2.

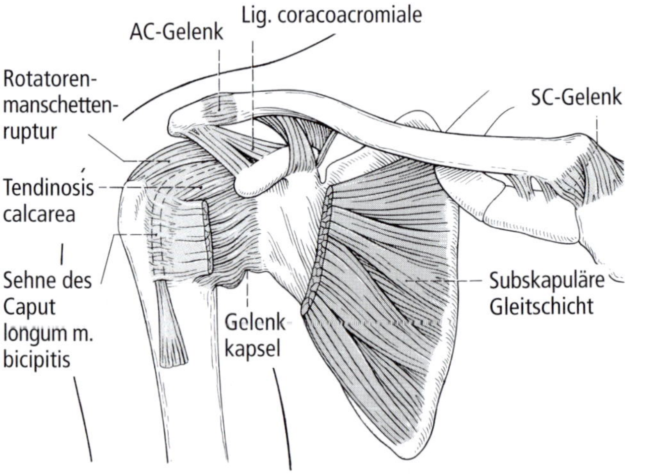

Abb. 8.16: Synopsis der degenerativen Schultererkrankungen und ihrer Behandlungsprinzipien.

Punktion des Schultergelenks

Allgemeines

Die Punktion des Gelenks ist eine primär diagnostische Maßnahme. Die Entlastung bei sympathischen Ergüssen bedeutet zugleich eine Behandlung. Bei bekannter Diagnose ist zugleich die Instillation wirksamer Medikamente möglich.

Das diagnostische Verfahren ist prinzipiell bei allen Patienten ambulant durchführbar. Ausgenommen sind spontane oder medikamentös ausgelöste Störungen der Blutgerinnung. Instillationen haben Krankheitsdispositionen und Verträglichkeitsspektren der Medikationen zu respektieren (z.B. Allergien, Herz-Kreislauf-Erkrankungen).

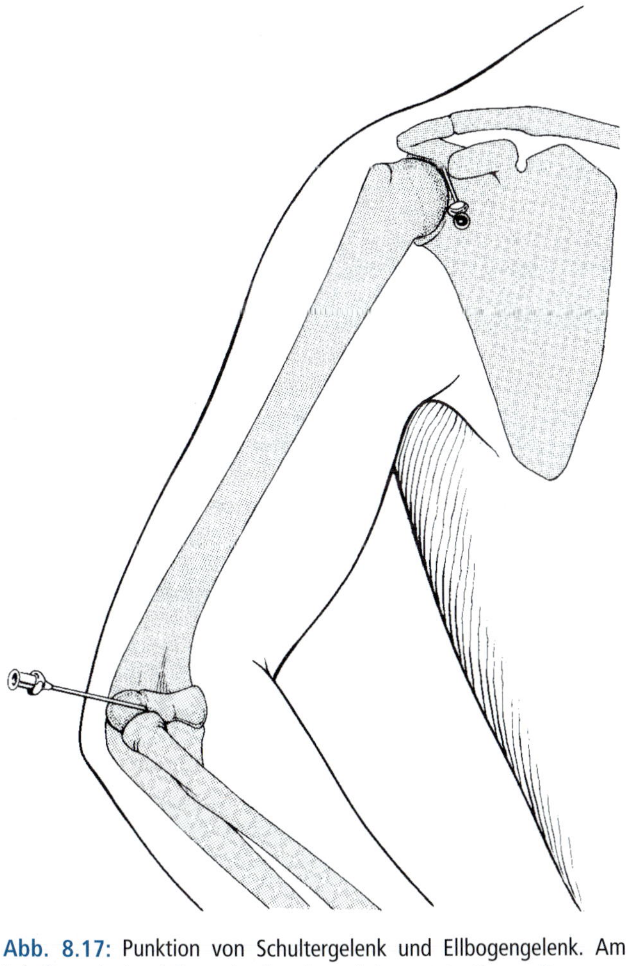

Abb. 8.17: Punktion von Schultergelenk und Ellbogengelenk. Am Schultergelenk wird unmittelbar lateral des gut tastbaren Processus coracoideus unter sterilen Bedingungen punktiert. Um Knorpelverletzungen zu vermeiden, sollte die Nadel in den unteren Rezessus geschoben werden. Cave: Bei zu weit medial plazierten Punktionen besteht Verletzungsgefahr für den Plexus brachialis. Am Ellbogengelenk wird die Haut volar-lateral, ventral des Condylus lateralis durchstoßen und die Kanüle zum Gelenkspalt vorgeschoben. Bei medialer Punktion ist der Verlauf des N. ulnaris zu beachten, um eine direkte Verletzung zu vermeiden.

Vorbereitung

Die *Patientenaufklärung* sollte iatrogene Infektionen des Gelenks, Nachblutungen und Nervenverletzungen/ Irritationen und ihre Folgen einschließen. Als *Anästhesieform* ist eine Lokalanästhesie der Punktionsstelle und der Gelenkkapsel ausreichend. Die *Lagerung* erfolgt in Rückenlage oder halbsitzend, anschließend Desinfektion der gesamten Schulterregion und Abdekken mit einem Lochtuch.

Technik

Die Punktion durch die Haut erfolgt lateral vom Processus coracoideus, optimal wird eine Position der Nadel im unteren Rezessus unter dem Caput humeri angestrebt (Abb. 8.17). Der Gelenkspalt läßt sich durch Aspiration identifizieren. Das Punktat wird zur bakteriologischen und zytologischen Untersuchung verwendet. Eine technische Variante ist die Punktion des Subakromialraums von anterolateral; die Punktion erfolgt dann unmittelbar unterhalb des Akromion.

Allgemeine Maßnahmen bei operativer Therapie

Therapieziele

Wichtigste Behandlungsziele bei degenerativen Erkrankungen der Schulterregion sind Schmerzlinderung bzw. -ausschaltung und Wiederherstellung oder Erhalt von Gelenkfunktion und Tragkraft.

Indikationen

Indikationen zur operativen Therapie sind unbefriedigende Ergebnisse einer fachgerechten konservativen Behandlung. Die Voraussetzung sind Patienten mit günstigem Risikoprofil mit einer voraussichtlich nicht erforderlichen intraartikulären Behandlung; im Zweifelsfall wird stationär behandelt.

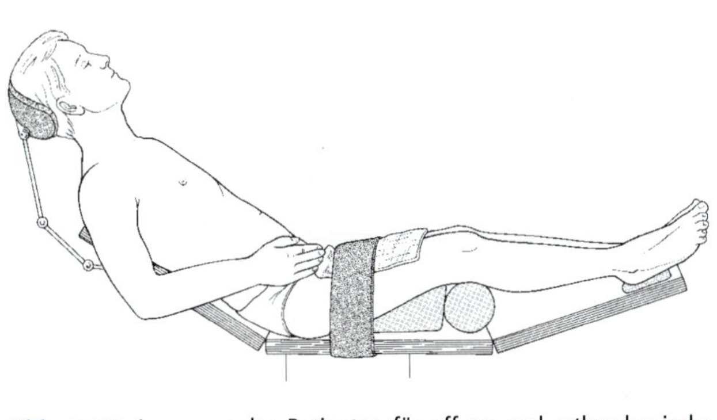

Abb. 8.18: Lagerung des Patienten für offene und arthroskopische Operationen an der Schulter. Der Patient befindet sich in halbsitzender Lage (Beach-chair-position). Der Kopf wird in einer Kopfhalterungsschale fixiert, der Arm nach Desinfektion beweglich abgedeckt.

Vorbereitung

Die *Patientenaufklärung* beinhaltet Nachblutungen, Infektionen, Verletzungen neurovaskulärer Strukturen, ihre Auswirkungen und die postoperative Schultersteife. Angemessenes *Anästhesieverfahren* ist die Allgemeinnarkose; auch ausgedehnte Infiltrationsanästhesien sind in der Regel nicht ausreichend. Zum Vorgehen bei arthroskopischen Eingriffen, siehe 7.6.3. Die *Lagerung* erfolgt in Beach-Chair-Position mit Kopflagerungsschale und frei beweglichem Arm am Rand des OP-Tisches (Abb. 8.18, siehe auch 7.6.3.1).

Allgemeine Nachbehandlung

Voraussetzung für ein funktionell günstiges Ergebnis ist die frühzeitig – am 1. postoperativen Tag – einsetzende krankengymnastische Übungsbehandlung. Vor allem bei Eingriffen wegen Schultersteife erfolgt sie in ausreichend tiefer Analgesie. Sinnvoll sind Kühlungen der Operationsregion, um Schwellungen zu begrenzen und Schmerzentwicklungen zu verhindern.

Der Patient liegt im Bett mit Hochlagerung und leichter Unterstützung der operierten Schulter, um einer Traktion durch das Eigengewicht des Arms entgegenzuwirken. Eine Thromboseprophylaxe ist nur bei bekannten Dispositionen oder anamnestischen Ereignissen erforderlich.

Spezielle Indikationen

Impingement-Syndrom

Krankheitsbild

Leitsymptome des Impingement-Syndromes der Schulter (subakromiales Syndrom, Painful-arc-Syndrom, PHS simplex) sind Behinderung und Schmerz bei Elevation-Abduktion und Rotationsschmerz bei gestrecktem Arm. Typisch ist eine Schmerzunterbrechung durch subakromiale Infiltration eines Lokalanästhetikums. Ausführliche Erläuterung des Krankheitsbilds, siehe 7.6.3.2.

OP-Technik

Zur Technik der *endoskopischen subakromialen Dekompression (ESD)*, siehe 7.6.3.2.

Das *Prinzip* besteht in der Entfernung des Lig. coracoacromiale, meist kombiniert mit einer Akromioplastik nach Neer. Hierzu wird der Unterrand des Akromion reseziert bzw. ausgedünnt. Die alleinige Dissektion des Lig. coracoacromiale statt der Resektion kann durch Narbenbildung oder spontane Readaptation zum Rezidiv der Erkrankung führen.

Der *Zugang* erfolgt als „En coup de sabre", d.h. ein kurzer vorderer Zugang zur Schulter (Abb. 8.19a). Die Fasern des M. deltoideus werden in Längsrichtung gespalten, die Bursa subdeltoidea/subacromialis dargestellt und, soweit erforderlich, reseziert. Anschließend wird das Lig. coracoacromiale freigelegt und reseziert (Abb. 8.19b. *Cave:* Das Band ist häufig zweiteilig entwickelt). Bei seiner Durchtrennung am Rand des Processus coracoideus kann es zu Blutungen aus der versorgenden Arterie kommen, es empfiehlt sich eine sorgfältige elektrokaustische Versorgung oder Umstechung.

Es folgt die Inspektion der Rotatorenmanschette. Hierbei ist eine Lücke zwischen den Sehnenanteilen der Mm. supraspinatus und subscapularis obligat mit einer makromorphologisch dünnen Kapselstruktur zu erkennen. Abschließend wird die Unterseite des Akromion inspiziert. Bedarfsweise wird eine Akromioplastik nach Neer vorgenommen mit „Ausdünnung" des Schulterdachs bzw. Entfernung der "Hanging spurs" bis die Rotatorenmanschette glatt unter dieses Dach gleiten kann (Abb. 8.19c).

Die *Nachbehandlung* entspricht dem Standardvorgehen mit aktiver Krankengymnastik bereits am ersten postoperativen Tag.

Frozen Shoulder

Krankheitsbild

Leitsymptome der Frozen shoulder (partielle Schultersteife, PHS ancylosans, siehe auch 7.6.3.1) sind definierte Bewegungseinschränkungen im Glenohumeralgelenk, u.a. verursacht durch Verkürzung bzw. Kapselschrumpfung besonders im Bereich des unteren Rezessus: Die erkrankte Schulter kann aktiv *und* passiv nicht über die Horizontale abduziert bzw. eleviert werden. Hinzu kommen in der Regel deutliche Einschränkungen der Rotationsbewegungen insbesondere nach außen. Eine Restbeweglichkeit in der Schulter insgesamt kommt durch die skapulothorakale Bewegung zustande. Kombinationen von Frozen Shoulder, Impingement-Syndrom und/oder Tendinosis calcarea sind häufig.

OP-Technik

Indikation zur Operation ist der unzureichende Effekt konservativer Behandlungsmaßnahmen.

Zwei operative Verfahren stehen zur Verfügung:

- Das *Brisement modérée* ist die alleinige Mobilisation des glenohumeralen Gelenks in Anästhesie. Dabei wird die Scapula fixiert und das Gelenk mit kurzem Hebel mobilisiert; das Ziel sind Zerreißungen von Verwachsungen und Kapselfibrosen. Gefahren bzw. Aufklärungshinweise betreffen eine Schulterluxation oder Verletzungen des Plexus brachialis und Frakturen.
- Das *offene operative Vorgehen* beinhaltet Bursektomie, Resektion des Lig. coracoacromiale, ggf. Akromioplastik und die digitale Lösung subakromialer Verwachsungen mit anschließender Mobilisation.

Die *Nachbehandlung* besteht in sofortiger Übungsbehandlung unter ausreichender Analgesie.

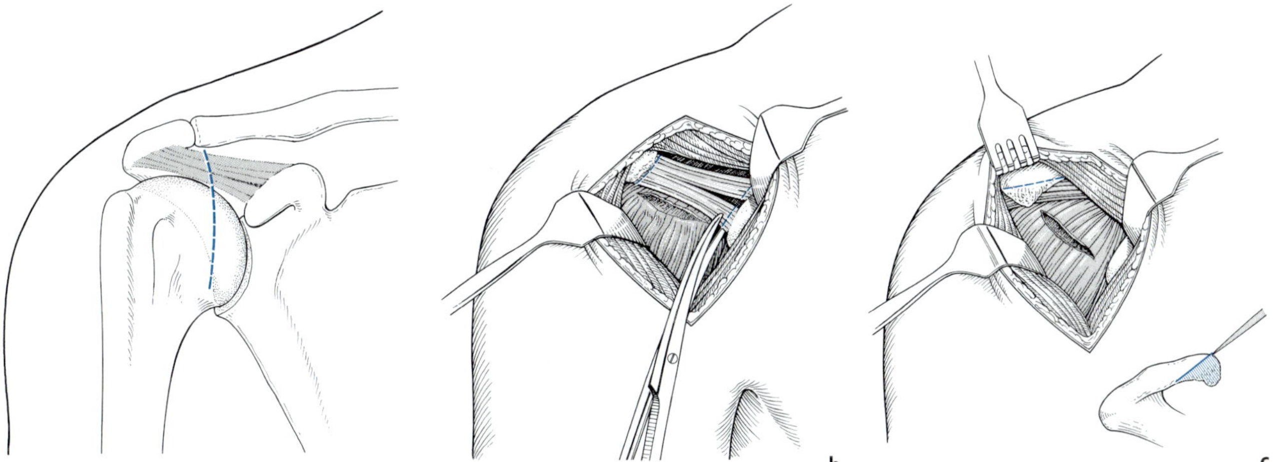

Abb. 8.19a-c: Impingement-Syndrom der Schulter. Der Hautschnitt befindet sich zwischen Akromion und Processus coracoideus (a). Die Fasern des M. deltoideus werden längs in Faserrichtung gespalten. Cave: Bei zu langer Schnittführung nach kaudal kann der N. axiallaris oder seine Äste verletzt werden mit nachfolgender Teilatrophie des M. deltoideus. Unter dem M. deltoideus findet man die Bursa subdeltoidea/subacromialis. Vor der Resektion des Lig. coracoacromiale muß die Bursa exstirpiert oder reseziert werden. Das Lig. coracoacromiale wird vollständig entfernt (b); häufig findet man dabei einen mehr ventral und einen mehr dorsal gelegenen Bandanteil. Cave: Blutungen aus der bandversorgenden Arterie nahe dem Processus coracoideus. Hier sollte durch Koagulation eine Nachblutung vorsorglich verhütet werden. Bei entsprechenden Gleitbehinderungen im Bereich der Unterseite des Akromion wird bedarfsweise eine Akromioplastik nach NEER vorgenommen (c).

Tendinosis calcarea

Krankheitsbild

Leitsymptom der Tendinosis calcarea („akute Schulter", PHS acuta) ist der akut auftretende Schulterschmerz infolge eines Durchbruchs von intratendinösen Kalkdepots in den subakromialen Raum. In der Akutversorgung verschaffen kurzzeitige Immobilisation, Kühlung und Analgesie Linderung der Beschwerden.

OP-Technik

Indikation zur operativen Therapie sind anhaltende Schmerzen verbunden mit Bewegungseinschränkungen.

Der Versuch einer vollständigen Entfernung der Kalkdepots führt leicht zu Defekten der Sehnenplatte. Meist ist es ausreichend und besser, die Sehnenfasern längs zu spalten. Bei sehr kleinen Kalkdepots reicht auch die Stichelung (Needling) mit Injektionskanülen aus.

Es wird eine komplette *Dekompressionsoperation* durchgeführt (s.o., Impingement-Syndrom). Dabei werden zusätzlich die intratendinösen Kalkdepots aufgesucht, die Sehnenfasern in Verlaufsrichtung gespalten und die Ablagerungen mit dem scharfen Löffel entfernt. Kleinste Restdepots können dabei oft belassen werden.

Cave: Eine Verstärkung der Destruktion der Sehnenfasern ist zu vermeiden!

Bei der alternativen Technik des *Needling* werden die Kalkdepots mit einer dünnen Injektionsnadel mehrfach punktiert. Dies kann evtl. auch geschlossen versucht werden.

Bursitis deltoidea/subacromialis

Die Entzündung der Bursa ist meist eine Begleitkrankheit bei anderen degenerativen Erkrankungen der Schulter. Sind die Bursae allein erkrankt (z.B. nach Traumen, Infektion, rheumatischen Erkrankungen), empfiehlt sich die Exstirpation als zuverlässigstes Behandlungsverfahren.

Ruptur der Rotatorenmanschette

Krankheitsbild

Rupturen der Rotatorenmanschette (PHS pseudoparalytica, Drop-arm-Syndrom) ereignen sich meist im Bereich der Sehne des M. supraspinatus (siehe auch 6.3.2.2), seltener an der Sehne des M. infraspinatus und sind häufig mit einem Impingement-Syndrom kombiniert. Eine Lücke zwischen beiden Sehnenanteilen ist normal, hier erkennt man die dünne Gelenkkapsel.

Leitsymptom ist die Abduktionsschwäche gegen Widerstand. Bei aktiver Bewegung des Arms in der Elevation kann der Arm nicht abduziert bzw. aus der elevierten abduzierten Stellung nicht kontrolliert in die hängende Position zurückgeführt werden. Häufiger Befund ist eine Atrophie des M. supraspinatus. Bei der Kombination mit Abriß der Sehne des M. infraspinatus liegt eine Außenrotationsschwäche mit gleichzeitiger Atrophie des M. infraspinatus vor.

Indikationen

Die Indikation zur operativen Rekonstruktion besteht bei konservativ nicht behebbaren Schmerzen und Pseudoparalysen. Der alleinige Defekt der Rotatorenmanschette stellt keine Indikation zur operativen Therapie dar; er ist mit zunehmendem Alter häufiger asymptomatisch vorhanden.

Anatomische Rekonstruktion

Nach vollständiger Dekompressionsoperation (s.o.) wird die Sehnenplatte revidiert. Liegt eine *Längsruptur* vor, wird der Defekt durch einfache Nähte geschlossen; störende Gewebsreste und Synovialiszotten werden reseziert.

Die *Nachbehandlung* besteht in frühzeitiger postoperativer Mobilisation (s.o.), d.h. nach Versorgung von Längsrissen kann man postoperativ Armhaltung und -bewegung freigeben.

Transossäre Refixation

Bei *Quer-* und *Triangelrupturen* der Rotatorenmanschette wird zur Refixation der Sehne am Tuberculum majus ein querverlaufender Knochenkanal gemeißelt. Zusätzlich fertigt man von dort aus Bohrungen durch den Knochenrand nach lateral. Durch sie werden die U-förmig gelegten Fäden der Sehnennähte geführt und unter Abduktion des Arms am Außenrand des Tuberculum majus verknüpft (Abb. 8.20). Zusätzlich längsverlaufende Rißanteile werden einzeln direkt vernäht.

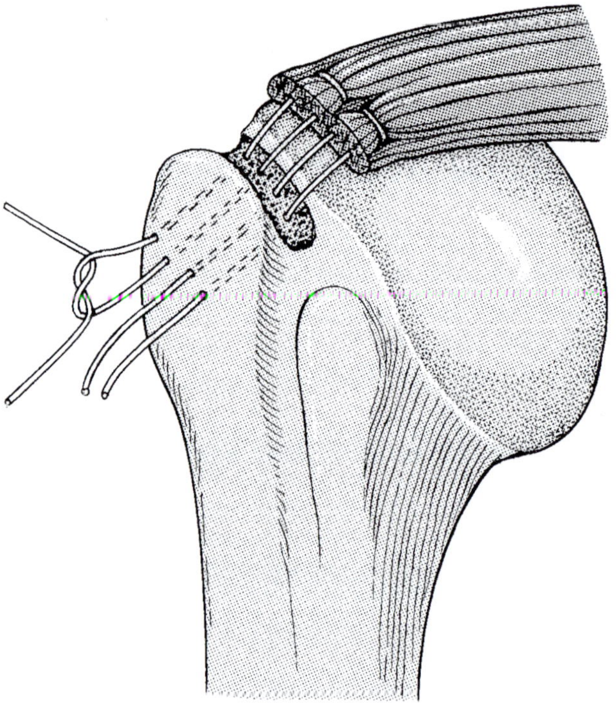

Abb. 8.20: Rotatorenmanschettenruptur. Transossäre Refixation der quer gerissenen Supraspinatussehne. Am Tuberculum majus wird quer zum Sehnenverlauf ein kleiner knöcherner Kanal ausgemeißelt. Der Sehnenstumpf wird angefrischt und durch transossäre Nähte refixiert. Vorteilhaft sind dabei Bohrungen von kleinen Knochenkanälen mit der Ahle, um die transossären Nähte aufzunehmen. Die Refixation erfolgt unter leichter Verkürzung der Sehne.

Bei der *Nachbehandlung* erfolgt zur Entlastung der Sehnennaht für 4 – 6 Wochen die Immobilisation mittels individuell angepaßter Abduktionsorthese. Die krankengymnastischen Übungen werden sofort in der Schiene begonnen mit aktiven Übungen des Ellbogengelenks (Beugung/Streckung/Rotation) sowie dosiert passiv geführten Übungen für das Schultergelenk. Die Refixationsnähte dürfen dabei keinesfalls gefährdet werden.

Weitere Verfahren

Das palliative *Verfahren nach Apoil und Dautry* ist eine superiore Arthrolyse des subakromialen Raums mit Dekompressionsoperation, Ligamentresektion, Débridement und Glättung der Defektränder. Der Defekt in der Rotatorenmanschette wird belassen. Zur *Nachbehandlung* wird in diesem Fall entweder sofort aktive KG ohne Immobilisationsphase durchgeführt oder KG in der Schiene mit Immobilisierung in Abduktion-Elevation.

Technische Alternativen mit *ausgiebiger Rekonstruktion der Rotatorenmanschette* eignen sich weniger für das ambulante Vorgehen.

Bizepssehnen-Syndrom

Krankheitsbild

Die Sehne des Caput longum m. bicipitis inseriert am Oberrand des Glenoid und verläuft nach distal durch den Sulcus intertubercularis. Im Zusammenhang mit einem Impingement-Syndrom kann sie proximal zerreißen oder aus ihrem Kanal luxieren (siehe auch 6.3.2.2). Aufgrund der topographischen Situation besteht ein enger pathophysiologischer Zusammenhang mit degenerativen Veränderungen der Schulter. Beim *Bizepsrinnensyndrom* kann man häufig eine Entzündung des Synovialschlauchs der Sehne palpieren.

Leitsymptom ist der Schmerz. Die Luxation oder Subluxation des langen Sehnenteils aus dem Sulcus intertubercularis kann man durch Anspannen des M. biceps mit gleichzeitiger passiver Außenrotation des Gelenks palpieren. Ist die Sehne rupturiert, tritt der kontrahierte Muskelbauch deutlich nach distal verlagert hervor; die grobe Kraft ist dabei kaum verringert.

Indikation

Wegen der meist nur geringen funktionellen Behinderungen ist die Indikation zur operativen Behandlung selten gegeben; sie kommt in Frage bei gleichzeitigem Impingement-Syndrom.

OP-Technik

Operative Therapiemöglichkeiten beim Bizepssehnen-Syndrom sind:

- bei Bizepsrinnensyndrom die partielle Synovektomie,
- bei Luxation die Refixation der Sehne im Sulcus intertubercularis,
- bei Rupturen oder Teilrupturen die Transposition der langen Sehne auf das Caput breve m. bicipitis oder Fixation im Sulcus.

Es erfolgt eine frühfunktionelle *Nachbehandlung* ohne Ruhigstellung bzw. bei Sehnennaht/-transposition die Immobilisation mit aktiven/passiven Übungen in der Schiene (s.o.).

AC-Gelenk-Arthrose

Durch Freilegung und Resektion des lateralen Klavikulaabschnitts wird meist eine Beschwerdebesserung erreicht. Die Bandverbindungen zum Akromion sind dabei zu erhalten bzw. wiederherzustellen.

Krankheitsbild

Degenerative oder entzündliche Erkrankungen des Akromioklavikulargelenks sind selten. Sie können entweder nach AC-Gelenksprengung mit nachfolgender Instabilität oder als Mitreaktion bei anderen degenerativen Erkrankungen (z.B. Impingement-Syndrom) im Schultergelenk auftreten. Leitsymptom ist der Schmerz; er läßt sich speziell durch forcierte Adduktion in 90°-Elevation auslösen.

Indikation

Die operative Behandlung ist selten indiziert. Sie kommt in Frage bei konservativ nicht beherrschbaren Schmerzen und bei nicht rückbildungsfähigen entzündlichen Synovialveränderungen.

OP-Technik

Durch Resektion des gelenknahen lateralen Klavikulaabschnitts unter Erhalt der korakoklavikulären Bänder läßt sich eine Beschwerdebesserung erzielen. Bei Instabilitäten kann das Lig. coracoacromiale auf das laterale Klavikulaende transponiert werden.

Die *Nachbehandlung* besteht in der frühfunktionellen Übungsbehandlung. Eine Ruhigstellung erfolgt nur bei gleichzeitigen Korrekturen z.B. der Rotatorenmanschette.

Erkrankungen des Sternoklavikulargelenks

Krankheitsbild und Diagnostik

Degenerative Veränderungen des Sternoklavikulargelenks sind selten; eher ist mit osteonekrotischen oder infektiösen Prozessen zu rechnen. Die konventionelle bildgebende Diagnostik ist für den Krankheitsnachweis oft nicht ausreichend, spezielle Techniken wie CT oder MRT müssen regelmäßig eingesetzt werden.

OP-Technik

Konservative Behandlungsmaßnahmen stehen im Vordergrund mit Ausnahme der eitrigen Gelenkerkrankungen.

Bei der *operativen Therapie* von Arthrosen, Osteonekrosen oder Entzündungen wird über einen kleinen

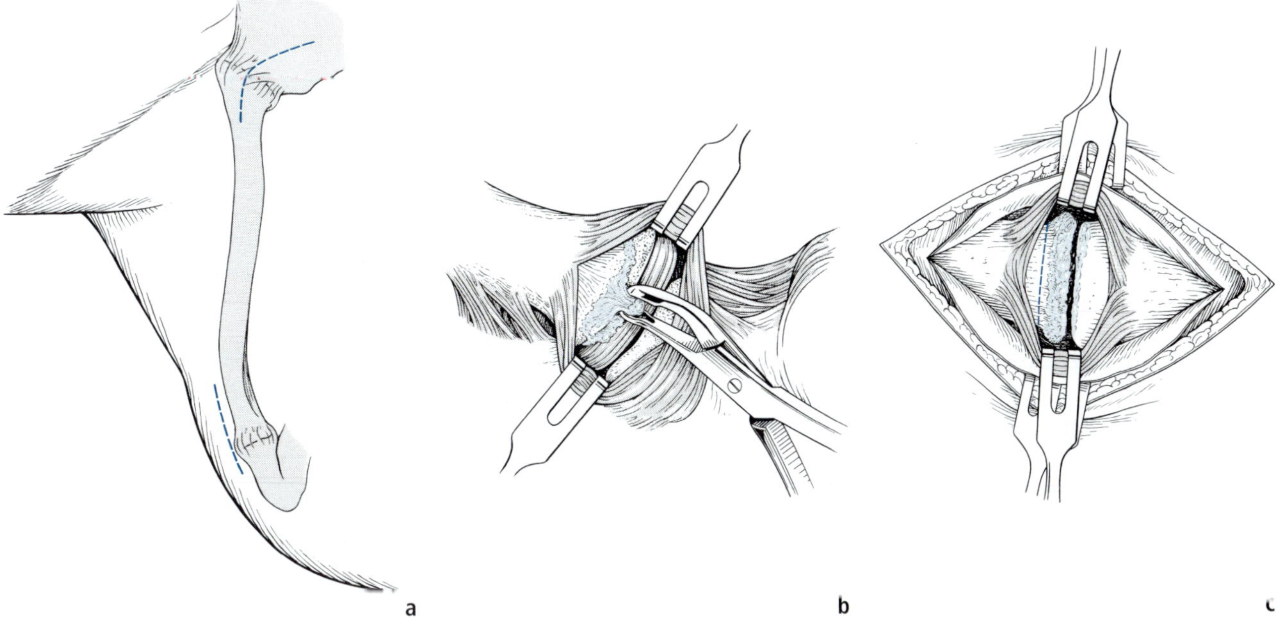

Abb. 8.21a-c: Sanierung des Sternoklavikulargelenks. Der Zugang erfolgt durch einen Hockeyschlägerschnitt (a, links im Bild Zugangsweg zum Akromioklavikulargelenk). Das Sternoklavikulargelenk wird parallel zu den Kapselfasern eröffnet und die Synovialis reseziert (b). Bedarfsweise wird der mediale Klavikularand mitentfernt(c). Um postoperative Instabilitäten zu vermeiden, sind besonders die kaudalen Kapselanteile zu erhalten.

hockeyschlägerähnlichen Schnitt das Gelenk eröffnet. Behandlungsverfahren der Wahl ist die Synovektomie, da es sich bei den Erkrankungen dieses Gelenks ursächlich um entzündliche und weniger um degenerative Prozesse handelt. Bedarfsweise wird das mediale Klavikulaende reseziert. Zur Vermeidung einer Gelenkinstabilität ist die Kapsel möglichst zu erhalten (Abb. 8.21).

Nachbehandlung: Spezielle Maßnahmen sind nicht erforderlich, die notwendigen Bewegungseinschränkungen der ipsilateralen Schulter entwickeln sich spontan aus den aktuellen Schmerzreaktionen.

Erkrankung der skapulo-thorakalen Gleitschicht

Die subskapuläre Gleitschicht ist für alle Schulterbewegungen über die Horizontale hinaus funktionell wichtig. Degenerative und entzündliche Erkrankungen dieses Abschnitts sind selten. Die Behandlung erfolgt in der Regel konservativ. Bei den sehr seltenen operativen Behandlungen geht man stationär vor. Das sog. *Schulterblatt-Krachen* wird konservativ durch Übungsmaßnahmen behandelt.

8.2.1.2 Ellbogengelenk

Allgemeines

In der Häufigkeit führt die Entzündung der Bursa olecrani; degenerative Erkrankungen des Ellbogens sind selten und sind regelmäßig Folge von Traumen, Achsfehlstellungen oder chronischen Überlastungen. Die häufigen Epikondylopathien des Ellbogens sind im engeren Sinne keine degenerativen Erkrankungen.

Anatomie und Physiologie

Das Ellbogengelenk hat zwei funktionell unterschiedliche Kompartimente: das humero-radiale Kompartment – inkl. der radio-ulnaren Verbindung – für die Unterarm-Umwendbewegung und das ulno-humerale für die Flexions-Extensions-Bewegung. Muskulär wird die Beuge- und Streckbewegung vor allem durch die Oberarmmuskulatur, die Unterarmwendebewegung sowohl durch die Ober- als auch durch die Unterarmmuskulatur gewährleistet.

Für alltägliche Verrichtungen wie z.B. Handbewegungen zum Kopf-Nacken-Bereich (Ernährung, Hygiene, Kosmetik) und zum Gesäß (Hygiene) ist vor allem die Beugefähigkeit und die Unterarmumwendung wichtig. Extensionsdefizite sind von geringerem klinischem Gewicht.

Zur *klinischen Untersuchung* und *Diagnostik* des Ellbogengelenks, siehe 6.1.3.

Punktion des Ellbogengelenks

Die Punktion des Ellbogengelenks ist eine diagnostische Maßnahme und wird gelegentlich simultan zur Instillation von Medikationen eingesetzt (siehe auch 6.4.5.2). Eine *Lokalanästhesie* von Einstichstelle und Gelenkkapsel ist meist ausreichend. Die *Lagerung* des Patienten erfolgt in Rückenlage, evtl. mit Hochlagerung des Ellbogens in leichter Pronationsstellung.

Technik

Nach Desinfektion der Region und Abdecken mit einem Lochtuch wird die Haut volar-lateral ca. 1 – 2 cm proximal des Condylus humeri lateralis punktiert und die Kanüle über der Knochenkante zentral in das Gelenk vorgeschoben (Abb. 8.17 und 6.45). Zur Punktion der dorsalen Kapselanteile wird die Kanüle in die Fossa zwischen Olekranon und Epicondylus lateralis vorgeschoben. Alternativ besteht die Möglichkeit, die Punktion von medial her vorzunehmen. Die Kanüle wird dabei von medial über den Epicondylus medialis zum Gelenkspalt geführt. Unter Bildwandlerkontrolle kann man auch direkt von ventral den Gelenkspalt punktieren. Bei der Punktion ist stets auf den Verlauf der Nn. ulnaris, radialis und medianus und der Blutgefäße zu achten. Der Gelenkinhalt wird aspiriert und zur bakteriologischen und zytologischen Untersuchung asserviert.

Die *weitere Behandlung* geschieht entsprechend dem Ergebnis der Punktatanalyse: Bei bakteriellen Infektionen wird das Gelenk offen revidiert, bei sympathischen Ergüssen erfolgt konservatives Vorgehen mit Gewichtsentlastung des Arms.

Allgemeine Maßnahmen bei operativer Therapie

Therapieziele

Therapieziele der (operativen) Therapie sind Schmerzlinderung und Funktionserhalt bzw. Funktionsverbesserung.

Vorbereitung

Bei der *Patientenaufklärung* für Eingriffe am Ellbogengelenk sind speziell die möglichen anatomisch bedingten Verletzungen neurovaskulärer Strukturen (Nn. ulnaris, medianus, radialis; Aa. und Vv. ulnaris et radialis) zu berücksichtigen. Hinzu kommen die allgemeinen Komplikationsmöglichkeiten bei allen Eingriffen an Gelenken, d.h. Nachblutungen und Infektionen.

Zur *Anästhesie* sollten bevorzugt die klassischen proximalen Leitungsblockaden am Oberarm verwendet werden (supraklavikuläre und subaxilläre Blockaden, siehe 3.8). Lokalanästhesien sind selteneren Ausnahmesituationen vorbehalten.

Die *Lagerung* erfolgt in Rückenlage, selten in Bauchlage; vorteilhaft ist meist die Verwendung eines kleinen Armtisches. Die Operation in *Blutleere* kann hilfreich sein, ist jedoch nicht zwingend indiziert.

Allgemeine Nachbehandlung

Für alle Eingriffe ist die wiederholte Kontrolle der neurovaskulären Funktionen notwendig. Spezielle Maßnahmen werden für die jeweiligen Erkrankungen und Eingriffe erwähnt.

Spezielle Indikationen

Epicondylopathia humeroradialis

Krankheitsbild
Leitsymptom der Epicondylopathia humeroradialis (Epicondylitis humeri radialis, lateralis, „Tennis-Ellbogen") ist der Belastungsschmerz am radialen Epikondylus mit Verstärkung durch Dorsalextension gegen Widerstand. Der Schmerz ist weiter durch direkte Palpation sowie durch Druck auf die Unterarmmuskulatur auslösbar (siehe auch Palpation und Funktionsprüfungen in 6.1.3).

Indikation
Die Indikation zur operativen Therapie ist bei konservativ (KG, Infiltrationen mit Lokalanästhetikum, Quermassagen, ESWT) nicht besserungsfähigen Schmerzen gegeben.

OP-Technik
Nach bogenförmigem Hautschnitt über dem Epicondylus lateralis (Abb. 8.22a) werden die Sehnenansätze vom Epicondylus abgeschoben (HOHMANN-Einkerbung, Abb. 8.22b). Mit dem Elektrokauter wird die Region denerviert (WILHELM-Denervierung); das Ellbogengelenk darf dabei nicht eröffnet werden.

Zur *Nachbehandlung* ist eine kurzzeitige Ruhigstellung auf einem Schienenverband mit Einschluß des Handgelenks erforderlich, danach KG mit Dehnungsübungen für die Streckmuskulatur.

Epicondylopathia humeroulnaris

Synonym ist die Epicondylitis humeri ulnaris, medialis, „Golfer-Ellbogen". Leitsymptom ist der Belastungsschmerz besonders bei Palmarflexion im Handgelenk. Die übrigen Beschwerden sowie *Indikation, spezielle Technik* und *Nachbehandlung* entsprechen der Situation bei der Epicondylopathia humeroradialis.

Freie Gelenkkörper und Knorpelschäden

Krankheitsbild
Leitsymptome freier Gelenkkörper (siehe auch 7.6.4.2) und Knorpelschäden (siehe auch 7.6.4.4) im Ellbogengelenk sind Bewegungsschmerz, häufiger verbunden mit Blockierungen, einer tastbaren Gelenkmaus oder Bewegungseinschränkungen.

Indikation
Die Indikation zur frühzeitigen operativen Sanierung ist bei Blockierungen und Bewegungseinschränkungen mit Schmerzen gegeben.

OP-Technik
Zur Freilegung des Gelenks wird primär meist von lateral anterior des Epicondylus lateralis eingegangen (Abb. 8.23). Nach Eröffnung der Gelenkkapsel wird der freie Gelenkkörper entfernt. Notwendig werden kann die zusätzliche Eröffnung der dorsalen Gelenkanteile am

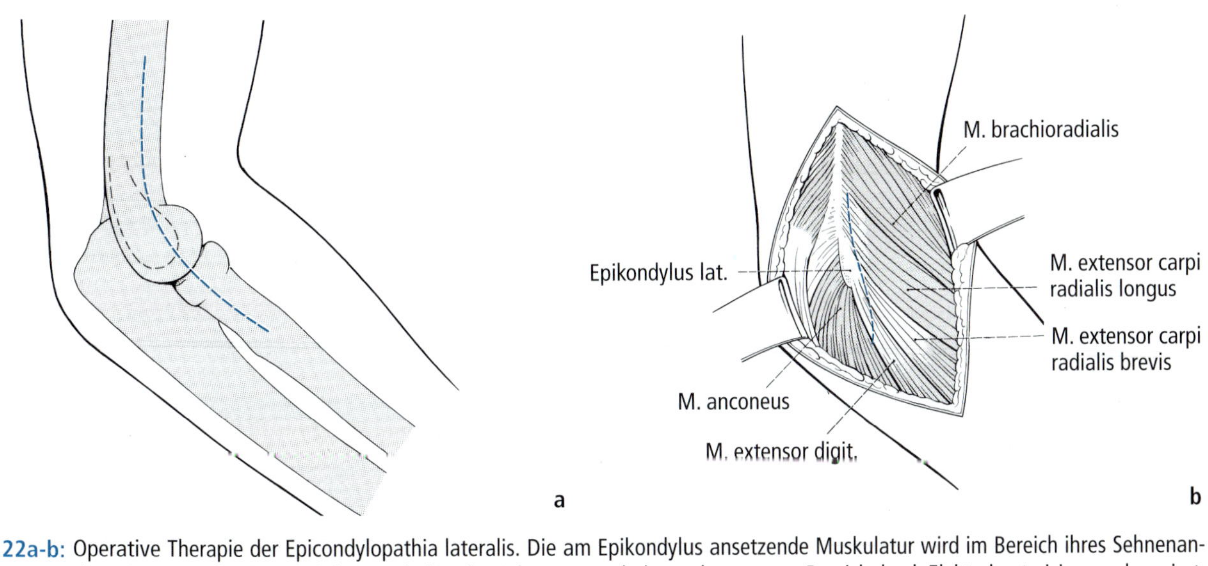

Abb. 8.22a-b: Operative Therapie der Epicondylopathia lateralis. Die am Epikondylus ansetzende Muskulatur wird im Bereich ihres Sehnenansatzes vom Knochen abgetrennt und zusätzlich zur anhaltenden Schmerzausschaltung der gesamte Bereich durch Elektrokauterisierung deneviert. Das Gelenk wird dabei nicht eröffnet.

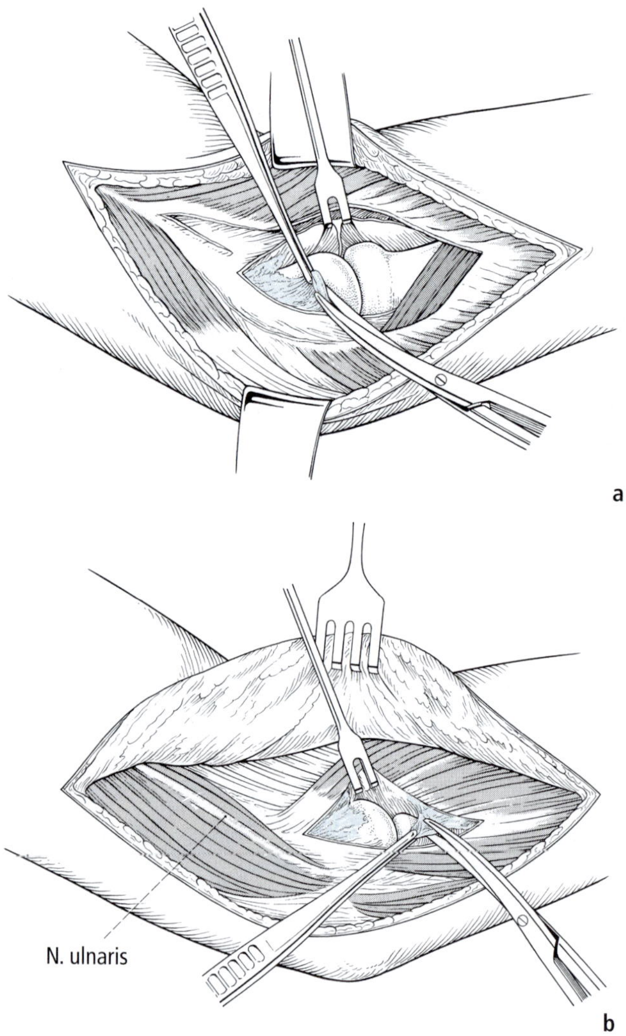

Abb. 8.23a-b: Freilegung des Ellbogengelenks. Der laterale Zugang (a) erfolgt durch lateralen Hautschnitt (Abb. 8.22a); bei zu weit nach ventral liegender Schnittführung besteht Verletzungsgefahr für die neurovaskulären Strukturen der Ellenbeuge. Von diesem Zugang aus läßt sich auch die Fossa olecrani gut erreichen. Hierzu tastet man das Olekranon und eröffnet die Kapsel über der Fossa olecrani in Längsrichtung. Zur Eröffnung des Ellbogengelenks von medial wird der Hautschnitt analog zum lateralen Zugang direkt vor den Epicondylus gelegt (b). Bei einer Position zu weit nach ventral besteht Verletzungsgefahr für die neurovaskulären Strukturen in der Ellenbeuge; wählt man den Zugang zu weit nach dorsal, kann medial der N. ulnaris gefährdet sein.

Olekranon. Freie Gelenkkörper können sich im medialen Gelenkbereich zwischen Ulna und Radiusköpfchen verstecken, dann kann evtl. ein zweiter medialer Zugang erforderlich werden. Finden sich Knorpelschäden, werden diese Bereiche geglättet und evtl. Knorpelfransen entfernt. Es folgt eine ausgiebige Spülung des Gelenks, um alle Partikel zu entfernen.

Die *Nachbehandlung* besteht in frühzeitiger Mobilisation mit aktiven und passiven Bewegungsübungen, um die maximale Beweglichkeit zu erreichen.

Synovitis und Arthrose

Krankheitsbild

Leitsymptome von Synovitis (siehe auch 7.6.4.3) und Arthrose (siehe auch 7.6.4.7) des Ellbogengelenks sind Schwellung, Bewegungseinschränkung, Bewegungs- und Ruheschmerz.

Indikationen

Die *absolute Indikation* zur operativen Therapie besteht bei eitriger Synovitis/Arthritis; *relative Indikationen* sind chronische Synovitis mit Gelenkdestruktion bei Arthrosen und andere nichtbakterielle Formen der Arthritis. Im Zweifelsfall sollte besser stationär behandelt werden.

OP-Technik

Der Zugang erfolgt von lateral über dem Epicondylus lateralis, je nach Situation ist eine Erweiterung auf den dorsalen und medialen Gelenkbereich notwendig, evtl. mit zusätzlichem medialem Zugang. Bei eitrigen Infektionen wird das Gelenk gespült und drainiert und ggf. synovektomiert; bei chronischen nichtbakteriellen Entzündungen wird synovektomiert.

Die *Nachbehandlung* beinhaltet stets (auch bei eitrigen Arthritiden!) die frühzeitige Mobilisation. Bei eitrigen bakteriellen Infektionen wird systemisch antibiotisch behandelt, Ergebnisse von Resistenzanalysen sind zu berücksichtigen.

8.2.2 Degenerative Erkrankungen an Hüft- und Kniegelenk

Allgemeines

Degenerative Erkrankungen an Hüft- und Kniegelenk zählen zu den häufigen orthopädischen Krankheitsbildern. Für das Hüftgelenk erwartet man durch die präventiven Untersuchungen von Neugeborenen und Säuglingen (Sonographie) langfristig eine Reduzierung der Frequenz von Dysplasie-Koxarthrosen. Femurkopfnekrosen mit sekundärer Koxarthrose sind eine häufige Erkrankung vor allem des Erwachsenen im mittleren Lebensalter.

Alle Eingriffe am Hüftgelenk sind wegen des Umfangs der operativ-technischen Prozeduren und des Eingriffs, der allgemeinen und speziellen Komplikationen sowie der Belastung durch Allgemeinanästhesie unter stationären Bedingungen durchzuführen.

Die *Punktion des Hüftgelenks* ist die einzige ambulant vertretbare invasive diagnostische Maßnahme.

8.2.2.1 Punktion des Hüftgelenks

Anatomie und Topographie

Anatomische Landmarken für die Punktion von ventral sind der Trochanter major und das Gefäß-Nerven-Bündel der Leiste (A., V., N. femoralis). In der Frontalebene liegt die Spitze des Trochanter – bei normalen Winkelverhältnissen am Schenkelhals – in Höhe des Zentrums des Femurkopfs. Die pulsierende A. femoralis projiziert sich ebenfalls auf das Femurkopfzentrum (Abb. 8.24 und 6.53).

Klinik

Beschwerden durch Erkrankungen des Hüftgelenks werden symptomatisch durch Hüfthinken, Bewegungseinschränkungen im Gelenk, Schmerz in der Leistenregion und über dem großen Gesäßmuskel und bei Kindern auch häufiger als Knieschmerz.

Differentialdiagnostisch sind aus orthopädischer Sicht Ansatztendinosen der Adduktorenmuskulatur an Sitz- und Schambein sowie vertebragene Ausstrahlungen des entsprechenden Segments zu berücksichtigen. In Frage kommen als weitere muskulo-skelettäre Erkrankungen: Osteolysen der Beckenknochen, Coxa saltans, Bursitiden der verschiedenen Schleimbeutel in der Hüftgelenkregion sowie Senkungsabszesse des Retroperitoneum.

Zur klinischen Untersuchung und bildgebenden Diagnostik des Hüftgelenks, siehe 6.1.5.

Therapieziele

Die Punktion ist primär eine diagnostische Maßnahme, die anschließende Behandlung richtet sich nach deren Ergebnissen. Bei verschiedenen Erkrankungen kann sie therapeutisch für Instillationen von Medikamenten (Lokalanästhetika, Kortikoide) genutzt werden. Bei sympathischen Ergüssen besitzt bereits die Druckentlastung durch Punktion und Entleerung des Gelenks einen Therapieeffekt mit unmittelbarer Schmerzlinderung.

Vorbereitung

Die ambulante Punktion des Hüftgelenks ist prinzipiell bei allen Patienten möglich. Spezifische individuelle Kontraindikationen wie Allergien, dekompensierte Herz-Kreislauf-Erkrankungen sind zu berücksichtigen. Wichtiges *aufklärungspflichtiges Risiko* ist die iatrogene Infektion des Gelenks und seiner Umgebung.

Eine *Lokalanästhesie* des Punktionsorts und der Gelenkkapsel sind ausreichend aber nicht zwingend erforderlich. Die *Lagerung* erfolgt in Rücken- oder Seitenlage auf der kontralateralen Seite. Weitere Vorbereitungen sind ausgiebige Desinfektion der Region, Abdeckung mit einem Lochtuch, und ggf. Bereithalten eines C-Bogens zur Bildwandlerkontrolle.

Spezielle Technik

Die Haut wird antero-lateral über dem Schenkelhals, je nach Körpergröße 2 – 4 cm unterhalb der Oberkante des Trochanter major und lateral des Gefäß-Nerven-Bündels der Leiste punktiert (Abb. 8.24, siehe auch 6.4.5.2). Ohne Bildwandlerkontrolle wird die Punktionskanüle am Schenkelhals soweit vorgeschoben, bis sie die Gelenkkapsel erreicht und durchstößt. Optimal ist die Position der Nadelspitze im unteren Rezessus. Die Gelenkflüssigkeit wird aspiriert und zur bakteriologischen und zytologischen Untersuchung asserviert. *Alternativ* kann unter Bildwandlerkontrolle eine direkte Punktion des Gelenks von ventral vorgenommen werden.

Allgemeine Nachbehandlung

Eine spezifische Therapie orientiert sich an den Untersuchungsergebnissen des Punktats. Bei bakteriellen Infektionen wäre dies die offene Revision des Gelenks, beim sympathischen Erguß eine Gewichtsentlastung.

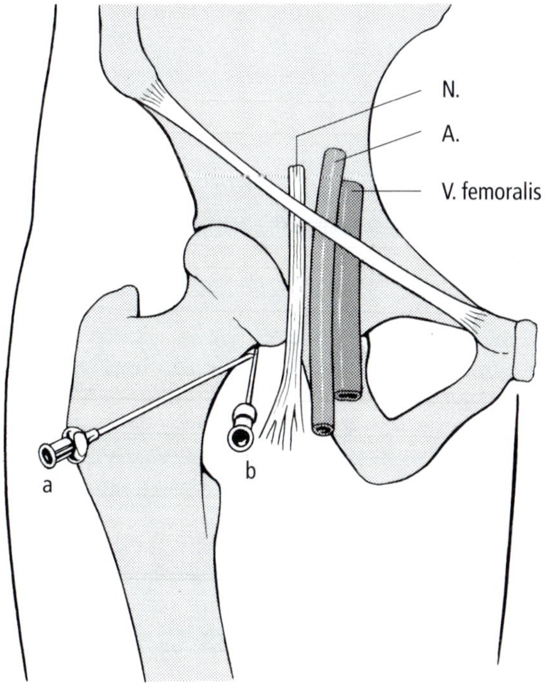

Abb. 8.24: Punktion des Hüftgelenks. Für die Richtung der Punktion kann man zwischen zwei Wegen wählen: Von lateral über den Schenkelhals (a) oder unter Bildwandlerkontrolle direkt von ventral neben dem Gefäß-Nerven-Bündel (b). Bei beiden Zugängen sollte die Kanülenspitze den unteren Rezessus erreichen.

Komplikationen

Wichtigste Komplikation ist die Gelenkinfektion. Seltener sind Akut-Reaktionen auf das Lokalanästhetikum, Nachblutungen und Nervenläsionen.

8.2.2.2 Kniegelenk

Allgemeines

Die Mehrzahl der degenerativen Erkrankungen des Kniegelenks wird heute besser, d.h. funktionell gleichwertig oder überlegen und zugleich risikoärmer, durch *arthroskopische Verfahren* behandelt (siehe 7.6.1).

Indikationen für das *ambulante offene Vorgehen* bei degenerativen und entzündlich-rheumatischen Erkrankungen sind im wesentlichen die diagnostische Gelenkpunktion, die operative Behandlung von Rupturen der Quadrizepssehne und der Patellarsehne sowie von synovialen Zysten der Kniekehle.

Anatomie und Pathophysiologie

Funktionell befinden sich im Knie zwei Gelenke (Femoropatellargelenk und Femorotibialgelenk) und drei Kompartimente (femoropatellares, mediales und laterales Kompartiment). Die Patella ist als Sesambein in den Verbund der Quadrizepssehne mit dem Lig. patellae eingebaut. Die aktive Streckung des Kniegelenks erfolgt durch Innervation des M. quadriceps femoris überwiegend über Quadrizepssehne, Patella und Lig. patellae.

Der sog. Reservestreckapparat – die seitlichen Retinacula patellae – hat für die Kraftübertragung nur eine untergeordnete Bedeutung. Die Kniebeugung erfolgt durch Aktion des M. gastrocnemius sowie der lateralen und medialen Ischiokruralmuskulatur. Neben diesen aktiven Kräften wird das Gelenk passiv durch Kreuz- und Seitenbänder sowie die Gelenkkapsel stabilisiert.

Gelenkschwellungen durch Ergüsse oder synoviale Schwellung/Synovitis führen zur Erhöhung des intraartikulären Drucks mit typischer Änderung der Kniegelenkskonfiguration: Patella und Tuberositas tibiae verlieren ihre prominente Position, der obere Rezessus wölbt sich lateral und medial neben der Quadrizepssehne und die übrige Gelenkkapsel neben dem Lig. patellae vor. Spontan wird zur Binnenentlastung eine leichte Beugestellung eingenommen.

In der Kniekehle können sich bei kaum vorhandenem ligamentärem Gewebsgegendruck synoviale Zysten entwickeln. Ihr Ausmaß ist stark wechselnd mit Ausdehnungen nach proximal in den Oberschenkel oder/und nach kaudal in die Wadenmuskulatur. Durch Ventilmechanismen können diese zystischen Aufweitungen eine frei zirkulierende Verbindung zum Kniegelenkraum verlieren. Dennoch muß bei allen periartikulären Zysten stets eine intraartikuläre Grundstörung angenommen bzw. ausgeschlossen werden.
Zu klinischer Untersuchung und bildgebender Diagnostik, siehe 6.1.6.

Kniegelenkpunktion

Therapieziel

Behandlungsziele sind die Gewinnung von Gelenkflüssigkeit zur Diagnostik, die Druckentlastung bei sympathischen Ergüssen sowie die therapeutische Applikation von Medikamenten in das Gelenk.

Vorbereitung

Eine Kniegelenkpunktion kann stets ambulant erfolgen; das stationäre Vorgehen wäre seltenen Sondersituationen vorbehalten. Bei der *Patientenaufklärung* muß auf die Komplikationen durch Infektion des Gelenks mit möglicher Gelenkeinsteifung hingewiesen werden. Eine *Lokalanästhesie* ist ausreichend. Weitere Operationsvorbereitungen sind Rückenlagerung, Desinfektion und Abdeckung mit einem Lochtuch.

Technik

Die Punktionskanüle wird unterhalb des lateralen oder medialen Rands der Patella in Richtung zum oberen Gelenkrezessus eingestochen (siehe auch 6.4.5.2 und Abb. 6.54). Vorhandener Erguß wird aspiriert und zur zytologischen und bakteriologischen Untersuchung asserviert. Das spezielle weitere Vorgehen richtet sich nach den Ergebnissen der Untersuchung: Bei sympathischen Ergüssen reicht oft eine Druckentlastung durch Abpunktieren des Ergusses aus. Die Instillation entsprechender Medikationen kann sich anschließen.

Eine spezielle *Nachbehandlung* richtet sich nach der abschließenden Diagnose. *Komplikationen* sind Infektionen und Knorpelschäden.

Operative Therapie

Quadrizepssehnenruptur

Therapieziel
Behandlungsziel ist die Wiederherstellung der aktiven Streckfähigkeit im Kniegelenk und damit der Geh- und Stehfähigkeit.

Pathophysiologie, Symptomatik und Diagnostik, siehe 6.3.2.2 und 7.4.3.2.

Vorbereitung
Die *Indikation* zum ambulanten Vorgehen sollte eng gestellt werden. Offene Eingriffe dieser Region sind durch eine häufige Inzidenz von thrombotischen Komplikationen belastet; dies gilt insbesondere bei entsprechenden Dispositionen. Im Zweifelsfall wird stets stationär behandelt.

Die *Patientenaufklärung* sollte die Gefahr der erneuten postoperativen Ruptur oder sekundärer Gelenkschäden sowie die erforderliche längerfristige Gewichtsentlastung beinhalten. Geeignete *Anästhesieformen* sind die Regional- oder Allgemeinanästhesie. Zur weiteren *Operationsvorbereitung* zählen die Rückenlagerung und die ausgiebige Desinfektion. Die Vornahme einer *Blutleere* ist individuell zu entscheiden.

OP-Technik

Der Hautschnitt erfolgt in der Medianlinie über dem Riß, die Sehne befindet sich unmittelbar unter der Subkutis (Abb. 8.25a). Bei frischer Ruptur schließt sich eine *transpatelläre Naht* mit Durchflechtung der proximalen Sehne z.B. nach KIRCHMAYR-KESSLER an. *Alternative Techniken* sind die direkte Adaptation mit Matratzennähten oder U-Nähten.

Bei veralteten Rupturen oder zerstörten unsicheren Nahtlagern ist zusätzlich eine Sehnenplastik mit gestieltem autologen Sehnengewebe aus der proximalen Quadrizepssehne (SCUDERI) mit primärem Verschluß der dreieckförmigen Entnahmestelle notwendig (Abb. 8.25b). *Alternative Technik* ist hier eine freies Sehnentransplantat aus dem Tractus iliotibialis.

Abschließend erfolgen stets die Einlage einer Redon-Drainage und die Immobilisation im Oberschenkelgips (siehe 6.2.3)

Nachbehandlung

Eine Immobilisation ist für 6 Wochen mit Gewichtsentlastung unter Thromboseprophylaxe erforderlich. Frühzeitig wird mit isometrischen Spannungsübungen im Gipsverband angefangen. Die Gewichtsbelastung wird individuell je nach Haltbarkeit der Sehnennähte, Ausmaß der Ruptur und Qualität des Nahtlagers begonnen und gesteigert.

Komplikationen

Komplikationen sind Rerupturen, Patellafehlpositionen (Patella alta, Patella infera), Wundheilungsstörungen, Immobilisationsschäden und Thromboembolien trotz Prophylaxe.

Ruptur des Ligamentum patellae

Therapieziel, Vorbereitung, Nachbehandlung und Komplikationen: siehe Quadrizepssehnenruptur. Pathophysiologie, Symptomatik und Diagnostik, siehe 6.3.2.2 und 7.4.3.3.

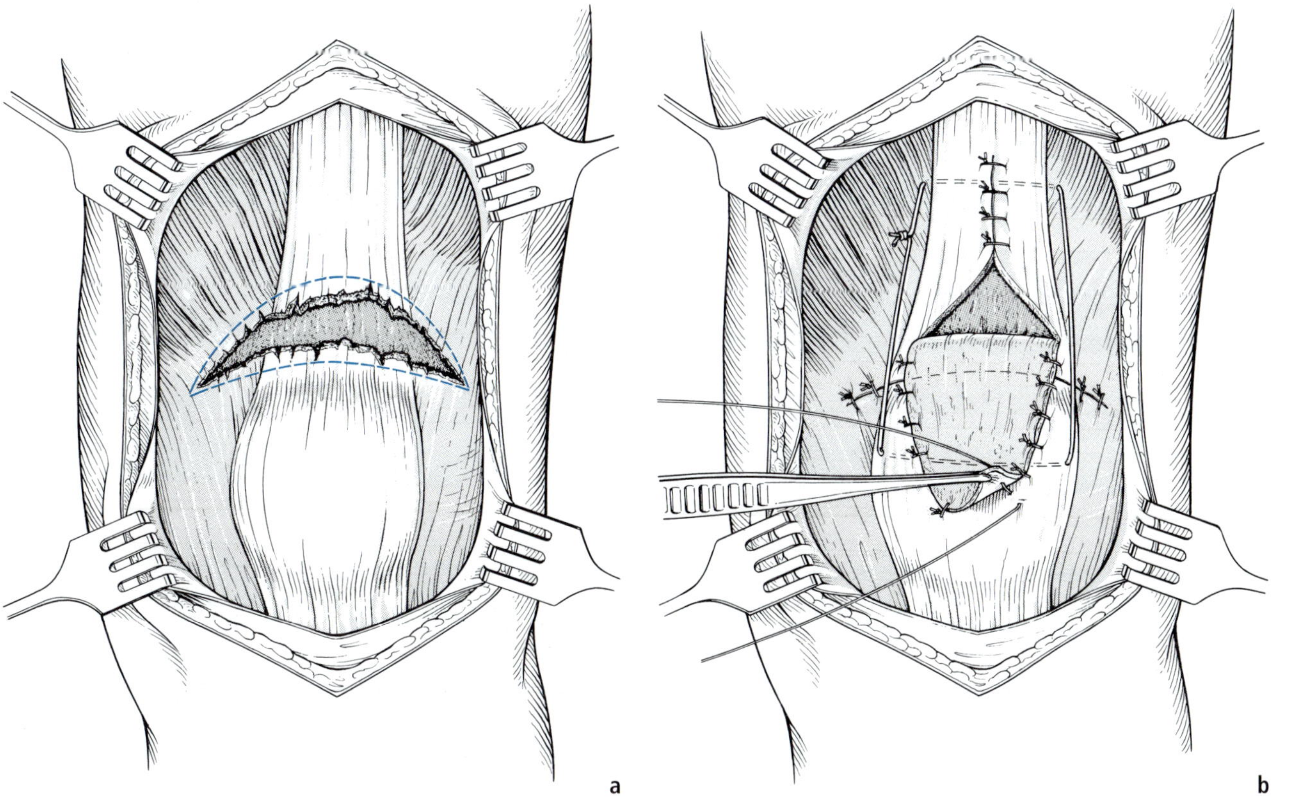

a b

Abb. 8.25a-b: Ruptur der Quadrizepssehne. Der Zugang erfolgt direkt von ventral (a), die direkte Sehnennaht wird durch eine Rahmennaht abgesichert. Bei älteren Rupturen oder unsicherem Verschluß der Rißstelle durch alleinige direkte Naht sichert man durch eine gestielte Plastik aus der proximalen Quadrizepssehne (b) oder ein freies Transplantat aus der Fascia lata ab.

OP-Technik

Der Zugang erfolgt über einen medianen Hautschnitt, ggf. mit einer geringfügigen Verlagerung nach lateral zur Schonung des R. infrapatellaris n. sapheni. Bei frischen Rupturen wird die Läsion durch U-Nähte mit nichtresorbierbarem Material, ggf. auch durch Drahtnaht mit transossärem Verlauf durch die Tuberositas tibiae und distale Patella versorgt (Abb. 8.26); Einzel- und U-Nähte werden durch Rahmennaht gesichert. Bei älteren Rupturen erfolgt die Sehnenverstärkung durch freie Transplantate aus der Fascia lata oder der Sehne des M. semitendinosus.

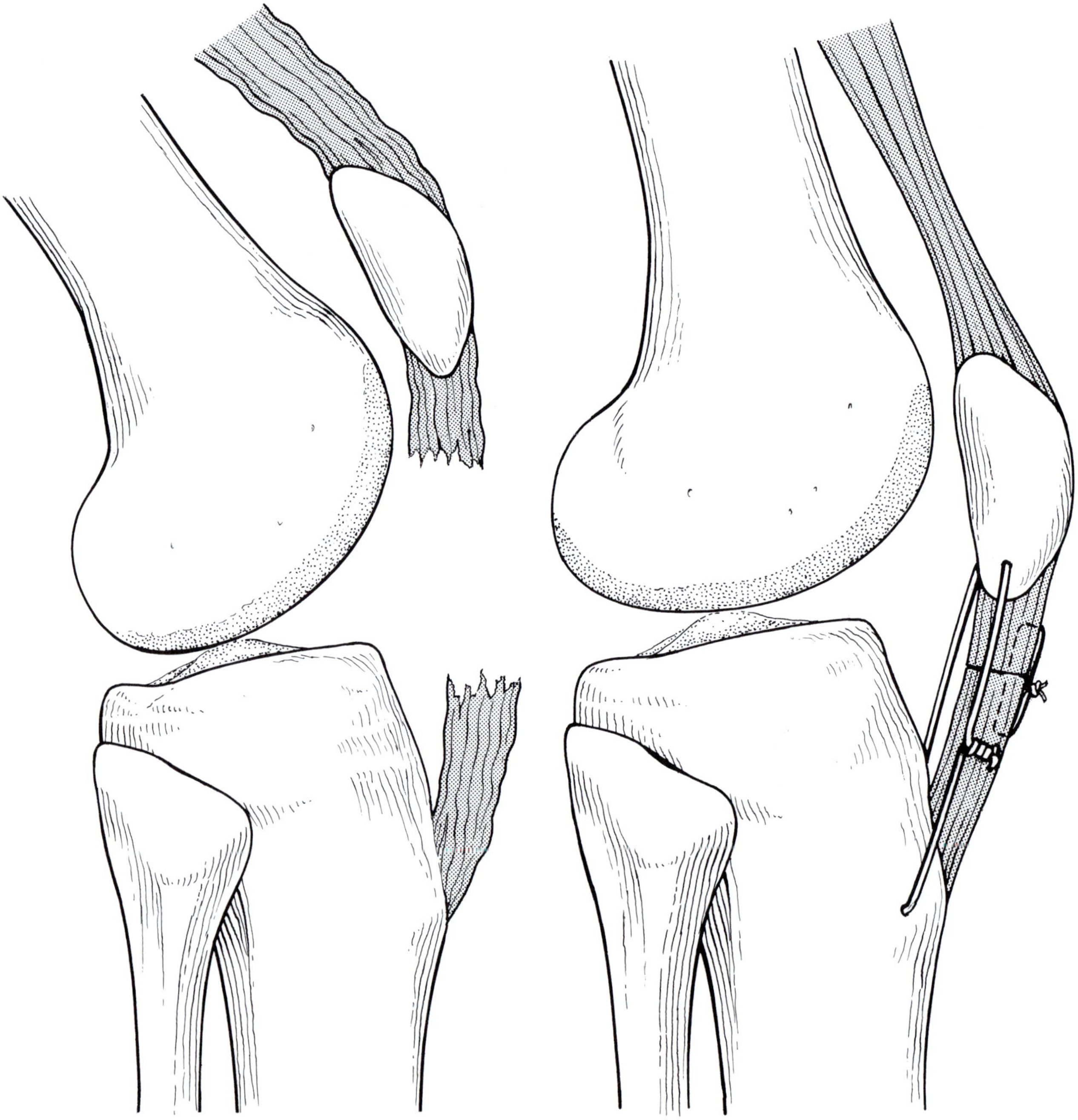

a b

Abb. 8.26a-b: Ruptur des Lig. patellae. Die Verletzung (a) wird durch direkte Naht versorgt und mittels knöcherner Rahmennaht gesichert, die durch die Tuberositas tibiae und den distalen Patellapol gelegt wird (b).

Synovialzysten

Therapieziel

Behandlungsziel ist die Beseitigung mechanischer Druckirritationen beim Gehen und Stehen, v.a. auch auf benachbarte neurovaskuläre Strukturen. Sind diese Druckauswirkungen nicht gegeben, relativiert sich die Indikation zur operativen Therapie.

Vorbereitung

Die *Indikation* zum ambulanten Vorgehen sollte eher eng gestellt werden. Offene Eingriffe dieser Art und Lokalisation sind bekanntermaßen durch ein erhöhtes thromboembolisches Risiko belastet, entsprechende Dispositionen sind abzuklären. Im Zweifelsfall wird stets stationär behandelt.

Die *Patientenaufklärung* beinhaltet die Gefährdung neurovaskulärer Strukturen durch die Präparation bzw. auch durch die evtl. angelegte Blutleere; bei ausgedehnterer Präparation besteht die Gefahr eines Kompartmentsyndroms. Wegen der erforderlichen Bauchlage kommt praktisch nur eine *Allgemeinanästhesie* in Frage; Regionalanästhesien werden so oft nicht toleriert.

Meist ist die *Bauchlage*, nur in seltenen Ausnahme die Rückenlage besser geeignet. Eine *Blutsperre* bringt oft mehr Probleme als Hilfen. Neben der Gefahr eines Tourniquet-Syndroms kann es beim Auswickeln zum Bersten von Zysten mit nachfolgender schwierigerer Präparation kommen.

OP-Technik

Nach einem Z-förmigen Hautschnitt von kranio-medial nach latero-kaudal (Abb. 8.27a) werden Subkutis und Faszie durchtrennt. Zur Sicherung der Leitungsstrukturen sollten A. und V. poplitea sowie N. tibialis und N. peronaeus dargestellt werden. Der Zystenstiel befindet sich meist medial der neurovaskulären Strukturen und lateral des M. gastrocnemius medialis. Die Zyste wird bis an ihren Ursprung zur Kniegelenkkapsel verfolgt und die Basis freigelegt (Abb. 8.27b). Der Verbin-

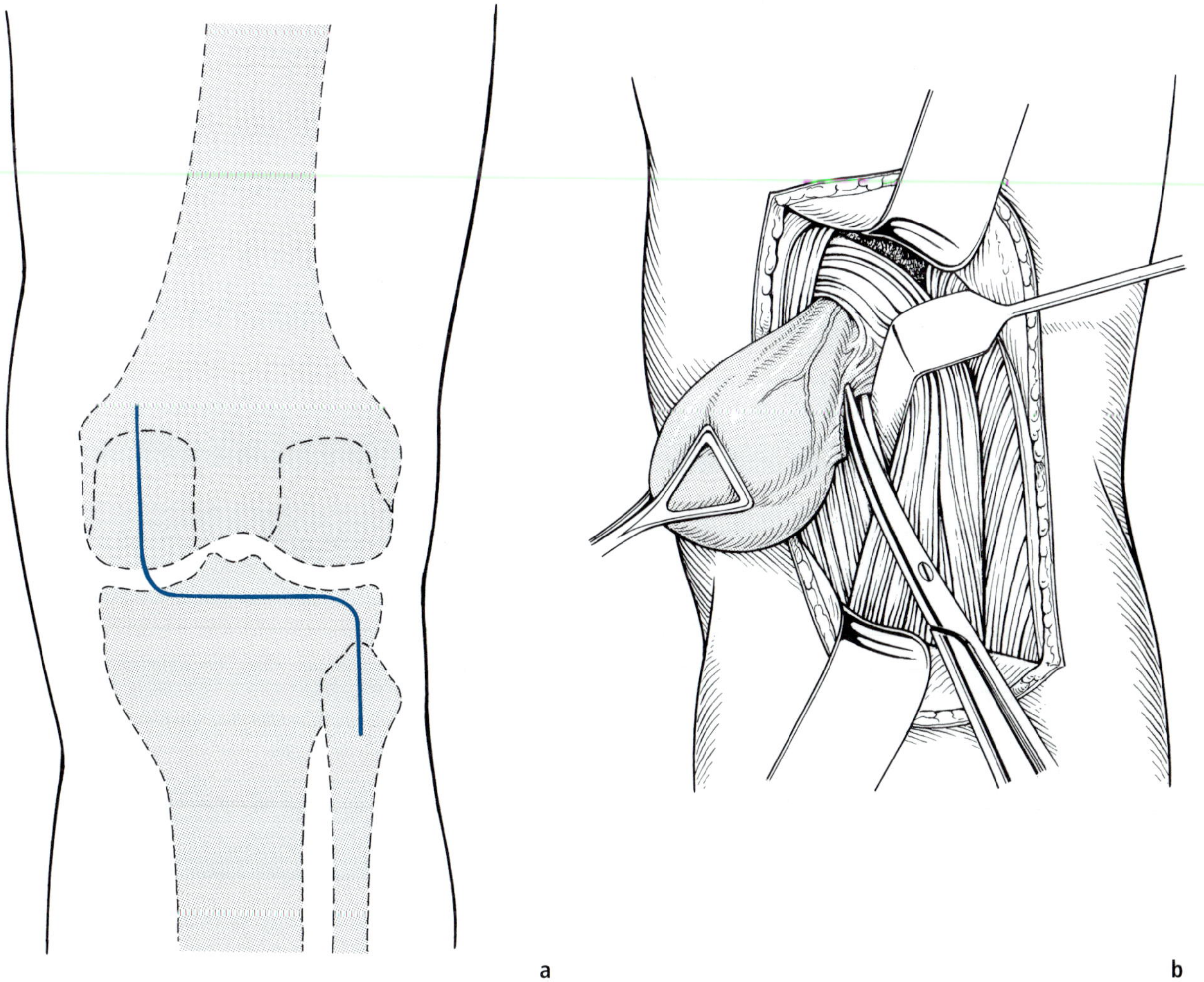

a b

Abb.8.27a-b: Resektion einer Synovialzyste. Der Zugang zur Kniekehle erfolgt durch einen Z-förmigen Hautschnitt (a). Um Verletzungen zu vermeiden, sollte das Gefäß-Nerven-Bündel der Kniekehle regelmäßig dargestellt werden. Nach Präparation und Freilegung der Zystenbasis wird der Stiel basisnah unterbunden.

dungsstiel wird unterbunden und die Zyste in toto abgetragen. Danach wird eine evtl. angelegte Blutsperre geöffnet.

Es sollte stets geprüft werden, ob eine Kniebinnenerkrankung als Ursache der Zyste in Frage kommt; diese wird dann ggf. speziell saniert. Nach Blutstillung erfolgt die Einlage einer Redon-Drainage.

Nachbehandlung

Je nach Ausmaß der Zystenresektion reicht evtl. eine nur kurzzeitige Immobilisation und Gewichtsentlastung unter Thromboseprophylaxe. Bei entsprechender Grundkrankheit mit Knorpelschäden ist eine Bewegungstherapie auf motorgetriebener Schiene indiziert.

Komplikationen

Zu den Komplikationen zählen die Schädigung neurovaskulärer Strukturen, Kompartmentsyndrom und Rezidivzysten.

8.2.3 Degenerative Erkrankungen der Wirbelsäule

Allgemeines

Vertebragene Beschwerden sind ein häufiges Symptom in Praxis und Ambulanz. In der Mehrzahl der Situationen handelt es sich um funktionelle Irritationen, die aber durch bereits bestehende degenerative Veränderungen getriggert werden können.

Im Bereich der *Halswirbelsäule* tritt gehäuft der akute Schiefhals auf, ausgelöst durch eine funktionelle Blokkierung von Intervertebralgelenken. Blockaden der *Kostovertebralgelenke* und der *Intervertebralgelenke* können akute Dorsalgien mit ringförmigen Beschwerden in allen Höhenabschnitten auslösen. Je nach Lokalisation sind Verwechslungen mit zahlreichen internistischen (Pleuritis, Angina pectoris, Myokardinfarkt, Pankreatitis) und chirurgischen Krankheitsbildern (Pneumothorax, Cholelithiasis, Aortenaneurysma) möglich.

Das häufigste Beschwerdebild ist allerdings unverändert die akute *Lumbalgie* oder *Lumboischialgie.* Zu unterscheiden sind dabei diskogene und vertebragene Schmerzsyndrome. Beide sind den degenerativen Erkrankungen zuzuordnen. Entzündlich-rheumatische Erkrankungen sind eher durch einen chronischen Verlauf charakterisiert, wenngleich sie in Intensität und zeitlichen Rhythmen auch andere Schmerzsyndrome imitieren können.

Für alle Abschnitte der Wirbelsäule sind zwei vertebragene Veränderungen wegen ihres destruktiven Charakters differentialdiagnostisch bedeutsam:

- *Knochenmetastasen.* Etwa 60 % aller Knochenmetastasen siedeln sich in der Wirbelsäule ab. Bei entsprechender Anamnese und erkennbarer Destruktion von Wirbelkörpern sollte immer auch an die Metastase eines malignen Tumors gedacht werden. Am häufigsten bestehen dabei als Grundkrankheiten Bronchial-, Mamma-, Prostata- und Nierenzellkarzinom.
- *Eitrige Spondylitiden.* Eine Disposition besteht durch fortbestehende eitrige Organerkrankungen andernorts und bei allgemeiner Abwehrschwäche. Daran denken sollte man stets bei unklaren Fieberreaktionen mit Rückenschmerzen.

Trotz ihrer zahlenmäßigen Häufigkeit eignen sich nur wenige vertebragene oder diskogene Krankheitsbilder für eine ambulante operative Behandlung. Wenn auch in jüngerer Zeit ein nachweisbarer Trend erkennbar ist, Bandscheibenprotrusion und -prolaps auch endoskopisch ambulant zu behandeln, dürfte es sich insgesamt um seltenere speziell ein- und ausgerichtete leistungsfähige Institutionen handeln, die generelle Empfehlungen (noch) nicht erlauben. Unter „Spezielle Indikationen" (s.u.) werden drei lumbale Syndrome behandelt, die sich nach sorgfältiger Abwägung und entsprechender Patientenauswahl für eine ambulante chirurgische Therapie eignen. Topographisch sind sie alle der Lendenwirbelsäule zuzuordnen.

Anatomie und Pathophysiologie

Die anatomischen und funktionellen Aspekte bei Beschwerden im Bereich der Lumbalregion sind vielschichtig. Neben morphologischen und muskelphysiologischen Momenten spielen psychologische, soziale und berufliche Aspekte eine gewichtige Rolle. Neben den vertebragenen und diskogenen Veränderungen können entzündlich-rheumatische Erkrankungen und morphologische Varianten besonders im posterioren Bereich des lumbosakralen Übergangs Schmerzen auslösen.

Anatomisch und funktionell finden sich enge Beziehungen zwischen Facettengelenken und Bandscheibe des jeweiligen Segments. Höhenminderung des Bandscheibenfachs führt zum Verschieben der beiden Facetten dorsal und kann einen kapsulären Schmerz auslösen. Da die Stellung der Facetten auch von der Krümmung der Wirbelsäule abhängt, kommt es bei Lordosierung zum Ineinanderschieben der Facetten, bei Kyphosierung zur Distraktion mit Kapseldehnung. Entzündliche Veränderungen dieser Facettengelenke können durch mechanische Irritationen und arthrotische sowie durch entzündlich-rheumatische Veränderungen mit Synovitis dieser Gelenke entstehen.

Morphologische Varianten der dorsalen Lumbosakralregion sind häufig, aber nicht zwingend mit Beschwerden verbunden. Röntgenologisch am häufigsten sieht man die Spina bifida occulta, d.h. eine Spaltbildung der Wirbelbögen mit evtl. Weichteilveränderungen am Duralsack. Hypertrophierte Dornfortsätze im Rahmen der Spaltbildung (=M. DE ANQUIN) oder bei intakten Wirbelbögen (=M. BAASTRUP) können insbesondere bei Hyperlordose (Hohlrückenbildung) zu vertebragenen Schmerzen und u.U. zu radikulären Symptomen führen.

Diagnostik

Basis der Diagnostik ist die gründliche *klinische Untersuchung* (siehe 6.1.8). Sie wird durch einen neurologischen Status ergänzt.

Bei den bildgebenden Verfahren (siehe auch 6.1.8) ist die *konventionelle Röntgenuntersuchung* die unverzichtbare Basis; erforderlich sind Aufnahmen in 2 Ebenen. Funktionsaufnahmen im seitlichen Strahlengang mit Kyphosierung und Lordosierung stellen die Position der Dornfortsätze dar. Im Einzelfall kann eine Zielaufnahme in Funktionsstellung im a.p.-Strahlengang die Position der Dornfortsätze besser festhalten.

Die *Computertomographie* ist zum Ausschluß diskogener Ursachen, zur Darstellung knöcherner Spinalkanalengen und zum Nachweis degenerativer Veränderung der Facettengelenke notwendig. Sie läßt weiterhin das Eintauchen eines übergroßen Dornfortsatzes in die Lücke des Wirbelbogens bei Spina bifida (M. DE ANQUIN) erkennen. Das MRT zeigt dagegen Weichteilveränderungen besser auf und hat klare Vorteile bei der Diagnostik entzündlicher Veränderungen.

Eine praktisch wichtige und häufig geübte diagnostische Maßnahme ist die *lokale Infiltration* der Region mit einem Lokalanästhetikum. Mit ihr können funktionelle Irritationen erfaßt und differentialdiagnostische Abgrenzungen erleichtert werden.

Operative Therapie

Therapieziel

Ziel der Behandlung bei degenerativen Lumbalsyndromen ist die Schmerzbeseitigung oder Schmerzlinderung.

Indikationen

Die *Indikation* zur operativen Behandlung ist bei degenerativen Erkrankungen stets relativ. Sie sollte erst nach ausreichend langer, intensiver und komplexer konservativer Therapie gestellt werden (KG, Schmerzausschaltungen, Rumpforthese).

Vorbereitung

Für alle offenen ambulanten Verfahren ist eine *Allgemeinanästhesie* erforderlich. Die *Lagerung* des Patienten erfolgt in Bauchlage, am günstigsten ist die Verwendung eines Lagerungsblocks aus Kunststoff oder ein entsprechend kippbarer OP-Tisch. Durch Beckenkippung bzw. -aufrichtung kommt es zur Lordosierung bzw. Kyphosierung der LWS.

Allgemeine Nachbehandlung

Zur postoperativen Basistherapie gehört eine ausreichende *Analgesie* am besten mit nichtsteroidalen Antirheumatika (NSAR). Sie ist Voraussetzung für den möglichst frühzeitigen Beginn einer *krankengymnastischen Übungsbehandlung* bereits am 1. postoperativen Tag. Eine *Thromboseprophylaxe* ist so lange durchzuführen, bis der Patienten ausreichend mobil ist.

Die Applikation einer *Rumpforthese,* meist mit kyphosierender Funktion ist insbesondere bei Patienten mit schwacher Bauch- und Rückenmuskulatur und/oder starker LWS-Lordose zu überlegen.

Komplikationen

Komplikationen für alle offenen operativen Verfahren sind intraoperative Nervenläsionen, Verletzungen des Durasacks mit Liquorfistel, Infektionen und Nachblutungen.

Spezielle Indikationen

Mono- oder oligosegmentäre Spondylarthrose

Krankheitsbild

Leitsymptom der Spondylarthrose ist die Lumbalgie, evtl. mit pseudoradikulärer Ausstrahlung; Schmerzverstärkung tritt v.a. bei Lordosierung auf. *Radiologische Untersuchungsbefunde* sind Arthrose der Facettengelenke und Osteophytenbildung bei konventioneller oder tomographischer Darstellung.

Indikation

Indikation zur operativen Therapie ist das chronische Lumbalsyndrom ohne ausreichende Schmerzlinderung durch konservative Maßnahmen (KG, Orthese, Gewichtsreduktion) bei deutlicher Schmerzlinderung durch Lokalanästhetikum-Applikation an die Facettengelenke.

Technik

Verfahren der Wahl ist die lokale Schmerzausschaltung. Sie erfolgt als perkutane Applikation eines langwirksamen Lokalanästhetikums (z.B. 0,5 % oder 0,25 %ige Carbostesin-Lösung, 2 – 5 ml) an die entsprechenden identifizierten Facetten bzw. Gelenkkapsel (Abb. 8.28). Die korrekte Lage der Applikationsnadel sollte durch Bildwandlerkontrolle gesichert werden.

M. BAASTRUP

Krankheitsbild

Leitsymptom des M. BAASTRUP (BAASTRUP-Syndrom, „Kissing-spine-Syndrom“), eines seltenen degenerativen Syndroms, ist der lokale LWS-Schmerz mit Intensi-

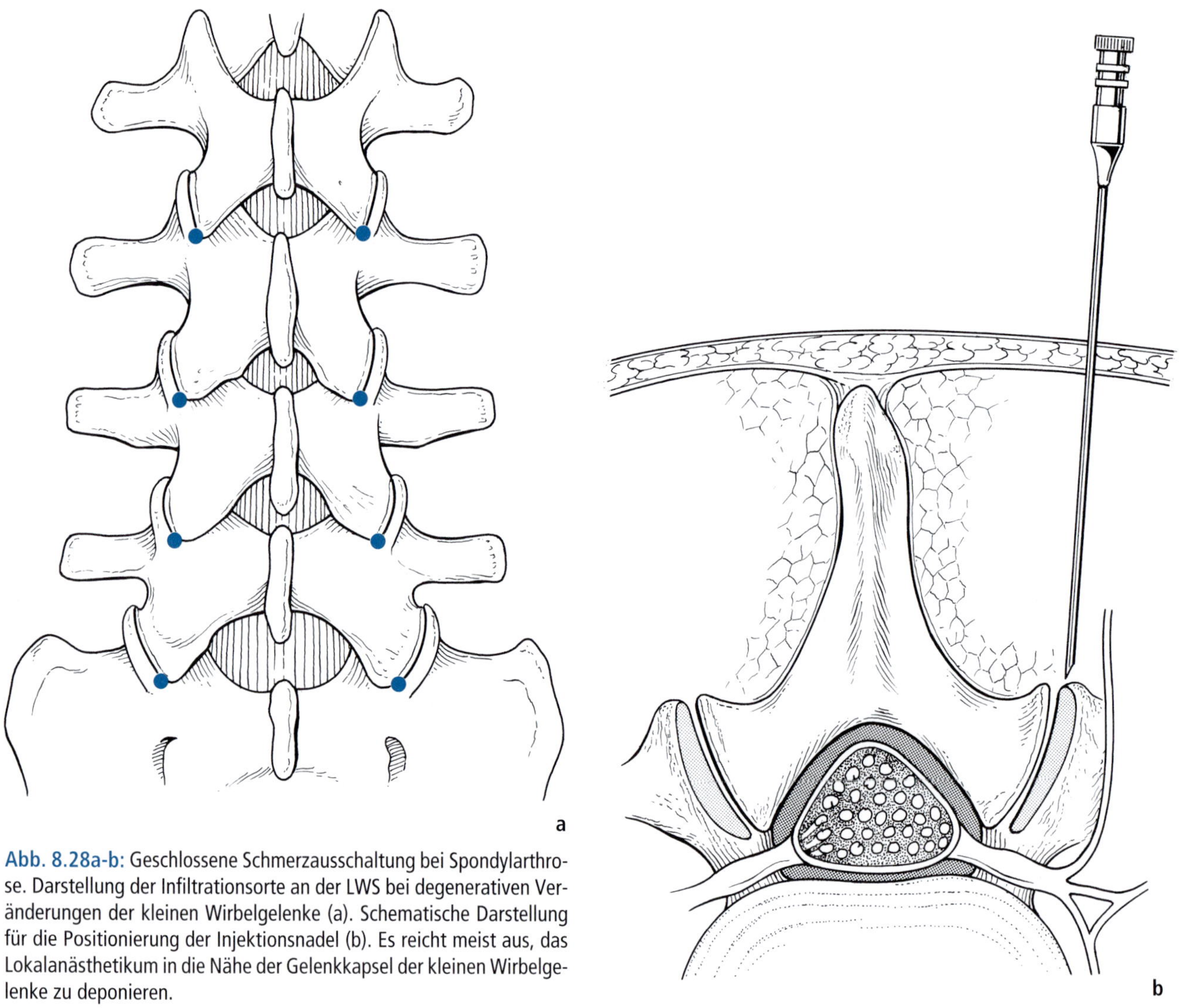

Abb. 8.28a-b: Geschlossene Schmerzausschaltung bei Spondylarthrose. Darstellung der Infiltrationsorte an der LWS bei degenerativen Veränderungen der kleinen Wirbelgelenke (a). Schematische Darstellung für die Positionierung der Injektionsnadel (b). Es reicht meist aus, das Lokalanästhetikum in die Nähe der Gelenkkapsel der kleinen Wirbelgelenke zu deponieren.

vierung bei Lordosierung; radikuläre Symptome bestehen nicht (Abb. 8.29). Eine kurzfristige Schmerzlinderung läßt sich durch LWS-Kyphosierung erreichen. Typischerweise tritt eine Besserung nach Infiltration von Lokalanästhetika in den interspinösen Raum bzw. an die Dornfortsätze ein.

Indikation

Die operative Therapie ist bei konservativ nicht ausreichend beherrschbaren Schmerzen indiziert.

OP-Technik

Nach medianem Hautschnitt über dem entsprechend betroffenen Dornfortsatz folgt die partielle Resektion des Dornfortsatzes unter Erhalt der Kontinuität des Wirbelbogens (Abb. 8.29b und 8.31).

Die *Nachbehandlung* umfaßt den Beginn der KG-Übungen am ersten postoperativen Tag ohne Immobilisierung; die Entlordosierung wird durch KG und/oder Rumpforthese angestrebt.

M. de Anquin bei Spina bifida occulta

Krankheitsbild

Leitsymptom des M. de Anquin bei Spina bifida occulta (spinöses Impingement-Syndrom) ist wie beim M. Baastrup der lokale Wirbelschmerz im betroffenen Segment; eine radikuläre Symptomatik ist dagegen hier möglich. *Radiologisch* läßt sich das Tiefertreten des vergrößerten Dornfortsatzes in die Bogenlücke des kaudal folgenden Wirbels nachweisen (Abb. 8.30b, d).

Indikation

Die Indikation zur operativen Therapie besteht, wenn eine Kyphosierung durch KG oder/und Orthese zwar zur Schmerzlinderung, auf Dauer jedoch nicht zur Beschwerdefreiheit führt.

OP-Technik

Nach Hautschnitt median über dem betroffen Dornfortsatz erfolgt die Resektion des übergroßen Dornfortsatzes unter Erhalt der Kontinuität des Wirbelbogens

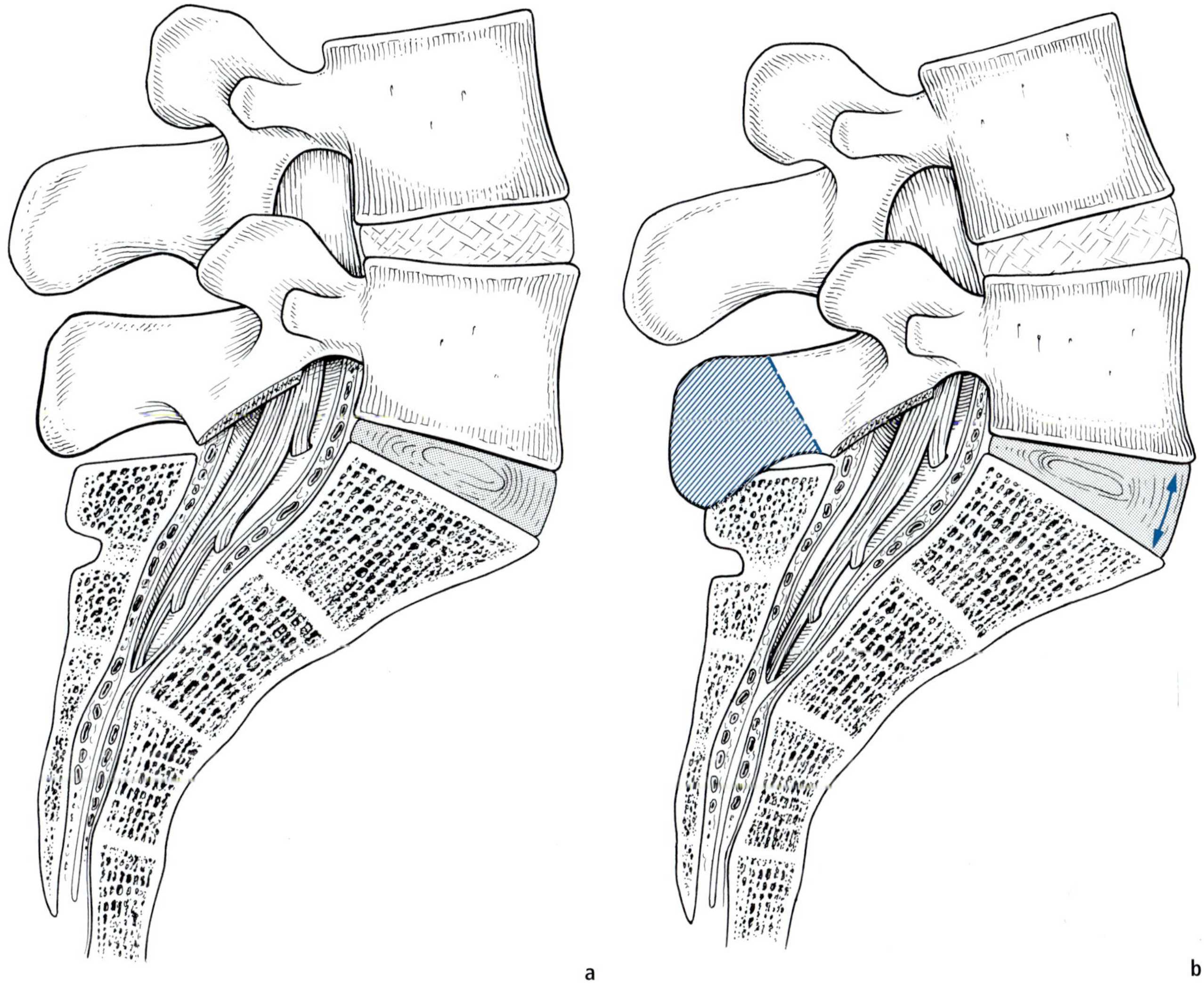

Abb. 8.29a-b: Mechanismus der Schmerzentwicklung und Therapie bei M. BAASTRUP. Bei Lordosierung bzw. Extension der Lendenwirbelsäule werden die Dornfortsätze aufeinandergedrückt (b). Dieser Mechansimus wird durch die Resektion des Dornfortsatzes durchbrochen.

(Abb. 8.31). Ein evtl. am Dornfortsatz adhärenter Duralsack ist zu schonen.

Die *Nachbehandlung* besteht in sofortiger aktiver KG am ersten postoperativen Tag ohne Immobilisation. Entlordosierung durch KG und/oder Rumpforthese.

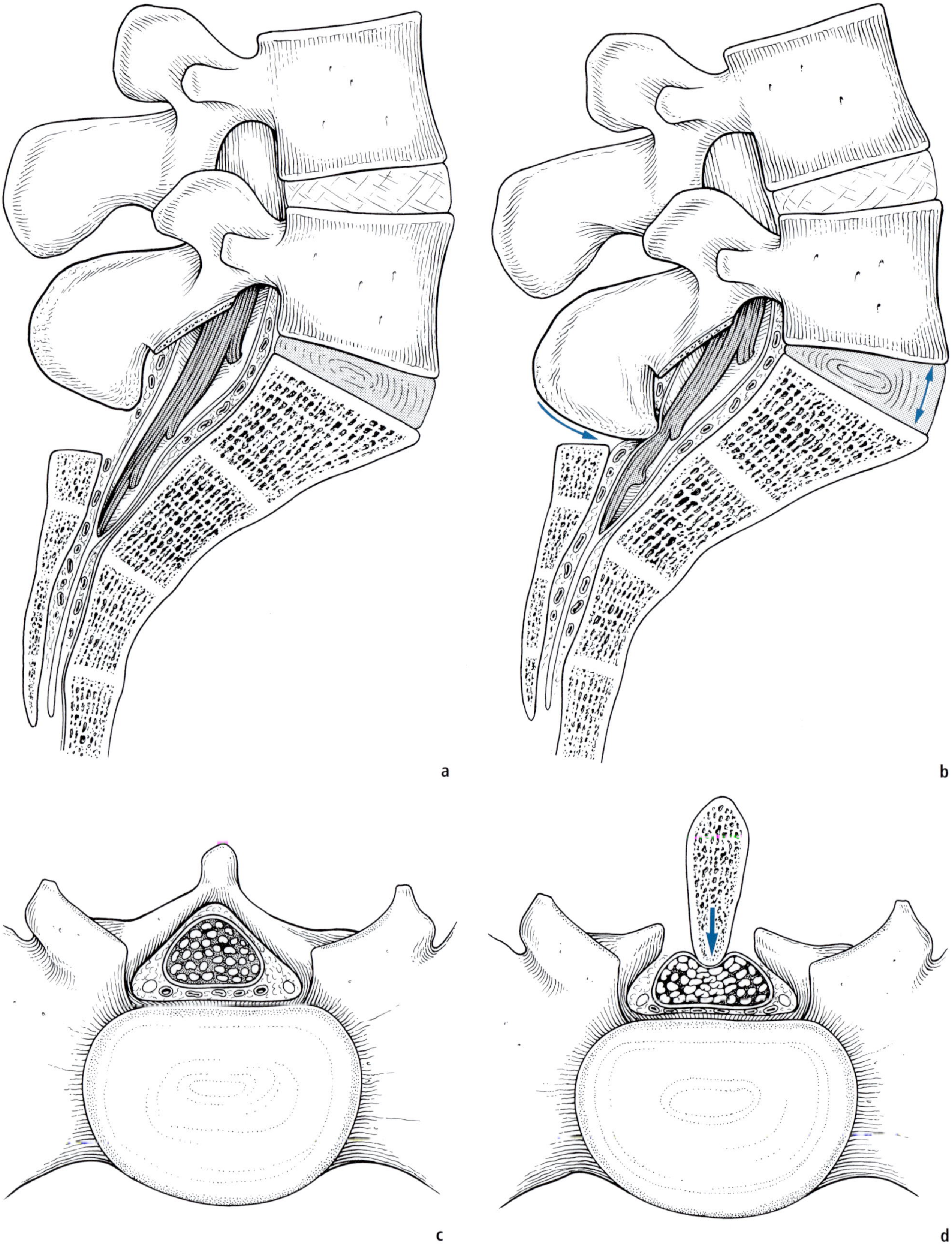

Abb. 8.30a-d: Schmerzauslösung bei M. DE ANQUIN. Im Gegensatz zum M. BAASTRUP kommt es aufgrund des offenen Wirbelbogens bei dem nächsttieferliegenden Wirbel zur Impression in den Duralsack (b, d). Transversale Darstellung des spinösen Impingement-Syndroms mit Impression des Duralsacks (d). Nicht nur bei asymmetrischer Lage des übergroßen Dornfortsatzes kann es auch zu radikulären Symptomen kommen.

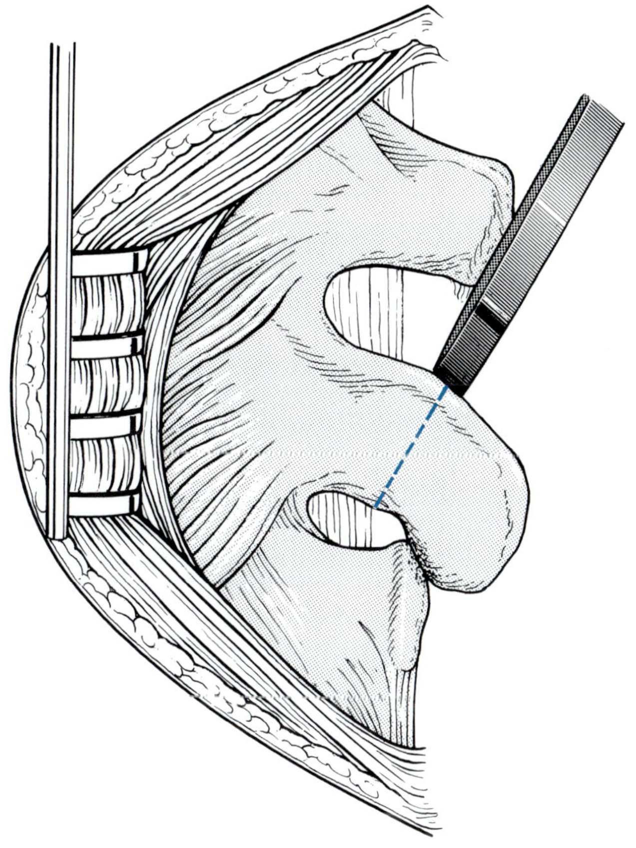

Abb. 8.31 (links): Operative Therapie der spinösen Impingment-Syndrome (M. Baastrup, M. de Anquin). Nach Hautschnitt in der Medianlinie über den betroffenen Dornfortsätzen wird die paravertebrale Muskulatur subperiostal abpräpariert. Danach erfolgt die operative Verkleinerung des übergroßen Dornfortsatzes mit Meißel oder/und Luer. Sorgfältig zu vermeiden sind Verletzungen des Duralsacks bei Spina bifida occulta. Bei radikulärer Symptomatik erfolgt eine zusätzliche Wurzelrevision mit Adhäsiolyse.

Literatur

[1] Bauer R, Kerschbaumer F, Poisel S, Härle A: Zugangswege. In: Bauer R, Kerschbaumer F, Poisel S (Hrsg.): Orthopädische Operationslehre: Wirbelsäule. Thieme, Stuttgart-New York 1991 (1-72)

[2] Bruns J, Lüssenhop S: Sonographische Darstellung von freien Gelenkkörpern am Ellenbogengelenk. Ultraschall in der Medizin 14 (1993) 58-62

[3] Bruns J, Rehder U, Dahmen GP, Behrens P, Meiss L: Morbus de Anquin – A rare Cause of Low Back Pain Syndrome and Sciatica. Europ Spine J 3 (1994) 265-269

[4] Debrunner HU: Orthopädisches Diagnostikum, 4. A. Thieme, Stuttgart-New York 1982

[5] Gerber C: Die vordere Akromionplastik. Operative Orthopädie und Traumatologie 1 (1989) 13-16

[6] Habermeyer P, Brunner U, Wiedemann E: Ortsständige Rekonstruktionstechniken und Palliativoperationen bei großen Rupturen und sogenannten Massenrupturen der Rotatorenmanschette. Operative Orthopädie und Traumatologie 3 (1991) 161-178

[7] Labitzke R, Fritzsch M: Die transhumerale Fixation der langen Bizepssehne. Operative Orthopädie und Traumatologie 3 (1991) 260-267

[8] Niethard FU, Pfeil J: Orthopädie. Duale Reihe, Hippokrates, Stuttgart 1989

[9] Ogino T, Takahara M: Joint debridement for osteoarthritis of the elbow through a bilateral approach. Operative Orthopädie und Traumatologie 3 (1991) 270-278

[10] von Torklus D: Atlas orthopädisch-chirurgischer Zugangswege, 4. A. Urban&Schwarzenberg, München-Wien-Baltimore 1992

[11] Wilhelm A: Therapieresistente Epicondylitis humeri radialis und Denervationsoperation. Operative Orthopädie und Traumatologie 1 (1989) 25-34

[12] Wirth CJ: Die akromiale Klavikularesektion. Operative Orthopädie und Traumatologie 1 (1989) 9-12

[13] Wirth CJ, Kohn D: Operation am Kniegelenk. In. Bauer R, Kerschbaumer F, Poisel S (Hrsg.): Orthopädische Operationslehre: Becken und untere Extremität, Teil 1. Thieme, Stuttgart-New York 1994 (431-591)

8.3 Periphere Neurochirurgie

G. Penkert

8.3.1 Allgemeine Indikationen

ZNS

Ausgedehnte ambulante Eingriffe im Schädelinneren oder im Wirbelkanal sind zur Zeit nicht denkbar. Minimalinvasive ambulante Operationen an der Wirbelsäule *außerhalb* des Wirbelkanals werden hingegen angeboten. Neben CT-gesteuerten schmerzchirurgischen Eingriffen kleineren Ausmaßes kommen perkutane Nukleotomien bei intaktem hinteren Längsband in Betracht. Die Gesamtheit der dann immer noch zu erwartenden Komplikationen läßt ambulantes Vorgehen doch eher eine Ausnahme bleiben.

Die minimalinvasive Implantation von Kathetern und Stimulationselektroden zur Beeinflussung neurogener Schmerzen und spastischer Reaktion auf Rückenmarkstraumen werden gesondert behandelt (siehe 8.4).

Peripheres Nervensystem

Eingriffe am peripheren Nervensystem sind weniger streng eingeschränkt. Prinzipiell unterschieden werden hierbei:

- *Nerventransplantationen.* Transplantationen nach erlittenem Extremitätentrauma erfordern langstreckige Wundrevisionen, die Entnahme eines oder beider Suralisnerven als autologe Transplantate und letztlich eine mikrochirurgische Rekonstruktion des verletzten Nerven mit anschließender Ruhigstellung der Gliedmaße für ca. 10 Tage. Solche Eingriffe können unter ambulanten Bedingungen keinesfalls empfohlen werden.
- *Neurolysen.* Mikrochirurgische Neurolysen nach traumatischen Nervenschäden, z.B. am N. peroneus communis nach Kniegelenksdistorsion, stellen mehrstündige Eingriffe in Vollnarkose mit Mikroinstrumentarium und Mikroskop dar. Wegen der Nachwirkungen einer solchen Narkose dürfte auch hier ambulantes Vorgehen nur selten in Frage kommen.
- *Beseitigung von Engpaßsyndromen.* Es bleibt somit als Indikation zur ambulanten Therapie die Beseitigung von Engpaßsyndromen der oberen Extremität und in Einzelfällen, und wiederum mit Einschränkungen, an der unteren Extremität.

8.3.2 Nervenkompressionssyndrom

Krankheitsbild

Als Nervenkompressionssyndrom sind chronische Nervenausfallsbilder an der oberen und unteren Extremität von langsamer Progredienz anzusehen. Sie entstehen entweder spontan, oder es geht ihnen ein weit zurückliegendes Bagatelltrauma voraus. Prädilektionsorte sind entweder anatomisch vorgegebene Engpässe oder die exponierte Lage eines Nerven zwischen Haut und Extremitätenknochen mit der Gefahr sich wiederholender kleiner Traumatisierungen und reaktiver Vernarbungen.

Pathophysiologie der Nervenläsionen

Axon und Markscheide sind die empfindlichsten Strukturen innerhalb eines peripheren Nerven. Die lamelläre Myelinscheide kann innerhalb des unter Druck stehenden Nervenabschnitts einem reversiblen degenerativen Prozeß anheimfallen. Die Folge ist, daß die saltatorische Erregungsausbreitung unterbrochen und von einer extrem verlangsamten kontinuierlichen Erregungsleitung entlang der Axonmembran selbst abgelöst wird. Die Verlangsamung dieser Erregungsleitung ist elektrophysiologisch meßbar und dient als objektives Kriterium zum Nachweis oder Ausschluß eines Engpaßsyndroms.

Der Druck auf das Nervengewerbe kann in ausgeprägteren Fällen sogar zur Unterbrechung der Axonkontinuität führen. Die Degenerations- und Regenerationsvorgänge innerhalb eines peripheren Nerven laufen dann nach dem WALLER-Gesetz ab: Mit der Unterbrechung der Axonkontinuität kommt ein histologisch definierter Abbauprozeß in Gang, wobei der Achsenzylinder vom Läsionsort nach distal zerfällt und gleichzeitig ein Abbau der Myelinscheide stattfindet; die Schwann-Zellen überleben aber.

Die bindegewebigen Strukturen des peripheren Nerven, Endoneurium, Perineurium und Epineurium, sind verhältnismäßig widerstandsfähig und nehmen bei der chronischen Kompression eines Nerven praktisch keinen Schaden. Sie werden erst durch ein akutes Trauma oder durch eine besonders lang anhaltende, chronische Kompression strukturell geschädigt.

Vorderhorn- bzw. Ganglienzelle und proximal des Läsionsorts gelegener Nervenzellfortsatz besitzen jedoch die Kapazität, über den Schadensort hinaus wieder in die Peripherie auszuwachsen und Anschluß an ihr Endorgan zu gewinnen. Diese Regenerationskapapzität der Nervenzelle und ihres Axons macht sich die Chirurgie am peripheren Nerven zunutze.

Klassifikation der Nervenläsionen

1943 unterschied SEDDON nach Kenntnis der obigen Läsionsvorgänge drei Nervenläsionsgrade:

- Bei der *Neuropraxie* hat der Druck auf den Nerven die empfindlichste Struktur, die Myelinscheide, in einem bestimmten Abschnitt zerstört und damit die elektrische Impulsleitung verlangsamt oder unterbrochen. Da sich die von den Schwann-Zellen ausgehende Neuformierung der Myelinscheide innerhalb von drei bis vier Wochen vollzieht, kann sich die Funktion eines unter Kompression stehenden Nerven nach Dekompression verhältnismäßig rasch wieder erholen.
- Bei der *Axonotmesis* hat ein ausgeprägterer Druck auf den Nerven das Axon derart gequetscht, daß Degenerations- und Regenerationsvorgänge nach dem oben beschriebenen WALLER-Gesetz ablaufen. Die Nervenfunktion erholt sich nach solchen Schäden nach operativer Dekompression erst wieder, wenn das aussprossende Axon sein Endorgan erreicht hat, und dies nur, wenn die reaktive Fibrose des nervalen Bindegewebes seinerseits kein komprimierendes Ausmaß erreicht hat.
- Unter dem Begriff *Neurotmesis* wird die komplette Kontinuitätsunterbrechung eines Nerven verstanden. Sie kann selbstverständlich nicht Folge von Engpaßsyndromen sein, so daß die Beschreibung der erforderlichen Therapiemaßnahmen in diesem Rahmen entfällt.

Eine chronische Nervenkompression, die in der Muskulatur bereits atrophische Umbauprozesse hinterlassen hat, dürfte überwiegend eine Axonotmesis als Hintergrund haben. Die Erholungsvorgänge solcher Schädigungen sind dann verständlicherweise langwierig und limitiert durch die irreversiblen Umbauprozesse denervierter Muskelfaseranteile. Es resultiert das Postulat nach rechtzeitiger Operation, d.h. möglichst noch in einem Stadium der Neuropraxie.

Klinik

Jeder unter Kompression stehende Nerv verursacht brennende, stechende oder als elektrisierend empfundene Schmerzen in seinem sensiblen Versorgungsbereich. Sofern er ein typischer gemischter Nerv ist, kann sich eine Sensibilitätsstörung im autonomen Hautbereich, eine Lähmung der von ihm versorgten Muskeln und ein vegetatives Irritationsmuster mit gestörter Schweißsekretion, geminderter Durchblutung sowie leichter Blaufärbung der Haut hinzugesellen. Der Nerv ist im Kompressionssegment meist deutlich druck- und klopfempfindlich im Sinne eines „Tinnel-Hoffmann-Zeichens".

Diagnostik

Klinische Untersuchung, ENG und EMG

Wegweisend ist die neurologische Eingrenzung des Ausfallbilds, die Prüfung des Tinnel-Hoffmann-Zeichens durch Beklopfen des Nervenverlaufs mit Lokalisation des Punctum maximum und die *Elektrophysiologie* mit Bestimmung des betroffenen Segments, welches eine verlangsamte Nervenleitgeschwindigkeit aufweist. Die *Elektromyographie* (EMG) kann ergänzend nur helfen, wenn durch Axonotmesis Denervationsvorgänge in der betroffenen Muskelgruppe ausgelöst werden.

Bildgebende Diagnostik

Bildgebende Diagnostik kann nur insoweit helfen, als ein Tumor, z.B. ein Lipom, im Engpaßbereich durch MRT ausgeschlossen werden kann. Ebenso können knöcherne Anomalien Hinweise liefern, z.B. in der oberen Thoraxapertur bei Schädigung des Armplexus (siehe 8.3.5.1). Endoskopie und Sonographie sind bisher in der Diagnostik nicht sinnvoll einsetzbar.

8.3.4 Leitlinien der operativen Neurolyse

Behandlungsziel und Verfahrenswahl

Ziel des Eingriffs ist immer, von außen auf den Nerven einwirkenden Druck zu beseitigen. In den meisten Fällen dürfte durch eine solche *äußere Neurolyse* alles Notwendige getan sein. Die Myelinscheide kann sich reformieren und in der Kontinuität unterbrochene Axone können in die Peripherie wieder aussprossen.

In extremen Fällen entwickelt sich jedoch durch chronische Kompression im Inneren des Nerven eine Reaktion: Ödem sowie Fibrose des Bindegewebes zwischen den Faszikelgruppen und zwischen den Einzelfaszikeln. Diese Reaktionen können sich über das unter Druck stehende Nervensegment hinaus besonders nach proximal ausdehnen. Der unter Druck stehende Nervenabschnitt ist dann abgeflacht, der davor befindliche Nervenabschnitt im Sinne eines Pseudoneuroms verdickt. Hat die Fibrose des perineuralen Bindegewebes ein gewisses Ausmaß erreicht, übt sie ihrerseits eine chronische Kompression auf die Faszikelstrukturen aus und kann die oben beschriebenen Regenerationsvorgänge trotz tadelloser Beseitigung der äußeren Kompression verhindern. Eine solche Situation macht dann doch ein mikrochirurgisches Vorgehen notwendig. Dabei wird das verhärtete äußere Epineurium in longitudinaler Richtung mit einer Mikroschere geöffnet (Epineurotomie). Das Epineurium kann in der gesamten Zirkumferenz abgetragen werden (Epineurektomie). Als nächster Schritt kann mit vorsichtigen Spreizbewegungen einer Mikroschere zwischen die Faszikelgruppen vorgedrungen werden mit dem Ziel, auch eine zirkuläre Kompression durch das Perineurium zu minimieren (interfaszikuläre Neurolyse). Es sei betont, daß solche Operationsschritte immer eine Ausnahme darstellen, ihre Unterlassung aber bei Vorliegen eines typischen Pseudoneuroms das Operationsergebnis beeinträchtigt.

Indikationen und Kontraindikationen

Die *Operationsindikation* ergibt sich aus dem klinisch-neurologischen Ausfallsbild und überwiegend aus Schmerzen im Versorgungsgebiet des Nerven. *Kontraindikationen* entstehen allenfalls durch gerinnungshemmende Vormedikation bis zur Normalisierung der Gerinnungswerte.

Patientenaufklärung

Zum Aufklärungsgespräch gehört eine kurze allgemeinverständliche Erklärung zur Pathophysiologie. Daraus ist dann ersichtlich, daß der Erfolg der Operation nicht garantiert werden kann. Eine operationsbedingte Läsion des betroffenen Nerven über das schon entstandene Schadensausmaß hinaus, wenn auch selten, sollte keinesfalls unerwähnt bleiben. Dies gilt besonders bei Überlagerung durch die häufige diabetische oder alkoholische Polyneuropathie. Tiefliegende Nerven können nur unter Irritationen der bedeckenden Muskelverläufe erreicht werden, was diese funktionell passager oder selten dauerhaft durch Narbenbildung beeinträchtigt. Anomalien bestimmter Nervenäste, besonders des motorischen Asts zur Thenarmuskulatur, sollten keinesfalls vergessen und deshalb erwähnt werden, denn ihre Verletzung erzeugt eine irreversible Schädigung.

8.3.5 Engpaßsyndrome der oberen Extremität

8.3.5.1 Thoracic outlet-Syndrom

Krankheitsbild

Beim Thoracic outlet-Syndrom handelt es sich um Behinderungen des Verlaufs der sogenannten Primärstränge des Plexus brachialis, Truncus superior, medius und inferior durch anatomische Anomalien. Beschrieben wurden sehnige Kanten an der Skalenusmuskulatur, zusätzliche Skalenusmuskelstränge, die typische Halsrippe, Bandverbindungen zwischen einem ungewöhnlich breiten Querfortsatz des 7. Halswirbels und der 1. Rippe, Engstellungen zwischen 1. Rippe und Schlüsselbein, wobei die beschriebenen Veränderungen gerne vergesellschaftet sind mit einem ungewöhnlich kranial verlaufenden Bogen der A. subclavia. Die Symptome bestehen in verhältnismäßig diffus ausstrahlenden Mißempfindungen mit Bevorzugung der Dermatome C7 und C8. Bestimmte Stellungen des Arms, z.B. nachts beim Schlafen, können die Mißempfindungen provozieren. In fortgeschritteneren Fällen atrophiert die kleine Handmuskulatur.

Diagnostik

Die bildgebenden Verfahren können allenfalls knöcherne Anomalien nachweisen. Die Angiographie der A. subclavia in Funktionsstellungen kann hilfreich, aber nicht beweisend sein. Die Elektrophysiologie ist nicht beweisend. Die Diagnose wird unter Ausschluß aller anderen in Frage kommenden Krankheitsbilder gestellt, die in den gleichen Bereich des Arms ausstrahlen können. Hinweis zur Diagnosefindung ist die Palpation der supraklavikulären Region mit eindeutiger Provozierbarkeit der von der Patientin bereits zuvor angegebenen Beschwerden.

Die *Differentialdiagnose* umfaßt alle anderen Engpaßsyndrome, den zervikalen Bandscheibenvorfall und intraspinale in Höhe des Halswirbelkanals gelegene Prozesse, die am ehesten durch MRT auszuschließen sind.

Therapie

Der Autor bevorzugt den supraklavikulären Zugang über einen Hautschnitt oberhalb und parallel zum Schlüsselbein unter Ausnutzung der Hautfalten (Abb. 8.32). Nach Ablösen des Platysma gelangt man in ein die tiefe Muskulatur bedeckendes Fettpolster, welches von einem in die V. jugularis externa mündenden Venengeflecht durchzogen ist; diese Venen werden koaguliert. Aus dem Plexus cervicalis stammende supraklavikuläre Nerven sollten freigelegt und geschont werden. Unter dem Fettpolster gelangt man auf die Skalenus-

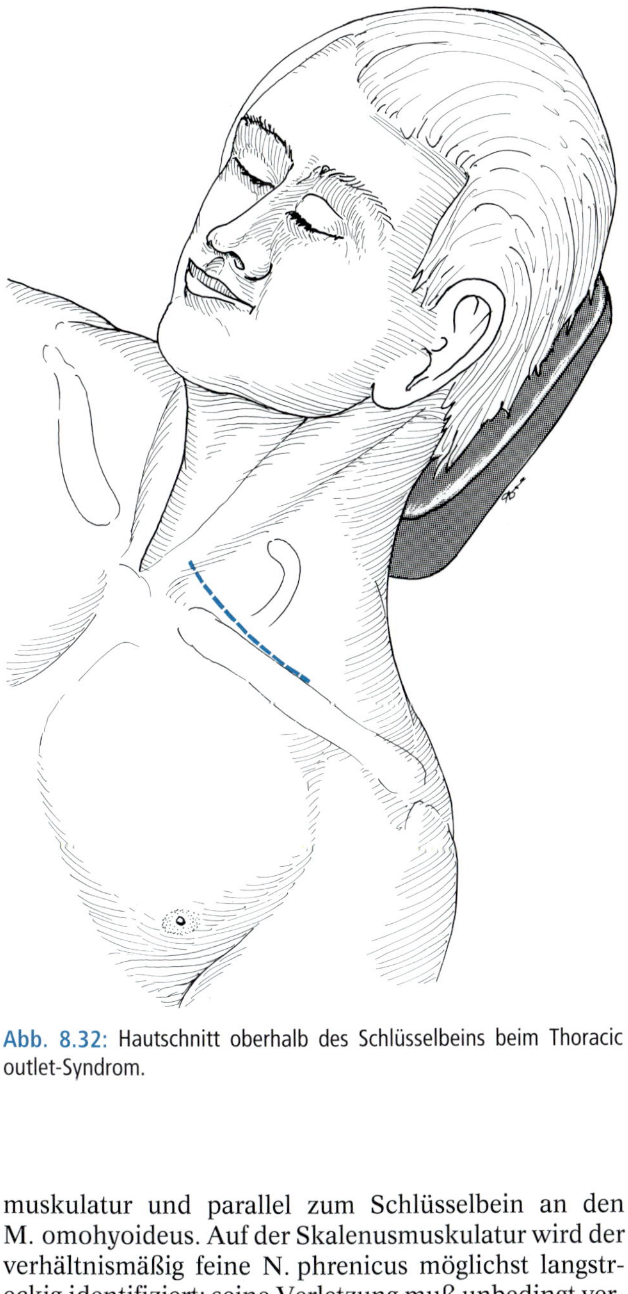

Abb. 8.32: Hautschnitt oberhalb des Schlüsselbeins beim Thoracic outlet-Syndrom.

muskulatur und parallel zum Schlüsselbein an den M. omohyoideus. Auf der Skalenusmuskulatur wird der verhältnismäßig feine N. phrenicus möglichst langstreckig identifiziert; seine Verletzung muß unbedingt vermieden werden. Seine Verletzbarkeit ist wesentliches Argument für die gefäßchirurgische Anwendung des transaxillären Zugangs, welcher aber die Visualisierung proximaler Plexusstränge erschwert.

Zwischen den Skalenusmuskeln und lateral des N. phrenicus stößt man auf den Truncus superior. Sämtliche Trunci müssen nun in ganzer Länge vom umgebenden Bindegewebe gelöst werden. Die Kompression durch die erwartete Anomalie wird meistens auf den Truncus medius oder inferior ausgeübt. Man muß deshalb sehr tief eindringen, gegebenenfalls bis an die Pleuraspitze. Oberflächlichere Nervenstränge werden vorsichtig und dauerhaft weggehalten. Ohne zuvor sorgfältige und ausgiebige Lösung von Adhäsionen wird das Weghalten der einzelnen Nerven zur Zerrung mit der Gefahr iatrogen provozierter Parästhesien führen.

Die den entsprechenden Primärstrang bedrängende anatomische Struktur läßt sich in der Regel tasten, im Falle eines Bands durchtrennen; im Falle einer Halsrippe (Abb. 8.33b) oder eines Engpasses zwischen erster Rippe und Schlüsselbein wird die entsprechende Rippe nach subperiostaler, sorgfältiger Skelettierung entfernt. Dabei besteht Verletzungsgefahr für benachbarte Nervenstrukturen. Im Falle einer Verletzung der Pleuraspitze muß postoperativ ein Pneumothorax ausgeschlossen werden. Es empfiehlt sich, immer eine Saugdrainage in die Wunde zu legen. Der Eingriff ist nur mit Vorbehalt ambulant durchführbar, darüber hinaus bedarf er einer Vollnarkose und eines Assistenten.

8.3.5.2 Hyperabduktionssyndrom

Krankheitsbild

Beim Hyperabduktionssyndrom handelt es sich um die Beeinträchtigung von Sekundärstrukturen des Plexus brachialis infraklavikulär durch den M. pectoralis minor bei Hyperabduktion im Schultergelenk. Betroffen ist vorwiegend der oberflächlich gelegene Fasciculus lateralis mit seinen in N. medianus und N. musculocutaneus ziehenden Nervenbahnen.

Diagnostik

Die Diagnose ist eine *Ausschlußdiagnose;* am ehesten hilft der anamnestische Zusammenhang mit einer Hyperabduktion sowie der Palpationsbefund infraklavikulär. Apparative Diagnostik ist nicht weiterführend.

Therapie

Der Zugang zur infraklavikulären Region geht über einen Hautschnitt senkrecht zum Schlüsselbein und von diesem in Richtung auf die Achselhöhle führend (Abb. 8.34). Man orientiert sich an der V. cephalica, welche zwischen M. deltoideus und M. pectoralis major liegt. Wenn die genannten Muskelbäuche auseinander gehalten werden, wird in der Tiefe der quer dazu verlaufende M. pectoralis minor sichtbar. Am Übergang des Muskels in die Ansatzsehne kann er durchtrennt werden (Abb. 8.35).

8.3.5.3 **Supraskapularis-Syndrom**

Krankheitsbild

Beim Supraskapularis-Syndrom wird der N. suprascapularis bei Durchtritt durch die Incisura scapulae eingeengt. Beklagt werden Schmerzen hinter dem Schulterblatt, eine Außenrotationsschwäche im Oberarm durch Beeinträchtigung des M. infraspinatus sowie eine initiale Abduktionsparese im Schultergelenk durch Beeinträchtigung des M. supraspinatus.

Diagnostik

Die Diagnose gelingt elektrophysiologisch. Zur Differentialdiagnose gehört die Rotatorenmanschettenruptur (siehe 6.3.2.2 und 8.2.1.1).

Therapie

Die Freilegung des Nerven gelingt über einen Hautschnitt entlang der Spina scapulae. Der M. supraspinatus wird mit seinen Ansatzstellen in der Fossa supraspinata sehr umfangreich abgelöst und anschließend das die Incisura scapulae bedeckende Band durchtrennt. Der Eingriff bedarf eines Assistenten und ggf. einer Lupen- oder Mikroskopvergrößerung sowie einer Vollnarkose.

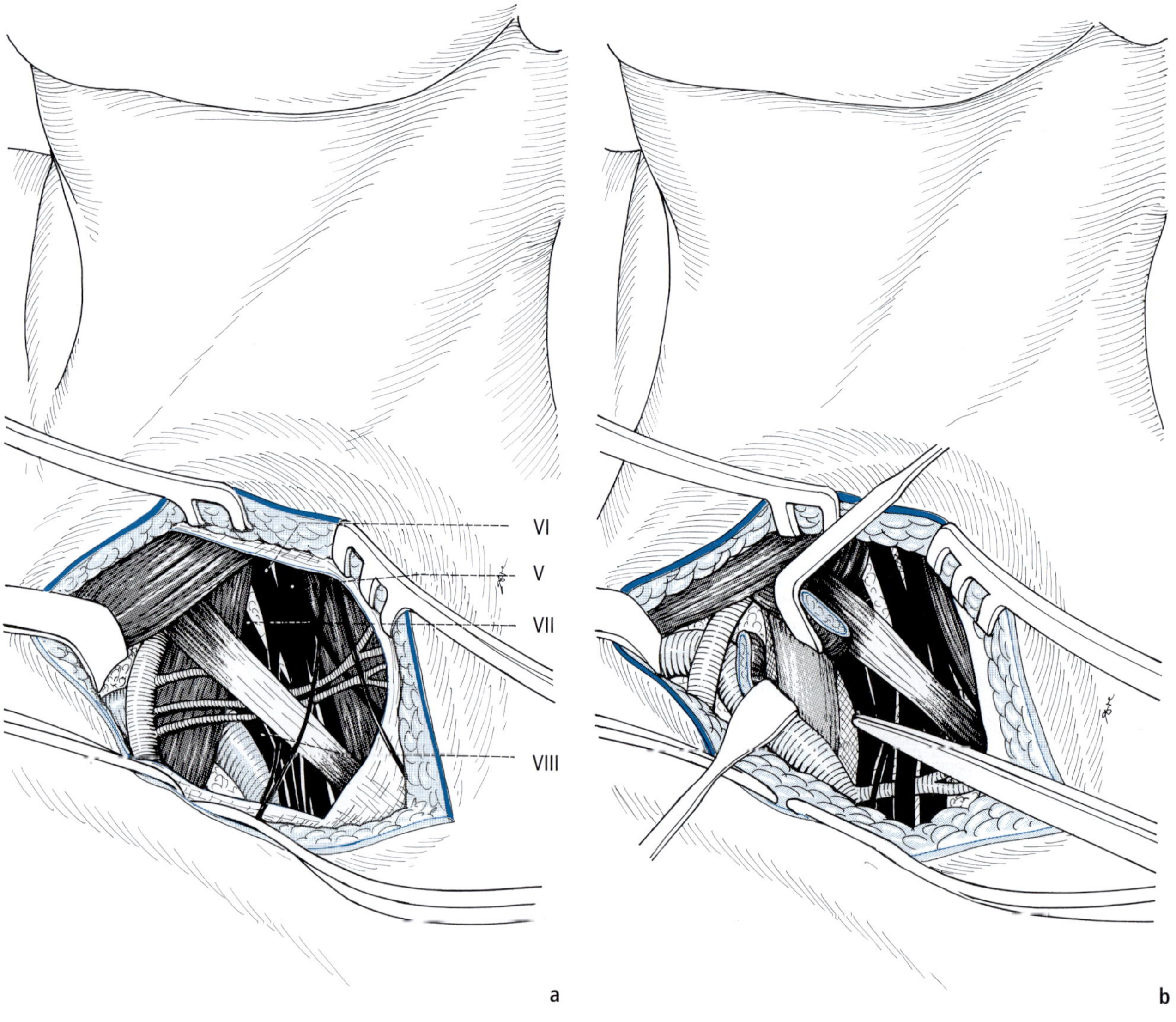

Abb. 8.33a-b: Thoracic outlet-Syndrom. Eröffnung des lateralen Halsdreiecks mit M. sternocleidomastoideus, M. omohyoideus, Skalenusmuskulatur, A. subclavia und Primärsträngen des Plexus brachialis (a). V – VIII = rami ventrales der Spinalnerven C V – C VIII. A. subclavia und Plexuswurzeln werden abgedrängt, die Skalenusmuskulatur durchtrennt und darunter eine Halsrippe freigelegt (b), die sich nach Ablösung des Periosts und der Pleura wegstanzen läßt.

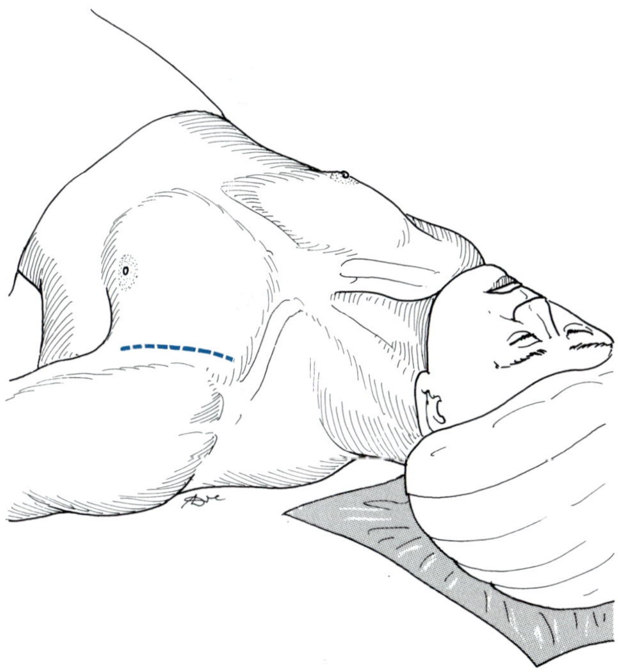

Abb. 8.34 (links): Hyperabduktionssyndrom. Hautschnitt in der Rinne zwischen M. petoralis major und M. deltoideus.

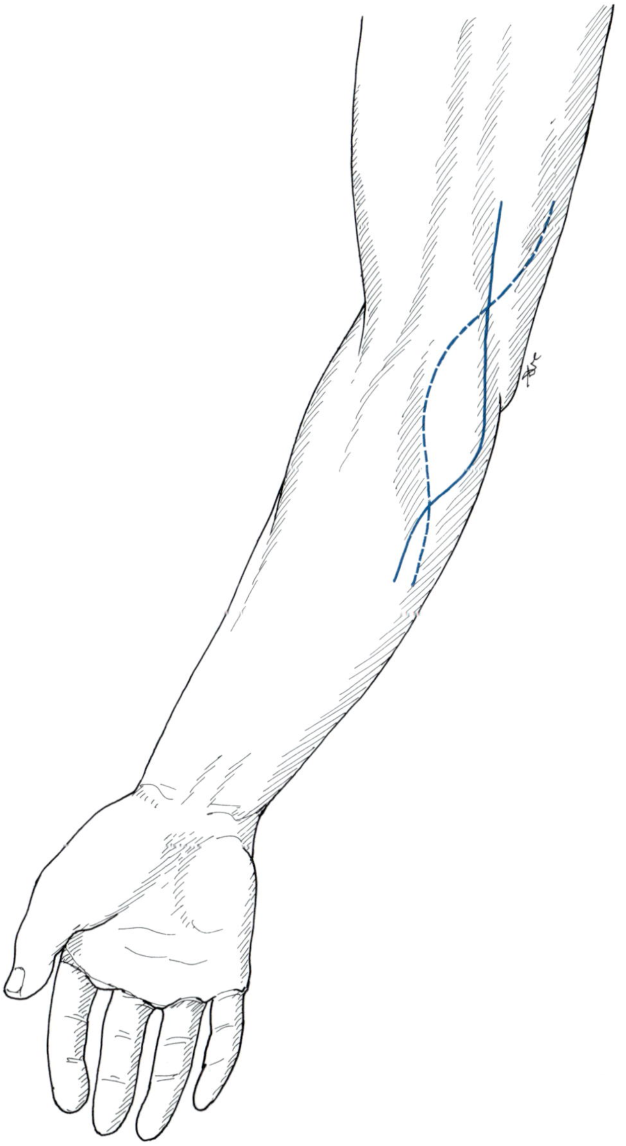

Abb. 8.36 (oben): Alternative Hautschnittführungen bei Sulcus ulnaris-Syndrom.

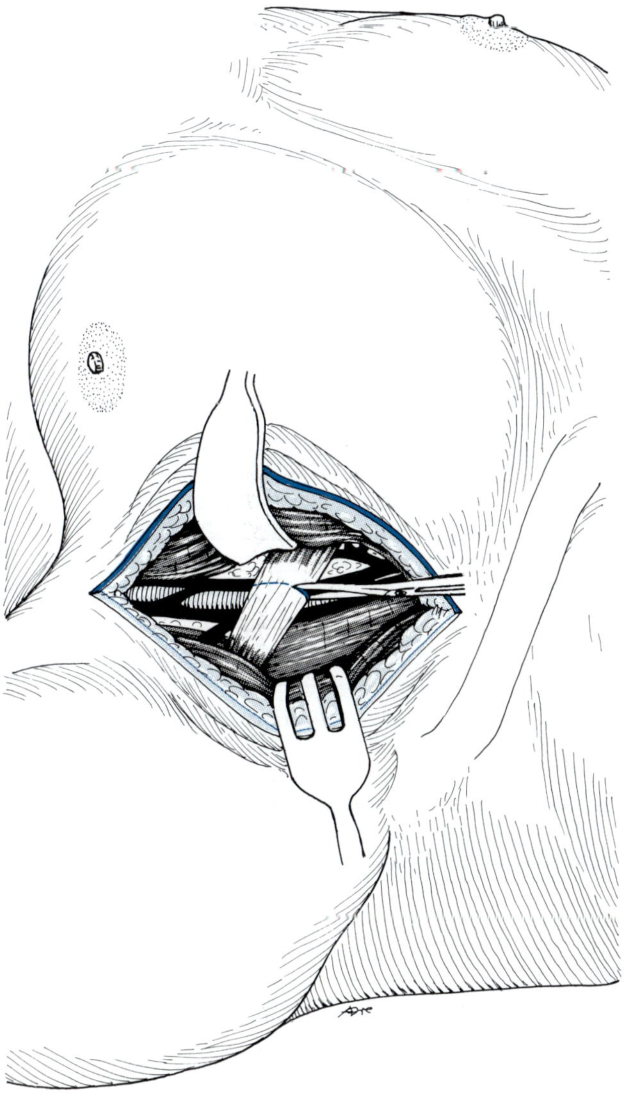

Abb. 8.35 (links): Hyperabduktionssyndrom. Durchtrennen des sehnigen Anteils des M. pectoralis minor.

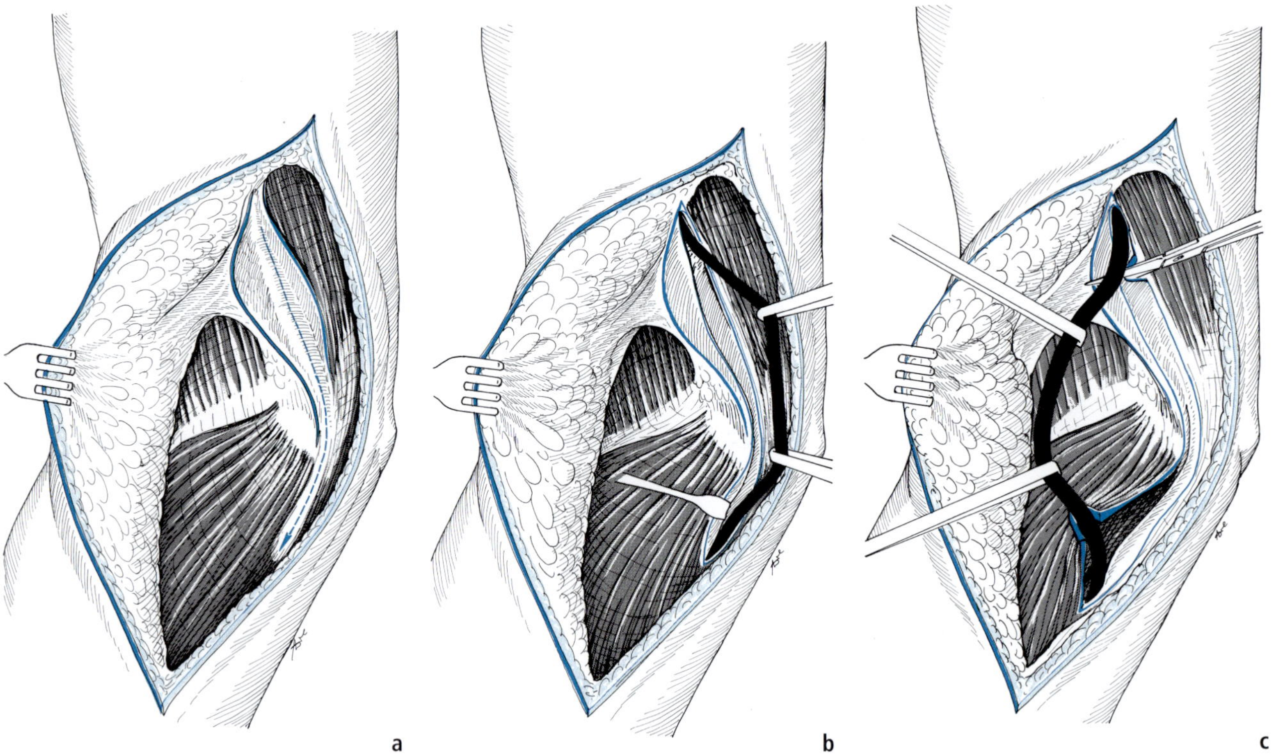

Abb. 8.37a-c: Sulcus ulnaris-Syndrom. Bildung eines großzügigen Haut- und Subkutanlappens über dem Epicondylus medialis (a), Isolierung des N. ulnaris dorsal des Septum intermusculare mediale (b) sowie Ventralverlagerung des N. ulnaris, Einkerbung des Septum intermusculare und der ulnaren Flexorengruppe (c).

8.3.5.4 Sulcus ulnaris-Syndrom

Krankheitsbild

Geklagt werden in klassischer Weise Schmerzen oder Parästhesien entlang der ulnaren Handkante unter Einbeziehung des kleinen Fingers und der ulnaren Hälfte des Ringfingers. Sensibilitätsstörungen werden in der gleichen Region angegeben unter Einbeziehung des R. dorsalis n. ulnaris, somit an der Hand streckseitig ulnar. Die Palpation des Nerven löst ein Tinnel-Hoffmann-Zeichen aus. In fortgeschritteneren Fällen umfaßt die Parese und Atrophie die Interosseusmuskulatur, die Hypothenarmuskulatur und den M. adductor pollicis.

Diagnostik

Die Diagnose gelingt fast immer klinisch, die Elektrophysiologie kann hier beweisend unterstützen. Differentialdiagnostisch sollte der Bandscheibenvorfall C6/C7 oder C7/Th1 ausgeschlossen werden.

Therapie

In leichten klinischen Fällen kann die Durchtrennung der sehnigen Bedeckung über eine kleine Inzision über dem Sulcus nervi ulnaris reichen. Der Autor bevorzugt die Volarverlagerung in Plexusanästhesie, da der Nerv nach Öffnung der sehnigen Sulkusbedeckung noch exponierter liegt als vorher; bei Anbeugen des Ellbogens unterliegt der Nerv einer fortwährenden Traktionsbelastung, deren langfristige Auswirkung auch oder gerade nach Öffnung des Sulkus nicht bekannt ist. Die typische Inzision beginnt am medialen Oberarm, verläuft knapp hinter dem Epicondylus medialis humeri zum Unterarm und setzt sich an dessen medialer Fläche distalwärts fort (Abb. 8.36). In die V. basilica antebrachii einmündende Venen können ligiert, Äste des N. cutaneus antebrachii medialis mit dem Hautlappen abgehoben werden.

Am Oberarm wird das Septum intermusculare mediale aufgesucht und inzidiert. Unmittelbar dorsal des Septums findet man den N. ulnaris und kann ihn in Richtung auf den Sulkus verfolgen und freilegen (Abb. 8.37). Die querverlaufende sehnige Bedeckung des Sulkus wird dabei sukzessive durchtrennt. Am Unterarm findet sich der Nerv nach Spaltung der Faszie zwischen dem ulnaren Rand des M. flexor digitorum superficialis und dem radialen Rand des M. flexor carpi ulnaris. Der vom N. ulnaris abgehende R. articularis wird durchtrennt. Sämtliche Muskeläste können innerhalb des Nerven durch Öffnen des Epineuriums nach proximal soweit mobilisiert werden, daß eine spannungslose Verlegung volarwärts zwischen Muskelfaszie und abgehobenen Hautlappen gelingt.

Der Nerv wird zwischen dem Subkutangewebe und der Muskelfaszie mit resorbierbaren Nähten locker so fixiert, daß ein Zurückrutschen in den Sulkus oder auf den Epicondylus medialis humeri verhindert wird. Andernfalls wird der Nerv beim Aufstützen des Ellbogens später weiter chronisch geschädigt. Es empfiehlt sich immer die Einlage einer Saugdrainage, um Hämatome und spätere Verwachsungen zu vermeiden.

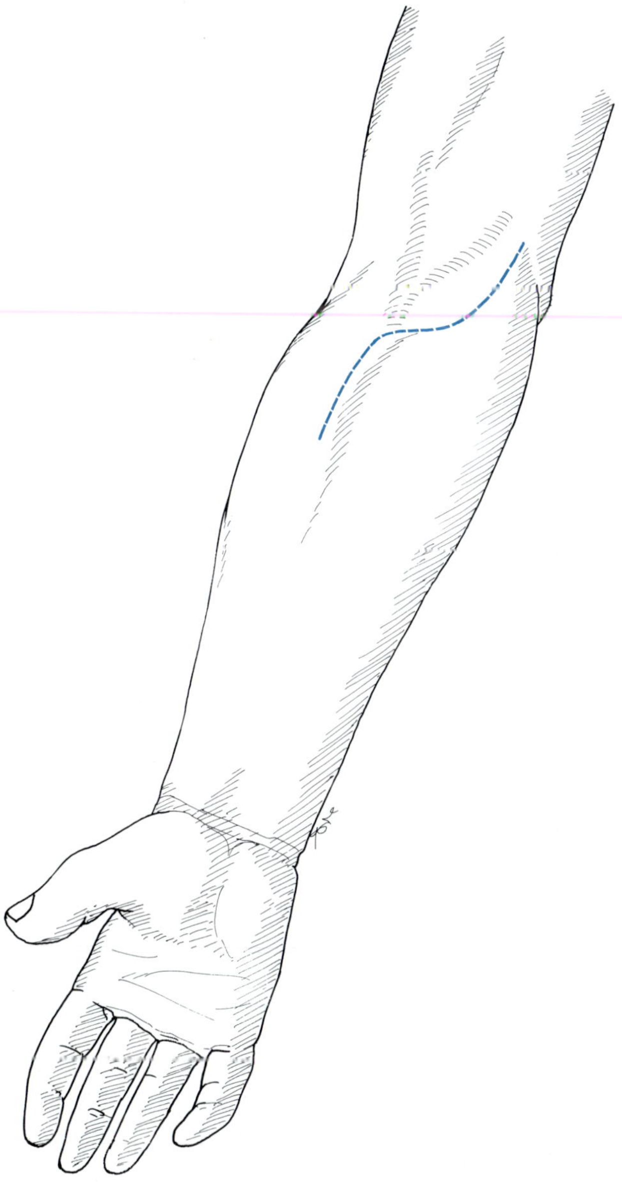

Abb. 8.38: Hautschnittführung bei Pronator teres-Syndrom.

8.3.5.5 Pronator teres-Syndrom

Krankheitsbild

Das Aufkommen des Pronator teres-Syndroms ist selten. Es werden Krämpfe und Parästhesien der radialen Finger volarseitig angegeben und es besteht eine Druckdolenz am M. pronator teres.

Diagnostik

Beweisend sind die Elektrophysiologie, die Druckdolenz am Pronator teres und die Angabe von Sensibilitätsstörungen. Differentialdiagnostisch sollte ein zervikaler Bandscheibenvorfall C6/C7 ausgeschlossen sein.

Therapie

Der Autor bevorzugt eine bajonettförmige Hautschnittführung über der Ellbogengelenksfalte (Abb. 8.38). Der Zugang zu N. medianus und A. brachialis erfolgt zwischen Bizepssehne und M. brachialis. Bei Verfolgung distalwärts wird der M. pronator teres angehoben und sein Caput ulnare durchtrennt (Abb. 8.39).

Es empfiehlt sich eine Plexusanästhesie.

8.3.5.6 Interosseus anterior-Syndrom

Krankheitsbild

Das sehr seltene Interosseus anterior-Syndrom zeigt eine Parese bis Plegie der Endgliedbeugung an Daumen und Zeigefinger. Dem rein motorischen Nerv entsprechend können keine Schmerzen und keine Sensibilitätsstörungen damit vergesellschaftet sein. Die Schädigung ist zu beobachten an Patienten, die die Angewohnheit hatten, auf ihrem Unterarm zu schlafen; das Vollbild der Parese ist gleich am nächsten Morgen vorhanden. Ursachen können nur diskutiert werden; in Frage kommt eine Quetschung des kleinen Nerven durch das Caput radiale des M. flexor digitorum superficialis.

Diagnostik

Der Beweis gelingt elektrophysiologisch. Darüber hinaus ist das neurologische Ausfallsbild ohne Schmerzen und ohne Sensibilitätsstörung pathognomonisch.

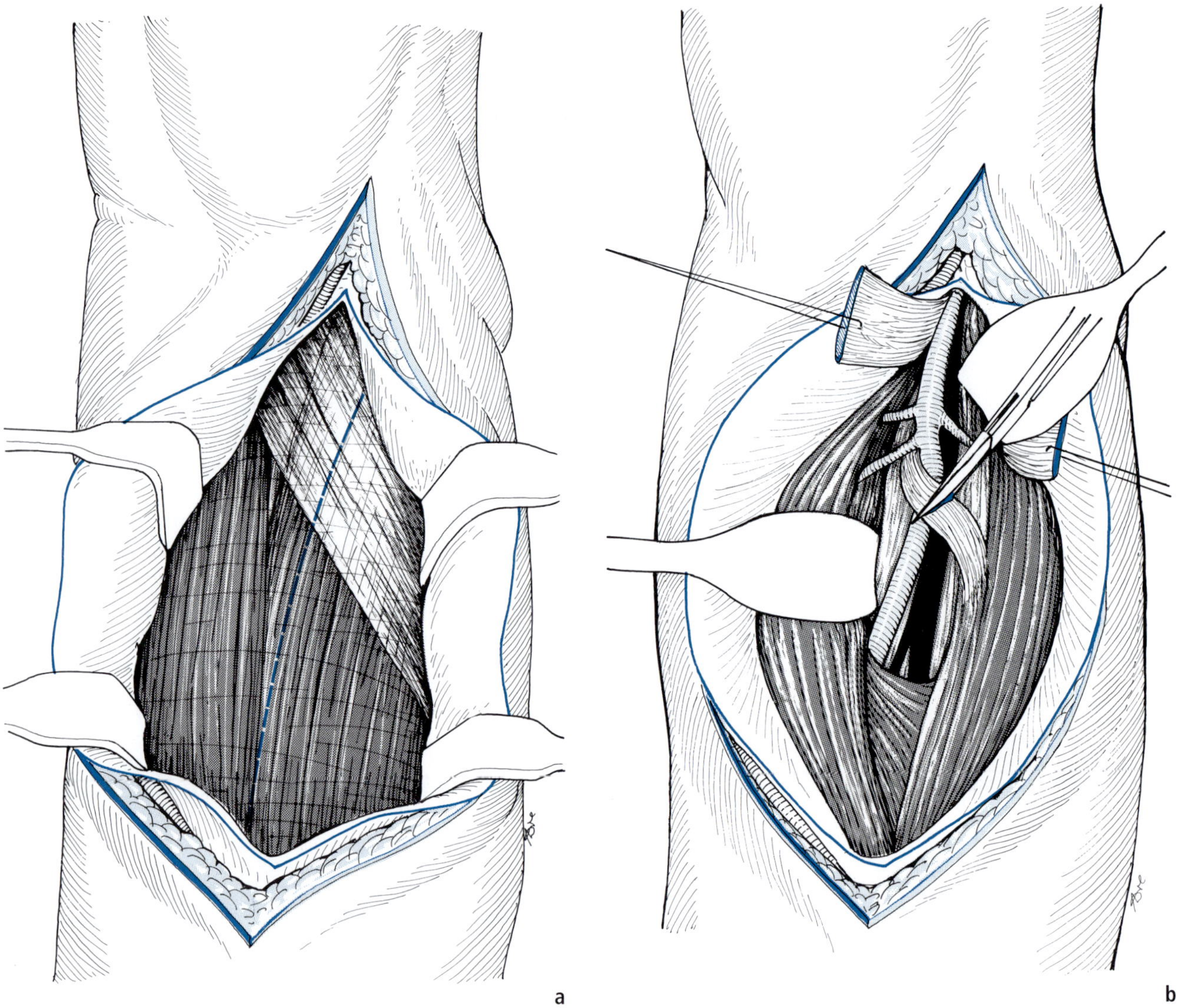

Abb. 8.39a-b: Pronator teres-Syndrom. Der Zugang erfolgt zwischen M. brachioradialis und M. pronator teres. Nach Durchtrennung des Lacertus fibrosus (a) wird das Caput ulnare des M. pronator teres durchtrennt (b).

Therapie

Der Hautschnitt erfolgt am Unterarm, etwa zwischen oberem und mittlerem Drittel in Längsrichtung (Abb. 8.40). An den Nerv gelangt man zwischen M. pronator teres und M. flexor carpi radialis (Abb. 8.41); er verläuft parallel zur A. interossea. Das Caput radiale der Flexorenmuskulatur wird aufgetrennt. Es empfiehlt sich eine Plexusanästhesie.

8.3.5.7 Supinatorlogensyndrom

Krankheitsbild

Dem nahezu rein motorischen Nerven (R. profundus n. radialis) entsprechend handelt es sich um eine Parese ohne Schmerzen und ohne Sensibilitätsstörungen. Berufe mit häufiger Pro- und Supinationsbelastung sind bevorzugt. Verursacht wird das Syndrom entweder durch eine sehnige Arkade am Oberrand des M. supinator, unter der der R. profundus hindurch tritt, oder durch Lipome oder Ganglien in diesem Bereich. Pathognomonisch ist die erhaltene Funktion des M. extensor carpi radialis brevis, so daß das Handgelenk angehoben und radialwärts abduziert wird; die Streckung der Langfinger hingegen ist paretisch.

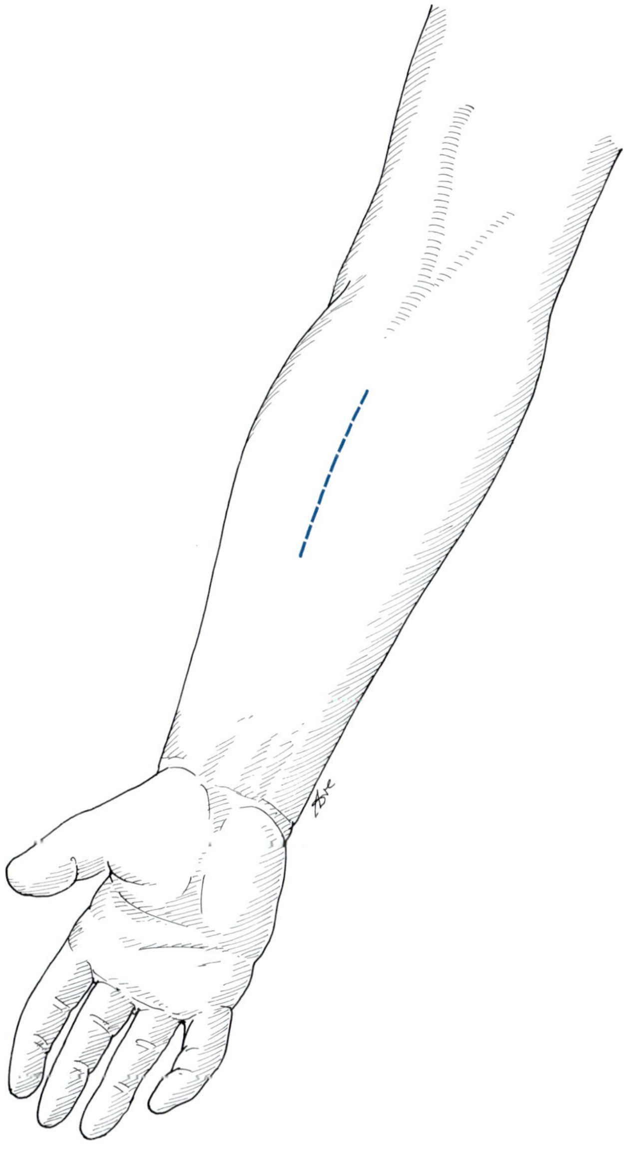

Abb. 8.40: Hautschnittführung beim Interosseus anterior-Syndrom.

Diagnostik

Die Diagnose gelingt beweiskräftig elektrophysiologisch und an Hand des klassischen neurologischen Zustandsbilds. Differentialdiagnostisch sollte ein Bandscheibenvorfall C5/C6 ausgeschlossen sein.

Therapie

Volarer Zugang

Der Zugang erfolgt von proximal zwischen Bizepssehne und M. brachioradialis unter Sicht auf N. radialis und die begleitende A. collateralis radialis; der M. brachioradialis wird lateralwärts bis zum Eintritt des R. profundus in den Supinatorkanal weggehalten (Abb. 8.42). Die sehnige Arkade an der Eintrittsstelle in den Kanal kann hier besonders leicht unter Sicht des Nerven durchtrennt werden. Wenn diese Arkade die Ursache des Krankheitsbilds war, dürfte der die Kompression auslösende Faktor beseitigt sein. Ein weiter distal gelegener Tumor kann über diesen Zugang nicht sicher erfaßt werden.

Dorsaler Zugang

Der andere klassische Zugang erfolgt streckseitig am Übergang zwischen oberem und mittlerem Unterarmdrittel zwischen M. extensor carpi ulnaris und M. extensor digitorum (Abb. 8.43). Dort ist der R. profundus n. radialis in seinem Verästelungsbereich neben der A. interossea recurrens erreichbar. Der Nerv wird nach proximal verfolgt, der M. supinator bis an die sehnige Arkadeneintrittsstelle gespalten. Einzelne Patienten klagen anschließend über den Verlust der Supinatorfunktion.

Ein Lipom oder Ganglion wird uber diesen Zugang eher erfaßt, bzw. bei Nachweis eines solchen Tumors durch MRT muß er ausschließlich gewählt werden. Für beide Zugangswege empfiehlt sich eine Plexusanästhesie.

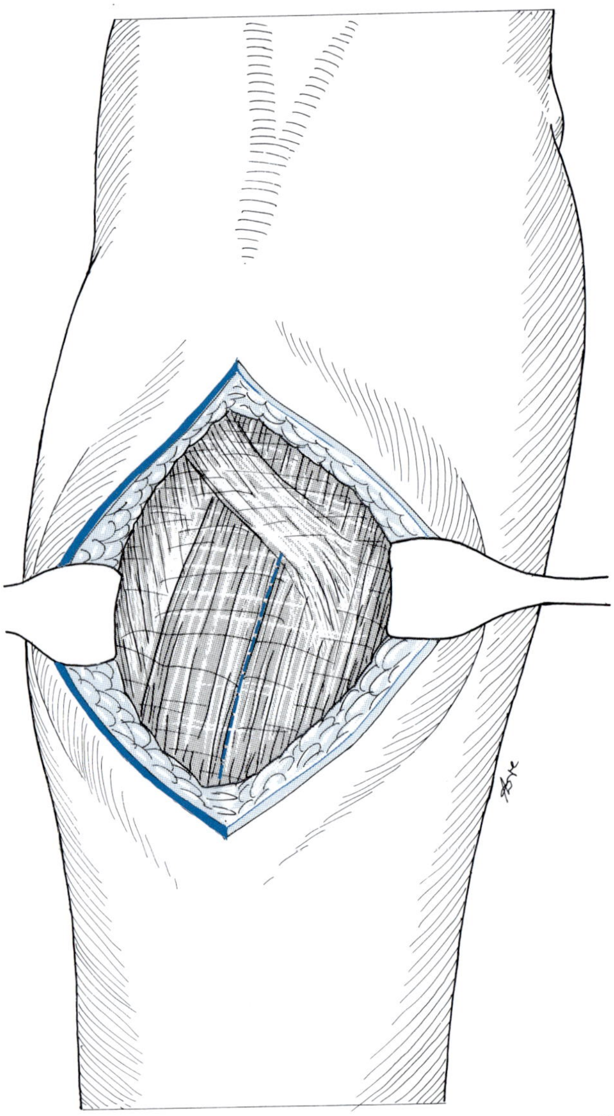

a

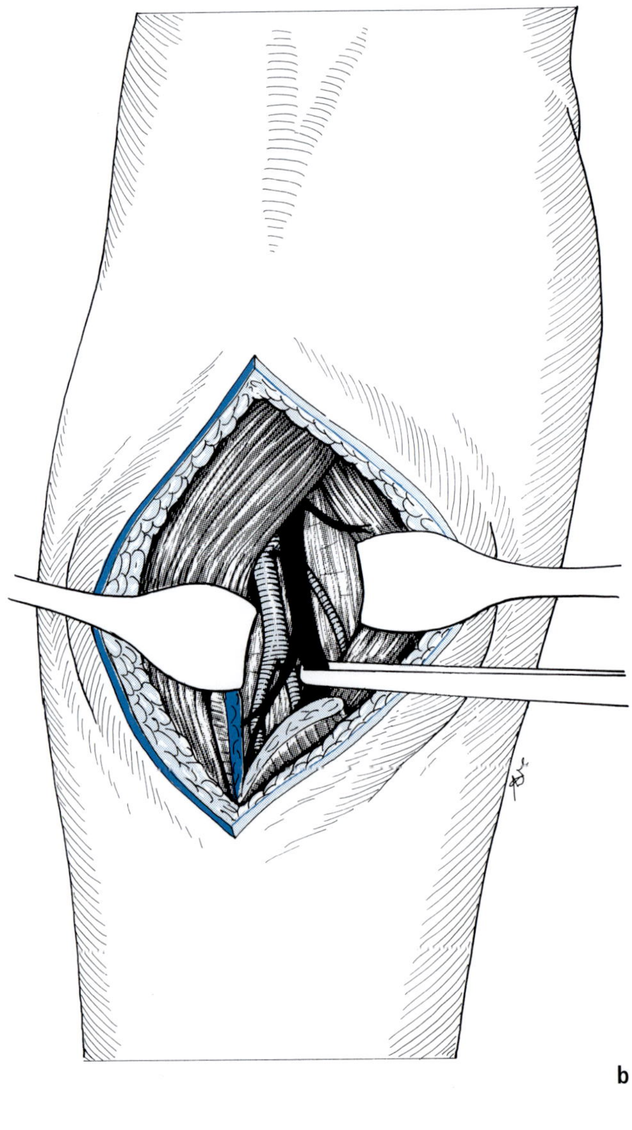

b

Abb. 8.41a-b: Interosseus anterior-Syndrom. Nach Eingehen zwischen M. pronator teres und M. flexor carpi radialis wird der radiale Flexorenursprung eingekerbt.

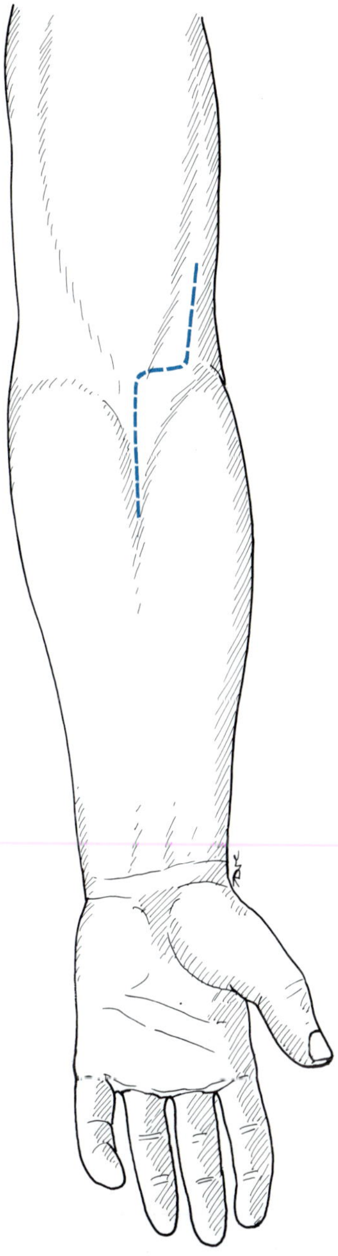

a

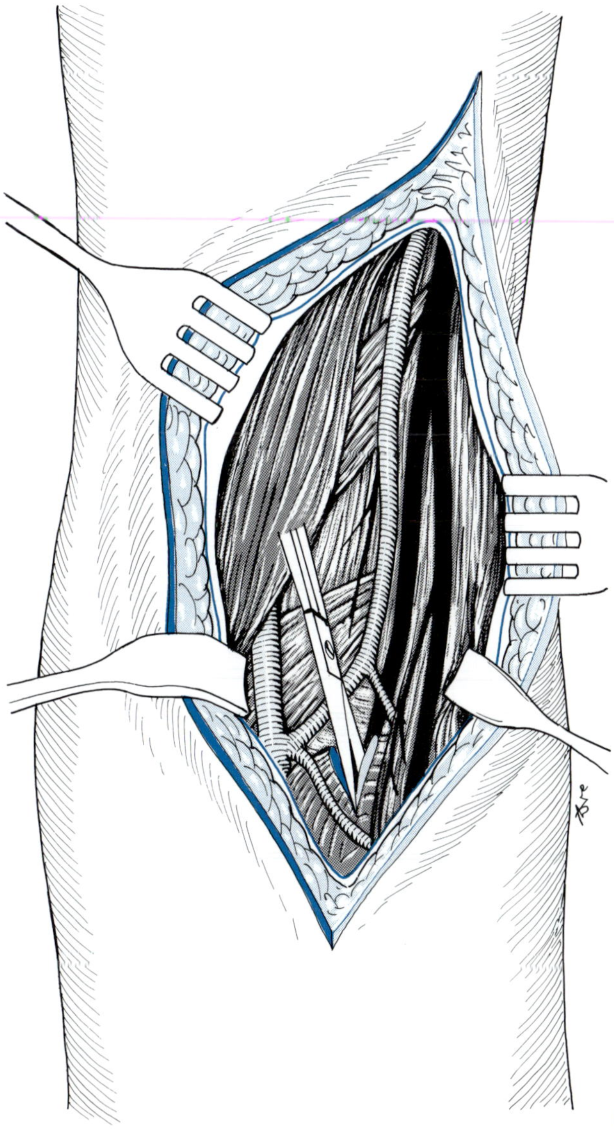

b

Abb. 8.42a-b: Supinatorlogensyndrom. Hautschnittführung für den volaren, proximalen Zugang (a). Es wird zwischen Bizepssehne und M. brachioradialis eingegangen und der M. supinator über dem R. profundus n. radialis eingekerbt (b).

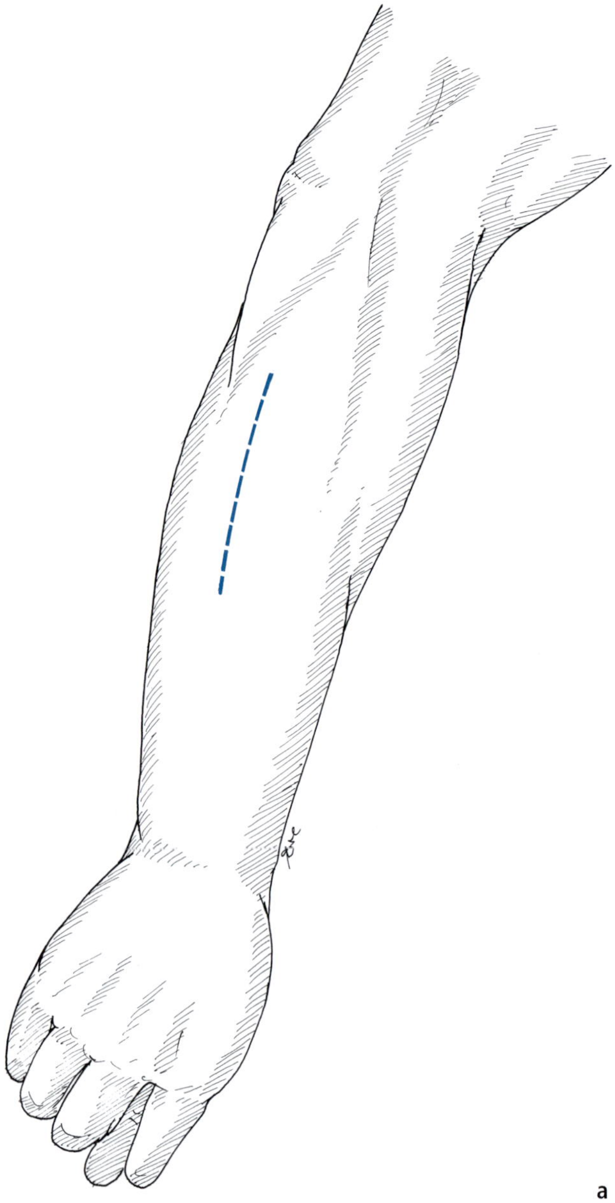

a

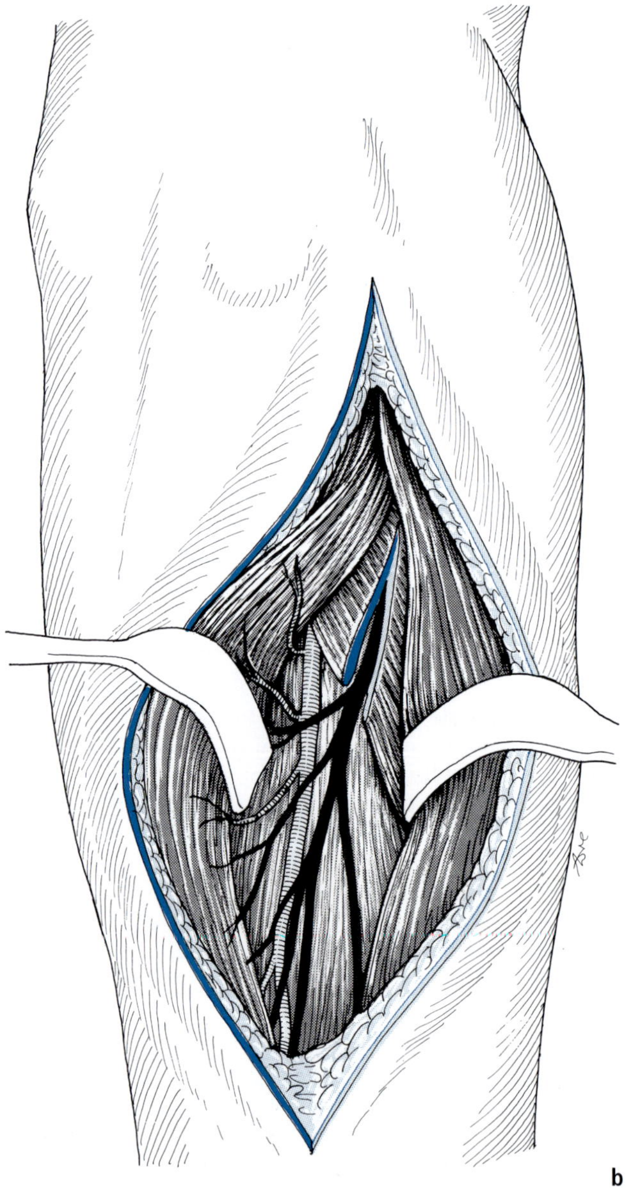

b

Abb. 8.43a-b: Supinatorlogensyndrom. Hautschnittführung für den distalen Zugang (a). Der Zugang erfolgt zwischen Mm. extensor carpi ulnaris und extensor digitorum, der M. supinator wird von distal nach proximal über dem R. profundus n. radialis gespalten (b).

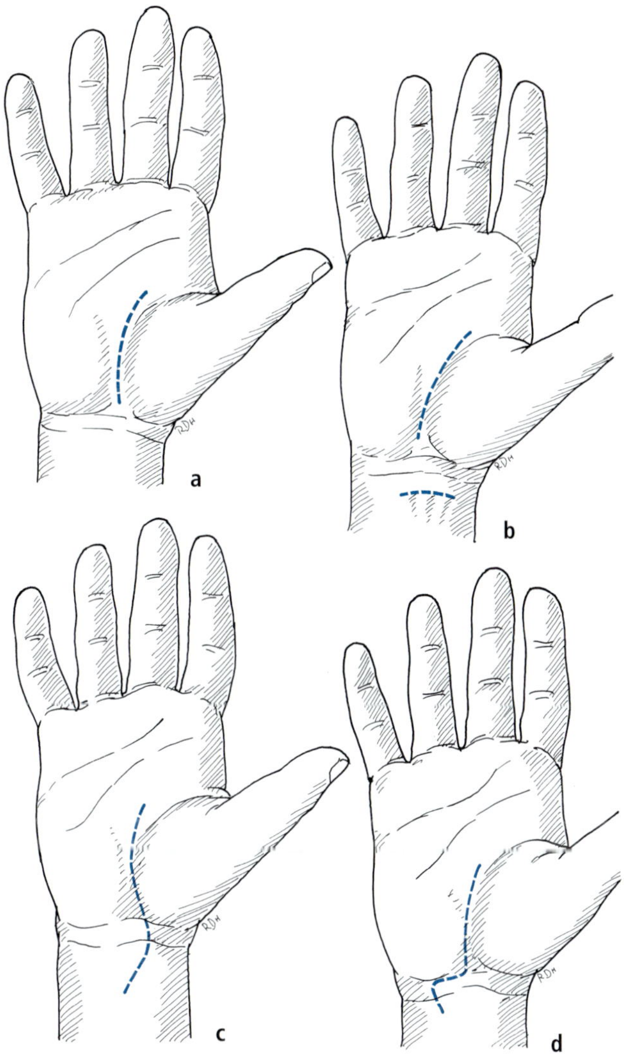

Abb. 8.44a-d: Mögliche Hautschnittführungen beim Karpaltunnelsyndrom.

8.3.5.8 Karpaltunnelsyndrom

Krankheitsbild

Das Karpaltunnelsyndrom ist das bekannteste und häufigste Engpaßsyndrom an der oberen Extremität. Schmerzen, Mißempfindungen und Taubheitserscheinungen werden beugeseitig in Daumen, Zeigefinger, Mittelfinger und radialem Ringfinger angegeben. Druck auf die Region des Lig. carpi transversum, Aufstützen auf einer Tischplatte mit extrem überstreckten Handgelenken oder extremes Anbeugen der Handgelenke kann je nach individueller Ausprägung die Beschwerden provozieren. Besonders belastend sind abendliche oder nächtliche Schmerzen, welche sich durch Schütteln der Hand lindern lassen. Eine solche Anamnese kann so häufig eruiert werden, daß das Krankheitsbild auch „*Brachialgia nocturna*“ genannt wurde.

Diagnostik

Die Diagnose läßt sich aus der Anamnese und in fortgeschrittenen Fällen aus dem neurologischen Ausfallsbild zweifelsfrei stellen. Die Elektroneurographie ist zusätzlich beweisend. Pathologische elektromyographische Befunde findet man in der Daumenballenmuskulatur in fortgeschritteneren Fällen; ihre Dokumentation dient besonders zur postoperativen Verlaufsbeobachtung. Die Anwendung bildgebender Verfahren kann allenfalls eine akademische Ergänzung darstellen.

Therapie

Offene Technik

Das Prinzip des Eingriffs liegt in der Spaltung des Lig. carpi transversum. Über die Hautschnittführung existiert eine rege Diskussion (Abb. 8.44). Zu Beginn wurde über eine quere Inzision an der Handgelenksfalte das Ligament mit einem rinnenförmigen Instrument unterfahren, und es wurde – an dieser Rinne geführt – mit einer Schere durchtrennt. Verletzungen des motorischen Thenarasts führten dann zum anderen Extrem: Die Hautschnittführung verlief entlang des Thenarballens bis hoch an das Handgelenk und nach bajonettförmiger oder zickzackförmiger Inzision einige Zentimeter auf die Beugeseite des Unterarms. Nach primärer Darstellung aller vom N. medianus ausgehender Hautnerven und des motorischen Thenarasts erfolgte dann erst die Spaltung des Lig. carpi transversum nach zusätzlicher proximaler Darstellung des N. medianus (Abb. 8.45). Dieses Vorgehen stellte sicher, allen Varianten des motorischen Thenarasts Rechnung zu tragen. Es werden immer wieder transligamentäre, extraligamentäre, subligamentäre, gedoppelte und in Verbindung mit dem N. ulnaris stehende Verläufe des motorischen Thenarasts beobachtet und beschrieben (Abb. 8.46). Den daraus entstehenden Risiken muß die Aufklärung Rechnung tragen.

Postoperative Neuralgien in Höhe der distalen Handgelenksfalte haben die Hautschnittführungen wieder kleiner werden lassen. Der Autor bevorzugt eine kombinierte Schnittführung in der Thenarfalte und eine quere Inzision in der proximalen Handgelenksfalte in örtlicher Betäubung ohne Blutleere; bei gewünschter Blutleere muß eine hohe Leitungsanästhesie gesetzt werden.

Endoskopische Technik

Als neueste Maßnahmen werden *endoskopische Verfahren* praktiziert. Das Endoskop wird nach kleiner läppchenförmiger Inzision proximal des Handgelenks und nach Bougierung des Karpaltunnels subligamentär bis an die distale Kante des Lig. carpi transversum vorgeschoben, und nach Ausfahren eines Messers wird dieses unter Durchtrennung der queren Fasern zurückgezogen. Ob Variationen des motorischen Thenarasts dabei vorher gesehen werden können, ist bislang nicht bekannt. Dieses wäre aber nötig, um bei Vorliegen solcher Varianten richtig zu reagieren. Entweder müßte der endoskopische Operationsvorgang solche Nervenverlaufsvarianten schonen können, oder die Operation müßte in ein offenes Vorgehen umgewandelt werden. Kontrollierte Serien endoskopischer Operationen werden in Zukunft über die Sicherheit der Methode Aufschluß geben. Bisher wird die Methode auf Fachkongressen noch sehr kontrovers bewertet. Der Autor bevorzugt bislang die offene Operation.

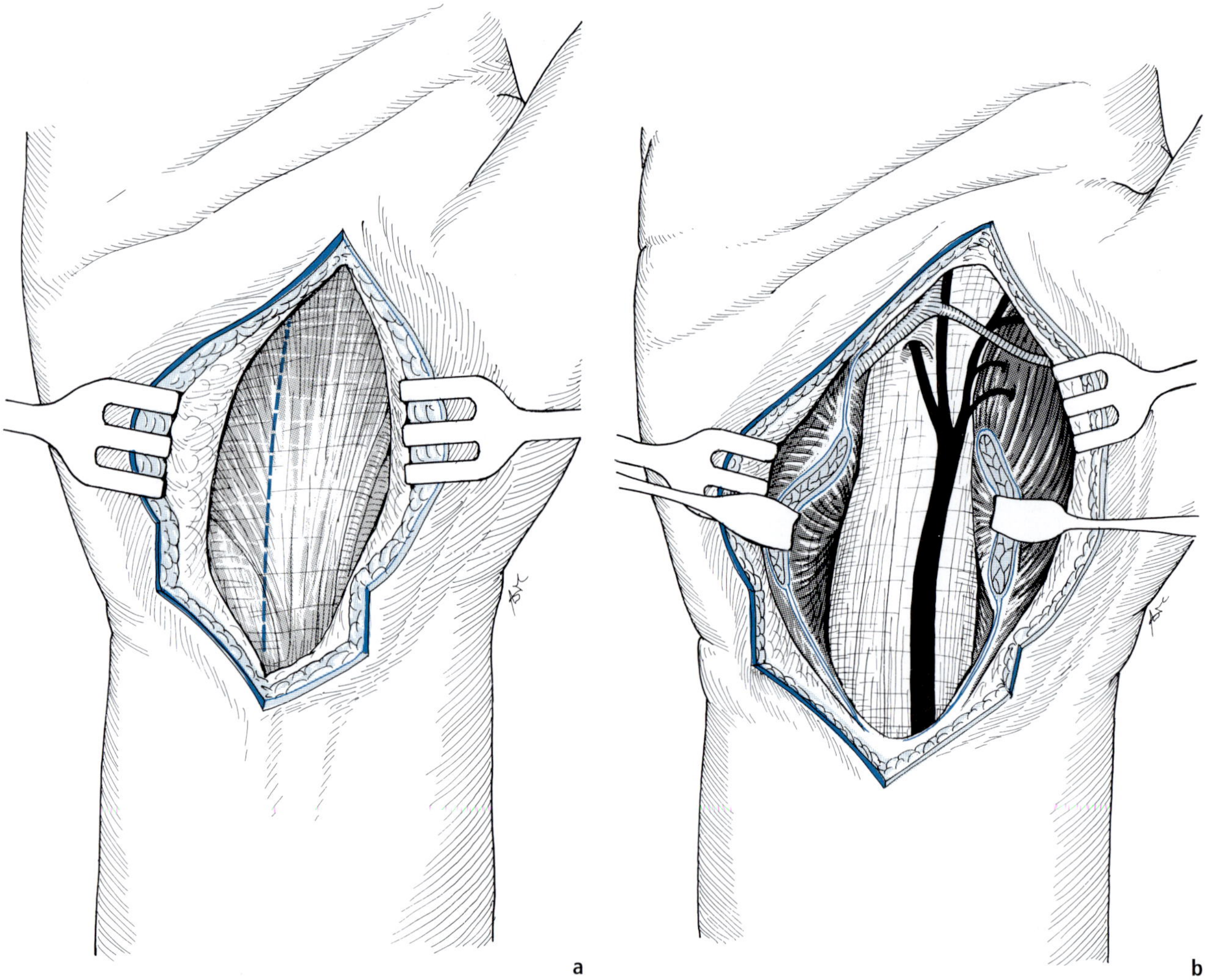

Abb. 8.45a-b: Karpaltunnelsyndrom. Nach bajonettförmiger Hautschnittführung erfolgt die Öffnung der Palmaraponeurose und des Lig. carpi transversum möglichst ulnar (a), da so anormal verlaufende Thenaräste geschont werden. Abb. b zeigt die Situation nach Öffnung des Karpalkanals.

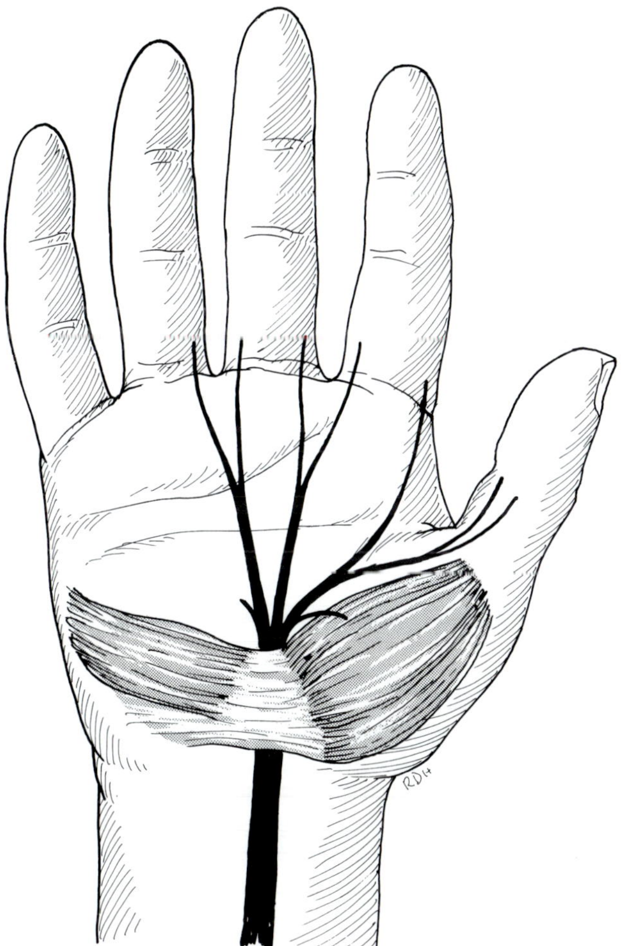

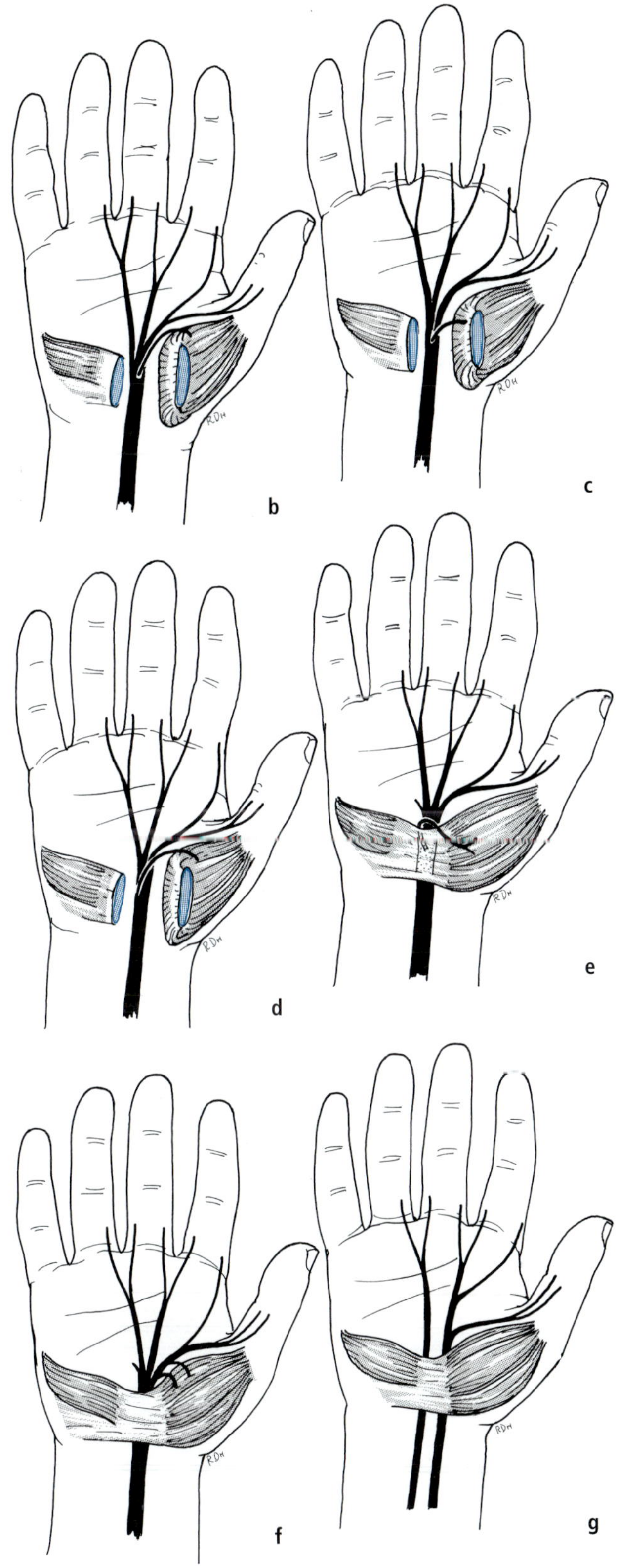

Abb. 8.46a-m: Regelverlauf (a) und Verlausfvarianten (b-m) des motorischen Thenarasts nach Lanz [1].

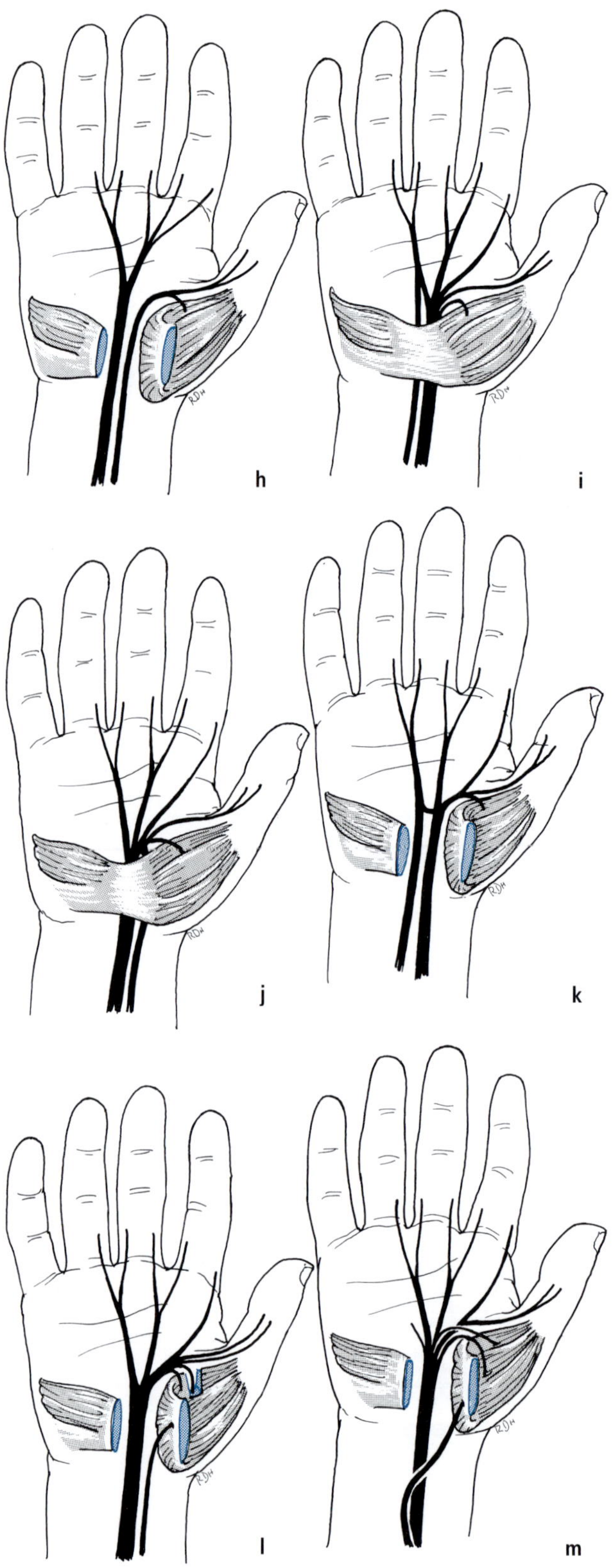

8.3.5.9 Distales Ulnaristunnelsyndrom

Krankheitsbild

Das distale Ulnaristunnelsyndrom (Loge de Guyon-Syndrom) entspricht dem Karpaltunnelsyndrom, betrifft jedoch den distalen N. ulnaris. In klassischer Weise kann es nach längeren Fahrradfahrten durch das typische Aufstützen mit der ulnaren Handkante auf den Lenker auftreten; ätiologisch kommen auch eine Tenosynovitis, ein Ganglion oder eine Thrombose der A. ulnaris in Frage. Der tiefe Hohlhandast kann isoliert betroffen sein, so daß Sensibilitätsstörungen und Schmerzen fehlen, die Daumenadduktion aber gelähmt ist. Bei vorhandenen Sensibilitätsstörungen gelingt die Differentialdiagnose gegenüber dem Ulnarisrinnensyndrom am Ellenbogengelenk durch die Feststellung, daß der R. dorsalis n. ulnaris immer intakt bleibt.

Diagnostik

Die Diagnose gelingt anamnestisch, klinisch-neurologisch, beweisend elektrophysiologisch mittels ENG und ergänzend in ausgeprägteren Fällen mittels EMG. Zur Differentialdiagnose gehört der Ausschluß eines zervikalen Bandscheibenvorfalls C6/C7 und C7/Th1.

Therapie

Die Hautschnittführung kann unterschiedlich erfolgen: entweder zwischen Daumen- und Kleinfingerballen, an der Handgelenksfalte bajonettförmig und an der Ulnarseite des Unterarms etwas proximalwärts (Abb. 8.47) oder direkt entlang der ulnaren Außenkante der Hand (Abb. 8.48). Man sucht proximal N. ulnaris und A. ulnaris auf, welche besonders kaliberstark und geschlängelt verlaufen; die Arterie kann auch thrombosiert sein. Wichtig ist die Verfolgung des tiefen Hohlhandasts um das Hammerbein herum mit Durchtrennung der Arkade zwischen M. abductor und M. flexor digitorum brevis. Da es sich um einen in der Praxis sicher seltenen Eingriff handelt, vermeiden die Autoren die örtliche Betäubung; Blutleere ist nicht zwingend.

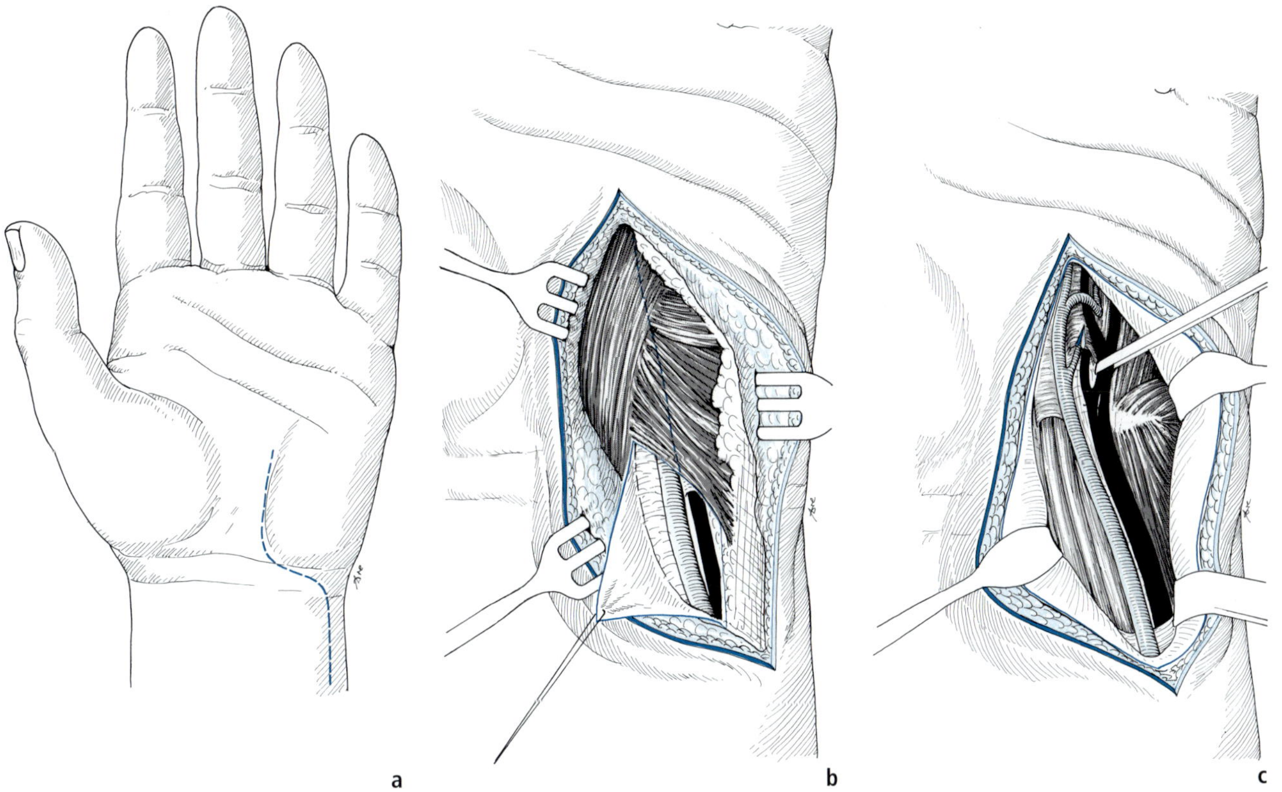

Abb. 8.47a-c: Distales Ulnaristunnelsyndrom. Nach beugeseitigem Hautschnitt (a) werden Nerv und Arterie proximal aufgesucht (b) und peripherwärts unter Spaltung des Kanaldachs verfolgt. Die distale Arkade wird über dem R. profundus n. ulnaris eingekerbt (c).

8.3.6 Engpaßsyndrome der unteren Extremität

Vorbemerkung

Vor der ambulanten Operation an der unteren Extremität müssen Möglichkeit, Bereitschaft und Willen zur postoperativen Schonung der Operationswunde sichergestellt werden; andernfalls werden Wunddehiszenzen, Hämatome und Vernarbungen das Operationsergebnis irreversibel schädigen. Es entstehen nicht wieder rückbildungsfähige intraneurale Veränderungen, sicher in Zukunft juristisches Potential. Mit einer ausführlichen Patientenaufklärung sollte sich der ambulant tätige Chirurg in alle Richtungen absichern.

8.3.6.1 Meralgia paraesthetica

Krankheitsbild

Bei der Meralgia paraesthetica tritt der N. cutaneus femoris lateralis mit einer 90°-Knickung an der Spina iliaca anterior superior aus der Bauchwandmuskulatur heraus und verursacht durch seine rechtwinklige Abknickung bei gestreckter Hüfte rasende Schmerzen an der ventralen und lateralen Seite des Oberschenkels, welche bei Anbeugen der Hüfte verschwinden; zusätzlich treten Sensibilitätsstörungen am ventrolateralen Oberschenkel auf. Der Nerv verläuft nicht immer medial der Spina, sondern auch transligamentär durch das Leistenband oder lateral der Spina über die Crista iliaca. Diese Verlaufsvarianten begrenzen den Operationserfolg und erhöhen die Verletzungsgefahr des Nerven.

Diagnostik

Dem Nervenverlauf entsprechend gelingt die Diagnose nicht elektrophysiologisch, so daß nur die Anamnese und die Schmerzausschaltung durch eine testweise Blockade wegweisend sind. Zur Differentialdiagnose gehört der Bandscheibenvorfall L2/L3.

Therapie

Der Autor bevorzugt einen konvexen Schnitt entlang der Spina iliaca anterior superior (Abb. 8.49). Bei Verlaufsvarianten kann das Auffinden des Nerven schwierig sein. Wenn irgend möglich, sollte eine äußere Neurolyse durchgeführt und der Nerv nicht durchtrennt werden, denn die Neurotomie erzeugt ein echtes Neurom mit ggf. extremer Schmerzhaftigkeit. Bleibt der Eingriff klein, genügt eine örtliche Betäubung.

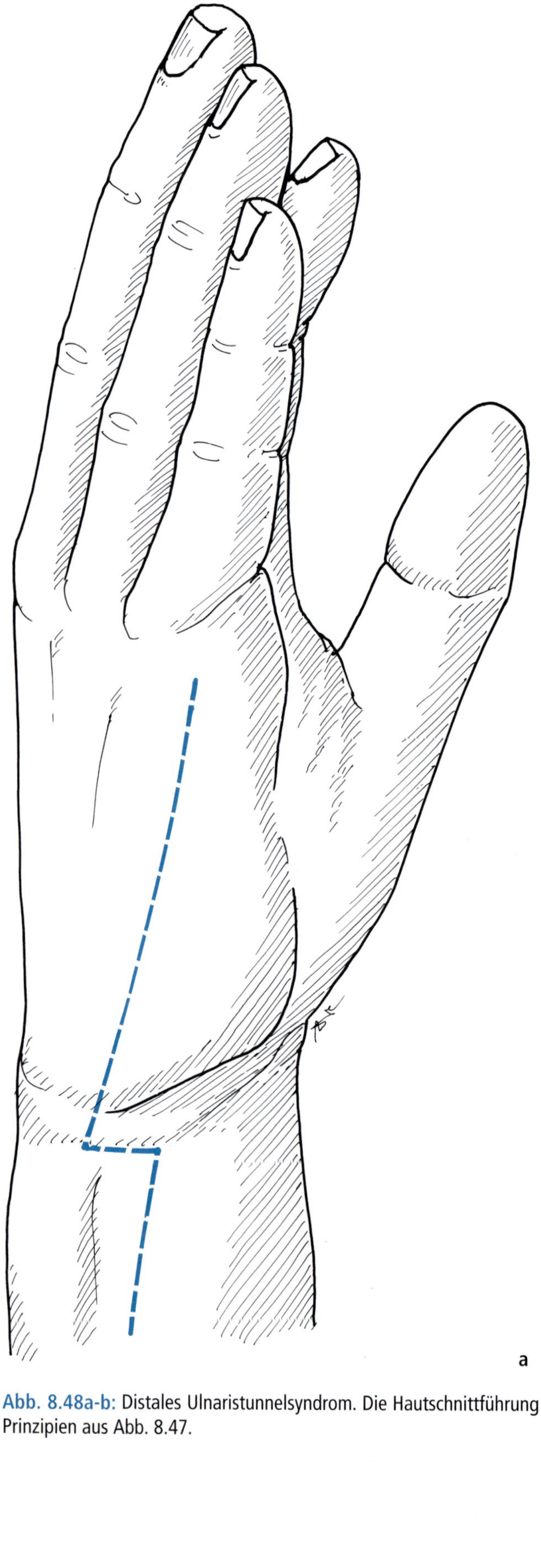

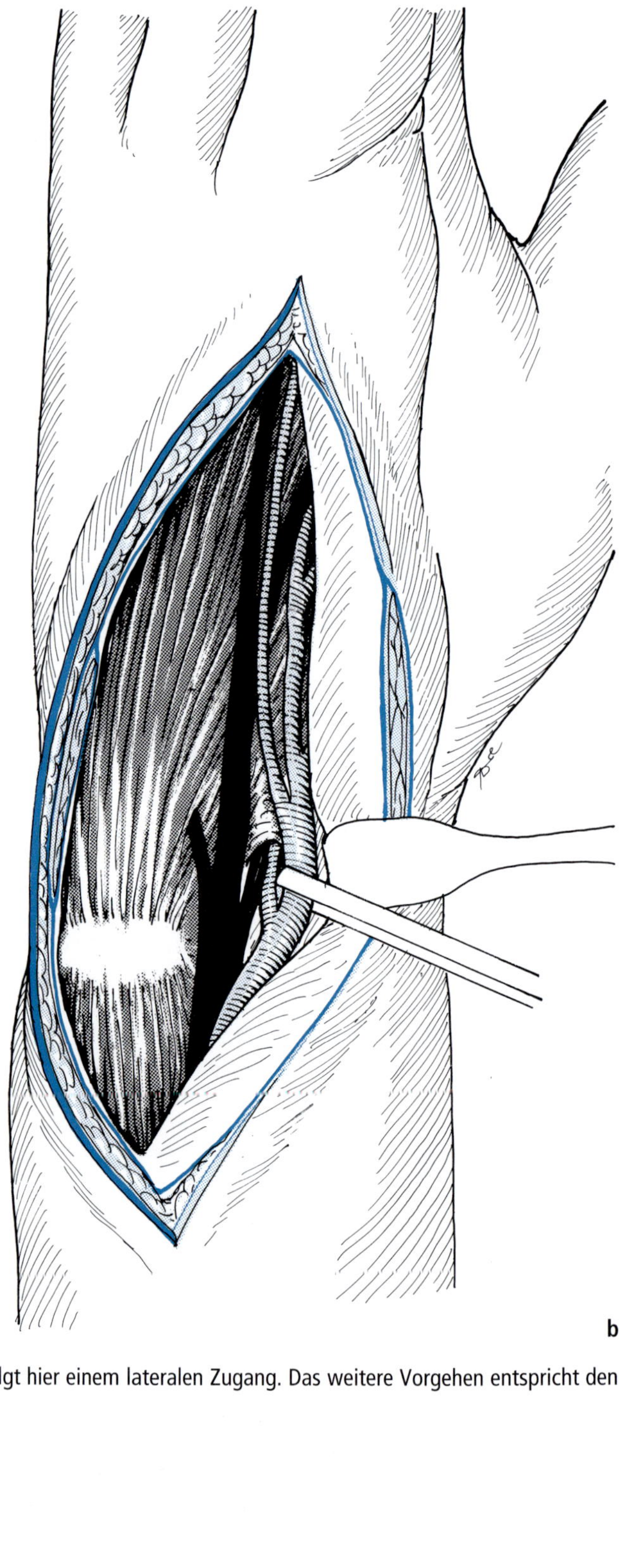

Abb. 8.48a-b: Distales Ulnaristunnelsyndrom. Die Hautschnittführung folgt hier einem lateralen Zugang. Das weitere Vorgehen entspricht den Prinzipien aus Abb. 8.47.

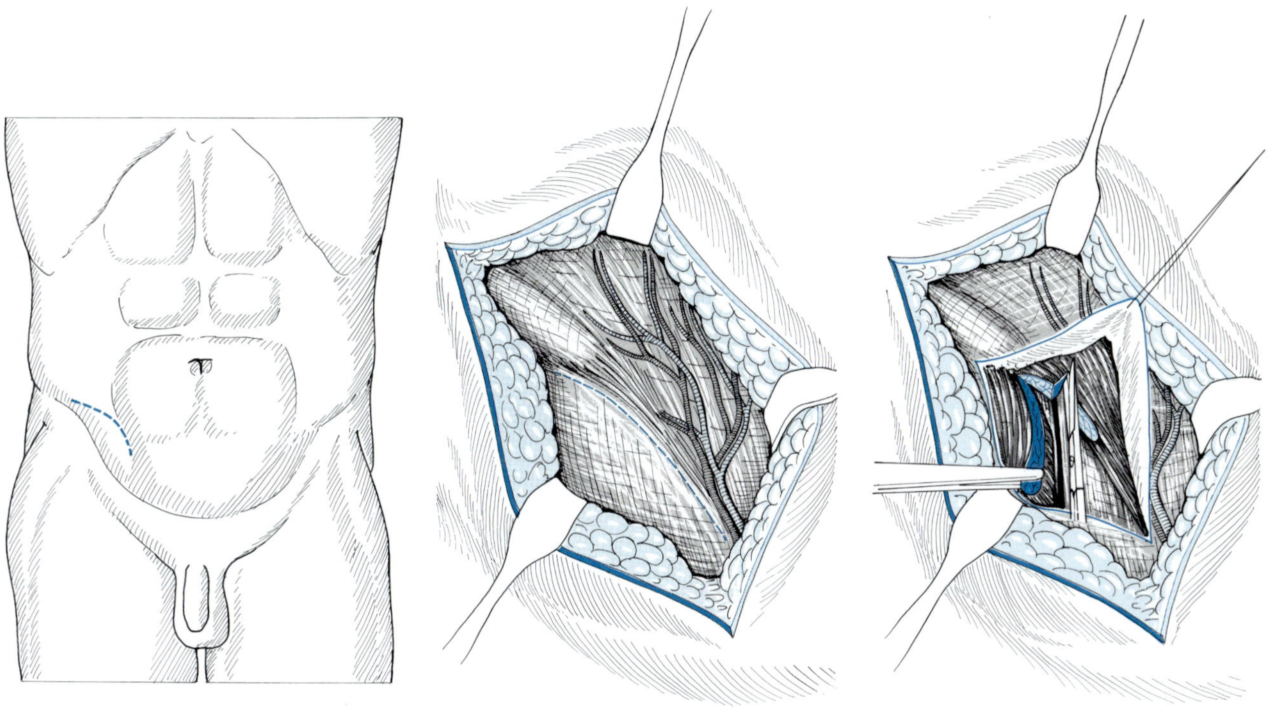

Abb. 8.49a-c: Meralgia paraesthetica. Die Hautschnittführung erfolgt entlang der Spina iliaca anterior (a). Die Faszie wird parallel zum Leistenband inzidiert (b) und das Leistenband neben der Spina und über dem N. cutaneus femoris lateralis durchtrennt (c).

8.3.6.2 Obturatorius-Syndrom

Krankheitsbild

Beim Obturatorius-Syndrom werden Schmerzen an der Medialseite des Kniegelenks angegeben, und die Oberschenkeladduktion z.B. beim Übereinanderschlagen der Beine ist behindert. Ambulant operativ behandelbar ist sicher nur das sehr seltene spontane Auftreten dieses Engpaßsyndroms bei Heraustreten des Nerven aus dem Canalis obturatorius unterhalb des M. pectineus. Die häufigeren Nervenirritationen nach Beckenfrakturen oder Operationen entziehen sich ambulanten Möglichkeiten.

Diagnostik

Die Diagnose gelingt in typischer Weise elektromyographisch aus der Adduktorenmuskulatur; ansonsten kann die Testblockade versucht werden.

Therapie

Der Hautschnitt beginnt am medialen Ansatz des Leistenbands und wird auf die Innenseite des Oberschenkels distalwärts verlängert (Abb. 8.50). Nach Durchtrennung der Oberschenkelfaszie findet man den Nerv am medialen Rand des M. pectineus. Er teilt sich in einen oberflächlichen und tiefen Ast und ist von variablen Ästen der A. obturatoria überkreuzt. Die Arterie selbst kann auffällig hypertrophiert sein und die relative Enge im Canalis obturatorius sogar erzeugen. Empfehlenswert ist eine Allgemeinanästhesie.

8.3.6.3 Peronaeuslogensyndrom

Krankheitsbild

Nach häufiger Belastung des Beins in kniender Position (beruflich z.B. bei Fliesenlegern) kann eine spontane, nicht traumatische Fußheberlähmung mit Sensibilitätsstörungen am Fußrücken auftreten. Fehlt die Sensibilitätsstörung weitgehend, ist nur der R. profundus n. peronaei communis betroffen. Die Eintrittsstelle des N. peronaeus communis in die Peroneusloge kann durch eine sehnige Arkade am M. peroneus longus so verhärtet sein, daß der Nerv beim Anwinkeln des Kniegelenks durch diese Arkade eingeklemmt wird.

Diagnostik

In der Regel läßt sich unterhalb des Fibulaköpfchens das Tinnel-Hoffmann-Zeichen auslösen. Beweisend sind ENG und EMG; letzteres deshalb, weil der Patient sicher erst bei Auftreten einer Parese den Arzt aufsucht. Differentialdiagnostisch muß der Bandscheibenvorfall L4/L5 ausgeschlossen werden.

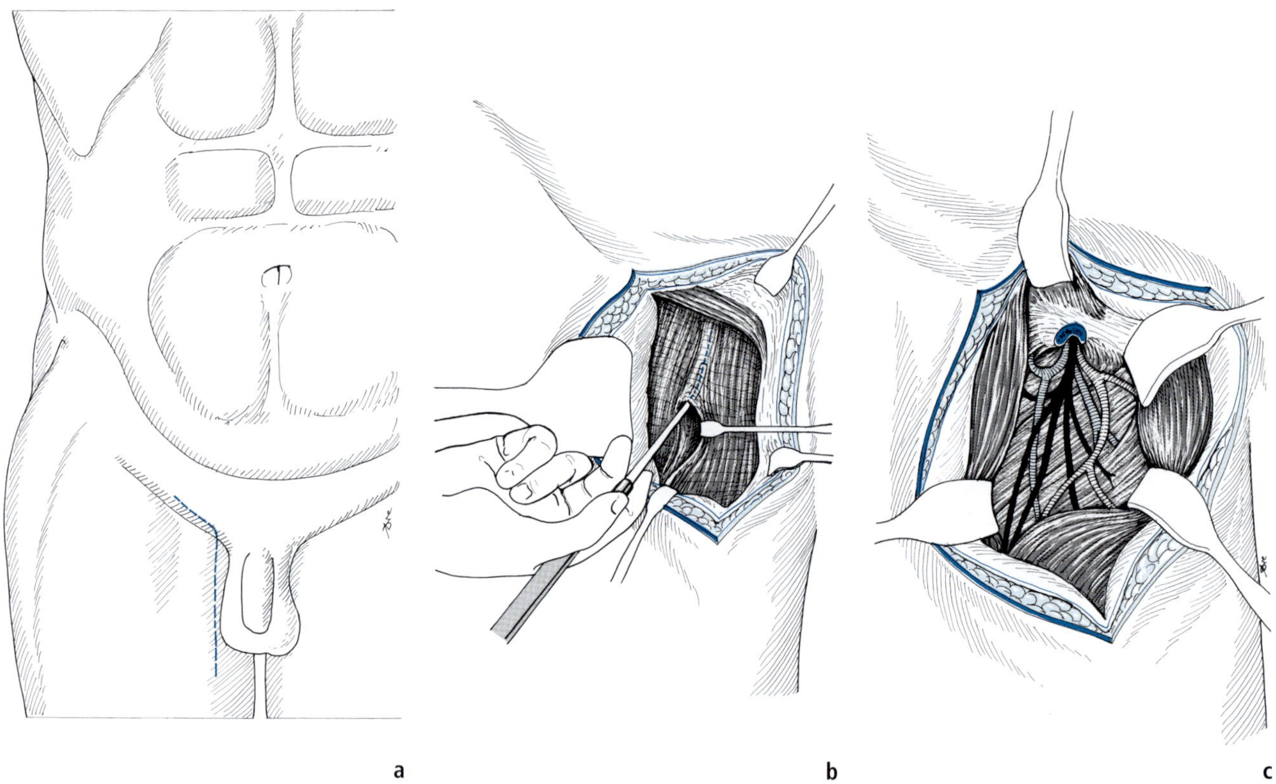

Abb. 8.50a-c: Obturatorius-Syndrom. Nach dem Hautschnitt (a) wird zwischen M. pectineus und M. adductor longus eingegangen und die Oberschenkelfazie durchtrennt. Auf dem M. obturatorius externus erfolgt die Darstellung der Äste des N. obturatorius, diese werden proximalwärts verfolgt bis zum Eintritt in den Canalis obturatorius (b). Dessen Dach, gebildet vom R. superior ossis pubis, wird geöffnet (c).

Therapie

Eine einige Zentimeter lange quere Inzision unterhalb des Fibulaköpfchens dürfte ausreichen, die Eintrittsstelle des N. peronaeus in die Peronaeusloge darzustellen (Abb. 8.51). Von Bedeutung ist die Kerbung der sehnigen Begrenzung des Hinterrands des M. peronaeus longus. Rr. profundus et superficialis n. peronaei lassen sich dann auf einige Distanz verfolgen. Eine Lokalanästhesie reicht aus.

8.3.6.4 Tarsaltunnelsyndrom

Krankheitsbild

Das Tarsaltunnelsyndrom ähnelt einer Kombination von Karpaltunnelsyndrom und distalem Ulnariskompressionssyndrom der Hand. Betroffen sind die Nn. plantaris medialis et lateralis. Das etwas diffusere Ausfallsbild gibt häufig Anlaß zur Verwechslung mit orthopädischen Krankheitsbildern. In der Regel haben Fußsohle und Beugeseite der Zehen eine Sensibilitätsstörung, Zehenbeugung und -spreizung ist geschwächt und hinter dem Malleolus medialis ist das Tinnel-Hoffmann-Zeichen positiv. Im Vordergrund aber stehen stechende oder brennende Schmerzen in der Fußsohle, wobei die Versorgungsbereiche der Nn. plantaris medialis et lateralis in unterschiedlicher Ausprägung betroffen sein können.

Diagnostik

Da das neurologische Ausfallsbild diffuser als an der Hand ist und die Differentialdiagnose gegenüber orthopädischen Erkrankungen mühevoll ist, sollte der leicht zu erbringende Beweis durch ENG und ggf. EMG angestrebt werden.

Therapie

Der Hautschnitt verläuft bogenförmig hinter dem Malleolus medialis, jedoch niemals hinunter bis zur Fußsohle (Abb. 8.52). Nach Spaltung der Unterschenkelfaszie stößt man auf die Sehne des M. flexor digitorum longus, die A. tibialis posterior, und auf einen in diesem Niveau meistens schon geteilten N. tibialis, nämlich auf die Nn. plantaris medialis et lateralis. Hautäste zur medialen Ferse sollten zur Vermeidung von Neurombildungen geschont werden. Durchtrennt werden muß lediglich das Stratum profundum des Retinaculum

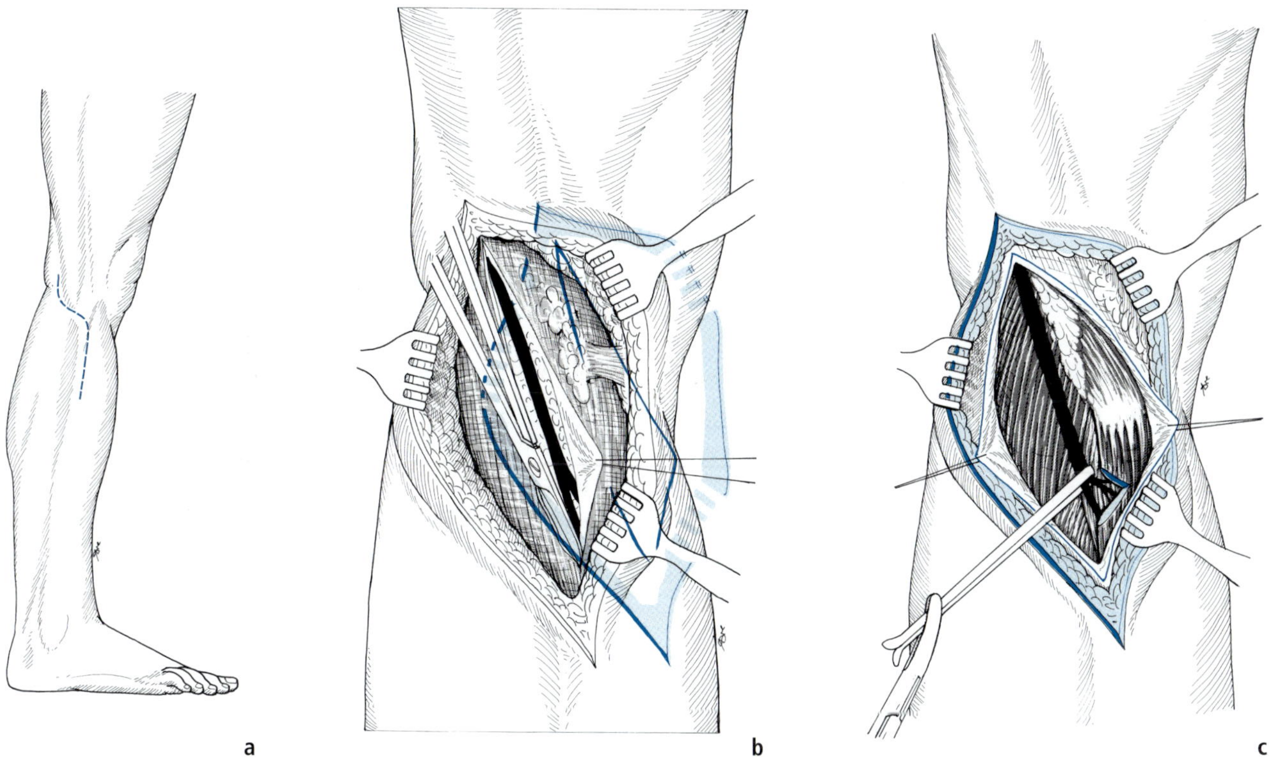

Abb. 8.51a-c: Peronaeuslogensyndrom. Der Hautschnitt führt bajonettförmig oberhalb des Fibulaköpfchens zur Peronaeusmuskulatur (a). Die Muskelfaszie wird parallel zum bereits tastbaren Nerven eröffnet (b) und der oft sehnige Rand des M. peronaeus longus eingekerbt (c).

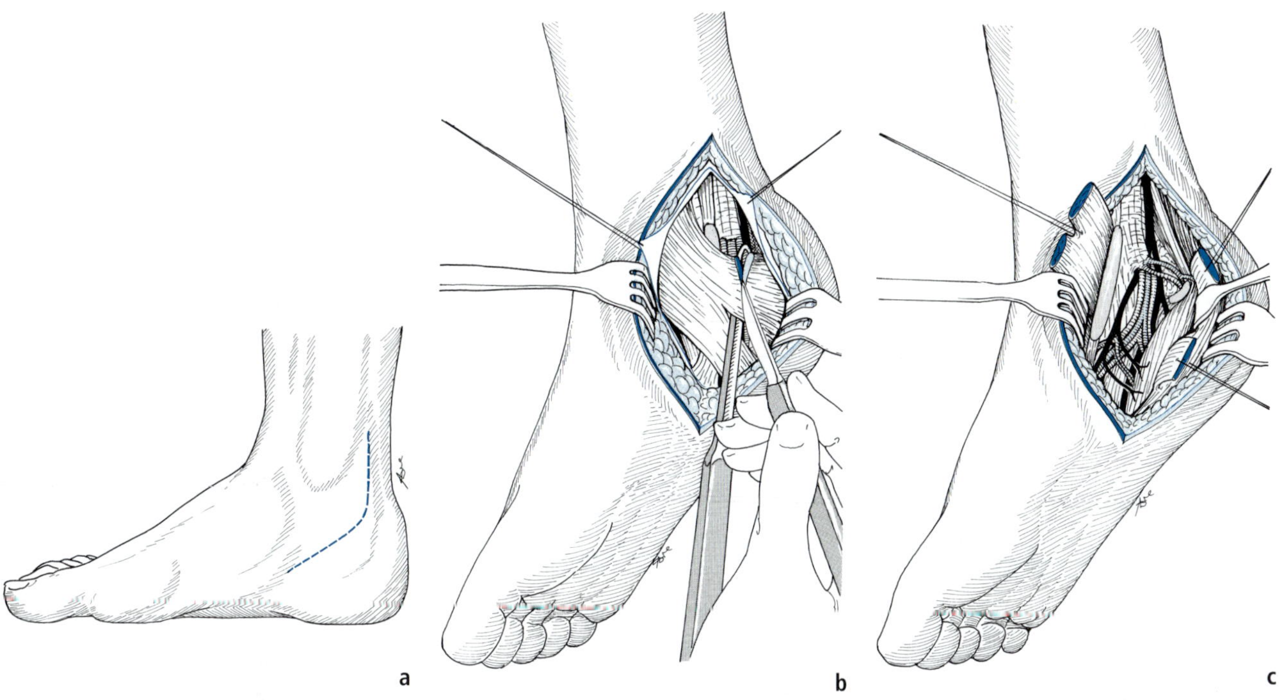

Abb. 8.52a-c: Tarsaltunnelsyndrom. Der Hautschnitt führt hinter dem Malleolus medialis entlang (a). Nach Durchtrennung des Retinaculum flexorum über den N. plantaris medialis et lateralis sowie der A. tibialis posterior (b) werden die Nerven bis zum Eintritt in die Fußsohle verfolgt (c).

musculorum flexorum. Den Eintritt beider plantaren Äste in die Fußsohle sollte man darstellen, weil Verhärtungen am Oberrand des M. abductor hallucis auch Ursache der Ausfälle sein können, was diagnostisch nicht von einer Beeinträchtigung direkt unter dem Retinaculum musculorum flexorum unterschieden werden kann. Eine ausgiebige Lokalanästhesie reicht für die Operation aus.

Zur Vermeidung postoperativer Vernarbungen ist eine Schonung des Fußgelenks für eine ganze Woche zwingend; die Prognose der Operation ist ohne angemessene Schonung stark beeinträchtigt.

Literatur

[1] Lanz U: Anatomical variations of the median nerve in the carpal tunnel. Hand Surg 2/1 (1977) 44-53

[2] Millesi H: Chirurgie der peripheren Nerven. Urban&Schwarzenberg, München-Wien-Baltimore 1992

[3] Penkert G: Periphere Nervenverletzungen – Aktueller Behandlungsstandard. Zentralbl Neurochir Leipzig 54 (1993) 47-51

[4] Penkert G: Beurteilung und Behandlung peripherer Nervenverletzungen. Neurologie 7 (1991) 57-64

[5] Samii M: Peripheral Nerve Lesions. Springer, Berlin-Heidelberg 1990

[6] Samii M, Penkert G: Periphere Nervenchirurgie. In: Berchthold R, Hamelmann H, Peiper HJ, Trentz O (Hrsg.): Chirurgie. Urban&Schwarzenberg, München-Wien-Baltimore 1994

[7] Samii M, Penkert G: Verletzungen der peripheren Nerven. In: Koslowski L, Bushe KA, Junginger T, Schwemmle K (Hrsg.): Die Chirurgie. Schattauer, Stuttgart-New York 1997

8.4 Ambulante Schmerzchirurgie

W. Winkelmüller

8.4.1 Verfahren ambulanter Schmerzchirurgie

Chirurgische Maßnahmen zur Schmerzbekämpfung werden dann eingesetzt, wenn das Leiden, das einen chronischen Schmerz unterhält, durch kausale Maßnahmen nicht zu behandeln ist und konservative, nichtinvasive Behandlungsstrategien (s. 3.9.4) erfolglos sind. Der Patient hat ein uneingeschränktes Recht auf Schmerzbehandlung. Sein behandelnder Arzt ist zu Sorgfalt und Ausschöpfung des verfügbaren Wissen über Schmerztherapie verpflichtet. Das gilt nicht nur für den Krebsschmerz, sondern auch für nicht-tumorbedingte Schmerzen. Für die palliative, invasive Schmerztherapie stehen folgende Methoden zur Verfügung:

- *Ablative Verfahren* (Läsionsverfahren, auch 8.4.2 – 8.4.4) haben zum Ziel, die Nozizeption in der Peripherie, in den schmerzleitenden Bahnen des Rückenmarks und in zentralen Relaisstationen zu unterbrechen. Offene destruierende Eingriffe werden heute infolge der hohen Komplikationsrate und des Auftretens sekundärer Deafferentierungsphänomene nicht mehr durchgeführt. Wesentlich sicherer für den Patienten sind thermokontrollierte Läsionen über perkutan zum Zielgebiet eingeführte Elektroden. Durch reizphysiologische Stimulation kann beim wachen Patienten die exakte Lokalisation der Elektrode bestimmt und das Ausmaß der Läsion über einen Thermofühler in der Elektrodenspitze kontrolliert werden.
- Die *elektrische rückenmarknahe* oder *zentrale Neurostimulation* (siehe 8.4.5) vermag eine Schmerzreduktion durch Aktivierung schmerzhemmender Strukturen im Rückenmark und Hirnstamm zu erzeugen.
- Die *rückenmarknahe* oder *intraventrikuläre Opioidapplikation* (siehe 8.4.6) mit implantierbarer Pumpe hemmt über die Aktivierung von Opiatrezeptoren im Rückenmark und Hirnstamm die Übertragung nozizeptiver Impulse.

8.4.2 Perkutane thermische Neurotomie

Prinzip

Ziel der perkutanen thermischen Neurotomie ist es, durch eine kontrollierte Hitze- oder Kälteschädigung schmerzleitende nicht- oder dünnmyelinisierte Nervenfasern zu unterbrechen und die dickkalibrigen sensiblen Nervenfasern partiell zu erhalten. Reparative Vorgänge und Neuorganisation der afferenten neuronalen Leitung befristen den schmerzunterbrechenden Effekt. Im Falle eines Rezidivs kann der risikoarme Eingriff wiederholt werden. Unwirksam ist der Eingriff bei kompletter Deafferentierung des Nerven (Anaesthesia dolorosa).

Indikationen

Indikationen sind Schmerzen im Versorgungsbereich eines peripheren Nerven, die auf eine Verletzung durch Unfall oder Operation zurückzuführen sind. Sensibilitätsstörungen oder eine Schmerztriggerung (Hofmann-Tinel-Zeichen) weisen auf den Schädigungsort hin. Als guter Prädiktor für den Erfolg der thermischen Läsion gilt die temporäre Schmerzausschaltung durch eine Triggerpunktblockade mit einem Lokalanästhetikum. Anwendungsbereiche sind Neuropathien folgender Nerven:

- N. trigeminus nach Verletzungen oder Operationen des Gesichtsschädels
- Interkostalnerven nach thoraxchirurgischen Eingriffen
- N. ilioinguinalis nach Herniotomien/Hernioplastik
- N. saphenus nach Gefäßeingriffen in der Schenkelbeuge
- R. infrapatellaris n. sapheni nach Knieoperationen
- MORTON-Metatarsalgie.

OP-Technik

Thermoanalgesie

In Lokalanästhesie wird eine 22 G-Elektrode eingeführt, die bis auf eine auf 2 mm lange blanke Spitze isoliert ist. Eine reizphysiologische Testung mit 50 Hz zeigt durch Parästhesien im Versorgungsbereich des

Nerven die korrekte Elektrodenlage. Die Ausschaltung geschieht über eine radiofrequente Läsion mit einer kontrollierten Temperatur von 70 – 80 °C über eine Zeit von 60 Sekunden.

Kryoanalgesie

Vergleichbar wirksam ist am peripheren Nerven die *Kryoanalgesie.* Die Kryosonde wird ebenfalls in Lokalanästhesie perkutan in unmittelbarer Nähe des Nerven eingebracht. Durch CO_2- oder N_2O-Gasfluß wird an der Elektrodenspitze für die Dauer von 2 Minuten eine Temperatur von – 70 °C erzeugt *[4].* Die fraktionierte Kälteanwendung führt zu langfristigen, aber reversiblen Blockadeeffekten. Wegen der gewebsschonenden Qualität kann dieser Eingriff mehrfach wiederholt werden.

Komplikationen

Komplikationen sind Schmerzverstärkung und sekundäre Deafferentierung des Nerven infolge zu starker Hitzeexposition.

8.4.3 Thermokoagulation des Ganglion Gasseri bei Trigeminusneuralgie

Prinzip

Die perkutane thermische Läsion des Ganglion Gasseri ist eine verbreitete Methode zur Behandlung der medikamentös nicht beeinflußbaren Trigeminusneuralgie. Ziel des destruierenden Eingriffs im Ganglion Gasseri ist die Schmerzausschaltung unter Inkaufnahme von Sensibilitätsstörungen im betroffenen Trigeminusast.

Trigeminusneuralgie

Die Trigeminusneuralgie tritt im höheren Lebensalter, etwa ab dem 55. Lebensjahr, auf und betrifft vorwiegend den 2. und/oder 3. Ast. Für die Trigeminusneuralgie charakteristisch sind blitzartige, elektrisierende Schmerzen, die durch mimische Bewegungen und Berührungsreize (Waschen, Zähneputzen, Sprechen oder Kauen) ausgelöst werden. Häufigste Ursache dieser quälenden Neuralgie ist eine Druckwirkung arteriosklerotisch veränderter, elongierter Gefäße auf die Trigeminuswurzel unmittelbar vor ihrem Eintritt in den Hirnstamm. Ebenso können demyelinisierende Erkrankungen im Hirnstamm wie die Multiple Sklerose oder Geschwülste der Kleinhirnbrückenwinkelregion eine typische Trigeminusneuralgie auslösen *[2].*

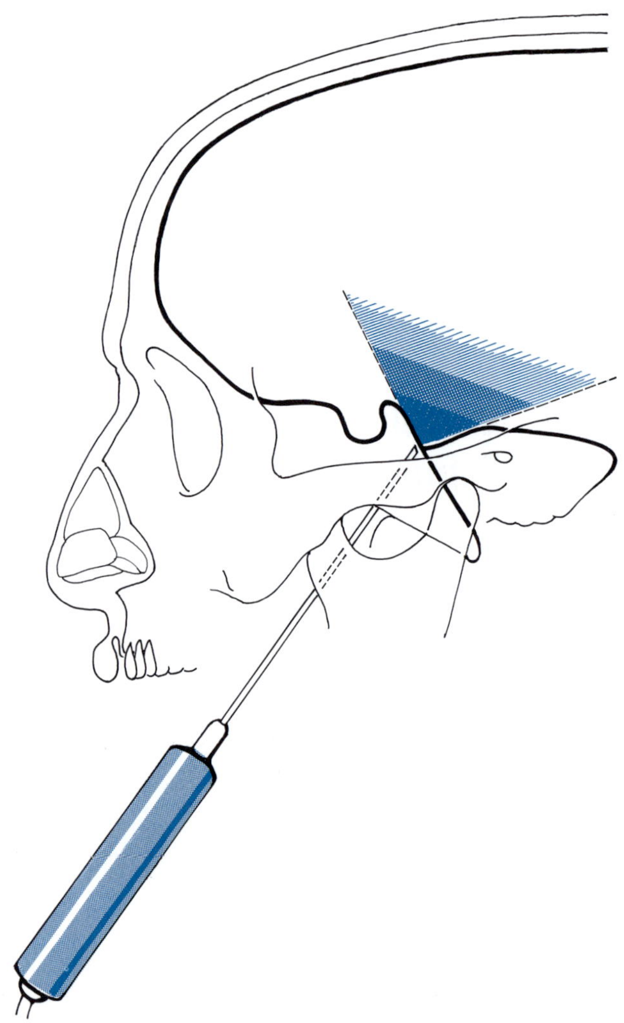

Abb. 8.53: Kontrollierte perkutane Thermokoagulation des Ganglion Gasseri. Lagekontrolle der Elektrode im Ganglion Gasseri bei seitlicher Durchleuchtung. Die Elektrode mit 2 mm langer blanker Spitze penetriert das Foramen ovale und wird so weit vorgeschoben, bis sie in seitlicher Projektion an den Klivusrand reicht.

Diagnostik

Neben *Schmerzanalyse* und *klinisch-neurologischer Untersuchung* ist die Abklärung der Kleinhirnbrückenwinkelregion durch *MRT* unverzichtbar.

In die *Differentialdiagnose* einbezogen werden myofasziales Schmerzsyndrom bei Myoarthropathie, Bing-Horton-Neuralgie und atypischer Gesichtsschmerz.

Indikationen

Indikation zur kontrollierten Thermokoagulation des Ganglion Gasseri ist die typische Trigeminusneuralgie mit Tic douloureux. Alternativ werden bei gleicher Indikation die Chemoneurolyse des Ganglion Gasseri mit Glyzerin oder für die mikrochirurgische vaskuläre De-

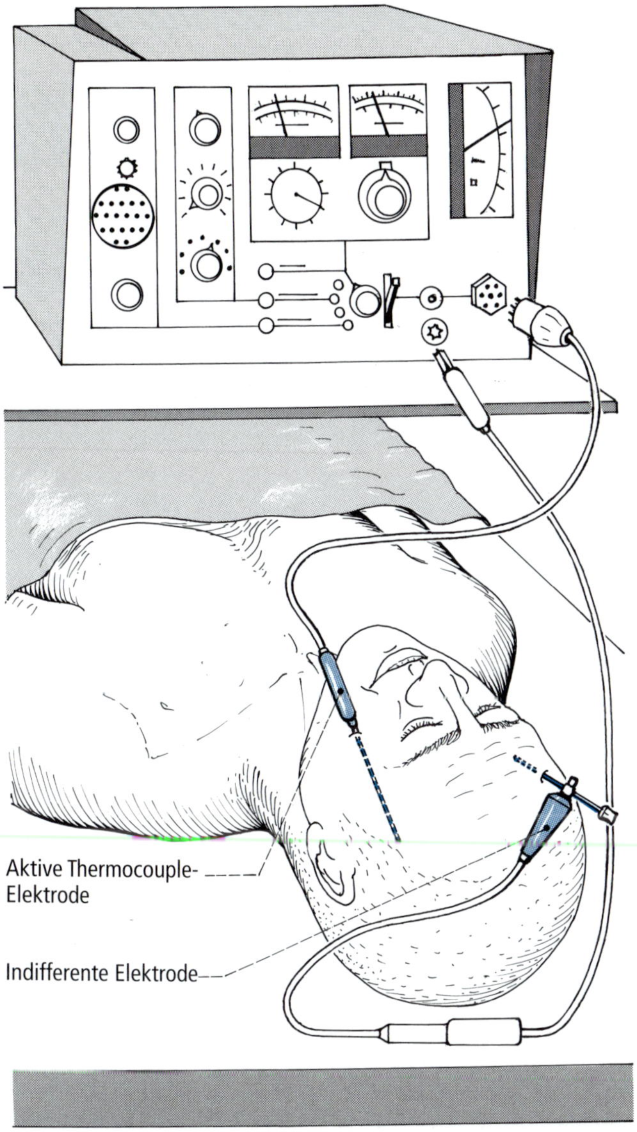

Abb. 8.54: Kontrollierte perkutane Thermokoagulation des Ganglion Gasseri. Positionierung von aktiver und indifferenter Elektrode. Die Elektrodenlage wird durch einen Testreiz von 50 Hz geprüft, dann schließt sich die thermokontrollierte Hochfrequenzläsion des Ganglion an. Begonnen wird bei 70 °C über 50 – 60 Sekunden und dann die Temperatur schrittweise um jeweils 5 °C erhöht, bis eine spürbare Hypästhesie im Bereich des betroffenen Trigeminusastes eintritt.

kompression der Trigeminuswurzel Parapontin eingesetzt.

OP-Technik

Die kontrollierte Thermokoagulation wird in *Kurznarkose* (Brevimytal, Propofol) mit den üblichen Überwachungsbedingungen durchgeführt.

Der Patient liegt auf dem Rücken, der Kopf ist auf einem Gummiring im seitlichen Strahlengang des C-Bogens gelagert. Unter Bildwandlerkontrolle wird eine Elektrode mit 2 mm langer blanker Spitze in Richtung Foramen ovale vorgeschoben. Das Foramen wird penetriert und die Elektrode so weit nach intrakraniell vorgeschoben, bis die Spitze in seitlicher Projektion an den Klivusrand reicht (Abb. 8.53). Nach Abklingen der Kurznarkose wird zur Überprüfung der Elektrodenlage ein Testreiz von 50 Hz appliziert. Die Position ist dann korrekt, wenn der Patient Reizparästhesien im schmerzbetroffenen Trigeminusast registriert. In erneuter Kurznarkose schließt sich eine thermokontrollierte Hochfrequenzläsion von 70 °C über 50 – 60 Sekunden an. Die Temperatur wird schrittweise um 5 °C erhöht, bis die Triggerzone ausgeschaltet und eine dezente Hypästhesie in dem schmerzbetroffenen Ast eingetreten ist (Abb. 8.54).

Komplikationen

Komplikationen sind Masseterschwäche, schmerzhafte Dysästhesien bis hin zu Anaesthesia dolorosa (unter 1%), Anästhesie der Kornea und Meningitis. Rezidive treten im eigenen Krankengut nach einem postoperativen Beobachtungszeitraum von 10 Jahren in 25 % der Fälle auf *[7]*.

Nachsorge

Der Patient kann etwa vier Stunden nach dem Eingriff entlassen werden, wenn der Trigeminusschmerz zuverlässig ausgeschaltet ist, die Kreislaufverhältnisse stabil sind und keine Kopfschmerzen geklagt werden. Nach Entlassung aus ambulanter Behandlung sollte zur Registrierung möglicher Komplikationen eine telefonische postoperative Verlaufskontrolle gewährleistet sein.

8.4.4 Thermische Denervation der Wirbelgelenke

Prinzip

Die *perkutane Denervation der Wirbelgelenke (Facettendenervation)* ist eine wirksame invasive Methode zur Dämpfung lage- und bewegungsunabhängiger Kreuzschmerzen mit gleichzeitiger Besserung der schmerzreflektorischen Bewegungsblockierung der Lendenwirbelsäule. Der chronisch-rezidivierende vertebragene Schmerz wird häufig durch ein sogenanntes *Facettensyndrom* verursacht.

Der perkutane Eingriff orientiert sich am R. dorsalis aus der Spinalwurzel, dessen medialer Ast die Gelenkfacetten sensibel versorgt. Entsprechend der Mehrfachinnervation der Gelenke umfaßt die Denervation nicht nur ein Segment, sondern auch das darüber und darunter gelegene Segment. Die anatomische nervale Vernetzung erklärt den zeitlich begrenzten therapeutischen Effekt des Eingriffs. Da dieser aber keine nennenswerten Risiken mit sich bringt und in der schmerzarmen Phase eine stabilisierende Krankengymnastik durchgeführt werden kann, ist die Facettendenervation eine sinnvolle additive Maßnahme zur Behandlung chronisch rezidivierender Kreuzschmerzen.

Guter Indikator für den Erfolg des Eingriffs ist eine bildwandlergestützte Testblockade der Wirbelgelenke mit Lokalanästhetika.

Facettensyndrom

Degenerative Veränderungen oder eine postoperative Höhenminderung des Zwischenwirbelraums führen zu vertikalen Verschiebungen der Gelenkfacetten mit Subluxation. Durch die vermehrte segmentale Lockerung wird ein Reizzustand der sensibel innervierten Gelenkkapseln unterhalten *[1]*.

Diagnostik

Die Diagnose stützt sich auf *anamnestische Angaben* über dumpfe Schmerzen im lumbosakralen Bereich, diffuse Ausstrahlung in die Gesäß- oder Leistenregion, morgendliche Anlaufschwierigkeiten und Zunahme der Beschwerden bei Belastung oder Positionswechsel. *Klinische Zeichen* sind Bewegungsblockierung der LWS mit Hypertonus der paravertebralen Muskulatur und Verschiebeschmerz über dem betroffenen Bewegungssegment.

Röntgennativaufnahmen der LWS, ggf. auch Funktionsaufnahmen oder *CT* geben Aufschluß über Schwerpunkt und Ausmaß der degenerativen Gelenkveränderungen. *Differentialdiagnostisch* müssen andere ossäre Prozesse (Osteoporose, maligne Destruktion, Sinterung, Spondylodiszitis, M. Bechterew, Spondylolisthesis) ausgeschlossen werden.

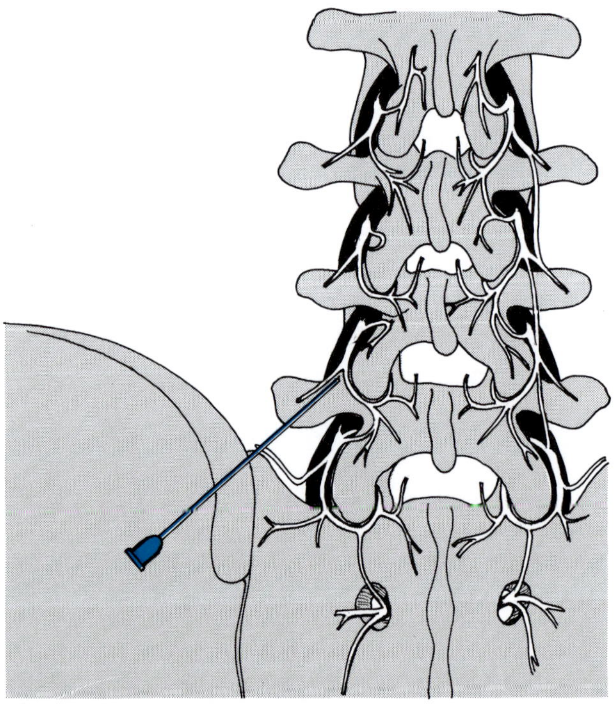

Abb. 8.55: Thermische Facettendenervation. Zielpunkt ist der mediale Ast des R. dorsalis der Spinalwurzel, der die Gelenkfacetten sensibel versorgt. Durch die nervale Vernetzung umfaßt die Denervation stets mehrere Segmente oberhalb und unterhalb. In Lokalanästhesie wird die Elektrode in den Winkel zwischen medialem Oberrand des Querfortsatzes und der Basis des oberen Gelenkfortsatzes vorgeschoben. Die korrekte Position wird durch Stimulation mit 25 – 50 Hz geprüft.

OP-Technik

Der Patient wird auf den Bauch gelagert, das Abdomen zur Aufhebung der Lendenlordose mit einem Kissen unterstützt. Im schrägen Strahlengang des C-Bogens werden die Gelenkfacetten herausprojiziert. Nach Lokalanästhesie wird die 22 G-Elektrode mit 4 mm blanker Spitze 7 cm paravertebral zum Zielpunkt vorgeführt, und zwar in den Winkel zwischen medialem Oberrand des Querfortsatzes und Basis des oberen Gelenkfortsatzes (Abb. 8.55). Eine Elektrostimulation mit 25 – 50 Hz erzeugt bei korrekter Nadellage Parästhesien oder Schmerzen, die diffus in die Leisten- oder Glutealregion ausstrahlen. Es folgt die thermokontrollierte Hochfrequenzläsion mit einer Temperatur zwischen 80 – 90 °C für die Dauer von 50 Sekunden. Nach Verlagerung der Elektrode an die Basis des oberen Gelenkfortsatzes wird eine zweite Läsion angeschlossen. Der Eingriff wird bilateral, in aller Regel in den Segmenten L3/4, L4/5 und L5/S1 durchgeführt.

Komplikationen

Komplikation ist die Ausbreitung der Läsion auf die Nervenwurzel. Eine solche Schädigung kann beim wachen Patienten durch die Registrierung erheblicher radikulärer Schmerzen während der Läsion vermieden werden.

Nachsorge

Der Patient kann bei stabilen Kreislaufverhältnissen 30 Minuten nach dem Eingriff entlassen werden und sollte sich für die Dauer von 24 Stunden weitgehend schonen.

8.4.5 Elektrische rückenmarknahe Neurostimulation

Prinzip

Auf der theoretischen Basis der Gate control-Theorie von MELZACK und WALL (1965), die heute als überholt gilt, wurde 1967 die intermittierende Rückenmarkstimulation über implantierbare Elektroden-Empfänger-Systeme in die Schmerztherapie eingeführt *[5]*.

Als Wirkungsmechanismus wird neben einer Hemmung der Nozizeption auf segmentaler Ebene die Aktivierung von „Long loop"-Reflexen angenommen, die auf höherem supraspinalem Niveau eine Schmerzdämpfung auslösen. Diskutiert wird auch die Freisetzung endogener Opioide *[8]*. Als invasive, aber nichtdestruierende und risikoarme Methode nimmt die rükkenmarknahe Neurostimulation bei ausgewählter Indikation einen vorrangigen Platz in der Schmerztherapie ein. Zwei unterschiedliche Systeme werden für die elektrische Rückenmarkierung eingesetzt:

- *Halbimplantate*, bestehend aus einer flexiblen vierpoligen Elektrode, einem Verbindungskabel und einem Empfängerteil. Dieses wird induktiv über einen extern getragenen Radiofrequenzsender angesteuert.
- *Vollimplantate*, bestehend aus Elektrode, Verbindungskabel und ebenfalls implantierbarem Stimulator. Hier werden die Reizparameter mit Hilfe eines Programmiergerätes in den subkutan gelegenen und mit der Batterie versehenen Stimulator eingegeben.

Indikationen

Die besten Resultate werden bei chronischen neurogenen Schmerzzuständen erzielt *[8]*:

- Rhizopathien nach Bandscheibenoperationen
- Postamputationssyndrome
- Inkomplette Läsionen peripherer Nerven und des Nervenplexus
- Sympathische Reflexdystrophie und M. Sudeck
- Ruheschmerz bei AVK.

Erfolglos ist die Neurostimulation beim terminalen Malignomschmerz und bei Deafferentierungsschmerzen nach zervikalem Wurzelausriß oder komplettem Querschnitt.

OP-Technik

Der Eingriff wird in *Lokalanästhesie* unter Beachtung strenger Asepsis durchgeführt. In flacher Bauchlage wird unter Bildwandlerkontrolle der dorsale Epiduralraum in der Medianlinie mit einer Touhy-Kanüle punktiert. Über diese wird die röntgensichtbare, flexible Elektrode in der Mittellinie des Epiduralraums nach kranial in die gewünschte Position vorgeschoben (Abb. 8.56). Testreize mit 50 – 80 Hz erzeugen Reizparästhesien, die mit der schmerzbetroffenen Region korrespondieren müssen. Bei Schmerzen der oberen Körperhälfte ist die Zielebene für die Rückenmarkstimulation C5 – Th2 und bei Schmerzen der unteren Körperhälfte Th8 – Th12.

Ist die Elektrode korrekt plaziert, wird die Touhy-Kanüle entfernt, die Elektrode an der Rückenstreckerfaszie fixiert und an ein Kabel angeschlossen, welches nach subkutaner Untertunnelung etwa 20 cm paravertebral aus der Haut herausgeführt wird. Über diese direkte Verbindung erfolgt nach Einweisung des Patienten unter häuslichen Bedingungen über mehrere Tage eine Testreizung mit Dokumentation der Wirksamkeit der Technik, d.h. vermerkt werden Schmerzreduktion nach der VAS (visuelle Analogskala), Analgetikaverbrauch und Aktivität.

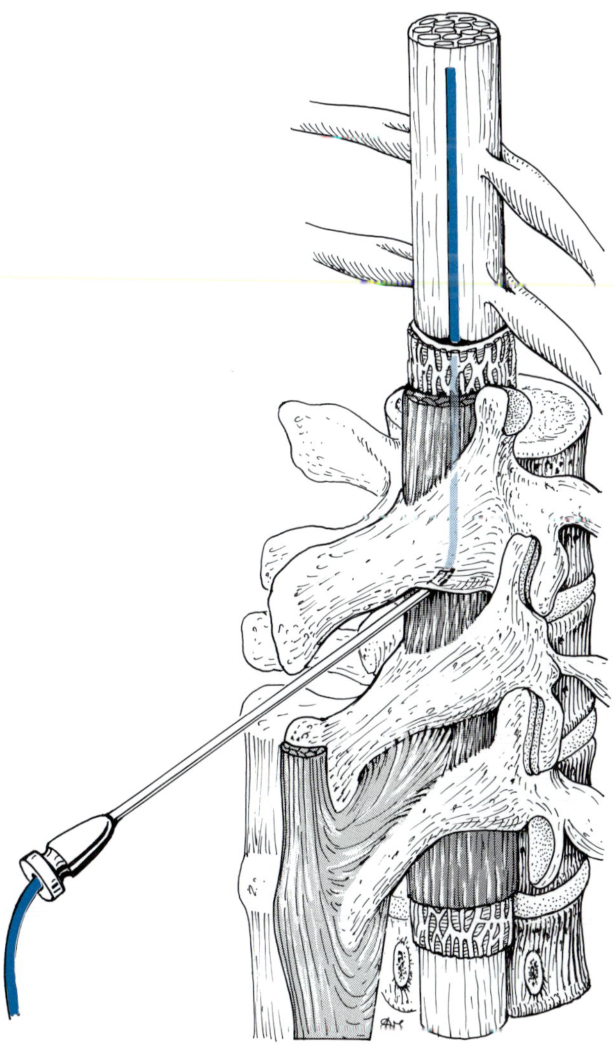

Abb. 8.56: Elektrische rückenmarknahe Neurostimulation. Epidurales Vorschieben der Elektrode über eine Touhy-Kanüle in der Mittellinie nach kranial in die vorgesehene Position. Durch Testreize mit 50 – 80 Hz wird die schmerzbetroffene Region gesucht.

Hat die Testphase eine positive Indikation zur dauerhaften Anwendung ergeben, erfolgt entweder in Spinalanästhesie oder Lokalanästhesie die Wiedereröffnung der Wunde in Höhe der Punktionsstelle. Das nach außen verlaufende provisorische Kabel wird entfernt und ein Empfänger/Stimulator in eine subkutane Tasche der lateralen Bauchwand implantiert. Dieser wird über ein subkutan verlegtes Kabel mit der liegenden Elektrode konnektiert (Abb. 8.57).

Im Anschluß an den Eingriff wird der Patient mit der Handhabung des Stimulators vertraut gemacht. Der unter der Haut liegende Empfänger wird mit einer aufgelegten Antenne angesteuert und aktiviert, wobei der Patient die Reizparameter wie Intensität und Reizfrequenz einstellen kann. Das voll implantierbare Gerät enthält im Stimulator auch die Energiequelle und wird von außen über einen Magneten ein- und ausgeschaltet. Einprogrammiert werden zwei Intensitätsstufen, da die Elektrodennähe am Rückenmark im Liegen und Stehen unterschiedlich ist.

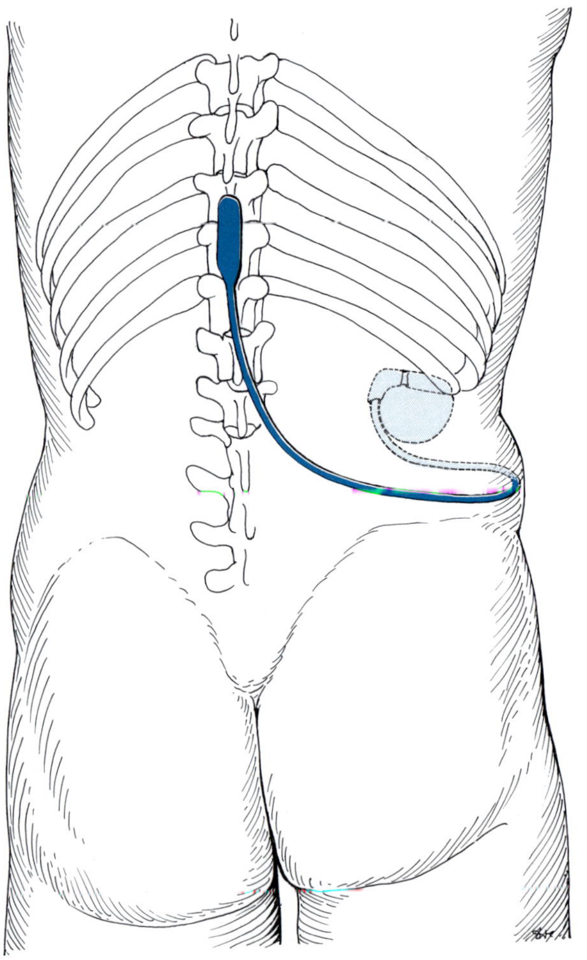

Abb. 8.57: Elektrische rückenmarknahe Neurostimulation. Situs des implantierten epiduralen Elektroden-Empfänger-Systems. Nach erfolgreicher Testphase wird der Empfänger-Stimulator in eine subkutane Tasche der lateralen Bauchwand implantiert. Die Kabelverbindungen werden subkutan verlegt.

Komplikationen

Komplikationen sind Penetration der Dura, Elektrodendislokation, Isolationsdefekte und sekundäre Infektionen.

Nachsorge

Die Nachsorge beinhaltet routinemäßig halbjährliche Kontrolluntersuchungen und Check des Implantats bei Funktionsstörungen oder nachlassendem Analgesieeffekt.

8.4.6 Kontinuierliche intrathekale Opioidbehandlung

Prinzip

Intrathekal applizierte Opioide bewirken über spinale und supraspinale Rezeptoren eine starke Analgesie, ohne motorische, taktile und sympathische Reflexe wesentlich zu beeinflussen *[3]*. Deshalb sind Opioide für die intrathekale Behandlung stärkster Schmerzen den Lokalanästhetika und Neurolytika überlegen. Suchtgefahr oder psychische Abhängigkeit ist nach den vorliegenden klinischen Langzeitstudien nicht zu befürchten. Eine Gewöhnung kann sich jedoch bei der Langzeittherapie in 4 – 6 % der Fälle entwickeln *[6]*. Um die kontinuierliche intrathekale Opioidtherapie erfolgreich fortzusetzen, empfiehlt sich, zur Erholung der Rezeptoren eine „Drogenpause" von vier Wochen einzulegen oder das Opioid zu wechseln, z.B. von Morphin zu Buprenorphin. Die intrathekale Opioidtherapie kann sowohl bei Krebs als auch bei nicht-tumorbedingten Schmerzen eingesetzt werden. Zur gleichmäßigen kontinuierlichen Infusion stehen gasbetriebene Pumpen (Anschütz-Tricumed®, Infusaid®, Therex®) und elektronisch gesteuerte, von außen programmierbare Pumpen (Medtronic®) mit unterschiedlichen Flußraten zur Verfügung (Abb. 8.58).

Indikationen

Indikationen zur kontinuierlichen intrathekalen Opioidbehandlung mit implantierbarer Pumpe sind:

- stärkste nozizeptive und/oder neuropathische Schmerzen ohne kausale Behandlungsmöglichkeit,
- Unwirksamkeit oder intolerable Nebenwirkungen oraler Opioidtherapie,
- Versagen anderer schmerztherapeutischer Maßnahmen, wie Neurostimulation, Blockaden oder perkutane läsionelle Verfahren.

Hieraus ergeben sich die Anwendungsgebiete chronische Schmerzen bei Malignomen, nach Traumen und mehrfachen Operationen an Wirbelsäule, großen Körpergelenken, thoraxchirurgischen Eingriffen, Deafferentierungsschmerzen bei Querschnittslähmung, Multipler Sklerose oder Syringomyelie sowie Stumpf- und Phantomschmerzen *[6]*.

Bei tumorbedingten Schmerzen der HWS und des Gesichtsschädels ist die intraventrikuläre Opioidapplikation wirksamer. Bei psychischer Begleiterkrankung (Konversionsneurose), laufendem Rentenverfahren oder Entschädigungsbegehren (sekundärer Krankheitsgewinn) oder Suchtmerkmalen (Alkohol- oder Medikamentenabusus) sollte man von der intrathekalen Opioidtherapie Abstand nehmen.

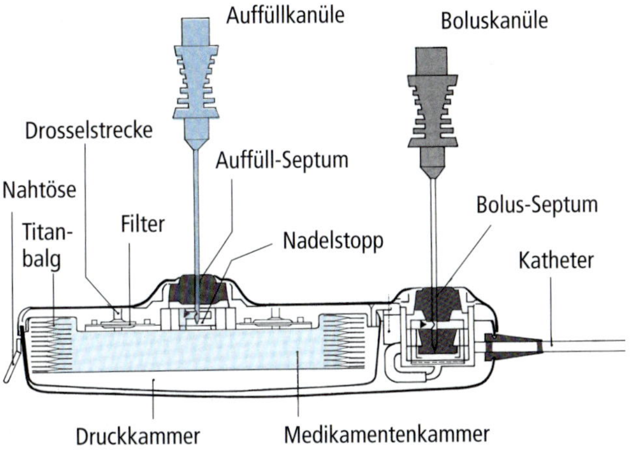

Abb. 8.58: Aufbau einer gasgetriebenen implantierbaren Medikamentenpumpe (Tricumed IP 35.1®).

OP-Technik

Vor der definitiven Pumpenimplantation wird in einer Testphase das Opioid auf seine analgetische Wirkung und Verträglichkeit geprüft. Der Eingriff wird in Lokal- und Spinalanästhesie durchgeführt. In flacher Bauchlagerung wird der Subarachnoidalraum unter Bildwandlerkontrolle zwischen L3 und L4 mit einer Touhy-Kanüle punktiert. Der kontrastgebende Katheter (Du Pen) wird in der Medianlinie intrathekal bis in das Schmerzniveau vorgeschoben, bei Schmerzen der unteren Rumpfhälfte und der unteren Extremitäten bis in Höhe von Th8 – Th10 und bei Schmerzen der oberen Rumpfhälfte und der oberen Extremitäten bis an den zervikothorakalen Übergang. Bei korrekter Katheterlage und freiem Liquorfluß wird der Katheter nach lateral in der Flanke perkutan herausgeleitet. Die Austrittsstelle ist durch eine Manschette und Bakterienfilter gesichert. Über eine externe Medikamentenpumpe wird als erste Substanz Morphin in einer Anfangsdosierung von 1 mg/24 h infundiert. Die Dosis wird unter gleichzeitiger Gabe von Metoclopramid und Laxanzien zur Minderung der häufigsten Nebenwirkungen Übelkeit und Obstipation so weit gesteigert, bis eine anhaltende Schmerzreduktion von mindestens 60 % nach der visuellen Analogskala (VAS) eingetreten ist. In dieser Phase ist eine tägliche ambulante Überwachung mit Kontrolle des Therapieeffekts und der Nebenwirkungen erforderlich.

Hat die Testphase bei guter Verträglichkeit ein positives Ergebnis, wird in einem zweiten operativen Schritt die Medikamentenpumpe implantiert. Dazu wird die Pumpe mit der austitrierten Opioiddosis gefüllt. In Rückenlage des Patienten wird über den liegenden Katheter eine Spinalanästhesie gelegt, so daß die Haut zwischen Spina iliaca und Beckenkamm schräg inzidiert werden kann. In eine subkutane Tasche wird die Pumpe eingebracht und sorgfältig an der Muskelfaszie der lateralen Bauchwand fixiert. Die Inzision am Katheteraustritt in der Flanke wird erweitert und der externe Katheteranteil abgeschnitten. Der abführende Pumpenkatheter wird nach subkutaner Untertunnelung bis an die Inzision herangeführt und mit dem liegenden Spinalkatheter konnektiert.

Komplikationen

Komplikationen sind Katheterdislokation, Dekonnektion, Serom der Pumpentasche und subkutanes Liquorkissen durch durales Liquorleck. Die *Infektionsrate* kann durch perioperative Antibiotikaprophylaxe minimiert werden.

Nachsorge

Die kontinuierliche intrathekale Opioidbehandlung erfordert die regelmäßige ambulante Wiedervorstellung im Implantationszentrum oder beim nachbehandelnden Arzt zur Pumpenfüllung. Die Termine sind durch den eingestellten Laufzyklus der implantierten Pumpe festgelegt; üblich sind Laufzeiten von vier Wochen. Bei nachlassendem Wirkeffekt empfiehlt sich eine Funktionskontrolle durch Darstellung des Katheterverlaufs mit Kontrastmittel, das unter Bildwandlerkontrolle in das spezielle Bolusseptum der Pumpe injiziert wird.

Literatur

[1] Bogduk N, Long DM: Percutaneous lumbal medial branch neurotomy. A modification of facet denervation. Spine 5 (1980) 193-200

[2] Jannetta PJ: Arterial compression of the trigeminal nerve at the pons in patients with trigeminal neuralgia. J Neurosurg 26 (1986 b) 159-162

[3] Lamotte C, Perth CB, Sayder SH: Opiate receptor binding in primate spinal cord: distribution and changes after dorsal root section. Brain Res 112 (1976) 407

[4] Lloyd JW, Barnard JDW, Glynn CJ: Cryoanalgesia. A new approach to pain relief. Lancet II (1976) 932

[5] Shealy C, Mortimer JT, Reswick J: Electrical inhibition of pain by stimulation of the dorsal column; preliminary clinical reports. Anesth Analg 46 (1967) 489-491

[6] Winkelmüller M, Winkelmüller W: Intrathekale Opiattherapie bei chronischen Schmerzsyndromen benigner Ätiologie über implantierbare Medikamentenpumpen. Der Schmerz 5 (1991) 28-36

[7] Winkelmüller W: Die Klassifikation der Trigeminusneuralgie und ihr Einfluß auf die Ergebnisse der operativen Behandlung. Neurochirurgica 33 (1990) 54-57

[8] Winkelmüller W: Spinale Neurostimulation. Schmerz 5 (1991) 243-246

8.5 Urologische Notfälle

L. Steffens

8.5.1 Allgemeines

Urologische Notfälle entsprechen der allgemein gültigen Definition dieser speziellen klinischen Situationen: Es handelt sich um akute, schmerzhafte und/oder bedrohliche Erkrankungen, Komplikationen oder Syndrome, die ein gezieltes und rasches Vorgehen erfordern. Für die Handhabung in der chirurgischen Praxis und Ambulanz empfiehlt sich, für die Versorgung nach einer differenzierten Strategie mit dem entsprechenden Ausmaß der lokalen und allgemeinen Versorgung zu unterscheiden in:

- *Notfallart 1:* Notfälle, die eine *sofortige Intervention durch den erstbehandelnden Arzt* erforderlich und möglich machen mit nachfolgender Weiterleitung in eine Klinik oder zu einem urologischen Fachkollegen. Das *spezielle Vorgehen* umfaßt die Erarbeitung einer Diagnose, Verdachtsdiagnose oder begründeten Arbeitshypothese und die Einleitung erster lokaler und/oder allgemeiner Behandlungsmaßnahmen (Schmerzbehandlung, Schockbehandlung).
- *Notfallart 2:* Notfälle, die *unverzüglich die stationäre Versorgung in einer fachurologischen Klinikabteilung* erfordern. Das *spezielle Vorgehen* umfaßt die Erarbeitung einer Diagnose, Verdachtsdiagnose oder begründeten Arbeitshypothese mit sofortiger Weiterleitung in eine urologische Fachabteilung zur definitiven Versorgung.

Leitsymptome urologischer Notfälle sind einzeln oder in variabler Kombination folgende Krankheitszeichen:

- Blutiger Urin (Hämaturie, siehe 8.5.8)
- Fehlende oder sistierende Urinausscheidung (Anurie, siehe 8.5.2 bzw. Harnverhalt, siehe 8.5.3)
- Schmerz
- Infektiös-septische Reaktionen (Schüttelfrost, Fieber; Urosepsis, siehe 8.5.10)
- Schwellung des Skrotalinhalts (siehe auch Akutes Skrotum, 8.5.5).

8.5.2 Anurie

Leitsymptom ist der fast vollständig (Oligurie, d.h. weniger als 100 ml Urin täglich) oder vollständig versiegte Urinfluß. Pathophysiologisch lassen sich prärenale, renale oder postrenale Ursachen differenzieren.

- *Prärenale Ursachen* sind z.B. Erkrankungen der Nierengefäße, allgemeine Kreislauferkrankungen mit vermindertem Filtrationsdruck, Intoxikationen und Stoffwechelstörungen.
- *Renale Auslöser* sind vor allem Entzündungen der Niere wie Glomerulonephritis, interstitielle Nephritis und Pyelonephritis.
- Zu den *postrenalen Ursachen* gehören mechanische Verlegungen der Harnwege beider Nieren.

Diagnostik

Erfassen lassen sich unter Notfallbedingungen die *postrenalen Ursachen* einer Anurie. Beim akuten Auftreten finden sich häufig druckschmerzhafte Nierenlager und/oder kolikartige Schmerzen, die Harnblase ist leer. In der Anamnese lassen sich Ausscheidungsmengen, auslösende Vorerkrankungen (Operationsnarben?) oder Begleiterkrankungen erfragen.

Es empfiehlt sich die *Sonographie* der Nieren, ableitenden Harnwege und der Blase, um die Hypothese einer postrenalen Anurie zu stützen.

Subvesikale postrenale Hindernisse lassen sich durch eine *Katheterisierung* beseitigen, die bei entsprechendem klinischem Verdacht und Nachweis einer gefüllten Harnblase angezeigt ist (siehe auch 8.5.3).

Alle übrigen diagnostischen und differentialdiagnostischen Verfahren sind der stationären Weiterbehandlung vorbehalten (Notfallart 1).

8.5.3 Harnverhalt

Ursachen

Ursache des Harnverhalts (Ischurie; Notfallart Typ 1) ist eine subvesikale Obstruktion im Bereich des Blasenauslasses bzw. der Urethra oder eine neurogene Entleerungsstörung der Blase selbst. Leitsymptom ist die volle

Blase mit dem Unvermögen, spontan zu urinieren. Als Ischuria paradoxa wird das Harnträufeln als Überlaufeffekt nach kompletter Harnsperre bezeichnet.

Eine Prävalenz der Störung findet sich speziell bei älteren Männern (Prostataadenome, Sphinkterstarre, Strikturen, Steine). Auslöser der Störung sind häufig exogene Faktoren und Medikationen, die den M. detrusor beeinflussen (Sympathikomimetika, Parasympathikolytika, Neuroleptika). Seltener liegen kongenitale Störungen, neurologische Erkrankungen oder Verletzungen wie Querschnittssyndrome vor.

Klinik

Leitsymptome sind quälender Harndrang und eine schmerzhafte übervolle Blase. Als Spätsymptome stellen sich Auswirkungen auf den Intestinaltrakt (funktioneller Ileus) und Kollapsreaktionen ein.

Diagnostik

Das diagnostische Repertoire beschränkt sich auf die Erhebung der speziellen *Anamnese* (Verletzungen? Voroperationen? Steinerkrankungen?) und auf die *klinische Untersuchung* mit Palpation, Perkussion und rektal-digitaler Untersuchung. Die Sicherung des Syndroms und seine Dokumentation erfolgen durch die *sonographische* Darstellung.

Therapie

Es liegt eine Notfallsituation Typ 1 vor, die einzuleitenden Sofortmaßnahmen bestehen in der *transurethralen Katheterisierung* oder der *suprapubischen Blasenpunktion.* Letztere ist primär zu bevorzugen, wenn auf Grund der Anamnese und des lokalen Befunds ein organisches Hindernis an Blaseneingang oder Harnröhre zu erwarten ist. Nach fraktionierter Entlastung der übervollen Blase erfolgt die weitere Diagnostik in einer urologischen Fachpraxis oder einer Fachklinik.

Transurethrale Katheterisierung

Der Patient liegt auf dem Rücken und ist im Genitalbereich steril abgedeckt. Es empfiehlt sich die Benutzung eines sterilen Katheterisierungssets. Unter sterilen Kautelen und Schleimhautanästhesie (z.B. mit Instillagel®) wird ein Harnblasenverweilkatheter Ch 18 – Ch 20 oder steriler Einmalkatheter gleicher Stärke in die Harnröhre eingeführt bis sich Urin aus der Blase entleert.

Die Durchführung per vias naturales kann beim Vorliegen einer Phimose, einer Harnröhrenstriktur oder bei einem besonders großen Adenom der Prostata schwierig oder gar unmöglich sein. Als Ausweichverfahren kommt in diesen Fällen die suprapubische Blasenpunktion zur Anwendung.

Suprapubische Harnblasenpunktion

Der Patient befindet sich in Rückenlage. Die Lokalanästhesie wird etwa 2 Querfinger über der Symphyse in Unterbauchmitte gesetzt. Unter anhaltender Injektion werden die tieferen Bauchwandschichten bis zur Blasenwand (Aspiration) kontinuierlich infiltriert. Die Haut wird scharf durchtrennt und der Trokar mit dem darin befindlichen Katheter in die Blase vorgeschoben. Bei neueren Kathetertypen mit verbessertem Schliff kann auf die Inzision der Haut verzichtet werden. Ist die Blase erreicht, wird der Ballon mit etwa 5 ml steriler Flüssigkeit gefüllt und geweitet. Danach liegt der Katheter in der Harnblase dem Blasendach an. Katheter ohne blockbaren Ballon müssen zusätzlich durch eine Hautnaht fixiert werden.

Nachbehandlung

Komplikationen beider Verfahren sind selten. Eine persistierende Mikro- oder Makrohämaturie ist durch Verletzungen oder Punktion eines Blasenwandgefäßes möglich. Hierüber ist der Patient aufzuklären.

8.5.4 Kolik

Ursachen

Die Kolik ist nach der Harnverhaltung der häufigste urologische Notfall. Auslöser ist eine Überdehnung des Harnleiters durch kompletten oder inkompletten Verschluß der Lichtung. Häufigste Grundkrankheiten sind: Steine, Blutungen mit Koagelabgängen, Tumoren mit Gewebsabstoßungen, Entzündungen mit Papillennekrosen und Kompressionen durch Tumoren der Ureterregion.

Folgen einer längerdauernden vollständigen oder partiellen Verlegung der Harnleiterlichtung sind morphologische und funktionelle Schädigungen des Nierenparenchym (Harnstauungsniere, obstruktive Nephropathie) und sekundäre bakterielle Infektionen. Sie sind bei kompletten Obstruktionen bis zu 20 Tagen Dauer reversibel.

Klinik

Leitsymptom ist der typische, fortgeleitete, wellenförmig verlaufende spastische Schmerz mit häufigen funktionellen Auswirkungen auf Intestinum (Brechreiz, Erbrechen, Darmatonie) und Kreislauf (Kollaps). Er kann über Minuten bis zu Stunden anhalten und zeichnet häufig den Ureterverlauf nach. Fakultativ kann eine Hämaturie auftreten.

Die *Schmerzlokalisation* läßt begrenzt Aussagen zur Lage eines Steinverschlusses zu (Abb. 8.59): Bei hohem Ureterverschluß dominieren Ausstrahlungen in Leiste,

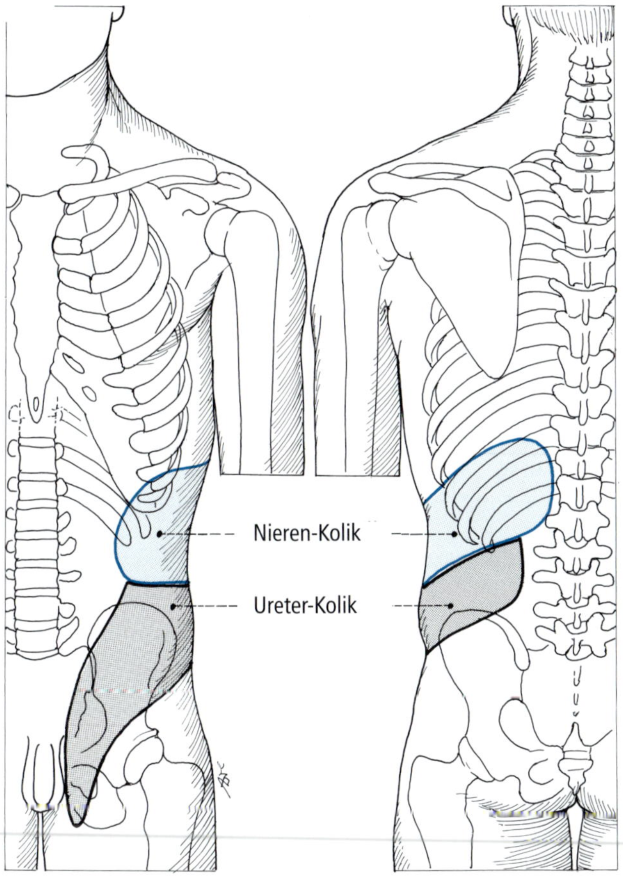

Abb. 8.59: Schmerzausstrahlung bei Nierenstein- und Harnleitersteinkolik.

Samenstrang und Hoden. Bei Verschlüssen des mittleren Ureters sind es Projektionen in die Skrotalhaut beim Mann und in die großen Labien bei der Frau. Bei Konkrementen des intramuralen Ureterabschnitts werden die Schmerzen in die vordere Urethra, in die Glans penis bzw. Klitoris projiziert. Ein unmittelbar, juxtavesikales Konkrement löst regelmäßig einen imperativen Harndrang mit Pollakisurie aus. Schmerzprojektionen in alle Regionen des Bauchraums können zu diagnostischen Irrtümern führen. Differentialdiagnostisch können andererseits zahlreiche intraabdominelle Erkrankungen und Komplikationen Harnleiterkoliken vortäuschen (siehe Kap. 4.5).

Diagnostik

Die *Urinanalyse* zeigt eine Mikro- und Makrohämaturie an. In der *Sonographie* ist der Aufstau des Nierenbecken-Kelch-Systems und ggf. des Harnleiters oberhalb der Obstruktion darstellbar. Die *Röntgenübersichtsaufnahme* zeigt kalkhaltige Konkremente (cave: Harnsäuresteine sind nicht schattengebend!). Evtl. gelingt mit der *Ausscheidungsurographie* mit Kontrastmittel-Anschoppung im Nierenparenchym die Darstellung eines erweiterten Ureters auf Spätaufnahmen bis zum Hindernis. Eine intravenöse Kontrastmittel-Gabe während einer Kolik ist durch eine mögliche Fornixruptur belastet (Osmose). Instrumentelle retrograde Sondierungsversuche und/oder Kontrastmittel-Eingaben sind wegen der Gefahr einer Urosepsis nur vor unmittelbar vorgesehenen therapeutischen Maßnahmen zulässig.

Therapie

Behandlungsziele sind die Schmerzausschaltung und die Beseitigung der Obstruktion. Eine Übersicht zur Behandlungsstrategie stellt der Algorithmus in Abb. 8.60 dar. Primär wird konservativ behandelt, etwa 70 % der Konkremente gehen spontan innerhalb von weniger als einer Woche ab, die Mehrzahl innerhalb von zwei Tagen.

Die *Erstversorgung* in Praxis und Ambulanz (Notfallart 1) besteht in der Gabe von Analgetika und Spasmolytika, am besten als Dauertropfinfusion. Simultan werden evtl. durch Erbrechen entstandene Flüssigkeits- und Elektrolytverluste kompensiert. Danach sollte eine fachurologische Weiterbehandlung eingeleitet werden.

Die *direkte Einweisung* in eine urologische Krankenhausfachabteilung ist bei folgenden Situationen indiziert (Notfallart 2):

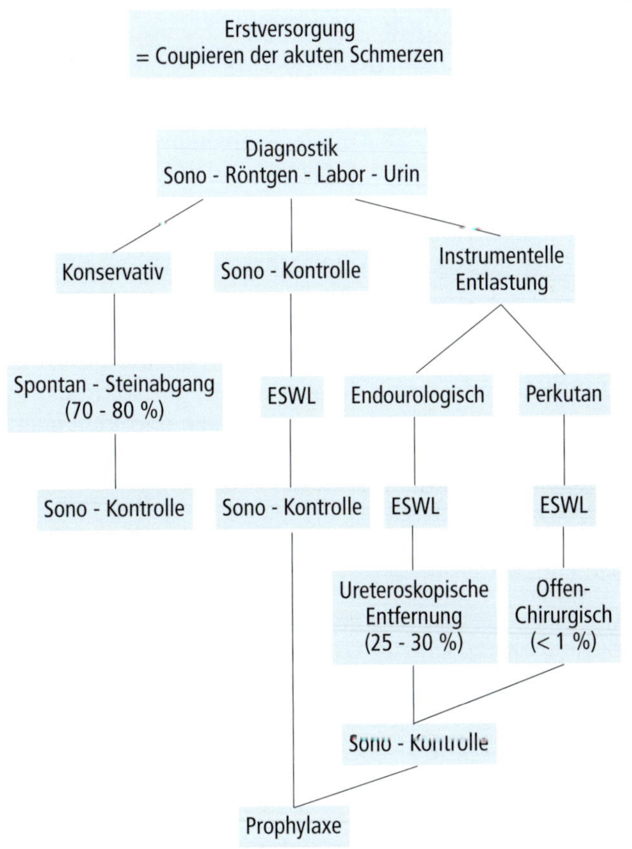

Abb. 8.60: Behandlungsschema bei Kolik.

- Anhaltende/wiederholte Koliken über mehr als zwei Tage bei vermutlich kompletter Harnleiterobstruktion
- Koliken mit Fieber und anhaltendem Erbrechen mit Dehydrierung
- Urosepsis-Gefahr
- Alle Risikosituationen durch Vorliegen einer Einzelniere oder Restniere.

8.5.5 Akutes Skrotum

Ursachen

Bei der urologischen Notfallsituation des Akuten Skrotums handelt es sich um eine akute nichttraumatische Schwellung des Skrotalinhalts und der Skrotalhaut. Altersprävalenzen finden sich im dritten und fünften Dezennium; Disposition bei Kindern und Säuglingen ist der Hodenhochstand.

Wichtigste Ursachen des akuten Skrotums sind akute Entzündung von Hoden, Nebenhoden oder Samenstrang; Durchblutungsstörungen durch Torsionen, inkarzerierte Hernien, Varikozele; Hoden- oder Nebenhodentumoren; Auswirkungen allgemeiner Gefäßerkrankungen oder Fortleitungen von Umgebungserkrankungen z.B. des Unterbauchs.

Allgemeine Klinik

Erstsymptom ist ein akuter ein- oder beidseitiger *Schmerz* mit Druckempfindlichkeit und *Fortleitung* in die Leistenregion. Der akute Schmerzbeginn wird als *Hodenkolik* bezeichnet. Begleit- oder Spätsymptome sind peritoneale Reizungen mit Übelkeit und Erbrechen sowie Kreislaufreaktionen (Kollapsneigung) und ein schweres allgemeines Krankheitsgefühl.

Allgemeine Diagnostik

Die *klinische Untersuchung* umfaßt Inspektion und eine vorsichtige Palpation am liegenden und stehenden Patienten (*PREHN-Zeichen* = Schmerzzunahme beim Anheben des erkrankten Hodens). Es geht um die möglichst klare Differenzierung zwischen entzündlichen und zirkulatorischen Krankheitsauslösern mit unterschiedlicher Dringlichkeit der Behandlung.

Indiziert ist die *sonographische* Untersuchung des Skrotalinhalts; eine *Urinuntersuchung* kann einen auslösenden Harnwegsinfekt nachweisen.

Spezielle Erkrankungen

Epididymitis

Krankheitsbild

Die akute Epididymitis ist die wichtigste und häufigste Grundkrankheit des Akuten Skrotums beim Erwachsenen. Palpatorisch findet sich ein schmerzhaft indurierter Nebenhoden, der sich bei längerer Dauer der Erkrankung häufig nicht mehr vom Hoden abgrenzen läßt. Ein Übergreifen auf den Hoden ist möglich mit Ausbildung eines Hodenabszesses (zur Situation und zum Vorgehen bei Kindern, siehe 9.7).

Therapie

Bei sicherer Diagnose wird konservativ behandelt mit Antibiotika, Antiphlogistika, lokaler Kühlung und Hochlagerung. Bei notwendiger temporärer Harnableitung wird suprapubisch punktiert. Cave: Die transurethrale Katheterisierung sollte wegen möglicher kanalikulärer Übertragungen einer Infektion vermieden werden.

Ist eine sichere Diagnose nicht möglich und eine Hodentorsion (s.u.) nicht sicher auszuschließen, wird primär in einer fachurologischen Klinik weiter behandelt (Notfallart 1).

Orchitis

Krankheitsbild

Die Orchitis ist eine solitäre entzündliche Vergrößerung des Hodens ohne Mitbeteiligung des Nebenhodens. Häufig handelt es sich um eine Virus-Orchitis (Mumps), seltener um hämatogene Streuung einer eitrigen Entzündung. Die Erkrankung ist meist einseitig (ca. 85 %) mit Ausnahme der seltenen Malakoplakie des Erwachsenen im 5. Dezennium.

Klinik und Diagnostik

Nur bei Krankheitsbeginn läßt sich die isolierte Entzündung des Hodens erkennen, später ist das gesamte Skrotalfach schmerzhaft geschwollen, eine sichere Differenzierung zur Torsion ist nicht mehr möglich. Geeignete diagnostische Verfahren sind Palpation, Sonographie, Antikörperbestimmung und die Suche nach MICHAELIS-GUTMANN-Körperchen.

Therapie

Bei gesicherter Diagnose ist die Behandlung konservativ mit Bettruhe, Hochlagerung des Hodens und Kühlung sowie der Gabe von Antipyretika, Antiphlogistika, γ-Globulinen und Kortikosteroiden. Eine fachurologische klinische Weiterbehandlung mit Hodenfreilegung (Notfallart 1) ist regelhaft indiziert bei:

- V.a. Hodentorsion
- Reaktiver Hydrozele mit Druckausübung auf die Umgebung
- Hodenabszeß.

Hodenfreilegung und Orchiektomie beim Hodenabszeß sind bei gegebenen organisatorischen und strukturellen Voraussetzungen (Risikoabschätzung. siehe 3.2, Anästhesie, siehe 3.8) auch in ambulanten operativen Versorgungseinrichtungen möglich und vertretbar.

Hodentorsion

Krankheitsbild

Es liegt eine Drehung des Hodenstiels um seine Achse vor mit kompletter oder inkompletter Drosselung von Blutzufuhr und -ableitung. Dispositionen sind fehlgelagerte Hoden, angeborene weite Tunica vaginalis sowie Insuffizienz des Lig. scrotale testis und des Mesorchium. Bei Drehungen kommt es zunächst zur Störung des venösen Abflusses mit Ödembildung bis zu Venenthrombose und hämorrhagischem Infarkt. Erst bei Torsionen um 360° und mehr kommt es zur arteriellen Infarzierung; in diesen Fällen ist der Hoden bereits nach 4 – 6 Stunden irreversibel geschädigt. Eine altersgemäße *Prävalenz* der Komplikation liegt im Kindesalter vor (siehe 9.7). Die *Typisierung* der Hodentorsion (intravaginal, supravaginal, mesorchial) ist für die Praxis von untergeordneter Bedeutung.

Klinik und Diagnostik

Leitsymptom ist der akute schwere Schmerz im Genitale, häufig mit peritonealen Begleitschmerzen. Bei Kleinkindern sind sie häufig Leitsymptom oder einziges Symptom. Weitere *Allgemeinsymptome* sind Übelkeit, Erbrechen, Schweißausbruch und Tachykardie. Es besteht *keine* Leukozytose. *Lokal* liegt ein tastbarer elastisch fixierter Hodenhochstand vor mit regelrechten abgrenzbaren Nebenhoden; es bestehen Schwellung (Abb. 8.61), Rötung, ein Hochstand des Hodens (BRUNZEL-Zeichen), skrotaler Spontanschmerz und Druckschmerz, das PREHN-Zeichen ist positiv.

Der *direkte Nachweis der Hodentorsion* gelingt mit einer gepulsten Farbdoppler-Untersuchung. Differentialdiagnostisch sind Torsionen der Hydatiden des Hodens abzugrenzen. Die klinischen Zeichen sind vergleichbar, eine gedrehte Hydatide ist wie eine dunkle Erbse durch die Skrotalhaut sichtbar (Blue point). Für die Abgrenzung zur Epididymitis, siehe Tab. 8.1.

Therapie

Prinzipiell ist eine *manuelle Rückdrehung* bei sicherer Diagnose vertretbar. Sie erfolgt immer *nach innen,* da die Hodentorsion stets als Drehung nach außen vorliegt (Abb. 8.62 – 8.63).

Aber auch bei erfolgreicher manueller Behebung der Situation besteht weiterhin eine *chirurgische Indikation* mit aufgeschobener Dringlichkeit. Bei erfolgloser manueller Behandlung besteht die dringliche Indikation zur operativen Behandlung (Notfallart 1 bzw. 2). Sie erfolgt als Freilegung und Detorquierung mit anschließender Orchidopexie. Diese kann bei vorgeschädigtem Organ mit fraglicher Erholungsfähigkeit auch in zweiter Sitzung erfolgen. Präventiv muß bei entsprechender Disposition die Fixierung auch an der kontralateralen Seite erfolgen. Bei bleibender Schädigung des Hodens und nicht eintretender Erholung erfolgt die Ablatio testis.

Kriterium	Hodentorsion	Epididymitis
Hodenhochstand	Ja	Nein
Hodenquerstand	Ja	Nein
Hodenschmerz	Ja	Ja
Hodenschwellung	Ja	Ja
Fieber	Nein	Ja
PREHN-Zeichen	Positiv	Negativ
Alter	Junger Patient	Älterer Patient
Leukozyturie	Nein	Ja
Leukozytose	Nein	Ja
Anamnese	(Per)Akuter Erkrankungsbeginn	Langsamere Entwicklung
Weitere Differentialdiagnosen	Hodentumor	(Stein-)Kolik

Tab. 8.1: Differentialdiagnose zwischen Hodentorsion und Epididymitis.

Die Behandlung ist bei gegebenen Voraussetzungen (Risikoprofil, Anästhesie) in einer ambulanten chirurgischen Einrichtung durchführbar und vertretbar.

Hydrocele testis

Krankheitsbild

Bei der Hydrocele testis handelt es sich um eine Flüssigkeitsanfüllung des Cavum serosum testis, d.h. des zuvor obliterierten Processus vaginalis scroti. Beim Erwachsenen kommt es zu symptomatischen Hydrozelen oft durch benachbarte Grunderkrankungen (Entzündungen, Traumen, Torsionen); zur Situation bei Säuglingen und Kleinkindern, siehe 9.7.

Klinik und Diagnostik

Die unterschiedlich schmerzhafte, *einseitige Schwellung* der Hodenhüllen ist ohne auffällige Entzündungsreaktion. *Inspektion* und *Palpation* sowie *Sonographie* ermöglichen in der Regel eine sichere Diagnose. Punktionen einer Hydrozele sind wegen der Infektionsgefährdung nur in Ausnahmefällen zu empfehlen!

Therapie

Behandlung der Wahl ist die chirurgische Freilegung von inguinal her, sie kann bei gegebenen Voraussetzungen (Risikoprofil, Anästhesie) in ambulanten Einrichtungen erfolgen. Folgende Operationsverfahren werden bevorzugt (Notfallart 1):

Abb. 8.62 (rechts oben): Hodentorsion-Retorquierung nach VAGET. Eine manuelle geschlossene Retorquierung kann speziell bei einer partiellen Torsion (um weniger als 360°) versucht werden. Wichtig ist, daß mit diesem Manöver nicht zu viel Zeit verloren wird. Nach Infiltration des Samenstrangs mit einem Lokalanästhetikum (z.B. Lidocain 0,5 %) besteht die Drehrichtung bei einer rechtsseitigen Torsion im Uhrzeigersinn, bei einer linksseitigen Torsion des Hodens jedoch entgegen dem Uhrzeigersinn, es wird also stets in Innenrichtung retorquiert!

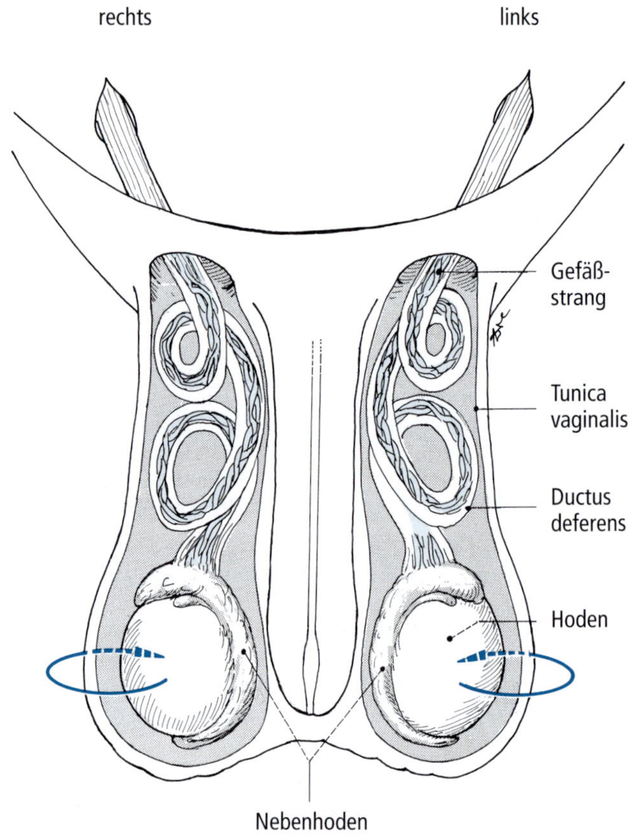

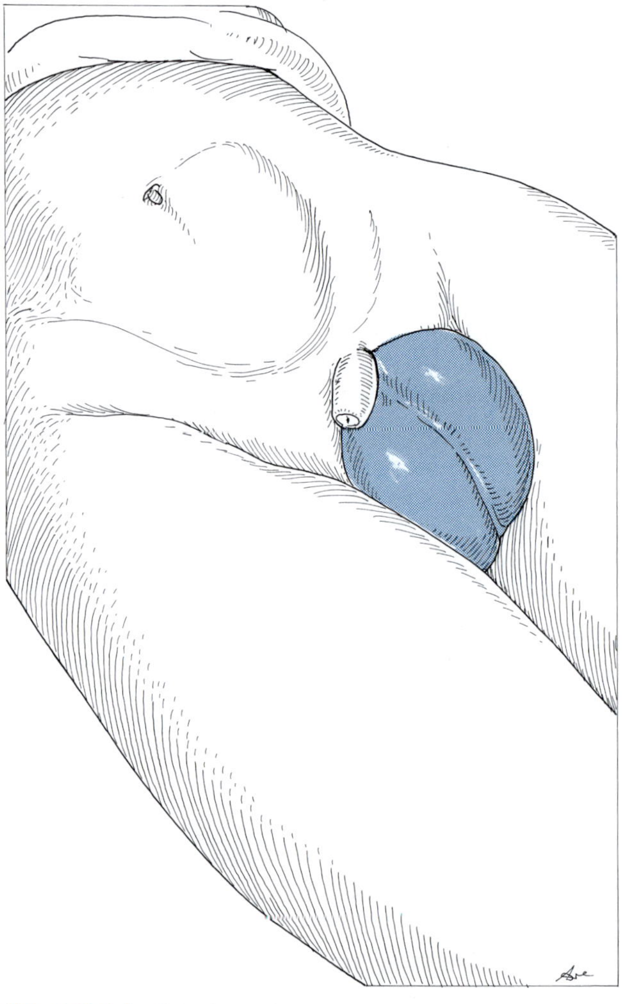

Abb. 8.61 (oben): Hodentorsion. Der präoperative klinische Befund zeigt eine linksseitige Schwellung und Rötung des Skrotums.

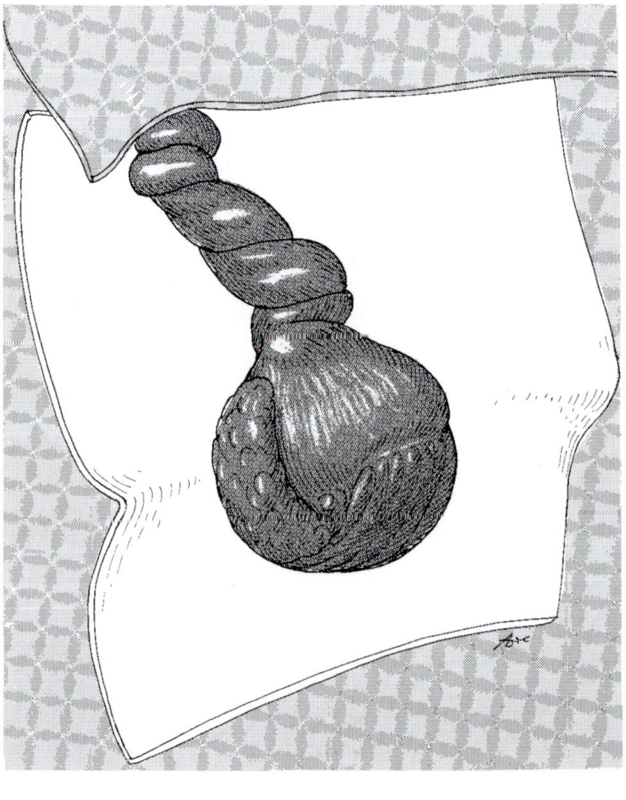

Abb. 8.63 (rechts unten): Hodentorsion linksseitig. Der intraoperative Befund zeigt eine deutliche Torquierung des linken Hodens um 360° mit auffälliger bläulich-schwarzer Verfärbung des gesamten Gewebes.

- Resektion der Tunica vaginosa (WINKELMANN-BERGMANN-KLAPP)
- Primäre skrotale Epididymektomie nach abgeschlossener Familienplanung, eine endgültige Lösung ohne Rezidivgefahr.

Inkarzerierte Skrotalhernie

Krankheitsbild

Bei der inkarzerierten Skrotalhernie besteht eine spezielle Altersprävalenz für das höhere Lebensalter. Voraussetzungen sind ein weiter, elastischer Leistenring mit Eintritt von Bauchinhalt in den Leistenkanal oder eine bestehende unbehandelte Skrotalhernie mit Bruchvorfall.

Klinik und Diagnostik

Neben dem *Hoden-*, *Leisten-* und *Bauchschmerz* findet sich meistens eine *Inguinal-* und *Skrotalschwellung*. Ein normaler Hoden läßt sich zu Beginn der Komplikation regelhaft tasten, kann jedoch später mit anschwellen. Durch Zug an Mesenterium und Netz kommt es zur Anspannung der Bauchmuskeln, bei peritonealer Reaktion zum brettharten Bauch.

Klinisch können bei Darmschlingen im Bruchsack durch *Auskultation* des Skrotum Darmgeräusche nachgewiesen werden, *sonographisch* zeigen sich luftgefüllte Darmschlingen.

Therapie

Ein Repositionsversuch unter Analgesie ist möglich und vertretbar (Taxis, siehe auch 5.14.3.1). Die nachfolgende definitive Versorgung kann dann als Elektiveingriff erfolgen. Gelingt die Reposition nicht oder besteht die Inkarzeration bereits über mehrere Stunden, empfiehlt sich die operative Freilegung.

Da im Zweifelsfall mit einer Revision und ggf. Resektion geschädigten Darms zu rechnen ist, erfolgt die Behandlung regelhaft stationär (Notfallart 2). In Ausnahmefällen ist bei gegebenen Voraussetzungen (Risikoprofil, Anästhesie, Nachsorge) die Behandlung in einer ambulanten Einrichtung möglich.

Hämatozele

Krankheitsbild

Bei der Hämatozele liegt eine extra- oder intrakapsuläre Blutansammlung des Skrotalfachs vor. Ursache sind stumpfe oder offene Hodentraumen mit Kontusionen, Rupturen, postoperative Hoden oder Hodendislokation unterschiedlicher Schweregrade (Klassifikation nach SAUVAGE, 1988):

- Trauma *Grad I.* Hodenkontusion
- Trauma *Grad II.* Ruptur des Parenchyms mit Prolaps und Hämatozele
- Trauma *Grad III.* Fraktur des Hodens mit Hämatozele
- Trauma *Grad IV.* Fragmentation des Parenchyms und Hämatozele.

Klinik und Diagnostik

Die *Symptomatik* entspricht der allgemeinen Konstellation beim Akuten Skrotum (s.o.) mit Schmerz, Schwellung und – hier – zusätzlicher Blutunterlaufung.

Neben der *klinischen Untersuchung* kommt als bildgebendes Verfahren die *Sonographie* zum Tragen mit möglicher differentieller Analyse der Parenchym- und Kapselstrukturen. Vertretbar bei unklaren Situationen ist eine diagnostische *Punktion.*

Therapie

Alle Behandlungen werden unter klinisch-stationärer Überwachung durchgeführt (Notfallart 2). Ein *konservatives Vorgehen* mit Ruhigstellung, Hochlagerung, Kühlung und Analgetika sowie Antiphlogistika kommt bei sistierender Blutung und begrenztem Volumen des Extravasats in Frage. Bei anhaltenden Blutungen wird stets *operativ* freigelegt und die Blutung chirurgisch versorgt.

Entscheidend ist die frühzeitige Indikationsstellung innerhalb der ersten drei Tage. Unter dieser kritischen Grenze gelingt es regelmäßig, den Hoden vital zu erhalten. Bei Freilegungen später als eine Woche nach dem Trauma gelingt dies nur noch in weniger als 30 % der Situationen.

Hodentumoren

Krankheitsbild

Keimzell- und Stromatumoren (Leydig-Zellen) des Hodens machen bis zu 1 % aller bösartigen Neubildungen beim Mann aus. Hinzu kommen sekundäre Hodentumoren durch Mitbefall oder Metastasierung (Lymphome, Leukämien, Bronchialkarzinome).

Klinik und Diagnostik

In der Regel entwickelt sich eine zunehmende Vergrößerung und Induration des Hodens bzw. des Skrotalfachs. Seltener imponiert der Befund wie ein Akutes Skrotum bei Epididymitis oder Epididymoorchitis und maskiert so die eigentliche Grundkrankheit. Schmerzen und Schmerzintensität variieren erheblich und können zu Irrtümern führen.

Die *Diagnostik* erfolgt ausschließlich durch bildgebende Verfahren (Sonographie).

> Diagnostische Punktionen sind beim Verdacht oder der Möglichkeit eines Hodentumors kontraindiziert!

Therapie

Die Behandlung wird stationär oder in einer entsprechend eingerichteten Ambulanz durchgeführt (Notfallart 1).

Seltenere Ursachen

Die wichtigsten Grundkrankheiten mit einem symptomatischen Akuten Skrotum sind örtliche oder fortgeleitete *septische Erkrankungen* vor allem der Haut (z.B. Erysipel). Das Vorgehen richtet sich nach den chirurgischen Regeln bei septischen Erkrankungen (siehe 3.7 und 5.17).

Zu den weiteren seltenen Ursachen eines Akuten Skrotums gehören:
- Thrombose bei Varikozele
- Systemische Vaskulitis
- Skrotalemphysem
- Lymphödem, Aszites bei offenem Processus vaginalis
- Fortleitung bei retroperitonealen Erkrankungen und Komplikationen
- Postoperative Komplikation nach Operation in der Leiste oder der hinteren Harnröhre, z.B. bei SCOTT-Sphinkter.

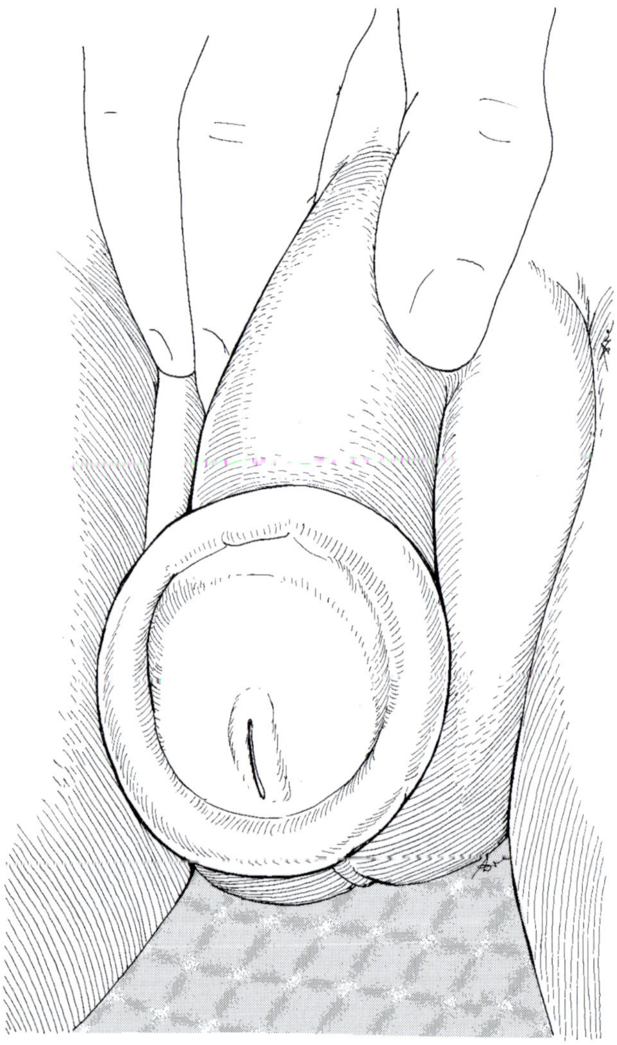

Abb. 8.64: Paraphimose mit Ödembildung der Glans penis.

8.5.6 Paraphimose

Krankheitsbild

Die Paraphimose stellt eine Komplikation der Phimose durch Einschnürung der Glans bei zurückgestreiftem, engem Präputium dar. Pathophysiologisch entsteht zunächst ein Ödem durch den unterbrochenen lymphatischen und venösen Abfluß, später die Unterbrechung des arteriellen Zuflusses mit der Gefahr einer Gangrän der Glans. Dispositionen beim Erwachsenen sind liegende Dauerkatheter und Diabetes mellitus.

Klinik und Diagnostik

Der Vorhautschnürring ist bläulich-rot verfärbt und ringförmig wulstig aufgetrieben; die Glans ist gleichsinnig unterschiedlich stark beteiligt. Die spontane Miktion ist oft nicht behindert (Abb. 8.64). Die Diagnose wird klinisch gestellt.

Therapie

Eine örtliche Betäubung als *Peniswurzel-Anästhesie* (siehe Kap. 9.2; zur Präparatewahl siehe auch 3.8.3.3) ist ausreichend. Die folgenden Eingriffe sind ambulant möglich (Notfallart 1).

Der Versuch einer notfallmäßigen *manuellen Reposition* des Präputiums wird sofort unternommen (Abb. 8.65): Zunächst wird die Glans manuell komplett komprimiert, um das Volumen zu verringern. Dies sollte anhaltend über mindestens fünf Minuten geschehen. Da-

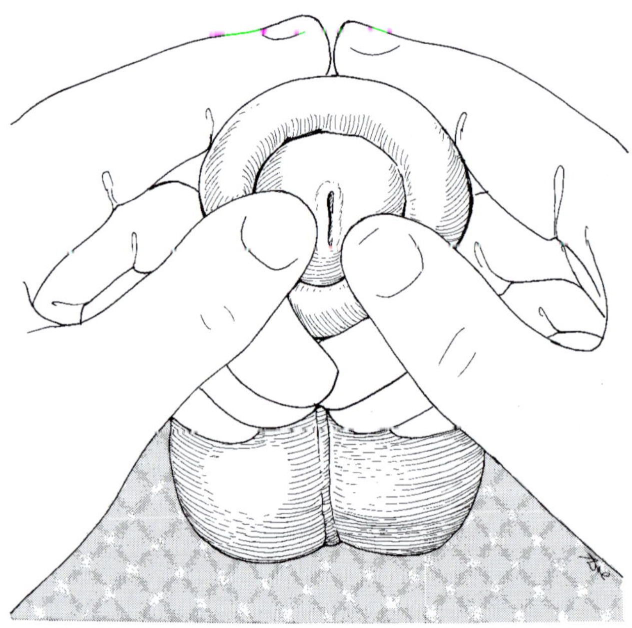

Abb. 8.65: Manuelle Reposition des Präputiums bei Paraphimose.

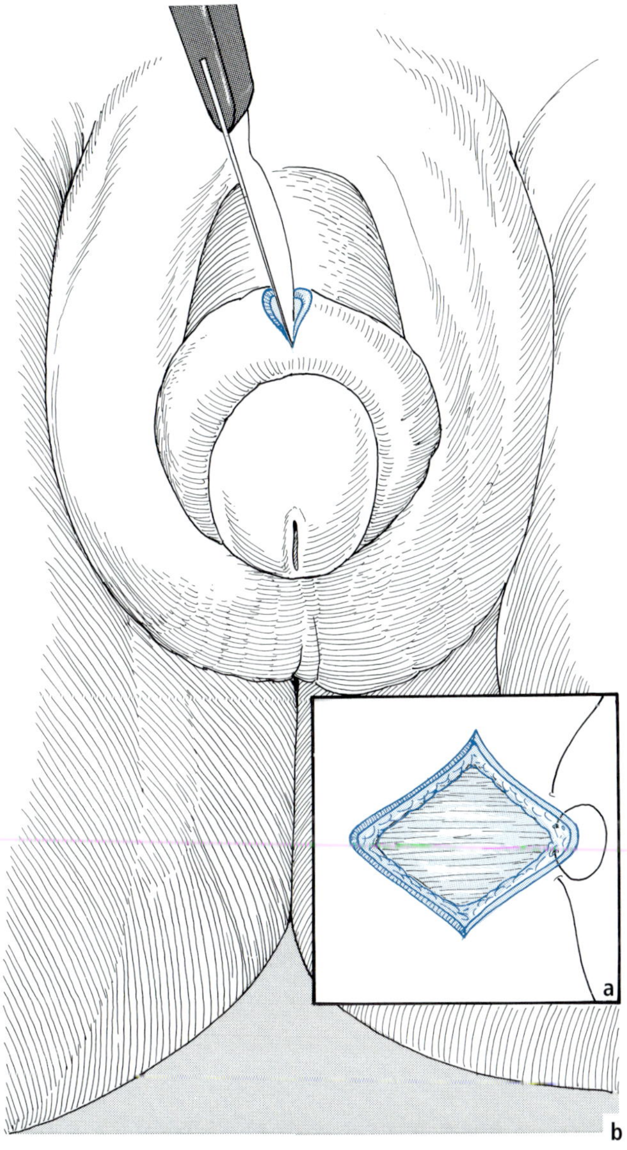

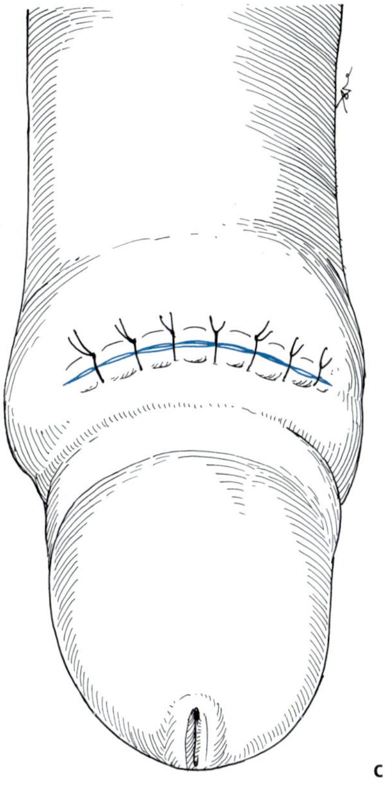

Abb. 8.66a-c: Operative Beseitigung der Paraphimose. Durch eine dorsale Längsinzision von Haut und Unterhaut wird die Blockade aufgehoben (a). Beide Schichten werden durch eine quere Naht verschlossen (b). Es resultiert ein jetzt bewegliches, nicht einengendes Präputium (c).

nach wird sie mit dem Daumen oder mit der anderen Hand durch die Schnürfurche des Präputiums gedrückt. Hilfreich kann es sein, den Schnürring selbst mit 5 – 10 ml einer isotonischen Kochsalzlösung zu infiltrieren.

Gelingt die Reposition so nicht, wird in gleicher Sitzung und gleicher Betäubung der Schnürring *operativ geweitet* (Abb. 8.66). Dies geschieht durch dorsale Längsinzision von Haut und Unterhaut in ausreichender Ausdehnung mit nachfolgender querer Naht.

Alternativ kann eine *radikale Zirkumzision* mit ringförmiger Exzision des Schnürrings erfolgen (Abb. 8.67)

8.5.7 Priapismus

Krankheitsbild

Priapismus bezeichnet eine anhaltende Zirkulationsstörung der Corpora cavernosa penis mit schmerzhafter Dauererektion von mehr als zwei Stunden. Auslöser können neurale Regulationsstörungen (z.B. MS, Tumoren, Myelitis) und Verletzungen sein. Mehrheitlich liegen extrem verlängerte sexuelle Stimulationen oder Komplikationen durch SKAT-Therapie (Autoinjektionsbehandlung bei erektiler Dysfunktion) vor. Beim selteneren idiopathischen Priapismus bestehen Dispositionen durch Diabetes mellitus, Alkoholabusus und Infektionskrankheiten sowie Medikationen mit Parasympathikomimetika.

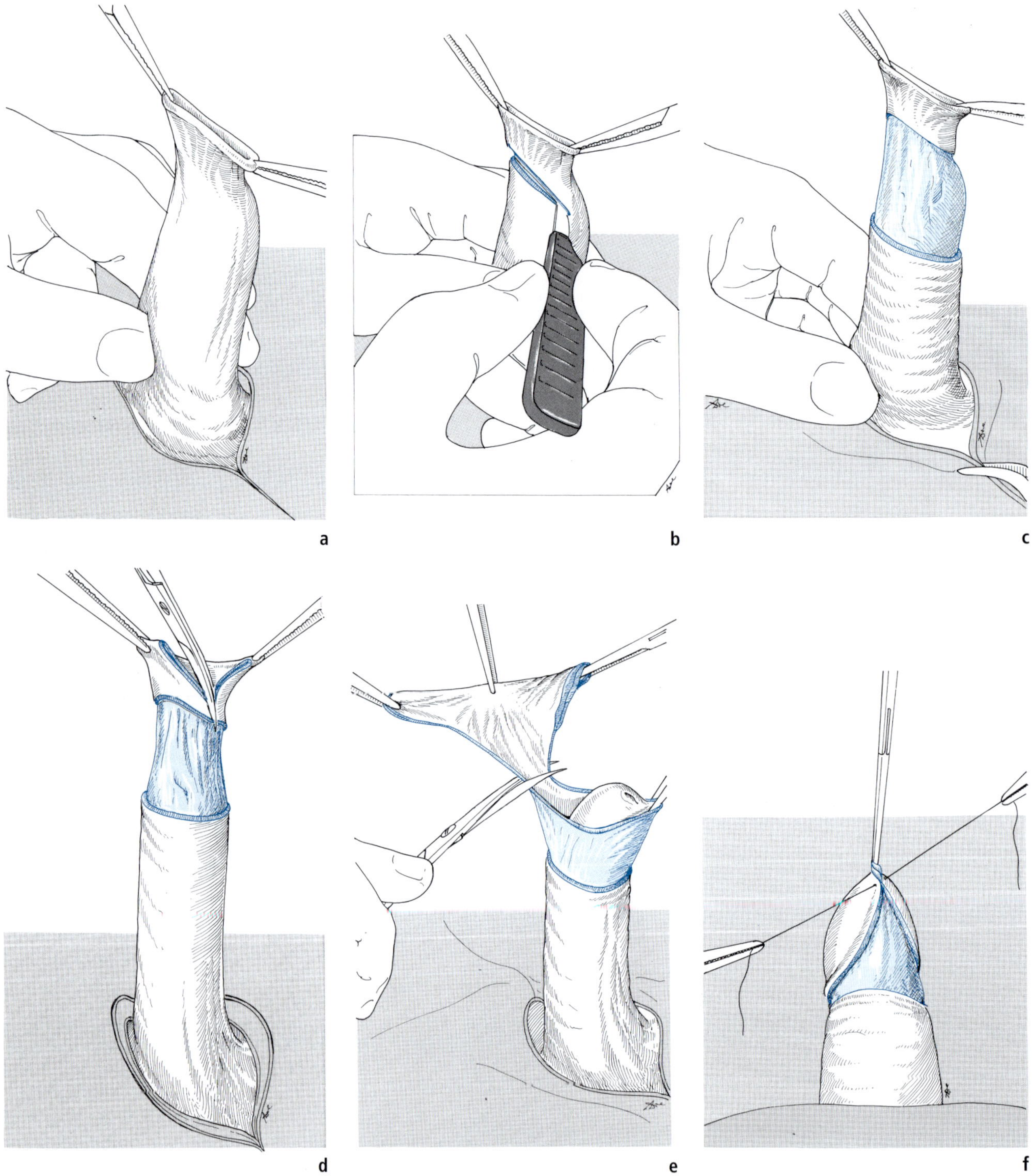

Abb. 8.67a-f: Plastische Zirkumzision. Die Vorhaut wird ventral und dorsal in Höhe der engsten Stelle mit zwei Klemmen gefaßt (a) und hochgezogen. Das äußere Blatt wird von dorsal nach ventral etwa 1,5 cm oberhalb des Sulcus coronarius durchtrennt (b) und der proximale Teil des äußeren Blatts zur Peniswurzel gezogen (c). Das innere Vorhautblatt wird ventral längs bis zum Frenulum eingeschnitten (d), das Frenulum mit einer Mosquitoklemme gefaßt und das innere Blatt in etwa 10 – 15 mm Abstand parallel zur Glans resziert (e). Es schließt sich die Rekonstruktion des Frenulum an. Dazu werden die beiden keilförmig verlaufenden inneren Vorhautblätter durch 3 – 5 Einzelnähte (atraumatisches Catgut 4x0) gefaßt und der Defekt verschlossen (f, g).

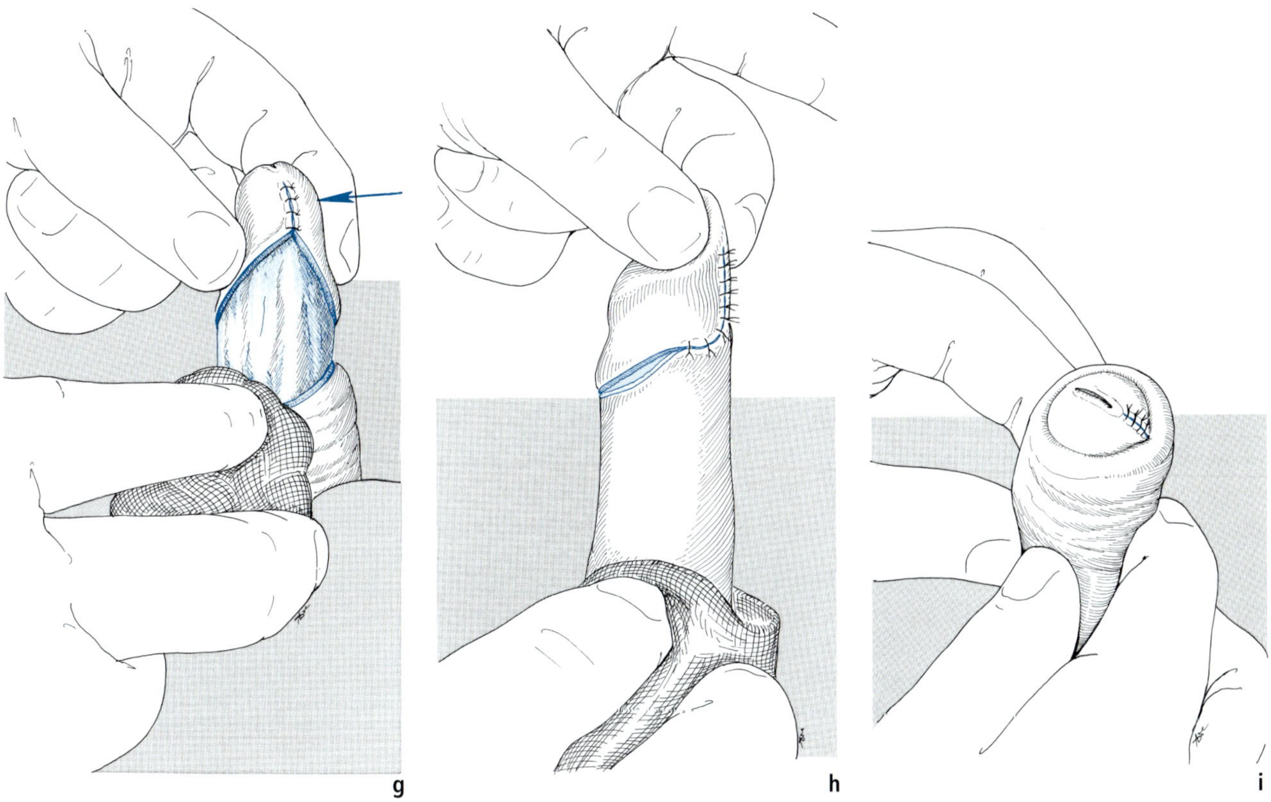

Abb. 8.67q-i: Es schließt sich die zirkuläre Vereinigung von verbliebenem innerem und äußerem Präputialblatt an (atraumatisches Catgut 4x0). Dabei wird im Bereich der Raphe begonnen und die Naht nach dorsal fortgeführt. In der Regel passen sich dabei beide Blätter problemlos an (h). Nach Abschluß der Naht läßt sich die Vorhaut zu etwa 4/5 über die Glans penis reponieren. Die adaptierten Wundränder kommen nach innen zu liegen (i).

Komplikationen sind Penisgangrän und – häufiger – spätere erektile Impotenz, die regelhaft auftritt, sofern nicht behandelt wird. Auch bei zeitgerechter Behandlung ist sie in annähernd der Hälfte der Situationen zu erwarten.

Klinik und Diagnostik

Der Penis ist durch die erweiterten Corpora cavernosa urethrae (Corpora spongiosa und glans penis sind nicht beteiligt) meist nach kranial gebogen, die Miktion in der Regel nicht beeinträchtigt. Der Schmerz entwickelt sich erst nach Stunden oder Tagen, wodurch der Priapismus sich vor allem von anderen akuten Peniserkrankungen wie Entzündungen oder Einblutungen unterscheidet. Die Diagnose wird klinisch gestellt.

Therapie

Konservative Therapie

Allgemeine Behandlungsmaßnahmen bestehen in ausreichender Analgesie (Opioide und/oder Peniswurzel-Anästhesie, s. Kap. 9.2), dem Einsatz von Antiphlogistika (NSAR) und Kühlung der Leistenregion.

Punktion

Für die spezielle Akutversorgung werden die Corpora cavernosa von der Glans aus mit einer Travenol-Nadel punktiert und die Gerinnsel aspiriert. Gleichzeitig dient dies dem Versuch, eine Kommunikation zwischen Corpora cavernosa und Corpora spongiosa mit der Möglichkeit einer inneren Drainage herzustellen. Kommt es so nicht zur Detumeszenz, wird umgehend 1 ml des Sympathikomimetikums Metaraminol (1 mg Substanz in 4 ml isotonischer NaCl-Lösung verdünnt) intrakavernös appliziert. Unter dieser Behandlung ist eine Dauerkontrolle der Kreislauffunktion zu sichern (EKG, Pulsoxymetrie, Blutdruck).

Operative Therapie

Sind alle diese Verfahren nicht erfolgreich, wird unmittelbar stationär in einer Fachabteilung weiter behandelt. Besteht in einer chirurgischen Fachpraxis oder Ambulanz keine spezielle Erfahrung oder Versorgungsmöglichkeit, wird primär dorthin verwiesen (Notfallart 2).

Verfahren der Wahl sind danach mikrochirurgische Shunt-Operationen zwischen V. saphena und Corpus cavernosum bzw. spongiosum.

8.5.8 Hämaturie

Krankheitsbild

Die Makrohämaturie zählt zu den urologischen Notfällen. 1 ml Blut auf 100 ml Urin verursachen bereits eine rötliche Verfärbung. Initiale Blutungen stammen aus der Harnröhre, terminale aus Blasenausgangs- und Prostatabereich (orientierender Hinweis: 3-Gläser-Probe); aus dem letztgenannten Abschnitt stammen auch totale Makrohämaturien fast ohne Urinbeimengungen. Dunkelrote und rostbraune Verfärbungen deuten auf länger zurückliegende Blutungen. Der Abgang von Blutkoageln ist oft mit einer Blasentamponade (siehe 8.5.9) verbunden.

Klinik

Eine Hämaturie kann schmerzhaft aber auch schmerzfrei sein. Insgesamt liegt je nach klinischem Schweregrad der Erkrankung eine Notfallart Typ 1 oder 2 vor.

- Eine *schmerzhafte Makrohämaturie* deutet auf Harnleiter-, Harnblasen- oder Harnröhrensteine, auf Blutkoagel oder Abgänge nekrotischer Papillen. Funktionell können sie mit Dysurie oder schmerzhaften Pollakisurie verbunden sein. Weitere Ursachen, siehe Tab. 8.2.
- Bei den *schmerzlosen Makrohämaturien* finden sich in der Mehrzahl gleichförmige Grundkrankheiten. Hinzu kommen speziell internistische Grundkrankheiten und Therapiefolgen mit Blutungen (Tab. 8.2).

Als differentialdiagnostische Grundregel gilt:
Jede Makrohämaturie (und Mikrohämaturie) ist bis zum sicheren Ausschluß als tumorverdächtig zu werten!

Diagnostik

Die *klinische Untersuchung* umfaßt den allgemeinen klinischen Eindruck (Hautkolorit? Ödeme? Lymphknotenschwellungen?) sowie gezielt regional die Verhältnisse im Bereich des Genitale, des Unterbauchs und der Flanken. Die rektale digitale Untersuchung gilt der Prostata und dem Beckenboden. Obligatorisch sind ferner Blutdruckmessung, Pulszählung und Temperaturbestimmung.

Apparative Untersuchungsverfahren sind Urin und Sedimentuntersuchung (Entzündung/Infektion?) mit obligater zytologischer Analyse, Urinkultur sowie die Sonographie zur Beurteilung aller Harnwegsabschnitte.

Weitere *spezielle Untersuchungsverfahren* sollten einer urologischen Fachambulanz oder – je nach klinischer Allgemeinsituation – einer klinischen Fachabteilung überlassen werden. Hierzu gehören insbesondere Ausscheidungsurographie, Angiographie, CT, retrograde Pyelographie, URS und Urethrozystoskopie mit assoziierten Maßnahmen.

Als differentialdiagnostische Grundregel gilt:
Jede Makrohämaturie (und Mikrohämaturie) ist bis zum sicheren Ausschluß als tumorverdächtig zu werten!

Schmerzhafte Makrohämaturie	**Schmerzlose Makrohämaturie**
• Unspezifische Zystitis • Prostatahyperplasie mit Varizenblutung • Urotheltumor der Harnblase • Prostatakarzinom mit Übergreifen auf die Harnblase • Prostatovesikulitis • Akute Pyelonephritis (jüngere Frauen!) • Fremdkörper der Harnblase • Strahlenblase • Iatrogene Blutung nach Untersuchungen und operativen Eingriffen • Zystozele, Megaureter • Endometriosen von Blase und Urethra (menstruationsassoziierte Blutung)	• Karzinom der Niere und oberen, aber auch der unteren Harnwege • Ausgußsteine • Hydronephrose • Nierenzysten • Nephritis • Toxisch-allergischer Nierenparenchymschaden • Medikamenteninduzierte Blutung (Marcumar, Zytostatika, NSAR) • Blutgerinnungsstörungen, Erkrankungen des blutbildenden Systems • Bilharziose

Tab. 8.2: Ursachen schmerzhafter und schmerzloser Makrohämaturie.

Therapie

Die Behandlung richtet sich nach der zugrundeliegenden Erkrankung oder Komplikation. *Notfallmäßig* ist bei schmerzhafter Makrohämaturie ein allgemeine, seltener auch lokale Analgesie (Opioide, Spasmolytika) indiziert (Notfallart 1 und 2).

8.5.9 Harnblasentamponade

Krankheitsbild

Die Auffüllung der Harnblase mit geronnenem Blut ist Folge einer massiven, meist arteriellen Blutung durch unzureichende Fibrinolyseaktivität des vorhandenen Urins (Urokinase). Ein Abfluß per vias naturales ist damit nicht möglich. Im Prinzip können alle proximal der Urethra liegenden Ursachen einer Makrohämaturie zur Blasentamponade führen; die häufigsten sind postoperative Nachblutungen, Prostataadenome mit Varizenblutungen, Blasentumoren und Traumen.

Klinik und Diagnostik

Die Beschwerdekonstellation entspricht der Situation beim akuten Harnverhalt (siehe 8.5.3), begleitende Schocksymptome sind häufig. Klinisches Bild und Sonographiebefund sind für die Diagnose richtungweisend.

Therapie

Als allgemeine Behandlungsmaßnahmen werden eine Schockbehandlung und Analgesierung eingeleitet mit sofortiger Weiterleitung in eine urologische Krankenhausfachabteilung (Notfallart 2). Behandlungsziele sind dort eine Entleerung der Blase von Koageln und die Blutstillung.

Abzuraten ist von der Einlage eines transurethralen Harnblasenkatheters wegen regelmäßig unzureichender Entleerungseffekte und der Gefahr einer sekundären Infektion.

8.5.10 Urosepsis

Krankheitsbild

Die lebensbedrohliche Septikämie entsteht durch Übertritt infizierten Harns in umgebendes Gewebe und den Blutkreislauf. Ursache ist regelmäßig eine Behinderung des Harntransports, speziell im Bereich der oberen Harnwege. In der Folge entwickeln sich bakterielle Absiedlungen in anderen Organen ohne Abzeßbildung als Zeichen einer geschädigten Abwehr des Körpers. Ohne Behandlung entwickelt sich ein septischer Schock mit Störung von Mikrozirkulation und Gerinnung.

Klinik und Diagnostik

Leitsymptome sind Schüttelfrost mit septischen Temperaturen, Tachykardie, Blutdruckabfall, Oligurie bis Anurie und Bewußtseinstrübung. Die Letalität bei hyperdynamischem septischem Schock beträgt 10 – 20 %, bei hypodynamischer Phase infolge metabolischer Azidose 70 – 80 %.

Die Diagnose wird klinisch gestellt, die begründete Verdachtsdiagnose reicht zur Einleitung einer effektiven Therapie.

Therapie

Die Allgemeinbehandlung besteht in der Stabilisierung der Vitalfunktionen: Volumenersatz durch kolloidale Lösungen (z.B. HAES 6 %) und Ausgleich der Azidose (Ringer-Laktat-Lösung). Entscheidend ist die sofortige Weiterleitung des Patienten in eine urologische klinische Fachabteilung. So gelingt es, frühzeitig den septischen Herd auszuschalten und damit die vital bedrohliche Prognose zu beeinflussen (Notfallart 2).

Literatur

[1] Alken CE, Staehler W: Klinische Urologie. Thieme, Stuttgart-NewYork 1973

[2] Altwein E, Rübben H: Urologie. Enke, Stuttgart 1995

[3] Eisenberger F, Hofstetter A: Urologie. In: Heberer G, Köle W, Tscherne H (Hrsg.): Chirurgie. Springer, Berlin-Heidelberg-NewYork 1980

[4] Hohenfellner R, Thüroff JW, Schulte-Wissmann H: Kinder-Urologie in Klinik und Praxis. Thieme, Stuttgart-NewYork 1986

[5] Hofstetter A: Urologische Notfälle in der Allgemeinen Praxis. FDM-Tabellen für die Praxis. M.B. Schappach, Gauting 1980-1984

[6] Landauer B, Rust M: Differentialdiagnostische Aspekte und Therapie bei verschiedenen Schockformen. FDM-Tabellen für die Praxis. Fortschr Med 36 (1980) 1369-1373 und 37 (1980) 1409-1412

[7] Mauermayer W: Transurethrale Operationen. Springer, Berlin-Heidelberg-NewYork 1981

[8] Mayer E, Ringg J: Urologische Operationen. Springer, Berlin-Heidelberg-NewYork 1973

[9] Siegenthaler W: Klinische Pathophysiologie, 7.A. Thieme, Stuttgart-NewYork 1994

[10] Steffens L: Die Circumcision. Chir. Praxis 33 (1984) 661-668

8.6 Physikalische Therapie und Rehabilitation

G. F. Finkbeiner und Chr. Stöhr[1]

8.6.1 Physikalische Therapie

8.6.1.1 Allgemeines

Stellenwert

Mit jahrhundertelanger Empirie und aktuell wissenschaftlich guter Evaluation ist Physiotherapie eine effiziente Behandlung mit gutem Sicherheits- und Verträglichkeitsprofil. Sie liegt im Trend der Patienten, natürlichen, nebenwirkungsarmen Behandlungsmethoden den Vorzug zu geben. Auch die Kostenträger achten zunehmend mehr auf adaptierende, trainierende Verfahren mit Förderung der Eigenaktivität und prolongierter Wirkung im Vergleich zu passiven Maßnahmen.

Die Diskussion um Vorteile „aktiver" gegenüber „passiven" Maßnahmen kann überdies relativiert werden, da die meisten scheinbar „passiven" Therapien durch wiederholte Anwendungen einen durchaus aktiven Adaptationsprozeß des Organismus einleiten. Zusätzlich hat die physikalische Therapie einen besonderen Stellenwert in der komplexen Anwendung durch die Erweiterte Ambulante Physiotherapie (EAP, siehe 8.6.3.3) der Berufsgenossenschaften und auch einzelner Krankenkassen erfahren.

Physiotherapie gehört in vielen Fachbereichen (Dermatologie, Innere Medizin, Rheumatologie, Orthopädie, Unfallchirurgie, Neurologie, Gynäkologie etc.) zur Basisbehandlung. Um der therapeutischen Effizienz willen und unter forensischen Aspekten gilt für sie – analog der medikamentösen Therapie – die Dosis-Wirkung-Relation. Entsprechende Kenntnisse und ärztliche Verantwortung für Indikation und Durchführung der Physiotherapie sind haftungsrelevant, u.U. auch für den Therapeuten (Übernahmeverantwortung).

Wirkprinzipien

Physiotherapie ist als Behandlungsart definiert, die in der Natur vorkommende Energien einsetzt oder solche, die mit Hilfe der Technik erzeugt werden. Ihre Wirkung beruht auf physikalischen Gesetzen (z.B. Mechanik, Elektrizität) und physiologischen Reaktionen (z.B. Kraftzuwachs durch Training, Adaptation).

Unterschieden wird eine *Immediatwirkung*, die durchaus heilmittelspezifisch ist (z.B. Analgesie bei Elektrotherapie, Detonisierung durch Wärme) und eine *zeitabhängige adaptive Wirkung*, die durch induzierte körperliche Regulationsvorgänge bei iterativer Anwendung (z.B. Ausdauerverbesserung durch Training) zustande kommt. Dieser Vorgang entspricht der Adaptationslehre von H. Seyle. Dabei gelten physiologische Gesetzmäßigkeiten von Reiz – Reaktion – Iteration – Adaptation.

Die Physiotherapie gliedert sich in:
- Mechanotherapie (siehe 8.6.1.2)
- Thermotherapie (siehe 8.6.1.3)
- Hydrotherapie (siehe 8.6.1.3)
- Elektrotherapie (siehe 8.6.1.4)
- Fototherapie (siehe 8.6.1.5)
- Balneotherapie (siehe 8.6.1.5)
- Klimatherapie (siehe 8.6.1.5)
- Aerosol- und Inhalationstherapie (siehe 8.6.1.5).

Gelegentlich werden Klimatherapie und Inhalationstherapie zusammengefaßt, ebenso auch Balneotherapie und Klimatherapie.

Indikationen

Allgemein hat die Physiotherapie ihren Einsatz in der:
- präventiven Medizin
- kurativen (Akut-)Medizin
- Rehabilitation.

Bei Erkrankungen und Verletzungen des Stütz- und Bewegungssystems hat sie spezielle Bedeutung:
- als Therapie der Wahl bei *konservativer Behandlung* von Störungen und Unfallfolgen,
- in der *präoperativen Anwendung* z.B. zur Gangschulung, zum krankengymnastischen Funktions- und Bewegungstraining, zur Thromboseprophylaxe und Besserung der Atemfunktion,
- in der *postoperativen/posttraumatischen Behandlung* zur Analgesie, Resorption von Ergüssen, Muskelkräftigung, Funktionsverbesserung und Remobilisierung,
- als *Langzeitbehandlung* bei chronischen Erkrankungen der Haltungs- und Bewegungsorgane, dauerhaf-

[1] *Unserem gemeinsamen Lehrer, Werner Arens, Ludwigshafen, gewidmet*

ten Unfallfolgen und Behinderungen zur Schmerzlinderung, zum Funktionserhalt und zum Training von Ersatzfunktionen.

Als selbständiges Therapieverfahren, nicht nur in komplementärer oder adjuvanter Funktion, unterliegt die Physikalische Therapie stringenter ärztlicher Indikation und dem Gebot der Angemessenheit und Wirtschaftlichkeit.

8.6.1.2 Mechanotherapie

Die Mechanotherapie nutzt Kräfte, Handgriffe oder Geräte, die von Gesetzen der Mechanik bestimmt sind.

Ihre praktische Anwendung geschieht als:
- Massage
- Krankengymnastik
- Medikomechanik
- Ultraschall.

Massage

Definition

Physikalisch ist die Massage eine „Druck- und Zugeinwirkung auf nicht-komprimierbares Gewebe", unter physiologischen Aspekten die mechanische Einflußnahme auf Haut, Unterhaut, Muskulatur und tiefer liegende Gewebe mit nerval-reflektorischer Auswirkung auf innere Organe, auf den Stoffwechsel, den Kreislauf und den Lymphstrom.

Wirkprinzipien

Grundsätzliches Wirkprinzip der manuellen oder apparativen Massage ist die gezielte *Applikation mechanischer Reize auf die äußere Körperoberfläche,* wobei bewußt neben spezifischen auf unspezifische Reize gesetzt wird. Sie führt:
- über direkte mechanische Einwirkung in der Tiefe (z.B. Muskulatur) zur Tonisierung und Detonisierung
- über äußere, taktile Reize zur lokalen aber auch generellen (somatopsychischen) Reaktion
- über neurophysiologische Schalteffekte zu kontralateraler und konsensueller Reaktion und Einflußnahme auf die Durchblutung und die inneren Organe.

Dabei entstehen:
- Lokalwirkungen
- Fernwirkungen
- Allgemeinwirkungen.

Neben der objektivierbaren und gesicherten Wirkung einer Gefäßerweiterung, Entstauung, Tonisierung oder Detonisierung der Muskulatur gibt es zahlreiche, sehr komplexe allgemeine oder Fernwirkungen, die einer meßtechnischen Objektivierung nur schwer zugänglich sind. Dem Fehlen einer strengen naturwissenschaftlichen Korrelation mit stets reproduzierbaren, gleichmäßigen Ergebnissen auf der einen Seite stehen andererseits empirisch gefundene Reaktionen und zahlreiche heilsame Behandlungsergebnisse gegenüber. So gibt es für bestimmte Techniken ohne Zweifel gleichartige Reaktionen. Als Wirkmechanismen werden vermutet:
- Physiologische Effekte durch die rhythmische Einwirkung über neural gesteuerte, tonusregulierende Adaptionsmechanismen lokal in der Muskulatur
- Segmental reflektorische Wirkung über die jeweiligen Hautzonen auf zugeordnete Organbezirke (HEAD-Zonen)
- Biochemische Wirkung über die Freisetzung von Histamin (LEWIS) oder ACTH (RUHMANN).

Dabei kommt es an der Haut zu lokaler Mehrdurchblutung, Ankurbelung des Stoffwechsels, Abtransport von Intermediärprodukten und Trophikverbesserung. Die entscheidende, beabsichtigte Wirkung der klassischen Massage besteht v.a. in einer regulierenden Beeinflussung des Muskeltonus, die einerseits auf der Förderung der muskulären Durchblutung und des Stoffwechsels und andererseits auf der Verbesserung der Gleitfähigkeit der Muskulatur beruht. Dabei bewirkt die rhythmische Anwendung verschiedener weicher Techniken der klassischen Massage eine Tonusherabsetzung, die härterer Techniken eine Tonuserhöhung in der Muskulatur (Tab. 8.3).

Massage hat keine muskelkräftigende Wirkung. Die bewegungsfördernde Wirkung auf angrenzende Gelenke besteht lediglich indirekt in der Detonisierung steuernder Muskulatur. Die Durchblutungsverbesserung ist im Verhältnis zur körperlichen Arbeit oder Krankengymnastik zu relativieren, da bei der Massage die Durchblutung durch Kapillareröffnung um das 6,5fache der Ruhedurchblutung steigt, hingegen bei körperlicher Arbeit und Krankengymnastik um etwa das 20fache.

Allgemeine Kontraindikationen

Für Massagen gelten nach *frischen Traumen* grundsätzlich Einschränkungen beim Massieren am Ort der Verletzung. Zerrungen, Muskelfaserrisse, schwere

Grifftechnik	Wirkung
Tonisierende Griffe	• Klopfen, Klatschen, Hacken, Stoßen, Peitschen, Pochen • Kammgriff, Hobelgriff, • Knetungen, Walkungen, Zirkelungen in starker Dosierung
Detonisierende Griffe	• Streichungen • Knetungen in schwacher Dosierung • Vibrationen

Tab. 8.3: Massagegriffe und ihre Wirkungen.

Prellverletzungen der Weichteile mit Hämatomen stellen eine Kontraindikation für die klassische und die Unterwassermassage dar. Es könnten zusätzliche Blutungen, erhebliche entzündliche Reaktionen einschließlich der nachfolgenden Myositis ossificans entstehen. Daher kann eine Massage nur mit genügendem zeitlichen Abstand zum eigentlichen Trauma zum Einsatz kommen.

Das gleiche gilt für die Behandlung der *Beschleunigungs- und Distorsionsverletzung der Halswirbelsäule.* Frühzeitige posttraumatische Massageverordnung führt häufig zur Exazerbation von Beschwerden. Andere Maßnahmen wie Immobilisierung, Antiphlogistika oder Wärme, Krankengymnastik, Arlengymnastik stehen hier zunächst im Vordergrund. Massage kommt erst mit gehörigem zeitlichem Abstand zum Trauma (4. – 5. posttraumatische Woche) zum Einsatz.

Gleiche Einschränkungen gelten bei Bandscheibenoperationen, stabilisierenden Operationen der Wirbelsäule und operativen Wirbelbruchbehandlungen. Im Operationsgebiet sind Massagen zu unterlassen, können allerdings in angrenzenden Bereichen (Becken, Beine, Schulter, Nacken) durchaus erfolgen.

Klassifikation

Manuelle Massage
Klassische Massage („klassische Handgriffe")
Spezialmassage
Nervenpunktmassage (CORNELIUS, „klassische Griffe")
Reflexzonenmassage • Muskelzonenmassage (KOHLRAUSCH, „klassische Griffe"), Segmentmassage (GLÄSER/DALICHO) • Bindegewegsmassage (DICKE, TEIRICH-LEUBE), Periostmassage (VOGLER)
Manuelle Lymphdrainage, (VODDER/ASDONG) bzw. komplexe physikalische Entstauungstherapie
Manuelle Unterwassermassage
Apparative Massage (Massage unter Zuhilfenahme eines Geräts, abrechnungsfähig)
Unterwasser-Druckstrahlmassage
Druckluftmassage
Vakuumsaugglocken-Massage
Gerätemassage (nicht abrechnungsfähig)
Apparative Vibrationsmassage
Apparative Schüttelmassage

Tab. 8.4: Einteilung der Massageformen.

Massageverfahren

Klassische Massage

Die klassische Massage bedient sich der klassischen Grifftechniken, die auf die Muskulatur zielen. Diese werden auch bei den Spezialmassagen mit dem Ziel reflektorischer Wirkungen für die Nervenpunktmassage, die Muskelzonenmassage und Segmentmassage eingesetzt. Die klassischen Griffe der manuellen Massage, innerhalb derer es zahlreiche Abwandlungen und unterschiedliche Ausführungen gibt, sind:

- Streichung (Effleurage)
- Reibung (Friktion)
- Knetung (Petrissage)
- Erschütterung (Vibration)
- Klopfung (Tapotement).

Der Ablauf der klassischen Massage ist geregelt, beginnend mit der *Diagnostik* lokaler Veränderungen, dann *einfachen streichenden Techniken* mit Übergang zu *kräftigeren Behandlungen* (Knetung, Klopfung, Schüttelung). In der Regel wird die Massage wieder mit einer Streichung beendet.

Indikationen und *Kontraindikationen* für die klassische Massage zeigt Tab. 8.5. Es wird in *Groß- oder Ganzmassagen* und *Teilmassagen* unterschieden, wobei die Schulter-Nacken-Massagen, Rücken- und Beinmassagen zu den Großmassagen gehören. Für eine Ganzkörpermassage gibt es medizinisch keine eindeutige therapeutische Indikation.

Eine *Verordnung/Rezeptur* lautet z.B. für eine Ganzmassage:

- Rückenganzmassage
- Massage der Beine
- Nacken-Schulter-Arm-Massage
- Extensionsmassage nach DOMNICK.

Zu den *Teilmassagen* rechnen die Unterarm-, Hand- und Fußmassage sowie lokale Techniken der Deep friction.

Eine *Verordnung/Rezeptur* für eine Teilmassage lautet z.B.:

- Fußmassage
- Unterarmmassage.

Spezialmassage

Unter Spezialmassagen werden Reflexzonenmassagen, manuelle Lymphdrainage und manuelle Unterwassermassage mit jeweils eigenständigen Techniken verstanden.

Reflexzonenmassagen

Bei den Reflexzonenmassagen werden zwei Gruppen unterschieden, wobei die erste (einschließlich der Segmentmassage) sich noch der klassischen Griffe bedient. Mit der von TEIRICH-LEUBE und DICKE entwickelten *Bindegewebsmassage* (BGM) wird die klassische Grifftechnik verlassen. Hier erfolgt eine Strichtechnik, vorwiegend mit dem 3. und 4. Finger des Therapeuten, mit

Indikationen	Kontraindikationen
• Myotendopathien des gesamten (oder einzelner Abschnitte des) Rückens • Myotendopathien der Extremitäten • Posttraumatisch Resttendomyopathien mit genügendem zeitlichem Abstand zum Trauma • Insertionstendopathien • Posttraumatisch oder postoperativ bestehende Störung der Verschieblichkeit und Gleitfähigkeit von Muskel schichten • Durchblutungsverbesserung in der Peripherie, ggf. über kontralaterale Massage mit konsensueller Wirkung (z.B. bei M. SUDECK)	• Lokale Wunden und lokale entzündliche Prozesse • Tumoren und Melanome mit der Gefahr der Metastasenverschleppung • Frische Thrombose, Thrombophlebitis • Frischer Zustand nach Lungenembolie • Dekompensierte Herzinsuffizienz

Tab. 8.5: Indikationen und Kontraindikationen für die klassische Massage.

Kriterium	Klassische Massage	Bindegewebsmassage
Technik	• Griffe	• Striche
Organ	• Muskulatur	• Bindegewebe
Wirkung	• Lokal	• Reflektorisch, fern

Tab. 8.6: Differenzierung zwischen Klassischer Massage und Bindegewebsmassage.

Indikationen	Kontraindikationen
• Tonusveränderungen der Muskulatur, Muskelhartspann, Myogelosen • Myalgien, Tendomyopathien, Fibromyalgie • Durchblutungsstörungen funktioneller und organischer Art • Narbengewebe (hier besonders Anhakstriche) • Obstipation, Dystonie der Gallenwege	• Schwere Allgemeinerkrankungen • Entzündliche Prozesse, Eiterungen • Blutung und Blutungsgefahr • Hautveränderungen, Hautkrankheiten • Schwere Sensibilitätsstörung der Haut • Herzvitien und -insuffizienz mit Dekompensation • Entzündliche Gefäßerkrankungen (akute Phlebitiden) • Frische Frakturen und Luxationen, Distorsionen • SUDECK-Syndrom (Grundaufbau und nur kontralaterale Massage) • Hyperthyreose

Tab. 8.7: Indikationen und Kontraindikationen für die Bindegewebsmassage.

längeren und kürzeren Strichen zur Detonisierung oder kleinen, tonisierenden Anhakstrichen (Tab. 8.6)

Die Behandlung muß gleichmäßig immer in gleicher Schichttiefe zwischen Haut/Unterhaut und Faszie erfolgen. Oft werden Striche von 15 – 20 cm ausgeführt, die bis zu 30 Sekunden in Anspruch nehmen können. Es darf dabei ein messerscharfes Stechen empfunden werden, aber keine schmerzhafte Nachwirkung bestehen bleiben. Die reflektorische Wirkung auf das Vegetativum kommt in verstärktem Schwitzen, in Extremfällen bis zu Schweißausbrüchen und Kollapsneigung zum Ausdruck. Allgemein beginnt die BGM in der Lumbosakralregion mit ansteigendem Aufbau von kaudal nach kranial. In bestimmten Fällen starker Veränderung kann auch, meist mit Anhakstrichen, in der betroffenen Zone direkt begonnen und von dort nach kaudal weitergearbeitet werden. Indikationen und Kontraindikationen zeigt Tab. 8.7.

Die *Verordnung/Rezeptur* zur Reflexzonenmassage lautet:
- Bindegewebsmassage
- Fußreflexzonenmassage.

Manuelle Lymphdrainage

Bei der *manuellen Lymphdrainage nach VODDER/ASDONG* handelt es sich um eine leichte Streichmassage mit speziellen Griffen und Impulsen von 60/Minute, wodurch eine Pumpwirkung entsteht. Wichtigste Griffe nach VODDER sind:
- Stehende Kreise
- Drehgriff
- Pumpgriff
- Schöpfgriff.

Griffe nach ASDONG sind:
- Ödemverschiebegriff
- Verdrängungsgriff.

Die *Ausführung* erfolgt mit leicht ansteigendem Druck und anschließendem Nachlassen entlang dem Verlauf der Lymphbahnen. Nach Entstauen der proximalen Mündungsgebiete der großen Lymphbahnen (Hals, Supraklavikulargrube, Schulterregion, Achsel, Bauchraum, Leistenregion) wird von distal nach proximal vorgegangen. *Indikationen* und *Kontraindikationen* nennt Tab. 8.8.

Eine alternative apparative Möglichkeit besteht in der *Hydroventherapie:* Luftgefüllte Druckkammern werden mit rhythmischer Kompression zur Behandlung von Lymphödemen der Beine und Arme eingesetzt.

Im Rahmen der komplexen physikalischen Entstauungstherapie (KPE) kommen neben der manuellen Lymphdrainage weitere komprimierende und tonisierende Maßnahmen zur Entstauung und Verhaltenstechniken für den Alltag, z.B. bei chronischem Lymphödem, zum Einsatz:
- Auswickeln der betroffenen Extremität
- Regelmäßiges Tragen von Kompressionsstrümpfen
- Im Rahmen der Massage stattfindende, zirkulationsfördernde Gymnastik
- Lagerungstechniken
- Apparative Entstauungstherapie

Eine optimale Wirkung entfaltet die manuelle Lymphdrainage, wenn im Anschluß eine straffe Auswicklung der betroffenen Extremität erfolgt.

Die *Verordnung/Rezeptur* für die manuelle Lymphdrainage lautet:
- Manuelle Lymphdrainage obere Extremität (mit Auswickeln)
- Manuelle Lymphdrainage untere Extremität (mit Auswickeln).

Indikationen	Kontraindikationen
• Venöse Insuffizienz • Posttraumatisches/postoperatives Lymphödem • Sekundäres Lymphödem nach Tumorexstirpation mit Entfernung regionaler Lymphknoten (z.B. Brust, Bauch, Becken mit Lymphödem angrenzender Extremitäten) • Primäres Lymphödem • Phlebödem • Ödeme bei neurovegetativen Störungen (M. Sudeck, Trigeminusneuralgie)	• Akute und chronische Entzündungsprozesse • Tuberkulose • Maligne Tumoren einschließlich Naevi und Melanome, v.a. mit regionalen Metastasierungen • Frische Thrombose, Thrombophlebitis • Frischer Zustand nach Lungenembolie • Latente oder manifeste Herzinsuffizienz

Tab. 8.8: Indikationen und Kontraindikationen für die manuelle Lymphdrainage.

Apparative Massagen

Die häufigste Anwendungsform der apparativen Massagen ist die *Unterwasser-Druckstrahlmassage (UWM)*, wobei mit unterschiedlichem Druck, unterschiedlichen Düsen und dem Körperabstand die Intensität der Massage variiert werden kann (Tab. 8.9). Intakte Hautverhältnisse im behandelten Bereich sind vorauszusetzen. Neben der lokalen Massage wirken der hydrostatische Druck, der Auftrieb und das temperierte Wasser. Es resultiert ein starker myotonolytischer Effekt. Bei kardialer Dekompensation ist der hydrostatische Druck eine Kontraindikation. Indikationen und Kontraindikationen siehe Tab. 8.10.

Vakuum-Saugglockenmassagen werden bei lokalen Tendomyopathien und Sportverletzungen eingesetzt. *Druckluftmassagen* haben in der Therapie keine größere Bedeutung.

Grundsätzlich ist bei apparativen Massagen zu unterscheiden zwischen solchen, die unter „Zuhilfenahme eines Geräts" ausgeführt werden und solchen, die als reine Gerätemassage („mittels Gerät") eingesetzt werden; letztere sind nicht abrechnungsfähig.

Die *Verordnung/Rezeptur* zur Unterwasser-Druckstrahlmassage (UWM) lautet z.B.:
- Unterwassermassage der Beine
- Unterwassermassage des Rückens.

Kriterium	Ausprägung
Druck	0,5 – 6
Körperabstand	10 – 20 cm
Düsen	Breit oder schmal
Druckregulierung	Durch Düsen und Körperabstand
Kontrolle	Durch die Hand des Therapeuten in Körpernähe
Wasser	Zusätzliche Wirkung durch gleichmäßigen hydrostatischen Druck und Temperatur (36 – 37 °C)

Tab. 8.9: Technische Merkmale der Unterwasser-Druckstrahlmassage (UWM).

Indikationen	Kontraindikationen
• Akute Rückenbeschwerden, chronische Lumbalgien, Lumboischialgien • Muskulär bedingte Beinbeschwerden • Posttraumatische/postoperative Muskelverhärtungen und Verspannungen (mit genügendem zeitlichem Abstand zum Ereignis) • Arthrosen großer Gelenke • Spondylitis ancylopoetica (M. BECHTEREW)	• siehe Kontraindikationen der klassischen Massage (siehe Tab. 8.5) • siehe Kontraindikationen der Hydrotherapie (siehe 8.6.1.3)

Tab. 8.10: Indikationen und Kontraindikationen der Unterwasser-Druckstrahlmassage entsprechen im wesentlichen denen der klassischen Massage.

Krankengymnastik

Definition

Krankengymnastik (Kinesiotherapie, Physiotherapie) ist „planmäßiges, körperliches Üben mit bestimmten medizinischen Zielen".

So unterscheidet sie sich vom Therapieziel her und vom Ausgangsbefund des körperlichen Schadens von der allgemeinen Gymnastik und der Sporttherapie.

Es werden *aktive* und *passive Techniken* unterschieden, *Elementarbewegungen einzelner Gelenke* und *Bewegungsmuster* (Komplexbewegung) ganzer Funktionsketten geschult. Übungen können als *Einzel-* oder *Gruppenbehandlung* im *Trockenen*, im *Wasser* und mit *Hilfsmitteln* erfolgen. Auch der *Hilfsmittelge-*

brauch (Rollstuhl, Gehstützen, Prothesen) wird geschult, die *Aktivitäten des täglichen Lebens* (activity of daily living, ADL) und alltägliche Verhaltensmuster zur *Prävention* (Rückenschule).

Bei der *ärztlichen Verordnung* krankengymnastischer Ganzbehandlung (siehe auch Tab. 8.45) ist zu beachten:
- Zu unterscheiden ist zwischen Einzel- und Gruppenbehandlung, krankengymnastischer Ganzbehandlung und Krankengymnastik auf neurophysiologischer Grundlage.
- Hausbesuche sind im Rezept separat zu verordnen, ebenso zeitliche Übungsverlängerungen (Doppelstunde), wenn es vom Patienten geleistet werden kann.

Additive, detonisierende, fazilitierende Maßnahmen sind ggf. angebracht:
- Wärmetherapie zur Detonisierung („Heiße Rolle", Warmpackung, Fango- oder Moorpackung)
- Eisabtupfung zur Fazilitation
- Kältetherapie (Kaltluft, Eisbeutel)
- Extensionsmassage.

Therapieziele

Allgemeine Therapieziele krankengymnastischer Behandlung sind:
- Beseitigung von Störungen bzw. funktionellen Schäden
- Alternative Förderung von Ersatzfunktionen bei bleibendem Handicap.

Diese Ziele entsprechen allgemein auch denen der Rehabilitation. Spezielle Therapieziele sind:
- Funktionsverbesserung von Gelenken
- Verbesserung und Festigung statischer Haltefunktionen
- Kraftoptimierung (Muskelaufbau)
- Ausdauertraining
- Koordinationsschulung und Behebung neurologischer Defizite
- Stoffwechselverbesserung durch Atem-, Kreislaufgymnastik und Thromboseprophylaxe
- Behandlung psychosomatisch-„funktioneller" Störungen.

Verbesserung der Gelenkfunktion

- Die Verbesserung der Gelenkfunktionen erfolgt durch *Basistechniken,* als *aktive Übung,* zur Schwerkraftentlastung unterstützt (assistiv) oder als freie Bewegung in „intermittierender" oder „kontinuierlicher Dauerform". Später können sie als Widerstandsübungen gegen die Erdschwere, gegen manuellen oder apparativ-technischen (Schlingentisch, Züge, Theraband) oder Wasserwiderstand erfolgen. Die aktive Gelenkführung und -kontrolle wird dabei durch Haltetechniken und dynamisch/statisches Arbeiten (gleichzeitig Agonist und Antagonist) gefördert. Aktive (dynamische) Übungen mit dem Ziel der Eigenstabilisierung durch den Patienten sind besonders nach Osteosynthesen geeignet.
- Dosierte *passive Mobilisation* („Durchbewegen") und Traktion sowie „manuelle Mobilisation" dient frühpostoperativ der Remobilisation, dem Funktionsgewinn bei weichteilbedingter Gelenkkontraktur und der Freihaltung von Gelenken bei Intensivpatienten und Gelähmten.
- *Kombinierte aktiv/passive Techniken* nutzen die postisometrische Relaxation, die reziproke Hemmung (SHERINGTON), Hautmuskelreflexe oder antagonistisch-exzentrische Dekontraktion (BRÜGGER) aus. Fördernd wirken auch Friktion (CYRIAX) und Quer- oder Längsdehnung der Muskulatur und Sehnenansätze.

Die *Verordnung/Rezeptur* für die Funktionsverbesserung von Gelenken lautet:
- Krankengymnastische Ganzbehandlung, unterstützte, aktive Übungen
- Krankengymnastische Ganzbehandlung, dynamisches Arbeiten zur Gelenkstabilisierung
- Krankengymnastische Ganzbehandlung, passives Nachdehnen
- Krankengymnastische Ganzbehandlung, aktiv/passive Mobilisation (z.B. postisometrische Relaxation).

In der Verordnung muß vom Arzt ggf. ein Bewegungslimit nach der Neutral-Null-Methode angegeben werden (z.B. bei Band- oder Muskelnähten 0-30-90).

Indikationen	Kontraindikationen
• Gelenkmobilisation nach Gelenkverletzungen, Gelenkoperationen, Endoprothesen • Gelenkmobilisation nach Weichteilverletzungen oder -operationen • „Durchbewegen" bei frischoperierten Patienten, Intensivpatienten und Gelähmten	• Fehlende Übungsstabilität • Keine gewaltsame Überwindung von Widerständen • Kein Arbeiten „am langen Hebel" bei Osteosynthesen • Dekompensierte Herzinsuffizienz (bei aktiven Übungen)

Tab. 8.11: Indikationen und Kontraindikationen der krankengymnastischen Ganzbehandlung zur Gelenkmobilisation.

Lagerung

Lagerungen sind *passive* Techniken zur Entlastung und Schmerzreduktion, zu Dekubitus- und Kontrakturprophylaxe, zur Spastikhemmung, Kreislaufstabilisierung und Lungendrainage. Zu Indikationen und Kontraindikationen siehe Tab. 8.12.

Die *Verordnung/Rezeptur* für Krankengymnastik mit Lagerungsverfahren lautet: „Lagerungsbehandlung zur Dekubitusprophylaxe“ o.ä.

Indikationen	Kontraindikationen
• Schmerzpatienten, drohender Dekubitus, drohende bzw. vorhandene Kontraktur • Spastik • Instabiler Kreislauf • Pneumonie, Bronchitis, Mukoviszidose • Entzündliches Rheuma mit der Gefahr der Gelenkeinsteifung	• Falsche Lagerung, z.B. unterschiedliche Lagerungen bei entzündlichem Rheuma, bei Beuge- oder Streckkontraktur, Lagerung der WS bei Spondylosis ancylopoetica, Querschnitt, Ischialgie

Tab. 8.12: Indikationen und Kontraindikationen der krankengymnastischen Lagerung [6].

Verbesserung von Statik und Haltung

Der Verbesserung *statischer Haltefunktionen* dienen isometrisches Training, Übungen mit Nutzung der Propriozeptiven Neuromuskulären Fazilitation (PNF), Verhaltensschulung (Rückenschule) und Training unter Bio-Feedback-Kontrolle (medizinische Trainingstherapie).

Die Verordnung/Rezeptur lautet hier:

- Krankengymnastische Ganzbehandlung, Isometrik der WS-stabilisierenden Muskulatur
- Krankengymnastische Ganzbehandlung, Haltungsschulung.

Kraftoptimierung und Ausdauertraining

Kraftoptimierung und *Muskelzuwachs* werden erreicht durch Isometrik – muskuläre Anspannung ohne Gelenkbewegung – (HETTINGER). Der Trainingseffekt beruht auf einem Adaptationsvorgang mit Hypertrophie der einzelnen Muskelfaser durch wiederholte *maximale* willkürliche Muskelanspannung. Der erreichte Muskelzuwachs kann durch wenige tägliche Übungen mit maximaler Anspannung (6 – 10) aufrecht erhalten werden. Isometrisches Muskeltraining ist isotonischen Übungen mit „Progressiv resistance exercise“ (DE LORME) überlegen. Dynamische Übungen unter Anspannung der Strecker und Beuger sichern gleichzeitig das Gelenk und verhindern einseitige Zugrichtung (s.o.). „Springt ein Muskel nicht an“, kann dies durch gleichzeitige Anspannung der Gegenseite erreicht werden oder über PNF (s.u.).

Submaximale isometrische Muskelanspannungen mit häufigerer Wiederholung (mindestens 20 mal/Tag) verbessern die *Ausdauerleistung der Muskulatur.*

Die *Verordnung/Rezeptur* zur isometrischen krankengymnastischen Ganzbehandlung der Muskulatur lautet:

- Krankengymnastische Ganzbehandlung zur Muskelkräftigung durch Isometrik
- Krankengymnastische Ganzbehandlung zum Ausdauertraining der Muskulatur.

Indikationen	Kontraindikationen
• Myatrophie, Zustand nach Muskelverletzung • Kräftigung der gelenkstabilisierenden Muskulatur • Z.n. Muskel- oder Sehnennähten (vorsichtig dosiert mit zeitlichem Abstand zur OP) • Isometrische Stabilisierung der Wirbelsäule (z.B. Frühphase postoperativ nach Nukleotomie oder WK-Fraktur)	• Unmittelbar nach Reinsertion betroffener Muskeln • Dekompensierte Herzvitien • Ausschließliches Quadrizeptstraining bei vorderer Kreuzbandnaht (Antagonist des vorderen Kreuzbands)

Tab. 8.13: Indikationen und Kontraindikationen der isometrischen krankengymnastischen Ganzbehandlung.

Koordinationsschulung

Eine Koordinationsschulung kann mit Hilfsmitteln (Schaukelbrett, Therapiekreisel, Minitrampolin) durchgeführt werden (cave: ältere, unsichere Patienten, Gelähmte, Prothesenträger) oder mit *Krankengymnastik auf neurophysiologischer Grundlage*, die insbesondere für neurologische Defizite und Koordinationsstörung entwickelt wurde.

- *PNF* (= Propriozeptive Neuromuskuläre Fazilitation) nutzt taktile Stimulation über die Haut und propriozeptive Reize mittels Dehnung oder Druck (Traktion bzw. Approximation), um komplexe Bewegungsmuster zu erzielen. Vorteilhaft ist, daß eine traumatisierte oder operierte Extremität über die gesunde Gegenseite beübt werden kann.
  Die *Verordnung* lautet:
  Krankengymnastik auf neurophysiologischer Grundlage – PNF (mit Angabe des Therapieziels)
- Das *Verfahren nach BOBATH* ist geeignet für Patienten mit Läsionen des ersten motorischen Neurons (z.B. Hemiplegie) mit dem typischen, abnormen Haltetonus, Störungen der reziproken Innervation und pathologischen Bewegungsmustern. Das BOBATH-Konzept hemmt pathologische Bewegungsmuster (Inhibition), bahnt physiologische Bewegungsmuster (Fazilitation) und nutzt die Stimulation zur Vorbereitung und Einleitung von Bewegungen durch Einnahme hemmend wirkender Ausgangsstellungen und manuelle Stimulation an bestimmten Schlüsselpunkten. Für die *Hemiplegie* gibt es ein ganzes Behandlungskonzept als Hemiplegie-Behandlung und Lagerung, Raumgestaltung, Transfer des Patienten unter Beachtung der Pusher-Symptomatik. Indikationen und Kontraindikationen siehe Tab. 8.14.

Die *Verordnung* lautet:
- Krankengymnastik auf neurophysiologischer Grundlage – Bobath.
- Krankengymnastik auf neurophysiologischer Grundlage – Hemiplegie-Behandlung

- Das *Verfahren nach* VOJTA ist ein neurophysiologisches Bahnungskonzept zur Wiederherstellung physiologischer Bewegungsmuster, die beispielsweise durch Traumen verlorengegangen sind. Prinzip ist die Reflex-Fortbewegung unter Berührung bestimmter (nach VOJTA 20) Auslösezonen. Es werden Periost- bzw. Muskelreize gesetzt zur Auslösung des zugehörigen gesamten Reflexmusters.
  Die *Verordnung* lautet:
  Krankengymnastik auf neurophysiologischer Grundlage – VOJTA.
- Als weitere krankengymnastische Techniken seien die Behandlung *nach* BRUNKOW (neurophysiologische Behandlung, u.a. auch nach Nukleotomien und Wirbelsäulenoperationen), das Verfahren *nach* CYRIAX (Manualtherapie, funktionelle Weichteildiagnostik und -behandlung bei Störungen der Gelenkfunktion und der Wirbelsäule), das *Behandlungskonzept nach* BRÜGGER (u.a. Wirbelsäule) und die *Muskelentspannung nach* JAKOBSON *und* FELDENKRAIS („psychosomatischer Einsatz") erwähnt.

Stoffwechsel-, Atem-, Kreislaufgymnastik

Die *Stoffwechselgymnastik*, speziell als Atem- oder Kreislaufgymnastik, kommt frühzeitig posttraumatisch bzw. postoperativ bei bettlägerigen Patienten zum Einsatz. Spezielle Atemtechniken mit und ohne vorgeschalteten Totraum, Drainage, Lagerungen, Vibrationen zur Förderung des Abhustens sind oft der erste krankengymnastische postoperative Kontakt.

Eine Stoffwechsel-Optimierung tritt auch schon durch die oben erwähnte isometrische Muskelarbeit ein, da durch Kollateralöffnung die lokale Muskeldurchblutung um das 20fache gegenüber der Ruhedurchblutung ansteigt; dies führt zu vermehrter Kreislaufförderung, Erhöhung des Herz-Minuten-Volumens und vermehrtem Sauerstoffbedarf.

Kontraindikationen für die Stoffwechselgymnastik existieren nicht; *Indikationen* sind:
- Postoperative, posttraumatische Frühbehandlung zur Verbesserung von Atem- und Kreislauffunktion
- Zirkulationsverbesserung in den Beinen zur Thromboseprophylaxe
- Stoffwechselgymnastik bei lang liegenden Patienten.

Die *Verordnung/Rezeptur* zur Stoffwechsel-, Atem- oder Kreislaufgymnastik lautet:
- Krankengymnastische Ganzbehandlung – Atemgymnastik/Kreislaufgymnastik
- Krankengymnastische Ganzbehandlung – Stoffwechselgymnastik
- Krankengymnastische Ganzbehandlung – Thromboseprophylaxe.

Verfahren	Indikationen	Kontraindikationen
PNF	• Traumatologie, früh-postoperativ zum erleichterten Bewegungsstart • Kraftoptimierung und Ausdauerverbesserung • Mangelnde Stabilität (Wirbelsäule oder Gelenke) • Konservativ oder operativ versorgte Frakturen • Muskel-, Band-, und Sehnenverletzungen • Amputationen • Muskelatrophien • Gelenkkontrakturen nach Immobilisierung oder Sportverletzungen • Zustand nach Wirbelsäulenoperationen • Nach Hüft- und Kniegelenksendoprothetik • Degenerative Erkrankungen der Wirbelsäule mit Haltungsstörung • Kraftdefizite, Bewegungseinschränkungen, vor allem schmerzhafte Bewegungseinschränkungen und posttraumatische oder postoperative Kontrakturen	• Dekompensierte Herzerkrankungen • Fieberhafte Infekte • Tumoren mit Metastasenbildung im beübten Bereich • Keine Widerstände, Traktion oder Approximation distal einer Frakturzone
BOBATH-Konzept	• Hemiplegie, infantile Zerebralparese, Spina bifida-Syndrom • Frühkindliche Skoliose • Frische Plexuslähmungen	• Keine
VOJTA-Konzept	• Kinder mit zentralen Koordinationsstörungen • Schiefhals • Plexusparesen • Erwachsene mit neurologischen Erkrankungen/Verletzungsfolgen (Polio, MS, Paraplegie, Hirntrauma) • Postoperative/posttraumatische neuromuskuläre Störung	• Keine

Tab. 8.14: Indikationen und Kontraindikationen der Krankengymnastik auf neurophysiologischer Grundlage.

Hilfsmittelschulung

Hilfsmittelschulung ist die Schulung im Gebrauch von Hilfsmitteln, insbesondere die Prothesenschulung bei Amputierten.

Die *Verordnung/Rezeptur* lautet:

- Krankengymnastische Ganzbehandlung – Prothesenschulung
- Krankengymnastische Ganzbehandlung – Hilfsmittelschulung
- Krankengymnastische Ganzbehandlung – Gangschulung
- Krankengymnastische Ganzbehandlung – Rollstuhltraining.

Indikationen	Kontraindikation
• Z.n. nach Osteosynthesen, Endoprothesen, Wirbelsäulenoperationen • Z.n. Amputationen	• Fehlende Teilbelastbarkeit • Schwere Wundheilungsstörung bei Amputationen • Begleitende schwere neurologische koordinative Störungen

Tab. 8.15: Indikationen und Kontraindikationen der Hilfsmittelschulung.

Einige Bemerkungen zur Gangschulung:

- *Gangschulung* erfolgt im Gehbarren, im Gehwagen, mit Rollator, Achselkrücken, Unterarm- oder Handgehstöcken und 4-Punkte-Gehstöcken. Gangschulung kann auch in der Gruppe erfolgen.
- Alle Gangarten unter Zuhilfenahme einer oder zweier Stützen sind *entlastende Gangarten.* Volle Belastung ist definitionsgemäß nur ohne Hilfsmittel gegeben.
- Begonnen wird im *3-Punkte-Gang* (3 PG) mit sog. Abrollimmitation (etwa 10 – 15 kp). Je nach Behandlungsschema (Endoprothetik, Osteosynthese) im 3-Punkte-Gang Aufbelastung (25 kp, 35 kp) bis zum halben Körpergewicht.
- Dann Umstellung auf *2-Punkte-Gang* (2 PG). Gehen mit einer Gehstockstütze entlastet die Gegenseite noch um 20 – 30 % des Körpergewichts.

Krankengymnastische Übung mit Hilfsmitteln

Bei der krankengymnastischen Behandlung können auch Hilfsmittel eingesetzt werden wie Pezzi-Bälle, Keulen, Bänder, Sprossenwände, Spiegel zur Haltungskorrektur, Hängebank, Thomsen- und Schlingentisch, Bewegungsbad und medizinische Gerätetherapie unter optischer (Spiegel-) Kontrolle. Der Einsatz von Übungshilfsmitteln erfolgt durch die/den Krankengymnasten selbständig im Rahmen der verordneten Therapie.

Zum Therapieumfang der Krankengymnastik gehört auch der Einsatz isokinetisch arbeitender Geräte zum Kraft- und Funktionsgewinn und die medizinische Trainingstherapie.

Bei den umfassenden krankengymnastischen Therapiemöglichkeiten ist eine Differenzierung unter qualitativen Gesichtspunkten gegenüber der EAP (siehe 8.6.3) nicht gegeben.

Die *Verordnung/ Rezeptur* zu dieser krankengymnastischen Ganzbehandlung lautet:

- Krankengymnastische Ganzbehandlung mit isokinetisch arbeitenden Geräten
- Krankengymnastische Ganzbehandlung – Medizinische Trainingstherapie.

Indikationen	Kontraindikation
• Funktionsverbesserung von Gelenken • Krafttraining	• Fehlende Übungsstabilität • Neurologische, koordinative Störungen • Gelenkkontrakturen • Schmerzen

Tab. 8.16: Indikationen und Kontraindikationen für Übungen mit isokinetisch arbeitenden Geräten.

Medikomechanik

Unter Medikomechanik wird die Anwendung mechanischer Geräte zu Heilzwecken, im wesentlichen zur Traktionsbehandlung verstanden. Dazu gehören speziell:

- Die *GLISSON-Schlinge* zur Traktion der HWS: 4 – 5 kp wirken entlastend, 5 – 10 kp sind maximale Zugstärken. Die Anwendung in eigener Praxis erfolgt je nach Verträglichkeit. Für ältere Patienten gibt es häufiger Verträglichkeitsprobleme.
- Mit der Anwendung des *Tru Trac-Geräts* kann eine konstante, aber auch intermittierende Traktion durchgeführt werden. Für die intermittierende Extension gelten folgende Belastungen: HWS-Traktion 2,5 – 4 kp (bei großen, kräftigen Pat. 6 – 7 kp), LWS-Traktion bis zur Hälfte des Körpergewichts und Hüft-Traktion maximal 10 – 15 kp.
  Bei der HWS-Extension sollte nicht in Lordose oder Hyperlordosierung extendiert werden. Zur LWS-Lagerung sind Unterschenkelbankchen und Beckengurt erforderlich.

Indikationen	Kontraindikation
• Degenerativ und funktionell bedingte Tendomyopathien der HWS • Degenerativ und funktionell bedingte Tendomyopathien der LWS und des dorso-lumbalen Übergangs • Koxarthrose	• Tumoren • Bandscheibenvorfälle

Tab. 8.17: Indikationen und Kontraindikationen für die Traktionsbehandlung

Ultraschall

Zur Ultraschallbehandlung siehe 8.6.1.4.

8.6.1.3 Thermo- und Hydrotherapie

Thermotherapie

Der einheitliche Begriff „Thermotherapie" umfaßt sowohl die Wärme- als auch die Kältebehandlung. *Wärme* ist *physikalisch* definiert als Brownsche Molekularbewegung oberhalb des absoluten Nullpunktes von -273 °C (0 Kelvin). *Kälte* ist Wärmeentzug, somit – bezogen auf die Körperkerntemperatur von 36,5 °C und die integrale Hauttemperatur von 33 – 34,5 °C – *physiologisch* determiniert.

Für verschiedene Medien gelten unterschiedliche Indifferenzbereiche, bei denen weder Wärme zu-, noch abgeführt wird (Wohlbefindensbereich). Dies sind für:
- Luft ca. 25 °C,
- Wasser ca. 35 °C,
- CO_2-Bad ca. 32 °C.

Somit ist Thermotherapie physikalisch Wärmezufuhr (=Wärmetherapie) oder -entzug (=Kältetherapie), um physiologische Reaktionen zu Heilzwecken zu nutzen.

Wärmetherapie

Wärmeanwendung erzeugt Myotonolyse, periphere Gefäßerweiterung, Antiphlogese, Analgesie und Schmerzreduktion.

Nach der DASTRE/MORRAT-Regel würde Wärmeapplikation an der Hautoberfläche zunächst gegenläufig bei peripherer Kapillareröffnung zu einer verminderten Durchblutung der Muskulatur führen. Die lokal applizierte Wärme erreicht meist noch den darunterliegenden Muskel und löst so direkt eine Durchblutungsverbesserung im Muskel aus. Längere Wärmeapplikationen, insbesondere aber Überwärmungsbäder und Moorbreibäder, führen infolge allmählicher Erhöhung der Körperkerntemperatur auch zur langanhaltenden Mehrdurchblutung der gesamten Muskulatur.

Eine einfache, höchst wirksame Wärmebehandlung ist die sog. „Heiße Rolle", die vom Therapeuten dosiert appliziert werden muß.

Kältetherapie

Kälteanwendung bewirkt Antiphlogese, Analgesie, Myotonolyse, Tonisierung, Schmerzreduktion und periphere Gefäßkonstriktion. Kälte wirkt bei nur kurzen Anwendungszeiten auf neuralem Weg, bei längerer Applikation auch humoral (absinkende Körperkerntemperatur). Sehr kurze Kälteanwendung (Eisabtupfung) löst Tonisierung aus.

Anwendungsformen

Anwendungsformen der Kältebehandlung sind:
- Eispackungen
- Eintauchen in Eiswasser
- Kaltanwendung der Hydrotherapie
- Kaltanwendung der Peloid-Therapie
- Packungen mit tiefgekühlten Tüchern
- Packungen mit feinkörnigem Eis
- Cool Packs
- Leicht verdunstende Flüssigkeiten (Wärmeentzug durch Verdunstung) (Chloräthyl, Alkohol)
- Bei der *Kaltlufttherapie* (-30 °C) handelt es sich um eine Kälteerzeugung nach dem Kühlschrank-Prinzip. Die austretende Kaltluft wird über das zu behandelnde Gelenk oder die Muskelpartie geblasen. Vorsicht bei der Applikation direkt über der Kniescheibe, da hier die Durchblutung stark eingeschränkt werden kann!
- *Kaltgastherapie:* Mit Stickstoff können tiefe Temperaturen erreicht werden (-130 °C). Kaltgas entsteht durch Verdampfung flüssigen Stickstoffs und hat in der Anwendung relativ hohe Folgekosten, da auch

Anwendungsformen	Indikationen	Kontraindikationen
• Warmlufttherapie • Balneotherapie • Hydrotherapie (s.u.) • Peloid-Therapie • Infrarottherapie • Heiße Rolle, feuchte Wärme • Hochfrequenztherapie (siehe 8.6.1.4) • Ultraschalltherapie (siehe 8.6.1.4)	• Subakute und chronische Myotendopathien des Rückens und der Extremitäten • Degenerative Gelenkerkrankungen • Muskuläre Verspannungen nach Traumen • Zur Detonisierung kontrakter Muskeln (z.B. Quadrizeps nach Knieendoprothese)	• Akute, floride lokale Entzündungen • Infektiöse Arthritiden • Ödeme • Frische Blutungen, Hämatome • Lokale Tumore • Akute rheumatische Arthritiden • Floride, ankylosiernde Spondilitis • Akute Periarthropathia humeroscapularis • Akuter Gichtanfall • Aktivierte Arthrose • Frischer Bandscheibenvorfall • Reflex-dystrophisches Syndrom (M. SUDECK) • Vaskulitiden

Tab. 8.18: Anwendungsformen, Indikationen und Kontraindikationen der Wärmetherapie.

bei Nichtnutzung eines solchen Geräts flüssiger Stickstoff im Laufe von etwa 4 Wochen verdampft.
Flüssiger Stickstoff kann durch darübergeleitete Zimmerluft verdampfen, das austretende Gemisch ist ein Luft-Gas-Gemisch.
Bei Erwärmung (über Heizschlingen) des flüssigen Stickstoffs tritt reines Stickstoffgas aus. Die Messung der Stickstoffkonzentration am Gerät und in der Raumluft ist notwendig.

- *Kältekammer* (stickstofferzeugte Kälte über Wärmetauscher): Die nur kurzzeitige Applikation von Tiefstkälte fördert über neurale Reizung eine sehr schnell einsetzende Schmerzlinderung und Antiphlogese, die noch stundenlang nachwirkt, obwohl bereits wenige Minuten nach Applikationsende die Hauttemperatur wieder normalisiert ist. Der Effekt wird u.a. mit der Freisetzung von Endorphinen erklärt.
Inzwischen gibt es aber auch Kältekammern, die nach dem oben erwähnten Kühlschrank-Prinzip für die Ganzkörperbehandlung mit -30 °C arbeiten.

Indikationen und Kontraindikationen

Bei Beübung von Muskelpartien, insbesondere im Schulterbereich, wirkt eine kurze Eisabtupfung tonisierend auf die Muskulatur. Ansonsten soll vor der Mobilisation oder Krankengymnastik eine Eisbehandlung nicht stattfinden, da der Schmerzreiz als Limitierung erhalten bleiben soll. Kältebehandlung kann während, insbesondere aber nach der Therapie erfolgen.

Bei Gelenkschwellungen, Kontrakturen, Zuständen nach Gelenkoperation und Endoprothetik empfiehlt sich über dem Gelenk Kältetherapie, über der angrenzenden Muskulatur (Quadrizeps, s.o.) Wärmeanwendung.

Indikationen	Kontraindikationen
• Rheumatische Erkrankungen, vor allem in der exazerbierten, synovialitischen Phase • Frische Traumen (Zerrungen, Kontusionen, insbesondere mit Einblutungen und Hämatom) • Bursitiden, Myositiden • Akute Lumbalgien und Bandscheibenvorfall • Behandlung postoperativer Schwellungen (z.B. Handchirurgie)	• Kryoglobulinämie • Kälte-Urtikaria • Starke Cold-pressure-Reaktion • Paroxysmale Kälte-Hämoglobinurie • RAYNAUD-Syndrom • Subakute, degenerative Gelenkerkrankungen • Subakute und chronische Myotendopathie

Tab. 8.19: Indikationen und Kontraindikationen der Kältetherapie.

Therapieschema und Verordnung/Rezeptur

Für *Gelenkentzündungen* kann allgemein ein Schema zur differenzierten Thermotherapie gelten (Tab. 8.20). In etwa kann dieses Schema auch für akute, subakute und chronische *Myotendopathien* gelten. So sprechen häufig ganz akute Lumboischialgien, vor allem bei Bandscheibenvorfall besser auf Kälte als auf Wärme an.

Klinische Einteilung	Thermoverfahren	Technik
Akute Entzündung	Kühlung	Kalte Peloid-Packung, Eispakkung, Kaltluft, Kaltgas
Subakute Entzündung	Milde Wärmetherapie	Infrarotbehandlung, warme Peloid-Packung, lauwarme bis warme Hydrotherapie, schwach dosierte Hochfrequenztherapie (siehe 8.6.1.4)
Chronische Gelenkerkrankung	Intensive Wärmetherapie	Warme Balneotherapie, (z.B. Moorbreibad), warme Hydrotherapie (z.B. Überwärmungsbad), warme Peloid-Packung, höher dosierte Hochfrequenz

Tab. 8.20: Allgemeines Therapieschema.

Meist wird Thermotherapie in der eigenen Praxis durchgeführt.

Delegierende Verordnungen/Rezepturen sind in der gewünschten Weise (Kälte- oder Wärmetherapie und gewünschtes Medium oder Methode) zu treffen.

Hydrotherapie

Die Hydrotherapie dient im wesentlichen der Wärmezufuhr; insgesamt werden als Wirkprinzipien genutzt:

- Wärme: Die *Wassertemperatur* liegt in der Regel über dem Indifferenzbereich bei 36° – 37 °C, wodurch dem Körper Wärme zugeführt wird. Höhere Temperaturen sind im Rahmen eines ansteigenden Überwärmungsbads möglich; Wassertemperaturen über 40° – 42 °C werden jedoch nicht gut vertragen. Temperaturen über 40 °C können auf den Körper gleichmäßig durch *Peloide* (Moorbreibad) übertragen werden. Niedrigere Temperaturen als der Indifferenzbereich für Wasser erlaubt das *CO_2-Bad* (32° – 33 °C, s.u.).
- Auftrieb im Vollbad oder Bewegungsbad.
- Der *hydrostatische Druck* wirkt komprimierend auf die Extremitäten, speziell rückflußfördernd auf die Venen. Venenerkrankte können durchaus behandelt werden, ausgenommen sind Thrombophlebitiden und Ulcera cruris. Der hydrostatische, komprimierende Druck kompensiert temperaturbedingte Vasodilatation bis 34°C.
- Wasserwiderstand bei aktiven Übungen.

Es gibt Teil- und Vollbäder mit und ohne (mineralische, organische, gasförmige) Zusätze.

Teilbäder

- Teilbäder für Arme oder Beine (ohne oder mit Zusatz).
- Aufsteigende Arm-/Fußbäder (temperaturaufsteigend).
- Wechselstrahl-Arm-/Fußbäder.
  Wechselstrahl- und aufsteigende Arm- und Fußbäder bewirken eine bessere Zirkulation, sie können lokale Schmerzsyndrome in den Extremitäten lindern.
- Sitzbäder (mit und ohne Zusatz, auch als Kaltanwendung, s.u.).

Vollbäder

Vollbäder können verabreicht werden als:
- *Solebad.* Sole wirkt antiphlogistisch, Solebäder sind Therapie der Wahl bei der chronischen Polyarthritis.
- *Schwefelbad.* Schwefelbäder bzw. Schwefelwässer haben eine gute Wirkung bei degenerativen Gelenk- und Wirbelsäulenleiden, gleichzeitig wirken sie aber phlogistisch bei der rheumatoiden Arthritis.
- *Peloide (Moorbrei-* und *Moorsalicylatbad),* siehe 8.6.1.5.
- *CO_2-Bad.* Wegen der möglichen niedrigen Temperaturen (32 – 33 °C) ist es für kreislauflabile Patienten, bei Venenerkrankungen und als milder Temperaturentzug bei subakuten Entzündungsstadien angebracht. Es wirkt trophisierend auf die Haut und die Muskulatur (MUCHA, Empfehlung bei M. SUDECK), aber bei akuten Entzündungen auch phlogistisch (cave: entzündliches Rheuma!).
- Thermal-Mineralbad.
- (Ansteigendes) Überwärmungsbad.
- *Warmes Vollbad* (mit Zusatz).
  Mögliche wirksame Zusätze zum Vollbad sind z.B. Baldrian (sedierend), Fichtennadel (sekretionsfördernd, sedierend), Melisse (stimulierend), Moorsalicylat (durchblutungsfördernd), Heublumen (hyperämisierend, spasmolytisch), Balneum-Hermal, Linolafett (hauttrophisch, fettend).

Die *Verordnug/Rezeptur* für die Hydrotherapie lautet:
- Teilbad (z.B. als aufsteigendes Arm-/Fußbad)
- Sitzbad (mit Kamille, Eichenrinde)
- Vollbad (mit Zusatz, als CO_2-, Sole- oder Peloidbad).

8.6.1.4 Elektrotherapie

Vorbemerkung

Elektrotherapie ist die unmittelbare Anwendung elektrischer Ströme unterschiedlicher Art auf den Körper zu Heilzwecken. *Ultraschall* und *Hochfrequenz* sind somit keine Elektrotherapien; Ultraschall zählt zur Mechanotherapie, Hochfrequenz zur Thermotherapie; beide werden jedoch aus praktischen Gründen in diesem Kapitel abgehandelt.

Indikationen	Kontraindikationen
• Lokale Wärmeanwendung • Kaltanwendung von 5 – 10 Sek., z.B. bei Hämorrhoiden und perianalen Entzündungen • Allgemeine stimulierende oder sedierende Wirkung (Zusätze) • Durchblutungsfördernd, hautfettend • Myo- und dermatotrophisch (CO_2) • Stärkere Durchblutungsvermehrung in der Muskulatur und Anhebung der Körpertemperatur	• Kardiale Dekompensation • Temperatur- und Kreislaufregulationsstörung • Tumoren, schwere Infekte • Tuberkulose • Allergien auf Zusätze • Kontraindikationen vom Erkrankungstyp (z.B. kein Moorbreibad bei entzündlichem Rheuma)

Tab. 8.21: Indikationen und Kontraindikationen der Hydrotherapie.

Nervenphysiologie und Wirkungen der Elektrotherapie

Strom kann bei direktem Körperkontakt
- im wasserhaltigen Gewebe fließen,
- am Nerv oder der neuromuskulären Einheit bei ausreichend schneller Ladungszufuhr zu neuromuskulären Reaktionen führen.

Der Körper ist ein Leiter zweiter Ordnung; für den Stromfluß gelten daher die physikalischen Gesetze von Elektrolytlösungen mit entsprechenden physiologischen Auswirkungen.

Am Nerv (Ruhepotential: -70 mV) kommt es durch schnelle Ladungs-Elektrizität zur Depolarisation bis zum Overshoot (+12 mV) und nachfolgend zur Repolarisation. Währenddessen ist der Nerv für 1 ms absolut refraktär.

Die Reizleitung verläuft bei *marklosen Nervenfasern* direkt an der Oberfläche als „Strömchen" und bei *markscheidenhaltigen Nerven* als „saltatorische Übertragung", löst in den Synapsen oder neuromuskulären Endplatten über Acetylcholin-Freisetzung eine chemische Reizübertragung aus (in glatter Muskulatur Adrenalin/Noradrenalin) mit nachfolgender Muskelkontraktion. Dabei haben Reizleitung und Muskelreaktion zeitliche Verzögerung (Latenz). Allerdings ist der Muskel während der ablaufenden Kontraktion nicht – wie der Nerv – absolut, sondern relativ refraktär, kann also weitere Impulse aufnehmen. Je nach Frequenz entsteht also eine Einzelzuckung, eine wogende oder eine tetanische Kontraktion. Überschreitet allerdings die Reizfrequenz die Antwortkapazität (800 – 1000 Hz wegen Refraktärzeit 1 ms) eines Nerven, so werden nur noch einzelne Reize beantwortet bis zur sog. WEDENSKI-Hemmung bei sehr hohen Frequenzen; dann resultiert nur noch JOULE-Wärme ohne neuromuskuläre Reaktion. Entsprechend erfolgt die Einteilung der Elektrotherapie nach Frequenzbereichen (Tab. 8.22). Eine Synopsis faßt die verschiedenen Stromarten und ihre Zusammenhänge in einem Indikationsalgorithmus zusammen (Abb. 8.68).

Entsprechend der neuralen Refraktärzeit, der Überleitungszeit und der muskulären Latenz können bei Einzelreizung in der Lähmungstherapie *Einzelmuskelzukkungen* erfolgen bis zu einer Reizfrequenz von 5 Hz. *Wogende Muskelzuckungen* folgen dann bis zu einer Freqenz von 20 Hz, *tetanische Zuckungen* zwischen 20 und 30 Hz. Bei weitersteigender Frequenz tritt zunächst ein trophischer Effekt in der Muskulatur mit verstärkter Durchblutung, später bei 100 Hz eine analgetische Wirkung ein.

Mittelfrequente Stromanwendung in Form der Interferenzstrombehandlung hat aufgrund der Differenzstrombildung gleiche Wirkungen wie der niederfrequente Reizstrom mit deutlich geringerer Hautreizung und größerer Verträglichkeit. Vorwiegend analgetische und durchblutungsfördernd trophische Wirkung hat auch der *galvanische Strom* (Frequenz 0 Hz).

Galvanischer Strom

Wirkungen

Um eine muskuläre Zuckung zu unterdrücken, wird der Strom langsam „ein- und ausgeschlichen“. Durch die Akkomodationsfähigkeit des Nervs wird so die abrupte Depolarisation vermieden. Die Ankoppelung zum Körper/zur Körperoberfläche erfolgt mit feuchten Schwämmchen (Schwämmen, Schwammtaschen).

Physikochemische Wirkungen	Physiologische Wirkungen
• Lokales Erythem (Hyperämie) unter beiden Elektroden • Elektroosmose: Verschiebung der Körperflüssigkeit zur Kathode (Haut unter Kathode vorgewölbt, Haut unter Anode eingesunken) • Ionentransport • Kataphorese (Wanderung von Makromolekülen im Stromfluß) • Elektrolyse	• Mehrdurchblutung von Haut, Unterhaut, Muskulatur • Trophikverbesserung von Haut, Muskulatur • Analgesie an Haut, Muskulatur • Konsensuelle Wirkung über reflektorische Vorgänge nach kontralateral

Tab. 8.23: Physikochemische und physiologische Wirkungen des galvanischen Stroms. Die Elektrolyse ist eine unerwünschte, zu vermeidende Nebenwirkung: Bei fehlerhaften Therapiebedingungen (zu trockene oder verschmutzte Schwämmchen, direkter Elektrodenkontakt, falsche Elektrodenlage) entsteht unter der Kathode eine Kolliquationsnekrose (Laugenverätzung), unter der Anode eine Koagulationsnekrose (Säureverätzung), die als Behandlungsfehler gelten.

Frequenz	Klassifikation
0 Hz	Galvanischer Strom (s.o.)
1 – 1000 Hz	Niederfrequenter Reizstrom einschließlich Lähmungsbehandlung
1 kHz – 1000 kHz	Mittelfrequente Reizströme
1000 kHz – 3000 MHz	Hochfrequenz (Wärmeerzeugung)

Tab. 8.22: Einteilung der Elektrotherapie nach Frequenzbereichen.

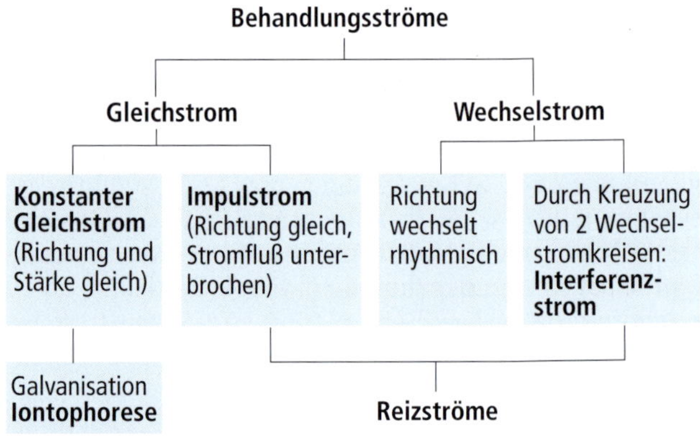

Abb. 8.68: Grundlagen der Elektrotherapie. Gleichströme und Wechselströme haben differenzierte physiologische Auswirkungen auf Gewebe. Galvanischer Impulsstrom und Wechselstrom bilden die Reizströme.

Stabile Galvanisation

Die Elektrodenanlage geschieht mit feuchten Schwämmchen mit Stromdurchfluß während der gesamten Behandlungsdauer.

Die *Verordnung/Rezeptur* lautet:
Stabile Galvanisation (mit Angabe der Behandlungsstrecke).

Indikationen	Kontraindikationen
• Tendomyopathie an den Extremitaten • Lokale Schmerzen, Hyperalgesie • In der Peripherie verbliebene Algesien oder Hyp- und Dysästhesien bei Z.n. Bandscheibenvorfall und Nukleotomie • Hyperhidrosis (noch nachzuprüfen)	• Kardiale Dekompensation, Hypertonie • Haut- und Operationswunden im durchströmten Bereich, • Fehlende oder schwer gestörte Sensibilität • Entzündungen, Thrombophlebitiden im durchströmten Bereich • Größere Metallteile im durchströmten Bereich (Osteosynthese).

Tab. 8.24: Indikationen und Kontraindikationen der stabilen Galvanisation. Die Kontraindikationen für die stabile Galvanisation gelten gleichförmig für alle galvanischen Applikationstechniken.

Iontophorese

Bei der Iontophorese werden Salben oder Chemikalien auf die Haut unter die nassen Elektrodenschwämmchen aufgebracht. Im behandelten Muskel- oder Gelenkbereich wird die galvanische Hyperämie durch entsprechend hyperämisierende Salben noch verstärkt, ebenso die analgetische oder resorptive/antiphlogistische Wirkung durch Lokalanästhetika, Analgetika und Antiphlogistika. Wirksame Ionen werden im Stromfluß transportiert (Wirksamkeitsbeweis ist der LEDUC-Kaninchenversuch mit Strychnin). Das Lokaltherapeutikum ist entsprechend seiner Ladung unter der richtigen Elektrode zu plazieren (Angaben von der Herstellerfirma beachten, siehe Tab. 8.25). Ist die Ladung des wirksamen Ions nicht bekannt, kann unter beiden Elektroden aufgetragen werden und der Stromfluß während der Gesamtbehandlungsdauer mehrfach umgepolt werden. Zu Kontraindikationen der Iontophorese, siehe allgemeine Kontraindikationen zur Galvanotherapie, Tab. 8.24., eine weitere Kontraindikation sind Allergien auf Externa. Indikationen sind:

- Arthrosen
- Myotendopathien
- Rückenschmerz
- Meniskopathie
- Epikondylopathie
- Gelenk- und Muskelverletzungen nach zeitlichem Abstand zum Trauma.

Die *Verordnung/Rezeptur* zur Iontophorese lautet: Iontophorese (mit Angabe des Medikaments und Behandlungsorts).

Substanz (Bsp. Handelsname)	**Elektrode**
Antiphlogistika/Analgetika	
Indometacin (Amuno®)	Kathode
Salicylat (Doloarthrosenex®)	Kathode
Salicylamid (Salistopenn®)	Kathode
Lokalanästhetika	
Lidocain (Xylocain®)	Anode
Procain (Novocain®)	Anode
Bei Gelenkschwellung und Arthrose	
Chymotrypsin (Alpha-Chymocutan®)	Anode

Tab. 8.25: Wirksame Substanzen zur Iontophorese und ihre Elektrodenlokalisation.

Hydrogalvanische Anwendungen

Hydrogalvanische (hydroelektrische) Anwendungen erfolgen als hydrogalvanische Teilbäder oder Vollbäder; sie wirken durchblutungs- und trophikverbesserung sowie analgetisch.

Hydrogalvanisches Teilbad

Beim hydrogalvanischen Teilbad (Ein-Zellen-, Zwei-Zellen-, Vier-Zellen-Bad) dient das Wasser im Therapiebecken der Ankopplung. Im Tauchbecken befinden sich Elektroden aus Metall oder Graphit; die Stromstärke beträgt 25 mA. Als *Schaltungsmöglichkeiten* gibt es:

- Durchflutung im Ein-Zellen-Bad.
- Durchflutung von einer zur anderen Seite im Zwei-Zellen-Armbad oder absteigend bei verwendeter Nackenelektrode. Gleiches ist auch für die Lenden-Becken-Bein-Region möglich.
- Bei Verwendung von vier Wassergefäßen kann eine absteigende oder aufsteigende Galvanisation erfolgen wie im Stangerbad (s.u.).

Die Kontraindikationen entsprechen den allgemeinen Regeln für Galvanotherapie, siehe Tab. 8.24. Indikationen sind:

- Arm-, Beinschmerzen,
- Nacken-Schulter-Arm-Syndrom,
- Beschwerden und Tendomyopathien im zervicothorakalen Übergang, Lumbalgien,
- Patienten, die aus Kreislauf- oder kardialen Gründen nicht ins hydroelektrische Vollbad eingebracht werden können.

Die *Verordnung/Rezeptur* für ein hydrogalvanisches Teilbad lautet:

- 2-Zellen-Armbad,
- 2-Zellen-Beinbad,
- 2-Zellen-Armbad mit Nackenelektrode (absteigend oder aufsteigend),
- 2-Zellen-Beinbad mit Rückenelektrode (absteigend oder aufsteigend),
- 4-Zellen-Bad (absteigend oder aufsteigend).

Hydrogalvanisches Vollbad

Beim hydrogalvanischen Vollbad (Stangerbad) wirken neben dem elektrogalvanischen Effekt noch Auftrieb, hydrostatischer Druck und Wassertemperatur. Der Stromfluß erfolgt nur teilweise durch den Körper (kapazitiver Widerstand). Die Stromstärke beträgt 500 – 800 mA, eine langsame Hochregelung zur Vermeidung einer Depolarisation ist zu beachten. Quer- und Diagonaldurchflutungen, absteigende und aufsteigende Galvanisation sind möglich. Die absteigende Galvanisation wirkt detonisierend, die aufsteigende tonisierend. Entsprechend sind bei absteigender Galvanisation die Reflexe gemindert, bei der aufsteigenden Galvanisation gesteigert. Zu Kontraindikationen, siehe Tab. 8.24.

Indikationen sind:
- Lumbalgien, Lumboischialgien,
- Z.n. Nukleotomie mit Resttendomyopathie und Restneuralgie, Beinschmerzen, Armschmerzen,
- Traumafolgen mit Dys- und Hypästhesien sowie Schmerzen,
- Degenerative Veränderungen (Wirbelsäule, große Gelenke).

Die *Verordnung/Rezeptur* für ein Stangerbad lautet:
- Stangerbad (mit Angabe eines Badezusatzes)
- Stangerbad (mit Angabe, ob absteigend, ansteigend oder mit Querdurchflutung).

Applikation und Dosierung

Nach Einstellung der Elektrogeräte auf CC (Constant current) wird die Stromintensität konstant gehalten, bei Stromschwankungen kann die Spannung variieren. Die Intensität in mA wird nach Sensibilität des Patienten hochgeregelt (Tab. 8.26). Ein klinisches differentielles Indikationsschema ergibt sich aus Tab. 8.27.

Niederfrequenter Reizstrom

Die wichtigsten Stromformen, auf denen die Varianten der niederfrequenten Reizstromtherapie basieren, zeigt Tab. 8.28.

Diadynamischer Strom

Die bekannteste Form der niederfrequenten Reizstrombehandlung ist der diadynamische Strom (BERNARD-Strom). Die Varianten durch Umwandlung des netzeigenen Stroms mit 50 Hz zeigt Tab. 8.29. Die verschiedenen Stromformen haben unterschiedliche analgetische, durchblutungsfördernd trophische, resorptive und tonisierende Wirkung. Die Applikation erfolgt mit feuchtem Hautkontakt (Schwämmchen).

Die *Verordnung/Rezeptur* für die diadynamische Strombehandlung lautet:
- MF/CP (mit Angabe von Körperregion und Anwendungsdauer)
- DF/LP (mit Angabe von Körperregion und Anwendungsdauer).

TENS

Transkutane Elektroneurostimulation (TENS) ist ein niederfrequentes Elektrostimulationsverfahren zur Schmerzmodulation mit kleinen, batteriebetriebenen Stimulatoren. Es arbeitet mit variabelen Reizparametern: niedrige Intensität – längere Stimulationszeit; höhere Intensität – kürzere Stimulationszeit. Der Verdekkungseffekt lindert Schmerzen bei längerfristiger Anwendung (etwa 40 – 50 % Erfolgsquote). Nach vorheriger Testung auf Wirksamkeit erfolgt die Verordnung leihweise für drei Monate für den Hausgebrauch, da das Gerät täglich mehrfach eingesetzt werden muß.

Die *Verordnung/Rezeptur* lautet:
- TENS-Gerät zum täglichen Gebrauch, leihweise.

Lähmungsbehandlung

Begriffsklärung

Mit adäquaten Einzelimpulsen können Muskelkontraktionen durch Rechteck- oder Dreieckstrom ausge-

Intensität	Empfindung
Schwellig	Die Stromstärke, bei der der Patient gerade eben einen Stromfluß (mit Kribbeln) verspürt
Unterschwellig	Die Stromstärke wird soweit zurückreguliert, bis der Patient gerade eben nichts mehr spürt
Überschwellig	Deutliches Kribbeln

Tab. 8.26: Stromstärken und subjektive Empfindungen des Patienten bei der galvanischen Stromanwendung. Die Schmerzgrenze muß vermieden werden. Die gleiche (subjektive) Intensitätsregulierung gilt auch für andere Stromanwendungen (Reizstrom, Interferenzstrom).

Akute Beschwerden	Chronische Beschwerden
Niedrige Intensität (unterschwellig)	Hohe Intensität (überschwellig)
Kurze Behandlungszeit (5 – 10 Min.)	Lange Behandlungsdauer (15 – 20 Min.)
Kurze Intervalle (4 x Woche)	Größere Intervalle (2 x Woche)
Kleine Serien (6 – 8 Sitzungen)	Größere Serien (12 Sitzungen)

Tab. 8.27: Allgemeines Behandlungsschema/Indikationsschema für die galvanischen Stromanwendung. Dies gilt ebenso für andere Stromanwendungen.

Stromform	Schema
Rechteckstrom	
Exponentialstrom	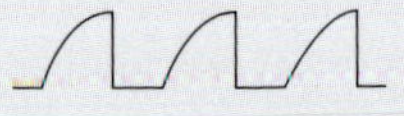
Dreieckstrom	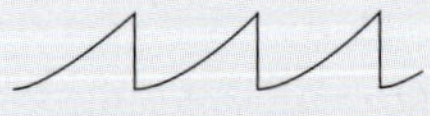
Halbwellenstrom	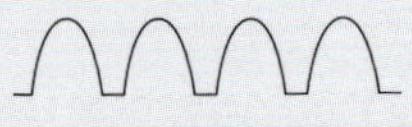

Tab. 8.28: Stromformen.

Bezeichnung	Entsteht durch	Schema	Überwiegende Wirkung
Monophasé fixe (MF)	Einweg-Gleichrichtung mit Wegfall der Sinusnegativität; Halbwellenstrom von 50 Hz	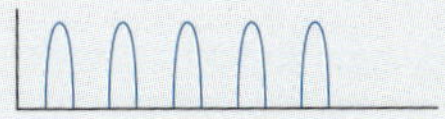	Tonisierend, hyperämisierend-resorptiv
Diaphasé fixe (DF)	Interpolierung der Negativität der Sinusschwingung durch Doppelweg-Gleichrichtung; 100 Hz	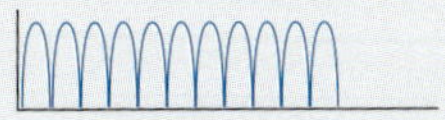	Analgetisch, resorptiv
Modulé en courtes périodes (CP)	Alternierende Anwendung von MF und DF	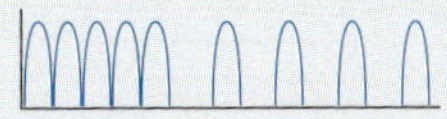	Tonisierend, hyperämisierend-resorptiv
Modulé en longues périodes (LP)	Ein- und Ausschwellen der Diaphase bei konstanter Monophase	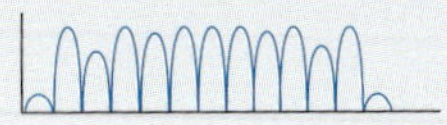	Analgetisch, resorptiv

Tab. 8.29: Varianten des diadynamischen Stroms durch Umwandlung aus dem normalen Netzstrom.

Indikationen	Kontraindikationen
• Posttraumatische Zustände (Analgesie, Resorption) • Neuralgien einschließlich radikulärer Symptome • Tendomyopathien der Arme und Beine • Subakute oder chronische Perioarthropathie der Schulter • Lumbale Tendomyopathie, Ischialgie	• Fehlende Sensibilität • Hautwunden • Metallteile im durchströmten Bereich

Tab. 8.30: Indikationen und Kontraindikationen des diadynamischen Stroms.

Indikationen	Kontraindikationen
• Weichteilrheumatische Schmerzsyndrome • Lumbalgie, chronischer Kreuzschmerz • Stumpf- und Phantomschmerz • Gesichts- und Kopfschmerz • Neuralgie • Frühpostoperativ bei Myalgien an den Extremitäten, auch nach Nukleotomien • Wirbelsäulenoperationen	• Herzschrittmacher

Tab. 8.31: Indikationen und Kontraindikationen der TENS.

löst werden. Da der gelähmte Muskel vor allem seine Akkommodationsfähigkeit verloren hat, kann bei langsamem Anstieg der Intensität (Dreieckstrom) der gesunde Muskel akkommodieren, während der gelähmte in jedem Fall mit einer Muskelzuckung reagiert; so wird mit Dreieckstrom (Exponentialstrom) selektiv die gelähmte Muskulatur behandelt. Dies kann durch Veränderung der Anstiegssteilheit noch modifiziert werden (z.B. Schwellstrom, s.u.).

Die Ausgangssituation und der Therapieeffekt wird über die sog. *I/t-Kurve* kontrolliert. Die I/t-Kurve beschreibt die Korrelation von Intensität und Reizzeit für intakte wie geschädigte neuromuskuläre Einheiten (HORRWEG-WEIß-Hyperbel). Die I/t-Kurve kann mit Rechteck- wie mit Dreieckstrom erstellt werden. Wegen des langsameren Anstiegs ist beim Dreieckstrom mehr Zeit und höhere Intensität notwendig (Abb. 8.69). Bei Verletzungen bzw. Erkrankungen der neuromuskulären Einheit kommt es zur Rechtsverschiebung beider Kurven, ggf. mit girlandenförmiger Entartung.

Die *Rheobase* ist die geringste Intensität, die bei einer Stromflußdauer von 1 Sek. eine Muskelkontraktion auslöst. Die *Chronaxie* ist die Einwirkzeit, bei der mit doppeltem Rheobasen-Wert eine Muskelkontraktion zustande kommt. Ein weiterer Kontroll- und Beurteilungsparamter ist der *Akkommodabilitäts-Quotient*, der sich aus dem Quotienten Akkommodationsschwelle/Rheobase bestimmt. Dazu werden zu Beginn der Untersuchung die niedrigsten Stromstärken ermittelt, die bei einer Flußdauer von 1 Sekunde bei Dreieckstrom (Akkommodationsschwelle) und bei Rechteckstrom (Rheobase) eine Muskelkontraktion auslösen.

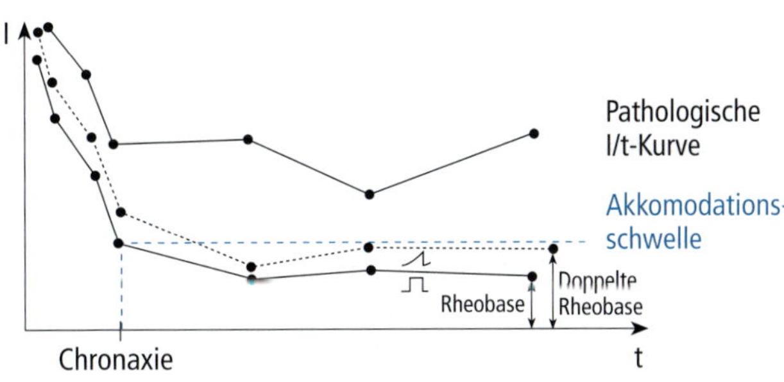

Abb. 8.69: Lähmungsbehandlung. Die I/t-Kurve unter physiologischen und pathologischen Bedingungen. I Intensität, t Zeitdauer

Parameter	Meßbereich	Bewertung
I/t-Kurve	• (Dreieck-, Rechteckstrom)	• normal: hyperbelähnlicher Verlauf • pathologisch: bei Nervenschädigung Rechtsverschiebung und girlandenförmige Entartung.
Chronaxie	• 0,2 – 0,7 ms • 1,0 – 7,0 ms • > 10,0 ms	• normal • pathologisch, aber faradisierbar • schwere Schädigung
Akkommodabilitäts-Quotient	• 2 – 6 (i.d. Regel 3) • 1 – 1,5	• normal • pathologisch

Tab. 8.32: Meßbereiche und Bewertung von I/t-Kurve, Chronaxie und Akkommodabilitäts-Quotient.

Therapie

Nervenschädigungen werden substantiell differenziert in:

- *Neurapraxie:* Funktionsstörung ohne Kontinuitätsunterbrechung
- *Axonotmesis:* Axondurchtrennung bzw. -schädigung bei intaktem Neurolemm
- *Neurotmesis:* Komplette Durchtrennung eines Nerven.

Lähmungsstadien lassen sich einteilen bezogen auf die Grade der noch vorhandenen Muskelkraft (Tab. 8.33).

Lähmungsstadium	Grad der Muskelkraft
0	Keine Muskelaktivität
1	Sichtbare Kontraktion ohne Bewegungseffekt
2	Aktive Bewegung unter Ausschaltung der Schwerkraft
3	Aktive Bewegung gegen die Schwerkraft
4	Aktive Bewegung gegen Widerstand
5	Normale Muskelkraft

Tab. 8.33: Einteilung der Lähmungsstadien bezogen auf die Grade der Muskelkraft (British Medical Research Council).

Eine elektrophysiologische Lähmungsbehandlung wird bei Schädigung des peripheren Neurons, also bei schlaffer Lähmung (infolge Neurapraxie oder Axonotmesis) angewandt (Tab. 8.34). Eine komplette Nervendurchtrennung (Neurotmesis) ist primär chirurgisch zu versorgen.

Die *Lähmungsbehandlung* erfolgt mit der günstigsten Impulsdauer bei niedriger Intensität (meist niedrigster Punkt der Hyperbel). Die Pausendauer zwischen den Einzelreizungen sollte etwa bei der 10fachen Impulsdauer liegen, um einer Ermüdung des Muskels vorzubeugen. Eine Kontraktion muß sichtbar sein; sie kann gleichzeitig vom Patienten durch eine willkürliche Anspannung unterstützt werden. Alternativ kann die Behandlung mit Schwellstrom erfolgen, wobei in kurzer Zeit Rechteckimpulse zur maximalen gewählten Intensität an- und wieder abschwellen (Abb. 8.70).

Bei der *Verordnung/Rezeptur* für eine Elektrotherapie zur Lähmungsbehandlung ist unbedingt eine Diagose anzugeben, möglichst auch die Bezeichnung der zu behandelnden neuromuskulären Einheit, z.B. Peronaeus, Tibialis, Radialis:

- Elektrotherapie durch Exponentialstrom
- Elektrotherapie durch Schwellstrom.

Interferenzstrom

Beim Interferenzstrom handelt es sich um mittelfrequente, sinusoidale Wechselströme mit einer Frequenz von etwa 4000 Hz in zwei Stromkreisen mit schaltbaren Frequenzdifferenzen von 1 – 100 Hz. Im Kreuzungsbereich entsteht ein niederfrequenter Differenzstrom

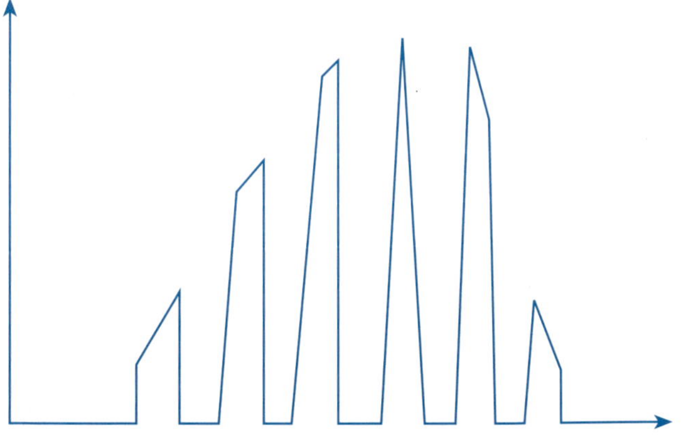

Abb. 8.70: Lähmungsbehandlung mit Schwellstrom durch Rechteckimpulse in an- und abschwellender Intensität.

Indikationen	Kontraindikationen
Schlaffe Lähmung Grad 0 – 2(– 3)	• Schwere Hautveränderungen • Metall im durchströmten Bereich • Spastik

Tab. 8.34: Indikationen und Kontraindikationen zur Lähmungsbehandlung mit Elektrotherapie. Ab Kraftgrad 3(– 4) erfolgt die Kraftoptimierung durch Training und Krankengymnastik.

(Schwebestrom), der im Körper die gleichen Wirkungen wie niederfrequenter Reizstrom entfaltet. Vorteilhaft ist, daß infolge der höheren Ausgangsfrequenz der kapazitive Hautwiderstand leichter überbrückt wird. Höhere Intensitäten sind möglich, die Verträglichkeit besser, elektrolytische Prozesse ausgeschlossen. Interferenzstrom kombiniert die positiven Eigenschaften mittelfrequenter Ströme beim Hautübergang mit den therapeutischen Vorteilen der niederfrequenten Ströme.

Mit der bei der Behandlungsdauer eingestellten Frequenz (Differenzfrequenz) können überwiegend analgetische (5 – 100 Hz), vegetative (80 – 100 Hz) oder auch tonisierende (25 – 50 Hz) Wirkungen erreicht werden; zusätzlich können Frequenzkombinationen ins Behandlungsprogramm eingegeben werden. Interferenzstrombehandlung eignet sich gerade postoperativ wegen der guten resorptiven und geringen Nebenwirkungen. *Indikationen* und *Kontraindikationen* entsprechen denen der niederfrequenten Reizstromtherapie (Tab. 8.30 und 8.31).

Die *Intensität* sollte im akuten Krankheitsstadium unterschwellig bis schwellig sein, im chronischen Krankheitsstadium überschwellig (siehe auch Tab. 8.27).

Die *Verordnung/Rezeptur* für die Behandlung mit Interferenzstrom lautet:
- Interferenzstrombehandlung resorptiv
- Interferenzstrombehandlung analgetisch
- Interferenzstrombehandlung hyperämisierend.

Kriterium	Niederfrequenz-therapie	Hochfrequenz-therapie
Wirkweise	Direkte Wirkung (Analgesie, motorische Stimulation, Hyperämie)	Ausschließlich Joule-Wärmetherapie
Applikations-modus	Stromapplikation auf die Haut	Kein Kontakt zwischen Stromkreis und Haut
Ankopplung	feucht durch Kontaktgel oder nasse Schwämmchen	trocken ohne Medium oder über Filzplatten, Gummi- oder Glaselektroden, Applikatoren aus Kunststoff
Energie	Umwandlung elektrischer Energie	Umwandlung elektromagnetischer Energie
Zulassung	Bauartzulassung; TÜV; MedGV	Bauartzulassung; TÜV; MedGV; Fernmeldezulassung (Radiowellen)

Tab. 8.35: Unterschiede zwischen Niederfrequenz- und Hochfrequenz-Elektrotherapie für die Merkmale Wirkweise, Applikationsmodus, Energieart und Zulassungsmodalitäten.

Therapieart	Wellenlänge	Frequenz	Applikations-formen
Kurzwellen	11,06 m	27,12 MHz	Kondensatorfeld-methode; Spulen-feldmethode
Dezimeter-wellen	69 cm	433,9 MHz	Strahlenfeld-methode
Mikrowellen	12,5 cm	2450 MHz	Strahlenfeld-methode

Tab. 8.36: Einteilung der Hochfrequenztherapie nach Wellenlängen und Frequenzen sowie Zuordnung der Applikationsformen.

Eine Variante des Interferenzstrom-Verfahrens ist die *stereodynamische Interferenzstromtherapie mit Phasen-Verschiebe-Verfahren.* Die Therapieorte entsprechen den gleichen wie beim klassischen Interferenzstromverfahren, die Wirkungsorte liegen auch hier auf den Diagonalen zwischen dem Elektrodenkreuz.

Hochfrequenzstrom

Hochfrequenztherapie ist therapeutische Anwendung elektromagnetischer Felder von elektrischen Wechselströmen (Kurzwelle) bzw. elektromagnetischer Wellen (Dezimeter-, Mikrowelle) bei Frequenzen über 300 kHz als Diathermie-Verfahren. Hochfrequenz-Therapie ist generell Wärmetherapie (Tab. 8.35 und 8.36). Die *Eindringtiefe* wird von der Frequenz und der Dielektrizitätskonstanten bestimmt. Elektromagnetische Energie wird im Körper absorbiert und dabei in Wärme umgewandelt; in der Tiefe kann es in Abhängigkeit vom Wassergehalt der Gewebe zu ungleichmäßiger Wärmeverteilung kommen (Hot spots).

Kurzwellentherapie

Kurzwellengeräte bestehen aus Primärkreis, automatischer Resonanzabstimmung und Sekundärkreis (Therapiekreis). Es werden Glasschalen- oder auch Weichgummielektroden verwandt.

Der behandelte Körperteil befindet sich bei der *Kondensatorfeldmethode* im Gesamtstromkreis. Die Eindringtiefe und damit die Tiefe der Wärmeerzeugung wird durch den Elektroden-Haut-Abstand (EHA)geregelt. Dabei bedeutet geringer Abstand größere Hauterwärmung und größerer Abstand tieferes Wärmeeindringen. Bei der Kondensatorfeldmethode überwiegt die magnetische Komponente im Induktionsstromkreis, während bei den anderen Verfahren die elektromagnetische Komponente überwiegt.

Die *Spulenfeldmethode* arbeitet mit monopolarer Applikationstechnik und Wirbelstromelektroden („Monode“, „Diplode“, biegsames „Spulenkabel“ zur Umwicklung oder als Pancake-coil für die Rückenbehandlung, Spezialkabinen wie „Pyrostat“).

Die Kurzwellen-Anwendung ist mit der Spulenfeldmethode leichter. Die Kondensatorfeldmethode erfordert Beachtung vieler Behandlungskautelen, insbesondere des Elektroden-Haut-Abstands. Die *Dosierung* erfolgt nach subjektivem Wärmeempfinden und der Dosierungsschablone SCHLIEPHAKES:

- Dosisstufe I = thermosensibel unterschwellig, keine Wärmeempfindung
- Dosisstufe II = thermosensibel schwellig, eben spürbare Wärme
- Dosisstufe III = thermosensibel mittleren Grades, deutlich angenehmes Wärmegefühl
- Dosisstufe IV = thermosensibel starken Grades, kräftige, aber nicht unangenehme Wärme.

Die *Verordnung/Rezeptur* für die Kurzwellentherapie lautet:

- Kurzwellentherapie (KW) (mit Angabe der Körperregion und ggf. Behandlungsdauer).

Dezimeterwellentherapie

Die Dezimeterwellentherapie ist eine Hochfrequenz-Wärmetherapie im Dezimeterwellen-Bereich. Die Energieerzeugung erfolgt in einem Topf-Kreis-Generator und wird nach der Strahlenfeldmethode auf das Behandlungsobjekt übertragen. Die Applikationstechnik ist monopolar mit verschiedenen Applikatorformen (Rundfeld-, Langfeldstrahler, Muldenapplikator). Hierdurch kommt es, insbesondere durch den Muldenapplikator, zur besseren Erwärmung in der Muskulatur.

Die *Dosierung* erfolgt nach Dosisstufen I – IV und Leistungsstufen 30 – 200 W (120 – 200 W beim Muldenapplikator). *Indikationen* und *Kontraindikationen* entsprechen denen der Kurzwellen-Diathermie. Die Behandlung mit Dezimeterwelle ist unproblematischer als die der Kurzwellen-Diathermie und führt zur besseren Erwärmung der Muskulatur.

Die *Verordnung* zur Dezimeterwellentherapie lautet:

- Dezimeterwellen-Behandlung (mit Angabe der Körperregion und ggf. der Applikationsdauer).

Mikrowellentherapie

Elektromagnetische Wellen werden mit Rundfeld-, Großfeld- und Halbfeldstrahlern als Distanzstrahler, kleinflächig auch mit Kontaktstrahler appliziert. Zu beachten sind bei der Mikrowellentherapie folgende Sicherheitsprozeduren:

- Benutzen einer Schutzbrille zur Verhinderung des Mikrowellen-Linsenkatarakts
- Keine Kabelkreuzung
- Keine weiteren, anderen Geräte im Raum
- Wegen der Gefahr einer lokalen Überhitzung müssen Ringe, Spangen, Uhren, Haarnadeln und Hörgeräte abgelegt werden
- Keine Metalle im bestrahlten Bereich (z.B. Endoprothesen)
- Horn und Kunststoffe können schmelzen
- Gefahr des Entstehens unkontrollierbarer Hot spots in einzelnen Gewebeschichten durch „stehende Wellen“.

Indikationen und *Kontraindikationen* entsprechen der übrigen Hochfrequenztherapie (siehe Tab. 8.37).

Die *Verordnung* lautet:

- Mikrowellentherapie (mit Angabe der Körperregion).

Ultraschall

Beim Ultraschall handelt es sich um longitudinale Druckwellen im nicht hörbaren Frequenzbereich (0,8 MHz) mit mechanischer Vibrationswirkung bzw.

Indikationen	Kontraindikationen
• Degenerative Gelenk- und Wirbelsäulenerkrankungen, Arthrose • M. BECHTEREW • Weichteilrheumatismus • Tendopathie, Tendinose, Insertionstendopathie (subakut und chronisch) • Periarthropathia humeroscapularis (subakut) • Myotendopathie, Muskelkontraktur • Lang nachwirkende Muskelverspannung infolge Trauma (nach genügend zeitlichem Abstand) • Internistische Erkrankungen (chronische Bronchitis, pneumonische Restinfiltrate, pleuritisches Restexsudat, Lungenabszeß, Bronchialasthma, gastro-intestinale Erkrankungen (z.B. Gallendyskinesie)	• Akuter, florider Entzündungsprozeß • Posttraumatische, -operative Gelenkschwellung und synovialitische Reaktion • Blutungsneigung, Blutungsgefahr, z.B. nach frischen Verletzungen oder Magen-Darm-Ulzera • Akute Thrombophlebitis, Phlebothrombose • Aktive Tuberkulose • Maligner Tumor; Metastasen • Gravidität • Fehlendes oder gestörtes Temperaturempfinden • Herzschrittmacher • Schwere AVK • Metallfremdkörper im Bestrahlungsfeld, besonders in der Tiefe (Endoprothese)

Tab. 8.37: Indikationen und Kontraindikationen der Kurzwellentherapie.

Mikromassage. Sie werden durch Umkehr des piezoelektrischen Effekts erzeugt (P. und J. CURIE/LANGEVIN): Hochfrequenter Strom verursacht frequenzgleiche Formveränderungen asymmetrischer Kristalle (Quarz) und damit Druckwellen.

Die *Schallintensität* folgt der Stromintensität. Therapeutische Schallintensität 0,05 – 3 W/cm^2 des Schallkopfs, also 15 W bei 5 cm^2 abstrahlender Schallfläche. Die *Eindringtiefe* beträgt bis 7 cm. Da die Schalleitung in Luft (331 m/sek.) wesentlich schlechter ist als in Wasser (1500 m/sek.), Fett (1400 m/sek.) oder Organen (1500 – 1600 m/sek.), ist zur Ankopplung ein Gel notwendig. Ultraschall ist auch im Wasserbad („Ultraschall subaqual") möglich; der Vorteil liegt in der gleichmäßigeren Ankopplung über Gelenken, besonders kleinen Gelenken. Die *Wirkung* des Ultraschalls besteht in:

- Wärmeerzeugung an Grenzflächen und Gewebeübergängen,
- Mikromassage (4 bar Druckdifferenz ca. 1 Mill./sek),
- Beschleunigung physiko-chemischer Prozesse.

Anwendungsarten des Ultraschalls sind *Gleichschall* mit kontinuierlich gleicher Schallabgabe und *Impulsschall* mit modulierter Schallabgabe (das Verhältnis Pause/Schallabgabe ist modulierbar: 1:1, 1:4, 1:10.). Zur Vermeidung von Gewebeschäden muß der Schallkopf von Hand hin und her bewegt werden. (Funktionskontrolle des Schallkopfes: Wasser „springt" auf der schallabgebenden Fläche). Eine Kombination mit Stromabgabe in den metallischen Schallkopf (differente Elektrode) ist möglich, bevorzugt mit diadynamischem Strom (Sonodynator-Behandlung), was auch zur Suche von Trigger points benutzt werden kann. Umschriebene Schmerzen (lokal, punktuell) lassen sich mit Ultraschall wesentlich besser behandeln, als flächige Zonen.

Die *Verordnung* lautet:

- Ultraschallbehandlung/Sonodynatorbehandlung (mit Angabe der Körperregion).

Indikationen	Kontraindikationen
• Insertionstendopathie • Myalgie, Tendomyopathie • Periostose • Lumbalgie • ISG-Symptomatik • Meniskopathie • Lokaler, periartikulärer Schmerz im Bereich der Muskelansätze bzw. Bänder	• Maligne Tumoren • Akute Entzündung im Schallbereich

Tab. 8.38: Indikationen und Kontraindikationen der Ultraschalltherapie. Wegen der kräftigen Mikromassage ist die Anwendung im akuten Schmerzstadium zu vermeiden (dort besser Iontophorese oder Interferenzstrom).

Cave:
Keine Anwendung mit Ultraschall im Kopfbereich!

8.6.1.5 Weitere Therapieverfahren

Balneotherapie

Unter Balneotherapie im engeren Sinne versteht man eigentlich die Anwendung ortsgebundener Heilwässer, im erweiterten Sinne fallen darunter alle ortsspezifischen Heilmittel (Peloide, Edelgase, Heilwässer). Somit ist Balneotherapie die Anwendung ortsspezifischer Heilmittel zu Heilzwecken. Hierunter hat die Peloidanwendung eine spezielle Bedeutung in der unfallchirurgischen Behandlung.

Peloidanwendungen

Peloidanwendungen mit *Fango* (anorganisch, mineralisch) oder *Moor* (überwiegend organische Substanzen) erfolgen:

- *Lokal als Packungen.* Die Lokalanwendung entspricht einer Thermotherapie mit gleichmäßiger Wärmeübertragung. Für die lokale Anwendung an kleinen Extremitäten und Gelenken hat sich das Kneten und Treten von Paraffin und Paraffin-Fango sowie dickem Moorbrei bewährt, als Sonderform die Benutzung von Sandbädern speziell für die Hände (Sandbox).
- Als *Moorbreibad.* Im Bad wirken neben der Wärmeübertragung Auftrieb, hydrostatischer Druck und chemische Stimulantien. Vorteil der Peloid-Bäder sind hohe Wärmekapazität sowie langsamer und schonender Übergang der Wärme auf den Körper. Die Ganzkörper-Mooranwendung im Moorbreibad wirkt durch freigesetzte Humin-Stoffe insbesondere auf Erkrankungen des degenerativen Formenkreises und Myotendopathien und führt damit zu einer stärkeren peripheren Durchblutung. Durch die gleichmäßige Wärmeübertragung (40° – 42°C) kommt es auch zu einer Tiefenwirkung auf die Muskulatur und zu einer leichten Anhebung der Körperkern-Temperatur mit Beschleunigung des Stoffwechsels. Andererseits sind phlogistische Wirkungen von den Huminstoffen der Moorbäder zu erwarten. Daher ist ihr Einsatz bei floriden und subakut entzündlich-rheumatischen Stadien nicht nur aus thermischen, sondern auch aus biochemischen Gründen nicht zu empfehlen.

Die *Verordnung/Rezeptur* zur Peloidanwendung ist jeweils als Groß- oder Teilpackung zu verordnen und lautet:

- Packungen mit Moor (auch mit Angabe von Körperregion und Anzahl der Behandlungen)
- Packungen mit Fango (auch mit Angabe von Körperregion und Anzahl der Behandlungen)
- Moorbreibad.

Indikationen	Kontraindikationen
Teilpackungen oder Großpackungen	
• Tendomyopathie der Extremitäten (Packungen bzw. Teilpackungen) • Zerviko-Brachialgie (subakutes Stadium), zervikale/thorakale Tendomyopathie • Lumbalgie, chronischer Kreuzschmerz • Posttraumatische Myalgie/ Myotendopathie	Kontraindikationen der Wärmetherapie (s.o.)
Vollmoorbad	
• Arthrose großer Gelenke • degenerative und funktionelle Tendomyopathie der Wirbelsäule • Z.n. Nukleotomie und Wirbelsäulen-OP (genügenden zeitlichen Abstand beachten!)	Speziell für Moorbreibad: chronische Polyarthritis und entzündlicher Rheumatismus, kardiale Dekompensation, Infektionskrankheiten, Tumoren, Metastasen, schwere Kreislauf-Dysregulation, Phlebitiden

Tab. 8.39: Indikationen und Kontraindikationen der Peloidanwendung.

Inhalationstherapie

Eine Inhalationstherapie kann im Zusammenhang mit posttraumatischen Zuständen nach Rippenserienfraktur und Hämatopneumothorax ggf. indiziert sein oder im Rahmen von Begleitkrankheiten (z.B. Entzündungen des Nasen-Rachen-Raums, Bronchitis, Nasennebenhöhlenentzündungen). Gebräuchlich ist heute die Einzelinhalation durch Mund oder Nase mit verschiedenen Konzentraten; geeignete Inhalate sind:

- *Schleimlösend:* Emser Salz, Cromoglicinsäure (z.B. DNCG Mundipharma®), Bromhexinhydrochlorid (z.B. Bisolvon®), Ambroxolhydrochlorid (z.B. Mucosolvan®)
- *Entzündungshemmend, reizberuhigend:* Kamillenblütenextrakt (z.B. Kamillosan®).

Die *Verordnung/Rezeptur* lautet:

- „Inhalation (mit Angabe des Inhalats, ggf. Anzahl der Behandlungen)."

Indikationen	Kontraindikationen
• Infektion des Nasen-Rachen-Raums/der Nasennebenhöhlen • Tracheitis/Bronchitis • Nachbehandlung nach traumatischen Lungenverletzungen	• Vorsicht bei entwöhnten Alkholikern, da einige Präparate alkoholische Lösungen sind • Allergien

Tab. 8.40: Indikationen und Kontraindikationen der Inhalationstherapie.

Klimatherapie

Für die Anwendung einer Klimatherapie ergeben sich für Erkrankungen und Verletzungen des Stütz- und Bewegungsapparats keine speziellen Indikationen.

Fototherapie

Die Fototherapie beschreibt den Einsatz von natürlichen Lichtquellen (Sonne) und UV-Licht sowie Blacklight-Therapie zur Behandlung der Psoriasis. Sie hat keine therapeutische Bedeutung für Erkrankungen und Verletzungen des Stütz- und Bewegungsapparats.

8.6.2 Ergotherapie

Die Ergotherapie (Occupational therapy) trainiert verlorengegangene (bzw. noch nicht vorhandene) körperliche, mentale und psychische Funktionen zur größtmöglichen individuellen Selbständigkeit und Unabhängigkeit im Alltag und/oder im Berufsleben; die Schulung erfolgt unter lebenspraktischem Einsatz von Hilfsmitteln über alltags- und handlungsorientierte Aktivitäten und Prozesse zur eigenständigen Kompetenz in den Aktivitäten des täglichen Lebens (ADL) des Patienten (Tab. 8.41).

Die *Verordnung/Rezeptur* lautet:

- „Ergotherapeutische Behandlung (mit Angabe der betroffenen Funktionsstörung und des Therapieziels)."

Therapieziele	Indikationen
• Funktionsschulung, -verbesserung, Koordinationsschulung ganzer Bewegungsketten • Training von Kompensationsfunktionen • Schulung der Feinmotorik • Kräftigung betroffener Muskelgruppen • Gelenkschutz • Narbenbehandlung (mit Silikonmasse/Handchirurgie) • Versorgung mit Lagerungs- und Hilfsschienen • Sensibilisierungsprogramme (Handchirurgie) • Hilfsmittelerprobung, -anpassung, -schulung • Wahrnehmungsschulung und Hirnleistungstraining	• Posttraumatische/postoperative Funktionsstörungen • Narbenbehandlung • Schädel-Hirn-Trauma und Hemiplegie, Para- und Tetraplegie, periphere Lähmungen • Apallisches Syndrom • Polyneuropathie • ZNS-Erkrankungen • Prothesenhandling für Amputierte • Rollstuhltraining • Z.n. Verbrennungen • Erkrankungen des rheumatischen Formenkreises

Tab. 8.41: Therapieziele und Indikationen der Ergotherapie; Kontraindikationen existieren nicht.

8.6.3 Medizinische Rehabilitation

8.6.3.1 Grundlagen

Rehabilitation umfaßt als Oberbegriff medizinische, schulisch-berufliche und finanzielle Leistungen. Die medizinische Rehabilitation ihrerseits strebt die Beseitigung von Funktionsstörungen oder die Schaffung von Ersatzfunktionen bei bleibenden Behinderungen an. Sie bedient sich des diagnostischen und therapeutischen Rüstzeugs der Akutmedizin (konservative Behandlung mit gezieltem Einsatz der Physiotherapie, Fortführung medikamentöser Behandlung, medizinische Überwachung, ärztlich-therapeutische Leistungen) und weiterer, nichtärztlicher Komponenten wie soziale Beratung und psychologische Mitbetreuung. Eine strikte Trennung ist somit zwischen medizinischer Rehabilitation und Akutmedizin nicht möglich und wurde auch nie vollzogen; auf beiden Behandlungsebenen sind diagnostische und therapeutische Maßnahmen identisch, verfolgen lediglich unterschiedliche Ziele.

Eine Differenzierung gegenüber der ehemaligen Kur ist – bedingt durch einen Paradigma-Wandel bei Krankheitsbildern und Rehabilitationszielen – längst vollzogen. Nicht mehr nur ortsgebundene Heilmittel, sondern medizinisch definierte Reha-Konzepte, nicht mehr passive, sondern aktive Maßnahmen sind die bestimmenden Elemente in der medizinischen Rehabilitation (Tab. 8.42).

Voraussetzungen für die Einleitung und Durchführung einer medizinischen Rehabilitationsmaßnahme sind:
- die *Rehabilitationsfähigkeit* des Betroffenen,
- seine persönliche *Einwilligung*,
- ein definiertes *Reha-Ziel*,
- ein *Reha-Plan*.

Kur	Medizinische Rehabilitation
Passive Anwendungen	Patient als aktiv Handelnder
Allgemeine Roborierung	Überdauernde Strategien (Motivation/Edukation = Gesundheitsprogramm)
Ortsgebundene Heilmittel	Zielgerichtete „gefilterte" Physikalische Therapie
„Ambiente"	• Rehaziel/Rehaplan auf Basis der Funktionsstörungen (Krankheitsfolgekonzept) • Einbeziehung nichtärztlicher, psychologischer und sozial(-beratender) Strategien

Tab. 8.42: Differentielle Merkmale, Zielsetzungen und Verfahren für Kurbehandlungen und medizinische Rehabilitation.

Mit dem Reha-Angleichungsgesetz von 1974 wurden Behinderten auch solche gleichgestellt, denen eine Behinderung drohte bzw. die eine zeitlich limitierte Behinderung (6 Monate) hatten. Dies war die Basis für die spätere Anschlußheilbehandlung (AHB), die sich ab 1977 entwickelte. Inzwischen gibt es für einzelne Krankheitsgrundgruppen und Behinderungen eine klare Struktur- und Prozeßqualität mit räumlichen, apparativen und personellen Vorgaben sowie gesicherten, krankheitsfolge-bezogenen Rehabilitations-Konzepten.

8.6.3.2 Stationäre Rehabilitation

Für die stationäre Rehabilitation, vorwiegend nach operativen Eingriffen (Osteosynthesen, Endoprothesen, Bandscheiben- und Wirbelsäulenoperationen) gab es einen präzisen Indikationskatalog der Rentenversicherungsträger (VDR), da die Strukturverantwortung für die stationäre Rehabilitation bei den Rentenversicherungsträgern lag. Rehabilitations-Maßnahmen zu Lasten der gesetzlichen Krankenversicherung wurden vom Rentenversicherungsträger im Auftragsverfahren durchgeführt; so war der Rentenversicherungsträger kostenzuständig bei den noch erwerbstätigen Personen. Die gesetzliche Krankenversicherung dagegen trug die Kosten nach dem Ausscheiden aus dem Erwerbsleben.

Mit Zunahme dieser sog. Auftragsfälle haben sich aktuell die gesetzlichen Krankenversicherungen aus dem gemeinsamen AHB-Antragsverfahren gelöst. Entsprechende Anträge für stationäre Rehabilitation sind in Zukunft beim jeweiligen Kostenträger direkt zu stellen. Dabei sollen allerdings die früheren Indikationsrichtlinien (AHB-Katalog) bestehen bleiben.

8.6.3.3 Nicht-stationäre Verfahren

Rehabilitation wurde nach bisherigem Verständnis (§14 SGB VI) überwiegend stationär erbracht. Dem Grunde nach schließt Rehabilitation aber eine nicht-stationäre Leistungserbringung nicht aus. Zu unterscheiden sind ambulante (teilstationäre) Rehabilitation und erweiterte ambulante Physiotherapie (EAP).

Ambulante teilstationäre Rehabilitation

Ambulante teilstationäre (tagesklinische) Rehabilitation sollte im Rahmen eines abgestuften Systems bei bestimmten Krankheits- und Behinderungsfällen und entsprechender Leistungsfähigkeit des Patienten wohnortnahe Rehabilitation ermöglichen. An die ambulante Rehabilitation sind grundsätzlich identische konzeptionelle Anforderungen wie an die stationäre Rehabilitation zu stellen:
- Ärztliche Leitung
- Wohnortnahe, regionale Anbindung

Ziele	Gesetzliche Grundlagen
• Weitgehende Rückgewinnung oder Normalisierung motorischer Funktionen für Statik und Mobilität • Reduzierung bzw. Beseitigung von Schmerzen • Training von Ersatzfunktionen zur Behinderungskompensation und zur Bewältigung des Alltags (activity of daily living) • Anleitung und Motivation zur eigenen Sekundärprävention, zu adäquatem Verhalten für Sport und Freizeit, zur Sicherung des Rehabilitationsergebnisses und zur Besserung der Lebensqualität • Rückführung in das soziale Umfeld, ggf. ins Erwerbsleben mit leistungsgerechter sozialmedizinischer Einstufung • Information über Selbsthilfegruppen und Einleitung ambulanter Nachsorge	• Allgemeiner Anspruch auf Rehabilitationsleistungen: § 10 SGB I • Medizinische Rehabilitation bei den gesetzlichen Krankenkassen: § 40 SGB V • Medizinische Rehabilitation bei den Rentenversicherungsträgern: § 9 – 15, SGB VI • Medizinische Rehabilitation der gesetzliche Unfallversicherung: § 556 – 569, RVO (§§26, 27 SGB VII)

Tab. 8.43: Ziele und gesetzliche Grundlagen der medizinischen Rehabilitation.

- Vergleichbare diagnostische und therapeutische Möglichkeiten wie in der stationären Rehabilitation
- Komplexes Therapieangebot, kurze Wege
- Psycho-soziale Betreuung und sozial-medizinische Aufgaben
- Qualitätsgesicherte Reha-Konzepte.

Ambulante teilstationäre Rehabilitation wird aktuell an einzelnen Standorten in der Bundesrepublik von den Rentenversicherungsträgern mit der im stationären Bereich entwickelten Logistik wohnortnah angeboten.

Erweiterte Ambulante Physiotherapie (EAP)

Komplexe Behandlungsverfahren der Berufsgenossenschaften und Krankenkassen entsprechen demnach nicht der ambulanten Rehabilitation sondern wurden zu recht als *Erweiterte Ambulante Physiotherapie*" (EAP) definiert. Die Erweiterte Ambulante Physiotherapie setzt dabei ausschließlich auf wohnhortnahe, kombinierte Anwendung verschiedener physikalisch-therapeutischer Maßnahmen in gebündelter Form mit kurzen Wegen zur schnelleren Erzielung eines Heilerfolgs. Somit kommen alle bisherigen physikalisch-therapeutischen Maßnahmen (Krankengymnastik, Massage, Thermotherapie, Elektrotherapie, Isokinetik, Sporttherapie) in gleicher Qualität wie in der Einzelbehandlung, allerdings in komplexer Form zur Anwendung. Eine Abgrenzung zur physiotherapeutischen Einzelleistung ist demnach nur in quantitativer, nicht in qualitativer Weise gegeben.

8.6.3.4 Verordnungsmodalitäten

Die Vorschriften für die Verordnung und Durchführung der medizinischen Rehabilitation und der erweiterten ambulanten Physiotherapie sind sowohl von den Renten-/Krankenversicherungen als auch den Berufsgenossenschaften festgelegt (Tab. 8.44); von letzteren erschienen erst kürzlich neuere Verordnungshinweise.

In allen Fällen dient der Einsatz der medizinischen Rehabilitation (stationär: AHB, BGSW; ambulant: ambulante teilstationäre Rehabilitation) und der EAP der Kranken- und Unfallversicherungsträger einer entlastenden Arbeitsteilung zwischen Akut- und Reha-Klinik und führt auch zu einer wirksamen Budget-Entlastung im ambulantkurativen Bereich.

Kategorie	Vorgehen
EAP der Berufsgenossenschaften	Die Einleitung erfolgt durch den H- oder D-Arzt mit den entsprechenden Antragsformularen der Berufsgenossenschaft.
EAP des VdAK	Die Verordnung erfolgt durch Notwendigkeitsbescheinigung eines Arztes für Unfallchirurgie bzw. eines Orthopäden oder Chirurgen mit unfallchirurgischer Qualifikation. Angaben zur Diagnose, Röntgenbefunden (inkl. CT und MRT), OP-Bericht, bisheriger und aktuell medizinisch notwendiger Therapie und Abstimmung mit dem Operateur werden erwartet. Der Medizinische Dienst der Krankenkasse prüft die Verordnung und den Rehabilitationsplan des EAP-Zentrums.
Stationäre BGSW der Berufsgenossenschaften	Einleitung durch H- oder D-Arzt mit den entsprechenden Antragsformularen der Berufsgenossenschaft.
Stationäre AHB-Maßnahmen zu Lasten der GKV	AHB-Antrag an die jeweilige kostenpflichtige Kasse.
Stationäre AHB zu Lasten des RV-Trägers	AHB-Antrag direkt an die Reha-Klinik (bei BfA und einzelnen LVAen) oder auch an den Kostenträger (Bundesknappschaft, einzelne andere LVAen).

Tab. 8.44: Vorgehensweise bei Einleitung der verschiedenen Verfahren der medizinischen Rehabilitation.

Tab. 8.45 bietet eine Zusammenfassung der in den vorangehenden Kapiteln erwähnten Verordnungen/Rezepturen.

Übersicht zur Verordnung/Rezeptierung krankengymnastischer und physikalischer Behandlungen

Therapieform	Verordnung/Rezeptur
Massagen	
Ganzmassage	• Rückenganzmassage • Massage der Beine • Nacken-Schulter-Arm-Massage • Extensionsmassage nach DOMNICK
Teilmassage	• Fußmassage • Unterarmmassage
Reflexzonenmassage	• Bindegewebsmassage • Fußreflexzonenmassage
Manuelle Lymphdrainage	• Manuelle Lymphdrainage obere Extremität (mit Auswickeln) • Manuelle Lymphdrainage untere Extremität (mit Auswickeln)
Unterwasser-Druckstrahlmassage (UWM)	• Unterwassermassage der Beine • Unterwassermassage des Rückens
Krankengymnastik	
Die Berufsgenossenschaften haben jüngst ein neues Verordnungsformular für krankengymnastische Behandlung entwickelt und herausgegeben, das verbindlich von allen berufsgenossenschaftlich tätigen Ärzten verwendet werden muß, um krankengymnastische Maßnahmen (Therapiemaßnahmen, Gesamtmenge, Behandlungseinheiten pro Sitzung) zu verordnen.	
Funktionsverbesserung von Gelenken	• Krankengymnastische Ganzbehandlung, unterstützte, aktive Übungen • Krankengymnastische Ganzbehandlung, dynamisches Arbeiten zur Gelenkstabilisierung • Krankengymnastische Ganzbehandlung, passives Nachdehnen • Krankengymnastische Ganzbehandlung, aktiv/passive Mobilisation (z.B. postisometrische Relaxation) In der Verordnung muß vom Arzt ggf. ein Bewegungslimit nach der Neutral-Null-Methode angegeben werde (z.B. bei Band- oder Muskelnähten 0-30-90).
Krankengymnastik als Lagerungsverfahren	z.B. Lagerungsbehandlung zur Dekubitusprophylaxe
Isometrische krankengymnastische Ganzbehandlung	• Krankengymnastische Ganzbehandlung zur Muskelkräftigung durch Isometrik • Krankengymnastische Ganzbehandlung zum Ausdauertraining der Muskulatur
Krankengymnastik auf neurophysiologischer Grundlage	• Krankengymnastik auf neurophysiologischer Grundlage – PNF (mit Angabe des Therapieziels) • Krankengymnastik auf neurophysiologischer Grundlage – Bobath • Krankengymnastik auf neurophysiologischer Grundlage – Hemiplegie-Behandlung • Krankengymnastik auf neurophysiologischer Grundlage – VOJTA
Stoffwechsel-, Atem-, Kreislaufgymnastik	• Krankengymnastische Ganzbehandlung – Atemgymnastik/Kreislaufgymnastik • Krankengymnastische Ganzbehandlung – Stoffwechselgymnastik • Krankengymnastische Ganzbehandlung – Thromboseprophylaxe
Hilfsmittelschulung	• Krankengymnastische Ganzbehandlung – Prothesenschulung • Krankengymnastische Ganzbehandlung – Hilfsmittelschulung • Krankengymnastische Ganzbehandlung – Gangschulung • Krankengymnastische Ganzbehandlung – Rollstuhltraining.
Übungen mit isokinetisch arbeitenden Geräten, medizinische Trainingstherapie	• Krankengymnastische Ganzbehandlung mit isokinetisch arbeitenden Geräten • Medizinische Trainingstherapie

Thermotherapie	
Thermotherapie	Wärmetherapie (mit Angabe des Mediums oder der Methode, siehe Tab. 8.20) Wärmetherapie (mit Angabe des Mediums oder der Methode, siehe Tab. 8.20)
Hydrotherapie	
Hydrotherapie	• Teilbäder (z.B. als aufsteigendes Arm-/Fußbad) • Sitzbäder (mit Kamille, Eichenrinde) • Vollbäder (mit Zusatz, als CO_2-, Sole-, oder Peloidbad)
Elektrotherapie	
Stabile Galvanisation	• Elektrotherapie als Galvanotherapie (mit Angabe der Behandlungsstrecke)
Iontophorese	• Iontophorese (mit Angabe des Medikaments und Behandlungsorts)
Hydrogalvanisches Teilbad	• 2-Zellen-Beinbad • 2-Zellen-Armbad mit Nackenelektrode (absteigend oder aufsteigend) • 2-Zellen-Beinbad mit Rückenelektrode (absteigend oder aufsteigend) • 4-Zellen-Bad (absteigend oder aufsteigend)
Hydrogalvanisches Vollbad (Stangerbad)	• Stangerbad (mit Angabe eines Badezusatzes) • Stangerbad (mit Angabe, ob absteigend, ansteigend oder mit Querdurchflutung)
Diadynamischer Strom	• MF/CP (mit Angabe von Körperregion und Anwendungsdauer • DF/LP (mit Angabe von Körperregion und Anwendungsdauer)
TENS	TENS-Gerät zum täglichen Gebrauch, leihweise
Lähmungsbehandlung	• Elektrotherapie durch Exponentialstrom (mit Bezeichnung der zu behandelnden neuromuskulären Einheit) • Elektrotherapie durch Schwellstrom (mit Bezeichnung der zu behandelnden neuromuskulären Einheit)
Interferenzstrom	• Interferenzstrombehandlung resorptiv • Interferenzstrombehandlung analgetisch • Interferenzstrombehandlung hyperämisierend
Kurzwellentherapie	Kurzwellentherapie (KW) (mit Angabe von Körperregion und ggf. Anwendungsdauer)
Dezimeterwellentherapie	Dezimeterwellen-Behandlung (mit Angabe von Körperregion und ggf. Anwendungsdauer)
Mikrowellentherapie	Mikrowellentherapie (mit Angabe der Körperregion)
Ultraschalltherapie	Ultraschallbehandlung/Sonodynatorbehandlung (mit Angabe der Körperregion)
Weitere	
Peloidanwendung	• Packungen mit Moor (auch mit Angabe von Körperregion und Anzahl der Behandlungen) • Packungen mit Fango (auch mit Angabe von Körperregion und Anzahl der Behandlungen) • Moorbreibad
Inhalationstherapie	Inhalation (mit Angabe des Inhalats, ggf. Anzahl der Behandlungen)
Ergotherapie	Ergotherapeutische Behandlung (mit Angabe der betroffenen Funktionsstörung und des Therapieziels)

Tab. 8.45: Wortlaut der Verordnungen/Rezeptierung der verschiedenen Therapieformen in der Übersicht.

Literatur

[1] Amelung W, Hildebrandt G: Balneologie und Medizinische Klimatologie, Band I, II und III. Springer, Berlin 1985

[2] Boscheinen-Morrin J, Davey V, Conolly, WB: Physikalische Therapie der Hand. Hippokrates, Stuttgart 1988

[3] Butz A, Leuftink D: U. V. GOÄ, Gebührenordnung für Ärzte für die Leistungs- und Kostenabrechnung mit den Unfallversicherungsträgern. Kettner-Druck, Eppingen 1997

[4] Dirschauer A, Dirschauer U, Hohenhövel J: Physikalische Therapie in Klinik und Praxis. Kohlhammer, Stuttgart 1977

[5] Edel H: Fibel der Elektrodiagnostik und Elektrotherapie. Müller und Steinecke, München 1983

[6] Engel JM, Ströbel G: Rheumatherapie. Edition Medizin, VCH, Weinheim 1990

[7] Finkbeiner GF, Thiel K: Krankengymnastik in der Rehabilitation Bandscheibenoperierter, Beitrag zur gezielten postoperativen Nachbehandlung am Beispiel der Stemmführung nach Brunkow. Rehabilitation 19 (1980) 13

[8] Finkbeiner GF: Probleme der Brust- und Lendenwirbelsäule. Prakt Orthop 20. Storck, Bruchsal, 1990

[9] Finkbeiner GF: Akutmedizin und Medizinische Rehabilitation, Abgrenzung oder Kooperation. Aktiv, Medizinische Schriftenreihe, Sonderausgabe, Hurrle, Durbach 1993

[10] Finkbeiner GF: Rehabilitation bei Krankheiten der Haltungs- und Bewegungsorgane. In: Dellbrück H, Haupt E (Hrsg.) Rehabilitationsmedizin, Urban&Schwarzenberg, München, 1996

[11] Finkbeiner GF, Holfelder G: Orthopädie und Rehabilitation. Storck, Bruchsal, 1996

[12] Gillert O, Rulffs W: Hydrotherapie und Balneotherapie. Pflaum, München 1990

[13] Gillmann H: Physikalische Therapie. Thieme, Stuttgart 1981

[14] Günther R, Jantsch H: Physikalische Medizin. Springer, Berlin 1982

[15] Hess R, Krimmel L: Gebührenordnung für Ärzte. Deutscher Ärzteverlag, Köln 1996

[16] Hettinger T: Isometrisches Muskeltraining. Thieme, Stuttgart 1983

[17] Hildebrandt G: Physiologische Grundlagen, Thermo- und Hydro-Therapie, Balneologie und Medizinische Klimatologie, Band 1. In: Drexel H, Hildebrand G, Schlegel KF, Weinmann G (Hrsg.): Physikalische Medizin, Hippokrates, Stuttgart 1990

[18] Knauth K, Reiners B, Huhn R: Physiotherapeutisches Rezeptierbuch. Verlag Gesundheit, Berlin 1986

[19] Kohlrausch A, Widmer K, Rulffs W, Rompe G: Indikations- und Verordnungshinweise für die Physikalische Therapie. Deutscher Ärzteverlag, Köln 1983

[11] Kolster B, Ebelt-Paprotny G, Hirsch M: Leitfaden Physiotherapie, 2.A. Jungjohann, Neckarsulm 1996

[20] Kraus H: Hydrotherapie. Gustav Fischer, Stuttgart 1990

[21] Schmidt KL: Kompendium der Balneologie und Kurortmedizin. Steinkopf, Darmstadt 1989

[22] Schmidt KL, Drexel H, Jochheim KA: Lehrbuch der Physikalischen Medizin und Rehabilitation. Gustav Fischer, Stuttgart 1995

[23] Steuernagel O: Skripten zur Elektrotherapie, Band I, II u. V. Selbstverlag des Autors, Boppard a. Rhein, Parkstr. 31 1985

[24] Thiel K: Anleitung zum selbständigen Üben für Patienten nach Bandscheibenoperation im Lumbalbereich. Krankengymnastik 31 (1979) 174

[25] Weimann G: Krankengymnastik und Bewegungstherapie, Band II. In: Drexel H, Hildebrandt B, Schlegel KF, Weimann G (Hrsg.): Physikalische Medizin. Hippokrates, Stuttgart 1990

[26] Wiedemann E: Physikalische Therapie. De Gruyter, Berlin 1987

[27] So hilft die Physikalische Therapie. Gesundheits-Dialog, Verlag Oberhaching 1995

[28] Einheitlicher Bewertungsmaßstab. Deutscher Ärzteverlag, Köln 1994 Novellierung 1997

9

9 Ambulante Chirurgie bei Kindern

9.1 Perioperatives Management

M. Bolkenius

9.1.1 Präoperatives Management

Organisatorisch-rechtliche Voraussetzungen für ambulante Eingriffe bei Kindern (aus klinischer Sicht)

Gesetzliche Bestimmungen

Klinik-ambulantes Operieren wird seit Inkrafttreten des *Dreiseitigen Vertrages* 1993 (siehe auch 1.3.2) künftig zum festen Bestandteil des Versorgungsauftrags eines Krankenhauses gehören. Die gesetzlichen Vorgaben sind hinsichtlich der Voraussetzung für ambulante Eingriffe bei Kindern teilweise detaillierter dem seit Jahrzehnten bewährten Standard ambulant durchführbarer Operationen im Kindesalter anzupassen. Die drei spezifischen Inhalte des kinderchirurgischen Fachgebiets, bestehend aus *anatomischer Besonderheit, physiologischer Eigengesetzmäßigkeit* und *psychologischer Entwicklung* der kindlichen Altersstufen haben in Kongruenz zu den drei Eckpunkten der gesetzlichen Rahmenbedingungen *Amtlicher OP-Katalog, Qualitätssicherungsmaßnahmen* und *ökonomische Bedingungen* zwischen klinik-ambulanter und praxis-ambulanter Operationsbehandlung zu stehen. Das psychosoziale Grundbedürfnis des Kindes nach permanenter Nähe der engsten Bezugsperson – in der Regel Mutter oder Vater – kann, soweit stationäre Behandlung nicht unbedingt erforderlich und/oder stationäre Mitaufnahme der Bezugsperson nicht möglich ist, durch ambulantes Operieren optimal erfüllt werden. („Kindgerechte Form praktizierter Chirurgie" *[10]*). Andererseits darf das Kind für ambulante Eingriffe unter Narkosebedingungen nicht „a priori" als der geeignete Patient gelten, da aufgrund seiner physiologischen Eigengesetzmäßigkeit in den verschiedenen Altersstufen eher mit erhöhter Risikorate zu rechnen ist.

Operationskatalog

Nicht dem Primat „ambulant vor stationär", sondern der großen Akzeptanz in der Elternschaft folgend, wurden in vielen kinderchirurgischen Kliniken Organisationsstrukturen entwickelt, um das Risiko bei ambulanten Eingriffen zu minimieren. Gleichzeitig wurde das operative Leistungsangebots erweitert, das im amtlichen Operationskatalog nicht vollständig hinsichtlich der Wirtschaftlichkeitskriterien gefördert wird, soweit nicht „tageschirurgische Sonderpauschalen" mit dem Kostenträger vereinbart sind *[4, 5, 18]*. Unter dem Begriff „Tageschirurgie" können somit Eingriffe durchgeführt werden, die als ambulante Leistung nicht im ambulanten Operationskatalog nach § 115 b aufgeführt sind (z.B. Hämangiom, endoskopische Fremdkörperextraktion) und abrechnungsmäßig dem stationären Bereich zugehören.

In der Entscheidungskompetenz des Krankenhausarztes liegt es zu prüfen, ob das Behandlungsziel der im *amtlichen Operationskatalog* aufgelisteten Eingriffsarten durch ambulante Behandlung erreicht werden kann. Eine Verpflichtung, die dort aufgeführten Eingriffe ausschließlich ambulant zu erbringen, kann nicht abgeleitet werden. Insofern ist die Bezeichnung „Indikationskatalog" nicht zutreffend. Der Krankenhausarzt ist dagegen verpflichtet, Feststellungen zu dokumentieren, die ihn bewogen haben, eine Entscheidung für oder gegen die Durchführung einer ambulanten Operation zu treffen. Der Dokumentationsbogen nach § 7 der *Qualitätssicherungsmaßnahmen*, in dem diese Daten einschließlich Angabe der *Indikation* zu erfassen sind, verzichtet bislang auf eine genaue Mitteilung des *Patientenalters*. Damit werden unerwünschte Mengenentwicklungen in zu frühem Kindesalter erbrachter Operationsleistungen nicht erkennbar bei physiologischen oder spontan heilenden Zuständen der anatomischen Besonderheiten des Kindesalters (z.B. Phimose, Nabelbruch).

Codierung

Ob die Operationsbehandlung unter der Bezeichnung „Tageschirurgie" oder „klinik-ambulant" erfolgt, spielt im folgenden für die Organisationsform wie für den Versorgungsablauf des Patienten keine Rolle. Für den Klinikarzt verwirrend aber ist seit Inkrafttreten des Sozialgesetzbuchs V (SGB V) die parallele, gesetzlich geforderte Codierung für den tageschirurgischen Eingriff nach ICD 9 und amtlichen Operationenschlüssel nach § 301 sowie für ambulante Eingriffe nach ICD 10 und EBM-Leistungskatalog (siehe 1.5), z.B. die tageschirurgisch bzw. klinik-ambulant durchgeführte Leistenbruchoperation:

- Tageschirurgisch: 550.9, mit Leistungsart 5-530.0 bzw. DKG-NT 3285
- Klinik-ambulant: K 40.9, mit Leistungsart 2620.

Trotzdem wird für den Kostenträger nicht erkennbar, ob mit dieser Diagnosen- und Leistungsartencodierung ein für die Kinderchirurgie äußerst selten direkter oder der typische und häufige indirekte Leistenbruch operativ versorgt wurde.

Organisationsformen klinik-ambulanten Operierens

Stationsintegrierte Behandlungsorganisation

Die *stationsintegrierte Behandlungsorganisation* entspricht hinsichtlich fachlicher, personeller, räumlicher und hygienischer Voraussetzung dem jeweiligen Klinikstandard. Kaum vermeidbare Nachteile liegen insbesondere in der Störanfälligkeit des routinemäßigen Stationsbetriebs und möglicherweise daraus resultierender Zeitverzögerung für begleitende Eltern während des tageschirurgischen Behandlungsverlaufs und im erheblich komprimierten Leistungsaufwand des Pflegepersonals *[1]*.

Stationsseparierte Behandlungsorganisation

Die *stationsseparierte Behandlungsorganisation* bietet bei gleichem Klinikstandard die Verbesserung des termin- und patientengerechteren Behandlungsablaufs durch Nutzung freier Raumeinheiten, in denen an vorbestimmten Wochentagen ambulante Patienten als *alleinige Zielgruppe* prä- und postoperativ versorgt werden.

Autonome Operationseinheit

Die *autonome Operationseinheit* stellt in unmittelbarer Kliniknähe, um bei evtl. perioperativen Komplikationen auf kürzestem Wege eine stationäre oder intensiv-medizinische Weiterversorgung zu gewährleisten, die optimal patientenorienterte Organisationsform dar. Ihre Realisierung setzt allerdings Krankenhausstandard in Hygienevorschrift und baulichen DIN-Normen voraus (§ 4 des Vertrags über Qualitätssicherungsmaßnahmen beim ambulanten Operieren) sowie eine regelmäßige Betriebsauslastung, die in der Regel nur durch Einbindung weiterer operativer Disziplinen erreichbar sein dürfte, die ambulante Operationen im Kindesalter durchführen (z.B. HNO, Augen, Mund-Kiefer-Gesichtschirurgie). Dabei ist die konsequente Beachtung des § 3 der Qualitätssicherungsmaßnahmen bezüglich der Anforderung an die fachliche Befähigung der ambulant operierenden bzw. anästhesierenden Ärzte in der Kindermedizin verpflichtend (Vereinbarung von Qualitätssicherungsmaßnahmen beim ambulanten Operieren gemäß § 14 des Vertrags nach § 115 b Abs. 1 SGB V, s. 1.3.2).

Risikoerfassung

Die vorausgehende, ausführliche, dokumentationspflichtige *Anamnesenerhebung* dient der Risikoerfassung und der Patientenauswahl. Wesentliche *Ausschlußkriterien* gegen ambulantes Operieren sind in Tab. 9.1 zusammengefaßt. Beim Vorstellungsgespräch ist von einigen Eltern, deren Kind zum chirurgischen Eingriff einer im amtlichen OP-Katalog aufgelisteten OP-Leistung überwiesen wird (gerade) in der Klinik-Ambulanz zu erfahren, daß der Eingriff als ambulante Operation von vornherein abgelehnt wird. Unterschiedliche Begründungen dazu sind im „Negativkatalog" zu ambulant durchführbaren Operationen von der Deutschen Gesellschaft für Kinderchirurige unter dem Begriff *Skepsis der Eltern* subsummiert *[14]*.

Patientenalter

Dissens besteht in der Altersbegrenzung für ambulant durchführbare Operationen. Sie werden bei ehemals reif geborenen Säuglingen unterhalb des 3. Lebensmonats auch im internationalen Schrifttum *[12, 13]* allgemein abgelehnt. Begründet wird dies mit der physiologischen Instabilität des jungen Säuglings mit seiner Umstellung vom fetalen auf adultes Hämoglobin (Trimenonreduktion), häufiger auftretenden respiratorischen Problemen und seinem hohen Flüssigkeitsbedarf mit der daraus resultierenden Überwachungspflicht der postoperativen, enteralen Flüssigkeitszufuhr. Die Deutsche Gesellschaft für Kinderchirurgie empfiehlt ambulante Operationen ab 6. Lebensmonat mit einer fließenden Grenze im Bereich zwischen 6. und 12. Lebensmonat. Komplikationsfreie ambulante Operationen ab der 6. Lebenswoche werden mitgeteilt *[2, 7, 8, 17]*. Ehemals Frühgeborene gehören wegen möglicher postoperativer Apnoeanfälle bis über das vollendete erste Lebensjahr in die als hoch einzustufende Risikogruppe.

Die Risikoeinstellung zur Altersbegrenzung im Säuglingsalter wird klinikunterschiedlich in Absprache zwischen verantwortlichem Operateur und Anästhesist in konkret fallbezogener Einstufung der Risikogruppen (ASA) entschieden.

Weitere Risikofaktoren

In der älteren Altersgruppe kinderchirurgischer Patienten sollte auch im Kindes- und Jugendalter auf eine medikamentöse *Thromboembolie-Prophylaxe* nur dann verzichtet werden, wenn keine *zusätzlichen Risikofaktoren* vorliegen. Diese sind grundsätzlich gegeben, wenn die Operationsdauer über 30 Minuten beträgt, extreme Adipositas (ab 11. – 12. Lebensjahr) besteht, eine (Gips)-Immobilisation erforderlich ist und vor allem bei jungen Mädchen unter Antiovulantien-Medikation *[11]*. Unter Nutzen-Risiko-Abwägung, d.h. die Kontrolle des seltenen HIT-II-Risikos sowie die ambulant organisierte Fortsetzung der medikamentösen Prophylaxe, scheint klinik-ambulantes Operieren für Jugendliche mit diesen Risikofaktoren keinen Vorteil vor stationärer Behandlung zu bieten.

Eingriffsaufklärung

Im Indikationsgespräch (Eingriffsaufklärung, s. auch 2.4.3.1) klärt der für die Operation/Anästhesie verantwortliche Arzt die Patienten-Eltern über *Krankheitsdiagnose, Krankheitsrisiko, Operationsmethode* sowie deren *Komplikationsrate* und über die *Dringlichkeit* des Eingriffs auf. Dabei ist die Persönlichkeit des Kindes und sein altersabhängiges Verhalten in der prä- und postoperativen Situation nach kinderchirurgischer Erfahrung einzuschätzen und vor allem auch sein Einvernehmen zu bewerten, bevor die Eltern (als gesetzliche Vertreter/Vormund) die Patienteneinwilligung zur geplanten Operation signieren. Ein zweites Aufklärungs- und Einwilligungsgespräch findet durch den Kinderanästhesisten statt. Da es sich bei ambulant durchführbaren Operationen um selektive Eingriffe handelt, ist auf die *Zeitgerechtigkeit* der ärztlichen Eingriffsaufklärung und Einverständniserklärung der Eltern von mindestens 24 Stunden aus forensischen Gründen Wert zu legen [3].

Sicherheits- und therapeutische Aufklärung

Die *Sicherheits-* und *therapeutische Aufklärung* (s. auch 2.4.3.2) umfaßt die Information und Aufklärung der Eltern bezüglich wesentlicher Voraussetzungen *vor* und *nach* dem geplanten Eingriff. Die Einhaltung der Nahrungskarenz vor der Anästhesie (s. 9.2), die evtl. erforderliche Darmreinigung bei Enddarmeingriffen, die Aktualisierung obligater Kontrolluntersuchungen durch den überweisenden Kinderarzt bei längerfristig vorausgeplantem Eingriffstermin usw. sind an Hand eines (standardisierten) *Merkblatts* schriftlich mitzugeben. Ebenso sollte das Merkblatt zum Zeitpunkt der Einwilligungserklärung bereits auf häufige *allgemeine Reaktionsweisen* des Kindes nach dem Eingriff hinweisen, wie reduzierte, motorische *Reaktionsfähigkeit* mit konsekutiv gebotener, kurzfristiger Einschränkung sportlicher Aktivitäten (Fahrradfahren, Reisen, Ausflüge usw.). *Leichte Temperaturerhöhungen* postoperativ regulieren sich nach ausreichender Flüssigkeitszufuhr (wichtiger als feste Nahrung!) meist spontan, ebenso *Halsweh* oder *heisere Stimme* nach Intubationsnarkosen. Großen Wert legen die Autoren auf den Hinweis, daß für die *Heimfahrt* mit dem eigenen PKW eine weitere *Begleitperson* organisiert wird, um bei möglichem *Erbrechen* des Kindes und Ablenkung des Fahrers die Verkehrssicherheit beim Rücktransport nicht zu gefährden. Da nach Umfrageaktion in der eigenen Klinik dieser Hinweis von 5 % der Eltern *nicht* beachtet wird, erscheint aus forensischen Gründen der schriftliche und ausdrücklich mündlich wiederholte Hinweis empfehlenswert.

Für *beunruhigende Symptome*, die nach Ankunft zuhause eintreten sollten (Temperaturerhöhung > 38,5°C, Atembeschwerden, Nachblutungen usw.) und zu deren Behandlung der Hausarzt nicht erreichbar sein sollte, sind bereits auf dem präoperativ mitgegebenen Merkblatt die ständig erreichbaren *Telefonnummern* des diensthabenden Kinderchirurgen mitgeteilt.

Die beim klinik-ambulanten Operieren nicht immer – vor allem bei längerfristig vorausgeplanter Terminierung – erfüllbare Anforderung, daß aufklärender Arzt und Operateur identisch sind, macht die genaue, schriftlich fixierte Dokumentation des präoperativen Management erforderlich.

Voruntersuchung und spezielle Diagnostik

Erforderliche Untersuchungsmaßnahmen, insbesondere spezielle diagnostische Maßnahmen, richten sich nach anamnestischer Risikoerfassung und ausführlichem, klinischem Untersuchungsbefund. Auskunft über den Heilverlauf früher stattgehabter Verletzungen mit Wundversorgung oder Hämatomrückbildung nach kleineren, stumpfen Traumen lassen Rückschlüsse auf Blutungsneigung oder evtl. latente Wundheilungsstörungen zu. Je jünger allerdings ein Kind, um so unbelasteter damit seine Vorgeschichte.

Operationen an stärker durchbluteten Hautarealen oder endoskopische Eingriffe mit Schleimhautbiopsien erfordern chirurgischerseits und eine beabsichtigte Kaudalanästhesie anästhesiologischerseits eine Gerinnungskontrolle oder die subaquale Blutungszeit, da erfahrungsgemäß postoperative Nachblutungen zu vermuten sind.

Obligate Kontrolluntersuchung (möglicherweise vom überweisenden Hausarzt erbracht) ist ein kleines Blutbild und fakultativ in Abhängigkeit von Unklarheiten anamnestischer Auskunft die Bestimmung z.B. von Elektrolyten, Harnstoff, Kreatinin. Generelle Thoraxaufnahmen, EKG-Untersuchungen, Leberchemie etc. werden als unnötig und ineffektiv betrachtet *[10]*.

9.1.2 Intra- und postoperatives Management

Unmittelbar prä-, intra- und postoperative Behandlungsphase

Terminverschiebungen wegen interkurrenten Infekts des Kindes (oder familiäre Organisationsschwierigkeiten) sind zahlenmäßig hoch (in eigener Beobachtung 17,8 %). Hinzu kommen 4,7 % der Fälle, die bei Aufnahmeuntersuchung (Kinderchirurg/Anästhesist) zur Kontrolle der aktuellen Operations- und Narkosefähigkeit zurückgestellt und zu einem späteren Operationszeitpunkt verschoben werden. Grundsätzliche Aufnahmekriterien sind *Infektfreiheit* besonders der Atemwege, Kontrolle der *Körpertemperatur* und die *Bestätigung* einer sechsstündigen Nahrungskarenz.

Der vom Gesetz geforderte intraoperative Facharztstandard des Operateurs bezieht sich auf dessen Qualifikation zur konkreten operativen Leistungserbringung [20]. Gesetzliche Vorbedingungen zur Operationsassistenz bestehen nicht. Operiert ein Nicht Facharzt, muß der Eingriff von einem Facharzt assistiert werden oder unter dessen unmittelbarer Aufsicht und Anweisung mit der Möglichkeit eines unverzüglichen Eingreifens erbracht werden (§ 13 des Vertrags nach § 115 b, Abs. 1 SGB V).

Der zeitliche Aufwand pro Patient im Operationsraum entspricht nicht der Schnitt-Naht-Zeit, sondern der Narkoseein- und -ausleitungszeit. Nach diesem Zeitaufwand richtet sich das zu planende Tagesprogramm, wobei die Nachbeobachtungszeit des letzten ambulanten Tagespatienten von ca. 4 Stunden die zeitliche Verfügbarkeit des ärztlichen und Pflegepersonals bestimmt. In Übereinstimmung mit den Angaben von *Joppich* betragen auch nach eigenen Beobachtungen die Schnitt-Naht-Zeiten zu 70 % unter 30 Minuten und zu 28 % bis zu 60 Minuten Dauer. Die Narkoseein- und -ausleitungszeiten dagegen zu 68 % bis 60 Minuten, zu 15 % unter 30 Minuten und 15 % über 60 Minuten. Eine nicht vorausgesehene, längere Gesamtbehandlungsdauer, intraoperative Komplikationen usw. können in 1 – 2 % die Übernahme in stationäre Weiterbehandlung bedingen [12/19]. Der intraoperativ gelegte Venenzugang empfiehlt sich insbesondere bei kleineren Kindern (relativ hoher Flüssigkeitsbedarf) zur weiteren, bedarfsberechneten Substitution einer Glukose-Elektrolyt-Lösung zu nutzen. Nach Anbieten von Tee vier Stunden nach dem Eingriff sollte die Entlassung nicht vor spontaner Miktion erfolgen, um Unruhe und Schmerzzustände zu Hause aufgrund reflektorischer Harnverhaltung vorzubeugen.

Planung der häuslichen und hausärztlichen Weiterbetreuung

Die Entlassung aus klinik-ambulanter Operationsbehandlung erfolgt nach fachärztlicher Kontrolluntersuchung (Operateur/Anästhesist) zusammen mit dem diensthabenden Klinikarzt, der über den Zustand des Patienten, dessen Operationsergebnis (Schwellungen, Hämatombildung) und der jeweiligen Verbandstechnik (Druckstellen) informiert ist, um bei evtl. telefonischen Nachfragen kompetente Maßnahmen einleiten zu können. Die Eltern werden bei diesem Entlassungsgespräch schriftlich (Merkblatt) und mündlich über die *eingriffsspezifischen Pflegemaßnahmen* informiert und erhalten eine Briefinformation an den weiterbehandelnden Hausarzt, in der diesem Operationsmethode und -ergebnis, Art und Menge der verabreichten Medikamente, Art und Menge der verabreichten Flüssigkeitszufuhr sowie Art und Zeitpunkt der erforderlichen Verbands- und Wundkontrollen mitgeteilt sind. Der verantwortliche Krankenhausarzt kann postoperative Leistungen, die erforderlich sind, um den Behandlungserfolg der im Krankenhaus durchgeführten ambulanten Operation zu sichern bzw. zu festigen, während einer Behandlungsdauer von bis zu 14 Tagen selbst durchführen. Falls erforderlich, können dem Patienten für den Zeitraum von in der Regel bis zu drei Tagen nach Durchführung der ambulanten Operation Verbandsmittel mitgegeben werden.

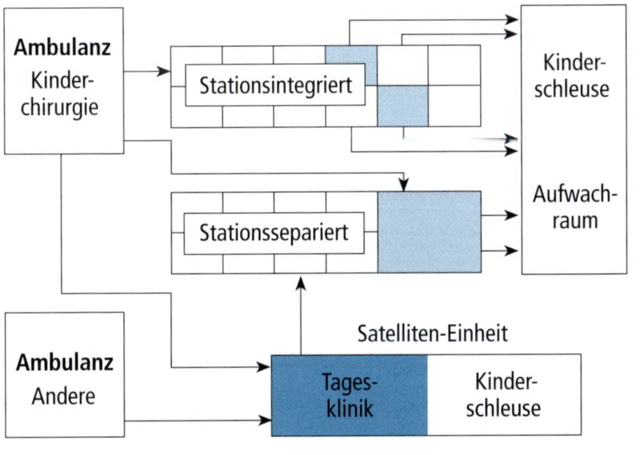

Abb. 9.1: Ablaufschema der klinik-ambulanten Organisationsformen. „Ambulanz Kinderchirurgie": Kinderchirurgische Sprechstunde mit Ermächtigung bzw. kinderchirurgische Institutsambulanz.
„Andere": (Instituts-)Ambulanzen weiterer zum Krankenhauskomplex gehöriger operativer Disziplinen, die im Kindesalter ambulante Operationen durchführen.

Ausschluß-Kriterien für selektive ambulante Eingriffe:
• Säuglinge unter 6 Monaten. Ehemals Frühgeborene bis 12. LM • Entwicklungsrückstand: unklare Mangelzustände, chron. Untergewicht • Anamnestische Auffälligkeiten/Unklarheiten: Asthma/ Apnoephasen, Probleme bei früheren Narkosen • Begleiterkrankungen/Systemerkrankungen: cardiale, renale, allergische, neurologische • Infektionen, akute oder kurzfristig zurückliegende • Auffällige Blutbild- oder Blutchemie-Veränderungen • Bis 3-4 Wochen nach vorausgegangenen Impfungen • Nicht gewährleistete Nachsorge, unsichere Eltern „Vernachlässigung" • Wohnsituation, zu große Entfernung des Wohnsitzes • Skepsis oder Einwände der Eltern gegenüber dem Angebot der ambulant durchführbaren Operationen

Tab. 9.1: „Negativkatalog": Deutsche Gesellschaft für Kinderchirurgie" Heft 1 (1995) S. 25

Literatur

[1] Appel K: Ambulantes Operieren. Organisatorische Anforderungen an die Funktionsdienste. Pflege aktuell 12 (1993) 736-738

[2] Astfalk W, Walz G-U, Warth A, Plinta A, Hacker H-W: Tageschirurgie im Säuglings- und Kindesalter. Chir. Praxis 48 (1994) S. 113 – 119

[3] Biermann E: Rechtliche Aspekte des ambulanten Operierens. Zentralblatt Chirurgie 119 (1994) 483 - 487

[4] Bolkenius M, Metzker M, von Andrian C: Kinderchirurgische Leistungserbringung beim ambulanten Operieren im Krankenhaus. Langenbecks Arch Chir. Suppl. II (1995) S. 1274 - 12478

[5] Fischer K: Ambulantes Operieren und Tageschirurgie im Krankenhaus – Finanzierung aus der Sicht des Krankenhauses. Zentralblatt für Chirurgie 119 (1994) 470 - 476

[6] Gauderer MWL, Lorig JL, Eastwood DW: Is there a place for parents in the operating room? J. Ped. Surg. 24 (1989) 705 - 707

[7] Hecker WC: Ambulante operative Engriffe im Kindesalter. Langenbecks Archiv Chir. 358 (1982) 433

[8] Hecker WC: Ambulantes Operieren in der Kinderchirurgie. Kinderarzt 10 (1979) 1513 - 1519

[9] Hempelmann G, Sticher J: Struktur und Organisation der ambulanten und tagesstationären Behandlung in einer Universitätsklinik. Zentralblatt Chirurgie 1/19 (1994) 460 - 465

[10] Joppich J, Dietz HG: Die Tageschirurgie in der Kinderchirurgie. Der Chirurg 62 (1991) S. 593 - 597

[11] Koppenhagen K, Häring R: Aktuelle Aspekte zur stationären und ambulanten Thromboembolie-Prophylaxe. Mitteilungen der Deutschen Gesellschaft für Chirurgie Heft 3 (1995)

[12] Moir CR, Blair GK, Fraser GC, Marshall RH: The emerging pettern of pediatric day-care surgery. J. Pediatr. Surg. 22 (1987) 743

[13] Naylor B, Radhakrishnan J, Mc Laughlin D: Postoperative Apnea in Infants. J. Pediatr. Surgery 27 (1992) 955 - 957

[14] Pompino HJ: Ambulantes Operieren. Dtsch. Ges. Kinderchirurgie 1 (1994) 21

[15] Sewering HJ: Patient im Spannungsfeld zwischen Praxis und Klinik. Wo die ärztliche Diagnostik zu Hause ist. Bayerisches Ärzteblatt 7 (1988) 269 -272

[16] Schreiber HW, Schriefers KH: Möglichkeiten und grenzen des ambulanten Operierens in Praxis und Klinik. Interdisziplinäres Forum der Bundesärztekammer, Köln 1993 Dtsch. Ärzteblatt 90 (1993) B-1193-1198

[17] Schumpelick E, Schippers E, Tittel A, Drew B: Die Tageschirurgie in der Abdominalchirurgie. Chirurgie 62 (1991) 582 - 586

[18] Stackelberg v. JM: Ambulantes Operieren - Finanzierung aus der Sicht der Krankenkassen. Zentralblatt für Chirurgie 119 (1994) 477 - 482

[19] Steinau G, Riesener KP, Werkes S, Willital GH, Schumpelick V: Ambulante Kinderchirurgie – Grenzen und Risiken aus klinischer Sicht. Chirurg 66 (1995) 291 - 296

[20] Ulsenheimer K: Rechtliche Aspekte des ambulanten Operierens im Krankenhaus. Chirurg. BDC, 33 Jg. Nr. 4 (1994) S. 83 - 89

9.2 Anästhesie und Analgesie

E. Thil

9.2.1 Präoperative Phase

9.2.1.1 Auswahlkriterien

Selten vorbestehende systemische Erkrankungen und häufig „kleine" chirurgische Eingriffe lassen Kinder zum idealen ambulanten Patienten werden. Für Eltern und Kind sind minimale Trennung und Hospitalisierung und zugleich Anästhesiestandards wie bei stationärer Versorgung wesentliche Vorteile.

Gute Zusammenarbeit von Kinderchirurgen und Anästhesisten bei der Auswahl und Vorbereitung des Patienten sind Voraussetzung für einen reibungslosen Ablauf.

Geeignete Eingriffe sind kurze Operationen mit minimalem Risiko hinsichtlich chirurgischer und anästhesiologischer Komplikationen, die keine spezielle Nachsorge erfordern und in der postoperativen Phase mit sogenannten „leichten" Analgetika ausreichend versorgt sind. Verständigung zwischen Arzt und Eltern, Wohnortnähe, Rücktransport des Kindes mit Begleitperson und häusliche Weiterversorgung müssen gewährleistet sein (siehe auch 3.8.1).

In der Regel entsprechen die Kinder den *Risikogruppen ASA 1* und *2* (gesunde Kinder bzw. Kinder mit leichten Allgemeinerkrankungen ohne Leistungseinschränkungen). In speziellen Fällen wie bei Z.n. Immunsuppression, chronischer Erkrankung oder bei schweren psychischen Störungen erscheinen Ausnahmen sinnvoll.

Kontrovers diskutiert wird die sichere *untere Altersgrenze*, insbesondere beim ehemaligen Frühgeborenen mit erlebter Apnoe-Bradykardie-Symptomatik. Bei gesunden, reifgeborenen Kindern ist eine ambulante Behandlung nach dem 6. Lebensmonat vertretbar (siehe auch 9.3). Dagegen sollten Risikokinder, dazu zählen auch Geschwister von SIDS Kindern (Sudden infant death syndrome), von einer ambulanten Anästhesie im ersten Lebensalter ausgeschlossen werden. Grundsätzlich empfiehlt sich für Kinder mit Risikofaktoren, die längstmögliche postoperative Überwachungsphase einzuplanen.

9.2.1.2 Anästhesieambulanz

Aufklärungsgespräch

Neben der chirurgischen Indikationsstellung kommt dem *anästhesiologischen Aufklärungsgespräch* wichtige Bedeutung zu. Es findet in der Regel mehrere Tage bis Wochen vor dem geplanten OP-Termin statt; somit haben Eltern, Kind und Anästhesist die Möglichkeit, sich in ruhiger Atmosphäre mit dem Thema Operation und Anästhesie zu beschäftigen.

Die sorgfältige *körperliche Untersuchung* des Kindes und ausführliche *Anamneseerhebung,* unterstützt durch spezielle Anästhesieaufklärungsbögen für Kinder (Konzept der Stufenaufklärung nach WEIßAUER) sind selbstverständlich. Der *Ablauf des OP-Tags* mit Nüchternzeiten (sechs Stunden für feste Nahrung und zwei Stunden für klare Flüssigkeiten), medikamentöser Prämedikation und Anästhesieform, Elternpräsenz bei der Anästhesieeinleitung und im Aufwachraum, Möglichkeiten der postoperativen Analgesie, Problemen wie Erbrechen und Postintubationsstridor, Entlaßfähigkeit, Aufsichtspflicht und Verhalten der Eltern bei Komplikationen nach Entlassung werden ausführlich besprochen.

Terminaufschub

Benachrichtigung und Terminaufschub bei zwischenzeitlich auftretenden *Infekten,* insbesondere der Luftwege, werden mit den Eltern vereinbart. Erfahrungsgemäß erscheinen 7 – 22 % der Kinder am OP-Tag mit Infektzeichen oder hatten in den zwei vorausgegangenen Wochen Atemwegsinfektionen. Nach Risikoabwägung (je jünger das Kind, desto höher ist die Komplikationsrate) muß die Operation verschoben werden. Da anästhesiologische Komplikationen am häufigsten nach Abklingen eines Infekts auftreten, ist nur ein Terminaufschub um 4 – 6 Wochen sinnvoll.

Apparative Untersuchungen

Untersuchungen wie *EKG* und *Thorax-Röntgen* sind bei unauffälligem, gesundem Kind nicht erforderlich. Die Notwendigkeit von *Laborwerten* wird kontrovers diskutiert; keinesfalls sollten sie älter als eine Woche sein.

9.2.1.3 Präoperative Vorbereitung

Am OP-Tag findet nur eine *orientierende Untersuchung* des Kindes statt. Danach erfolgen zeitgerecht die Applikation von *EMLA-Creme*® (Eutetic mixture of local anaesthetics mit 5 % Lidocain und Prilocain, minimale Einwirkzeit 45 Minuten auf vorgesehener Punktionsstelle) und die *medikamentöse Prämedikation* mit Midazolam (Tab. 9.2). Die anxiolytische Wirkung von Midazolam erleichtert die Anästhesieeinleitung, ohne die Aufwachphase selbst bei kurzen chirurgischen Eingriffen zu verlängern. Die Anwesenheit eines gut aufgeklärten, beruhigend wirkenden Elternteils bei der Einleitung ist für das Kind wichtig. Manche Eltern sind allerdings mit der Situation überfordert.

Applikation	Dosierung
Oral	0,3 – 0,5 mg/kgKG
Rektal	0,5 mg/kgKG
I.v.	0,1 mg/kgKG
Nasal	0,3 mg/kgKG

Tab. 9.2: Dosierungen bei der Prämedikation mit Midazolam.

9.2.2 Unmittelbar perioperative Phase

9.2.2.1 Anästhesieverfahren

Masken- und Intubationsnarkose

Viele ambulante Eingriffe sind in *Maskennarkose* durchführbar. Die *Intubation* per se ist jedoch keine Kontraindikation für ambulante Anästhesien und kann risikoarm durchgeführt werden. Durch Auswahl des geeigneten Tubus (für Kinder bis ca. 8 Jahre ohne Cuff; Tubusgröße so, daß Leckage bei Atemwegsdruck > 20 cmH_2O), atraumatische Intubationstechnik und Cuffdruckmonitoring kann die Entstehung des *Postintubationscroups* weitgehend vermieden werden; Faktoren, die den Postintubationscroup begünstigen, sind:

- Alter < 4 Jahre
- Intubationstrauma (mehrere Versuche)
- Tubusgröße (keine Leckage bei $p_{pulm.}$ > 20 cmH_2O)
- Husten im intubierten Zustand
- Positionsänderungen des Kopfs
- Lange Intubationszeit
- OP-Gebiet Hals.

Croupsymptome treten meist innerhalb der ersten Stunde nach Extubation auf. Entsprechend lang ist die Beobachtungszeit im Aufwachraum zu wählen, um gegebenenfalls mit Inhalation (Micronephrin 2,25 % 0,5 ml + 3 ml NaCl vernebeln) und Kortikoidgabe (z.B. Dexamethason < 1 Jahr: 4 mg i.v., > 1 Jahr: 8 mg i.v.) intervenieren zu können. Beim unauffälligen Kind erfolgt die Entlassung nach Hause frühestens vier Stunden post extubationem (siehe auch 3.8.3.1).

Larynxmaskennarkose

Mit der Entwicklung der *Larynxmaske* wurde für die ambulante Anästhesie ein interessanter Kompromiß gefunden. Die Larynxmaske bietet gute Beatmungsmöglichkeiten ohne Irritation der Stimmbänder und Trachea. Altersentsprechende Größen stehen zur Verfügung; größenabhängige Luftvolumina zur Cuffblockierung sind zu beachten. Ein unsachgemäß hoher Cuffdruck kann Schleimhautläsionen im Pharynxbereich setzen (siehe auch 3.8.3.1).

9.2.2.2 Anästhesiedurchführung

Anästhesieeinleitung

Die *Inhalationseinleitung* (siehe auch 3.8.3.1) mit Halothan war lange Jahre, besonders beim Kleinkind, die Methode der Wahl. Schmerzfreie Venenpunktion und Anxiolyse ermöglichen nun auch in dieser Altersgruppe die viel schneller anflutende *intravenöse Anästhesieeinleitung* mit Thiopental (5 – 7 mg/kgKG). Beide Verfahren sind hinsichtlich postoperativer Wachheit gleichwertig. Repetitive Gaben von Thiopental sollten jedoch vermieden werden, da sie die Aufwachphase verlängern können.

Für unkooperative Kinder mit sehr schlechten Venenverhältnissen bietet die *rektale Anästhesieeinleitung* mit Methohexital (25 mg/kgKG) oder Midazolam (1 mg/kgKG) eine akzeptable Alternative. Dagegen ist die *intramuskuläre* Einleitung mit Ketamin nicht wünschenswert.

Anästhesieführung

TIVA

Die *TIVA* (totale intravenöse Anästhesie) mit *Propofol* (3 – 3,5 mg/kgKG initial, 8 – 15 mg/kgKG/h Erhaltungsdosis) in Kombination mit der Larynxmaske entspricht weitgehend ambulanten Anästhesievorstellungen. Die Substanz bietet einen schnellen Wirkungseintritt, gute Steuerbarkeit, kurze Aufwachphasen und geringe Inzidenz von postoperativer Übelkeit und Erbrechen, selbst bei problematischen Eingriffen an Auge und Ohr. Nachteilig ist der Injektionsschmerz, er kann durch Zugabe von Lokalanästhetika gemildert werden.

Balancierte Anästhesie

Zur Aufrechterhaltung der Anästhesie (siehe auch 3.8.3.1) in Form einer *balancierten Anästhesie* kommen neben den *Inhalationsanästhetika* Lachgas, Halothan, Isoflurane und zukünftig Sevoflurane und Desflurane auch *Opioide* wie Fentanyl und Alfentanil sowie *Muskelrelaxantien* wie Vecuronium, Atracurium, Rocuronium und demnächst Mivacurium zum Einsatz.

Die neuen Volatila Sevoflurane und Desflurane haben im Vergleich zum Halothan niedrigere Blut-/Gas-Verteilungskoeffizienten, entsprechend sind kürzere Einleitungs- und Aufwachzeiten zu erwarten. Desflurane ist allerdings wegen Atemwegsreizung zur Inhalationseinleitung ungeeignet.

Fentanyl in niedriger Dosierung von 2 µg/kg in Kombination mit Volatila verzögert die Entlassungszeit nicht. Alfentanil bietet den Vorteil des schnelleren Wirkungseintritts und der kürzeren Wirkdauer. Durch die Gabe von Opioiden in geeigneter Dosierung kann der Bedarf an Analgetika in der postoperativen Phase deutlich reduziert werden. Intraoperativ gegebene Opioide machen eine postoperative Überwachungszeit im Aufwachraum von minimal einer Stunde erforderlich.

Ist für den Eingriff eine gute Relaxation oder Intubation notwendig, werden die mittellang wirkenden, nicht-depolarisierenden Muskelrelaxantien Vecuronium und Atracurium eingesetzt. Eine neuromuskuläre Restblokkade am Ende der Anästhesie ist zu beachten. Die Gabe von Succinylcholin sollte möglichst vermieden werden.

Kombination

Viele Vorteile bietet die Kombination von *Allgemeinanästhesie* mit einem *Regionalanästhesieverfahren* (siehe 9.2.3.1).

Anästhesieausleitung

Die Auswahl der Anästhetika und Muskelrelaxantien soll so getroffen werden, daß Antagonisten nicht eingesetzt werden müssen. Die Extubation erfolgt am gut spontanatmenden, kontaktierbaren Kind mit vorhandenen Schutzreflexen (siehe auch 3.8.3.1).

9.2.2.3 Perioperativer Flüssigkeitsersatz

Routinemäßig erfolgt die Flüssigkeitssubstitution mit einer Elektrolytlösung. Kinder unter einem Jahr erhalten ein Gemisch aus 2,5 %iger Glukose und Elektrolytlösung. Die präoperativ kürzeren Nüchternzeiten für klare Flüssigkeiten verringern deutlich das Flüssigkeitsdefizit und das subjektive Durstgefühl. Die Substitution berücksichtigt das Defizit, den Erhaltungsbedarf und die intraoperativen Verluste. Ratsam ist eine großzügige Infusionstherapie bei Kindern mit Neigung zu postoperativem Erbrechen.

Körpergewicht	Flüssigkeitsmenge
0 – 10 kg	4 ml/kgKG/h
10 – 20 kg	40 ml + 2 ml/kgKG/h für jedes kg > 10 kg
> 20 kg	60 ml + 1 ml/kgKG/h für jedes kg > 20 kg

Tab. 9.3: Perioperativer Flüssigkeitsbedarf.

9.2.2.4 Monitoring

Das Monitoring umfaßt, dem üblichen Standard entsprechend, Blutdruck- und Temperaturmessing, EKG, Narkosegasmessung, Kapnometrie, Pulsoxymetrie und evtl., nach Einsatz von Muskelrelaxantien, Relaxometrie. Ein sorgfältiges Monitoring läßt Komplikationen frühzeitig erkennen und behandeln.

9.2.3 Postoperative Phase

9.2.3.1 Postoperative Analgesie

Allgemeines

Die postoperative Schmerzfreiheit ist wichtiger Bestandteil einer erfolgreichen ambulanten Anästhesie. Der bevorzugte Einsatz kurzwirksamer Anästhetika macht sie zwingend. Die Eltern werden über die Gabe von Analgetika nach Entlassung beraten. Je nach zu erwartendem Schmerzniveau wird nur eines der im folgenden genannten Medikamente und Verfahren oder eine Kombination angewandt.

Systemische Analgesie

Die präoperative Gabe von *Paracetamol* im Sinne einer *„Preemptive analgesia“* ist Routine geworden. Dagegen soll die postoperative Indikation für *Opioide* wegen der opiatspezifischen Nebenwirkungen sehr streng gestellt werden.

Wirkstoff	Dosierung
Paracetamol Supp.	< 1 Jahr: 20 mg/kgKG
	> 1 Jahr: 30 mg/kgKG
Diclofenac Supp.	> 1 Jahr: 1 – 2 mg/kgKG

Tab. 9.4: Preemptive Analgesie.

Regionalanästhesie

Wo immer möglich, empfiehlt sich der Einsatz von *Regionalanästhesieverfahren*. Lokale Verfahren können direkt nach Anästhesieeinleitung oder bei längeren Eingriffen am Ende der Operation erfolgen. Präoperativ angewandt läßt sich der Bedarf an Anästhetika und Analgetika während der Anästhesie deutlich reduzieren. Infolgedessen verkürzen sich die Aufwachphase und Entlassungszeit, und Probleme wie Übelkeit und Erbrechen werden weitgehend vermieden.

Wegen der längeren Wirkdauer findet bevorzugt Bupivacain in unterschiedlichen Konzentrationen Anwendung (0,5 % – 0,125 %); es bewirkt für 5 – 7 Stunden eine gute sensorische und in der niedrigen Konzentration kaum eine motorische Blockade. Um systemisch-toxische Reaktionen zu vermeiden, müssen bei allen Lokalanästhetika Maximaldosen beachtet werden (Tab. 9.5). Toxische Reaktionen treten auf bei versehentlicher intravasaler und intraossärer Injektion.

Wirkstoff	Ohne Adrenalin	Mit Adrenalin
Bupivacain	2 – 2,5 mg/kgKG	2,5 – 3 mg/kgKG
Lidocain	5 mg/kgKG	7 mg/kgKG

Tab. 9.5: Regionalanästhetika-Maximaldosierungen.

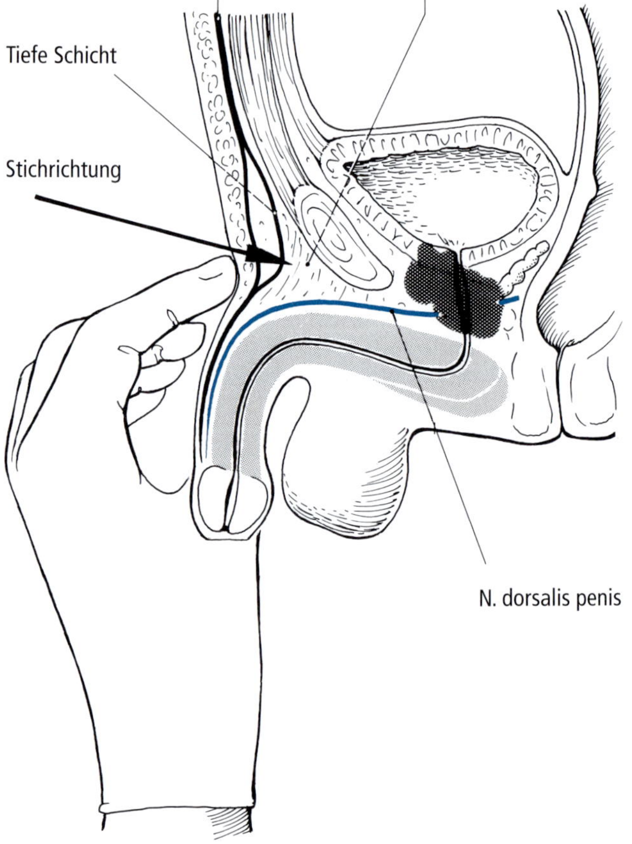

Abb. 9.2: Penisblock. Bupivacain wird in die Mittellinie der Peniswurzel im 30°-Winkel unter die BUCK-Faszie injiziert.

Penisblock

Mit dem *Penisblock* (Abb. 9.2) kann eine der häufigsten kinderchirurgischen Operationen, die Zirkumzision (siehe 9.7.2.3), gut analgetisch versorgt werden. Bei abklingender Blockade kann durch Auftragen von Lidocain-Gel eine gute Analgesie erzielt werden.

Alter [Jahre]	Dosierung
< 1	1 ml
1 – 5	3 ml
6 – 12	4 ml
> 12	5 – 7 ml

Tab. 9.6: Dosierungen für Bupivacain 0,25 % für den Penisblock.

Ilioinguinal- und Iliohypogastrikusblock

Der *Ilioinguinal-* und *Iliohypogastrikusblock* wird bei Herniotomie, Varikozelenligatur und Orchidopexie angewandt. Bei dieser Blockade wird entweder perkutan oder direkt nach Hautschnitt mit Bupivacain 0,5 % oder 0,25 % mit Adrenalin 1 : 200.000 in der Dosierung von 2 mg/kgKG infiltriert (Abb. 9.3).

Kaudalanästhesie

Die *Kaudalanästhesie* (Abb. 9.4) deckt Schmerzen im Bereich der unteren Extremität bis zum Mittelbauch ab. Zur postoperativen Analgesie ist Bupivacain 0,125 % ausreichend; damit werden motorische Blockade und Harnretention vermieden. Komplikationen sind zwar selten, beim ambulanten Kind sollten periphere Nervenblockaden bzw. Infiltrations- und Instillationstechniken bevorzugt werden.

Wundrandinfiltration

Methoden wie *Wundrandinfiltrationen* und *Wundspülungen* mit Bupivacain 0,25 % bzw. 0,5 % haben sich als effektiv erwiesen.

9.2.3.2 Aufwachraum und Entlassung

Ziel der ambulanten Anästhesie ist, mit der Auswahl bestimmter Anästhesietechniken schnellstmögliche *Stabilität der Vitalparameter* und *vollständige Wachheit* wiederherzustellen. Bis zum Erreichen dieses Sta-

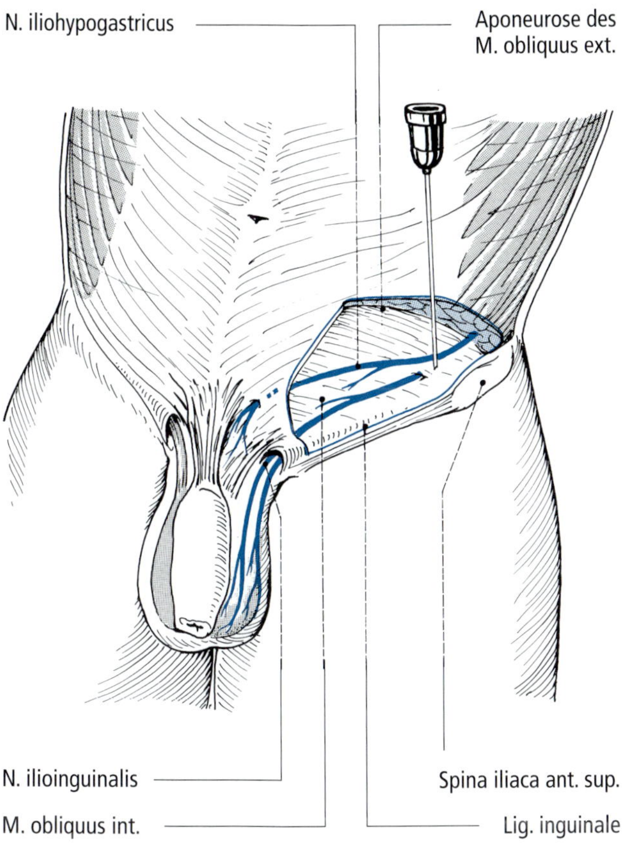

Abb. 9.3: Ilioingiunal- und Iliohypogastrikusblock. Injektionsstelle ist die Linie vom Nabel zur Spina iliaca anterior superior, 1/3 der Länge von der Spina entfernt. Appliziert wird Bupivacain unter die Aponeurose des M. obliquus externus abdominis.

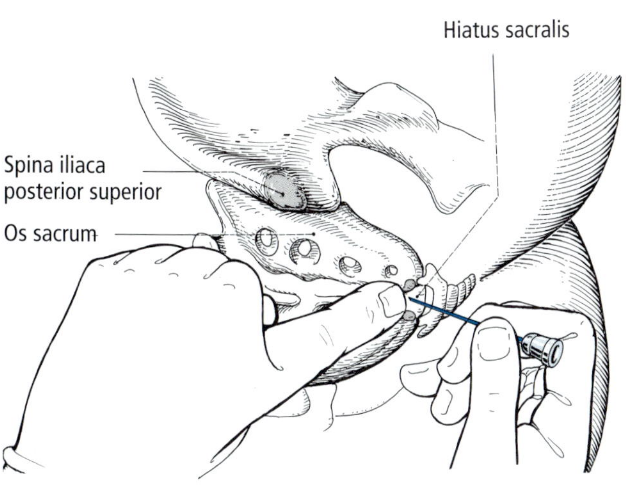

Abb. 9.4: Kaudalanästhesie. Punktion des Periduralraumes durch den Hiatus sacralis. Die Orientierungspunkte bilden ein Dreieck: Spinae iliacae posteriores superiores und Hiatus sacralis bzw. Cornua sacralia. Die Loss of resistance-Prüfung wird nur mit NaCl, nicht mit Luft durchgeführt (Cave: Luftembolie). Die Testdosis enthält Bupivacain mit Adrenalin 1 : 200.000 (Cave: intravasale Injektion).

diums wird das Kind im Aufwachraum unter Standardmonitoring überwacht. Wie schon bei der Einleitung ist hier die Präsenz eines Elternteils hilfreich. Sind alle Kriterien wie stabile Vitalparameter, keine Nachblutung, suffiziente Schutzreflexe zur Vermeidung des Aspiration, Orientiertheit und schwindelfreies Sitzen im Bett erfüllt, erfolgt die weitere Betreuung bis zur Entlassung dezentral. Wird direkt aus dem Aufwachraum nach Hause entlassen, so ist die Verweildauer im Aufwachraum entsprechend länger.

Die Kriterien für die *häusliche Entlassung* sind klar definiert und müssen ärztlich bestätigt werden: stabile Vitalparameter, Schlucken und Trinken möglich (jedoch kein Zwang!), Gehfähigkeit (altersentsprechend), keine Übelkeit, kein Erbrechen, kein Schwindel, keine Beeinträchtigung der Atemwege und vollständige Wachheit. Die Eltern erhalten schriftliche Anweisungen zur Weiterversorgung des Kindes und Hilfen bei Auftreten von Komplikationen.

9.2.3.3 Stationäre Aufnahme

Protrahiertes Erbrechen und Stridor sind, neben chirurgischen Komplikationen wie Nachblutung, häufigster Anlaß zur stationären Aufnahme eines Kindes. Die Entscheidung zur Aufnahme soll um so eher getroffen werden, je kleiner das Kind ist.

Literatur

[1] Gregory GA: Pediatric Anesthesia. Churchil Livingstone, Edinburgh 1994

[2] Hannallah RS: Anesthesiology 66 (1987) 832-834

[3] Rolf N: J Clin Anesth 4 (1992) 200-204

[4] Schreiner MS: Anesthesiology 76 (1992) 528-533

[5] Schreiner MS: Paed Clin Nor Am 41 (1994) 111-120

[6] Steward DJ: Anesthesiology 63 (1985) 326

[7] Tait AR: Anesthesiology 67 (1987) 930-935

[8] Tait AR: Can J Anaesth 34 (1987) 300-303

[9] Tetzlaff JE: Anesthesiology 69 (1988) 426

[10] Weldon BC: Anesth Analg 75 (1992) 51

[11] Wetchler BV: Anesthesia for Ambulatory Surgery. JB Lippincott, Philadelphia 1991

9.3 Besonderheiten der ambulanten Kinderchirurgie in der Praxis

Th. A. Angerpointner

9.3.1 Geschichtliche Entwicklung

In Ergänzung zum vorausgegangenen Kapitel über die ambulante Kinderchirurgie aus Sicht der Klinik (siehe 9.1) ergeben sich für ambulante kinderchirurgische Operationen beim niedergelassenen Facharzt zusätzliche Aspekte: Die ambulante Kinderchirurgie in der Praxis des Facharztes umfaßt neben der Behandlung von Bagatellverletzungen und der Durchführung kleiner Eingriffe, die immer schon ambulant in einer Praxis vorgenommen wurden, v.a. Operationen in Allgemeinanästhesie, für die sich die Kinder früher einem stationären Aufenthalt unterziehen mußten.

Bereits 1909 wurde von dem Chirurgen NICOLL über 9000 tageschirurgische Eingriffe bei Kindern berichtet *[8]*. Aber erst die moderne Psychologie hat deutlich gemacht, daß die Hospitalisierung bei Kindern zu psychischen Schäden führen kann *[3, 7]*; daher wurde seit Ende der 60er und Anfang der 70er Jahre von einigen Kinderchirurgen eine deutliche Verringerung der stationären Verweildauer gefordert *[4, 6]*.

War bei der Einführung der Tageschirurgie an den Kliniken der zentrale Gedanke, eine Verringerung der psychischen Traumatisierung der Kinder durch den Eintagesaufenthalt bei gleichbleibender Qualität der Behandlung zu erreichen, so ist das ambulante Operieren in der Praxis eines niedergelassenen Kinderchirurgen die konsequente Fortführung dieses Gedankens.

9.3.2 Arzt-Patienten-Eltern-Verhältnis

Technische Ausstattung, Anästhesieverfahren und Operationstechniken müssen in der Praxis eines niedergelassenen Kinderchirurgen denen in der Klinik entsprechen. Deutlich unterscheiden sich aber die Begleitumstände *[1]*: Das Arzt-Patienten-Eltern-Verhältnis ist in der Praxis unmittelbarer als in der Klinik; die gesamte Behandlung, von der Erstuntersuchung über die Operation bis hin zur postoperativen Nachsorge und Nachuntersuchung wird von *demselben Arzt* in dem überschaubaren Bereich der Praxis durchgeführt.

Die Kinder werden meistens in das Aufklärungsgespräch einbezogen, und es ist erstaunlich, wie viele Details selbst kleine Kinder schon erfassen können. Beim ambulanten Operieren in einer Praxis werden die Eltern direkter mit dem operativen und perioperativen Verlauf konfrontiert; sie sind – mit Ausnahme der Zeit der Anästhesie und Operation – ständig bei ihren Kindern; wenn sie es wünschen, können sie nach entsprechender Einschleusung auch bei der Anästhesieeinleitung anwesend sein. Von besonderer Wichtigkeit ist die Anwesenheit der Eltern während der Aufwachphase. Diese unmittelbare Beteiligung der Eltern am perioperativen Geschehen wird von der großen Mehrzahl sehr positiv angenommen. Die Eltern sind in der Lage, ihre Kinder nach der operativen Behandlung aktiv zu unterstützen; dies läßt die kleinen Patienten ihre Schmerzen schneller überwinden und ist zugleich ein wichtiger Beitrag für in der Regel unkomplizierte Verläufe zu Hause. Auf diese wichtigen psychosozialen Umstände bei ambulanten Operationen hat BIERMANN bereits 1956 hingewiesen *[3]*.

9.3.3 Voraussetzungen

Die Voraussetzungen für ambulante Operationen in der kinderchirurgischen Praxis sind im wesentlichen die gleichen wie in einer Klinik-Ambulanz. Sie müssen jedoch im niedergelassenen Bereich noch etwas schärfer gefaßt werden, da ein „Umsteigen auf stationäre Behandlung" nur unter aufwendigeren Maßnahmen als in der Klinik möglich ist.

Indikationsstellung

Niedergelassene Kinderchirurgen müssen deshalb mit noch größerer Sorgfalt das Für und Wider bei ambulanten Eingriffen abwägen, als dies in der Klinik notwendig ist. Der Operateur sollte über eine langjährige Erfahrung in einer kinderchirurgischen Klinik verfügen, um auch seltene Zufallsbefunde richtig deuten zu können.

Nur solche kinderchirurgischen Operationen können ambulant in der Praxis durchgeführt werden, die von vornherein eine sehr geringe Risiko- und Komplikationswahrscheinlichkeit haben und bei denen die Eltern die Nachsorge zu Hause sicher übernehmen können. Die Kinder selbst müssen gesund und frei von Risikofaktoren sein.

Die Ausschlußkriterien für ambulantes Operieren *aus klinischer Sicht* (siehe auch 9.1.1) sind aus der Sicht der *Arbeitsgemeinschaft Niedergelassener Kinderchirurgen Deutschlands e.V.* folgendermaßen zu modifizieren:

- Die Altersbegrenzung bei Säuglingen ohne jegliche Risikofaktoren kann nach unten bei vier Monaten angesetzt werden.
- Alle Säuglinge unter einem Jahr mit Risikofaktoren wie z.B. Zustand nach intensivpflichtigen Erkrankungen in der Neonatalperiode sind von der ambulanten Behandlung auszuschließen.
- Eingeklemmte Hernien, die in der Praxis reponierbar sind, können danach elektiv ambulant operiert werden.
- Kinder mit Rezidivleistenhernien oder Rezidivhodenhochstand werden ebenfalls vom niedergelassenen Kinderchirurgen in der Praxis operiert.
- Auch größere Entfernungen des Wohnsitzes von der Praxis stellen keine grundsätzliche Kontraindikation dar, wenn der operierende Kinderchirurg am Wohnort des Patienten mit einem Kollegen kooperiert, der die kinderchirurgische Nachbehandlung beherrscht und um mögliche Komplikationen weiß.

Bei den Eltern muß die Akzeptanz gegenüber dem ambulanten Operieren vorhanden sein, und es muß ein intaktes soziales Umfeld bestehen, damit die postoperative Nachsorge zu Hause sichergestellt ist.

Räumlich-apparative Ausstattung

Die räumliche, technische und hygienische Ausrüstung einer Praxis muß selbstverständlich auf dem erforderlichen Stand sein, d.h. die bauliche Ausführung der Praxis und der OPs muß den Anforderungen der Berufsgenossenschaften sowie den neuen gesetzlichen Qualitätsanforderungen für ambulante Operationen entsprechen.

Es müssen genügend Aufwachplätze vorgehalten werden; die Möglichkeiten der Instrumenten- und Wäscheaufbereitung sowie Sterilisation müssen gegeben sein. Neben zwei OPs (aseptisch und septisch) sind zwei Behandlungs- und Untersuchungsräume, Räume für die OP-Vorbereitung und Nachbeobachtung, die Patientenaufnahme, Röntgen, Ultraschall und ein Spezialraum für Reinigung sowie entsprechende sanitäre Einrichtungen (mehrere WCs, Dusche) erforderlich.

Personelle Ausstattung

Personell sind neben einer instrumentierenden OP-Fachkraft (Schwester/Pfleger) und einer Anästhesieschwester weitere OP-HelferInnen notwendig, die sogenannte „Springerdienste" im OP verrichten und andere, die Tätigkeiten außerhalb des OPs inkl. der Eltern- und Kinderbetreuung während der Operationen leisten.

Unmittelbare Vorbereitung

Nach der Untersuchung durch den Kinderchirurgen in der Praxis und der Planung der ambulanten Operation muß auch der Anästhesist, der in die Praxis kommt, das Kind vor der ambulanten Operation untersuchen; dieser muß aber nicht nur Erfahrungen mit ambulanten Anästhesien haben, sondern auch ein erfahrener Kinderanästhesist sein.

Der Operateur selbst hat am OP-Tag das Kind nochmals auf Infektfreiheit und OP-Fähigkeit eingehend zu untersuchen.

Sind die genannten Voraussetzungen erfüllt, so können ca. 70 % aller im Kindesalter anfallenden Routineoperationen ambulant in einer entsprechend ausgestatteten Praxis durchgeführt werden.

Nachbetreuung

Es ist seitens des Operateurs sicherzustellen, daß die Eltern nach ambulanten Operationen ihrer Kinder rund um die Uhr einen Ansprechpartner haben, zunächst den Operateur selbst, in zweiter Linie den Kinder- oder Hausarzt und ggf. die Dienstärzte einer chirurgischen/kinderchirurgischen Klinik, mit der eine Behandlungsvereinbarung bestehen sollte. Bei Bedarf sind Hausbesuche – auch nachts und am Wochenende – durchzuführen.

Das ambulante Operieren im Kindesalter zeichnet sich durch eine außerordentlich niedrige Komplikationsrate und durch weitgehend unkomplizierte Verläufe zu Hause aus. Eigene Untersuchungen ergaben eine Frühkomplikationsrate von 0,75 %, wobei die Wundinfektionsrate mit 0,35 % außerordentlich gering war. Spätkomplikationen traten in 0,13 Prozent der Fälle auf.

Nur die Hälfte der operierten Kinder (1630 von 3329) benötigten am Tag der Operation zu Hause ein Analgetikum; 3,1 % der operierten Kinder erbrachen zu Hause und 3,6 % entwickelten Fieber über 38,0°C *[1]*.

Eine retrospektive Umfrage bei über 1000 Eltern ergab, daß 99 % die Operation wieder ambulant durchführen lassen würden.

Das gelegentlich noch gegen das ambulante Operieren vorgebrachte Argument, die Kinder würden postoperativ zu Hause die Eltern überfordern, ist nicht aufrecht zu erhalten; Kinder sind nach ambulanten Operationen in der Regel zu Hause bestens aufgehoben.

9.3.4 Zusammenfassung

Zusammenfassend sind als Vorteile des ambulanten Operierens in einer kinderchirurgischen Praxis hervorzuheben:

- Perioperative ständige Anwesenheit der Eltern und postoperative kontinuierliche Pflege durch die Eltern zu Hause; auch die Anwesenheit der Eltern bei der Anästhesieeinleitung ist möglich. Die Kinder befinden sich nach der Operation wieder in ihrer gewohnten Umgebung, dadurch Minimierung des psychischen Traumas.
- Ein kurzer Aufenthalt von nur wenigen Stunden zur Operation und Nachbeobachtungsphase in der Praxis.
- Gute Überschaubarkeit des relativ kleinen Praxisbetriebs, was sich auf die Patienten und deren Eltern beruhigend auswirkt.
- Sehr geringe postoperative Komplikationen und gute Heilverläufe zu Hause.
- Immer Facharztstandard von Operateur und Anästhesist.
- Die gesamte Behandlung wird vom selben Arzt durchgeführt, was für das Arzt-Patienten-Eltern-Verhältnis von großer Wichtigkeit ist.
- Eine effektive Kostendämpfung für die öffentlichen und privaten Kostenträger.

Zusammenfassend kann gesagt werden, daß das *ambulante Operieren* in der Praxis eines niedergelassenen Kinderchirurgen die *Art von Chirurgie* ist, die speziell *den kindlichen Erfordernissen entgegenkommt.* Bei entsprechender Auswahl der Patienten und bei Beachtung der notwendigen Voraussetzungen und Grenzen sind die Ergebnisse als sehr gut zu betrachten; die Akzeptanz bei den Eltern ist außerordentlich hoch.

Literatur

[1] Angerpointner TA: Ambulantes Operieren in einer kinderchirurgischen Praxis. Erfahrungen über einen 5-Jahres-Zeitraum. Ambulant Operieren 4 (1994) 156

[2] Berg T, Angerpointner TA, Vogl D, Hecker WC: Tageschirurgie und Verweildauer. MMW 129 (1987) 85

[3] Biermann G: Kind und Operationstrauma. Anästhesist 5 (1956) 184

[4] Friedrich-Thieding-Stiftung: Symposium „Ambulantes Operieren“, 1979, Mainz. Schriftenreihe des Hartmannbundes, Bonn 1979

[5] Fritz K: Die Situation des ambulanten Operierens. Chirurg 30 (1991) 46

[6] Hecker WC: Ambulantes Operieren in der Kinderchirurgie. Kinderarzt 10 (1979) 1513

[7] Martinius J: Psychologische Aspekte des ambulanten Operierens. Symposium „Ambulantes Operieren“, 1979, Mainz. In: Friedrich-Thieding-Stiftung, Schriftenreihe des Hartmannbundes, Bonn 1979

[8] Nicoll J: The surgery of infancy. Br Med J 18 (1909) 753

9.4 Haut und Körperoberfläche

9.4.1 Tumoren und Gefäßanomalien der Haut

G.H. Willital

Häufigkeit

9,8 % aller Tumoren im Kindesalter entfallen auf tumoröse Veränderungen im Bereich der Körperoberfläche.

9.4.1.1 Hämangiome

Krankheitsbild

Hämangiome sind die im Kindesalter am häufigsten vorkommenden Tumoren: bei 2 – 3 % aller Kinder entsteht ein Hämangiom. Zwischen Hämangiomen, nicht hämangiomatösen Tumoren (siehe 9.4.1.2) und vaskulären Malformationen der Haut ist zu unterscheiden (siehe 9.4.1.3) *[38]*. Hämangiome sind gutartige Neubildungen der Gefäße, die tumorartig verdrängend und infiltrierend wachsen. Dabei zeigen sie meist ein *phasenweises Wachstumsverhalten:* Bei Geburt sind sie noch nicht vorhanden, allenfalls finden sich Prodromi in Form auffälliger Pigmentierung oder Rötung; im 1. Lebenshalbjahr erfolgt häufig ein rasantes Wachstum *(Erste Proliferationsphase)*. Gegen Ende des 1. Lebensjahres schließt sich dann eine *zweite,* weniger ausgeprägte *Proliferationsphase* an.

Das Größenwachstum sistiert meist zwischen dem 1. und 2. Lebensjahr; es beginnt die *erste Involutionsphase* bis zum 5. Lebensjahr, der in der Pubertät eine weitere Phase der Involution folgt (Abb. 9.5); diese Rückbildung der Hämangiome resultiert als Folge spontaner Obliteration der Gefäße.

Über 50 % der Hämangiome bilden sich vollständig zurück; bei 30 % erfolgt eine unvollständige Rückbildung mit Residuen und bei 15 – 20 % erfolgt überhaupt keine Rückbildung. Auch nach vollständiger Involution können Narben, Pigmentstörungen, schlaffe Hautareale und Atrophien zurückbleiben.

75 % aller Hämangiome sind im Bereich des *Kopfs*, des *Gesichts* und im *Anogenitalbereich* lokalisiert.

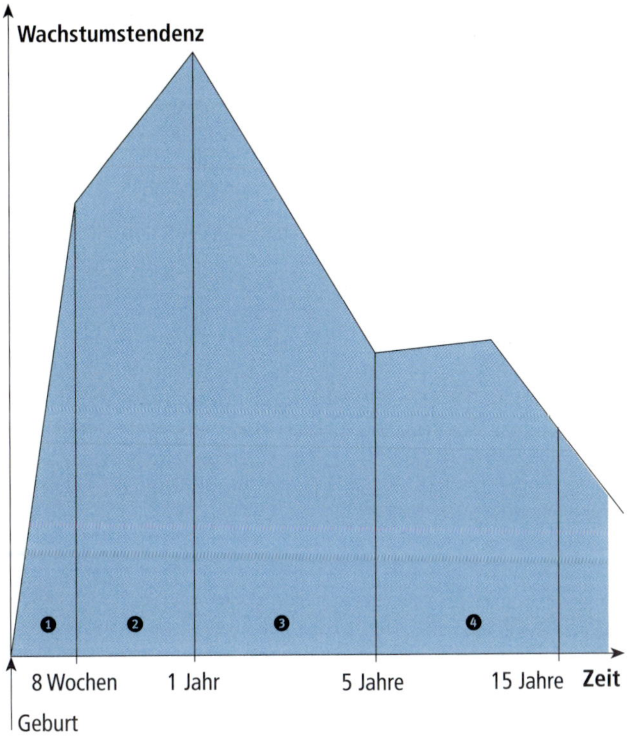

Abb. 9.5: Schematische Darstellung des Wachstumsverhaltens von Hämangiomen, eingeteilt in erste (1) und zweite Proliferationsphase (2), Phase der frühen Involution (3) und Phase der späteren Involution (4).

Einteilung

Je nach Grad der Ausdehnung und Struktur werden unterschieden *[8]:*

- Typ I: planes Hämangiom
- Typ II: plano-tuberöses Hämangiom
- Typ III: tuberöses Hämangiom
- Typ IV: tubero-nodöses Hämangiom
- Typ V: nodöses Hämangiom.

Therapieprinzipien

Zwei Gesichtspunkte sind besonders zu beachten: die *Dringlichkeit* und das *Therapieverfahren.*

Dringlichkeit der Behandlung

Bei Hämangiomen im Bereich des Gesichts, des Halses und der Anogenitalregion besteht eine dringliche Behandlungsindikation aufgrund meist stark invasiven Wachstums *[8, 19, 24, 49, 60]*; dies betrifft besonders Hämangiome im Bereich von Stirn, Nase, Augenlidern, Wangen, Ohren, Lippen und Kinn sowie intraorale Hämangiome. Die Beurteilung der Ausdehnung nach dem äußeren Erscheinungsbild trügt, da diese Hämangiome in der Tiefe Weichteile, Muskulatur, Gefäße und sonstige benachbarte Strukturen umwachsen.

Bei Hämangiomen in anderen Körperregionen kann zunächst eine abwartende Haltung eingenommen werden; beobachtet man dabei einen Rückgang oder einen Stillstand des Hämangiomwachstums, so können nach der Rückbildung die Residuen behandelt werden. Besteht aber auch hier ein sehr progressives Wachstum, so unterliegen auch diese Hämangiome der zuvor genannten Dringlichkeitstherapie.

Änderung des früheren Behandlungskonzepts

Bis vor wenigen Jahren überwog die Tendenz, generell zumindest die erste Involutionsphase abzuwarten. Interdisziplinäre Arbeitsgruppen empfehlen nun, Hämangiome im Bereich des Gesichts, des Kopfs und im Anogenitalbereich bei stark invasivem Wachstum als sogenannte „kosmetische Notfälle" einer „Frühtherapie" zuzuführen *[8, 19]*.

Verfahrenswahl

Entsprechend der morphologischen Einteilung erfolgt eine sogenannte „Differentialtherapie" (Abb. 9.6):

- *Plane* und *plano-tuberöse Hämangiome* werden mit der Kontaktkryotherapie oder mit dem *Farblaser* behandelt.

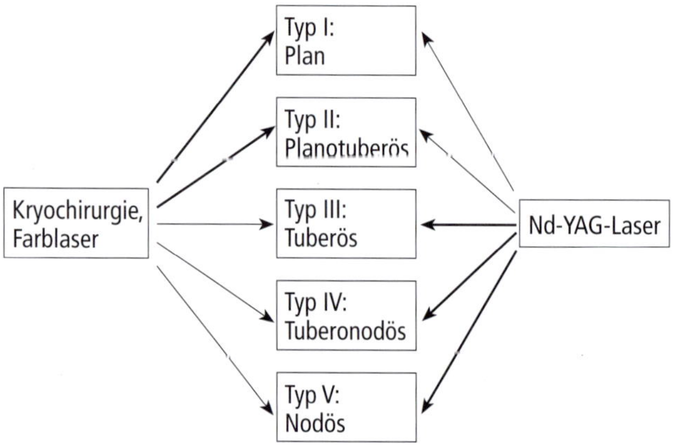

Abb. 9.6: Differentialtherapie der Hämangiome, bezogen auf die morphologische Klassifikation. Typ I und II werden vorwiegend mit der Kontaktkryochirurgie oder dem Farblaser, Typ III, IV und V vorwiegend mit dem Nd:YAG-Laser (interstitielle Lasertherapie) behandelt oder in Kombination von chirurgischer Exzision und Lasertherapie.

- Bei *tuberösen, tubero-nodösen* und insbesondere *nodösen Hämangiomen* erfolgt die interstitielle Lasertherapie (Nd:YAG-Laser = Neodym-Yttrium-Aluminium-Granat-Laser) oder häufiger die chirurgische Exzision in Kombination mit lokaler Lasertherapie.

Kontaktkryotherapie

Bei der Kontaktkryotherapie werden in flüssigem Stickstoff gekühlte Sonden unterschiedlicher Größe (Kryogen-Pens) auf die zu behandelnde Hämangiom-Oberfläche mit leichtem Druck aufgesetzt; diese Behandlung kann ambulant ohne Narkose erfolgen. Zur Verfügung stehen auch Kryogen-Stäbe, die einen Thermofühler mit Licht- oder Tonsignal aufweisen. Die Applikation erfolgt für die Dauer von 5 – 20 sek.; die Kontaktstelle wird anschließend über 14 Tage mit Polyvidon-Jod-Salbe behandelt. Oberflächliche Hämangiome bilden sich danach in der Regel in 3 – 4 Wochen komplett oder partiell zurück; persistierende Randteile werden erneut der Kryotherapie zugeführt oder können mit einem Laser weiterbehandelt werden.

Aufgrund der begrenzten Eindringtiefe ist die Kontaktkryotherapie nicht für nodöse oder tubero-nodöse Hämangiome geeignet; man erreicht damit bei tieferen Hämangiomen lediglich eine kosmetische Verbesserung auf der Oberfläche. Allerdings kann durch mehrmalige Kryoapplikation auch die Schichtdicke tiefer Hämangiome reduziert werden.

Lasertherapie

Für die Laserbehandlung ist in der Regel eine *Allgemeinanästhesie* erforderlich. Wichtig ist die Beachtung der *Laserschutzvorschriften*.

Bei den planen und plano-tuberösen Hämangiomen hat sich der Einsatz gepulster Farbstofflaser, z.B. des Dye-Lasers mit 577 nm sowie des Argonlasers mit 488 nm bzw. 514 nm bewährt.

Für tieferreichende Hämangiome eignet sich der Nd:YAG-Laser mit 1064 nm im defokussierten Zustand und im Nicht-Kontaktverfahren; die Dauer der Applikation beträgt 0,8 – 1 sek., die Leistung: 1 – 2 Watt. Die Applikation soll in millimeterversetztem Abstand erfolgen. Die Wirkung des Lasers besteht in der Okklusion der Gefäße, wie von LEHMANN nachgewiesen wurde, (Abb. 9.8) mit anschließender Verödung des Hämangiomgewebes.

Eine schnellere Rückbildung erreicht man durch die *interstitielle Lasertherapie:* Eine „Bare fiber" wird durch eine Punktionsnadel in das Hämangiom eingeführt und danach die Punktionsnadel etwas zurückgezogen, so daß am freien Ende der Laser lokal wirken kann. Die Applikation erfolgt mit einer Leistung von 8 – 10 Watt für die Dauer von 1 – 1,5 sek. Anschließend wird die Faser sukzessive 2 cm zurückgezogen, und die Applikation erfolgt in der gleichen Weise (Abb. 9.9).

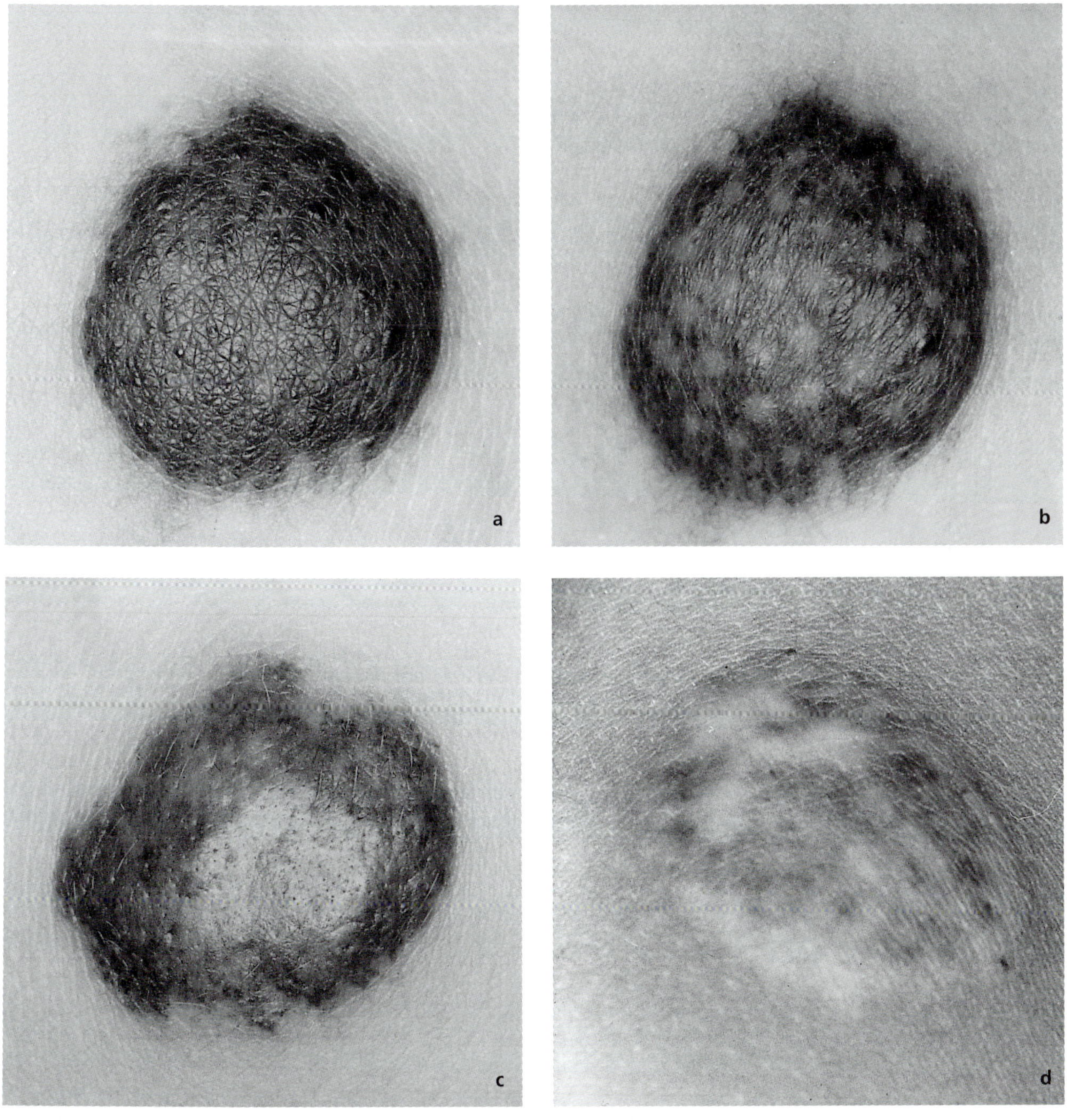

Abb. 9.7a-d: Behandlung eines planto-tuberösen Hämangioms im Bereich der linken Gesichtshälfte durch zweimalige Kryotherapie vor (a), während (b, c) und drei Monate nach der Behandlung (d).

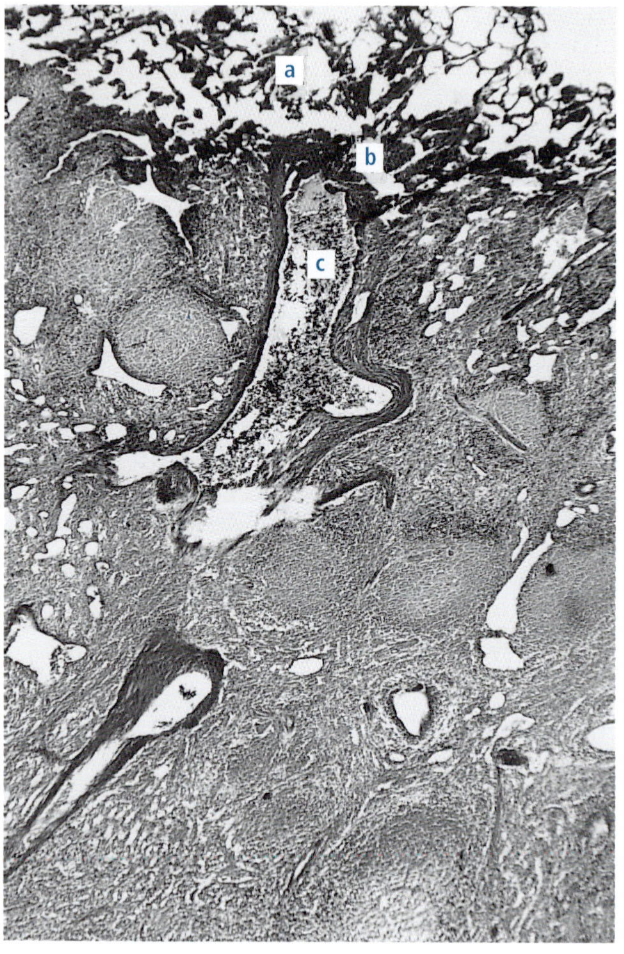

Abb. 9.8: Histologisches Bild der Gewebsinteraktion des Lasers mit Gefäßen. Verschluß des Gewebes oberhalb des Gefäßes und Umwandlung in eine amorphe Masse (a), Gefäßwandverschluß (b) und Koagulation intravaskulärer korpuskulärer Elemente, die das Gefäß von innen her komplett verlegen (c).

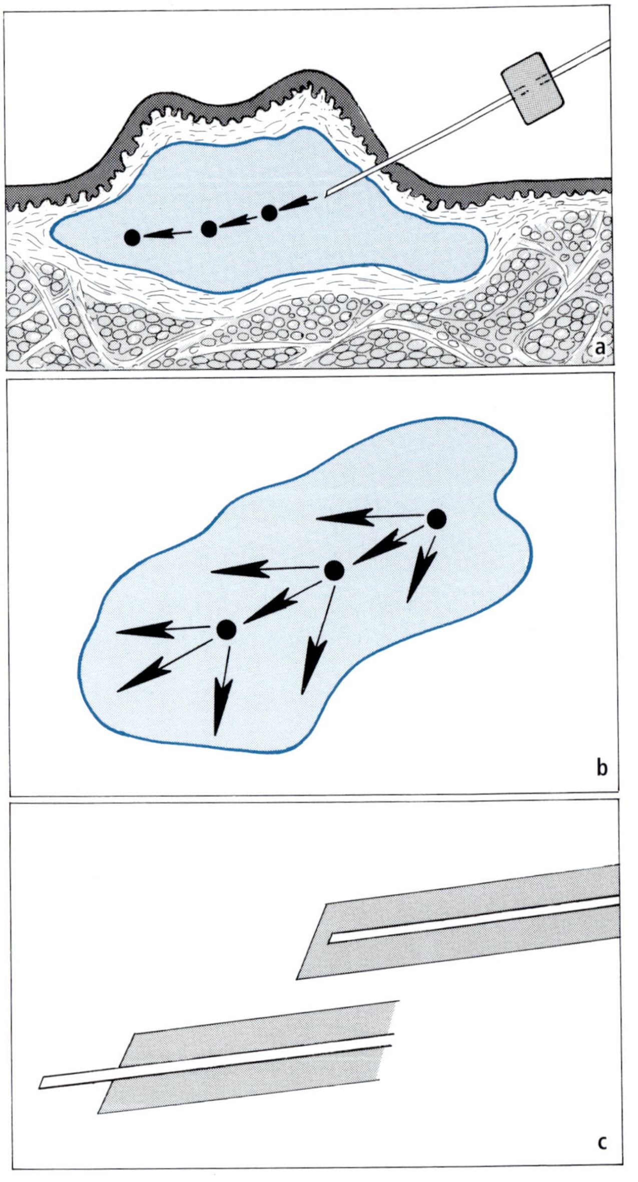

Abb. 9.9a-c: Schematische Darstellung der interstitiellen Lasertherapie. Nadelführung im Querschnitt (a) und in der Ansicht von oben (b). Unter Zurückziehen der Punktionsnadel kann die freie Laserspitze im Gewebe wirken (c).

Vor der Lasertherapie muß das Vorgehen detailliert mit den Eltern besprochen werden. Insbesondere ist darauf hinzuweisen, daß die Lasertherapie mehrere Male im Abstand von Wochen/Monaten wiederholt werden muß, daß es postoperativ zu Schwellungen kommen kann und bei tiefen Hämangiomen vom nodösen Typ ggf. Lasertherapie und Exzision in Kombination erfolgen müssen.

Komplikationen

Lokale *Komplikationen* der Lasertherapie sind (aufgrund eigener Erfahrungen bei 509 Kindern – Durchschnittsalter 2,7 Jahre, Tab. 9.6) starke Ödembildung (84 %), Zerstörung tieferer Hautschichten mit späterer Narbenbildung (4 %) und Blutungen (5 %). Vermieden werden können derartige Komplikationen durch Einhalten der Laserapplikationsparameter; die Bestrahlungsenergie muß möglichst gering gehalten werden. Es ist darauf zu achten, daß nur geringe Farbveränderungen im Hämangiom erfolgen („Minimal blanching"). Wichtig ist weiterhin, daß die Applikation des Lasers im Millimeterabstand auf dem Hämangiom erfolgt, so daß behandelte Areale mit nichtbehandelten Arealen abwechseln („Strawberry-Technik"). Mit einer zusätzlichen Eiskühlung kann man das Stratum basale der Epidermis schonen, so daß hier keine tiefen thermischen Hautschäden entstehen können.

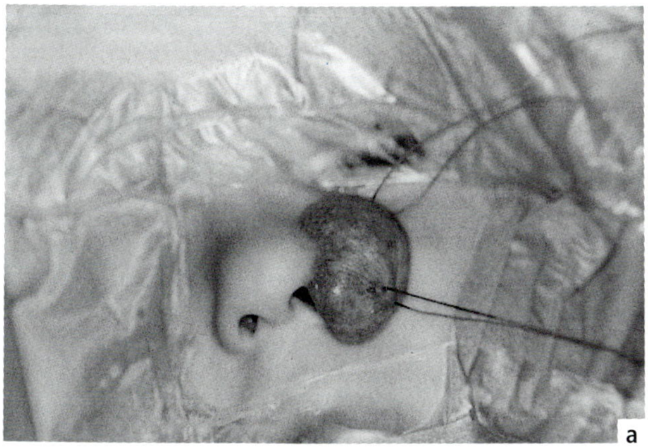

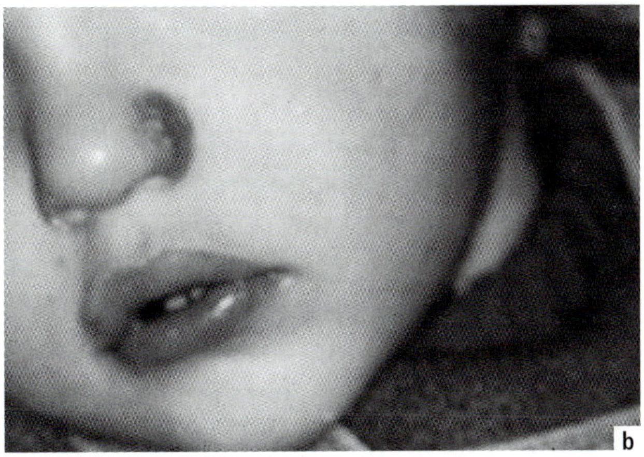

Abb. 9.10a-b: Behandlung eines tubero-nodösen Hämangioms im Bereich der Nase mit Hilfe des Nd:YAG-Lasers vor (a) und nach viermaliger lokaler Therapie (b).

Hämangiom-typ	Anzahl (Gesamt n = 509)	Laser-behandlung	Kryo-behandlung	Kombination	Durchschnittl. Anzahl der Applikationen
Typ I	180	32 %	66 %	2 %	2,3
Typ II	44	30 %	60 %	10 %	3,1
Typ III	55	73 %	15 %	12 %	3,4
Typ IV	74	83 %	2 %	15 %	4,2
Typ V	156	73 %	12 %	15 %	4,6

Tab. 9.6: Hämangiomtherapie. Behandelt wurden 509 Kinder (1987 – 1996) entsprechend den morphologischen Befunden (Hämangiom-Typ) und nach differenziertem Therapieplan.

Operative Therapie

Die operative Behandlung ist nach der Größe, Tiefe und Lokalisation auszurichten. Hämangiom-Exzisionen können zu starken Blutungen führen, daher besteht bei über 3 – 4 cm großen, tieferen sowie exulzerierten, infizierten oder blutenden Hämangiomen eine *Kontraindikation* für eine ambulante Behandlung.

9.4.1.2 Andere Hauttumoren

Krankheitsbilder

95,5 % der Hauttumoren im Kindesalter sind gutartig, 4,5 % maligne. Das Spektrum reicht von chronischen Infektionen über zystische Tumoren bis zu „echten Geschwülsten“ (siehe auch 5.1 und 5.2):

- *Benigne Tumoren:* Fibrom, Lipom, Verruca plana, Pigmentnävi (Lentigo, Naevuszellnaevus, Naevus coeruleus, Naevus pilosus, Riesennävus).
- *Maligne Tumoren:* Malignes Melanom (siehe 5.2), Angiosarkom, Dermatofibrosarcoma protuberans, Hämangioendotheliom.
- *Präkanzerosen:* Dysplastischer Nävus, Xeroderma pigmentosum, Tierfellnävus.

Diagnostik

Anamnestische Angaben der Eltern über das Auftreten der Hautveränderungen und über die Wachstumstendenz sind wichtige Hinweise. Klinisch ist es außerordentlich schwierig bzw. nicht sicher möglich, zwischen benignen juvenilen Nävi bzw. Hyperpigmentationen und einem malignen Melanom zu unterscheiden; zur Orientierung können die in Tab. 9.7 genannten Kriterien dienen. Weitere diagnostische Möglichkeiten sind:

- Die Untersuchung mit hochauflösendem Ultraschall (> 10 MHz) ermöglicht eine Aussage über die Tiefenausdehnung (Abb. 9.11).
- Thermographische Untersuchungen geben Hinweise auf den Grad der Vaskularisation.
- Schnellschnittuntersuchungen nach Exzision derartiger Hauttumoren oder von Biopsaten erlauben die Diagnose und die Feststellung, ob die Tumorexzision im Gesunden erfolgt ist.

Nur durch die *histologische Untersuchung* läßt sich eine sichere Unterscheidung der Hauttumoren in benigne oder maligne Tumoren treffen. Andere Untersuchungen inklusive bildgebender Verfahren (z.B. CT, MRT) führen zu keiner sicheren Differenzierung.

Kriterium	Malignes Melanom	Benigner juveniler Nävus
Vorkommen bei Kindern	Extrem selten	Relativ häufig
Farbe	Braun-schwarz	Rötlich-braun, schiefergrau
Begrenzung	Meist unregelmäßig	Regelmäßig
Oberfläche	Glatt oder höckrig, leicht blutend	Meist glatt
Entstehung auf großem Naevuszellnaevus	Häufig	Selten

Tab. 9.7: Differentialdiagnose zwischen malignem Melanom und benignem juvenilem Nävus.

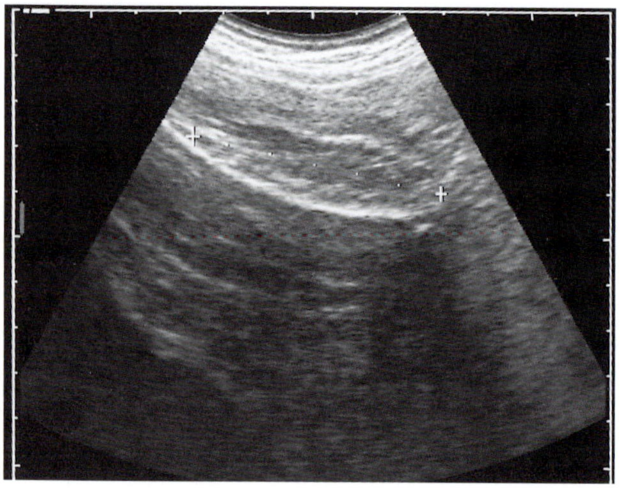

Abb. 9.11: Ultraschallbefund eines subkutan infiltrativ wachsenden Lipoms mit einer Ausdehnung von 14 x 58 mm.

Therapie

Die chirurgischen Maßnahmen bei Tumoren der Haut im Kindesalter unterscheiden sich im wesentlichen nicht von denen der Erwachsenenchirurgie (siehe 5.1 und 5.2). Allerdings lassen sich bei Kindern Hautdefekte nach Tumorexzisionen in der Regel durch ausgedehnte Mobilisierung der Umgebungshaut, ggf. Verschiebeplastiken decken; die Verwendung freier Transplantate ist nur bei sehr ausgedehnten Prozessen, z.B. beim Riesenzellnävus, erforderlich.

Tierfellnävus

Krankheitsbild

Einige Pigmentnävi sind behaart (Naevus pilosus); bei großer Ausdehnung spricht man vom „Tierfellnävus" oder Riesennävus; letzterer kann ganze Körperteile wie z.B. das Gesicht, die Rücken-Gesäß-Region („Badehosennävus") bedecken; gelegentlich finden sich neben den Randregionen weitere größere oder kleinere Nävi. Riesennävi gelten als Präkanzerosen und müssen möglichst früh und radikal entfernt werden. Die Literaturangaben über die Häufigkeit maligner Entartung schwanken zwischen 1,5 und 30 %.

Therapie

Wenn eine Exzision und primäre Adaptation der Wundränder nicht möglich ist, muß in zwei oder mehr Etappen exzidiert werden. Die ersten Inzisionen werden innerhalb des Nävus angelegt, damit die definitive Narbe nicht noch größer ist als nach einer einmaligen Exzision.

Die Exzision extrem großer Nävi läßt sich auch nicht allein durch Etappenexzisionen durchführen; hierbei ist die Defektdeckung nur mittels Hauttransplantation möglich. In Abhängigkeit von der Lokalisation kommen verschiedene plastische Verfahren zum Einsatz: Im *Gesicht* kommen in erster Linie Rotationslappen oder freie Hauttransplantate aus der Nähe in Frage, damit die Farbe nicht von der normalen Gesichtshaut abweicht; am *Stamm* werden Hautdefekte mit THIERSCH-Lappen gedeckt und über *Gelenken* sollte aus funktionellen Gründen Vollhaut verwandt werden. Bei den großen Tierfellnävi sind in der Regel zahlreiche Eingriffe notwendig, die detailliert geplant werden müssen.

Während kleinere Exzisionen mit primärer Wundrandadaptation und auch Etappenexzisionen *ambulant* durchgeführt werden können, sollten Exzisionen im Gesicht, über den Gelenken und bei extremer Ausdehnung ausschließlich *stationärer* Behandlung vorbehalten werden.

9.4.1.3 Vaskuläre Malformationen

Krankheitsbilder

Morphologisch finden sich bei vaskulären Malformationen Veränderungen von Venen, Arterien oder Lymphgefäßen, die auch in Kombination vorkommen können. Die hierbei vorhandenen Agenesien, Aplasien, Hypoplasien und auch Hyperplasien der Gefäße führen insgesamt zu einer Vielzahl klinischer Erscheinungsbilder. Allen gemeinsam ist, daß sie schon bei Geburt bestehen, also *kongenitale* Fehlbildungen darstellen und keine Rückbildungstendenz aufweisen. Von klinischer Bedeutung sind vor allem arterio-venöse und lymphatische Fistelbildungen, die ein hämodynamisch wirksames Shuntvolumen aufweisen können.

Eine typische vaskuläre Malformation ist der *Naevus flammeus*, das „Feuermal", wobei eine Erweiterung von Kapillargefäßen im Hautniveau vorliegt. Er ist meist einseitig im Gesicht lokalisiert und hat eine charakteristische rote Färbung. Mit zunehmendem Alter kommt es zu einer tuberösen Umwandlung mit unregelmäßiger Hautoberfläche.

Eine besondere Form stellen die *Lymphangiektasien* dar, die aus erweiterten Lymphgefäßen bestehen und z.T. mit Venektasien kombiniert sind. Je nach Lokalisation kann eine Auftreibung der Lippen (Makrocheilie) oder der Zunge (Makroglossie) resultieren. Am bekanntesten ist das *Lymphangioma cysticum colli* des Neugeborenen, das – durch verdrängendes Wachstum – beträchtliche Auftreibungen im ventro-lateralen Halsbereich bilden kann.

Kombination mit anderen Fehlbildungen

Vaskuläre Malformationen können auch assoziiert mit anderen Fehlbildungen auftreten:

- Beim STURGE-WEBER-KRABBE-Syndrom findet sich ein lateraler Naevus flammeus mit Angiomen der Haut und der Meningen assoziiert.
- Beim HIPPEL-LINDAU-Sydrom liegen teleangiektatische Nävi kombiniert mit Fehlbildung der Retina und Angiomen im Kleinhirnbereich oder in den parenchymatösen Organen vor.
- Das KLIPPEL-TRENAUNAY-Syndrom ist eine Assoziation von Nävi mit Anomalien des venösen Systems und Riesenwuchs der betroffenen Extremitäten. Bestehen zusätzliche arterio-venöse Fistelbildungen, spricht man vom PARKES-WEBER-Syndrom.

Therapie

Der *ambulanten* Therapie zugänglich sind im wesentlichen nur die oberflächlichen und weniger ausgedehnten vaskulären Malformationen der Haut. Die Lasertherapie findet hier Anwendung, z.B. beim Naevus flammeus mittels Argon- oder gepulstem Farbstofflaser.

Bei ausgedehnten vaskulären Malformationen muß *stationär* meist zunächst eine weitergehende Diagnostik mit MRT, Duplex-Sonographie und Angiographie erfolgen. Therapeutisch kommt neben der chirurgischen Exzision/Exstirpation eine Embolisation in Betracht.

9.4.2 Hypertrophe Narben und Keloide

G.H. Willital

Vorbemerkung

Hypertrophe Narben und Keloide sind von physiologischen Narben zu unterscheiden; sie sind eigenständige Krankheitsprozesse, die nicht selten verwechselt werden (siehe auch 5.5.3).

Hypertrophe Narben

Krankheitsbild

Entstehung im Anschluß an Verletzungen, Verbrennungen oder Operationen – noch während des Wundheilungsverlaufs – als hochrote, wulstartige, kosmetisch und gelegentlich funktionell störende Narben. Diese bleiben – im Unterschied zu den Keloiden – grundsätzlich auf das ursprüngliche Verletzungsgebiet beschränkt. Eine spontane Rückbildung nach 1 – 2 Jahren ist möglich; vielfach blassen sie in dieser Zeit ab, werden weicher und weniger prominent.

Therapie

Die Rückbildung kann durch *konservative Maßnahmen* (siehe auch 5.5.3.2) mittels Kompressionsverbänden oder -anzügen sowie Einlagen aus polymerisierenden Kunststoffen unterstützt werden; die Kompressionstherapie muß über Monate bis Jahre kontinuierlich erfolgen.

An Körperstellen, die anatomisch nicht komprimierbar sind, können kortikoidhaltige Salben appliziert werden; diese Behandlung sollte nicht länger als 6 – 8 Wochen erfolgen.

Operative Therapie

Wenn hypertrophe Narben konservativ nicht beeinflußbar sind und insbesondere funktionell stören, können plastische Korrekturen (z.B. Z-Plastiken) – nicht aber vor Ablauf eines Jahres nach Entstehung – vorgenommen werden (siehe auch 5.5.3.3).

Keloide

Krankheitsbild

Keloide entstehen bei einigen Kindern aufgrund einer genetisch bedingten Bereitschaft zu überschießender Bildung von Narbengewebe; Keloide kommen wesentlich seltener als hypertrophe Narben vor. Sie wuchern geschwulstartig über die ursprüngliche Läsion hinaus, beginnend meist in Form kleiner Knoten, die dann das Hautniveau überwachsen und in die umgebende gesunde Haut mit krebsscherenartigen Fortsätzen eindringen. Die Oberfläche ist meist glänzend, hellrot, oft mit kleinen Teleangiektasien besetzt.

Therapie

Eine spontane Rückbildung wird so gut wie nie beobachtet. Kompressionsverbände sind nur beschränkt wirksam, trotzdem kann eine konservative Therapie (siehe oben) versucht werden. Die Wirkung bestimmter „Keloid-Salben" ist umstritten. Nach chirurgischer Korrektur treten häufig Rezidive auf.

Zur Technik der Narbenexzision: Die Narbe muß in toto im Gesunden exzidiert werden, sowohl was die Breiten- als auch die Tiefenausdehnung betrifft; andernfalls ist das Rezidiv bereits intraoperativ programmiert. Es wird empfohlen, die Exzision mit einer lokalen Kortikoidapplikation zu verbinden. Der Verschluß der Haut ist mit invertierenden Subkutannähten und fortlaufender intrakutaner Hautnaht durchzuführen. Zusätzlich können Klammerpflaster zur Minderung der Spannung auf die Haut appliziert werden *[53, 52]*. *Expander-Implantationen* zur Haut-Vordehnung sollten der Klinik vorbehalten sein.

9.4.3 Periphere Weichteiltumoren

G.H. Willital

Krankheitsbilder

Bei peripheren Weichteiltumoren sind zu unterscheiden (chirurgische Diagnostik, siehe auch 5.4):

- *Benigne Weichteiltumoren:* Fibrom, Lipom, Synovialom, Myom, Angiom, Hygrom und Ganglion.
- *Maligne Weichteiltumoren:* Rhabdomyosarkom, synoviales Sarkom, Fibrosarkom, extraossäres EWING-Sarkom, Neurofibrosarkom, Leiomyosarkom sowie undifferenzierte und andere Sarkome. Fast 1/10 aller Weichteilsarkome manifestiert sich bereits im Kindesalter.

Operationsstrategie

Die Entfernung wird in toto angestrebt, was bei kleineren Tumoren in der Regel keine Schwierigkeiten bereitet. Die intraoperative Schnellschnittuntersuchung ist obligatorisch, um eine exakte Diagnose stellen zu können und wichtige Hinweise für das weitere Vorgehen (Entfernung im Gesunden? Einbrüche in das Gefäß- oder/und Lymphsystem? etc.) zu erhalten.

Ambulant sollten nur peripher lokalisierte, gut abgegrenzte und kleinere Weichteiltumoren entfernt werden. Bei größeren Weichteiltumoren, insbesondere bei Lokalisation in der Nachbarschaft zu größeren Gefäßen oder Nerven, sollte die *stationäre* Behandlung erfolgen, da meist eine umfassende Stagingdiagnostik notwendig ist (Sonographie, CT, MRT und evtl. Angiographie) *[1, 10, 54]*.

9.4.4 Dermalsinus und Dermalfistel

G.H. Willital

Krankheitsbild

Bei einem *Dermalsinus* liegt eine Einziehung der Haut in der Mittellinie des Rückens, meist in der Rima ani mit Adhärenz am Os coccygis, vor. Die Bezeichnung „Pilonidalsinus" (siehe auch 5.13.3.4) ist nicht korrekt, da Haare in diesem Hauttrichter, wie man dies beim Erwachsenen kennt, beim Kind in der Regel nicht vorhanden sind. Bei einem Dermalsinus endet der millimeterlange Gang blind in der Subkutis (Sondierungsversuch).

Von einem Dermalsinus zu unterscheiden ist die *Dermalfistel* (Neuroporus); hierbei handelt es sich um einen Fistelgang, dessen äußere Öffnung nahe der Mittellinie, meist lumbosakral über der Rima ani, liegt und der mit der Dura oder dem intraduralen Raum in Verbindung steht. Ursache dieser Verbindung zum Spinalka-

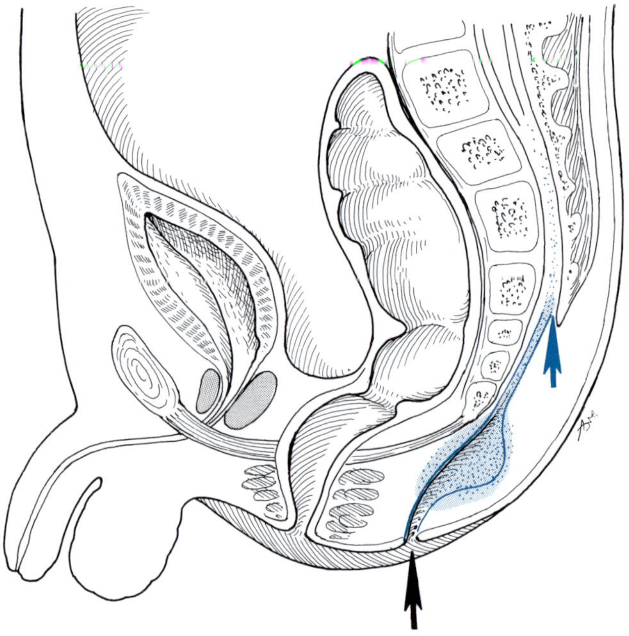

Abb. 9.12: Dermalfistel. Ausbreitungsweg einer Infektion mit Abszeßbildung und Meningitis.

nal ist die unvollständige Trennung von kutanem Ektoderm und Neuroektoderm (frühere Lokalisation des kaudalen Neuroporus). Die knöcherne Öffnung und Spaltbildung kann sehr klein sein. Oft ist der intradurale Fistelanteil mit einem Dermoid oder einem Teratom verbunden (Abb. 9.12).

Therapie

Blind endende Dermalsinus können ambulant durch Exzision des gesamten Gangs, gelegentlich bis auf das Os coccygis, entfernt werden. Der Wundverschluß erfolgt mit invertierenden Nähten. *Infizierte* Dermalsinus stellen eine Kontraindikation für die ambulante Behandlung dar.

Wenn aus der Öffnung über dem Steißbein intermittierend Flüssigkeit austritt und die Öffnung durch Mazeration gekennzeichnet ist, ist davon auszugehen, daß hier ein Fistelgang zum Rückenmark besteht. Die weitere Diagnostik und die operative Behandlung haben stationär zu erfolgen, da mit breiter Revision bis zur Einmündungsstelle des Gangs bis zum Rückenmark zu rechnen ist *[1, 14, 15, 18, 48]*.

9.4.5 Tendovaginitis stenosans

G.H. Willital

Epidemiologie und Pathologie

Die Tendovaginitis stenosans ist eine gelegentliche Affektion im Säuglings- und Kleinkindesalter. Sie ist eine entweder angeborene (Pollex flexus congenitus) oder durch mechanische Beanspruchung entstandene Verdickung der langen Daumenbeugesehne über dem Metakarpophalangealgelenk (seltener sind Ring- oder Kleinfinger betroffen); infolge der spindelförmigen Verdickung der Sehne des M. flexor pollicis longus kann diese nur erschwert durch das relativ zu enge Ringband über dem Daumengrundgelenk gleiten; zusätzlich wird hier der Sehnenkanal (Pars anularis vaginae fibrosae) durch die beiden Sesambeine von außen komprimiert.

Klinik

Es liegt eine Beugefixation des Daumenendglieds (oder anderer Finger) vor, d.h. das Endglied kann nicht mehr aktiv gestreckt werden; ein passives Strecken ist nur durch Überwinden eines federnden Widerstands mit einem typischen ruckartigen Schnappen („schnellender Daumen“) möglich. Anschließend springt der betroffenen Finger rasch zurück in die Beugefixationsstellung. Volar über dem Grundgelenk ist eine knotenförmige Verdickung palpabel.

Therapie

Bei Zunahme des Schnapp-Phänomens oder Bestehen der Beugekontraktur ist die Indikation zur Operation – bereits im Säuglingsalter – gegeben (Abb. 9.13).

Postoperativ ist nur ein Wundverband nötig. Es erfolgt keine Ruhigstellung, sondern aktive Bewegungen, wodurch Adhäsionen verhindert werden.

Bei *Rezidivoperationen* und bei der *operativen Korrektur an mehreren Fingern* sowie bei postoperativ auftretenden Komplikationen ist *stationäre* Behandlung indiziert *[1]*.

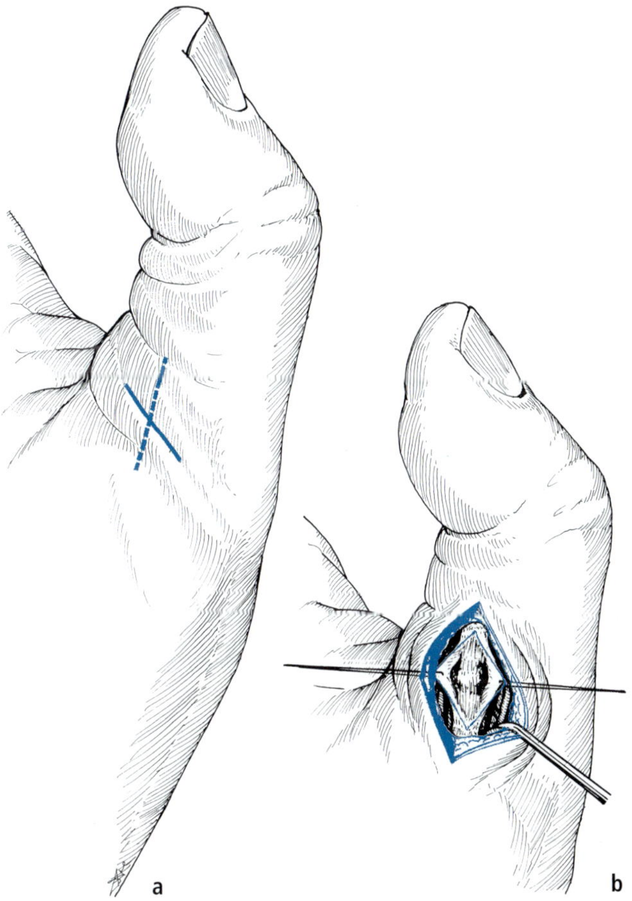

Abb. 9.13: Operation des „schnellenden Daumens“. Kurzer querer oder länglicher Hautschnitt in der volaren Gelenkfalte des Metakarpophalangealgelenks direkt über dem meist palpablen Sehnenknötchen der Sehne des M. flexor pollicis longus; dieser Schnitt muß oberflächlich geführt werden, damit die beiden kollateralen Gefäßnervenbündel nicht verletzt werden (a). Längsspaltung des Lig. anulare und der Sehnenscheide distal der spindelförmigen Sehnenauftreibung. Danach gleitet die Sehne frei, die Kontraktur im Endgelenk ist beseitigt (b); der Wundverschluß erfolgt mit einigen Hautnähten.

9.4.6 Haut- und Weichteilinfektionen

G.H. Willital

Übersicht

Je jünger Kinder sind, um so eher können lokale Entzündungen zu Lymphangitiden, septischen Erkrankungen und Komplikationen führen *[40, 58, 59]*. Zu den häufigeren Haut- und Weichteilinfektionen im Kindesalter zählen:

- Eingewachsener Zehennagel
- Bursitis
- Furunkel (siehe 5.17.2.3), Karbunkel (siehe 5.17.2.4)
- Abszeß, Phlegmone
- Paronychie und Panaritien (siehe 5.17.2.1).

Eingewachsener Zehennagel

Krankheitsbild

Betroffen vom Einwachsen ist am häufigsten die Großzehe im medialen und lateralen Abschnitt. Ursachen sind zu enges Schuhwerk und falsche Nagelpflege; Auslöser ist Druck des seitlichen Nagelwalls gegen den scharfkantigen Nagelrand mit konsekutiver chronischer Entzündung. Es kommt zum Überwuchern von Weichteilen von der Seite über den Nagel, wobei der anhaltende Druck Ulzerationen und chronische Infektion verursacht.

Therapie

Standardtherapie ist die *Emmert-Exzision*, eine Keilexzision der hypertrophierten infizierten Weichteile zusammen mit dem lateralen Nagelrand und der dortigen Nagelmatrix. Die infizierte Wunde wird mit einem Salbenstreifen tamponiert; wenn keine sichtbare Infektion besteht, kann auch nach der Keilexzision der laterale Nagelwall mit einer U-Naht am Nagel fixiert werden, wodurch eine schnellere Abheilung erreicht wird.

Bursitis

Krankheitsbild

Schleimbeutel sind synoviale Polster zum Schutz exponierter Körperstellen gegen äußere mechanische Einflüsse; sie sind häufig Verletzungen, Infektionen und chronischen Reizen ausgesetzt. Am meisten gefährdet sind subkutan gelegene Schleimbeutel im Bereich des Ellenbogens (Bursa olecrani) und des Kniegelenks (Bursa praepatellaris und infrapatellaris). Posttraumatisch kann es zur Ergußbildung und zur Bursitis kommen.

Therapie

Die Therapie besteht in der *Bursektomie*. Die Inzision erfolgt sowohl am Ellenbogen über dem Olekranon als auch über dem Kniegelenk bogenförmig und kann je nach Ausdehnung der Bursa nach beiden Seiten verlängert werden. Die Bursa wird komplett exzidiert und der Hohlraum durch eine kleine Drainage entlastet.

Komplikationen sind Hautnekrosenbildung der über den Bursae liegenden dünnen Haut infolge traumatischer Präparation und die unwillkürliche Verletzung der Haut bei der Bursektomie.

Abszeß und Phlegmone

Krankheitsbilder

Ein *Abszeß* ist eine Eiteransammlung in einem allseitig sekundär durch Membran oder Kapsel abgeschlossenen Hohlraum. Palpatorisch findet sich eine Fluktuation; zu unterscheiden sind ein „heißer Abszeß" mit Entzündungszeichen und Fieber von einem „kalten Abszeß", der bei chronischer Entzündung vorkommt.

Die *Phlegmone* ist eine flächenhaft fortschreitende Entzündung des Unterhautzellgewebes, wobei die häufigsten Erreger hämolysierende Streptokokken sind.

Therapie

Für Abszesse, Furunkel, Karbunkel und Phlegmonen gilt: Jede eitrige Einschmelzung wird durch *Inzision* und ggf. nach Größe und topographischer Lage mit *Gegeninzision* behandelt. Die Inzisionsgröße und -tiefe hat sich den jeweiligen lokalen Verhältnissen anzupassen; sie soll nicht unter 10 mm lang sein und bei Gegeninzision eine mindestens 10 mm breite Hautbrücke aufweisen. In allen Fällen erfolgt die Entfernung von Nekrosen durch Absaugen, Curettage mit scharfem Löffel, Spülung der Abszeßhöhle und eine bakteriologische Untersuchung. Anschließend wird die Drainage mit einer Gummilasche gesichert; der betroffene Körperteil wird bis zum Abklingen entzündlicher Erscheinungen ruhiggestellt.

Paronychie

siehe 5.17.2.1

9.4.7 Muskel- und Nervenbiopsie

G.H. Willital

Muskelbiopsie

Indikationen

In Tab. 9.8 sind die Erkrankungen aufgeführt, bei denen eine Muskelbiopsie zur Diagnostik erforderlich ist. Soll eine Muskelbiopsie zur Feststellung einer malignen Hyperthermie erfolgen, so muß diese *stationär* durchgeführt werden. *[1, 17, 34, 54].*

Technik

Die Inzision erfolgt über dem zu biopsierenden Muskel; nach Durchtrennung des Subkutangewebes und Inzision der Faszie wird letztere unterminiert und mit stumpfen Wundhäkchen auseinandergehalten. Dann erfolgt im proximalen und distalen Muskelanteil eine Umstechungsligatur, wobei die Ligaturen mindestens 20 mm auseinander liegen sollen. Der dazwischenliegende Muskelanteil wird, nachdem die Haltefäden angespannt wurden, unterminiert, und die Muskelfasern werden direkt neben beiden Ligaturen durchtrennt. Die zur Biopsie vorgesehenen Muskelfasern dürfen weder durch Pinzetten traumatisiert, noch darf mit Diathermie eine Koagulation von Gefäßen bzw. eine Exzision der Muskulatur durchgeführt werden; andernfalls erhält man Artefakte, die für die Auswertung störend sind.

Grund-erkrankung	M. deltoideus	M. quadriceps femoris	M. soleus
Muskeldystrophie Duchenne	–	+	+
Muskeldystrophie Becker	–	+	+
Limb girdle-Muskeldystrophie	+	–	–
Facio-scapulo-humerale Muskel-dystrophie	+	–	–
Myotonische Dystrophie (Steiner)	+	–	–
Myotonia congenita	–	+	+
Kongenitale Myopathie	+	+	+
Glykogenosen Typ I – V	–	+	–
Metabole Lipid-Myopathie	–	+	–
Endokrine Myopathien	–	+	–
Entzündliche Myopathien	–	+	+

Tab. 9.8: Indikationen zur Muskelbiopsie. Muskelbiopsien ermöglichen eine exakte histologische Diagnose und entsprechende therapeutische Konsequenzen. Biopsien erfolgen aus M. deltoideus, M. quadriceps femoris oder M. soleus.

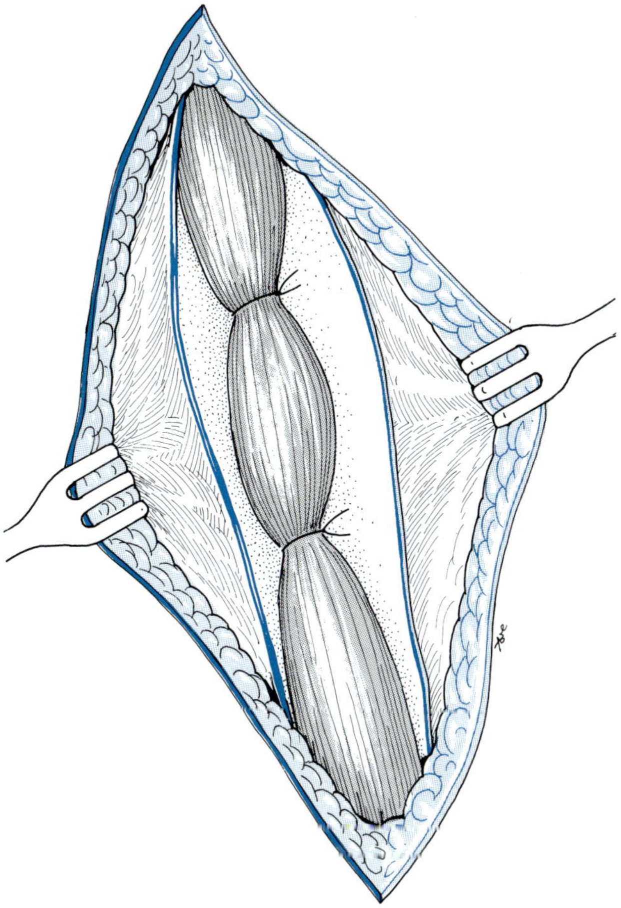

Abb. 9.14: Technik der Muskelbiopsie.

Technik der Nervenbiopsie

Meist ist es erforderlich, die Muskelbiopsie zusammen mit einer Nervenbiopsie durchzuführen. Am häufigsten wird der N. peroneus auf der Unterschenkelaußenseite aufgesucht. Der Nerv verläuft subkutan auf der Faszie des lateralen Unterschenkels. Perkutan kann sein Verlauf durch Faraday-Strom vor der Inzision geortet werden. Nach Freilegung wird entweder ein kleiner Seitenast entnommen, oder es erfolgt eine Inzision des Neurilemms in einer Ausdehnung von ca. 20 mm. Mit einer mikrochirurgischen Pinzette wird dieses Neurilemm gefaßt und zur Seite gezogen, so daß dann eine Auffaserung des Nervs zu erkennen ist. Ein feines Nervenbündel wird mit mikrochirurgischer Pinzette unterfahren, freigelegt, und anschließend erfolgt die Resektion dieses Nervenfaserbündels.

9.4.8 Präaurikuläre Anhängsel und kongenitale Fisteln der Ohrmuschel

M. Demian, A. Würfel

Definition

Präaurikuläre Anhängsel und kongenitale Fisteln sind isolierte oder in Kombination mit Syndromen vorkommende Fehlbildungen des äußeren Ohres.

Epidemiologie und Ätiologie

Die Inzidenz der Ohranhängsel beträgt ca. 0,2 %. Bei familiärem Auftreten wird ein dominanter Erbgang angenommen. Eine X-chromosomale Transmission kann nicht ausgeschlossen werden *[15]*. Bei den Ohrfisteln schwankt die Inzidenz zwischen 0,06 und 2,2 % *[2, 23, 30, 33, 35]*; sie sind bei Dunkelhäutigen und Orientalen häufiger als bei Europäern. Ein familiär gehäuftes Auftreten mit inkomplett dominantem Erbgang wird angenommen *[2, 3, 23, 27, 35]*.

Entwicklung

Die Ohrmuschel entwickelt sich aus dem ersten und zweiten Kiemenbogen. Der erste Kiemenbogen liefert die vorderen drei Ohrhöcker, der zweite Kiemenbogen die hinteren drei. Beim 32 Wochen alten Embryo findet sich bereits eine völlige Verschmelzung der Ohrhöcker zur kompletten Ohrmuschel (Abb. 9.15a-d) *[20, 23, 29, 35, 36, 41]*.

Entwicklungsgeschichtlich bedingt beobachtet man folgende drei Lokalisationen von Ohranhängseln und Fisteln (Abb. 9.16) *[3, 20, 23, 41]*:

- An allen Teilen der Ohrmuschel als Ausdruck einer unvollkommenen Verschmelzung zwischen den embryonalen aurikulären Höckern
- Über der Kontaktzone des Ober- und Unterkieferfortsatzes des ersten Kiemenbogen (zwischen Tragus und Mundwinkel)
- Im Bereich der Trennlinie zwischen dem ersten und zweiten Kiemenbogen.

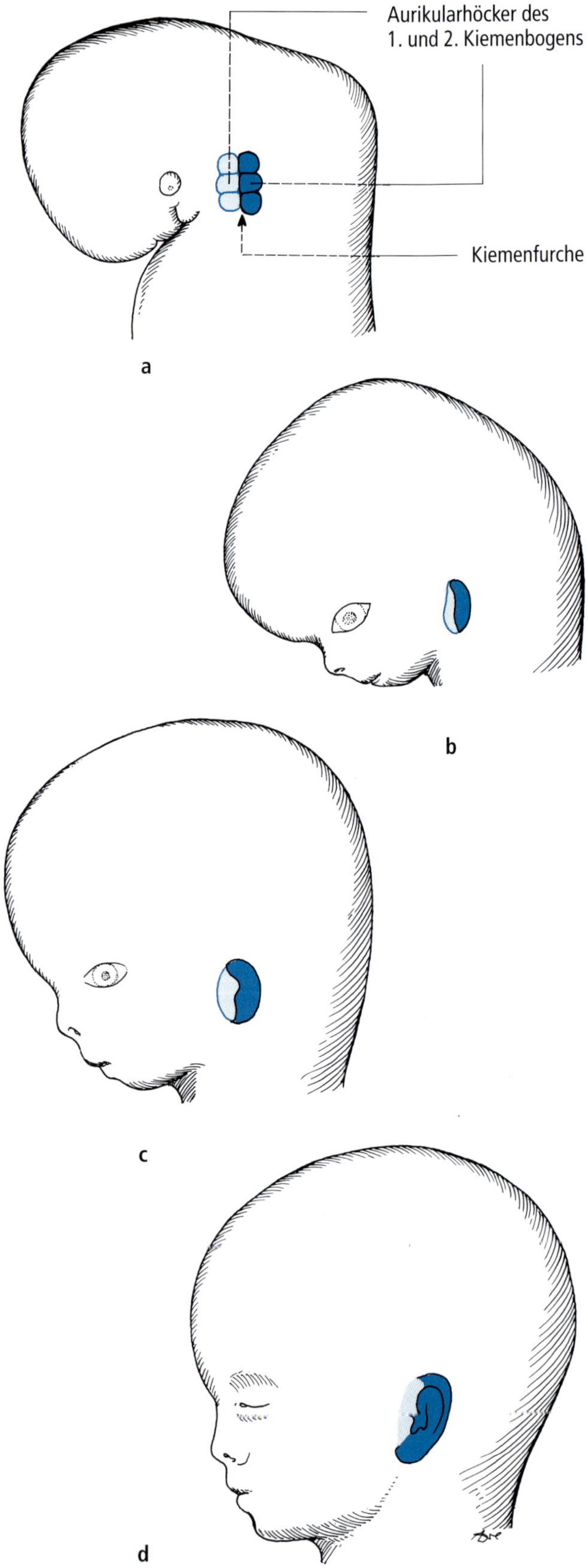

Abb. 9.15a-d: Entwicklung der Ohrmuschel (nach Moore [36]) in der 6. (a), der 8. (b), der 10. (c) und der 32. Woche (d).

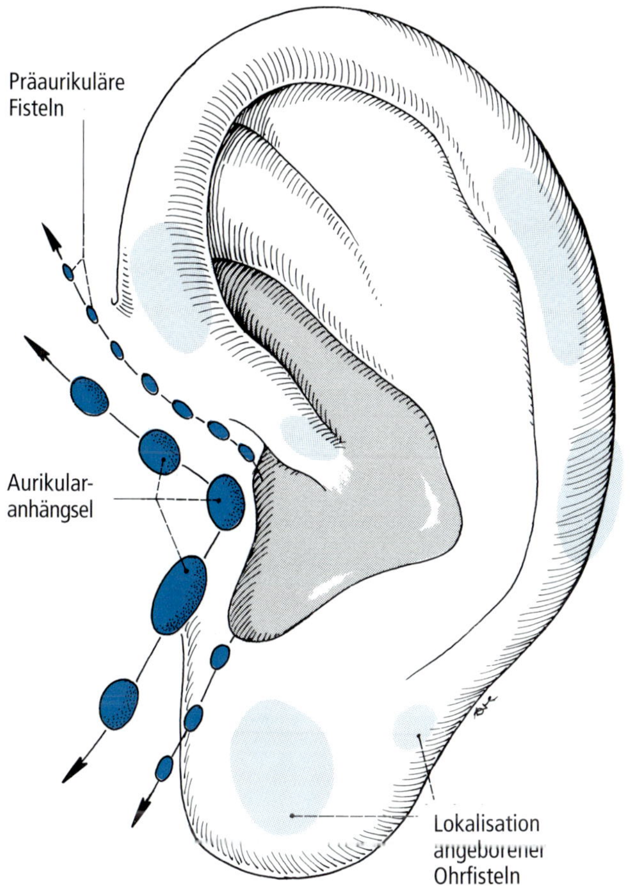

Abb. 9.16: Lokalisation von Ohranhängseln und Fisteln (nach LANG [29]).

Klinik

Ohranhängsel und Fisteln kommen einseitig oder doppelseitig, einzeln oder multipel, isoliert und kombiniert mit anderen Ohrmißbildungen oder weiteren Fehlbildungen vor *[3, 4, 20, 27, 41]*.

Form und *Größe* der Ohranhängsel sind sehr vielgestaltig. Ihr Durchmesser beträgt wenige Millimeter bis zu Zentimetern. Es gibt breitbasige oder gestielte Anhängsel und fast alle enthalten ein Knorpelstück *[4, 16]*.

Die *Fistelgänge* sind mit Plattenepithel ausgekleidet und enden meist blind. Sie können ein System aus Zylindern und Gängen bilden, welche sich präaurikulär in der Subkutis ausbreiten. Die *Fistelöffnung* ist stecknadelkopfgroß, der Gang läßt sich meist über eine große Strecke sondieren *[35, 42]*.

Diagnostik und Differentialdiagnose

Die Diagnose der Ohranhängsel und Fisteln kann sofort postnatal gestellt werden. Wesentlich ist die Suche nach weiteren möglichen Mißbildungen oder Syndromen. Die wichtigsten Begleit-Fehlbildungen sind Nierenhypoplasie und -agenesie *[35]*. Deshalb ist bei jedem betroffenen Kind die abdominelle Sonographie zu fordern.

Bei aurikulären und präaurikulären Fisteln kann eine Kombination mit einer Hörstörung vorliegen *[9]*. Deshalb ist bei jedem Patient, auch bei Säuglingen und Neugeborenen *[50]*, eine Audiographie zu empfehlen. Als begleitende Fehlbildungen sind ferner Ohrmuschelanomalien *[2, 9, 23]*, Gaumenspalte, Spina bifida, Analatresie, Halsfistel *[35]* und Lakrimalfistel beschrieben worden.

Differentialdiagnostische Erwägungen beziehen sich ausschließlich auf begleitende Syndrome *[31, 33]*, z.B. Goldenhaar-Syndrom, Branchio-oto-renales Syndrom, Trisomie 10 P, Oto-faszio-zervikales Syndrom, Wolf-Syndrom, Cat eye-Syndrom und 11/22 Translokation.

Therapie

Während kosmetische Gründe für die Entfernung der Anhängsel sprechen, sollen die Ohrfisteln wegen ihrer großen Tendenz zur Infektion so früh als möglich exzidiert werden.

Die Behandlung der Ohranhängsel ist einfach und kann in jedem Lebensalter durch Exzision erfolgen. Wichtig ist die Entfernung des Knorpelstücks, das manchmal bis tief in die Subkutis reicht *[4, 20, 41]*. Besteht gleichzeitig eine Ohrmuschelfehlbildung, kann dieser Knorpel wertvolles Ersatzmaterial für eine zu-

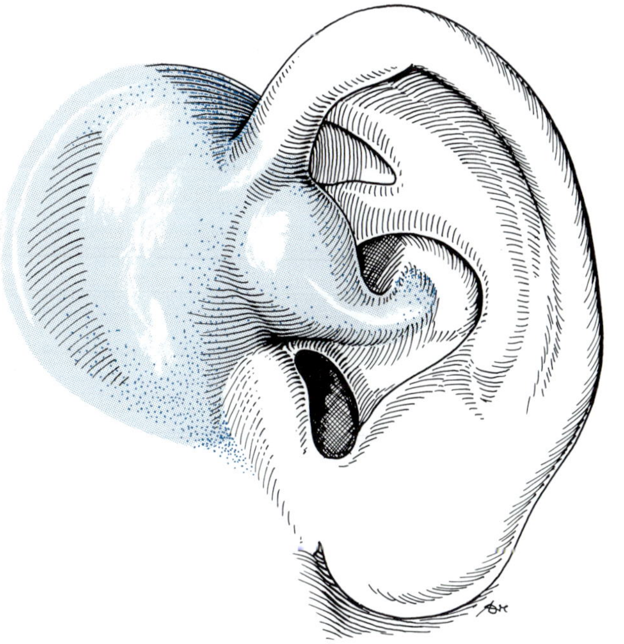

Abb. 9.17: Infizierte präaurikuläre Fistel links bei einer 6jährigen.

künftige Aufbauplastik der Ohrmuschel darstellen *[27]* und darf nicht entfernt werden *[4, 20, 35, 41]*.

Bei aurikulären und präaurikulären Fisteln kommt es infolge der Retention von Epithel- und Talgmassen früher oder später zur Infektion und Abszedierung (Abb. 9.17). Die Operation sollte deshalb dieser Komplikation zuvorkommen und am besten zwischen dem 3. und 6. Lebensmonat vorgenommen werden *[4, 20, 35, 41]*.

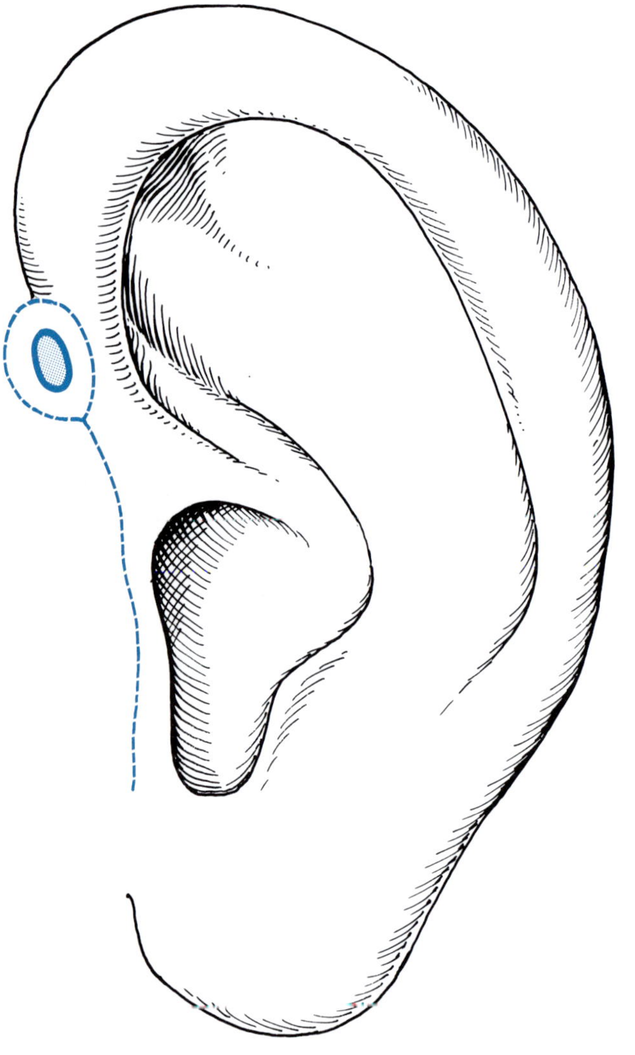

Abb. 9.18: Verlängerung der Ellipseninzision (nach WRIGHT *[62]*).

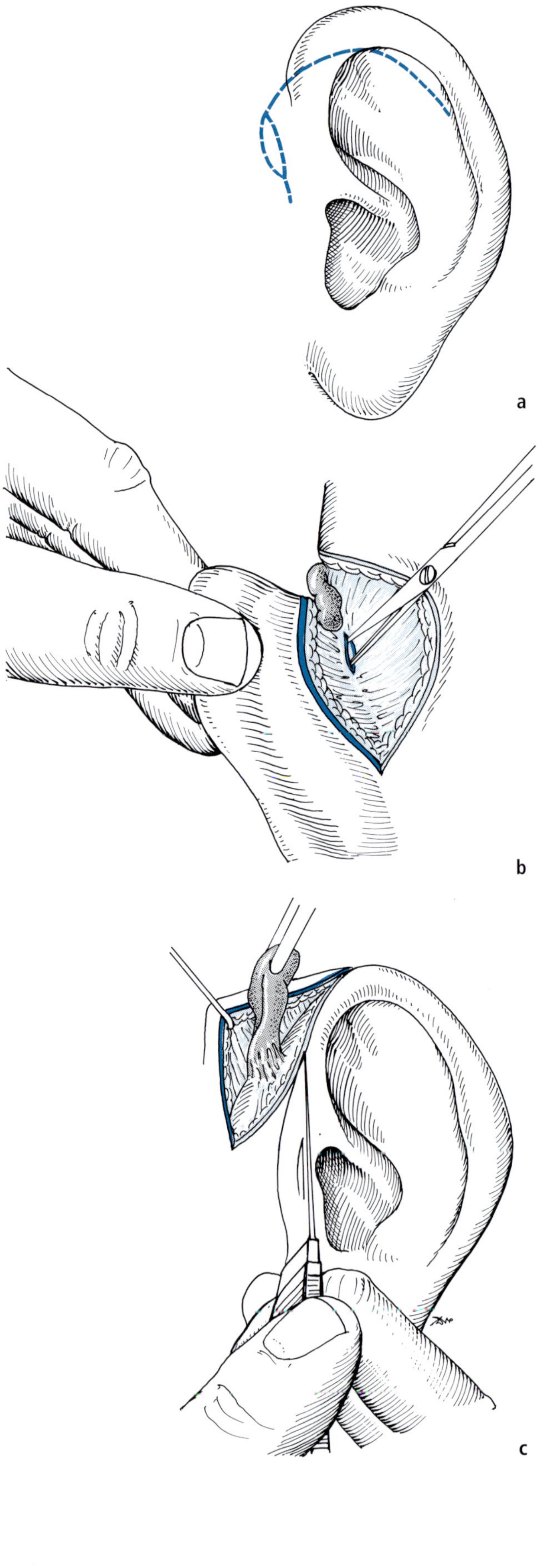

Abb. 9.19 a-c (rechts): Supraaurikulärer Zugang. Umschneidung der Fistelöffnung mit Schittverlängerung hinter der Ohrmuschel (a), Darstellung der Fascia temporalis (b) sowie Präparation und Exzision des Fistelgangs (c).

OP-Technik bei Ohrfisteln

Nach ellipsenförmiger Umschneidung der Fistelöffnung erfolgt die Präparation entlang des Fistelgangs, der vielfache Verzweigungen aufweisen kann. Seine Darstellung kann durch Methylenblau-Füllung erleichtert werden, wird jedoch nicht grundsätzlich gefordert *[30]*. Wesentlich ist die vollständige Exstirpation aller Gänge, ggf. unter Verwendung von Lupenbrille oder OP-Mikroskop *[2, 4, 23, 27, 42, 45]*. Ausgedehnte Zysten und Gänge bedürfen wegen der Verletzungsgefahr des N. facialis *[4, 35, 39]* einer besonders sorgfältigen Präparationstechnik. Die Operation ist bei vorhandener Infektion und bei rezidivierenden Fisteln erschwert. Hier muß das entzündlich veränderte Gewebe sicher im Gesunden ausgeräumt werden *[4, 20]*.

Die Marsupialisation der präaurikulären Fistel *[39]* ist nicht mehr üblich. Eine vollständige Entfernung erfordert zuweilen die Verlängerung der Ellipseninzision nach unten (Abb. 9.18) *[62]* oder einen supraaurikulären Zugang, bei dem mit einer großzügigen Inzision bis weit hinter die Ohrmuschel die Fistel freigelegt wird (Abb. 9.19) *[44, 45]*. Die Notwendigkeit einer perioperativen Antibiotikagabe *[62]* ist umstritten, in Einzelfällen jedoch durchaus gerechtfertigt. Eine Wunddrainage ist nicht in allen Fällen nötig.

Komplikationen

Falls postoperativ Epithelreste in der Tiefe verbleiben, ist das Rezidiv vorgebahnt *[2, 4, 27, 45]*; die Reoperation gestaltet sich schwieriger (s.o.). Im Falle einer Abszedierung kann primär nur inzidiert werden.

9.4.9 Dermoid- und Epidermoidzysten

A. Clausner

Definition

Dermoidzysten sind relativ häufig anzutreffende zystische, indolente, vorwiegend subkutan gelegene und von einer bindegewebigen Kapsel umschlossene Fehlbildungstumoren unterschiedlicher Größe und Lokalisation von zumeist ovalärer Form und wechselhafter Konsistenz. Dem histologischen Muster von Zystenwandung und Zysteninhalt entsprechend unterscheidet man nach WHO-Definition *[61]*:

- *Dermoidzysten* im engeren Sinn bei Nachweis von mehrschichtigem Plattenepithel mit den dazugehörigen Hautanhangsgebilden
- *Epidermoidzysten* beim Auftreten von Hornlamellen
- *Piläre Zysten* bei Haarkeratinnachweis.

Ätiologie

Die Zysten entstehen bereits während der Embryonalentwicklung durch Verlagerung von epithelialen Zellkomplexen von der Körperoberfläche in die Tiefe. Die Epithelinversion soll durch regionale mechanische Beeinflussung induziert werden *[13]*. Zum Zeitpunkt der Geburt sind die angeborenen Tumoren je nach Ausmaß ihrer Epithelproliferation unterschiedlich groß. Teratogene Noxen sind nicht bekannt. Bei Spätmanifestationen kommt gelegentlich auch eine traumatische Genese in Betracht *[7]*.

Klinik

Bei oberflächlicher Lage sind die Zysten von der bedekkenden Haut und der Unterlage gut abgrenzbar. Sind sie hingegen hier fest fixiert, muß mit einer stärkeren Tiefenausdehnung in die angrenzenden Strukturen gerechnet werden. Im Schädelbereich bilden Dermoide dann gelegentlich transossäre sanduhrförmige Tumoren mit partiell intrakranieller Ausbreitung, die durch das Schädeldach hindurch bis zur Dura heranreichen können. Für Dermoide im Schädelnahtbereich trifft dieses besonders, wenn auch nicht ausschließlich, zu. Bevorzugte Lokalisation von Dermoid- und Epidermoidzysten sind die Mittellinienbereiche von Gesicht, Schädel, Hals und Rumpf; aber auch lateral davon (mediale und laterale Augenbraue oder Schläfenregion) treten sie in Erscheinung. Größenwachstum und sekundäre Infektionsrate sind gering. Selbst bei teilweise intrakranieller Lokalisation ist kaum mit einer Hirndrucksymptomatik zu rechnen.

Diagnostik

In den meisten Fällen führen frühes Manifestationsalter in Verbindung mit typischer Lokalisation und charakteristischem klinischem Befund zur Blickdiagnose. Während die Sonographie bei subkutan gelegenen verschieblichen Dermoidzysten neben Anamnese und klinischem Befund als alleiniges bildgebendes Verfahren hinreichende Informationen für das operative Vorgehen liefert, müssen bei nicht verschieblichen Zysten unbedingt ergänzende Untersuchungen (Röntgen/CT) vorgenommen werden, um die Nachbarschaftsbeziehungen und Tiefenausdehnung abzuklären. Bestehen Zweifel am Vorliegen einer Dermoidzyste, sollte eine Skelettszintigraphie erwogen werden, wobei die Zyste eine Aktivitätsanreicherung verursacht *[12]*.

Differentialdiagnose

Nach topographischer Lage, Manifestationsalter, Konsistenz und etwaigen Entzündungszeichen sind Lymphknoten, Talgdrüsenretentionszysten, das Pilomatrixom, Fehlbildungstumoren des ersten Bronchialbogens und am Hals mediale Halszysten als häufigste Erkrankungen abzugrenzen *[28]*. Maligne Tumoren kommen im Kindesalter, anders als bei älteren Patienten, kaum in Betracht.

Therapie

Es besteht eine absolute Operationsindikation. Unbehandelt führen die Zysten zu einer, wenn auch langsamen, Größenzunahme, die das kosmetische Erscheinungsbild des Kindes beeinträchtigt. Die Notwendigkeit zur eindeutigen histologischen Abgrenzung von Weichteiltumoren und entzündlichen Raumforderungen ähnlicher Beschaffenheit und Lokalisation wie auch die Möglichkeit einer Sekundärinfektion zu einem späteren Zeitpunkt sind weitere Gründe für die operative Entfernung der Zysten.

Anästhesie

Der Eingriff kann bei oberflächlicher Lage der Zyste in *Infiltrationsanästhesie* vorgenommen werden. Eine Infiltration des Operationsgebiets mit einem Lokalanästhetikum mit oder ohne Adrenalinzusatz (1 : 200.000) sorgt für ein trockenes Operationsfeld und postoperative Analgesie. Bei Säuglingen und Kleinkindern, insbesondere jedoch bei tieferreichenden Zysten und bei Lokalisation am Hals, ist eine *Allgemeinanästhesie* angezeigt.

OP-Technik

Die Hautinzision wird im Verlauf der Hautspaltlinien, an der Augenbraue im Verlaufe der Haarschäfte vorgenommen. Nach Retraktion der Wundränder mittels kleiner Wundhaken wird die Inzision vertieft, bis die Zystenkapsel auszumachen ist (Abb. 9.20). Die Verwendung einer Lupenbrille erleichtert die weitere Präparation maßgeblich. Hierbei ist darauf zu achten, daß die bindegewebige Kapsel nicht verletzt wird. Nur die Zystenexstirpation in toto bietet die zuverlässigste Gewähr für ausbleibende Rezidive. Anhaftendes Gewebe wird durch Dissektionspräparation mit einer feinen Schere und auf der Knochenunterlage mittels Raspatorium abgelöst, Sickerblutungen aus der Diploe werden mit Knochenwachs gestillt. Die Blutstillung in den Weichteilen wird mittels bipolarer Diathermie vorgenommen. Beim Wundverschluß ist darauf zu achten, daß keine Hohlräume entstehen. Die Subkutannaht erfolgt mit feinem Catgut, der Hautverschluß durch fortlaufende Intrakutannaht oder feine Einzelknopfnähte. Die Fäden können nach 4 – 5 Tagen entfernt werden. Auf den möglichen Verbleib von kleinen Knochenlücken muß bei tiefreichenden Zysten präoperativ hingewiesen werden.

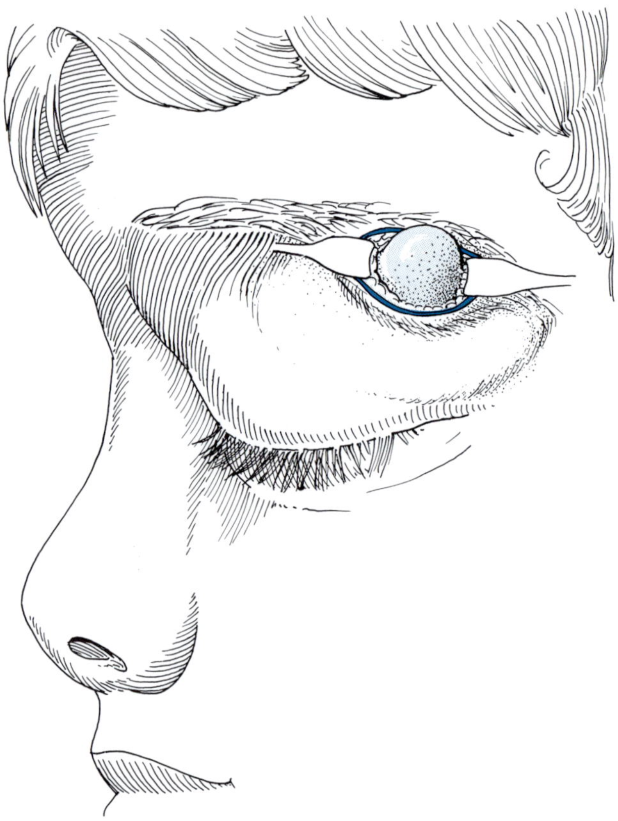

Abb. 9.20: Intraoperativer Befund bei Exstirpation einer Dermoidzyste an der lateralen Augenbraue.

9.4.10 Halszysten, Halsfisteln, Zungenbändchen und Lippenbändchen

M. Heymanns, A. Würfel

Definition

Bei lateralen und medialen Halszysten und -fisteln handelt es sich um epithelausgekleidete Zysten oder Gangstrukturen im Bereich der vorderen Halsregion, die während der Embryonalentwicklung entstehen.

Epidemiologie

Mediale Halszysten/-fisteln kommen doppelt so häufig vor wie laterale. Halsfisteln können schon nach der Geburt gefunden werden; sie fallen meist in späteren Lebensjahren durch Sekretion und Entzündung auf. Hauptmanifestationsalter für die medialen Zysten ist das 4. – 6. Lebensjahr, die lateralen Zysten finden sich gehäuft in den ersten beiden Lebensjahren.

9.4.10.1 Mediale Halszysten und -fisteln

Entstehung

Mediale Halszysten und -fisteln entwickeln sich aus einem unvollständig zurückgebildeten Ductus thyreoglossus. Dieser epithelausgekleidete Gang verbindet die nach kaudal wandernde Schilddrüsenanlage mit ihrem Ursprungsort, dem späteren Foramen caecum am Zungengrund. Durch Sekretaufstau entsteht eine Zyste, die durch Entzündung eine Fistel nach außen bilden kann. Eine innere Verbindung zum Foramen caecum ist möglich.

Klinik

Es findet sich eine sicht- oder tastbare Schwellung in der Halsmitte, meist über der Schildknorpel- und Zungenbeinregion gelegen (Abb. 9.21 und 9.23). Manchmal findet sich eine Fistelöffnung mit eitriger Sekretion in der Mittellinie; die Fistel kann vor, hinter oder durch das Os hyoideum verlaufen (Abb. 9.22). Bei Infektion können sich Hautrötung oder Fieber entwickeln.

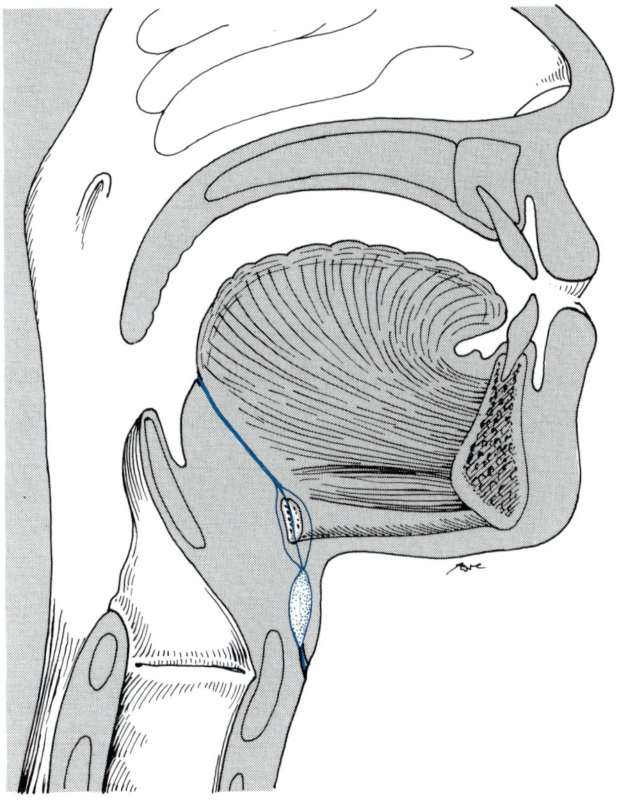

Abb. 9.22: Mögliche Verläufe medialer Fisteln in Beziehung zum Zungenbein.

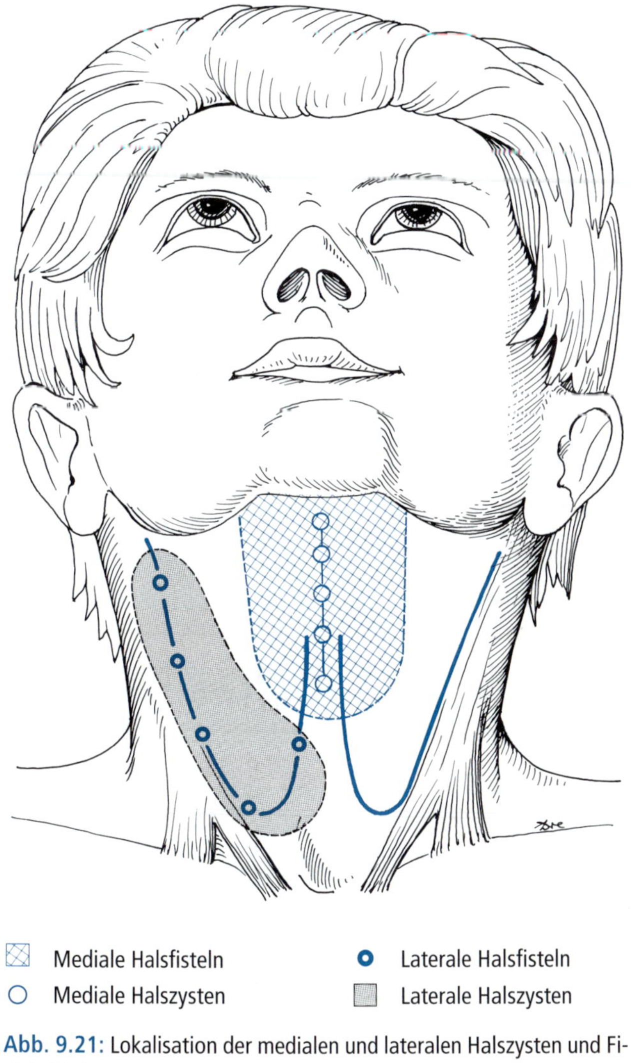

Abb. 9.21: Lokalisation der medialen und lateralen Halszysten und Fistelmündungen.

Diagnostik

Nach der wegweisenden klinischen Untersuchung empfiehlt sich eine Sonographie. Hiermit ist in der Regel ein solider Tumor von einer liquiden Struktur zu unterscheiden. Außerdem kann die Ausdehnung beurteilt werden.

Differentialdiagnose

Bei eher derben Schwellungen kann eine Verwechslung mit Dermoidzysten oder Lymphknoten, selten mit einer Ranula oder Schilddrüsengewebe in Betracht kommen. Ähnlich sind auch Zysten, die aus ektopem Gewebe von Schilddrüse, Nebenschilddrüse und Thymus hervorgehen können.

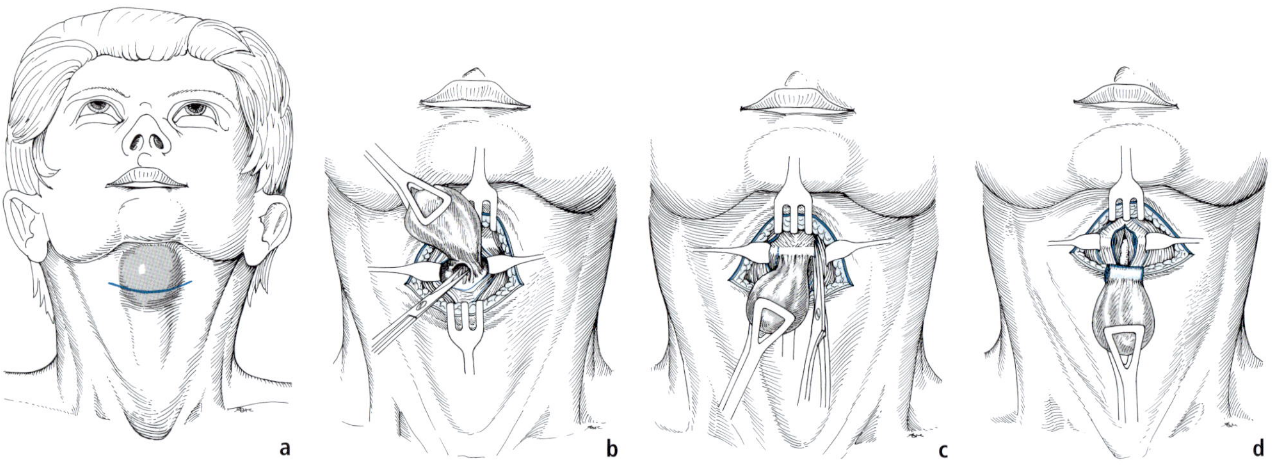

Abb. 9.23a-d: Resektion einer medialen Halszyste/-fistel. Querer Hautschnitt (a), gegebenenfalls Umschneidung der Fistelöffnung über der Schwellung, Ablösen der Haut mit dem Platysma nach kranial. Darstellen der Zyste und Auslösen derselben bis zum Zungenbein (b). Resektion des Zungenbeins im mittleren Anteil, da Anteile des Ductus thyreoglossus hinter oder durch das Zungenbein ziehen und mit diesem adhärent sein können (c). Falls die Fistel weiter zum Zungengrund zieht, wird diese präpariert und entfernt (d).

Therapie

Therapieprinzip

Mediale Halsfisteln und -zysten sollten nach Diagnosestellung immer vollständig entfernt werden, einschließlich Zungenbeinanteilen und oberhalb davon gelegenen Strukturen, um ein Rezidiv zu vermeiden. Die Operation sollte nach Diagnosestellung erfolgen, um einer Infektion zuvorzukommen. Bei Einschmelzung und Fluktuation muß zunächst inzidiert und drainiert werden, die Exstirpation kann dann erst sekundär vorgenommen werden. Konservative Behandlungsversuche bleiben ohne Erfolg.

OP- Technik

Die Operation wird in *Allgemeinanästhesie* bei überstrecktem Hals vorgenommen. Besteht eine Fistel, sollte immer versucht werden, diese zur besseren Darstellung des Verlaufs mit Methylenblau anzufärben. Der Operationsablauf ist aus Abb. 9.23 zu ersehen. Gelegentlich ist die Einlage einer kleinen Saugdrainage vor dem schichtweisen Wundverschluß zu empfehlen.

Komplikationen

Wird das Os hyoideum nicht mit reseziert, entwickelt sich immer ein *Rezidiv,* ebenso wie nach unvollständiger Entfernung von Fistelgängen oder Belassen von Zystenresten. Da das Gebiet meist keimbesiedelt ist, ist gelegentlich eine Kontamination und postoperative *Wundinfektion* möglich. Bei florider Entzündung muß deshalb ein Antibiotikum (z.B. Breitspektrumpenicillin, Cephalosporin der 1. oder 2. Generation) verabreicht werden, aber auch bei reizlosen Verhältnissen ist eine perioperative Antibiotikaprophylaxe zu empfehlen.

Wegen der Gefahr der Ödembildung oder einer Nachblutung im Zungengrund oder am Zungenbein nach der Operation ist eine *kurzfristige stationäre Überwachung* erforderlich.

9.4.10.2 Laterale Halszysten und -fisteln

Entstehung

Unterschiedliche embryologische Strukturen können laterale Halszysten und -fisteln verursachen, woraus sich ihre Vielgestaltigkeit ergibt. Sie können aus dem Sinus cervicalis (Entstehung aus der 2. – 4. Kiemenfurche) oder aus Strukturen der 2. – 5. Schlundtasche (Ductus thymopharyngicus, Ductus tonsillopharyngicus) hervorgehen. Sowohl inkomplette innere, inkomplette äußere als auch komplette Fisteln sind möglich. Die innere Öffnung liegt in der Tonsillenbucht oder im Recessus piriformis, kann ausnahmsweise auch andere Lokalisationen haben. Die Zysten sind lateral der Medianlinie gelegen und können unter den M. sternocleidomastoideus reichen.

Klinik

Eine Fistelöffnung findet sich entlang des Vorderrands des M. sternocleidomastoideus und medial aufsteigend von seinem medialen Ansatz. (Abb. 9.21). Meist entleert sich daraus klares, speichelartiges Sekret, bei Infektion Eiter. Mögliche Fistelverläufe zeigt Abb. 9.24.

Zysten haben eine weiche bis prallelastische Konsistenz und liegen medial oder auch unter dem M. sternocleidmastoideus. Lokale Rötung, Druckschmerzhaftigkeit oder Fieber sind Zeichen einer Infektion. Schluckbeschwerden werden nur selten angegeben.

Diagnostik

Bei vorhandener äußerer Fistel kann aus der Lokalisation die Diagnose gestellt werden. Bei allen Schwellungen ist die Sonographie zur Differenzierung in solide oder zystische Geschwülste hilfreich. Zusammen mit der topographischen Lage ergibt sich die Diagnose bzw. differentialdiagnostische Überlegungen. Nur selten ist eine Kontrastmitteldarstellung der Fistel oder die Durchführung eines CT oder MRT erforderlich.

Differentialdiagnose

Bei einer Fistel ist auch an eine abszedierende Lymphadenitis oder ausnahmsweise auch an einen Abszeß der Alveolarfortsätze mit Hautperforation zu denken. Schwellungen können Lymphangiome, entzündliche Lymphknotenvergrößerungen, Dermoidzysten, Lymphome sein. Seltener Fibroepithelioma malherbe, Hämangiom, Aneurysma, Laryngozele, Ösophagusdivertikel, solide und pseudozystische Tumoren (Leiomyom, Chordom, Teratom, neurogener Tumor).

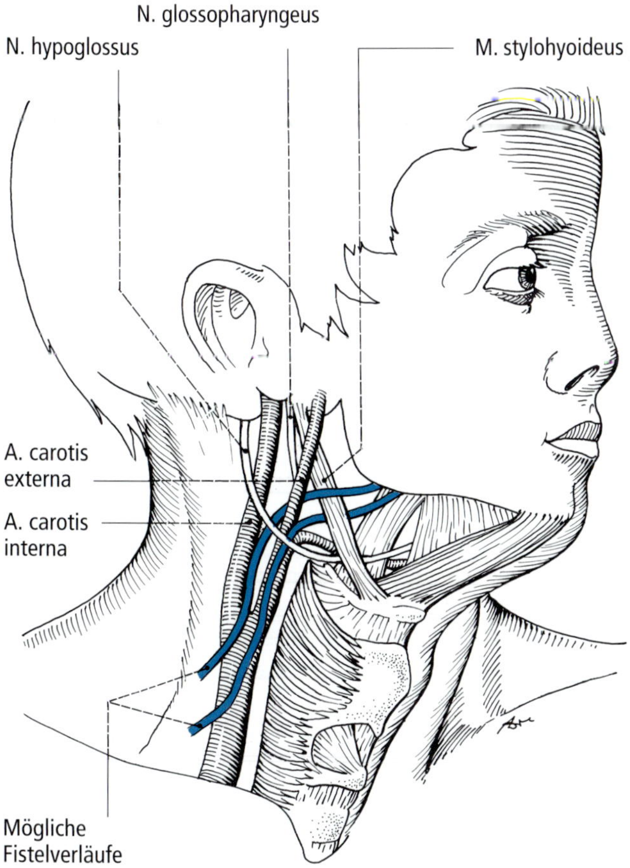

Abb. 9.24: Lagebeziehung lateraler Halsfisteln zur A. carotis, N. glossopharyngeus und N. hypoglossus.

Therapie

Nur die vollständige Entfernung der Gangstrukturen und der Zyste kann ein Rezidiv vermeiden. Hierzu müssen Seitenäste und innere Fisteln komplett erfaßt werden. Wegen der hohen Entzündungsgefahr sollte nach Diagnosestellung die Operation vorgenommen werden, die bei Abszedierung außerordentlich schwierig sein kann. Eine perioperative Antibiotikaprophylaxe ist im Einzelfall von Vorteil. Konservative Behandlungsversuche mit Verödungsmitteln sind kontraindiziert, das Abwarten auf Spontanheilung ist sinnlos.

OP-Technik

Es wird in *Allgemeinanästhesie* und überstreckter Lagerung des Halses bei Drehung auf die Gegenseite operiert. Ein großer Schrägschnitt am Vorderrand des M. sternocleidomastoideus ist als Zugangsweg nicht erforderlich, kleine quere Inzisionen genügen und sind kosmetisch besser. Es kann vorsichtig versucht werden, die Fistel mit Methylenblau anzufärben. Den Operationsverlauf zeigt Abb. 9.25. Eine innere Mündung meist im Bereich der Tonsillenbucht oder dem Recessus piriformis muß identifiziert und entfernt werden. Manchmal bietet sich die Ausstülpung der Fistel zum Pharynx hin über eine vorgeschobene Sonde oder einen Katheter an. In Abhängigkeit vom operativen Befund ist gelegentlich die Einlage einer Drainage vor dem schichtweisen Wundverschluß empfehlenswert.

Komplikationen

Rezidive nach unvollständiger Entfernung und Infektionen kommen vor. Aus der Lagebeziehung zu den großen Gefäßen und Nerven ergeben sich weitere Komplikationsmöglichkeiten, die durch subtile Präparationstechnik mit Lupenbrille verringert werden können. Postoperative Schwellungen nach Fistelentfernung zum Recessus piriformis hin können im Kehlkopfbereich ebenso wie Nachblutungen eine Verlegung der Atemwege verursachen. Vom ambulanten Operieren ist deshalb bei fast allen Fällen abzuraten oder zumindest postoperativ kurzzeitig eine stationäre Überwachung zu empfehlen.

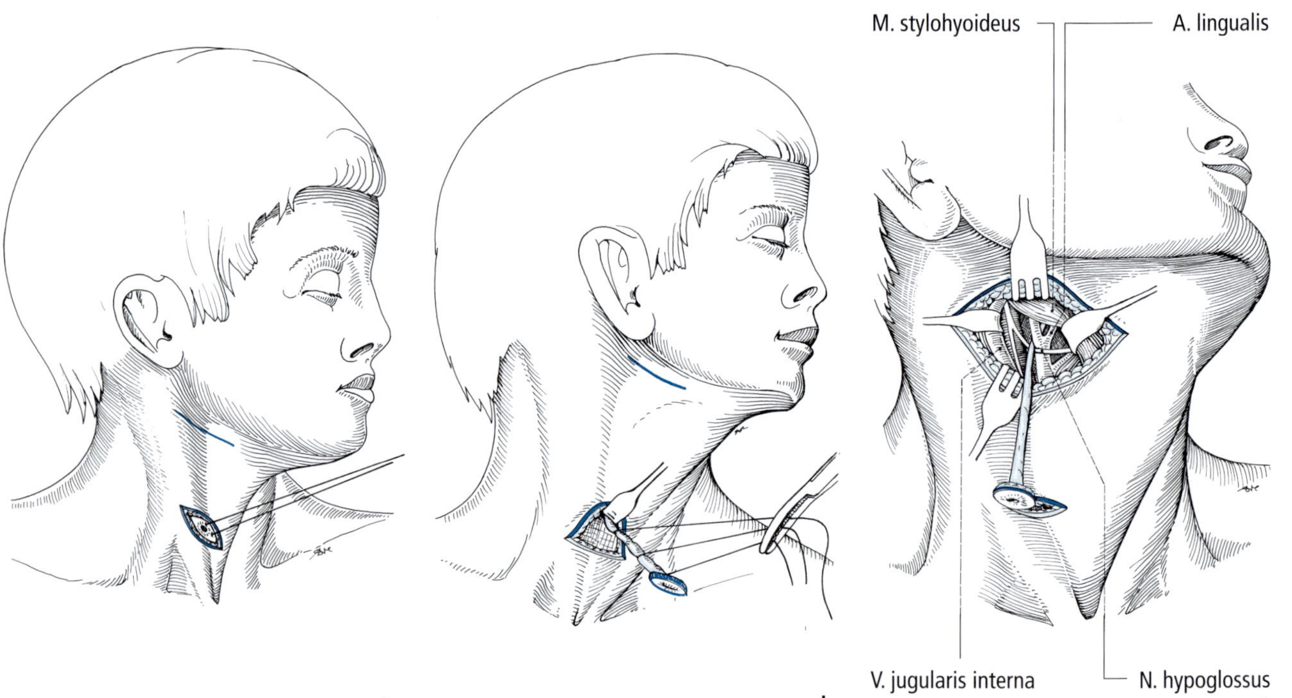

Abb.9.25a-c: Resektion einer lateralen Halszyste/-fistel. Nach Anfärbung der Fistel mit Methylenblau wird diese ovalär umschnitten (a) und der Gang nach kranial präpariert (b). Falls erforderlich erfolgt die weitere Darstellung über einen zweiten Hautschnitt unterhalb des Kieferwinkels (c). Meist zieht der Gang durch die Karotisgabel in die Tiefe, kann jedoch auch dorsal oder ventral der Arterie verlaufen. In diesem Bereich sind enge Nachbarschaftsbeziehungen mit der V. jugularis, dem N. hypoglossus und N. glossopharyngeus möglich, sodaß sich die Präparation mit der Lupenbrille empfiehlt.

9.4.10.3 Zungenbändchendurchtrennung

Nicht selten findet sich an der Zungenunterseite ein kurzes Zungenbändchen. Hierdurch ist das Vorstrekken der Zunge eingeschränkt, in seltenen Fällen das Sprechen beeinträchtigt. Deshalb ist die Lösung dieser Verwachsung indiziert. Die Therapie besteht in der queren Durchtrennung des Zungenbändchens. Bei Säuglingen kann dies mit einem Scherenschlag nach Aufbringen eines Lokalanästhetikums erfolgen. Bei Durchführung einer Allgemeinanästhesie wegen anderer Erkrankung empfiehlt sich die Benutzung des Elektrokauters, da hiermit Nachblutungen zuverlässig vermieden werden können.

9.4.10.4 Oberlippenbändchendurchtrennung

Die Oberlippenmitte kann durch ein sehr kräftig ausgebildetes, kurzes Bändchen mit dem Zahnfleisch über oder auch zwischen den beiden oberen Schneidezähnen fixiert sein. Aufgrund der dadurch erschwerten Mundhygiene empfiehlt sich die Durchtrennung. Sie erfolgt basisnah zum Zahnfleisch hin mit der Schere oder bei Allgemeinanästhesie aus anderer Indikation mit dem Elektrokauter. Manchmal ist zusätzlich der Bändchenrest zur Lippe hin zu resezieren.

9.4.11 Permanente zentralvenöse Zugänge

A. Clausner

Kathetersysteme

Ergänzend zu konventionellen perkutanen, für eine zeitlich befristete Anwendung konzipierten zentralvenösen Zugängen wurden in den zurückliegenden 20 Jahren für spezielle Indikationen eine Reihe von Alternativlösungen entwickelt, um einen komplikationsarmen, dauerhaften venösen Zugang auch längerfristig sicherzustellen und zugleich für den Patienten verträglicher zu gestalten *[6, 22, 21, 5]*. Die nach Prinzip, Konfiguration, Material und Hersteller variablen Applikationssysteme für Kinder aller Altersgruppen lassen sich in drei Gruppen einteilen (siehe auch 5.16):

- Ein- oder mehrlumige *Venenkatheter* mit Luer lock-Ansatzstück und Dacron-Manschette zur subkutanen Verankerung, die perkutan ausgeleitet werden (Broviac- bzw. Hickman-Katheter).
- Subkutan plazierte, miniaturisierte Infusionskammern mit einer selbstschließenden Silikonmembran, die bis zu 2000mal punktierbar ist *(Port-Katheter)*. Die Kopplung an den zentralvenösen Katheter erfolgt durch einen Sicherungsring.
- Implantierbare *Medikamentenapplikatoren* (Pumpen, Dosimeter).

Indikationen

Es überwiegen kinderonkologische und gastroenterologische Erkrankungen, bei denen eine intermittierende Langzeitinfusionen von Chemotherapeutika oder eine totale parenterale Ernährung notwendig werden. Seltener benötigt werden permanent zentralvenöse Zugänge für eine intravenöse Dauermedikation bestimmter Arzneimittel (Antibiotika, Blutderivate, Antikonvulsiva u.a.). Bei chronisch kranken Patienten mit schwierigen Venenverhältnissen besteht eine weitere Anwendungsmöglichkeit. Insbesondere besteht eine Indikation dann, wenn mit einem Anwendungszeitraum von mehreren Wochen bis Jahren zu rechnen ist.

Anders als bei Erwachsenen werden diese Kathetersysteme bei Kindern in der Regel während eines *stationären Aufenthalts* in Allgemeinanästhesie und nur gelegentlich in Lokalanästhesie eingebracht. Der ambulant tätige Kinderchirurg sollte jedoch mit diesen Techniken vertraut sein, um etwaige Komplikationen bei ambulanten Patienten erkennen und behandeln zu können sowie sich in die Nachsorge einzuschalten und in der Lage sein, die Zugänge bedarfsweise bei Eingriffen anderer Art zu nutzen.

Implantationstechnik

Venenkatheter

Grundsätzlich eignet sich jede periphere, zentral sondierbare Vene zur Anlage dauerhaft venöser Zugänge. Weiter in der Körperperipherie liegende Venen (Vv. jugularis externa, facialis, cephalica, basilica, saphena, epigastrica inferior, lumbalis) sind jedoch speziell bei Säuglingen und Kleinkindern weniger gut geeignet, da ihr Kaliber zu gering ist, um hinreichend großlumige Katheter aufzunehmen, und da kleinere Katheter trotz hoher Wandstabilität und Flexibilität öfters zum Abknicken und Lumenverschluß führen. Bevorzugter Gefäßzugang bei Kindern ist daher die V. jugularis interna oder einer ihrer Äste. Als Alternative kommt die V. subclavia in Betracht (Abb. 9.26, siehe auch Abb. 5.256).

Das Kathetersystem wird mit heparinisierter Kochsalzlösung gespült und angefüllt. Die Gefäßkanülierung wird bei Kindern nach Gefäßfreilegung und Legen einer Tabaksbeutelnaht vorgenommen, eine perkutane Ge-

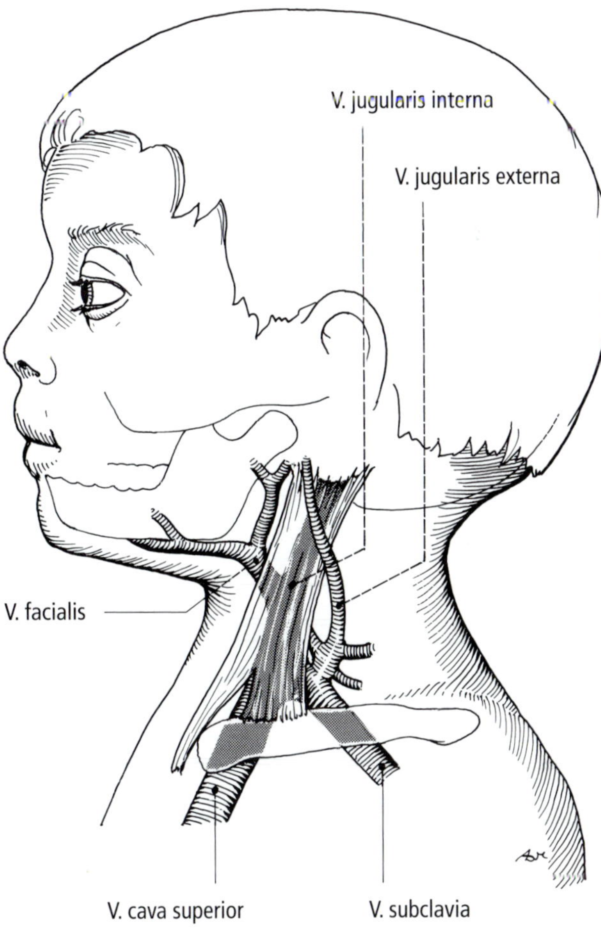

Abb. 9.26: Hauptzugangswege für permanent venöse Katheter am Hals. Unter Berücksichtigung der Gefäßanatomie variieren Lagerung und Hautinzision in Abhängigkeit vom geplanten Zugang.

fäßsondierung ist weniger gebräuchlich. Grundsätzlich sollte das Vorschieben des Katheters im Gefäß unter Bildverstärkerkontrolle vorgenommen werden. Ein Abgleiten der Katheterspitze in eine falsche Richtung kann durch Änderung der Patientenlagerung bzw. besser durch Lagekorrektur unter Zuhilfenahme eines beschichteten J-Führungsdrahts (Seldinger-Technik) erleichtert werden *[57]*. Die Katheterspitze wird definitiv in Höhe Th4 am Übergang der V. cava superior in den rechten Vorhof plaziert. Im extravasalen Katheterverlauf ist auf hinreichende Flexibilität und fehlende Abknickungsmöglichkeit des Katheters zu achten. Die Dacronmanschette bei perkutan ausgeleiteten Kathetern soll mindestens 2 – 3 cm proximal der Katheteraustrittsstelle durch die Haut zu liegen kommen.

Port-Kathetersysteme

Als besonders zuverlässig haben sich für den permanent venösen Zugang subkutan versenkte Infusionskammern (Intraport/Pass Port) erwiesen (Abb. 9.27, siehe auch Abb. 5.257). Ein Port-Anschluß wird bevorzugt am Thorax infraklavikulär subkutan vorgenommen, wobei die Hautinzision neben und nicht direkt über dem Portwiderlager zu erfolgen hat. Die Portfixation ist durch Einzelknopfnähte aus nichtresorbierbarem Nahtmaterial auf der unterliegenden Faszie vorzunehmen. Der Katheteranschluß am Port muß spannungsfrei erfolgen, um ausreichendes Spiel für Bewegungen zuzulassen.

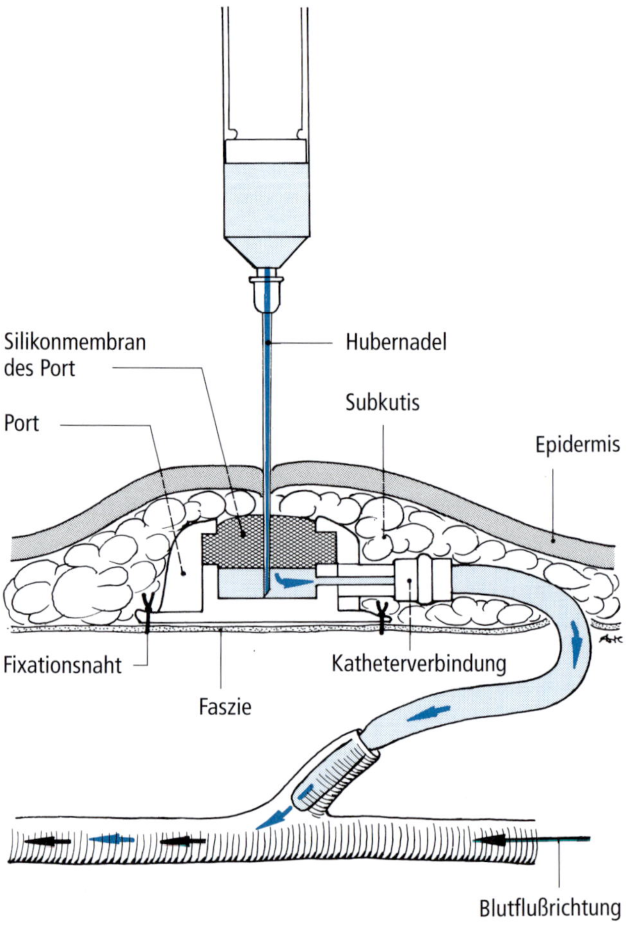

Abb. 9.27: Prinzip des Port-A-Cath-Kathetersystems. Punktion der Silikonmembran und Perfusion von Kammer und Kathetersystem erfolgen mit Hilfe der geraden oder abgewinkelten Huber-Nadel.

Katheterpflege und Wartung

Grundsätzlich gilt:

- Keine Benutzung des Systems ohne vorherige Röntgendokumentation der Katheterlage!
- Katheter bzw. Port sind nach jeder Beschickung mit 2 – 5 ml Heparinlösung (5000 IE/100 ml) zu spülen.
- Die Punktion von Infusionskammern darf nach entsprechender Desinfektion der Punktionsstelle nur mit Spezialnadeln, die einen besonderen Anschliff (Huber-Nadel) haben, vorgenommen werden.
- Broviac- und Hickman-Katheter sind exakt nach einem definierten Protokoll zu pflegen.
- Die Abdeckung der Katheteraustrittsstelle an der Haut erfolgt durch einen sterilen Verband. Ein Verbandswechsel ist alle 72 Stunden nötig, bei Befeuchtung oder Lockerung kurzfristiger, jeweils unter streng aseptischen Kautelen. Wegen der Gefahr einer bakteriellen Kolonisation dürfen transparente Okklusivverbände nicht benutzt werden.
- Bei längerdauernden Therapiepausen müssen Spülungen mit Heparinlösung mindestens alle vier Wochen erfolgen.
- Die Punktionsstelle über dem Port ist regelmäßig zu wechseln *[57]*.

Komplikationen und Risiken

Man unterscheidet *infektiöse* und *operationstechnische Komplikationen* (siehe auch 5.16.6), die in einer Häufigkeit von etwa 10 – 20 % auftreten *[57, 11]*. Die Komplikationsrate ist bei englumigen Kathetern größer als bei weitlumigen und bei Ports deutlich geringer als bei Broviac- und Hickman-Kathetern. Allen beschriebenen Systemen ist die bekannte Problematik von Implantaten gemeinsam.

Infektiöse Komplikationen

Die Infektionsrate wird mit ca. 6 % angegeben. Eine lokale *Infektion*, *Hautnekrosen* über dem Implantat, *Katheterbrüche* oder *Diskonnektionen* erfordern fast immer die Entfernung. Bei geringfügigen lokalisierten Infekten am Katheterdurchtritt durch die Haut kann zunächst eine antibiotische Sanierung versucht werden.

Operationstechnische Komplikationen

Katheterokklusionen stellen die häufigste Funktionsstörung dar. Sie können durch Abknickung, Kathetermigration oder durch Blutreste im System bzw. Gefäßthrombosierung verursacht sein. In diesen Fällen kann eine ein- oder mehrmalige Thrombolyse mit Urokinase, Streptokinase bzw. HCl-Heparinlösung versucht werden *[57]*.

Eine *Katheterluxation* mit Blutung ist in der Regel auf eine falsche Implantationstechnik zurückzuführen. *Extravasationen* am Port durch Fehllage der HUBER-Nadel müssen unbedingt vermieden werden. Bei *Schäden am Außenabschnitt* von BROVIAC- und HICKMAN-Kathetern kann eine Abdichtung mit einem Spezialkleber versucht werden.

Trotz der genannten Komplikationen haben sich die genannten Systeme als dauerhafte, weitgehend problemlose zentralvenöse Zugänge mit hoher Akzeptanz durch die Patienten bewährt, ohne die eine zeitgemäße Behandlung chronisch kranker Kinder nicht mehr vorstellbar ist.

Literatur

[1] Astfalk W, Walz GT, Arth H, Plinta Zgrabczynski A, Hacker HW: Tageschirurgie im Säuglings- und Kindesalter. Chir Praxis 48 (1994) 113

[2] Bell D: Congenital aural and preauricular sinuses in the South African Bantu. J Laryngol Otol (1976) 315-323

[3] Berendes J, Link K, Zöllner F: Hals-Nasen-Ohren in Praxis und Klinik. Thieme, Stuttgart 1970 (18.5)

[4] Bettex M, Genton N, Stockmann M: Kinderchirurgie: Diagnostik, Indikation, Therapie, Prognose. Thieme, Stuttgart-New York 1982 (3.44)

[5] Blackshear PJ: Implantable drug delivery system. Scientific American 241 (1979) 66-69

[6] Broviac JW, Cole JJ, Scribner BH: A silicon rubber atrial catheter for prolonged parenteral alimentation. Surg Gynecol Obstet 136 (1973) 602-606

[7] Bunger B: Dermoid- und Epidermoidzysten des Kiefer-Gesichtsbereiches. ZWR 92 (1983) 44-53

[8] Cremer H, Djawari D: Zur Frühtherapie der planen und planotuberösen Hämangiome mittels Kontaktkryochirurgie. Monatsschr Kinderheilkd 143 (1995) 365

[9] Cremers CWRJ: Congenital preauricular fistula communicating with the tympanic cavity. J Laryngol Otol 97 (1983) 749-753

[10] Davis JE, Sugioka K: Selecting the patient for major ambulatory surgery. Surgical and anesthesiology evaluations. Surg Clin North Am 67 (1987) 721

[11] DeBacker A, Vanhulle A, Otten J, Deconinck P: Totally implantable central venous access devices in pediatric oncology – our experience in 46 patients. Eur J Pediatr Surg 3 (1992) 101-106

[12] Eichorn W, Gehrke G, Bschorer R, Wehrmann M, Schwenzer N: Manifestation und Therapie periorbitaler Dermoide. Mitteilungen Dt. Gesellschaft für Plastische und Wiederherstellungschirurgie 8 (1996) 21-25

[13] Ettersohn CA: Mechanisms of epithelial invagination. QR Biol 60 (1985) 289-307

[14] Frisch SR, Groom LE, Seguin E, Edgar LJ, Pepler CJ: Ambulatory surgery. AORN J 52 (1990) 1000

[15] Fritz K: Ambulantes Operieren. Einführung: Wirtschaftliche und rechtliche Aspekte, Möglichkeiten und Grenzen. Chirurg BDC 32 (1993) 77

[16] Goa J, Goa Y, Yuming C: A survey of accessory auricle anomaly. Arch Otolaryngol Head Neck Surg 116 (1990) 1194-1196

[17] Gold BS, Kitz DS, Lecky JH, Neuhaus JM: Unanticipated admission to the hospital following ambulatory surgery. JAMA 262 (1989) 3008

[18] Goode JG: Anesthetic considerations for pediatric surgery. J Foot Surg 29 (1990) 254

[19] Grantzow R, Schmittenbecher PP, Schuster T: Frühbehandlung von Hämangiomen: Lasertherapie. Monatsschr Kinderheilkd 143 (1995) 369

[20] Grob M: Lehrbuch der Kinderchirurgie. Thieme, Stuttgart 1957 (110-111)

[21] Gyves J, Ensminger W, Niederhuber J et al.: Totally implanted system for intravenous chemotherapy in patients with cancer. Am J Med 73 (1982) 841-845

[22] Hickman RO, Buckner CD, Clift RA et al.: A modified right atrial catheter for access to the venous system in marrow transplant recipents. Surg Gynecol Obstet 148 (1979) 871-875

[23] Hornibrook J, Robertson M: The management of. N Z Med J 97 (1984) 18-19

[24] Hübner U, Halsband H: Hämangiome im Kindesalter – Aktuelles Therapiekonzept. Schlesw Holst Ärztebl 1996

[25] Jenny P, Herzog B: Halszysten und Halsfisteln. In: Bettex M: Kinderchirurgie. Stuttgart 1975.(37-48)

[26] Joppich I, Dietz MJ: Die Tageschirurgie in der Kinderchirurgie Chirurg 62 (1991) 593

[27] Keller W, Wiscott A: Lehrbuch der Kinderheilkunde. Thieme, Stuttgart 1991 (731-732)

[28] Kummer M: Dermoid- und Epidermoidzysten. In: Bettex M, Genton N, Stockmann M (Hrsg.): Kinderchirurgie. Thieme, Stuttgart-New York 1982

[29] Lang J: Klinische Anatomie des Ohres. Springer, Wien-New York 1992 (1-9)

[30] Lau JTK: Towards better delineation and complete excision of preauricular sinus. N Z J Surg 53 (1983) 267-269

[31] Leiber B: Die klinischen Syndrome. Urban&Schwarzenberg, München 1990 (314)

[32] Marktland D, Hardy L: Anxiety, relaxation and anesthesia for day-case surgery. Br J Clin Psychol 32 (1993) 493

[33] Martinie A, Combacchio F, Candiani F: Branchio-oto-renales-Syndrom. Am J Otol 8 (1987) 116-122

[34] Moir CR, Blair GK, Fraser GC, Marshall RH: The energing pattern of pediatric day-care surgery. J Pediatr Surg 22 (1987) 743

[35] Moll M: Congenital earpits or auricular sinuses. APMIS 99 (1991) 96-98

[36] Moore KL: Embryologie. Schattauer, Stuttgart 1990 (80-82)

[37] Mukherji R, Mukhopadhay SD: Congenital bilateral lacrimal and preauricular fistulas. Am J Opthalmol 73 (1972) 595-596

[38] Mulliken JB, Young AE: Vascular birthmarks. Hemangiomas and Malformations. WB Saunders, Philadelphia 1988

[39] Murray DS: Marsupialisation of preauricular sinuses. Br J Plast Surg 26 (1973) 186-187

[40] Nicoll JH: The surgery of infancy. Br Med J II (1909) 753

[41] Oberniedermayr A: Lehrbuch der Chirurgie und Orthopädie des Kindesalters. Springer, Berlin 1959 (338-339)

[42] Opitz H, Schmidt F: Handbuch der Kinderheilkunde. Springer, Berlin 1968 (173-174)

[43] Pompino HJ: Ambulantes Operieren. Dtsch Ges Kinderchir 1 (1994) 21

[44] Prasad S, Grundfast K, Milome G: Management of congenital preauricular pit and sinus tract in children. Laryngoscop 100 (1990) 320-321

[45] Raman R: Excision of preauricular sinuses. Arch Otolaryngol Head Neck Surg 116 (1990) 1452

[46] Riedler L, Hölzl HR: Zur Klinik und Therapie der medialen und lateralen Halszysten und Halsfisteln. Langenbecks Arch Chir 336 (1974) 247-258

[47] Sadler GP, Watkins G, Richards H, Foster ME: Day-case pediatric surgery: The only choice. Ann R Coll Surg Engl 74 (1992) 130

[48] Scaife JM, Johnstone JMS: Psychological aspects of day care surgery for children. Bailliere's Clin Anesthesiol 4 (1990) 759

[49] Schaarschmidt K, Willital GH, Schleef J, Stratmann U: Indikation, Technik und Ergebnisse der Laserbehandlung kindlicher Hämangiome. Kongreß Dt. Ges. f. Kinderch., Würzburg (1993)

[50] Schorn K: Die Früherfassung der kindlichen Schwerhörigkeit. Dt. Ärztebl 1993; 41: 188-1823

[51] Spiessl B: Exstirpation kongenitaler Zysten und Fisteln des Halses. In: Kunz: Operationen im Kindesalter, Band 2., Stuttgart 1975 (37-48)

[52] Steinau G, Riesener KP, Werkes S, Willital GH, Schumpelick V: Ambulante Kinderchirurgie – Grenzen und Risiken aus klinischer Sicht. Chirurg 66 (1995) 291

[53] Steinau G, Tittel A, Schumpelick V: Tageschirurgische Eingriffe im Kindesalter an einer chirurgischen Klinik. Zentralbl Chir 118 (1993) 25

[54] Ulsenheimer K: Rechtliche Aspekte des ambulanten Operierens im Krankenhaus – Behandlungsstandard, Methodenfreiheit, Übernahmeverschulden, vor- und nachstationäre ärztliche Zusammenarbeit. Chirurg BDC 33 (1994) 83

[55] Waldschmidt J, Ribbe J, Weineck J: Diagnose und Differentialdiagnose der angeborenen Fisteln und Zysten des Halses. Z Kinderchir 42 (1987) 271-278

[56] Weber H: Möglichkeiten ambulanter Kinderchirurgie im Kreiskrankenhaus. Zentralbl Chir 113 (1988) 1557

[57] Wesley JR: Permanent central venous access devices. Sem Pediatr Surg 1 (1992) 188-201

[58] While AE, Wilcox VK: Pediatric day surgery: Day-Case unit admission compared with general pediatric ward admission. J Adv Nurs 19 (1994) 52

[59] Willital GH: Chirurgie im Kindesalter im Krankenhaus der Grund- und Regelversorgung. Chirurg 67 (1996) 567

[60] Willital GH: Outpatient Surgery and Same-Day-Surgery in Children. Ospedale Maggiore, Milano (1996)

[61] World Health Organisation: International Classification of Tumours Nr. 12. Histological Typing of Skin Tumours. ICD-DA (1974)

[62] Wright JE: Preauricular sinus in children: personal series and surgical technique. Pediatr Surg Int 9 (1994) 323-324

9.5 Endoskopie der oberen Luftwege

A. Clausner

9.5.1 Einschränkungen ambulanter Endoskopie

Diagnostik und Therapie von Erkrankungen von Luft- und Speiseröhre (siehe 9.6.3.2) im Kindesalter erfordern in wachsendem Maße den Einsatz endoskopischer Techniken *[1, 2]*, die sich jedoch nur bedingt für eine ambulante bzw. tageschirurgische Behandlung eignen. Die wesentlichsten theoretischen Grundlagen hierfür sind in einschlägigen Monographien dargelegt *[3, 4, 5]*. Vormals bestehende Altersgrenzen für die endoskopische Kinderchirurgie wurden durch die gerätetechnischen Entwicklungen der letzten beiden Jahrzehnte aufgehoben *[6, 7]*. Bei Säuglingen, Kleinkindern, Risiko- und psychisch auffälligen Patienten sollte die endoskopische Untersuchung grundsätzlich in Intubationsnarkose vorgenommen werden. Endoskopische Eingriffe, die mit therapeutischen Maßnahmen kombiniert werden (Laserbehandlung, Dilatation, Stenteinlage), erfordern eine engmaschige Nachkontrolle unter stationärer Aufsicht. Der Ausschluß von Notfall- und Risikopatienten von der ambulanten Behandlung, die notwendige Vorhaltung zusätzlicher technischer Hilfsmittel (C-Bogen, Laser, Heaterprobe, Ultraschallsonden, Bougies und Dilatationssonden) und die Notwendigkeit zur interdisziplinären Zusammenarbeit mit speziell geschulten Kinderanästhesisten, HNO-Ärzten sowie betriebswirtschaftliche Überlegungen (Fallzahl, Investitions- und Personalkosten) schränken die ambulante Durchführbarkeit von Endoskopien bei kinderchirurgischen Krankheitsbildern des Tracheo-Bronchial-Systems weitgehend ein.

9.5.2 Tracheobronchoskopie

Indikationen

Eine Bronchoskopie ist, abgesehen von akut entzündlichen Erkrankungen der Luftwege, immer dann angebracht, wenn eine Verletzung eines Teils der Atemwege manifest oder möglich ist. Die frühzeitige Diagnose kann fatalen Komplikationen vorbeugen helfen. Wie jede andere invasive Untersuchung erfordert die bronchoskopische Untersuchung eine strenge Indikationsstellung. Dies darf jedoch keinesfalls bewirken, daß sie bei gegebener Indikation hinausgezögert wird. Sie steht stets am Ende der pneumologischen Diagnostik *[6]*, und das Indikationsspektrum ist auf wenige, oftmals vital bedrohliche Erkrankungen eingeschränkt:

- Chronischer Husten/obstruktive Ventilationsstörung
- Kongenitale Fehlbildungen (Gefäßanomalie, Hämangiom, ösophagotracheale Fistel)
- Hämoptyse
- Rezidivierende Atemwegsinfekte
- Atelektasen
- Fremdkörperaspiration
- Stridor
- Verätzung
- Vor einer geplanten Bronchographie
- Z.n. Operationen an den Luftwegen
- Z.n. Dekanülierung
- Traumen.

Anästhesie

Grundsätzlich ist die Bronchoskopie sowohl in Lokal- als auch in Allgemeinanästhesie durchführbar. Die Altersgrenze für Untersuchungen in Lokalanästhesie liegt mit mindestens 12 Jahren über der der oberen Gastrointestinoskopie. Für die Wahl des Anästhesieverfahrens kommen i.v.- und Inhalationsnarkosen in Spontan- oder kontrollierter Atmung in Betracht. Bewährt hat sich die Kombination von Lokal- und Allgemeinanästhesie in Spontanatmung. Letztere erlaubt eine bessere Beurteilbarkeit der Luftwege. Eine hinreichend tiefe, gut steuerbare Anästhesie mit guter Präoxygenierung kann das Vorgehen bei der Untersuchung wesentlich erleichtern. Sich anbahnende Komplikationen müssen durch Monitoring frühzeitig erkannt und dokumentiert werden.

Technik

Bevorzugt eignen sich starre Bronchoskope, nur bei Säuglingen und Neugeborenen sind flexible Geräte besser. Auf eine ausreichende Länge des Endoskops (effektive Länge ist kürzer als die Länge des Endoskops) ist zu achten. Die Instrumentenpassage erfolgt in Überstreckung des Halses. Die Einsicht in die unteren Luftwege erfolgt durch Flexion und Drehen des Kopfs, nie durch Manipulationen des Bronchoskops (außer bei flexiblen Geräten). Von Ausnahmen abgesehen gelingt die Entfernung von Fremdkörpern am zuverlässigsten ohne Zangeneinsatz, indem ein Ballonkatheter am Fremdkörper vorbeigeschoben und nach erfolgter Blockierung zurückgezogen wird.

Risiken

Vorbestehende respiratorische Störungen können sich speziell bei Kindern unter der Untersuchung verstärken. Spezialkenntnisse von Anatomie und Pathologie der Luftwege, Ventilation, Patientenüberwachung, Wiederbelebung und Intensivmedizin sind daher unabdingbar und machen die Anwesenheit eines erfahrenen Kinderanästhesisten notwendig.

Zu unterscheiden sind Komplikationen der Endoskopie und der Sedierung bzw. Allgemeinanästhesie. Grundsätzlich sind jegliche Formen einer Luftwegsobstruktion als potentiell vital gefährdend anzusehen. Hieraus resultieren besondere Anforderungen an die Anästhesieführung und Patientenüberwachung während des Eingriffs. Bei sachgerechter Durchführung der bronchoskopischen Untersuchung sind eingriffsspezifische Schäden wie Schleimhautödem, -blutungen oder gar Wandläsionen von Larynx oder Trachea selbst bei notfallmäßig vorgenommenen Eingriffen selten, wenn zuvor für eine hinreichende Oxygenierung und Sedierung gesorgt wurde.

Nachsorge

Art und Umfang der Nachbeobachtung und gegebenenfalls der Zeitpunkt einer Kontrolluntersuchung werden maßgeblich von Art und Schweregrad der Grunderkrankung bestimmt. Für die überwiegende Anzahl von Patienten mit kinderchirurgischen Krankheitsbildern ist eine mehrstündige postendoskopische Intensivüberwachung angezeigt.

Literatur

[1] Engert J, Büttner W: Laryngo-tracheo- und bronchiale Diagnostik und Therapie in der Kinderchirurgie. Z Kinderchirurgie 43, Suppl. I (1988) 14-16

[2] Krakamp B, Holschneider AM, Bölefahr H, Leidig P, Holzki J: 5 Jahre Erfahrungen mit endoskopischen Untersuchungen bei Kindern – Stellenwert bei der Diagnosefindung. Z Kinderchirurgie 43, Suppl. I (1988) 36-38

[3] Burdelski M, Huchzenmeyer H: Gastrointestinale Endoskopie im Kindesalter. Springer, Berlin-Heidelberg-New York 1981

[4] Smalhout B, Hill-Vaughan MG: Bronchoscopy, a guide to diagnosis and treatment. Postgraduate medical services. Boehringer Ingelheim 1979

[5] Byrne WJ: Endoscopy in the diagnosis and treatment of disorders in the proximal gastrointestinal tract. Front Gastrointest Res 15 (1989) 14-26

[6] Lindahl H, Rintala R, Leijala M, Sairanen H: Neonatal Bronchoscopy. Z Kinderchirurgie 43, Suppl. I (1988) 12-13

[7] Waldschmidt J: Endoskopische Techniken in der Kinderchirurgie. Minimal invasive Medizin. Med Tech 4/1 (1993) 39-48

9.6 Bauchdecken, Bauchhöhle und Analregion

W. Lambrecht, D. Kluth

9.6.1 Hernien

9.6.1.1 Nabelhernie

Krankheitsbild

Definition und Epidemiologie

Die Nabelhernie ist eine Hernie der Nabelregion mit dem Anulus umbilicalis als Bruchpforte. Ursache ist ein unzureichender oder verzögerter Verschluß der Nabellücke nach Abfall des Nabelschnurrests.

Die Häufigkeit ist abhängig von Geburtsgewicht, Alter und Rasse. Frühgeborene haben eine wesentlich höhere Rate als reife Neugeborene. Bei etwa 80 % aller Frühgeborenen zwischen 1000 und 1500 g und bei etwa 20 % aller Neugeborenen mit einem Gewicht zwischen 2000 und 2250 g läßt sich eine Nabelhernie nachweisen.

Klinik

Die Nabelhernie wölbt sich beim Schreien und Pressen als unterschiedlich große Bruchgeschwulst durch die Nabellücke vor. Beim ruhig daliegenden Kind ist sie meist nicht erkennbar; die Bruchpforte – ebenfalls von sehr unterschiedlicher Größe – läßt sich mit der Kleinfingerkuppe als scharfrandige Lücke tasten.

Diagnostik

Die Diagnose wird durch die klinische Untersuchung gestellt. Differentialdiagnostisch müssen manchmal Dermoidzysten (siehe 9.4.9) im Nabel abgegrenzt werden.

Therapie

Indikation

Eine absolute Operationsindikation besteht nur bei den extrem selten vorkommenden Inkarzerationen. Die meisten Nabelhernien bilden sich in den ersten Lebensjahren spontan zurück; im Regelfall sollte die Operationsindikation zurückhaltend gestellt werden. Die Autoren operieren in der Regel erst vor der Einschulung im 5. – 6. Lebensjahr. Bis dahin haben sich fast alle Hernien spontan zurückgebildet. Heftpflasterverbände und ähnliche konservative Maßnahmen sind überflüssig – ihr therapeutischer Wert ist nicht bewiesen.

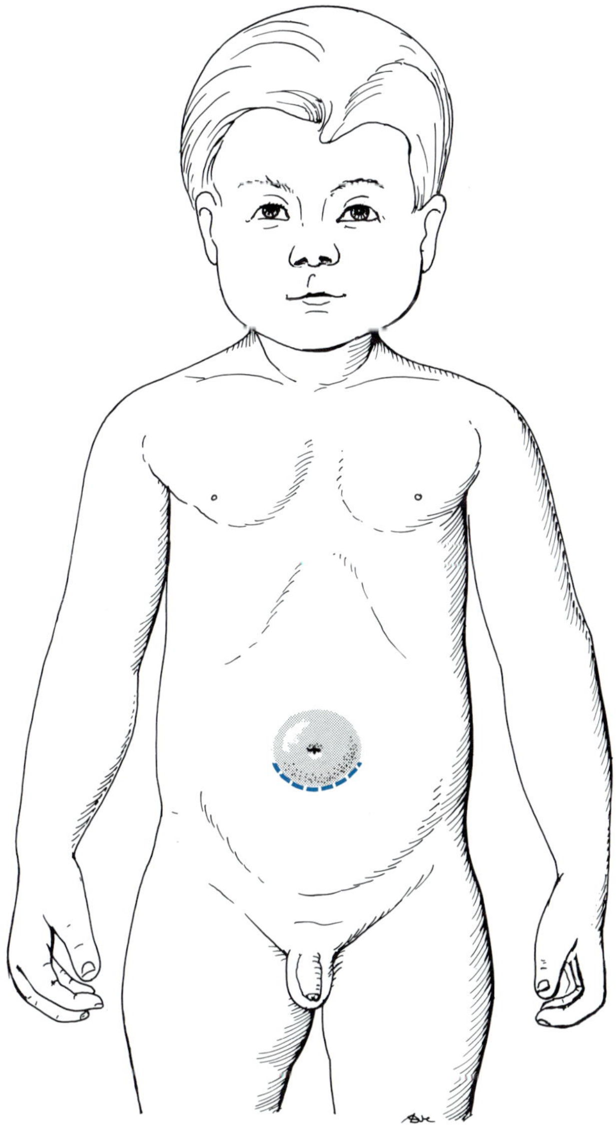

Abb.9.28: Operative Versorgung einer Nabelhernie. Der bogenförmige Hautschnitt erfolgt unterhalb des Nabels, knapp die Zirkumferenz umfassend.

OP-Technik

Geeignete Anästhesieform ist die *Allgemeinanästhesie.* Der Eingriff erfolgt in *Rückenlage.* Die Nabelregion wird durch Unterlegen einer Tuchrolle unter den Rücken des Kindes angehoben.

Am häufigsten wird die Technik nach SPITZY angewandt. Der Zugang erfolgt über einen bogenförmigen Hautschnitt unmittelbar unterhalb des Nabels, der knapp die halbe Zirkumferenz umfaßt (Abb. 9.28). Nach Durchtrennung des subkutanen Fettgewebes wird der Bruchsack dargestellt, mit einer Klemme umfahren und dann durchtrennt. Der periphere Bruchsackanteil kann belassen werden. Peritoneum und Faszie werden quer mit 3/0 Vicryl-Einzelnähten verschlossen. Die Innenfläche der Nabelhaut wird mit einer Naht auf der Faszie fixiert. Anschließend folgen Intrakutannaht mit 6/0 Vicryl-Einzelnähten und die Anlage eines Druckverbands. In der Regel ist eine Resektion überschüssiger Haut nicht notwendig; diese schrumpft meist spontan (Abb. 9.29).

Nachbehandlung

Die Kinder sollen sich zu Hause für einige Tage schonen und nicht baden; sie sollten für vier Wochen vom Sport befreit sein.

Komplikationen

Hämatome, Infektionen und Rezidive sind selten.

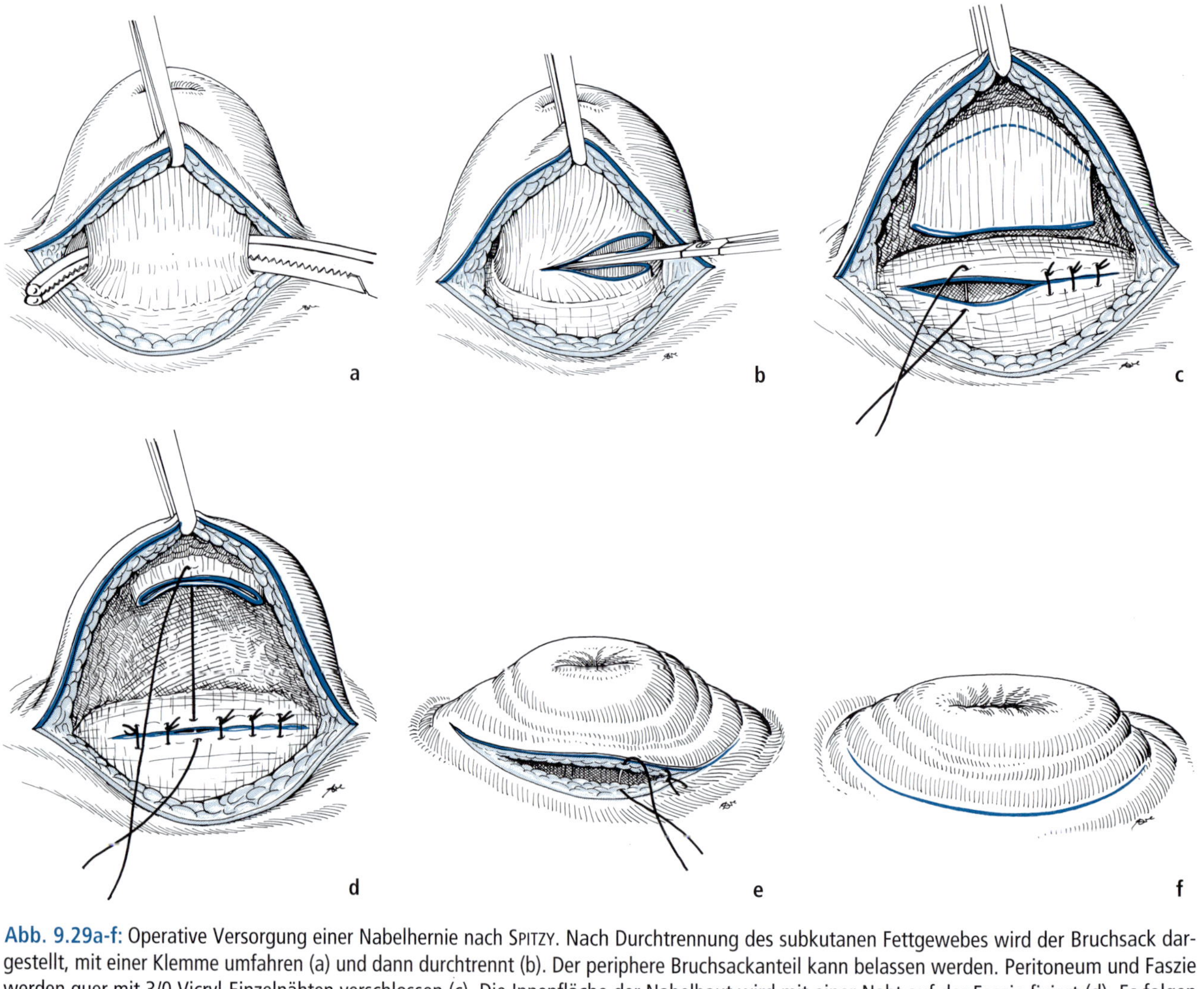

Abb. 9.29a-f: Operative Versorgung einer Nabelhernie nach SPITZY. Nach Durchtrennung des subkutanen Fettgewebes wird der Bruchsack dargestellt, mit einer Klemme umfahren (a) und dann durchtrennt (b). Der periphere Bruchsackanteil kann belassen werden. Peritoneum und Faszie werden quer mit 3/0 Vicryl-Einzelnähten verschlossen (c). Die Innenfläche der Nabelhaut wird mit einer Naht auf der Faszie fixiert (d). Es folgen die Intrakutannaht mit 6/0 Vicryl-Einzelnähten (e) und die Anlage eines Druckverbands. In der Regel ist eine Resektion überschüssiger Haut nicht notwendig; diese schrumpft meist spontan (f).

9.6.1.2 Leistenhernie

Krankheitsbild

Definition und Epidemiologie

Leistenhernien sind Hernien, die durch den Leistenkanal austreten. Man unterscheidet die *angeborenen lateralen indirekten* von den *erworbenen medialen direkten* Leistenbrüchen (siehe auch 5.14).

Die Leistenhernie stellt die häufigste chirurgische Erkrankung im Kindesalter dar. Sie tritt bei etwa 1 – 2 % aller Kinder auf. Knaben überwiegen gegenüber den Mädchen im Verhältnis 5 : 1. Besonders häufig kommen Leistenhernien bei Frühgeborenen vor; bei einem Geburtsgewicht von unter 1000 g in etwa 30 % der Fälle *[6]*. Etwa 60 % aller Hernien sind rechtsseitig, 20 – 25 % linksseitig und 10 – 15 % doppelseitig.

Anatomie und Pathophysiologie

Der Leistenbruch des Kindes ist angeboren. Es handelt sich um indirekte laterale Hernien. Der Bruchsack entspricht dem nicht obliterierten Processus vaginalis peritonei. Dieser ist noch bei 90 % aller Neugeborenen und bei 30 – 50 % aller zweijährigen Kinder offen. Bei 15 – 35 % aller Menschen kommt es zu keinem Verschluß, ohne daß sich jemals eine Hernie manifestiert. Ein offener Processus vaginalis hat daher noch keinen Krankheitswert und muß von der klinisch manifesten Hernie unterschieden werden. Von einer Hernie spricht man, wenn sich der Processus vaginalis mit Bruchinhalt füllt. Erst jetzt kommt es zur klinisch nachweisbaren Schwellung in Leiste und/oder Skrotum. Diese manifestiert sich Tage bis Jahre nach der Geburt, meist jedoch innerhalb des ersten Lebensjahres. Die kindliche Leistenhernie ist eine typische Erkrankung des Säuglingsalters. Der Bruchsackinhalt wird von Darm und/oder Netz, beim weiblichen Säugling sehr häufig von Ovar und Tube gebildet.

Klinik

Die Leistenhernie manifestiert sich als intermittierende schmerzlose Schwellung in der Leiste oberhalb des Leistenbands, die beim Knaben bis in das Skrotum hinunterreichen kann. Beim weiblichen Säugling findet sich häufig ein erbsgroßer, rundlicher, gut verschieblicher Tumor vor dem äußeren Leistenring. Dabei handelt es sich um ein im Bruchsack befindliches Ovar.

Etwa 10 % aller Kinder mit einer Leistenhernie kommen wegen einer Einklemmung notfallmäßig zur Aufnahme. Manchmal wird der Bruch auch erst durch eine Einklemmung manifest. Die Häufigkeit der Einklemmung ist umgekehrt proportional zum Lebensalter; die Komplikation tritt daher vorwiegend bei Säuglingen auf. Nach dem zweiten Lebensjahr wird sie selten. Es können Dünndarm, Sigma, Zoekum, Appendix oder Tube und Ovar eingeklemmt sein.

Diagnostik

Klinische Untersuchung

Die Diagnose der kindlichen Leistenhernie wird durch die klinische Untersuchung gestellt; die reponible Schwellung in der Leiste ist beweisend. Ist zum Zeitpunkt der Untersuchung auch beim schreienden Säugling oder beim stehenden, pressenden oder hustenden Kind keine Vorwölbung erkennbar, läßt sich die Diagnose nicht sicher stellen. In diesen Fällen gelingt es oft, bei vergleichender Palpation der Samenstränge über dem Schambein den Bruchsack als Verdickung zu fühlen („Silk glove sign"). Die Weite des Inguinalkanals und des äußeren Leistenrings gibt beim Kind keinen sicheren Anhalt für das Vorhandensein einer Hernie. Bei zuverlässigen Angaben von Hausarzt und Eltern kann die Operationsindikation auch ohne den eindeutigen klinischen Nachweis einer Hernie gestellt werden. Immer muß die Lage der Hoden kontrolliert werden, da auch ein Leistenhoden eine Schwellung in der Leiste verursachen oder eine Leistenhernie mit einem Leistenhoden kombiniert sein kann.

Differentialdiagnose

Am häufigsten muß die Leistenhernie von der Hydrozele abgegrenzt werden. Zumindest im ersten Lebensjahr ist die Differenzierung wichtig, da die Hydrozele beim Säugling wegen der häufig spontanen Rückbildung keine Therapie erfordert. In den meisten Fällen gelingt die Differenzierung. Die Diaphanoskopie ist dabei keine wesentliche Hilfe. Die Palpation ist wesentlich sicherer. Die Hydrozele testis bildet einen prall-elastischen Tumor im Skrotum, von der sich der Hoden manchmal abgrenzen läßt. Sie kann an ihrem Oberrand umfaßt werden. Dieses Zeichen ist wohl das wichtigste differentialdiagnostische Kriterium gegenüber einer eingeklemmten Leistenhernie. Nur in seltenen Fällen reicht der Hydrozelensack bis in den Leistenkanal hinein, dann wird die Abgrenzung schwieriger. Hydrozelen lassen sich nur selten manuell entleeren, obwohl immer ein feiner offener Processus vaginalis als Verbindung zur Bauchhöhle besteht.

Die Hydrozele funiculi spermatici, die als prall-elastische Schwellung in der Leiste imponiert, ist am schwierigsten von der eingeklemmten Leistenhernie abzugrenzen. Die Anamnese ist eine wesentliche differentialdiagnostische Hilfe. Besteht die Schwellung bereits länger und ist das Kind beschwerdefrei, ist eine eingeklemmte Hernie unwahrscheinlich. Zudem ist die Hydrozele funiculi spermatici im Gegensatz zur inkarzerierten Leistenhernie in der Leiste gut verschieblich. In seltenen Fällen sollte im Zweifelsfall exploriert werden. Auf keinen Fall sollte eine vermeintliche Hydrozele punktiert werden.

Therapie

Indikation

Leistenhernie

Mit der Diagnose einer Leistenhernie ist die Indikation zur Operation gegeben. Ein abwartendes Verhalten ist nur in seltenen Ausnahmefällen bei Frühgeborenen oder bei Kindern mit schweren Begleiterkrankungen gerechtfertigt. Die Indikation zur Operation ist in der Neugeborenen- und Säuglingsperiode besonders dringlich, da die Einklemmungsgefahr in dieser Periode besonders groß ist.

Doppelseitige Hernie

Eine klinisch manifeste doppelseitige Hernie sollte in einer Sitzung operiert werden. Sehr umstritten ist dagegen die Frage der Exploration der Gegenseite bei einer einseitigen Hernie. Es gibt Argumente für und gegen eine solche Exploration. Nach Ansicht der Autoren überwiegen die Gegenargumente; sie beschränken sich daher auf die Operation einer klinisch nachgewiesenen Hernie.

Hydrozele

Bei der Hydrozele kann es nicht zu einer Einklemmung kommen. Zudem obliteriert der schmale offene Processus vaginalis häufig innerhalb des ersten Lebensjahres. Die Indikation zur Operation ist daher frühestens im zweiten Lebensjahr gegeben.

Eine *akute „dekompensierte“ Hydrozele* entsteht, wenn eine *primäre,* über den offenen Processus vaginalis mit der Bauchhöhle kommunizierende Hydrozele durch plötzlichen Verschluß des serösen Kanals infolge narbiger Verengung, Verklebung oder durch ventilartige Falten oder Zystenbildung eine akute Prallfüllung erfährt, die zu Störungen der Durchblutung von Hoden und Nebenhoden führen kann; die resultierende Skrotalschwellung ist manchmal schwer von einer eingeklemmten Leistenhernie oder Hodentorsion zu unterscheiden.

Reaktive, *sekundäre* Hydrozelen können bei Leistenhernie, Hodentorsion und Hodentumoren auftreten.

Eine Punktion unter sterilen Bedingungen kann eine akute Druckentlastung bewirken. Im Zweifelsfall darf mit der chirurgischen Exploration des Samenstrangs und der Skrotalorgane nicht gezögert werden.

Kontraindikationen

Kontraindikationen zur ambulanten Leistenbruchoperation sind:

- Neugeborenenalter
- Eingeklemmte Leistenhernie
- Akute und chronische Begleiterkrankungen
- Ehemalige Frühgeborene bis zur 60. Gestationswoche. Diese sind durch postoperative Apnoeanfälle gefährdet und müssen für 24 Stunden am Apnoe-Monitor überwacht werden.

Verfahrenswahl

Die Operationstechnik bei der kindlichen Leistenhernie unterscheidet sich ganz wesentlich von der des Erwachsenen (siehe 5.14.3.2). Eine hohe Bruchsackabtragung ist ausreichend. Ob dabei der Leistenkanal eröffnet wird (Ferguson) oder nicht (Czerny), scheint von untergeordneter Bedeutung zu sein. Technisch aufwendige Reparationsverfahren – wie sie bei Erwachsenen durchgeführt werden – sind beim Kind bis auf ganz wenige Ausnahmen kontraindiziert. Laparoskopische Techniken sind im Kindesalter nicht notwendig.

OP-Technik

Geeignete Anästhesieform ist die *Allgemeinanästhesie.* Die Operation erfolgt in *Rückenlage* auf einer Wärmematte. Das Becken wird durch Unterlegen einer Tuchrolle unter das Gesäß angehoben.

Technik beim Knaben

Der 2 – 3 cm lange Hautschnitt verläuft quer in der Unterbauchfalte (Abb. 9.30). Diese Schnittführung hinter-

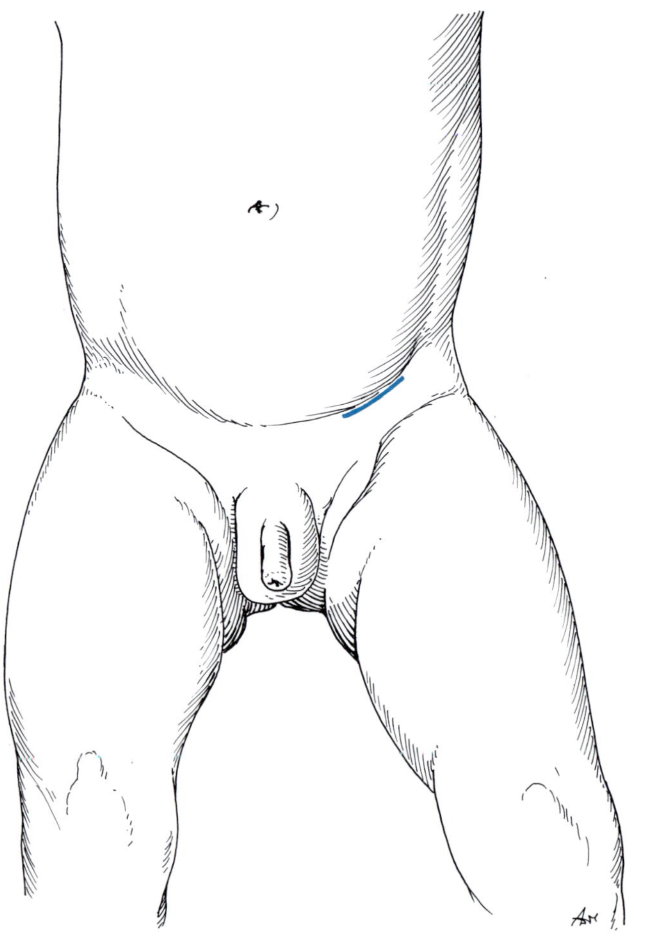

Abb. 9.30: Schnittführung zur Leistenhernien-OP beim Kind. Der Hautschnitt verläuft quer in der Unterbauchfalte.

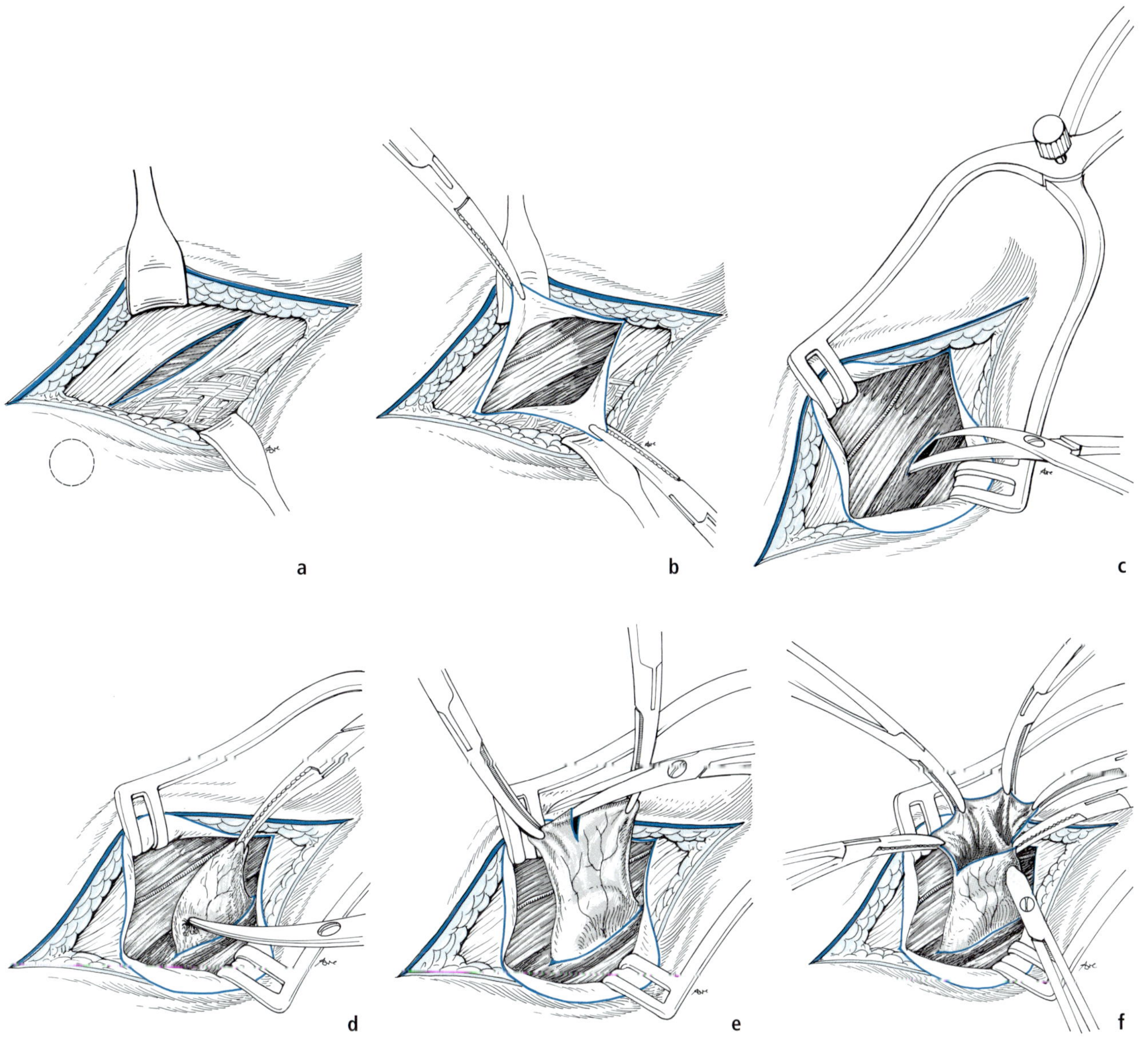

Abb. 9.31a-f: Leistenhernien-OP beim Knaben. Der Leistenkanal ist durch Spaltung der Externusaponeurose eröffnet. Die Spaltung muß nicht bis zum äußeren Leistenring (Kreis) durchgeführt werden (a). Die Ränder der Externusfaszie werden mit scharfen Klemmen gefaßt (b). Nach Einsetzen eines selbsthaltenden Sperrers in die gespaltene Externusaponeurose werde die Kremasterfasern gespalten (c). Der Bruchsack wird hervorgezogen (d), die Kremasterfasern stumpf abgeschoben. Der Bruchsack wird an der Vorderseite zwischen zwei Klemmen eröffnet (e). Der eröffnete Bruchsack ist mit mehreren Klemmen gefaßt. Die firstartig vorspringende Peritonealfalte wird mit einer feinen Schere unterfahren (f).

läßt eine kaum sichtbare Narbe. Der Leistenkanal wird durch Spaltung der Externusaponeurose eröffnet. Diese Spaltung braucht nicht bis zum äußeren Leistenring hin durchgeführt zu werden (Abb. 9.31). Die Ränder der Faszie werden beidseits mit einer scharfen Klemme gefaßt. Mit einem feinen Stieltupfer werden beide Ränder von ihrer Unterlage abgeschoben. Nach lateral erfolgt die Ablösung so weit, daß das Leistenband deutlich sichtbar wird. Nun wird ein selbsthaltender Sperrer in die gespaltene Externusaponeurose eingesetzt. Die Kremasterfasern werden mit einer Schere längs gespalten; darunter wird der weißlich glänzende Bruchsack erkennbar. Dieser wird mit einer Pinzette gefaßt, vorgezogen und auf der Vorderseite eröffnet. Die Ecken werden mit vier Klemmen gefaßt. Es erfolgt dann die quere Durchtrennung des Bruchsacks möglichst nahe dem inneren Leistenring. Oft ist die Durchtrennungsebene durch eine Falte vorgezeichnet, die firstartig in den Bruchsack vorspringt. Diese wird mit einer feinen Schere vorsichtig unterfahren. Durch leichtes Spreizen der durch den Bruchsack erkennbaren Scherenspitze wird die Ablösung des Bruchsacks von den Samenstranggebilden erleichtert. Ist er vollständig unterfahren, wird er durchtrennt. Besteht keine präformierte Falte, kann man sich diese künstlich schaffen, indem man das Peritoneum des Bruchsacks von innen mit feinen stumpfen Klemmen faßt und hochzieht. Die durchschimmernden Gefäße und der sichtbare Ductus deferens müssen dabei geschont werden.

Nach vollständig erfolgter Durchtrennung wird der proximale Anteil des Bruchsacks mit Hilfe mehrerer Klemmen gefaßt. Ductus und Vasa spermatica werden mit einem feinen Stieltupfer vorsichtig abgeschoben. Diese Ablösung erfolgt bis zum inneren Leistenring. Der Bruchsack wird dann an der Basis mit einer Naht (4/0 Vicryl) umstochen. Vor der Umstechung müssen Ductus deferens und Vasa spermatica, die am besten mit dem Stieltupfer weggehalten werden, eindeutig identifiziert werden. Nach erfolgter Abtragung zieht sich der Bruchsackzipfel unter den M. obliquus internus zurück. Der distale Bruchsackanteil wird belassen. Ist der innere Leistenring sehr weit, wird der M. obliquus internus abdominis mit ein bis zwei Nähten (4/0 Seide) an das Leistenband genäht. Dabei muß unter Schonung des N. ileoinguinalis eine genügend große Muskelportion gefaßt werden. Der Samenstrang wird dadurch nicht verlagert, sondern verläuft unterhalb der Naht. Die Externusaponeurose wird mit Einzelnähten (4/0 Vicryl) verschlossen. Subkutannaht ebenfalls mit 4/0 Vicryl. Der Verschluß der Haut erfolgt durch intrakutane Einzelnähte (6/0 Vicryl). Am Schluß der Operation wird durch Zug am Hoden der Samenstrang wieder in eine gestreckte Lage gebracht, auf diese Weise wird ein iatrogener postoperativer Hodenhochstand vermieden *[8]*.

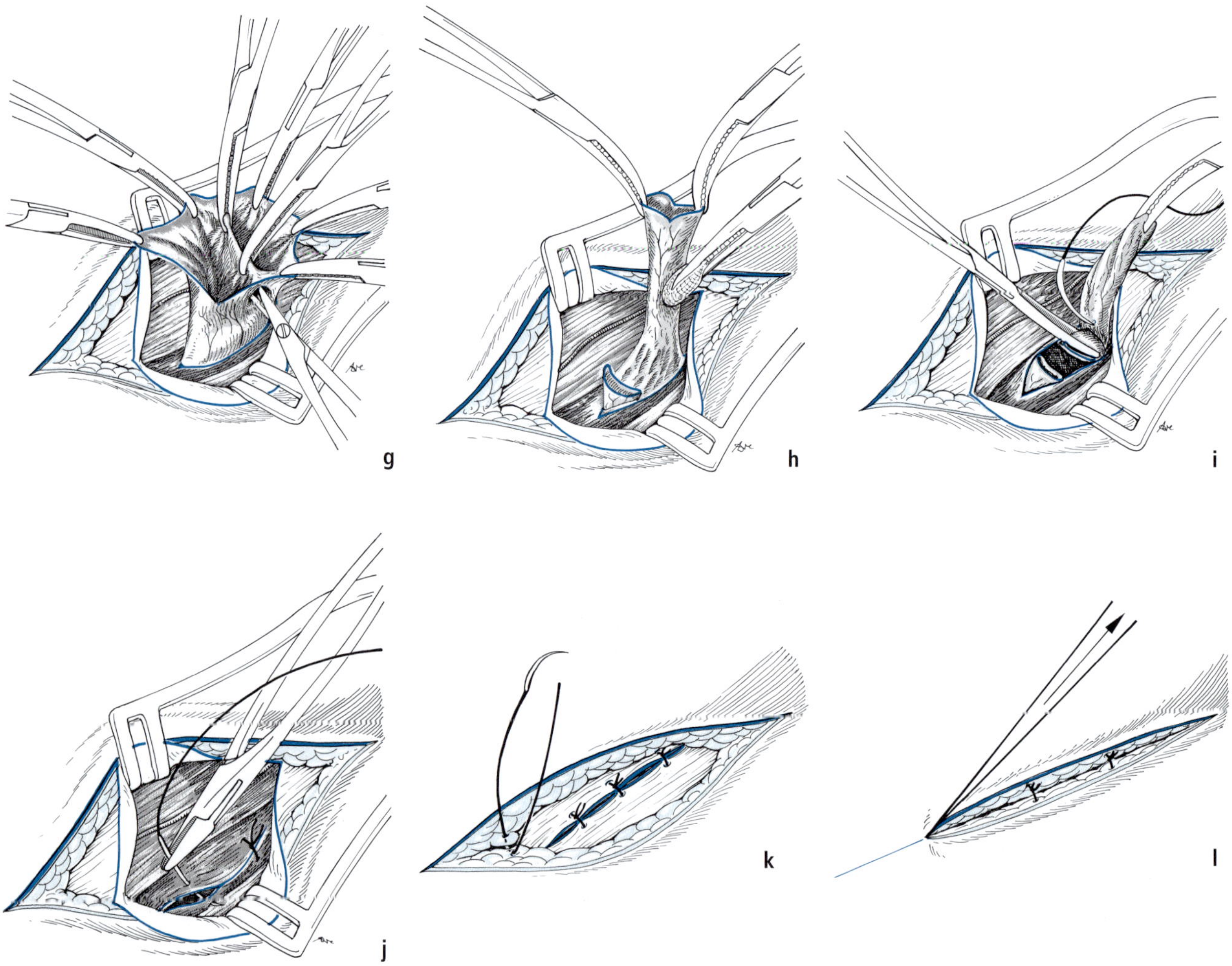

Abb. 9.31g-l: Durch Ansetzen von zwei Klemmen an der hinteren Bruchsackwand läßt sich eine künstlichen Falte schaffen (g). Ductus deferens und Vasa spermatica werden mit einem feinen Stiltupfer vom Bruchsack bis zum inneren Leistenring hin abgeschoben (h). Der Bruchsack wird an der Basis nahe des inneren Leistenrings durchstochen (i). Bei sehr weitem innerem Leistenring wir der M. obliquus internus abdominis mit 1 – 2 Nähten an das Leistenband genäht (j). Die Externusaponeurose wird durch Einzelknopfnähte verschlossen (k), die Haut mit intrakutanen 6/0 Einzelnähten (l).

Technik bei der Hydrozele

Die Hydrozele hat beim Kind den gleichen embryologischen Ursprung wie die Leistenhernie. Auch bei ihr liegt ein nicht obliterierter Processus vaginalis vor. Die Flüssigkeit in der Hydrozele stammt aus der Bauchhöhle. Sie gelangt durch den meist sehr feinen Verbindungsgang in die Hydrozele. Durch Ventilmechanismen in diesem Gang lassen sich die Hydrozelen meist nicht entleeren.

Die kausale operative Therapie der kindlichen Hydrozele besteht in der Unterbindung des feinen Verbindungsgangs und damit der Unterbrechung des Zuflusses. Der operative Eingriff gleicht der Leistenhernienoperation. Am Samenstrang wird der feine offene Processus vaginalis aufgesucht und von den Gefäßen und vom Ductus deferens abpräpariert und durchtrennt (Abb. 9.32a). Vom proximalen Anteil werden die Samenstranggebilde mit einem Stieltupfer bis zum inneren Leistenring hin abgeschoben (Abb. 9.32b). Die Durchtrennung und Abtragung erfolgt dann wie bei der Leistenhernienoperation.

Manchmal bereitet das Auffinden des feinen Gangs Schwierigkeiten. Es ist dann am einfachsten und sichersten, den Peritonealzipfel am inneren Leistenring aufzusuchen und diesen wie bei einer Hernie zu ligieren. Der Hydrozelensack wird durch manuellen Druck auf das Skrotum von unten in die Wunde gedrückt und mit der Schere eröffnet oder transskrotal abpunktiert. Eine Resektion des Sacks oder eine WINKELMANN-Operation sind kontraindiziert. Diese Techniken sind beim Kind zu traumatisierend, berücksichtigen nicht die Genese der Hydrozele und haben eine hohe Komplikationsrate. Erst bei den seltenen Hydrozelen in der Pubertät wird die WINKELMANN-Operation angewendet. In diesem Lebensalter hat die Hydrocele testis in der Regel ähnliche Ursachen wie beim Erwachsenen.

Technik beim Mädchen

Hautschnitt und Durchtrennung der Externusaponeurose erfolgen wie beim Knaben. Der Bruchsack wird mit dem adhärenten Lig. rotundum isoliert und bis zum inneren Leistenring freipräpariert (Abb. 9.33). Vor der Umstechung und Abtragung wird der Sack eröffnet und inspiziert. Der Bruchsackzipfel wird mit der Durchstechungsnaht unter den M. obliquus internus fixiert, um dem Lig. rotundum wieder einen festen Halt zu geben. Der M. internus wird mit ein bis zwei Nähten an das Leistenband fixiert. Verschluß von Externusaponeurose, Subkutangewebe und Haut erfolgen wie beim Knaben.

Seltene intraoperative Befunde

Bei der operativen Versorgung können sich folgende intraoperative Befunde ergeben:

- *Ektopisches Nebennierengewebe:* In etwa 1 – 2 % der Fälle findet sich bei kindlichen Leistenhernien- und Leistenhodenoperationen akzessorisches Ne-

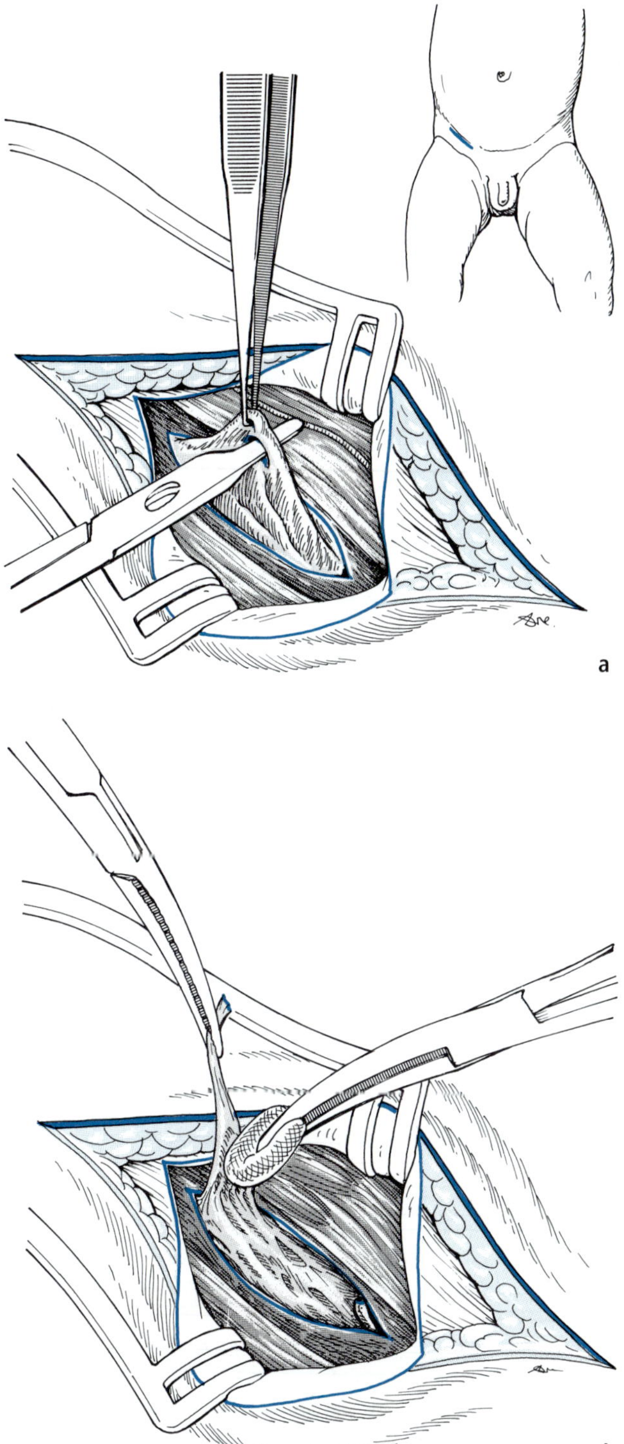

a

b

Abb. 9.32a-b: Präparation bei der Hydrocele testis. Schnittführung zur OP sowie Isolierung des feinen Processus vaginalis (a) und Abschieben der Samenstrangebilde mit einem feinen Stiltupfer (b). Danach erfolgt eine Umstechungsligatur an der Basis sowie die Abtragung.

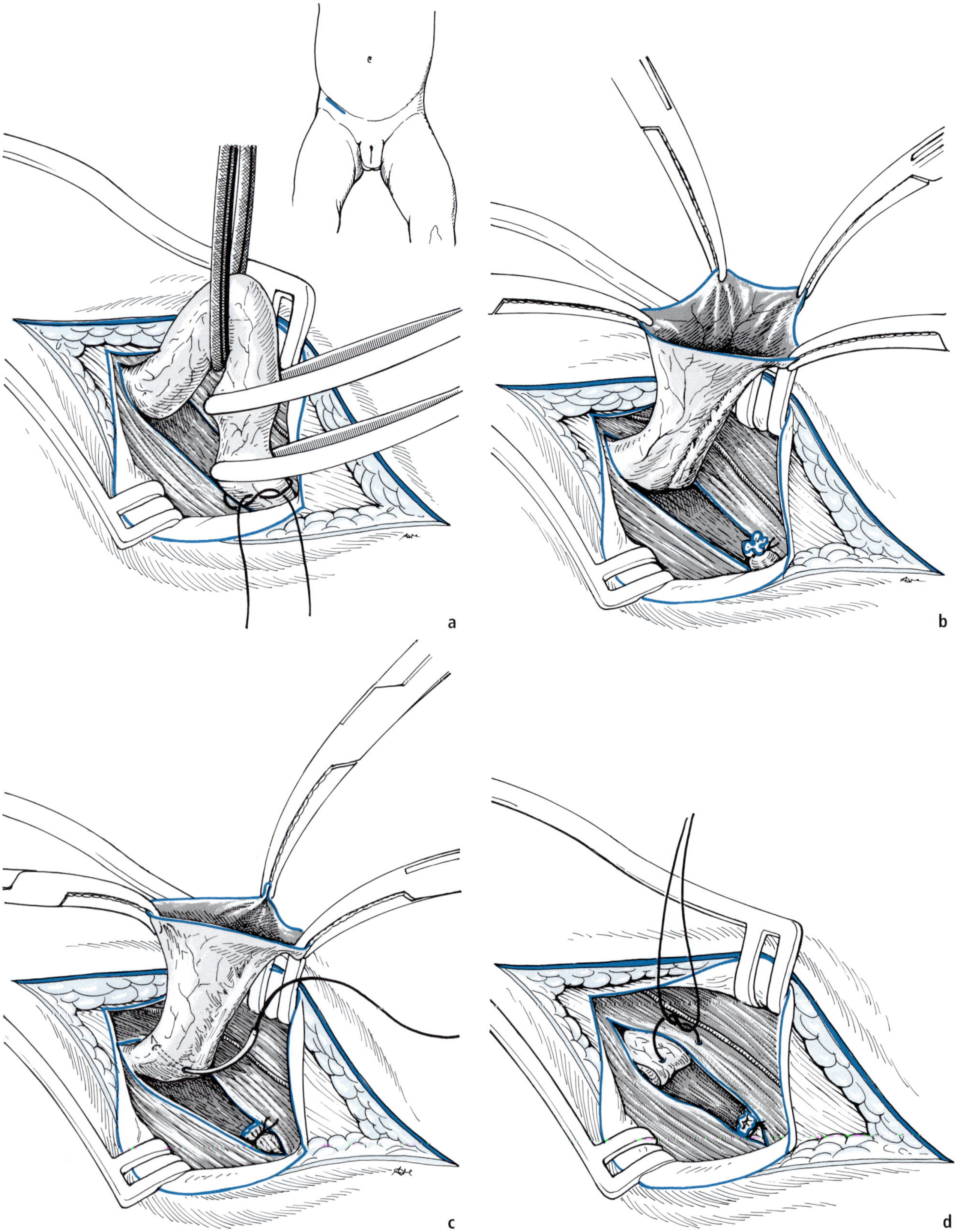

Abb. 9.33a-d: Leistenhernien-OP beim Mädchen. Schnittführung zur OP sowie Isolierung des Bruchsacks, welcher distal zwischen zwei Klemmen durchtrennt wird (a). Nach Ligierung des distalen Bruchsackanteils Eröffnung des Bruchsacks (b). Durchstechungsligatur nahe des inneren Leistenrings (c). Der Bruchsack wird mit der Durchstechungsnaht unter dem M. internus fixiert (d).

bennierenrindengewebe am Samenstrang *[4]*. Dieses entsteht im zweiten Embryonalmonat, wenn beim Einwandern des Nebennierenmarks in die Rinde kleine Knötchen – in der Regel handelt es sich um Rindenanteile – abgesprengt werden. Sie können dann bei der Trennung von Gonaden und Nebennieren mit den Keimdrüsen nach kaudal wandern und so in die Inguinalregion gelangen. Die 1 – 4 mm großen Knötchen am Samenstrang lassen sich durch ihre tiefgelbe Farbe leicht erkennen. Da sie in seltenen Fällen eine klinische Bedeutung erlangen können, empfiehlt sich die Entfernung.

- *Fehlender Ductus deferens:* Ein fehlender oder atrophischer Ductus deferens kann Hinweis auf eine Mukoviszidose, auf eine einseitige Nierenagenesie oder auf eine kongenitale Rötelninfektion sein. Bei diesen Patienten sollte ein Schweißtest sowie ein i.v.-Pyelogramm oder eine Nierensonographie durchgeführt werden.
- *Interstitielle Leistenhernie:* Sie ist unter den seltenen interparietalen Hernien im Inguinalbereich die häufigste Form *[3]*. Die Inzidenz im eigenen Krankengut betrug 0,2 %. Bei den interparietalen Hernien verläuft der Bruchsack nicht durch den äußeren Leistenring nach kaudal, sondern liegt zwischen den verschiedenen Schichten der Bauchwand. Bei den interstitiellen Hernien verläuft er zwischen der Externusaponeurose und dem M. obliquus abdominis internus meist nach lateral und kranial. In seiner Spitze liegt in der Regel der ektope Hoden. Der klinische Befund ist charakteristisch: Es besteht eine Schwellung im Bereich der unteren lateralen Bauchwand zwischen innerem Leistenring und Spina iliaca anterior superior, der Hodensack ist leer. Die Operation bereitet keine Schwierigkeiten. Der Zugang entspricht dem der normalen Leistenhernie. Nach Spaltung der Externusfaszie, die je nach Ausdehnung des Bruchsacks nach kranial fortgesetzt werden kann, läßt sich der Bruchsack leicht isolieren und abtragen. Der ektope Hoden läßt sich danach spannungsfrei in das zugehörige Skrotalfach verlagern.
- *Gleitbruch:* Relativ häufig liegt beim weiblichen Neugeborenen und Säugling ein Gleitbruch mit Tube und Ovar als Inhalt vor. Wird der Bruchsack vor der Abtragung nicht eröffnet und inspiziert, ist die Gefahr der Verletzung der Tube gegeben. Eine hohe Bruchsackabtragung ist in diesen Fällen nicht möglich. Um so wichtiger ist dann die Fixierung des Bruchsacks unter dem M. obliquus internus abdominis und der Verschluß des inneren Leistenrings. Eine Ablösung der Tube vom Peritoneum sollte nicht durchgeführt werden, da diese zu Durchblutungsstörungen der Tube führen kann.
- *Testikuläre Feminisierung:* Eine Inguinalhernie beim Mädchen mit einem vorgefallenen „Ovar" kann erstes Zeichen einer testikulären Feminisierung sein, insbesondere dann, wenn es sich um eine doppelseitige Hernie handelt. Diese häufigste Form des Pseudohermaphroditismus masculinus soll bei etwa 1 % aller Mädchen mit Leistenhernien vorliegen. In etwa 90 % der Fälle liegt die komplette Form vor. Diese Kinder sind äußerlich weiblich. Die Vagina ist kurz, Uterus und Ovarien fehlen. Die Testes liegen häufig in einem Bruchsack. Der Karyotyp ist 46 XY, Ursache der Erkrankung ist eine Androgenresistenz (Störung der Androgenrezeptoren). Bei der Operation auffällige Gonaden sollten biopsiert werden. Spätestens nach Erreichen der Pubertät müssen sie wegen des hohen Risikos einer malignen Entartung entfernt werden *[1]*.

Nachbehandlung

Die Kinder sollten sich für fünf Tage zu Hause schonen, Schule oder Kindergarten können sie nach einer Woche wieder besuchen.

Komplikationen

Komplikationen im Rahmen der kindlichen Leistenhernienoperationen sind selten.

Verletzung des Ductus deferens

Die Durchtrennung des Ductus deferens stellt bei vorsichtiger Präparation eine Rarität dar. Eine Verletzung kann aber durch Quetschung mit der Pinzette oder einer Klemme erfolgen. Eine solche Quetschung führt meist zum Verschluß. Die Vasovasostomie mit Hilfe mikrochirurgischer Technik hat beim Erwachsenen eine Erfolgsquote von 20 – 30 %. Die Erfahrungen mit dem Eingriff im Kindesalter sind gering. Manchmal wird empfohlen, die Rekonstruktion erst mit der beginnenden Pubertät durchzuführen, da die Erfolgsquote dann höher ist. Wegen der schlechten Ergebnisse der Rekonstruktion des Ductus deferens muß eine Durchtrennung oder Quetschung unter allen Umständen vermieden werden.

Postoperative Hodenatrophie

Die postoperative Hodenatrophie tritt in 0,2 – 0,6 % der Fälle auf. Die Rate ist allerdings höher, wenn die Leistenhernie mit einem Hodenhochstand kombiniert ist. Meist ist die Atrophie Folge einer präoperativen Einklemmung und nicht Folge des operativen Eingriffs. Die Rate an Hodenatrophien nach Inkarzerationen wird mit bis zu 7 % angegeben.

Postoperativer Hodenhochstand

Zum postoperativen Hodenhochstand, der in 0,8 – 2 % der Fälle auftritt, kann es kommen, wenn am Ende einer Leistenhernienoperation der Hoden, welcher intraoperativ bei der Präparation möglicherweise in die Leiste hochgezogen wird, manuell nicht wieder in das Skrotum gebracht wird. Er wird dann in dieser Position narbig fixiert. Eine operative Orchidolyse und Orchidopexie sind dann notwendig. Eine Hormonbehandlung bei diesem sogenannten sekundären Hodenhochstand ist kontraindiziert.

Rezidiv
Rezidive kommen in 0,5 – 2,5 % der Fälle vor und treten gehäuft nach notfallmäßigen Operationen wegen inkarzerierter Leistenhernien auf. Die Rezidivrate kann dann auf 6 % ansteigen. Schon aus diesem Grunde sollte die manuelle Reposition einer eingeklemmten Leistenhernie angestrebt werden. Die Ursache der übrigen Rezidive liegt meist in intraoperativen technischen Schwierigkeiten, wie ungenügend hoher Bruchsackabtragungen oder Einreißen des zarten Bruchsacks mit nachfolgendem, unsicherem Bruchsackverschluß. Eine erneute hohe Bruchsackabtragung ist beim Rezidiv ausreichend.

Es gibt einige Grunderkrankungen, bei denen Leistenhernien gehäuft vorkommen und bei denen es nach einfacher Bruchsackabtragung häufig zum Rezidiv kommt. Dazu gehört das HURLER-HUNTER-Syndrom, eine Mukopolysaccharidose. Bei großen doppelseitigen Leistenhernien und beim Rezidiv muß an diese Erkrankungen gedacht werden. Andere Erkrankungen sind das EHLERS-DANLOS-Syndrom, die kongenitale Zytomegalieinfektion und die Blasenekstrophie. Bei Patienten mit diesen Grunderkrankungen sollte – insbesondere beim Rezidiv – eine Radikaloperation nach BASSINI durchgeführt werden. Beim Mehrfachrezidiv kann der präperitoneale Zugang der ungefährlichere sein.

9.6.1.3 Schenkelhernie

Krankheitsbild

Definition und Epidemiologie

Schenkelhernien sind Hernien, die durch den Schenkelkanal neben den Oberschenkelgefäßen unter dem Leistenband in die Leistenbeuge reichen. Sie sind bei Kindern sehr selten; im eigenen Krankengut wurden unter 6053 Leistenhernien nur 23 Schenkelhernien beobachtet. Nach der Literatur kommen sie bei Knaben und Mädchen etwa gleich häufig vor; nach eigenen Beobachtungen überwogen jedoch die Mädchen im Verhältnis 21 : 2.

Anatomie und Pathophysiologie

Bruchpforte der Schenkelhernie ist der Schenkelkanal. Dieser verläuft trichterförmig parallel zur V. femoralis auf die Schenkelbruchpforte zu. Auch im Kindesalter scheint die Schenkelhernie erworben zu sein, denn im Säuglings- und Kleinkindesalter kommt sie kaum vor. Nach den Untersuchungen von MCVAY wird durch erhöhten intraabdominellen Druck präperitoneales Fett in den Schenkelkanal verlagert, welches dann Wegbereiter für die Hernie ist.

Klinik

Die Schenkelhernie fällt durch eine meist intermittierende Schwellung unterhalb des Leistenbands in der Fossa ovalis auf. Einklemmungen sind bei Kindern die Ausnahme.

Diagnostik

Die Diagnose wird klinisch gestellt. Die Sonographie ist Ausnahmefällen vorbehalten. Gelegentlich wird eine Schenkelhernie als Leistenhernie verkannt, insbesondere deshalb, weil wegen ihrer Seltenheit kaum an eine solche gedacht wird. Wenn daher bei der Operation einer vermeintlichen indirekten Leistenhernie kein Bruchsack gefunden wird, muß nicht nur nach einer direkten Hernie, sondern auch nach einer Schenkelhernie gesucht werden. Eine Schenkelhernie kann auch kombiniert mit einem Leistenbruch vorkommen.

Therapie

Indikationen und Vorbereitung

Mit der Diagnose ist die Indikation zur Operation gegeben. Neben den allgemeinen Risiken und dem möglichen Rezidiv ist der Patient bzw. seine Eltern über eine mögliche Verletzung der V. femoralis aufzuklären. Beim Kind wird die Operation immer in *Allgemeinanästhesie* durchgeführt. Der Eingriff erfolgt in *Rückenlage*. Das Becken wird durch Unterlegen einer Tuchrolle angehoben.

OP-Technik

Bei Kindern erfolgt in der Regel der *krurale Zugang* über einen inguinalen Schnitt im Verlauf der Hautlinien, der aber etwas tiefer gelegt wird als bei der Leistenhernienoperation. Nach Inzision der Fascia femoralis wird der Bruchsack isoliert (Abb. 9.34). Das praktisch immer vorhandene, präperitoneale Fettgewebe wird abgetragen und der Bruchsack wird eröffnet. Ist er leer, wird er an der Basis umstochen und abgetragen. Er soll sich in den Schenkelkanal retrahieren. Nun läßt sich die Schenkelbruchpforte darstellen: Sie wird lateral von der V. femoralis, medial vom Lig. lacunare, kranial vom Leistenband und kaudal vom Lig. Cooperi begrenzt. Die Autoren bevorzugen die Reparation nach FABRICIUS: Die V. femoralis wird nach lateral beiseite gehalten. Von medial und lateral werden 2 – 3 Einzelknopfnähte zwischen Leistenband und Lig. pubicum superior gelegt (nicht resorbierbare Fäden der Stärke 4/0) und von medial nach lateral geknüpft, wobei der Gefäßdurchtritt nicht eingeengt werden darf. Danach folgen der Verschluß der Fascia femoralis (4/0 Vicryl) sowie die Subkutan- (4/0 Vicryl) und Intrakutannaht (6/0 Vicryl).

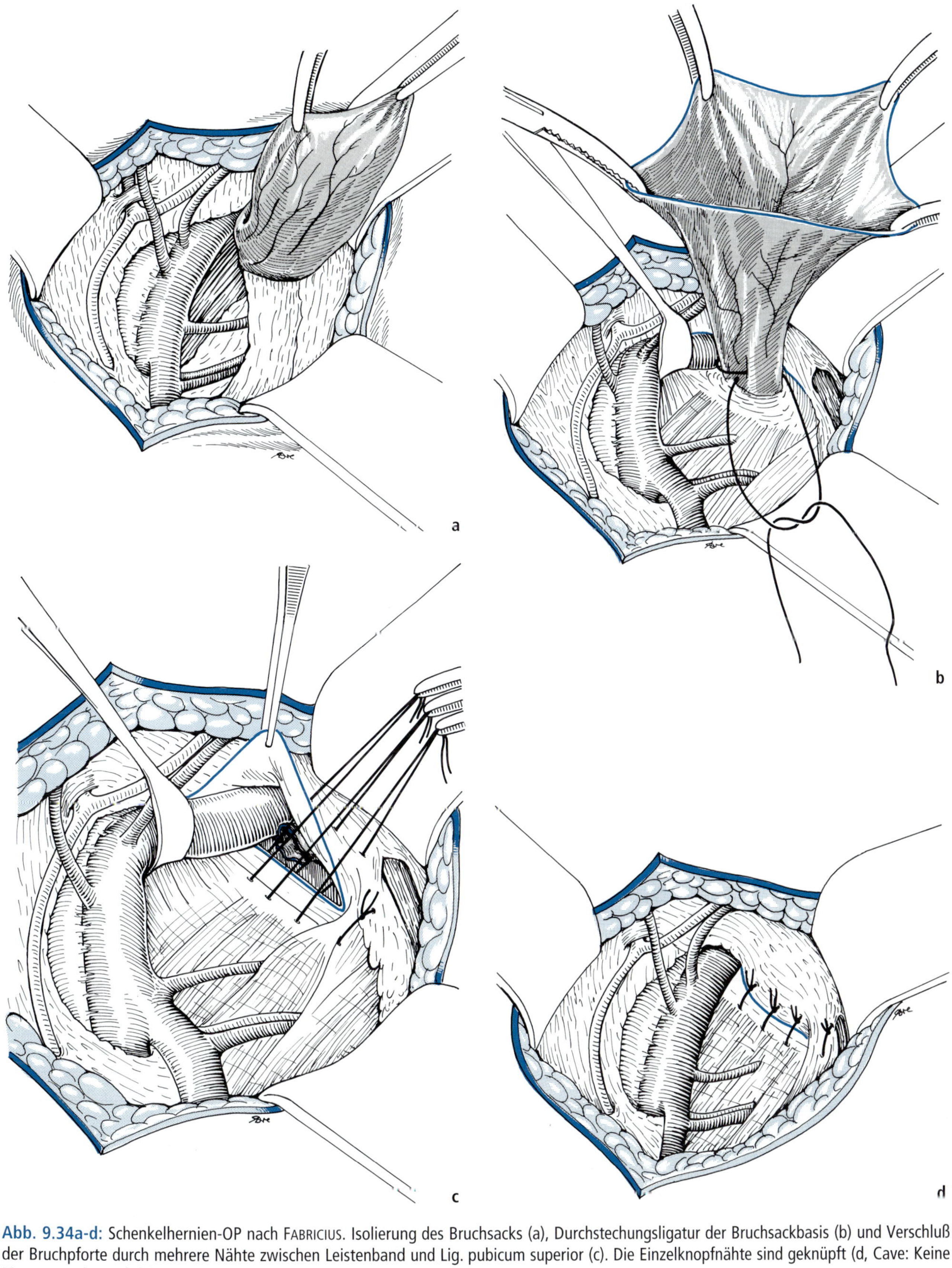

Abb. 9.34a-d: Schenkelhernien-OP nach FABRICIUS. Isolierung des Bruchsacks (a), Durchstechungsligatur der Bruchsackbasis (b) und Verschluß der Bruchpforte durch mehrere Nähte zwischen Leistenband und Lig. pubicum superior (c). Die Einzelknopfnähte sind geknüpft (d, Cave: Keine Einengung des Gefäßdurchtritts!).

Nachbehandlung

Häusliche Schonung ist für einige Tage erforderlich, für vier Wochen besteht Sportverbot.

Komplikationen

Rezidive kommen im Kindesalter extrem selten vor. Weitere Komplikationen sind Verletzung oder Stenosierung der V. femoralis; Blasenverletzung, wenn ein Gleitbruch mit Blasenwand als Inhalt vorliegt; Hämatome und Wundinfektionen.

9.6.1.4 Epigastrische Hernie

Krankheitsbild

Definition

Die epigastrische Hernie durchdringt die Linea alba zwischen den Mm. recti abdominis oberhalb des Nabels. Befindet sich die Hernie in unmittelbarer Nähe des Nabels, wird sie auch als supraumbilikale Hernie bezeichnet. Die Ursache sind angeborene kleine Faszienlücken in der Linea alba.

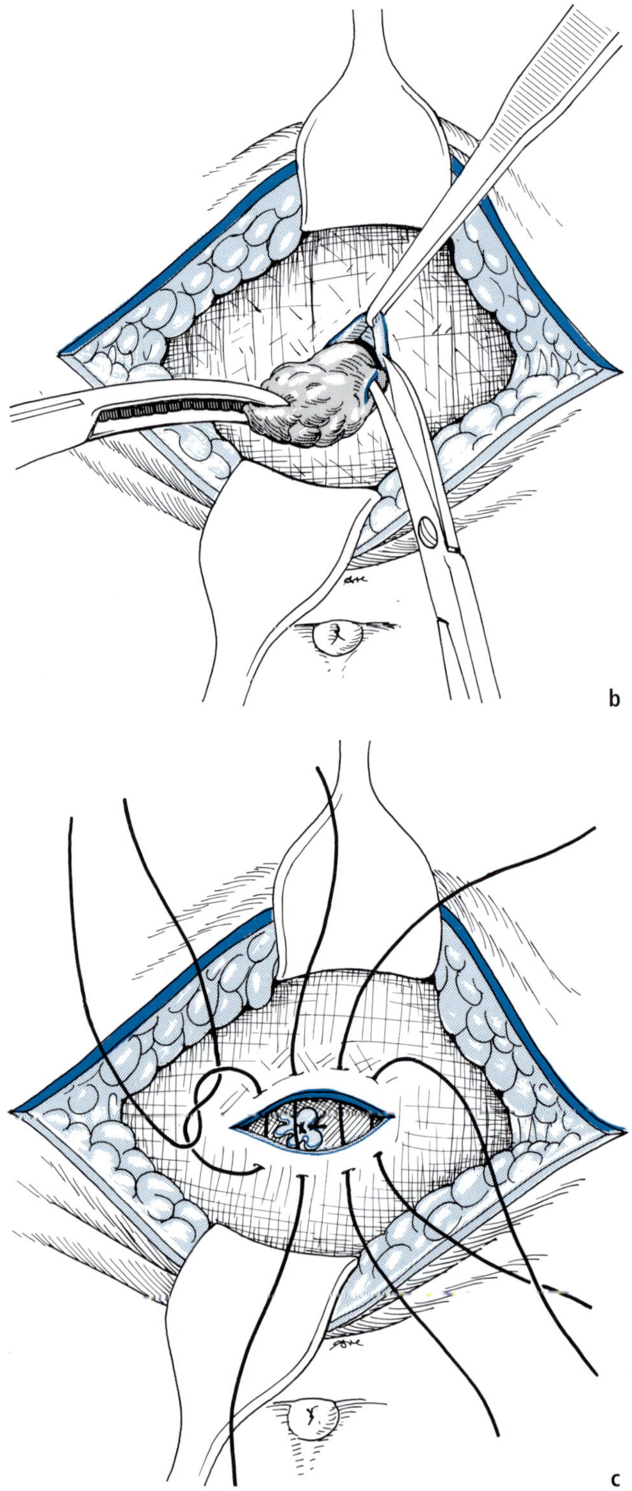

Abb. 9.35a-c: Operation einer epigastrischen Hernie. Der Zugang erfolgt über einen Querschnittt über der tastbaren Bruchgeschwulst (a). Nach Spaltung der Externusaponeurose werden die Faszienlücke und das präperitoneale Lipom dargestellt (b). Die Faszienlücke wird über dem Stumpf mit wenigen Nähten verschlossen.

Klinik

Durch die kleine Faszienlücke tritt ein gestieltes, präperitoneales, meist erbsgroßes Lipom unter die Haut in das Subkutangewebe aus, wobei das Peritoneum trichterförmig in die Lücke gezogen werden kann. Bei sorgfältiger Palpation läßt sich die Faszienlücke meist tasten. Die epigastrischen Hernien verursachen insbesondere beim Bauchpressen Bauchschmerzen („Nabelkoliken").

Diagnostik

Die Diagnose wird klinisch gestellt.

Therapie

Indikation

Anders als bei der Nabelhernie besteht keine spontane Rückbildungstendenz, epigastrische Hernien sollten daher operiert werden.

OP-Technik

Es empfiehlt sich, die Lokalisation der Hernie präoperativ am wachen Kind zu markieren, da das präperitoneale Lipom beim narkotisierten Kind häufig durch die Faszienlücke zurückschlüpft und die Lücke selbst manchmal schwer zu tasten ist.

Der Zugang erfolgt über einen kleinen Querschnitt über der tastbaren Bruchgeschwulst oder über der tastbaren Faszienlücke (Abb. 9.35). Die subkutan gelegene Geschwulst wird freipräpariert und der Rand der Faszienlücke dargestellt. Das präperitoneale Lipom wird an der Basis umstochen und abgetragen. Die Faszienlücke wird über dem Stumpf mit wenigen Nähten (4/0 Vicryl) verschlossen.

Nachbehandlung

Häusliche Schonung ist für einige Tage erforderlich, für vier Wochen besteht Sportverbot.

Komplikationen

Komplikationen wie Wundheilungsstörungen oder Rezidive sind bei der operativen Versorgung epigastrischer Hernien sehr selten.

9.6.2 Bauchschmerz und stumpfes Bauchtrauma

9.6.2.1 Akutes Abdomen

Krankheitsbild

Das akute Abdomen ist definiert als Bauchnotfall, der dringend einer Versorgung zugeführt werden muß; seine Ursachenkomplexe sind:
- Peritonitis
- Organentzündung
- Blutung
- Verschluß von Hohlorganen (Ileus, Gallen- und Nierenkolik).

Das klinische Erscheinungsbild umfaßt die drei Kardinalsymptome *Schmerz, Erbrechen* und *Tachykardie.*

Diagnostik und Differentialdiagnose

Aufgabe der *Primärdiagnostik* in Praxis und Ambulanz ist vor allem die Erkennung der Dringlichkeit, die zur sofortigen Klinikeinweisung führen sollte. Die Beurteilung eines Bauches und die Erkennung eines akuten Abdomens gehört im Kindesalter zu den verantwortungsvollsten und schwierigsten Aufgaben des erstversorgenden Arztes. Eine Verschleppung der Diagnose kann katastrophale Folgen haben, wie den Verlust des Darms beim Volvulus durch Malrotation *[5]* oder einen Darmteilverlust beim Strangulations- oder Invaginationsileus. Je ausgeprägter die klinische Symptomatik ist, um so weniger sollten zeitaufwendige Untersuchungen in der Praxis erfolgen.

Neben der *Anamnese* und der *klinischen Untersuchung* ist die *Sonographie* wichtigste apparative Untersuchungsmethode in der Praxis und Notfallambulanz. Die Sonographie kann wichtige Hinweise auf die Ursache des akuten Abdomens geben:
- *Dilatierte Darmschlingen* mit Pendelperistaltik sind Zeichen eines mechanischen Ileus.
- *Freie Flüssigkeit* in der Bauchhöhle findet sich bei der Blutung und der Peritonitis.
- *Wandverdickungen* (Gallenblase, Appendix, Darmwand) oder *Organschwellung* (Pankreas) sind sonographische Zeichen einer Organentzündung.
- *Raumforderungen* als Ursache eines akuten Abdomens (Mesenterialzyste, Duplikaturen, Ovarialzyste) lassen sich besonders leicht erkennen.

Die *Abdomenübersichtsaufnahme* möglichst im Stehen wird meist erst in der Klinik angefertigt.

In der Praxis kommt es in erster Linie darauf an, das akute Abdomen zu erkennen. Die Zuordnung zu einem der vier Ursachenkomplexe und die Indikationsstellung zur Laparotomie kann dann in der Klinik erfolgen. Vor dem Transport in die Klinik sollte ggf. eine intravenöse Infusion gelegt und der Gastrointestinaltrakt durch eine Magensonde entlastet werden.

Das Alter stellt bei der Differentialdiagnose des akuten Abdomens im Kindesalter einen wichtigen Faktor dar. Zahlreiche Krankheiten kommen vorwiegend in bestimmten Altersgruppen vor, z.B. die Invagination. Sie tritt gelegentlich zwar auch beim Adoleszenten auf, ist bei diesem aber wesentlich seltener als beim Säugling, wo sie die häufigste Ursache des akuten Abdomens darstellt. Auf die akuten Baucherkrankungen im Neugeborenenalter – es handelt sich hierbei um die angeborenen Fehlbildungen und die nekrotisierende Enterokolitis – soll hier nicht eingegangen werden, da sie in der chirurgischen Praxis kaum eine Rolle spielen.

Akutes Abdomen im Säuglingsalter

Diagnostik

Die Frühdiagnose des akuten Abdomens ist im Säuglingsalter besonders schwierig. Bei der *Anamnese* ist man auf die Eltern angewiesen. Die häufig uncharakteristischen Symptome, die von diesen geschildert werden, umfassen verminderte oder fehlende Nahrungsaufnahme, Spielunlust, Unruhe, vermehrtes Schreien, Erbrechen oder einfach das Gefühl der Eltern, das irgend etwas nicht stimme. Bei der *klinischen Untersuchung* sollte auch im Säuglingsalter auf die rektale Untersuchung nicht verzichtet werden. Dabei können eventuell Raumforderungen entdeckt und getastet werden. Eine stuhlgefüllte Ampulle kann Hinweis auf eine zugrundeliegende Obstipation sein. Rötlich-schleimiger Stuhl am Finger deutet auf eine Invagination hin. Die explosionsartige Entleerung von Luft und Stuhl ist typisch für eine HIRSCHSPRUNG-Krankheit.

Ileokolische Invagination

Die idiopathische ileokolische Invagination ist die häufigste Ursache des akuten Abdomens im Säuglingsalter; sie kommt aber auch noch bei Kleinkindern vor. Der Häufigkeitsgipfel liegt zwischen dem 4. und 18. Lebensmonat. Beim typischen Verlauf kommt es aus voller Gesundheit zum Auftreten kolikartiger Bauchschmerzen. Meist tritt auch initiales Erbrechen auf. Während der Attacken, die ca. 3 – 5 Minuten dauern, wird der Säugling blaß, schreit und zieht die Beine an. Zwischenzeitlich ist das Kind völlig beschwerdefrei. Diese beschwerdefreien Intervalle können Längen von 20 – 30 Minuten haben.

Bei verschleppten Fällen kommt es zum Vollbild des mechanischen Ileus mit aufgetriebenem Abdomen und galligem Erbrechen. Blutige Stühle sind ebenfalls ein Spätsymptom. Die Diagnose der Invagination läßt sich meist aufgrund der Anamnese und des tastbaren Invaginationstumors stellen. Leider ist die klinische Symptomatik in vielen Fällen aber uncharakteristisch. Man muß daher bei jedem Säugling mit Zeichen von Bauchschmerzen an eine Invagination denken. Die Diagnose läßt sich in der Praxis in der Regel sonographisch sichern: es findet sich im Darmquerschnitt die typische Kokardenformation. Die frühzeitige Diagnose der Invagination ist deshalb so wichtig, weil nur dann die Reposition mit Hilfe eines Kontrasteinlaufs oder mit Luft Aussicht auf Erfolg hat.

Andere Ursachen intestinaler Obstruktion

Unter den übrigen Ursachen der intestinalen Obstruktion, die im Säuglingsalter auftreten, ist die inkarzerierte Leistenhernie am häufigsten. Wenn diese Inkarzeration Erstmanifestation einer Hernie ist, kann sie beim adipösen Säugling mit einer kleinen Bruchgeschwulst übersehen werden, wenn nicht bewußt – wie bei jedem mechanischen Ileus sofort – die Bruchpforten untersucht werden. Ein Meckel-Divertikel, eine Mesenterialzyste oder eine Darmduplikatur kann ebenfalls zum mechanischen Ileus führen.

Rezidivierende Analsphinkterachalasie

Die rezidivierende Analsphinkterachalasie nach operiertem M. HIRSCHSPRUNG kann zum Vollbild eines mechanischen Ileus führen. Dieser läßt sich rasch durch Einführen eines Darmrohrs mit nachfolgender Sphinkterdehnung in Narkose beheben. Wenn diese Komplikation des Megacolon congenitum nicht bekannt ist, wird möglicherweise eine überflüssige Laparotomie durchgeführt. Haben die Kinder zusätzlich Fieber als Hinweis auf eine Enterokolitis, müssen sie stationär eingewiesen werden, da die Enterokolitis auch heute noch eine hohe Letalität hat.

Akutes Abdomen beim Schulkind

Akute Appendizitis

Während beim Säugling die Invagination die häufigste Ursache des akuten Abdomens ist, stellt die Appendizitis beim Schulkind die bei weitem häufigste Ursache dar. Im Vorschulalter ist die Appendizitis selten; in der Mehrzahl dieser Fälle liegt zum Zeitpunkt der Operation bereits eine Perforation vor. Auch im Zeitalter der Sonographie wird die Diagnose in erster Linie aufgrund der Anamnese und der klinischen Untersuchung gestellt. Die Sonographie ist insbesondere bei unklaren Fällen wertvoll. Sie kann sowohl die Diagnose sichern, als auch Hinweise auf andere Ursachen der Bauchschmerzen geben.

Briden- und Adhäsionsileus

Häufigste Ursache für den mechanischen Ileus im Schulkindesalter ist ein postoperativer Briden- oder Adhäsionsileus. Rapider Verlauf, rasche Verschlechterung des Allgemeinzustands, Leukozytose und Schockzeichen müssen immer an eine Strangulation denken lassen und zur raschen Einweisung führen. Bereits nach wenigen Stunden können allgemeine Krankheitssymptome wie schwerer Schockzustand und Somnolenz die abdominellen Symptome überschatten, so daß die Diagnose dann häufig weiter verzögert wird. Diese Kinder können innerhalb weniger Stunden im toxischen Schock versterben, noch bevor es zu einer Darmperforation kommt. Typische Spiegel im Röntgenbild brauchen dabei nicht unbedingt vorzuliegen.

Obstipation

Die Obstipation kann im Kindesalter zu einem sehr dramatischen Krankheitsbild mit heftigen akuten Bauchschmerzen führen. Diese sind in der Regel im linken Unterbauch lokalisiert, der druckschmerzhaft ist. Häufig bestehen auch Abwehrspannung und Erbrechen. Durch einen Einlauf läßt sich das Beschwerdebild in der Regel schlagartig beheben. Möglicherweise besteht in einigen Fällen auch ein Sigmavolvulus.

In Tab. 9.10 sind die möglichen Ursachen eines akuten Abdomens beim Schulkind aufgeführt.

Häufige Ursachen	Seltene Ursachen
• Akute Appendizitis • Gastroenteritits • Lymphadenitis mesenterialis • Obstipation • Postoperativer Briden- und Adhäsionsileus • Harnwegsinfekt • Pankreatits • Hodentorsion • Ovarialzyste • Pneumonie • Infektiöse Mononukleose	• Cholezystitis • M. Crohn • Nephrolithiasis • Mesenterialzyste • Diabetische Ketoazidose • Hämolytisch-urämisches Syndrom • Pneumokokkenperitonitits • Gallenblasenhydrops • Purpura Schoenlein-Henoch • Invagination

Tab. 9.10: Ursachen des akuten Abdomens beim Schulkind.

9.6.2.2 Chronisch rezidivierender Bauchschmerz

Allgemeines Krankheitsbild

Chronisch rezidivierende Bauchschmerzen unterschiedlichen Ausmaßes sollen bei nahezu 10 % aller Kinder im Alter zwischen 5 und 10 Jahren vorkommen. In 90 – 95 % der Fälle wird keine organische Ursache für die Schmerzen gefunden; diese werden dann in der Regel als *funktionelle rezidivierende Bauchschmerzen* bezeichnet. Über Ätiologie und Pathogenese dieser Beschwerden gibt es nur Spekulationen. In der Praxis kommt es darauf an, organische Ursachen für chronische Bauchschmerzen zu erkennen und auszuschließen, was viel klinische Erfahrung verlangt.

Diagnostik

Anamnese und *klinische Untersuchung* ergeben in vielen Fällen schon wichtige Hinweise auf die Diagnose funktioneller Bauchschmerzen. Das typische Alter liegt zwischen 4 und 14 Jahren. Die Schmerzperioden sind in der Regel kurz und überschreiten selten 3 Stunden. Die Kinder lokalisieren die Schmerzen in die Nabelregion; je weiter entfernt vom Nabel die Schmerzen angegeben werden, um so unwahrscheinlicher wird die Diagnose funktioneller Bauchschmerz. Praktisch nie wachen die Kinder nachts wegen der Schmerzen auf. Geblähtes Abdomen, Erbrechen oder Durchfälle sind bei funktionellen Bauchschmerzen ungewöhnlich. Bei der klinischen Untersuchung werden Schmerzen meist im Unterbauch angegeben.

Bei allen Kinder mit derartigen uncharakteristischen Schmerzen sollten zumindest einige einfache *Screeninguntersuchungen* vorgenommen werden:
- Komplettes Blutbild und CRP
- Blutsenkung
- Urinuntersuchung mit Kultur
- Leberwerte und α-Amylase
- Stuhluntersuchung (Parasiten, okkultes Blut)
- Sonographie der Abdominalorgane und des Harntrakts.

Fallen diese Untersuchungen normal aus, sind zahlreiche organische Ursachen für Bauchschmerzen wie Harnwegsinfekte, entzündliche Darmerkrankungen, parasitäre Darmerkrankungen sowie Leber- und Pankreasaffektionen ausgeschlossen.

Differentialdiagnose

Die Liste organischer Ursachen für chronische Bauchschmerzen im Kindesalter ist lang; eine komplette Darstellung ist in diesem Zusammenhang nicht möglich. Im Gegensatz zu den funktionellen Schmerzen sind die Schmerzen organischer Ursachen meist länger anhaltend und mehr lokalisiert. Häufig strahlen sie auch aus und treten nachts auf. Sind funktionelle Bauchschmerzen eher unwahrscheinlich und geht es darum, organische Ursachen auszuschließen, sollte unbedingt eine Sonographie des Abdomens vorgenommen werden. Sie erlaubt es, eine Großzahl möglicher weiterer Ursachen auszuschließen. Folgende Untersuchungsbefunde deuten beim Kind mit chronisch-rezidivierenden Bauchschmerzen auf eine organische Ursache hin:
- Intermittierendes Begleitfieber (> 38 °C)
- Gewichtsverlust oder fehlende Gewichtszunahme
- Wachstumsstillstand
- Schmerzen entfernt vom Nabel
- Perianale Erkrankungen
- Hämatemesis
- Galliges Erbrechen
- Sichtbares oder okkultes Blut im Stuhl
- Anämie
- Erhöhte Blutsenkung.

Häufige organische Ursachen

Ulcus ventriculi sive duodeni

Verdächtig auf das Vorliegen eines gastro-duodenalen Ulkus sind nächtliche oder morgendliche Oberbauchschmerzen, Erbrechen im Zusammenhang mit den Mahlzeiten, Anämie und okkultes Blut im Stuhl. Diagnostisches Verfahren ist die Ösophagogastroduodenoskopie (siehe 9.6.3.2).

Peptische Ösophagitis

Die peptische Ösophagitis beim gastroösophagealen Reflux ist gekennzeichnet durch epigastrische und substernale Schmerzen vorwiegend im Liegen. Häufig erbrechen diese Patienten zusätzlich. Antazida lindern die Beschwerden. Diagnostisches Verfahren der Wahl ist ebenfalls die Endoskopie.

Chronisch entzündliche Darmerkrankung

Die Klinik bei M. Crohn und bei der Colitis ulcerosa (beide Erkrankungen können schon im Kleinkindesalter vorkommen) hängt ab von Lokalisation und Ausmaß des entzündlichen Prozesses. Krampfartige Bauchschmerzen, Gewichtsverlust, Wachstumsstillstand und blutige Durchfälle sind typische Symptome. Diagnostische Methoden der Wahl sind die Kolonoskopie und Magen-Darm-Passage.

Appendicitis chronica

Kinder mit rezidivierenden Schmerzen im rechten Unterbauch werden dem Chirurgen nicht selten mit der Diagnose chronische Appendizitis überwiesen. Werden diese Kinder operiert, findet sich der Wurmfortsatz häufig in chronische Verwachsungen als Hinweis auf abgelaufene Infektionen eingebettet. Trotzdem sollte die Indikation zur Operation mit Zurückhaltung gestellt werden; auf jeden Fall sollten vorher andere Ursachen ausgeschlossen werden. Kotsteine im Appendix, die auf einer Abdomenübersichtsaufnahme oder sonographisch erkannt werden, führen früher oder später zur akuten Appendizitis.

Intermittierende inkomplette intestinale Obstruktion

Die intermittierende inkomplette intestinale Obstruktion ist gekennzeichnet durch krampfartige Bauchschmerzen, galliges Erbrechen und aufgetriebenes Abdomen. Ursachen können eine spontan reponierte Invagination, ein intermittierender Dünndarmvolvulus bei Malrotation, ein intermittierender Volvulus bei Mesenterialzyste sowie Adhäsionen und Briden sein. Die rasche Diagnose dieser Ursachen ist besonders wichtig, da es durch Strangulation des Darms zum Verlust eines Teils oder des gesamten Darms kommen kann; besonders gefährlich ist die Malrotation. Diagnostische Maßnahmen sind Sonographie, Röntgen-Abdomenübersicht und obere Magen-Darm-Passage.

Obstipation

Die Obstipation ist häufig Ursache chronischer Bauchschmerzen. In ausgeprägten Fällen führt sie zur Auftreibung des Abdomens und eventuell auch zur Überlaufinkontinenz.

Pankreatitis

Bei epigastrischen Schmerzen kombiniert mit Übelkeit und Erbrechen sollten immer α-Amylase und Lipase zum Ausschluß einer chronischen Pankreatitis bestimmt werden.

Gallenkoliken

Gallenkoliken kommen bei Kindern nicht nur bei Gallensteinen, sondern auch bei den seltenen Choledochuszysten vor. Diagnostisches Verfahren der Wahl ist die Sonographie.

Erkrankung der Nieren und der ableitenden Harnwege

Erkrankungen der Nieren und der ableitenden Harnwege werden in der Regel durch Urinuntersuchungen, Sonographie und Röntgenuntersuchung ausgeschlossen.

Abdominelle Tumoren

Gutartige und bösartige intraabdominelle Tumoren können primär durch Bauchschmerzen auffallen. In der Regel werden sie getastet, sonst stellt die Sonographie das diagnostische Verfahren der Wahl dar.

9.6.2.3 Stumpfes Bauchtrauma

Krankheitsbild

Beim stumpfen Bauchtrauma handelt es sich um eine Verletzung von Bauchwand oder Bauchorganen unter Einschluß des Retroperitoneums durch stumpfe Gewalteinwirkung ohne Eröffnung der Bauchhöhle. Im Kindesalter besteht eine geringe Distanz zwischen Körperoberfläche und Bauchorganen, so daß eine auf die Bauchoberfläche einwirkende Kraft weitgehend ungebremst die Bauchorgane erreicht. Begünstigt wird die Verletzung von Bauchorganen im Kindesalter auch durch die relative Größe der parenchymatösen Organe, insbesondere der Leber. Ursächlich muß beim stumpfen Bauchtrauma vor allem beim Säugling und Kleinkind auch an eine Kindesmißhandlung gedacht werden, insbesondere dann, wenn die anamnestischen Angaben der Eltern wechseln und widersprüchlich sind.

An der Spitze der verletzten Organe stehen Milz und Niere gefolgt von Leber, Mesenterium, Duodenum und Dünndarm, Pankreas, Zwerchfell, Magen und Kolon. Je nach Art der Organverletzung herrschen verschiedene Symptome vor:

- Steht die *Blutung* im Vordergrund, beherrschen Schocksymptome das klinische Bild.
- Bei der *Ruptur* eines keimbesiedelten Hohlorgans stehen Symptome der Peritonitis im Vordergrund.

Die klinische Symptomatik bei einer Pankreasverletzung und insbesondere bei der retroperitonealen Duodenalruptur kann sehr diskret sein.

Therapeutische Erstmaßnahmen und Diagnostik

Bei jedem stumpfen Bauchtrauma droht eine akute lebensbedrohliche Blutung, daher muß jedes signifikante stumpfe Bauchtrauma rasch in die Ambulanz einer Klinik eingeliefert werden, wo alle Möglichkeiten der Reanimation und Schockbekämpfung vorhanden sind. In der chirurgischen Praxis sind zeitaufwendige diagnostische Maßnahmen kontraindiziert. In der Notfallambulanz der Klinik gehen beim schweren Bauchtrauma diagnostische und therapeutische Maßnahmen Hand in Hand. *Therapeutische Erstmaßnahmen* sind:

- Freihalten der Atemwege, eventuell sofortige Intubation. Bei V.a. Spannungspneumothorax Legen einer Bülau-Drainage
- Legen eines zentralen Venenkatheters (Volumenzufuhr, Druckmessung)
- Schockbekämpfung
- Legen einer Magensonde
- Legen eines Blasenkatheters.

Die *Diagnostik* umfaßt:

- *Klinische Untersuchung.*
- *Labor:* Blutgruppe, Kreuzblut, Blutbild, Blutgasanalyse. Amylase in Serum und Urin. GOT und GPT (Leberverletzung?). Urin (Hämaturie bei Verletzung von Nieren und ableitenden Harnwegen?)
- *Röntgenuntersuchung: Röntgenthorax* zum Ausschluß einer Zwerchfellruptur und zum Ausschluß von Rippenfrakturen, insbesondere solche der 7. und 8. Rippe. Diese können links gehäuft mit einer Milzruptur, rechts gehäuft mit einer Leberruptur kombiniert sein. *Abdomenleerbild* im Stehen oder in Linksseitenlage mit horizontalem Strahlengang: Freie Luft als Hinweis auf eine Perforation des Gastrointestinaltrakts? Bei Amylase-Erhöhung oder entsprechender klinischer Symptomatik Gabe von wasserlöslichem Kontrastmittel über die liegende Magensonde zum Ausschluß eines intramuralen Duodenalwandhämatoms oder einer retroperitonealen Duodenalruptur.
- Die *Sonographie* ist das wichtigste akut diagnostische Verfahren beim stumpfen Bauchtrauma. Ihr besonderer Vorteil liegt in der Möglichkeit, die Diagnostik parallel zur Akutversorgung durchzuführen. Insbesondere kann mit diesem Verfahren rasch freie Flüssigkeit in der Bauchhöhle nachgewiesen werden. Eine Lavage ist heute meist überflüssig.
- Die *Computertomographie* mit ihrem hohen Auflösungsvermögen ist in der Diagnostik von Organrupturen eindeutig der Sonographie überlegen. In der Akutdiagnostik hat sie aber Nachteile, da in fast allen Kliniken der Computertomograph nicht im Schockraum steht.

Nach Abschluß von Erstversorgung und Diagnostik in der Ambulanz erfolgt die Entscheidung, ob der Patient sofort operiert werden muß,oder ob zunächst eine stationäre Überwachung angezeigt ist (evtl. auf der Intensivstation). Ein Patient mit klinischen Symptomen nach einem stumpfen Bauchtrauma muß in jedem Fall stationär überwacht werden.

9.6.3 Endoskopie des Gastrointestinaltrakts

9.6.3.1 Allgemeines

Indikationen

Die *Indikation* zur Endoskopie sollte nicht leichtfertig gestellt werden; in jedem Fall muß der mögliche Nutzen gegen das Risiko der Untersuchung abgewogen werden. Absolute und relative Kontraindikationen sind in Tab. 9.11 zusammengefaßt (zu allgemeinen Einschränkungen ambulanter Endoskopie, siehe auch 9.5.1).

Absolute Kontraindikationen
• V.a. Darmperforation • Akute Peritonitis • Ateminsuffizienz
Relative Kontraindikationen
• Blutungsneigung • Neutropenie • Erhöhtes Risiko einer Darmperforation • Bindegewebserkrankung (Ehlers-Danlos-Syndrom, Marfan-Syndrom) • Toxische Darmdilatation • (In)kompletter Ileus • Vor kurzem OP am Magen-Darm-Trakt

Tab. 9.11: Kontraindikationen zur Endoskopie des Magen-Darm-Trakts im Säuglings- und Kindesalter.

Anästhesie

Die meisten endoskopischen Untersuchungen und Prozeduren können auch im Kindesalter ambulant vorgenommen werden. Im Säuglings- und Kleinkindesalter ist dazu aber in der Regel eine *Allgemeinanästhesie* erforderlich. Bei älteren Kindern können die meisten Untersuchungen wie beim Erwachsenen auch in *Sedierung* durchgeführt werden.

9.6.3.2 Ösophagogastroduodenoskopie

Indikationen

Die Indikationen sind in Tab. 9.12 zusammengestellt. Patienten mit Melaena und Hämatemesis sowie solche mit akuten Verätzungen müssen stationär behandelt werden. Kontraindikationen sind Schock, Ateminsuffizienz, Mediastinitis, HWS-Verletzungen und schwere Koagulopathien.

Diagnostisch
• Ulkuskrankheit • Akute Oberbauchschmerzen • Gastroösophagealer Reflux • V.a. Gastritis (Helicobacter pylori) • Rezidivierendes Erbrechen • Dysphagie • Hämatemesis und Melaena* • Verätzung*
Therapeutisch
• Stenosendilatation • Fremdkörperentfernung(nur bei nicht abgangfähigen Fremdkörpern oder bei Perforationsgefahr) • Blutungsverödung* (Ulkus, Varizen, Hämangiom)
* Indikationen, bei denen die Endoskopie nicht ambulant durchgeführt werden sollte

Tab. 9.12: Indikationen zur Ösophagogastroduodenoskopie.

Vorbereitung

Eine spezielle Vorbereitung ist bei der Ösophagogastroduodenoskopie nicht notwendig. Säuglinge sollten 4 Stunden, die übrigen Kinder 6 Stunden nüchtern sein. Bei Patienten mit einer Magenausgangsstenose wird der Magen vor der Untersuchung am besten mit Hilfe einer Magensonde entleert.

I.v.-Zugang vor Beginn der Untersuchung, cardiorespiratorische Überwachung, Intubations- und Beatmungsbereitschaft (Cave: Atemstillstand und vasovagale Reflexe!) werden vorausgesetzt. Die Toleranz der Untersuchung ist umso besser, je kleiner der Durchmesser des Endoskops ist. Kinder unter 8 Jahren sollten nur mit speziellen Kinderendoskopen untersucht werden, um eine Luftwegskompression zu vermeiden. Zur Vorbereitung gehört auch die Inspektion der Mundhöhle mit Erhebung des Zahnstatus vor Beginn der Untersuchung. Sehr lockere Zähne müssen zuvor extrahiert werden. Bei Verdacht auf eine obere GI-Blutung ist eine vorherige Lavage mit physiologischer Kochsalzlösung über eine möglichst dicke nasogastrische Sonde nach vorheriger Kreislaufauffüllung und Ausgleich von Gerinnungsstörungen angezeigt.

Bei jeder Ösophagogastroduodenoskopie müssen Voraussetzungen zur Gewebsentnahme für histopathologische und bakteriologische Untersuchungen gegeben sein. Weitere Voraussetzungen sind die ausreichende Assistenz durch zwei Personen sowie eine Lichtquelle mit hoher Leistung. Die Untersuchung erfolgt in Linksseitenlage, die Instrumenteneinführung über ein Mundstück blind unter Zeigefingerführung oder unter direkter Sicht. Kopf und Hals dürfen nicht überstreckt werden.

Anästhesie

Je jünger der Patient ist und je länger der Eingriff dauert, um so eher sollte die Untersuchung in Allgemeinanästhesie vorgenommen werden. Kurze Untersuchungen – insbesondere bei älteren Kindern – können in Sedierung vorgenommen werden. Bewährt haben sich Diazepam, Midazolam und bei Kleinkindern Chloralhydrat. Eine Endoskopie unter Sedierung sollte nur dort vorgenommen werden, wo auch alle Möglichkeiten zur Reanimation vorhanden sind.

Technik

Diagnostische Ösophagogastroduodenoskopie

Die verschiedenen Krankheitsbilder stellen sich oft charakteristisch dar:

- Die *Refluxösophagitis* läßt sich in der Regel durch Inspektion diagnostizieren; Biopsien sind nur in unklaren und therapierefraktären Fällen erforderlich.
- Beim *Barrett-Ösophagus* müssen multiple Biopsien zum Ausschluß von Dysplasien entnommen werden.
- Eine durch Pilze oder Viren (Zytomegalie, Herpes simplex) hervorgerufene *Ösophagitis* kommt vorwiegend bei immunsupprimierten Kindern vor. In diesen Fällen müssen Proben für histologische und zytologische Untersuchungen sowie für Kulturen entnommen werden.
- Die seltenen angeborenen *Ösophagusstenosen* mit der unnachgiebigen geriffelten Wand und den Knorpelspangen bieten ein typisches endoskopisches Bild.
- *Tracheoösophageale Fisteln* lassen sich besser bronchoskopisch diagnostizieren (siehe 9.5); allerdings ist die obere Fistel bei der Ösophagusatresie vom Type III a und III c nach Vogt gut durch eine Endoskopie des oberen Blindsacks erkennbar.
- *Magenulzera* müssen im Kindesalter nicht routinemäßig biopsiert werden, da Malignome absolute Raritäten sind.
- Eine *Gastritis* kann Hinweis auf eine Helicobacter pylori-Infektion sein. Die Diagnose wird durch Antrumbiopsie (Giemsa-Färbung) gesichert.
- *Biopsien der Magenschleimhaut* sind auch notwendig, um die Diagnose einer idiopathischen granulomatösen Gastritis, einer eosinopilen Gastroenteritis,

einer Sarkoidose oder eine MÉNÉTRIER-Erkrankung zu sichern.

Therapeutische Ösophagogastroduodenoskopie

Die therapeutische Ösophagogastroduodenoskopie schafft oft rasche Hilfe:

- Verödungen von *Ösophagus-* oder *Magenvarizen* sowie die Unterspritzung eines blutenden Ulkus sind nicht geeignet für eine ambulante Therapie. Dagegen können Ösophagusbougierungen, die endoskopisch meist als Ballondilatation durchgeführt werden, ambulant vorgenommen werden.
- *Fremdkörper* im Ösophagus und Magen lassen sich in den meisten Fällen ambulant entfernen. Während im Ösophagus steckende Fremdkörper immer rasch extrahiert werden müssen, gehen die meisten in den Magen gelangten Fremdkörper per vias naturalis spontan ab. Allerdings müssen verschluckte Knopfbatterien, die meist giftige Schwermetalle (Nickel, Kadmium) enthalten, umgehend endoskopisch entfernt werden, wenn sie sich noch im Magen befinden. Bei diesen kann es durch Erosion rasch zur Freisetzung des giftigen Inhalts kommen, was dann zu einer Schwermetallvergiftung führt.

Komplikationen

Die Komplikationsrate ist bei der *diagnostischen Ösophagogastroduodenoskopie* minimal, trotzdem sind die Eltern über mögliche Perforationen (besonders im proximalen Ösophagus) und Blutungen aufzuklären sowie über die Gefahr von Aspiration, retropharyngealem Hämatom, Zahnverlust oder -bruch.

Bei der *therapeutischen Ösophagogastroduodenoskopie* ist die Komplikationsrate naturgemäß höher; bei schwierigen Dilatationen oder Fremdkörperextraktionen sollte der Patient besser 24 Stunden stationär beobachtet werden. Die Gefahr allgemeiner Komplikationen (Atemstillstand, Bronchospasmus) ist bei lokaler Sedierung in stärkerem Maße gegeben.

Nachsorge

Untersuchungen ohne Prämedikation oder Narkose erfordern in der Regel keine längere Nachbeobachtung. Nach operativen Endoskopien sollte die stationäre Überwachung in der Klinik erfolgen.

9.6.3.3 Kolonoskopie

Indikationen

Hauptindikation zur Kolonoskopie im Kindesalter stellen rektale Blutungen, chronische Durchfälle und chronische Bauchschmerzen mit Gewichtsverlust und Wachstumsstillstand dar. Bei entzündlichen Dickdarmerkrankungen können das Ausmaß und die Ausdehnung der Veränderungen festgelegt werden. Häufigste Indikation zur therapeutischen Kolonoskopie ist die Abtragung von Polypen. Bei Erkrankungen mit Entartungstendenz (Familiäre Polyposis, Kolitis ulcerosa) müssen regelmäßige Kontrollkolonoskopien vorgenommen werden, damit die notwendige Operation rechtzeitig vor einer Entartung durchgeführt werden kann. Die Inspektion des terminalen Ileums während der Kolonoskopie kann die Diagnose eines M. Crohn, einer infektiösen Ileitis oder lymphonodulären Hyperplasie sichern. Die Indikationen zur Kolonoskopie im Kindesalter sind in Tab. 9.13 zusammengefaßt.

Diagnostisch
• Intestinale Blutung • Chronische Durchfälle • Chronisch-entzündliche Darmerkrankung • Polyposis coli (Verlaufskontrolle)
Therapeutisch
• Polypabtragung • Fremdkörperentfernung • Dekompression eines toxischen Megakolons* • Blutungsverödung* • Stenosendilatation *
* Indikationen, bei denen die Endoskopie nicht ambulant durchgeführt werden sollte

Tab. 9.13: Indikationen zur Kolonoskopie.

Vorbereitung

Bei Säuglingen reicht in der Regel ein Einlauf, der am Abend vor der Untersuchung gegeben wird. Bei älteren Kindern und Adoleszenten empfiehlt sich am Abend vor dem Eingriff X-Prep® oral. 24 Stunden vor der Untersuchung soll das Kind nur klare Flüssigkeiten in möglichst großen Mengen zu sich nehmen.

Anästhesie

Die totale Kolonoskopie ist schmerzhaft; sie erfordert zumindest eine *Sedierung*. Bei Säuglingen und Kleinkindern wird die Untersuchung besser in *Allgemeinanästhesie* vorgenommen.

Biopsie

Bei jeder Kolonoskopie müssen Voraussetzungen zur Gewebsentnahme für histopathologische und bakteriologische Untersuchungen gegeben sein. Jede verdächtige Läsion wird biopsiert und histologisch untersucht. Biopsien führen in den meisten Fällen zur Klassifizierung.

9.6.3.4 Ösophagusbougierung

Indikationen

Relativ häufig müssen im Kindesalter Ösophagusbougierungen durchgeführt werden. Indikationen können sein:

- Postoperative Stenose (Ösophagusatresie)
- Peptische Stenose
- Stenosen als Folge von Verätzungen
- Angeborene Stenosen.

Bougierung mit Endlosfaden

Prinzip

Liegt eine hochgradige langstreckige Stenose – in der Regel als Folge einer Verätzung oder eines gastroösophagealen Refluxes – vor, die eine langwierige Behandlung erfordert, stellt die Bougierung mit Hilfe eines „endlosen" Ösophagusfadens die ungefährlichste Methode dar *[7]*. Diese Technik erfordert die Anlage einer Gastrostomie, die offen oder perkutan-endoskopisch durchgeführt werden kann. Nach Entfernung des Gastrostomiekatheters, die dann vorgenommen wird, wenn das Kind wieder oral ernährt werden kann, verbleibt nur der endlose Faden, der die Kinder nicht stört und der Monate bis Jahre liegen bleiben kann.

Vorbereitung

Obwohl bei dieser Methode wegen des Führungsfadens eine Perforation mit der Spitze des Bougies nicht vorkommen kann, kann es doch in sehr seltenen Fällen zur Ruptur des Ösophagus kommen, wenn ein zu dickes Bougie gewählt wurde. Die Eltern sind daher über eine

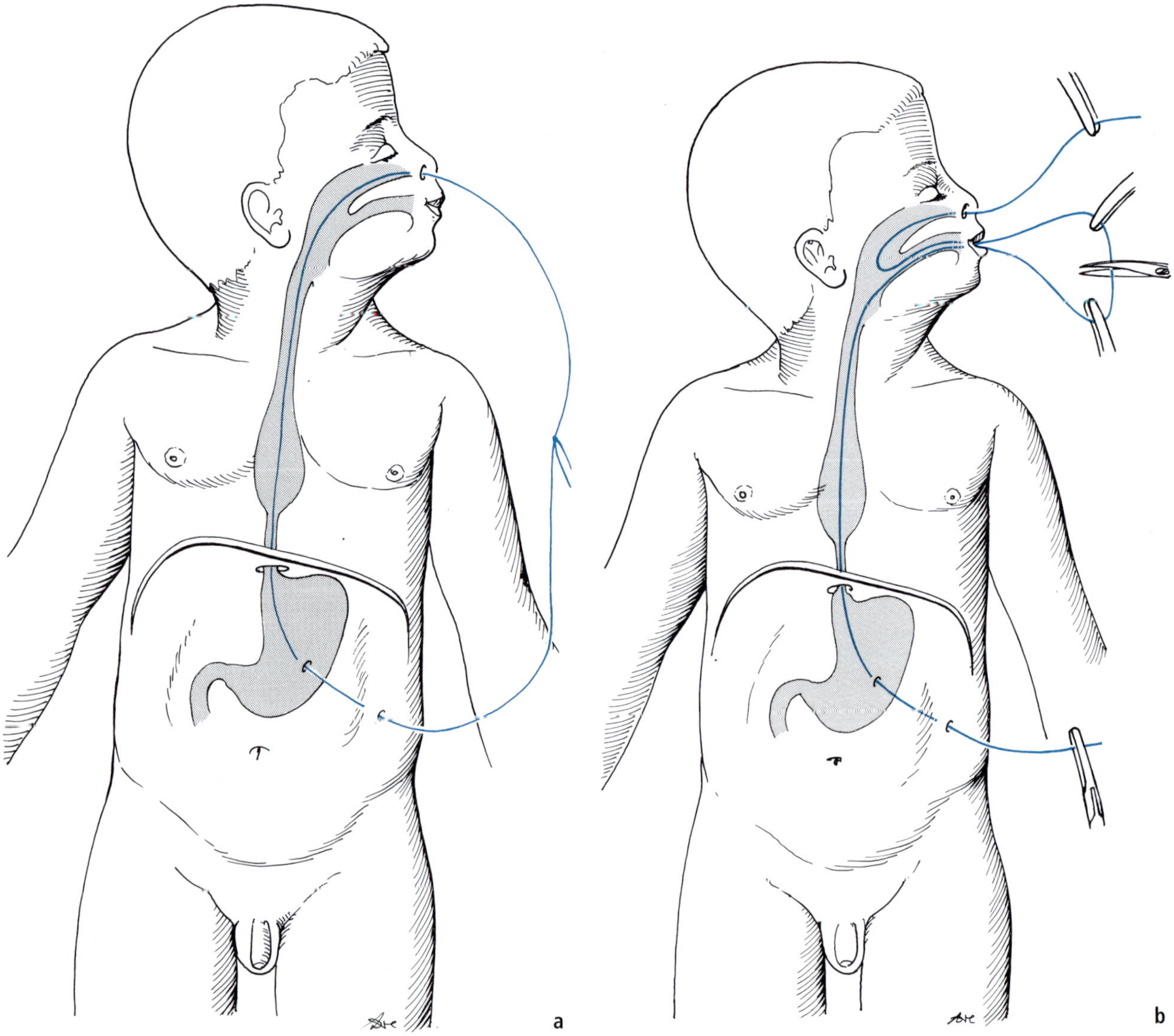

Abb. 9.36a-b: Ösophagusbougierung mit Endlosfaden. Ausgangsbefund vor Bougierung mit dem liegenden endlosen Ösophagusfaden (a). Der Perlonfaden wird zum Mund herausgeholt und durchgeschnitten (b).

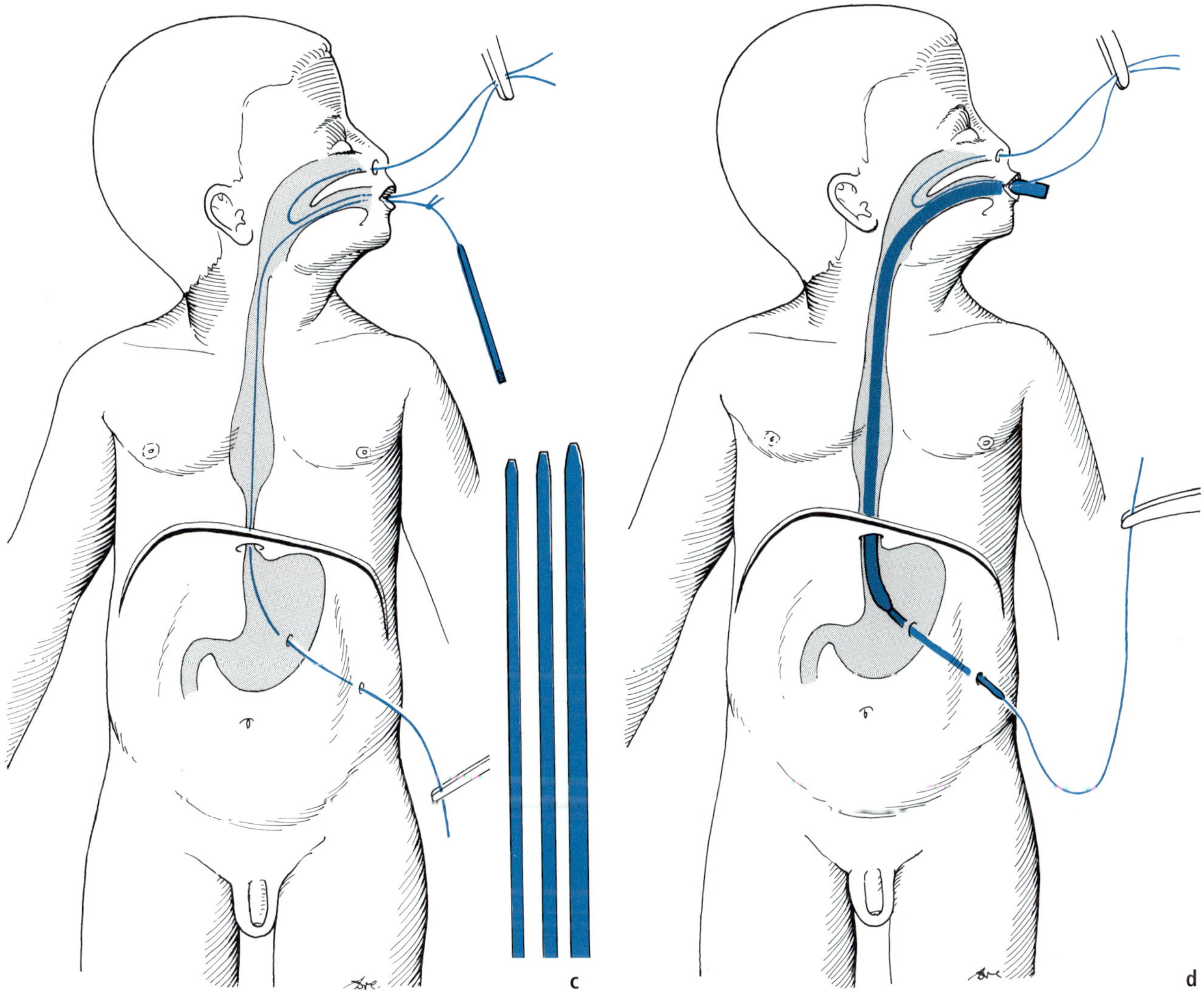

Abb. 9.36c-d: Das filiforme Bougie wird an dem Faden, der zum Mund herauskommt, angeknotet (c) und kann jetzt in den Ösophagus gezogen werden. Das Schlundbougie hat die Stenose passiert (d).

mögliche Ösophagusverletzung aufzuklären. Bei der blinden Bougierung ist die Gefahr der Perforation größer.

Die Bougierung erfordert eine *Intubationsnarkose.* Der Eingriff wird in *Rückenlage* durchgeführt.

Technik

Die Bougierung wird immer peroral und niemals durch die Gastrostomie vorgenommen, da eine solche das Stoma erweitern würde. Abb. 9.36a zeigt den Ausgangsbefund unmittelbar vor der Bougierung, die langstreckige Ösophagusstenose und den liegenden Perlonfaden, der durch Nase, Rachen, Speiseröhre, Magen und Magenfistel verläuft und der als endloser Faden geknüpft ist. Der Faden wird am Knoten durchtrennt. Immer werden alle Fadenenden mit Klemmen armiert, so kann ein versehentliches Ziehen sicher vermieden werden. Da nicht durch die Nase bougiert werden kann, wird der Perlonfaden mit Hilfe eines Laryngoskops an der Rachenhinterwand aufgesucht und zum Mund herausgeholt. Vor dem Mund wird der Faden durchtrennt; beide Enden werden wieder mit Klemmen armiert. Die beiden Enden des oberen Teils des Fadens, die zum Nasenloch bzw. zum Mund herauskommen, werden mit einer Klemme zusammengefaßt. Dieser Teil des Fadens wird für die Bougierung nicht benötigt. An das obere Ende des unteren Perlonfadens, welches zum Mund herauskommt, wird der Kunststoffaden, der an einem filiformen Bougie angeschweißt ist, angeknüpft. An dieses filiforme Bougie können nun je nach Ausmaß der Stenose unterschiedlich dicke Schlundbougies (Ch 14 – 48) angeschraubt werden. Durch leichten Zug am Faden und sanften Druck wird das Schlundbougie vorsichtig durch die Stenose hindurchgezogen und -geschoben. Das Schlundbougie wird wieder hochgezo-

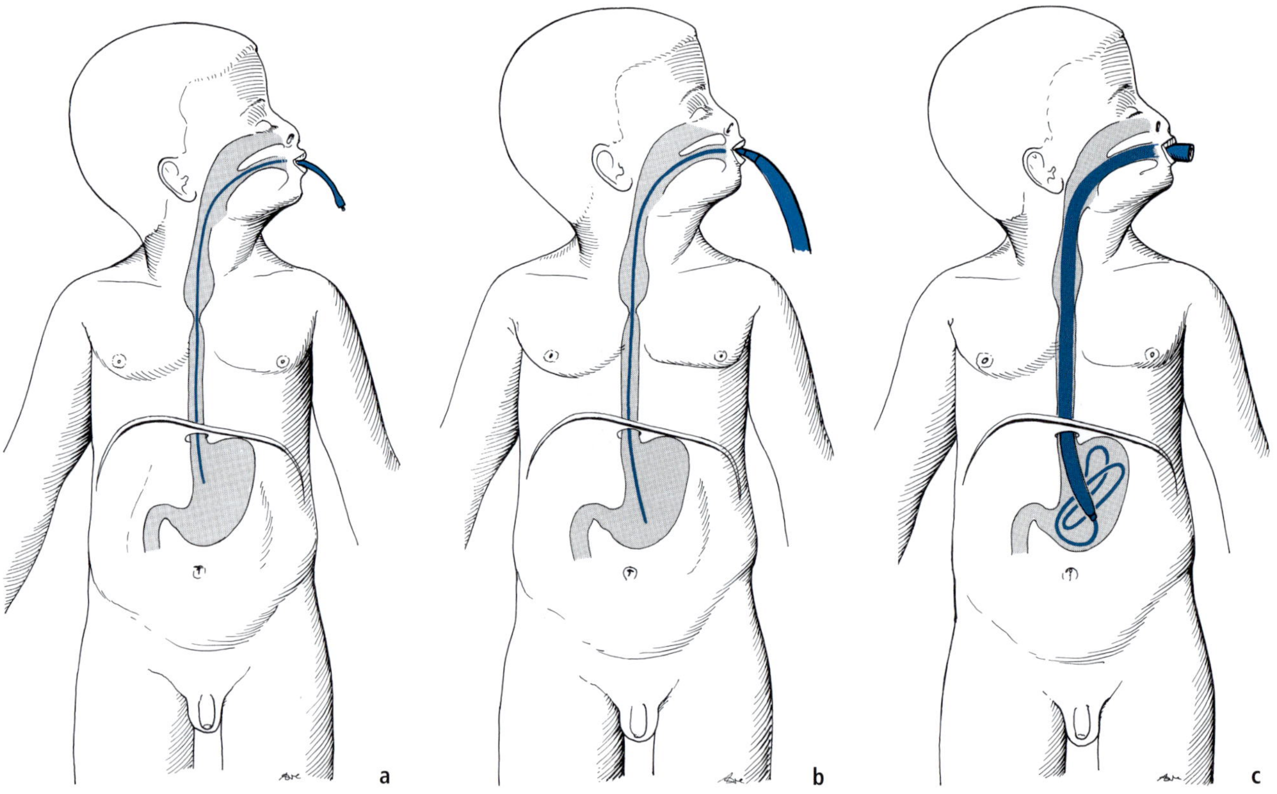

Abb. 9.37a-c: Blinde Ösophagusbougierung. Das filiforme Bougie wird als Führung über die Stenose in den Magen vorgeschoben (a) und das Schlundbougie an das filiforme Bougie angeschraubt (b). Das Schlundbougie hat die Stenose passiert (c).

gen, bis das Gewinde vor dem Mund erscheint. Das Bougie wird abgeschraubt, das nächstdickere eingeführt. Die Bougierung ist eine Gefühls- und Erfahrungssache. Die Gefahr besteht nicht in der Perforation, sondern in der Ruptur der Speiseröhre im Bereich der Enge. Gleitet das Bougie nur schwer durch die Stenose hindurch und erscheint am herausgezogenen Bougie Blut, sollte die Bougierung beendet werden.

Abschließend wird der Bougierungsfaden am Knoten zum Faden des filiformen Bougie durchtrennt. Beide Fadenenden, die aus dem Mund kommen, werden wieder zusammengeknotet. Durch Zug an den Fadenenden, die aus der Gastrostomie und aus der Nase kommen, verschwindet der Faden wieder im Rachen.

Mit Hilfe des alten Fadens wird ein neuer Perlonfaden eingelegt, da der Perlonfaden im Laufe der Zeit brüchig wird. Beide Fadenenden werden wieder zusammengeknüpft. Der Faden, der zur Nase herauskommt, wird hinter dem Ohr entlang geführt und mit hautfreundlichem Pflaster hinter dem Ohr und auf der vorderen Brustwand fixiert. So ist der Ausgangsbefund wiederhergestellt.

Solange die Stenose nicht vollständig aufbougiert ist, wird zweimal wöchentlich bougiert. Die Abstände werden nach dem Bougieren je nach Schrumpfungstendenz immer größer. Tritt keine Schrumpfung mehr ein, wird der Faden entfernt.

Blinde Bougierung

Prinzip

Bei kurzstreckigen oder nicht wesentlich ausgeprägter Verengung, wenn nur mit wenigen Bougierungen zu rechnen ist, z.B. bei Stenosen nach operierter Ösophagusatresie, ist das Legen eines Fadens nicht notwendig. Die Bougierung kann dann unter endoskopischer Sicht oder mit Hilfe des filiformen Bougies blind vorgenommen werden. Auch diese Bougierung wird in Allgemeinanästhesie durchgeführt.

Technik

Ein filiformes Bougie mit Schraubenansatz wird über die Stenose hinweg in den Magen vorgeschoben und ein Schlundbougie mit seiner Spitze auf das filiforme Bougie aufgeschraubt (Abb. 9.37). Unter Führung des filiformen Bougie wird das Schlundbougie über die Stenose vorgeschoben, die auf diese Weise vorsichtig aufbougiert wird.

9.6.4 Rektum und Analregion

9.6.4.1 Infektiöse Erkrankungen

Perianaler Abszeß

Perianale Abszesse (siehe auch 5.13.2.4) haben im Kindesalter unterschiedliche Ursachen. Sie können ausgehen von einer Verletzung der Perianalhaut – meist als Folge einer Windeldermatitis – und heilen nach spontaner Öffnung oder nach Inzision rasch aus. Sie können aber auch Folge einer von einer Kryptitis ausgehenden Infektion sein *[9]*. Bei Abszessen dieser Genese verbleibt nach der Abszeßspaltung eine Analfistel (s.u.), die in der Regel in der zweiten Sitzung gespalten werden muß.

Perianale Abszesse kommen bei Kindern vorwiegend im Säuglingsalter vor, bei älteren Kindern sind sie selten. Bei diesen liegt meist eine chronisch entzündliche Darmerkrankung vor, oder es handelt sich um immunsupprimierte Kinder oder um Kinder mit Leukämien. Ischiorektale Abszesse sind im Kindesalter Raritäten.

Die Abszeßeröffnung erfordert in der Regel eine *Allgemeinanästhesie*. Verbleibt nach der Eröffnung eine Analfistel, wird diese in der Regel 2 – 3 Wochen nach der Abszeßeröffnung gespalten.

Analfistel

Die Analfistel (siehe auch 5.13.3.4) entsteht in der Regel aus einem perianalen Abszeß, der von einem Kryptenabszeß ausgeht und entweder spontan nach außen durchbricht oder gespalten wird. Die Analfisteln kommen wie die Analabszesse meist in der Säuglingsperiode vor. Es handelt sich praktisch immer um extrasphinktere submuköse Fisteln. Bilaterale Fisteln sind keine Seltenheit. Intersphinktere und transsphinktere Fisteln sind im Kindesalter Raritäten.

- *Klinische Symptomatik:* Aus einer kleinen geröteten perianalen Fistelöffnung entleert sich etwas Schleim und/oder Eiter.
- *Indikation:* Mit der Diagnose ist die Indikation zur Operation gegeben.
- *Lagerung* und *Anästhesie:* Die Operation wird in Steinschnittlage und in Allgemeinanästhesie durchgeführt.
- *Operatives Vorgehen:* Der Fistelgang wird bis zur Kryptenöffnung sondiert und über der Sonde gespalten.
- *Nachbehandlung:* Unter täglichen Sitzbädern heilt die Wunde rasch ab. Rezidive sind extrem selten.

Condylomata acuminata

Condylomata acuminata werden zunehmend auch bei Kindern beobachtet *[10]*. Sie werden durch das Papillomavirus verursacht und entwickeln sich hauptsächlich in feuchten Hautregionen, insbesondere in der Perianalregion (siehe auch 5.13.3.5). Die Inkubationszeit liegt zwischen 1 und 20 Monaten. Dies muß bedacht werden, wenn nach den Ursachen der Erkrankung geforscht wird. Da die Condylomata acuminata eine mögliche Manifestation von sexuellem Mißbrauch sind, sollte in allen Fällen eine sorgfältige Sozial- und Familienanamnese erhoben werden. Ggf. muß das Jugendamt eingeschaltet werden. Bei älteren Kindern und Teenagern sind sie Hinweis auf frühzeitige sexuelle Aktivitäten.

- *Indikation:* Alle Condylomata acuminata sollten wegen möglicher Komplikationen wie Infektion, Blutung und maligne Entartung behandelt werden.
- *Therapie:* Eine konservative Behandlung mit 10 %iger Podophyllinsäure oder 5 %iger Fluorouracil-Creme (über 14 Tage) ist gelegentlich erfolgreich. Meist müssen die Kondylome aber operativ entfernt werden.
- *Operatives Vorgehen:* In Steinschnittlagerung und in Allgemeinanästhesie werden die Warzen mit dem scharfen Löffel, dem Diathermieinstrument oder dem CO_2-Laser exzidiert. Liegen die Warzen direkt an der Anal- oder an der Urethralöffnung, sollte zusätzlich eine Sigmoidoskopie bzw. Urethroskopie durchgeführt werden.
- *Nachsorge:* Tägliche Bäder werden bis zur Abheilung durchgeführt.

9.6.4.2 Analfissur

Krankheitsbild

Bei Kindern liegt meist eine oberflächliche Fissur vor, in der Regel an der hinteren Kommissur. Sie tritt vorwiegend bei Säuglingen und Kleinkindern auf. Am häufigsten handelt es sich um akute Fissuren im Rahmen einer Obstipation, bedingt durch Einreißen der Analhaut durch harte Kotballen. Analfissuren können aber auch bei Durchfallerkrankungen entstehen.

Klinische Symptome sind hellrote, streifenförmige Blutauflagerungen auf dem Stuhl und – seltener – Schmerzen bei der Defäkation. Analfissuren sind wahrscheinlich die häufigste und harmloseste Ursache für Blutauflagerungen auf dem Stuhl im Säuglings- und Kindesalter.

Primär muß die Obstipation behandelt werden *(Stuhlregulierung)*. *Lokalanästhetische Salben* können zur Linderung der Beschwerden führen. Führt diese Behandlung nicht zum Erfolg, ist eine *Sphinkterdehnung* in Narkose indiziert. Danach sind die allermeisten Kinder sofort beschwerdefrei und die Fissur heilt nach wenigen Tagen ab.

Bei *chronischen atypischen Analfissuren* des älteren Kindes muß ursächlich immer an eine chronisch entzündliche Darmerkrankung und selten auch an eine maligne Erkrankung (z.B. Leukämie) gedacht werden.

Sphinkterdehnung

Sphinkterdehnungen müssen im Kindesalter nicht nur bei der *Analfissur*, sondern auch bei der rezidivierenden *Analsphinkterachalasie* durchgeführt werden, der häufigsten Komplikation nach operiertem M. HIRSCHSPRUNG. Klinisch führt die Achalasie zu einer erneuten Obstipation. Diese kann Wochen, Monate oder Jahre nach der Korrekturoperation auftreten. Untersucht man die Kinder rektal, so erreicht man unmittelbar nach Passieren des Analkanals die Stuhlmassen im Rektum.

Mit einer kräftigen Sphinkterdehnung in Allgemeinanästhesie sind die Symptome in der Regel schlagartig behoben. Man kann die Sphinkterdehnung noch ein- bis zweimal wiederholen. Wenn sich die Neigung zur Obstipation dann aber nicht beheben läßt, ist die Indikation zur partiellen Myektomie gegeben.

9.6.4.3 Analprolaps und Rektumprolaps

Krankheitsbilder

Beim Analprolaps bzw. Rektumprolaps handelt es sich um einen Vorfall von Anal- bzw. Rektumschleimhaut durch die Analöffnung. Bei Kindern handelt es sich in der Regel um einen Analprolaps, der erkennbar ist an seiner radiären Fältelung. Im Gegensatz dazu ist der Rektumvorfall am zirkulären, bienenkorbähnlichen Faltenverlauf erkennbar; digital ist außerdem die dicke prolabierte Rektumwand tastbar.

Der Analprolaps ist im Kleinkindesalter nicht ungewöhnlich. In den meisten Fällen verschwindet der intermittierende Prolaps nach Wochen oder Monaten spontan. Die zwei häufigsten ursächlichen Faktoren sind:

- Vermehrtes Pressen während des Stuhlgangs bei Kindern mit Obstipation.
- Malabsorptionssyndrom bei Durchfällen, speziell bei Mukoviszidose oder Zöliakie.

Nur in seltenen Fällen liegt eine organische Ursache vor:

- Lähmung der Sphinktermuskulatur bei der Myelomenigozele oder bei der Sakrumagenesie.
- Bei der Blasenexstrophie besteht eine hohe Inzidenz für einen Prolaps.
- Nach Operation einer Analatresie stülpt sich gelegentlich Rektumschleimhaut durch den Analring.

Klinik

Die große Mehrzahl der Kinder mit einem Analprolaps hat keine anatomischen Fehlbildungen. In der Regel tritt der Prolaps nur während der Defäkation auf und reponiert sich spontan. Eine manuelle Reposition ist nur selten erforderlich. Während des Vorfalls kann die Darmschleimhaut verletzt werden, was dann zu Blutungen führt. Das Ausmaß dieser Blutungen ist aber minimal.

Differentialdiagnose

Differentialdiagnostisch sind zu bedenken:

- Ein *prolabierter Rektumpolyp* kann durch Inspektion, digitale Untersuchung oder Proktoskopie abgegrenzt werden.

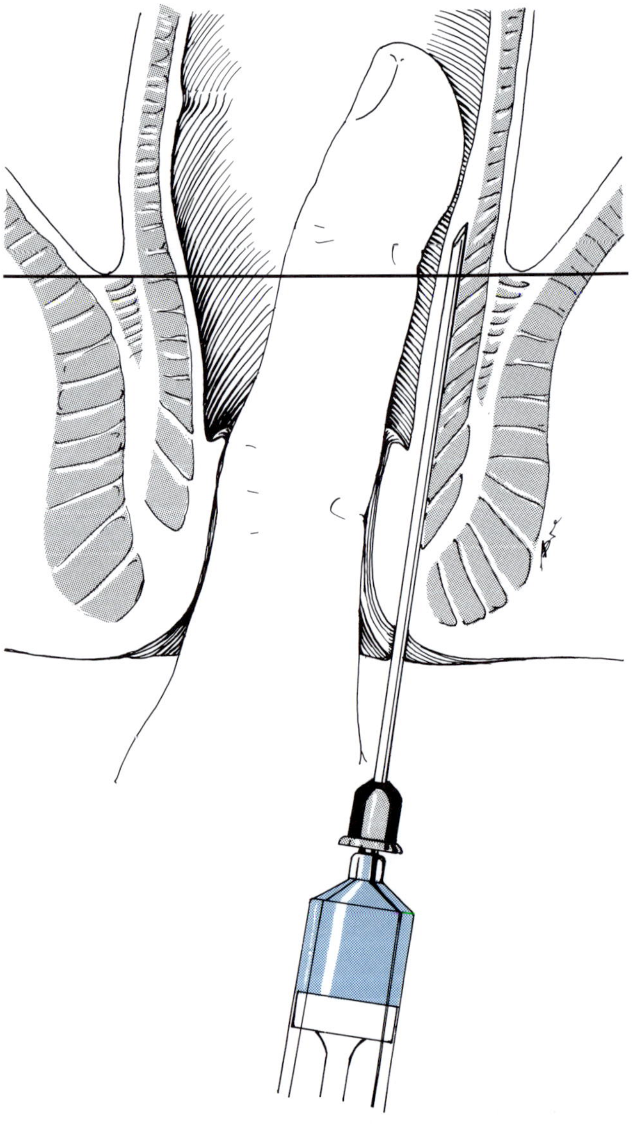

Abb. 9.38: Perianale Umspritzung eines Analprolapses.

- In seltenen Fällen kann die Spitze eines *Invaginates* vor dem Anus erscheinen. In diesen Fällen bestehen aber zusätzliche klinische Symptome eines akuten Abdomens oder eines Ileus.
- *Äußere Hämorrhoiden* treten bei Kindern praktisch niemals auf; gelegentlich kommt es aber beim angestrengten Pressen während des Stuhlgangs zum Blutstau im submukösen venösen Plexus, was dann zu einer bläulichen perianalen Vorwölbung führt. Diese hat keinen Krankheitswert.

Therapie

Da die Obstipation die häufigste Ursache für einen Analprolaps darstellt, ist in diesen Fällen die Therapie der Verstopfung meist ausreichend (Stuhlregulierung). Eine weitere wichtige konservative Maßnahme ist die Vermeidung einer extremen Hockstellung bei der Defäkation. Nur selten sind operative Maßnahmen indiziert, die dann eine Allgemeinanästhesie erfordern:

- *Perianale Umspritzung* mit Phenol-Mandelöl oder Äthoxysklerol 1 % (Abb. 9.38). Dabei werden auf jeder Seite von Anus und Rektum submukös 2 – 3 ml in einer Höhe von 4 – 5 cm eingespritzt.
- *Verklebung von Rektum und Os sacrum.* Dieses einfache Operationsverfahren, welches ambulant durchgeführt werden kann, wurde von EKKEHORN angegeben. Auch dieses Verfahren erfordert eine Allgemeinanästhesie. Die Kinder werden in Bauchlage mit angehobenem Becken operiert. Das untere Rektum wird mit einem Analspreizer eingestellt. Durch die Rektumhinterwand wird mit einer großen Nadel ein Seidenfaden beidseits des oberen Steißbeins zur Haut hindurchgestochen. Dieser Faden wird über einem Tupfer, welcher auf dem Steißbein liegt, geknotet. Er wird 14 Tage belassen. Die entlang des Fadens entstehende Infektion führt zu einer Verklebung des Rektums mit dem Steißbein.
- Überstehende Schleimhaut nach operierter Analatresie muß immer operativ abgetragen werden.

Aufwendige Operationen, wie sie beim Erwachsenen mit Rektumprolaps durchgeführt werden müssen, sind im Kindesalter kaum jemals erforderlich.

9.6.4.4 Anal- und Rektumpolyp

Krankheitsbild

Bei Anal- und Rektumpolypen (siehe auch 5.11.1) handelt es sich meist um juvenile Polypen. Viele dieser Polypen liegen analnah und können bei der rektalen Untersuchung mit dem Finger erreicht werden. Sie kommen am häufigsten bei Kindern zwischen 2 und 6 Jahren vor.

Klinik

Leitsymptom ist die hellrote peranale Blutung während der Defäkation. Häufig bestehen auch Schleimbeimengungen. Da die Polypen meist gestielt sind, kommt es gelegentlich zur Selbstamputation mit Spontanabgang per ano oder zum Prolaps durch den Analring (DD: Analprolaps).

Therapie

Die Behandlung erfordert in den meisten Fällen eine *Allgemeinanästhesie.* Die meisten Polypen sind solitär und im Rektum oder Rektosigmoid lokalisiert, so daß sie mit dem Proktoskop oder Rektoskop diagnostiziert und mit der elektrischen Schlinge entfernt werden können. Heute empfiehlt sich aber die Abtragung während einer fiberoptischen Kolonoskopie, bei der das gesamte Kolon inspiziert werden kann.

Biopsie

Sollte die histologische Untersuchung eines rektoskopisch entfernten Polypen einen adenomatösen Typ ergeben, muß eine Kolonoskopie zum Ausschluß einer familiären Polyposis coli vorgenommen werden. Die Polypen beim PEUTZ-JEGHERS-Syndrom – die Patienten sind erkennbar an den typischen Pigmentflecken der Lippen und Lippenschleimhaut – sind in der Regel im Dünndarm lokalisiert.

9.6.4.5 Anusbougierung

Indikationen

Häufigste Indikation zur Anusbougierung stellt die *operierte Analatresie* dar. Die postoperative Bougierungsbehandlung ist eine unerläßliche Maßnahme bei allen Formen der Analatresie; andernfalls entwickelt sich mit großer Wahrscheinlichkeit eine narbige Analstenose mit sekundärem Megarektum und Megakolon. Seltener muß die Bougierung bei angeborenen Analstenosen durchgeführt werden.

Technik

Die Bougierungen, die mit HEGAR-Stiften durchgeführt werden, müssen für einige Monate, in seltenen Fällen auch für 1 – 2 Jahre vorgenommen werden. Etwa 14 Tage postoperativ wird begonnen. Man beginnt mit dem Hegar-Stift, der den Anus gerade passieren kann. Die Eltern werden dann in diese relativ einfache Technik eingewiesen. Das Kind wird täglich einmal von den Eltern zu Hause bougiert. Nach 2 – 3 Wochen kann auf den nächstdickeren Stift gesteigert werden. Diese Wechsel werden bei einer ambulanten Untersuchung überprüft. Die Kinder gewöhnen sich an diese Bougierungen erstaunlich gut. Wiederholte Kontrollen sind aber insbesondere in der Anfangszeit in jedem Fall notwendig, um sich davon zu überzeugen, daß die Dehnungen wirklich erfolgreich vorgenommen werden.

Angestrebt wird bis zum Ende des 1. Lebensjahres Hegar 16 oder 17. Findet sich bei der rektalen Untersuchung kein stenosierender Ring mehr, können die Abstände zwischen den Bougierungen verlängert werden. Schließlich genügt eine 1 – 2monatige Probebougierung, um sich davon zu überzeugen, daß keine erneute Stenosierungstendenz besteht. Erst dann kann die Behandlung abgeschlossen werden.

9.6.4.6 Schleimhautbiopsien bei Verdacht auf M. Hirschspung

Das morphologische Merkmal des M. Hirschsprung ist das Fehlen von Ganglienzellen in einem Darmsegment, welches immer am Anus beginnt und unterschiedlich weit oralwärts reicht. Die morphologische Diagnostik wurde erheblich verbessert und vereinfacht durch die Einführung histochemischer Methoden. Bei dieser Technik wird die Azetylcholinesterase sichtbar gemacht, die beim M. Hirschsprung in den parasympathischen Nervenfasern des aganglionären Segments signifikant vermehrt ist. Daneben können mit Hilfe dieser Techniken andere Dysganglionosen des Kolons diagnostiziert werden, die eine ähnliche klinische Symptomatik wie der M. Hirschsprung haben (Neuronale Dysplasie, Hypoganglionosen).

Für die Untersuchung reicht eine kleine Schleimhautbiopsie, die mit der Dobbin-Sonde entnommen wird. Die Biopsie erfordert weder eine Sedierung noch eine Anästhesie. Um ein kurzes aganglionäres Segment nicht zu übersehen, muß die erste Biopsie 1 cm oberhalb der Linea dentata entnommen werden. Es empfiehlt sich, weitere Biopsien in 2 und 4 cm Höhe zu entnehmen. Die Ausdehnung des M. Hirschsprung mit längeren aganglionären Segmenten wird nach Sicherung der Diagnose am besten radiologisch durch einen Kontrastmitteleinlauf bestimmt.

Eine optimale Biopsie ist 2 – 3 mm groß und enthält Mukosa und Submukosa. Die Präparate werden in feuchte Kochsalzkompressen eingepackt und müssen spätestens nach 1 – 2 Stunden ein entsprechend spezialisiertes pathologisches Labor erreichen (siehe auch 3.6).

Literatur

[1] Duckett, LW: Yolk sac tumor in case of testicular feminization syndrome (Editorial). J Pediatr Surg 30 (1995) 1367-1358

[2] Kurth CD, Spitzer AR, Broenula AM: Postoperative apnea in preterm infants. Anesthesiology 66(1987) 483-488

[3] Lambrecht W: Die interstitielle Leistenhernie des Säuglings. Chirurg 54 (1983) 541-543

[4] Lambrecht W, Kortmann B: Akzessorisches Nebennierenrindengewebe in der kindlichen Inguinalregion. Chirurg 54 (1983) 39-41

[5] Millar AJW, Rode H, Brown RA, Cywes S: The deadly vomit: malrotation and midgut volvulus. Pediatr Surg Int 2 (1987) 172-176

[6] Misra D, Hewitt G, Potts SR, Brown S, Boston V: Inguinal herniotomy in young infants, with emphasis on premature neonates. J Pediatr Surg 29 (1994) 1469-1488

[7] Rehbein F: Kinderchirurgische Operationen. Hippokrates, Stuttgart 1976 (102-110)

[8] Rehbein F: Kinderchirurgische Operationen. Hippokrates, Stuttgart 1976 (239-246)

[9] Shafer AD, McGlone TP, Flanagan RA: Abnormal crypts of Morgagni: The cause of perianal abscess and fistula in ano. J Pediatr Surg 22 (1987) 203-204

[10] Stringel G, Mercer S, Corsini L: Condyloma acuminata in children. J Pediatr Surg 20 (1985) 499-501

9.7 Urogenitaltrakt

H. Halsband

9.7.1 Akuter Harnverhalt

Krankheitsbild

Definition

Der akute Harnverhalt ist charakterisiert durch die Unfähigkeit, die übervolle Blase zu entleeren (Ischurie, siehe auch 8.5.3); er muß gegen die Anurie (leere Blase, siehe 8.5.2) abgegrenzt werden. Der akute Harnverhalt ist im Kindesalter selten, aber in jedem Alter möglich; bei Knaben kommt er häufiger vor als bei Mädchen.

Ursachen

Ursachen können *anatomische Veränderungen* im Blasenausgang, in der Urethra oder im äußeren Genitalbereich sowie *neurogene Blasenentleerungsstörungen* sein (Tab. 9.14). Die häufigste Ursache eines akuten Harnverhalts bei männlichen Neugeborenen, Säuglingen und Kleinkindern sind Klappen in der posterioren Urethra; dabei ist das retrograde Einführen eines Katheters in die Blase fast nie behindert, so daß die Urethralklappen klinisch nicht erkannt werden können. *Auslösende Faktoren* sind u.a. Kälte, reichliche Flüssigkeitsaufnahme und Streßsituationen.

Knaben	Mädchen
• Urethralklappen • Urethradivertikel/-duplikaturen • Meatusstenose • Phimose mit Balanitis • Paraphimose • Glansschwellung mit Meatusobstruktion nach Zirkumzision • Urethralstrikturen • Konkrement oder Fremdkörper in Blase oder Urethra • Blasenverdrängung infolge Rektummegasierung bei chronischer Obstipation • Maligner Blasen- oder Prostatatumor • Neurogene Blasenentleerungsstörung	• Labiensynechie bei Neugeborenen • Hymenalatresie mit Hydrometrocolpos • Sinus urogenitalis • In Urethra prolabierende Ureterozele • Konkrement oder Fremdkörper in Blase oder Urethra • Meatusödem/-hämatom nach Verletzung • Blasenverdrängung infolge Rektummegasierung bei chronischer Obstipation • Neurogene Blasenentleerungsstörung

Tab. 9.14: Ursachen des akuten Harnverhalts im Kindesalter.

Klinik

Es besteht schmerzhafter Harndrang, die prallgefüllte, ggf. bis zum Nabel reichende Blase ist als großer Unterbauchtumor tastbar. Bei jüngeren Kindern herrscht starke Unruhe vor, bei älteren Schweiß- und Kollapstendenz.

Bei Kindern mit *chronischem Harnverhalt* kommt es zum Überlaufmechanismus mit Harnträufeln (Ischuria paradoxa), im weiteren Verlauf zu Stauung und Dilatation des oberen Harntrakts mit der Gefahr des Auftretens von Harnwegsinfektionen.

Erstdiagnostik

Erforderlich sind die gezielte Erhebung der *Anamnese*, insbesondere betreffend Vorerkrankungen und Voroperationen, und die sorgfältige *Inspektion* des äußeren Genitale, gefolgt von *Palpation* und *Perkussion* der Harnblase sowie rektal-digitaler Untersuchung. *Sonographisch* gelingt die Identifizierung des Unterbauchtumors als übervolle Blase, evtl. auch der Nachweis von Urinaszites im kleinen Becken oder in der Bauchhöhle.

In dieser *Notfallsituation* sind weitere diagnostische Maßnahmen zunächst nicht erforderlich.

Therapeutische Erstmaßnahmen

Transurethrale Blasenkatheterisierung

Nach Diagnosestellung wird sofort unter sterilen Bedingungen schleimhaut-anästhesierendes Gleitmittel (z.B. Instillagel®) in die Urethra instilliert und ein Einmalkatheter (altersabhängig Ch 8 – 16), möglichst ein Ballonkatheter, äußerst behutsam in die Blase eingeführt (cave: Verletzbarkeit der männlichen Harnröhre).

Komplikationen der transurethralen Katheterisierung sind:
- Harnröhrenschleimhautläsionen mit Striktur-Gefahr
- Aszendierende Harnwegsinfektion
- Stärkere Patientenbelästigung und Beschwerden.

Suprapubische Blasenkatheterisierung

Bei nicht überwindbarem mechanischem Hindernis in der Urethra oder im Blasenausgang erfolgt die *suprapubische Blasenpunktion*: Zunächst wird 1 – 2 Querfinger (altersabhängig) oberhalb der Symphyse eine Lokalanästhesie mit Scandicain® 1 % mit Infiltration aller Schichten inkl. der Blasenwand gesetzt und eine Probeaspiration durchgeführt; anschließend wird eine dickere Kanüle in die Blase eingeführt.

Suprapubische Blasendrainage

Wenn die Blasenkatheterisierung schwierig oder unmöglich ist, insbesondere aber, wenn mit einer Dauerentlastung über 1 – 2 Tage hinaus gerechnet werden muß, sollte notfallmäßig primär eine *suprapubische Blasendrainage als Dauerableitung* in Form einer Zystostomie erfolgen, z.B. mit Einmal -Katheter CYSTOFIX® minipaed Ch 5 für Neugeborene und Säuglinge bzw. CYSTOFIX® Ch 10 für Klein- und Schulkinder.

Komplikationen der suprapubischen Blasenpunktion/ -dauerableitung sind:

- Blutungen
- Blasenperforation
- Verletzung von Nachbarorganen (bei voller Blase Gefahr äußerst gering).

Weiterführende Diagnostik

Nach der notfallmäßigen Entlastung können äußerlich erkennbare Ursachen des Harnverhalts in Abhängigkeit vom jeweiligen Befund – ambulant oder stationär – geplant operativ beseitigt werden. Bei unklarer Ursache des Harnverhalts sollte umgehend die weitere Diagnostik stationär erfolgen, hierzu zählen: Miktionszystourethrographie, am besten über Zystostomie, Nierensonographie, Ausscheidungsurographie, evtl. Uroflowmessung für postoperativen Vergleich, Zysturethroskopie ggf. mit endoskopischer Therapie sowie evtl. weitere bildgebende Verfahren.

Die *definitive kausale Therapie* wird durch die zugrundeliegende Pathologie bestimmt.

9.7.2 Chirurgie des Präputiums

9.7.2.1 Präputialverklebung

Physiologische Präputialverklebung

In den ersten zwei Lebensjahren bestehen zwischen der Glans penis und dem inneren Präputialblatt physiologische Verklebungen; danach lösen sie sich durch Smegmaabsonderungen und Erektionen fast immer spontan bis zum 3. – 4. Lebensjahr.

Wenn in dieser Phase versucht wird, die Vorhaut über die Glans zurückzuziehen, können radiäre Einrisse der Vorhaut sowie Epitheldefekte der Glans, gelegentlich auch am Meatus, resultieren, deren Abheilung häufig zu einer narbigen Phimose und/oder ggf. Meatusstenose führt.

Persistierende Präputialverklebung

Ausgedehnte oder partielle Präputialverklebungen mit der Glans, insbesondere im Bereich des Sulcus coronarius, können – ohne oder mit gleichzeitiger Verengung des Präputiums – bis ins spätere Kindes- und Jugendalter persistieren und zu Smegmastauung, Infektion und Balanitis führen.

Rezidivierende Beschwerden zwingen zur Lösung der Präputialverklebungen in Narkose, falls erforderlich zur gleichzeitigen Phimosenoperation; geringe Vorhautverklebungen können ohne Narkose mit einer Knopfsonde gelöst werden.

Nach Lösung von Präputialverklebungen finden sich an der Glans regelmäßig Epitheldefekte; daher ist zweimal täglich so lange Schleimhautsalbe in den Sulcus coronarius einzubringen, bis die Reepithelisierung der Glans abgeschlossen ist.

9.7.2.2 Hypertrophisches Präputium

Das hypertrophische Präputium ist ein sehr langes, primär nicht verengtes Präputium. Urinreste können entzündliche Reizungen, Balanitiden sowie spätere Präputialverengung bewirken. Gelegentlich ist die Steuerung der Harnstrahlrichtung für die Kinder erschwert, da der Strahl nicht antegrad und gebündelt erfolgt (hygienisches Problem). Die Therapie besteht bei entsprechender Symptomatik in der „einfachen Zirkumzision".

9.7.2.3 Phimose

Krankheitsbild

Bei der Phimose ist das Präputium verengt, so daß es nicht vollständig über die Glans zurückgezogen werden kann. Bei 1 – 2 % der Knaben besteht eine echte Phimose *[21, 38]*. Unterschieden werden:

- *Kongenitale Phimose:* Beim Säugling ist der Meatus urethrae nicht darstellbar, die Miktion kann behindert sein; insgesamt sehr selten. Nach dem 3. Lebensjahr sollte das Präputium vollständig über die Glans zurückgezogen werden können (dieser Zeitpunkt wird allerdings nicht einheitlich akzeptiert).
- *Narbige (sekundäre) Phimose.* Sie entsteht infolge von Dehnungseinrissen und Vernarbungen des distalen Präputiums sowie nach Balanitiden.

Infolge einer Phimose können Smegmaretention, Balanitis, Paraphimose oder Harnwegsinfektionen auftreten; hochgradige Präputialstenosen können zu Harnabflußstörungen und Rückwirkungen auf den oberen Harntrakt führen. Hochgradige und auch mäßige Präputialverengungen können ohne Behandlung später die Kohabitation behindern.

Diagnostik

Bei *kongenitaler* Phimose findet sich meist nur eine punktförmige Präputialöffnung, die nicht oder nur schwer sondierbar ist. Die Miktion erfolgt nur im schwachen Strahl oder tröpfelnd, wobei das Präputium ballonartig aufgebläht wird.

Bei der *sekundären narbigen* Phimose gelingt es nicht, das Präputium über die Glans zurückzuziehen; meist ist ein enger distaler Präputialring mit radiären Narbenzügen und/oder entzündlichen Veränderungen sichtbar. Manipulationen werden als sehr schmerzhaft empfunden; Jucken, Brennen oder stärkere Beschwerden bei der Miktion werden angegeben.

Therapie

Therapieziel

Behandlungsziele sind:

- Erweiterung des Präputiums, so daß es leicht über die Glans gleiten kann,
- Entfernung chronisch entzündeter und vernarbter Anteilen des inneren Blatts und des distalen Präputialrings,
- Gutes kosmetisches Ergebnis. Nach den Vorstellungen in Mitteleuropa sollte die Glans soweit als möglich von Präputium bedeckt sein, zumindest aber im Bereich des Sulcus coronarius und der proximalen Hälfte.

OP-Indikation

Mit der Diagnose einer echten Phimose ist auch die Operation grundsätzlich indiziert; diese kann in jedem Lebensalter erfolgen, sollte möglichst aber vor dem Schulalter im 3. – 5. Lebensjahr durchgeführt werden. Eine *dringliche* Operationsindikation besteht nach Komplikationen oder bei Miktionsbeschwerden.

Konservative Behandlungsversuche mit häufigen, sogar mehrmals täglichen Bemühungen des Zurückziehens des Präputiums durch einen Elternteil, meist die Mutter, werden leider immer noch empfohlen; einerseits führen derartige Manipulationen nicht selten zu narbigen Phimosen, andererseits stellen sie eine psychologische Belastung für Mutter und Kind dar. Bei der Diagnose einer echten Phimose ist es effizienter, diese durch eine Operation baldmöglichst zu korrigieren.

Verfahrenswahl

Bei keinem anderen Krankheitsbild bei Kindern wurden so viele Operationsmethoden vorgeschlagen wie zur Behandlung der Phimose. Zu unterscheiden sind:

- Präputial-erhaltende Erweiterungsplastiken; indiziert, wenn nur ein enger Präputialring, nicht aber ausgedehnte Vernarbungen der Vorhaut bestehen,
- Zirkumzisionen mit partieller oder totaler Resektion der Präputialblätter und ggf. zusätzlichen erweiternden Plastiken, indiziert bei Vernarbungen des Präputiums,
- Verwendung von Plastikringen oder Beschneidungsglocken.

Vorbereitung

Entsprechend der patho-anatomischen Situation sind die Eltern über die Vor- und Nachteile der verschiedenen Vorhautkorrekturen *aufzuklären*, ferner auch über die Schutzfunktion der Vorhaut und die Bedeutung für das Sexualleben. Die Eltern tragen eine Mitverantwortung für die gewählte OP-Technik.

Phimosenoperationen werden in *Allgemeinanästhesie* durchgeführt. Die Lagerung erfolgt in *Rückenlage* mit untergelegter Beckenrolle, das Kind wird vollständig abgedeckt, das OP-Gebiet mit einem Lochtuch.

Präputialerhaltende Erweiterungsplastiken

Plastik nach SCHLOFFER

Die *Plastik nach* SCHLOFFER *[50]* eignet sich für einen kurzen engen Präputialring, wenn keine wesentliche Vernarbung des inneren Blatts besteht. Das Prinzip beruht auf der gegenläufigen Schnittführung am äußeren und inneren Blatt dorsal in einem Winkel von etwa 80 – 90°; beim Zurückziehen der Präputialhaut legen sich die Wundränder rhombusartig aneinander und werden mit resorbierbaren Nähten adaptiert (Abb. 9.39).

Einfache Präputialplastik

Die Autoren praktizieren seit einigen Jahren eine auch in der neueren Literatur *[2, 15, 26]* wieder propagierte präputialerhaltende, ausschließlich erweiternde Plastik mit dorsaler Längsinzision der umschriebenen Enge und anschließender querer Naht. Verwendet wird resorbierbares Nahtmaterial Vicryl rapid® oder Catgut 4/0, 5/0 (Abb. 9.40). Wichtig ist, daß die Längsinzision auf keinen Fall bis in den Sulcus coronarius und auch nicht bis in dessen Nähe geführt wird, sondern sich ausschließlich auf den kurzen engen Präputialring beschränkt. Diese Plastik eignet sich nur für solche Fälle, bei denen keine ausgedehnten Vernarbungen vorliegen.

Diese einfache Methode hat im eigenen Krankengut nie zu nachblutungsbedingten Revisionen geführt, war immer ambulant durchführbar und erforderte auch keine Rezidivoperationen. Die anfängliche dorsale V-förmige Präputiallücke ist im Laufe der Zeit nicht mehr erkennbar.

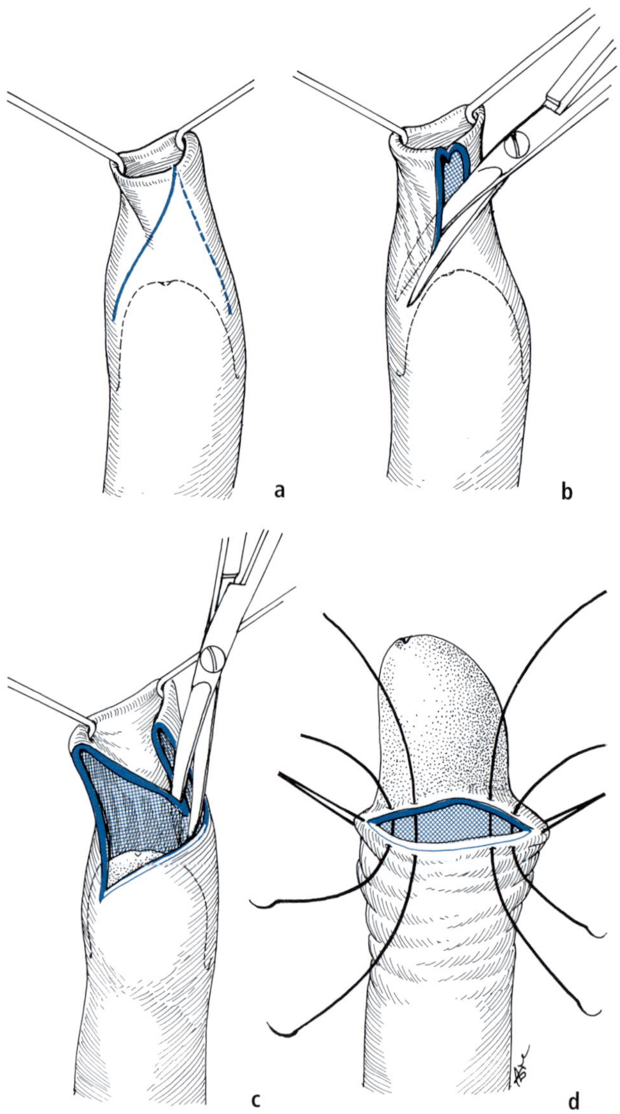

Abb. 9.39a-d (oben): Phimosen-Operation nach SCHLOFFER. Vom dorsalen Präputialrand ausgehend erfolgt die Schnittführung entsprechend den gezeichneten Linien am äußeren (—) und inneren (---) Präputialblatt (a). Zunächst wird das äußere Präputialblatt schräg nach proximal 1 – 1,5 cm weit inzidiert (b), danach das innere Blatt in einer um 80 – 90° dazu verlaufenden Schnittrichtung (c). Nach Zurückstreifen des Präputiums und Auseinderanderziehen der seitlichen Wundwinkel erfolgt die quere Adaptation der rhombusartigen Hautränder – nach Blutstillung – mit resorbierbaren Einzelknopfnähten 5/0 (d).

Resezierende Zirkumzisionen mit zusätzlicher Erweiterungsplastik

Partielle Resektion der Präputialblätter

Die bevorzugte OP-Technik der Autoren wird in Abb. 9.41 erläutert. Die enge Präputialöffnung wird durch Spreizen mit einer Klemme erweitert und der Sulcus coronarius dargestellt. Präputialverklebungen werden mit einer Knopfsonde gelöst, Smegma entfernt, inneres Blatt sowie Sulcus coronarius desinfiziert und die Vorhaut reponiert. Das Präputium wird mit Klemmen gefaßt, ausgespannt und je nach der gewünschten zu verbleibenden äußeren Präputiallänge erfolgt in einer schrägen Ebene von ventral-distal nach dorsal-proximal die Umschneidung des äußeren Präputialblatts.

Danach werden das äußere Präputialblatt dorsal in der Mittellinie längs inzidiert und die entstandenen Ecken evtl. gering abgerundet. Das innere, meist chronisch entzündlich-vernarbte Blatt wird bis auf einen 2 mm breiten Saum unter Belassen eines dorsalen V-förmigen Lappens reseziert. Mit bipolarer Koagulation erfolgt eine sorgfältige Blutstillung; Blutungen aus der A. frenularis werden mit Durchstichligatur versorgt.

Das V-förmige Läppchen des inneren Blatts wird anschließend in die Längsinzision des äußeren Blatts ein-

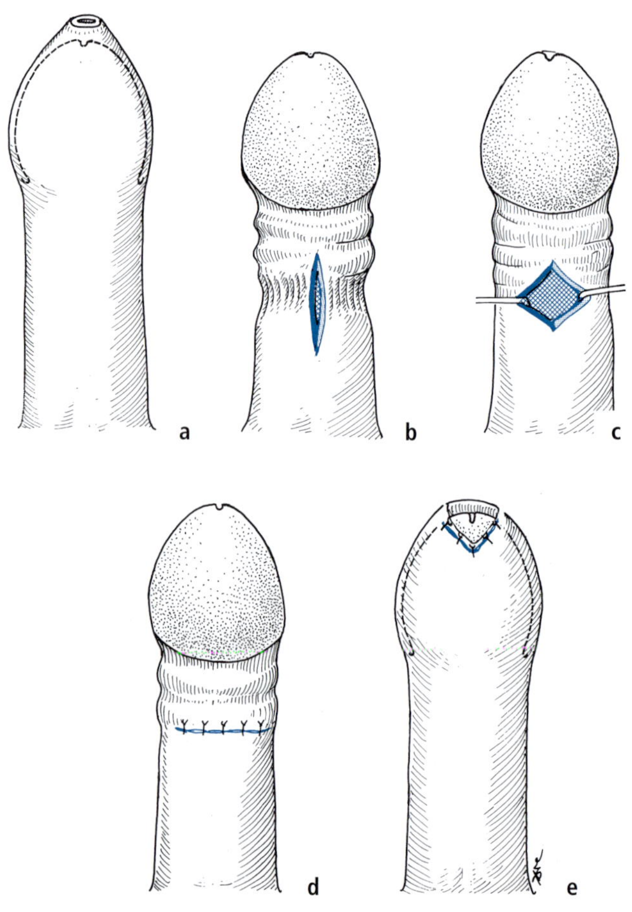

Abb. 9.40a-e (rechts): Einfache erweiternde Präputialplastik. Phimose mit kurzem, straffem Präputialring (a). Nach Dehnung und Zurückstreifen des engen Präputialrings erfolgt dorsal in der Mittellinie die longitudinale Durchtrennung von Haut und Unterhautgewebe des Präputialrings (b). Die Wundränder werden gespreizt und auseinandergezogen (c), die Ecken evtl. abgetragen. Nach bipolarer Blutstillung und querem Wundverschluß mit resorbierbaren Einzelknopfnähten 4/0 oder 5/0 (d) wird Schleimhautsalbe in den Sulcus coronarius eingebracht und die Präputialhaut über die Glans zurückgestreift (e); es bleibt eine V-förmige Lücke am dorsalen Präputialrand.

genäht; weiter erfolgt in Vier-Quadranten-Technik die Adaptation des inneren Blatts mit dem äußeren Blatt mit atraumatischen Catgutnähten 4/0 bzw. 5/0. Zwischen dem äußeren Präputialblatt im Bereich der Raphe und dem Frenulum wird eine U-Naht gelegt. Nach Einbringen von antiphlogistischer Schleimhautsalbe in den Sulcus coronarius und Reposition der verbliebenen

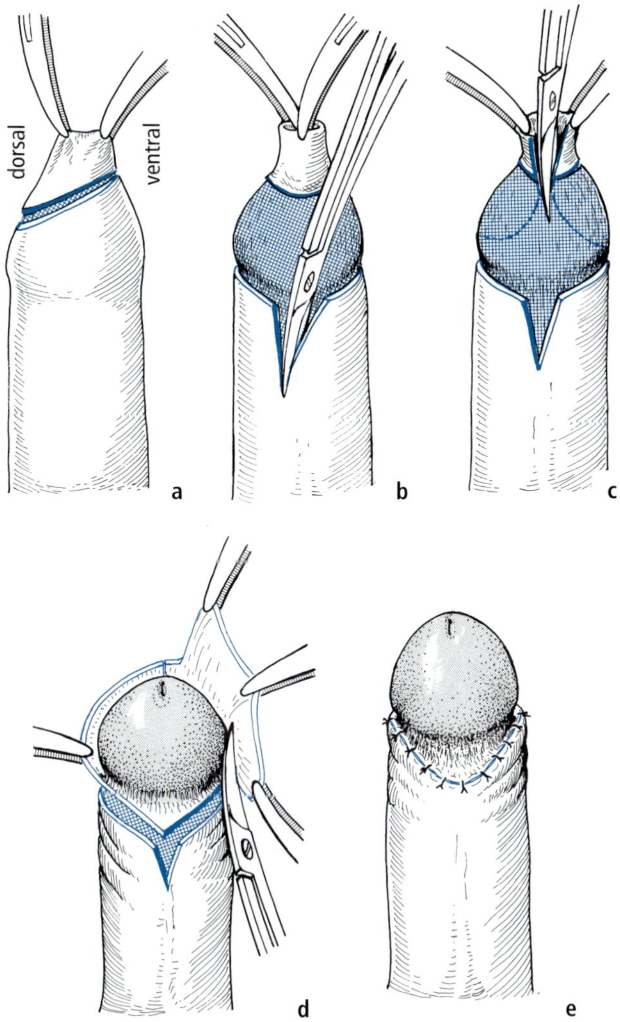

Abb. 9.41a-e: Partielle Resektion der Präputialblätter mit Erweiterungsplastik. Die Präputialränder werden im Bereich der Raphe in Frenulumnähe und dorsal in der Mittellinie mit zwei Klemmen angeklemmt und das Präputium ausgespannt (Seitenansicht). In leicht schräger Ebene von ventral-distal nach dorsal-proximal wird das äußere Präputialblatt umschnitten (a). Das äußere Präputialblatt wird proximalwärts zurückgestreift und dorsal in der Mittellinie längs inzidiert, die entstandenen Ecken werden ggf. gering abgerundet (b). Das innere, meist vernarbte Blatt wird zirkulär bis auf einen ca. 2 – 3 mm breiten Saum und unter Belassung eines dorsalen V-förmigen Läppchens reseziert (c, d). Naht der Raphe an das Frenulum erfolgt mit U-Naht und Einnähen des V-förmigen Läppchens des inneren Blatts in die Längsinzision des äußeren Blatts, danach – quadrantenweise – Vereinigung des inneren Blatts mit dem äußeren Blatt mit resorbierbaren Fäden 5/0.

Vorhaut kann eine „Zuhaltenaht“ angelegt werden, die die seitliche Präputialhaut beidseits faßt und diese für 3 – 4 Tage über der Glans zusammenzieht, so daß eine leichte Kompression und Bedeckung der Wundränder erfolgt.

Zur *postoperativen Analgesie* wird am Ende der Operation ein *Penisblock* mit 0,2 ml/kg KG Bupivacain 0,5 % – ohne Adrenalin – angelegt *[1, 16]* (siehe auch 9.2).

Nachsorge: Der Zuhaltefaden wird nach 3 – 4 Tagen entfernt. Danach wird täglich ein Sitzbad durchgeführt, wobei die Vorhaut zurückgestreift wird; anschließend wird eine Wundsalbe (z.B. Bepanthen®-Schleimhautsalbe) in den Sulcus coronarius eingebracht. Je nach Schwellungszustand des Penis ist Bettruhe von 3 – 6 Tagen indiziert. Die Wundkontrolle erfolgt zwischen dem 7. und 10. Tag.

Totale oder rituelle Zirkumzision

Bei der *totalen* oder *rituellen Zirkumzision* wird das innere Präputialblatt bis auf einen nahtfähigen Rand reseziert; dabei wird dorsal am äußeren Blatt zur Wundrandерweiterung ebenfalls eine kleine Mittellinieninzision durchgeführt. Eine (sub-)totale Zirkumzision ist auch erforderlich als Voraussetzung für das intermittierende Selbstkatheterisieren.

Eine rituelle oder radikale Beschneidung sollte erst jenseits des Neugeborenenalters durchgeführt werden; die Autoren wenden dazu keine der Instrumententechniken (Plastibell-Methode, GOMCO-Klemmen-Apparat) an, da keine Vorteile gegenüber den zuvor beschriebenen, rein manuellen Techniken ersichtlich sind, bei welchen die Blutstillung sicherer zu gewährleisten ist.

Komplikationen

Frühkomplikationen sind v.a. Blutungen und Infektionen; postoperative Blutungen erfordern eine rasche Revision. Ein Ödem am distalen Präputium bildet sich innerhalb von ca. einer Woche zurück. Ein ausgeprägtes Ödem der Glans kann – selten – einen Harnverhalt bewirken (zur Vermeidung bei der OP keine zirkulären Mullstreifen zwischen Glans und Präputium einlegen).

Als *Spätkomplikation* kann eine Stenose des Meatus urethrae auftreten; Ursache ist eine chronische Reizung der freiliegenden Glans und des Meatus urethrae, so daß eine Meatotomie erforderlich wird.

9.7.2.4 Paraphimose

Krankheitsbild

Eine Paraphimose entsteht infolge einer Einschnürung der Glans penis durch ein zurückgezogenes enges Präputium, das im Sulcus coronarius „gefangen“ ist, d.h.

weder spontan zurückgleitet noch nach distal zurückstreifbar ist (siehe auch 8.5.6). Es entsteht rasch ein Ödem des Präputiums, das wiederum zur Einschnürung, Zirkulationsstörung und zum Ödem der Glans führt; bei längerem Bestehen oder unbehandelt kann es zur Gangrän von Glans und Präputium kommen.

Klinik

Klinisch findet man hinter der geschwollenen, blau-rot verfärbten Glans penis halskrausenartig zwei zirkuläre ödematöse Wülste *(Spanischer Kragen)*, der distale entspricht dem inneren, der proximale dem äußeren Vorhautblatt.

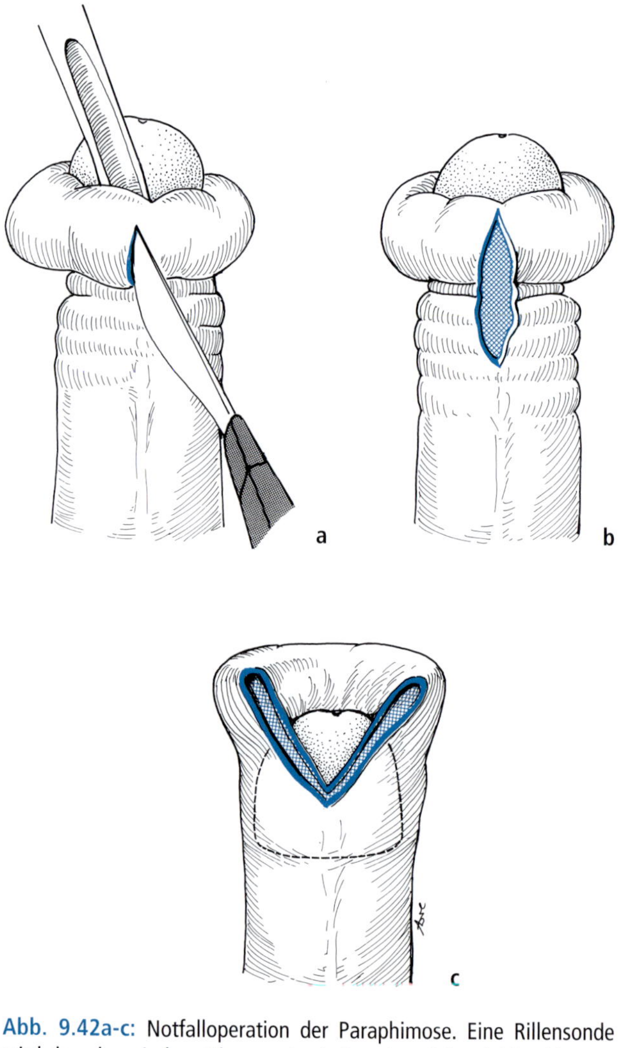

Abb. 9.42a-c: Notfalloperation der Paraphimose. Eine Rillensonde wird dorsal zwischen Glans und schnürendem Präputialring bis zum Sulcus coronarius eingeführt und auf ihr wird der enge Präputialring durchtrennt (a). Die Inzision muß so weit in das äußere und innere Präputialblatt ausgedehnt werden, bis das Präputium leicht über die Glans zurückgestreift werden kann (b). Es erfolgen keine Wundnähte, sondern die offene Wundbehandlung (c).

Therapie

Reposition

Dringlich ist zunächst ein *Repositionsversuch* indiziert – möglichst in Narkose: Die ödematös geschwollene Glans wird digital exprimiert, indem mit beiden Daumenkuppen die Glans ausgedrückt wird, während beide Zeige- und Mittelfinger den Penisschaft umgreifen und am Präputium nach distal ziehen; dadurch wird die präputiale Schnürfurche über die verkleinerte Glans zurückgestreift.

Operative Therapie

Gelingt die Reposition nicht, so muß der Präputialring *operativ* durchtrennt werden (Abb. 9.42); anschließend erfolgt die offene Wundbehandlung mit Penishochlagerung und feuchten Umschlägen mit Chinosol-Lösung®.

Nach Rückbildung des Stauungsödems und Abklingen evtl. entzündlicher Veränderungen wird – frühestens nach 3 – 4 Tagen – eine Phimosenoperation (siehe 9.7.2.3) durchgeführt.

9.7.2.5 Balanitis

Krankheitsbild

Eine Balanitis entsteht infolge einer Infektion zwischen Glansschleimhaut und innerem Präputium. Die Balanitis ist häufig Folge einer Phimose mit bakterieller Zersetzung des retinierten Smegmas, wodurch es zur Reizung und Entzündung der Präputial- und Glansschleimhaut kommt. Sie kann auch auf eine Urethritis sowie mangelnde Glans- und Präputialhygiene folgen. Die Erreger sind überwiegend Staphylokokken.

Präputium und distaler Penis sind stark entzündlich geschwollen und äußerst schmerzhaft, aus dem Präputialsack fließt eitriges Sekret. Die Infektion kann sich auf den ganzen Penis und die Inguinalregionen beiderseits ausbreiten; häufig begleitet von Fieber.

Therapie

Eitriges Sekret und retiniertes Smegma werden z.B. mit Chinosol-Lösung® ausgespült. Bei hochgradigem Sekret- und Pusverhalt ist die dorsale Präputialspaltung erforderlich (siehe 9.7.2.4). In Abhängigkeit vom Grad des Lokalbefunds und bei Fieber ist eine systemische Antibiotikumapplikation indiziert. Nach Abklingen der Entzündung kann die operative Korrektur der Phimose erfolgen.

Komplikationen

Komplikationen sind Meatusstriktur, Ausbildung einer narbigen Präputialenge oder Verstärkung einer vorbestehenden Phimose.

9.7.3 Palmure des Penis

Krankheitsbild

Die Palmure des Penis (Virgo palmata, Palmenrute) ist eine angeborene Anomalie, wobei der Ansatz der Skrotalhaut nicht an der Peniswurzel erfolgt, sondern auf der Penisunterseite bis etwa zur Schaftmitte, selten bis zur Glans penis verschoben ist. Dadurch entsteht eine dreieckförmige Skrotalhautfalte, die die Erektion des Penis behindern kann. Mitunter verschwindet der Penis geradezu in der Hautfalte, so daß eine mangelhafte Penisentwicklung vorgetäuscht wird.

Therapie

Z-Plastik

An der Penisunterseite wird der Skrotalansatz mit einer klassischen Z-Plastik zur Penisbasis zurückgeführt (Abb. 9.43); allerdings verbleibt danach Skrotalhaut an der Penisunterseite, was kosmetisch nicht optimal ist.

Modifizierte Korrektur

Zur Vermeidung des o.g. kosmetischen Nachteils der Z-Plastik bevorzugen die Autoren die in Abb. 9.44 dargestellte Modifikation, sofern die Penisbasis breit genug ist bzw. genug mobilisierbare Haut besitzt.

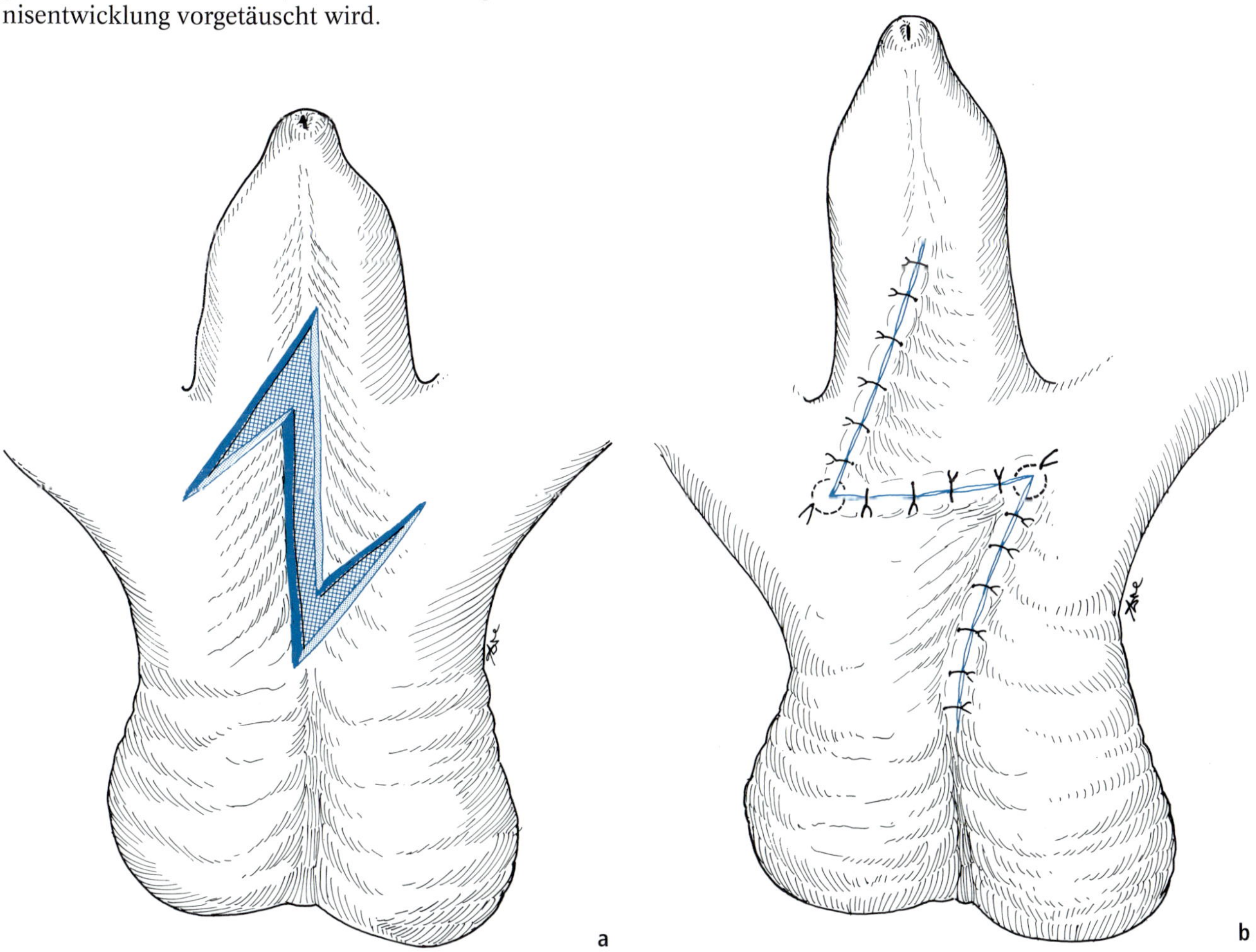

Abb. 9.43a b: Z-Plastik zur Korrektur der Penis-Palmure. Auf der Ventralseite des Penis erfolgt die Z-Plastik zur Streckung der skrotalen Hautfalte (a); nach Läppchenverschiebung und Naht ist der Skrotalansatz weitgehend zur Penisbasis zurückversetzt (b).

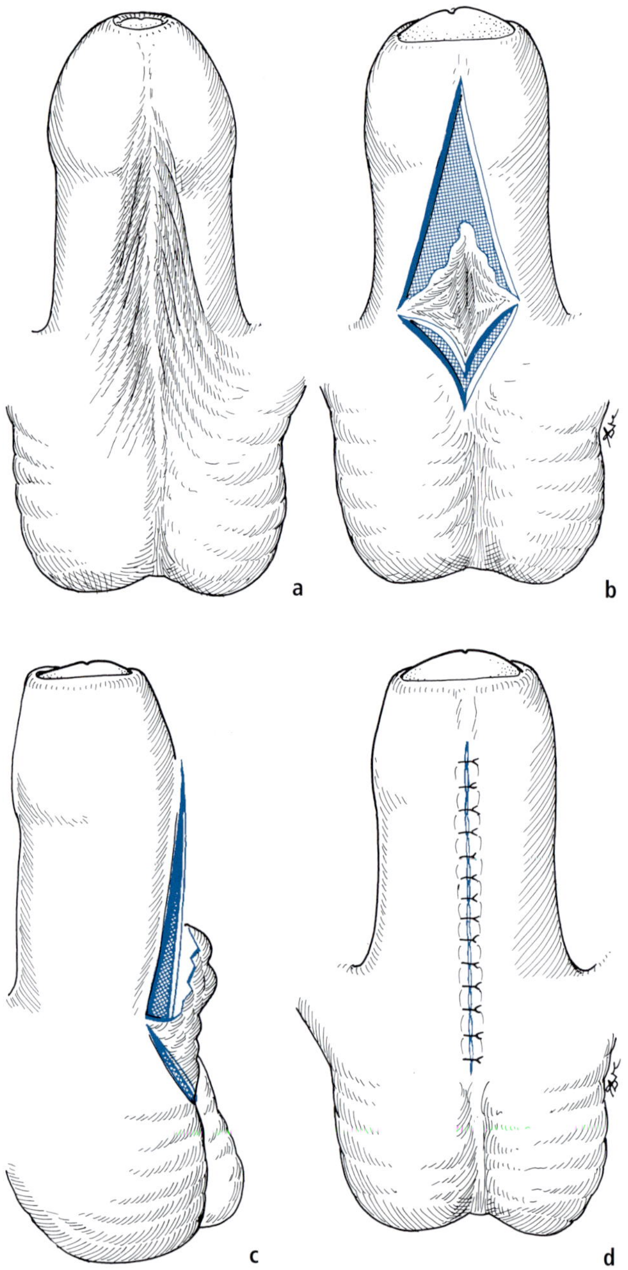

Abb. 9.44a-d: Modifizierte OP-Technik zur Korrektur der Penis-Palmure. Mittelgradig ausgeprägte Palmure (a). Sofern die Penisbasis breit genug ist, erfolgt die Exzision des dreieckförmigen Skrotalhautsegels aus der Penishaut sowie das V-förmige Abtragen des verbliebenen Skrotalhautdreiecks (b). Nach Wundrandadaptation der Penishautränder bis zur Basis sowie der Skrotalwunde ist der Übergang Penis/Skrotum durch eine mäßige Einschnürung deutlich markiert (c, d).

9.7.4 Hypospadie

Krankheitsbild

Befund

Die Hypospadie („untere Spalte“ der Harnröhre) beinhaltet einen Anomalienkomplex von Urethra und Penis. Ihre Inzidenz bei Knaben beträgt 1 : 400 mit familiärer Häufung. Ursache ist eine Hemmungsfehlbildung mit unvollständigem Verschluß der distalen Urethralrinne. Die Befunde sind:

- Eine Aplasie der distalen Urethra; der Meatus urethrae findet sich dystop entweder proximal der Glansspitze, auf dem Penisschaft, Skrotum oder im Bereich des Perineums.
- Das Präputium ist ventral gespalten und liegt als dorsale „Präputialschürze“ der Glans auf; auch das Frenulum ist gespalten (erscheint fehlend).
- Die Glans ist häufig abgeflacht.
- Der Penisschaft ist unterschiedlich stark gekrümmt, da die Urethralrinne zwischen Glans und dystopem Meatus in einen fibrösen Strang, die sog. *Chorda,* umgewandelt ist, durch deren Unnachgiebigkeit die Krümmung bei Erektion verstärkt wird.
- Die Haut des Penisschafts ist dorsal überschüssig, ventral zu gering ausgebildet.
- Häufig besteht eine Penishypoplasie („Mikropenis“); die Corpora cavernosa verschwinden in Skrotum und Mons pubis.
- Fakultativ finden sich Meatusstenose, gelegentlich blind endende Gänge distal des dystopen Meatus und/oder Penisschafttorsion.
- Assoziierte Fehlbildungen sind Maldescensus testis (9 %), Hernien (9 %) und Hydrozelen; es besteht eine leicht erhöhte Inzidenz von Anomalien des oberen Harntrakts (5 %)*[6]*.

Klassifikation

Die Hypospadie wird in Abhängigkeit von der Position des Meatus urethrae klassifiziert (Abb. 9.45):

- *Grad I.* Hypospadia glandis, Hypospadia coronaria, Hypospadia subcoronaria (60 %)
- *Grad II.* Hypospadia penis (30 %)
- *Grad III.* Hypospadia penoscrotalis, Hypospadia scrotalis und Hypospadia perinealis (10 %).

Als *Hypospadismus sine hypospadia* („Congenital short urethra“) wird bezeichnet, wenn der Meatus an regelrechter Stelle der Glans liegt, aber eine Krümmung des Penisschafts infolge zu kurzer Harnröhre oder unvollständiger Entwicklung des Corpus cavernosum urethrae in Form von verkürzenden Chordazügen besteht.

Folgen

Miktionsstörungen

Der dystope, häufig zusätzlich stenosierte Meatus kann die Miktion im Strahl verhindern, so daß die Urinentleerung schräg, gefiedert oder gegen die gekrümmte Glans und demzufolge verspritzend erfolgt. Inkontinenz besteht bei Hypospadien nie, da Blasenhals- und Sphinktermuskulatur normal angelegt sind.

Störungen der Sexualfunktion

Durch Zunahme der Penisschaftkrümmung bei der Erektion können Kohabitationsprobleme auftreten (Impotentia coeundi); bei sehr proximaler Position des Meatus (Grad III) ist eine Ejakulation in die Vagina nicht möglich (Impotentia generandi).

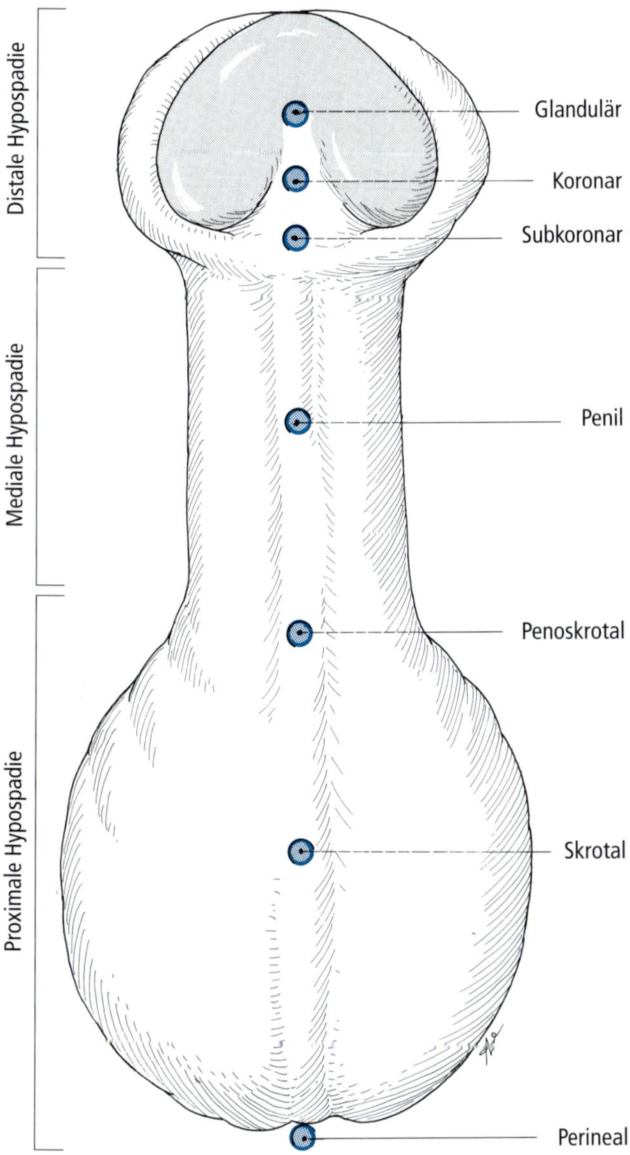

Abb. 9.45: Hypospadie-Formen und Position des Meatus.

Psychische Probleme

Schon das Vorschulkind kann unter seinem „Anderssein", insbesondere bei der Miktion, leiden; psychosexuelle Probleme treten ab der Pubertät auf.

Diagnostik

Zur *klinischen Untersuchung* gehören die Bestimmung von Hypospadieform, Weite des Meatus, Harnabflußstörung und Krümmungsgrad des Penis im erigierten Zustand.

Die apparative Diagnostik umfaßt die *Sonographie* des oberen Harntrakts, bei proximalen Formen ggf. zusätzlich ein *Urogramm* zur Verifizierung von Begleitanomalien und die *Uroflowmetrie* zur Erkennung einer Harnabflußstörung.

Differentialdiagnose

Bei Grad III-Hypospadien können die Genitalbefunde einem intersexuellen Genitale (wie bei einer chromosomalen Aberration oder einem adrenogenitalen Syndrom) ähneln; daher ist bei höhergradigen Hypospadieformen vor operativen Maßnahmen zwingend die Bestimmung des *chromosomalen Geschlechts* erforderlich.

Therapie

Therapieziel

Therapieziele sind:

- *Korrektur des Meatus:* Beseitigung einer Meatusstenose, Neubildung der distalen Urethra und Verlagerung der Urethralmündung auf die Glans, damit – im Stehen – eine ungehinderte Miktion im Strahl möglich wird.
- *Beseitigung der Krümmung und Torsion* des Penisschafts, so daß der Penis bei der Erektion gerade ist.
- Ein *normaler Genitalaspekt* sollte erreicht werden.

OP-Indikation und Verfahrenswahl

Bei den glandulären, koronaren und subkoronaren *Grad I-Hypospadien* – ohne Abknickung der Glans und ohne Krümmung des Penis – bestehen keine funktionellen Störungen und daher keine medizinische Indikation zur operativen Korrektur. Bei gewünschter *kosmetischer* Korrektur muß dies den Eltern beim Einwilligungsgespräch deutlich gemacht werden; dasselbe gilt auch für die Korrektur der dorsalen Präputialschürze.

Operative Korrekturen der Grad I-Hypospadien sind vielfach ambulant und ohne temporäre Urinableitung durchführbar. Wenn allerdings eine *Glansplastik* angeschlossen wird, sollte 4 – 5 Tage stationäre Überwachung erfolgen; auch bei Grad I-Hypospadien mit korrekturbedürftiger Glansabknickung oder Peniskrümmung ist zu einer stationären Behandlung zu raten.

Zu Hypospadie-Korrekturen wurde eine große Zahl von OP-Techniken publiziert; viele davon haben nur noch historische Bedeutung. Hier sollen nur einige der aktuellen Methoden beschrieben werden. Ambulant durchführbar sind:

- *Meatotomie* (Meatotomie bei Meatusstenose, siehe 9.7.5),
- *Vorhautschürzenkorrektur,*
- Unter bestimmten Voraussetzungen distale *Urethralplastik,* ggf. in Kombination mit *Glansplastik.*

Zur Nahttechnik: Bei Hypospadie-Operationen bevorzugen die Autoren für *Hautnähte* Catgut- oder Vicryl rapid®-Fäden (5/0). Bei *Intrakutannähten* für die Neourethra-Rekonstruktion werden Polyglykolfäden monofil, z.B. Maxon®, verwendet (5/0 oder 6/0).

OP-Zeitpunkt

Eine Meatusstenose mit Entleerungsbehinderung erfordert die sofortige Meatotomie (siehe 9.7.5). Hypospadie-Korrekturen können ein- oder zweizeitig erfolgen, sie sollten am Ende des ersten oder am Anfang des zweiten Lebensjahres begonnen werden und spätestens vor dem Kindergartenalter abgeschlossen sein. Bei zweizeitigem Vorgehen beträgt die Dauer zwischen Penisaufrichtung und Neubildung der distalen Urethra ca. 1/2 – 1 Jahr.

Vorhautschürzen-Korrektur

Bei Hypospadie-Trägern dürfen rituelle Beschneidungen der Vorhaut oder Resektionen der Präputialschürze aus kosmetischen Gründen solange nicht erfolgen (Kunstfehler!), bis die Hypospadie definitiv korrigiert ist, da die Präputialhaut für verschiedene Plastiken benötigt wird. Nach vollendeter Hypospadie-Plastik sollte aber eigentlich keine Korrektur am Präputium mehr erforderlich sein.

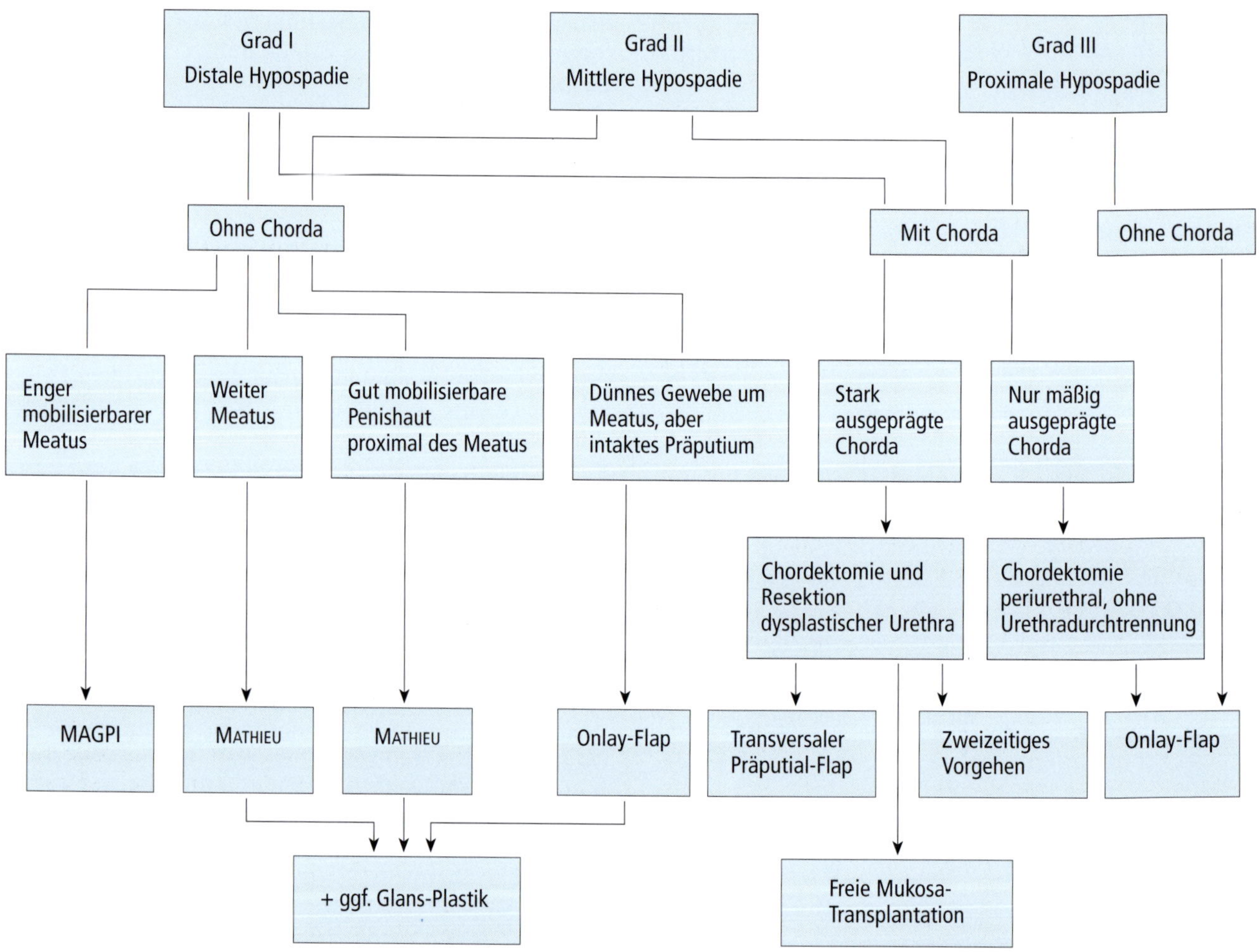

Abb. 9.46: Algorithmus zur Wahl des OP-Verfahrens bei Hypospadie.

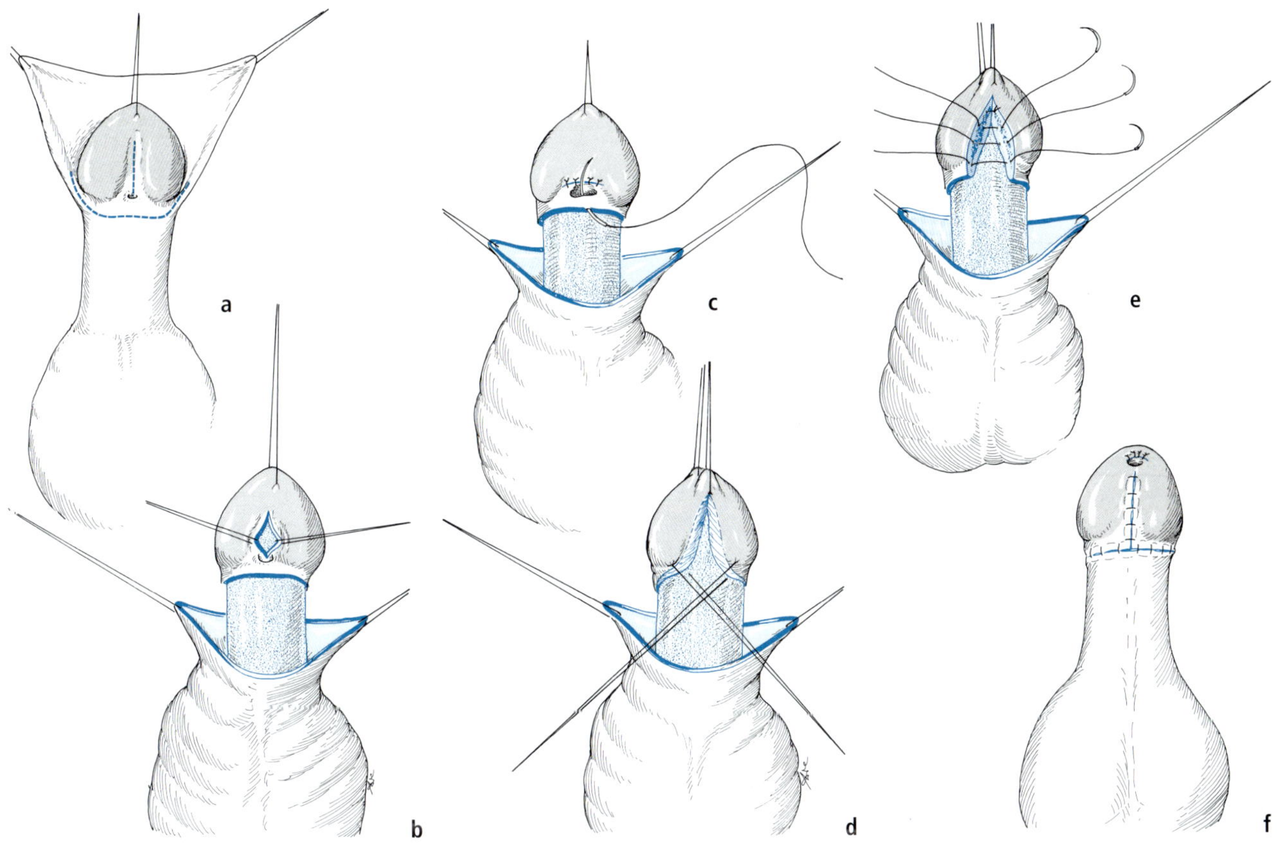

Abb. 9.47a-f: Hypospadiekorrektur in MAGPI-Technik nach DUCKETT. Das Präputium wird proximal des Sulcus coronarius und des Meatus zirkular umschnitten (a), gefolgt von einer dorsalen tiefen Meatotomie in Form einer Längsinzision, die in Richtung der Glansspitze fortgesetzt wird (b). Die Inzision wird quer mit Einzelknopfnähten (Polyglykol 5/0) verschlossen, woraus eine Distalverlagerung und Erweiterung des Meatus unter Einbeziehung der Fossa navicularis resultiert. Die Vorderwand des verlagerten Meatus wird mit einer Haltenaht gefaßt (c) und nach distal gezogen. Die beiden Glanshälften werden mit Haltefäden genähert (d), die Ränder der Glansflügel V-förmig angeschnitten und die Wundflächen durch zwei übereinanderliegende Nahtreihen vor der distalen Urethra vereinigt. Die Glans erhält so eine konische Form (e). Das Präputium wird mit Chromcatgut (5/0) verschlossen (f), ggf. mit Ventralverlagerung der dorsalen Präputialschürze und Rekonstruktion des Präputiums.

Bei ausschließlicher Korrektur einer dorsalen Präputialschürze

- kann die Vorhaut – wie bei einer Phimosen-OP – auf das gewünschte Maß gekürzt werden oder
- das Präputium wird zirkulär um die Glans – unter Belassung eines dorsalen V-förmigen Läppchens des inneren Blatts – umschnitten, dann werden die äußere Vorhautschürze dorsal mittig inzidiert, inneres und äußeres Blatt getrennt, die beiden Vorhautflügel nach ventral geschwenkt und dort vereint (Präputialplastik).

Korrektur distaler Hypospadien ohne Chorda

MAGPI-Technik

Die meisten der glandulären, koronaren und auch subkoronaren Formen lassen sich mit der MAGPI-Technik (Meatal advancement and glanuloplasty) nach DUCKETT *[18]* korrigieren. Ein stenosierter Meatus mit guter Mobilisierbarkeit sowie eine flache Glans mit ventraler Rinne eignen sich am besten für diese Technik der Distalverlagerung des Meatus; anschließend werden die Glansflügel mittig über der Neourethra vereinigt und die flache Glans dadurch in eine rundliche Form überführt (Abb. 9.47).

Bei subkoronaren Hypospadien, für die DUCKETT diese Technik eigentlich angegeben hat, können gelegentlich unerwünschte Glansabknickungen resultieren.

Trotz weltweiter Akzeptanz der MAGPI-Methode sind die erreichbaren Ergebnisse nicht immer befriedigend. Wenn die Glans ventral nicht sehr elastisch ist, kann es zum Rezidiv kommen, daher wurden verschiedene Modifikationen entwickelt. Bei weitem Meatus scheint die MAGPI Technik ebenfalls nicht geeignet; die Autoren bevorzugen dann die Technik nach MATHIEU *[34]*.

MATHIEU-Technik

Bei distaler Hypospadie, auch distaler peniler – mit weitem Meatus, aber ohne Chorda – ist die Technik nach MATHIEU oder deren Modifikation *[55]* gut geeignet, auch für *ambulante* Operationen (Abb. 9.48). Aus ventraler Penishaut wird die distale Urethra gebildet, die dorsale Vorhautschürze entfaltet und ventral geschlossen, so daß eine zweischichtige Wand entsteht. Eine postoperative Kathetereinlage erübrigt sich, Fisteln treten äußerst selten auf.

Wenn eine deutliche Rinne der ventralen Glans besteht, kann auch eine Glansplastik – wie bei MAGPI – kombiniert werden, um eine konische Glansform zu erreichen.

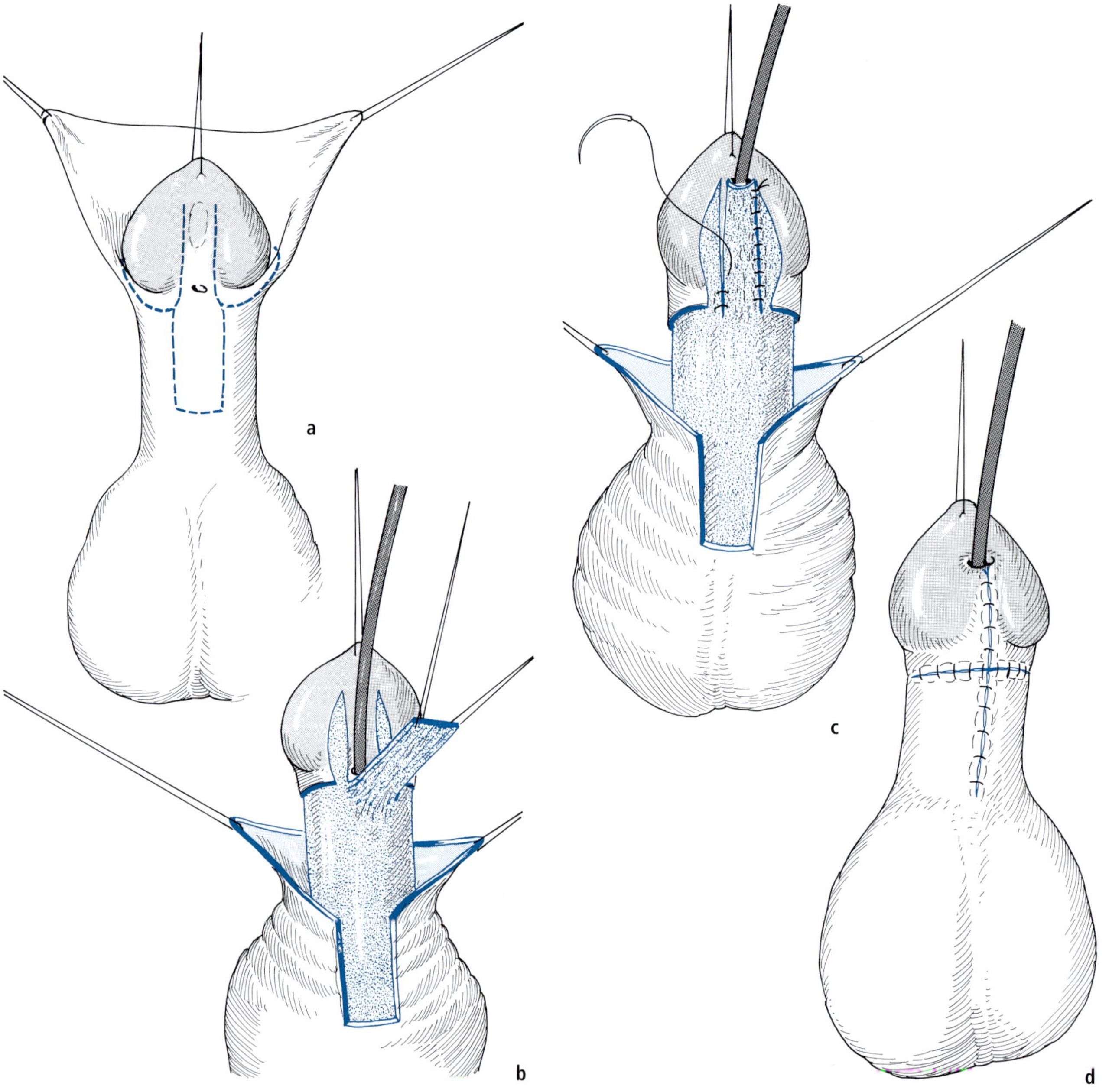

Abb. 9.48a-d: Hypospadiekorrektur nach MATHIEU (Modifikation nach WACKSMAN). Nach Anbringen von Haltefäden an Glans und dorsaler Präputialschürze wird der dystope Meatus – ohne Mobilisierung – entsprechend den gestrichelten Linien umschnitten. Die parallelen Inzisionen werden distal bilateral der Fossa navicularis in die Glans fortgesetzt, proximal wird ein Hautlappen gebildet (a). Der proximale Hautlappen wird abgelöst, wobei die Urethra nicht verletzt werden darf; zur Sicherung wird ein Katheter eingelegt (b). Der Hautlappen wird beidseits mit der distalen umschnittenen Urethralrinne mit Polyglykolsäurenähten 6/0 zum Rohr vereinigt (c). Nun folgt entweder die Nahtadaptation der Glansflügel wie bei MAGPI (Polyglykolsäurenähte 5/0 oder 6/0) über der Neourethra oder der ventrale Präputialverschluß. Die seitlichen Penishautränder werden mittig über der Neourethra und der Lappenentnahmestelle mit Chromcatgutnähten 5/0 adaptiert (d).

Korrektur peniler Hypospadien ohne Chorda

Eine Urethralrinne wird aus Glans und distaler Penishaut umschnitten und mit einem gestielten Lappen aus der ventralen Penishaut (nach MATHIEU) oder des inneren Präputiums („Onlay island flap" nach DUCKETT *[17]*) bedeckt; meist erfolgt danach eine Glansplastik mit tiefer Inkorporation der Neourethra in die Glans (wie bei MAGPI-Technik).

Grad II- und III-Hypospadiekorrekturen mit Chorda

Grad II- und III-Hypospadiekorrekturen mit Chorda sollten immer stationär erfolgen; dabei werden die Chordektomie und Neubildung der distalen Harnröhre grundsätzlich unter temporärer Harnableitung (transurethral, suprapubisch oder durch perineale Fistel) durchgeführt. Nach Möglichkeit werden *einzeitige* Operationsverfahren gewählt.

Einzeitiges Vorgehen

Zunächst erfolgt die Resektion der Chorda, wobei alle Stränge auf der Ventralseite des Penis bis auf die Tunica albuginea exzidiert werden. Die Beseitigung des Krümmungsgrads muß durch intraoperative ggf. artefizielle Erektion mit Injektion physiologischer NaCl-Lösung in die Corpora cavernosa kontrolliert werden. Die fehlende distale Urethra wird durch einen transversalen, gestielten Präputiallappen nach DUCKETT *[19]* gebildet oder bei nicht ausreichender Präputial- oder Penishaut durch ein freies Transplantat aus Blasenmukosa.

Zur Glansplastik wird die Glans je nach Form getunnelt oder gespalten: Eine Tunnelung erfolgt bei runder Form mit orthotoper Fossa navicularis; eine tiefe Spaltung ist erforderlich bei abgeflachter Glans, bei der ventral die Fossa navicularis eine tiefe Furche bildet. Danach wird die Glans beidseits flügelartig entfaltet, damit die lateralen Wundränder ventral über der Neourethra adaptiert werden können.

Zweizeitiges Vorgehen

Zunächst wird eine Aufrichtungsoperation durch Chordektomie durchgeführt; in Abhängigkeit von Hypospadieform und OP-Technik wird die penile Chorda inkl. dysplastischer Urethraanteile reseziert. Postoperativ sollte der Penis gerade sein.

Ein halbes bis ein Jahr später (aber vor dem Kindergartenalter) Bildung der Neourethra z.B. nach DUCKETT oder MATHIEU. Skrotalhaut ist als Wand für eine Neourethra wegen hoher Komplikationsrate nicht geeignet.

Penisschaftkrümmung ohne Hypospadie

Bei Hypospadismus/Penisschaftkrümmung sine hypospadia wird die Urethra vom Sulcus coronarius bis zum Skrotum freigelegt, die Chorda vollständig periurethral reseziert und die dehnbare Urethra ohne Eröffnung gestreckt.

Bei verbleibender Restkrümmung erfolgt dorsal – nach Mobilisierung und unter Schonung des Gefäßnervenbündels – eine quer-ovaläre Exzision aus der Tunica albuginea mit nachfolgendem Nahtverschluß (nach NESBIT).

Postoperative Analgesie

Zur *postoperativen Analgesie* wird am Ende jeder Hypospadieoperation – ob ambulant oder stationär – ein *Penisblock* mit 0,2 ml/kg KG Bupivacain 0,5 % – ohne Adrenalin – angelegt (siehe auch 9.2).

Komplikationen

Frühkomplikationen sind Blutungen, Nahtdehiszenzen, Hautnekrosen und insbesondere Urinfisteln (3 – 30 %).

Typische *Spätkomplikationen* sind *Strikturen;* daher sind Miktionskontrollen und Uroflow-Untersuchungen erforderlich. *Urinfisteln* sollten stationär – unter temporärer Harnableitung – korrigiert werden. Eine Reihe von Techniken steht zur Verfügung; ihr Prinzip ist der zweischichtige Verschluß, wobei als zweite Schicht unverletzte Haut die verschlossene Fistel bedecken muß.

9.7.5 Meatusstenose

Definition

Eine Meatusstenose ist häufig Begleitanomalie einer Hypospadie (siehe 9.7.4), kann aber auch isoliert bei orthotoper Urethralmündung vorliegen.

Therapie

Die Meatusstenose wird durch eine Erweiterungsplastik korrigiert; es sollte möglichst eine *dorsale Meatotomie,* d. h. der Längsschnitt im stenosierten Areal an der dorsalen Wand der Urethra erfolgen (siehe Abb. 9.47b-c).

Eine *ventrale Meatotomie* verstärkt einen hypospadischen Aspekt oder erzeugt ihn erst. Wenn eine Meatotomie allerdings bei orthotopem Meatus oder als Notfall-/Ersteingriff bei Säuglingen vor Hypospadiekorrektur erforderlich ist, kann diese auch ventral durchgeführt werden, was technisch einfacher ist (Abb. 9.49).

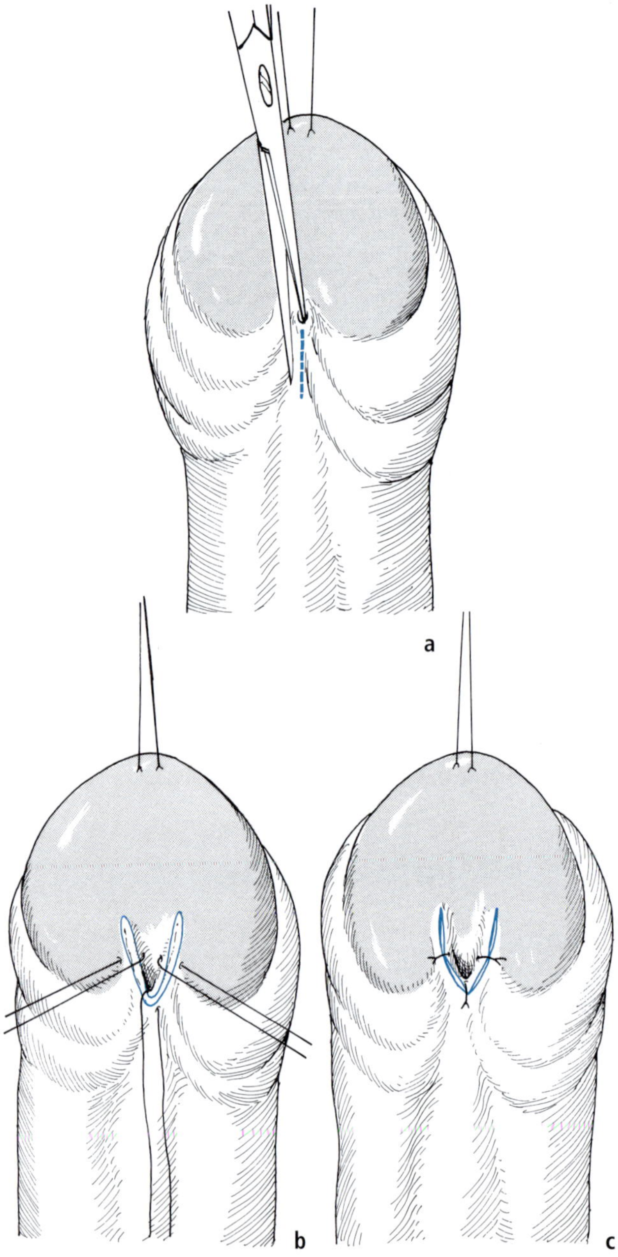

Abb. 9. 49a-c: Ventrale Meatotomie. Nach Kalibrierung des stenosierten Meatus mit Hegarstiften erfolgt die Längsinzision der Stenose über einige Millimeter (a, gestrichelte Linie). Mit einer Polyglykolsäure-Naht (Maxon® 6/0) wird der proximale Winkel der Urethramukosa gefaßt und mit dem Wundrand der Glans- oder Penishaut vernäht, ergänzt durch seitliche Nähte (b). Ausreichende Erweiterung und sorgfältige Nahtadaptation der Wundränder mindern das Risiko einer Restrikturierung. Durch ventrale Meatotomie wird der Meatus urethrae etwas nach proximal verlagert (c).

9.7.6 Hodenhochstand

9.7.6.1 Krankheitsbild

Definiton

Der *Hodenhochstand* bezeichnet den unvollständigen Deszensus eines oder beider Hoden ins Skrotum *(Maldescensus testis, Retentio testis)*. Im klinischen Sprachgebrauch und angloamerikanischen Schrifttum wird auch der Begriff *Kryptorchismus* verwendet; ein Kryptorchismus im echten Sinne des Begriffs liegt aber nur vor, wenn ein oder beide Hoden nicht tastbar sind.

Epidemiologie

Ein unvollständiger Deszensus ein- oder beidseitig findet sich bei 3 – 4 % der Neugeborenen, bei ca. 20 % der Frühgeborenen und bei < 1 % (0,3 – 0,8) aller Knaben am Ende des ersten Lebensjahres, darunter bei 15 – 20 % beidseits. Ein Spontandeszensus nach dem ersten Lebensjahr erfolgt sehr selten.

Eine familiäre Häufung wird bis zu 30 % angegeben.

Ätiologie und Pathophysiologie

Der Hodendeszensus erfolgt im letzten Trimenon der Gravidität unter endokrinen und mechanischen Einflüssen; ein verzögerter Spontandeszensus bis zum Ende des ersten Lebensjahres ist möglich. Für den Hodenhochstand ab 2. Lebensjahr kommen ursächlich mehrere Faktoren in Betracht:

- Zu den *anatomisch-mechanischen Gründen* zählen ein fehlinserierendes oder auch fehlendes Gubernaculum testis, das den Hoden bereits frühembryonal mit der Leistenregion und später mit dem Skrotum verbindet und nach kaudal zieht, sowie Hindernisse, die den Gleitvorgang durch den Leistenkanal ins Skrotum behindern, z.B. zu enger Leistenkanal, offener Processus vaginalis peritonei oder Begleithernie.
- *Hormonelle Gründe* wie die passagere, bis zur Pubertät anhaltende Hypothalamus-Hypophysen-Gonaden-Dysfunktion *[23]*. Bei bilateralem Kryptorchismus wurden mehrfach Androgenresistenz und Hypogonadotropismus nachgewiesen, die als Ursachen für den Maldeszensus und eine nachfolgende Infertilität anzusehen sind *[27, 45]*.
- Sehr häufig wurde bioptisch eine *Hodendysplasie* gefunden, die Ausdruck eines primären kongenitalen Defekts, aber auch Reaktion auf die geringe hormonelle Ansprechbarkeit sein kann.

Ein weiterer pathophysiologischer Gesichtspunkt ist die erhöhte skrotale Temperatur bei Patienten mit Maldeszensus; retinierte Hoden weisen eine höhere intratestikuläre Temperatur auf als regelrecht deszendierte. Der retinierte Hoden entwickelt sich verzögert gegenüber dem regelrecht deszendierten bezüglich geringerer Spermatogonienzahl, reduziertem Tubulusdurchmesser und Fibrosierung des Stützgewebes. Die negativen Auswirkungen auf die Spermatogenese setzen schon im 2. – 3. Lebensjahr ein, wenn die Reifung der Hoden beginnt. Diese Auswirkungen beziehen sich nicht nur auf den retinierten, sondern leider auch auf den deszendierten Hoden.

Gefahren des unbehandelten Hodenhochstands

Neben drohender Infertilität und Störungen der inkretorischen Hodenfunktion besteht bei dystopen Hoden die erhöhte Gefahr einer Torsion und einer Verletzung aufgrund der exponierten Lage sowie einer Inkarzeration bei gleichzeitiger Leistenhernie. Besonders gravierend ist das 10 – 40fach höhere Risiko maligner Entartung nicht deszendierter Hoden, was offensichtlich auch nach erfolgreicher Verlagerung weiter besteht. Bei beiseitigem Maldeszensus können mit zunehmendem Alter psychische Alterationen auftreten. Eine Frühtherapie ist daher sinnvoll.

Formen der Hodenretention

In Abhängigkeit von der Lage der dystopen Hoden werden verschiedene Formen der Hodenretention unterschieden (Tab. 9.15):

- Kryptorchismus im engeren Sinn
- Leistenhoden
- Gleithoden
- Hodenektopie.

Leistenhoden, Gleithoden und inguinale suprafasziale Hodenektopien sind häufig mit *offenem Processus vaginalis peritonei* oder auch einer *Leistenhernie* kombiniert. Deszensus-Störungen finden sich ferner in Verbindung mit anderen Anomalien oder in Syndromen.

Pendelhoden

Der Pendelhoden stellt einen physiologischen Zustand dar. Der (oder beide) Hoden ist bei Wärme überwiegend im Skrotum gelegen. Bei Auslösung des Kremasterreflexes durch taktile oder thermische Reize wird der Hoden aus dem Skrotum bis in die Leiste gezogen, kehrt aber spontan wieder in das Skrotalfach zurück bzw. läßt sich leicht wieder hinabschieben. Der Hoden hat meist normale Größe und Funktion. Eine Behandlung ist grundsätzlich nicht erforderlich.

Sekundärer Hodenhochstand

Der sekundäre Hodenhochstand entsteht gelegentlich nach der operativen Versorgung eines Leistenbruchs im Säuglingsalter.

Form	Bemerkung	Häufigkeit
Kryptorchismus (im engeren Sinn)	Hoden nicht tastbar oder fehlend:	
Bauchhoden(Retentio testis abdominalis)	In der Bauchhöhle oder am Eingang zum inneren Leistenring gelegen; gelegentlich – bei Ausführung der Bauchpresse – am inneren Leistenring tastbar.	5 %
Anorchie	Selten, ein- oder beidseitiges Fehlen der Hoden, wurden entweder nicht angelegt (Agenesie) oder sind infolge Durchblutungsstörungen, z.B. durch fetale Torsion, zugrunde gegangen (Atrophie).	2 %
Leistenhoden (Retentio testis inguinalis)	Hoden im Leistenkanal in unterschiedlicher Höhe tastbar, kaum verschieblich, oft hypoplastisch.	17 %
Gleithoden	Hoden liegt inguinal oder im Skrotaleingang; mobil, läßt sich nur unter Spannung ins Skrotum verlagern, gleitet aber sofort wieder in dystope Ausgangsposition zurück. Samenstrang relativ zu kurz.	29 %
Hodenektopie (Ektopia testis)	Hoden liegt außerhalb des normalen Deszensuswegs:	
Inguinale, suprafasziale Hodenektopie	Sehr häufig; Hoden liegt in der Leiste epifaszial im subkutanen Fettgewebe, nach lateral oder kranial gerichtet mit entsprechend umgeschlagenem Samenstrang; unter der Haut zu tasten und gut verschieblich (im Unterschied zum Leistenhoden im Leistenkanal).	45 %
Hodenektopien an Damm, Penisschaft, Oberschenkel	Extrem selten.	2 %

Tab. 9.15: Formen und Häufigkeitsverteilung des Hodenhochstands.

9.7.6.2 **Diagnostik**

Anamnese und klinische Untersuchung

Meist fällt den Eltern ein „leeres Skrotum" oder eine Skrotalasymmetrie auf; vielfach wird der Befund eines Kryptorchismus oder einer anderen Hodendystopie auch anläßlich einer Vorsorgeuntersuchung erhoben. Bei älteren Kindern können präskrotale und Leistenhoden bei Bewegungen Schmerzen verursachen.

Die Untersuchung zur Bestimmung von Hodenposition und -beweglichkeit sollte in warmer Umgebung und mit warmen Händen stattfinden. Sie erfolgt ab dem Kleinkindesalter zunächst im Stehen mit Prüfung eines evtl. Bruchaustritts, anschließend im Liegen mit behutsamem Ausstreifen des Leistenkanals; mit der freien Hand wird versucht, den Hoden zu fassen und ins Skrotum zu bringen. Ein Leistenhoden ist gelegentlich als schmerzhafte Resistenz tastbar. Nach Möglichkeit sollte auch eine Volumenschätzung des dystopen Hodens mit dem Orchidometer nach PRADER (Meßoliven mit Volumenangaben) erfolgen.

Apparative Diagnostik

Bei nicht palpablen Hoden, also echtem Kryptorchismus folgen:
- *Sonographie* zum Auffinden und zur Größenbeurteilung.
- Falls die Sonographie nicht erfolgreich ist, ist ggf. ein *MRT* zur Ortung intraabdominell-retinierter Hoden indiziert.
- Zum Ausschluß einer Anorchie endokrinologische Diagnostik mit *HCG-Stimulationstest.* Bei Testosteronanstieg ist Hodengewebe vorhanden; ein fehlender Anstieg findet sich bei Anorchie, dysgenetischem Hodengewebe oder Testosteron-Synthese-Defekt (extrem selten).
- *Laparoskopie* zur genauen Hodenlokalisation (Orientierung an den Vasa spermatica) sowie zur therapeutischen Orchidolyse.

9.7.6.3 **Therapie**

Therapieziel

Therapieziel ist die Verlagerung dystoper Hoden in das Skrotum als anatomische Voraussetzung für die weitere Entwicklung.

Verfahrenswahl

Die beiden zur Verfügung stehenden Verfahren *Hormontherapie* und *Operation* konkurrieren nicht, sondern ergänzen sich sinnvoll (Tab. 9.16). Zunächst sollte mit der Hormontherapie begonnen werden, sofern nicht Kontraindikationen der Hormontherapie bestehen (s.u.) oder eine Operation primär indiziert ist (s.u.).

Der *Therapiebeginn* sollte am Ende des 1. Lebensjahres liegen; bis dahin kann der mögliche Spontandeszensus abgewartet werden.

Form	Therapie
Kryptorchismus/ Bauchhoden	• Bei beidseitigem Kryptorchismus endokrinologischer Ausschluß einer Anorchie • Bei hormonellem Hinweis auf Hoden diagnostisch-therapeutische Laparoskopie in Kombination mit äußerem Zugang
Leistenhoden oder Gleithoden	Hormon-Therapie; bei Erfolglosigkeit nach zwei Kuren: Operation
Hodenektopie	Primäre Operation, Hormontherapie kontraindiziert
Hodenhochstand in Kombination mit Hernie	
Hodenhochstand bei narbiger Fixation	
Pendelhoden	• Grundsätzlich keine Therapie • Bei bilateralem, bis ins Schulalter persistierendem Pendelhoden evtl. skrotale Fixation

Tab. 9.16: Therapie des Hodenhochstands.

Hormontherapie

Kontraindikationen der Hormontherapie beim Hodenhochstand sind:
- Pendelhoden (Therapie nicht notwendig),
- Kombination mit offenem Processus vaginalis peritonei oder Leistenhernie,
- Narbige Hodenfixation nach vorausgegangener inguinaler Operation,
- Hodenektopie,
- Zwei vorausgegangene erfolglose Hormonkuren,
- Pubertät.

GnRH per Nasenspray

Das per *Nasenspray* verabreichte GnRH (Gonadotropin Releasing Hormon, z.B. Kryptocur®) stimuliert LH (luteinisierendes Hormon) und FSH (Follikel stimulierendes Hormon) und soll das Hodenparenchym für das HCG sensibilisieren und die HCG-Erfolgsrate erhöhen; es resultiert kein wesentlicher Anstieg von Testosteron. Der Vorteil besteht in der Schmerzlosigkeit der Applikation, von Nachteil ist der unsichere Applikationsmodus, der zudem zuverlässige und kooperative Eltern voraussetzt.

Die *Dosierung* beträgt 3 x täglich 0,4 mg, entsprechend 3 x 2 Sprühstöße à 0,2 mg in jedes Nasenloch/Tag über 4 Wochen.

Es werden sehr unterschiedliche Erfolgsquoten im Vergleich mit der HCG-Therapie angegeben (0 – 78 %), zudem wird die Effektivität kontrovers beurteilt *[42]*.

HCG per Injektion

Die *Injektionstherapie* mit HCG (humanes Choriongonadotropin) bewirkt über eine Stimulation der Leydigzellen einen Anstieg der Testosteronproduktion und lokal eine Durchblutungserhöhung.

Die *Dosierung* beträgt fünf HCG-Injektionen i.m., jeweils im Abstand von einer Woche:
- Im 2. Lebensjahr 500 IE/Woche
- 3. – 6. Lebensjahr 1.000 IE/Woche
- Jenseits des 6. Lebensjahres 2.000 IE/Woche.

Mögliche temporäre *Nebenwirkungen* sind vermehrte Erektionen, Genitalvergrößerung und gesteigerte Aggressivität.

Ca. fünf Wochen nach Beendigung der ersten Kur erfolgt eine *Kontrolluntersuchung* der Lage des dystopen Hodens, da ein Fortschreiten des Deszensus bis dahin möglich ist. Im Falle eines deutlichen, aber noch nicht vollständigen Deszensus ist eine zweite HCG-Kur sinnvoll.

Der *Therapieerfolg* ist abhängig von Ausgangslage und Behandlungsalter, die Deszensusrate beträgt:
- Bei intraabdomineller Hodenlage 20 – 30 %
- Bei Leistenhoden 50 – 60 %
- Bei Gleithoden > 90 %.

Kombinierte GnRH-HCG-Behandlung

Wenn im Anschluß an eine vierwöchige GnRH-Therapie der Deszensus noch unvollständig ist, kann sofort eine HCG-Behandlung über drei Wochen mit wöchentlichen Injektionen von je 1500 IE HCG angeschlossen werden (Baseler Konzept *[23]*). Die *Deszensusrate* liegt bei 30 – 70 % [42].

Kontrolluntersuchungen nach Hormonbehandlungen sind notwendig, da Rezidive nicht selten sind (bis 50 %) [56]. Bei weiterer Erfolglosigkeit ist die Operation indiziert.

Operative Therapie

Eine Operation ist *primär indiziert* bei:
- Hodenhochstand mit Begleithernie
- Hodenektopie
- Hodenhochstand bei narbiger Fixation nach inguinaler Voroperation (nach Leistenherniotomie, unzureichendes OP-Ergebnis oder Rezidiv nach Hodenhochstand-OP)
- Hodenhochstand in Pubertät
- Ablehnung einer Hormontherapie durch die Eltern.

Hodenhochstand-Operationen können *ambulant* durchgeführt werden, sofern die retinierten Hoden palpabel sind (85 – 90 %), d.h. Gleithoden, suprafasziale Ektopie und Leistenhoden; diese können fast immer spannungsfrei in das zugehörige Skrotalfach verlagert werden. Nicht palpable Bauchhoden müssen *stationär* operiert werden; sie erfordern Exploration und ggf. spezielle Techniken sowie längere Anästhesie- und OP-Zeiten.

Die *Frühoperation* im 2.(– 3.) Lebensjahr gilt heute als Zeitpunkt der Wahl.

Bei *beidseitigem Hodenhochstand* wird die *synchrone beidseitige Orchidopexie* kontrovers beurteilt; alternativ werden die Operationen im Abstand von einigen Tagen durchgeführt. Beide Vorgehen entsprechen dem Standard. Wegen der Gefahr eines beidseitigen Gonadenverlusts bei postoperativer Infektion muß der Operateur zusammen mit den Eltern entscheiden, ob dieses extrem geringe Risiko zugunsten einer synchronen beidseitigen Orchidopexie eingegangen werden soll.

Bei beidseitigen *Pendelhoden* und häufigem und längerem Verweilen der Hoden inguinal – noch im Schulalter – kann eine Orchidopexie von skrotal erwogen werden; dieses Vorgehen ist aber umstritten.

OP-Vorbereitung

Anästhesie

Die Operation sollte in Intubationsnarkose erfolgen. Die postoperative Analgesie wird gewährleistet durch Ilioinguinal- und Iliohypogastrikus-Block (siehe auch 9.2).

Lagerung

Die Lagerung erfolgt in *Rückenlagerung* mit leichter Abspreizung der Oberschenkel; ein Polster liegt unter dem Becken und Tuchrollen unter den Knien.

Orchidopexie nach SCHOEMAKER

OP-Technik

Der operative Eingriff besteht aus drei Schritten (Abb. 9.50):
- Die ausreichende *Mobilisierung* des retinierten Hodens und der Vasa spermatica interna sowie des Ducuts deferens (*Orchido- und Funikulolyse*) ist wesentlich bestimmend für den Erfolg des Eingriffs. Der Hoden wird nach Freilegung inspiziert, evtl. Hydatiden abgetragen. Ggf. wird eine kleine Hoden-PE nach Inzision der Tunica albuginea entnommen, die danach wieder geschlossen wird (5/0 resorbierbares synthetisches Nahtmaterial).
- *Versorgung* eines offenen Processus vaginalis peritonei bzw. einer Begleithernie.
- *Orchidopexie* im Skrotum nach SCHOEMAKER *[51]*.

Die am Hoden und distalen Samenstrang verbleibenden Anteile des Processus vaginalis werden entweder in situ belassen oder – bei großen Hüllen – wie bei der Hydrozelenoperation nach WINKELMANN nach Längsspaltung und partieller Abtragung um Hoden und Samenstrang herumgeschlagen und mit Nähten adaptiert (5/0 Polyglykolsäure).

Die Muskelfasern des Kremaster werden alle durchtrennt und abpräpariert, so daß der Hoden nur noch am Ductus deferens und den Vasa spermatica fixiert ist. Bei nicht ausreichender Länge des Samenstrangs zur Verlagerung des Hodens ins Skrotum kann folgendermaßen vorgegangen werden:

- Etwas kaudal des inneren Leistenrings erfolgt eine Separation von Ductus deferens und Vasa spermatica, die jeweils isoliert weiter mobilisiert werden: Ductus deferens nach medial-harnblasenwärts, Vasa spermatica interna retroperitoneal-nierenwärts, ggf. nach Inzision der Mm. obliqui abdominis interni et transversales; dabei werden fixierende Fasern mit der Umgebung scharf durchtrennt. Vorsicht vor zu starkem Zug (Durchblutungsstörungen)!
- Wenn die Samenstranggebilde immer noch nicht ausreichend lang für eine Skrotalverlagerung des Hodens sind und die fehlende Länge vor allem durch den im Bogen aus dem kleinen Becken um die epigastrischen Gefäße ziehenden Ductus deferens bedingt ist, erfolgt Präparation und Unterfahren der epigastrischen Gefäße, unter denen Hoden und Samenstrang dann hindurchgezogen werden, was einen Streckengewinn von 0,5 – 1 cm ergibt.
- Bei zu kurzen Vasa spermatica interna können die epigastrischen Gefäße auch zwischen Ligaturen durchtrennt und die Fascia transversalis gespalten werden; die anschließende Medialisierung der Vasa spermatica interna (Verlagerung des inneren Leistenrings nach kaudal direkt unter den äußeren Leistenring), bewirkt einen gestreckten Verlauf der dreieckförmig verlaufenden Vasa spermatica interna.

Die Leistenwunde wird schichtweise wie bei Leistenherniotomie (siehe 9.6.1.2) verschlossen; dabei wird der M. obliquus abdominis internus mit einigen Nähten (4/0 resorbierbar, synthetisch) über dem Samenstrang an das Leistenband fixiert, was eine Polsterung des Samenstrangs gegenüber der derben Externusfaszie ergibt. Dann erfolgen der Verschluß der Obliquus externus-Aponeurose (4/0 resorbierbar, synthetisch) sowie die Subkutan- und Intrakutannähte (5/0 resorbierbar, synthetisch).

An Hoden oder Skrotum sollten keine Extensionsmaßnahmen mit Gummibändern oder Fadenzügel durchgeführt werden, da die Gefahr von Durchblutungsstörungen und Gefäßschädigungen mit nachfolgender Atrophie besteht. Eine unzureichende Mobilisierung kann durch fixierende Maßnahmen nicht ausgeglichen werden.

Aus Verlaufs- und forensischen Gründen sollte der Operateur im Operationsbericht Hodengröße/-volumen und postoperative Hodenlage immer im Vergleich mit dem kontralateralen Hoden angeben.

Seltene intraoperative Befunde

In 2 – 3 % der Fälle bei Hodenhochstand-Operationen wird ektopes Nebennierengewebe am Samenstrang gefunden: gelbe Knötchen von 2 – 3 mm Größe und flacher Oberfläche, die entfernt werden sollten.

Ein atrophischer, fehlender Ductus deferens muß an eine Mukoviszidose oder Nierenagenesie denken lassen. Hodengewebe kann trotzdem vorhanden sein und muß aufgesucht werden; bei Dysplasie folgt die Exstirpation.

Risiken und Komplikationen

Risiken und Komplikationen sind nach Früh- und Spätkomplikationen zu unterteilen (Tab. 9.17).

Frühkomplikationen	Spätkomplikationen
• Ductus deferens-Durchtrennung, erfordert stationäre mikrochirurgische Versorgung • Vasa spermatica-Verletzung durch Koagulation, Überdehnung durch zu starken Zug • Fixierung des Hodens bei torquiertem Samenstrang • Harnblasenverletzung (selten) • Infektion, erfordert baldige Wundspreizung, Spülung und Antibiose. Gefahr des Gonadenverlusts nach synchroner beidseitiger OP!	• Unzureichende Mobilisierung und Verlagerung, persistierender Hodenhochstand • Hodenschwellung nach ausgedehnter Mobilisierung, 1 – 2 Wochen möglich • Skrotalhämatom, bildet sich in 1 – 2 Wochen zurück; bei größerer Nachblutung Exploration und Blutstillung (Punktion reicht nicht) • Hodenhochstandrezidiv (1 – 2 %) • Postoperative Hodenatrophie (1 %), immer Folge einer Gefäßschädigung! • Infertilität – trotz erfolgreicher operativer Verlagerung

Tab. 9.17: Risiken und Komplikationen der Orchidopexie.

Weitere operative Verfahren

Sekundäreingriffe

Bei Sekundäreingriffen nach Leistenherniotomie im Säuglingsalter, bei unzureichendem Ergebnis nach Hodenhochstand-Operation und Rezidiven ist eine *stationäre Behandlung* empfehlenswert. Nach Erst-OP besteht meist eine starke Vernarbung, so daß beim Zweiteingriff Gefäßschädigungen häufiger vorkommen, auch wenn die zweite Orchido- und Funikulolyse überwiegend kranial erfolgt und der Hoden en bloc, d.h. mit umgebendem Narbengewebe verlagert wird.

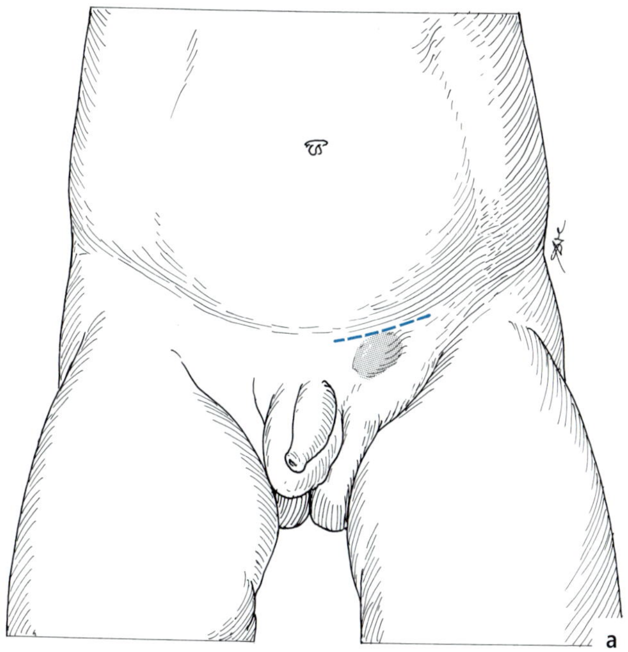

a

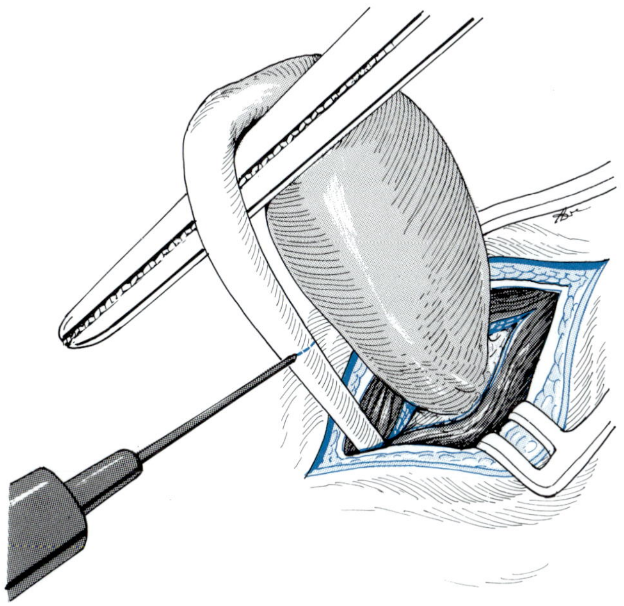

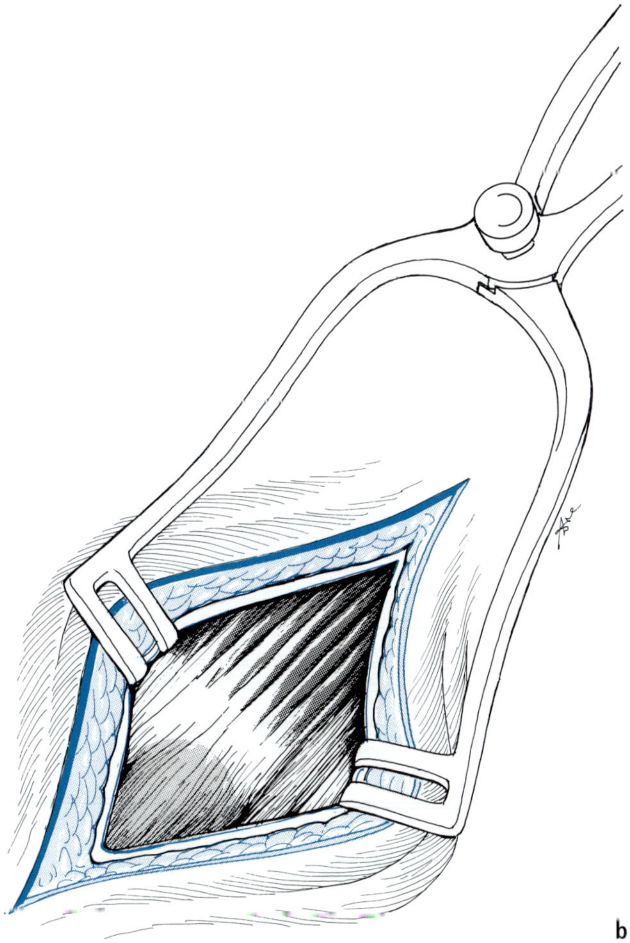

b

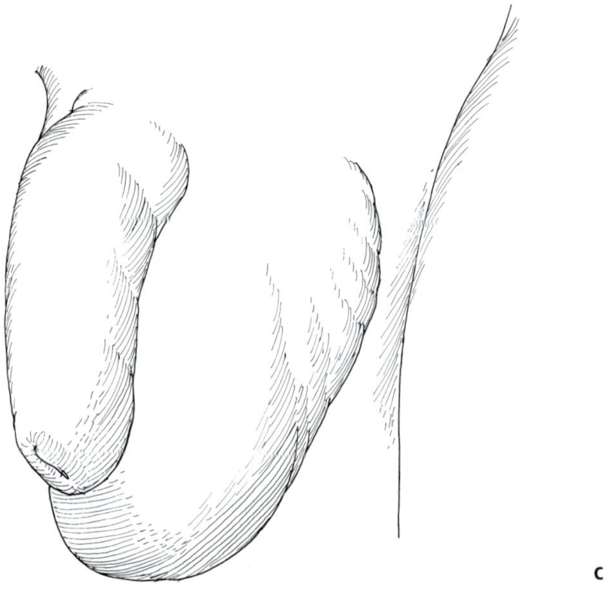

c

Abb. 9.50a-c: Orchidolyse und Orchidopexie nach SCHOEMAKER. Nach transversalem, 3 – 5 cm langem Hautschnitt in der Unterbauchfalte über dem Leistenkanal (a), Durchtrennung der Subkutis und der subkutanen Faszie wird der Hoden aufgesucht, der suprafaszial hochgeschlagen, vor dem äußeren Leistenring oder im Leistenkanal liegen kann, und aus seinen lockeren Verwachsungen mit der Umgebung gelöst. Äußerer Leistenring und Obliquus externus-Aponeurose werden dargestellt, die im Faserverlauf unter Einschluß des äußeren Leistenrings zur Eröffnung des Leistenkanals gespalten wird. Die beiden Faszienränder werden mit einem selbsthaltenden Spreizer auseinandergehalten (b). Der M. obliquus int. abdominis wird nach medial abgeschoben und Samenstrang, Hoden sowie Gubernaculum testis präpariert, das nach Ligatur peripher durchtrennt wird. Der Ductus deferens, der manchmal kaudal in der Nähe des Gubernaculums schleifenförmig verläuft (siehe unten „Long loop vas") muß sorgfältig beachtet werden. Alle Fasern, die vom M. cremaster zum M. obliquus internus ziehen, sowie sonstige fixierende Stränge und kleine Gefäßäste aus den epigastrischen Gefäßen werden mit bipolarer Koagulation durchtrennt. Unter Schonung des N. Ilioinguinalis wird der Samenstrang bis zum inneren Leistenring mobilisiert (c).

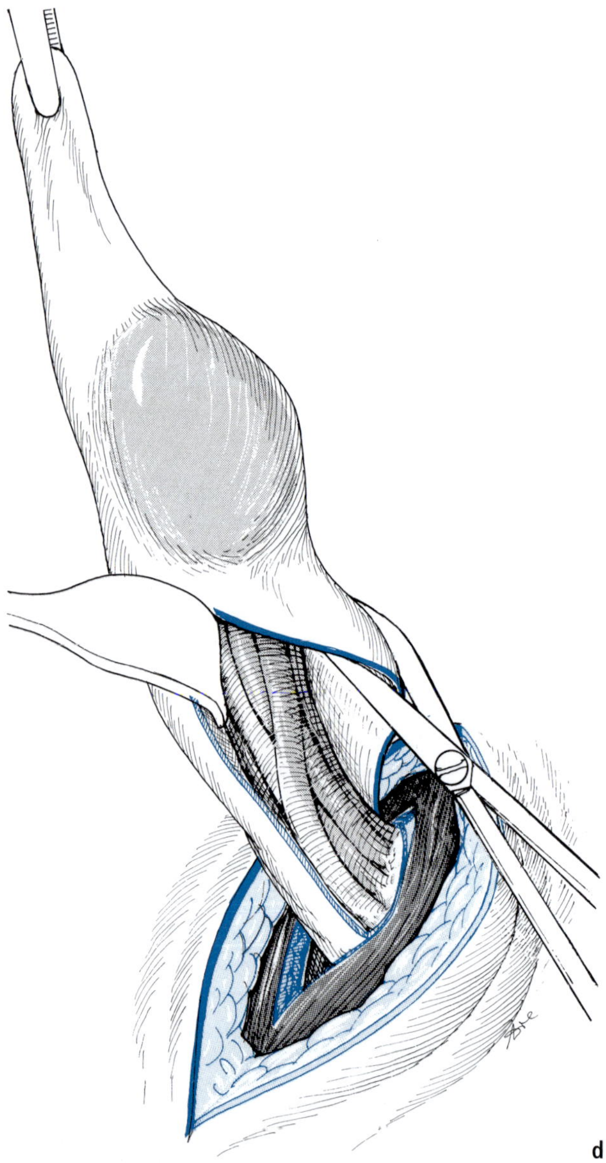

d

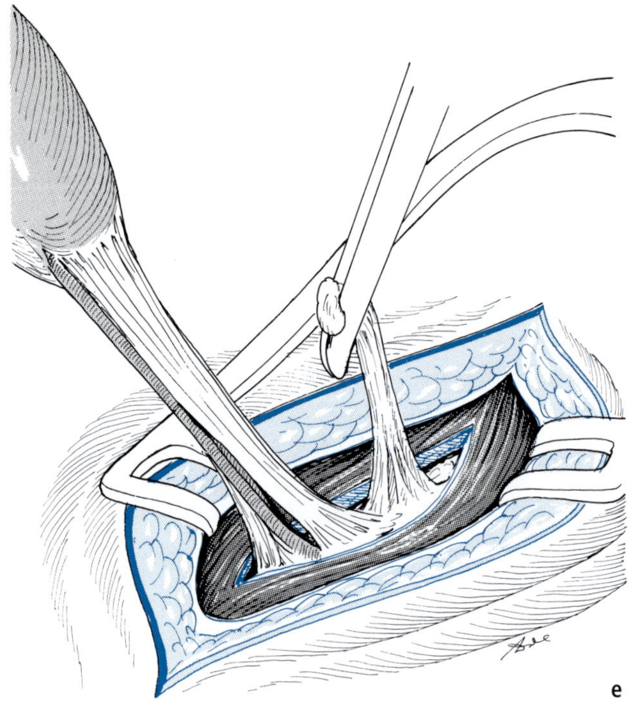

e

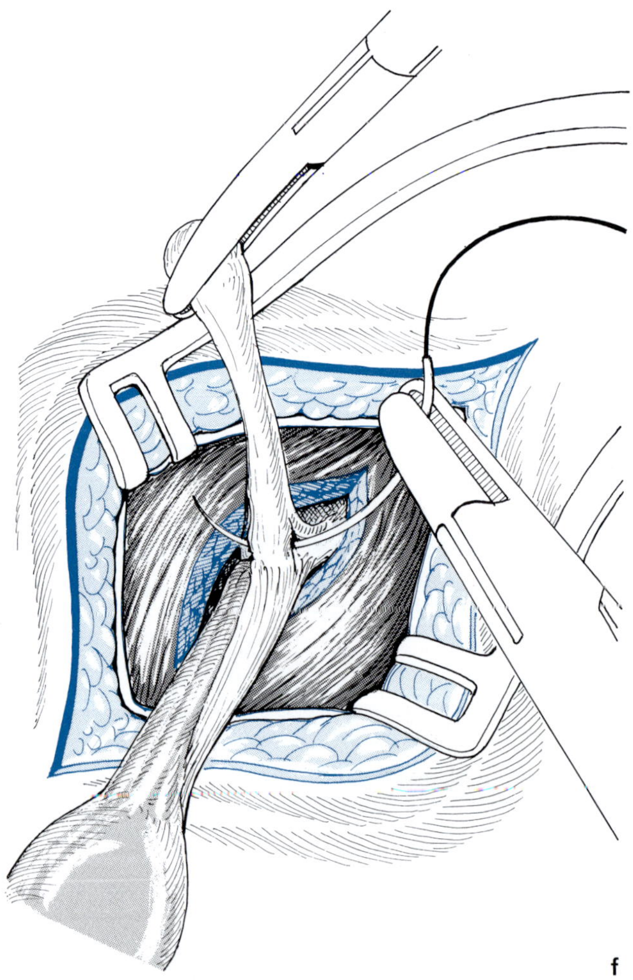

f

Abb. 9.50d-f: Unter leichter Anspannung des Samenstrangs durch Zug an den Hodenhüllen werden die Kremasterfasern auseinandergedrängt; bei Vorliegen eines persistierenden Processus vaginalis peritonei wird dieser zwischen Klemmen eröffnet, mit einer feinen Schere unterfahren, quer durchtrennt und vom Ductus deferens und den Vasa spermatica behutsam mit erbsgroßen Stieltupfern abgeschoben (d). Der proximale Bruchsack-Anteil wird bis zum inneren Leistenring bzw. zur Peritonealhöhle von den Samenstranggebilden sorgfältig separiert (e). Der proximale Bruchsackanteil wird in Höhe des inneren Leistenrings durchstochen und abgetragen (f).

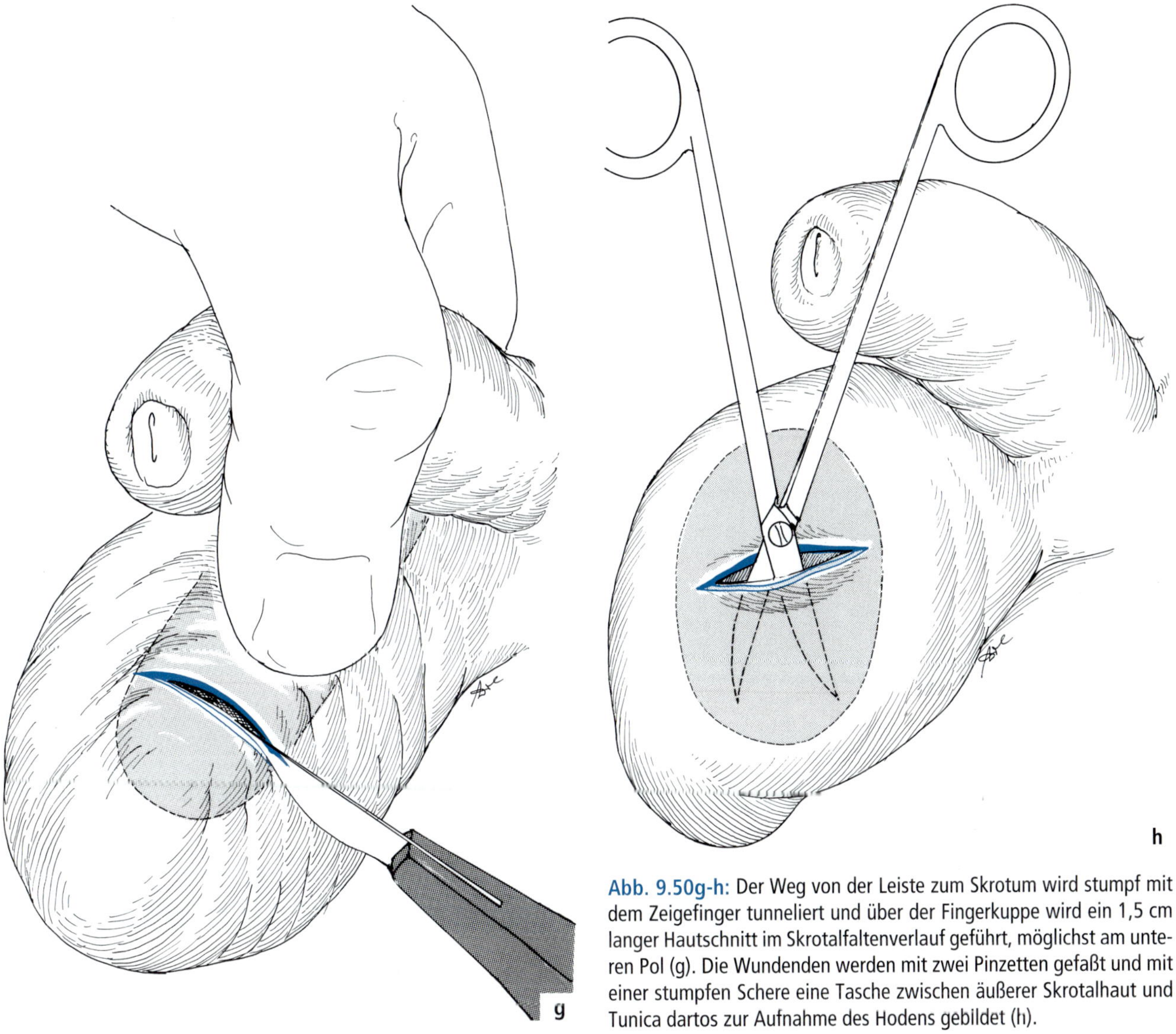

Abb. 9.50g-h: Der Weg von der Leiste zum Skrotum wird stumpf mit dem Zeigefinger tunneliert und über der Fingerkuppe wird ein 1,5 cm langer Hautschnitt im Skrotalfaltenverlauf geführt, möglichst am unteren Pol (g). Die Wundenden werden mit zwei Pinzetten gefaßt und mit einer stumpfen Schere eine Tasche zwischen äußerer Skrotalhaut und Tunica dartos zur Aufnahme des Hodens gebildet (h).

Ein sehr erfahrener Operateur wird diese Eingriffe aber nach präoperativer Selektion auch vertretbar ambulant durchführen können.

Nicht palpable Bauchhoden

Bei etwa 10 – 15 % der Maldeszensus-Patienten sind die Hoden nicht tastbar. Nach Nachweis von hormonaktivem Hodengewebe (HCG-Test) bei beidseitigem Kryptorchismus und nach präoperativer Lokalisationsdiagnostik kann mit einem inguinalen Zugang begonnen werden, da 3/4 der Bauchhoden in der Nähe des inneren Leistenrings lokalisiert sind. Beim Auffinden eines atrophischen Hodens erfolgt die Exstirpation und histologische Untersuchung. Bei blind endendem Ductus deferens kann Hodengewebe vorhanden sein. Blind endende Vasa spermatica beweisen das Fehlen der entsprechenden Gonade (unterschiedlicher embryologischer Ursprung).

Wird in erreichbarer Nähe des inneren Leistenrings kein Hoden gefunden, erfolgt anschließend die *Laparoskopie.* Nach Auffinden und endoskopischer Mobilisierung gelingt in Kombination mit einem äußeren Zugang vielfach die Verlagerung in das obere Skrotalfach, zumindest vor den äußeren Leistenring. Andernfalls kommen weitere Verfahren zur Anwendung:

Zweizeitige Orchidopexie

Die Hodenverlagerung wird beim ersten Eingriff so weit kaudal als möglich ausgeführt, mindestens vor den äußeren Leistenring; 6 – 12 Monate später erfolgt der zweite Eingriff, der meist durch Vernarbungen erheblich erschwert und mit hohem Risiko von Gefäßverletzungen belastet ist.

„Long loop vas"-Orchidopexie

Die „Long loop vas"-Orchidopexie nach FOWLER und STEPHENS (*[20]*, Abb. 9.51) trägt der Tatsache Rech-

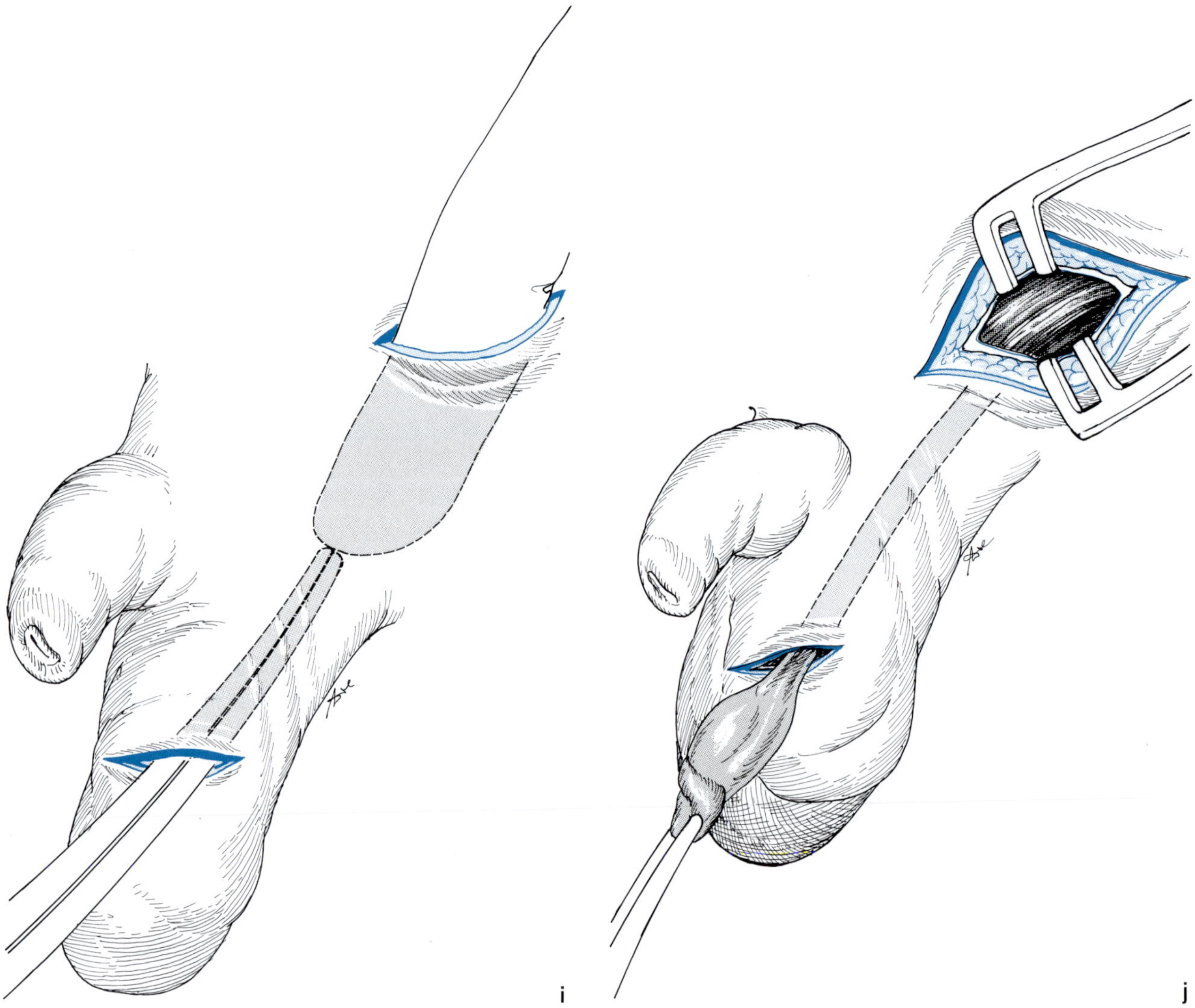

Abb. 9.50i-j: Über eine kleine Eröffnung der Tunica dartos wird eine gebogene Kornzange unter Fingerführung durch den gebahnten Tunnel bis zur Leiste vorgeschoben (i), der Hoden an den Hüllen gefaßt und durch den Tunnel und die kleine Öffnung der Tunica dartos bis vor die äußere Haut gezogen (j).

nung, daß bei Bauchhoden der Ductus deferens häufig schleifenförmig nach kaudal verläuft, während die Gefäße zu kurz sind. In Anbetracht der kollateralen Gefäßversorgung des Hodens auch über die A. deferentialis können – nach Prüfung der Zirkulationsverhältnisse unter temporärer Abklemmung – die Vasa spermatica interna durchtrennt werden. Wichtig ist, den Ductus deferens mit seinen Gefäßen nicht zu skelettieren. Die Erfolgsrate liegt bei 75 % ohne Atrophiezeichen der Gonade.

Mikrochirurgische Autotransplantation

Für die mikrochirurgische Autotransplantation bei sehr kurzen Vasa spermatica interna *[53]* werden diese infrarenal durchtrennt und bei ausreichend langem Ductus deferens der Hoden am Ductus deferens durch den Leistenkanal möglichst ins Skrotalfach verlagert. Die distalen Vasa spermatica-Stümpfe werden mit den Vasa epigastrica inferiora anastomosiert. Die Erfolgsrate beträgt in erfahrenen Händen 70 – 85 % ohne Atrophie.

Sollte eine Verlagerung trotz verfügbarer Techniken nicht möglich sein, ist die *Orchiektomie* mit prothetischem Ersatz ab der Pubertät angezeigt.

Intraabdominelle Hoden dürfen nicht belassen werden, da bei maligner Entartung die Tumorentstehung nicht rechtzeitig erkannt werden kann (Klinikjargon: „runter oder raus“).

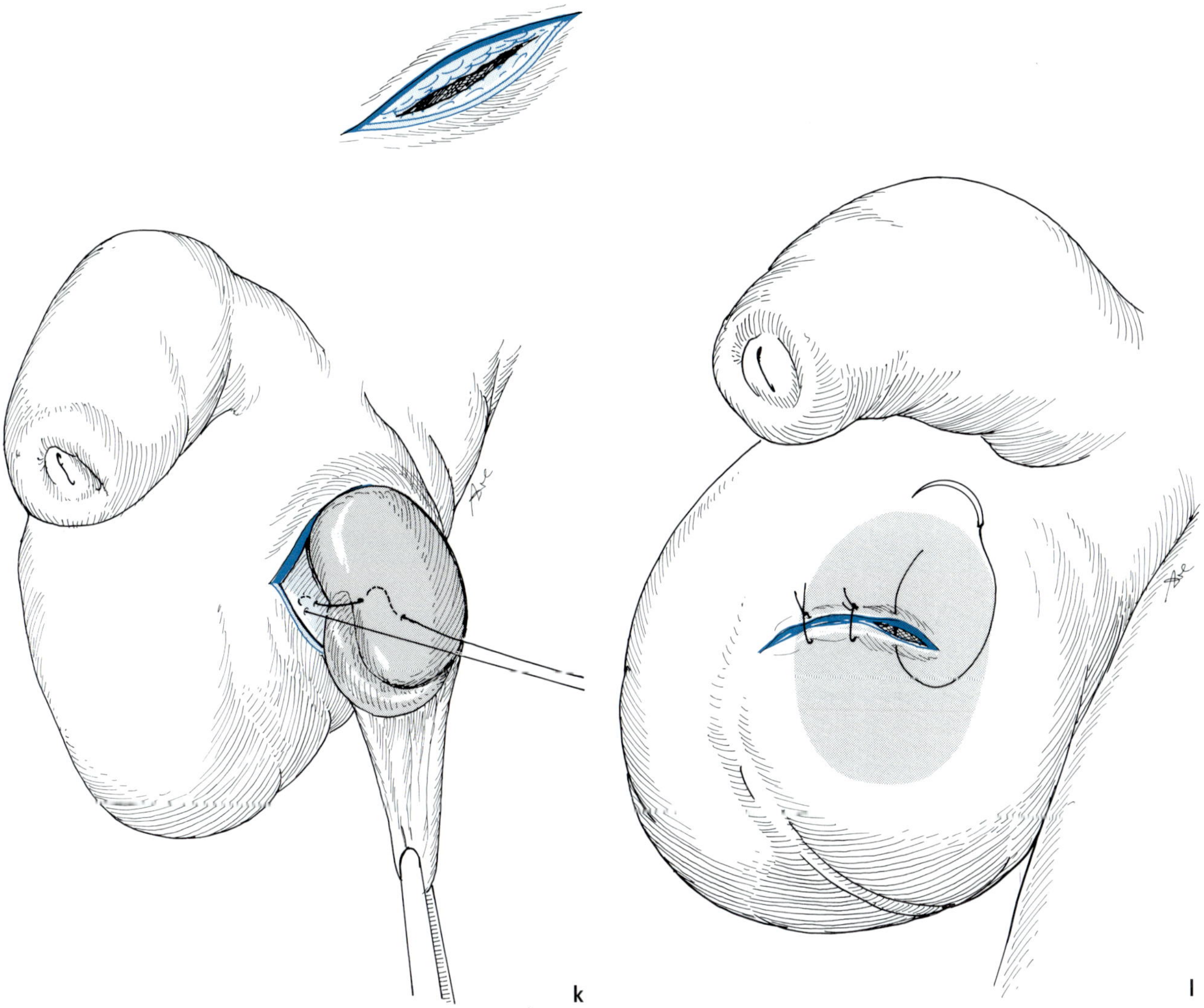

Abb. 9.50k-l: Die korrekte Lage der Samenstranggebilde muß kontrolliert werden und bei einer Torsion die umgehende Korrektur erfolgen. Der Samenstrang wird an der Eröffnungsstelle der Tunica dartos mit 3 – 4 Einzelknopfnähten fixiert (k, Orchidopexie nach SCHOEMAKER, Cave: Erfassen der Vasa spermatica oder des Ductus deferens!). Nach Rückverlagerung des Hodens in die vorgebildete Tasche wird die Haut des unteren Skrotalpols mit Chromcatgut-Einzelknopfnähten (4/0) verschlossen (l). Bei beidseitiger Orchidopexie können die beiden Hoden anschließend noch transseptal mit Nähten, die durch ihre Hüllen geführt werden (Polyglykolsäure), aneinander fixiert werden.

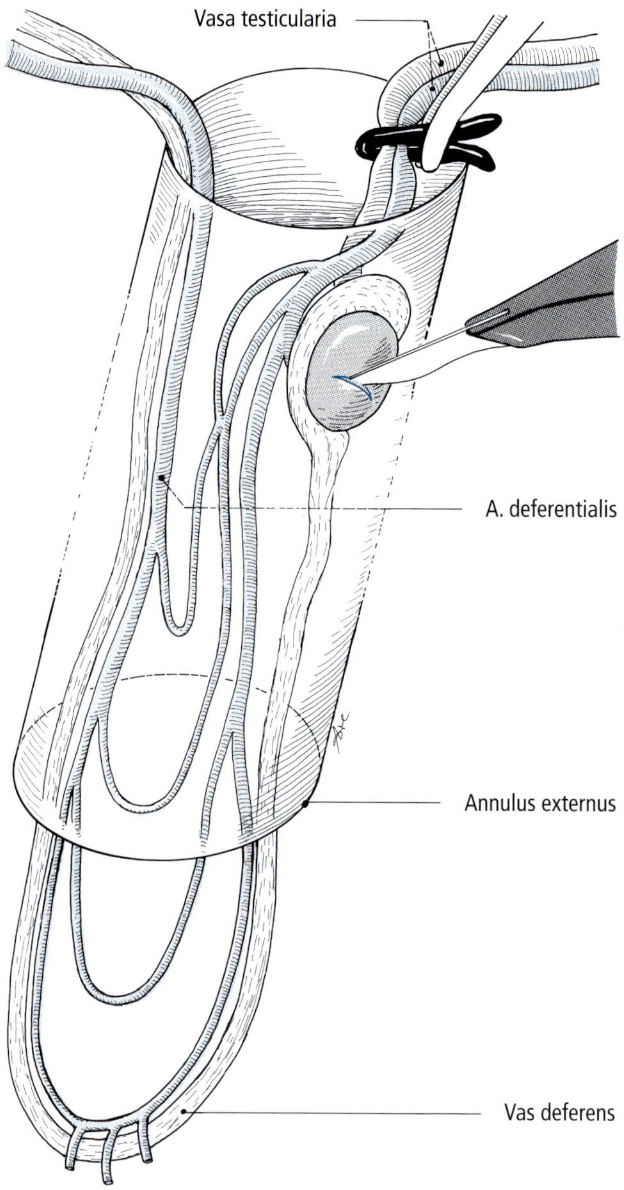

Abb. 9.51: „Long loop vas"-Orchidopexie nach Fowler und Stephens. Aufgrund von Anastomosen zwischen A. testicularis interna und A. deferentialis ist die hohe Ligatur der zu kurzen A. testicularis möglich. Durch vorübergehende Unterbrechung der Durchblutung wird die Zirkulation vor Ligatur mit dem Blutungstest geprüft.

9.7.6.4 Nachsorge und Prognose

Nachsorge

Maßnahmen der postoperativen Nachsorge sind:

- Regionalanästhesie zur postoperativen Analgesie als Ilioinguinal- und Iliohypogastrikus-Block (siehe 9.2)
- Bettruhe für 4 – 5 Tage
- Puderspray auf die Skrotalwunde (Nebacetin®) 2 – 3 x täglich
- Verbandwechsel und Wundkontrollen am 2., 4. und 7. Tag postoperativ
- Kontrolluntersuchung ein halbes Jahr postoperativ.

Prognose

Durch die kombinierte konservativ-operative Frühbehandlung sind bessere Ergebnisse zu erwarten, insbesondere bezüglich der Fertilität, die letztendlich das Erfolgskriterium ist.

Langzeitige Kontrolluntersuchungen

Bis zur Pubertät sollten jährliche Kontrolluntersuchungen erfolgen. Das Risiko der malignen Entartung wird durch das Therapieergebnis nicht beeinflußt, daher ist auch die spätere Selbstkontrolle durch den Patienten unbedingt erforderlich.

9.7.7 Akutes Skrotum

9.7.7.1 Allgemeines Krankheitsbild

Definition

Der Begriff „Akutes Skrotum" (siehe auch 8.5.5) umfaßt ein Spektrum akuter Erkrankungen des Skrotalinhalts und der Skrotalhaut, die *dringend diagnostisch* abgeklärt und von denen einige notfallmäßig operativ behandelt werden müssen: Hodentorsion, inkarzerierte Skrotalhernie, akute Hydrozele; unter diesen kommt der Hodentorsion die größte Bedeutung zu, denn verspätete Diagnose und Operation können den Organverlust bedeuten.

Traumatische Erkrankungen zählen im engeren Sinn nicht zum Akuten Skrotum, da ihre Ätiologie klar ist; differentialdiagnostisch müssen sie aber auch berücksichtigt werden.

Diagnostik und Differentialdiagnose

Die beim Akuten Skrotum zu erwägenden Erkrankungen sind in Tab. 9.18 aufgeführt; am häufigsten kommen vor: Hodentorsion, Torsion von Hydatiden oder anderen Appendizes des Hodens und Nebenhodens, Hernieninkarzeration sowie Entzündungen von Hoden, Nebenhoden und Samenstrang. Diese Erkrankungen stehen immer im Mittelpunkt der Diagnostik; aber auch die seltenen Krankheitsbilder müssen jeweils berücksichtigt werden.

Leitsymptom des Akuten Skrotums ist der plötzlich einsetzende Schmerz im Skrotum bzw. einer Skrotalhälfte, der in die Leiste und den Unterbauch ausstrahlen kann und damit auch an primär-abdominelle Erkrankungen denken lassen muß (DD: Akutes Abdomen). Ferner können primäre Baucherkrankungen zu einer skrotalen Mitbeteiligung führen oder Schmerzen in das Skrotum projizieren und dadurch eine skrotale Erkrankung vortäuschen.

Die *Diagnosefindung* stützt sich vor allem auf die sorgfältige Erhebung der *Anamnese* (Vorerkrankungen, frühere Episoden, Voroperationen), insbesondere auf den aktuellen zeitlichen Ablauf der Symptome, auf die *klinische Untersuchung* (Tab. 9.19) mit Inspektion und Palpation der betroffenen Skrotalhälfte inkl. Samenstrang und den Seitenvergleich mit dem kontralateralen Skrotum sowie die Beurteilung des Allgemeinbefindens. Auch das *Alter des Kindes* kann wegen des unterschiedlichen Prädilektionsalters der Haupterkrankungen richtungsweisend sein; letztlich können diese aber in jedem Lebensalter auftreten.

An *apparativen* diagnostischen Verfahren stehen zur Verfügung:

- Diaphanoskopie (Transillumination des Skrotums)
- Sonographie, v.a. Dopplertechniken (Farb-Duplex-Sonographie)
- Hoden-Perfusionszintigraphie.

Von diesen sind für den akuten Routineeinsatz die Diaphanoskopie und die Duplex-Sonographie geeignet; letztere ist in der Hand des Erfahrenen ein sehr hilfreiches Diagnostikum.

Die Bedeutung des „Akuten Skrotums“ liegt vor allem in der raschen Bestätigung oder dem Ausschluß dringlich OP-pflichtiger Erkrankungen, insbesondere der Hodentorsion; kann diese diagnostische Klärung nicht erreicht werden, ist die Indikation zur operativen Exploration gegeben, wobei in Kauf genommen werden muß, daß intraoperativ gelegentlich ein entzündlicher Prozeß statt der erwarteten Torsion gefunden wird. Die im folgenden nicht genannten seltenen Skrotalerkrankungen bedürfen stationärer Abklärung und Behandlung.

Skrotalinhalt

- Hodentorsion
- Torsion von Hydatiden oder anderen Appendices von Hoden und Nebenhoden
- Entzündungen
  - Orchitis, Epididymitis, Epididymoorchitis
  - Periorchitis
  - Funikulitis
  - Abszeß (Hoden, Nebenhoden, skrotal)
  - Vaskulitis
- Hodeninfarkt bei Purpura Schoenlein-Henoch oder anderen systemischen Vaskulitiden
- Hernieninkarzeration
- Traumatisch: Hodenhämatom, -kontusion, -ruptur, Hämatozele
- Akute Hydrozele
- Hoden- oder Nebenhodentumor, Metastasen
- Hoden- oder Nebenhodenzysten, Kavernöses Hämangiom
- Gewebeheterotopie (Milz, Nebenniere)
- (Phlebitis bei) Varikozele
- Spermatozele (postpubertär)

Skrotale Erkrankungen infolge Fortleitung aus der Bauchhöhle

- Hydrozele bei Aszites
- Pyozele bei Peritonitis
- Hämatozele bei Hämoperitoneum
- Pneumatozele bei Pneumoperitoneum

Skrotalhaut

- Dermatitis, Furunkel, Phlegmone, infizierte Dermoidzyste
- Erysipel
- Idiopathisches (allergisches) Skrotalödem
- Traumatisch: Skrotalhaut-Hämatom, Wunden
- Insektenstich

Ins Skrotum projizierte Schmerzen

- Appendizitis
- Prävesikales Ureterkonkrement
- Vesikulitis
- Lymphadenitis

Weitere seltene skrotale Erkrankungen

Tab. 9.18: Differentialdiagnose des Akuten Skrotums im Kindesalter.

Im Liegen
Größe des Skrotums
Farbe der Skrotalhaut
Hauttemperatur
Schmerzauslösung (Prehn- u.a. Zeichen), Schmerzart
Abgrenzbarkeit der Skrotalorgane
Pathologische Befunde in der Leiste, an Penis, Damm, kontralateralem Skrotum?
Im Stehen
Position und Lage beider Hoden, Seitenvergleich
Anomalien des kontralateralen, nicht betroffenen Hodens?
Hernie, offene Verbindung zur Bauchhöhle?
Varikozele?
Allgemein
Allgemeinzustand
Fieber? entzündliche Erkrankungen? Harnwegsinfektion?
Abdominalerkrankungen?
Haut, Gelenke
Parotis, Pankreas
Hämorrhagische Diathese?

Tab. 9.19: Klinische Untersuchungen bei Akutem Skrotum im Kindesalter.

9.7.7.2 **Hodentorsion**

Krankheitsbild

Definition

Die Hodentorsion ist die Torsion des Samenstrangs, die zu Zirkulationsstörungen von Hoden und Nebenhoden führt. Hodentorsionen liegen bei etwa 20 % der Fälle von Akutem Skrotum vor mit einem Häufigkeitsgipfel in Neugeborenenalter und Pubertät/Adoleszenz.

Ätiologie und Pathomechanismus

Prädisponierend für eine Hodentorsion sind erhöhte Mobilität des Hodens bei Retentio testis oder fehlendem Gubernaculum testis, nicht obliterierter weiter Processus vaginalis peritonei sowie weitere Voraussetzungen eines „drehreifen Hodens“ (Abb. 9.52). Auslösend können starke Kremasterkontraktionen bei plötzlichen Anstrengungen oder abrupten Drehbewegungen des Körpers sowie stumpfe Traumen sein. Die Drehrichtung der Hoden bei der Torsion erfolgt stets von außen nach innen.

Torsionsformen

Die häufigste Form ist die intravaginale Torsion von Hoden und Nebenhoden innerhalb der Tunica vaginalis (Abb. 9.53a), zu der es überwiegend bei älteren Kindern und Adoleszenten kommt. Bei der supravaginalen Torsion (Abb. 9.53b) torquiert die Tunica vaginalis mitsamt Samenstrang, Hoden und Nebenhoden (meist Neugeborenenalter). Klinisch und prognostisch ist diese Einteilung wenig bedeutend. Eine mesorchiale Torsion (Abb. 9.53c) zwischen Hoden und Nebenhoden ereignet sich selten.

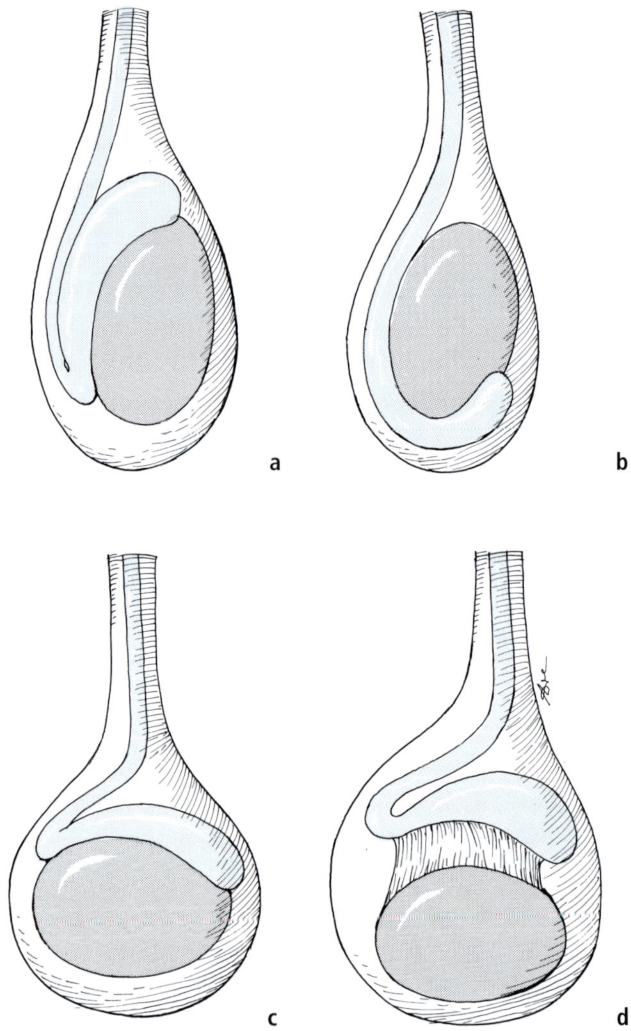

Abb. 9.52: Prädisponierende Faktoren mit „drehreifem Hoden“ bei intravaginaler Hodentorsion. Hohe Obliteration der Tunica vaginalis (a), Inversion des Nebenhodens (b), transversale Hoden-/Nebenhodenlage (c) und langes Mesorchium bei transversaler Hoden-/Nebenhoden-Position (d).

Pathophysiologie

Intra- und supravaginale Torsionen führen zu Zirkulationsstörungen von Hoden und Nebenhoden: Bei zunächst Drosselung des venösen Abflusses kommt es zur hämorrhagischen Infarzierung; bei Torsionen über 360° mit totaler venöser und arterieller Zirkulationsstörung resultiert ein anämischer Infarkt mit Hodenparenchym-Nekrose. Das Ausmaß der Nekrose hängt von Grad und Dauer der Torsion ab; zunächst wird das hypoxieempfindliche Keimepithel geschädigt, später gehen auch die SERTOLI- und LEYDIG-Zellen zugrunde. Bei kompletter Zirkulationsstörung wird das Hodenparenchym innerhalb von 5 – 6 Stunden irreversibel geschädigt. Bei mesorchialer Torsion ist nur der Hoden betroffen, zu einer Schädigung des Nebenhodens kommt es nicht.

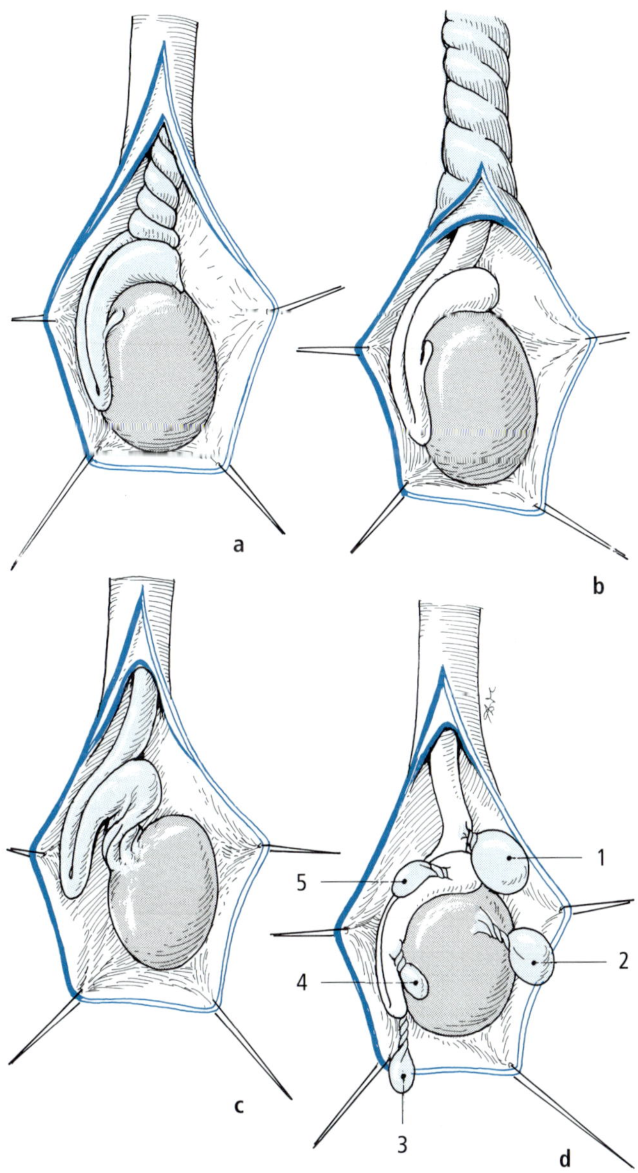

Abb. 9.53a-d: Formen der Hoden- und der Hydatidentorsion. Intravaginale (a), supravaginale (b), mesorchiale Hodentorsion (c). Torsion der Hydatiden und anderer intraskrotaler Appendices (d): Giraldes-Organ (1), Morgagni-Hydatide (Appendix testis, 2), Haller-Organ (untere Gruppe, 3), Haller-Organ (obere Gruppe, 4) und Morgagni-Hydatide (Appendix epididymidis, 5).

Klinik

Typisch ist der plötzlich einsetzende heftige Schmerz im Skrotum, der in den Leistenkanal und gelegentlich den Unterbauch ausstrahlt, bei Kleinkindern häufig begleitet von Übelkeit und Erbrechen (siehe auch 8.5.5).

Neben der akuten Torsion werden gelegentlich *subakute* (schleichender Beginn, ziehende Schmerzen), *rezidivierende* (Schmerzattacken verschiedener Dauer, spontan abklingend) und *asymptomatische Verläufe* beobachtet.

Diagnostik

Anamnese, insbesondere Zeitpunkt erster Symptome, und klinische Untersuchung mit Inspektion und Palpation im Liegen und Stehen, Allgemeinbefund sowie Labor (Urin, Entzündungsparameter) sind richtungsweisend. Die Palpation des Unterbauchs ist schmerzhaft. Durch die zunehmende Schwellung des Hodens und Rötung der Skrotalhaut nimmt der Hoden eine höhere Position ein. Bei älteren Kindern ist ein Elevationsschmerz des Hodens (PREHN-Zeichen) feststellbar. Bei supravaginaler Torsion ist in der Leistenregion eine Schwellung tastbar.

Die technischen Zusatzuntersuchungen sind für die Differentialdiagnose des Akuten Skrotums grundsätzlich hilfreich, können aber – außer der schnell durchführbaren Diaphanoskopie (großer Schatten im Skrotum) – zu zusätzlichem Zeitverlust führen.

Differentialdiagnose

Die differentialdiagnostisch wichtigsten akuten skrotalen Erkrankungen sind in Tab. 9.18 aufgeführt, aber auch die seltenen Erkrankungen sind zu berücksichtigen. Ein Erkrankungsbeginn mit Fieber und die Erhöhung der Entzündungsparameter sprechen eher für einen entzündlichen Prozeß als für eine Torsion.

Bei jeder *ungeklärten Hodenschwellung* muß zur weiteren Diagnostik und ggf. Therapie unter dem V.a. eine Torsion baldmöglichst der Hoden freigelegt werden.

Therapie

Therapieziel

Therapieziel ist die möglichst frühzeitige Detorquierung, d.h. innerhalb von 4 – 6 Stunden seit Symptombeginn.

Indikation

Bei Kindern ist die bei Erwachsenen in den ersten vier Stunden gelegentlich mögliche manuelle Detorquierung zu unterlassen, da die Anamnese fast immer länger als vier Stunden beträgt, ein Erfolg – auch in Narkose – kaum zu erwarten ist und prädisponierende Faktoren nur operativ korrigiert werden können.

Auch wenn seit Symptombeginn oder erstem Bemerken der Hodenschwellung durch die Eltern mehr als 24 Stunden vergangen sind, ist die Operation indiziert, da das Ausmaß der Hodenschädigung vom Grad der Torsion in der verstrichenen Zeit abhängt und ohne Operation nicht bestimmbar ist. Zudem ist die Ischämietoleranz der LEYDIG-Zellen höher als die des germinativen Epithels, so daß auch nach 12 – 24 Stunden die endokrine Hodenfunktion möglicherweise noch erhalten werden kann.

Die notfallmäßige Hodenfreilegung bei V.a. Torsion und ggf. primäre Orchiektomie sind bei entsprechenden organisatorischen Voraussetzungen (keine Verzögerung, personelle Verfügbarkeit) *ambulant* durchführbar. Bei diagnostischer Unsicherheit, atypischen Befunden, ausgeprägten Allgemeinsymptomen und Säuglingen ist *stationäre* Abklärung und Behandlung erforderlich.

Vorbereitung

Die Retorquierung erfolgt in Allgemeinanästhesie, Rükkenlagerung mit mäßiger Abduktion der Oberschenkel und unter Verwendung eines Beckenpolsters.

Zugangswege

Skrotaler Zugangsweg

Bei einer Frühoperation (Anamnesendauer < 6 Stunden) und bei älteren Kindern (intravaginale Torsion wahrscheinlich) kann der *skrotale Zugang* gewählt werden. Nach Längsinzision im Verlauf der auf die geschwollene Skrotalseite verzogenen Raphe wird die Tunica vaginalis eröffnet, der Hoden hervorluxiert, detorquiert und für einige Minuten mit kochsalzfeuchten, körperwarmen Kompressen umhüllt.

Bei durchblutungsgestörtem Hoden und mangelnder Erholung wird die Tunica albuginea zur Dekompression und Beurteilung der Zirkulation sowie des Parenchyms inzidiert. Setzt danach aus der Inzisionsstelle eine arterielle Blutung ein, wird der Hoden erhalten und mit drei Polyglykolsäurenähten fixiert, die durch Tunica albuginea, Tunica vaginalis und innere Skrotalhüllen geführt werden.

Wenn am betroffenen Hoden prädisponierende Torsionsfaktoren gefunden wurden, kann von derselben Hautinzision aus gleichzeitig die prophylaktische Fixierung des kontralateralen Hodens erfolgen (s.u.). Erweist sich – bei einer Anamnesendauer von über 24 Stunden – nach Inzision der Tunica albuginea das Hodenparenchym als nekrotisch, erfolgt die primäre Orchiektomie.

Bei Unsicherheiten in der Beurteilung der Zirkulationsverhältnisse und des Gewebszustands des Hodens ist eine Probeexzision zu entnehmen und der Hoden in situ zu belassen. Kommt es danach zur Atrophie, kann der Hodenrest nach 3 – 4 Monaten sekundär entfernt werden; dies ist erforderlich, da ein ischämisch-geschädigter Hoden Störungen der Spermatogonese im gesunden kontralateralen Hoden verursachen kann *[3]*.

Inguinaler Zugangsweg

Der *inguinale Zugang* ist zu wählen bei längerer Anamnesendauer als 8 – 12 Stunden, bei Säuglingen und Kleinkindern, bei bestehender Retentio testis und bei untypischen Befunden. Die Hodenfreilegung erfolgt dabei wie bei der Operation eines Hodenhochstands (siehe 9.7.6.3); der betroffene Hoden wird aus dem Skrotalfach luxiert, detorquiert und, wie zuvor beim skrotalen Zugang beschrieben, analog versorgt.

Der inguinale Zugang ist zwar ausgedehnter, ermöglicht aber eine Beurteilung des Samenstrangs bis zum inneren Leistenring und eine gleichzeitige Versorgung eines offenen Processus vaginalis peritonei und anderer Anomalien; er wird von den Autoren ausschließlich angewandt.

Kontralaterale Orchidopexie

Die bei einer *intravaginalen Torsion* meist gefundenen, prädisponierenden anatomischen Veränderungen bestehen in der Regel beidseits, daher ist der kontralaterale Hoden auch torsionsbedroht und muß prophylaktisch ebenfalls fixiert werden. Beim skrotalen Zugang kann diese Fixierung vom selben Hautschnitt aus gleichzeitig durchgeführt werden; für die kontralaterale Pexie bevorzugen die Autoren jedoch ebenfalls den inguinalen Zugang.

Bei höherem Sicherheitsbedürfnis sollte die Pexie erst nach Abschluß der Wundheilung (nach Literaturempfehlungen bis zu drei Monaten später) erfolgen, um im Falle einer postoperativen Wundinfektion nicht auch den gesunden Hoden zu gefährden. Bei *supravaginaler Torsion* ist eine kontralaterale Pexie ebenfalls erforderlich, wenn eine erhöhte Mobilität des Hodens besteht. Die kontralaterale Orchidopexie ist als elektiver Eingriff *ambulant* durchführbar.

Trotz Orchidopexie können gelegentlich Torsionen auftreten.

Postoperative Behandlung

Zur postoperativen Analgesie erfolgt die Regionalanästhesie durch Ilioinguinalblock mit Bupivacain (siehe 9.2). Das Skrotum wird bis zur Abschwellung hochgelagert, bei älteren Kindern mit einem Suspensorium, bei kleineren Kindern mit einem Verbandpolster.

Implantation einer Hodenprothese

Nach Orchiektomie kann aus kosmetischen oder psychologischen Gründen eine Protheseimplantation – in Abhängigkeit vom Alter des Kindes – erfolgen; die Entscheidung darüber sollte der jugendliche Patient selbst (mit-)treffen.

9.7.7.3 Hydatidentorsion

Krankheitsbild

Definiton

Die Hydatidentorsion ist die Torsion einer Appendix des Hodens oder Nebenhodens (Hydatiden), meist einer MORGAGNI-Hydatide, seltener anderer Appendizes (HALLER-Organ, GIRALDES-Organ, Abb. 9.53d).

Epidemiologie

Hydatidentorsionen sind im Kindesalter mit 20 – 25 % der Fälle von Akutem Skrotum etwas häufiger als Hodentorsionen. Der Altersgipfel liegt in der Präpubertät (2/3 der Knaben sind 10 – 14 Jahre alt).

Anatomie und Pathophysiologie

Die Appendices von Hoden und Nebenhoden sind ca. 2 – 10 mm große embryonale Relikte des MÜLLER-Gangs, lokalisiert am oberen Hodenpol (MORGAGNI-Hydatide) oder im Bereich des Nebenhodens (GIRALDES-Organ, HALLER-Organ). Je länger der Stiel der Hydatiden, um so größer ist die Wahrscheinlichkeit einer Torsion. In Abhängigkeit vom Grad der Zirkulationsstörung resultiert eine hypoxische Schädigung bis zur Nekrose. Typische Auslöser einer Hydatidentorsion sind Sport und stumpfes Trauma.

Klinik

Es herrscht ein ähnliches klinisches Bild wie bei Hodentorsion vor, jedoch nicht so dramatisch. Es kommen auch asymptomatische Verläufe vor („stumme" Torsionen). Die Schmerzen sind anfangs auf den oberen Abschnitt der Skrotalhälfte beschränkt und strahlen gelegentlich in die Leiste aus. Allgemeinsymptome fehlen, das Allgemeinbefinden ist nicht wesentlich beeinträchtigt. Im weiteren Verlauf kommen Skrotalschwellung durch reaktive Begleithydrozele, Rötung und Skrotalödem hinzu.

Diagnostik

Bei der *Inspektion* und *Palpation* ist initial oft eine kleine dunkelblaue Kugel durch die Skrotalhaut zu erkennen, die druckschmerzhaft ist. Hoden, Nebenhoden und Samenstrang sind primär meist schmerzfrei.

Bei der *Diaphanoskopie* kann die stielgedrehte Hydatide am Rand des Hodenschattens erkannt werden. Das PREHN-Zeichen ist positiv. Im weiteren Verlauf ist durch die zunehmende Rötung und das Ödem des Hemiskrotums sowie die reaktive Hydrozele die torquierte Hydatide nicht mehr sicht- und tastbar.

Therapie

Bei gesicherter Hydatidentorsion ist eine Notfalloperation nicht erforderlich. Bei kleinen Hydatiden ist die Symptomatik in einigen Tagen rückläufig; bei größeren stielgedrehten Hydatiden oder unsicherer Diagnose ist die Operation indiziert und *ambulant* durchführbar (skrotaler Zugang, Unterbindung und Abtragung der torquierten Hydatide). Simultan können weitere nicht torquierte Appendices entfernt werden. Eine Freilegung des kontralateralen Hodens erübrigt sich, da kein erhöhtes Risiko einer Torsion der Gegenseite besteht.

9.7.7.4 Inkarzerierte Leistenhernie

Krankheitsbild

Leistenhernien stellen die häufigste chirurgische Erkrankung im Kindesalter dar (siehe 9.6.1.2). Persistiert der Processus vaginalis peritonei als Bruchsack bis zum unteren Skrotalpol, so spricht man von einer *Skrotalhernie* (Hernia inguinalis scrotalis). Eine inkarzerierte Skrotalhernie, vor allem bei Säuglingen und Kleinkindern, ist gelegentlich nicht von einer Hodentorsion, Hydatidentorsion oder akuten Hydrozele zu unterscheiden.

Die inkarzerierte Leistenhernie äußert sich in akut einsetzenden Schmerzen in der Leisten- und Skrotalregion und/oder starker einseitiger Skrotalschwellung; in den meisten Fällen resultieren infolge der Darmobstruktion und des Peritonealreizes Übelkeit und Erbrechen, sowie eine zunehmende Ileussymptomatik.

Diagnostik

Die Diagnose ergibt sich aus dem Lokalbefund (schmerzhafte Schwellung einer Skrotalhälfte), der homogenen Verschattung in der Diaphanoskopie. Evtl. gelingt der sonographische Nachweis von Darmgas im Skrotum als Beweis.

Therapie

Bei einer Anamnese von wenigen Stunden kann unter Sedierung (z.B. Midazolam) ein Repositionsversuch durchgeführt werden. Sollte die Inkarzeration dadurch nicht behoben werden, ist die sofortige Operation indiziert; dies um so mehr, als auch neben der Darminkarzeration gelegentlich Durchblutungsstörungen des Hodens zu beobachten sind. Besonders zwingend ist die Operation, wenn bei V.a. inkarzerierten Leistenbruch der Hoden nicht abgegrenzt werden kann. Wegen möglicher Darmschäden sollten Behandlung und Operation *stationär* erfolgen (OP-Technik siehe 9.6.1.2).

9.7.7.5 Akute Hydrozele

Krankheitsbild

Eine akute „dekompensierte" Hydrozele entsteht, wenn eine *primäre,* über den offenen Proc. vaginalis mit der Bauchhöhle kommunizierende Hydrozele durch plötzlichen Verschluß des serösen Kanals infolge narbiger Verengung, Verklebung oder durch ventilartige Falten- oder Zystenbildung eine akute Prallfüllung erfährt, die zu Störungen der Durchblutung von Hoden und Nebenhoden führen kann.

Diagnostik

Die resultierende Skrotalschwellung ist manchmal schwer von einer eingeklemmten Leistenhernie oder Hodentorsion zu unterscheiden. Durch die *Sonographie* ist in der Regel eine Hydrozele gegenüber anderen gutartigen Prozessen abzugrenzen.

Reaktive, *sekundäre* Hydrozelen können bei Leistenhernie, Hodentorsion und Hodentumoren auftreten.

Therapie

Eine Punktion unter sterilen Bedingungen kann eine akute Druckentlastung bewirken. Im Zweifelsfall darf mit der chirurgischen Exploration des Samenstranges und der Skrotalorgane nicht gezögert werden. Gewählt wird hierzu der inguinale Zugang. Der Eingriff ist ambulant möglich (OP-Technik siehe 9.6.1.2).

9.7.7.6 Hodentumoren als Zufallsbefund

Außerordentlich selten kann bei der operativen Hodenexploration wegen Verdachts auf Torsion unerwartet ein *Hodentumor* gefunden werden; in Betracht kommen:

- *Maligne Hodentumoren.* Anteil an kindlichen Malignomen ca. 2,7 %, *[14]*, meist germinative Tumoren: Dottersacktumoren (embryonale Karzinome, 60 %), differenzierte Teratome (20 %), maligne Teratome (sehr vereinzelt) und Seminome (Rarität). In 3/4 der Fälle Auftreten in den ersten 2 – 3 Lebensjahren.
  Therapiestrategie: Keine Hodenbiopsie oder Punktion, sondern unilaterale Orchiektomie nach Schnellschnittuntersuchung und hochinguinales Absetzen des Samenstrangs über inguinalen Zugang. Bei skrotalen Voroperationen Entfernung der inguinalen Lymphknoten.
  Nach ambulanter Praxisoperation sollte die sofortige *stationäre* Einweisung des Kindes in ein pädiatrisch-onkologisches/kinderchirurgisch-urologisches Zentrum zur stationären Weiterbehandlung erfolgen *[14]*.
- *Sekundärtumoren.* Meist testikuläre leukämische Infiltrate; die Therapie erfolgt in Absprache mit pädiatrischen Onkologen.
- *Nicht germinative Hodentumoren.* Die hormonaktiven LEYDIG- und SERTOLI-Zelltumoren sind im Kindesalter benigne; die Therapie besteht in der unilateralen Orchiektomie.
- *Benigne Hodenzysten und teratoide Neubildungen.* Epidermoid-, Dermoidzysten, reifes zystisches Teratom; kavernöse Hämangiome, abdomino-skrotales Lymphangiom. Indiziert sind die Exstirpation und histologische Klärung, bei ausgedehntem Tumor evtl. die Orchiektomie.
- *Pseudotumoren.* Heterotopes Nebennierengewebe im Verlauf des Funiculus spermaticus oder an Hoden und Nebenhoden; in 4 – 9 % bei Herniotomien oder Orchidolysen als millimetergroße gelbe Knötchen anzutreffen. Das Nebennierengewebe kann aber auch hypertrophieren und Tumoren von erheblicher Größe vortäuschen. Durch Veränderung der Hodensymmetrie ist auch die Auslösung einer Torsion möglich. Pseudotumoren werden exstirpiert.

9.7.7.7 Orchitis und Epididymitis

Orchitis

Krankheitsbild

Die spezifischen und unspezifischen Entzündungen des Hodens sind sehr selten und treten überwiegend postpuberal auf. Sie sind meist *viraler* Genese; in 85 % findet sich eine Mitbeteiligung des Nebenhodens. Virusorchitiden kommen bei *Mumps* (in 10 – 30 %, meist unilaterale Mumpsorchitis), Coxsackie-B-Infektionen, Windpocken, Mononukleose und anderen Virusinfektionen vor.

Orchitiden können hämatogen oder fortgeleitet bei einer Epididymitis entstehen, dann meist als bakteriell-hämatogene Entzündungen durch Staphylokokken, Streptokokken, Pneumokokken und andere Keime. Häufig sind die Scharlach-Orchitis und Haemophilus influenzae-Orchitis.

Komplikationen im Verlauf einer Orchitis sind Hodeninfarkt, Hodennekrose, Hodenatrophie, Hodenabszeß und Infertilität.

Therapie

Bei gesicherter Diagnose beginnt die Therapie konservativ; symptomatische Behandlung mit Bettruhe, Hochlagerung und lokaler Kühlung. Evtl. ist die prophylaktische Antibiose gegen bakterielle Superinfektion bei viraler Genese indiziert. Bei bakterieller Orchitis besteht die Therapie in der Verabreichung von Antibiotika, selten in der Orchiektomie bei Komplikationen (Abszeß).

Epididymitis

Krankheitsbild

Die spezifische oder unspezifische Entzündung des Nebenhodens ist meist bakteriell, selten viral oder abakteriell bedingt; oft findet sich eine Mitbeteiligung des Hodens als *Epididymoorchitis*. Die Epididymitis kommt im Kindesalter selten vor, bei Kindern mit Akutem Skrotum in ca. 5 %. Meist entsteht die Infektion *kanalikulär-aszendierend* bei subvesikaler Obstruktion (Urethralklappen) oder urethra-vasalem Reflux in das Vas deferens; hämatogene Infektionen sind viral und bakteriell möglich. Häufig sind Kinder mit rezidivierenden Harnwegsinfektionen betroffen.

Diagnostik

Die Diagnose ist ohne Hodenfreilegung kaum mit genügender Sicherheit zu stellen, eine Torsion könnte übersehen werden. Bei unklarer Diagnose sollte die weitere Diagnostik und Behandlung stationär erfolgen. Bei Unklarheiten ist die Röntgendiagnostik des unteren Harntrakts indiziert.

Therapie

Bei gesicherter Diagnose ist die Therapie konservativ mit Hochlagerung des Hodens, Kühlung und Antibiose. Die OP-Indikation besteht bei Abszedierung (Drainage), unklaren Befunden und zur Beseitigung einer gefundenen subvesikalen Obstruktion.

> Jede *Orchitis* und *Epididymitis* im Kindesalter ist so lange als *Hodentorsion* aufzufassen, bis das Gegenteil bewiesen ist. Bei persistierender Unklarheit ist die operative Hodenfreilegung immer indiziert.

9.7.7.8 Purpura Schoenlein-Henoch

Krankheitsbild

Die Purpura Schoenlein-Henoch ist die häufigste Immunvaskulitis im Kindesalter. Sie und andere Immunvaskulitiden werden für etwa 4 % der Fälle von Akutem Skrotum verantwortlich gemacht *[57]*. Flüchtige, klinisch asymptomatische Veränderungen an den Skrotalorganen sind wohl bei den Immunvaskulitiden häufiger. Ein Akutes Skrotum kann sogar Primärsymptom einer Immunvaskulitis sein. Die Beurteilung des Skrotalbefunds ist leichter möglich, wenn typische Veränderungen der Purpura Schoenlein-Henoch bzw. anderer Immunvaskulitiden z.B. an Haut, Gelenken, Nieren manifest geworden sind. *Komplikationen* sind Ischämie, Infarzierung, Hämorrhagie, Ödem oder bei einigen Fällen Torsion.

Therapie

Die Therapie ist konservativ; die operative Freilegung ist nur bei großen Hämatomen mit Gefahr einer Druckatrophie des Hodens indiziert.

> Bei explorativen Operationen wegen Akuten Skrotums sollte immer eine Biopsie zum Ausschluß einer Immunvaskulitis entnommen werden, wenn sich keine andere Ursache (Torsion, bakterielle Entzündung) finden läßt.

9.7.8 Varikozele

Krankheitsbild

Definition und Epidemiologie

Die Varikozele ist die variköse Erweiterung der Venen des Plexus pampiniformis. Varikozelen manifestieren sich bei Knaben vor der Pubertät selten, wobei die Zahl der Kinder mit einer Varikozele im Frühstadium sicherlich höher ist, da latente Formen nur mit apparativen Untersuchungen diagnostiziert werden können. Die Inzidenz beträgt nach der Pubertät bei Wehrpflichtigen 5 – 9,5 %, bei Erwachsenen bis 20 %. Varikozelen entstehen überwiegend links (80 – 90 %), beidseitig in 10 – 15 % und rechts in 3 – 5 %.

Eine Varikozele wird bei 30 – 40 % aller Männer gefunden, die wegen Infertilität zur Diagnostik kommen *[48]*.

Anatomie

Das venöse Abflußsystem der Hoden ist vielgestaltig; es bestehen zahlreiche Gefäßanastomosen des Plexus pampiniformis und der V. testicularis interna mit Gefäßen der Nachbarschaft, insbesondere mit den Venen des Ductus deferens und des Plexus cremastericus, den Vv. iliacae internae et externae sowie der Gegenseite (V. pudenda externa). Zur V. testicularis können in allen Etagen parallele Begleitvenen verlaufen; suprainguinal kommen Anastomosen u.a. zu Nieren- oder Nierenkapselvenen und zur Bauchdecke vor (Abb. 9.54).

Die V. testicularis interna mündet links etwa rechtwinklig in die linke V. renalis, rechts unterhalb der

V. renalis schräg in die V. cava (in einigen Fällen ebenfalls rechtwinklig in die rechte V. renalis). Das Wissen um diese Vielfalt der venösen Abflußmöglichkeiten des Hodens ist für die Therapie und insbesondere für das Verständnis persistierender Varikozelen nach Behandlung erforderlich.

Genese und Pathophysiologie

Als Ursache der Varikozelen werden Abflußstörungen in der linken V. testicularis interna aufgrund ihrer Länge und rechtwinkliger Einmündung in die V. renalis, unterschiedliche intravasale Drücke und Kompressionen bei Gefäßkreuzungen angeführt; im weiteren führen Fehlen oder Insuffizienz von Venenklappen der V. testicularis interna zur Ektasie des Plexus pampiniformis. Es resultieren chronisch venöse Insuffizienz des Plexus pampiniformis und Stromumkehr, demzufolge skrotale Hyperthermie, Hypoxie, Auswirkungen auf den Hodenstoffwechsel, Hodenatrophie und Sub- bis Infertilität.

Diese Vorgänge der entstehenden Orchidopathie sind noch nicht im einzelnen geklärt; diskutiert werden zudem toxische Schädigungen sowie hormonelle Faktoren; auch der Einfluß einer Varikozele auf den kontralateralen Hoden, der für die Infertilität mit verantwortlich zu machen ist, bleibt bisher ungeklärt.

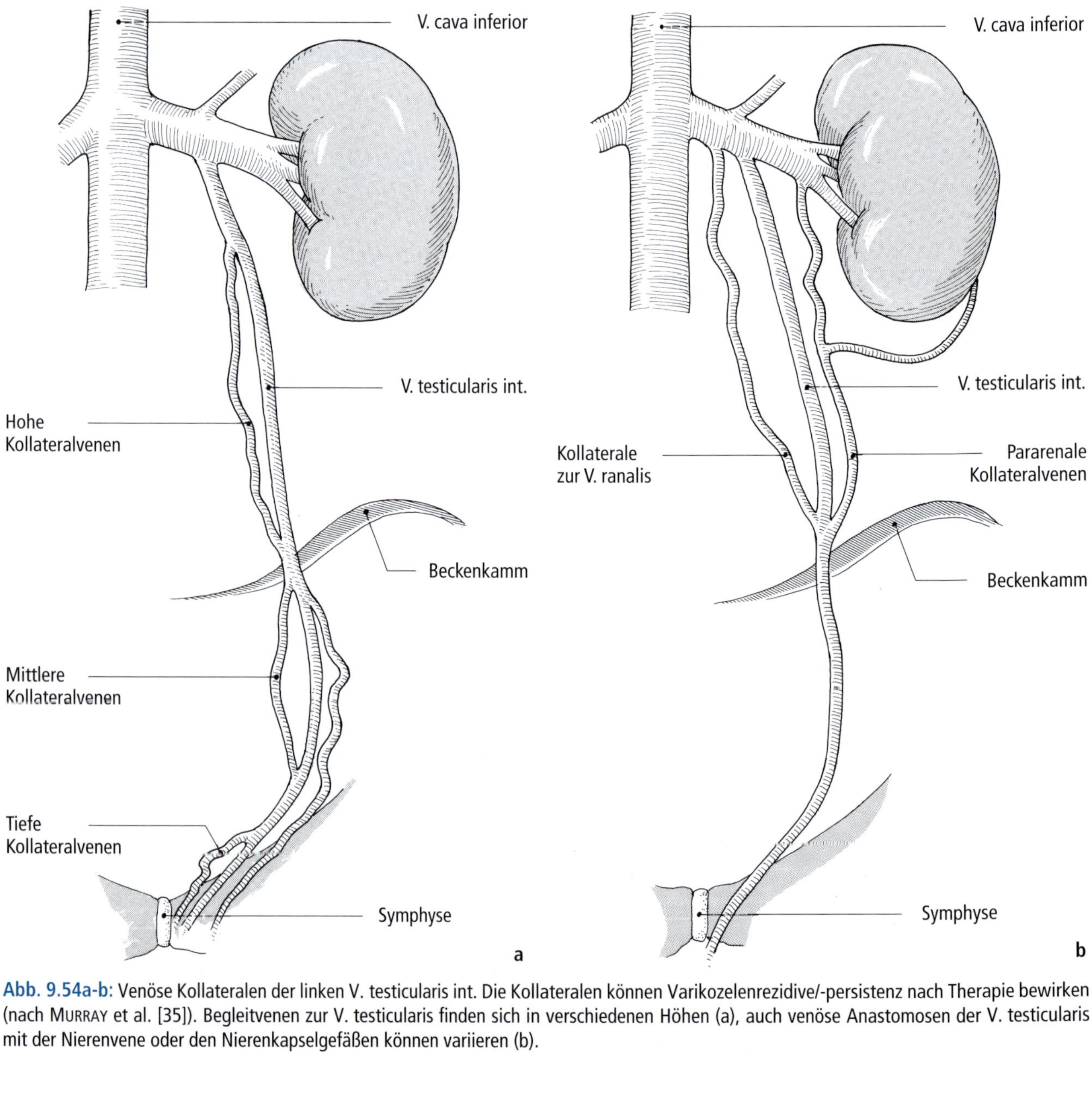

Abb. 9.54a-b: Venöse Kollateralen der linken V. testicularis int. Die Kollateralen können Varikozelenrezidive/-persistenz nach Therapie bewirken (nach MURRAY et al. [35]). Begleitvenen zur V. testicularis finden sich in verschiedenen Höhen (a), auch venöse Anastomosen der V. testicularis mit der Nierenvene oder den Nierenkapselgefäßen können variieren (b).

Eine lineare Abhängigkeit der Hodenfunktionsstörungen von der Dauer des Bestehens und vom Grad der Varikozele besteht offensichtlich nicht. Bereits bei Kindern mit Varikozelen können Veränderungen des Hodenparenchyms in Form fortschreitender fibrotischer Umbauvorgänge, Veränderungen der LEYDIG-Zellen sowie der Tubuli zu erkennen sein; diese führen zu Auswirkungen auf die Spermatogenese betreffend Zahl, Form und Motilität der Spermien.

Varikozelen im Kindesalter sind meist idiopathisch, selten symptomatisch (z.B. bei Tumoren im Retroperitoneum).

Klinik

Einige Kinder geben Schmerzen oder Schweregefühl in der Leiste an, insbesondere nach längerem Stehen oder Gehen. Schwellungen im Hoden-/Skrotalbereich werden beklagt.

Diagnostik

Klinische Untersuchung und Klassifikation

Die *Untersuchung* wird zunächst im Stehen durchgeführt: Oft findet sich ein Skrotaltiefstand der betroffenen, meist linken Seite, gelegentlich auch eine Hodenhypoplasie (Bestimmung des Hodenvolumens mit dem Orchidometer). Die gestauten Venenkonvolute sind nicht zu übersehen; beim VALSALVA-Versuch nimmt ihre Größe zu; im Liegen und nach Ausstreichen oder Hochheben des Skrotums entleert sich eine Varikozele.

Die *Klassifikation* erfolgt nach dem Schweregrad:

- *Grad I* (leicht): Peritestikuläre Venen, die beim Valsalva-Versuch größer und palbabel werden.
- *Grad II* (mäßig): Im Skrotum tastbare Venenkonvolute, auch ohne Valsalva-Versuch.
- *Grad III* (hochgradig): Deutlich unter der Skrotalhaut sichtbare Venenkonvolute, die das Skrotum ausfüllen.

Zur *Untersuchung nach IVANISSEVICH*: beim liegenden Kind wird der Samenstrang dicht am äußeren Leistenring komprimiert oder gegen das Os pubis gedrückt; wenn nach dem Aufstehen oder beim Pressen der Plexus pampiniformis, d.h. die Varikozele, sich nicht sogleich füllt, sondern erst nach Freigeben des Drucks, ist das Zeichen positiv.

Apparative Diagnostik

Die *Sonographie* dient der Beurteilung des Skrotalinhalts (DD: Hydrozele, Tumor, Entzündung) und zum Auffinden raumfordernder Prozesse im Retroperitoneum bei symptomatischen Varikozelen. Mit der *farbkodierten Doppler-Sonographie* kann beim VALSALVA-Versuch ein venöser Rückfluß nachgewiesen werden.

In der *Phlebographie* (SELDINGER-Technik) sind venöse Begleitvenen und Anastomosen darstellbar *[13]*. Eine Phlebographie ist bei Kindern nur indiziert bei Varikozelenrezidiv bzw. -persistenz nach OP sowie vor einer Sklerosierungstherapie *[32]*.

Therapie

Indikationen

Bei *symptomlosen Varikozelen* sind jährliche klinische und sonographische Kontrolluntersuchungen empfehlenswert *[39]*.

Idiopathische Varikozelen mit Beschwerden oder Hodenhypoplasie erfordern die Beseitigung der venösen Insuffizienz und damit der Ursachen der Spermatogenesestörung durch Unterbrechung des venösen Rückstroms oberhalb des Plexus pampiniformis. Wegen zu erwartender Sub- oder Infertilität hat die Therapie zwar prophylaktischen Charakter, aber auch eine nur *relative Indikation*, denn 80 % der Varikozelenträger sollen auch ohne Operation zur Vaterschaft gelangen.

Die *absolute Operationsindikation* besteht bei *symptomatischen* Varikozelen, wobei zunächst die Grundkrankheit behandelt werden muß (z.B. WILMS-Tumor, Neuroblastom).

Neben den bewährten *operativen* Verfahren, die in den letzten Jahren durch das *laparoskopische* Vorgehen ergänzt wurden, hat sich bei größeren Kindern, Jugendlichen und Erwachsenen zunehmend die *perkutane*, radiologisch gesteuerte *Gefäßokklusion* durchgesetzt. Beim Vorliegen von Zweitbefunden wie einer Leistenhernie sollte primär operiert werden.

Operative Therapie

Operation nach BERNARDI

Die *Operation nach BERNARDI [7]*, die *ambulant* durchführbar ist, hat sich bei Kindern am besten bewährt und gilt als *Methode der Wahl*. Ihr Prinzip ist die suprainguinale, hohe Ligatur und Durchtrennung der V. testicularis und der Begleitvenen. Varikozelen, bei denen diese Behandlung angezeigt und erfolgversprechend ist, haben ein positives IVANISSEVICH-Zeichen. Das operative Vorgehen nach BERNARDI im einzelnen:

- Rückenlagerung, 3 – 4 cm langer schräger Hautschnitt suprainguinal.
- Stumpfes Durchdringen der drei Schichten der schrägen Bauchmuskulatur im Verlauf der Muskelfasern.
- Darstellung des Peritoneums, Abdrängen nach medial und retroperitoneales Präparieren von A. und V. testicularis und ggf. Begleitvenen. Die A. testicularis ist durch geringes Lumen und Pulsationen von den Venen zu unterscheiden. Der Ductus deferens ist bei diesem hohen Zugang nicht mehr erreichbar. Die V. testicularis samt Begleitvenen werden mobilisiert, doppelt ligiert und durchtrennt. Wundverschluß ohne Drainage.

Die A. testicularis soll intakt bleiben; wird sie versehentlich auch ligiert, so ist dies kein Schaden, weil die arteriellen Kollateralen zur Versorgung des Hodens ausreichen, sofern *keine* Operation am Hoden vorangegangen ist. Die Ligatur von Venen und der Arterie entspricht der Operation nach PALOMO. Rezidive werden durch nicht durchtrennte Begleitvenen verursacht.

Operation nach PALOMO

Die *Operation nach* PALOMO *[40]* ist *ambulant* durchführbar:

- Zugang wie bei Operation nach BERNARDI
- Ligatur und Durchtrennung von V. und A. testicularis en bloc.

Venöse Begleitgefäße werden sicherer ausgeschaltet, was die Rezidivrate mindert. Bei Kindern hat sich dieses Verfahren bisher nicht durchgesetzt.

Laparoskopische Technik

Die konventionellen OP-Techniken nach BERNARDI und PALOMO wurden durch *laparoskopisches Vorgehen* verbessert *[10]*, ihre Vorteile sind:

- Minimierung des operativen Zugangs.
- Gefäße können leichter identifiziert, alle Venen ligiert oder mit dem Laser koaguliert werden.
- Koagulation möglicher Abflußvenen im Bereich der Iliakalgefäße ist ausführbar.
- Gleichzeitige Beurteilung bzw. Behandlung bei doppelseitigem Varikozelenbefund.

Nach der Laparoskopie ist nach Einschätzung der Autoren eine 2 – 3tägige *stationäre* Überwachung der Kinder erforderlich.

Operation nach IVANISSEVICH

Die Operation nach IVANISSEVICH (tiefe Ligatur) besteht aus folgenden Schritten *[28]:*

- Inguinaler Zugang
- Venenligatur im oberen Bereich des Leistenkanals.

Assoziierte Anomalien wie Leistenhernien können simultan behoben werden; cave: Gefährdung der Ductus deferens-Gefäße!

Mikrovaskuläre End-zu-End-Anastomose

Ein weiteres Verfahren ist die mikrovaskuläre End-zu-End-Anastomose zwischen V. testicularis und V. epigastrica inferior *[5]*.

Perkutane intravasale Gefäßokklusion

Die perkutane intravasale Gefäßokklusion ist in der Hand des erfahrenen interventionellen Radiologen – bei Erwachsenen mit hoher Erfolgsquote – *ambulant* durchführbar *[47]*. Über einen meist perkutanen Zugang über die V. femoralis wird die V. testicularis sondiert, eine Phlebographie unter Valsalva-Auslösung durchgeführt, gefolgt von einer möglichst distalen Okklusion mit Sklerosierungsmitteln oder Spiralen.

Komplikationen

Postoperativ finden sich sehr selten Nachblutungen oder Wundheilungsstörungen. Es können sich infolge unterbrochenen Lymphabflusses reaktive Hydrozelen ausbilden. Die Rezidiv-/Persistenzrate von Varikozelen nach Therapie beträgt 5 – 15 %; diese erfordern vor weiteren Therapiemaßnahmen eine Phlebographie.

9.7.9 Anomalien und Erkrankungen des äußeren weiblichen Genitale

9.7.9.1 Labiensynechie

Krankheitsbild

Definition

Die meist dorsale – seltener ventrale, zentrale oder subtotale – Synechie der kleinen Labien, die miteinander verklebt oder durch eine dünne Hautbrücke verwachsen sind, findet sich entweder kongenital bei weiblichen Säuglingen oder Kleinkindern oder sie entsteht bei kleinen Mädchen infolge entzündlicher Veränderungen *(adhäsive Vulvitis)*.

Klinik

Die kleinen Labien lassen sich nicht spreizen; die Vagina erscheint verschlossen. Bei subtotaler Synechie mit nur kleinem ventralem Lumen zwischen den Labien kann die Behinderung des vaginalen Sekretabflusses resultieren; ferner gelangt bei der Miktion Urin in das durch die Synechie zu einer Tasche verschlossene Vestibulum vaginae, wodurch es zu einem kurzen postmiktionellen Harnträufeln kommen kann.

Diagnostik

Die Diagnose wird durch Inspektion und den Versuch der Spreizung der Vulva gestellt.

Therapie

Spätestens in der Pubertät erfolgt meist – auch ohne Therapie – die *spontane Lösung*. Die Indikation zum *therapeutischen Eingreifen* besteht bei subtotaler Synechie, Sekretverhalt oder Beschwerden.

Zur *konservativen* Therapie wird für 1 – 2 Wochen zweimal täglich eine östrogenhaltige Salbe (z.B. Linoladiol®) auf die Synechie aufgetragen.

Wenn unter konservativer Therapie keine Lösung der Synechie eintritt, ist *chirurgisches* Vorgehen indiziert. Die stumpfe Trennung der Synechie mit einer Sonde gelingt meist ohne Anästhesie. Bei häutiger, derber Synechie erfolgt die Trennung in Allgemeinanästhesie; ggf. sind die Hautränder mit fortlaufender Naht mit resorbierbarem, monofilem Faden (z.B. Maxon® 5/0) gegen eine Rezidivverklebung zu sichern.

Die *Nachbehandlung* besteht in der Applikation von östrogenhaltiger Salbe oder von Salbentampons.

Rezidive entstehen gelegentlich, v.a. bei Persistieren der entzündlichen Veränderungen (Genitalhygiene!).

9.7.9.2 Hymenalatresie

Krankheitsbild

Anatomie und Pathophysiologie

Aufgrund des kompletten kongenitalen Verschlusses der Vagina durch ein *Hymen imperforatum* kann beim Neugeborenen oder Säugling das vaginale Sekret (entsteht unter Einfluß mütterlicher Östrogene) nicht abfließen. Es resultiert eine Dilatation der Vagina *(Hydrokolpos)* oder von Vagina und Uterus *(Hydrometrokolpos)*, wodurch eine Verdrängung der Harnblase nach kranial, ein „Unterbauchtumor", in extremen Fällen durch Kompression von Urethra und/oder Rektum ein Harn- und/oder Stuhlverhalt sowie der Beckengefäße eine Durchblutungsstörung der Beine entstehen kann.

Meist werden erst in der Pubertät die Auswirkungen der Hymenalatresie deutlich: Das Menstruationsblut kann nicht abfließen, und es entstehen – analog zur Situation beim Säugling – Hämatokolpos oder Hämatometrokolpos sowie ein suprapubischer Tumor.

Die Hymenalatresie ist üblicherweise nicht mit anderen Anomalien assoziiert.

Klinik

Beim *Säugling* finden sich evtl. Harn- und/oder Stuhlverhalt und Durchblutungsstörungen der Beine.

Beim *Mädchen* ab der Pubertät treten periodische Unterbauchschmerzen auf, die Menstruationsblutung bleibt jedoch aus. Ein suprapubischer Tumor bildet sich.

Diagnostik

Bei der *klinischen Untersuchung* findet sich beim *Säugling* eine Vorwölbung des Hymen imperforatum und ein mittelständiger, suprapubischer Tumor; bei *Mädchen* ab der Pubertät ist bei Inspektion der Vulva durch die Vorwölbung des Hymens altes Blut zu erkennen.

Weiteren Aufschluß gibt die *Sonographie* des Unterbauchs und des Harntrakts.

Differentialdiagnose

Differentialdiagnostisch in Betracht zu ziehen sind Vaginalatresie, durch Urethra prolabierende Ureterozele, Akutes Abdomen (speziell Appendizitis) und Douglasabszeß.

Therapie

Therapieziel ist die Beseitigung des Abflußhindernisses baldmöglichst nach Diagnosestellung.

In Allgemeinanästhesie und Steinschnittlage wird das Hymen kreuzweise inzidiert; ein sehr derbes Hymen wird komplett exzidiert.

Zur *Nachbehandlung* wird für 1 – 1 1/2 Wochen wegen der Gefahr aszendierender Infektion prophylaktisch ein Antibiotikum verabreicht und zweimal täglich ein Polyvidon-Jod-Vaginalsuppositorium appliziert.

9.7.9.3 Vaginalatresie

Im Gegensatz zur Hymenalatresie ist die Vaginalatresie aufgrund ihrer Entstehung meist Teil einer komplexen Fehlbildung (Kloake, intersexuelles Genitale, MAYER-ROKITANSKY-KÜSTER-Syndrom), deren Diagnostik und Therapie stationär erfolgen muß. Bei vollständigem Vaginalverschluß können die gleichen Stauungssymptome wie bei der Hymenalatresie auftreten.

9.7.9.4 Fluor vaginalis infolge Fremdkörper

Bei Mädchen vor der Pubertät kommt vaginaler Ausfluß selten vor; es erfolgt diesbezüglich auch selten die primäre Vorstellung beim Kinderchirurgen. Ursächlich für vaginalen Fluor bei kleinen Mädchen ist vielfach ein eingebrachter Fremdkörper; daher wird das Genitale genau inspiziert, ggf. durch Vaginoskopie in Allgemeinanästhesie.

9.7.10 Urachusanomalien

Krankheitsbild

Definition

Der Ductus urachus persistiert teilweise als Urachuszyste, -sinus und -divertikel oder vollständig als Urachusfistel. Urachusanomalien sind äußerst selten, aber in allen Lebensaltern möglich; bei Knaben kommen sie doppelt so häufig vor wie bei Mädchen.

Anatomie und Embryologie

Als Allantoisgang besteht eine embryonale Verbindung zwischen Harnblase und Amnionhöhle; physiologischerweise vollzieht sich die Obliteration zum Lig. vesico-umbilicale in der Mitte der Schwangerschaft, ist aber auch noch in den ersten Lebensmonaten möglich. Wenn die Obliteration ausbleibt oder nur teilweise erfolgt (2 %), können die in Abb. 9.55 dargestellten Formen der Urachuspathologie resultieren.

Klinik

Charakteristisches Symptom ist der „nässende Nabel". Am Nabelgrund findet sich eine Öffnung mit Sekret- oder tröpfchenweiser Urinabsonderung; bei Druck auf die Harnblase verstärkt sich der Urinfluß. Evtl. besteht umbilikal und periumbilikal eine Sekundärinfektion, gelegentlich eine Harnwegsinfektion. Bei der Urachuszyste ist, insbesondere nach Infektion oder Abszeßbildung (Pyourachus), ein Tumor im Unterbauch tastbar.

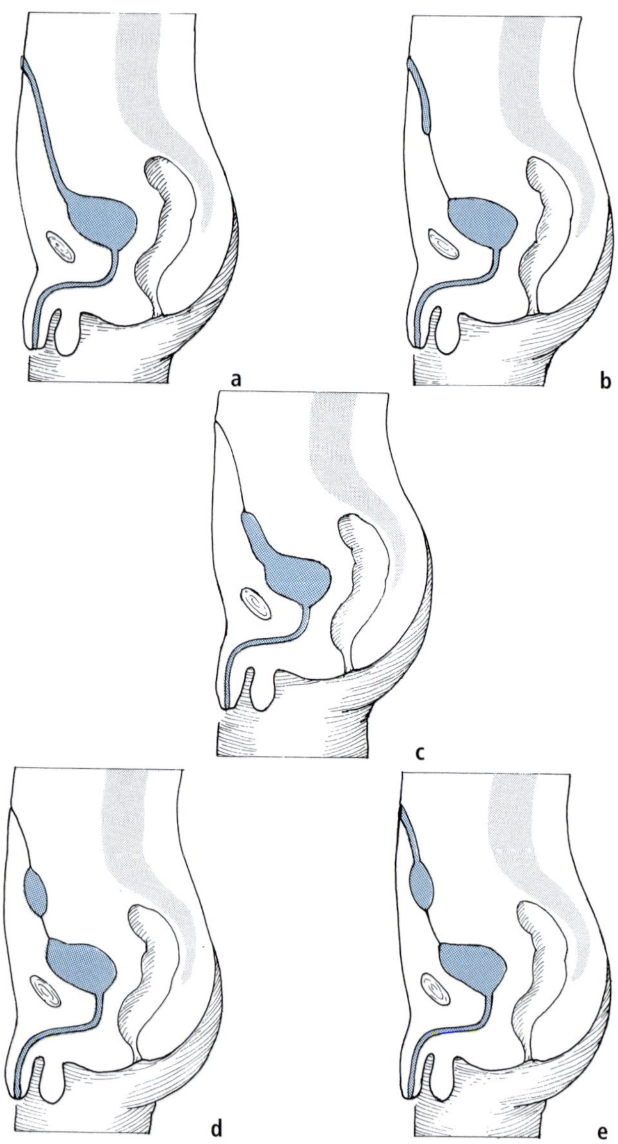

Abb. 9.55a-e: Anomalien des Ductus urachus. Persistierender Urachus/Urachusfistel (a), Urachussinus (b), Urachusdivertikel (c), Urachuszyste (d) und Kombination von Urachussinus und -zyste (e).

Diagnostik

Urinentleerung aus dem Nabel führt zur Diagnose, gelegentlich auch nur das Nässen des Nabels durch Sekretentleerung. Es folgt die genaue Inspektion des Nabels und Sondierung der Öffnung/Fistel kaudalharnblasenwärts. Die Darstellung des Gangs mit wasserlöslichem Kontrastmittel gelingt nur selten. Der weiteren Abklärung dienen die Sonographie und ggf. die Zystographie mit Fistel- oder Divertikeldarstellung.

Differentialdiagnose

Bei der Differentialdiagnose des „nässenden Nabels" sind einzubeziehen:

- *Nabelgranulom* (ambulante Abtragung)
- Im äußeren Anteil (Abb. 9.56c-d, Symptomatik: meist Nässen) oder vollständig (Abb. 9.56g-h, Stuhlentleerung) persistierender *Ductus omphaloentericus.* Hierbei ist die stationäre Operation indiziert, da ein intraabdomineller Eingriff am Darm erforderlich wird.

Therapie

Bei lokaler Sekundärinfektion ist die Therapie zunächst *konservativ* mit desinfizierenden Mitteln, bis der Lokalbefund rückläufig ist.

Die *Operationsindikation* ist immer gegeben; die *ambulante* OP ist möglich, wenn keine wesentliche lokale Infektion vorliegt. Bei Infektion (Pyourachus) ist der stationären OP mit systemischer Antibiose der Vorzug zu geben.

In Allgemeinanästhesie und Rückenlage (Polster unter dem Becken) wird differenziert nach der Ausprägung vorgegangen:

- Bei *Urachusfistel* oder *nabelnahem Urachussinus* erfolgt nach halbmondförmigem, infraumbilikalem Schnitt die extraperitoneale Fistelisolierung; zwischen Ligaturen wird die Fistel am Nabel durchtrennt und nach Präparation bis zur Blase dort ligiert und abgetragen, ggf. mit Blasenverschluß.
- Bei *Urachuszyste* oder *blasennahem Urachusdivertikel* erfolgt nach suprasymphysärem Hautquerschnitt die Spaltung der vorderen Unterbauchwand in der Mittellinie, extraperitoneale Divertikel oder Zysten werden isoliert und exstirpiert; je nach Befund folgen Ligatur oder Übernähung am Blasendach.

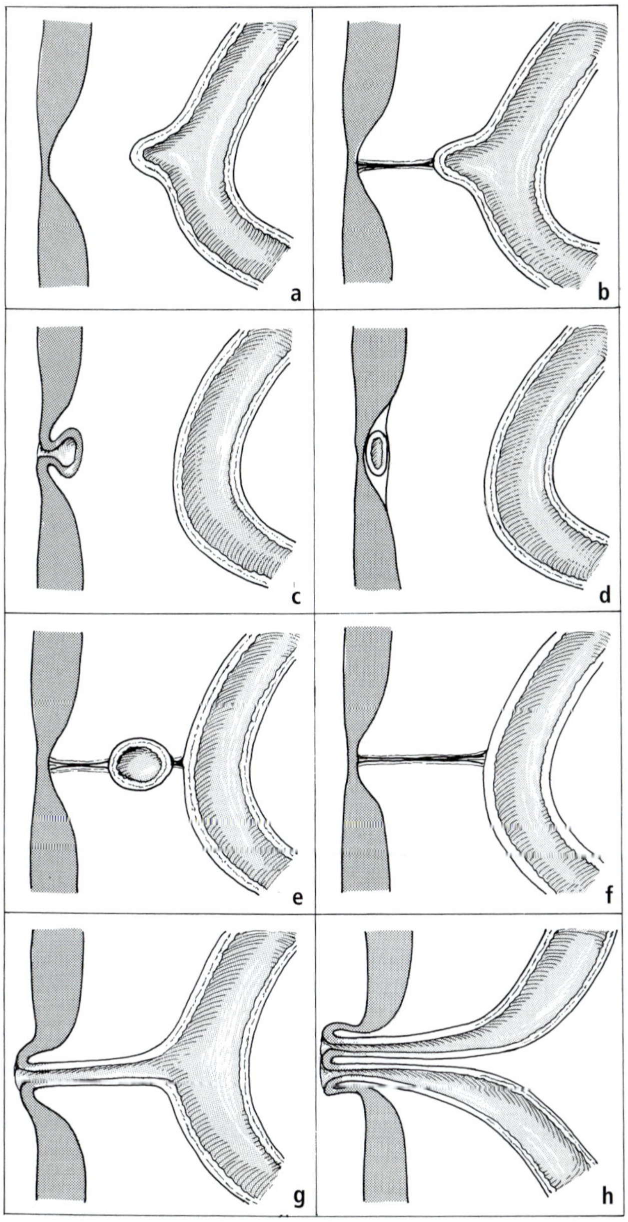

Abb. 9.56a-h: Relikte des Ductus omphaloentericus. Meckel-Divertikel (a), Meckel-Divertikel mit Strang zum Nabel (b), Nabelfistel (c), prä- oder intraperitoneal gelegene Nabelzyste, ggf. mit Fistelgang nach außen (d), Dottergangzyste (Enterokystom, ROSER-Zyste, e), fibröser Strang (obliterierter Ductus omphaloentericus) zwischen Dünndarm und Nabel (f), Ductus omphaloentericus persistens (vollständige Durchgängigkeit mit Stuhlentleerung, g) und Prolaps des Ductus omphaloentericus nach außen (h).

Nachsorge

Nach operativer Versorgung ist für 3 – 4 Tage Bettruhe erforderlich, bei einer Infektion so lange wie Infektion weiter besteht. Bei einer Infektion wird die Antibiose fortgeführt.

Komplikationen

Komplikationen sind:
- Bei konservativer Therapie intra- oder peritubuläre Infektion, Harnwegsinfektion und umschriebene oder diffuse Peritonitis.
- Bei operativer Therapie die Persistenz der Infektion.

9.7.11 Verletzungen an äußerem Genitale und Damm

Epidemiologie

Isolierte Verletzungen an äußerem Genitale und Damm ereignen sich aufgrund mangelnder Gefahreneinschätzung und Unachtsamkeit von Kindern, im Vergleich zu anderen Verletzungen aber eher selten. Nach dem *Entstehungsmechanismus* bzw. den betroffenen Organen sind zu unterscheiden:
- Pfählungsverletzungen
- Stumpfe Verletzungen
- Spezielle Verletzungen bei Knaben und Mädchen.

Pfählungsverletzungen

Pfählungsverletzungen entstehen insbesondere infolge von Stürzen auf hervorstehende Fahrradteile wie Bremsen, Griffe oder Lenker, von Bäumen auf Zweigspitzen, aber auch durch Abgleiten beim Überklettern von Zäunen und Aufprallen auf Stacheldraht oder Zaunlatten sowie bei direkten Verletzungen durch Mistgabeln oder andere spitze Geräte. Dabei kommt es zum Einspießen von Gegenständen in die Dammregion oder direkt in Urethra, Vagina oder Anus.

Insbesondere bei *spitzen Pfählungsverletzungen* besteht – bei Knaben wie bei Mädchen – die Gefahr perforierender innerer Organverletzungen; bei Mädchen können in die Vagina eingedrungene spitze Gegenstände die hintere Vaginalwand und die Rektumwand durchbohren oder bei Fremdkörperrichtung nach vorn die Urethra verletzen. Bei Knaben können spitze Gegenstände bis in das kleine Becken mit Rektum- und Urethraverletzungen vordringen.

Bei der Klärung der Verletzungsursache einer Pfählungsverletzung muß auch die Möglichkeit sexueller Mißhandlung erwogen werden.

Therapie

Kinder mit *spitzen Pfählungsverletzungen* müssen grundsätzlich *stationär* behandelt werden (Anästhesieuntersuchung, Zysturethro-, Vagino- und/oder Rektoskopie sowie zügige und adäquate Therapie).

Bei *oberflächlichen Pfählungen* am Damm, an den Labien oder zwischen Klitoris und Meatus urethrae kann *ambulant* behandelt werden; eingedrungene Fremdkörper müssen restlos entfernt und die Wunden offen behandelt werden.

Stumpfe Verletzungen

Ursächlich für stumpfe Verletzungen sind vor allem sog. „Grätschtraumen" (Straddle-Verletzungen) mit stumpfer Gewalteinwirkung gegen die Dammregion bei Spreizstellung der Beine, wie dies beim Sport (Turnen am Barren oder Seitpferd) vorkommt; aber auch „Rittlingstraumen", z.B. beim Aufprallen der Dammregion auf die Fahrradstange beim Aufspringen und Verfehlen des Sattels oder beim Sturz vom Baum auf einen Ast führen zu Weichteilquetschungen und häufig ausgeprägten Hämatomen perineal und um die Körperöffnungen mit nachfolgenden Miktions- oder Defäkationsbeschwerden.

Derartige stumpfe Traumen können auch zu Verletzungen des Sphinkter ani externus bei beiden Geschlechtern oder der Urethra bei Knaben führen; die männliche Harnröhre wird dabei gegen den Arcus pubis gequetscht, so daß Verletzungen der Corpora cavernosa oder der Urethra mit erheblicher Hämatombildung – zunächst unter der BUCK-Faszie, bei deren Mitverletzung auch in der Umgebung – resultieren können. Nach Urethraruptur kommt es zudem zum Urinaustritt mit der Gefahr einer Urinphlegmone.

Symptome stumpfer Verletzungen sind neben der Hämatombildung Blutung aus der Urethra, Dysurie bis zum Harnverhalt und Defäkationsbeschwerden.

Therapie

Bei ausgeprägter Hämatombildung und/oder Miktions- oder Defäkationsstörungen bis zum Verhalt ist grundsätzlich die *stationäre* Abklärung und Behandlung erforderlich.

Bei oberflächlichen Hämatomen kann *ambulant* zugewartet und konservativ mit Kühlung und täglichen Sitzbädern behandelt werden. Es sollten keine Inzisionen zur Hämatomentleerung durchgeführt werden, da höchste Infektionsgefahr besteht. Bei Defäkationsbeschwerden empfehlen sich Klistiere oder die Einführung eines Darmrohrs sowie einige Tage flüssige Kost.

Spezielle Verletzungen bei Knaben

Penisverletzungen

Penisverletzungen entstehen am häufigsten infolge Einklemmung eines Zipfels der Präputial- oder der Penishaut im Reißverschluß des Hosenschlitzes beim unvorsichtigen Zuziehen nach dem Urinieren; dabei gerät ein Hautzipfel zwischen die Krampen des Reißverschlusses, der sich dann nicht mehr bewegen läßt. Vielfach erfolgt bei dem Versuch, durch Abwärtsziehen des Verschlusses das eingeklemmte Hautstück zu befreien, eine weitere schmerzhafte Traumatisierung der eingeklemmten Haut.

Die *Therapie* ergibt sich aus der Kenntnis der Mechanik eines Reißverschlusses: mit einem möglichst kleinen Seitenschneider oder einer Zange wird das mittlere Herzstück des Reißverschlusses durchtrennt, das Ober- und Unterteil verbindet; danach sind die zahnförmigen Krampen beiderseits frei und können leicht auseinandergezogen werden.

Ultima ratio – sofern das zuvor angegebene Verfahren nicht erfolgreich ist, ist in Lokalanästhesie die Exzision der eingeklemmten Hautpartie – mit oder ohne Zirkumzision – als *ambulante* Behandlung.

Hoden- und Nebenhodenverletzungen

Hoden- und Nebenhodenverletzungen sind sehr selten, da die Hoden infolge Kremasterreflex bei einem Trauma rasch hochgezogen werden. Im Fall einer Hoden- oder Nebenhodenkontusion oder gar -ruptur (z.B. durch Fußtritt) resultieren eine Hämatozele mit erheblicher Skrotalvergrößerung und Schmerzen; die stationäre Behandlung ist unumgänglich.

Spezielle Verletzungen bei Mädchen

Vulvaverletzungen

Infolge Quetschung im Bereich des äußeren Genitale entstehen Platz- oder Quetschwunden an den Labien oder der Klitoris mit meist erheblicher Blutung und Schmerzen.

Bei *oberflächlichen* Verletzungen kann *ambulant* die Kompression und Kühlung erfolgen. *Tiefere* Verletzungen bedürfen der stationären Abklärung und Wundversorgung in Allgemeinanästhesie.

Gelegentlich erfolgt die Vorstellungen von Mädchen wegen Komplikationen nach *ritueller Beschneidung*; aus verschiedenen Gründen ist nach Einschätzung der Autoren eine stationäre Behandlung empfehlenswert.

Literatur

[1] Bacon AK: An alternative block for post circumcision analgesia. Anaesth Intensive Care 5 (1977) 63-64

[2] Barber MD, Scobie WG: A simple alternative to circumcision. Pediatr Surg Int 11 (1996) 507-508

[3] Bartsch G, Frank St, Marberger H, Nikuz G: Testicular torsion: Lage resulte with special regard to fertility and endocrine function. J Urol 124 (1980) 375-378

[4] Baskin LS, Duckett JW, Ueoka K, Seibald J, Snyder HM: Changing concepts of hypospadias curvature leads to more onlay island flap procedures. J Urol 151 (1994) 191-196

[5] Belgrano E, Puppo P, Quattrini S, Trombetta C, Pittaluga P: Microsurgical spermatico-epigastric anastomosis for treatment of varicocele. Mikrosurgery 5 (1984) 44-48

[6] Belman AB: Hypospadias. In: Welch KJ, Randolph JG, Ravitch CM, O'Neill JA, Rowe MI (Eds.): Pediatric Surgery, 4th Ed. Year Book Med Publ 1986

[7] Bernardi R: New incision for therapy of varicocele. Semiology and surgical concepts. Sem Med 2 (1942) 165

[8] Blichert-Toft M, Nielsen OV: Congenital patent urachus and aquired variants. Diagnosis and therapy, review of the literature and report of five cases. Acta Chir Scand 137 (1971) 807-814

[9] Blichert-Toft M, Nielsen OV: Disease of the urachus simulating intra-abdominal disorders. Am J Surg 122 (1971) 123-128

[10] Bloom DA: Two-step orchidopexy with pelviscopic clip ligation of the spermatic vessels. J Urol 145 (1991) 1030

[11] Clausner A, Dübner C: Die Varikozele. Zentralbl Kinderchir 4 (1995) W 43-52

[12] Clift VL, Hutson JM: The acute scrotum in childhood. Pediatr Surg Int 4 (1989) 185-188

[13] Coolsaet BLRA: The varicocele syndrome: venography determing the optimal level for surgical management. J Urol 124 (1980) 833-839

[14] Cooperative Studie maligne Hodentumoren im Kindesalter der Gesellsch. f. pädiatrische Onkologie MAHO 94. Studienleitung Haas RJ, Kinderklinik der Univ. München

[15] Cuckow PM, Rix G, Moriguand PDE: Preputial plasty: a good alternative to circumcision. J Pediatr Surg 29 (1994) 561-563

[16] Dalens B, Vanneuville G, Dechelotte P: Penile block via the subpubic space in 100 children. Anaesth Analg 69 (1989) 41-45

[17] Duckett JW: Hypospadias repair. In: Spitz L, Coran AG (Eds): Pediatric Surgery, 5th Ed. Chapman&Hall Medical, London-Glasgow-Weinheim-New York-Tokyo-Melbourne-Madras 1995

[18] Duckett JW: MAGPI (Meatoplasty and glanuloplasty). A procedure for subcoronal hypospadias. Urol Clin North Am 8 (1981) 513-519

[19] Duckett JW: The island flap technique for hypospadias repair. Urol Clin North Am 8 (1981) 503

[20] Fowler F, Stephens FD: The role of testicular vascular anatomy in the salvage of high undescended testis. Aust NZ J Surg 29 (1959) 92-96

[21] Gairdner D: The fate of the foreskin. BMJ 11 (1949) 1433-1436

[22] Graivier L: Hydrocolpos. J Pediatr Surg 4 (1969) 563-568

[23] Hadziselimovic F, Herzog B: Hodenerkrankungen im Kindesalter. Bibliothek für Kinderchirurgie. Hippokrates, Stuttgart 1990

[24] Heinz M, Hoyme S: Gynäkologie des Kindes- und Jugendalters. Enke, Stuttgart 1989

[25] Hohenfellner R, Thüroff JW, Schulte-Wissermann H: Kinderurologie in Klinik und Praxis. Thieme, Stuttgart-New York 1986

[26] Holmlund DEW: Dorsal incision of the prepuce and skin closure with Dexon in patients with phimosis. Scand J Urol Nephrol 7 (1973) 97-99

[27] Hutson JM: Testicular descent: the first step towards fertility. Int J Androl 17 (1994) 281-288

[28] Ivanissevich O, Gregorini H: A new operation for the cure of varicocele. Sem Med 25 (1968) 575

[29] Jona JZ: Umbilical anomalies. In: Swenson's Pediatric Surgery. Appleton&Lange, Norwalk 1990 (193-195)

[30] Kundert JG: Hypospadie. In: Bettex M, Genton N, Stockmann M (Hrsg.): Kinderchirurgie-Diagnostik, Indikation, Therapie, Prognose. Thieme, Stuttgart-New York 1982

[31] Kundert JG: Palmure des Penis. In: Bettex M, Genton N, Stockmann M (Hrsg.): Kinderchirurgie-Diagnostik, Indikation, Therapie, Prognose. Thieme, Stuttgart-New York 1982

[32] Lima M, Domini M, Libri M: The varicocele in pediatric age: 207 cases treated with microsurgical technique. Eur J Pediatr Surg 7 (1997) 30-33

[33] Maier WA: Verletzungen der Dammregion. In: Sauer H (Hrsg.): Das verletzte Kind. Thieme, Stuttgart-New York 1984

[34] Mathieu P: Traitement en un temps de l'hypospadias balanique et juxta balanique. J Chir 39 (1932) 481

[35] Murray RR jr, Mitchel SE, Kadir S, Kaufmann SL, Chang R, Kinnison ML, Smyth W, White R jr: Comparison of recurrent varicocele anatomy following surgery and percutaneous ballon occlusion. J Urol 135 (1986) 286-289

[36] Neugebauer H, Mayr H, Schwarzlmüller B, Ratschek M, Sauer H: Kongenitale Urachusfehlbildungen: Erfahrungen bei 26 Kindern. Zentralbl Kinderchir 4 (1995) 32-39

[37] Oesch I, Bettex M: Obstruktive Uropathien der unteren Harnwege. In: Bettex M, Genton N, Stockmann M (Hrsg.): Kinderchirurgie-Diagnostik, Indikation, Therapie, Prognose. Thieme, Stuttgart-New York 1982

[38] Oster J: Further fate of the foreskin. Arch Dis Child 43 (1968) 200-203

[39] Oster J: Varicocele in children an adolescent. Scand Urol Nephrol 5 (1971) 27-32

[40] Palomo A: Radical cure of varicocele by a new technique. J Urol 61 (1949) 604-606

[41] Perlmutter AD, Chamberlain JW: Webbed penis without Chordee. J Urol (Balt) 107 (1972) 320-321

[42] v. Petrykowski W, Ranke MB: Zur Therapie des Hodenhochstands (Arbeitsgemeinschaft Pädiatr. Endokrinologie). Kinderarzt 22 (1991) 505-506

[43] Preier L: Hymenalatresien. Z Kinderchir 20 (1977) 358-363

[44] Rathert P: Verletzungen der Genitalorgane. In: Lutzeyer N (Hrsg): Traumatologie des Urogenitaltraktes. Springer, Berlin 1991

[45] Rozanski TA, Bloom DA: The undescended testis: theory and management. Urol Clin North Am 22 (1995) 102-118

[46] Sailer JF: Hematometra and hematocolpos: ultrasound findings. Amer J Roentgenol 132 (1979) 1010-1011

[47] Sayfan J, Soffer Y, Orda R: Varicocele treatment: prospective randomized trial of 3 methods. J Urol 148 (1992) 1447-1449

[48] Saypol DC: Varicocele. J Androl 2 (1981) 61-71

[49] Schärli AF: Verletzungen von Niere, Ureter, Blase und Urethra. In: Hohenfellner R, Thüroff JW, Schulte-Wissermann H (Hrsg.): Kinderurologie in Klinik und Praxis. Thieme, Stuttgart-New York 1986

[50] Schloffer H: Zur Technik der Phimosen-Operation. Zentralbl Chir 28 (1901) 658-660

[51] Schoemaker J: Über Kryptorchismus und seine Behandlung. Chirurg 4 (1932) 1-4

[52] Schubert GE, Pavcovic MB, Bethke-Bedürftig BA: Tubular urachal remnants in adult bladders. J Urol 127 (1982) 40-42

[53] Silber SJ, Kelly J: Successful autotransplantation of an intraabdominal testis to the scrotum by microvascular technique. J Urol 115 (1976) 452

[54] Terruhn V: Fehlbildungen des weiblichen Genitale im Kindes- und Jugendalter und ihre Behandlung. In: Stolecke H, Terruhn V: Pädiatrische Gynäkologie. Spinger, Berlin-Heidelberg-New York 1987

[55] Wacksman J: Modification of the one-stage flip flap procedure to repair distal penile hypospadias. Urol Clin North Am 8 (1981) 527-530

[56] Waldschmidt J, El-Dessouky M, Priefer A: Therapeutic results in cryptorchidism after combination therapy with LH-RH nasal spray and HCG. Eur J Pediatr 146 (Suppl) (1987) 31-34

[57] Waldschmidt J, Hamm B, Schier F: Das akute Skrotum. Bibliothek für Kinderchirurgie. Hippokrates, Stuttgart 1990

9.8 Allgemeine Traumatologie

H. Halsband, W. Sigge

Vorbemerkung

Kinder sind aufgrund ihres Bewegungsdrangs, ihrer Unerfahrenheit und ihrer Unkenntnis von Risiken und Gefahren besonders unfallgefährdet; häufigste Verletzungsarten sind: *Weichteil-, Skelett- und Organverletzungen.*

Angesichts der Vielzahl von Verletzungen im Kindesalter können hier nur die häufigsten in Kürze aufgeführt werden.

9.8.1 Weichteilverletzungen

9.8.1.1 Besonderheiten im Kindesalter

Verletzungen der Weichteile sind nach Schwere und Ausmaß sehr unterschiedlich, sie reichen von geringfügigen *oberflächlichen* bis zu schweren *tiefen* Läsionen und zu ausgedehnten Zerstörungen; letztere können lebensbedrohlich sein und einen Teil- oder Totalverlust einer Extremität zur Folge haben.

Die Ursachen von Verletzungen der Weichteile unterscheiden sich im Kindesalter grundsätzlich kaum von denen des Erwachsenenalters (siehe 4.7.1). *Besonderheiten* im Kindesalter bestehen vor allem in günstigeren Heilungsbedingungen infolge besserer Blutzirkulation, ausgeglichener Gewichtsverhältnisse sowie größerer Regenerationskraft aufgrund des Wachstums und eines natürlichen Gewebsturgors.

Nachteilig im Kindesalter sind Defektheilungen z.B. mit ausgeprägter Narbenbildung (Keloide) und Kontrakturen, so daß Störungen des Wachstums resultieren, die die Stellung, Haltung und Funktion beeinträchtigen können.

9.8.1.2 Offene Weichteilverletzungen

Schürf-, Riß-, Quetsch-, Platz- und Schnittwunden

Schürf-, Riß-, Quetsch-, Platz- und *Schnittwunden*: diese Verletzungen erleiden Kinder deutlich häufiger als Erwachsene. Beim Kleinkind sind es vor allem Platzwunden von geringer Ausdehnung, besonders am Kopf. Die Behandlung erfolgt nach den bekannten Prinzipien (siehe 4.7.3).

Oberflächliche Wunden

„Saubere" *oberflächliche* Wunden (siehe auch 4.7.1.4) können bei Kindern vielfach allein durch Acryl-Gewebekleber adaptiert werden, so daß ihnen eine schmerzhafte Wundversorgung in Lokalanästhesie oder Narkose erspart werden kann; dies gilt insbesondere für kleinere Gesichtsverletzungen.

Fahrradspeichenverletzungen

Typisch für das Kleinkindesalter sind sog. *Fahrradspeichenverletzungen* an den Sprunggelenksmalleolen, die trotz spezieller Fahrradsitze immer noch vorkommen; diese sind meistens flächenhafte Schürf-Quetsch-Wunden, in der Regel oberflächlicher Art; es können aber auch tiefergehende Läsionen der Haut mit ausgedehnten Nekrosen entstehen. Diagnostisch auszuschließen sind gleichzeitig entstandene Frakturen im Unterschenkelbereich.

Die Therapie besteht in der Ruhigstellung in einer Gipsschiene mit Hochlagerung. Das Ausmaß der definitiven Weichteilschädigung ist gelegentlich erst nach einigen Tagen erkennbar; nekrotische Hautbezirke sind ggf. zu exzidieren und durch ein Transplantat zu decken.

Stichverletzungen

Stichverletzungen ereignen sich bei Kindern am häufigsten an den Füßen, seltener an den Knien durch Nagel, Nadeln, Scherben o.ä. Es kommt vor allem darauf an, evtl. in der Wunde verbliebene Fremdkörper zu entfernen: bei schattengebendem Material ist eine Röntgenaufnahme hilfreich, bei anderen die besonders sorgfältige Wundrevision. Einer Wundinfektion kann durch Ruhigstellung und Wunddrainage vorgebeugt werden. Bei bereits infizierten Stichwunden ist eine Inzision indiziert, wenn der Fremdkörper noch nicht entfernt worden ist oder ein eitriger Sekretverhalt besteht.

Trotz des hohen Durchimpfungsgrades der Kinder ist stets genau auf einen ausreichenden *Tetanusschutz* zu achten, der Impfausweis zu überprüfen und ggf. eine Auffrischungs- oder Simultanimpfung durchzuführen (siehe 4.7.5.1).

Bißverletzungen

Während Erwachsene Tierbißverletzungen vornehmlich an den Beinen erleiden, werden Kinder, vor allem Kleinkinder, meistens von Tieren im Gesicht oder an den Armen gebissen. Tiefere Bißwunden sind vom Typ der Quetsch-Platz-Wunden; aber auch ausgedehntere Gewebszerreißungen und regelrechte Defekte sind möglich.

Bißwunden sind immer als primär keimkontaminiert anzusehen. Sie werden stets offen behandelt; Ausnahmen sind Bißwunden im Gesicht, die nach Débridement primär genäht und dann regelmäßig kontrolliert werden. Die Abklärung der Dringlichkeit einer Tollwutimpfung ist zwingend erforderlich (siehe 4.7.5.2), ggf. über den zuständigen Amtstierarzt; in Zweifelsfällen ist das verletzte Kind zu impfen.

Verbrennungen und Verbrühungen

Verbrennungen und Verbrühungen (siehe auch 4.3 und 4.7.1.3) sind häufige Unfallursachen im Kindesalter. Die Bestimmung der Ausdehnung und der Tiefe (zur *Tiefeneinteilung*, siehe Tab. 4.3) einer Verbrennung ist sowohl für die Behandlung (ambulant oder stationär – Intensiv- oder Normalstation) als auch für die Prognose wichtig; ferner sind das Alter und Begleiterkrankungen von Bedeutung. Für die Ermittlung der *Ausdehnung* kann bei Kindern über 7 Jahre schon die Neuner-Regel nach WALLACE der Erwachsenen angewandt werden. Orientierend können bei Kindern bis zum 7. Lebensjahr als jeweils ein Drittel der Körperoberfläche angesetzt werden:

- Kopf und beide Arme
- Gesamter Stamm
- Beide Beine.

Tiefe Verbrennungen im Gesicht, im Genitalbereich, an den Händen oder an den Füßen können zu schweren, insbesondere kosmetischen Deformierungen führen. Vielfach sind aber Verbrühungen oder Verbrennungen kleinflächig und oberflächlich, so daß sie *ambulant* und *geschlossen* mit Salbenverbänden behandelt werden können. Nach Eröffnung und Abtragung der Brandblasen wird am häufigsten Silber-Sulfadiazin verwandt; v.a. ist die Anwendung schmerzfrei. Polyvidon-Jodsalbe hat zwar ein breiteres antibakterielles und antimykotisches Wirkungsspektrum, führt aber bei großflächiger Anwendung zu Schmerzen. Epidermale und oberflächliche dermale (Grad IIa) Verbrennungen/Verbrühungen heilen innerhalb von zwei Wochen ab. Als Indikationen zur *stationären* Behandlung gelten:

- Ausdehnung > 8 % der Körperoberfläche (KOF) bei Kindern unter 4 Jahren, > 10 % bei Kindern über 4 Jahren
- Verbrennungstiefe Grad IIb und III
- Lokalisation in Gesicht, Hände, Gelenke, Füße, Genitalien
- Zirkuläre Verbrennungen, Elektro- und Inhalationsverbrennungen
- Kleinkinder, ggf. größere Kinder wegen zu erwartender Pflegeprobleme (kinderreiche Familien, berufstätige Eltern).

Notfallmaßnahmen bei Verbrennungen und Verbrühungen

Die Notfallmaßnahmen bei Verbrennungen und Verbrühungen sind (siehe auch 4.3.2):

- Lokale Abkühlung mit kaltem Leitungswasser als Primärbehandlung 10 – 20 Minuten lang bzw. bis zur Schmerzfreiheit. Durch diese Kühlung lassen sich Schmerzen und die Ausschüttung von Kininen reduzieren; gleichzeitig läßt sich der Nachbrand („After burning") mit der Eiweißdenaturierung erheblich verringern
- Schmerzbekämpfung mit Pethidin 1 – 2 mg/kgKG
- Volumensubstitution ab Ausdehnung > 10 % verbrannter KOF: initial Ringer-Laktat 20 ml/kgKG/Std. während des Transports; bei Schockzeichen Menge erhöhen
- Blasenkatheter legen
- Vermeidung der Unterkühlung durch Decken oder Aluminiumfolie
- Bei Atemnot oder Inhalationsverbrennung Intubation vor Transport in Klinik.

9.8.1.3 Geschlossene Weichteilverletzungen

Kontusionen

Kontusionen (Prellungen) sind die häufigsten geschlossenen Weichteilverletzungen bei Kindern. Bei kleineren Kindern ist wiederum vor allem der Kopf betroffen. Bei älteren Kindern treten geschlossene Verletzungen häufiger an den Extremitäten auf. Kinder stoßen sich an Türen, Heizkörpern oder Möbeln oder stürzen auf den Kopf.

Gewebsquetschungen

Gewebsquetschungen können sich mit Blutaustritt manifestieren. Ausgeprägtere Quetschungen führen zu ausgedehnten Gefäßverletzungen, gefolgt von einem Hämatom; differentialdiagnostisch müssen immer Frakturen und/oder Läsionen der unter den Weichteilen liegenden Strukturen wie Gelenken und Bändern ausgeschlossen werden.

Die *geschlossene Ablederung* ist eine spezielle Form der Quetschung. Infolge tangential wirkender Gewalt wird die Haut einschließlich des subkutanen Fettgewebes von der Unterlage abgelöst und verschoben; es resultieren Durchreißen der aus der Tiefe kommenden Gefäßverbindungen, Unterbrechung der Blutzufuhr und Hämatombildung. Die Behandlung besteht in der Drainage des Hämatoms und in der Anlage eines Kompressionsverbands.

Bei sehr großen abgelederten Hautbezirken (Décollement) ist die *stationäre* Behandlung mit Entfernung des subkutanen Fettgewebes und Refixierung der Hautareale (wie Vollhauttransplantation, siehe 5.5) erforderlich.

Muskelschäden

Ein Muskelriß wird in der Regel erst bei Jugendlichen und Erwachsenen beobachtet (zu anderen Muskelverletzungen, siehe 6.3; zu Verletzungen der Gelenke und des Bandapparats, siehe 6.4).

9.8.2 Skelettverletzungen

9.8.2.1 Besonderheiten des Skeletts im Kindesalter

Die in der Erwachsenentraumatologie bewährten Therapiemethoden (siehe 6.5) können im Kindesalter aus Gründen besonderer Charakteristika des kindlichen Skeletts häufig nur modifiziert zur Anwendung kommen. Das Skelett des Kindes unterscheidet sich in Bezug auf *physikalische, physiologische und pathophysiologische Eigenschaften* von dem des Erwachsenen; der wichtigste Unterschied ist der Faktor *Wachstum* – bei noch offenen Epiphysenfugen. Hieraus resultieren *laufende Veränderungen* der Anatomie, Morphologie und Belastbarkeit des kindlichen Knochens sowie der Sehnen und Bänder, ferner der Reaktion auf Gewalteinwirkungen und des Heilverlaufs.

Physikalische Eigenschaften

Der kindliche Knochen, insbesondere die Kortikalis, besitzt eine enorme *Elastizität*, so daß auch größere Biegungskräfte ohne Frakturentstehung gut toleriert werden. Anderen Gewalteinwirkungen gegenüber wie Druck-, Zug-, Scher- und Torsionskräften ist der kindliche Knochen weniger widerstandsfähig, so daß entsprechende Frakturtypen resultieren (Schräg-, Quer-, Spiral-Frakturen, ggf. mit Ausbruch von Drehkeilen).

Knochenwachstum

Physiologisches Knochenwachstum

Knochenwachstum erfolgt in der Epiphysenfuge – in den einzelnen Fugen in unterschiedlichem Grad – als Längenwachstum (Tab. 9.20) und periostal als Dickenzunahme. Epiphysen- und Apophysenkerne werden in Abhängigkeit von individueller Entwicklung, Geschlecht und insbesondere dem Alter in bestimmten Zeiträumen mineralisiert und erst dann röntgenologisch sichtbar; das selbe gilt für die Zeitspanne ihrer späteren Verschmelzung (Abb. 9.57). Der Faktor Wachstum kindlicher Knochen hat entscheidenden Einfluß auf Lokalisation, Verlauf, Heilung und Folgezustand von Frakturen.

Abschnitt	Proximal/ [%]	Distal [%]
Humerus	80	20
Unterarm	20	80
Femur	30	70
Unterschenkel	55	45

Tab. 9.20: Anteil einzelner Epiphysenfugen am Längenwachstum eines Knochens.

Korrekturwachstum

Wachstum kann korrigierend auf in Fehlstellung verheilende bzw. verheilte Frakturen wirken; je jünger Kinder sind, d.h. je mehr Wachstum noch zu erwarten ist, desto größere Remodellierungen sind möglich. Das Korrekturwachstum basiert auf drei Faktoren:

- *Aufrichtendes Fugenwachstum.* Nach Fraktur und Achsenfehlstellung wirkt die Belastung exzentrisch auf die Epiphysenfuge. Als Folge zeigt der weniger belasteter Fugenbereich so lange gesteigertes Wachstum, bis die einwirkende Belastung/Druckkraft wieder gleichmäßig symmetrisch auf die Fuge einwirkt; so wird auch die gekippte Gelenkebene wieder in Normalposition eingestellt.
- *Vermehrtes Längenwachstum.* Kallusbildung und Frakturkonsolidierung bewirken die Hyperämie des

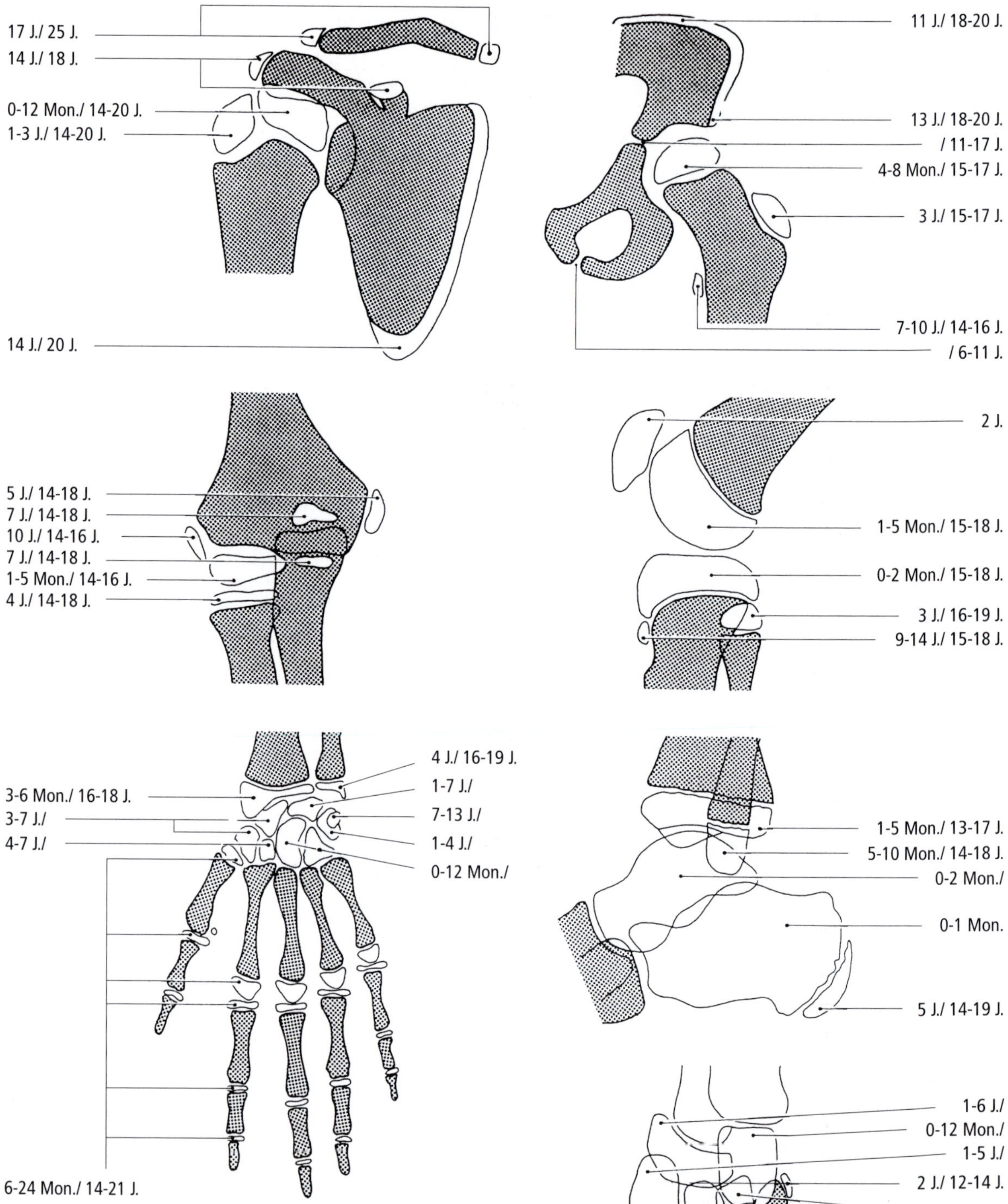

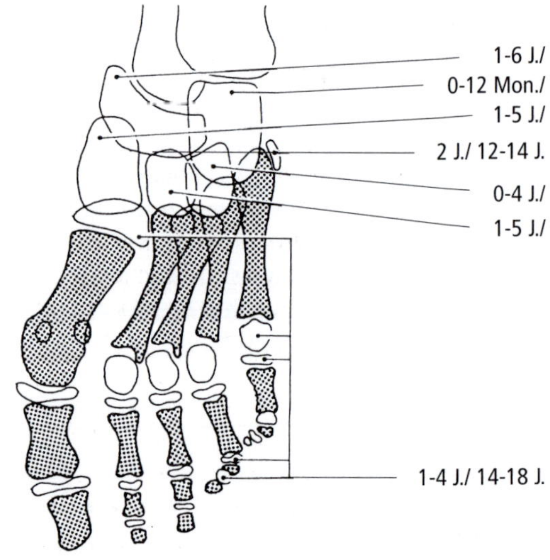

Abb. 9.57: Altersabhängigkeit der Knochenkernentwicklung. Die Zeiträume, in denen die Knochenkerne radiologisch nachweisbar werden, stehen links der Schrägstriche, und die, in denen ihre knöcherne Verschmelzung stattfindet, rechts der Schrägstriche. (J = Jahre, M = Monate); modifiziert nach [3, 5].

betroffenen Gebiets und damit die Stimulation der benachbarten Epiphysenfugen zu vermehrtem Wachstum (bei älteren Kindern zu vorzeitigem Epiphysenschluß); bei jüngeren Kindern ist der Ausgleich einer anfänglichen Verkürzung nach Fraktur möglich.

- *Ausgleich der Achsenfehlstellung (WOLFF-Transformationsgesetz).* Nach Dislocatio ad axim und Kallusentstehung im Bereich von Meta- und Diaphyse erfolgt die Kallusresorption auf der konvexen und Knochenanbau auf der konkaven Seite; Folge ist der Ausgleich der Achsfehlstellung, die Gelenkebene wird dadurch nicht verändert.

Wachstumsstörungen

Das normale Knochenwachstum kann auch durch Frakturen gestört werden; dieses gilt vor allem für Frakturverläufe im Epiphysenfugenbereich, da die Fuge für traumatische Schäden besonders empfindlich ist. Die folgenschwersten Wachstumsstörungen entstehen nach Epiphysenfrakturen (s.u.), wenn das Stratum germinativum ganz oder teilweise zerstört wurde und eine vorzeitige partielle oder vollständige knöcherne Durchbauung erfolgt. Eine Verkürzung und – bei partieller Fugendurchbauung – eine Achsenabweichung, vielfach mit sukzessiver Deformierung der Gelenkknochen, sind dann unvermeidbare Folgen.

9.8.2.2 Kindspezifische Frakturtypen

Grünholzfraktur

Grünholzfrakturen sind Biegungs- und Rotationsfrakturen im Diaphysenbereich, wobei auf der konvexen Seite der Deviation Kortikalis und Periost gebrochen bzw. gerissen sind, die Kortikalis der konkaven Seite aber nur leicht komprimiert oder gebogen ist. Höhergradige Achsenknickungen und evtl. bestehende Rotationsfehlstellung müssen korrigiert werden, wozu die stehengebliebene Kortikalis der Konkavseite durchgebrochen werden muß. Ohne diesen „Gegenknick" ist eine Progredienz der Achsenknickung möglich, daher ist eine Röntgenkontrolle vor der knöchernen Durchbauung nötig.

Wulstfraktur

Wulstfrakturen sind Stauchungsfrakturen im Metaphysenbereich der langen Röhrenknochen. Röntgenologisch zeigt sich eine Verdichtung der Spongiosa und evtl. wulstförmige Aufwerfung der Kortikalis. Ein Achsenknick kann resultieren, wenn die Stauchung nicht exakt in Richtung der Schaftachse erfolgte. Wulstbrüche sind „stabile" Frakturen; Achsenabweichungen werden durch Wachstum spontan korrigiert.

Abrißfraktur

Infolge geringerer Zugfestigkeit kindlicher Knochen gegenüber höherer Reißkraft von Bändern und Sehnen ereignen sich bei traumatischen Zugbelastungen eher Knochenfragmentaus- oder -abrisse als isolierte Bandläsionen; letztere überwiegen erst im Adoleszentenalter. Abrißfrakturen finden sich häufig an Apophysen, also besonders in Gelenkbereichen, z.B. am Ellenbogen an Epicondylus medialis, Condylus radialis und Olekranon.

Epiphyseolyse

Bei der *reinen Epiphysenlösung (Lysefraktur),* d.h. SALTER I, AITKEN 0 verläuft die Frakturebene innerhalb der ganzen Epiphysenfuge in der Schicht zwischen Wachstums- und Mineralisationszone. Bei einer *Epiphyseolyse mit anhaftendem metaphysären Fragment* (AITKEN I, SALTER II) biegt die Frakturebene metaphysenwärts um. Bei beiden Arten kreuzt die Frakturebene nicht die Wachstumszone, so daß keine epiphysäre Wachstumsstörung zu erwarten ist (Abb. 9.58).

Epiphysenfraktur

Die Frakturebene verläuft bei *Epiphysenfrakturen* immer – zumindest teilweise – durch die Wachstumszone (Abb. 9.58) und in die Gelenkfläche hinein (Aitken II/III, Salter III/IV). Folgen können lokale Wachstumsstörungen der Epiphysenfuge (asymmetrisches Längenwachstum) und Gelenkinkongruenzen sein. Therapieforderung ist die anatomisch exakte Fragmentreposition, die in der Regel nur operativ und mittels Osteosynthese erreichbar ist.

Epiphysenstauchung

Die *Epiphysenstauchung* ist die traumatische partielle oder totale Schädigung der germinativen Zone der Epiphysenfuge (Salter V) durch ein axial wirkendes Trauma. Die Folge ist der vollständige oder asymmetrische vorzeitige Fugenschluß mit entsprechender Knochenwachstumsstörung. Solche Verletzungen („Crush injuries") sind primär weder röntgenologisch diagnostizier- noch therapierbar.

Ermüdungsfraktur

Ermüdungsfrakturen (Streßfrakturen) können bei Jugendlichen durch wiederkehrende Überbeanspruchung – ohne Trauma – auftreten. Typische Lokalisationen sind Tibia, Fibula, Femur und Ossa metatarsalia. An röntgenologischen Veränderungen sind anfangs minimale Verdichtungen, periostale Auflagerungen und evtl. „Haarrisse" sichtbar, im weiteren Verlauf eine ausgedehnte Kortikalisverdickung (DD: Knochentumor); die Frühdiagnose ist durch MRT möglich.

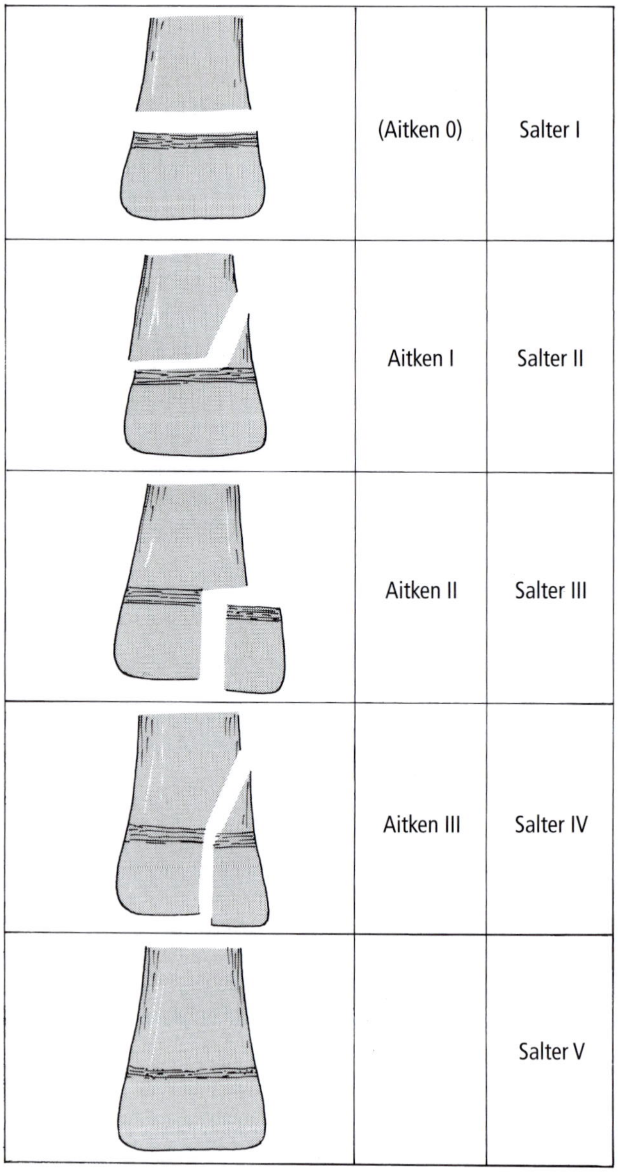

Abb. 9.58: Einteilung der Epiphysenfugenverletzungen nach SALTER und AITKEN [1, 6]. Salter I: Epiphysenlösung
Aitken I/Salter II: Epiphysenlösung mit metaphysärem Fragment
Aitken II/Salter III: Epiphysäres Fragment
Aitken III/Salter IV: Metaphysäres und epiphysäres Fragment
Salter V: Epiphysenfugenstauchung.

9.8.2.3 **Frakturheilung**

Physiologische Frakturheilung

Die *Knochenbruchheilung* am kindlichen Skelett erfolgt grundsätzlich *sekundär;* je jünger das Kind ist, um so schneller wird durch periostale und endostale Kallusbildung Knochenstabilität erreicht. Die Zeiten für die erforderliche durchschnittliche Ruhigstellung der knöchernen Verletzungen im Wachstumsalter bis zum Erreichen der Belastungsstabilität sind daher wesentlich kürzer als beim Erwachsenen (Tab. 9.21). Der Fixationskallus wird in der Folge einer funktionellen Anpassung durch Um- und Abbauvorgänge unterzogen.

Frakturlokalisation	**Immobilisationsdauer [Wochen]**		
	0 – 3 Jahre	***4 – 8 Jahre***	***9 – 15 Jahre***
Clavicula	1 – 2	2	3
Humerus			
• Epiphyse, proximale Metaphyse	2	3 – 4	4
• Schaft	2 – 3	3 – 4	4 – 6
• Suprakondylär	2 – 3	3 – 4	4 – 5
• Epicondylus ulnaris	2 – 3	3 – 4	4
• Condylus radialis	3	3 – 4	4 – 5
Ellbogengelenkluxation		3 – 4	3 – 4
Proximaler Radius, Olekranon	2 – 3	3 – 4	4
Unterarmschaft-, Monteggiafraktur	3	4	5
Distaler Unterarm, Epiphyse	2 – 3	3 – 4	4 – 5
Hand, Finger	2 – 3	3 – 4	4 – 5
Os naviculare		4 – 6	6 – 10
Femur			
• Epiphyseolysis capitis			24
• Schenkelhals		6 – 8	8 – 12
• Subtrochanter	3 – 4	5 – 6	6 – 8
• Schaft	3	5 – 6	6 – 8
• Distale Metaphyse, Epiphyse	3	4 – 5	6 – 8
Unterschenkel			
• Eminentia tibiae		4 – 5	6
• Epiphyse, proximale Metaphyse	3	4 – 5	6
• Schaft	3	4 – 5	5 – 6
• Distale Metaphyse	3	4 – 5	5 – 6
• Epiphyse, Malleolen	3	4	5 – 6
Talus, Calcaneus		6 – 8	8 – 10
Mittelfuß, Zehen	2	2 – 3	3 – 4
Ossärer Ausriß des fibulotalaren/-kalkanearen Bandapparats		4 – 5	6

Tab. 9.21: Dauer der durchschnittlichen Ruhigstellung von Frakturen bei Kindern und Jugendlichen bis zum Erreichen der Belastungsstabilität (in Wochen).

Gestörte Frakturheilung

Pseudarthrosenbildungen sind im Kindesalter eine Rarität; sofern ein knöcherner Kontakt zwischen den Fragmenten besteht, verläuft die Frakturheilung praktisch immer ungestört. Lediglich bei einer Infektion im Frakturbereich (offene Fraktur, Infektion durch Operation) kann es – sehr selten – zur Pseudarthrosenbildung kommen.

Ursachen für *gestörte Knochenbruchheilung* bei Kindern können ungenügende Ruhigstellung, Weichteilinterposition, Infektion, Knochennekrose, ausgedehnte Weichteilverletzung und iatrogene übermäßige Denudation des Knochens bei der Osteosynthese sein.

9.8.2.4 Therapieprinzipien kindlicher Frakturen

OP-Indikationen

Bei Frakturen im Wachstumsalter dominiert grundsätzlich die konservative Therapie; in den letzten Jahren wurde jedoch das Spektrum der Operationindikationen weiter gefaßt, so z.B. bei der Behandlung der Schaftfrakturen mit externem Fixateur, um eine günstigere Frakturreposition zu erzielen und damit die Spätergebnisse zu verbessern, aber vor allem auch, um die stationären Behandlungszeiten und die Liegezeiten der Kinder zu verkürzen sowie eine frühere Belastung zu ermöglichen.

OP-Indikationen bei Frakturen im Kindesalter sind:

- Dislozierte Epiphysenfraktur und Epiphyseolyse
- Dislozierte Gelenk- und gelenknahe Fraktur (sind häufig auch Epiphysenfrakturen), Luxationsfraktur
- Distraktionsfraktur (z.B. Frakturen von Condylus radialis und Epicondylus ulnaris humeri, Olekranon, Patella)
- Dislozierte Schenkelhals- und subtrochantere Femurfraktur
- Nicht reponierbare Fraktur bei Weichteilinterposition
- In Fehlstellung verheilte Fraktur
- Pseudarthrosenbildung
- Pathologische Fraktur
- Mehrfragmentfraktur
- Schaftfraktur bei Polytrauma zur Pflegeerleichterung
- Zur Dislokation neigende Schaftfraktur zur Verkürzung der Liegezeit.

Grundsätzlich sind alle diese Frakturen zunächst stationär behandlungspflichtig.

Konservative Therapie

Nicht oder nur unwesentlich dislozierte Frakturen werden zunächst mit gepolsterter Gipsschiene und nach Abschwellung mit zirkulärem, gepolsterten Gipsverband fixiert (Ruhigstellungszeiten, siehe Tab. 9.20).

Die Verwendung von Gips oder Lightcast-Kunststoffmaterialen ist auch bei Kindern der individuellen Behandlungssituation anzupassen (siehe 6.2 und 6.5). Gipsverbände sollten bei Kindern etwas dicker und schwerer angelegt werden, um ausreichende Bruchstabilität des Gipsverbands beim Spielen zu gewährleisten und die Kinder zur Schonung der betroffenen Extremität anzuhalten.

Nachbehandlung und Kontrolluntersuchungen

Nachbehandlung

Im ambulanten Bereich werden häufig Frakturen nach klinischer Primärversorgung weiterbehandelt; daraus ergeben sich Indikationen zu Metallentfernungen, ggf. Nachrepositionen, Gipskeilungen und zum „Umgipsen"; zu diesen Maßnahmen bedürfen Kinder – weit häufiger als Erwachsene – einer Analgesie z.B. mit Midazolam oder z.B. bei Metallentfernungen einer Allgemeinanästhesie.

Im Wachstumsalter sind nach Frakturheilung im allgemeinen keine physiotherapeutischen oder physikomechanischen Maßnahmen erforderlich.

Immobilisationsbedingte Sekundärschäden kommen bei Kindern und Jugendlichen – auch wegen der kurzen Immobilisationszeiten – kaum vor; die jungen Patienten erreichen ihre normale Bewegungsfähigkeit am schnellsten wieder beim gewohnten, aktiven Bewegungsverhalten zu Hause, in der Schule oder beim Spiel. Nur in einzelnen Fällen, z.B. bei deutlicher Einschränkung des Bewegungsumfangs im Ellenbogengelenk, besteht eine Indikation zur physikalischen oder physiotherapeutischen Nachbehandlung, jedoch erst ab ca. 4 – 5 Wochen nach Gipsabnahme, wenn spontan keine Funktionsverbesserung mehr erfolgt.

Kontrolluntersuchungen

Klinische Kontrolluntersuchungen

Klinische Kontrolluntersuchungen nach knöcherner Frakturkonsolidierung sind erforderlich als

- Funktionskontrolle, insbesondere der Gelenkbeweglichkeit
- Zur Verlaufskontrolle bei posttraumatischer Deformität, z.B. Beinlängendifferenz
- Zur Bestimmung der wiedererlangten sportlichen Belastbarkeit.

Röntgen-Kontrolluntersuchungen

Röntgen-Kontrolluntersuchungen sind nach Frakturkonsolidierung nur angezeigt bei

- Persistierender Fehlstellung
- Posttraumatischer Wachstumsstörung
- Unklaren posttraumatischen Beschwerden.

9.8.3 Organverletzungen

Bei Kindern ereignen sich häufig Schädel- oder Schädelhirntraumen (siehe 9.9) und stumpfe Bauchtraumen (siehe 9.6.2.3) mit entsprechenden Organverletzungen; dem gegenüber sind Thorax-, Becken-, Wirbelsäulen- u.a. Verletzungen mit resultierenden Organläsionen seltener (siehe 4.4 und 7.7; Verletzungen des äußeren Genitale, siehe 9.7.11).

Literatur

[1] Aitken AP, Magill HK: Fractures involving the distal femoral epiphyseal cartilage. J Bone Jt Surg 96 (1952) 17

[2] Bettex M, Genton N, Stockmann M: Kinderchirurgie, Diagnostik, Indikation, Therapie, Prognose, 2. neubearb. A. Thieme, Stuttgart-New York 1982

[3] Birkner R: Das typische Röntgenbild des Skeletts. Urban&Schwarzenberg, München-Wien-Baltimore 1977

[4] Blount WP: Knochenbrüche bei Kindern. Thieme, Stuttgart 1957

[5] von Laer LR: Frakturen und Luxationen im Wachstumsalter, 3. neubearb. A. Thieme, Stuttgart-New York 1996

[6] Salter RB, Harris WR: Injuries involving the epiphyseal plate. J Bone Jt Surg 45 (1963) 587

[7] Sauer H (Hrsg.): Das verletzte Kind. Thieme, Stuttgart-New York 1984

[8] Schwörer I: Die Skelettentwicklung des Menschen – graphische Tafel. Thieme, Stuttgart-New York 1975

[9] Wolff J: Das Gesetz der Transformation der Knochen. Hirschwald, Berlin 1892

9.9 Frakturen und Luxationen

W. Sigge, H. Halsband

9.9.1 Klavikulafrakturen

9.9.1.1 Klavikulafraktur

Verletzungsmechanismus

Klavikulafrakturen zählen zu den häufigsten Frakturen des Kindesalters; im *Vorschulalter* treten sie überwiegend als Grünholzbruch auf, beim *älteren Kind* vielfach mit Dislokation der Segmente um Schaftbreite. Die Fraktur ist meist im mittleren bis lateralen Drittel lokalisiert.

Klinik und Diagnostik

Das verletzte Kind schont seinen Arm; Bewegungen im Schulterbereich schmerzen. Oft findet sich ein Hämatom, und ggf. ist die Dislokation palpierbar.

Die *Röntgenuntersuchung* erfolgt als a.p.-Aufnahme des Schultergürtels. Beim kleineren Kind wird klinisch oft eine Fraktur weiter peripher, d.h. am Arm erwartet, bis das Röntgenbild Aufschluß ergibt.

Therapie

Die Therapie ist bei Kindern grundsätzlich *konservativ* und *ambulant*: Ohne Reposition wird ein Rucksackverband angelegt (siehe 6.2.2). Im Verlauf der ambulanten Nachbehandlung ist der Rucksackverband in Abständen von einigen Tagen mehrmals nachzuspannen, um das schmerzhafte Aneinanderreiben der Fragmentenden zu vermeiden; das Nachspannen ist insbesondere notwendig, wenn der Verband aus nachgebendem Schlauchmaterial mit Wattefüllung der Größe des Kindes angepaßt wurde. Die Heilung erfolgt in der Regel innerhalb von 3 – 4 Wochen in Form eines Kugelkallus, der innerhalb weiterer Monate durch spontane Remodellierung abgebaut wird. Es ist empfehlenswert, Kinder und Eltern auf den zu erwartenden Kugelkallus hinzuweisen.

Eine *Operation* ist nur indiziert nach Fragmentdurchspießung, Verletzung eines subclaviculären Blutgefäßes oder bei einer – seltenen – Mehrfragmentfraktur mit deutlicher Verkürzung der Klavikula.

Komplikationen

Komplikationen sind iatrogene Gefäßverletzung, Parästhesien oder Durchblutungsstörungen durch zu stark angezogenen Rucksackverband.

9.9.1.2 „Pseudoluxation" des AkromioKlavikulargelenks

Verletzungsmechanismus

Die „Pseudoluxation" des Akromioklavikulargelenks ist eine beim älteren Schulkind auftretende, seltene Verletzung in Form einer Epiphysenfraktur der lateralen Klavikula vom Typ Aitken I *[8, 14, 21, 22]*. Das lange Schaftfragment der Klavikula durchreißt lateral den Periostschlauch und disloziert meist nach dorsokranial; in der Hälfte der Fälle besteht zusätzlich eine Zerreißung des Lig. coracoclaviculare. Das kurze laterale epiphysäre Fragment der Klavikula haftet am *intakten Bandapparat* des Akromioklavikulargelenks. Im Falle einer dorsokaudalen Dislokation des langen Fragments droht eine Gefäß-Nerven-Läsion.

Diese Verletzung darf nicht mit der Schultereckgelenkverletzung erwachsener Patienten verwechselt werden (siehe auch 7.1.5), deren Verletzungsmuster der Tossy- bzw. Rockwood-Einteilung folgt.

Klinik und Diagnostik

Sichtbar sind eine Prominenz und Schwellung über der lateralen Klavikula. Die *a.p.-Röntgenaufnahmen* des Schultergürtels beidseits lassen im Seitenvergleich den regelrechten Sitz der lateralen Klavikulaepiphyse gegenüber Akromion und Korakoid erkennen, auch beim Tragen von Gewichten (5 – 10 kg); das metaphysäre Fragment ist meist sehr schmal und daher leicht übersehbar; der Klavikulaschaft ist lateral disloziert.

Therapie

Grundsätzlich erfolgen die offene Reposition und Bohrdrahtfixation, anschließend die Ruhigstellung für fünf Wochen im GILCHRIST-Verband (siehe 6.2.2).

9.9.2 Rippenfrakturen

Verletzungsmechanismus

Trotz vieler Stürze von Kindern sind Rippenfrakturen in diesem Alter eher seltene Verletzungen; fast immer sind nur einzelne Rippen betroffen.

Klinik und Diagnostik

Charakteristisch sind umschriebene, bewegungs- bzw. kompressionsabhängige Schmerzen der Thoraxwand sowie die Schmerzauslösung beim Husten. Die *Röntgendiagnostik* entspricht dem Vorgehen wie beim Erwachsenen (siehe 4.4).

Therapie

Ein Tape- bzw. Heftpflasterverband wird für etwa zwei Wochen angelegt. Im Falle von Rippenserienfrakturen (ab drei Rippen) ist initial eine stationäre Überwachung erforderlich, da *Komplikationen* wie Hämatothorax und/oder Pneumothorax auftreten können.

9.9.3 Frakturen und Luxationen der oberen Extremität

9.9.3.1 Schulterluxation

Verletzungsmechanismus

Im Kindesalter kommt es bis zum 10. – 12. Lebensjahr kaum zu Luxationen des Schultergelenks, danach gelegentlich bei Sportunfällen. In der Regel handelt es sich um anteriore oder inferiore Luxationen, nicht aber um posteriore.

Klinik und Diagnostik

Der Arm befindet sich in mäßiger Abduktion und kann nicht bewegt werden, die Schulter schmerzt. Der Humeruskopf ist vor der Pfanne oder in der Axilla tastbar.

Das *Röntgenbild* bestätigt die Verdachtsdiagnose: Die Pfanne ist leer, der Humeruskopf steht entweder vor oder unterhalb der Pfanne.

Therapie

Bei anteriorer oder inferiorer Luxation erfolgt in angedeuteter Innenrotation und Adduktion durch Zug bzw. Schub am Oberarm sowie Druck auf den Humeruskopf von medial die Reposition, die fast immer ohne Narkose möglich ist. Nach Röntgenkontrolle des Repositionsergebnisses und Ausschluß einer zusätzlichen ossären Läsion wird der Arm in einer Schlinge oder im GILCHRIST-Verband für eine Woche ruhiggestellt.

9.9.3.2 Proximale Humerusfrakturen

Subkapitale Humerusfraktur

Verletzungsmechanismus

Isolierte Humeruskopf-Epiphysenlösungen sind selten (fast nur infolge Geburtstrauma); meist handelt es sich um Epiphysenlösungen mit einem metaphysären Fragment (AITKEN I/SALTER II, siehe 9.8.2.2); die Humerusepiphyse steht unverändert im Verbund des Schultergelenks. Nervale Verletzungen kommen äußerst selten vor (Abb. 9.59).

Klinik und Diagnostik

Es imponieren Fehlstellung, Bewegungseinschränkung und Schmerzen. Angefertigt werden Röntgenaufnahmen in zwei Ebenen, die seitliche im transthorakalen Strahlengang.

Therapie

Bei Kindern kann bis zum *12. Lebensjahr* eine Achsfehlstellung bis zu 30°, bei älteren Kindern *ab 13. Lebensjahr* bis 20° belassen werden, da die ausgeprägte Wachstumspotenz der proximalen Humerusepiphyse einen Spontanausgleich ermöglicht. Die Ruhigstellung erfolgt im DESAULT- oder GILCHRIST-Verband für 3 – 4 Wochen (siehe 6.2.2).

Achsfehlstellungen von über 30° bzw. über 20° bedürfen der Reposition in Anästhesie, die bei medial häufig erhaltenem Periostschlauch schwierig sein kann; die Behandlung dieser kindlichen Patienten muß daher stationär erfolgen.

Zur Fixierung der reponierten Fraktur empfehlen einige Autoren die perkutane Drahtspickung und die anschließende Ruhigstellung im GILCHRIST-Verband für 3 – 4 Wochen; vor Beginn der Mobilisierung müssen die Drähte entfernt werden.

Die Autoren beschränken sich bei der Reposition darauf, die Achsfehlstellung auf unter 30° bzw. unter 20° zurückzuführen; bei Abgleittendenz der Fraktur wird stationär mit einer Vertikalextension am Olekranon (Schraube, Draht, Nagel) das Repositionsergebnis für 2 – 3 Wochen gehalten; anschließend erfolgt die weitere Ruhigstellung im GILCHRIST-Verband für 2 Wochen.

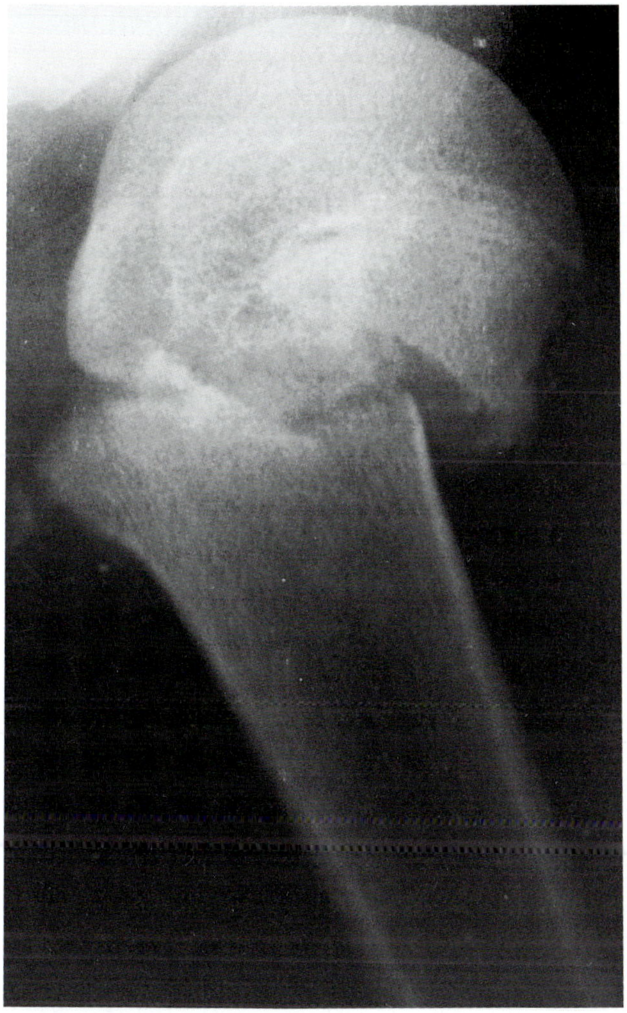

Abb. 9.59: Dislozierte subkapitale Humerusfraktur vom Typ AITKEN I in axialer Projektion; 15jähriger Patient.

Proximale Humerusmetaphysenfraktur

Verletzungsmechanismus und Diagnostik

Die proximale metaphysäre Humerusfraktur kommt besonders im Kleinkindesalter, aber auch in allen Altersstufen vor. Die *Symptomatik* entspricht der bei Epiphysenlösungen bzw. subkapitalen Humerusfrakturen. *Röntgenologisch* kann eine Wulstfraktur oder eine komplette Fraktur vorliegen (Abb. 9.60).

Therapie

Die Therapie bei Wulstfrakturen ohne Achsenknickung ist *konservativ* im DESAULT- oder GILCHRIST-Verband für drei Wochen. Bei Dislokation erfolgt die *Reposition* in Narkose; in Abhängigkeit von der Lange des proximalen Fragments und der erreichten Frakturstabilität wird danach entweder ein DESAULT-Gipsverband angelegt oder die perkutane Kirschnerdrahtspickung durchgeführt. Eine *offene Reposition* ist nur bei Begleitverletzungen erforderlich.

Pathologische proximale Humerusmetaphysenfraktur

Entstehungsmechanismus

Proximale metaphysäre Oberarmfrakturen kommen gelegentlich auch als pathologische Frakturen bei *Knochenzysten* vor, am häufigsten auf dem Boden juveniler Knochenzysten; die Epiphysenfuge wird in der Regel von dem Prozeß nicht überschritten. Zur Differentialdiagnose siehe auch 9.9.5.

Therapie

Bei *kleiner Zyste* und nur geringer oder keiner Dislokation der pathologischen Fraktur erfolgt nur die Ruhigstellung im GILCHRIST-Verband und die Frakturheilung wird abgewartet, wobei auch die Zyste konsolidieren kann.

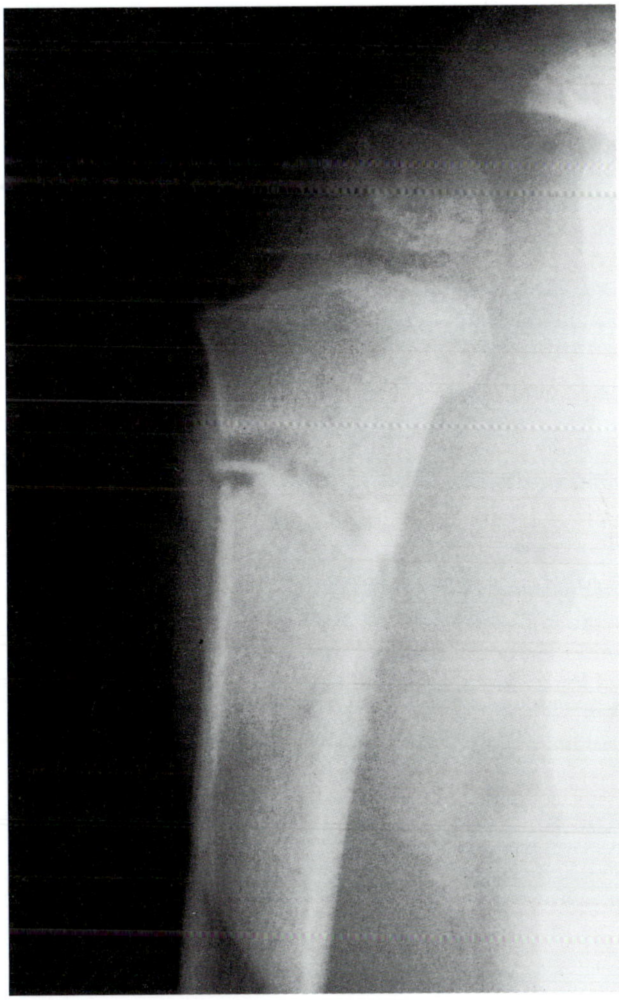

Abb. 9.60: Proximale Humerusmetaphysenfraktur. Die Fraktur dieses 2jährigen Patienten wurde konservativ behandelt, die Aufnahme zeigt Kallus und Resorptionszone der Fraktur nach drei Wochen.

Bei *großen Zysten* und Instabilität/Dislokation der Fraktur ist zunächst die *stationäre* Behandlung mit intramedullärer Frakturstabilisierung durch Rushpins oder elastische Pins indiziert; aus der Zyste wird Gewebe zur histologischen Diagnose entnommen, eine Dekompressions-Hohlschraube eingeführt oder/und ggf. ein Mineralokortikoid instilliert (zu Einzelheiten siehe auch 9.9.5). Die anschließende Ruhigstellungsdauer im GILCHRIST-Verband ist abhängig von dem Fortgang der Durchbauung.

9.9.3.3 Oberarmschaftfraktur

Verletzungsmechanismus

Ursachen für Oberarmschaftfrakturen sind direktes Anpralltrauma, Quetschung und Sturzverletzungen; es resultieren Schräg-, Quer- oder Biegungsbrüche. Beim Kleinkind kommt diese Fraktur als Grünholzbruch (9.8.2.2) oder Infraktur vor.

Klinik

Es imponieren starke Schmerzen, Verkürzung des Arms und gelegentlich eine Radialisparese. Die Fragmente sind in Abhängigkeit von der Höhe der Fraktur (d.h. vom Ansatz der Schultermuskulatur) verschoben.

Therapie

Bei Infraktion, Grünholzbruch oder geringfügiger Achsenfehlstellung (bis 20°) ist primär ein DESAULT-Stärkeverband für 3 – 5 Wochen anzulegen.

Bei einer ausgeprägten Dislokation der Fragmente *operative* Versorgung mit geschlossener Reposition und perkutaner Markraumschienung mittels eines Rushpins oder zweier elastischer/stabiler Titanpins nach PRÉVOT; nach 3 – 5 Tagen kann in die ambulante Behandlung übergegangen werden.

Bei spiraligem Frakturverlauf und starker Dislokation kann stationär auch mit Vertikalextension am Olekranon behandelt werden. Eine Verplattung des Humerus ist kaum indiziert. Bei derartigen klinischen Erwägungen sollte eher ein Fixateur externe zur Anwendung kommen.

Komplikationen

Typische Komplikation ist die Radialisparese, die sich meist im Laufe von Monaten zurückbildet.

9.9.3.4 Frakturen und Luxationen des Ellbogengelenks

Allgemeines

Frakturen und Luxationen im Ellenbogengelenkbereich ereignen sich bei Kindern wesentlich häufiger als bei Erwachsenen; sie können aber gelegentlich wegen der altersabhängig erst sichtbar werdenden Knochenkerne schwierig zu diagnostizieren sein, so daß in einzelnen Fällen Vergleichsaufnahmen der gesunden Seite gerechtfertigt erscheinen.

Die häufigste Ellenbogengelenkverletzung bei Kindern ist mit über 50 % die suprakondyläre Humerusfraktur, die überwiegend extraartikulär verläuft.

Demgegenüber handelt es sich bei den weiteren Frakturen des Ellenbogengelenkes fast immer um intraartikuläre Frakturen, häufig mit Einbeziehung der Epiphysenfugen, was wiederum in therapeutischer Hinsicht eine exakte, meist nur operativ erreichbare Reposition erforderlich macht, die stationär erfolgen muß.

Suprakondyläre Humerusfraktur

Verletzungsmechanismus und Einteilung

Die suprakondyläre Humerusfraktur tritt zu 96 % als Extensionsfraktur auf (überwiegend extraartikulär verlaufend), in 4 % als Flexionsfraktur.

Bei jüngeren Kindern kommt es durch den Halt des nicht zerrissenen dorsalen Periostschlauchs häufig lediglich zum ventralen Aufklappen der Fragmente (Typ II n. LUBINUS, Typ I n. FELSENREICH, Abb. 9.62). Beim größeren Kind resultieren infolge vollständiger Fraktur sowie partieller Zerreißung und Ablösung des dorsalen Periosts Rotationsfehlstellung und Versetzen der Fragmente unter Schaftbreite (Typ III n. LUBINUS, Typ II n. FELSENREICH). Zerreißt der dorsale Periostschlauch vollständig, kommt es zur völlig instabilen Schaftversetzung und zur Rotationsfehlstellung (LUBINUS III, FELSENREICH III), wobei das kurze distale Humerusfragment nach dorsal disloziert. In Einzelfällen resultieren Gefäßläsionen (Zerreißung oder Intimaverletzung der A. brachialis) oder Nervenläsionen (Quetschung oder Kontinuitätsunterbrechung der Nn. medianus, radialis und/oder ulnaris).

Diagnostik

Motorik, Durchblutung und Sensibilität werden untersucht, evtl. Störungen dokumentiert. *Röntgenaufnahmen* in zwei Ebenen werden angefertigt, im Zweifelsfall mit Vergleichsaufnahmen der Gegenseite.

<table>
<tr><th rowspan="2">Dislokation</th><th colspan="4">Klassifikation</th></tr>
<tr><th>Lubinus</th><th>Felsenreich</th><th>Baumann</th><th>Holmberg</th></tr>
<tr><td>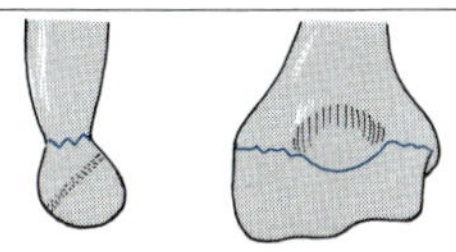
Keine Dislokation</td><td>I</td><td rowspan="2">I</td><td>I</td><td>I</td></tr>
<tr><td>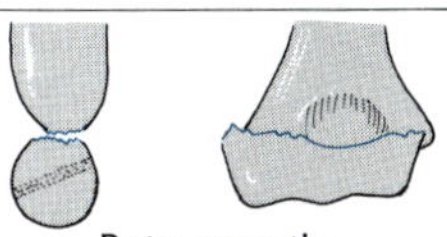
Retrocurvatio (Antecurvatio)</td><td>II</td><td rowspan="3">II</td><td rowspan="2">II</td></tr>
<tr><td>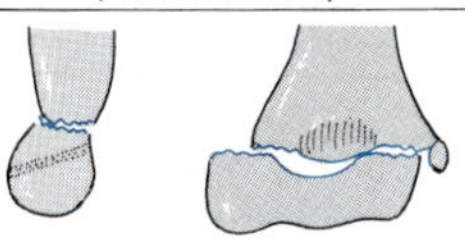
Seitverschiebung bis Schaftbreite</td><td rowspan="3">III</td><td rowspan="2">II</td></tr>
<tr><td>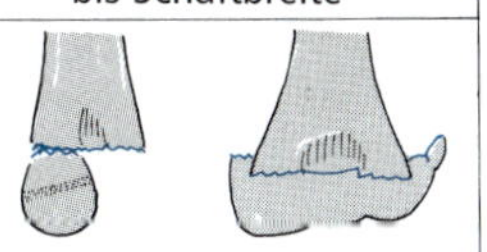
Rotation</td><td>III</td></tr>
<tr><td>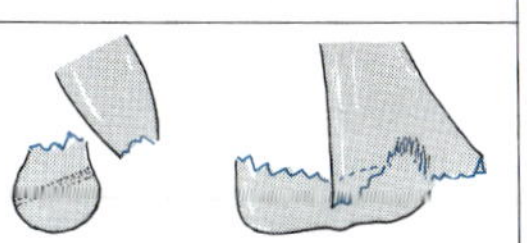
Dislokation über Schaftbreite</td><td>III</td><td>III</td><td>IV</td></tr>
</table>

Abb. 9.61: Die vier am häufigsten genutzten Klassifikationen der suprakondylären Humerusfraktur in der vergleichenden Gegenüberstellung.

Therapie

Konservative Therapie

- Bei *ventralem Aufklappen des Frakturspalts* (Rekurvation, LUBINUS II) ist die Ruhigstellung in der *BLOUNT-Schlinge* (Abb. 9.62 – 9.63) die optimale Behandlung, die ambulant durchgeführt werden kann; nach etwa 3 Wochen muß die Spitzwinkelstellung des Ellenbogengelenks in eine Rechtwinkelposition umgewandelt werden. Die Gesamtruhigstellung sollte auf 4 Wochen begrenzt werden.
- Eine *Fragmentversetzung* von mehr als 1 – 2 cm und ein *Rotationsfehler* (LUBINUS III, FELSENREICH II und III, Abb. 9.65a) erfordern eine *Reposition* der Fraktur in *Narkose*; diese sollte grundsätzlich so früh wie möglich und *stationär* durchgeführt werden. Ziel ist die anatomisch exakte Fragmentstellung ohne Rotationsfehler; hierbei sind der Kubitalwinkel (Abb. 9.64a-b) und der Diaphysen-Epiphysen-Winkel (Abb. 9.64c) zu beachten.
  Zur geschlossenen Reposition in Narkose (beim Extensionstyp) erfolgt unter Längszug am gestreckten, jedoch nicht überstreckten Ellenbogen die Reposition des dorsal verschobenen distalen Fragments; Seitverschiebung und Rotationsfehler werden ausgeglichen und das Ellenbogengelenk in Beugestellung gebracht.
  Nach geschlossener Reposition und Erreichen einer relativ *stabilen Frakturstellung* ist grundsätzlich auch die Ruhigstellung/Fixierung der Fraktur in Spitzwinkelposition des Ellenbogengelenks nach BLOUNT möglich; hierbei ist jedoch die kontinuierliche Überwachung der Perfusion des Unterarms und der Hand erforderlich. Bei ambulanter Behandlung/Weiterbehandlung ist im Abstand von einer Woche eine Röntgenstellungskontrolle vorzunehmen.

Operative Therapie

- Bei *Frakturinstabilität* werden gekreuzte Kirschnerdrähte in Beugestellung des Ellenbogens durch den Epikondylus medialis und lateralis perkutan eingebracht, jeweils im Winkel von ca. 30° zum Oberarmschaft. Die Gipsruhigstellung erfolgt mit anfänglicher Längsspaltung und ggf. Fensterung im Ellenbogengelenk, nach Abschwellung Zirkulieren des Gipsverbandes.
- Eine *offene Reposition* ist nur bei Weichteilinterposition und hochgradiger Instabilität erforderlich; die Frakturfixierung erfolgt mit versenkten Bohrdrähten (Abb. 9.65b-c) und anschließend im längsgespaltenen Oberarm Zirkulärgipsverband für 4 – 5 Wochen, der ebenfalls nach Abschwellung geschlossen wird.
- Bei der Flexionsfraktur (distales Humerusfragment ventral) erfolgt die Reposition auch bei gestreckter Position des Ellenbogengelenks; die perkutane Drahtfixierung sichert das Repositionsergebnis. Der weiteren Fixierung dient ein aufgeschnittener Oberarm-Zirkulärgips bei 90°-Ellenbogengelenkstellung.

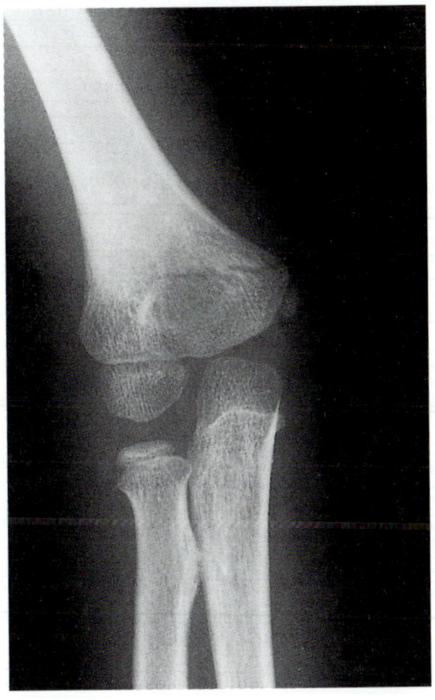

Abb. 9.62 (rechts): Suprakondyläre Humerusfraktur ohne Dislokation bei 4jährigem Patienten. Die Therapie erfolgt im Gips oder in der BLOUNT-Schlinge.

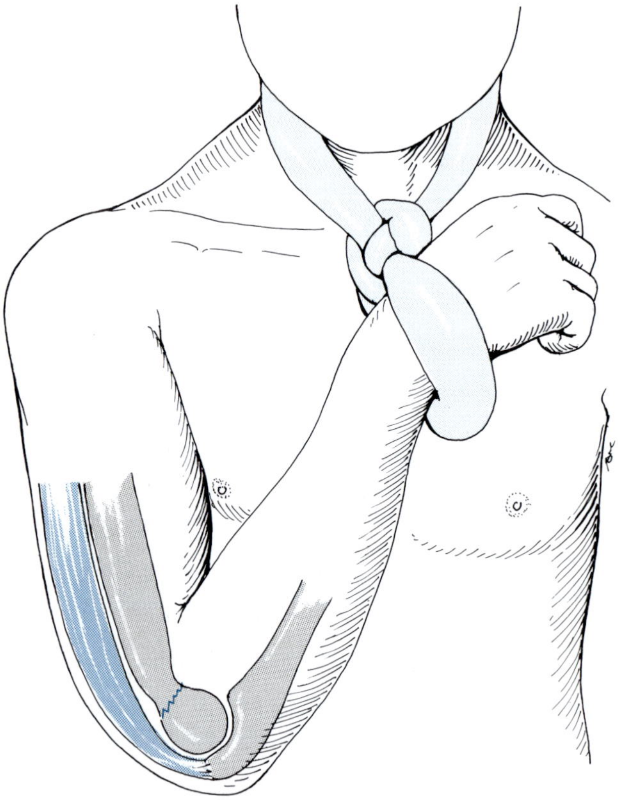

Abb. 9.63 (links): Konservative Therapie der suprakondylären Humerusfraktur: Die BLOUNT-Schlinge nutzt als dorsale Fragmentfixierung die Streckmuskulatur und ggf. intakt gebliebenes dorsales Periost bei Spitzwinkelbeugung des Ellenbogengelenks.

Abb. 9.64a-c (unten): Kubitalwinkel und Humerusdiaphysen-Epiphysen-Winkel. Der Kubitalwinkel beträgt etwa bis 10° und wird gebildet durch die Längsachsen von Humerus und Ulna. Er ist nur meßbar bei vollständiger Streckung im Ellenbogengelenk und dient zur Bestimmung einer Varus- oder Valgusdeformität (a). Die indirekte Bestimmung des Kubitalwinkels (90° – a) gelingt beim nicht vollständig streckfähigen Ellenbogengelenk durch das Messen des BAUMANN-Winkels α (ca. 80°) zwischen Humeruslängsachse und distaler Begrenzung der Humerusmetaphyse (b). Die Epiphysenfuge des Capitulum humeri bildet in der seitlichen Projektion mit der Längsachse des Humerus einen Winkel von 30° – 50°, den Diaphysen-Epiphysen-Winkel (c).

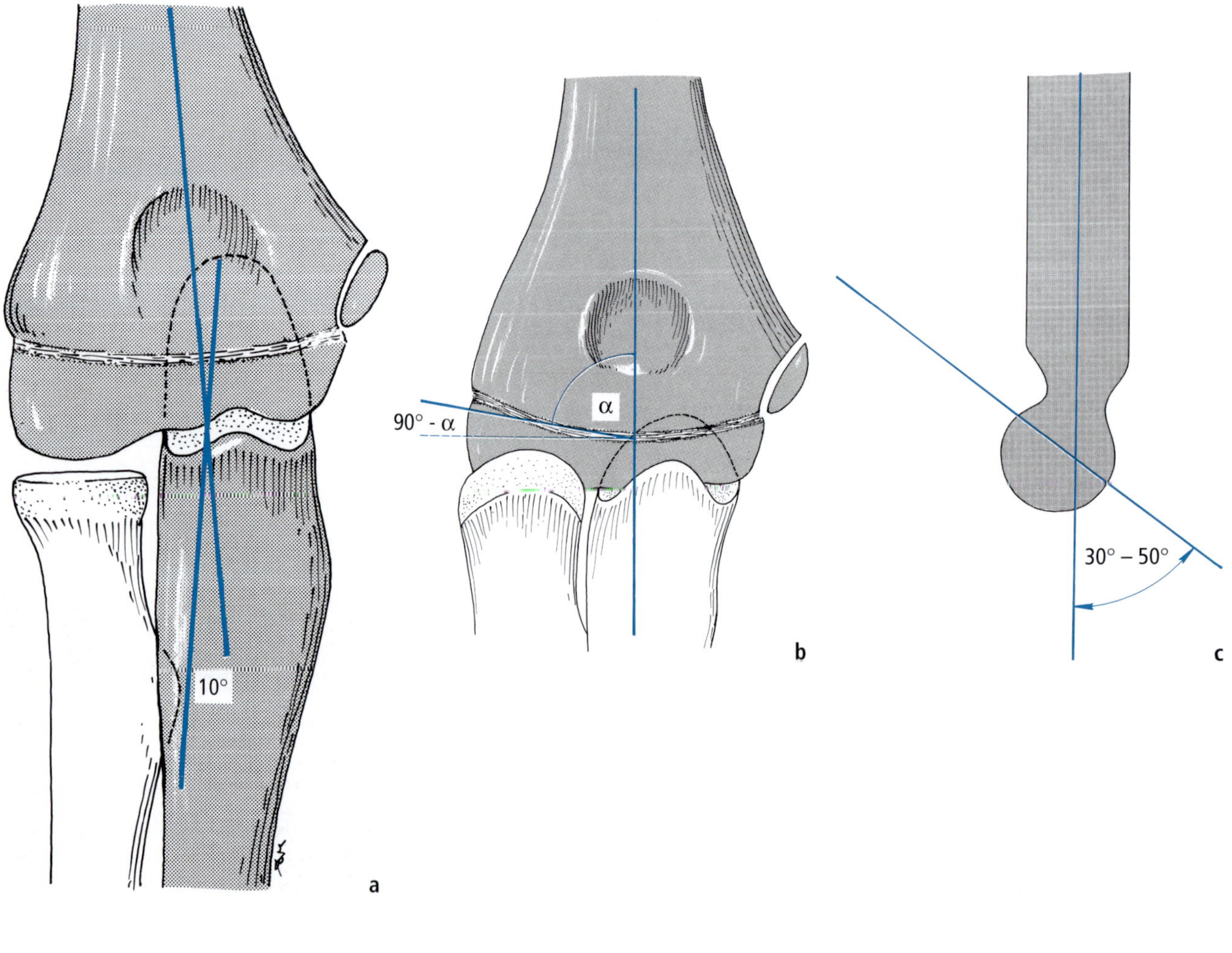

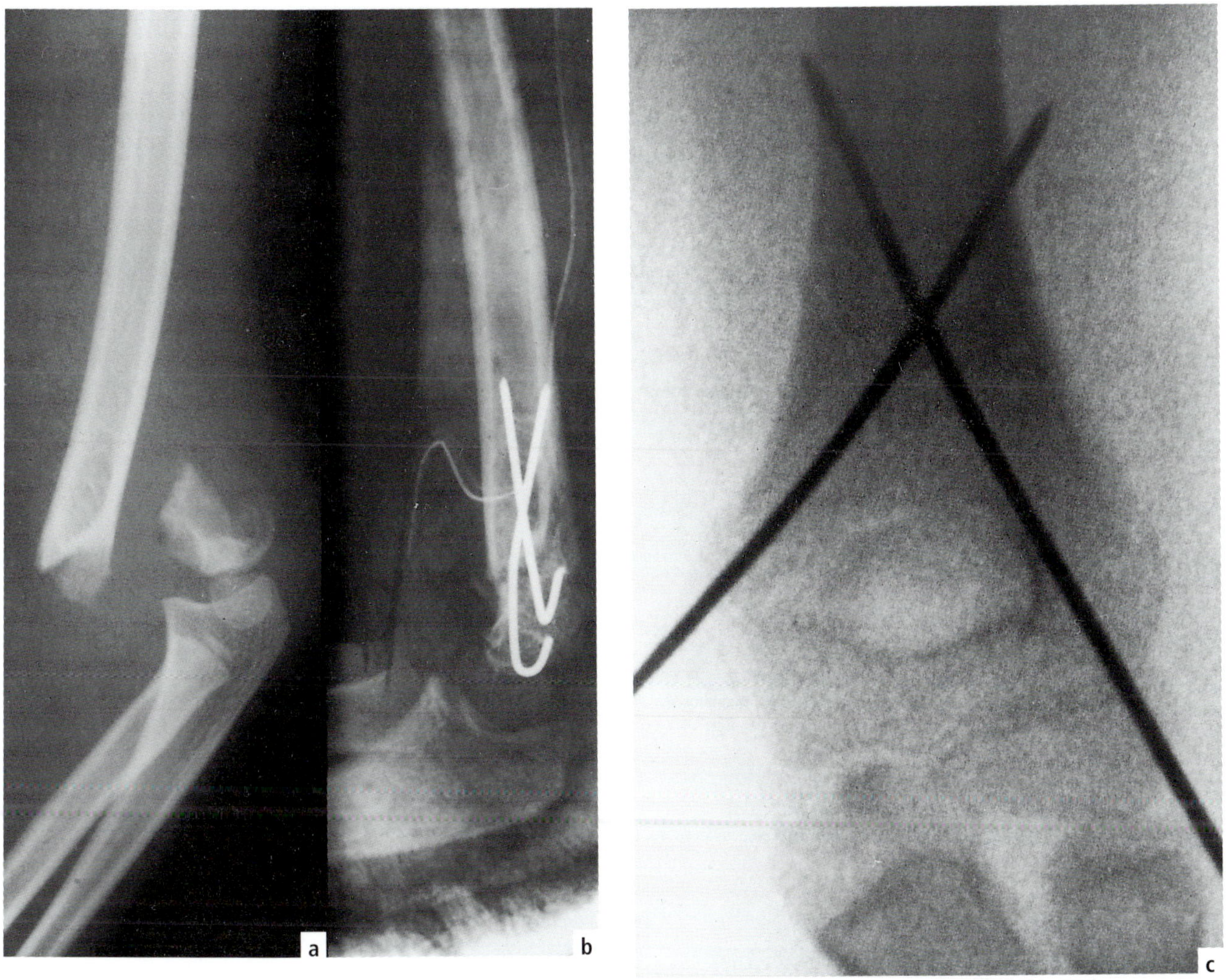

Abb. 9.65a-c: Versorgung einer suprakondylären Humerusfraktur mit ausgedehnter Kapselzerreißung bei einer 7jährigen Patientin (Felsenreich III, a). Ergebnis der offenen Reposition und Sitz der gekreuzten versenkten Kirschnerdrähte in seitlicher Projektion bei noch liegender Wunddrainage (b) und a.p.-Projektion während der operativen Versorgung (c).

Komplikationen

Wichtigste *iatrogene Läsion* bei der Behandlung der suprakondylären Humerusfraktur ist die Verletzung des N. ulnaris. Als schwerste *Frühkomplikation* ist eine ischämische Weichteilläsion in Form eines Kompartmentsyndroms gefürchtet.

Nach sorgfältiger Reposition und Fixation darf eine Varus- oder Valgusabweichung im Seitenvergleich mit der gesunden Gegenseite 5°, unbedingt jedoch höchstens 10° betragen (Abb. 9.64a). Die häufigste Folge eines un-

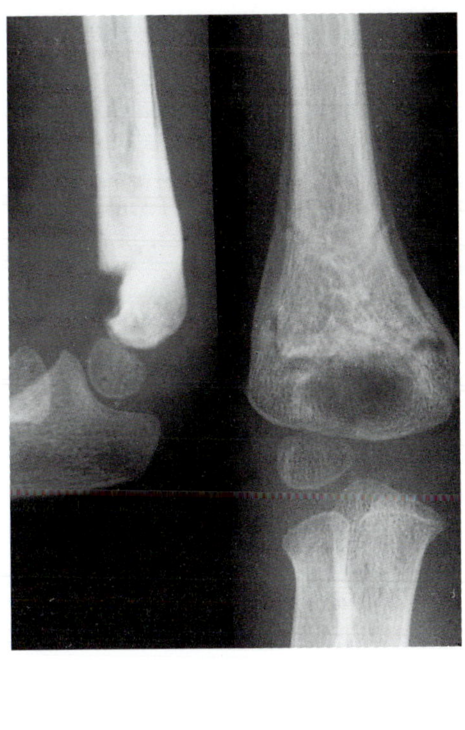

Abb. 9.66 (rechts): Verheilte suprakondyläre Humerusfraktur (Felsenreich III) bei 3jährigem Patienten. Es hat eine Konsolidierung nach Drahtfixation bei noch akzeptablem Rotationsfehler mit deutlicher periostaler Kallusbildung stattgefunden; die Ellenbogengelenkbeweglichkeit ist normal.

zureichenden Repositionsergebnisses ist eine Innenrotationsstellung („Gunstock-Deformität") *[6, 8, 14, 20]*.

Nach Abschluß der Frakturheilung (Abb. 9.66) ist gelegentlich zur Wiederherstellung der Ellenbogengelenkbeweglichkeit eine physiotherapeutische Nachbehandlung erforderlich, die jedoch nicht vor 4 – 5 Wochen nach Gipsabnahme beginnen sollte.

Fraktur des Epikondylus ulnaris humeri

Verletzungsmechanismus

Die Fraktur des Epikondylus ulnaris (medialis) humeri entsteht durch Sturz bei starker Valgisierung des gestreckten Ellenbogengelenks als Apophysenabrißfraktur; es liegt fast immer eine reine Epiphysenlösung vor, es kann aber außer der Apophyse auch eine schmale metaphysäre Schale mit abgerissen sein. Grundsätzlich verläuft die Frakturlinie *außerhalb* des Ellenbogengelenks.

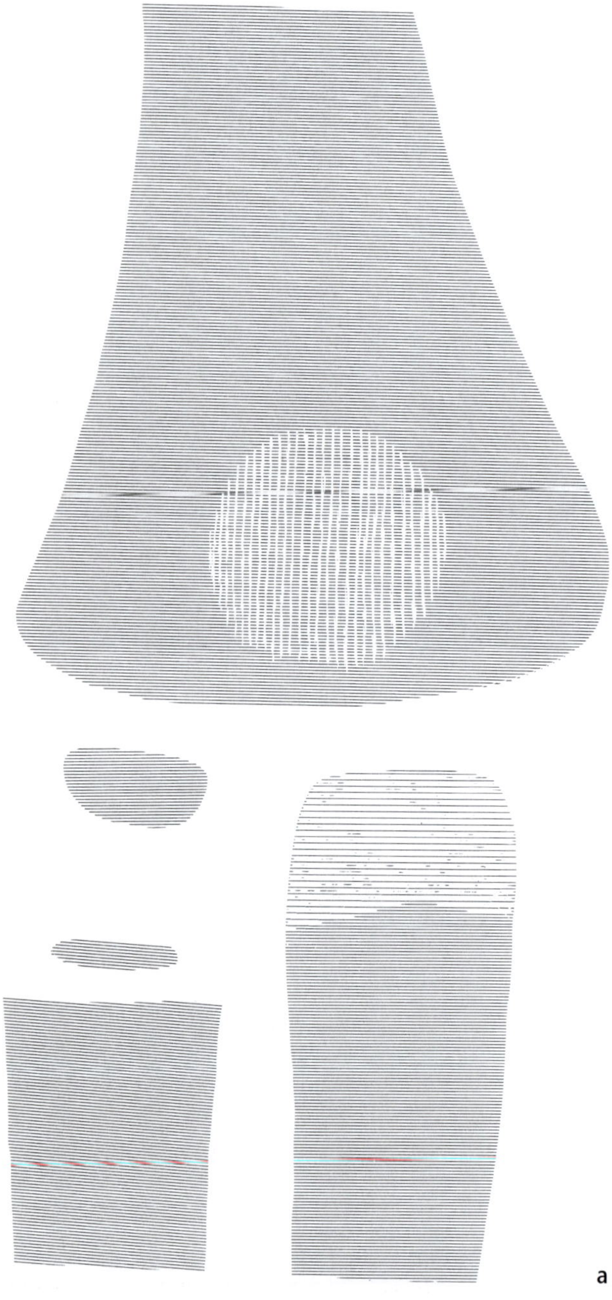

a

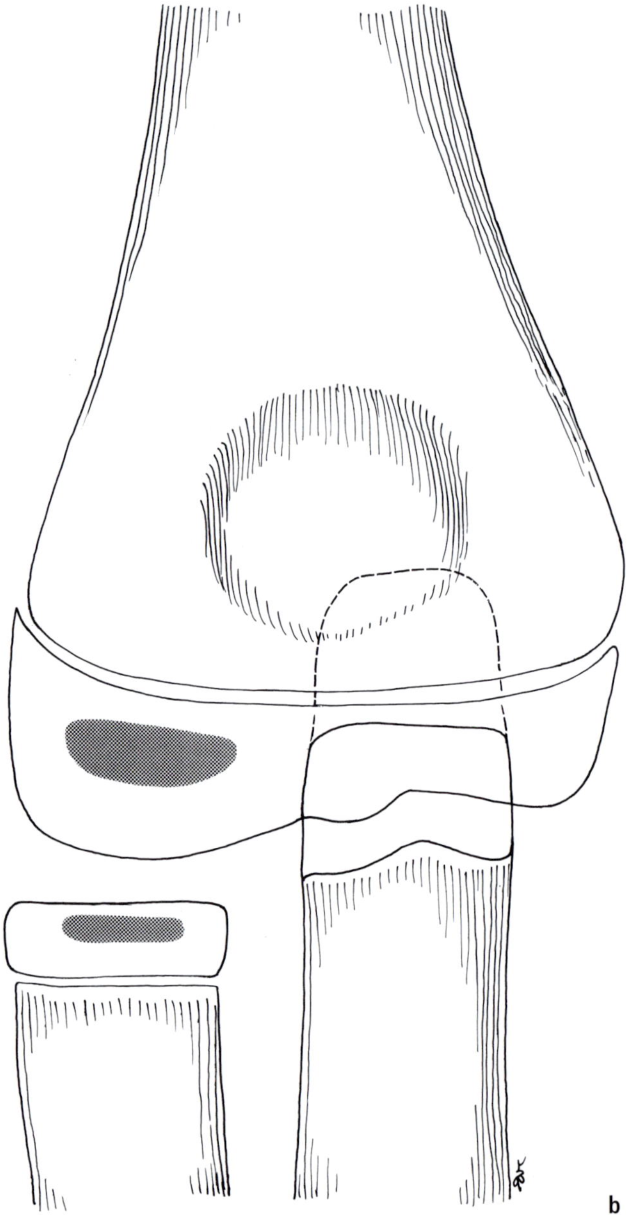

b

Abb. 9.67a-b: Darstellbarkeit von Apophysen und Epiphysen des Ellenbogengelenks im Röntgenbild beim 4jährigen Kind. Die röntgenologisch sichtbaren Anteile der an das Ellenbogengelenk grenzenden Epiphysen sind die Knochenkerne von Capitulum humeri und Radiusköpfchen (a). Sie sind beide von einem größeren Knorpelanteil umgeben (b).

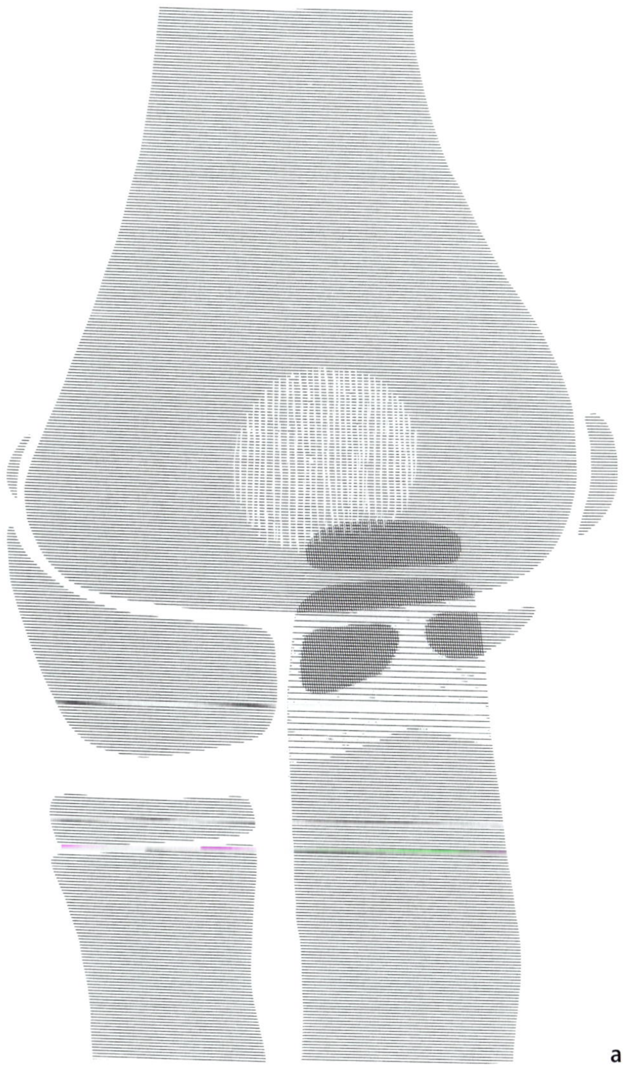
a

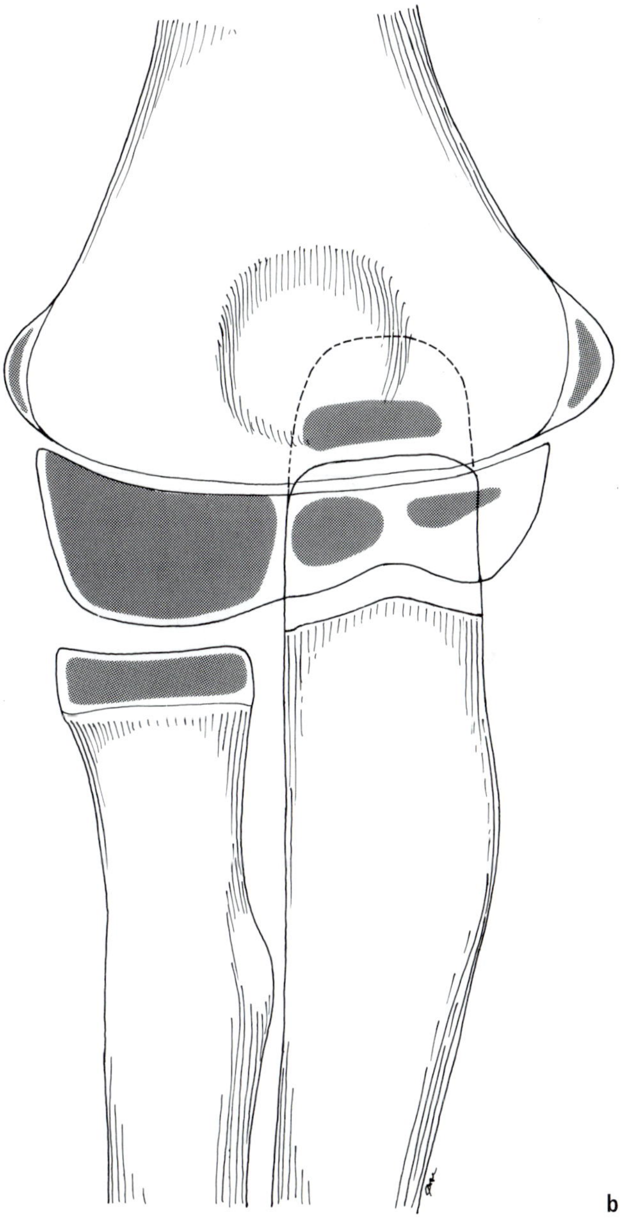
b

Abb.9.68a-b: Darstellbarkeit von Apophysen und Epiphysen des Ellenbogengelenks im Röntgenbild beim 10jährigen Kind. Die röntgenologisch sichtbaren Anteile der an das Ellenbogengelenk grenzenden Epiphysen sind sieben Knochenkerne, zwei davon sind der Trochlea zuzuordnen (a). Die tatsächliche Ausdehnung der Epiphysen und Apophysen zeigt (b).

Eine Abrißfraktur des Epikondylus ulnaris ist auch bei etwa der Hälfte der Fälle von Ellenbogenluxationen Begleitverletzung, wobei das Fragment durch Zug der Unterarmbeugemuskulatur ins Gelenk verlagert werden kann.

Klinik

Es finden sich Schwellung und Schmerzhaftigkeit über dem medialen Kondylus, das Ellenbogengelenk ist medial aufklappbar; nicht selten besteht eine N. ulnaris-Irritation

Diagnostik

Bei der Röntgenuntersuchung sind Apophyse und metaphysäre Schale nach lateral und distal disloziert. Die tatsächliche Größe des Fragments ist – insbesondere bei jüngeren Kindern – erheblich größer als das röntgenologisch abgebildete Fragment, da der kleine knöcherne Anteil noch von einem knorpeligen Fragmentanteil umgeben ist (Abb. 9.67 – 9.68).

Bis zum 5. Lebensjahr ist der Knochenkern im Epikondylus ulnaris radiologisch noch nicht sichtbar; daher ist in dieser Altersgruppe zur Diagnose eine in Valgusstellung gehaltene Vergleichsaufnahme erforderlich, die bei deutlicher Aufklappbarkeit die Diagnose einer Epikondylus medialis-Abrißfraktur stellen läßt.

Therapie

Die Therapie ist nur dann *konservativ*, wenn keine Epikondylusdislokation besteht: 3 – 4 Wochen Oberarmgipsverband und Röntgenkontrolle nach einer Woche.

Dislokationen von mehr als 2 mm im a.p.-Röntgenbild erfordern eine *offene Reposition* und Transfixation mit zwei Kirschnerdrähten (Abb. 9.69, cave N. ulnaris!). Danach erfolgt die Gipsruhigstellung für 4 Wochen.

Prognose

Die *Prognose* ist gut; Bewegungseinschränkungen kommen nur nach höhergradiger Dislokation mit starker Verletzung der umgebenden Weichteile vor.

Fraktur des Kondylus radialis humeri

Verletzungsmechanismus und Diagnostik

Frakturen des Kondylus radialis (lateralis) humeri entstehen sowohl als Abrißfraktur infolge Zug der Extensoren des Vorderarms beim Sturz auf den ausgestreckten und supinierten Arm wie auch als Stauchungsfraktur infolge Längsstauchung des gestreckten, valgisierten Ellenbogengelenks. Die typische Fraktur des Kondylus radialis – mit oder ohne Luxation im Ellenbogengelenk – ist eine Verletzung des Schulkindes (Abb. 9.70), seltener des Kleinkindes (Abb. 9.71).

Geröntgt wird das betroffene Ellenbogengelenk in 2 Ebenen.

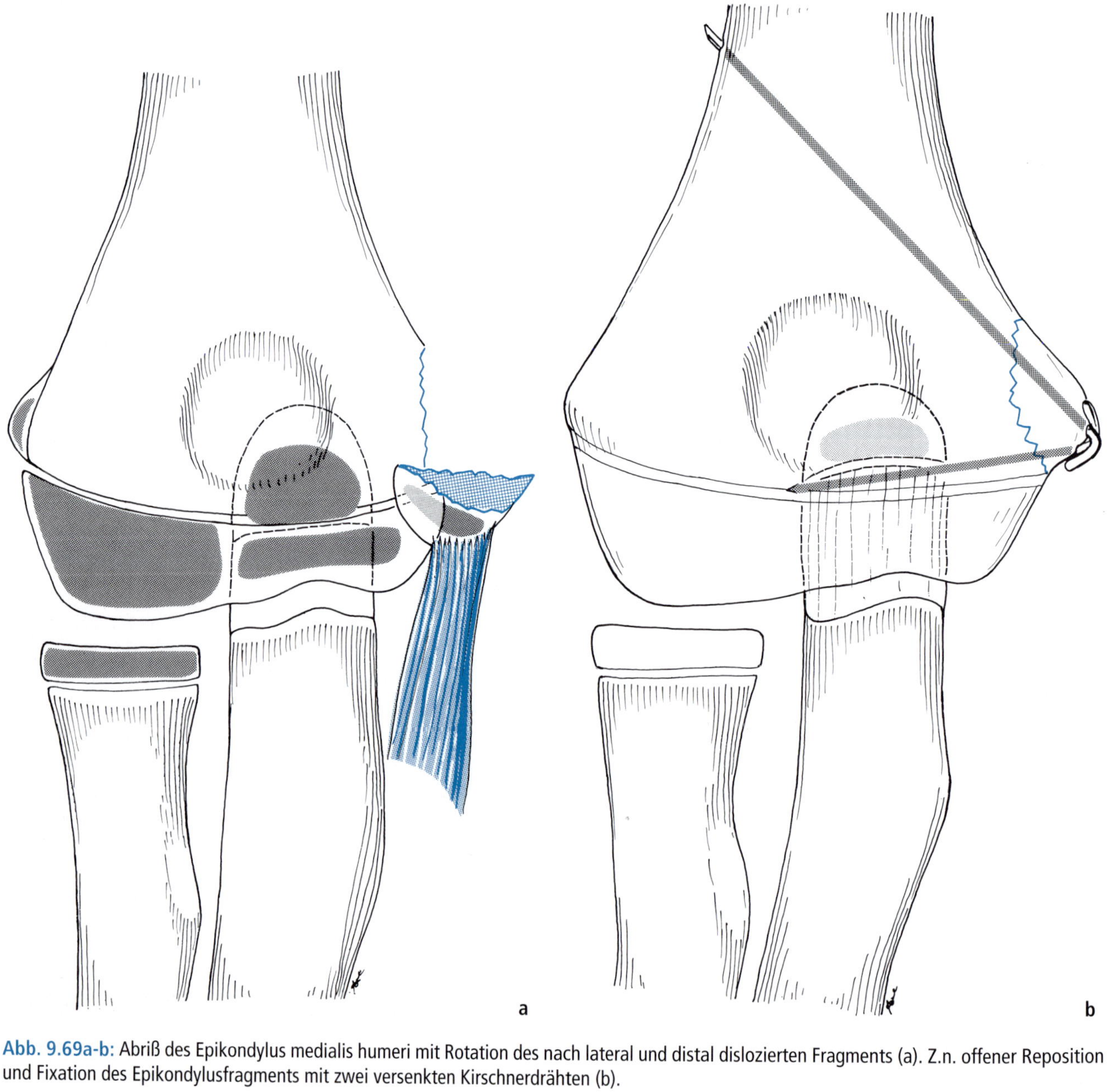

Abb. 9.69a-b: Abriß des Epikondylus medialis humeri mit Rotation des nach lateral und distal dislozierten Fragments (a). Z.n. offener Reposition und Fixation des Epikondylusfragments mit zwei versenkten Kirschnerdrähten (b).

Therapie

Die Therapie erfolgt grundsätzlich *stationär.* Initial wird nach offener Reposition ein 1,0 mm starker Bohrdraht axial-transversal in die gelenkbildende Rolle eingebracht und dessen exakte zentrale Lage in der Trochlea und im Capitulum humeri unter Bildwandlerkontrolle verifiziert; über dem Bohrdraht wird eine stabilisierende und adaptierende Spongiosahohlschraube eingedreht (Abb. 9.70c-d). Bei kleinen Kindern ist auch mit zwei Kirschnerdrähten eine Fragmentfixierung zu erreichen (Abb. 9.71b). Anschließend erfolgt die Ruhigstellung mit Oberarmgipsverband für 4 Wochen.

Komplikationen

Die *Prognose* ist grundsätzlich gut. Wenn eine traumatische Schädigung der Epiphysenfuge eingetreten ist, kann sich später ein zunehmender Cubitus valgus entwickeln; daher sind Kontroll-Röntgenuntersuchungen zwei Jahre postoperativ indiziert. Übersehene oder unzureichend reponierte Kondylus radialis-Frakturen führen zur Streckhemmung im Ellenbogengelenk.

Diakondyläre Y-Fraktur des distalen Humerus

Verletzungsmechanismus

Die diakondyläre Y-Fraktur des distalen Humerus ist eine sehr seltene *Stauchungsfraktur* bei Streckung und Stauchung des Ellenbogengelenks. Die beiden etwa gleich großen Kondylenfragmente sind im Bereich der Trochlea humeri auseinandergebrochen; die Fraktur wird auch als *T-Bruch* oder *Trümmerbruch des distalen Humerus* bezeichnet.

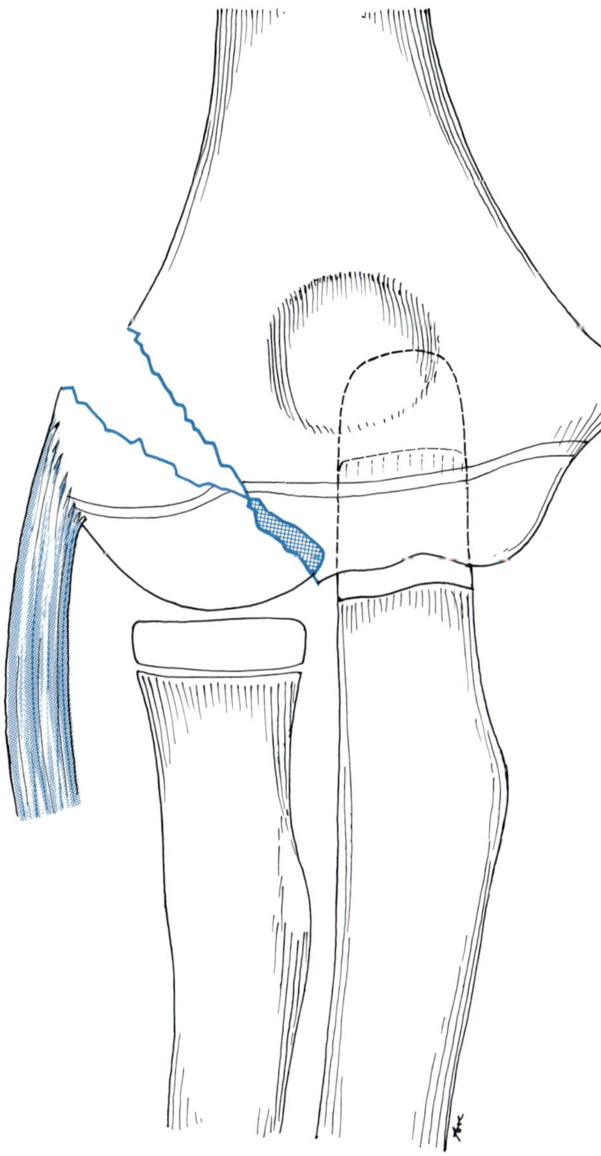
a

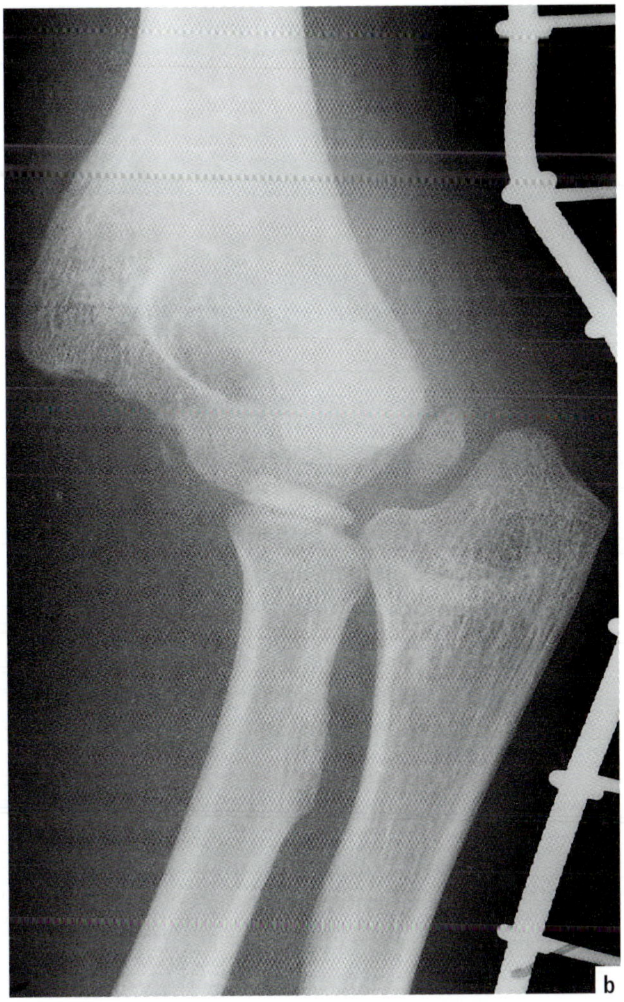
b

Abb. 9.70a-b: Abrißfraktur des Kondylus radialis humeri zusammen mit dem Capitulum humeri. Die Fraktur des Kondylus radialis humeri bei diesem 7jährigen ist begleitet von einer Gelenkluxation (Sehnenansatz der Streckmuskulatur des Unterarms. a, b).

Therapie

Die Therapie erfolgt grundsätzlich *stationär*. Die erforderliche offene operative Versorgung muß eine exakte Adaptation von Capitulum und Trochlea herstellen und sollte nur beim jüngeren Kind mit einem Bohrdraht erfolgen, beim größeren Kind über zehn Jahre immer mit einer quer eingebrachten Spongiosazugschraube. Zusätzlich wird anschließend wie bei der suprakondylären Humerusfraktur von medial und lateral eine gekreuzte Bohrdrahtfixation der adaptierten kondylären Fragmente am Humerusschaft vorgenommen.

Die Ruhigstellung dieser Frakturen erfolgt im zunächst aufgeschnittenen, später zirkulierten Oberarmgipsverband für 4 – 5 Wochen. Nach Entfernen des Gipses ist vorrangig das Ellenbogengelenk zu mobilisieren. Das eingebrachte Metall wird mehrere Wochen später entfernt.

Komplikationen

Bei ungenügender transversaler Fixation besteht die Gefahr der Gelenkinkongruenz; dann ist evtl. die diagnostische Abklärung mit MRT oder 3D-CT indiziert *[1, 5, 13, 15]*.

Abb. 9.70c-d: Nach offener Reposition erfolgt die stufenlose Wiedereinrichtung der Gelenkfläche mit Spongiosazugschraube und Kirschnerdrähten (c, d).

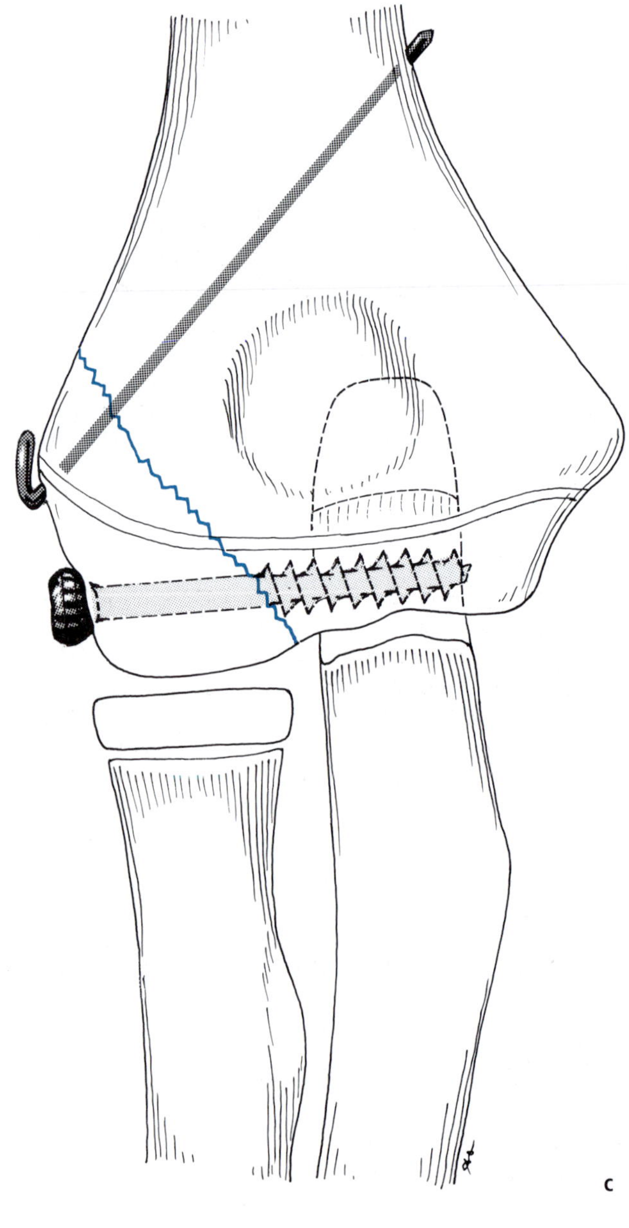
c

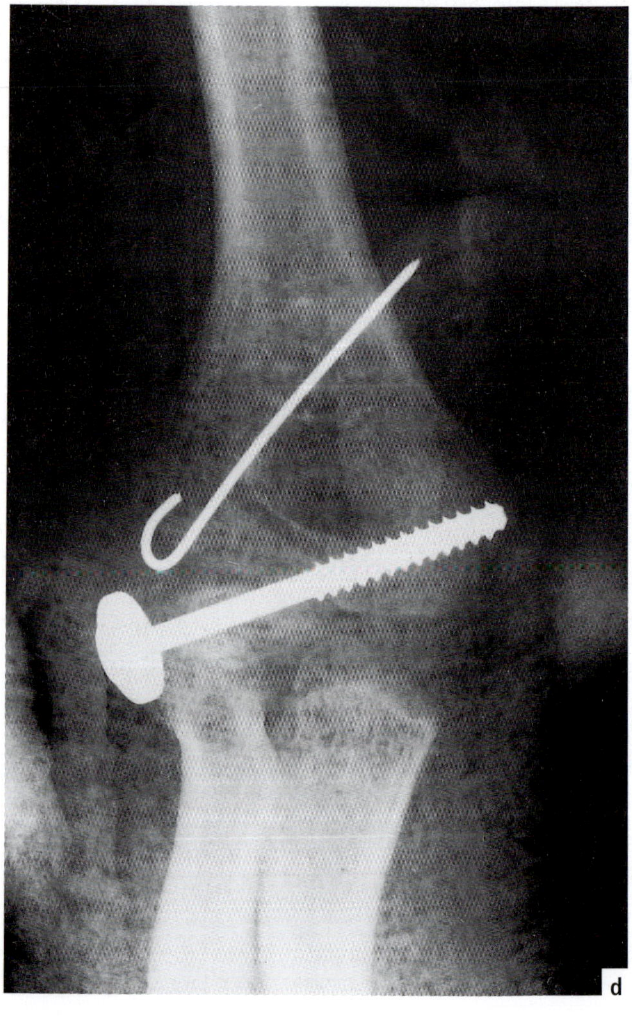
d

Isolierte Luxation des Ellenbogengelenks

Verletzungsmechanismus

Die isolierte Luxation des Ellenbogengelenks setzt eine ausgedehnte Verletzung der Gelenkkapsel voraus.

Diagnostik

Vor Reposition erfolgt die Röntgenaufnahme des Ellenbogengelenks, meist nur in einer Ebene. *Nach* der Reposition sind eine exakte a.p.-Abbildung am gestreckten Ellenbogengelenk sowie eine streng seitliche Abbildung am rechtwinkelig gebeugten Ellenbogengelenk erforderlich. Besonders zu achten ist im Anschluß an die Reposition auf die regelrechte Stellung des Radiusköpfchens.

Bei der Diagnose einer isolierten Luxation des Ellenbogengelenks sind sowohl vor als auch nach der Reposition röntgenologisch keine ossären Absprengungen sichtbar.

Therapie

Die isolierte Luxation des Ellenbogengelenks kann ausschließlich *konservativ* und *ambulant* behandelt werden. Die ambulante *Nachsorge* muß nach einer Ruhigstellung von 3 – 4 Wochen zwecks Konsolidierung der Gelenkkapsel zu einer zügigen, aktiven Remobilisierung des Gelenks führen.

Olekranonfraktur

Verletzungsmechanismus

Die Olekranonfraktur ist eine eher seltene Fraktur im Kindesalter (nur 1 – 2 % der kindlichen Ellenbogenfrakturen). Meist besteht eine Abrißfraktur mit querem Verlauf in der proximalen Ulna; seltener ist sie als longitudinale Berstungsfraktur Folge einer lokalen Stauchung.

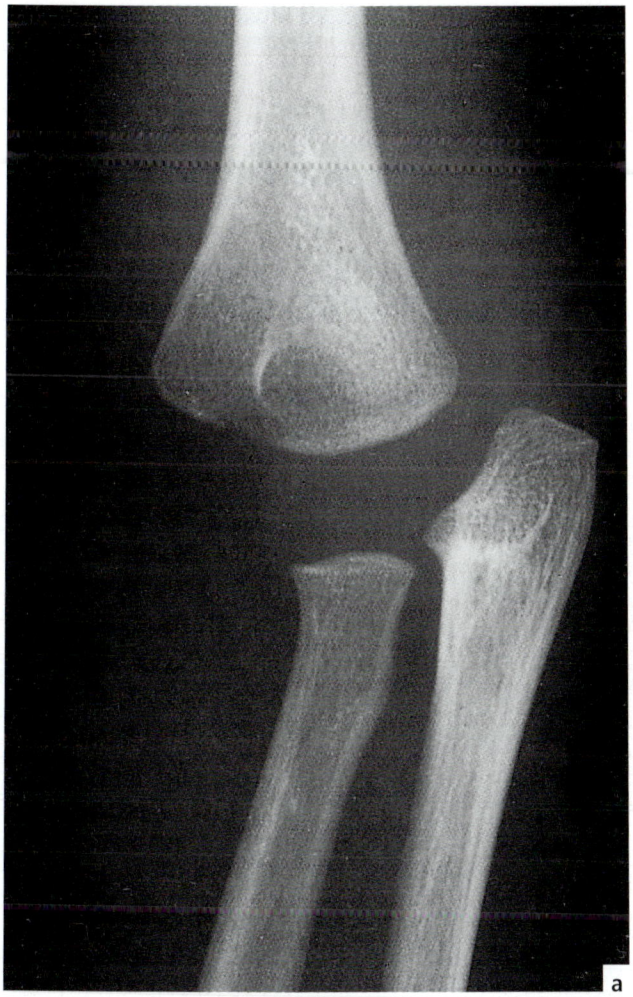

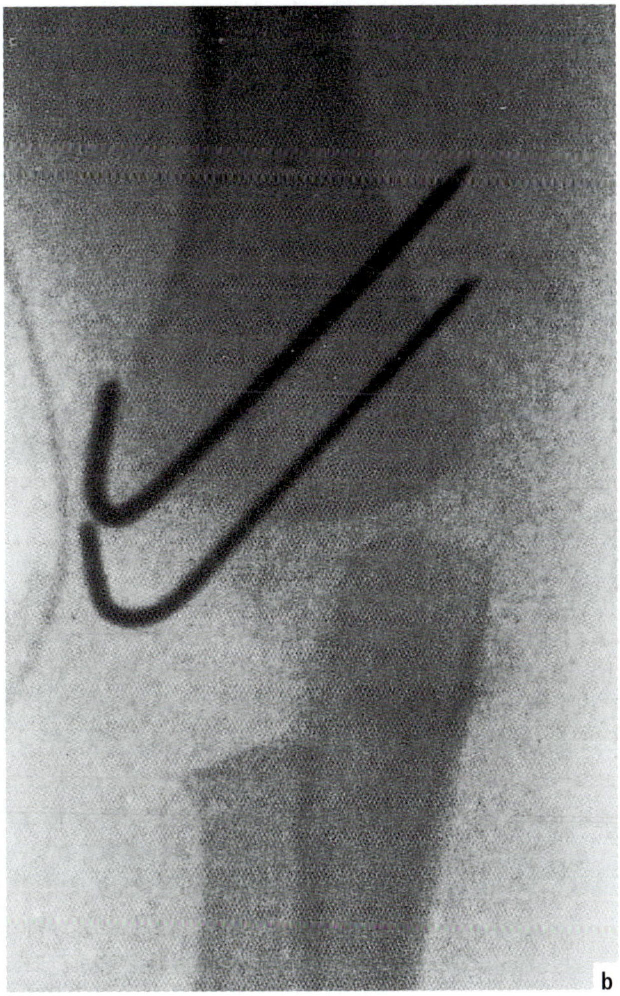

Abb. 9.71a-b: Abrißfraktur von Kondylus radialis humeri und Capitulum humeri mit Gelenkluxation (a); Kondylus und Capitulum sind bei diesem 1jährigen Patienten noch nicht mineralisiert und daher nicht sichtbar. Kirschnerdrahtung nach offener Reposition (b).

Die Kombination der Olekranonfraktur mit einer Luxation des Radius im Sinne einer *MONTEGGIA-Fraktur* (siehe 9.9.3.5) oder mit einer Fraktur des Radiusköpfchens/-halses ist möglich.

Diagnostik

Angefertigt werden die ellenbogengelenkstypischen Röntgenabbildungen in a.p.-Projektion des gestreckten Gelenks und seitlich in Rechtwinkelstellung.

Therapie

Ohne Dislokation des der Sehne des M. triceps brachii anhaftenden kurzen Fragments und ohne Stufenbildung der Gelenkfläche ist eine *ambulante* und *konservative* Behandlung möglich mit Anlage einer dorsalen Gipsschiene in Streckstellung für 3 – 4 Wochen.

Querfrakturen des Olekranon mit Diastasebildung und/oder Ausbildung einer Gelenkstufe erfordern eine *operative Therapie* mit exakter Wiederherstellung der Gelenkkongruenz und Fixierung durch Zuggurtung. Assoziierte kleinere Abbrüche des Processus coronoideus ulnae bedürfen keiner gesonderten Behandlung.

Obwohl die Zuggurtung grundsätzlich eine funktionelle Nachbehandlung ermöglicht, wird bei Kindern häufig primär zusätzlich – als Schutzmaßnahme – ein Oberarmgipsverband angelegt. Die Remobilisierung des Ellenbogengelenks muß jedoch spätestens drei Wochen nach Fraktur und Operation einsetzen; das Metall wird erst nach vollständiger Remobilisierung entfernt.

Radiusköpfchenfraktur

Verletzungsmechanismus und Einteilung

Die Radiusköpfchenfraktur entsteht durch axiale Stauchung des ausgestreckten, meist pronierten Unterarms; fast immer liegt eine metaphysäre Fraktur vor:

- In ca. 65 % als Radiushalsfraktur, überwiegend bei älteren Kindern und Adoleszenten
- In 35 % als Epiphysenlösung – mit oder ohne metaphysären Keil – v.a. bei Kleinkindern; intraartikuläre Epiphysenfrakturen (AITKEN II oder III, „Meißelfraktur") kommen bei Kindern mit offenen Fugen nur sehr selten vor.

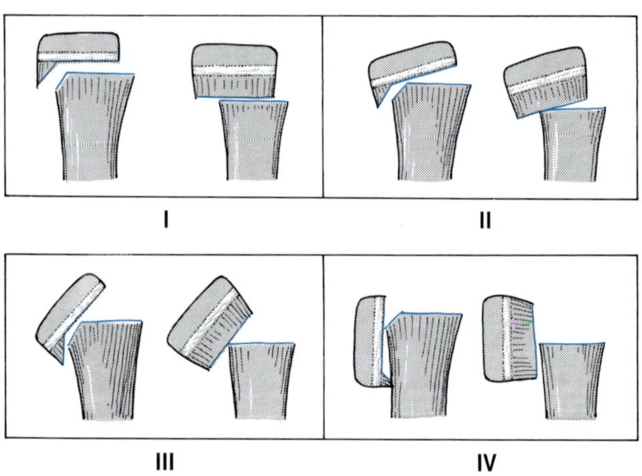

Abb. 9.72: Klassifikation des Dislokationsgrades der Radiusköpfchen-/-halsfrakturen nach JUDET.

Typisiert wird die Radiusköpfchendislokation nach JUDET (Abb. 9.72):

- JUDET I: Keine Dislokation, geringe oder keine Kippung
- JUDET II: Dislokation bis zu halber Schaftbreite, Kippung ≤ 30°
- JUDET III: Kippung > 30°
- JUDET IV: Kippung > 60° mit Zerreißung des Ringbands.

Diagnostik

Die Röntgenaufnahmen in a.p.-Projektion bei weitgehend gestrecktem Gelenk und in seitlicher Projektion, möglichst bei 90° Beugung des Gelenks, zeigen die Abkippung des Capitulum radii immer nach lateral und meist nach ventral.

Therapie

Bei Abkippung des Radiusköpfchens *bis zu 30°* erfolgt keine Reposition; die *konservative* und ambulante Therapie besteht in der Ruhigstellung für 3 – 4 Wochen im zirkulären Oberarmcast-/-gipsverband.

Bei stärkerer Abkippung oder Lateralverschiebung des Radiusköpfchens sollte zunächst geschlossen reponiert werden (in maximaler Beugung des supinierten Vorderarms); dabei kann vielfach erreicht werden, einen höhergradigen Frakturtyp in einen niedergradigen zu überführen (z.B. JUDET III in JUDET I, Abb. 9.73), so daß dann konservativ weiterbehandelt werden kann. Gelingt die geschlossene Reposition nicht oder liegt eine Abkippung *von über 60°* vor, muß *offen* reponiert werden.

Sollte die Fixierung des kurzen Radiusfragments erforderlich sein, ist diese mit resorbierbaren Stiften oder mit versenkten Kirschnerdrähten vorzunehmen. Bei einer Meißelfraktur (als Epiphysenfraktur) besteht eine primäre Operationsindikation. Nach primärer Wundheilung ist die weitere Ruhigstellung für drei Wochen im zunächst längsgespaltenen, zirkulären Oberarmgipsverband notwendig, der nach Weichteilabschwellung geschlossen wird.

Von einer transartikulären Fixierung des kurzen Radiusfragments mit einem Kirschnerdraht ist wegen der Gefahr eines Drahtbruchs oder einer Knorpelschädigung dringend abzuraten.

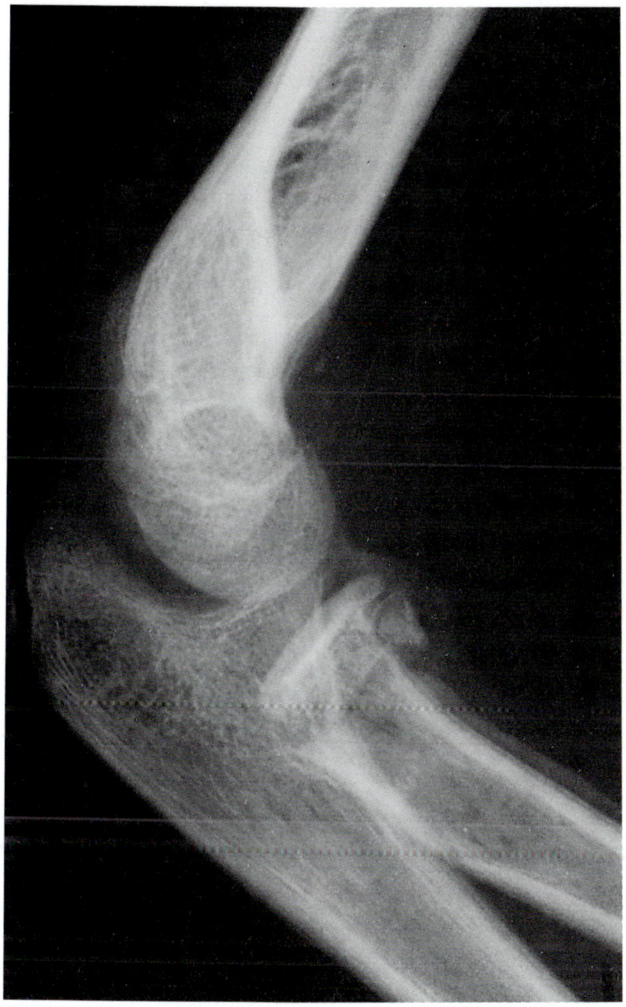

Abb. 9.73 (oben): Z.n. metaphysärer Fraktur des proximalen Radius bei einer 10jährigen. Der initiale Judet III-Typ war durch geschlossene Reposition in den Typ Judet I umgewandelt worden. Nach dreiwöchiger konservativer Behandlung hat sich Kallus gebildet.

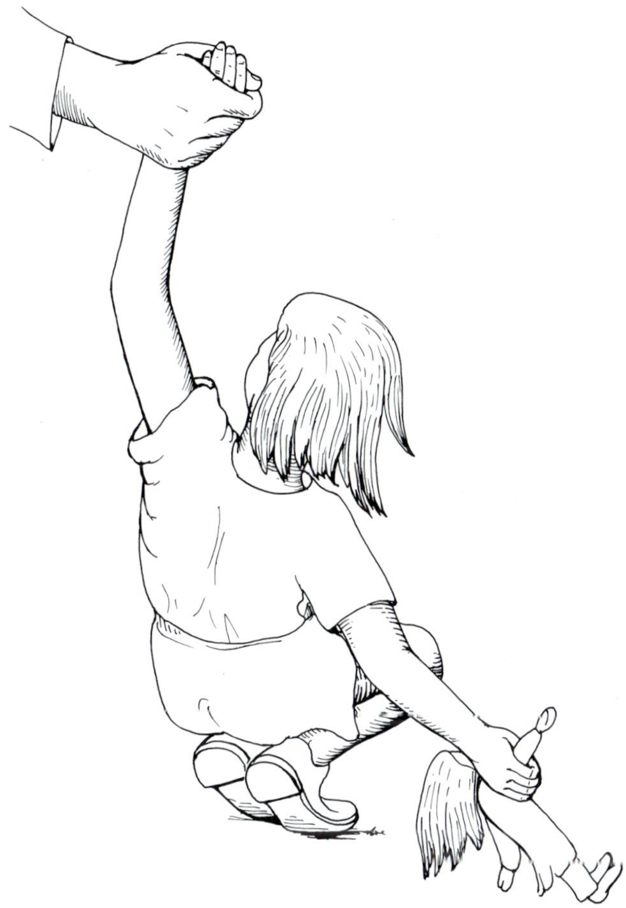

Abb. 9.74 (oben): Verletzungsmechanismus bei der Radiussubluxation (CHASSAIGNAC). Durch Zug am gestreckten Arm kann es beim Klein- und Vorschulkind zur proximalen Subluxation des Radius mit schmerzhafter Überdehnung des Ringbands kommen.

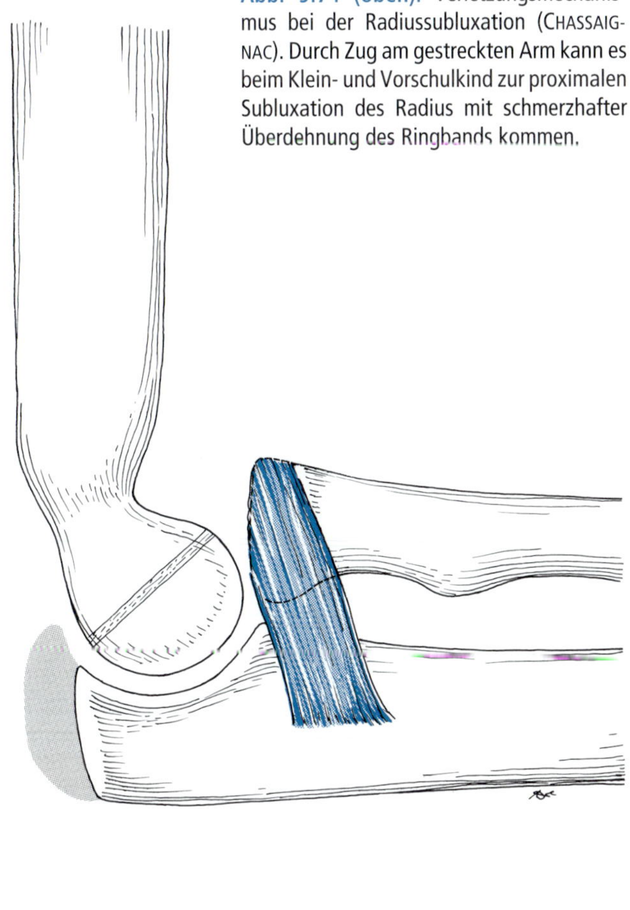

Abb. 9.75 (rechts unten): Radiussubluxation (CHASSAIGNAC). Das Köpfchen des Radius steht subluxiert im überdehnten, aber nicht zerrissenen Lig. anulare radii; in seitlicher Projektion verläuft die Längsachse des proximalen Radius nicht durch die Mitte des Capitulum humeri.

Radiusköpfchensubluxation

Verletzungsmechanismus

Die nach CHASSAIGNAC benannte Verletzung entsteht aufgrund der physiologischen Überdehnbarkeit des Radiusringbands beim Kleinkind. Überstreckung des Ellenbogengelenks oder Zug am gestreckten Arm (beim „Flugzeugspiel" oder beim Hochziehen eines am Boden sitzenden Kindes, Abb. 9.74) können das proximale Radiusende ohne Zerreißen des Ringbands in eine Subluxationsstellung bringen (Abb. 9.75). Das Kind kommt mit typischer Schonhaltung mit herabhängendem Arm zur Behandlung.

Diagnostik

Oft führen bereits die typische Anamnese und Armhaltung des Kleinkindes zur richtigen Diagnose. Bei der Untersuchung ist die Region des Radiusköpfchens schmerzhaft, möglicherweise ist eine geringe Prominenz palpabel. Zwischen Trauma und Untersuchung kann es bereits zur Spontanreposition gekommen sein.

Differentialdiagnostisch sind eine Grünholzfraktur, die Distorsion des Ellenbogengelenks sowie die Fraktur der Klavikula auszuschließen. Eine *Röntgendarstellung* ist verzichtbar, da auch bei bestehender Subluxation nur selten ein überzeugender pathologischer radiologischer Befund zu erheben ist.

Therapie

Die Behandlung besteht in der Reposition, die *ambulant* durchgeführt wird: Unter leichtem Daumendruck auf das Radiusköpfchen – bei gleichzeitiger Supination und Beugung im Ellenbogengelenk – läßt sich die Subluxation fast schmerzfrei reponieren; die anschließend wieder mögliche Beweglichkeit des Ellenbogengelenks bestätigt dies. Bei weiterbestehendem Schmerz oder Mißtrauen der Eltern gegenüber „zu geringer Therapie" kann eine elastische Wickelung des Ellenbogengelenks mit Achtertouren für einige Tage sinnvoll sein.

9.9.3.5 **Unterarmfrakturen**

Unterarmschaftfraktur

Verletzungsmechanismus

Frakturen des Unterarmschafts sind bei Kindern die häufigsten Frakturen der oberen Extremitäten. Sie entstehen durch indirektes Trauma bei Sturz auf den ausgestreckten Arm.

Bei *jüngeren Kindern* bis zum 6. – 8. Lebensjahr resultiert durch die erhaltene Umhüllung des Periostschlauchs meist eine (Grünholz-)Fraktur ohne Dislokation (Abb. 9.76). Eine solche Fraktur kann sich bei nur geringer Schmerzauslösung, kaum merklicher Schwellung und fehlender oder geringfügiger Achsabweichung u.U. tagelang dem Erkennen entziehen. Beim *älteren Kind* und beim jugendlichen Patienten zerreißt auch das Periost; die Schaftfraktur geht zunehmend mit Achsenfehlstellung und Dislokation, möglicherweise auch mit Weichteildurchspießung einher. *Sensibilitätsstörungen*, die von den Kindern gelegentlich vor der Reposition angegeben werden, sind in aller Regel nach der Stellungskorrektur der Fraktur beseitigt.

Unterarmschaftfrakturen können als *Extensions-* oder *Flexionsfrakturen* im proximalen, mittleren und distalen Drittel auftreten mit entsprechender distaler Fragmentdislokation nach dorsal oder volar. Je nach Frakturart sind *Grünholzfrakturen, Wulstbrüche* oder *komplette Frakturen* zu unterscheiden. *Einer* oder *beide Knochen* können betroffen sein; bei isolierter Fraktur nur eines Knochens muß die Integrität des Ellenbogengelenks (s.u. MONTEGGIA-Fraktur) und des Handgelenks (s.u. GALEAZZI-Fraktur) sorgfältig geprüft werden. Bei kompletter Fraktur beider Unterarmknochen sind außer Achsenknickung auch Verkürzung und Rotationsfehlstellung möglich.

Therapie

Die Therapie ist möglichst *konservativ*, grundsätzlich aber nach Frakturart und Lokalisation auszurichten:

- *Grünholzfrakturen* (Abb. 9.76) mit einer Achsknikkung von > 10° sind durch „Gegenknick" zu korrigieren – ggf. in Bruchspaltanästhesie (Mepivacain-HCl, 1 %, 2 – 4 ml).
- *Wulstfrakturen* bedürfen auch bei Achsabweichungen bis zu 15 – 20° keiner Korrektur.
- *Stabile, undislozierte Frakturen* werden im zirkulären Oberarmgipsverband in Rechtwinkelstellung im Ellenbogengelenk 4 – 5 Wochen ruhiggestellt, Grünholz- und Wulstfrakturen für 3 – 4 Wochen.
- *Instabile, dislozierte Frakturen* werden in Allgemeinanästhesie unter Zug und Gegenzug reponiert und im Oberarmgipsverband in Rechtwinkelstellung des Ellenbogens fixiert.

Eine *geringe Achsknickung* bis 5° und eine geringe Seitversetzung können toleriert werden, da sie sich spontan ausgleichen. Der Unterarm wird in *der* Rotationsstellung eingegipst, in der die Fraktur am *stabilsten* erscheint; Extremstellungen sind zu vermeiden.

Achsabweichungen von > 10° können zur Störung der Rotation führen. Es ist daher bei der konservativen Therapie der Unterarmschaftfraktur des älteren Kindes erforderlich, in wöchentlichen Abständen Röntgenkontrollen in 2 Ebenen durchzuführen, um im Falle einer zunehmenden Fehlstellung noch korrigierend eingreifen zu können.

Wenn nach Frakturheilung eine Einschränkung der Rotation entstanden ist, kann die Funktion nur durch Korrekturosteotomie wiederhergestellt (Abb. 9.77) werden.

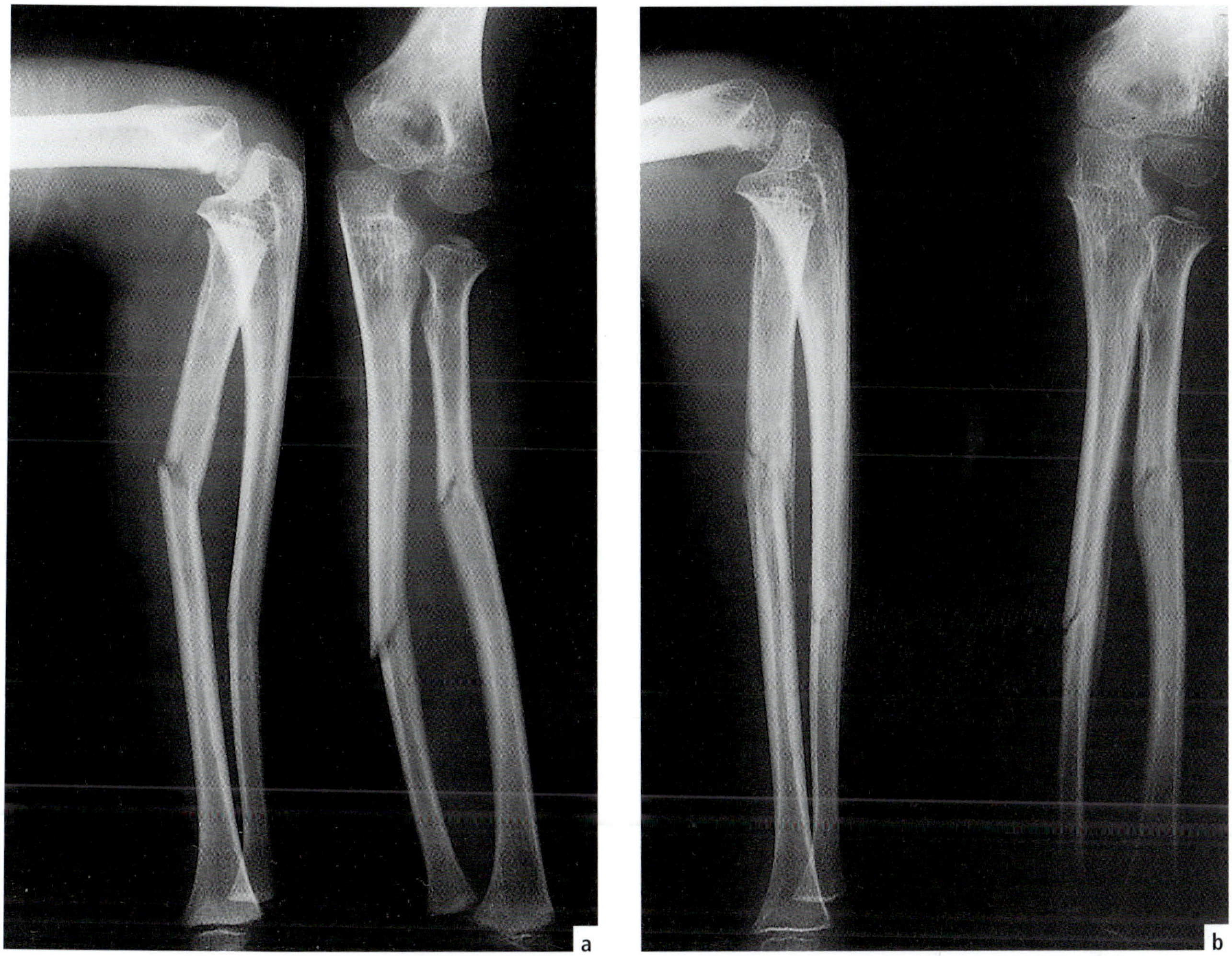

Abb. 9.76a-b: Grünholzfraktur des Unterarmschafts bei einem 7jährigen Patienten. Frische Fraktur in der Darstellung in zwei Ebenen (a) und nach geschlossener Reposition und 3wöchiger Ruhigstellung im Oberarmgips (b).

Operative Therapie

Instabile, im Gipsverband nicht zu haltende Unterarmschaftfrakturen werden mit stabiler oder elastischer Marknagelung versorgt und danach zusätzlich mit einem rechtwinkelig angelegten Oberarmgipsverband ruhiggestellt. Dieses Vorgehen wird bei der Unterarmschaftfraktur des größeren Kindes zunehmend auch als primäre, ein Abrutschen der Fragmente ausschließende Versorgung gewählt.

Die Autoren verwenden mit guten Ergebnissen Rushpins, biegungsfähige Stahlnägel, die in geübter Hand relativ zügig fast jede Schaftfraktur in geschlossener Technik auffädeln, reponieren und stabilisieren lassen. In Abhängigkeit von der jeweiligen Fraktur werden entweder nur der Radius, nur die Ulna oder beide Knochen mit einem Rushpin geschient; die Schienung der Ulna erfolgt von proximal, die des Radius von distal. Die Rushpin-Enden werden subkutan verlagert; sie können 4 – 5 Wochen nach Gipsabnahme ambulant – in Narkose – entfernt werden, wenn die freie Supination und Pronation wiedererlangt sind.

Eine Weichteilinterposition als Repositionshindernis kann in Ausnahmefällen eine offene Reposition von Unterarmschaftfrakturen erforderlich machen.

Komplikationen

Zu den Komplikationen zählen Achsenfehlstellungen, Frakturheilungsstörungen, Pseudarthrosen, radio-ulnare Synostosen/Brückenkallus, Einschränkung der Pro-/Supination, Nerven- und Gefäßläsion und Wachstumsstörungen.

MONTEGGIA-Fraktur

Verletzungsmechanismus

Die MONTEGGIA-Fraktur ist eine Ulnaschaftfraktur mit Luxation des Radiusköpfchens nach lateral, ventral

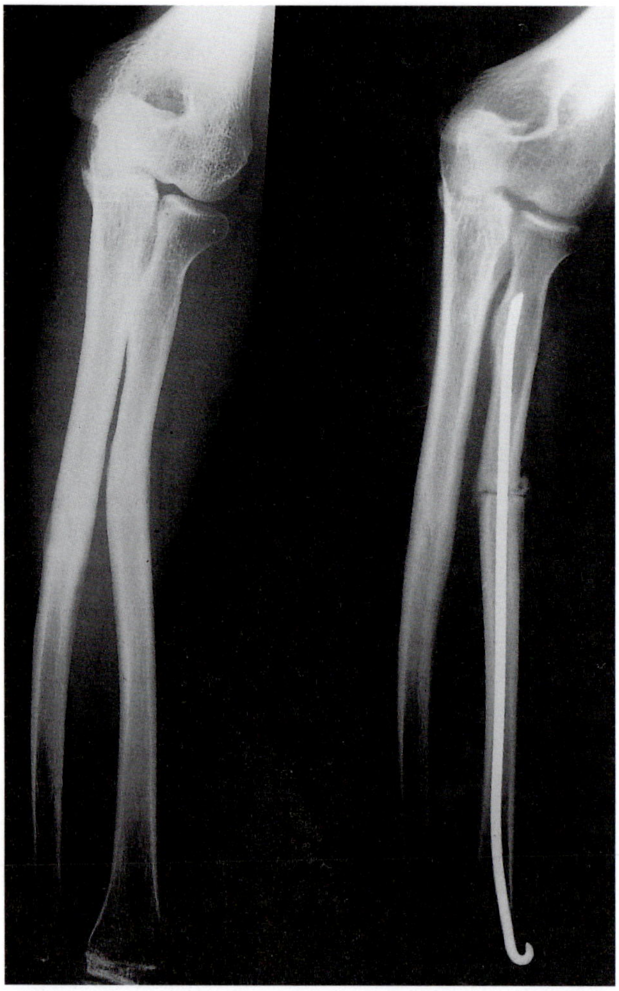

Abb. 9.77: Z.n. Unterarmschaftfraktur und Verheilung in rotationsbehindernder axialer Fehlstellung von 16° bei einem 15jährigen Jungen. Nach Korrekturosteotomie und Rush-pin-Schienung war die normale Rotation wieder möglich.

oder dorsal (Abb. 9.79, 9.80a; siehe auch 7.1.9.5). Sie entsteht durch Sturz auf den ausgestreckten und pronierten Unterarm.

Diagnostik

Bei jeder Ulnafraktur muß das Ellenbogengelenk a.p. und seitlich mit geröntgt werden, um die Position des Radiusköpfchens exakt beurteilen zu können (Abb. 9.78 – 9.79). Verläuft bei Abbildung der Ulnafraktur die Achse des Radiusschafts nicht durch das Zentrum des Capitulum humeri, so liegt eine Luxation oder Subluxation des Radiusköpfchens vor.

Abb. 9.78 (rechts): Achsenstellung des Radius. Die Achse des proximalen Radius muß in jeder abgebildeten Position durch die Mitte des Capitulum humeri verlaufen, sonst liegt eine (Sub-)Luxation des Radiusköpfchens vor.

Therapie

Indiziert ist die umgehende, geschlossene Reposition der Ulnafraktur und der Radiusköpfchenluxation. Bei Instabilität ist eine intramedulläre Ulna-Marknagelung erforderlich (Abb. 9.80), wobei es dann häufig spontan auch zur Reposition des Radiusköpfchens kommt. Notfalls sind die offene Radiusköpfchenreposition und ggf. Ringbandnaht erforderlich.

Komplikationen

Komplikationen sind Bewegungseinschränkung im Ellenbogengelenk infolge persistierender Radiusköpfchenluxation, Nervenläsion und Frakturheilungsstörung der Ulna.

GALEAZZI-Fraktur

Verletzungsmechanismus

Die GALEAZZI-Fraktur ist eine äußerst seltene Kombination von Radiusschaftfraktur im mittleren oder distalen Drittel mit Luxation der Ulna im Karpoulnargelenk (siehe auch 7.1.9.5).

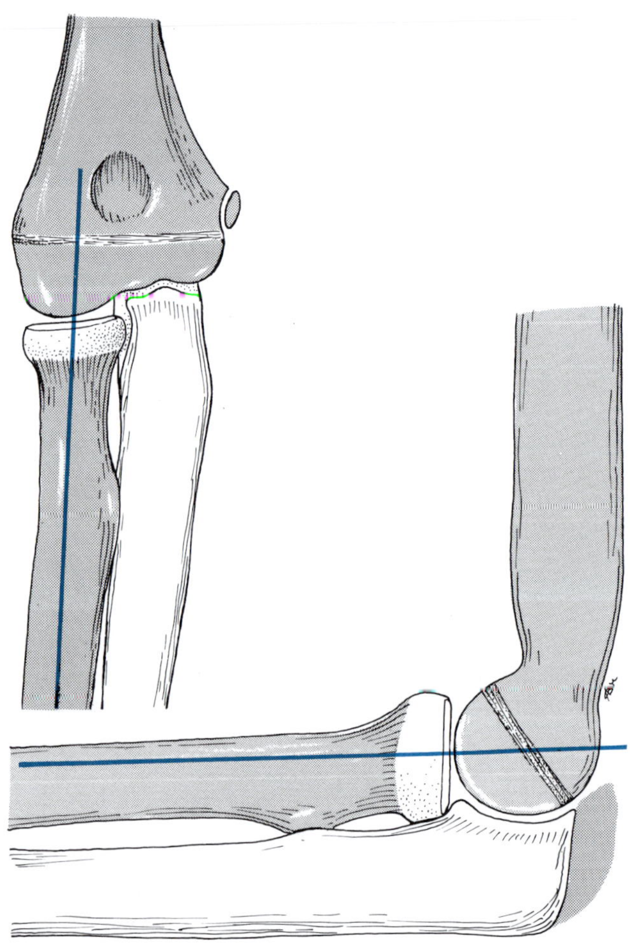

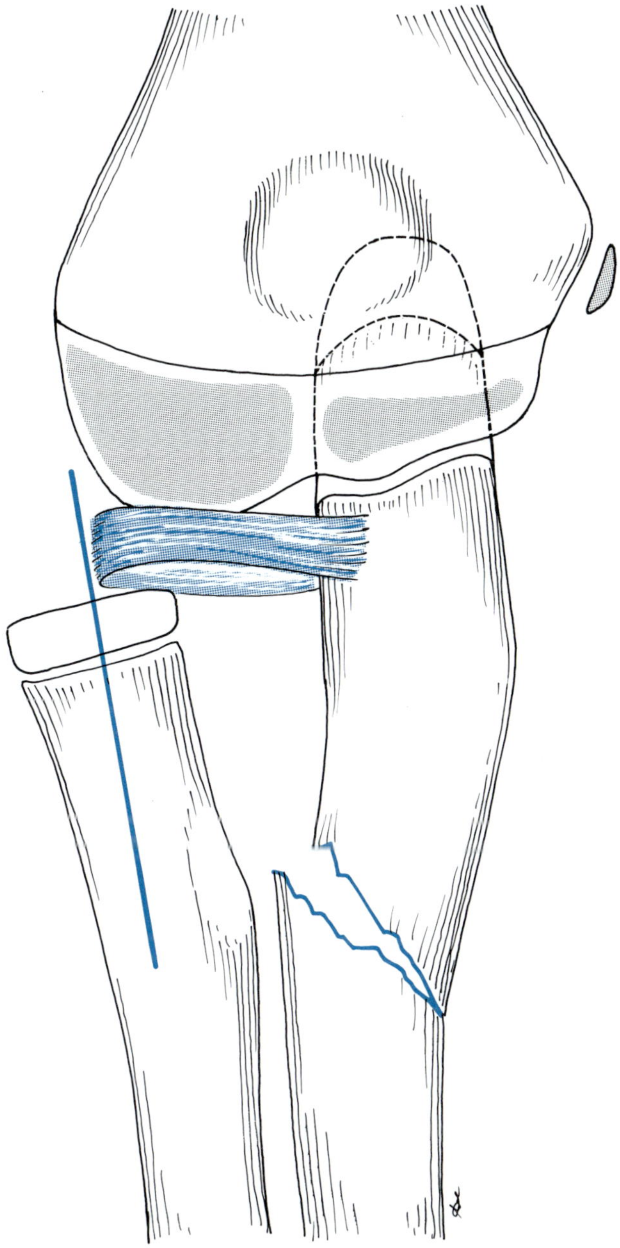

Abb. 9.79: MONTEGGIA-Fraktur. Eine Ulnafraktur – am häufigsten im mittleren Schaftdrittel der Ulna – ist mit einer Luxation des Radius im Ellenbogengelenk kombiniert.

Therapie

Die Radiusfraktur muß unter Extension und Pronation des Unterarms anatomisch reponiert werden; dabei gelingt meist zugleich die Reposition der Ulnaluxation.

Operatives Vorgehen ist indiziert, wenn die Reposition des Radius nicht gelingt oder keine Stabilität der reponierten Fragmente besteht, weil sonst auch die Luxation der Ulna bestehen bleibt.

Komplikation

Persistierende Luxation der Ulna führt durch überschießendes Wachstum zum Ulnavorschub und zur Einschränkung der Unterarmdrehbewegung.

Distale Radiusmetaphysenfraktur

Verletzungsmechanismus

Die distale Radiusmetaphysenfraktur liegt bei jüngeren Kindern überwiegend als Wulstfraktur vor, bei älteren als komplette Fraktur. In der Regel handelt es sich um Extensionsfrakturen mit Stauchung, Verschiebung und Dislokation des distalen Fragments nach dorsal, gelegentlich mit Abriß des Processus styloideus ulnae.

Therapie

Distale Radiusmetaphysenfrakturen werden überwiegend *konservativ* und *ambulant* behandelt (Abb. 9.81 – 9.82). Bei stabilen Wulstfrakturen und Frakturen bei Kindern unter 12 Jahren kann eine Dislokation bis zu 25° in beiden Ebenen toleriert werden.

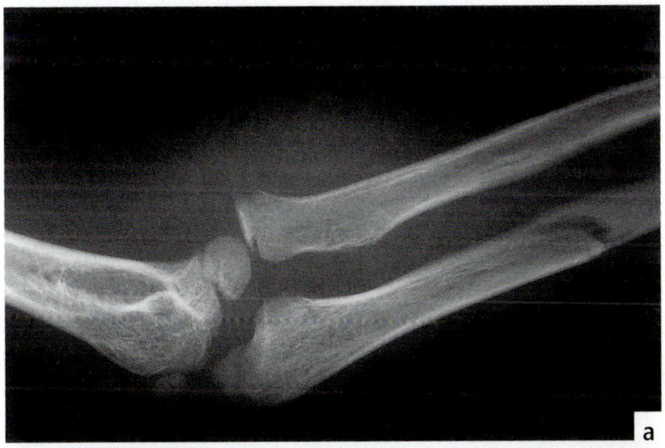

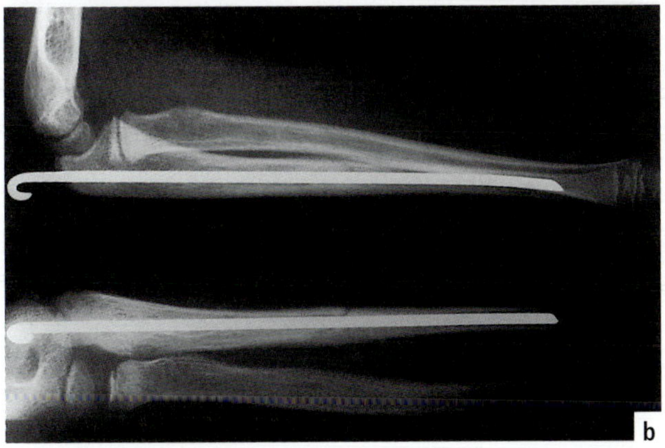

Abb. 9.80a-b: Versorgung einer MONTEGGIA-Fraktur bei einem 9jährigen Jungen (a). Geschlossene Reposition und Stabilisierung der Ulna mit einem Rush-pin (b).

Bei stärker dislozierten Frakturen wird das distale Fragment unter Extension an den Fingern und gleichzeitiger zunächst stärkerer Abwinkelung nach dorsal mit nachfolgendem Daumendruck nach volar und distal – unter Flexion und Pronation des Handgelenks – reponiert. Wenn wegen Instabilität eine Fragmentfixierung erforderlich ist, verwenden die Autoren perkutan eingebrachte Kirschnerdrähte (Abb. 9.83), die ambulant und ohne Narkose nach 3 Wochen durch ein Gipsfenster entfernt werden.

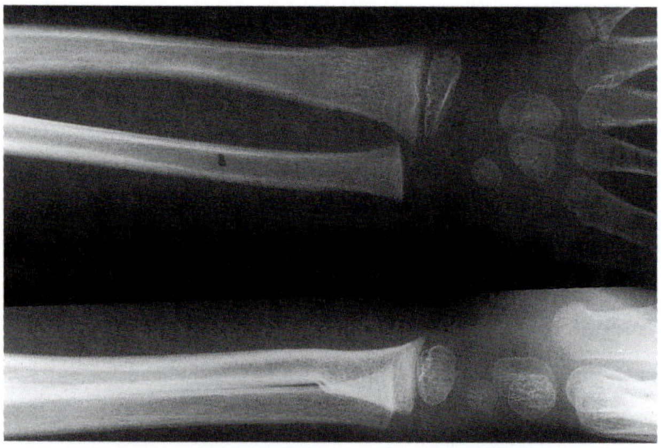

Abb. 9.81: Metaphysärer Grünholzbruch des Radius ohne Korrekturnotwendigkeit (5jährige Patientin).

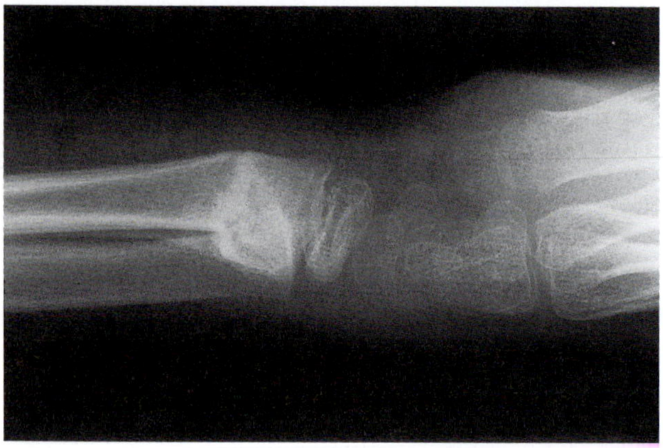

Abb. 9.82: Metaphysärer Stauchungsbruch des distalen Radius mit akzeptabler Dorsalabwinklung von 20°; beginnende Kallusbildung bei 6jähriger Patientin.

Distale Radiusepiphysenfraktur

Verletzungsmechanismus

Epiphysenverletzungen des distalen Unterarms betreffen, abgesehen von Frakturen des Processus styloideus ulnae, fast ausschließlich die distale Radiusepiphyse. Reine Lysefrakturen sind selten; in der Regel erfolgt eine Epiphysenlösung mit Abbruch eines metaphysären Keils (Aitken I, Salter II) *[8, 14, 21, 22]*.

Klinik und Diagnostik

Es imponieren Schwellung und Deformierung im Handgelenkbereich. Fast alle distalen Radiusepiphysenfrakturen zeigen eine dorsale, nur 1 – 2 % eine ventrale Fragmentdislokation.

Therapie

Fast immer ist die geschlossene Reposition möglich durch Extension an den Fingern, Druck von dorsal auf die distale Radiusepiphyse und Volarflexion des Handgelenks (siehe auch 7.2.3). Die Ruhigstellung erfolgt im Oberarmgipsverband bei Volarflexion und mäßiger Ulnarflexion der Hand. Leichte Achsendeviationen und geringe Verschiebungen sind tolerabel (Abb. 9.84).

Röntgenkontrollen sind erforderlich nach der Reposition und den Tagen 4, 10 und 18 nach der Versorgung.

In der Klinik wird heute in vielen Fällen nach der erfolgreichen Reposition das distale Fragment mit einem perkutan eingebrachten Kirschnerdraht fixiert, so daß

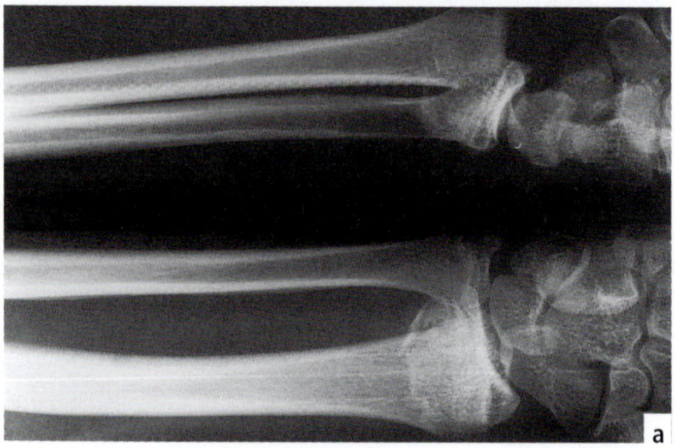

a

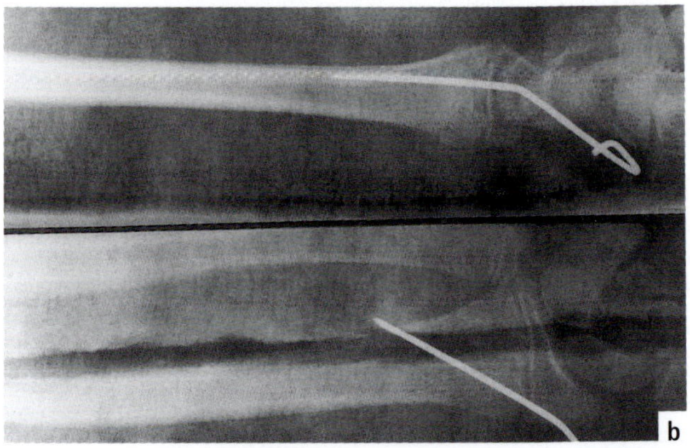

b

Abb. 9.83a-b : Aitken I-Fraktur des distalen Radius mit dorsaler Dislokation bei einem 14jährigen Jungen (a). Aufnahme im Gipsverband nach geschlossener Reposition und perkutaner Kirschnerdrahtung (b).

ein Abrutschen nicht mehr möglich ist (Abb. 9.83b). Die Ruhigstellung wird mit einem Oberarmgipsverband für 4 – 5 Wochen ergänzt; der perkutan liegende Draht kann nach 3 Wochen ohne Narkose durch ein Gipsfenster entfernt werden.

Eine begleitende distale Ulnafraktur (Infraktur, Epiphysenlösung, Abbruch des Processus styloideus) stellt sich in aller Regel in ausreichender Weise spontan ein, wenn die Radiusfraktur reponiert wird. Nur in Einzelfällen sind auch an der distalen Ulna die gesonderte Reposition und Drahtfixation notwendig.

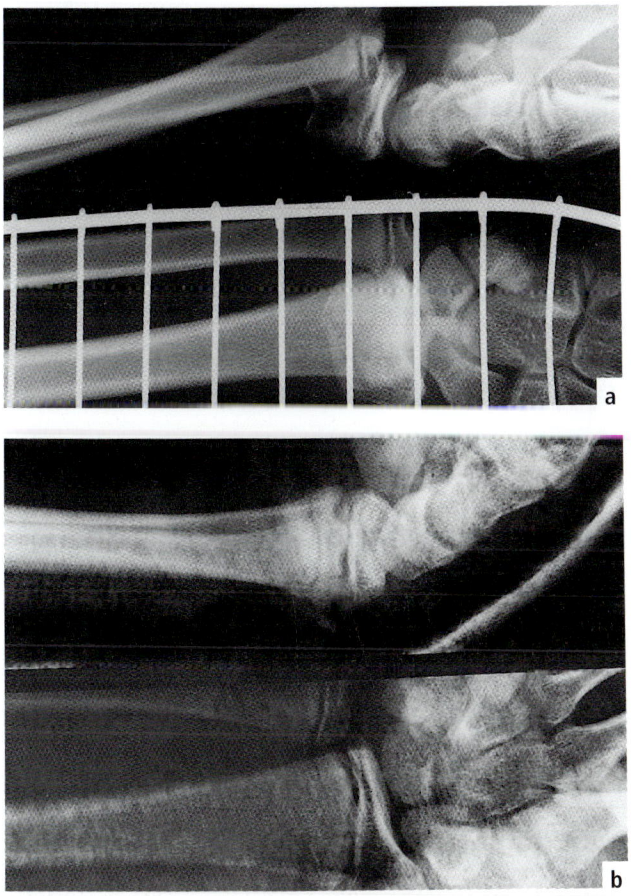

Abb. 9.84a-b: Aitken I-Fraktur des distalen Radius bei einem 13jährigen Patienten (a). Aufnahme im Gipsverband nach geschlossener Reposition und Ruhigstellung mit Volar- und Ulnarflektion.

9.9.4 Frakturen und Luxationen der unteren Extremität

9.9.4.1 Epiphyseolysis capitis femoris

Krankheitsbild

Die Hüftkopfepiphysenlösung ist ein Krankheitsbild der Pubertät bzw. der Präpubertät. Der Wachstumsfugenknorpel lockert sich, so daß die am Hüftgelenk einwirkenden Schub- und Scherkräfte ein langsames Abgleiten der Epiphysenkappe vom Schenkelhals bewirken. Die Epiphyseolysis capitis femoris kommt in bis zu 80 % der Fälle beidseitig vor, jedoch nicht synchron und nicht in gleichem Ausmaß. Das akute Schmerzereignis wird überwiegend von einem Minimaltrauma wie Stolpern und Umgestoßenwerden ausgelöst.

Diagnostik

Grundsätzlich sind *Röntgenaufnahmen* beider Schenkelhälse und Hüftgelenke zum Seitenvergleich erforderlich.

Auch bei den Patienten mit akutem Abgleiten der Epiphyse zeigen die Röntgenabbildungen bereits die chronische Umformung des Schenkelhalses und das Abkippen der Ebene der Epiphysenfuge gegenüber der Achse des Schenkelhalses.

Therapie

Die Behandlung muß *stationär* erfolgen: abhängig vom erhobenen Befund wird *grundsätzlich* nur die akut gleitende Hüfte – nur im Falle von Zeichen eines chronischen Gleitvorgangs auch die Gegenseite – durch Reposition der Epiphysenkappe und Refixierung mit axial eingebrachten Kirschnerdrähten behandelt. Die Drähte sollen bis zu einem Jahr in situ verbleiben.

Die *ambulante* Weiterbehandlung mit Entlastung des refixierten Hüftkopfs erfolgt mit einer Thomasschiene für die Dauer von mindestens 6 – 9 Monaten.

Komplikationen

In der Folge der Verletzung und/oder der Behandlung können Hüftkopfnekrose und vorzeitiger Schluß der Wachstumsfuge eintreten.

9.9.4.2 Schenkelhalsfraktur

Verletzungsmechanismus

Frakturen des Schenkelhalses sind im Kindesalter seltene Verletzungen, die durch Sturz aus großer Höhe oder durch Verkehrsunfälle verursacht werden.

Klinik und Diagnostik

Auffällig ist die Außenrotationsstellung und Verkürzung des Beins. Die a.p. Beckenübersichtsaufnahme und die axialen Aufnahmen (LAUENSTEIN) zeigen Frakturtyp und -stellung:

- Traumatische Epiphysenlösung
- Mediale Schenkelhalsfraktur
- Laterale Schenkelhalsfraktur
- Pertrochantere Schenkelhalsfraktur (intertrochantere Femurfraktur).

Therapie

Bei Schenkelhalsfrakturen ist die Blutversorgung des Femurkopfs hochgradig gefährdet, was die sofortige Klinikeinweisung erfordert. Dort erfolgen die Entlastung des Hüftgelenks bzw. der Schenkelhalsgefäße durch Punktion des Hämarthros, die offene Reposition und meist die Zugschraubenosteosynthese.

Die Nachbehandlung besteht in der Entlastung mit Thomasschiene für einige Monate, in Abhängigkeit von der Durchbauung.

Komplikationen

Komplikationen sind die aseptische Hüftkopfnekrose, Coxa vara, Frühartrose und Bewegungseinschränkungen.

9.9.4.3 Pathologische Fraktur von Schenkelhals und/oder proximalem Femur

Krankheitsbild

Durch wachsende Knochenzysten kann die Statik des Schenkelhalses, der Trochanterregion sowie des proximalen Femur gestört werden, so daß Bagatellbelastungen wie Stolpern, Springen, Hüpfen zur Fraktur führen können (siehe auch 9.9.5). Hüftkopfepiphyse und Apophysen der Trochanteren sind von dem Prozeß grundsätzlich nicht befallen.

Klinik und Diagnostik

Wie bei der Schenkelhalsfraktur imponieren Verkürzung und Außenrotationsstellung des betreffenden Beins. Die Übersichtsaufnahme des Beckens a.p. und die axialen Aufnahmen (LAUENSTEIN) zeigen die Ausdehnung der Zyste und die Frakturart.

Therapie

Nach stationärer Einweisung zur operativen Versorgung erfolgen offene Reposition auf dem Extensionstisch, Zystenausräumung (mit Gewebeentnahmen zur Histologie), Fixierung mittels T-Platte und Spongiosa-Zugschrauben und die Zystenauffüllung mit autologer Spongiosa aus dem Beckenkamm. Anschließend ist die Entlastung für ca. neun Monate in einer Thomasschiene indiziert.

Komplikationen

Komplikationen sind Hüftkopfnekrose und Coxa vara.

9.9.4.4 Femurschaftfraktur

Verletzungsmechanismus

Ursache einer Femurschaftfraktur ist stets eine schwere Verletzungsart in Folge eines Sturzes aus großer Höhe oder Verkehrsunfalls, nicht selten im Rahmen einer Mehrfachverletzung, sie ist meist von einer ausgeprägten Weichteilverletzung begleitet.

Klinik und Diagnostik

Oberschenkelschaftfrakturen sind fast immer aufgrund der Verkürzung und Deformierung des Beins erkennbar; es bestehen starke Schmerzen und ein erheblicher Blutverlust mit Schwellung.

Angefertigt wird eine *Röntgenaufnahme* zumindest in einer Ebene bei Verbleiben des Patienten auf der angelegten Transportschiene; die Abbildung der benachbarten Gelenke ist erforderlich, um dortige Verletzungen erkennen zu können.

Die Fraktur kann im proximalen, mittleren oder distalen Femurdrittel lokalisiert sein und als Quer-, Schräg- oder Spiralfraktur vorliegen.

Therapie

Die Behandlung ist abhängig von Lebensalter und Art der Fraktur. Beim *Säugling und Kleinkind* sind noch Grünholzfrakturen ohne Dislokation zu beobachten; hier ist die *ambulante* Behandlung im Becken-Bein-Cast möglich (Abb. 9.85). Bei allen anderen Femurschaftfrakturen zunächst *stationäre* Behandlung:

- Die dislozierte Femurschaftfraktur des Kleinkindes bis 2 – 3 Jahre wird – unabhängig von der Frakturform – mit der *Overhead-Extension* beider Beine für 2 1/2 – 3 Wochen und anschließender weiterer ambulanter Ruhigstellung in einem Kunststoff-Becken-Bein-Cast-Verband für weitere ca. 2 Wochen behandelt (Abb. 9.86).
- Bei 3 – 6jährigen Kindern ermöglicht die Extension im *Weber-Bock* – mit ebenfalls beidseitiger Beinaufhängung – Achsenkorrekturen, falls erforderlich in allen drei Ebenen (Abb. 9.87).
- Ab 3 – 5 Jahren wird heute eine relative Operationsindikation zur elastisch-stabilen Markraumnagelung oder zur Anlage eines Fixateur externe gesehen (Abb. 9.88). Beide Techniken erlauben nach etwa einer Woche den Mobilisierungsbeginn und die ambulante Weiterbehandlung, wobei je nach (relativer) Stabilität Teil- oder Vollbelastung möglich sind. Bei sorgfältiger Pflege sind Pin-track-Infektionen am Fixateur selten; ab der 3. Woche kann mit einer Dynamisierung begonnen werden. Zur Entfernung der Schanz-Schrauben des Fixateur externe wird keine Narkose benötigt.

Komplikationen

Komplikationen sind Beinlängenunterschiede, Rotations- und Achsenfehler, Bewegungseinschränkung und Nervenläsionen.

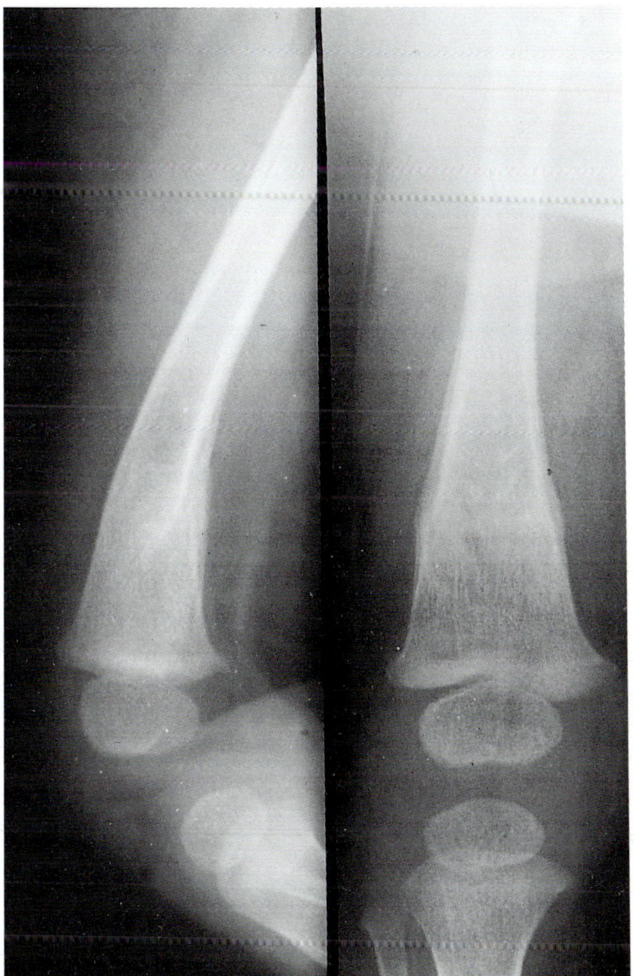

Abb. 9.85: Grünholzfraktur des distalen Femurschafts (links) und beginnende Durchbauung (rechts) bei einem neun Monate alten Säugling.

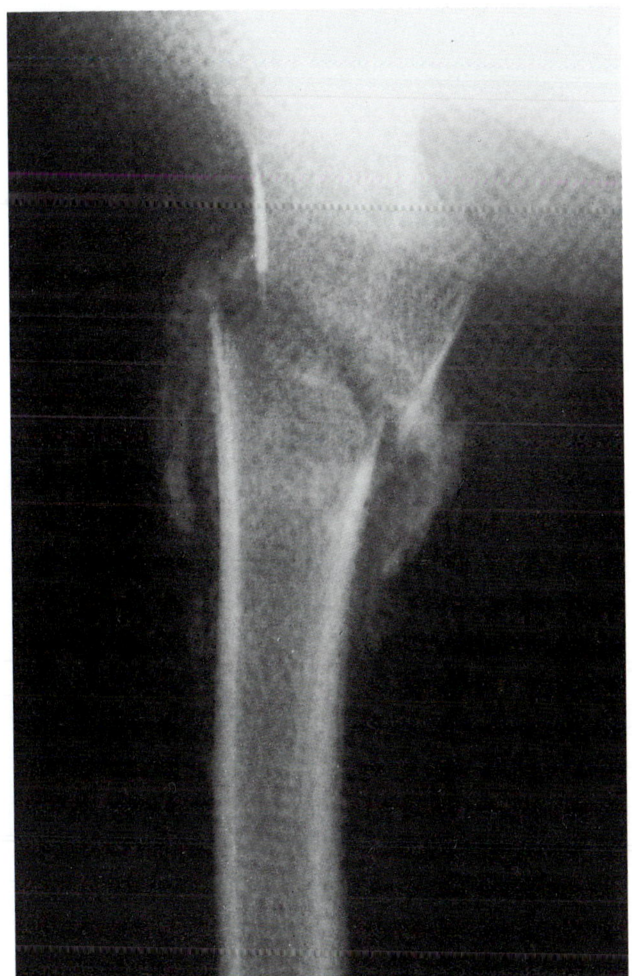

Abb. 9.86: Proximale Femurschaftfraktur bei einem 3jährigen Kind nach geschlossener Reposition und Vertikalzug über drei Wochen.

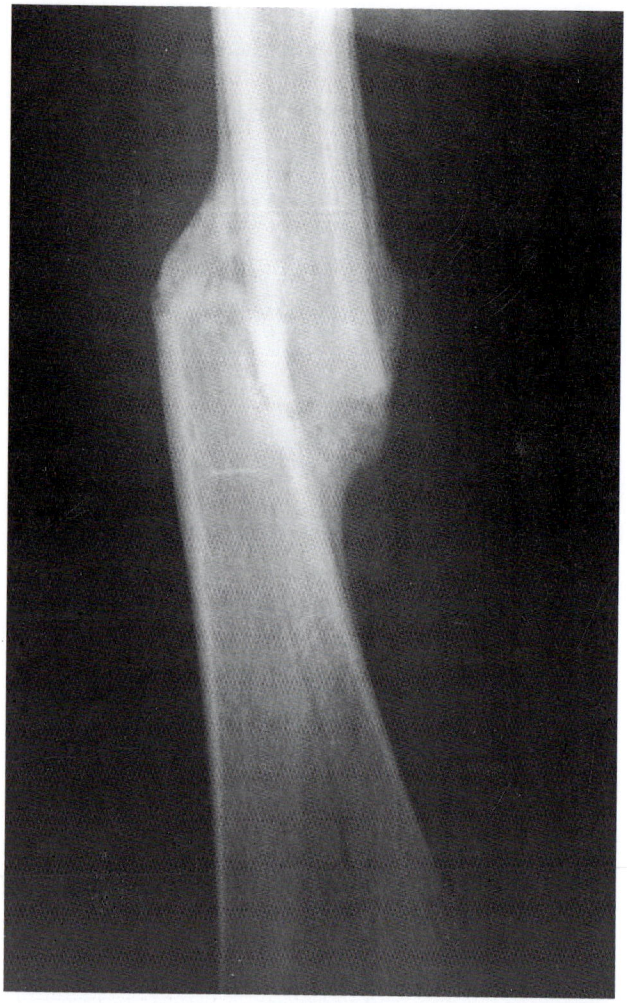

Abb. 9.87: Querbruch des Femurschafts bei einem 5jährigen Kind. Nach Vertikalzug im Weber-Bock hat sich die Fraktur in achsengerechter Position bei geplanter Verkürzung von etwa 2 cm durchbaut.

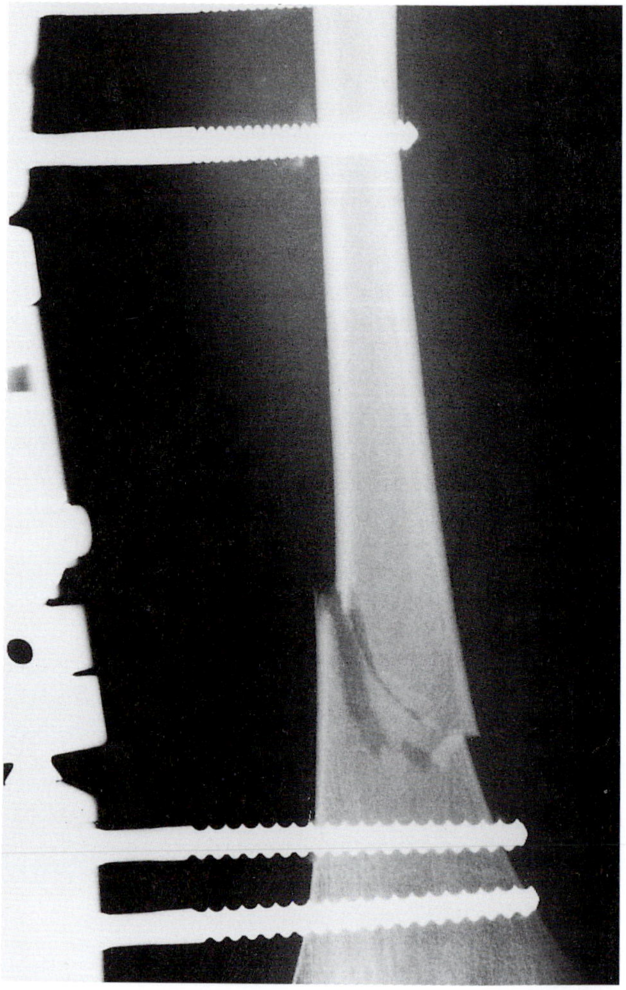

Abb. 9.88: Distale Femurschaftfraktur eines 5jährigen Jungen im Fixateur externe.

9.9.4.5 Distale Femurepiphysenfraktur

Verletzungsmechanismus

Die distale Femurepiphysenfraktur ist im Kindesalter außerordentlich selten und meist durch massive direkte Traumen im Kniebereich verursacht. Es findet sich eine ausgeprägte Weichteilschwellung und Hämatombildung. Meist liegt eine Epiphysenlösung mit metaphysärem Keil vor, seltener eine reine Epiphysenlösung oder Epiphysenfraktur mit Einbeziehung der Gelenkfläche; die Einteilung erfolgt in den Abduktions-, Hyperextensions- und Hyperflexionstyp.

Therapie

In Allgemeinanästhesie erfolgen Reposition und Ruhigstellung durch einen gespaltenen Oberschenkelgipsverband unter Berücksichtigung der Primärverschiebung in Beugung oder Streckung.

Eine *operative Therapie* ist erforderlich, wenn das Repositionsergebnis im Gips nicht gehalten werden kann oder wenn Weichteilinterponate eine exakte Reposition verhindern. Zur Fixation werden Kirschnerdrähte oder Zugschrauben verwendet. Die Epiphysenfraktur wird bei Dislokation immer offen reponiert und parallel zur Wachstumsfuge verschraubt. Nach Wundheilung wird ein Oberschenkelgehgips für 4 – 6 Wochen angelegt. Die Teilbelastung von etwa 10 – 20 kg bei Jugendlichen, von 10 kg bei Kindern ist meist nach 2 Wochen möglich.

Komplikationen

Komplikationen sind Wachstumsstörungen, Beinlängendifferenzen sowie Gefäß- und Nervenläsionen.

9.9.4.6 Patellafraktur

Verletzungsmechanismus

Die Patellafraktur ist im Kindesalter selten und meist verursacht durch ein Anpralltrauma.

Klinik und Diagnostik

Es treten Schmerzen im Kniescheibenbereich auf mit aufgehobener Streckfähigkeit des Kniegelenks und häufig ein Hämarthros. Bei querer Fraktur und Distanz der Fragmente kann eine Delle getastet werden. Die Diagnosestellung erfolgt durch Röntgenabbildungen in zwei Ebenen und ggf. mit axialer Darstellung der Patella.

Therapie

Nicht dislozierte Patellafrakturen werden konservativ in einer Oberschenkelgipshülse für 4 – 6 Wochen ambulant behandelt.

Die *operative Therapie* besteht bei allen dislozierten und offenen Patellafrakturen in Zuggurtung, Verschraubung und kombinierten Osteosynthesen. Eine zusätzliche Ruhigstellung im Gips- oder Castverband ist allenfalls bis zum Abschluß der Wundheilung sinnvoll; Kallusbildung und knöcherner Umbauprozeß laufen nach frühzeitiger Mobilisierung des Kniegelenks günstiger ab als bei einer vollständigen Immobilisierung während der gesamten Zeit der Frakturheilung.

9.9.4.7 Patellaluxation

Verletzungsmechanismus

Zu unterscheiden sind *angeborene, habituelle* und *traumatische* Luxationen. Unfallursachen bei habitueller oder traumatischer Luxation sind die Drehung des gebeugten Knies in Valgusposition oder tangential wirkende, die Patella nach lateral verdrängende Kräfte. Pathophysiologische Voraussetzungen sind Hypoplasie des fibularen Femurkondylus, Patellahochstand sowie Formvarianten der Patella und Hypertrophie des äußeren Halteapparats.

Klinik und Diagnostik

Es bestehen Schmerzen, Bewegungseinschränkung und gelegentlich ein Hämarthros.

Indiziert sind Röntgenaufnahmen a.p. und seitlich sowie später (nach Reposition) axiale Aufnahmen in 30°-, 45°- und 60°-Beugestellung, wobei sich häufig eine Inkongruenz des femoro-patellaren Gleitlagers oder ein flacher lateraler Femurkondylus nachweisen lassen. Gelegentlich findet sich auch ein osteochondraler Flake.

Therapie

Die Reposition erfolgt durch Hüftbeugung, Kniestrekkung und leichten Druck von lateral auf die Patella; ggf. wird der Hämarthros punktiert. Bei V.a. zusätzliche osteochondrale Frakturen o.ä. besteht die Indikation zur Arthroskopie (siehe 7.6.1). Für 2 – 3 Wochen wird das Kniegelenk im Oberschenkeltutor ruhiggestellt.

Bei *rezidivierender Patellaluxation* sollte baldmöglichst z.B. eine Korrekturoperation nach GOLDWAITH (laterales Kapselrelease, mediale Kapselraffung und partielles Medialisieren des fibularen Ansatzes der Patellarsehne) erfolgen. Die Nachbehandlung erfolgt mit Bewegungsschienen und Orthesen mit eingrenzbarem Bewegungsmaß.

Komplikationen

Zu den Komplikationen zählen Bewegungseinschränkung, Luxationsrezidiv und Präarthrose.

9.9.4.8 Ausriß der Eminentia intercondylaris

Verletzungsmechanismus

Der Ausriß der Eminentia intercondylaris kommt im Alter zwischen 8 und 13 Jahren vor und entsteht meist durch Sturz auf das gebeugte Knie, z.B. vom Fahrrad. Das vordere Kreuzband bleibt unverletzt, sein osteochondraler Ansatz wird jedoch deutlich ventral stärker als dorsal aus dem Tibiaplateau herausgehoben.

Diagnostik und Einteilung

Es bildet sich ein Hämarthros. Die Röntgendiagnostik besteht in Abbildungen des Kniegelenks in 2 Ebenen. Die Fraktureinteilung ergibt sich aus der Dislokation:

- *Typ I:* Eminentia noch anliegend
- *Typ II:* Eminentia disloziert, aber noch in Kontakt
- *Typ III:* Eminentia völlig disloziert.

Therapie

Bei Typ I/II wird der Hämarthros punktiert und durch MRT und/oder Arthroskopie Nebenverletzungen wie eine osteochondrale Fraktur oder Meniskusläsionen ausgeschlossen. Die Ruhigstellung erfolgt in Oberschenkelgips- oder -casthülse in Streckstellung für 5 – 6 Wochen.

Bei Typ III wird die Operation als perkutaner Eingriff unter arthroskopischer Führung der Nähte durchgeführt. Alternativ erfolgt die offene Reposition mit Verankerung des Fragments mit gekreuzten resorbierbaren Stiften. Anschließend ist die Ruhigstellung mit einem Cast-Tutor – altersabhängig – für 6 – 8 Wochen indiziert.

Komplikationen

Komplikationen sind Bewegungseinschränkung und Präarthrose.

9.9.4.9 Ausriß der Tuberositas tibiae

Verletzungsmechanismus

Der Ausriß des knöchernen Ansatzes der Quadrizepssehne tritt bei älteren Jungen vor Wachstumsabschluß gelegentlich bei Sportunfällen auf und ist insgesamt selten; es kann ein kleines extraartikuläres Fragment ausreißen oder – im Falle eines größeren Fragments – eine Fraktur der Kniegelenkfläche entstehen.

Klinik und Diagnostik

Es finden sich stechende Schmerzen und Schwellung im Bereich der Tuberositas tibiae, gelegentlich eine hochstehende Patella, bei Gelenkbeteiligung auch ein Hämarthros. Röntgenaufnahmen in zwei Ebenen ermöglichen die Differentialdiagnose zum M. OSGOOD-SCHLATTER.

Therapie

Konservativ kann nur bei sehr geringer Dislokation und kleinem Fragment behandelt werden. *Größere Fragmente* müssen reponiert und mit einer Schraube oder mit Draht/Zuggurtung refixiert werden. Bei einem größeren Fragment mit Frakturverlauf ins Tibiaplateau ist eine stufenfreie Rekonstruktion anzustreben. Die Ruhigstellung erfolgt im Tutor für 6 – 8 Wochen bis zur Frakturheilung.

9.9.4.10 Proximale Tibiaepiphysenfraktur

Verletzungsmechanismus

Die proximale Tibiaepiphysenfraktur entsteht durch direktes Anpralltrauma. Betroffen sind überwiegend ältere Kinder zwischen dem 10. und 14. Lebensjahr. Es handelt sich um reine Lysen oder solche mit metaphysärem Keil.

Diagnostik

Angefertigt werden Abbildungen in 2 Ebenen, bei Verdacht auf Bandverletzungen zusätzlich gehaltene Aufnahmen.

Therapie

Epiphysenlösungen und nicht dislozierte Epiphysenfrakturen werden für 4 – 6 Wochen im Oberschenkelgips- oder -castverband ruhiggestellt. Dislozierte Epiphysenfrakturen werden offen reponiert und parallel zur Fuge verschraubt.

Prognose

Die Prognose ist insgesamt gut; bei den Epiphysenfrakturen muß mit Wachstumsstörungen gerechnet werden, daher sind langfristig Nachkontrollen notwendig, in Einzelfällen sogar später Umstellungsosteotomien.

9.9.4.11 Proximale Tibiametaphysenfraktur

Verletzungsmechanismus

Die proximale Tibiametaphysenfraktur entsteht meist durch direktes valgisierendes Trauma, überwiegend bei Verkehrs-, aber auch als Folge von Sportunfällen.

Klinik und Diagnostik

Es findet sich eine schmerzhafte Schwellung im proximalen Unterschenkelbereich, gelegentlich mit Weichteilverletzungen.

Röntgenologisch zeigt sich eine komplette oder inkomplette Tibiafraktur mit medial oder medio-dorsal klaffendem Bruchspalt und lateraler Stauchungszone; die Fragmente befinden sich in unterschiedlich ausgeprägter Valgusstellung zueinander.

Therapie

Die exakte Reposition der Frakturfragmente ist erforderlich, bei medial klaffendem Bruchspalt als stationäre Behandlung. Auch schon bei V.a. interponierte Weichteile (Pes anserinus) ist eine *offene Revision* mit Entfernung der Weichteile aus dem Bruchspalt durchzuführen. Die Gipsanlage erfolgt in gehaltener Varusstellung. Proximale metaphysäre Tibiafrakturen, insbesondere inkomplette Brüche, neigen zu einer posttraumatischen Valgusfehlstellung, die sich bereits in den ersten Monaten manifestieren kann. Als Ursache hierfür werden medial eingeschlagene Weichteile, einseitiges Fugenmehrwachstum durch Stimulation bei verzögerter und verlängerter Frakturheilungszeit und asymmetrisch verminderter Weichteiltonus auf die Fuge angegeben.

Komplikation

Posttraumatische *Komplikation* ist die Valgusfehlstellung, die sich nicht spontan ausgleicht; ggf. ist später eine Umstellungsosteotomie erforderlich.

9.9.4.12 Tibiaschaftfraktur

Verletzungsmechanismus

Die Tibiaschaftfraktur entsteht durch Torsionstraumen, wobei die Tibia frakturiert und die elastische Fibula möglicherweise intakt bleibt. Der Frakturtyp der Tibia ist altersabhängig: Bei jüngeren Kindern bis zum 4./5. Lebensjahr finden sich häufig nicht-dislozierte Spiral- oder Grünholzfrakturen bei intakter Fibula, bei älteren Kindern vor allem Schrägfrakturen oder auch Mehrfragmentfrakturen, seltener Querfrakturen im mittleren Drittel.

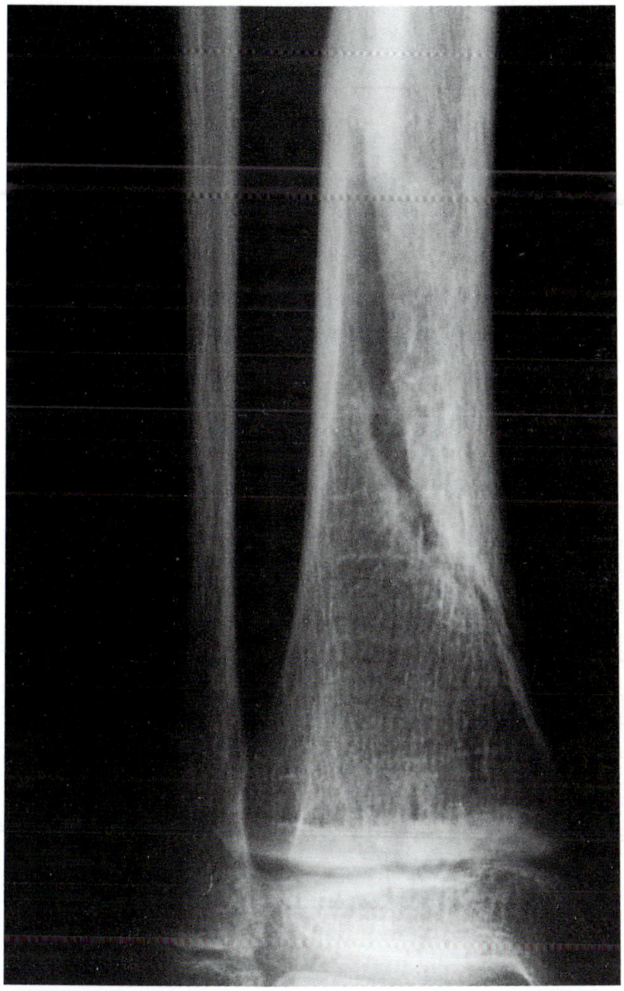

Abb. 9.89: Distale Tibiaschaftfraktur bei einer 12jährigen Patientin.

Klinik und Diagnostik

Die Region über der Fraktur ist deutlich druckschmerzhaft in Abhängigkeit vom Dislokationsgrad; Fehlstellung und Stufenbildung sind sichtbar. Bei intakter Fibula sind alle Frakturtypen verkürzungsstabil (Abb. 9.89). Die Röntgendiagnostik besteht in Aufnahmen in 2 Ebenen.

Therapie

Die Behandlung der isolierten Tibiaschaftfraktur erfolgt konservativ, ggf. nach Reposition. Ein gespaltener Oberschenkelgipsverband wird in leicht valgisierender Tendenz angelegt, um einer Varusfehlstellung der Fragmente durch Zug von Membrana interossea und Muskulatur vorzubeugen; eine geringe Varusfehlstellung bis etwa 8° kann toleriert werden, da sie durch das beschleunigte Wachstum meist wieder ausgeglichen wird. Auch eine mäßige Rekurvation von maximal 5 – 6° kann sich spontan korrigieren. Dagegen müssen primäre Valgusfehlstellungen – bei intakter Fibula – vermieden werden. Die Durchbauung der isolierten spiraligen Tibiaschaftfraktur erfolgt oft zeitlich verzögert (Abb. 9.89).

Bei allen instabilen, zur Verkürzung neigenden Frakturen erfolgt die operative Therapie mit Fixateur externe oder mittels elastischer/stabiler Marknagelung.

Die *Komplikationen* entsprechen denen bei kompletten Unterschenkelfrakturen.

9.9.4.13 Komplette Unterschenkelfraktur

Verletzungsmechanismus

Komplette Unterschenkelfrakturen kommen ab dem 10. Lebensjahr häufiger vor. Indirekte Traumen bewirken Torsionsfrakturen, direkte führen zu Quer- und Biegungsbrüchen. Ein Drittel der Frakturen ist im mittleren Schaftbereich, zwei Drittel sind im distalen Unterschenkelbereich lokalisiert.

Klinik und Diagnostik

Es imponieren Schwellung, Deformierung, Schmerzen und abnorme Beweglichkeit. Röntgenaufnahmen in 2 Ebenen, ggf. nur eine auf einer Transportschiene, zeigen die Dislokation. Begleitverletzungen von Nerven und Gefäßen kommen vor. Infolge von Hämatom und Schwellung der Weichteile besteht die Gefahr eines Kompartmentsyndroms.

Therapie

Viele Unterschenkelschaftfrakturen können geschlossen reponiert, in einem Oberschenkelliegegips ruhiggestellt und *ambulant* behandelt werden (Abb. 9.90). Auch nach einer isolierten Fragmentdurchspießung ohne größeren äußeren Weichteilschaden kann – nach Reposition – die konservative geschlossene Behandlung durchgeführt werden; die sorgfältige regelmäßige Wundbeobachtung ist allerdings erforderlich.

Die *operative Intervention* durch elastische/stabile Marknagelung, Rush-pins oder Anlage eines belastungsstabilen Fixateur externe erfordern Frakturen mit Verkürzungstendenz oder Nichtreponierbarkeit. Gelegentlich wird noch eine Extensionsbehandlung mit Kalkaneusdrahtextension bis zu 3 Wochen durchgeführt. Eine AO-Verplattung ist nur bei Mehrfragmentfrakturen indiziert. Anschließend erfolgt die weitere Ruhigstellung im *Oberschenkelgipsverband.*

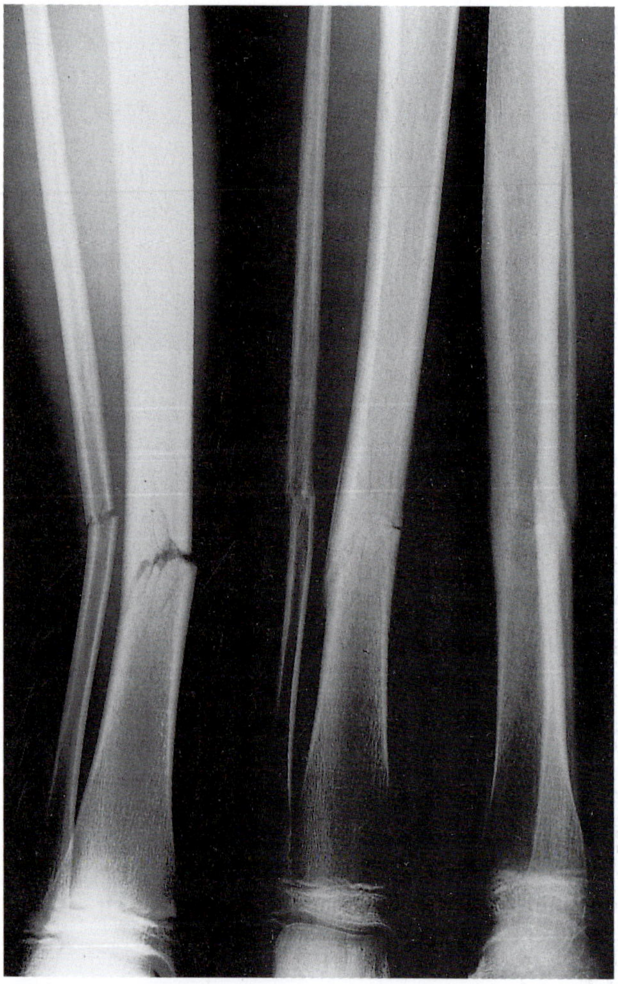

Abb. 9.90: Komplette Unterschenkelfraktur bei einem 12jährigen Jungen, links frisch, rechts acht Wochen nach Reposition und Ruhigstellung im Cast.

Bei offenen Frakturen mit relevantem Weichteilschaden ist auf jeden Fall die Stabilisierung mit einem Fixateur externe indiziert; in Abhängigkeit vom Grad der Weichteilläsion sind ggf. zusätzliche weichteildeckende Eingriffe notwendig.

Die Zeit der knöchernen Konsolidierung ist für das Vorschulkind und jüngere Schulkind bis 10 Jahre mit 4 – 5 Wochen, das normalgewichtige 10 – 12jährige Kind mit etwa 6 Wochen, das übergewichtige ältere Kind mit 8 Wochen anzusetzen. Zu beachten ist, daß bei der Anwendung eines Fixateur externe – trotz frühzeitiger Dynamisierung – erfahrungsgemäß eine Verzögerung der stabilen knöchernen Durchbauung der Fraktur von etwa 2 Wochen resultiert.

Zur Beurteilung der Spätresultate nach Unterschenkelfrakturen ist eine Beobachtung von mindestens 2 Jahren unerläßlich.

Komplikationen

Komplikationen sind Beinlängendifferenz, Bewegungseinschränkung, Pseudarthrosenbildung, Infektion und Kompartmentsyndrom.

9.9.4.14 Distale Tibiametaphysenfraktur

Die distale Tibiametaphysenfraktur ist eine Verletzung des älteren Schulkindes oder des Jugendlichen. Die *Röntgendiagnostik* besteht in Aufnahmen in 2 Ebenen.

Die *Versorgung* der distalen metaphysären Fraktur der Tibia ist der jeweils vorliegenden Frakturart anzupassen und erfolgt ambulant nur bei geringer Dislokation. Grundsätzlich ist die Therapie *stationär* entweder *konservativ* durch Kalkaneusdrahtextension oder *operativ* durch Verbundosteosynthese oder gelenküberschreitenden äußeren Fixateur.

9.9.4.15 Fraktur des oberen Sprunggelenks

Einteilung und Verletzungsmechanismus

Die Einteilung der Sprunggelenkfrakturen im Kindesalter muß die altersbezogene anatomische Struktur der Sprunggelenke (kürzere Malleolen), die offenen Wachstumsfugen und den Unfallmechanismus berücksichtigen. So sind nach dem Reifezustand der Wachstumsfugen Sprunggelenkverletzungen bei offenen Fugen (bis 10 – 12 Jahre), bei Epiphysenfugenteilverschluß (12 – 15 Jahre) und bei geschlossenen Fugen (16 Jahre und älter) zu unterscheiden:

- Bei noch offenen Wachstumsfugen kann es zur reinen *Epiphysenlösung, Epiphysenlösung mit metaphysärem Keil* oder *epimetaphysären Fraktur* kommen (Aitken 0 – III).

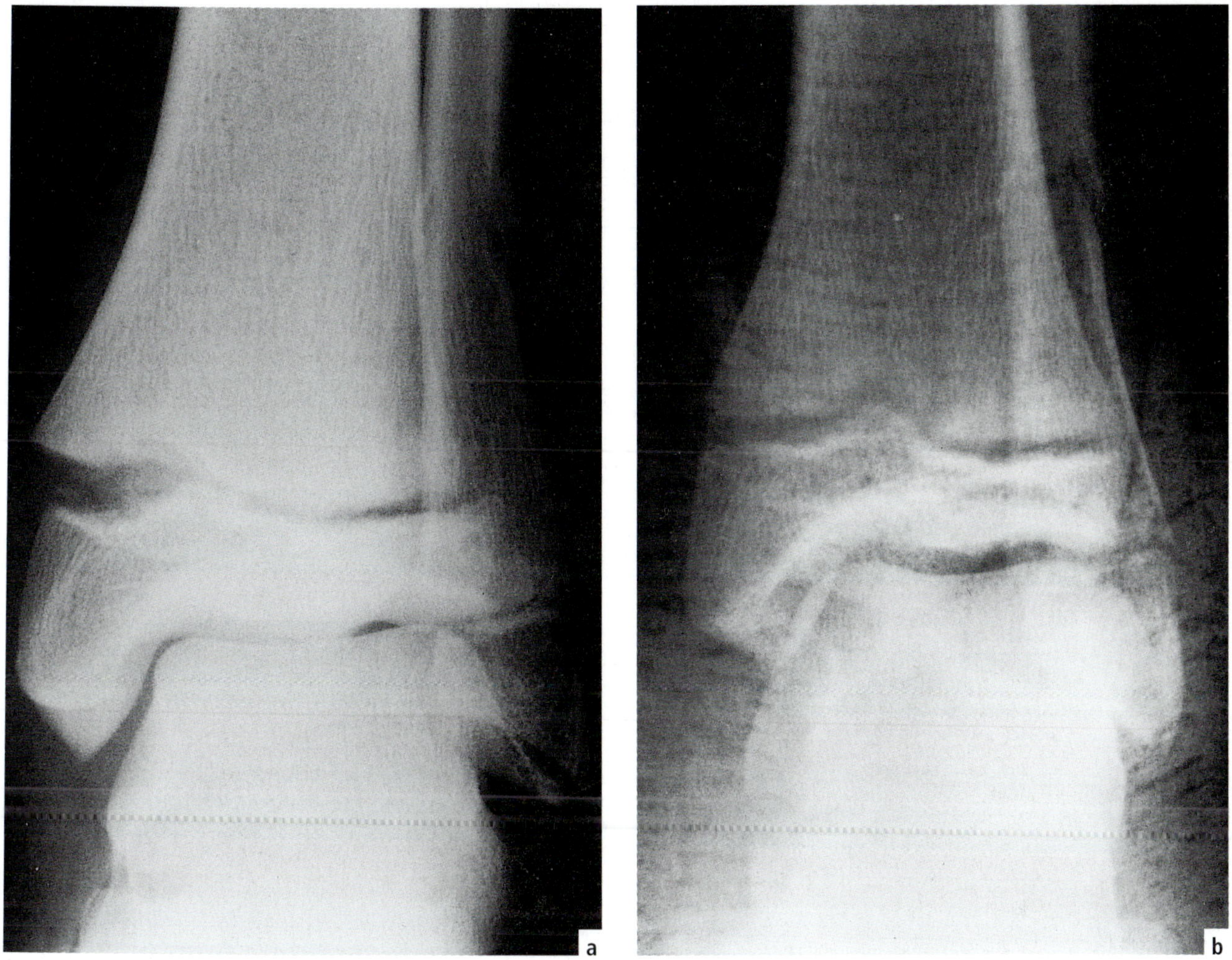

Abb. 9.91a-b: Epiphyseolyse der distalen Tibia mit Fibulaschaftfraktur bei einem 10jährigen Jungen (a) und nach geschlossener Reposition (b).

- Bei älteren Kindern mit Teilverschluß der Fuge resultieren die sog. *Übergangsfrakturen*, wobei statt z.B. einer Tibiaepiphyseolyse nur der fibulare Epiphysenanteil bei noch offener Fuge ausreißt.
- Nach Wachstumsabschluß trifft die Scherwirkung des Talus vor allem den metaphysären Fibulaanteil, so daß nun eine hohe Fibulafraktur mit Syndesmosenzerreißung resultieren kann (WEBER C).

Therapie

Epiphysenlösungen sowie unverschobene Epiphysenfrakturen und Übergangsfrakturen werden für 4 – 6 Wochen im Unterschenkelgips ruhiggestellt (Abb. 9.91).

Konservativ nicht zu stellende Epiphysenlösungen mit metaphysärem Fragment (Abb. 9.92a), dislozierte Epiphysenfrakturen und dislozierte Übergangsfrakturen werden offen reponiert und mit Schrauben oder Kirschnerdrähten stabilisiert (Abb. 9.92b – 9.93). Postoperative Ruhigstellung mit gespaltenem Unterschenkelgips, der nach Nahtentfernung durch einen geschlossenen Unterschenkelgips ersetzt wird mit Gesamtbefristung auf 4 – 6 Wochen.

Komplikationen

Zu den Komplikationen zählen Bewegungseinschränkung, Präarthrose, Wachstumsstörungen und Infektion.

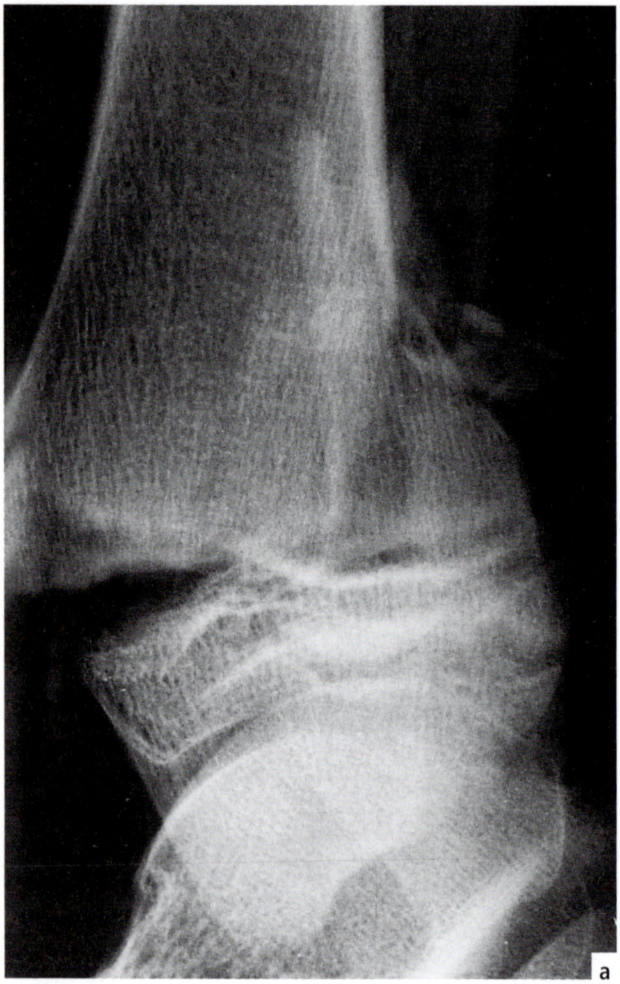

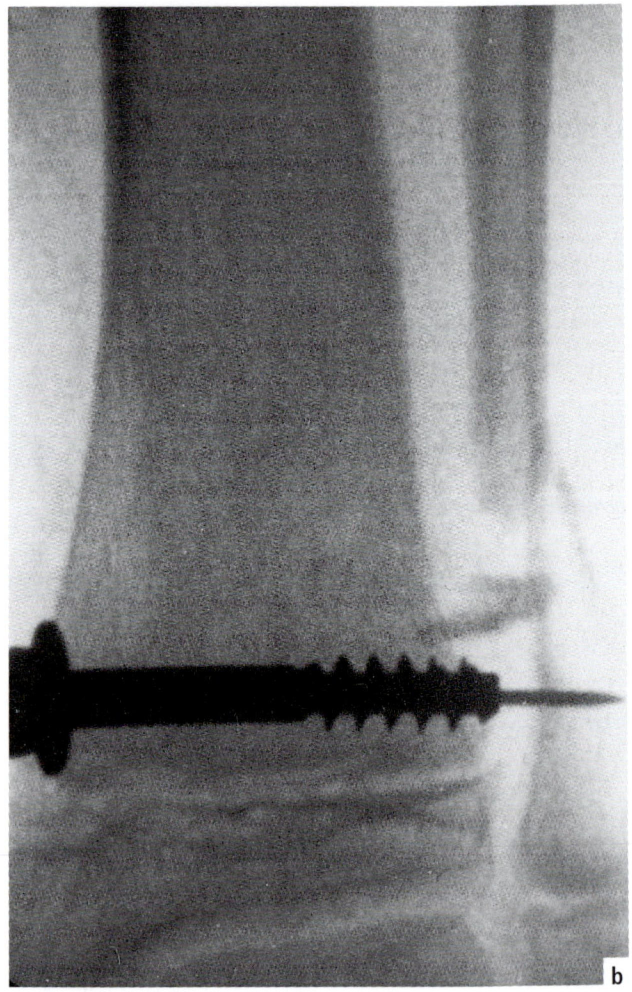

Abb. 9.92a-b: Distale Tibiaepiphysenlösung mit metaphysärem Fragment bei einer 11jährigen Patientin (a). Die Stabilisierung wird durch eine hohle Spongiosazugschraube in der distalen Metaphyse gewährleistet, die Führung der Schraube erfolgt durch einen zuvor eingebrachten Kirschnerdraht.

9.9.4.16 Bandverletzung des oberen Sprunggelenks

Verletzungsmechanismus

Supinationsverletzungen des oberen Sprunggelenks zählen zu den häufigen Verletzungen im Kindesalter. Differenziert werden Distorsion, Bandüberdehnungen, knöcherne, knorpelige und periostale Bandausrisse und interligamentäre Rupturen. Beim Schulkind kommt es in einem relativ hohen Anteil (bis 40 %) zum proximalen oder distalen osteochondralen Ausriß ohne Bandverletzung *[18]*.

Klinik

Vorherrschend sind Schmerz, ausgeprägte Schwellung und Hämatombildung im Außenknöchelbereich.

Diagnostik

Von der Symptomatik her ist eine Diffenzierung zwischen Bandüberdehnung und Zerreißung oder zwischen einer Einzelverletzung und einer kombinierten Läsion nicht zu treffen.

Angefertigt werden nach dem Unfall *Röntgenaufnahmen* des Sprunggelenks in 2 Ebenen und nach 5 Tagen der Ruhigstellung gehaltene Funktionsaufnahmen mit 15 kg Belastung, ggf. mit Seitenvergleich. Aufklappbarkeit in der a.p.-Projektion bis zu 7° gilt als noch physiologisch. Die gehaltene a.p.-Aufnahmetechnik ermöglicht auch die Unterscheidung zwischen einem am Außenband haftenden osteochondralen Ausrißfragment der Fibula und einem gelegentlich anzutreffenden Os subfibulare, das mit dem Aufklappvorgang seine Position gegenüber der Fibulaspitze nicht ändert.

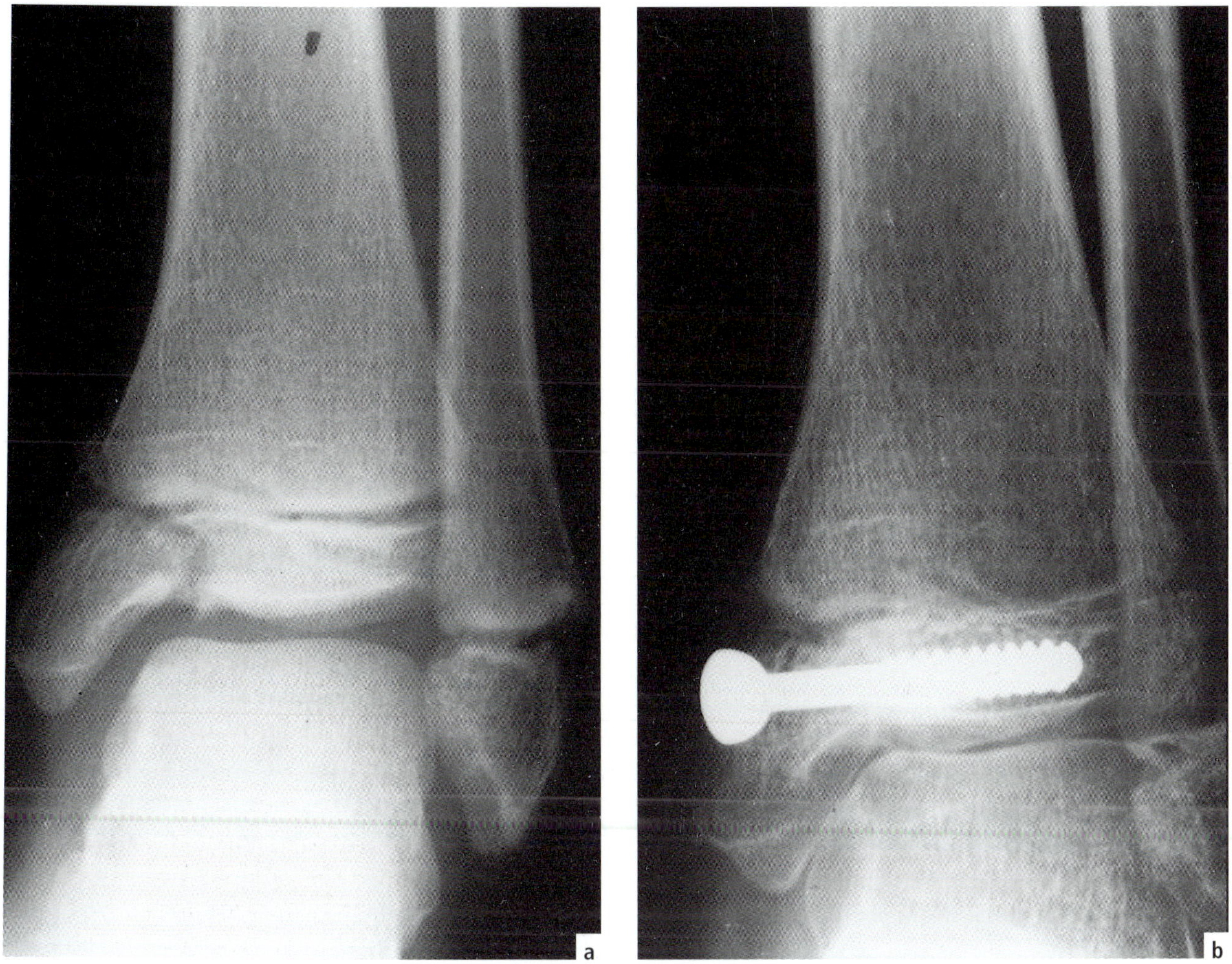

Abb. 9.93a-b: Aitken II-Fraktur der distalen Tibia bei einer 9jährigen Patientin (a) und nach Reposition und Stabilisierung der Epiphyse mit einer Zugschraube (b).

Therapie

Zur Entscheidung zwischen konventionellem oder operativem Verfahren siehe auch 7.4.3.7.

Die *konservative Therapie* besteht im Castverband in geringer Pronation und Hackenfußstellung oder einer Orthese für 4 – 6 Wochen; bei anschließendem Sportwunsch sollte die Orthese weiterhin über 2 – 3 Monate getragen werden.

Die Autoren sehen die Indikation zur *operativen Therapie* bei Aufklappbarkeit des verletzten OSG gegenüber dem unverletzten von mehr als 7 – 8°, bei absoluter Aufklappbarkeit von über 15° mit oder ohne vorliegendem Talusvorschub und im Fall eines dislozierten osteochondralen Bandausrisses. Bei anschließendem Sportwunsch sollte die Orthese ebenfalls noch über 2 – 3 Monate getragen werden.

Komplikationen

Komplikationen sind Instabilität und Präarthrose.

9.9.4.17 **Fußfrakturen**

Verletzungsmechanismus

Frakturen von Talus und Calcaneus sind im Kindesalter selten, Mittelfußbrüche häufiger, Zehenfrakturen machen 50 % der Fußfrakturen aus; letztere entstehen meist infolge direkter Traumen (z.B. Stoßen beim Barfußlaufen). Frakturen von Talus und Calcaneus können als Folge von Stürzen aus großer Höhe zustande kommen, Brüche der Ossa naviculare, cuboidcum et cunei formia oder der Mittelfußknochen resultieren in der Regel durch Quetschung oder Stauchung.

Therapie

Zur *konservativen Therapie* werden die meist nicht dislozierten Fußfrakturen im Gipsverband für 4 – 6 Wochen ruhiggestellt. Bei Talusfrakturen ist eine Szintigraphie zum Ausschluß einer Durchblutungsstörung (Gefahr der aseptischen Knochennekrose) angezeigt.

Dislozierte Talusbrüche, Kalkaneusfrakturen mit Gelenkbeteiligung, tarsometatarsale Luxationen sowie weit verschobene Mittelfuß- und Zehenbrüche müssen offen reponiert und mit Kirschnerdrähten, Schrauben oder Periostnähten stabilisiert werden.

Komplikationen

Komplikationen sind Wachstumsstörungen, Schmerzen beim Gehen und Schuhprobleme.

9.9.5 Pathologische Frakturen

Krankheitsbild

Pathologische Frakturen sind im Kindesalter nicht selten; sie entstehen aufgrund lokalisierter oder generalisierter krankhafter Alterationen des Knochens. So können lokale Veränderungen in Form von Zysten, systemische Knochenveränderungen wie z.B. bei der Osteogenesis imperfecta oder eine lokale oder allgemeine Osteoporose Voraussetzungen für Spontanfrakturen sein; zur Differentialdiagnose siehe Tab. 9.22.

Die häufigste Ursache pathologischer Frakturen im Kindesalter ist eine juvenile Knochenzyste, die meist in der Metaphyse lokalisiert ist, seltener in der Diaphyse. Vom Zystenfall betroffen sind in absteigender Häufigkeit Humerus, Femur, Tibia, Calcaneus und Beckenknochen. Der Verlauf beim Vorliegen kleinerer juveniler oder aneurysmatischer Knochenzysten, soweit sie überhaupt bemerkt werden, ist überwiegend eine langsame Spontanheilung ohne Frakturierung.

Ein Fortschreiten des osteolytisch-osteoblastischen Prozesses im 2. Lebensjahrzehnt kann bei körperlicher Belastung spontan Schmerzen – Vorwarnung einer bevorstehenden pathologischen Fraktur – auftreten lassen. Bei den meisten Patienten wird der zystische Knochenprozeß erst nach eingetretener Spontanfraktur röntgenologisch entdeckt (Abb. 9.94).

Diagnostik

Die Diagnose stützt sich auf die *Röntgenabbildungen* und letztlich auf den *histopathologischen Befund*. Die Differentialdiagnose der Knochenzysten kann im Einzelfall auch für den Pathologen schwierig sein; notwendig ist die Abgrenzung gutartiger Knochenzysten gegenüber malignen zystenbildenden Tumoren des Knochens (Low grade-Chondrosarkom, Osteosarkom, EWING-Sarkom).

Benigne zystische Knochentumoren*
• Osteochondrom
• Osteoidosteom
• Juvenile Knochenzyste
• Aneurysmatische Knochenzyste
• Nichtossifizierendes Fibrom
• Eosinophiles Granulom
• Chondrom
• Chondroblastom
• Chondromyxoides Fibrom
• Riesenzelltumor
• Fibröse Dysplasie
• Osteoblastom
• Fibröses Histiozytom
• Desmoblastisches Fibrom
Maligne zystische Knochentumoren
• Knochenmetastasen
• Zystische Anteile bei
– Chondrosarkom
– Osteosarkom
– EWING-Sarkom

Tab. 9.22: Differentialdiagnose zystischer Knochentumoren bei Kindern und Jugendlichen (modifiziert nach FINEGOLD). *Reihung in abnehmender Häufung.

Therapie

Die Therapie besteht heute aus mehreren Komponenten (siehe Tab. 9.23):

- Bei *kleinvolumigen,* zufällig entdeckten Zysten ohne Wachstumstendenz kann zugewartet und der weitere Verlauf beobachtet werden.
- Bei *pathologischer, aber stabiler Fraktur* kann eine Ruhigstellung mit Beobachtung des weiteren Verlaufs erfolgen, wobei eine hohe Wahrscheinlichkeit zur knöchernen Konsolidierung der Fraktur und der Zyste besteht.
- Bei *großvolumigen Zysten,* schrägem Frakturverlauf und Dislokation ist – in Abhängigkeit von der Zystenlokalisation im statisch belasteten oder nicht belasteten Knochen – unterschiedlich zu verfahren: Bei Zysten im Humerus führen die Autoren eine Zystenfensterung mit Biopsie, Hohlschraubeneinbringung zur Dekompression *[2, 16]* und ggf. Instillation eines Mineralokortikoids nach SCAGLIETTO durch; beim destabilen metaphysären pathologischen Oberarmbruch erfolgt immer eine zusätzliche axiale Stabilisierung mit Markraumnagelung (Abb. 9.94).
- Besonders *große Zystenräume* sollten mit autologer Spongiosa aufgefüllt werden.

- Die bisher mitgeteilten Ergebnisse lassen sowohl mit der alleinigen *Mineralokortikoid-Injektionsbehandlung* wie mit einer ausschließlichen *Entlüftungsbehandlung* durch Dekompressionsschrauben (Mecron, Oeka) eine Heilungsrate bis zu 70 % erwarten. Die Autoren führen beide Verfahren in Kombination durch; verbleibende Restzysten konnten bislang mit dem Umsetzen einzelner Hohlschrauben zur Abheilung gebracht werden.
- Demgegenüber ist bei pathologischen Frakturen bei Zysten im *statisch-belasteten Knochen* wie z.B. im sub- oder pertrochanteren Femurbereich sowie im Schenkelhals folgendes Vorgehen indiziert: Zystenausräumung und Biopsie, Defektauffüllung mit autologer Spongiosa, Stabilisierung mit Hohlschrauben und T-Platte und Nachbehandlung mit Thomasschiene zur Entlastung (siehe 9.9.4.3).
- En bloc-Resektionen des befallenen Knochens werden heute fast nicht mehr durchgeführt.
- Die Zeit der *Ruhigstellung* ist abhängig vom Fortgang der Durchbauung und dem Grad der Belastung.

Komplikationen

Komplikationen sind Coxa vara und verzögerte knöcherne Konsolidierung.

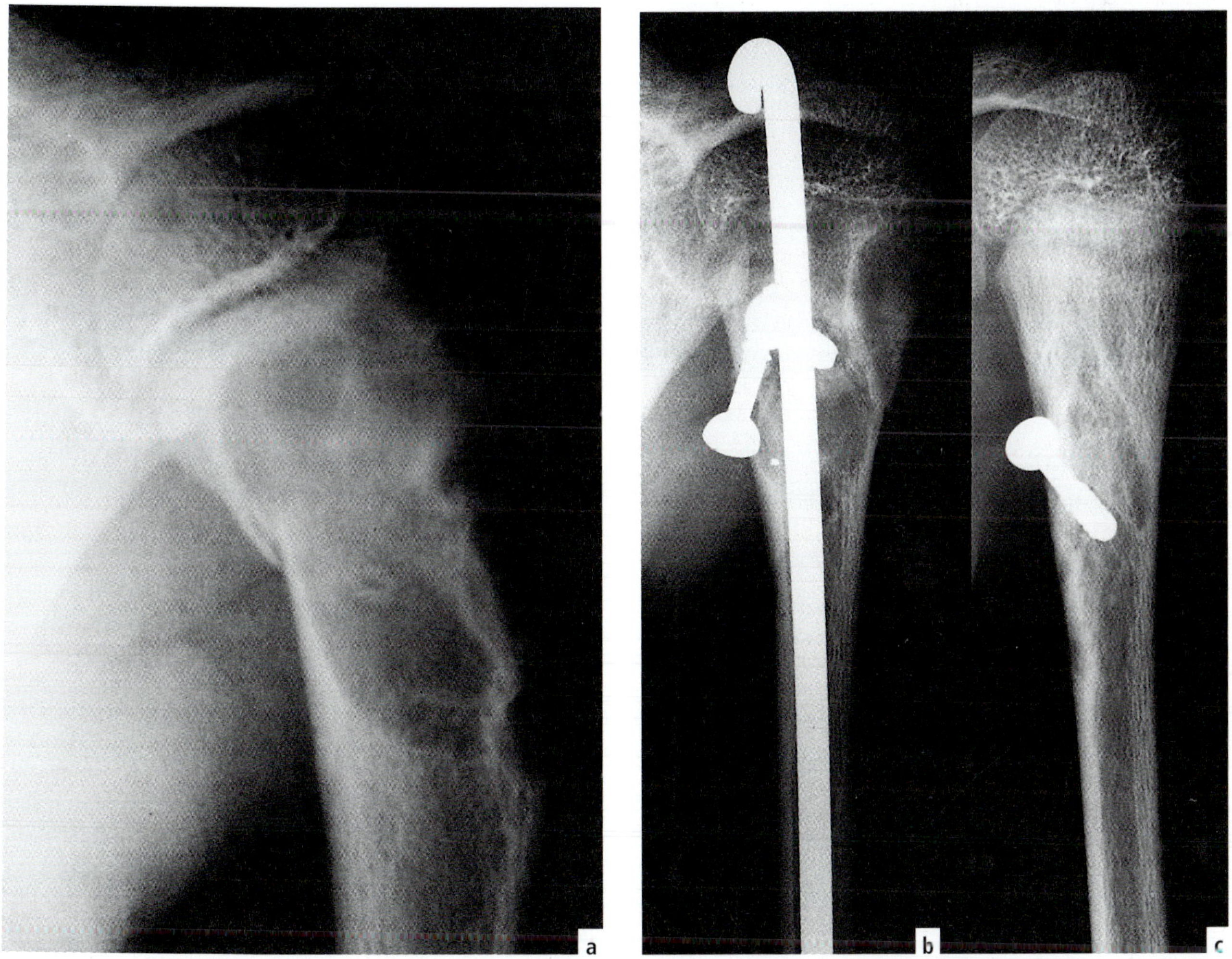

Abb. 9.94a-d: Pathologische Fraktur der proximalen Humerusmetaphyse bei juveniler Knochenzyste bei einer 8jährigen Patientin (a). 5 Tage nach operativer Versorgung mit Rush pin und zwei Hohlschrauben (b), 9 Monate nach der Fraktur nach Metallentfernung und erneutem Setzen einer Hohlschraube (c) und dieselbe Patientin mit elf Jahren: Nach vollständiger Durchbauung der Juvenilen Knochenzyste zeigt der Humerus eine normale knöcherne Struktur (d).

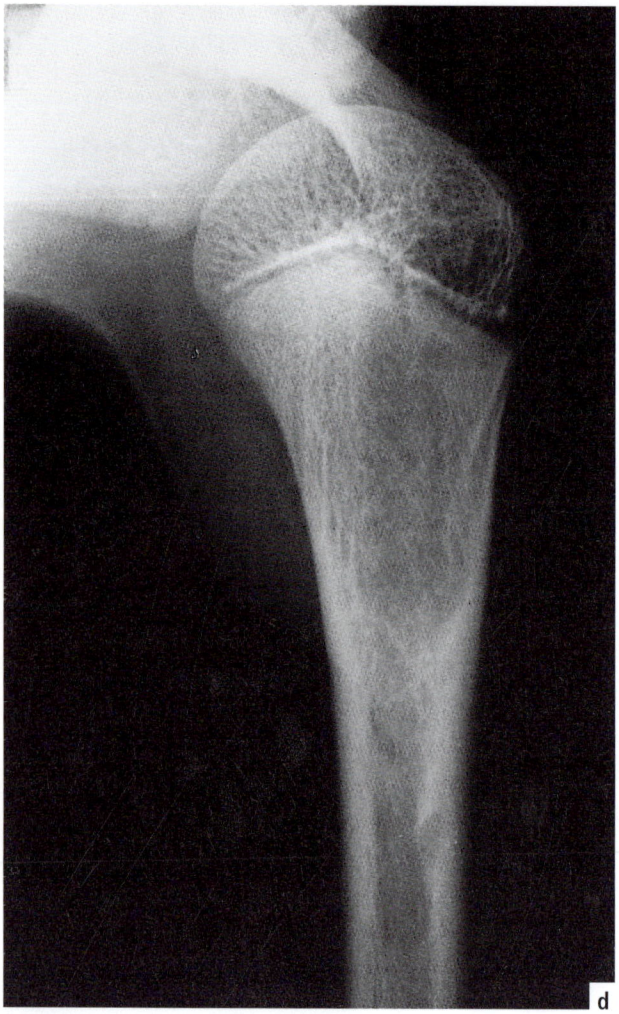
d

Symptomatik	Therapeutisches Vorgehen
• Kleinvolumige Zyste ohne Wachstumstendenz • Keine Erwartung eines Einbruchs	Abwarten/Beobachten
• Querverlaufende Infraktur ohne Dislokationstendenz • Stabile Fraktur	Ruhigstellung im Verband
• Drohender Einbruch (Schmerz) • Großvolumige Zyste • Schrägverlaufende Infraktur • Tendenz zur Dislokation • Instabile Fraktur	Operative Therapie am Humerus: • Zystenfensterung und Biopsie • Hohlschraube zur Entlüftung • Mineralokortikoid-Instillation • Markraumschienung mit elastischem Nagel oder Rush pin • GILCHRIST-Verband. Operative Therapie am Femur: • Zystenausräumung und Biopsie • Defektfüllung mit autologer Spongiosa • Stabilisierung mit Stellschrauben und T-Platte • Thomasschiene.

Tab. 9.23: Therapie bei juveniler und aneurysmatischer Knochenzyste.

Literatur

[1] Beltran J, Rosenberg ZS, Kawelblum M, Montes L, Bergman AG, Strongwater A: Pediatric elbow fractures: MRI evaluation. Skeletal Radiol 23 (1994) 277

[2] Beyer W (Hrsg.): Juvenile Knochenzysten. Einhorn, Reinbek 1996

[3] Blount WP: Knochenbrüche bei Kindern. Thieme, Stuttgart 1957

[4] Franzreb M, Strecker W, Kinzl L: Wertigkeit der klinischen Untersuchung von Torsionswinkel- und Längenverhältnissen der unteren Extremität. Akt Traumatol 25 (1995) 153

[5] Harrison RB, Keats TE, Frankel CJ, Anderson RL, Youngblood P: Radiographic clues to fractures of the unossified medial humeral condyle in young children. Skeletal Radiol 11 (1984) 209

[6] Hofmann v. Kap-Herr S (Hrsg): Die Frakturen an Unterarm und Hand im Kindesalter. Universum, Wiesbaden 1995

[7] Jonasch J, Bertel E: Verletzungen bei Kindern bis zum 14. Lebensjahr. Unfallheilkunde, Beiheft 150 (1981)

[8] von Laer L: (1996) Frakturen und Luxationen im Wachstumsalter. 3. neubearb. Aufl. Thieme, Stuttgart 1981

[9] Meixner J, Halsband H: Was leistet die Rush-Pin-Versorgung kindlicher Oberschenkelfrakturen in einem insgesamt konservativ ausgerichteten Behandlungsprogramm? In: Rahmanzadeh R (Hrsg.): Verletzungen der unteren Extremitäten bei Kindern und Jugendlichen: 8. Steglitzer Unfalltagung. Springer, Berlin 1990

[10] Osterwalder A, Beeler C, Huggler A, Matter P: Längenwachstum an der unteren Extremität nach jugendlichen Schaftfrakturen. Unfallheilkunde 82 (1979) 451

[11] Peters CL, Scott SM: Compartment Syndrome in the Forearm following fractures of the Radial Head or Neck in Children. J Bone Joint Surg 77-A (1995) 1070

[12] Pfeil J, Grill F, Graf R: Extremitätenverlängerung, Deformitätenkorrektur, Pseudarthrosenbehandlung. Springer, Berlin 1996

[13] Resnik CS: Diagnostic Imaging of pediatric skeletal trauma. Radiol Clin North Am 27 (1989) 1013

[14] Rockwood CA, Wilkins KE, King RE: Fractures in children. 3rd Ed. Lippincott, Philadelphia 1991

[15] Rutherford A: Fracture of the lateral humeral condyle in children. J Bone Joint Surg 67-A (1985) 851

[16] Sauer H (Hrsg.): Das verletzte Kind. Thieme, Stuttgart 1984

[17] Schnekenburger FG, Studtmann M, Halsband H, Sigge W: Wandel des Therapiekonzeptes bei großen juvenilen Humerusknochenzysten. In: Beyer W (Hrsg.): Juvenile Knochenzysten. Einhorn, Reinbek 1996

[18] Schütze F, Maas U: Osteochondrale Mitbeteiligung bei fibulotalaren Bandrupturen. Z Kinderchir 44 (1989) 91

[19] Schwörer I: Die Skelettentwicklung des Menschen – Graphische Tafel. Thieme, Stuttgart 1975

[20] Sigge W, Behrens K, Roggenkamp K, Würtenberger H: Vergleich von Blountscher Schlinge und Kirschner-Drahtfixation zur Behandlung der dislozierten supracondylären Humerusfraktur im Kindesalter. Unfallchirurgie 13 (1987) 82

[21] SlongoTH, Schärli AF, Koch P, Bühler M: Klassifikation und Dokumentation der Frakturen im Kindesalter; Pilotstudie der internationalen Arbeitsgemeinschaft für Kindertraumatologie. Zentralbl Kinderchir 4 (1995) 157

[22] Weber BG, Brunner C, Freuler F (Hrsg.): Die Frakturenbehandlung bei Kindern und Jugendlichen. Springer, Berlin 1978

9.10 Schädel-Hirn-Trauma

S. Berger, S. Hofmann von Kapp-herr

9.10.1 Krankheitsbild

Definition

Die Definition von Schädeltrauma und Schädelhirntrauma ist beim Kind mit der des Erwachsenen identisch (siehe 4.6.1).

Epidemiologie und Klassifikation

Schädelhirnverletzungen der unterschiedlichen Schweregrade machen einen Großteil der Patienten in einer kindertraumatologischen Ambulanz aus. Die Inzidenz des Schädelhirntraumas wird auf 200 – 300 pro 100.000 Kinder pro Jahr geschätzt. Jungen sind etwa doppelt so häufig betroffen wie Mädchen. Wegen Schädelhirnverletzungen werden (in den USA) jährlich 185 von 100.000 Kindern im Alter von 0 – 14 Jahren hospitalisiert. Die Häufigkeitsverteilung der Schweregrade ist folgende:

- Leichtes SHT ca. 80%
- Mäßig schweres SHT ca. 10%
- Schweres SHT ca. 10%
- Tot bei Ankunft in der Klinik ca. 5%.

Die Hälfte aller Todesfälle durch Schädelhirntrauma ereignet sich noch am Unfallort. Die Letalität des schweren Schädelhirntraumas ist bei Kindern zwar geringer als bei Erwachsenen, beträgt jedoch noch 20 – 30 % *[5]*. An den traumatisch bedingten Todesfällen im Kindesalter haben Schädelhirntraumen damit einen Anteil von über 50 %. Die Letalität ist sowohl von der Schwere der Schädel-Hirn-Verletzung als auch vom Alter des Patienten abhängig. Bei Kindern unter einem Jahr ist die Letalität doppelt so hoch wie bei gleich schwer verletzten 1 – 6jährigen und dreimal so hoch wie bei 6 – 12jährigen Kindern *[11]*. Leichte Schädelhirntraumen, entsprechend einem Glasgow Coma Score > 13 (Glasgow Coma Scale, GCS, Tab. 9.23; siehe auch Tab. 4.7), haben im Kindesalter eine sehr geringe Letalität, mäßig schwere Verletzungen mit einem Glasgow Coma Score von 9 – 12 haben eine Letalität von 1,4 %; im Vergleich zum Erwachsenen (7 % Letalität bei GCS 9 – 12) ist die Prognose von Kindern auch bei den leichteren Schädelhirnverletzungen deutlich besser.

Die alten *Klassifikationen* des kindlichen Schädelhirntraumas (Tab. 9.24) nach der Dauer der Bewußtlosigkeit sind heute weitgehend verlassen worden und fanden Ersatz in einer modifizierten Glasgow Coma Skala für Kinder (Tab. 9.25). Diese wird international verwendet und bietet den Vorteil, auch ein Kriterium zur Verlaufsbeurteilung zu sein. Anhand der GCS wird heute grob unterteilt in:

- Leichtes Schädelhirntrauma: GCS 15 – 13
- Mittelschweres Schädelhirntrauma: GCS 12 – 9
- Schweres Schädelhirntrauma: GCS < 9.

Grad	Symptomatik
I	Keine Bewußtseinstrübung, jedoch Erbrechen
II	Bewußtseinstrübung
III	Bewußtlosigkeit bis zu einer Stunde
IV	Bewußtlosigkeit für 1 – 24 Stunden
V	Bewußtlosigkeit für 1 Tag bis 1 Woche
VI	Bewußtlosigkeit für mehr als 1 Woche

Tab. 9.24: Einteilung der SHT-Schweregrade nach Lange-Cosack und Tepfer, 1973.

Anatomische und pathophysiologische Besonderheiten im Kindesalter

Die klinische Unterscheidung zwischen einer Gehirnerschütterung und einem schweren Schädelhirntrauma (SHT) kann besonders bei Kleinkindern in den ersten Stunden schwierig sein. Das zu späte Bemerken und Behandeln einer intrakraniellen Verletzung kann schwerwiegende Folgen, nämlich sekundäre Hirnschäden, nach sich ziehen. Solche sekundär ischämischen Veränderungen werden bei 90 % der Patienten gefunden, die an einem Schädelhirntrauma versterben *[6]*.

Der Kopf des Kleinkindes ist überproportional groß im Vergleich zum übrigen Körper; mit 2 Jahren erreicht das Kind ca. 72 % des Schädelvolumens eines Erwachsenen, mit 8 Jahren ca. 90 %. Das Verhältnis Hirngewicht zu Körpergewicht beträgt beim Neugeborenen 1 : 8, beim Erwachsenen 1 : 40. Diese „Kopflastigkeit" führt zusammen mit der noch schwach entwickelten Kopf-

Augenöffnen			
Score	*> 1 Jahr*	*< 1 Jahr*	
4	Spontan	Spontan	
3	Auf Aufforderung	Auf Schreien	
2	Auf Schmerzreiz	Auf Schmerzreiz	
1	Fehlt	Fehlt	
Motorische Antwort			
Score	*> 1 Jahr*	*< 1 Jahr*	
6	Befolgt Aufforderungen	Spontane Bewegungen	
5	Lokalisiert Schmerz	Lokalisiert Schmerz	
4	Zieht weg bei Schmerz	Zieht weg bei Schmerz	
3	Abnorme Flexion bei Schmerz (Entrindungsstarre)	Abnorme Flexion bei Schmerz (Entrindungsstarre)	
2	Abnorme Extension bei Schmerz (Enthirnungsstarre)	Abnorme Extension bei Schmerz (Enthirnungsstarre)	
1	Keine Reaktion	Keine Reaktion	
Verbale Anwort			
Score	*> 5 Jahre*	*2 – 5 Jahre*	*< 2 Jahre*
5	Orientiert, antwortet	Passende Wörter und Phrasen	Plappert, macht Töne
4	Konfuse Antworten	Unpassende Wörter	Weint, beruhigbar
3	Unpassende Wörter	Weinen; Schreien bei Schmerz	Weinen; Schreien bei Schmerz
2	Unverständliche Töne	Laute und Stöhnen bei Schmerz	Laute und Stöhnen bei Schmerz
1	Keine	Keine	Keine

Tab. 9.25: Glasgow Coma Scale, modifiziert für Kinder nach [10].

haltemuskulatur zur vermehrten Exposition des Kopfes bei Stürzen. Die zahlreichen Aufprallschäden, die der kindliche Kopf in den ersten Lebensjahren erleidet, bleiben aufgrund der besonderen Architektur des kindlichen Schädels mit den noch offenen Schädelnähten zumeist ohne Folgen für das Gehirn.

Bis zum Alter von ca. 2 Jahren ist die Haftung der Galea auf dem Schädelknochen geringer, die Haftung der Dura am Schädel hingegen stärker als beim Erwachsenen. Dies begünstigt die Entstehung extrakranieller Hämatome und vermindert die Häufigkeit intrakranieller Hämatome. Im Alter von 2 – 5 Jahren erreicht der knöcherne Schädel eine stärkere Festigkeit. Durch eine intrakranielle Raumforderung (Hirnödem oder Blutung) kann das intrakranielle Volumen bei noch nicht geschlossenen Schädelnähten zunächst gering zunehmen. Das aufgrund des Druckanstiegs von intrakraniell in den Spinalkanal verschiebbare Liquorvolumen ist jedoch beim Kind kleiner *[10]*, wodurch die Gesamtcompliance eher geringer als beim Erwachsenen ist. Bereits eine kleine intrakranielle Raumforderung kann daher zur raschen Dekompensation führen.

Verletzungsmechanismus

Die wichtigsten Verletzungsmechanismen sind Stürze, Autounfälle und Fahrradunfälle. Unter 2 Jahren sind sogenannte Flachstürze sowie Stürze von niedrigen Möbeln die häufigsten Unfallursachen. In dieser Altersgruppe sind jedoch auch Kindesmißhandlungen besonders häufig (> 20 %) Ursache der Verletzungen [6]. Mit zunehmendem Alter gewinnen Verkehrsunfälle mit dem Fahrrad sowie als Fußgänger und PKW-Insasse an Bedeutung.

Klinik

Commotio cerebri

Die klassische Kombination von initialer Bewußtlosigkeit mit einer Dauer von Sekunden bis Minuten, Erbrechen und Amnesie für den Unfallzeitraum deutet auf eine schwere Commotio cerebri hin; isoliertes Auftreten der Symptome eher auf eine weniger schwere Verletzung. Im Kleinkindalter sollte auch bei Ausbleiben der o.g. Symptome eine Commotio cerebri angenommen werden, wenn das *Einschlafsyndrom* auftritt: Hierbei besteht zunächst nach der Verletzung keine Bewußtlosigkeit; nach einer Weinphase schlafen die Kinder für 1 – 2 Stunden ein, erwachen oft mit Kopfschmerzen und fangen an, zu erbrechen. Ein einzelner, früh nach dem Unfall auftretender Krampfanfall ist bei Kindern nicht selten und bedarf in der Regel keiner medikamentösen Behandlung.

Intrakranielle Blutung

Jede Verschlechterung des Bewußtseinszustands, alle fokalen neurologischen Auffälligkeiten sowie starke Kopfschmerzen mit rezidivierendem Erbrechen, besonders wenn diese erst mit einem deutlichen zeitlichen Abstand zum Unfall auftreten, sollten den V.a. eine intrakranielle Blutung lenken und zu einer CT-Untersuchung führen. Bei bewußtlosen Kindern erfolgt die Diagnose intrakranieller Blutungen durch CT. Weniger als 1 % der Kinder, die wach aufgenommen werden, entwickeln epidurale Hämatome; 20 % der intrakraniellen Hämatome werden jedoch mehr als 24 Stunden nach dem Unfall symptomatisch.

Diffuses Hirnödem

Das häufigste Zeichen eines schweren kindlichen Schädelhirntraumas ist eine diffuse Hirnschwellung im CCT *[1]*. Infolge seines vermehrten Sauerstoffverbrauchs weist das kindliche Hirngewebe – im Vergleich zum Erwachsenen – einen höheren Blutfluß auf. Oft ist die diffuse Hirnschwellung zumindest initial Ausdruck einer Zunahme des intrazerebralen Blutvolumens. Das eigentliche Hirnödem entwickelt sich wahrscheinlich erst anschließend als Zeichen einer sekundären Hirnschädigung. Der höhere Wassergehalt des kindlichen Gehirns *[8]* kann zusammen mit der noch unreifen Bluthirnschranke die Ödembildung beschleunigen, was innerhalb kurzer Zeiträume zu fatalen Hirndruckanstiegen führen kann.

Schädelfraktur

Die Häufigkeit von Schädelfrakturen bei Schädelhirntraumen beträgt 10 – 30 % *[7, 12, 13]*. Bei Kleinkindern sind Schädelfrakturen häufiger, intrakranielle Hämatome jedoch seltener als bei älteren Kindern. Schädelfrakturen sind bei Kindern vorwiegend parietal (58 %), seltener okzipital (19 %), frontal (14 %) und temporal (7 %) lokalisiert. Schädelbasisfrakturen sind im Kindesalter selten (5 % bei leichtem Schädelhirntrauma). Zur Risikobeurteilung für das Auftreten intrakranieller Blutungen, siehe radiologische Diagnostik.

Bei Impressionsfrakturen mit Dislokation um mehr als Kalottenbreite erfolgt die operative Hebung der Fraktur. Eine Sonderform stellen die sog. *Tischtennisballfrakturen* dar mit beulenartiger Impression der noch weichen, verformbaren Schädelkalotte des Kleinkindes. Die Entwicklung einer sog. wachsenden Fraktur durch Ruptur der Dura unter dem Frakturspalt und Auseinanderweichen der Frakturränder nach Eindringen von Liquor ist eine Rarität.

9.10.2 **Diagnostik**

Anamnese

Zeit, Ort und genaue Umstände des Unfalls sowie Lokalisation des Traumas sind zu erfragen. Es ist unbedingt erforderlich, festzustellen, ob und wie lange der Patient bewußtlos war, ob er gekrampft, ob er erbrochen hat und ob er sich an den Unfall erinnern kann; ggf. ist der Zeitraum einer Amnesie genauer einzugrenzen. Nach Blutungen aus Mund, Nase und Ohren muß gefragt werden. Bei kleinen Kindern ist es wichtig, ob der Unfall beobachtet wurde. Ältere Kinder können nach Kopfschmerzen, Schwindel, Nackenschmerzen und Sehstörungen befragt werden. Schwierig ist die Erhebung der Anamnese bei fortdauernder Bewußtlosigkeit und Mangel an Unfallzeugen.

Klinische Untersuchung

Beurteilung des Bewußtseinszustands

Die Feststellung des Bewußtseinszustands steht hier im Vordergrund. Bei bewußtseinsgetrübten Kindern wird die Glasgow Coma Skala in ihrer Erweiterung für das Kindesalter angewendet (Tab. 9.23). Puls- und Atemfrequenz sowie Blutdruck müssen bestimmt werden. Niedriger Puls und hoher Blutdruck (Cushing-Response) können Zeichen eines erhöhten Hirndrucks sein, so wie schneller Puls und niedriger Blutdruck auf einen Volumenmangelschock hindeuten.

Kreislaufbeurteilung

Eine (hämorrhagisch bedingte) arterielle Hypotonie verdoppelt die Letalitätsrate bei schweren Schädelhirnverletzungen auch im Kindesalter *[15]*. Die Symptome eines Volumenmangelschocks bilden sich im Kindesalter oft erst bei einem prozentual höheren Blutverlust aus; die Phase der Dekompensation kann dann jedoch deutlich akuter als im Erwachsenenalter verlaufen. Kleine Kinder können erhebliche Mengen ihres Blutvolumens in intra- oder extrakranielle Hämatome verlieren. Eine sorgfältige Untersuchung des Rumpfs und der Extremitäten muß Begleitverletzungen sicher ausschließen. Bei initial kreislaufinstabilen Kindern muß nach Stabilisierung der Kreislaufparameter eine erneute Beurteilung der Bewußtseinslage erfolgen.

Lokalbefund

Der *Lokalbefund* beinhaltet Lokalisation, Größe, Konsistenz und Hämatomverfärbung von Prellmarken, Druck- oder Klopfschmerzhaftigkeit des Schädels, Tastbefund der Fontanellen und tastbare Stufen (Impressionsfrakturen) am Schädel. Die Beweglichkeit der Halswirbelsäule sollte bei wachen Patienten überprüft werden, jedoch nur, wenn kein Anhalt für eine HWS-Läsion vorliegt, andernfalls ist zuvor die Röntgenuntersuchung der HWS im steifen Halskragen durchzuführen.

Neurologische Untersuchung

Die *neurologische Untersuchung* beinhaltet mindestens die Beurteilung der direkten und indirekten Pupillenreaktion, der Muskeleigenreflexe (PSR, ASR, BSR, TSR), des BABINSKI-Reflexes, ggf. die Überprüfung der Hirnnerven. Besteht bei Kleinkindern der V.a. Kindesmißhandlung, so sollte eine Spiegelung des Augenhintergrunds erfolgen: Retinale Hämorrhagien sind diagnostisch wichtig beim „Shaken baby syndrome" *[3]*.

Bildgebende Diagnostik

Sonographie

Bei Kindern unter drei Jahren kann die *Sonographie des Schädels* oft Röntgen und CT ersetzen. Bei jedem bewußtseinsklaren Kleinkind sollte sie daher zunächst erfolgen, sofern sie technisch – bei offener Fontanelle oder geringer Kalottendicke – möglich ist. Ist der Befund unauffällig, so erfolgt keine weitere radiologische Diagnostik, da in dieser Altersgruppe eine stationäre Überwachung ohnehin anzuraten ist. Sensitivität und Spezifität der Sonographie am Schädel ist jedoch gegenüber Röntgenaufnahmen (Frakturen) und CT (intrakranielle Verletzungen) unterlegen.

Bei Stürzen aus großer Höhe oder Rasanztraumen ist eine *Abdomensonographie* zum Ausschluß intraabdomineller Verletzungen noch im Schockraum erforderlich.

Radiologie

Ein Röntgenbild kann nur indirekte Hinweise auf eine Verletzung des Gehirns liefern. Bei der Schädelfraktur älterer Kinder ist eine intrakranielle Blutung zwei- bis dreimal häufiger als ohne Fraktur. Kinder mit Schädelfrakturen entwickeln in ca. 9 % akute intrakranielle Hämatome *[12]*. Das Fehlen einer Fraktur schließt andererseits eine zerebrale Läsion oder ein intrakranielles Hämatom nicht aus; 5 – 8 % der Patienten mit unauffälligen Schädelröntgenbildern haben solche Verletzungen *[7]*.

Röntgenaufnahmen des Schädels sind *nicht indiziert* bei Kindern, die nicht bewußtlos waren, bei der Untersuchung wach sind, keine tiefe Platzwunde haben und einen unauffälligen Untersuchungsbefund zeigen. Dies gilt insbesondere dann, wenn eine stationäre Überwachung des Kindes vorgesehen ist.

Röntgenaufnahmen des Schädels in 3 Ebenen sind *indiziert* bei Kindern mit einem klinischen Frakturzeichen (großes Hämatom, tastbare Stufe, Oto-/Rhinoliquorrhoe) und unauffälligem Bewußtseinszustand.

CCT

Eine CCT ist indiziert bei allen bewußtseinsgetrübten oder bewußtlosen Patienten sowie bei sich verschlechternder Bewußtseinslage, bei einem GCS < 14 *[19]*, bei radiologisch nachgewiesenen Frakturen im A. meningea media-Bereich sowie bei entsprechend schwerwiegender Gewalteinwirkung unabhängig von dem GCS.

MRT

Im Rahmen der Akutdiagnostik des kindlichen Schädelhirntraumas nimmt die Magnetresonanztomographie bislang keinen wesentlichen Platz ein. Dies liegt an den noch zu langen Untersuchungszeiten, die oft eine Allgemeinanästhesie erfordern würden. Zur Verlaufskontrolle nach intrakraniellen Verletzungen sollte jedoch gerade bei Kindern diese Methode bevorzugt angewandt werden.

Laboruntersuchungen

Bei Schädeltraumen ist eine über das Blutbild hinausgehende Labordiagnostik nur indiziert bei V.a. eine dem Unfall zugrunde liegende Erkrankung wie Fieber(-krampf), Intoxikation oder Hypoglykämie. Bei schweren Schädelhirntraumen sind Blutbild-, Elektrolyt- und Gerinnungskontrollen sowie die Entnahme von Kreuzblut erforderlich, um einen operativen Eingriff bzw. die Schockbekämpfung vorzubereiten.

9.10.3 **Therapie**

Ambulante oder stationäre Behandlung

Ambulante Behandlung

Die ambulante Behandlung kindlicher Kopfverletzungen muß sich auf die Versorgung von Platzwunden und Beobachtung von Schädeltraumen ohne Fraktur beschränken.

Eine *ambulante Beobachtung* von Kindern mit Schädelhirntrauma durch Eltern und Haus- oder Kinderarzt sollte nur erfolgen, wenn bei der Untersuchung keine Zeichen einer Gehirnerschütterung festgestellt wurden, kein V.a. eine Schädelfraktur besteht, es sich nicht um ein Kleinkind (< 3 Jahre) handelt und die häuslichen Voraussetzungen für eine Überwachung des Kindes gegeben sind. Die häusliche Überwachung muß in einer 2 – 3stündlichen Überprüfung der Weckbarkeit des Kindes sowie der Kontrolle von Puls und Atmung bestehen. Bei Verschlechterung des Zustands muß eine rasche Wiedervorstellung in der Klinik möglich sein (Telefon und Auto vorhanden, keine zu große Entfernung zur Klinik) *[14]*.

Es besteht jedoch eine nicht zu unterschätzende Diskrepanz zwischen der initialen Beurteilung des Schweregrades und der abschließenden Diagnose bei kindlichen Schädelhirnverletzungen.

Stationäre Behandlung

In unklaren Fällen ist die Indikation zur *stationären Überwachung* zu stellen. Auch im Kindesalter kommen akute Verschlechterungen des Zustandes bei Patienten vor, die bei der ersten Untersuchung wach und ansprechbar waren („Patients who talk and die" *[9]*); SNOEK et al. beobachteten dies bei 3 von 967 Kindern mit anfänglich als leicht eingeschätztem Schädelhirntrauma *[16]*. Bei V.a. das Vorliegen einer Commotio ce-

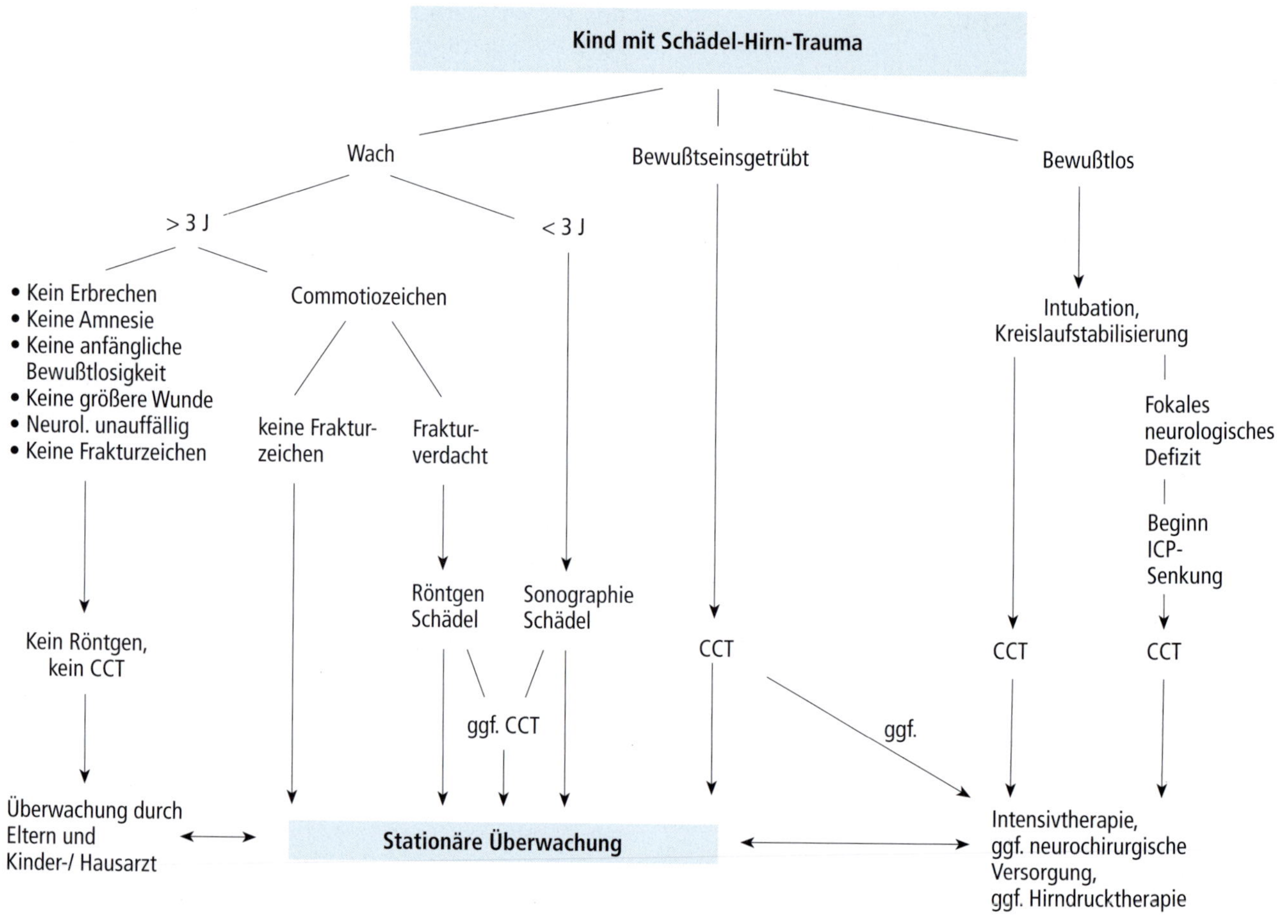

Abb. 9.95: Algorithmus zu Diagnose und Therapie beim kindlichen SHT.

rebri oder eines schweren Schädelhirntraumas hat daher unbedingt die stationäre Überwachung zu erfolgen. Hierbei sind Puls, Blutdruck und Pupillenreaktion zunächst 1/2 – 1stündlich zu kontrollieren; ggf. erfolgt die Überwachung mit Hilfe der Pulsoxymetrie. Ein venöser Zugang ist für die ersten 48 Stunden zu sichern, nach wenigstens 12stündiger Nahrungskarenz und eher restriktiver Infusionsbehandlung erfolgt der orale Nahrungsaufbau. Abb. 9.95 gibt eine Zusammenfassung des Ablaufs von Diagnostik und Therapie wieder.

Bei V.a. Kindesmißhandlung, insbesondere im Kleinkindalter, sind unbedingt die stationäre Aufnahme, vollständige körperliche Untersuchung, Fotodokumentation und ggf. Skelettszintigraphie zum Nachweis weiterer und älterer Verletzungen indiziert.

Operationsablauf

Zur operativen Primärversorgung des schweren Schädelhirntraumas wird auf den entsprechenden Abschnitt bei Erwachsenen verwiesen, da hier keine wesentlichen Unterschiede im Kindesalter bestehen (siehe 4.6.3).

Nachbehandlung

Neben einer neurologischen Nachuntersuchung, ggf. mit EEG-Kontrolle, sind bei Schädeltraumen und leichten Schädelhirntraumen selten besondere Nachbehandlungen erforderlich. Nach chirurgischer Versorgung von Wunden am Kopf kann meist nach einer Woche das Nahtmaterial entfernt werden. Nach einer schweren Schädelhirnverletzung ist in der Regel eine Rehabilitation erforderlich.

9.10.4 Komplikationen

Wesentlichste Komplikationen beim Schädelhirntrauma sind intrakranielle Blutungen und die Entwicklung eines Hirnödems. Die schwerwiegenden Folgen dieser Komplikationen begründen die großzügige Indikationsstellung zur stationären Überwachung.

9.10.5 Nachsorge

3 – 7 Tage nach einem leichten Schädelhirntrauma mit Bewußtlosigkeit sollte eine EEG-Kontrolle durchgeführt werden. Fallen hier Herdsymptome oder eine starke Verlangsamung auf, erfolgt die Abklärung entweder durch CT oder MRT. Bei geringfügigen EEG-Veränderungen kann zunächst nach 4 Wochen eine EEG-Kontrolle durchgeführt werden *[2]*. Kopfschmerzen, Verhaltens- und Lernstörungen sowie Gedächtnis- und Aufmerksamkeitsprobleme bilden sich bei leichten Schädelhirnverletzungen in den ersten Wochen bis Monaten zurück.

9.10.6 Prophylaxe

Durch die Verwendung von Fahrradhelmen, Kindersitzen im Auto, Sicherung von Treppen in der Wohnung und Abschaffung von Gehfrei-Geräten und Hochbetten können Inzidenz und Schwere von Kopfverletzungen im Kindesalter drastisch reduziert werden. Die Einführung einer gesetzlichen Fahrradhelmpflicht ist zu fordern. Mehrere Studien haben eine Reduktion der Schädelhirntrauma-Letalität bei Fahrradunfällen durch Helme um bis zu 85 % gezeigt *[17]*.

Literatur

[1] Aldrich F, Eisenberg H, Saydjari C, Luerssen T, Foulkes M, Jane J, Marshall L, Marmarou A, Young H: Diffuse brain swelling in severely head-injured children. J Neurosurg 76 (1992) 450-454

[2] Bätz B: Schädelhirntraumen im Kindesalter und ihre Differentialdiagnose mit Hilfe des EEG. hautnah päd 6 (1994) 160-169

[3] Caffey J: The whiplash shaken infant syndrome: manual shaking by the extremities with whiplash induced intracranial and intraocular bleedings, linked with residual permanent brain damage and mental retardation. Pediatrics 54 (1974) 396-403

[4] Duhaime A, Alario A, Lewander W, Schut L, Sutton L, Seidl T, Nudelmann S, Budenz D, Hertle R, Tsiaras W et al.: Head injury in very young children: mechanisms, injury types, and ophthalmologic findings in 100 hospitalized patients younger than 2 years of age. Pediatrics 90 (1992) 179-185

[5] Ghajar J, Hariri R: Management of pediatric head injury. Ped Clin N Am 39 (1992) 1093-1125

[6] Graham DI, Adams JH, Doyle D: Ischemic brain damage in fatal non-missile head injuries. J Neurol Sci 39 (1978) 213-224

[7] Harwood-Nash D, Hendrick E, Hudson A: The significance of skull fractures in children. Radiology 101 (1971) 151-155

[8] Herrmann H: Das Schädel-Hirn-Trauma im Kindesalter. In: Herrmann H. (Hrsg.): Neurotraumatologie. VCH, Weinheim 1989

[9] Humphreys R, Hendrick E, Hoffman H: The head-injured child who "talks and dies". A report of 4 cases. Childs Nerv Syst 6 (1990) 139-142

[10] Kaufman B, Dacey R: Acute management of closed head injury in childhood. Ped Ann 23 (1994) 18-28

[11] Kriel R, Krach L, Danser L: Closed head injury: Comparison of children younger and older than 6 years of age. Pediatr Neur 5 (1989) 296

[12] Mann K, Chan K, Yue C: Skull fractures in children. their assessment in relation to developmental skull changes and acute hematomas. Childs Nerv Syst 2 (1986) 258-261

[13] Mitchell K, Fallat M, Raque G, Hardwick V, Groff D, Nagaraj H: Evaluation of minor head injury in children. J Ped Surg 29 (1994) 851-854

[14] Nazarian L: When parents become critical observers: caring for the child who has a head injury. Pediatr Rev 14 (1993) 298-301

[15] Pigula F, Walds S, Shackford S, Vane D: The effect of hypotension and hypoxia on children with severe head injury. J Pediatr Surg 28 (1993) 310-316

[16] Snoek J, Minderhoud J, Wilmink J: Delayed deterioration following minor head injury in children. Brain 107 (1984) 15-36

[17] Thompson R, Rivara F, Richards D, Rogers L: A case-control study of the effectiveness of bicycle safety helmets. N Engl J Med 320 (1989) 1361-1367

10

10 Gesetzliches und vertragliches Regelwerk

10.1 Gesetzliche Grundlagen vertragsärztlicher Tätigkeit und Honorierung

K. Fritz

10.1.1 Wirtschaftlichkeitsgebot, Beitragsstabilität und Prüfwesen

Die gesetzgeberische Fortentwicklung verschiedener Bereiche des Gesundheitswesens erschwert eine noch aktuell gültige Darstellung der rechtlichen Grundlagen für die vertragsärztliche Tätigkeit. Trotz mancher Unsicherheiten erscheint dies dennoch möglich, da die Änderungen der letzten Jahre Grundtendenzen aufzeigen, die sich vermutlich erhalten werden. Aber auch diese Hoffnung kann von den Realitäten der politischen und vertraglichen Bedingungen unerwartet überholt werden.

Die wichtigsten geregelten Komplexe, die für den Vertragsarzt unmittelbare Auswirkungen entwickeln, sind:

- *Wirtschaftlichkeitsgebot*
- *Beitragsstabilität* und die damit verbundenen Regelungen des *Arznei- und Heilmittelbugdets* und der *ärztlichen Gesamtvergütung*
- *Prüfwesen*.

Wirtschaftlichkeitsgebot

Der gesetzliche *Sicherstellungsauftrag* verpflichtet die Kassenärztlichen Vereinigungen, eine bedarfsgerechte, dem allgemeinen Stand der medizinischen Erkenntnisse entsprechende Versorgung der Versicherten zu gewährleisten. Dabei gilt – wie für alle Vertragspartner der gesetzlichen Krankenversicherung – das *Wirtschaftlichkeitsgebot* des § 12 SGB V. Danach müssen die vertragsärztlichen Leistungen ausreichend, zweckmäßig und wirtschaftlich sein.

Wörtlich heißt es: *„Leistungen, die nicht notwendig oder unwirtschaftlich sind, können Versicherte nicht beanspruchen, dürfen die Leistungserbringer nicht bewirken und die Krankenkassen nicht bewilligen."*

Die Anbindung des Sicherstellungsauftrags und des Wirtschaftlichkeitsgebotes an den allgemein anerkannten Stand der medizinischen Erkenntnisse bewirkt, daß sog. Außenseitermethoden zu Lasten der gesetzlichen Krankenversicherung nicht angewendet werden können. Sie erfordert zugleich aber auch eine anhaltende Fortentwicklung des Leistungsinhalts und trägt die Last, daß Rechtsstreitigkeiten zu Fragen des Stands der Erkenntnisse zu erwarten sind.

Eine klare Definition liegt dem Wirtschaftlichkeitsbegriff nicht zugrunde. Am ehesten ist Wirtschaftlichkeit beurteilbar nach dem Verhältnis zwischen den Kosten einer bestimmten Behandlungsweise oder eines Medikamentes und der Sicherheit des Erfolgs oder der zur Heilung benötigten Zeit. Das Risiko einer Behandlung ist zusätzlich einzubeziehen. Dem Arzt wird dabei ein Spielraum hinsichtlich dessen eingeräumt, was er im Einzelfall für wirtschaftlich hält.

Beitragsstabilität

Nach § 71 SGB V haben Krankenkassen und Leistungserbringer in den Vereinbarungen über die Vergütung von Leistungen den *Grundsatz der Beitragsstabilität* zu beachten. Das Aufsichtsrecht des Staates wird dahingehend erweitert, daß alle Vergütungsvereinbarungen den zuständigen Behörden vorgelegt werden müssen. Beanstandungen sind innerhalb von zwei Monaten vorzubringen.

Arznei- und Heilmittelbugdet

Die Neuregelung der *Bestimmungen für den Arzneimittelverbrauch* in § 84 SGB V trägt dem Prinzip der Beitragsstabilität Rechnung. Danach wurde für 1993 ein Budget als Obergrenze der Ausgaben vorgegeben und weiter fortgeschrieben, das sich nach den Ausgaben des Jahres 1991 richtete. Bei Überschreitungen sollten die Ärzte insgesamt kollektiv haften. Das Budget kann ausgesetzt werden, wenn zwischen den Vertragspartnern arztgruppenspezifische Richtgrößen für Arznei-, Verband- und Heilmittel nach § 84, Abs. 3 SGB V und Wirtschaftlichkeitsprüfungen nach § 106, Abs. 3 SGB V vereinbart sind. Diese Aussetzung ist für die Jahre nach 1996 angekündigt.

Nach diesen Regelungen erfolgt eine Prüfung dann, wenn die spezifische Richtgröße um mehr als 15 % überschritten wird. Beträgt die Überschreitung mehr als 25 %, muß der Mehraufwand erstattet werden, sofern keine Begründung durch Praxisbesonderheiten vorliegt. Einzelne Kassenärztliche Vereinigungen können abweichende Regelungen beschließen. Eine Klage dagegen ist vor dem Sozialgericht möglich; sie hat – im Gegensatz zu den bisherigen Bedingungen – keine aufschiebende Wirkung.

Ärztliche Gesamtvergütung

Die *Gesamtvergütung für ärztliche Leistungen* und ihre Verteilung regelt der § 85 SGB V. Ihre Höhe wird für die Primärkassen auf Landesebene vereinbart und ist von der Grundlohnsumme der Versicherten abhängig. Da die Grundlohnsumme von der regional unterschiedlichen Anzahl der Beitragszahler und der Höhe ihrer Bezüge bestimmt wird, besteht eine direkte Abhängigkeit der Arzthonorare von der jeweiligen wirtschaftlichen und arbeitsmarktpolitischen Situation. Für die Ersatzkassen-Versicherten erfolgen die Vereinbarungen bundesweit und bundeseinheitlich unter Zuziehung der Landesverbände.

Diese pauschale Gesamtvergütung hat zur Folge, daß die Höhe einer Verrechnungseinheit *(Punktwert)* vom Umfang der Leistungsanforderungen abhängt. Inwieweit durch die absehbar zu erwartenden Beschlüsse der Gesetzgebung an der Beitragsstabilität vollständig oder mit Abstrichen festgehalten wird, ist bei der Fülle erforderlicher politischer Kompromisse noch nicht erkennbar.

Einen gewissen Spielraum haben Kassenärztliche Vereinigungen und Krankenkassen bei der *innerärztlichen Verteilung* des ihnen zur Verfügung stehenden Gesamthonorars. Nach § 85 Abs. 4 SGB V sollen die Vertragspartner durch Anwendung eines Verteilungsmaßstabs sicherstellen, daß *„eine übermäßige Ausdehnung der Tätigkeit der Kassenärzte verhütet wird. Der Verteilungsmaßstab kann eine nach Arztgruppen und Versorgungsgebieten unterschiedliche Verteilung vorsehen.“*

Honorarverteilungsmaßstab

Mit dem *Honorarverteilungsmaßstab (HVM)* versuchen die Kassenärztlichen Vereinigungen die Leistungsausweitung und den damit verbundenen Punktwertverfall durch Bestimmungen zur Honorarbegrenzung zu verhindern. Diese Begrenzungen erfolgen durch die jeweiligen Vertreterversammlungen nach Gesichtspunkten, die oft regional unterschiedlich und rational gelegentlich schwer nachvollziehbar sein können. In der Summe resultieren dadurch regional sehr unterschiedliche Fallwerte für gleiche ärztliche Leistungen. Für die Fachgruppe der Chirurgen haben sich unter den regionalen und überregionalen Beschlüssen der Honorarverteilung wirtschaftlich problematische Konditionen entwickelt.

Dies zeigt sich besonders bei der Auslegung der im GSG (Gesundheitsstrukturgesetz) vorgegebenen Erhöhung der Honorare für das Ambulante Operieren. Hier war bereits zu Beginn strittig, ob operative Leistungen im Referenzzeitraum 1993 – 1995 um 10 % höher zu vergüten sind als die übrigen ärztlichen Leistungen oder ob für diesen Bereich ein separates Budget zu bilden wäre. Mit der Entwicklung und Verabschiedung eines neuen Einheitlichen Bewertungsmaßstabes für die Zeit ab 1998/99 wird die Situation für das Ambulante Operieren auf eine neue Grundlage gestellt. Hierzu sind derzeit klare Informationen noch nicht vorhanden.

Mit dem Bundessozialgerichtsurteil vom 7.2.1996 (AZ G RK 61/94), ist es mit dem Gesundheitsstrukturgesetz vereinbar, daß der Punktwert für das Ambulante Operieren floaten darf.

Prüfwesen

Für die Einleitung der Wirtschaftlichkeitsprüfung schreibt das SGB V vor, daß die veranlassende Krankenkasse oder Kassenärztliche Vereinigung in jedem Einzelfall einen konkret begründeten Prüfantrag stellen muß. Der betroffene Vertragsarzt ist weiter über dessen Inhalt zu informieren und hat Gelegenheit zur Stellungnahme, bevor der Prüfungsausschuß tätig wird. Diese konkreten Anweisungen werden von den Prüfabteilungen der Kassenärztlichen Vereinigungen häufiger nicht beachtet. Dies kann zur Abweisung der Prüfbeschlüsse führen und sollte nicht ohne Widerspruch hingenommen werden.

10.1.2 Vereinbarungen nach § 115 SGB V

Die Vorgaben des § 115 SGB V zum *Ambulanten Operieren im Krankenhaus* betreffen in ihrem Absatz 1 auch die Vertragsärzte. Danach vereinbaren die Spitzenverbände der Krankenkassen, die Deutsche Krankenhausgesellschaft und die Bundesverbände der Krankenhausträger gemeinsam mit der Kassenärztlichen Bundesvereinigung die *Inhalte* dieses Leistungsbereichs (siehe auch 1.2.5 und 1.3.2):

- Katalog ambulant durchführbarer Operationen,
- Einheitliche Vergütung für Krankenhäuser und Vertragsärzte
- Maßnahmen zur Sicherung von Qualität und Wirtschaftlichkeit.

Seit dem 1. Januar 1994 gilt zwischen diesen Vertragspartnern ein vereinbarter Katalog ambulanter operativer Leistungen, der identisch ist mit dem Leistungsverzeichnis der für die Abrechnung der Ziffern 80 – 83

EBM vorgesehenen Eingriffe (Ziffern für Operationszuschläge). Die Vergütung dieser Leistungen erfolgt (auch im Krankenhaus) auf der Grundlage des EBM nach den für die Versicherten geltenden vertragsärztlichen Gebührensätzen.

Für ambulant vertragsärztlich operierende Chirurgen ist die exakte Kenntnis der *Vereinbarungen zur Qualitätssicherung* unabdingbar (siehe 1.3.2 und 10.2). Sie sind seit dem 1. Oktober 1994 wirksam und regeln die Anforderungen an die fachliche Befähigung des Arztes, die baulichen, apparativ-technischen, hygienischen und personellen Voraussetzungen, die Verfahren der Qualitätssicherung sowie Dokumentation und statistische Auswertung.

10.1.3 Gebührenordnungen

Die Bewertung der einzelnen ärztlichen Leistungen wird in zwei *Gebührenordnungen* festgelegt. Diese unterscheiden sich in Systematik, Bewertung und z.T. auch in den Legenden, also den Texten der Leistungsbeschreibung.

- Die *GOÄ* – Gebührenordnung für Ärzte – gilt für die Abrechnung mit privatzahlenden Patienten, Berufsgenossenschaften, Bundesbahn und Bundespost. Sie unterliegt derzeit einer Novellierung, die sich seit einigen Jahren verzögert.
- Der *EBM* – Einheitlicher Bewertungsmaßstab Ärzte – ist Grundlage der vertragsärztlichen Leistungsabrechnung mit den gesetzlichen Krankenkassen. Der darauf beruhende *BMÄ* – Bewertungsmaßstab für kassenärztliche Leistung – gilt für die sog. Pflichtkrankenkassen, die *EGO* – Ersatzkassengebührenordnung – gilt für die Angestellten-Ersatzkassen. Beide Gebührenordnungen haben identische Ziffern mit gleichen Legenden und Ausgangspunktwerten. Es bestehen jedoch Unterschiede bei den zusätzlichen vertraglichen Bestimmungen, die konkrete Auswirkungen haben.

Delegation ärztlicher Leistungen

Grundsätzlich ist der Arzt nach dem Berufsrecht und dem Vertragsarztbestimmungen zur *persönlichen Leistungserbringung* verpflichtet.

Es ist jedoch zulässig, die Durchführung bestimmter Leistungen an Dritte zu *delegieren*, die der Aufsicht und Weisung des Arztes unterstehen und entsprechend qualifiziert sind. Die notwendige Überwachung erfordert konkret die persönliche Anwesenheit des Arztes in der Praxis (BSG).

Intravenöse Injektionen und Infusionen sowie Blutentnahmen sind nur ad personam, also an einzelne entsprechend qualifizierte Mitarbeiter delegierbar. Es empfiehlt sich, diese Delegationsstrategien in einer Arbeitsplatzbeschreibung oder einem Organigramm nachvollziehbar festzuhalten.

Grundsätzlich delegationsfähig sind physikalisch-medizinische Leistungen, Laborleistungen und einfache Verbände. Hier genügt es nach allgemeiner Auffassung, daß der Arzt in Abständen die Qualität überprüft, die Art der Leistung im Einzelfall anordnet und nach deren Durchführung das Ergebnis beurteilt. Die persönliche Anwesenheit des Arztes während der Arbeit selbst ist nicht gefordert. Er muß jedoch für Rückfragen erreichbar sein. Einschränkungen zur Delegationsfähigkeit von Leistungen nach der neuen GOÄ sind speziell zu berücksichtigen.

10.2 Personelle, bauliche und apparative Voraussetzungen bei vertragsärztlicher Tätigkeit

G. Schade

10.2.1 Übersicht

Die vertragsärztliche Tätigkeit in ambulanter Chirurgie ist an zahlreiche Regelungen und Bestimmungen gebunden. Diese betreffen:

- Fachliche Qualifikation des Operateurs
- Anforderungen an das Assistenzpersonal
- Bauliche Vorschriften
- Apparative und instrumentelle Ausstattung
- Hygienische Anforderungen (siehe 1.3.2 und 3.1)
- Allgemeine organisatorische Voraussetzungen.

10.2.2 Fachliche Qualifikation

Unabdingbare Voraussetzungen für die ambulante Chirurgie bei vertragsärztlicher Tätigkeit ist der *Facharztstandard* (siehe auch 2.3.2.1). Die abgeschlossene Weiterbildung im Gebiet Chirurgie mit bestandener Facharztprüfung muß nachgewiesen sein.

Der Facharztstandard beinhaltet darüber hinausgehende Kenntnisse, Erfahrungen und Fertigkeiten in der Unfallchirurgie, Notfallmedizin und der Beherrschung prä-, peri- und postoperativer Komplikationen im Zusammenhang mit den durchgeführten Operationen und Anästhesien.

Der Nachweis zusätzlicher Qualitäten ist erforderlich bei der Betätigung in Sonderbereichen wie Handchirurgie, Plastischer Chirurgie, Gefäßchirurgie, Endoskopie, Sonographie und Rehabilitation.

Bei ausschließlicher vertragsärztlicher Tätigkeit in einem chirurgischen „Schwerpunkt" oder im Gebiet „Kinderchirurgie" oder „Plastische Chirurgie" muß die Weiterbildung im betreffenden Schwerpunkt bzw. Gebiet absolviert worden sein.

10.2.3 Anforderungen an das Assistenzpersonal

In der Regel ist die ambulante chirurgische Tätigkeit mit der Bestellung zum Durchgangsarzt oder H-Arzt verbunden. Daher sollten die Vorschriften in den „Richtlinien für die Bestellung von Durchgangsärzten" für die Mitarbeiterbesatzung zugrundegelegt werden. Für den D-Arzt werden mindestens drei, für den H-Arzt mindestens zwei Mitarbeiter gefordert, von denen eine Hilfskraft Operationserfahrung besitzt.

Auch ohne daß es dafür eine gesetzliche Bestimmung gibt, ist es selbstverständlich, daß ein(e) weitere(r) Mitarbeiter(in) für die Bewältigung der umfangreichen Schreibarbeiten vorhanden ist.

Zur Assistenz in der Röntgendiagnostik, siehe 10.3.

10.2.4 Bauliche Vorschriften

Die örtlichen Baubehörden haben oft eigene Vorschriften für die Lage und die Einrichtung von Arztpraxen. Diese Vorschriften müssen berücksichtigt werden, damit eine behördliche Zustimmung für die Räume gesichert ist.

Grundsätzlich gilt für die chirurgischen Behandlungsräume, daß sie für Liegendkranke zu erreichen sind. Befinden sich die Räume nicht im Erdgeschoß, so muß ein Aufzug vorhanden sein, in dem eine Liege und eine Begleitperson ausreichend Platz finden. Der Innenraum des Aufzugs muß also eine Mindestlänge von 2 m haben.

Die Behandlungsräume sollten vom Praxisflur direkt und nicht über Räume anderer Zweckdienlichkeit zugänglich sein. Für die Operationsräume und den Übungsraum ist dies eine Verpflichtung. Eine Patientenschleuse zu den Operationsräumen wird nicht gefordert. Die Größe der Räume muß der Aufgabenstellung entsprechen.

Die besonderen *räumlichen Voraussetzungen* beim ambulanten Operieren unterliegen selbstverständlich auch bei vertragsärztlicher Tätigkeit besonderen, allgemeingültigen Qualitätsanforderungen. Diese Anforderungen sind niedergelegt in

- Vereinbarung von Qualitätssicherungsmaßnahmen beim ambulanten Operieren gem. § 14 des Vertrages nach § 115 b Abs. 1 SGB V (sog. Dreiseitige Verträge zwischen den Krankenkassen, der Deutschen Krankenhausgesellschaft und der Kassenärztlichen Bundesvereinigung, siehe 1.3.2), gültig ab 1.10.1994.
- Richtlinien der Bundesärztekammer zur Qualitätssicherung ambulanter Operationen (siehe 1.3.2).
- Anforderungen der Hygiene beim ambulanten Operieren in Krankenhaus und Praxis des Robert-Koch-Instituts (siehe 3.1).

Die *baulichen Anforderungen* für das ambulante Operieren sind in den drei genannten Bestimmungen identisch. Es müssen als Qualitätsvoraussetzungen vorhanden sein:

- Operationsraum/-räume
- Personalumkleidebereich mit Waschbecken und Vorrichtung zur Durchführung der Händedesinfektion
- Geräte-, Vorrats-, Sterilisationsraum und Aufbereitungsbereich (gesondert vom Operationsbereich)
- Entsorgungs- und Putzraum
- Ggf. Ruheraum/Aufwachraum für Patienten
- Umkleideraum für Patienten.

Als Anforderungen für den *Operationsraum* werden festgelegt:

- Flüssigkeitsdicht verfugter Fußboden
- Abwaschbarer, dekontaminierbarer Wandbelag bis mindestens 2 m Höhe
- Boden und Wände scheuerdesinfektionsfest
- Lichtquellen zur fachgerechten Ausleuchtung des Operationsraums und des OP-Gebiets mit Sicherung durch Stromausfallüberbrückung, auch zur Sicherung des Monitoring lebenswichtiger Funktionen, oder durch netzunabhängige Stromquelle mit operationsentsprechender Lichtstärke als Notbeleuchtung
- Entlüftungsmöglichkeiten unter Berücksichtigung der eingesetzten Anästhesieverfahren und der hygienischen Anforderungen.

Es sei an dieser Stelle ausdrücklich darauf hingewiesen, daß eine raumlufttechnische Anlage nicht gefordert wird.

10.2.5 Apparative und instrumentelle Ausstattung

Für die apparative und instrumentelle Ausstattung gelten bei der vertragsärztlichen Tätigkeit die allgemeingültigen Bestimmungen, wie sie in den „Dreiseitigen Verträgen" festgelegt worden sind (siehe 1.3.2). Folgende Geräte und Instrumente werden ausdrücklich als Voraussetzungen für die Qualitätssicherung des ambulanten Operierens aufgeführt (zur Röntgendiagnostik und der damit verbundenen Ausstattung, siehe 10.3):

- Instrumentarium zur Reanimation und Geräte zur manuellen Beatmung, Sauerstoffversorgung und Absaugung
- Geräte zur Infusions- und Schockbehandlung
- OP-Tisch/-Stuhl mit fachgerechten Lagerungsmöglichkeiten
- Fachspezifisches operatives Instrumentarium mit ausreichenden Reserveinstrumenten
- Ggf. Anästhesiegerät mit Spezialinstrumentarium (kann auch vom Anästhesisten gestellt werden).

Ansonsten sollte die Geräteausstattung nach Zweckmäßigkeitsgesichtspunkten und nach den Erfordernissen des Leistungsspektrum erfolgen.

Medizingeräteverordnung

Zu beachten ist, daß es seit dem 1.1.1986 eine Verordnung über die Sicherheit der medizinisch-technischen Geräte *(Medizingeräteverordnung, MedGV)* gibt. Sie schreibt für alle Medizingeräte spezielle technische Sicherheitsregeln vor. Wer solche Geräte benutzt, ist zur Durchführung regelmäßiger sicherheitstechnischer Kontrollen verpflichtet. Nur fachkundiges, besonders eingewiesenes Personal darf diese Geräte benutzen. Über die benutzten Geräte sind ein *Bestandsverzeichnis* und ein *Gerätebuch* zu führen:

- Im *Bestandsverzeichnis* sind Angaben über das Gerät einzutragen, z.B. Hersteller, Gerätetyp, Fabrikationsnummer und Anschaffungsjahr.
- Im *Gerätebuch* muß aufgeführt werden, welche Personen in die Handhabung der Geräte eingewiesen wurden; wann und von wem Kontrollen und Instandhaltungsmaßnahmen durchgeführt wurden sowie wann und von wem Mängel oder Störungen festgestellt oder beseitigt wurden.

10.2.6 Allgemeine organisatorische Voraussetzungen

Allgemeine organisatorische Voraussetzungen betreffen die Öffnungszeiten der Praxis oder Ambulanz, die Vertreterregelung, die Beteiligung an Qualitätssicherungsmaßnahmen der Ärztekammern, die Dokumentation über die Behandlungsmaßnahmen und über die Information des Patienten, den Informations- und Dokumentenfluß zwischen beteiligten Ärzten sowie die Kooperation mit ihnen und eine geregelte Abfallentsorgung entsprechend den gesetzlichen Bestimmungen.

Literatur

[1] Richtlinien für die Bestellung von Durchgangsärzten, Ausgabe 1986

[2] Richtlinien über die Beteiligung von Ärzten an der berufsgenossenschaftlichen Heilbehandlung, Ausgabe 1987

[3] Schade G: Praxiseinrichtung und -ausstattung eines operativ tätigen niedergelassenen Chirurgen. Chirurg BDC 28/6 (1989)

[4] Vereinbarung von Qualitätssicherungsmaßnahmen beim ambulanten Operieren gem. § 14 des Vertrages nach § 115 b Abs. 1 SGB V, 1994

[5] Verordnung über die Sicherheit der medizinisch-technischen Geräte – Medizingeräteverordnung – 14.1.85 – BGBl I siehe 93.

10.3 Gesetzliche Grundlagen zur Röntgendiagnostik des niedergelassenen Chirurgen

G. Schade

Röntgenverordnung und KV-Genehmigung

Die Verordnung über den Schutz vor Schäden durch Röntgenstrahlen *(Röntgenverordnung)* vom 8.1.1987 trat am 1.1.1988 in Kraft. Sie legt fest, daß radiologisch tätige Ärzte, die eigenverantwortlich eine Röntgeneinrichtung betreiben, *Fachkunde* im Strahlenschutz besitzen müssen (s.u.). Die *radiologische Diagnostik im Rahmen der vertragsärztlichen Tätigkeit für die gesetzlichen Krankenkassen* ist zusätzlich gebunden an Qualitätsvoraussetzungen gemäß § 135, Abs. 2, SGB V zur Durchführung von Untersuchungen in der diagnostischen Radiologie und Nuklearmedizin und von Strahlentherapie vom 10.2.1993. Diese legen fest, daß (§ 2) „die Ausführung und Abrechnung von Leistungen der diagnostischen Radiologie...erst nach Erteilung der *Genehmigung durch die Kassenärztliche Vereinigung* zulässig sind". Die Genehmigung ist zu erteilen, wenn der Arzt die Voraussetzung

- der *fachlichen Befähigung* und
- der *apparativen Ausstattung* erfüllt und
- *fachkundige Mitarbeiter* vorhanden sind.

Die Erfüllung dieser Voraussetzungen ist gegenüber der Kassenärztlichen Vereinigung nachzuweisen (§ 3).

Fachliche Befähigung

Die fachliche Befähigung eines radiologisch tätigen Arztes liegt vor bei Nachweis:

- der für den Strahlenschutz erforderlichen *Fachkunde nach § 3, Abs. 3, Nr. 2 der Röntgenverordnung* und
- einer *fachlichen Qualifikation,* die er während der Weiterbildung in der fachgebietsspezifischen Röntgendiagnostik erlangt hat und durch die Vorlage ausreichender Zeugnisse nachweisen kann.

Fachkundenachweis

Der Nachweis der *Fachkunde im Strahlenschutz* ist die Grundvoraussetzung für die Anwendung von Röntgenstrahlen im Rahmen jeglicher radiologischer Diagnostik. Ein Arzt gilt dann als *fachkundig,* wenn er

- über eine *entsprechende Sachkunde verfügt* und
- an einem *Strahlenschutzkurs* teilgenommen hat.

Die *Sachkunde* setzt sich zusammen aus dem während der beruflichen Tätigkeit erworbenen Wissen und den praktischen Erfahrungen bei der Anwendung der Röntgenstrahlen auf dem jeweiligen Anwendungsgebiet. *Geeignete Strahlenschutzkurse* sind:

- Radiologischer Kurs mit besonderer Berücksichtigung des Strahlenschutzes nach der Approbationsordnung für Ärzte von 1970
- Grundkurs *und* Spezialkurs Röntgendiagnostik entsprechend der Röntgenverordnung von 1988.

Fachliche Qualifikation

Welchen Inhalt ein „ausreichendes Zeugnis" zur Weiterbildung in der fachgebietsspezifischen Röntgendiagnostik besitzen muß, beantwortet § 16 dieser Qualitätsrichtlinie.

Für den niedergelassenen Chirurgen, der als „Teilröntgenologe" in seiner Praxis nur die gebietsspezifische chirurgisch-radiologische Diagnostik betreibt und die Genehmigung für die Röntgendiagnostik des gesamten Skeletts anstrebt, gilt, daß sein *Zeugnis* von dem zur Weiterbildung ermächtigten Arzt unterschrieben sein und folgende Angaben enthalten muß:

- Der Antragsteller hat eine mindestens 18monatige, ständige Tätigkeit in der Röntgendiagnostik des gesamten Skeletts unter Leitung eines zur Weiterbildung ermächtigten Arzt absolviert und ausreichende Kenntnisse in den jeweiligen Organbereichen erworben.
- Überblick über die Zusammensetzung des Krankengutes der Abteilung, in der die Weiterbildung stattfand.
- Beschreibung der durchgeführten Untersuchungen und angewandten Techniken.
- Zahl der vom Antragsteller unter Anleitung erbrachten und selbständig durchgeführten Untersuchungen und diagnostischen Beurteilungen.
- Beurteilung der Befähigung des Antragstellers zur selbständigen Durchführung von Untersuchungen bestimmter Organe und die Anwendung bestimmter Untersuchungstechniken.

Ausdrücklich besagt § 16, daß „die alleinige Teilnahme an Röntgenbildbesprechungen (sog. Filmvisiten) oder die Teilnahme an Einführungs- oder Fortbildungskursen nicht als radiologische Tätigkeit im Sinne dieser Vereinbarung gilt".

Apparative Ausstattung

Die *Apparaterichtlinien* der Kassenärztlichen Bundesvereinigung, gültig ab 1.1.1993, enthalten folgende Mindestanforderung an das *Röntgengerät* und den *Arbeitsbereich:*

Röntgengerät

Für Aufnahmen des Skeletts sowie für Nativaufnahmen der Weichteile und des Bauchraums ist ein Gerät der *Anwendungsklasse II* erforderlich. Es muß als Mindestausstattung einen 6-Puls- oder 12-Puls-Generator mit 30 kW bei 100 kV, eine entsprechende Drehanodenröhre und einen Brennfleck nicht über 2,0 mm Kantenlänge besitzen. Es müssen eine Belichtungsautomatik *und* die Möglichkeit zur freien Wahl der Aufnahmedaten, eine Einrichtung zur Begrenzung des Nutzstrahlenbündels und zur Voranzeige des Strahleneintrittsfeldes (Blende) und eine Rasteraufnahmeeinrichtung vorhanden sein.

Qualitätssicherung

Bei der Inbetriebnahme des Röntgengeräts wird vom Hersteller eine *Abnahmeprüfung* vorgenommen. Diese muß in 5jährigem Abstand von einem unabhängigen Sachverständigen wiederholt werden.

Die Qualitätssicherung der Röntgenaufnahmen wird durch regelmäßige *Konstanzprüfungen* gesichert, die in der Praxis durchgeführt werden müssen. Die Ergebnisse dieser Konstanzprüfungen werden von einem Gremium der Kassenärztlichen Vereinigung und der Ärztekammer *(„Ärztliche Stelle")* überprüft.

Arbeitsbereich

Für den *Arbeitsbereich* (Röntgenraum und Dunkelkammer) sind einige *bauliche Voraussetzungen* zu beachten. Der für die radiologische Diagnostik vorgesehene Raum muß eine angemessene Größe besitzen und entsprechend einem Strahlenschutzplan an allen Wänden, an der Decke und dem Fußboden mit Blei verplattet sein. Der Strahlenschutzplan wird von der Firma erstellt, die das Röntgengerät liefert. Die *Dunkelkammer* für die Filmverarbeitung sollte eine gut funktionierende Entlüftungseinrichtung haben. Entwickler- und Fixierabfälle müssen sachgerecht entsorgt werden.

Fachkundige Mitarbeiter

Röntgenaufnahmen dürfen laut Röntgenverordnung von 1988 nur von „fachkundigem Personal" angefertigt werden. Berechtigt sind aufgrund ihrer Ausbildung die medizinischen Röntgenassistentinnen (MRA). Sie benötigen keinen zusätzlichen Nachweis der Fachkunde im Strahlenschutz. ArzthelferInnen müssen zum Nachweis der Fachkunde im Strahlenschutz einen Strahlenschutzkurs absolviert haben und ein entsprechendes Zeugnis besitzen.

Literatur

[1] Kassenärztliche Bundesvereinigung: Qualifikationsvoraussetzungen gemäß § 135, Abs. 2 SGB V zur Durchführung von Untersuchungen in der diagnostischen Radiologie und Nuklearmedizin vom 10. Februar 1993, Dt. Ärzteblatt 1993

[2] Kassenärztliche Bundesvereinigung: Änderung der Richtlinien der Kassenärztlichen Bundesvereinigung für Radiologie und Nuklearmedizin in der Fassung vom 8. Dezember 1984, Kapitel C, § 9 Röntgendiagnostik, Dt. Ärzteblatt 84, Heft 30, 1987

[3] Verordnung über den Schutz vor Strahlenschäden durch Röntgenstrahlen vom 8. Januar 1987, Bundesgesetzblatt Teil 1, Nr. 3, 1987

10.4 Durchgangsarztverfahren

G. Wesche

10.4.1 Zweck und gesetzliche Grundlagen

10.4.1.1 Zweck

Das Durchgangsarztverfahren ist das wichtigste der medizinischen Rehabilitationsverfahren der gesetzlichen Unfallversicherung. Es ist für leichte bis mittelschwere Verletzungen durch einen Arbeitsunfall vorgesehen. Im Jahre 1995 wurden von 3558 Durchgangsärzten insgesamt 3.273.751 Durchgangsarztberichte erstattet. Das sind rund 90 % aller Arztberichte über Arbeitsunfälle. Bei den von den Durchgangsärzten versorgten Arbeitsunfallverletzten fand in 772.985 Fällen *Besondere berufsgenossenschaftliche Heilbehandlung* statt, davon in 614.963 Fällen als ambulante Behandlung.

Die strukturellen Vorgaben durch Durchgangsarztrichtlinien und die organisatorischen Regelungen über die Mitwirkung von Allgemeinärzten, Unternehmern und Versicherten sowie von Krankenkassen gewährleisten bei Arbeitsunfällen die optimale Rehabilitation auf der Basis der folgenden Rechtsgrundlagen:

- Die Heilbehandlung ist „mit allen geeigneten Mitteln" durchzuführen (§ 1 SBG VII) – dabei sind die Grundsätze der Wirtschaftlichkeit zu beachten (§ 69 SGB IV).
- Die Träger der gesetzlichen Unfallversicherung sind verpflichtet, nach einem Arbeitsunfall alle Maßnahmen zu treffen, durch die eine möglichst frühzeitig einsetzende, schnelle und sachgemäße Heilbehandlung, insbesondere auch soweit nötig, eine fachärztliche oder besondere unfallmedizinische Versorgung gewährleistet wird (§ 34 Abs. 1 SGB VII).
- Die Verantwortlichkeit für die Durchführung der Heilbehandlung liegt ausschließlich bei den Unfallversicherungsträgern (§ 34 SGB VII).
- Die Leistungen der Unfallversicherung sind von Amts wegen festzustellen (§ 19 SGB IV).
- Rehabilitation geht vor Rentenzahlungen (§ 26 Abs. 3 SGB VII).

Die Verwirklichung dieser Grundsätze geschieht vor allem im *Durchgangsarztverfahren.* Der Zweck des Durchgangsarztverfahrens liegt in der Kombination von

- Information = Berichterstattung
- Rehabilitation = Wiederherstellung.

Der Durchgangsarzt als *Beauftragter* des zuständigen Unfallversicherungsträgers hat im konkreten Einzelfall zu beurteilen und zu entscheiden, ob eine *Besondere Heilbehandlung* angezeigt ist.

10.4.1.2 Gesetzliche Grundlagen

Grundlage der gesetzlichen Unfallversicherung ist ab dem 1. Januar 1997 das siebente Buch des Sozialgesetzbuches (SGB VII). Die gesetzliche Unfallversicherung ist – ebenso wie alle anderen Zweige der Sozialversicherung – eine Pflichtversicherung für alle davon betroffenen Personen und Institutionen. Träger der gesetzlichen Unfallversicherung sind:

- 35 gewerbliche Berufsgenossenschaften. Sie sind fachlich nach Gewerbezweigen gegliedert.
- 20 Landwirtschaftliche Berufsgenossenschaften.
- 54 Unfallversicherungsträger der öffentlichen Hand. Zu den Trägern der Unfallversicherung der öffentlichen Hand gehören die Gemeindeunfallversicherungsverbände, die Ausführungsbehörden von Bund und Ländern und Feuerwehrunfallkassen sowie die Eisenbahn-Unfallkasse und die Unfallkasse Post und Telekom.

Jeder Unternehmer ist kraft Gesetzes Mitglied seines Unfallversicherungsträgers, gleichgültig ob er seinen Betrieb dort angemeldet hat oder ob Beiträge gezahlt worden sind. *Beiträge* zahlt ausschließlich der Unternehmer (Arbeitgeber). Die Höhe der Beiträge ergibt sich aus den gezahlten Löhnen und den Unfallgefahren im Betrieb. Die Aufwendungen des Unfallversicherungsträgers werden nach Ablauf eines Jahres nach diesen Parametern auf die Mitglieder nach dem Prinzip der nachträglichen Bedarfsdeckung umgelegt.

Leistungen der Unfallversicherung können nur dann beansprucht und bewilligt werden, wenn ein Versicherungsfall vorliegt.

10.4.2 Versicherungsfälle

10.4.2.1 Definition Versicherungsfall

Versicherungsfälle in der gesetzlichen Unfallversicherung sind der *Arbeitsunfall*, der *Wegeunfall* und die *Berufskrankheit*. Voraussetzung für die Annahme eines Versicherungsfalls ist, daß eine versicherte Person bei einer versicherten Tätigkeit den Versicherungsfall erlitten hat und daß dadurch ein Körperschaden verursacht wird:

- Nach § 8 Abs. 1 SGB VII ist ein *Arbeitsunfall* ein Unfall, den ein Versicherter infolge einer den Versicherungsschutz begründenden Tätigkeit (versicherte Tätigkeit) erleidet. Unfälle sind zeitlich begrenzte, von außen auf den Körper einwirkende Ereignisse, die zu einem Gesundheitsschaden oder zum Tod führen.
- Der *Wegeunfall* ist in § 8 Abs. 2 SGB VII geregelt. Danach gilt als Arbeitsunfall auch ein Unfall auf einem mit einer versicherten Tätigkeit zusammenhängenden Weg nach und von dem Ort der Tätigkeit.
- Als Arbeitsunfall gilt ferner eine *Berufskrankheit*. Dies sind nach § 9 SGB VII Krankheiten, die in einer Berufskrankheitenliste im einzelnen bezeichnet sind und die ein Versicherter bei einer versicherten Tätigkeit erleidet.

10.4.2.2 Versicherte Personen

Erste Voraussetzung für die Annahme eines Versicherungsfalls der gesetzlichen Unfallversicherung ist, daß es sich um eine versicherte Person handelt. Das SGB VII unterscheidet dazu

- Versicherte kraft Gesetzes nach § 2
- Versicherte kraft Satzung nach § 3
- Versicherte kraft Vertrages durch freiwilligen Beitritt nach § 6 SGB VII.

Versicherte kraft Gesetzes

Bei der größten Gruppe der versicherten Personen handelt es sich um *Arbeitnehmer* im weitesten Sinne. § 2 Nr. 1 SGB VII spricht von Beschäftigten. Entscheidend für die Annahme eines Beschäftigtenverhältnisses sind:

- Persönliche *Abhängigkeit* des Arbeitnehmers vom Arbeitgeber
- *Eingliederung* in den Betrieb/das Unternehmen
- *Weisungsrecht* des Arbeitgebers bezüglich Zeit, Ort, Art und Dauer der vereinbarten Arbeitsleistung.

Geringe Bedeutung für die Annahme eines Beschäftigtenverhältnisses haben beispielsweise der Abschluß eines schriftlichen Vertrags zwischen Arbeitnehmer und Arbeitgeber, die Dauer der Beschäftigung, das Alter des Beschäftigten, die Art oder die Höhe der Vergütung sowie die Verwandtschaft mit dem Arbeitgeber.

Nicht zu den Arbeitnehmern in diesem Sinne gehören, weil nach entsprechenden Regelungen gesondert versichert, insbesondere Beamte, Soldaten, Angehörige des Bundesgrenzschutzes, Zivildienstleistende, Diakonissen, DRK-Schwestern, freiberuflich tätige Ärzte, Zahnärzte, Tierärzte, Apotheker und Heilpraktiker

Für Arbeitnehmer bei einem *ausländischen Arbeitgeber* sind besondere Voraussetzungen zur Einbeziehung in die deutsche gesetzliche Unfallversicherung notwendig. Diese Voraussetzungen müssen durch Vorlage bestimmter Bescheinigungen nachgewiesen werden.

Besonders schutzbedürftige Personen

Besonders schutzbedürftige Personen sind in verschiedenen Vorschriften des § 2 SGB VII beschrieben. Dabei handelt es sich insbesondere um Heimarbeiter, Zwischenmeister, Hausgewerbetreibende, Künstler, Artisten, Schausteller, meldepflichtige Personen nach den Vorschriften des Arbeitsförderungsgesetzes und des Bundessozialhilfegesetzes, landwirtschaftliche Unternehmer und ihre in häuslicher Gemeinschaft lebenden Ehegatten, Küstenfischer und Küstenschiffer sowie ihre im Unternehmen tätigen Ehegatten.

Im öffentlichen Interesse tätige Personen

Die Personengruppen im öffentlichen Interesse tätiger Versicherter sind bezeichnet in § 2 Abs. 1 Nr. 9 – 13 SGB VII. Dabei handelt es sich im wesentlichen um Personen,

- die im Gesundheitsdienst- oder Veterinärwesen oder in der Wohlfahrtspflege tätig sind,
- die in einem Unternehmen zur Hilfe bei Unglücksfällen tätig sind,
- die Hilfe bei Unglücksfällen oder gemeiner Not oder gemeiner Gefahr leisten,
- die als Blutspender und Spender körpereigener Gewebe Schäden davontragen,
- die aufgrund von Arbeitsschutz- oder Unfallverhütungsvorschriften ärztlich untersucht oder behandelt werden,
- die Luftschutzdienst leisten,
- die für öffentlich-rechtliche Institutionen ehrenamtlich tätig werden oder die von einem Gericht, Staatsanwalt oder sonstigen Stellen zur Beweiserhebung als Zeugen herangezogen werden.

Sonstige Personen

Diese Personengruppen sind in weiteren Vorschriften des § 2 SGB VII beschrieben. Es handelt sich dabei insbesondere um:

- Kinder während des Besuchs von Tageseinrichtungen, Schüler während des Besuchs allgemeinbildender Schulen, Lernende während der beruflichen Aus-

und Fortbildung, Studierende während der Aus- und Fortbildung an Hochschulen.
- Personen beim Selbsthilfebau (Bau eines Familienheims).
- Entwicklungshelfer bei Auslandseinsätzen oder Vorbereitung dafür.
- Rehabilitanden bei medizinischer und beruflicher Rehabilitation:
  - Während stationärer oder teilstationärer Behandlung im Krankenhaus auf Kosten eines gesetzlichen Kranken- oder Rentenversicherungsträgers.
  - Während beruflicher Rehabilitation auf Kosten eines Rentenversicherungsträgers oder der Bundesanstalt für Arbeit.
  - Beim Aufsuchen entsprechender Stellen zur Vorbereitung berufsfördernder Maßnahmen.
- Unfreie Personen (Gefangene), die während der Freiheitsentziehung wie ein Arbeitnehmer tätig werden.
- Pflegepersonen, die Pflegebedürftige in den Bereichen Körperpflege, Ernährung, Mobilität und hauswirtschaftlicher Versorgung im Sinne des Pflegeversicherungsgesetzes betreuen.

Personen, die wie Beschäftigte tätig werden

Zu den kraft Gesetzes versicherten Personen gehören auch solche, die für ein bestimmtes fremdes Unternehmen tätig sind, ohne in ihm beschäftigt zu sein, aber für dieses Unternehmen eine nützliche und wichtige Tätigkeit ausüben, die dem tatsächlichen oder mutmaßlichen Willen des Unternehmers entsprechen, sofern diese Tätigkeit ihrer Art nach sonst von einer Person in einem Beschäftigtenverhältnis verrichtet werden könnte.

Versicherte kraft Satzung

Rechtsgrundlage für Versicherte kraft Satzung ist § 3 SGB VII. Im wesentlichen betroffen sind *gewerbliche Unternehmer* und ihre mitarbeitenden Ehegatten, die grundsätzlich nicht kraft Gesetzes versichert sind (Ausnahmen z.B. Hausgewerbetreibende, Landwirte, Küstenfischer). Diese nicht kraft Gesetzes versicherten Personen können durch die Satzung des Unfallversicherungsträgers in die gesetzliche Versicherung einbezogen werden.

Freiwillig Versicherte

Nach § 6 SGB VII können sich *Unternehmer* und ihre *im Unternehmen tätigen Ehegatten* freiwillig durch Beitritt in der gesetzlichen Unfallversicherung versichern, sofern sie nicht bereits kraft Gesetzes (z.B. Landwirte) oder kraft Satzung versichert sind. Diese Regelung gilt im wesentlichen für sonst versicherungsfreie Unternehmer, wie z.B. selbständige Ärzte, Zahnärzte, Tierärzte, Apotheker oder Heilpraktiker.

Der Versicherungsschutz beginnt mit dem Tag nach Eingang eines entsprechenden Antrags bei dem zuständigen Unfallversicherungsträger. Die Versicherung endet durch Kündigung oder wenn der Beitrag nicht innerhalb bestimmter Fristen bezahlt worden ist.

Bei *Unfällen von Unternehmern*, gleich in welcher Form Versicherungsschutz bestehen könnte, empfiehlt sich in jedem Fall die Rückfrage, ob für die *eigene* Person Versicherungsschutz gegeben ist. Dies kann entweder kraft Gesetzes oder durch Satzungsvorschrift oder durch freiwilligen Beitritt der Fall sein.

10.4.2.3 Versicherte Tätigkeit

Arbeitsunfälle

Die in §§ 2, 3 und 6 SGB VII genannten Personengruppen sind nicht umfassend gegen Unfälle geschützt, sondern nur gegen solche, die im Zusammenhang mit bestimmten (versicherten) Tätigkeiten stehen. Anhand des Tatbestandsmerkmals der versicherten Tätigkeit ist daher abzugrenzen zwischen Handlungen, die in den Schutzbereich der gesetzlichen Unfallversicherung fallen und solchen Tätigkeiten, die persönlichen Zwecken dienen und dem privaten Bereich zuzurechnen sind.

Bei der Feststellung des inneren (sachlichen) Zusammenhangs zwischen dem zum Unfall führenden Verhalten und der versicherten Tätigkeit geht es um die Ermittlung der Grenze, bis zu welcher der Versicherungsschutz in der gesetzlichen Unfallversicherung reicht. Hierzu ist eine wesentliche (sachliche) Verbindung der Verrichtung der versicherten Tätigkeit bzw. dem vom Gesetzgeber umschriebenen Schutzbereich erforderlich. Entscheidend ist dabei, ob das zum Unfall führende Verhalten des Betroffenen der versicherten Tätigkeit zuzurechnen ist. Hierzu ist bedeutsam, ob sich der Betroffene in seiner finalen Zielsetzung sozial wie auch arbeitsrechtlich norm- und vertragsgerecht verhält. Die rechtliche Beurteilung einer Handlung in ihrer Ziel- und Zwecksetzung orientiert sich aus der betrieblichen Sphäre selbst, also aus den Rechten und Pflichten des Versicherten im Rahmen seiner Einordnung in den Betrieb. Es ist ausreichend, wenn der Versicherte von seinem Standpunkt aus der Auffassung sein konnte, die Tätigkeit sei geeignet, den Interessen des Unternehmens zu dienen und diese subjektive Meinung in den objektiv gegebenen Verhältnissen eine ausreichende Stütze findet.

Wegeunfälle

Die Wege nach und von dem Ort der Tätigkeit stehen jeweils sowohl mit der versicherten Tätigkeit als auch mit dem unversicherten (privaten) Lebensbereich im Zusammenhang. Einerseits müssen sie zurückgelegt werden, weil der Versicherte an dem Ort der Tätigkeit arbeiten muß; andererseits werden Ausgangs- oder Zielpunkt des Wegs nach und von dem Ort der Tätigkeit durch Gründe bestimmt, die dem unversicherten persönlichen Lebensbereich zuzurechnen sind. § 8 Abs. 2 Nr. 1 SGB VII verlangt zur Anerkennung eines Wegeunfalls als Arbeitsunfall einen inneren (sachlichen) Zusammenhang zwischen dem Zurücklegen des Wegs nach und von dem Ort der Tätigkeit und der versicherten Tätigkeit. Der sachliche Zusammenhang zwischen der verrichteten Tätigkeit und dem zurückgelegten Weg ist regelmäßig gegeben, wenn der Versicherte angesichts des gewählten Fortbewegungsmittels den direkten Weg zwischen den beiden Punkten (Wohnung sowie Ort der Tätigkeit = Arbeitsstätte) nimmt. Dies ist z.B. auch dann zu bejahen, wenn für die Benutzung einer längeren Wegstrecke das Umgehen von Verkehrsstauungen maßgebend ist (Einzelheiten, siehe Abb. 10.1).

Die Wahl des Verkehrsmittels steht dem Versicherten frei. Als „Weg" im dargestellten Sinn gilt die Tätigkeit im Sinne des „sich Fortbewegens" auf einer Strecke, die durch einen Ausgangs- und einen Zielpunkt begrenzt ist. Der Weg endet oder beginnt in der Regel mit dem Durchschreiten der Außentür des vom Versicherten bewohnten Gebäudes. Alles was innerhalb des Treppenhauses geschieht, gehört zum unversicherten häuslichen privaten Wirkungskreis. Dieser umfaßt auch einen vom Wohngebäude unmittelbar zugänglichen Raum (Garage, Waschküche), wenn durch diesen Raum der Weg nach und von dem Ort der Tätigkeit angetreten oder beendet wird.

Gleichgestellte Tatbestände

Als Arbeitsunfälle werden nicht nur die Unfälle in unmittelbarem Zusammenhang mit der betrieblichen Tätigkeit anerkannt, sondern auch Unfälle, die nur im mittelbaren Zusammenhang mit der versicherten Tätigkeit stehen. So gilt z.B. ein Unfall bei einer mit der versicherten Tätigkeit zusammenhängenden Verwahrung,

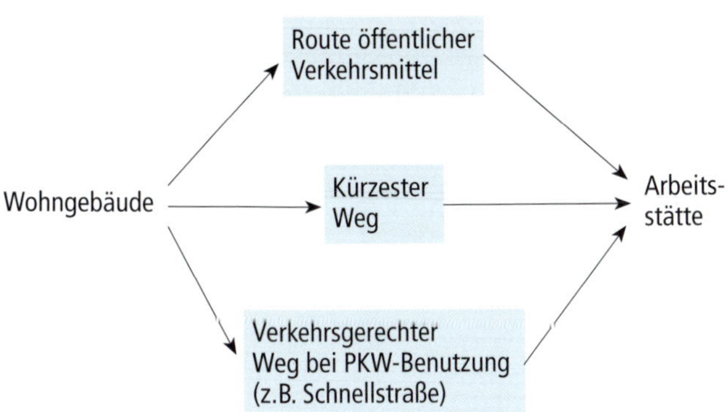

Abb. 10.1: Versicherte (direkte) Wege nach und von dem Ort der Tätigkeit.

Beförderung, Instandhaltung und Erneuerung des Arbeitsgeräts als Arbeitsunfall, und zwar auch dann, wenn dieses Arbeitsgerät vom Versicherten gestellt wird (§ 8 Abs. 2 Nr. 5 SGB VII).

Durch das Gesetz über Unfallversicherung für Schüler und Studenten sowie Kinder in Kindergärten vom 18.3.1971 ist der Versicherungsschutz auf dem Weg nach und von dem Ort der Tätigkeit für *Wegeabweichungen* erweitert worden, wenn dieser Weg wegen der durch die berufliche Tätigkeit der Eltern notwendigen Unterbringung ihres Kindes in fremder Obhut erforderlich ist.

Den besonderen versicherungsrechtlichen Bedürfnissen für die von Versicherten vielfach gebildeten *Fahrgemeinschaften* trägt § 8 Abs. 2 Nr. 2b SGB VII Rechnung.

Andere *Umwege* und *Zwischenaufenthalte* können den Zusammenhang unterbrechen oder, wenn sie in unverhältnismäßiger Zeitdauer zur Wegstrecke stehen, auch endgültig lösen, wenn die *Unterbrechung* mehr als zwei Stunden beträgt.

Wenn der Versicherte wegen der Entfernung seiner ständigen *Familienwohnung* vom Ort der Tätigkeit an diesem oder in dessen Nähe eine Unterkunft hat, gilt auch der Weg zu dieser ständigen Familienwohnung als versichert. Familienwohnung ist die Wohnung, die ständig den Mittelpunkt der Lebensverhältnisse des Versicherten bildet, so daß die Wohngelegenheit am Arbeitsort nur eine „Unterkunft" ist.

Als *Folgeunfall* eines Arbeitsunfalls gilt auch ein Unfall nach § 11 SGB VII, den der Verletzte bei der Durchführung der Heilbehandlung oder der Berufshilfe oder einer Maßnahme zur Verhütung einer Berufskrankheit, bei der Wiederherstellung oder Erneuerung eines beschädigten Körperersatzstücks oder größeren orthopädischen Hilfsmittels, bei einer wegen des Arbeitsunfalls zur Aufklärung des Sachverhalts angeordneten Untersuchung oder auf einem dazu notwendigen Wege erleidet.

10.4.2.4 Definition Unfall

Unfall ist ein dem Recht vorgegebener Begriff des allgemeinen Sprachgebrauchs. Der Gesetzgeber hat diesen Begriff in der gesetzlichen Unfallversicherung erstmals in § 8 SGB VII definiert. Danach ist der Begriff des Unfalls beschrieben als ein
- zeitlich eng begrenztes (plötzliches),
- von außen auf den Körper einwirkendes Ereignis,
- das einen Körperschaden oder den Tod zur Folge hat.

Zeitlich begrenzt ist ein Ereignis, wenn es entweder plötzlich eintritt oder innerhalb einer Arbeitsschicht an einem bestimmten, wenn auch nicht kalendermäßig genau bestimmbaren Tag, geschieht. Daß das Unfallereignis unfreiwillig eingetreten sein muß, um Versicherungsschutz zu begründen, sei erwähnt mit dem Hinweis darauf, daß planmäßige und willentliche Herbeiführung nach herrschender Meinung kein „Unfall" im Sinne der gesetzlichen Unfallversicherung ist. Verbotswidriges Handeln allein steht der Annahme eines Arbeitsunfalls allerdings nicht entgegen (§ 7 Abs. 2 SGB VII).

Äußere Einwirkungen sind nicht nur physikalische (mechanische, akustische) sondern auch psychische, z.B. schwere Beleidigungen, die einen Schock verursachen können. Körpereigene Bewegungen sind gleichfalls äußere Ereignisse.

10.4.2.5 Körperschaden

Der allgemeine Sprachgebrauch versteht unter „Unfällen" regelmäßig auch Ereignisse mit Sachschäden. Der Zweck der gesetzlichen Unfallversicherung mit der Definition der Aufgaben in § 1 Nr. 2 SGB VII schließt den Ersatz von Sachschäden aus und führt zur Beschränkung auf körperschädigende Vorgänge. Dies bedeutet, daß ein Körperschaden durch den Unfall eingetreten sein muß. Körperschäden in diesem Sinne sind der Tod oder regelwidrige Körper- und Geisteszustände. Diese können verursacht sein durch:

- *Körperlich-gegenständliche Einwirkungen* wie Schäden durch Brüche, Quetschungen, Stichwunden, Infektionen (z.B. mit der Folge einer Erkältung), Eindringen von Krankheitserregern etwa durch offene Wunden.
- *Seelische Einwirkungen* aufgrund stark erregender, besonderer und über das Alltägliche hinausgehender Vorkommnisse, z.B. ein Versicherter verursacht durch unaufmerksames Arbeiten den Tod eines Kollegen, gerät darüber in seelischen Ausnahmezustand, der zur Selbsttötung führt (Bayer. LSG Breithaupt 1969, 475) oder ernsthafte betriebliche Auseinandersetzung mit dem Vorgesetzten, die u.a. mit Furcht um berufliche Zukunft verbunden wird und zu Depression mit Selbsttötung treibt (Hess. LSG Breithaupt 1979, 862).

Bei allen Körperschäden kann es sich handeln um:

- Körperschäden *im Sinne der Entstehung:* Eingetretener Schaden war bisher nicht vorhanden; z.B. Sturz mit Bruch eines intakten Knochens.
- Körperschäden *im Sinne der Verschlimmerung:* Ein bereits bestehender Schaden wird verschlimmert, z.B. ein für sich allein folgenloser geringer Stoß gegen einen Körperteil, der jedoch ein gerade abheilendes Krampfadergeschwür trifft, das dadurch massiv wiederauflebt.

Dem Körperschaden steht die *Beschädigung eines Körperersatzstücks* oder eines *größeren orthopädischen Hilfsmittels* gleich, sofern der Schaden bei der Benutzung dieser Gegenstände unfallweise entsteht (§ 8 Abs. 3 SGB VII). *Größere orthopädische Hilfsmittel* sind Gegenstände, die der Unterstützung eingeschränkter Körperfunktionen dienen und für den Betroffenen eine besondere Bedeutung haben, z.B. Kunstbeine. Beispiele:

- Es ist kein Unfall, wenn die Zahnprothese während der Arbeit auf einem Tisch abgelegt wird, herabfällt und zerbricht.
- Ein Unfall ist dagegen anzunehmen, wenn die Prothese bei einem Sturz während der Arbeit aus dem Mund fällt und beschädigt wird oder verlorengeht.

Auch *körpereigene Bewegungen*, insbesondere unkontrollierte oder nicht koordinierte Bewegungsabläufe können äußere Ereignisse darstellen, z.B. Nachgreifen nach einer von der Schulter abgleitenden Last oder Wegschnellen, Fluchtbewegung vor einem herabstürzendem Gegenstand (typischer Unfallablauf, siehe Tab. 10.1).

Versicherte Person	**Äußeres Ereignis…**	**…wirkt auf Körper ein und…**	**…verursacht Körperschaden**
z.B. Arbeitnehmer	z.B. herabfallender Gegenstand	z.B. fällt auf den Schädel	z.B. Schädelbruch

Tab. 10.1: Typischer Unfallablauf mit Körperschaden.

Ein äußeres Ereignis fehlt immer dort, wo lediglich eine auf den gesundheitlichen Verhältnissen des Betroffenen beruhende Erkrankung nach außen zutage tritt, sich also eine auf innere Ursachen zurückzuführende krankhafte Erscheinung *ohne äußeres Zutun* zeigt, z.B. epileptischer Anfall, Schwindelanfall, Herzschlag oder Schlaganfall. Bei diesen Vorgängen allein liegt also *kein Unfall* vor. Mit ihnen kann aber ein durch ein äußeres Ereignis verursachter Schaden verbunden sein, wenn sie zu einem *zusätzlichen, nun von außen bewirkten Körperschaden* führen. Z.B. führt ein Anfall (= kein Unfall) zu Sturz mit Knochenbruch; hinsichtlich dieses Bruchs ist ein Unfallgeschehen zu bejahen, da es durch äußeres Ereignis, nämlich den Sturz mit Aufschlag auf den Boden, verursacht wurde.

10.4.2.6 Kausalitäten

Erst durch die kausale, d.h. rechtlich-wesentliche Verknüpfung aller seiner Tatbestandsmerkmale wird der Unfall zum Arbeitsunfall und damit in der Regel zu einem Leistungsfall der gesetzlichen Unfallversicherung.

Die Tatsachen sowie der innere Zusammenhang zwischen versicherter Person und der von ihr ausgeübten versicherten Tätigkeit müssen *mit an Sicherheit grenzender Wahrscheinlichkeit bewiesen sein:* Das ist dann der Fall, wenn kein vernünftiger, die Lebensverhältnisse klar überschauender Mensch noch Zweifel hat.

Für den Nachweis des ursächlichen Zusammenhangs zwischen der versicherten Tätigkeit und dem äußeren, zeitlich begrenzten Ereignis einerseits sowie zwischen diesem Ereignis und dem Körperschaden andererseits bedarf es lediglich der (hinreichenden) Wahrscheinlichkeit: Wahrscheinlich ist ein Zusammenhang dann, wenn die für sein Vorliegen sprechenden Gründe derart überwiegen, daß entgegenstehende Argumente bei Würdigung des Gesamtsachverhalts als unerheblich außer Betracht gelassen werden können.

Beispiel: Ein Arbeitnehmer (versicherte Person) repariert auf Anweisung seines Meisters eine Maschine (versicherte Tätigkeit), stürzt zu Boden (äußeres, zeitlich begrenztes Ereignis), der Arzt stellt anschließend einen Riß der Rotatorenmanschette (Körperschaden) fest. Die Arbeitnehmereigenschaft, die versicherte Tätigkeit, der Sturz und der Riß müssen bewiesen, die Verursachung des Sturzes durch die Tätigkeit und des Risses durch den Sturz wahrscheinlich sein.

Die bloße Möglichkeit sowohl einer Tatsache als auch eines Kausalzusammenhangs reicht grundsätzlich nicht aus!

Eine Beweisregel „Im Zweifel für den Verletzten" gibt es nicht!

In der gesetzlichen Unfallversicherung gilt die Theorie der *wesentlichen Bedingung*. Danach sind als Ursachen oder Mitursachen unter Abwägung ihrer verschiedenen Werte nur die Bedingungen als wesentlich anzusehen, die wegen ihrer besonderen Bedeutung für den Erfolg zu dessen Eintritt wesentlich mitgewirkt haben. Diese Kausalitätsbetrachtung hat nach der Rechtsprechung des Bundessozialgerichts (z.B. BSGE 63, 277/280) individualisierend und konkretisierend durch eine nachträgliche Wertung der einzelnen Bedingungen in ihrer Beziehung zum Erfolg zu erfolgen.

10.4.2.3 Zusammenfassung – Versicherungsfall

Ein Arbeitsunfall liegt vor bei dem in Abb. 10.2 gezeigten Ablauf.
Ein Arbeitsunfall liegt *nicht* vor, wenn eine der aufgeführten Voraussetzungen fehlt.

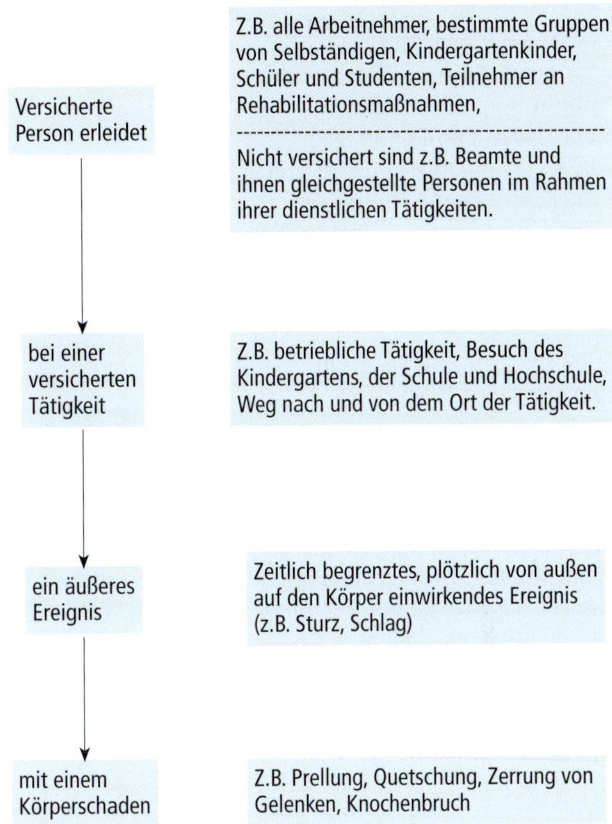

Abb. 10.2. Ablauf eines Arbeitsunfalls.

Nur wenn die einzelnen Komponenten positiv beantwortet werden oder der Versicherte behauptet, daß ein Arbeitsunfall vorliegt, kann der Durchgangsarzt für den Unfallversicherungsträger insoweit tätig werden.

10.4.3 Leistungen der Unfallversicherung zur Rehabilitation

10.4.3.1 Medizinische Leistungen (Heilbehandlung)

Bei Verletzungen durch Arbeitsunfälle und bei Berufskrankheiten gewährt der Unfallversicherungsträger Heilbehandlung einschließlich Leistungen der medizinischen Rehabilitation. Diese verfolgt mit allen geeigneten Mitteln das Ziel, den Gesundheitsschaden zu beseitigen oder zu bessern, seine Verschlimmerung zu verhüten und seine Folgen zu mildern. Sie wird solange gewährt, bis ihr Ziel erreicht ist. Die Heilbehandlung umfaßt insbesondere:

- Erstversorgung
- ärztliche Behandlung

- zahnärztliche Behandlung einschließlich der Versorgung mit Zahnersatz
- Versorgung mit Arznei-, Verband-, Heil- und Hilfsmitteln
- häusliche Krankenpflege
- Behandlung in Krankenhäusern und Rehabilitationseinrichtungen
- Leistungen zur medizinischen Rehabilitation einschließlich Belastungserprobung und Arbeitstherapie.

Heilbehandlung wird auch dann gewährt, wenn für den Versicherten die Gefahr besteht, daß eine Berufskrankheit entsteht, wieder auflebt oder sich verschlimmert.

Qualität und Wirksamkeit der Leistungen zur Heilbehandlung und Rehabilitation haben dem allgemein anerkannten Stand der medizinischen Erkenntnisse zu entsprechen und den medizinischen Fortschritt zu berücksichtigen. Sie werden als Dienst- und Sachleistungen zur Verfügung gestellt, soweit das SGB VII keine Abweichungen vorsieht.

Die Unfallversicherungsträger bestimmen im Einzelfall Art, Umfang und Durchführung der Heilbehandlung und Rehabilitation sowie die Einrichtungen, die diese Leistungen erbringen, nach pflichtgemäßem Ermessen. Dabei prüfen sie auch, welche Leistungen geeignet und zumutbar sind, Pflegebedürftigkeit zu vermeiden, zu überwinden, zu mindern oder ihre Verschlimmerung zu verhüten.

10.4.3.2 Berufsfördernde Leistungen (Berufshilfe)

Die Berufshilfe hat das Ziel, den Verletzten nach seiner Leistungsfähigkeit und unter Berücksichtigung seiner Eignung, Neigung und bisherigen Tätigkeit möglichst auf Dauer beruflich einzugliedern. Dies gilt gleichermaßen bei Berufskrankheiten, wenn für den Versicherten die Gefahr besteht, daß eine Berufskrankheit entsteht, wiederauflebt oder sich verschlimmert. In diesem Fall wird der Versicherte unter Umständen angehalten, seine gefährdende Tätigkeit aufzugeben. Die Berufshilfe umfaßt insbesondere:

- Leistungen zur Erhaltung oder Erlangung eines Arbeitsplatzes einschließlich der Leistungen zur Förderung der Arbeitsaufnahme,
- Berufsvorbereitung einschließlich der wegen eines Gesundheitsschadens erforderlichen Grundausbildung,
- berufliche Anpassung, Fortbildung, Ausbildung und Umschulung einschließlich des zur Inanspruchnahme dieser Leistungen erforderlichen schulischen Abschlusses,
- Hilfen zu einer angemessenen Schulbildung einschließlich der Vorbereitung hierzu oder zur Entwicklung der geistigen und körperlichen Fähigkeiten vor Beginn der Schulpflicht,
- Arbeits- und Berufsförderung im Eingangsverfahren und im Arbeitstrainingsbereich einer anerkannten Werkstatt für Behinderte.

Diese Leistungen können auch zum beruflichen Aufstieg erbracht werden. Ist eine von Versicherten angestrebte höherwertige Tätigkeit nach ihrer Leistungsfähigkeit und unter Berücksichtigung ihrer Eignung, Neigung und bisherigen Tätigkeit nicht angemessen, kann eine Berufsförderungsmaßnahme bis zur Höhe des Aufwandes gefördert werden, der bei einer angemessenen Maßnahme entstehen würde (Teilförderung).

10.4.3.3 Leistungen zur sozialen Rehabilitation und ergänzende Leistungen

Zu dem Verletztengeld bei Heilbehandlung und dem Übergangsgeld bei Berufshilfe (siehe 10.4.4.1) werden u.a. folgende Leistungen gewährt:

- Kraftfahrzeughilfe
- Wohnungshilfe
- Beratung sowie sozialpädagogische und psychosoziale Betreuung
- Haushaltshilfe
- Reisekosten
- ärztlich verordneter Rehabilitationssport in Gruppen unter ärztlicher Betreuung
- Übernahme der Kosten, die mit den berufsfördernden Leistungen in unmittelbarem Zusammenhang stehen, insbesondere Lehrgangskosten, Prüfungsgebühren, Lernmittel, Arbeitskleidung und Arbeitsgeräte
- sonstige Leistungen zur Erreichung und zur Sicherstellung des Rehabilitationserfolges.

10.4.4 Entschädigung durch Geldleistungen

10.4.4.1 Entgeltersatzleistungen

Für die Dauer der Arbeitsunfähigkeit im Sinne der Krankenversicherung (Einzelheiten, siehe 10.5.1) erhalten unfallverletzte Arbeitnehmer *Verletztengeld*, soweit sie Arbeitsentgelt nicht erhalten. Berechnung und Zahlung des Verletztengelds entsprechen derjenigen des Krankengelds, jedoch ohne die in der Krankenversicherung geltende Beschränkung durch die Höchstgrenze.

Verletzte, die nicht Arbeitnehmer sind (z.B. versicherte Unternehmer) und die bei Beginn der Arbeitsunfähigkeit Arbeitseinkommen erzielt haben, erhalten ebenfalls Verletztengeld. Es wird kalendertäglich in Höhe des 450. Teils des Jahresarbeitsverdiensts gezahlt. Bezieher von Kurzarbeiter- oder Schlechtwettergeld sowie Bezieher von Arbeitslosengeld, Arbeitslosenhilfe oder Unterhaltsgeld erhalten Verletztengeld in der nach den Bestimmungen des Arbeitsförderungsgesetzes vorgesehenen Höhe. Während einer Maßnahme der Berufshilfe erhält der Verletzte Übergangsgeld; für die Berechnung gelten besondere Vorschriften.

10.4.4.2 Verletztenrente (§ 56 SGB VII)

Versicherte, deren Erwerbsfähigkeit infolge eines Versicherungsfalls über die 26. Woche nach dem Versicherungsfall hinaus um wenigstens 20 vom Hundert gemindert ist, haben Anspruch auf eine Rente. Ist die Erwerbsfähigkeit infolge mehrerer Versicherungsfälle gemindert und erreichen die Vomhundertsätze zusammen wenigstens die Zahl 20, besteht für jeden, auch für einen früheren Versicherungsfall, Anspruch auf Rente. Die Folgen eines Versicherungsfalls sind nur zu berücksichtigen, wenn sie die Erwerbsfähigkeit um wenigstens 10 vom Hundert mindern. Den Versicherungsfällen stehen gleich Unfälle oder Entschädigungsfälle nach den Beamtengesetzen, dem Bundesversorgungsgesetz, dem Soldatenversorgungsgesetz, dem Gesetz über den zivilen Ersatzdienst, dem Gesetz über die Abgeltung von Besatzungsschäden, dem Häftlingshilfegesetz und den entsprechenden Gesetzen, die Entschädigung für Unfälle oder Beschädigungen gewähren.

Die Minderung der Erwerbsfähigkeit richtet sich nach dem Umfang der sich aus der Beeinträchtigung des körperlichen und geistigen Leistungsvermögens ergebenden verminderten Arbeitsmöglichkeiten auf dem gesamten Gebiet des Erwerbslebens. Bei jugendlichen Versicherten wird die Minderung der Erwerbsfähigkeit nach den Auswirkungen bemessen, die sich bei Erwachsenen mit gleichem Gesundheitsschaden ergeben würden. Bei der Bemessung der Minderung der Erwerbsfähigkeit werden Nachteile berücksichtigt, die die Versicherten dadurch erleiden, daß sie bestimmte von ihnen erworbene besondere berufliche Kenntnisse und Erfahrungen infolge des Versicherungsfalls nicht mehr oder nur noch in vermindertem Umfang nutzen können, soweit solche Nachteile nicht durch sonstige Fähigkeiten, deren Nutzung ihnen zugemutet werden kann, ausgeglichen werden.

Bei Verlust der Erwerbsfähigkeit wird Vollrente geleistet; sie beträgt zwei Drittel des Jahresverdienstes. Bei einer Minderung der Erwerbsfähigkeit wird Teilrente geleistet; sie wird in der Höhe des Vomhundertsatzes der Vollrente festgesetzt, der dem Grad der Minderung der Erwerbsfähigkeit entspricht.

10.4.4.3 Hinterbliebenenleistungen

Sofern der Versicherte an den Folgen des Versicherungsfalls verstirbt, erhalten die Berechtigten Hinterbliebenenleistungen:

- Sterbegeld
- Überführungskosten
- Renten an Hinterbliebene (Witwe, Witwer, Waisen, unter bestimmten Voraussetzungen auch der frühere Ehegatte, Verwandte der aufsteigenden Linie, Stief- und Pflegeeltern).

10.4.5 Festellungsverfahren

Der Unternehmer hat jeden Unfall in seinem Betrieb anzuzeigen, wenn durch den Unfall ein im Betrieb Beschäftigter getötet oder so verletzt ist, daß er stirbt oder für mehr als drei Tage arbeitsunfähig wird. Der Unfall ist binnen drei Tagen mit der gesetzlich vorgeschriebenen Unfallanzeige anzuzeigen, nachdem der Unternehmer ihn erfahren hat. Todesfälle sollten sofort mitgeteilt werden (z.B. telefonisch). Die Unfallanzeige ist vom Betriebsrat (Personalrat) mit zu unterzeichnen.

Unabhängig hiervon haben auch die Ärzte mit den im Abkommen Ärzte/UV-Träger vereinbarten Berichten die Versicherungsfälle in jedem Falle unverzüglich zu melden.

Die Unfallentschädigung wird von Amts wegen festgestellt. Geschieht dies nicht, so ist der Anspruch spätestens zwei Jahre nach dem Unfall bei dem Versicherungsträger anzumelden. Wird der Anspruch später angemeldet, beginnen die Leistungen mit dem Ersten des Antragsmonats. Gegen Entscheidungen der Unfallversicherungsträger ist als Rechtsbehelf Widerspruch möglich, gegen Widerspruchsbescheide Klage vor dem Sozialgericht. Über ihre Rechte und Pflichten in Einzelfällen erhalten die Beteiligten durch ihren jeweils zuständigen Unfallversicherungsträger Auskunft und Rat.

10.4.6 Medizinische Rehabilitationsverfahren

10.4.6.1 Allgemeines

Die Rehabilitation von Unfallverletzten und Berufserkrankten ist von der Akutversorgung bis zur beruflichen (schulischen) und sozialen Wiedereingliederung ein einheitlicher Vorgang. Zur Verwirklichung des Rechtsanspruchs auf Rehabilitation haben ihre Träger *„...die medizinischen, berufsfördernden und ergänzenden Maßnahmen zur Rehabilitation darauf auszurichten, körperlich, geistig oder seelisch Behinderte möglichst auf Dauer in Arbeit, Beruf und Gesellschaft einzugliedern.“* (§ 1 Abs. 1 des Gesetzes über die Angleichung der Leistungen zur Rehabilitation).

10.4.6.2 Rechtsgrundlagen

Nach dem Recht der gesetzlichen Unfallversicherung können u.a. in Anspruch genommen werden (§ 22 Abs. 1 SGB I i.V.m. §§ 26 bis 43 SGB VII und 3 BKV): *„Heilbehandlung, Berufsförderung und andere Leistungen zur Erhaltung, Besserung und Wiederherstellung der Erwerbsfähigkeit sowie zur Erleichterung der Verletzungsfolgen einschließlich wirtschaftlicher Hilfen."*

Das Ziel der Heilbehandlung und Berufshilfe beschreibt § 26 SGB VII wie folgt:

Versicherte haben nach Maßgabe der folgenden Vorschriften Anspruch auf Heilbehandlung einschließlich Leistungen der medizinischen Rehabilitation, auf berufsfördernde, soziale und ergänzende Leistungen zur Rehabilitation, auf Leistungen bei Pflegebedürftigkeit sowie auf Geldleistungen.

Der Unfallversicherungsträger hat mit allen geeigneten Mitteln möglichst frühzeitig:

- den durch den Versicherungsfall verursachten Gesundheitsschaden zu beseitigen oder zu bessern, seine Verschlimmerung zu verhüten und seine Folgen zu mildern,
- die Versicherten nach ihrer Leistungsfähigkeit und unter Berücksichtigung ihrer Eignung, Neigung und bisherigen Tätigkeit möglichst auf Dauer beruflich einzugliedern,
- Hilfen zur Bewältigung der Anforderungen des täglichen Lebens und zur Teilnahme am Leben in der Gemeinschaft unter Berücksichtigung von Art und Schwere des Gesundheitsschadens bereitzustellen.

Die Sachleistungen zur Rehabilitation, nämlich Heilbehandlung und Berufshilfe (siehe 10.4.3), stehen in innerem Zusammenhang; die erforderlichen Maßnahmen greifen ineinander. So muß eine erfolgversprechende Berufshilfe schon möglichst bald nach dem Unfall und während der stationären oder ambulanten Behandlung *(medizinische Rehabilitation)* beginnen. Andererseits sind ärztliche Maßnahmen und ärztlicher Rat zur kontinuierlichen Steigerung des Leistungsvermögens des Verletzten bis zur Beendigung der *beruflichen Rehabilitation* erforderlich. Unterbrechungen in diesem Ablauf, etwa zwischen Beendigung der Heilmaßnahmen und Aufnahme der beruflichen Reha, gefährden den Reha-Erfolg. Um dies zu vermeiden, ist die unmittelbare Kontaktaufnahme von speziell geschulten Mitarbeitern der Unfallversicherungsträger (in der Regel „Berufshelfer") mit dem Verletzten und dem Arzt eine wichtige Voraussetzung für die optimale und nahtlose Rehabilitation im Sinne der beschriebenen Zielvorstellungen.

Die Maßnahmen und die Verantwortlichkeit der Unfallversicherung (UV) für die Durchführung der Heilbehandlung beschreibt § 34 Abs. 1 Satz 1 SGB VII wie folgt:

„Die Unfallversicherungsträger haben alle Maßnahmen zu treffen, durch die eine möglichst frühzeitig nach dem Versicherungsfall einsetzende und sachgemäße Heilbehandlung und, soweit erforderlich, besondere unfallmedizinische oder Berufskrankheiten-Behandlung gewährleistet wird."

Die von der Unfallversicherung seit Jahrzehnten entwickelten Grundsätze für eine sachgemäße Heilbehandlung, nämlich die der Rechtzeitigkeit und der Auswahl, sind als Grundlage der medizinischen Reha der Unfallverletzten allgemein anerkannt. Dabei ist von folgenden Interpretationen auszugehen:

- Die *Rechtzeitigkeit* muß bei der Erfassung und der fachärztlichen (Erst-)Versorgung sichergestellt sein.
- Eine *Auswahl* derjenigen Unfallverletzten, die zu ihrer rascheren und vollständigeren Wiederherstellung einer besonderen fachärztlichen oder unfallmedizinischen Versorgung bedürfen, muß gewährleistet sein; ggf. sind bei ihnen die dafür sofort notwendigen Maßnahmen einzuleiten und durchzuführen.

Die Verwirklichung dieser Grundsätze geschieht vor allem im *Durchgangsarzt- und Verletzungsartenverfahren.* Mit diesen Verfahrensarten werden die rasche und vollständige Erfassung der Unfallverletzten mit Berichterstattung, ihre sofortige fachärztliche (Erst-)Versorgung und die Auswahl derjenigen Verletzten erreicht, für die Maßnahmen der medizinischen Reha als besondere Heilbehandlung in Betracht kommen. Daneben gibt es noch das H-Arzt-Verfahren sowie die besonderen Verfahren bei isolierten Augen- und Ohrverletzungen. Damit handelt es sich bei den medizinischen Rehaverfahren der Unfallversicherungsträger um eine Kombination von *Information* (= Berichterstattung) und *Rehabilitation* (= Wiederherstellung) und damit um einen Beitrag zur Verwirklichung der den Unfallversicherungsträgern nach § 19 SGB IV obliegenden Verpflichtung zur Feststellung der Leistungen von Amts wegen, also ohne Antragstellung des Berechtigten.

Durch organisatorische Vorgaben ist aufgrund gesetzlicher und vertraglicher Regelungen sichergestellt, daß Arbeitgeber, Krankenkassen und Haus-/Kassenärzte Arbeitsunfallverletzte regelmäßig einem von der UV bezeichneten oder bestellten Facharzt vorzustellen haben. Der Versicherte hat nur eine eingeschränkte freie Arztwahl (§ 28 Abs.4 Satz 2 SGB VII).

10.4.6.3 Bestellung von Ärzten und Zulassung von Krankenhäusern

Vereinbarungen im Abkommen Ärzte/UV-Träger sehen vor, daß die Bestellung von Ärzten zu den medizinischen Rehaverfahren der UV oder die Zulassung von Krankenhäusern zum Verletzungsartenverfahren nach entsprechender Antragstellung von den Unfallversicherungsträgern allein (jeder für seinen Zuständigkeitsbereich) oder gemeinsam mit anderen Trägern durch die Landesverbände vorgenommen wird. In der Praxis erfolgt die Bestellung von Ärzten und die Zulassung von Krankenhäusern in der Regel durch die sechs regional gegliederten Landesverbände der gewerblichen Berufsgenossenschaften. Die regionale Zuständigkeit richtet sich nach dem Niederlassungs- oder Tätigkeitsort des Antragstellers.

10.4.6.4 **Durchgangsarztverfahren**

Vorstellungspflicht

Das wichtigste medizinische Rehaverfahren der Unfallversicherung ist das Durchgangsarztverfahren, durch das ca. 90 % der Unfallverletzten erfaßt und medizinisch versorgt werden. Entsprechend den dargestellten und anerkannten Grundsätzen sind folgende Beteiligten verpflichtet, dadurch an der Erfassung und Auswahl der Unfallverletzten zu besonderen Rehamaßnahmen mitzuwirken, daß sie den arbeitsunfähigen Unfallverletzten sofort dem Durchgangsarzt vorzustellen haben:
- Unternehmer nach der UVV „Erste Hilfe“
- Ärzte nach dem Abkommen Ärzte/Unfallversicherung
- Krankenkassen nach dem allgemeinen Auftrag der Unfallversicherung.

Führt der Unfall nicht zur Arbeitsunfähigkeit, ist die Vorstellung beim Durchgangsarzt notwendig, wenn die voraussichtliche Dauer der Behandlungsbedürftigkeit länger als eine Woche dauert. Bei Wiedererkrankungen ist in jedem Fall die Vorstellung beim Durchgangsarzt zu veranlassen.

Qualifikation des Durchgangsarztes

Der Durchgangsarzt muß Chirurg oder Orthopäde mit besonderen unfallmedizinischen Kenntnissen und Erfahrungen sein. Dazu wird in den Richtlinien für die Bestellung von Durchgangsärzten vom 11.7.1963 in der geltenden Fassung von 1995 folgendes gefordert:
- Abgeschlossene Facharzt-Weiterbildung zum Chirurgen oder Orthopäden.
- Tätigkeit von mindestens je einem Jahr auf einer Unfallstation und in einer Unfallambulanz einschließlich Übungsbehandlungsabteilung.
- Eingehende Erfahrungen in den modernen Anästhesiemethoden.
- Beherrschung der Röntgendiagnostik und der Bedienung des Röntgengeräts.
- Eingehende Kenntnisse in der Diagnostik und Indikationsstellung bei Verletzungen der Körperhöhlen, des Urogenitalapparats und des peripheren Nervensystems sowie eingehende Erfahrungen in der Wiederherstellungschirurgie und der prothetischen Versorgung.
- Eingehende Erfahrungen im durchgangsärztlichen Berichtswesen und in der Gutachtenerstellung.
- Eingehende Erfahrungen in der Einleitung beruflicher und sozialer Rehabilitationsmaßnahmen.
- Teilnahme an einem Einführungslehrgang.
- Nach der Facharztanerkennung eine mindestens zweijährige unfallärztliche Tätigkeit in einer Unfallklinik oder einer Unfallabteilung eines im Verletzungsartenverfahren zugelassenen Krankenhauses – davon möglichst auch eine Tätigkeit in einer besonderen Rehabilitationseinrichtung (z.B. in Sonderstationen für Rückenmarksverletzungen, Handverletzungen, Verbrennungskrankheiten, plastische Chirurgie, orthopädische Werkstätten) –, so daß der Bewerber bei seiner Bestellung insbesondere die Wundbehandlung einschließlich der Chirurgie der Infektionen und die Behandlung von frischen Frakturen und Luxationen beherrscht. Die fachliche Befähigung wird auch dann zeitlich als erfüllt angesehen, wenn eine abgeschlossene Weiterbildung in dem Teilgebiet Unfallchirurgie unter der Voraussetzung nachgewiesen wird, daß die zweijährige Weiterbildung im Teilgebiet Unfallchirurgie im letzten Jahr der Weiterbildung zum Chirurgen und im Jahr danach erfolgt.
- Persönliche Eignung.
- Eine nach der Facharzt-Weiterbildung ausgeübte unfallärztliche Tätigkeit, die nicht länger als fünf Jahre unterbrochen worden ist, es sei denn, daß der Bewerber den Nachweis über noch genügende unfallärztliche Kenntnisse führt.

Technische und personelle Vorausetzungen

Bezüglich der medizinisch-technischen *Einrichtungen* und der personellen *Besetzung* fordern die Richtlinien, daß die Praxis im Erdgeschoß eines Hauses liegen oder mit einem Aufzug zweckentsprechender Größe erreichbar sein soll. Es müssen vorhanden sein:
- Wartezimmer
- Sprechzimmer
- Abgeschlossener aseptischer Operationsraum (u.a. Operationstisch, Extensionsmöglichkeit, schattenlose Operationsleuchte, Sauerstoffgerät mit Intubationsbesteck, Feucht- und Trockensterilisationsmöglichkeit, Instrumentarium für kleine und mittlere Unfallchirurgie)
- Raum für septische Operationen mit entsprechender Einrichtung
- Röntgenraum mit einer leistungsfähigen Röntgenanlage mindestens der Anwendungsklasse II der Röntgen-Apparate-Richtlinien der Kassenärztlichen Bundesvereinigung
- Raum zur Übungsbehandlung mit entsprechenden Einrichtungen
- Einrichtung zur Archivierung
- Mindestens drei Hilfskräfte, davon eine mit Operations- und Anästhesieerfahrung, und ein(e) Krankengymnast(in) bzw. Masseur(in).

Soweit in der Praxis ambulante Operationen vorgenommen werden, sind weitergehende Forderungen zu erfüllen (Einzelheiten, siehe 10.2).

Allgemeines Vorgehen

Der Durchgangsarzt beurteilt, ob die Behandlung durch den Kassenarzt/Hausarzt ausreicht oder ob besondere Heilmaßnahmen angezeigt sind. Ist dies der Fall, so veranlaßt der Durchgangsarzt die notwendigen Maßnahmen aufgrund der ihm erteilten Ermächtigung. Die Unfallversicherung hat nämlich die Durchgangsärzte mit der Bestellung dazu ermächtigt, eine *Besondere Heilbehandlung* (siehe 10.4.7.3) selbst durchzuführen, wenn dies nach Art und Schwere der Verletzung erforderlich ist.

Über seine Feststellungen zum Unfallhergang und über seine medizinischen Befunderhebungen und Maßnahmen sowie über seine Entscheidung über die Art der Behandlung hat der Durchgangsarzt einen Bericht auf einem vereinbarten Vordruck D 13 *Durchgangsarztbericht* (10.4.7.4) zu erstatten.

Sofern Besondere Heilbehandlung nicht durchzuführen ist, hat der Durchgangsarzt den Heilverlauf durch eine Nachschau zu überwachen. Auch darüber ist ein Bericht D 9a *Nachschaubericht* (10.4.7.3) zu erstatten.

Verletzungsartenverfahren

Da es sich hierbei um eine Organisationsform der *stationären* Behandlung in ausgewählten (zugelassenen) Krankenhäusern handelt, werden an dieser Stelle dazu keine weiteren Ausführungen gemacht.

10.4.7 Aufgaben des Durchgangsarztes

Die Aufgaben des Durchgangsarztes werden ihm mit seiner Bestellung übertragen. Sie ergeben sich aus:
- Abkommen Ärzte/Unfallversicherungsträger
- Anleitung für den Durchgangsarzt

Am Durchgangsarztverfahren sind alle Träger der gesetzlichen Unfallversicherung beteiligt.

10.4.7.1 Untersuchung des Verletzten

Mit der Untersuchung sollen der Befund erhoben und die Diagnose gestellt werden. Die Untersuchung darf sich nicht nur auf den Ort der Gewalteinwirkung beschränken, sondern muß auch klarstellen, ob andere Körperteile, Körperersatzstücke oder Hilfsmittel (z.B. Prothesen, Zahnprothesen, Brillen) betroffen sind. Sie soll auch Zweifel über die Diagnose oder den ursächlichen Zusammenhang eines Leidens mit dem vom Versicherten geschilderten Ereignis klären. Dazu gehört das Befragen des Verletzten und ggf. seiner Begleitung nach dem Hergang des Ereignisses, dem Verhalten nach dem Ereignis, dem Zeitpunkt der Arbeitseinstellung und nach früheren Krankheiten oder Gebrechen.

10.4.7.2 Fachärztliche Erstversorgung

Anders als in der vertragsärztlichen Versorgung spielt im Hinblick auf den gesetzlichen Auftrag nach optimaler Wiederherstellung (§ 26 SGB VII) die fachärztliche Erstversorgung die entscheidende Rolle. Deshalb ist aufgrund gesetzlicher oder vertraglicher Regelungen die sofortige Vorstellung des Verletzten beim Durchgangsarzt vorzunehmen, wenn:
- Arbeitsunfähigkeit besteht,
- die Dauer der Behandlungsbedürftigkeit voraussichtlich länger als eine Woche andauert,
- erneut Behandlungsbedürftigkeit wegen eines zurückliegenden Arbeitsunfalls notwendig ist.

Sofern der Verletzte nach dem Unfall einen Vertragsarzt oder seinen Hausarzt aufsucht, ist dieser nach Ltnr. 29 des Abkommens Ärzte/Unfallversicherungsträger verpflichtet, den Unfallverletzten anzuhalten, sich unverzüglich einem Durchgangsarzt vorzustellen, nachdem die sofort notwendigen ärztlichen Maßnahmen zur Herstellung der Transportfähigkeit durchgeführt worden sind. Nach Ltnr. 12 des Abkommens Ärzte/Unfallversicherungsträger umfaßt diese erste ärztliche Versorgung diejenigen ärztlichen Leistungen, die den Rahmen des sofort Notwendigen nicht überschreiten. Damit ist die Aufgabenverteilung zwischen dem zuerst tätigen Allgemeinarzt und dem Durchgangsarzt definiert. Die endgültige Versorgung einschließlich Röntgendiagnostik und Tetanusprophylaxe ist nach der Vertragslage allein Aufgabe des Durchgangsarztes.

Von der Vorstellung beim Durchgangsarzt sind befreit:
- Verletzte mit isolierten Augen- oder Hals-Nasen-Ohren-Verletzungen; diese sind einem Arzt der entsprechenden Fachdisziplin zuzuführen.
- Versicherte mit einer Berufskrankheit oder begründetem Verdacht darauf. Für diese ist die gesetzlich vorgeschriebene ärztliche Anzeige – bei der zuständigen Bezirksstelle der Kassenärztlichen Vereinigung oder beim Landesverband der gewerblichen Berufsgenossenschaften erhältlich – an den Unfallversicherungsträger zu erstatten.
- Verletzte, die sich bereits in chirurgischer oder in entsprechender orthopädischer Fachbehandlung befinden.
- Verletzte, die von einem H-Arzt behandelt werden.

Hinzuziehung anderer Ärzte

Der Durchgangsarzt soll andere Ärzte zuziehen, wenn er dies wegen der Besonderheit der Verletzung für erforderlich hält. Ungeachtet der fachlichen Qualifikation des D-Arztes auf unfallmedizinischem Gebiet kann die Hinzuziehung anderer Ärzte sowohl des eigenen (z.B. Handchirurgen) als auch eines anderen Fachgebiets (z.B. Neurologen, Internisten) notwendig werden, um das bestmögliche Heilergebnis zu erzielen. Ltnr. 26 des Abkommens Ärzte/Unfallversicherungsträger gibt dem D-Arzt im Sinne einer Steuerungsfunktion nicht nur die Möglichkeit, solche Ärzte im Namen und auf Kosten des Unfallversicherungsträgers zur Klärung der Diagnose (z.B. einen Arzt für Röntgenologie) und/oder zur Mitbehandlung zuzuziehen, sondern verpflichtet ihn sogar bei bestimmten Fallgestaltungen hierzu (z.B. bei Begleitverletzungen eines anderen Fachgebiets).

Die fachärztliche Erstversorgung durch den Durchgangsarzt ist in jedem Falle durchzuführen. Dabei spielt die Entscheidung über die Art der Behandlung keine Rolle.

10.4.7.3 **Entscheidung über Art der Behandlung**

Besondere Heilbehandlung

Aufgrund der Untersuchung entscheidet der Durchgangsarzt, ob *Besondere Heilbehandlung* erforderlich ist. Diese kommt nach Ltnr. 5 Nr. 1 des Abkommens Ärzte/Unfallversicherungsträger dann in Betracht, wenn *Art oder Schwere der Verletzung* diese erfordern, um das Ziel der Heilbehandlung (§ 26 SGB VII) zu erreichen. Die Besondere Heilbehandlung soll grundsätzlich vom Durchgangsarzt bis zum Ende der Behandlung selbst durchgeführt werden. Sofern sich im Laufe der Behandlung herausstellt, daß Besondere Heilbehandlung nicht mehr erforderlich ist, aber noch Behandlungsbedürftigkeit besteht, hat der Durchgangsarzt den Unfallverletzten an den Vertragsarzt/Hausarzt zu verweisen.

Nach Ltnr. 8 des Abkommens Ärzte/Unfallversicherungsträger soll im allgemeinen bei nicht mehr als 20 % aller Fälle von Verletzungen Besondere Heilbehandlung durchgeführt werden. Dieser Wert ist nach den Statistiken der Berufsgenossenschaften absolut realistisch.

Bei der Notwendigkeit *stationärer Behandlung* ist grundsätzlich Besondere Heilbehandlung einzuleiten. Fälle des Verletzungsartenverfahrens sind in eines der von den Unfallversicherungsträgern bezeichneten Krankenhäuser zu überweisen. Falls Zweifel in tatsächlicher oder medizinischer Hinsicht an dem Vorliegen eines Arbeitsunfalls bestehen, ist vor Einleitung Besonderer Heilbehandlung die Entscheidung des Unfallversicherungsträgers einzuholen (vgl. III Nr. 21 und 23 der Anleitung für den D-Arzt).

Sofern vom Durchgangsarzt Besondere Heilbehandlung durchgeführt wird, muß auf Vordruck D 14 eine spezielle Krankengeschichte geführt werden, damit ggf. später, wenn der Verletzte weitergehende Ansprüche geltend macht, auf Einzelheiten zur Bewertung zurückgegriffen werden kann.

Allgemeine Heilbehandlung

Sofern nach Art und Schwere der Verletzung keine Besondere Heilbehandlung notwendig erscheint, ist die erforderliche ärztliche Behandlung als Allgemeine Heilbehandlung grundsätzlich durch den *Vertragsarzt/Hausarzt* durchzuführen.

Der Durchgangsarzt soll bei den Verletzten, die er nicht in eigene Behandlung genommen hat, den Fortgang der Heilbehandlung durch *Nachschau* überwachen, soweit es aus medizinischen Gründen erforderlich ist.

Dem Verletzten ist der Handzettel D 9c auszuhändigen, der für Ausländer auch in Fremdsprachen zur Verfügung steht. Falls der Verletzte seinen Wohnsitz nicht im Bezirk des erstbehandelnden Durchgangsarztes hat, ist einer der Durchgangsärzte auf dem Handzettel D 9c anzugeben, in dessen Durchgangsarztbezirk der Verletzte wohnt.

Für Unfallverletzte, die in Allgemeiner Heilbehandlung eines Durchgangsarztes, H-Arztes, Arztes für Chirurgie oder Orthopädie verbleiben, ist eine Nachschau nicht anzuordnen.

Der Zeitpunkt der Nachschau wird bei der ersten durchgangsärztlichen Untersuchung und jeder weiteren Nachschau angeordnet und ist auf den entsprechenden Berichten zu vermerken.

Der Durchgangsarzt nimmt auch bei der Nachschau den aktuellen Befund auf und prüft, ob der Verletzte weiter ärztlicher Behandlung bedarf. Soweit erforderlich, macht er Behandlungsvorschläge. Er stellt fest, ob die bisherige Behandlung ausreicht oder ob nunmehr Besondere Heilbehandlung notwendig ist. Diese leitet er dann unverzüglich ein. Über das Ergebnis jeder Nachschau ist mit dem Vordruck D 9a zu berichten.

Der Bericht ist vierfach zu fertigen und dem Unfallversicherungsträger in Urschrift, der Krankenkasse und dem behandelnden Arzt in Durchschlag möglichst noch am Tage der Untersuchung zu übersenden.

10.4.7.4 **Berichterstattung**

Durchgangsarztbericht

Ein Durchgangsarztbericht (Vordruck D 13) ist zu erstatten über die vom Durchgangsarzt getroffenen Feststellungen:
- Zur Person des Versicherten und seinen Arbeitgeber
- Zum Unfallhergang mit vorläufiger Bewertung zum Versicherungsfall
- Zum Befund und zur Diagnostik
- Zur Erstversorgung
- Zur Art der Behandlung (Besondere oder Allgemeine Heilbehandlung).

Das Original ist für den Unfallversicherungsträger, je eine Kopie ist für die Krankenkasse, den behandelnden Arzt und den Durchgangsarzt für den Eigenbedarf bestimmt. Dabei sind die Vorschriften über den Datenschutz (§§ 199 ff. SGB VII) zu beachten. In der Anleitung für den Durchgangsarzt wird dazu folgendes ausgeführt:
- Beim Ausfüllen des Vordrucks D 13 ist auf besonders sorgfältige Personalangaben zu achten. Die Verletzten sind, falls sie vom Unfallbetrieb erstmals überwiesen werden, mit dem Vordruck D 4 ausgestattet, aus dem die Angaben über den Unfallbetrieb und den zuständigen Unfallversicherungsträger zu entnehmen sind.
- Besteht V.a. Alkoholeinwirkung, ist dies unbedingt im Durchgangsarztbericht zu vermerken. Die Unfallversicherungsträger legen Wert auf die Feststellung des Alkoholgehalts im Blut. Eine Blutentnahme zur Feststellung des Alkoholgehalts erfordert das Einverständnis des Verletzten, es sei denn, daß sie angeordnet wird, z.B. von der Polizei. Die Blutentnahme ist im Durchgangsarztbericht festzuhalten.

Bei den Nummern 11 – 19 des Durchgangsarztberichts ist folgendes zu beachten:
- Nr. 11 ist auszufüllen, wenn im Anschluß an die durchgangsärztliche Versorgung eine weitere Behandlung nicht notwendig ist und der Verletzte arbeitsfähig bleibt oder aber bei kurzfristiger Arbeitsunfähigkeit eine Behandlung weder durch den Durchgangsarzt noch anderweitig erforderlich ist.
- Die Nummern 12 – 14 sind bei Einleitung Besonderer Heilbehandlung auszufüllen.
- Die Nr. 17 ist auszufüllen, wenn wegen der Dreitagesfrist nach dem Entgeltfortzahlungsgesetz die Ausstellung der Arbeitsunfähigkeitsbescheinigung für den Arbeitgeber durch den Durchgangsarzt erforderlich ist. Entsprechendes gilt im Falle der Wiedererkrankung.
- Die Nummern 15 – 19 gelten bei Allgemeiner Heilbehandlung. Bestehen in tatsächlicher oder medizinischer Hinsicht Zweifel am Vorliegen eines Arbeitsunfalls (Nr. 10 des Durchgangsarztberichts), kann nur Allgemeine Heilbehandlung eingeleitet werden.

In tatsächlicher Hinsicht können Zweifel am Vorliegen eines Arbeitsunfalls z.B. dann bestehen, wenn ein V.a. Alkoholeinfluß vorliegt oder wenn sich Unfälle nicht auf direktem Wege nach und von dem Ort der Tätigkeit ereignen. Unfälle im privaten Bereich sind regelmäßig keine Arbeitsunfälle. Krankheiten, wie z.B. Knochen- oder Gelenktuberkulose, Osteomyelitis, Karzinom, Sarkom, Hernie, Bandscheibenvorfall oder Lumbago sind nach allgemeiner unfallmedizinischer Erfahrung nur in Ausnahmefällen unter besonderen Voraussetzungen Unfälle. Eine besonders kritische Prüfung des Zusammenhangs mit dem vom Versicherten geschilderten Ereignis ist auch erforderlich bei Meniskusschäden, Thrombosen und Krampfaderleiden.

Liegt aus medizinischer Sicht ein Arbeitsunfall offensichtlich nicht vor, ist weder Allgemeine noch Besondere Heilbehandlung einzuleiten.

Der Durchgangsarztbericht und seine Durchschläge sind möglichst noch am Tage der Untersuchung abzusenden. Der Urschrift ist der *Überweisungsvordruck* beizufügen.

Ergänzungsberichte

Bei *Kopfverletzungen* mit Gehirnbeteiligung oder Verdacht auf Gehirnbeteiligung ist dem Unfallversicherungsträger mit dem Durchgangsarztbericht der Ergänzungsbericht nach Vordruck D (H) 13a (Kopf) zu erstatten. Der Bericht nach D (H) 13a (Kopf) berührt die Verpflichtung zur alsbaldigen Hinzuziehung eines Neurologen nicht. Durch den Unfall hervorgerufene *Gebißschäden* sind näher zu bezeichnen. Sind Kopfverletzungen ohne Gehirnbeteiligung mit Gebißschäden verbunden, ist der Zahnbefund im Durchgangsarztbericht niederzulegen.

Bei Verdacht auf *Kniebinnenschaden* erstattet der Durchgangsarzt zusätzlich den Ergänzungsbericht nach Vordruck D (H) 13b (Knie).

Bei Unfällen durch *elektrischen Strom* ist vom Durchgangsarzt zusätzlich der Ergänzungsbericht nach Vordruck D (H) 13c (elektrischer Unfall) mit Durchschlag zu erstatten.

Bei schweren *Verbrennungen* (2. und 3. Grades) ist vom Durchgangsarzt zusätzlich der Ergänzungsbericht nach Vordruck D (H) 13d (schwere Verbrennungen) mit Durchschlag zu erstatten.

Bei *Handverletzungen* ist vom Durchgangsarzt zusätzlich der Ergänzungsbericht D (H) 13e (Handverletzungen) zu erstatten. Außerdem ist zu entscheiden, ob besondere Reha-Maßnahmen, z.B. Behandlung durch einen Spezialisten notwendig ist – ggf. ist der Versicherte an diesen Arzt zu überweisen.

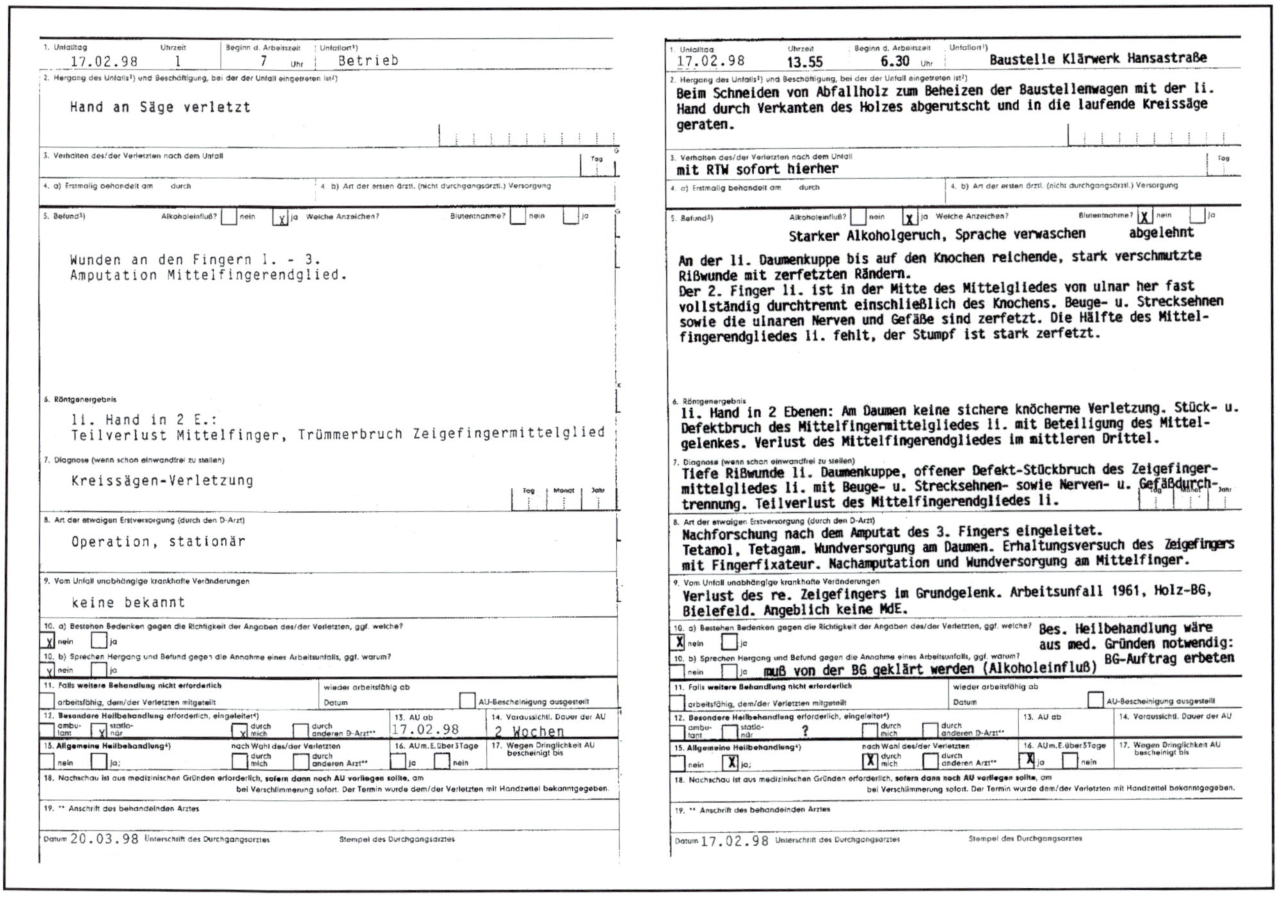

1. Unfalltag 17.02.98 Uhrzeit 1 Beginn d. Arbeitszeit 7 Uhr Unfallort¹) Betrieb
2. Hergang des Unfalls¹) und Beschäftigung, bei der der Unfall eingetreten ist²)
Hand an Säge verletzt
3. Verhalten des/der Verletzten nach dem Unfall
4. a) Erstmalig behandelt am durch 4. b) Art der ersten ärztl. (nicht durchgangsärztl.) Versorgung
5. Befund³) Alkoholeinfluß? ☐ nein ☒ ja Welche Anzeichen? Blutentnahme? ☐ nein ☐ ja
Wunden an den Fingern 1. - 3.
Amputation Mittelfingerendglied.
6. Röntgenergebnis
li. Hand in 2 E.:
Teilverlust Mittelfinger, Trümmerbruch Zeigefingermittelglied
7. Diagnose (wenn schon einwandfrei zu stellen)
Kreissägen-Verletzung
8. Art der etwaigen Erstversorgung (durch den D-Arzt)
Operation, stationär
9. Vom Unfall unabhängige krankhafte Veränderungen
keine bekannt
10. a) Bestehen Bedenken gegen die Richtigkeit der Angaben des/der Verletzten, ggf. welche? ☒ nein ☐ ja
10. b) Sprechen Hergang und Befund gegen die Annahme eines Arbeitsunfalls, ggf. warum? ☒ nein ☐ ja
11. Falls weitere Behandlung nicht erforderlich ☐ arbeitsfähig, dem/der Verletzten mitgeteilt — wieder arbeitsfähig ab Datum ☐ AU-Bescheinigung ausgestellt
12. Besondere Heilbehandlung erforderlich, eingeleitet⁴) ☐ ambulant ☒ stationär ☒ durch mich ☐ durch anderen D-Arzt** — 13. AU ab 17.02.98 — 14. Voraussichtl. Dauer der AU 2 Wochen
15. Allgemeine Heilbehandlung⁴) ☐ nein ☐ ja; nach Wahl des/der Verletzten ☐ durch mich ☐ durch anderen Arzt** — 16. AU m.E. über 3 Tage ☐ ja ☐ nein — 17. Wegen Dringlichkeit AU bescheinigt bis
18. Nachschau ist aus medizinischen Gründen erforderlich, sofern dann noch AU vorliegen sollte, am bei Verschlimmerung sofort. Der Termin wurde dem/der Verletzten mit Handzettel bekanntgegeben.
19. ** Anschrift des behandelnden Arztes
Datum 20.03.98 Unterschrift des Durchgangsarztes Stempel des Durchgangsarztes

1. Unfalltag 17.02.98 Uhrzeit 13.55 Beginn d. Arbeitszeit 6.30 Uhr Unfallort¹) Baustelle Klärwerk Hansastraße
2. Hergang des Unfalls¹) und Beschäftigung, bei der der Unfall eingetreten ist²)
Beim Schneiden von Abfallholz zum Beheizen der Baustellenwagen mit der li. Hand durch Verkanten des Holzes abgerutscht und in die laufende Kreissäge geraten.
3. Verhalten des/der Verletzten nach dem Unfall
mit RTW sofort hierher
4. a) Erstmalig behandelt am durch 4. b) Art der ersten ärztl. (nicht durchgangsärztl.) Versorgung
5. Befund³) Alkoholeinfluß? ☐ nein ☒ ja Welche Anzeichen? Starker Alkoholgeruch, Sprache verwaschen — Blutentnahme? ☒ nein ☐ ja abgelehnt
An der li. Daumenkuppe bis auf den Knochen reichende, stark verschmutzte Rißwunde mit zerfetzten Rändern.
Der 2. Finger li. ist in der Mitte des Mittelgliedes von ulnar her fast vollständig durchtrennt einschließlich des Knochens. Beuge- u. Strecksehnen sowie die ulnaren Nerven und Gefäße sind zerfetzt. Die Hälfte des Mittelfingerendgliedes li. fehlt, der Stumpf ist stark zerfetzt.
6. Röntgenergebnis
li. Hand in 2 Ebenen: Am Daumen keine sichere knöcherne Verletzung. Stück- u. Defektbruch des Mittelfingermittelgliedes li. mit Beteiligung des Mittelgelenkes. Verlust des Mittelfingerendgliedes im mittleren Drittel.
7. Diagnose (wenn schon einwandfrei zu stellen)
Tiefe Rißwunde li. Daumenkuppe, offener Defekt-Stückbruch des Zeigefingermittelgliedes li. mit Beuge- u. Strecksehnen- sowie Nerven- u. Gefäßdurchtrennung. Teilverlust des Mittelfingerendgliedes li.
8. Art der etwaigen Erstversorgung (durch den D-Arzt)
Nachforschung nach dem Amputat des 3. Fingers eingeleitet.
Tetanol, Tetagam. Wundversorgung am Daumen. Erhaltungsversuch des Zeigefingers mit Fingerfixateur. Nachamputation und Wundversorgung am Mittelfinger.
9. Vom Unfall unabhängige krankhafte Veränderungen
Verlust des re. Zeigefingers im Grundgelenk. Arbeitsunfall 1961, Holz-BG, Bielefeld. Angeblich keine MdE.
10. a) Bestehen Bedenken gegen die Richtigkeit der Angaben des/der Verletzten, ggf. welche? ☒ nein ☐ ja
Bes. Heilbehandlung wäre aus med. Gründen notwendig: BG-Auftrag erbeten
10. b) Sprechen Hergang und Befund gegen die Annahme eines Arbeitsunfalls, ggf. warum? ☐ nein ☐ ja muß von der BG geklärt werden (Alkoholeinfluß)
11. Falls weitere Behandlung nicht erforderlich ☐ arbeitsfähig, dem/der Verletzten mitgeteilt — wieder arbeitsfähig ab Datum ☐ AU-Bescheinigung ausgestellt
12. Besondere Heilbehandlung erforderlich, eingeleitet⁴) ☐ ambulant ☐ stationär ? ☐ durch mich ☐ durch anderen D-Arzt** — 13. AU ab — 14. Voraussichtl. Dauer der AU
15. Allgemeine Heilbehandlung⁴) ☐ nein ☒ ja; nach Wahl des/der Verletzten ☒ durch mich ☐ durch anderen Arzt** — 16. AU m.E. über 3 Tage ☒ ja ☐ nein — 17. Wegen Dringlichkeit AU bescheinigt bis
18. Nachschau ist aus medizinischen Gründen erforderlich, sofern dann noch AU vorliegen sollte, am bei Verschlimmerung sofort. Der Termin wurde dem/der Verletzten mit Handzettel bekanntgegeben.
19. ** Anschrift des behandelnden Arztes
Datum 17.02.98 Unterschrift des Durchgangsarztes Stempel des Durchgangsarztes

Abb. 10.3: Unvollständig/unkorrekt (links) und vollständig/korrekt (rechts) ausgefüllter D-Arzt-Bericht bei einer schweren Handverletzung.

Entscheidungshilfen zum Ausfüllen des Berichts

Die sachlich zutreffende und umfassende Ausfertigung des Durchgangsarztberichts hat für den Unfallversicherungsträger eine besondere Bedeutung, denn in ca. 80 % aller Unfallverletzungen bildet der Durchgangsarztbericht oder ein ihm gleichgestellter Bericht die erste Information über einen Versicherungsfall. Je eindeutiger der Bericht ausgeschrieben ist, um so schneller kann der Unfallversicherungsträger über seine Leistungsverpflichtung und die Bereitstellung der notwendigen Leistungen zur Rehabilitation entscheiden. Diese Entscheidung verzögert sich, wenn noch Rückfragen notwendig werden. So gesehen sollte auch der Durchgangsarzt ein besonderes Interesse daran haben, daß seine Berichte inhaltlich die erforderliche Qualität aufweisen. Als Entscheidungshilfen können folgende Fragen hilfreich sein:

- *Arbeitsunfall* (siehe auch Abb. 10.3):
  - Welche Tätigkeit wurde zum Unfallzeitpunkt ausgeübt?
  - Welches Werkstück / Welcher Werkstoff wurde be- oder verarbeitet?
  - Welchen Zwecken diente die Tätigkeit?
- *Wegeunfall:*
  - Woher kam der Verletzte?
  - Wohin wollte er sich begeben?
  - Welchen Zwecken diente der Weg?
  - Handelt es sich um den direkten Weg? Wenn nicht: Welche Gründe waren maßgebend?

Angaben im Durchgangsarztbericht wie „bei der Arbeit gestürzt/geschnitten", „vom Hund gebissen" oder „mit Fahrrad gestürzt" reichen nicht zur Beurteilung aus, ob ein Versicherungsfall vorliegt; sie machen Rückfragen notwendig und verzögern die Bereitstellung der erforderlichen Leistungen. Ungenaue oder lückenhafte Aufzeichnungen sind nicht selten die Ursache für langwierige Streitigkeiten zwischen den Beteiligten mit Einschaltung von Gutachtern und Sozialgerichten.

Berichterstattung bei Unternehmern

Bei Unternehmern ist das Durchgangsarztverfahren oder die Heilbehandlung nur dann durchzuführen, wenn sie persönlich kraft Gesetzes, Satzung oder freiwillig unfallversichert sind (Einzelheiten, siehe

10.4.2.2). Danach ist der Verletzte vom Durchgangsarzt zu befragen:

- Ist der Verletzte versichert, so ist der Durchgangsarztbericht zu erstatten und dort das Ergebnis der Befragung festzuhalten.
- Ist er nicht versichert, entfallen die Erstattung des Durchgangsarztberichts und jede andere Maßnahme auf Kosten des Unfallversicherungsträgers, weil kein Versicherungsfall der Unfallversicherung vorliegt.

10.4.7.5 Information des Unfallversicherungsträgers

Um eine schnelle und objektive Leistungsbewilligung sowie eine zeitgerechte Überwachung und Steuerung des Heilverfahrens sicherzustellen, muß der D-Arzt weitere Dokumentations- und Berichtspflichten erfüllen:

- Unverzügliche Verständigung des Unfallversicherungsträgers, wenn nachträglich Umstände bekannt werden, die das Vorliegen eines Arbeitsunfalls fraglich erscheinen lassen (Nr. 31 der Anleitung für den Durchgangsarzt).
- Unverzügliche Benachrichtigung des Unfallversicherungsträgers von nachteiligen Zwischenfällen – z.B. vorzeitiges Ausscheiden aus der Behandlung, verfrühte Entlassung aus dem Krankenhaus, Widerstand des Unfallverletzten oder ungenügende Unterstützung der Heilbehandlung durch ihn, Inanspruchnahme von Laienbehandlung, unerwartete Heilkomplikationen sowie von jeder wesentlichen Änderung der Diagnose – durch Zwischenbericht in freier Form (Ltnr. 18 des Abkommens Ärzte/Unfallversicherungsträger).
- Auf Aufforderung des Unfallversicherungsträgers hat der D-Arzt innerhalb von acht Tagen über den Stand des Heilverfahrens zu berichten, mit Zwischenbericht in freier Form oder auf übersandtem Vordruck (Ltnr. 67 Abkommen Ärzte/Unfallversicherungsträger).
- Benachrichtigung des Unfallversicherungsträgers über Veränderungen oder die Beendigung der Heilbehandlung mit Vordruck K(D) 10, bei gesetzlich Krankenversicherten außerdem die Krankenkasse mit Vordruck K(D) 11.
- Bei Beendigung der Besonderen Heilbehandlung ist dem Hausarzt/Kassenarzt, sofern der Verletzte einen solchen benannt hat, ein Schlußbericht in freier Form

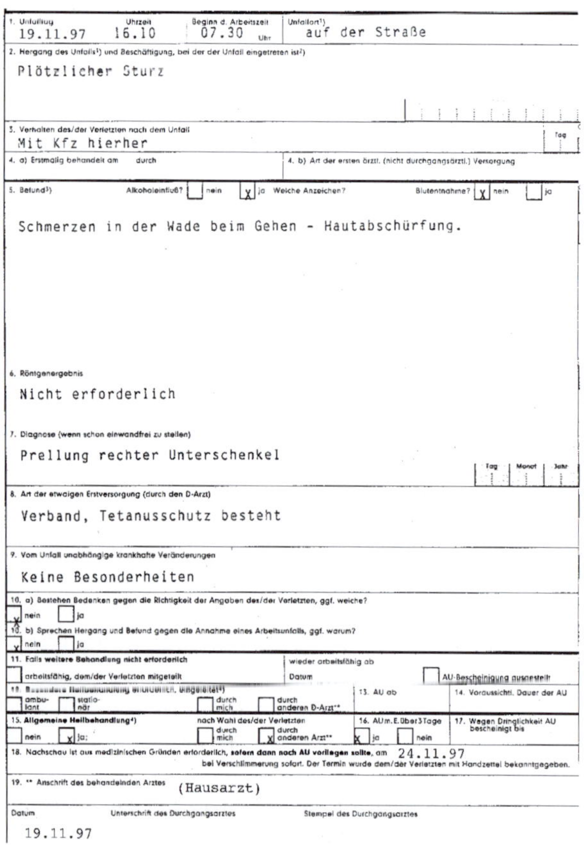
1. Unfalltag 19.11.97 Uhrzeit 16.10 Beginn d. Arbeitszeit 07.30 Uhr Unfallort[1]) auf der Straße
2. Hergang des Unfalls[1]) und Beschäftigung, bei der der Unfall eingetreten ist[2])
Plötzlicher Sturz
3. Verhalten des/der Verletzten nach dem Unfall
Mit Kfz hierher
4. a) Erstmalig behandelt am durch
4. b) Art der ersten ärztl. (nicht durchgangsärztl.) Versorgung
5. Befund[3]) Alkoholeinfluß? [ ] nein [X] ja Welche Anzeichen? Blutentnahme? [X] nein [ ] ja
Schmerzen in der Wade beim Gehen - Hautabschürfung.
6. Röntgenergebnis
Nicht erforderlich
7. Diagnose (wenn schon einwandfrei zu stellen)
Prellung rechter Unterschenkel
8. Art der etwaigen Erstversorgung (durch den D-Arzt)
Verband, Tetanusschutz besteht
9. Vom Unfall unabhängige krankhafte Veränderungen
Keine Besonderheiten
10. a) Bestehen Bedenken gegen die Richtigkeit der Angaben des/der Verletzten, ggf. welche? [X] nein [ ] ja
10. b) Sprechen Hergang und Befund gegen die Annahme eines Arbeitsunfalls, ggf. warum? [X] nein [ ] ja
11. Falls weitere Behandlung nicht erforderlich [ ] arbeitsfähig, dem/der Verletzten mitgeteilt — wieder arbeitsfähig ab Datum — [ ] AU-Bescheinigung ausgestellt
12. Besondere Heilbehandlung erforderlich, eingeleitet[4]) [ ] ambulant [ ] stationär [ ] durch mich [ ] durch anderen D-Arzt** — 13. AU ab — 14. Voraussichtl. Dauer der AU
15. Allgemeine Heilbehandlung[4]) [ ] nein [X] ja: nach Wahl des/der Verletzten [ ] durch mich [X] durch anderen Arzt** — 16. AU m. E. über 3 Tage [X] ja [ ] nein — 17. Wegen Dringlichkeit AU bescheinigt bis
18. Nachschau ist aus medizinischen Gründen erforderlich, sofern dann noch AU vorliegen sollte, am 24.11.97 bei Verschlimmerung sofort. Der Termin wurde dem/der Verletzten mit Handzettel bekanntgegeben.
19. ** Anschrift des behandelnden Arztes (Hausarzt)
Datum 19.11.97 Unterschrift des Durchgangsarztes Stempel des Durchgangsarztes

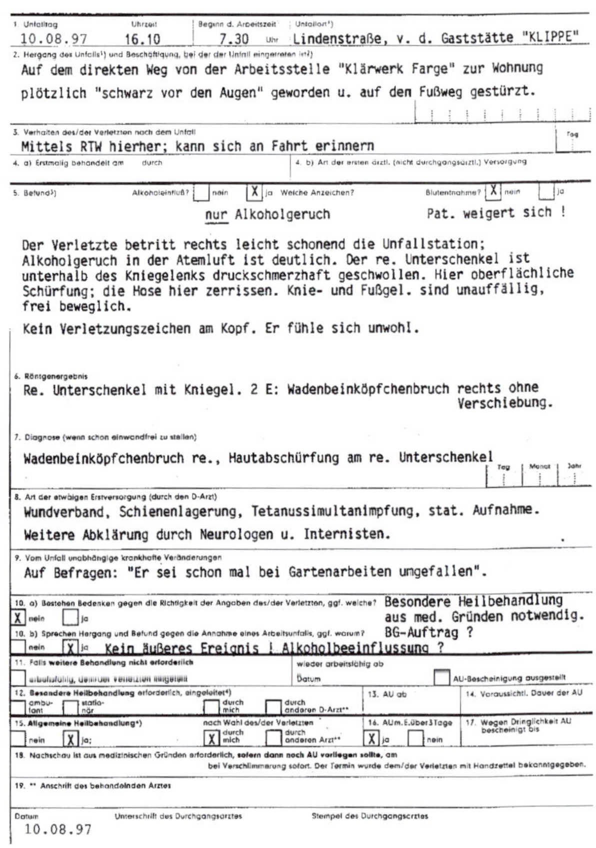
1. Unfalltag 10.08.97 Uhrzeit 16.10 Beginn d. Arbeitszeit 7.30 Uhr Unfallort[1]) Lindenstraße, v. d. Gaststätte "KLIPPE"
2. Hergang des Unfalls[1]) und Beschäftigung, bei der der Unfall eingetreten ist[2])
Auf dem direkten Weg von der Arbeitsstelle "Klärwerk Farge" zur Wohnung plötzlich "schwarz vor den Augen" geworden u. auf den Fußweg gestürzt.
3. Verhalten des/der Verletzten nach dem Unfall
Mittels RTW hierher; kann sich an Fahrt erinnern
4. a) Erstmalig behandelt am durch
4. b) Art der ersten ärztl. (nicht durchgangsärztl.) Versorgung
5. Befund[3]) Alkoholeinfluß? [ ] nein [X] ja Welche Anzeichen? nur Alkoholgeruch Blutentnahme? [X] nein [ ] ja Pat. weigert sich !
Der Verletzte betritt rechts leicht schonend die Unfallstation; Alkoholgeruch in der Atemluft ist deutlich. Der re. Unterschenkel ist unterhalb des Kniegelenks druckschmerzhaft geschwollen. Hier oberflächliche Schürfung; die Hose hier zerrissen. Knie- und Fußgel. sind unauffällig, frei beweglich.
Kein Verletzungszeichen am Kopf. Er fühle sich unwohl.
6. Röntgenergebnis
Re. Unterschenkel mit Kniegel. 2 E: Wadenbeinköpfchenbruch rechts ohne Verschiebung.
7. Diagnose (wenn schon einwandfrei zu stellen)
Wadenbeinköpfchenbruch re., Hautabschürfung am re. Unterschenkel
8. Art der etwaigen Erstversorgung (durch den D-Arzt)
Wundverband, Schienenlagerung, Tetanussimultanimpfung, stat. Aufnahme.
Weitere Abklärung durch Neurologen u. Internisten.
9. Vom Unfall unabhängige krankhafte Veränderungen
Auf Befragen: "Er sei schon mal bei Gartenarbeiten umgefallen".
10. a) Bestehen Bedenken gegen die Richtigkeit der Angaben des/der Verletzten, ggf. welche? [X] nein [ ] ja
Besondere Heilbehandlung aus med. Gründen notwendig. BG-Auftrag ?
10. b) Sprechen Hergang und Befund gegen die Annahme eines Arbeitsunfalls, ggf. warum? [ ] nein [X] ja Kein äußeres Ereignis ! Alkoholbeeinflussung ?
11. Falls weitere Behandlung nicht erforderlich [ ] arbeitsfähig, dem/der Verletzten mitgeteilt — wieder arbeitsfähig ab Datum — [ ] AU-Bescheinigung ausgestellt
12. Besondere Heilbehandlung erforderlich, eingeleitet[4]) [ ] ambulant [ ] stationär [ ] durch mich [ ] durch anderen D-Arzt** — 13. AU ab — 14. Voraussichtl. Dauer der AU
15. Allgemeine Heilbehandlung[4]) [ ] nein [X] ja: nach Wahl des/der Verletzten [X] durch mich [ ] durch anderen Arzt** — 16. AU m. E. über 3 Tage [X] ja [ ] nein — 17. Wegen Dringlichkeit AU bescheinigt bis
18. Nachschau ist aus medizinischen Gründen erforderlich, sofern dann noch AU vorliegen sollte, am bei Verschlimmerung sofort. Der Termin wurde dem/der Verletzten mit Handzettel bekanntgegeben.
19. ** Anschrift des behandelnden Arztes
Datum 10.08.97 Unterschrift des Durchgangsarztes Stempel des Durchgangsarztes

Abb. 10.4: Unvollständig/unkorrekt (links) und vollständig/korrekt (rechts) ausgefüllter D-Arzt-Bericht bei Fibulaköpfchenfraktur.

zu übersenden (Ltnr. 38 des Abkommens Ärzte/Unfallversicherungsträger).
- Benachrichtigung bei Notwendigkeit von Maßnahmen der beruflichen Rehabilitation, auch wenn eine – vorgeschaltete – Maßnahme der Belastungserprobung und Arbeitstherapie im Einzelfall angebracht ist.

Der Arzt gibt dem Unfallversicherungsträger möglichst frühzeitig einen Hinweis, wenn die Einleitung von Maßnahmen der Arbeits- und Berufsförderung notwendig erscheint (Ltnr. 19 des Abkommens Ärzte/Unfallversicherungsträger) als Bericht in freier Form. Ein solcher Hinweis soll dazu dienen, daß der Unfallversicherungsträger rechtzeitig Maßnahmen ergreifen kann, um einen möglichst nahtlosen Übergang von der medizinischen zur beruflichen Rehabilitationsphase zu erreichen.

Zur Bewilligung berufsfördernder Maßnahmen durch den Versicherungsträger sind eine Reihe von Rechtsvorschriften und Besonderheiten, aber auch arbeitsmarktpolitische Gegebenheiten zu beachten. Diese dürften dem Arzt regelmäßig nicht bekannt sein. Er sollte deshalb Äußerungen vermeiden, die bei dem Versicherten möglicherweise nicht realisierbare Wunschvorstellungen wecken könnten. So können z.B. Aussagen zur beruflichen Umschulung (Erlernen eines neuen Berufs) dann unangebracht sein, wenn die Erhaltung des Arbeitsplatzes, d.h. eine dauerhafte Wiedereingliederung, auch durch andere, ggf. betriebsinterne Qualifizierungsmaßnahmen erreicht werden kann.

10.4.7.6 Weitere Vordrucke

Neben den schon angesprochenen Vordrucken im Durchgangsarztverfahren hat der Durchgangsarzt eine Reihe weiterer Vordrucke aus der vertragsärztlichen Versorgung auch für Arbeitsunfallverletzte zu verwenden, insbesondere:
- Arbeitsunfähigkeitsbescheinigung
- Verordnung einer Krankenbeförderung
- Verordnung von Arzneimitteln
- Verordnung von Leistungen zur Krankengymnastik/Physikalischen Therapie oder zur EAP (siehe 8.6.3.3)
- Vorschlag zur Durchführung von berufsgenossenschaftlicher stationärer Weiterbehandlung in einer Reha-Klinik.

In diesen Vordrucken sind zur kostenträgermäßigen Zuordnung:
- in der Kopfleiste „UV" anzukreuzen,
- in der darunter liegenden Zeile der zuständige Unfallversicherungsträger anzugeben,
- die Zeile „Arbeitsunfall/Arbeitsunfallfolgen, Berufskrankheit" zu markieren,
- die Rubriken „Unfalltag" und „Unfallbetrieb" auszufüllen.

Hinzuweisen ist darauf, daß die Versicherten in der gesetzlichen Unfallversicherung keine Eigenanteile zu tragen haben und daß etwaige Festbetragsregelungen der Krankenversicherung bei Verordnungen zu beachten sind, wenn und soweit damit der Rehabilitationserfolg der Unfallversicherung gesichert werden kann (§ 29 SGB VII).

Die nach § 3 des Entgeltfortzahlungsgesetzes erforderlichen ärztlichen Bescheinigungen über die Arbeitsunfähigkeit und deren voraussichtliche Dauer hat der Durchgangsarzt bei Besonderer Heilbehandlung für den Arbeitgeber und die Krankenkasse auszustellen. Bei Allgemeiner Heilbehandlung ist diese Bescheinigung vom behandelnden Vertragsarzt/Hausarzt auszustellen. Der Durchgangsarzt kann die erforderliche erste ärztliche Bescheinigung über die Arbeitsunfähigkeit ausnahmsweise dann ausstellen, wenn:
- sich an die durchgangsärztliche Versorgung keine Allgemeine Heilbehandlung anschließt,
- der Verletzte Schwierigkeiten haben würde, innerhalb der Dreitagesfrist die Arbeitsunfähigkeit durch eine Bescheinigung eines Vertragsarztes/Hausarztes gegenüber seinem Arbeitgeber nachzuweisen (Wochenende, Feiertage).

10.4.8 Pflichten des Durchgangsarztes

Nach den von den Spitzenverbänden der Unfallversicherung formulierten „Richtlinien für die Bestellung von Durchgangsärzten" vom 11. Juli 1963 in der Fassung von 1995 übernimmt der Durchgangsarzt mit seiner Bestellung folgende Pflichten:
- Der Arzt muß seine Tätigkeit persönlich ausüben.
- Der Arzt muß seine ständige unfallärztliche Bereitschaft gewährleisten, damit die Versorgung der Unfallverletzten jederzeit und sofort gesichert ist.

Danach kann es für den Durchgangsarzt keine geregelten Sprechstundenzeiten geben. Vom niedergelassenen Durchgangsarzt wird erwartet, daß seine Praxis montags bis freitags zwischen 8.00 Uhr und 18.00 Uhr und samstags von 8.00 – 13.00 Uhr besetzt ist.
- Der Arzt muß die für die Unfallversicherungsträger erforderlichen Dokumentationsarbeiten und Begutachtungen rechtzeitig durchführen. Diese Tätigkeit setzt Kenntnisse auch der versicherungsrechtlichen Grundlagen voraus.
- Der Arzt ist verpflichtet, alle Unterlagen über das Durchgangsarztverfahren einschließlich Röntgenbilder mindestens 15 Jahre aufzubewahren.
- Der Arzt ist verpflichtet, erforderlichenfalls Erste-Hilfe-Unterricht zu erteilen.
- Der Arzt ist gehalten, sich ständig unfallmedizinisch fortzubilden.

Anschrift	Zuständigkeitsbereich
Landesverband Rheinland-Westfalen der gewerblichen Berufsgenossenschaften Postfach 10 34 45 40025 Düsseldorf Telefon: 0211 / 82 24-0	Nordrhein-Westfalen sowie in Rheinland-Pfalz Regierungsbezirk Trier und Regierungsbezirk Koblenz mit Ausnahme des Rhein-Lahn-Kreises und des Westerwaldkreises
Landesverband Nordwestdeutschland der gewerblichen Berufsgenossenschaften Hildesheimer Straße 309 30519 Hannover (-Döhren) Telefon: 05 11 / 987-0	Niedersachsen, Bremen, Hamburg, Schleswig-Holstein, Sachsen-Anhalt
Landesverband Berlin, Brandenburg, Mecklenburg-Vorpommern der gewerblichen Berufsgenossenschaften Fregestraße 44 12161 Berlin Telefon: 0 30 / 85 00 92-20	Berlin, Brandenburg, Mecklenburg-Vorpommern
Landesverband Hessen-Mittelrhein und Thüringen der gewerblichen Berufsgenossenschaften Wilhelm-Theodor-Römheld-Straße 15 55130 Mainz-Weisenau Telefon: 0 61 31 / 8 02-227	Hessen und Thüringen sowie in Rheinland-Pfalz im Regierungsbezirk Koblenz der Rhein-Lahn-Kreis und der Westerwaldkreis, im Regierungsbezirk Rheinhessen-Pfalz die Kreise Mainz-Bingen, Alzey-Worms und die kreisfreien Städte Mainz und Worms
Landesverband Südwestdeutschland der gewerblichen Berufsgenossenschaften Kurfürsten-Anlage 62 69115 Heidelberg Telefon: 0 62 21 / 5 23-0	Baden-Württemberg und Saarland sowie im Land Rheinland-Pfalz Regierungsbezirk Rheinhessen-Pfalz mit Ausnahme der Kreise Mainz-Bingen, Alzey- Worms und der kreisfreien Städte Mainz und Worms
Landesverband Bayern und Sachsen der gewerblichen Berufsgenossenschaften Am Knie 6 81241 München Telefon: 0 89 / 889 72 40-2 42	Bayern, Sachsen

Tab. 10.2: Regionale Zuständigkeit der gewerblichen Berufsgenossenschaften im Bundesgebiet.

- Die weiteren Pflichten und Obliegenheiten eines Durchgangsarztes ergeben sich aus dem Abkommen Ärzte/Unfallversicherungsträger, das die Spitzenverbände der gesetzlichen Unfallversicherungsträger mit der Kassenärztlichen Bundesvereinigung geschlossen haben, sowie aus der Anleitung für den Durchgangsarzt.
- Der Durchgangsarzt ist verpflichtet, seine Einrichtungen auf dem jeweils letzten Stand der wissenschaftlichen und technischen Entwicklung zu halten und entsprechenden allgemeinverbindlichen Anforderungen der Unfallversicherungsträger nachzukommen.

Regelungen über das Durchgangsarztverfahren finden sich in den Leitnummern 23 – 39 des Abkommens Ärzte/Unfallversicherungsträger vom 23. März 1984 in der Fassung vom 26. März 1992.

In der „Anleitung für den Durchgangsarzt" Ausgabe Januar 1991 wird unter Nr. 5 ausgeführt: *„Der Durchgangsarzt ist verpflichtet, die Tätigkeit persönlich auszuüben. Wird bei Verhinderung ein Vertreter tätig, muß dieser die gleichen Voraussetzungen erfüllen wie ein Durchgangsarzt. Eine ständige oder längere Vertretung bedarf der Einwilligung des zuständigen Landesverbands der gewerblichen Berufsgenossenschaften. Eine Übertragung der Tätigkeit auf Assistenzärzte ist unzulässig."*

Berichte und Mitteilungen sind vom Durchgangsarzt oder seinem anerkannten Vertreter zu unterzeichnen. Die Verwendung von Faksimile-Stempeln anstelle der Unterschrift ist unzulässig.

10.4.9 Vergütung des Durchgangsarztes

Die vom Durchgangsarzt erbrachten ärztlichen Leistungen werden nach den Regelungen des Abkommens Ärzte/Unfallversicherungsträger vom 23. März 1984 in der jeweils geltenden Fassung (derzeit vom 26. März 1992) vergütet. Die Vergütungshöhe und bestimmte Einzelheiten richten sich danach, ob Allgemeine oder Besondere Heilbehandlung durchgeführt wird.

10.4.10 Auskunfts- und Zulassungsstellen

Die Bestellung zum Durchgangsarzt wird nach Ltnr. 23 des Abkommens Ärzte/Unfallversicherungsträger im Regelfall durch den regional zuständigen Landesverband der gewerblichen Berufsgenossenschaften für alle Träger der gesetzlichen Unfallversicherung auf Antrag des Arztes und Prüfung der Voraussetzungen vorgenommen. Die regionale Zuständigkeit richtet sich nach dem Niederlassungs- oder Tätigkeitsort des Arztes (Tab. 10.2).

Die Landesverbände der gewerblichen Berufsgenossenschaften stehen auch für alle Auskünfte im Zusammenhang mit der Tätigkeit als Durchgangsarzt für die Träger der gesetzlichen Unfallversicherung – auch für Vergütungsfragen – zur Verfügung.

Literatur

[1] Bereiter-Hahn W, Schieke H, Mehrtens G: Gesetzliche Unfallversicherung Handkommentar in Loseblatt-Form. E Schmidt, Berlin

[2] Effer E: Abkommen Ärzte/Unfallversicherungsträger, Loseblatt-Ausgabe. Deutscher Ärzte-Verlag, Köln

[3] Hauck K et al.: Gesetzliche Unfallversicherung – SGB VII. Loseblatt-Kommentar. E Schmidt, Berlin

[4] Hierholzer G, Kunze G, Peters D: Gutachtenkolloquien in Duisburg. Springer, Berlin-Heidelberg

[5] Hoffmann W, Wesche G: Ärztliches Gebühren- und Vertragsrecht, Loseblatt-Ausgabe in 2 Bänden. CW Haarfeld, Essen

[6] Izbicki W, Neumann N, Spohr H: Unfallbegutachtung. 9. Auflage. de Gruyter, Berlin-New York 1992

[7] Lauterbach , Watermann: Gesetzliche Unfallversicherung, Loseblatt-Kommentar. Kohlhammer, Stuttgart

[8] Lob A et al.: Handbuch der Unfallbegutachtung. Enke, Stuttgart

[9] Noeske H, Hamacher E, Franz H: Erläuterungen zum Abkommen Ärzte/Unfallversicherungsträger, Loseblatt-Ausgabe in 3 Bänden. L Düringshofen, Berlin

[10] Schönberger A, Mehrtens G, Valentin H: Arbeitsunfall und Berufskrankheit (Rechtliche und Medizinische Grundlagen für Gutachter, Sozialverwaltung und Gerichte). 5. Auflage. E Schmidt, Berlin 1993

[11] Spier R, Leuftink D, Japtok J: Arzt & BG (Begriffe, Definitionen, Problemlösung, Zusammenarbeit für die Praxis) Kepnerdruck, Eppingen 1990

10.5 System der sozialen Sicherung

H. Piechowiak

10.5.1 System der sozialen Sicherung in Deutschland

10.5.1.1 Sozialleistungen

Das System der sozialen Sicherung in der Bundesrepublik Deutschland (BRD) umfaßt die vier Bereiche:
- Sozialversicherung
- Soziale Entschädigung
- Soziale Förderung und Ausgleich
- Sozialhilfe.

Sozialversicherung

Die Sozialversicherung hat die Aufgabe der Sicherung gegen kalkulierbare allgemeine Risiken des Lebens. Zuständig sind jeweils bei:
- *Krankheit u.a.:* Gesetzliche Krankenversicherung (SGB V): AOK, BKK, IKK, See-KK, Landwirtschaftliche KK, Bundesknappschaft und Ersatzkassen
- *Alter u.a.:* Gesetzliche Rentenversicherung (SGB VI): LVAen, BfA, Bundesknappschaft, Seekasse, Landwirtschaftl. Alterskassen, Bundesbahnversicherungsanstalt
- *Arbeitsunfall und Berufskrankheit:* Gesetzliche Unfallversicherung (SGB VII) gewerbliche und landwirtschaftliche BGen, Gemeindeunfallversicherungsverbände u.a.
- *Arbeitslosigkeit:* Arbeitslosenversicherung (SGB III), Bundesanstalt für Arbeit, Landesarbeitsämter und örtliche Arbeitsämter
- *Pflegebedürftigkeit:* Gesetzliche Pflegeversicherung (SGB XI), Pflegekassen bei den gesetzlichen Krankenkassen.

Soziale Entschädigung

Die soziale Entschädigung dient dem Schadensausgleich für Gesundheitsschäden durch besondere Risiken, für die die Allgemeinheit gerade auch dann eine besondere Verantwortung trägt, wenn staatliche Organe kein Verschulden trifft. Zuständig sind die Landesversorgungsämter sowie (Haupt-)Fürsorgestellen. Entschädigt werden z.B.:
- Kriegsfolgen (Bundesversorgungsgesetz)
- Wehr- und Zivildienstschäden (Soldatenversorgungsgesetz, Zivildienstgesetz)
- Impfschäden – soweit öffentlich empfohlen (Bundesseuchengesetz)
- Schäden durch Gewaltverbrechen (Opferentschädigungsgesetz)

Soziale Förderung und Ausgleich

Soziale Förderung und Ausgleich sind eine Entfaltungshilfe zur Sicherung der Chancengleichheit, teilweise unter Berücksichtigung vorhandenen Einkommens. Zuständig sind z.T. das jeweilige Amt für Versorgung und Familienförderung, z.T. die Arbeits- oder Sozialhilfeverwaltung. Leistungen sind:
- Ausbildungsförderung (Bundesausbildungsförderungsgesetz, BAFöG)
- Behindertenrecht (Schwerbehindertengesetz)
- Berufsbildungsförderung (SGB III)
- Kindergeld (Bundeskindergeldgesetz, Bundeserziehungsgeldgesetz)
- Erziehungsgeld (Bundeserziehungsgeldgesetz)
- Wohngeld (Wohngeldgesetz).

Sozialhilfe

Die Sozialhilfe ist das Basissystem der sozialen Sicherheit bei den verschiedensten Notlagen zur Sicherung des Existenzminimums (BSHG), wenn andere private oder öffentliche Unterstützungsleistungen nicht mehr greifen bzw. kein Rechtsanspruch darauf besteht. Zuständig ist die Sozialhilfeverwaltung.

Die verschiedenen Bereiche der sozialen Sicherung haben unterschiedliche ärztliche Beratungsdienste:
- Für die *Kranken- und Pflegeversicherung* ist der Medizinische Dienst der Kranken- (und Pflege)-Versicherung (MDK) tätig, der in jeder größeren Stadt über eigene Beratungszentren verfügt.
- Die *Rentenversicherungsträger* (s.o.) haben z.T. eigene sozialmedizinische Dienste, daneben z.T. Gutachterstellen in größeren Städten, z.T. werden überwiegend niedergelassene Ärzte mit Begutachtungsfragen beauftragt (BfA).

- Die *Unfallversicherungsträger* nehmen insbesondere ihre D- und H-Ärzte, ferner die sog. Beratungs-Facharzte in Anspruch.
- Die *Arbeitsverwaltung* hat in den Arbeitsämtern fast aller Großstädte einen eigenen Ärztlichen Dienst, gibt zahlreiche Begutachtungen aber auch an fachlich und arbeitsmedizinisch erfahrene Vertragsärzte ab.

Die meisten medizinischen Fragen in Zusammenhang mit der sozialen Entschädigung werden vom Versorgungsärztlichen Dienst bearbeitet, ebenso die meisten Fragen im Zusammenhang mit dem Schwerbehindertengesetz. Für Einzelaspekte können die Ärztlichen Dienste anderer Ämter, z.B. der Arbeitsämter, zuständig sein. Für medizinische Fragen im Kontext der Sozialhilfe ist in der Regel das örtliche Gesundheitsamt zuständig.

Rechtsbehelfe

Wird eine beantragte Sozialleistung ganz oder teilweise abgelehnt, gibt es folgenden Rechtsschutz:

- *Widerspruch,* in der Regel innerhalb von vier Wochen bei dem zuständigen Amt oder Versicherungsträger einzulegen. Näheres ist zu erfahren in der Rechtsbehelfsbelehrung, die Bestandteil jedes Bescheides ist.
- *Klage* beim zuständigen Sozialgericht, Berufung beim Landessozialgericht, Revision beim Bundessozialgericht.

10.5.1.2 Ärztliche Bescheinigungen zur Erlangung von Sozialleistungen

Bei zahlreichen Sozialleistungen werden von den Leistungsträgern (im Klageverfahren von den Sozialgerichten) ärztliche Auskünfte bzw. Stellungnahmen in Form von Attesten oder Befundberichten erbeten/angefordert. Die folgenden Hinweise gelten im wesentlichen für alle deutschsprachigen Länder.

Grundsätzliches

Der Arzt ist nie Antragsteller, er hat ausschließlich zu den medizinischen Voraussetzungen einer Sozialleistung Stellung zu beziehen. Er kann deshalb auch der Nicht-Gewährung nicht widersprechen, sondern allenfalls einen Widerspruch des Patienten mit medizinischen Argumenten unterstützen, wenn er nicht gleichzeitig vom Patienten Vollmacht erhalten hat.

Formale Anforderungen

Atteste und gutachterliche Stellungnahmen müssen enthalten:

- Persönliche Daten des Patienten (Name, Geburtsdatum, Wohnadresse)
- Ausstellungstag
- Adressaten der Bescheinigung (zur Vorlage bei der Krankenkasse, LVA, Arbeitsamt etc.)
- Grund (Art und Auswirkungen des Leidens) sowie das Ziel der Bescheinigung (die soziale Leistung).

Von großer Bedeutung sind ferner Feststellungen zu den bestehenden Funktionseinbußen/Behinderungen:

- Dauer (Seit wann?)
- Häufigkeit (Wie oft?)
- Intensität (Wie schwer? Wie lange anhaltend?)
- Prognose (Reversibilität, Progredienz).

Angaben nach bestem Wissen und Gewissen

Alle Auskünfte sind nach bestem Wissen und Gewissen abzugeben; sie müssen wahr sein (sonst strafbar nach § 278 StGB). Sie sollen weder ein harmloses Leiden überzeichnen, noch dürfen erhebliche Gesundheitsstörungen bagatellisiert oder gar vergessen werden. Die Angaben dürfen nicht zu Unrecht den Eindruck erwekken, auf einer körperlichen Untersuchung zu beruhen, wenn diese nicht erfolgt ist. Bei Vermutungen zu Kausalitätsbeziehungen (z.B. „arbeitsbedingte Erkrankung") ist in der Regel Zurückhaltung angezeigt, es sei denn, die Ursachen (z.B. ein Unfall) sind zweifelsfrei erwiesen.

Für die Begutachtung durch die ärztlichen Dienste der Sozialleistungsträger wie für die Entscheidung der Verwaltungsorgane gilt: Es kommt generell weit weniger auf die Diagnosen als vielmehr auf das Ausmaß der Funktionseinbußen durch die bestehenden Erkrankungen/Krankheitsfolgen an (z.B. posttraumatische Einbußen von Bewegungsumfängen, reduzierter Allgemeinzustand oder fortdauernde Beschwerden nach größeren Operationen).

Umfassende Angaben

Je vollständiger und aussagefähiger die Atteste sind, desto weniger lästige Rückfragen der zunehmend kompetenteren sozialmedizinischen Dienste gibt es, desto reibungsloser funktioniert das System und desto schneller kommt der Patient in den Genuß der beantragten Leistung!

Z.B. ist auf die Anfrage eines Versorgungsamtes: „Aus welchen Gründen benötigt Herr A.B. den Nachteils-Ausgleich 'G' (erhebliche Gehbehinderung)?"

- *Wenig aussagefähig* (und liquidierungsfähig mit maximal 5 DM): „Herr A.B., 66 J., leidet an einer Spinalstenose und Z.n. TEP li. Er ist deshalb erheblich gehbehindert."
- *Gut verwertbar* (und liquidierungsfähig mit 20.— bis 30.— DM): „Herr A.B., 66 J., leidet an einer computertomographisch nachgewiesenen (1993) absoluten

Spinalstenose im Lumbalbereich mit erheblichen lumboischialgieformen Beschwerden li. schon nach 30 – 50 m Gehstrecke. Ferner besteht ein Z.n. TEP li. mit radiol. Zeichen der Prothesenlockerung und Hüftgelenksschmerzen. Wg. einer zusätzlich bestehenden schweren KHK wird von einer erneuten OP abgesehen."

10.5.1.3 Arbeitsunfähigkeit

Definition

Arbeitsunfähigkeit (AU) liegt in der gesetzlichen Krankenversicherung vor, wenn ein Versicherter aus Krankheitsgründen überhaupt nicht mehr oder nur unter der Gefahr der Verschlimmerung seiner zuletzt ausgeübten Erwerbstätigkeit (oder einer ähnlich gearteten) nachgehen kann.

Dienstunfähigkeit liegt bei Beamten, Richtern und Soldaten, sinngemäß auch bei Wehr- und Zivildienstleistenden vor, wenn sie krankheits- oder unfallbedingt zur Erfüllung ihrer Dienstpflichten nicht in der Lage sind. Sie entspricht inhaltlich im wesentlichen der Arbeitsunfähigkeit von Arbeitnehmern. Sie ist auf Verlangen des Dienstherrn durch ärztliches Attest ohne Krankheitsbezeichnung nachzuweisen (§ 73 BBG).

Krankheit wird funktional verstanden als ein regelwidriger Körper- oder Geisteszustand, der einer Behandlung bedarf und/oder Arbeitsunfähigkeit zur Folge hat.

Voraussetzung für AU ist ein kausaler Zusammenhang zwischen Krankheit/Verletzung und mangelnder Fähigkeit, die unmittelbar vor Krankheitsbeginn ausgeübte Tätigkeit zu verrichten.
- Die AU kennt keine zeitliche Begrenzung.
- Auf Behandlungsbedürftigkeit bzw. Behandlungsfähigkeit kommt es nicht an. So ist ein als Bauarbeiter tätiger Mann mit einem großen Rezidiv-Leistenbruch wegen der geforderten schweren Hebe- und Trageleistungen wohl auf Dauer für diese Tätigkeit arbeitsunfähig.
- Bezugspunkt ist stets die konkrete, zuletzt verrichtete Tätigkeit.

AU-Bescheinigung

Für die *AU-Bescheinigung* gilt:
- Die AU soll für eine vor der ersten Konsultation liegende Zeit grundsätzlich nicht bescheinigt werden.
- Rückdatierung bzw. rückwirkende Bescheinigung ist nur ausnahmsweise für bis zu zwei Tagen zulässig.
- Je länger die AU dauert, desto stärker verlangen die rechtlichen Elemente Beachtung.

Insbesondere muß der behandelnde Arzt bei einer Verlängerung der AU *(Folgebescheinigung)* den Patienten detailliert nach Art und Umfang der tätigkeitsbedingten Anforderungen und Belastungen befragen, weil gleiche Krankheitsbilder je nach Art der beruflichen Anforderungen durchaus im einen Fall AU begründen können, im anderen Fall aber nicht.

Rechtliche Ausgangssituationen bei Arbeitsunfähigkeit

Drei verschiedene *Ausgangssituationen* sind bezüglich des Arbeitsverhältnisses (AV) bei Eintritt einer AU denkbar:
- AV besteht noch
- AV beendet, keine Arbeitslosmeldung
- AV beendet, Arbeitslosmeldung

Für jede dieser drei rechtlich unterscheidbaren Möglichkeiten gibt es wiederum eine weitere Modifikation, nämlich die der 1. und 2. *Blockfrist*. Bei den Ausgangssituationen mit beendetem Arbeitsverhältnis kann es ferner von Bedeutung sein, ob die *Beendigung des AV* aus *Krankheitsgründen* oder aus *anderen Gründen* erfolgte. *Beurteilungshinweise* sind:
- *Bei bestehendem Arbeitsverhältnis:* Bezugspunkt sind alle arbeitsvertraglich geforderten Arbeitsleistungen. Es gibt keine „Teilarbeitsfähigkeit". Wenn *ein* Element der regelmäßigen Arbeitsanforderungen nicht erbracht werden kann, besteht AU. Hat der Arbeitgeber – über ein Direktionsrecht – die Möglichkeit, einen Arbeitnehmer anders einzusetzen und hat er davon Gebrauch gemacht, ist diese alternative Beschäftigung Bezugspunkt.
- *Bei Beginn der AU arbeitslos:* Bezugsmaßstab sind die Tätigkeiten, für die der Arbeitslose beim Arbeitsamt als vermittlungsfähig gilt. Einen Berufsschutz gibt es seit April 1997 nicht mehr. Kann der arbeitsunfähige Arbeitslose auch nur einer *einzigen* der (sozial) „zumutbaren" Beschäftigungen (vgl. dazu § 121 Abs. 3 SGB III) nachgehen, ist er nicht mehr als „arbeitsunfähig" zu betrachten.
- *Bei Beginn der AU noch bestehendes Arbeitsverhältnis,* das aber bereits gekündigt ist und dann wenig später beendet wird: es gelten die gleichen Prinzipien wie beim ersten Fall. Grundsätzlich gilt aber auch, daß ein Arbeitnehmer durch AU-Schreibung nicht besser gestellt sein soll als diejenigen, die sich regulär arbeitslos melden würden.

10.5.1.4 Medizinische und berufliche Rehabilitation

Medizinische Rehabilitation

Nach schwereren Verletzungen, größeren Operationen oder sonstigen chirurgisch behandelten Erkrankungen ist die Heilung häufig nicht mit Entlassung aus der stationären Behandlung beendet. Für die Wiederherstellung der Arbeits- und Erwerbsfähigkeit gibt es ein breites Spektrum rehabilitativer Maßnahmen.

Erster Ansprechpartner des Patienten in allen Fragen der Rehabilitation sollte in der Regel seine Krankenkasse sein. Bestehen für den Arzt Fragen und Unklarheiten, kann er sich auch an die ärztlichen Kollegen im Medizinischen Dienst der Krankenversicherung (MDK) oder in den sozialmedizinischen Diensten der Rentenversicherungsträger wenden.

Ambulante Nachbehandlung

In vielen Fällen wird die *ambulante* Nachbehandlung/Rehabilitation *am Wohnort,* insbesondere in größeren Städten, ausreichend sein, z.B. in Form von Krankengymnastik, Bewegungsübungen im Wasser oder Muskelaufbau. Wenn immer möglich und erfolgversprechend, sollte davon Gebrauch gemacht werden; diese Form sichert die nahtlose und zügige Weiterbehandlung und ist als ambulante Maßnahme wirtschaftlicher als die stationären Reha-Angebote.

EAP und teilstationäre Rehabilitation

In anderen Fällen reicht die „Dichte" der üblichen ambulanten Rehabilitation am Wohnort nicht aus, weshalb sich – bei speziellen Indikationen: Indikationenliste beachten! – zunehmend (nicht budgetierte!) *intensivierte Formen* etabliert haben, z.B. die *Erweiterte Ambulante Physiotherapie* (EAP, siehe 8.6.3.3) oder *teilstationäre Behandlungskonzepte,* z.B. über einen Vormittag, die in der Regel ebenfalls wirtschaftlicher sind und rascher zum Einsatz kommen können als (voll)stationäre Maßnahmen.

Stationäre Rehabilitation

Im Anschluß an schwere Krankheiten, Verletzungsfolgen oder größere operative Eingriffe, die stets die Arbeits- und Erwerbsfähigkeit beeinträchtigen, sollte zügig eine *stationäre Maßnahme* zur Rehabilitation in die Wege geleitet werden, wobei bei Erwerbstätigen in der Regel der Rentenversicherungsträger zuständig ist, bei nicht-erwerbstätigen Personen oder mitversicherten Familienangehörigen die jeweiligen Krankenkassen.

- Soll die Maßnahme direkt (oder mindestens innerhalb von 2 – 3 Wochen) im Anschluß an die Krankenhausbehandlung in einer besonders spezialisierten Reha-Klinik durchgeführt werden *(Anschlußheilbehandlung, AHB),* dann muß die Einleitung grundsätzlich durch den Krankenhausarzt erfolgen. Voraussetzung ist in der Regel, daß die Akutphase abgeklungen und der Patient frühmobilisiert ist, sich also auf der Stationsebene frei bewegen kann. Bei Z.n. Amputation sollten aber z.B. Prothesenversorgung und erste Gehschulung bereits erfolgt sein.
- Ist die vorangegangene Erkrankung nicht so gravierend oder wünscht der Patient zunächst Entlassung nach Hause, ist eine stationäre Reha-Maßnahme aber gleichwohl angezeigt, sollte wegen der z.T. längeren Bewilligungsverfahren trotzdem so bald als möglich die Antragstellung durch den Patienten erfolgen, um die Gesamtdauer des Heilungsverlaufs und ggf. einer Arbeitsunfähigkeit in verträglichen Grenzen zu halten.

Berufliche Rehabilitation

(Stufenweise) Wiedereingliederung

Die Wiedereingliederung in das Arbeits-/Erwerbsleben beginnt bei etwaigen Schwierigkeiten und langdauernder AU zunächst mit einer *ärztlichen Motivation* zum Arbeitsversuch.

Kann die bisherige Tätigkeit teilweise wieder verrichtet werden, kommt evtl. die *stufenweise Wiedereingliederung* (§ 74 SGB V) in Frage. Sie setzt einvernehmliches Handeln aller Beteiligten, v.a. des Patienten und seines Arbeitgebers, voraus. Die Dauer variiert und wird in der Regel 4 – 8 Wochen betragen. So kann die Arbeitsleistung zunächst auf 4 Stunden festgesetzt und nach einigen Wochen auf 6 Stunden erhöht werden. Sozialrechtlich besteht solange AU, bis der Versicherte wieder in vollem Umfang seinen arbeitsvertraglichen Pflichten nachkommt.

Umsetzung innerhalb des Betriebs

Kann ein Versicherter die zuletzt ausgeübte Tätigkeit für eine längere Zeit oder auf Dauer nicht ohne gesundheitliche Nachteile verrichten, kann die Krankenkasse beim Arbeitgeber nachfragen, ob *gesundheitlich unbedenkliche Tätigkeiten* möglich sind. Hat der Arbeitgeber ein sog. Direktionsrecht und macht er davon Gebrauch, kann der Versicherte mit dieser gesundheitlich günstigeren Tätigkeit wieder die Arbeit aufnehmen.

Für die *ärztliche Attesterstellung* wird dringend davon abgeraten, lapidar für den Patienten eine „leichtere Arbeit" zu erbitten/verlangen. Solche Atteste existieren en masse und werden zwischenzeitlich schon fast nicht mehr zur Kenntnis genommen. Das Attest soll möglichst konkret und auf die Krankheit/Verletzungsfolge beschränkt mitteilen, welche Funktionsbehinderungen vorliegen und welche Tätigkeiten deshalb nicht durchgeführt werden können (z.B. Überkopf-Arbeiten). Wenn ein Funktionszustand noch besserungsfähig ist, sollte die beruflich erforderliche Entlastung auch zeitlich befristet werden, da vorübergehende organisatorische Umorientierungen in Betrieben viel eher realisierbar sind als Dauer-Arbeitsplätze mit „Schon-Arbeiten".

Umschulung

Ist es aufgrund der Schwere einer Verletzung/Erkrankung frühzeitig absehbar, daß eine völlige *berufliche Umorientierung* erforderlich sein wird, sollte mit dem Patienten schon bald nach Abschluß der Primärbehandlung darüber gesprochen werden. Dann sollte die entsprechende Beratung erfolgen (primärer Ansprechpartner ist das Arbeitsamt, auch wenn sich später ein anderer Sozialleistungsträger als zuständig erweisen sollte!) sowie die zügige Antragstellung, da bis zum Beginn der Maßnahme viele Monate vergehen können. Besteht ein Arbeitsverhältnis, sollte dies nicht vorschnell gelöst werden, auch wenn Arbeitsfähigkeit für die zuletzt ausgeübte Tätigkeit nicht mehr erreicht werden kann.

10.5.1.5 Grad der Behinderung und Minderung der Erwerbsfähigkeit

Grad der Behinderung

Eine Behinderung im Sinne des Schwerbehindertengesetzes (SchwbG) ist „die Auswirkung einer nicht nur vorübergehenden Funktionsbeeinträchtigung, die auf einem regelwidrigen körperlichen, geistigen oder seelischen Zustand beruht." Die Auswirkungen der Funktionsbeeinträchtigungen werden als *Grad der Behinderung (GdB)*, von 20 – 100 nach Zehnergraden abgestuft, festgestellt.

Schwerbehinderte sind deutsche oder ausländische Personen mit einem GdB von mindestens 50, sofern sie ihren Wohnsitz oder ihre Beschäftigung im Geltungsbereich des Gesetzes haben.

Die Feststellung des GdB und die Vergabe der Nachteilsausgleiche wegen erheblicher oder außergewöhnlicher Gehbehinderung, Hilflosigkeit, Blindheit oder Notwendigkeit ständiger Begleitung geschieht als Verwaltungsakt durch die *Versorgungsämter* (Ämter für Versorgung und Familienförderung).

Gleichgestellte sind behinderte Personen mit einem GdB von weniger als 50, aber mindestens 30, die auf Antrag vom *Arbeitsamt* den Schwerbehinderten gleichgestellt werden, wenn sie infolge ihrer Behinderung ohne die Gleichstellung einen geeigneten Arbeitsplatz nicht erlangen oder nicht behalten können.

Minderung der Erwerbsfähigkeit

Die *Minderung der Erwerbsfähigkeit (MdE)* gibt in der Unfallversicherung und im sozialen Entschädigungsrecht den Maßstab für den Leistungsumfang ab – besonders für die Rentenhöhe. Wie beim GdB ist Anspruchsvoraussetzung eine Funktionsstörung von „gewisser Dauer" (in der GUV länger als 13 Wochen) und „gewisser Schwere".

Das *Ausmaß der Entschädigung* hängt in der gesetzlichen Unfallversicherung davon ab, wie stark die Erwerbsfähigkeit durch die Unfallfolgen beeinträchtigt ist. Im Rahmen einer abstrakten Schadensberechnung wird die Erwerbsfähigkeit vor einem Arbeitsunfall mit derjenigen nach einem Arbeitsunfall verglichen.

Die MdE-Werte für das *soziale Entschädigungsrecht* orientieren sich dagegen wie die Begutachtung im Rahmen des Schwerbehindertenrechts an den in den *Anhaltspunkten für die ärztliche Gutachtertätigkeit* niedergelegten Erfahrungswerten und beziehen sich auf die Auswirkungen einer Schädigungsfolge „in allen Lebensbereichen und nicht nur auf Einschränkungen im allgemeinen Erwerbsleben". Handliche Auszüge dieser „Anhaltspunkte" sind u.a. über die Hauptfürsorgestellen und die Geschäftsstellen des VdK erhältlich.

Für die *Unfallversicherung* existieren dagegen mehrere, als allgemeine Erfahrungssätze anerkannte Tabellen. Unbefriedigenderweise stimmen diese Tabellen bei gleichen Funktionsstörungen nicht immer untereinander oder mit den Orientierungsdaten in den „Anhaltspunkten" überein.

10.5.1.6 Renten

Allgemeines

Man unterscheidet bei Versicherten *Altersrenten* und *Renten wegen verminderter Erwerbsfähigkeit.* Daneben gibt es die *Hinterbliebenenrenten.* Jeder Rentenanspruch hat mindestens *zwei Voraussetzungen*:

- *Eintritt des Versicherungsfalls* (Alter, Berufs- oder Erwerbsunfähigkeit)
- Erfüllung einer bestimmten *Wartezeit.*

Der Anspruch auf Berufs- oder Erwerbsunfähigkeit setzt ferner eine unmittelbare, vorherige versicherungspflichtige Beschäftigung von bestimmter Dauer voraus.

Altersrenten

Es existieren verschiedene Formen der Altersrenten. Für die letztgenannten vier Rentenformen existieren *Hinzuverdienstgrenzen:*

- *Regelaltersrente* nach Vollendung des 65. Lebensjahres, Wartezeit von 5 Jahren. Der Empfänger kann unbegrenzt hinzuverdienen.

- Altersrente für *langjährig Versicherte* nach Vollendung des 63. Lebensjahres, Wartezeit von 35 Jahren.
- Altersrente *Schwerbehinderter, Berufs- oder Erwerbsunfähiger* nach Vollendung des 60. Lebensjahres. Wartezeit von 35 Jahren.
- Altersrente wegen *Arbeitslosigkeit und nach Altersteilzeit*, Wartezeit von 15 Jahren. 8 Jahre Pflichtbeitragszeiten in den letzten 10 Jahren. Ferner aktuelle Arbeitslosigkeit und Arbeitslosigkeit von mindestens 52 Wochen innerhalb der letzten 18 Monate oder eine mindestens 24monatige Altersteilzeitarbeit.
- Altersrente *für Frauen* nach Vollendung des 60. Lebensjahres, Wartezeit von 15 Jahren. Mehr als 10 Jahre Pflichtbeitragszeiten (= 121 Beiträge) nach Vollendung des 40. Lebensjahres.

Bereits durch das *Rentenreformgesetz* 1992 (SGB VI) wurden die Altersrenten für langjährig Versicherte, bei Arbeitslosigkeit und für Frauen (Nr. 2, 4 und 5) stufenweise von 60 bzw. 63 Jahren auf 65 Jahre angehoben. Aufgrund der aktuellen Entwicklung der Rentenfinanzen werden etliche Änderungen nicht erst – wie ursprünglich geplant – ab dem Jahr 2001 wirksam, sondern bereits ab 1997, gelten also nicht erst für Jahrgänge ab 1940, sondern auch bereits für die Jahrgänge 1937 – 1939. Insbesondere nach den Neuregelungen des Rentenreformgesetzes 1999 (vom 16. Dezember 1997) können vorzeitige Renten in Zukunft nur unter Inkaufnahme spurbarer Rentenabschläge in Anspruch genommen werden. Dies gilt nun auch für Schwerbehinderte, für die die neue Altersgrenze aber nicht auf 65 Jahre, sondern auf 63 Jahre festgelegt wurde. Voll betroffen von dieser Bestimmung sind Versicherte, die ab Dezember 1942 geboren sind. Vorzeitige Inanspruchnahme ab dem 60. Lebensjahr bleibt möglich, aber wiederum nur unter Inkaufnahme von Abschlägen (0,3 % pro Monat bzw. 3.6 % pro Jahr oder 10,8 % bei 3 Jahre früherer Inanspruchnahme).

Renten bei verminderter Erwerbsfähigkeit

Die Begriffe *Berufsunfähigkeit* und *Erwerbsunfähigkeit (BU/EU)* sind gesetzlich definiert (§§ 43 und 44 SGB VI); die Kenntnis dieser Definitionen erspart dem Arzt manches Mißverständnis.

Berufsunfähigkeit

Berufsunfähig sind Versicherte, deren Erwerbsfähigkeit wegen Krankheit oder Behinderung auf *weniger als die Hälfte* derjenigen von körperlich, geistig und seelisch gesunden Vergleichspersonen mit ähnlicher Ausbildung und gleichwertigen Kenntnissen und Fähigkeiten gesunken ist. Berufsunfähig ist nach der Gesetzesänderung vom 2. Mai 1996 aber nicht, wer eine zumutbare Tätigkeit vollschichtig ausüben kann; dabei ist die jeweilige Arbeitsmarktlage nicht zu berücksichtigen.

Erwerbsunfähigkeit

Erwerbsunfähig sind Versicherte, die wegen Krankheit oder Behinderung auf nicht absehbare Zeit außerstande sind, eine Erwerbstätigkeit in gewisser Regelmäßigkeit auszuüben oder Arbeitsentgelt bzw. Arbeitseinkommen zu erzielen, das ein Siebtel der monatlichen Bezugsgröße übersteigt. Erwerbsunfähig ist nicht, wer eine selbständige Tätigkeit ausübt oder eine Tätigkeit vollschichtig ausüben kann; dabei ist die jeweilige Arbeitsmarktlage nicht zu berücksichtigen.

Anmerkungen

Jeder Arzt sollte sehr zurückhaltend sein mit Bemerkungen oder Feststellungen wie: „Sie/Mein Patient sind/ist berufs-/erwerbsunfähig". Die Begriffe der BU und EU sind wie viele andere in der Medizin übliche Begriffe, z.B. auch der der AU, mediko-legale Komplextermini. Aufgrund seiner Kompetenz kann der Arzt aber nur zur medizinischen Seite, also zu den Auswirkungen von Krankheiten und Verletzungen auf das Leistungsvermögen, Aussagen machen – aber nicht zu den rechtlichen Elementen der Begriffe. Der Patient übersieht diese Problematik zumeist nicht und neigt deshalb nicht selten dazu, Aussagen wie die obige als Ansporn oder Aufforderung zu letztlich in der Sache oft nicht begründeten Widersprüchen/Klagen gegen ablehnende Bescheide der Anstalten (miß)zuverstehen.

Wichtig ist, daß „Berufsunfähigkeit" im Rechtssinn nicht einfach dann schon vorliegt, wenn ein Patient seinen Beruf oder seine zuletzt ausgeübte Tätigkeit nicht mehr (vollschichtig) ausüben kann. Aus der Perspektive der Rechtsprechung ist vielmehr von besonderer Bedeutung, ob ein Versicherter noch mindestens die Hälfte des durchschnittlichen Arbeitsentgelts seiner Berufsgruppe *(Lohnhälfte)* erwerben kann.

Die rentenrechtlichen Begriffe BU/EU sind ferner streng von der Frage der *Vermittlungsfähigkeit* zu unterscheiden. Eine schwierige oder mangelnde Vermittlungsfähigkeit, die nahezu stets bei Versicherten im höheren Lebensalter vorliegt, geht zu Lasten der Arbeitslosenversicherung, nicht der Rentenversicherung.

Neuregelungen der Renten wegen Erwerbsminderung ab dem Jahr 2000

Das derzeitige System der BU-/EU-Renten wird ab dem 1.1.2000 durch ein einheitliches und abgestuftes System einer Erwerbsminderung abgelöst. Zukünftig kommt es bei der Feststellung der Minderung der Erwerbsfähigkeit *nur auf den Gesundheitszustand* des Versicherten/Patienten an und nicht mehr auf die Frage, ob und ggf. welchen Beruf er erlernt hat und ob er diesen noch ausüben kann. Auch die Berücksichtigung der Lage am Arbeitsmarkt ist nicht mehr erforderlich. In Zukunft kann ein Versicherter eine

- volle Erwerbsminderungsrente erhalten, wenn er nur noch *unter 3 Stunden täglich* erwerbstätig sein kann,
- halbe Erwerbsminderungsrente erhalten, wenn er zwischen 3 und 6 Stunden erwerbstätig sein kann.

Alle Renten werden grundsätzlich als Zeitrenten geleistet. Kann ein Versicherter 6 Stunden oder länger pro Tag tätig sein, erhält er keine Erwerbsminderungsrente. Maßstab wird sein: jede nur denkbare Tätigkeit, die auf dem allgemeinen Arbeitsmarkt üblich ist.

10.5.1.7 **Pflegebedürftigkeit**

Mit dem neuen Sozialversicherungszweig der Pflegeversicherung dürfte der niedergelassene Chirurg vergleichsweise selten in Berührung kommen, da diesbezüglich die primären Ansprechpartner in der Regel die Allgemeinärzte sind. Insbesondere bei etwaig erforderlichen fachärztlichen Zusatz- oder Zweitgutachten, z.B. nach Amputationen oder größeren operativen Eingriffen wegen bösartiger Tumorerkrankungen, könnte sich für den Chirurgen aber doch die Notwendigkeit ergeben, auch zur Hilfe- und Pflegebedürftigkeit Stellung zu nehmen – wie dies bisher ja auch bereits bei Stellungnahmen zur Pflegebedürftigkeit in der Folge von Arbeitsunfällen der Fall war.

Dazu ist v.a. die Kenntnis der Definitionen der verschiedenen Pflegestufen erforderlich, ferner die Konkretisierungen durch die gemeinsamen Richtlinien der Spitzenverbände.

Definitionen

Pflegebedürftig (§ 14 SGB XI) sind „Personen, die wegen einer körperlichen, geistigen oder seelischen Krankheit oder Behinderung für die gewöhnlichen und regelmäßig wiederkehrenden Verrichtungen im Ablauf des täglichen Lebens auf Dauer, voraussichtlich für mindestens sechs Monate, in erheblichem oder höherem Maße der Hilfe bedürfen.“ Die Definition der drei Pflegestufen zeigt Tab. 10.3.

Pflegestufe I	Pflegestufe II	Pflegestufe III
Erheblich Pflege bedürftige…	Schwerpflege-bedürftige…	Schwerstpflege-bedürftige…
…sind Personen, die bei der Körperpflege, der Ernährung oder der Mobilität…		
…für wenigstens zwei Verrichtungen aus einem oder mehreren Bereichen* mindestens einmal täglich…	…mindestens dreimal täglich zu verschiedenen Tageszeiten…	…täglich rund um die Uhr, auch nachts…
…der Hilfe bedürfen und zusätzlich mehrfach in der Woche Hilfe bei der hauswirtschaftlichen Versorgung benötigen.		

Tab. 10.3: Die Definition der drei Pflegestufen nach § 15 SGB XI.
* Die drei „Bereiche“ sind Körperpflege, Ernährung und Mobilität.

Je nach Pflegestufe erhält der Pflegebedürftige *Geld-* oder *Sachleistungen* in gestaffelter Höhe. Geld- und Sachleistungen können auch kombiniert in Anspruch genommen werden. Daneben bestehen Ansprüche auf teilstationäre Tag- oder Nachtpflege sowie auf vollstationäre Pflege, und zwar:

- *Zeitlich begrenzt* für die Dauer von 4 Wochen, z.B. im Anschluß an Krankenhausbehandlung oder bei Verhinderung der häuslichen Pflegeperson.
- *Ohne zeitliche Begrenzung* bei in Heimen lebenden pflegebedürftigen und behinderten Personen.

Anmerkungen

Der Bereich *Kommunikation,* also Defizite im Bereich des Sprechens/Verstehens, Schwerhörigkeit oder Blindheit, ist für die Frage des Vorliegens von Pflegebedürftigkeit unerheblich, bleibt aber u.U. durchaus bedeutsam für die Feststellung des Leistungsumfangs, wenn die in der Legaldefinition der Pflegebedürftigkeit geforderten Hilfsbedürftigkeiten in den genannten Bereichen vorliegen.

Die *Richtlinien der Spitzenverbände*:

- Benennen die einzelnen Verrichtungen in den drei Bereichen, die für die Beurteilung der Pflegebedürftigkeit wichtig sind (Waschen/Duschen/Baden, Zahnpflege/Kämmen/Rasieren etc.).
- Konkretisieren den Mindest-Zeitaufwand pro Tag, der für die Einordnung in die einzelnen Pflegestufen erforderlich ist (*I:* 1,5 Stunden, *II:* 3 Stunden, *III:* 5 Stunden) und legen fest, daß der im engeren Sinne pflegerische Aufwand gegenüber dem Zeitaufwand für die hauswirtschaftliche Versorgung im Vordergrund stehen muß. D.h. der Aufwand für grundpflegerische Maßnahmen muß in Stufe I mehr als 45 Minuten, in Stufe II mehr als 2 Stunden und in Stufe III sogar mehr als 4 Stunden betragen.
- Stellen fest, daß Pflegebedürftigkeit auf Dauer auch dann vorliegt, wenn die verbleibende Lebensspanne voraussichtlich weniger als sechs Monate beträgt.
- Halten v.a. fest, daß der „Maßstab der Beurteilung“ ausschließlich der tatsächlich im Einzelfall erforderliche Hilfe- und Pflegebedarf ist und daß Art und Schwere der Erkrankungen (Krebs, AIDS) oder Schädigungen (z.B. Blindheit, Taubheit) ohne Bedeutung sind.

Spezielle Hinweise existieren u.a. für die Begutachtung pflegebedürftiger Kinder und Demenzkranker. Bei in Heimen lebenden Pflegebedürftigen soll zur Sicherstellung identischer Einstufungskriterien von einer fiktiven, durchschnittlichen Wohn- und Pflegesituation ausgegangen werden.

10.5.2 System der sozialen Sicherung in Österreich

10.5.2.1 Sozialleistungen

In Österreich wurde in den 50er Jahren der soziale Schutz sukzessiv auch auf die Selbständigen ausgedehnt. Anders als in Deutschland, wo ca. 90 % der Bevölkerung sozialversichert sind, sind dies in Österreich über 98 %. Im System der sozialen Versicherung unterscheidet man...

- *Sozialversicherung im engeren Sinne:* Kranken-, Unfall- und Pensionsversicherung (Allgemeines Sozialversicherungsgesetz, ASVG)
- *Arbeitslosenversicherung* (Arbeitslosenversicherungsgesetz, AlVG)
- *Familienlastenausgleich* (FamLA)
- *Verschiedene Versorgungssysteme:* Kriegsopfer (KOVG), Heeresversorgung (HVG), Versorgung von Verbrechensopfern und Beamtenversorgung (Pensionsgesetz, PG)
- *Öffentliche Fürsorge* (Sozialhilfe, verschiedene Landes-Sozialhilfegesetze).

10.5.2.2 Arbeitsunfähigkeit

Definition

Ähnlich wie in Deutschland ist der Begriff der *Arbeitsunfähigkeit (AU)* nicht gesetzlich definiert, sondern durch die Rechtsprechung geprägt. AU bezieht sich auch in Österreich stets auf die unmittelbar vor dem Eintritt einer Gesundheitsstörung ausgeübte Erwerbstätigkeit und ebenfalls wie in Deutschland stets nur auf ein Versicherungsverhältnis. Ist jemand mehrfach beschäftigt (selten), kann er in einem Versicherungsverhältnis (z.B. als Buchhalter) arbeitsfähig, in einem anderen arbeitsunfähig sein (z.B. bei Heiserkeit als Sänger in einem Nachtlokal).

Ist jemand arbeitslos, wird er – wie jetzt auch in Deutschland – nur dann als arbeitsunfähig angesehen, wenn er zu keiner auf dem allgemeinen Arbeitsmarkt angebotenen Tätigkeit fähig ist.

Die ersten drei Tage der AU gelten als Karenztage. Krankengeld wird nach dem ASVG erst ab dem 4. Tag und pro Versicherungsfall maximal für 26 Wochen (durch Satzung aber auf 78 Wochen verlängerbar) gezahlt. „Derselbe" Versicherungsfall wird angenommen, wenn während andauernder AU eine weitere Krankheit hinzutritt oder wenn wegen der gleichen Krankheit innerhalb von 13 Wochen nach erlangter Arbeitsfähigkeit wieder AU eintritt.

Arbeitsunfall und Berufskrankheit

Das Unfallversicherungsrecht ist (wie in Deutschland) streng kausal ausgerichtet. Die geschützten Lebensbereiche sind Erwerbstätigkeit (unter Einschluß von Wegeunfällen, Gehaltsabhebungen, Schulungs- und Fortbildungsveranstaltungen etc.), Schulbesuch und Studium sowie Hilfeleistungen in Unglücksfällen oder Tätigkeiten für Hilfseinrichtungen.

Es gibt derzeit 46 Berufskrankheiten (BK), die ähnlich wie in der BRD in einer Positivliste aufgezählt sind (Anlage 1 zum ASVG). Diese Liste unterscheidet Berufskrankheiten, die für alle Arten von Unternehmen und andere, die nur in bestimmten Unternehmen als BKen anerkannt werden (z.B. Infektionskrankheiten nur in Krankenanstalten, Schulen, Kindergärten etc.).

10.5.2.3 Rehabilitation

Ist eine Behinderung nicht auf einen Arbeitsunfall oder eine Berufskrankheit zurückzuführen – in diesem Fall ist wie in der BRD die Unfallversicherung für die medizinische und berufliche Rehabilitation zuständig – ist in Österreich die Pensionsversicherung für medizinische und berufliche Reha-Maßnahmen zuständig, wenn diese Behinderung voraussichtlich zu „geminderter Arbeitsfähigkeit" oder „dauernder Erwerbsunfähigkeit" (Begriffe des österreichischen Sozialrechts) führen würde oder bereits dazu geführt hat. Besteht dagegen keine Gefahr einer geminderten Arbeitsfähigkeit oder dauernden Erwerbsunfähigkeit, kann ähnlich wie in Deutschland die Krankenversicherung „rehabilitationsähnliche Leistungen" erbringen, so vor allem für Angehörige und Pensionisten.

Die Träger der Krankenversicherung können als freiwillige Leistungen auch (präventivmedizinische) Maßnahmen zur Festigung der Gesundheit erbringen, ebenso die Träger der Pensionsversicherung für Versicherte und Pensionisten.

10.5.2.4 Pensionen

Alterspensionen

Man unterscheidet bei den Alterspensionen den:

- *Allgemeinen Versicherungsfall* wegen Alters, der bei Männern mit der Vollendung des 65., bei Frauen des 60. Lebensjahres eingetreten ist,
- *Vorzeitigen Versicherungsfall* wegen Alters, bei Männern nach vollendetem 60., bei Frauen nach vollendetem 55. Lebensjahr
  - Bei Arbeitslosigkeit: *Arbeitslosenfrühpension,* Bedingung 1 Jahr arbeitslos innerhalb der letzten 15 Monate vor dem Stichtag der Antragstellung,
  - Bei langer Versicherungsdauer: *Frühpension,* Bedingung mindestens 35 zu berücksichtigende Versicherungsjahre.

Pensionen bei geminderter Arbeitsfähigkeit

Der Versicherungsfall ist eingetreten, wenn die Erwerbsfähigkeit eines Versicherten so weit verringert ist, daß ihm eine Erwerbstätigkeit nicht mehr zugemutet werden kann. Der Versichertenfall ist je nach Versichertengruppe unterschiedlich beschrieben:

- Bei den Arbeitern als *Invalidität*
- Bei den Angestellten als *Berufsunfähigkeit*
- Bei den knappschaftlich Versicherten als *Dienstunfähigkeit.*

Invalidität und *Berufsunfähigkeit* verlangen – ähnlich wie die BU in der BRD – daß die Arbeitsfähigkeit der Betroffenen auf *weniger als die Hälfte* derjenigen von Versicherten mit ähnlicher Ausbildung und gleichwertigen Kenntnissen abgesunken ist.

Erwerbsunfähigkeit liegt dann vor, wenn jemand aufgrund seines schlechten Gesundheitszustandes nicht nur vorübergehend, sondern dauernd außerstande ist, irgendeinem regelmäßigen Erwerb nachzugehen. Dem betroffenen Antragsteller wird also ggf. die Verweisung auf jede Tätigkeit (auch leichte und sozial niedrig stehende Tätigkeiten) auf dem Arbeitsmarkt zugemutet.

10.5.3 System der sozialen Sicherung in der Schweiz

10.5.3.1 Sozialleistungen

Das System der sozialen Sicherung besteht im wesentlichen aus den *Sozialversicherungen:*

- *Kranken- und Mutterschaftsversicherung* (Bundesgesetz über die Krankenversicherung, KVG, siehe 10.5.3.2)
- *Unfallversicherung* (Bundesgesetz über die Unfallversicherung, UVG, siehe 10.5.3.3)
- *Alters-, Hinterlassenen- und Invalidenvorsorge* (siehe 10.5.3.4) mit den drei Säulen:
  - *Volksversicherung* (Alters- und Hinterbliebenenversicherung, AHV)
  - *Berufliche Vorsorge* (Bundesgesetz über die berufliche Alters-, Hinterlassenen- und Invalidenvorsorge, BVG)
  - *Selbstvorsorge* (nach den individuellen Bedürfnissen und wirtschaftlichen Möglichkeiten)
- *Arbeitslosenversicherung* (Bundesgesetz über die obligatorische Arbeitslosenversicherung und Insolvenzentschädigung, AVIG)
- *Militärversicherung* (Bundesgesetz über die Militärversicherung, MVG)

Ergänzt wird die soziale Sicherung nach „unten" durch die Sozialhilfe (Öffentliche Fürsorge, bisher keine bundeseinheitliche Regelung).

10.5.3.2 Krankenversicherung

Leistungen

Die gesetzliche Grundlage der *sozialen Krankenversicherung (KV)* wurde unlängst geändert. An die Stelle des alten Krankenversicherungsrechtes (KUVG) aus dem Jahr 1911 trat ein neues Bundesgesetz, das ab 1.1.1996 in Kraft trat. Es brachte die Trennung zwischen obligatorischer Grundversicherung für jeden Bürger mit Wohnsitz in der Schweiz mit umfassendem Versicherungsschutz (sog. Pflegeleistungen, Abklärung und Therapie) und freiwilliger Zusatzversicherung, daneben freiwillige Taggeldleistungen. Die Versicherten können ihre Versicherung jederzeit – auch im hohen Alter – und ohne Nachteile wechseln. Versicherer im Sinne des Gesetzes sind sowohl die Krankenkassen, die auch Zusatzversicherungen anbieten können, als auch private Versicherungseinrichtungen, die die gesetzlichen Voraussetzungen für die Durchführung der sozialen Krankenversicherung erfüllen. Neu ist u.a.:

- Die Kosten für die Spitex – die Hauskrankenpflege – werden umfassender übernommen.
- Die Leistungspflicht der Krankenversicherung bei einem Spitalaufenthalt ist zeitlich nicht mehr begrenzt.
- Die Krankenversicherung übernimmt gezielte Präventionsmaßnahmen ebenso wie Leistungen der Alternativmedizin, „wenn deren Wirksamkeit mit wissenschaftlichen Methoden nachgewiesen ist".
- Nicht-Berufstätige sind jetzt ebenfalls unfallversichert.
- Die Versicherten beteiligen sich an sämtlichen Kosten (inkl. Spitalkosten) in doppelter Weise. Die Kostenbeteiligung besteht aus einem festen Jahresbetrag *(Franchise)* und aus 10 % der die Franchise übersteigenden Kosten *(Selbstbehalt);* Mindest-Franchise und Höchstbetrag für den Selbstbehalt werden vom Bundesrat festgelegt.

Die soziale Krankenversicherung umfaßt die obligatorische Krankenpflegeversicherung und eine freiwillige Taggeldversicherung. Sie gewährt Leistungen für die Behandlung von Krankheiten, bei Mutterschaft und Unfall, soweit dafür keine (spezielle) Unfallversicherung nach dem UVG aufkommt. *Krankheit* im Sinne des KVG (Art. 2) ist ähnlich wie in Deutschland „jede Beeinträchtigung der körperlichen oder geistigen Gesundheit, die nicht Folge eines Unfalles ist und die eine medizinische Untersuchung oder Behandlung erfordert oder eine Arbeitsunfähigkeit zur Folge hat".

Die *allgemeinen und obligatorischen Leistungen* (Art. 25 – 33) umfassen neben ambulanter, teilstationärer und stationärer Diagnostik und Behandlung durch Zahnärzte, Ärzte, deren Helfer und Chiropraktoren u.a.:

- Einen Beitrag zu den Kosten für ärztlich angeordnete Badekuren,

- Die ärztlich durchgeführten und angeordneten Maßnahmen der medizinischen Rehabilitation,
- Einen Beitrag zu den medizinisch notwendigen Transportkosten sowie an den Rettungskosten,
- Kosten bei Mutterschaft und straflosem Schwangerschaftsabbruch.

Taggeldversicherung

Die (freiwillige) *Taggeldversicherung* (Art. 67ff) kann von Schweizer Bürgern zwischen dem 15. und dem 65. Lebensjahr abgeschlossen werden, ferner von Arbeitgebern oder Arbeitgeber-Organisationen und Berufsverbänden. Vorbestehende Krankheiten können durch einen Vorbehalt ausgeschlossen werden, der jedoch nach spätestens fünf Jahren hinfällig wird. Der Taggeldanspruch entsteht in der Regel am dritten Tag nach der Erkrankung (z.T. aber auch längere Karenzfristen, das zwischenzeitliche Lohnfortzahlungsrisiko trägt der Arbeitgeber), wenn die versicherte Person „mindestens zur Hälfte arbeitsunfähig wird". Das Taggeld wird während mindestens 720 Tagen innerhalb von 900 Tagen geleistet. Bei teilweiser Arbeitsunfähigkeit (in der Schweiz in der Regel *AUF*) wird ein gekürztes Taggeld gezahlt. Arbeitslosen wird bei einer AUF von mehr als 25 % das halbe und bei einer AUF von mehr als 50 % das volle Taggeld gezahlt.

Vertrauensärzte

Analog zum Medizinischen Dienst der Kankenversicherung (MDK) in Deutschland gibt es nach Art. 57 *Vertrauensärzte* und *Vertrauensärztinnen,* die die Versicherer weisungsfrei in medizinischen Fachfragen beraten und die Voraussetzungen der Leistungspflicht überprüfen sollen.

10.5.3.3 Unfallversicherung

Die *Unfallversicherung (UV)* leistet bei Berufsunfällen, Nichtberufsunfällen (ab einer Arbeitszeit von 12 Stunden/Woche) sowie bei Berufskrankheiten und arbeitsbedingten Erkrankungen (Anhang 1 zur UVV enthält eine Liste von 11 schädigenden Stoffen/Stoffgruppen sowie 18 arbeitsbedingten Erkrankungen). Versichert sind – ähnlich wie in der Gesetzlichen Unfallversicherung in Deutschland – alle in der Schweiz beschäftigten Arbeitnehmer, Heimarbeiter, Lehrlinge, Praktikanten etc. vom ersten Tag des Stellenantritts bis 30 Tage nach Beendigung des Dienstverhältnisses. Die Prämien werden teils von den Arbeitgebern (Berufsunfälle und Berufskrankheiten) teils von den Versicherten (Nichtberufsunfälle) gezahlt. Das UVG deckt die dem Verunfallten entstehenden persönlichen Schäden:

- Sämtliche Heilbehandlungskosten unter Einschluß von Kuren und Hilfsmitteln
- Taggelder ab dem dritten Tag nach dem Unfall bei vollständiger (80 % des versicherten Verdienstes) und teilweiser Arbeitsunfähigkeit
- Integritäts-Entschädigungen (als Kapitalleistung) bei dauernden, erheblichen Schädigungen
- Invalidenrenten, aber erst nach Abschluß von Eingliederungsmaßnahmen der Invaliditätsversicherung; Beurteilung des Invaliditätsgrades durch Vergleich des vorher/nachher erzielbaren Erwerbseinkommens
- Hilflosen-Entschädigungen (Pflegekosten bei leichtem, mittlerem und schwerem Grad der Hilflosigkeit)
- Hinterlassenenrenten.

10.5.3.4 Alters-, Hinterlassenen- und Invalidenvorsorge

Alters- und Hinterlassenenversicherung

Die *Alters- und Hinterlassenenversicherung (AHV)* ersetzt den wegen Alter oder Tod zurückgehenden oder dahinfallenden Arbeitsverdienst. Ihr Ziel ist die Sicherung eines Existenzminimums unter höchstens marginaler Berücksichtigung des bisherigen Lebensstandards.

Die Versicherung ist für die ganze Bevölkerung der Schweiz und zusätzlich – mit gewissen Ausnahmen – für die in der Schweiz wohnhaften und erwerbstätigen Ausländer obligatorisch. Sie wird durch Beiträge der Versicherten und der Arbeitgeber sowie durch Zuschüsse des Bundes und der Kantone finanziert. *Leistungen* sind:

- *Altersrenten.* Männer haben in der Regel Anspruch auf Altersrenten ab Vollendung des 65., Frauen nach Ablauf des 62. Lebensjahres.
- Zusätzliche *Hilflosenentschädigung* für Altersrentner, die seit mindestens einem Jahr in mittlerem oder schwerem Grade hilflos sind, jedoch nur, wenn eine solche Leistung nicht von der Unfallversicherung erbracht wird. Als „hilflos" gilt, wer für die alltäglichen Lebensverrichtungen dauernd der Hilfe Dritter und zudem der dauernden Pflege oder der persönlichen Überwachung bedarf.
- *Witwen-* und *Waisenrenten* (keine *Witwer*renten!).

Eidgenössische Invalidenversicherung

Die *Eidgenössische Invalidenversicherung (IV)* schützt die Versicherten gegen die wirtschaftlichen und sozialen Folgen der Invalidität. Hauptziel der IV ist die (Wieder-)Eingliederung der Versicherten ins Erwerbsleben. Analog zu den Verhältnissen in Deutschland gilt der Grundsatz „Eingliederung vor Rente". Auf die Wiedereingliederungsmaßnahmen besteht Rechtsanspruch.

Versichert sind alle Personen, die in der AHV obligatorisch oder freiwillig versichert sind. Anspruch auf IV-Leistungen entsteht für Schweizer Bürger, wenn sie bei Eintritt der Invalidität mindestens für 1 Jahr Beiträge bezahlt haben; Ausländer müssen mindestens 10 volle Jahre Beiträge entrichtet haben. Die *Finanzierung* geschieht analog zur AHV.

Als *Invalidität* gilt die durch einen körperlichen oder geistigen Gesundheitsschaden, als Folge von Geburtsgebrechen, von Krankheit oder Unfall verursachte, voraussichtlich bleibende oder längere Zeit dauernde Erwerbsunfähigkeit. Auch geistige (psychische) Störungen können als Invalidität anerkannt werden. Leistungen sind:

- Medizinische, sonderschulische und berufliche Eingliederungsmaßnahmen
- Hilfsmittel
- Taggelder
- Hilflosenentschädigung
- Invaliditäts-Renten (in der Regel bis zum Anspruch auf Altersrenten).

Die Höhe des Rentenanspruchs hängt vom Grad der bestehenden Invalidität, von der Anzahl der Beitragsjahre und der Höhe des Erwerbseinkommens ab.

Berufliche Vorsorge

Die Berufliche Vorsorge (BVG) stellt eine Ergänzung der Leistungen der Eidgenössischen AHV/IV dar. Sie umfaßt ebenfalls die Risiken Alter, Invalidität und Tod und ist in etwa ein Analogon zur deutschen betrieblichen Alterssicherung und hat das Ziel, über das Existenzminimum (1. Säule) hinaus die Beibehaltung des gewohnten Lebensstandards zu erlauben.

Versichert sind alle Arbeitnehmer, die bei der AHV versichert sind, das 17. Lebensjahr vollendet haben und einen gewissen Jahresmindestlohn erzielen. Der Leistungsanspruch entsteht in der Regel bei der normalen Pensionierung, evtl. auch schon bei vorheriger Beendigung der Erwerbstätigkeit.

Die *Finanzierung* geschieht über lohnprozentuale Beiträge, der Arbeitgeber zahlt mindestens die Hälfte. Die Leistungshöhe richtet sich nach der Höhe des verzinsten Altersguthabens im Zeitpunkt des Ereignisses. *Leistungen* sind Alters-, Invaliden- und Hinterlassenenrenten; alternativ kann in bestimmten Fällen Kapitalabfindung gewährt werden.

Literatur

[1] Brauner H, Stummvoll G: Sozialversicherung für die betriebliche Praxis. Kranken-, Unfall- und Pensionsversicherung (ASVG): Arbeitslosenversicherung, 13. A. Signum, Wien 1994

[2] Bundesamt für Sozialversicherung (BSV), Effingerstr. 33, CH-3003 Bern:
Informationsdienst 93.521 Übersicht über die Schweizerische Soziale Sicherheit.
Informationsdienst 94.233 Schweizerische Kranken- und Mutterschaftsversicherung.
Informationsdienst 94.299 Sozialversicherung.
Informationsdienst 94.436 10. AHV-Revision.

[3] Hennies G: Allgemeine Rechtsgrundlagen der medizinischen Begutachtung. In: Marx H (Hrsg.): Begutachtung innerer Krankheiten. Grundlagen und Praxis, 7. A. Thieme, Stuttgart-New York 1997

[4] Meyer U: Die Zusammenarbeit von Richter und Arzt in der Sozialversicherung. Schweiz Ärztezeitung 71/26 (1990) 1090-1095

[5] Piechowiak H: Praktische Hinweise zur Begutachtung der gesetzlichen Kranken- und Pflegeversicherung, der Rentenversicherung und der Arbeitsverwaltung. In: Marx H (Hrsg.): Begutachtung innerer Krankheiten. Grundlagen und Praxis. Thieme, Stuttgart-New York 1997

[6] Piechowiak H, Eicher W: Rechtliche Grundlagen der Sozialmedizin. In: Schwerd W. (Hrsg.): Rechtsmedizin. Lehrbuch für Mediziner und Juristen, 5. A. Köln, Deutscher Ärzte-Verlag 1992

[7] Piechowiak H, Seger W: Praktische Sozialmedizin und Versicherungsmedizin. Arbeitsunfähigkeit, Kuren, Renten, Schwerbehinderung und Pflegebedürftigkeit. Mit Abrechnungshinweisen. Kirchheim, Mainz 1994

[8] Piechowiak H: Die neue Pflegeversicherung. Was muß der Hausarzt wissen? Teil I – IV. Der Allgemeinarzt 16/19 (1994) 1544-1546; Der Allgemeinarzt 17/1 – 3 (1995) 87-88, 135-136, 301-305

[9] Rauch M: Sozialversicherung in der Schweiz. Handelskammer Deutschland-Schweiz, Talacker 41, CH-8001 Zürich, 1994 (Stand Mai 1994)

[10] Sahli HR: Die beste der Alternativen. Das neue Krankenversicherungsgesetz der Schweiz. Dt Ärztebl 1995; 92: C-268-271 [Heft 7]

[11] Schulin B: Sozialrecht, 5. A. Werner, Düsseldorf 1993

[12] Tomandl T: Grundriß des österreichischen Sozialrechts, 4. A. Manzsche Verlags- und Universitätsbuchhandlung, Wien 1989

[13] Verband Deutscher Rentenversicherungsträger (VDR): Sozialrecht. Handbuch für berufliche Bildung und Praxis in der gesetzlichen Rentenversicherung. VDR, Frankfurt 1997

Für eine kritische Durchsicht des Teils „System der sozialen Sicherung in der Schweiz" sowie zahlreiche hilfreiche Anmerkungen danke ich vielmals Herrn Dr. H.R. Sahli, Präsident der FMH, Verbindung der Schweizer Ärzte, Bern.

10.6 Außergerichtliche Konfliktklärung

C. Vorster

10.6.1 Einrichtung und Aufgaben der Schlichtungsstellen

Ziele

Bei erkennbarem Trend zu wachsender Klagebereitschaft über unbefriedigende und möglicherweise fehlerhafte Behandlungen durch Ärzte haben einige Ärztekammern frühzeitig *Schlichtungsstellen (SSt)* und *Gutachterkommissionen (GK)* eingerichtet.

Vorrangiges Ziel war es dabei, betroffenen Patienten die Möglichkeit zu eröffnen, die konkrete Beschwerde zum ärztlichen Vorgehen auf ihre inhaltliche Berechtigung prüfen zu lassen.

Schlichtungsstellen und Gutachterkommissionen werden mit meßbar steigender Tendenz zunehmend im vorgesehenen Sinn genutzt, wie dies am Beispiel der Schlichtungsstelle der Norddeutschen Ärztekammern quantitativ überzeugend faßbar wird (Tab. 10.4).

Jahr	Anzahl der Fälle
1992	2112
1993	2338
1994	2886

Tab. 10.4: Entwicklung der Häufigkeit von beantragten und eingeleiteten Schlichtungsstreitigkeiten am Beispiel des Bereichs der Norddeutschen Ärztekammmern.

Vor allem involvierte Anwälte beantragen zur Klärung des medizinischen Sachverhalts zunehmend häufiger die Einleitung eines Schlichtungsverfahrens und sind derzeit im Einzugsbereich der NDSSt (Norddeutschen Schlichtungsstelle) zu rund 60 % als Antragsteller vertreten. Dies geschieht offensichtlich trotz aus diesem Kreis öffentlich formulierter Bedenken wegen möglicher struktureller Mängel in den Statuten und im Verlauf des Urteilsfindungsprozesses.

Weiteres Ziel der inaugurierenden Kammern war eine primär hohe Akzeptanz des Urteils der Schlichtungsstellen, um zu einer frühzeitigen Befriedung zu kommen. Ein tiefgreifend gestörtes Arzt-Patienten-Verhältnis sollte derart entlastet und weitergehende öffentliche Schädigungen des allgemeinen ärztlichen Ansehens vermieden werden.

Auch diese Zielsetzung konnte offensichtlich mit Akzeptanzquoten der Gutachterurteile von rund 90 % sowie sofortigen Regulierungsmaßnahmen in gleicher Höhe erreicht werden. Die Qualität der Entscheidungen spiegelt sich dazu in einer sehr geringen Quote gegenläufiger Urteile von nur rund 1 % bei weitergeführten gerichtlichen Verfahren wider.

Prinzipien der Abwicklung einer Schlichtungsstreitigkeit

An diesen vordringlichen Zielsetzungen orientieren sich die Grundsätze bei der Abwicklung einer Schlichtungsstreitigkeit; die wichtigsten Eckpunkte dabei sind:

- Die *Freiwilligkeit* des Schlichtungsverfahrens. Es kann nur eingeleitet werden, wenn alle beteiligten Parteien (Patient, Arzt, Versicherer) zustimmen. Die primäre Zustimmungsquote ist einheitlich hoch mit rund 90 % für alle von einer Partei beantragten Verfahren.
- Eine strikte *Neutralität* gegenüber allen beteiligten Parteien.
- Eine gesicherte *Unabhängigkeit* in der Urteilsbildung. Weder den die Schlichtungsstellen tragenden Ärztekammern, noch wissenschaftlichen Gesellschaften oder Krankenversicherern wird ein Mitspracherecht eingeräumt. Ehrenamtliche tätige Fachärzte und Gutachter werden nach fachlicher Kompetenz ausgewählt, zum Richteramt befähigte Juristen führen eine rechtliche Prüfung durch. Die tatsächliche Sicherung der Unabhängigkeit wird von involvierten Juristen dabei durchaus kritisch gewertet. Dies betrifft speziell die Auswahl der Beteiligten sowie das offensichtliche Übergewicht beteiligter ärztlicher Kammermitglieder.
- Gutachten und Urteil der Schlichtungsstellen sind für die beteiligten Parteien *kostenfrei.*
- Für die Dauer des Verfahrens besteht ein *Verjährungsaufschub.* Die Möglichkeit einer zusätzlichen

gerichtlichen Klärung wird auch bei längerer Dauer eines Schlichtungsverfahrens nicht eingeschränkt.
- Das Verfahren wird vordringlich auch *zeitlich zügig* abgewickelt, um eine alle entlastende, rasche Beilegung des Streits zu erreichen.
- Das Schlichtungsverfahren ist *vertraulich.* Durch strikte Einhaltung von Regeln und Vorschriften des Datenschutzes ist die Weiterleitung der strittigen Situation und des Ergebnisses an unbeteiligte Parteien, auch aufsichtsführende Einrichtungen, ausgeschlossen.

Beim Schlichtungsverfahren der Norddeutschen Ärztekammern mit Zuständigkeit für die Ärztekammern in Hamburg, Bremen, Berlin, Niedersachsen, Schleswig-Holstein, Mecklenburg-Vorpommern, Brandenburg, Sachsen-Anhalt und Thüringen sind die involvierten Arzthaftpflicht-Versicherer stets in das Verfahren mit einbezogen. So kann die Frage einer Kausalität geprüft und ggf. sofort reguliert werden. Einige Schlichtungsstellen unterscheiden sich in der Vorgehensweise. In der Übersicht in Tab. 10.5 werden lediglich die jeweiligen formulierten Zielsetzungen sowie die Komplexe: Aufgaben, Verfahrensgegenstände und Zusammensetzung der Kommissionen synoptisch dargestellt. Für die weiteren relevanten Aspekte eines Schlichtungsvorgangs (d.h. Verfahrenseinleitung, Verfahrenshindernisse, Verfahrensdurchführung, Verfahrensgrundsätze, Entscheidungsfindungen und -abfassungen sowie Anfechtungsmöglichkeiten) muß auf die entsprechende juristische Literatur verwiesen werden (siehe Verweis in der Legende zu Tab. 10.5).

Für den konkreten Fall sollte wegen dieser Unterschiede daher vorab mit der jeweils zuständigen Schlichtungsstelle Kontakt gesucht werden, um die speziellen Bedingungen eines Schlichtungsverfahrens zu erfragen (siehe 10.6.4).

10.6.2 Ursachenkomplexe für Schlichtungsverfahren

10.6.2.1 Anlässe

Das Spektrum auslösender Anlässe für Schlichtungsverfahren streut relativ breit. Beim Versuch einer Systematisierung bietet sich folgendes Schema an:

Diagnostische Zwischenfälle

Folgende Zwischenfälle können sich im Zusammenhang mit der Diagnostik ergeben:
- Irrtümer und/oder Mängel der *klinischen Diagnostik,* z.B. Nicht-Erkennen einer Appendizitis, eines Ileus oder postoperativer septischer Komplikationen.
- Irrtümer der *radiologischen Diagnostik,* z.B. übersehene Frakturen oder postoperative Fehlstellungen oder übersehener Ileus.
- Zwischenfälle bei *endoskopischer Diagnostik,* z.B. Perforationen oder Nachblutungen.
- Zwischenfälle durch *unterlassene oder verspätete Diagnostik,* z.B. unterlassene oder unzureichende Labordiagnostik, Sonographie oder Röntgenuntersuchungen bei komplizierten postoperativen Verläufen.

Therapeutische Zwischenfälle

Zwischenfälle bei der Behandlung lassen sich einteilen in:
- Zwischenfälle durch Mängel der *intra- und postoperativen* klinisch-pflegerischen Betreuung und *Nachsorge,* z.B. Lagerschäden, Verbrennungen bei Diathermie, Ausscheidungsdefizit oder Tetanie nach Strumaresektionen.
- Zwischenfälle durch Irrtümer der *Indikationsstellung,* z.B. komplizierte Appendektomie ohne nachgewiesene Entzündung im Präparat oder Gefäßverschlüsse ohne sofortige Intervention.
- Zwischenfälle durch *intraoperative Verletzungen/ Komplikationen,* z.B. Verletzungen von N. accessorius, N. laryngeus recurrens oder von Bauchwandnerven bei Leistenhernienreparationen, Gallengang- und Arterienverletzungen bei Cholezystektomie.
- Zwischenfälle durch *Übernahmeverschulden* ungenügend erfahrener Ärzte oder *Organisationsverschulden* durch leitende Ärzte und/oder Krankenhausträger.

Andere Anlässe

Hinzu kommen zwei Komplexe von erkennbaren und nachweisbaren Mängeln ärztlicher Tätigkeit im weiteren Sinne:
- *Unzulängliche Dokumentation* von Krankenblatt oder Kartei, die klinische Situation, Diagnostik, Indi-

Bereich	GK Baden-Württemberg (B-W)	SSt Hannover	GK Nordrhein	GK Westfalen-Lippe	Gutachter- und S.-stelle Saarland	SSt München	Gutachter- und S.-stelle Hessen	Gutachter- und S.-stelle Rheinland-Pfalz	Landgericht (I. Instanz)	Schiedsgericht (ICC)
Aufgaben der Gutachterkommisionen/Schlichtungsstellen										
Auftrag	Begutachtung behaupteter ärztl. Behandlungsfehler § 1I1	Streitigkeiten wg. sich aus ärztl.Tätigkeit ergebenden Haftpflichtansprüchen zwischen Ärzten und Pat. außergerichtlich beizulegen § 1I	Begutachtung v. Vorwürfen wg. ärztl. Behandlungsfehler § 1I1	Wie B-W § 1I1	Wie B-W § 1I1	Wie Hannover § 1I	Klärung haftungsbegründender ärztlicher Behandlung § 1I	Wie Hessen § 1I	Streitentscheidung	Vorsorge f. d. schiedsgerichtliche Beilegung wirtsch. Streitigkeiten internationalen Charakters Art. 1I2
Ziel	Erleichterung der Durchsetzung begründeter Ansprüche f. d. Pat., Erleichterung der Abwehr unbegründeter Ansprüche f. d. Arzt	Rasche und eingehende Sachverhaltsaufklärung § 3I	Wie B-W § 1I2	Wie B-W, zusätzl. in geeigneten Fällen Schlichtungsversuch zu unternehmen § 2	Wie B-W § 1III	Sachverständigen-Vorschlag zur Behebung d. Streitigkeit zu unterbreiten § 3,1	Alsbaldiger wirtsch. Ausgleich f. d. Pat., wenn Behandlungsfehler vorliegt (Präambel)	Wie Hessen. Präambel	Rechtszufriedenheit wiederherzustellen	
Methode	Objektive Begutachtung § 1I		Wie B-W § 1I2	Wie B-W § 2					Justizförmiges Verfahren	Schiedsgerichtsförmiges Verfahren
Gegenstand des Verfahrens										
Gegenstand	Schuldhafte Behandlungsfehler § 2I	Fehlerhafte ärztl. Behandlung § 2I	Wahrung d. in Diagnostik und Therapie erforderlichen Sorgfalt (Behandlungsfehler) § 2I	Wie B-W § 3I	Wie B-W § 2I	Fehlsame ärztl. Behandlung § 2I	Haftungsbegründender ärztl. Behandlungsfehler § 1I	Wie Hessen § 1I	Gesamtes möglicherw. schadenverursachendes Verhalten (Behandlungs- u. Aufklärungsfehler)	

Bereich	GK Baden-Württemberg (B-W)	SSt Hannover	GK Nordrhein	GK Westfalen-Lippe	Gutachter- und S.-stelle Saarland	SSt München	Gutachter- und S.-stelle Hessen	Gutachter- und S.-stelle Rheinland-Pfalz	Landgericht (I. Instanz)	Schieds-gericht (ICC)
Errichtung und Zusammensetzung der Gutachterkommissionen/Schlichtungsstellen										
Anzahl Mitglieder	3 § 4I1	Nicht festgelegt § 4I	5 § 4I1	3 § 5I1	3 § 4I1	4 § 4I1	5 § 4IV	5 § 4I.V.	3 Richter 375 GVG	1 oder 3 Schiedsrichter Art. 2 Ziff. 2
Anzahl Stellvertreter	3 § 4I3		5 § 4II2	3 § 5I3	3 § 4I3	4 (im Bedarfsfall) § 4III				
Bestellung d. Mitglieder durch	Vorstand der LÄK § 4I1	Durch ÄKn § 4II	Vorstand der ÄK § 4I2	Vorstand der ÄK § 5I2	Vorstand der ÄK § 4I2	2 durch die Bayer. LÄK eines d. d. Arzt, eines d. d. Pat.	Eines durch Vorstand der LÄK § 3I1	Wie Hessen § 3I1	In Bund und Ländern unterschiedl. geregelt	Parteien mit Bestätigung d. Schiedsgerichtshofs Art. 2 Ziff. 3,4
Dauer der Amtszeit	5 Jahre § 4I1		4 Jahre § 4I2	5 Jahre § 5I2	Wahlperiode d. Deligierten-VV § 4I2				Auf Lebenszeit §§ 8, 10 DRiG	
Ausgeschlossene Mitglieder	Mitglieder von Organen der LÄK oder ihrer Untergliederungen § 4 IV 1 Angestellte der LÄK od. ihrer Untergliederungen § 4 IV		Angestellte der ÄK oder freiberuflich für sie tätige § 4 IV Angestellte einer KV od. freiberufl. für sie Tätige § 4 IV		Wie B-W § 4 IV				§ 41 ZPO	
Qualifikation d. Mitglieder	1 Volljurist, 1 niedergel. Arzt f. Allgemeinmed./ prakt. Arzt, 1 Arzt, der auf gleichem Gebiet tätig ist wie betroffener Arzt § 4II	Mindestens 1 Volljurist, Ärzte § 4	1 Volljurist, 1 Chirurg, 1 Internist, 1 Pathologe, 1 niedergel. Allgemeinarzt § 4 II 1	1 Volljurist, 2 Ärzte von gleichem Gebiet wie betroff. Arzt § 5 II	1 Volljurist, 2 Ärzte § 4 II	2–4 Ärzte, 2 Volljuristen § 4 I	1 Volljurist, 4 Ärzte, §§ 3 I 1, 4 IV	Wie Hessen §§ 3 I 1, 3, 4 IV	Volljuristen §§ 5–7, 9 DRiG	

Qualifikation d. Mitglieder	Langjähr. Berufserfahrung erwünscht § 4 V	Langjähr. Berufserfahrung u. Vertrautheit m. Gutachterwesen erwünscht § 4 V	Wie Nordrhein§ 5 III	Wie B-W § 4 III		Ärztl. Mitglieder sollen über langjähr. Berufserfahrung verfügen § 3 I 3				
Errichtung und Zusammensetzung der Gutachterkommissionen/Schlichtungsstellen										
Weisungsunabhängigkeit	Ja § 1 II		Wie B-W § 1 II	Wie B-W § 1 II	Wie B-W § 1 II		Wie B-W § 1 II	Wie B-W § 1 II	Ja Art. 97 I GG, § 1 GVG	Ja
Verantwortung d. Mitglieder	Gegenüber eigenem Gewissen und fachl. Überzeugung § 1 II	Gegenüber eigenem Gewissen § 1II	Wie B-W § 1II	Wie B-W § 1II						
Bestellung d. Vorsitzenden	F. d. Bereich jeder BÄK auf deren Vorschlag d. Vorstand d. LÄK § 4 III	Durch nordd. ÄKn				Durch Bayer. LÄK § 4 I				I.d.R. durch Schiedsgerichtshof Art. 2 Ziff. 4 S.3
Qualifikation d. Vorsitzenden	Volljurist § 4 II Ziff. 1	Arzt § 4 I	Volljurist § 4 II	Volljurist § 5 IIa	Volljurist § 4 II	Arzt § 4 I	Volljurist 3 I 2	Volljurist § 3 I 2	Volljurist §§ 19a I DRiG, 21f. GVG	
Geschäftsführung durch	Vorsitzenden argumentum ex § 5	Volljuristen § 5V	Vom Vorstand d. ÄK ernanntes Kommissionsmitglied § 5I1	Vorsitzenden § 6I	Vorsitzenden § 5I	Vorsitzenden § 4II	Geschäftsführenden Vorstand § 4I,III	Geschäftsführenden Vorstand § 4I,III	Vorsitzender Richter (z.B.§ 136 I ZPO)	
Qualifikation d. Amts	Ehrenamt § 4VI		Ehrenamt § 4VI	Ehrenamt § 5IV.	Ehrenamt § 4V		Ehrenamt § 3III	Ehrenamt § 3III	Beruf § 1 DRiG	
Entschädigung d. Mitglieder	Nach Reisekostenstatut d. LÄK § 8I.V.		Nach Reisekostenordnung d. ÄK § 11 I.V.	Nach Spesenordnung d. ÄK § 9I.V.	Ja § 8I.V.		Nach Kostenordnung d. LÄK § 12 Ziff. 4	Nach Kostenordnung d. LÄK § 12I.V.	Richtergehalt	Honorar

Bereich	GK Baden-Württemberg (B-W)	SSt Hannover	GK Nordrhein	GK Westfalen-Lippe	Gutachter- und S.-stelle Saarland	SSt München	Gutachter- und S.-stelle Hessen	Gutachter- und S.-stelle Rheinland-Pfalz	Landgericht (I. Instanz)	Schiedsgericht (ICC)
Errichtung und Zusammensetzung der Gutachterkommissionen/Schlichtungsstellen										
Tätigkeitsbericht			Jährl. an Kammerversammlung § 1III							

Tab. 10.5: Merkmale der Schlichtungsverfahren für die Schlichtungsstellen in der Bundesrepublik Deutschland. Berücksichtigt sind in dieser bereits umfangreichen gekürzt, aber unverändert übernommenen Tabelle nur die Aspekte Aufgaben, Zusammensetzung der Kommissionen und Gegenstände des Verfahrens. Die Synopsis der übrigen Komplexe eines Schlichtungsverfahrens berücksichtigt die praktisch relevanten Bereiche der Verfahrenseinleitung, Durchführung, Entscheidungsfindung sowie Anfechtungsmöglichkeiten. (GK = Gutachterkomission, SSt = Schlichtungsstelle, ÄK = Ärztekammer) [Aus: Ratajczak T: Gutachterkommissionen und Schlichtungsstellen, MedR – Schriftenreihe Medizinrecht. Springer, Berlin-Heidelberg-New York 1990]

kationsstellung, Behandlung und Nachsorge nicht nachvollziehen lassen.

- Inhaltlich und zeitlich *unzulängliche Aufklärung* ohne nachvollziehbare Respektierung eines angemessenen Selbstbestimmungsrechts des Patienten.

10.6.2.2 **Statistik**

Im zeitlichen Längsschnitt der letzten Jahre lassen sich an den Schlichtungsverfahren der Norddeutschen Ärztekammern für die Bereiche Allgemeinchirurgie und Unfallchirurgie einige deutliche Trends erkennen (Tab. 10.6). Faßbar ist hierbei eine relative Zunahme der Schlichtungsstreitigkeiten im Bereich unfallchirurgischer Behandlungen und eher eine Konstanz im Bereich der Allgemeinchirurgie. Die Schwankungen und vor allem auch die absoluten Zahlen der Schlichtungsverfahren dokumentieren insgesamt jedoch eher eine gleichbleibende Situation in den vergangenen Jahren mit statistisch nicht auffälligen Verschiebungen untereinander.

Das verstärkte ambulante Operieren hat bisher zu keiner erkennbar vermehrten Inanspruchnahme der Schlichtungsstelle geführt.

Auffällig ist dagegen die Differenz der Anerkennungsquoten für Beschwerdekomplexe in der zeitlichen Zuordnung zur Operation (Tab. 10.7). Der relative Anstieg

Zeitraum	Anzahl	Anerkannte Entschädigungspflicht
Allgemeinchirurgie		
1992	145	38 %
1993	184	24 %
1994	218	36 %
Unfallchirurgie		
1992	257	32 %
1993	307	37 %
1994	277	44 %
Chirurgische Fälle insgesamt		
1992	402	34 %
1993	491	33 %
1994	495	40 %

Tab. 10.6: Häufigkeit von Schlichtungsverfahren und relative Frequenz von positiven Voten für das Vorliegen eines entschädigungspflichtigen Mangels im Verlauf des Behandlungsprozesses für die Bereiche Chirurgie insgesamt, Allgemeinchirurgie und Unfallchirurgie. Bei den Zahlen handelt es sich um die abgeschlossenen Fälle der Schlichtungsstelle der Norddeutschen Ärztekammern.

Jahr	Intraoperative Mängel	Postoperative Mängel
1992	18 %	58 %
1993	25 %	54 %
1994	27 %	54 %

Tab. 10.7: Verteilung positiver Voten der Schlichtungsstelle mit anerkannter Entschädigungspflicht im zeitlichen Zusammenhang zur chirurgischen Behandlung. Zahlen am Beispiel der Schlichtungsstelle der Norddeutschen Ärztekammern.

von Anerkennungsquoten bei monierten intraoperativen Zwischenfällen in den Jahren von 1992 – 1994 ist überwiegend auf Komplikationen bei der laparoskopischen Cholezystektomie zurückzuführen.

10.6.2.3 Beobachtete Hintergründe bei Schlichtungsstreitigkeiten

Die o.g. statistischen Angaben zu Häufigkeiten und Veränderungen sind ein nur vordergründiges Schema, das den betroffenen Chirurgen in der konkreten Situation wenig hilft, Fehler zu vermeiden. Der für den Gutachter erkennbare Hintergrund der eingereichten Krankenunterlagen offenbart dagegen oft sehr klar, warum Zwischenfälle zum Streitfall eskalierten und die Schlichtungsstellen beschäftigen. Erkennbar sind dabei regelmäßig wiederkehrende vermeidbare Verhaltensfehler beteiligter und betroffener Ärzte. Folgende Komplexe sind besonders häufig anzutreffen.

Zu optimistische Darstellung

Behandlungsergebnisse und angebliche Problemlosigkeit im Behandlungsverlauf werden vor dem Eingriff zu optimistisch dargestellt. Die Erwartungen sind zu hochgesteckt. Die kluge notwendige Zurückhaltung bei Aufklärung und Einholung des Einverständnisses wird nicht gewahrt. Hierzu gehören auch Verschleierungen bei der Natur von Erkrankungen (z.B. bösartige Grundkrankheiten), Verharmlosungen von Ausmaß und Folgen eines Eingriffs sowie Vernachlässigung der notwendigen Einbeziehung und Kooperation durch den Patienten selbst.

Mängel in der innerärztlichen Kommunikation

In einer klinischen Abteilung oder im ärztlichen Verbund von Praxen bei ambulanter Betreuung werden Grundregeln einer klugen Politik der verbalen Kommunikation vernachlässigt. In einer Abteilung oder Station nimmt stets neben der ärztlichen Leitung nur ein autorisierter Arzt Stellung zu Indikation, Vorgehensweise und Befunden. Dies kann durch dienstliche Vorgaben klar geregelt werden. Nur so können unqualifizierte oder abqualifizierende und verunsichernde Äußerungen anderer Mitarbeiter vermieden werden. Hierzu gehört auch eine weitgehende Zurückhaltung bei konsiliarischer Tätigkeit.

Diese Technik einer planmäßigen Kommunikations- und Informationspolitik für und mit dem Patienten wird in ihrer Bedeutung zu wenig erkannt und kaum gepflegt oder eingeübt. Sie ist noch am ehesten im hausärztlichen Versorgungsbereich anzutreffen. Im zwischenärztlichen Verhalten bei ambulanten Behandlungen sind derartige Regulierungen naturgemäß nicht einfach zu implementieren. Verstimmungen mögen hier zu unglücklichen Äußerungen führen, die nur durch intensivere ärztliche Kommunikation unterbunden werden können. Dieser direkte, gegenüber der Norm erkennbar intensivierte Kontakt zu mit- und weiterbehandelnden Ärzten lohnt sich uneingeschränkt bei allen Zwischenfällen, Auffälligkeiten und Änderungen der primären Indikationsstellungen.

Bei den Schlichtungsstreitigkeiten im Bereich der Norddeutschen Ärztekammern wurden nachweislich z.B. im Jahre 1992 etwa 12,5 % aller Streitfälle durch vermeidbare Mängel der innerärztlichen Kommunikation unmittelbar ausgelöst! Deren Anerkennungsquote war mit ca. 26 % trotz der „kollegialen“ fachlichen Vorbewertung und auch Vorverurteilung sogar niedriger als bei den übrigen Schlichtungsverfahren!

Vermeidung „offener Worte"

Beim konkreten Auftreten von Zwischenfällen ist der Kontakt zum Patienten und ggf. auch zu den Angehörigen systematisch zu intensivieren. Hierzu gehört auch eine offene Darlegung der Situation und eine realistische Einschätzung des zu erwartenden Aufwandes an Behandlung. Diese Kommunikation kann sehr schwierig werden, wenn ein friedfertiges Miteinander nicht mehr möglich erscheint und die Basis für eine Kooperation verloren geht. In diesen Fällen ist stets die Kompetenz und Klugheit, möglicherweise auch das Gewicht der fachlichen Autorität eines erfahrenen Leitenden Arztes erforderlich. Diese Kontakte sollten regelhaft „Chefsache“ werden. Gelegentlich kann sich auch das großzügige Angebot einer Übergabe der Behandlung an andere Abteilungen oder Kollegen lohnen, um die entstandenen unüberbrückbaren Differenzen und Spannungen zu umgehen und auf Dauer abzubauen.

Nicht lösbare Konfliktsituationen

Bei fixierten und offensichtlich nicht lösbaren Konfliktsituationen kann es im Einzelfall vorausschauend sein, wenn betroffene Ärzte von sich aus die Überprüfung der Behandlung durch die Gutachterkommission oder Schlichtungsstelle anbieten. Auf diese Weise lassen sich überstürzte und oft öffentlich schädigende Auswirkungen eines evtl. unnötigen Rechtsstreits vermeiden. Es gilt dabei stets, den betroffenen Patienten oder Angehörigen zu erklären, daß zur Aufrechterhaltung des Versicherungsschutzes evtl. Fehler und Irrtümer nicht vorab zugestanden werden dürfen. Die Erfahrung hat gezeigt, daß diese formalen Einschränkungen in der Kommunikation in aller Regel verstanden und akzeptiert werden.

10.6.3 Empfehlungen bei Zwischenfällen mit (drohenden) Regreßforderungen

Im konkreten Fall sollte ein betroffener Arzt folgende Schritte vorsehen und einleiten:

Information der Berufshaftpflicht-Versicherung

Die Berufshaftpflicht-Versicherung sollte umgehend darüber informiert werden, daß möglicherweise ein Schadensfall eingetreten ist; von dort werden in der Regel in standardisierten Formularen die für eine Klärung und Abwicklung erforderlichen Auskünfte erbeten, zusammen mit einer Ablichtung der vorhandenen Originaldokumente.

Kontaktaufnahme mit der Schlichtungsstelle

Von der zuständigen Schlichtungsstelle (Adressen, siehe 10.6.4) kann eine Auskunft über den Ablauf eines Schlichtungsverfahrens eingeholt werden. Man kann zunächst abwarten, ob eine Schadensersatzforderung oder ein Klärungswunsch vom betroffenen Patienten, seinen Angehörigen oder einem beauftragten Anwalt eingeht. In diesen Fällen lohnt es sich unmittelbar, die Einschaltung einer Schlichtungsstelle und Gutachterkommission vorzuschlagen. Wird dem Vorgehen von allen beteiligten Parteien zugestimmt, erhält die Schlichtungsstelle die vollständigen Krankenunterlagen im Original übersandt. Die Akten sollten wie in einem ordentlichen Gerichtsverfahren exakt aufgelistet und durchnumeriert werden, um die Vollständigkeit aller Daten für die Gutachter und evtl. Obergutachter zu gewährleisten. Mindestens eine vollständige Kopie der Akten sollte angefertigt werden und verbleiben.

Eigene Zusammenfassung des Ablaufs

Eine ärztliche emotionsfreie Zusammenfassung des Ablaufs der Ereignisse kann sinnvoll sein. Man sollte sich dabei nicht auf rechtliche Bewertungen einlassen. Anscheinend kränkende oder unglückliche anwaltliche Formulierungen der gegnerischen Seite sollte man übersehen; sie haben oft eine spezifische Funktion im Innenverhältnis zum Mandanten. Dieses Verhalten hilft der sachlichen Klärung und der emotionalen Entspannung, da alle Äußerungen auch den Betroffenen bekannt werden.

Selbstanalyse

Wichtig erscheint neben der Einhaltung dieser formalen und inhaltlichen Grundregeln einer deeskalierenden Kommunikation eine Relativierung der Vorwürfe durch Selbstanalyse oder/und ein kollegiales vertrauensvolles Gespräch mit erfahrenen Ärzten aus Klinik, Praxis oder dem Bereich der Selbstverwaltung. Auf diese Weise kann trotz der emotionalen Belastung durch die konkrete Situation mehr Gelassenheit erreicht werden. Ein beschädigtes Selbstwertgefühl wird wiederhergestellt durch die von außen kommende Verstärkung, daß Zwischenfälle und auch echte Irrtümer und Fehler trotz aller Sorgfalt nicht immer zu vermeiden sind. Kein Arzt ist im Laufe seines Berufslebens stets und zu jedem Zeitpunkt in der Lage, perfekt zu agieren und stets alle Empfehlungen, Leitlinien oder Richtlinien für eine Vorgehensweise gegenwärtig zu haben.

Ein finanzieller Ausgleich und das vordergründig belastende Verfahren der gutachtlichen Klärung sind nur ein relativer Gegenwert für den Geschädigten. Unter diesem Aspekt lassen sich die oft überbewerteten Beschädigungen der Selbstachtung mit mehr Gelassenheit erkennen und ertragen.

Annahme des Beschlusses

Es ist in der Regel klug und langfristig vorteilhaft, ein Urteil der Gutachterkommission und Schlichtungsstelle zu akzeptieren, sofern Versäumnisse festgestellt und eine definierte außergerichtliche Regulierung mit Feststellung eines finanziellen Ausgleichs vorgeschlagen werden. Diese Konstellation leichterer und mittlerer Versäumnisse und Mängel macht das Hauptkontingent aller anerkannten Schlichtungsverfahren aus.

Es ist oft unerklärlich, wie durch emotionale Entgleisungen in diesen Situationen Selbstbeschädigungen durch betroffene Ärzte eingeleitet werden mit nachfolgenden öffentlichen Verhandlungen und unaufhaltsamer Fortführung eines belastenden Rechtsstreits.

Zurückweisung des Beschlusses

Eine Zurückweisung des Beschlusses von Gutachterkommission und Schlichtungsstelle kann in allen Situationen sinnvoll erscheinen, wo durch Zeugenbefragung im Gerichtsverfahren entscheidende Klärungen zu erwarten sind, um vorhandene Lücken in der Dokumentation zu kompensieren. Zeugenbefragungen sind im Schlichtungsverfahren nicht durchführbar. Eine fundierte Beratung durch in Ärzteverfahren erfahrene Anwälte zur Gewichtung und Abschätzung der Aussichten für ein ordentliches Verfahren ist unerläßlich.

10.6.4 Schlichtungsstellen

Anschrift	Sonstiges
Gutachterkommission für Fragen ärztlicher Haftpflicht bei der Landesärztekammer Baden-Württemberg Jahnstr. 38 A 70597 Stuttgart Tel: 0711/76 98 9-0, Fax: 0711/76 98 9-50 Es existieren weitere Kommissionen an den Bezirksstellen der LÄK Baden-Württemberg	
Schlichtungsstelle bei der Bayerischen Landesärztekammer Elsenheimerstr. 37 80687 München Tel: 089/4 14 77 22, Fax: 089/4 14 77 80	1. Vorsitzender: Prof. Dr. med. Werner Grill Justitiar: Prof. Dr. jur. H. Reiter
Gutachter- und Schlichtungsstelle für ärztliche Behandlungen bei der Landesärztekammer Hessen Im Vogelsang 3 60488 Frankfurt Tel: 069/97 67 21 61, Fax: 069/97 67 21 78	1. Vorsitzender: Vors. Richter am OLG i. R. Dr. Felix Meyer Ärztl. Mitglied d. geschäftsf. Vorstandes: Prof. Dr. med. P. Berle
Schlichtungsstelle für Arzthaftpflichtfragen der Norddeutschen Ärztekammern Berliner Allee 20 30175 Hannover Tel: 0511/38 02 416	Vorsitzender: Dr. med. K. Dickhäuser Geschäftsführer: RA Johann Neu
Gutachterkommission für ärztliche Behandlungsfehler bei der Ärztekammer Nordrhein Tersteegenstr. 31 40474 Düsseldorf Tel: 0211/43 02-2 14, Fax: 0211/43 02-4 48	Vorsitzender: OLG-Präs. a. D. Herbert Weltrich Geschäftsf. komm. Mitglied: Prof. Dr. med. Lutwin Beck
Gutachter- und Schlichtungsstelle für ärztliche Behandlungen bei der Landesärztekammer Rheinland-Pfalz Deutschhausplatz 3 55116 Mainz Tel: 06131/28 82 2-25, Fax: 06131/28 82 2-88	Vorsitzender: Vors. Richter am LG Dr. Herzog
Gutachterkommission für Fragen ärztlicher Haftpflicht bei der Landesärztekammer des Saarlandes Faktoreistr. 4 66111 Saarbrücken Tel: 0681/ 40 03-0, Fax: 0681/ 40 03-340	Vorsitzender: Prof. Dr. jur. G. Ellscheid
Schlichtungsstelle der Sächsischen Landesärztekammer Schützenhöhe 16 – 18 01099 Dresden Tel: 0351/8 26 70	Vorsitzender: Dr. med. R. Kluge
Gutachterkommission für ärztliche Haftpflichtfragen bei der Ärztekammer Westfalen-Lippe Gartenstr. 210 – 214 48147 Münster Tel: 0251/9 29 23 50 Fax: 0251/9 29 23 99	Vorsitzender: LG-Richter a. D. B. Beykirch

Tab. 10.8: Gutachter- und Schlichtungsstellen in der Bundesrepublik Deutschland mit Zuständigkeiten für die verschiedenen Ärztekammerbereiche mit Adressen und Telefon-/Fax-Anschlüssen. Bei der Gutachterkommission Baden-Württemberg existieren weitere Kommissionen an den Bezirksstellen.

Ärztekammer für Burgenland	Permayerstraße 3 7000 Eisenstadt
Ärztekammer für Kärnten	Bahnhofstraße 22 9020 Klagenfurt
Ärztekammer für Niederösterreich	Wipplingerstraße 2 1010 Wien
Ärztekammer für Oberösterreich	Dinghoferstraße 4 4020 Linz
Ärztekammer für Salzburg	Schrannengasse 2 5020 Salzburg
Ärztekammer für Steiermark	Radetzkystraße 20 8011 Graz
Ärztekammer für Tirol	Anichstraße 7/IV 6010 Innsbruck
Ärztekammer für Vorarlberg	Schulgasse 17 6850 Dornbirn
Ärztekammer für Wien	Weihburggasse 10 – 12 1010 Wien

Tab. 10.9: Gutachter- und Schlichtungsstellen in Österreich mit Zuständigkeiten für die verschiedenen Ärztekammerbereiche.

AO-Klassifikation der Frakturen

Allgemeines

Die AO-Klassifikation für Frakturen ist ein fünfstelliges Ordnungsschema, das in den zwei ersten Stellen die *Frakturlokalisation* und in den drei folgenden Stellen die *Frakturmorphologie* erfaßt. Im Bereich von Hand und Fuß sind für die Lokalisation vier Stellen vorgesehen.

Jede Fraktur erhält einen separaten Schlüssel, Mehretagenfrakturen mehrere Kodierungen. Das Verschlüsselungsschema für die Lokalisation ergibt sich aus Tab. 11.1

Lokalisation	Segment
1 = Humerus 2 = Radius/Ulna 3 = Femur 4 = Tibia/Fibula 5 = Wirbelsäule 6 = Becken 7 = Hand 8 = Fuß	1 proximal 2 Diaphyse 3 distal 4 Malleolen

Tab. 11.1: AO-Klassifikation. Lokalisation von Frakturen und Kodierungsschema für Körperregion und Höhenlokalisation.

Die *Frakturmorphologie* in der 3. – 5. Stelle der Kodierung beschreibt die Komplexität einer Fraktur und ihr klinisches Gewicht gemessen an der Schwierigkeit der Behandlung und der Heilungsprognose:

- 3. Stelle: Klassifikation nach Frakturtyp (A, B, C)
- 4. Stelle: Ziffern 1 – 3 nach zunehmendem Schweregrad der Fraktur
- 5. Stelle: Die Untergruppen-Differenzierung 1 – 3 wird durch einen Punkt von der 4. Stelle getrennt (Tab. 11.2)

Eine Synopsis der Kodierungsstellen für die Frakturdiagnose an den langen Röhrenknochen nach dem AO-Schema zeigt Abb. 11.1.

Frakturtyp	Unterteilung	Untergruppen
A	1, 2, 3	.1, .2, .3
B	1, 2, 3	.1, .2, .3
C	1, 2, 3	.1, .2, .3

Tab. 11.2: Schema zur Beschreibung der Frakturmorphologie (3. – 5. Stelle der Kodierung).

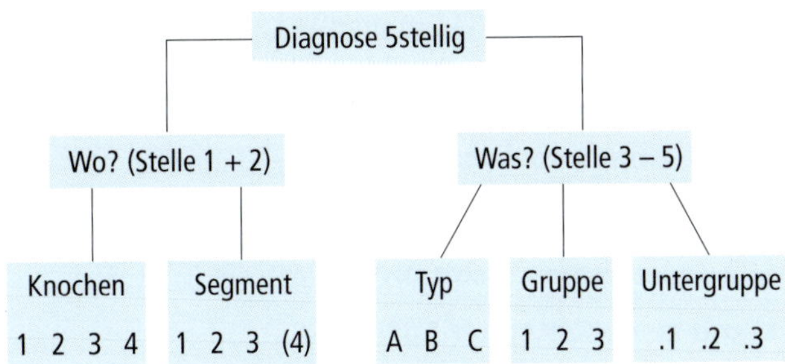

Abb. 11.1: Synopsis der AO-Frakturkodierung.

Kodierungsschema spezieller Frakturen

1 Humerus

11 Humerus proximal

A Extraartikuläre unifokale Fraktur

A1 tuberkulär
- A1.1 Tuberculum majus nicht disloziert
- A1.2 Tuberculum majus disloziert
- A1.3 mit glenohumeraler Luxation

A2 metaphysär impaktiert
- A2.1 ohne Fehlstellung
- A2.2 in Varus
- A2.3 in Valgus

A3 metaphysär nicht impaktiert
- A3.1 einfach mit Abwinkelung
- A3.2 einfach mit seitlicher Verschiebung
- A3.3 mehrfragmentär

B Extraartikuläre bifokale Fraktur

B1 metaphysär impaktiert
- B1.1 lateral + Tuberculum majus
- B1.2 medial + Tuberculum majus
- B1.3 posterior + Tuberculum majus

B2 metaphysär nicht impaktiert
- B2.1 ohne Rotation des epiphysären Fragments
- B2.2 mit Rotation des epiphysären Fragments
- B2.3 metaphysär mehrfragmentär + ein Tuberkel

B3 mit glenohumeraler Luxation
- B3.1 zervikometaphysär vertikal + anteromediale Luxation, Tuberculum majus intakt
- B3.2 zervikometaphysär vertikal + anteromediale Luxation + Tuberculum majus-Fraktur
- B3.3 Tuberculum majus-Fraktur + posteromediale Luxation

C Gelenkfraktur

C1 wenig disloziert
- C1.1 zephalotuberkulär impaktiert in Valgus
- C1.2 zephalotuberkulär impaktiert in Varus
- C1.3 Collum anatomicum

C2 deutlich disloziert und impaktiert
- C2.1 zephalotuberkulär in Valgus
- C2.2 zephalotuberkulär in Varus
- C2.3 transzephalisch und tuberkulär in Varus

C3 artikuläre Fraktur mit Luxation
- C3.1 Collum anatomicum
- C3.2 Collum anatomicum + beide Tuberkel
- C3.3 zephalotuberkuläre Fragmentierung

12 Humerus Diaphyse

A Einfache Fraktur

A1 spiralförmig
- A1.1 proximale Zone
- A1.2 mittlere Zone
- A1.3 distale Zone

A2 schräg (> 30°)
- A2.1 proximale Zone
- A2.2 mittlere Zone
- A2.3 distale Zone

A3 quer (≤ 30°)
- A3.1 proximale Zone
- A3.2 mittlere Zone
- A3.3 distale Zone

B Keilfraktur

B1 Drehkeil
- B1.1 proximale Zone
- B1.2 mittlere Zone
- B1.3 distale Zone

B2 -Biegungskeil
- B2.1 proximale Zone
- B2.2 mittlere Zone
- B2.3 distale Zone

B3 Fragmentierte Keile
- B3.1 proximale Zone
- B3.2 mittlere Zone
- B3.3 distale Zone

C Komplexe Fraktur

C1 spiralförmig
- C1.1 mit zwei Zwischenfragmenten
- C1.2 mit drei Zwischenfragmenten
- C1.3 mit mehr als drei Zwischenfragmenten

C2 etagenförmig
- C2.1 mit einem segmentalen Zwischenfragment
- C2.2 mit einem segmentalen Zwischenfragment + zusätzlichem/n Keilfragment(en)
- C2.3 mit zwei segmentalen Zwischenfragmenten

C3 ungeordnet/irregulär
- C3.1 mit zwei oder drei Zwischenfragmenten
- C3.2 mit begrenzter Trümmerzone (< 4 cm)
- C3.3 mit ausgedehnter Trümmerzone (≥ 4 cm)

13 Humerus distal

A Extraartikuläre Fraktur

A1 apophysär/apophysärer -Ausriß
- A1.1 lateraler Epikondylus
- A1.2 medialer Epikondylus, Fragment nicht eingeklemmt

- A1.3 medialer Epikondylus, Fragment eingeklemmt

A2 metaphysär einfach
- A2.1 schräg abwärts nach innen
- A2.2 schräg abwärts nach außen
- A2.3 quer

A3 metaphysär mehrfragmentär
- A3.1 mit intaktem Keil
- A3.2 mit fragmentiertem Keil
- A3.3 komplexe Fraktur

B Partielle Gelenkfraktur

B1 lateral-sagittal
- B1.1 Kapitulum
- B1.2 transtrochleär einfach
- B1.3 transtrochleär mehrfragmentär

B2 medial-sagittal
- B2.1 transtrochleär einfach, durch den medialen Anteil
- B2.2 transtrochleär einfach, durch die Fossa coronoidea
- B2.3 transtrochleär mehrfragmentär

B3 frontal
- B3.1 Kapitulum
- B3.2 Trochlea
- B3.3 Kapitulum und Trochlea

C Vollständige Gelenkfraktur

C1 artikulär einfach, metaphysär mehrfragmentär
- C1.1 mit geringer Dislokation
- C1.2 mit deutlicher Dislokation
- C1.3 T-förmig epiphysär

C2 artikulär einfach, metaphysär mehrfragmentär
- C2.1 mit intaktem Keil
- C2.2 mit fragmentiertem Keil
- C2.3 komplex

C3 artikulär mehrfragmentär
- C3.1 metaphysär einfach
- C3.2 metaphysär mit Keil
- C3.3 metaphysär komplex

2 Radius/Ulna

21 Radius/Ulna proximal

A Extraartikuläre Fraktur

A1 Ulnafraktur, Radius intakt
- A1.1 Ausriß des Trizepssehnenansatzes aus dem Olekranon
- A1.2 metaphysär einfach
- A1.3 metaphysär mehrfragmentär

A2 Radiusfraktur, Ulna intakt
- A2.1 Ausriß des Bizepssehnenansatzes aus der Tuberositas radii
- A2.2 Hals einfach
- A2.3 Hals mehrfragmentär

A3 Fraktur Radius und Ulna
- A3.1 Radius + Ulna einfach
- A3.2 ein Knochen mehrfragmentär, ein Knochen einfach
- A3.3 beide Knochen mehrfragmentär

B Gelenkfraktur eines Knochens

B1 Artikuläre Fraktur Ulna, Radius intakt
- B1.1 unifokal
- B1.2 bifokal einfach
- B1.3 bifokal mehrfragmentär

B2 Artikuläre Fraktur Radius, Ulna intakt
- B2.1 einfach
- B2.2 mehrfragmentär ohne Impression
- B2.3 mehrfragmentär mit Impression

B3 Artikuläre Fraktur eines Knochens, extraartikuläre des anderen
- B3.1 Ulna, artikulär einfach
- B3.2 Radius, artikulär einfach
- B3.3 ein Knochen artikulär mehrfragmentär

C Gelenkfraktur beider Knochen

C1 einfach
- C1.1 Olekranon und Radiusköpfchen
- C1.2 Processus coronoideus und Radiusköpfchen

C2 ein Knochen einfach, der andere mehrfragmentär
- C2.1 Olekranon mehrfragmentär, Radiusköpfchen einfach
- C2.2 Olekranon einfach, Radiusköpfchen mehrfragmentär
- C2.3 Processus coronoideus einfach, Radiusköpfchen mehrfragmentär

C3 beide Knochen mehrfragmentär
- C3.1 drei Fragmente an beiden Knochen
- C3.2 Ulna mehr als drei Fragmente
- C3.3 Radius mehr als drei Fragmente

22 Radius/Ulna Diaphyse

A Einfache Fraktur

A1 Ulna, Radiusschaft intakt
- A1.1 schräg
- A1.2 quer
- A1.3 mit Luxation des Radiusköpfchens (MONTEGGIA)

A2 Radius, Ulnaschaft intakt
- A2.1 schräg
- A2.2 quer
- A2.3 mit Luxation des distalen radioulnaren Gelenks (Galeazzi)

A3 Fraktur beider Knochen
- A3.1 Radius proximale Zone
- A3.2 Radius mittlere Zone
- A3.3 Radius distale Zone

B Keilfraktur

B1 Ulna, Radiusschaft intakt
- B1.1 Keil intakt
- B1.2 Keil fragmentiert
- B1.3 mit Luxation des Radiusköpfchens (Monteggia)

B2 Radius, Ulnaschaft intakt
- B2.1 Keil intakt
- B2.2 Keil fragmentiert
- B2.3 mit Luxation des distalen radioulnaren Gelenks (Galeazzi)

B3 Keilfraktur eines Knochens + einfache oder Keilfraktur des anderen
- B3.1 Ulna Keil + Radius einfach
- B3.2 Radius Keil + Ulna einfach
- B3.3 Ulna und Radius Keil

C Komplexe Fraktur

C1 Komplexe Fraktur der Ulna
- C1.1 bifokal, Radius intakt
- C1.2 bifokal, Radius frakturiert
- C1.3 irreguläre Fraktur

C2 Komplexe Fraktur des Radius
- C2.1 bifokal, Ulna intakt
- C2.2 bifokal, Ulna frakturiert
- C2.3 irreguläre Fraktur

C3 Komplexe Fraktur beider Knochen
- C3.1 bifokal
- C3.2 bifokal des einen Knochen, irregulär des anderen
- C3.3 irregulär

23 Radius/Ulna distal

A Extraartikuläre Fraktur

A1 Ulna, Radius intakt
- A1.1 Processus styloideus
- A1.2 metaphysär einfach
- A1.3 metaphysär mehrfragmentär

A2 Radius einfach und impaktiert, Ulna intakt
- A2.1 ohne Fehlstellung
- A2.2 mit dorsaler Fehlstellung
- A2.3 mit volarer Fehlstellung

A3 Radius, mehrfragmentär
- A3.1 impaktiert mit axialer Verkürzung
- A3.2 mit Keil
- A3.3 komplex

B Partielle Gelenkfraktur des Radius

B1 sagittal
- B1.1 lateral einfach
- B1.2 lateral mehrfragmentär
- B1.3 medial

B2 dorsale Kante
- B2.1 einfach
- B2.2 mit lateraler sagittaler Fraktur
- B2.3 mit dorsaler Dislokation der Handwurzel

B3 palmare Kante
- B3.1 einfach mit kleinem Fragment
- B3.2 einfach mit großem Fragment
- B3.3 mehrfragmentär

C Vollständig artikuläre Fraktur des Radius

C1 artikulär einfach, metaphysär einfach
- C1.1 mit posteromedialem Fragment
- C1.2 mit sagittal verlaufender Frakturlinie
- C1.3 mit frontal verlaufender Frakturlinie

C2 artikulär einfach, metaphysär mehrfragmentär
- C2.1 mit sagittal verlaufender Frakturlinie
- C2.2 mit frontal verlaufender Frakturlinie
- C2.3 in die Diaphyse reichend

C3 artikulär mehrfragmentär
- C3.1 metaphysär einfach
- C3.2 metaphysär mehrfragmentär
- C3.3 in die Diaphyse reichend

3 Femur

31 Femur proximal

A Fraktur der Trochanterregion

A1 pertrochantär einfach
- A1.1 entlang der Linea intertrochanterica
- A1.2 durch den Trochanter major
- A1.3 nach distal des Trochanter major

A2 pertrochantär mehrfragmentär
- A2.1 mit einem Zwischenfragment
- A2.2 mit mehreren Zwischenfragmenten
- A2.3 nach distal des Trochanter major

A3 intertrochantär
- A3.1 einfach, schräg
- A3.2 einfach, quer
- A3.3 mehrfragmentär

B Schenkelhalsfraktur

B1 subkapital, wenig disloziert
- B1.1 impaktiert in Valgus > 15°
- B1.2 impaktiert in Valgus ≤ 15°
- B1.3 nicht impaktiert

B2 transzervikal
- B2.1 basal
- B2.2 medial durch Adduktion
- B2.3 medial durch Abscherung

B3 subkapital disloziert
- B3.1 leichte Dislokation in Varus und Außenrotation
- B3.2 leichte Dislokation mit vertikaler Verkürzung und Außenrotation
- B3.3 deutliche Dislokation

C Kopffraktur

C1 reine Spaltung
- C1.1 Ausriß des Ligamentum teres
- C1.2 mit Ruptur des Ligamentum teres
- C1.3 großes Fragment

C2 reine Impression
- C2.1 dorsal und kranial
- C2.2 ventral und kranial
- C2.3 Spaltimpression

C3 Kopffraktur mit Schenkelhalsfraktur
- C3.1 Spaltung des Kopfes + mediale Halsfraktur
- C3.2 Spaltung des Kopfes + subkapitale Halsfraktur
- C3.3 Impression und Halsfraktur

32 Femur Diaphyse

A Einfache Fraktur

A1 Spiralförmig
- A1.1 subtrochantäre Zone
- A1.2 mittlere Zone
- A1.3 distale Zone

A2 schräg (> 30°)
- A2.1 subtrochantäre Zone
- A2.2 mittlere Zone
- A2.3 distale Zone

A3 quer (≤ 30°)
- A3.1 subtrochantäre Zone
- A3.2 mittlere Zone
- A3.3 distale Zone

B Keilfraktur

B1 Drehkeil
- B1.1 subtrochantäre Zone
- B1.2 mittlere Zone
- B1.3 distale Zone

B2 Biegungskeil
- B2.1 subtrochantäre Zone
- B2.2 mittlere Zone
- B2.3 distale Zone

B3 fragmentierte Keile
- B3.1 subtrochantäre Zone
- B3.2 mittlere Zone
- B3.3 distale Zone

C Komplexe Fraktur

C1 Spiralförmig
- C1.1 mit zwei Zwischenfragmenten
- C1.2 mit drei Zwischenfragmenten
- C1.3 mit mehr als drei Zwischenfragmenten

C2 etagenförmig
- C2.1 mit einem segmentalen Zwischenfragment
- C2.2 mit einem segmentalen Zwischenfragment + Keilfragment(en)
- C2.3 mit zwei segmentalen Zwischenfragmenten

C3 ungeordnet/irregulär
- C3.1 mit zwei oder drei Zwischenfragmenten
- C3.2 mit umschriebener Trümmerzone (< 5 cm)
- C3.3 mit ausgedehnter Trümmerzone (≥ 5 cm)

33 Femur distal

A Extraartikuläre Fraktur

A1 einfach
- A1.1 apophysär
- A1.2 metaphysär schräg oder spiralförmig
- A1.3 metaphysär quer

A2 mit metaphysärem Keil
- A2.1 Keil intakt
- A2.2 Keil fragmentiert, lateral
- A2.3 Keil fragmentiert, medial

A3 metaphysäre komplexe Fraktur
- A3.1 mit intermediärem längsgespaltenem Fragment
- A3.2 irregulär, auf die Metaphyse beschränkt
- A3.3 irregulär, mit Ausdehnung auf die Diaphyse

B Partielle Gelenkfraktur

B1 unikondylär lateral, sagittal
- B1.1 einfach durch die Fossa intercondylica
- B1.2 einfach durch die Belastungszone der Gelenkfläche
- B1.3 mehrfragmentär

B2 unikondylär medial, sagittal
- B2.1 einfach, durch die Fossa intercondylica
- B2.2 einfach, durch die Belastungszone
- B2.3 mehrfragmentär

B3 Fraktur der Frontalebene
- B3.1 osteochondral anterolateral
- B3.2 unikondylär dorsal
- B3.3 bikondylär dorsal

C Vollständige Gelenkfraktur

C1 artikulär einfach, metaphysär einfach
- C1.1 T- oder Y-förmig mit geringer Dislokation
- C1.2 T- oder Y-förmig mit deutlicher Dislokation
- C1.3 T-förmig epiphysär

C2 artikulär einfach, metaphysär mehrfragmentär
- C2.1 mit intaktem Keil
- C2.2 mit fragmentiertem Keil
- C2.3 komplex

C3 artikulär mehrfragmentär
- C3.1 metaphysär einfach
- C3.2 metaphysär mehrfragmentär
- C3.3 metaphyso-diaphysär mehrfragmentär

4 Tibia/Fibula

41 Tibia/Fibula proximal

A Extraartikuläre Fraktur

A1 Ausrißfraktur
- A1.1 Fibulaköpfchen
- A1.2 Tuberositas tibiae
- A1.3 Eminentia intercondylaris

A2 metaphysär einfache Fraktur
- A2.1 schräg in der Frontalebene
- A2.2 schräg in der Sagittalebene
- A2.3 quer

A3 metaphysär mehrfragmentär
- A3.1 mit intaktem Keil
- A3.2 mit fragmentiertem Keil
- A3.3 komplex

B Partielle Gelenkfraktur

B1 reine Spaltung
- B1.1 laterale Gelenkfläche
- B1.2 mediale Gelenkfläche
- B1.3 schräg + Beteiligung der Eminentia und eines Teils der Gelenkfläche

B2 mit Impression
- B2.1 lateral total
- B2.2 lateral begrenzt
- B2.3 medial

B3 Impression mit Spaltung
- B3.1 lateral
- B3.2 medial
- B3.3 schräg mit Beteiligung von Eminentia und eines Teils der Gelenkfläche

C Vollständige Gelenkfraktur

C1 artikulär einfach, metaphysär einfach
- C1.1 mit geringer Dislokation
- C1.2 mit Dislokation eines Kondylus
- C1.3 mit Dislokation beider Kondylen

C2 artikulär einfach, metaphysär mehrfragmentär
- C2.1 mit intaktem Keil
- C2.2 mit fragmentiertem Keil
- C2.3 komplex

C3 artikulär mehrfragmentär
- C3.1 lateral
- C3.2 medial
- C3.3 lateral und medial

42 Tibia/Fibula Diaphyse

A Einfache Fraktur

A1 spiralförmig
- A1.1 Fibula intakt
- A1.2 Fibula auf anderer Höhe frakturiert
- A1.3 Fibula auf gleicher Höhe frakturiert

A2 schräg (> 30°)
- A2.1 Fibula intakt
- A2.2 Fibula auf anderer Höhe frakturiert
- A2.3 Fibula auf gleicher Höhe frakturiert

A3 quer (≤ 30°)
- A3.1 Fibula intakt
- A3.2 Fibula auf anderer Höhe frakturiert
- A3.3 Fibula auf gleicher Höhe frakturiert

B Keilfraktur

B1 Drehkeil
- B1.1 Fibula intakt
- B1.2 Fibula auf anderer Höhe frakturiert
- B1.3 Fibula auf gleicher Höhe frakturiert

B2 -Biegungskeil
- B2.1 Fibula intakt
- B2.2 Fibula auf anderer Höhe frakturiert
- B2.3 Fibula auf gleicher Höhe frakturiert

B3 fragmentierte Keile
- B3.1 Fibula intakt
- B3.2 Fibula auf anderer Höhe frakturiert
- B3.3 Fibula auf gleicher Höhe frakturiert

C Komplexe Fraktur

C1 spiralförmig
- C1.1 mit zwei Zwischenfragmenten
- C1.2 mit drei Zwischenfragmenten
- C1.3 mit mehr als drei Zwischenfragmenten

C2 etagenförmig
- C2.1 mit einem segmentalen Zwischenfragment
- C2.2 mit einem segmentalen Zwischenfragment + zusätzlichem/n Keilfragment(en)
- C2.3 mit zwei segmentalen Zwischenfragmenten

C3 ungeordnet
- C3.1 mit zwei oder drei Zwischenfragmenten
- C3.2 mit umschriebener Trümmerzone (< 4 cm)
- C3.3 mit ausgedehnter Trümmerzone (≥ 4 cm)

43 Tibia/Fibula distal

A Extraartikuläre Fraktur

A1 metaphysär einfach
- A1.1 spiralförmig
- A1.2 schräg
- A1.3 quer

A2 mit metaphysärem Keil
- A2.1 dorsolaterale Impaktierung
- A2.2 ventromedialer Keil
- A2.3 in die Diaphyse reichend

A3 metaphysäre Komplexfraktur
- A3.1 drei Zwischenfragmente
- A3.2 mehr als drei Zwischenfragmente
- A3.3 in die Diaphyse reichend

B Partielle Gelenkfraktur

B1 reine Spaltung
- B1.1 frontal
- B1.2 sagittal
- B1.3 metaphysär mehrfragmentär

B2 Impression mit Spaltung
- B2.1 frontal
- B2.2 sagittal
- B2.3 des zentralen Fragmentes

B3 mehrfragmentär mit Impression
- B3.1 frontal
- B3.2 sagittal
- B3.3 metaphysär mehrfragmentär

C Vollständige Gelenkfraktur

C1 artikulär einfach, metaphysär einfach
- C1.1 ohne Impression
- C1.2 mit Impression
- C1.3 in die Diaphyse reichend

C2 artikulär einfach, metaphysär mehrfragmentär
- C2.1 mit asymmetrischer Impaktierung
- C2.2 ohne asymmetrische Impaktierung
- C2.3 in die Diaphyse reichend

C3 artikulär mehrfragmentär
- C3.1 epiphysär
- C3.2 epiphysio-metaphysär
- C3.3 epiphysio-metaphysio-diaphysär

44 Tibia/Fibula Malleolen

A Laterale infrasyndesmale Läsion

A1 isoliert
- A1.1 Ruptur des Ligamentum collaterale laterale
- A1.2 Ausriß der Fibulaspitze
- A1.3 Querfraktur des Malleolus lateralis

A2 mit Fraktur des Malleolus medialis
- A2.1 Ruptur des Ligamentum collaterale laterale
- A2.2 Ausriß der Fibulaspitze
- A2.3 Querfraktur des Malleolus lateralis

A3 mit postero-medialer Fraktur
- A3.1 Ruptur des Ligamentum collaterale laterale
- A3.2 Ausriß der Fibulaspitze
- A3.3 Querfraktur des Malleolus lateralis

B Transsyndesmale Fibulafraktur

B1 isoliert
- B1.1 einfach
- B1.2 einfach mit Ruptur der vorderen Syndesmose
- B1.3 mehrfragmentär

B2 mit medialer Zusatzläsion
- B2.1 einfach mit Ruptur des Ligamentum collaterale laterale und der vorderen Syndesmose
- B2.2 einfach mit Fraktur des Malleolus medialis und Ruptur der vorderen Syndesmose
- B2.3 mehrfragmentär

B3 mit medialer Zusatzläsion und posterolateralem Kantenfragment (VOLKMANN)
- B3.1 Fibula einfach mit Ruptur des Ligamentum collaterale mediale
- B3.2 Fibula einfach mit Fraktur des Malleolus medialis
- B3.3 Fibula mehrfragmentär mit Fraktur des Malleolus medialis

C Laterale suprasyndesmale Läsionen

C1 diaphysäre Fibulafraktur einfach
- C1.1 mit Ruptur des Ligamentum collaterale mediale
- C1.2 mit Fraktur des Malleolus medialis
- C1.3 mit Fraktur des Malleolus medialis und VOLKMANN-Fraktur

C2 diaphysäre Fibulafraktur mehrfragmentär
- C2.1 mit Ruptur des Ligamentum collaterale mediale
- C2.2 mit Fraktur des Malleolus medialis
- C2.3 mit Fraktur des Malleolus medialis und VOLKMANN-Fraktur

C3 proximale Fibula
- C3.1 ohne Verkürzung, ohne VOLKMANN-Fraktur
- C3.2 mit Verkürzung, ohne VOLKMANN-Fraktur
- C3.3 mediale Läsion mit VOLKMANN-Fraktur

7 Handskelett

Im Gegensatz zur Kodierung bei den langen Röhrenknochen werden für die Verschlüsselung der Topographie vier Stellen verwendet (Tab. 11.3). Die fünfte und sechste Kodierungsstelle für Frakturen der Handwurzelknochen beschreibt spezifische Verläufe der Frakturlinien unterschiedlicher Komplexität. Hierzu empfiehlt sich die Zuhilfenahme von Skizzen entsprechender Handbücher.

Stelle	Bedeutung	Kodierung
1.	Topographie Hand	7
2.	Handabschnitt	1 Daumen 2 Zeigefinger 3 Mittelfinger 4 Ringfinger 5 Kleinfinger 6 proximale Karpalreihe 7 distale Karpalreihe
3.	Knochensegmente innerhalb einer Knochenreihe	1 Mittelhandknochen 2 Grundphalanx 3 Mittelphalanx 4 Endphalanx
4.	Lokalisation der Fraktur innerhalb eines Knochens	1 proximal 2 mittlerer Abschnitt 3 distal
5.	Frakturmorphologie	A diaphysär B partielle Gelenkbeteiligung C Gelenkfraktur
6.	Frakturmorphologie	1 einfache Fraktur 2 Dreifragmentfraktur 3 Mehrfragmentfraktur

Tab. 11.3: Kodierung bei Frakturen des Handskeletts.

8 Fußskelett

Die 1. Stelle bezeichnet die topographische Kodierung für den Fuß, ist also die Zahl 8. Die Kodierungsregeln für die Stellen 2 – 6 entsprechen denen der Hand (s. o.).

Gesetze

Gesetzliche Bestimmungen

Das Gesundheitsreformgesetz (GRG) von 1993 als Fortschreibung des Gesundheitsstrukturgesetzes (GSG) regelt in den §§ 115 und 116 die Einzelheiten für dreiseitige Verträge zwischen Krankenkassen, Krankenhäusern und Vertragsärzten zum ambulanten Operieren im Krankenhaus.
Die Bedingungen für die vertragsärztliche Praxis werden in zweiseitigen Verträgen zwischen den Krankenkassenverbänden und den Kassenärztlichen Vereinigungen vereinbart. Sie sind nicht Gegenstand von gesetzlichen Bestimmungen im Sozialgesetzbuch (SGB), Fünftes Buch (V).
Auf Bundesebene werden nach dem GRG § 115 die Rahmenbedingungen vereinbart, die vertragliche Ausgestaltung im Einzelnen nehmen die Landesverbände vor. Dadurch kann es in den Bundesländern zu unterschiedlichen Inhalten kommen.
In den Kommentaren im Anschluß an die hier dargestellten gesetzlichen Vorgaben des GRG von 1993 erklärt die Bundesregierung die zugrunde liegende politische Philosophie und Zielsetzung.
Die hier aufgenommenen „Kasseler Kommentare“ sind Beispiel für eine Rechtsinterpretation von Vertretern der Krankenkassenverbände. Sie sind entsprechend zu werten und zu gewichten. Von den Rechtsvertretern der Krankenhäuser und der Vertragsärzte sind entsprechende Varianten zu erwarten.

Gesundheitsreformgesetz

Vierter Abschnitt

Beziehung zu Krankenhäusern und Vertragsärzten

§115

Dreiseitige Verträge und Rahmenempfehlungen zwischen Krankenkassen, Krankenhäusern und Vertragsärzten

(1) Die Landesverbände der Krankenkassen und die Verbände der Ersatzkassen gemeinsam und die Kassenärztlichen Vereinigungen schließen mit der Landeskrankenhausgesellschaft oder mit den Vereinigungen der Krankenhausträger im Land gemeinsam Verträge mit dem Ziel, durch enge Zusammenarbeit zwischen Vertragsärzten und zugelassenen Krankenhäusern eine nahtlose ambulante und stationäre Behandlung der Versicherten zu gewährleisten.

(2) Die Verträge regeln insbesondere

1. die Förderung des Belegarztwesens und der Behandlung von Einrichtungen, in denen die Versicherten durch Zusammenarbeit mehrerer Vertragsärzte ambulant und stationär versorgt werden (Praxiskliniken),
2. die gegenseitige Unterrichtung über die Behandlung der Patienten sowie über die Überlassung und Verwendung von Krankenunterlagen,
3. die Zusammenarbeit bei der Gestaltung und Durchführung eines ständig einsatzbereiten Notdienstes,
4. die Durchführung einer vor- und nachstationären Behandlung im Krankenhaus nach § 115a einschließlich der Prüfung der Wirtschaftlichkeit und der Verhinderung von Mißbrauch; in den Verträgen können von § 115 a Abs. 2 Satz 1 bis 3 abweichende Regelungen vereinbart werden,
5. die allgemeinen Bedingungen der ambulanten Behandlung im Krankenhaus.

Sie sind für die Krankenkassen, die Vertragsärzte und die zugelassenen Krankenhäuser im Land unmittelbar verbindlich.

(3) Kommt ein Vertrag nach Absatz 1 ganz oder teilweise nicht zustande, wird sein Inhalt auf Antrag einer Vertragspartei durch die Landesschiedstelle nach § 114 festgesetzt. Diese wird hierzu um Vertreter der Vertragsärzte in der gleichen Zahl erweitert, wie sie jeweils für die Vertreter der Krankenkassen und Krankenhäuser vorgesehen ist (erweiterte Schiedstelle). Die Vertreter der Vertragsärzte werden von den Kassenärztlichen Vereinigungen bestellt. Das Nähere wird durch die Rechtsverordnung nach § 114 Abs. 5 bestimmt. Für die Kündigung der Verträge sowie die vertragliche Ablösung der von der erweiterten Schiedstelle festgesetzten Verträge gilt § 112 Abs. 4 entsprechend.

(4) Kommt eine Regelung nach Absatz 1 bis 3 bis zum 31. Dezember 1990 ganz oder teilweise nicht zustande, wird ihr Inhalt durch Rechtsverordnung der Landesregierung bestimmt. Eine Regelung nach den Absätzen 1 bis 3 ist zulässig, solange und soweit die Landesregierung eine Rechtsverordnung nicht erlassen hat.

(5) Die Spitzenverbände der Krankenkassen gemeinsam, die Kassenärztlichen Bundesvereinigungen und die Deutsche Krankenhausgesellschaft oder die Bundesverbände der Krankenhausträger gemeinsam sollen Rahmenempfehlungen zum Inhalt der Verträge nach Absatz 1 abgeben.

Zu § 115
Dreiseitige Verträge zwischen Krankenkassen, Krankenhäusern und Kassenärzten zu Gunsten einer nahtlosen leistungsfähigen und wirtschaftlichen Versorgung der Versicherten durch Kassenärzte und Krankenhäuser sind mit wenigen Ausnahmen nicht zustande gekommen. Dies gilt insbesondere für Verträge und die Durchführung und Vergütung einer zeitlich begrenzten vor- und nachstationären Behandlung im Krankenhaus.
Zu Abs. 2 Nr. 4
Die Grundsätze einer vor- und nachstationären Behandlung im Krankenhaus werden nunmehr im Gesetz (§ 115a) geregelt, insbesondere deren zeitliche Abgrenzung (§ 115a Abs. 2). Die Selbstverwaltung bleibt ergänzend; Abweichungen von der Regelung in § 115a Abs. 2 Satz 1 bis 3 sind zulässig.
Zu Abs. 3 Satz 1 und Abs. 4
Im Interesse des Vorrangs der Selbstverwaltung wird klargestellt, daß die Regelungskompetenz der Selbstverwaltung erst durch den Erlaß einer Rechtsverordnung der Landesregierung entfällt. Anmerkung: In Abs. 3 Satz 1 werden die Worte „bis zum 31. Dezember 1989“ gestrichen.

§ 115 a

vor- und nachstationäre Behandlung im Krankenhaus

(1) Das Krankenhaus kann bei Verordnung von Krankenhausbehandlung Versicherte in medizinisch geeigneten Fällen ohne Unterkunft und Verpflegung behandeln, um
1. die Erforderlichkeit einer vollstationären Krankenhausbehandlung zu klären oder die vollstationäre Krankenhausbehandlung vorzubereiten (vorstationäre Behandlung) oder
2. im Anschluß an eine vollständige Krankenhausbehandlung den Behandlungserfolg zu sichern oder zu festigen (nachstationäre Behandlung).

(2) Die vorstationäre Behandlung ist auf längstens drei Behandlungstage innerhalb von fünf Tagen vor Beginn der stationären Behandlung begrenzt. Die nachstationäre Behandlung darf sieben Behandlungstage innerhalb von 14 Tagen nach Beendigung der stationären Krankenhausbehandlung nicht überschreiten. Die Frist von 14 Tagen kann in medizinisch begründeten Einzelfällen im Einvernehmen mit dem einweisenden Arzt verlängert werden. Eine notwendige ärztliche Behandlung außerhalb des Krankenhauses während der vor- und nachstationären Behandlung wird im Rahmen des Sicherstellungsauftrags durch die an der vertragsärztlichen Versorgung teilnehmenden Ärzte gewährleistet. Das Krankenhaus hat den einweisenden Arzt über die vor- und nachstationäre Behandlung unverzüglich zu unterrichten.

(3) Die Landesverbände der Krankenkassen, die Verbände der Ersatzkassen und der Landesausschuß des Verbandes der privaten Krankenversicherung gemeinsam vereinbaren mit der Landeskrankenhausgesellschaft oder mit den Vereinigungen der Krankenhausträger im Land gemeinsam und im Benehmen mit der Kassenärztlichen Vereinigung die Vergütung der Leistungen mit Wirkung für die Vertragsparteien nach § 18 Abs. 2 des Krankenhausfinanzierungsgesetzes. Die Vergütung soll pauschaliert werden und geeignet sein, eine Verminderung der stationären Kosten herbeizuführen. Die Spitzenverbände der Krankenkassen gemeinsam und die Deutsche Krankenhausgesellschaft oder die Bundesverbände der Krankenhausträger gemeinsam geben im Benehmen mit der Kassenärztlichen Bundesvereinigung Empfehlungen zur Vergütung ab. Diese gelten bis zum Inkrafttreten einer Vereinbarung nach Satz 1. Kommt eine Vereinbarung über die Vergütung innerhalb von drei Monaten nicht zustande, nachdem eine Vertragspartei schriftlich zur Aufnahme der Verhandlungen aufgefordert hat, setzt die Schiedstelle nach § 18a Abs. 1 des Krankenhausfinanzierungsgesetzes auf Antrag einer Vertragspartei oder der zuständigen Landesbehörde die Vergütung fest.

Zu § 115a und § 115b
Die weitgehende Trennung von ambulanter und stationärer Behandlung führt in vielen Fällen zu nicht notwendigen oder zu langen Krankenhausbehandlungen. Sie ist eine maßgebende strukturelle Ursache für Unwirtschaftlichkeit. Es ist allgemein anerkannt und durch Analysen auch des Zentralinstituts für die kassenärztlichen Versorgung untermauert, daß im Krankenhaus im operativen sowie im vor- und nachstationären Bereich erhebliche Einsparungen möglich sind, wenn die vollstationäre Krankenhausbehandlung bei geeigneten Patienten auf das medizinisch notwendige Maß reduziert und die Krankenhausbehandlung im übrigen bei diesen Patienten vor-

und nachstationär bzw. ambulant – d.h. in der Regel mit geringerem Sach- und Personalaufwand – erbracht wird. Die Regelungen in §§ 115a und 115b schaffen die erforderlichen Voraussetzungen.

Zu § 155a
Dreiseitige Verträge über die „Durchführung und Vergütung einer zeitlich begrenzten vor- und nachstationären Behandlung im Krankenhaus" (§ 115 Abs. 2 Satz 1 Nr. 4 SGB V) sind nur in Bayern, Hessen und Niedersachsen zustandegekommen. Das vom Gesetzgeber in § 115 Abs. 2 Satz 1 Nr. 4 SGB V angestrebte Ziel, eine vollständige Krankenhausbehandlung möglichst zu vermeiden oder zu verkürzen, ist somit bisher nur teilweise erreichbar.
Die Verlagerung von diagnostischen und therapeutischen Maßnahmen in die vor- und nachstationäre Phase reduziert den Bedarf an Krankenhausbehandlung mit Unterkunft und Verpflegung. Die vor- und nachstationäre Behandlung führt zu einer verminderten Nutzung der Betten und reduziert damit den Bettenbedarf.
Mit dem neuen § 115a werden die Rahmenbedingungen geschaffen, die notwendig sind, um die Kostenvorteile der vor- und nachstationären Behandlung im Krankenhaus auszuschöpfen.

Zu Abs. 1
Die Regelung erlaubt dem Krankenhaus im Falle der Verordnung von Krankenhausbehandlung durch einen niedergelassenen Arzt, Versicherte in geeigneten Fällen ohne Unterkunft und Verpflegung zu behandeln, um die Notwendigkeit einer vollstationären Behandlung zu klären oder die vollstationäre Krankenhausbehandlung vorzubereiten (vorstationäre Behandlung), und im Anschluß an eine vollstationäre Krankenhausbehandlung den Behandlungserfolg zu sichern oder zu festigen (nachstationäre Behandlung). Je nach den Erfordernissen des Einzelfalles kann Teil-Verpflegung gewährt werden.
Die vorstationäre Behandlung setzt nach der ärztlichen Einweisung in das Krankenhaus ein und kann deshalb nicht mehr dem Bereich der ambulanten vertragsärztlichen Versorgung zugeordnet werden. Die nachstationäre Behandlung gehört noch nicht zu diesem Bereich, weil sie die unmittelbar vorangegangene vollstationäre Krankenhausbehandlung festigend ergänzt.

Zu Abs. 2
Während die vollstationäre Behandlung auf längstens drei Behandlungstage innerhalb von fünf Tagen vor Beginn der stationären Behandlung begrenzt ist, darf die nachstationäre Behandlung sieben Behandlungstage innerhalb von vierzehn Tagen nach Beendigung der stationären Krankenhausbehandlung nicht überschreiten, im Einvernehmen mit dem einweisenden Arzt kann die 14-Tages-Frist in medizinisch begründeten Einzelfällen verlängert werden. Der Sicherstellungsauftrag durch die an der vertragsärztlichen Versorgung teilnehmenden Ärzte bleibt unberührt. Die Befristung der vor- und nachstationären Behandlung stellt sicher, daß die ambulante vertragsärztliche Versorgung außerhalb des genannten Zeitraumes Vorrang hat.
Ist während der Phase der vor- und nachstationären Behandlung im Krankenhaus eine ärztliche Behandlung aufgrund einer anderen Indikation erforderlich oder eine Behandlung der zur Krankenhauseinweisung führenden Erkrankung aus zeitlichen (z.B. Notfall), räumlichen (z.B. weite Entfernung des Krankenhauses vom Wohnort) oder anderen wichtigen Gründen außerhalb des Krankenhauses sinnvoll, kann diese Behandlung durch an der vertragsärztlichen Versorgung teilnehmenden Ärzte durchgeführt werden. Die Zusammenarbeit des Krankenhausarztes mit dem einweisenden bzw. weiterbehandelnde Arzt im Anschluß an die vor- oder nachstationäre Behandlung soll insbesondere unnötige Doppel und Mehrfachuntersuchungen vermeiden.

Zu Abs. 3
Die Vereinbarung der Vergütung erfolgt auf Landesebene zwischen Krankenkassen und Krankenhäusern. Das Benehmen mit der Kassenärztlichen Vereinigung ist im Hinblick auf das Erfordernis einer gedeihlichen Zusammenarbeit zwischen Krankenhäusern und niedergelassenen Ärzten anzustreben. Die Vergütung der vor- und nachstationären Behandlung beinhaltet die im Einzelfall erforderlichen ärztlichen und pflegerischen Leistungen (diagnostische und therapeutische Maßnahmen) und die Versorgung mit Arzneimitteln, jedoch nicht die Kosten für Unterkunft und Verpflegung.
Werden Leistungen der vor- und nachstationären Behandlung als Wahlleistung liquidationsberechtigter Krankenhausärzte nach § 7 Abs. 3 Satz 1 der Bundespflegesatzverordnung erbracht, gelten für deren Berechnung die Vorschriften der Gebührenverordnung für Ärzte und der Gebührenordnung für Zahnärzte. Die gleichzeitige Berechnung von Krankenhausleistungen und wahlärztlichen Leistungen für die vor- und nachstationäre Behandlung ist nur möglich, wenn der Versicherte nachweislich zu einer stationären Behandlung eingewiesen wurde und die Kosten der erforderlichen Behandlung durch Reduzierung der vollstationären Behandlung zugunsten einer vor- und nachstationären Behandlung vermindert werden. Kommt eine Vereinbarung über die Vergütung ganz oder teilweise innerhalb von drei Monaten nicht zustande, nachdem eine Vertragspartei schriftlich zur Aufnahme der Vertragsverhandlungen aufgefordert hat, wird die Vergütung auf Antrag einer Vertragspartei oder der zuständigen Landesbehörde durch die Schiedstelle nach § 18a des Krankenhausfinanzierungsgesetzes festgesetzt; wegen der Bedeutung für das einzelne Krankenhaus erhält die Landesbehörde ein eigenständiges Anrufungsrecht.
Von den Spitzenverbänden der Krankenkassen und Krankenhäuser zu beschließende Empfehlung zur Vergütung gelten bis zu einer vertraglichen Regelung nach Satz 1. Die Empfehlungen sollen eine sofortige Einführung der vor- und nachstationären Behandlung auf einheitlicher Grundlage ermöglichen. Sie sind auch in der Folgezeit Grundlage für Vereinbarungen auf Landesebene.
Für die Bestimmung der Vergütung gilt auch der Grundsatz der Beitragssatzstabilität (§§ 71, 141 Abs. 2 Satz 3).

Begründung zum 2. GKVNOG (Inkrafttreten 1.7.1997):
Zu Abs. 3 Satz 5
Die Klarstellung erfolgt im Hinblick auf die Schaffung einer Bundesschiedstelle durch § 18a Abs. 6 KHG (siehe Artikel 8 zu Nummer 6).

§ 115b

Ambulantes Operieren im Krankenhaus

(1) Die Spitzenverbände der Krankenkassen gemeinsam, die Deutsche Krankenhausgesellschaft oder die Bundesverbände der Krankenhausträger gemeinsam und die Kassenärztlichen Bundesvereinigungen vereinbaren
1. einen Katalog ambulant durchführbarer Operationen,

2. einheitliche Vergütungen für Krankenhäuser und Vertragsärzte und
3. Maßnahmen zur Sicherung der Qualität und der Wirtschaftlichkeit.

In der Vereinbarung sind die Qualitätsvoraussetzungen nach § 135 Abs. 2 und die Richtlinien nach § 135 Abs. 3 zu berücksichtigen.

(2) Die Krankenhäuser sind zur ambulanten Durchführung der in dem Katalog genannten Operationen zugelassen. Hierzu bedarf es einer Mitteilung des Krankenhauses an die Landesverbände der Krankenkassen und die Verbände der Ersatzkassen, die Kassenärztliche Vereinigung und den Zulassungsausschuß (§ 96); die Kassenärztliche Vereinigung unterrichtet die Landeskrankenhausgesellschaft über den Versorgungsgrad in der vertragsärztlichen Versorgung. Das Krankenhaus ist zur Einhaltung des Vertrages nach Absatz 1 verpflichtet. Die Leistungen werden unmittelbar von den Krankenkassen vergütet. Die Prüfung der Wirtschaftlichkeit und Qualität erfolgt durch die Krankenkassen, die Krankenhäuser übermitteln den Krankenkassen die Daten nach § 301, soweit dies für die Erfüllung der Aufgaben der Krankenkassen erforderlich ist.

(3) Kommt eine Vereinbarung nach Absatz 1 bis zum 31. März 1993 ganz oder teilweise nicht zustande, wird ihr Inhalt durch Rechtsverordnung der Bundesregierung mit Zustimmung des Bundesrates bestimmt.

(4) Bis zum Inkrafttreten einer Regelung nach Absatz 1 oder 3, jedoch längstens bis zum 31. Dezember 1994, sind die Krankenhäuser zur Durchführung ambulanter Operationen auf der Grundlage des einheitlichen Bewertungsmaßstabs (§ 87) berechtigt. Hierzu bedarf es einer Mitteilung des Krankenhauses an die Landesverbände der Krankenkassen und die Verbände der Ersatzkassen, die Kassenärztliche Vereinigung und den Zulassungsausschuß (§ 96), in der die im Krankenhaus ambulant durchführbaren Operationen bezeichnet werden; Absatz 2 Satz 2 zweiter Halbsatz gilt entsprechend. Die Vergütung richtet sich nach dem einheitlichen Bewertungsmaßstab mit den für die Versicherten geltenden Vergütungssätzen. Absatz 2 Satz 4 und 5 gilt entsprechend.

(5) In der Vereinbarung nach Absatz 1 können Regelungen über ein gemeinsames Budget zur Vergütung der ambulanten Operationsleistungen der Krankenhäuser und der Vertragsärzte getroffen werden. Die Mittel sind aus der Gesamtvergütung und den Budgets der zum ambulanten Operieren zugelassenen Krankenhäuser aufzubringen.

Zu § 115a und § 115b

Die weitgehende Trennung von ambulanter und stationärer Behandlung führt in vielen Fällen zu nicht notwendigen oder zu langen Krankenhausbehandlungen Sie ist eine maßgebende strukturelle Ursache für Unwirtschaftlichkeit. Es ist allgemein anerkannt und durch Analysen auch des Zentralinstituts für die kassenärztliche Versorgung untermauert, daß im Krankenhaus im operativen sowie im vor- und nachstationären Bereich erhebliche Einsparungen möglich sind, wenn die vollstationäre Krankenhausbehandlung bei geeigneten Patienten auf das notwendige Maß reduziert und die Krankenhausbehandlung im übrigen bei diesen Patienten vor- und nachstationär bzw. ambulant – d.h. in der Regel mit geringerem Sach- und Personalaufwand – erbracht wird. Die Regelungen in §§ 115a und 115b schaffen die erforderlichen Voraussetzungen.

Zu § 115b

Die Möglichkeit des ambulanten Operierens im Krankenhaus wird ausgebaut. Krankenhäuser dürfen derzeit grundsätzlich nicht ambulant operieren. Infolgedessen weichen sie auf die teure vollstationäre Behandlung aus, obwohl dies medizinisch aufgrund der Fortschritte im operativen Bereich vielfach nicht erforderlich ist. Im Interesse der Patienten und der Wirtschaftlichkeit werden die Krankenhäuser nunmehr zur ambulanten Durchführung von Operationen zugelassen. Die Patienten können das Krankenhaus unmittelbar, also ohne Einweisung, zur ambulanten Durchführung einer Operation aufsuchen. Der Sicherstellungsauftrag der niedergelassenen Ärzte wird sinnvoll ergänzt.

Zu Abs. 1

Die Spitzenverbände der Krankenkassen, die Deutsche Krankenhausgesellschaft und die Kassenärztlichen Bundesvereinigungen vereinbaren in einem dreiseitigen Vertrag einen Katalog ambulant durchführbarer Operationen, einheitliche Vergütungen der Operationen (einschließlich der notwendigen prä- und postoperativen Leistungen) und Maßnahmen zur Sicherstellung der Qualität und der Wissenschaftlichkeit. Damit wird in einem wichtigen Bereich eine Verbindung zwischen der ambulanten und der stationären Versorgung geschaffen.

Die Maßnahmen zur Qualitätssicherung sollen sicherstellen, daß nur solche Einrichtungen (Arztpraxen, Praxiskliniken und Krankenhäuser) ambulant operieren, die die fachlichen, persönlichen, räumlichen, organisatorischen und hygienischen Voraussetzungen erfüllen.

Zu Abs. 2

Die Krankenhäuser sind zur ambulanten Durchführung der im Katalog genannten Operationen zugelassen und können unmittelbar tätig werden. Einer Ermächtigung bedarf es nicht. Eine Mitteilung an die Krankenkassen auf Landesebene, die Kassenärztliche Vereinigung und den Zulassungsausschuß gemäß § 96, in der sich das Krankenhaus zur Einhaltung des Vertrages der Selbstverwaltung auf Bundesebene verpflichtet, ist ausreichend. Die Mitteilung ist erforderlich, da die Krankenkassen, die Kassenärztlichen Vereinigungen und der Zulassungsausschuß zur Erfüllung ihrer Verpflichtungen im Hinblick auf eine adäquate Versorgung der Versicherten über das Leistungsangebot der Krankenhäuser informiert sein müssen.

Die Kassenärztlichen Vereinigungen und die Zulassungsausschüsse können diese Informationen u.a. bei der Erteilung von Ermächtigungen für Krankenhausärzte zum ambulanten Operieren und bei Zulassung von Schwerpunktpraxen für ambulantes Operieren berücksichtigen. Die Kassenärztlichen Vereinigungen haben ihrerseits die Landeskrankenhausgesellschaften über den Versorgungsgrad in der vertragsärztlichen Versorgung im Hinblick auf ambulantes Operieren zu unterrichten.

Zu Abs. 3

Die Regelung stellt sicher, daß die Kostenvorteile des ambulaten Operierens auch bei Untätigkeit bzw. Nichteinigung der Selbstverwaltungsorgane ausgeschöpft werden können. Eine Ersatzvornahme durch Rechtsverordnung des Bundes kann erfolgen, wenn eine Vereinbarung der Selbstverwaltung nach Absatz 1 bis zum 31. März 1993 nicht zustande kommt.

Zu Abs. 4

Die Krankenhäuser sind zur Durchführung ambulanter Operationen auf der Grundlage der im einheitlichen Bewertungsmaßstab (EBM) aufgeführten Gebührennummern für zuschlagsfähige Operationen und Anästhesieleistungen berechtigt. In den Abschnitten B VI und VII des EBM (gemäß § 85 Abs. 3a Satz 6; siehe zu Abs. 3a bis 3c) sind unter den jeweiligen Zuschlagsnummern die damit verbundenen zuschlagsfähigen Operations- und Anästhesieleistungen aufgelistet; in den Ländern geltende ergänzende Regelungen sind auch auf die Krankenhäuser entsprechend anzuwenden. Damit erhalten die Krankenhäuser die Möglichkeit, bisher stationär versorgte Patienten gegen eine leistungsgerechte Vergütung ohne Unterkunft und Verpflegung zu operieren.

Die Vergütung des Krankenhauses richtet sich nach dem EBM mit den für die Versicherten geltenden Vergütungssätzen, wie sie auch für den niedergelassenen Bereich gültig sind. Die Leistungen werden unmittelbar von den Krankenkassen vergütet.

Den Krankenkassen obliegt die Prüfung der Plausibilität, der Wirtschaftlichkeit und der Qualität der abgerechneten Leistungen. Es handelt sich um Krankenhausbehandlung; deshalb gelten die Regelungen in § 112 Abs. 2 Satz 1 Nr. 3 und § 301 unmittelbar. Die Qualitätssicherung erstreckt sich auch auf die Prüfung der sachlichen und personellen Voraussetzungen.

Zu Abs. 5

Die finanziellen Mittel zur Durchführung ambulanter Operationen durch Vertragsärzte werden in ein eigenständiges vertragsärztliches Budget eingebracht (siehe zu § 85). Erlöse der Krankenhäuser aus dem ambulanten Operieren werden während der Budgetierungsphase von 1993 bis 1995 auf das Krankenhausbudget angerechnet.

Es liegt in der Hand der Selbstverwaltung, ein gemeinsames Budget zu vereinbaren. Die genannten Spitzenverbände können Regelungen über einen gemeinsamen Honorartopf schaffen, der durch Mittel aus der vertragsärztlichen Gesamtvergütung und den Budgets der Krankenhäuser, die ambulant operieren, finanziert wird.

Sowohl im niedergelassenen Bereich als auch im stationären Sektor existieren bereits heute ausreichende Kapazitäten. Damit künftig auch die Kapazitäten der Krankenhäuser gleichrangig genutzt werden können, sind Vereinbarungen über ein gemeinsames Budget sowohl im Interesse der Krankenhäuser als auch der niedergelassenen Ärzte.

Der 15. Ausschuß begründet die Änderungen wie folgt:

Zu Abs. 2

Die Ergänzung stellt klar, daß die Prüfung der Wirtschaftlichkeit und Qualität durch die Krankenkassen nicht nur für die Zeit bis zum 31. Dezember 1994 erfolgt, sondern zeitlich unbegrenzt.

Zu Abs. 4

Grundlage für die Datenübermittlung ist § 301 im Rahmen des Erforderlichen.

Zum 2. GKVNOG begründet der 14. Ausschuß das Anfügen des Satzes 2 in Abs. 1 wie folgt

(Inkrafttreten 1.7.1997):

Auf der Grundlage des § 115b wurde mit Wirkung zum 1. Oktober 1994 eine bundesweite Vereinbarung zur Qualitätssicherung beim ambulanten Operieren abgeschlossen. Daneben gibt es eine Richtlinie der Bundesärztekammer zu demselben Regelungsbereich; diese überschneiden sich teilweise. Um zu verhindern, daß Anforderungen an Qualitätssicherungsmaßnahmen zum ambulanten Operieren für das Krankenhaus und die vertragsärztliche Praxis uneinheitlich sind, wird in Absatz 1 Satz 2 geregelt, daß Vorgaben der ärztlichen Selbstverwaltung im Rahmen der bundesweiten Vereinbarungen zu berücksichtigen sind.

§ 116

Ambulante Behandlung durch Krankenhausärzte

Krankenhausärzte mit abgeschlossener Weiterbildung können mit Zustimmung des Krankenhausträgers vom Zulassungsausschuß (§ 96) zur Teilnahme an der vertragsärztlichen Versorgung der Versicherten ermächtigt werden. Die Ermächtigung ist zu erteilen, soweit und solange eine ausreichende ärztliche Versorgung der Versicherten ohne die besonderen Untersuchungs- und Behandlungsmethoden oder Kenntnisse von hierfür geeigneten Krankenhausärzten nicht sichergestellt wird.

§ 117

Polikliniken

Der Zulassungsausschuß (§ 96) ist verpflichtet, die poliklinischen Institutsambulanzen der Hochschulen (Polikliniken) auf Verlangen ihrer Träger zur ambulanten ärztlichen Behandlung der Versicherten und der in § 75 Abs. 3 genannten Personen zu ermächtigen. Die Ermächtigung ist so zu gestalten, daß die Polikliniken die Untersuchung und Behandlung der in Satz 1 genannten Personen in dem für Forschung und Lehre erforderlichen Umfang durchführen können. Das Nähere zur Durchführung der Ermächtigung regeln die Kassenärztlichen Vereinigungen im Einvernehmen mit den Landesverbänden der Krankenkassen und den Verbänden der Ersatzkassen gemeinsam und einheitlich durch Vertrag mit den Trägern der Hochschulkliniken.

Kassler Kommentar

Vierter Abschnitt. Beziehungen zu Krankenhäusern und Vertragsärzten

§ 115 Dreiseitige Verträge und Rahmenempfehlungen zwischen Krankenkassen, Krankenhäusern und Vertragsärzten.

(1) Die Landesverbände der Krankenkassen und die Verbände der Ersatzkassen gemeinsam und die Kassenärztlichen Vereinigungen schließen mit der Landeskrankenhausgesellschaft oder mit den Vereinigungen der Krankenhausträger im Land gemeinsam Verträge mit dem Ziel, durch enge Zusammenarbeit zwischen Vertragsärzten und zugelassenen Krankenhäusern eine nahtlose ambulante und stationäre Behandlung der Versicherten zu gewährleisten.

(2) Die Verträge regeln insbesondere
1. die Förderung des Belegarztwesens und der Behandlung von Einrichtungen, in denen die Versicherten durch Zusammenarbeit mehrerer Vertragsärzte ambulant und stationär versorgt werden (Praxiskliniken),
2. die gegenseitige Unterrichtung über die Behandlung der Patienten sowie über die Überlassung und Verwendung von Krankenunterlagen,
3. die Zusammenarbeit bei der Gestaltung und Durchführung eines ständig einsatzbereiten Notdienstes,
4. die Durchführung einer vor- und nachstationären Behandlung im Krankenhaus nach § 115a einschließlich der Prüfung der Wirtschaftlichkeit und der Verhinderung von Mißbrauch; in den Verträgen können von § 115 a Abs. 2 Satz 1 bis 3 abweichende Regelungen vereinbart werden,
5. die allgemeinen Bedingungen der ambulanten Behandlung im Krankenhaus.

Sie sind für die Krankenkassen, die Vertragsärzte und die zugelassenen Krankenhäuser im Land unmittelbar verbindlich.

(3) Kommt ein Vertrag nach Absatz 1 ganz oder teilweise nicht zustande, wird sein Inhalt auf Antrag einer Vertragspartei durch die Landesschiedstelle nach § 114 festgesetzt. Diese wird hierzu um Vertreter der Vertragsärzte in der gleichen Zahl erweitert, wie sie jeweils für die Vertreter der Krankenkassen und Krankenhäuser vorgesehen ist (erweiterte Schiedstelle). Die Vertreter der Vertragsärzte werden von den Kassenärztlichen Vereinigungen bestellt. Das Nähere wird durch die Rechtsverordnung nach § 114 Abs. 5 bestimmt. Für die Kündigung der Verträge sowie die vertragliche Ablösung der von der erweiterten Schiedstelle festgesetzten Verträge gilt § 112 Abs. 4 entsprechend.

(4) Kommt eine Regelung nach Absatz 1 bis 3 bis zum 31. Dezember 1990 ganz oder teilweise nicht zustande, wird ihr Inhalt durch Rechtsverordnung der Landesregierung bestimmt. Eine Regelung nach den Absätzen 1 bis 3 ist zulässig, solange und soweit die Landesregierung eine Rechtsverordnung nicht erlassen hat.

(5) Die Spitzenverbände der Krankenkassen gemeinsam, die Kassenärztlichen Bundesvereinigungen und die Deutsche Krankenhausgesellschaft oder die Bundesverbände der Krankenhausträger gemeinsam sollen Rahmenempfehlungen zum Inhalt der Verträge nach Absatz 1 abgeben.

I. Geltende Fassung – Normzweck. § 115 ist mit Wirkung vom 1.1.1989 durch das GRG vom 20.12.1988, BGBI I 2477, eingeführt worden. Vorläufer Vorschr: § 372 Abs. 5 und 7 RVO. § 115 erweitert den Regelungsinhalt dreiseitiger Verträge und führt eine Zuständigkeit der Landesschiedstelle nach § 114 im Falle der Nichteinigung über den Abschluß des Vertragsinhaltes ein. Durch Art. 1 Nr. 70 GSG 1993 wurde die Terminologie an § 72 angepaßt, Abs. 2 Nr. 4 im Hinblick auf die Einführung von § 115a neu gefaßt und Abs. 3 und 4 inhaltlich modifiziert. Ziel dreiseitiger Verträge auf Landesebene soll es sein, bei grundsätzlicher Beibehaltung des Vorranges der ambulanten vor der stationären Behandlung, die bisherige Trennung zwischen beiden Bereichen zu überwinden und eine **nahtlose leistungsfähige und wirtschaftliche Versorgung durch Vertragsärzte und Krankenhäuser** zu gewährleisten (RegE-GRG S 201 zu § 123 Abs. 1).

5 SGB V § 115

II. Abs. 1 – Abschluß dreiseitiger Verträge. Vertragspartner sind die LV der KK, die Verbände der ErsK. die KÄV und die Landeskrankenhausgesellschaften bzw. die Vereinigungen der Krankenhausträger im Lande. Es wird auf Landesebene grundsätzlich nur **ein Vertrag für alle Kassenarten** und alle Krankenhausträger abgeschlossen. Dies gilt grundsätzlich auch dann, wenn mehrere KÄV auf Landesebene gebildet sind (§ 77 RdNr. 4). Entsprechend der bisherigen Regelung dürfte jedoch für das Land NW mit jeweils zwei Verträgen für die Bereiche Nordrhein und WestfalenLippe zu rechnen sein. Ziel der Verträge ist die Gewährleistung eines nahtlosen Übergangs aus der ambulanten Versorgung in die stationäre Versorgung und umgekehrt für den Fall, daß eine stationäre Behandlung erforderlich wird bzw. abgeschlossen ist.

III. Abs. 2 – Vertragsinhalt. Der **Katalog** in Abs. 2 ist **nicht abschließend**. Zur Erreichung der Zielsetzung in Abs. 1 können daher auch weitere Regelungsgegenstände in dreiseitige Verträge aufgenommen werden (z.B. Kostentarife für die Erbringung ambulanter Leistungen im Krankenhaus).

1. Förderung des Belegarztwesens und der Behandlung in Praxiskliniken. Das Gesetz enthält in § 121 eine **Legaldefinition** des Belegarztes und eine Präzisierung des Auftrages der Vertragspartner zur Sicherstellung einer leistungsfähigen und wirtschaftlich belegärztlichen Behandlung (§ 121 RdNr. 3). § 2 Abs. 3 BPflV enthält eine vergleichbare Definition des Belegarztes und bestimmt Inhalt und Umfang der belegärztlichen Leistungen (§ 121 RdNr. 3).

Nr. 1 definiert den Begriff der **Praxisklinik** als Einrichtung, in der die Versicherten durch Zusammenarbeit mehrerer Vertragsärzte ambulant und stationär versorgt werden. Dieser Definition entspricht keine vergleichbare Regelung in der BPflV. Es gibt daher definitorisch **keine Plankrankenhäuser** (§ 108 Nr. 2) als **Praxiskliniken**. Stationäre Behandlung wird jedoch nur in zugelassenen Krankenhäusern als Leistung der GKV gewährt (§§ 39, 108). Eine Förderung von Praxiskliniken ist daher den Vertragspartnern nur über den Abschluß von Versorgungsverträgen nach §§ 108 Nr. 3, 109 Abs. 1 möglich. Voraussetzung hierfür ist

- die **Bildung von Gemeinschaftseinrichtungen der Kassenärzte** mit stationären Versorgungsmöglichkeiten (z.B. zur postoperativen Betreuung) und
- die **Notwendigkeit einer Einbeziehung von Praxiskliniken in die Versorgung** der Versicherten zur Gewährleistung einer bedarfsgerechten, leistungsfähigen und wirtschaftlichen Krankenhausbehandlung (§ 109 Abs. 2, 3). Sie kann z.B. dann gegeben sein, wenn in Gemeinschaftseinrichtungen der Kassenärzte ambulante Operationen mit einer anschließend kurzen stationären Betreuung sehr viel kostengünstiger durchgeführt werden können als in einem Plankrankenhaus. Zulässig ist auch die Bildung von Praxiskliniken **im Zusammenhang mit Belegkrankenhäusern**, wenn die jeweiligen Kassenarztpraxen im räumlichen Zusammenhang mit dem Belegkrankenhaus errichtet werden.

2. Gegenseitige Unterrichtung. Insoweit bestehen bereits dreiseitige Verträge auf der Grundlage des bisherigen § 372 Abs. 5 RVO. Sie sehen die Überlassung ambulant erhobener Befunde bei der **Krankenhauseinweisung** und die Übermittlung stationär erhobener Befunde bei der **Krankenhausentlassung** an die jeweils für die stationäre Behandlung bzw. die ambulante Weiterbehandlung verantwortlichen Ärzte vor. Zur kurzfristigen Information ist ein mehrteiliger **Krankenhauseinweisungsvordruck** vereinbart.

3. Ständig einsatzbereiter Notdienst. Die Errichtung eines ausreichenden Notdienstes ist Bestandteil des Sicherstellungsauftrages nach § 75 Abs. 2 S 2 (§ 75 RdNr. 22, 23). Dieser Notdienst hat insbesondere die Funktion, in den **üblicherweise sprechstundenfreien Zeiten**, an Wochenenden und Feiertagen die vertragsärztliche Versorgung sicherzustellen. Davon zu unterscheiden ist **die Versorgung medizinischer Notfälle** (Herzinfarkt, Unfall), die durch den Vertragsarzt oder durch den Rettungsdienst in das Krankenhaus eingeliefert werden und zu einem großen Teil zur sofortigen stationären Aufnahme führen. Im Fall einer solchen sofortigen stationären Krankenhausaufnahme wird Krankenhausbehandlung nach § 39 gewährt, die nicht Gegenstand dreiseitiger Verträge nach § 115 ist. Wird der als medizinischer Notfall in das Krankenhaus eingelieferte Patient jedoch nicht stationär aufgenommen, sondern nach ambulanter Behandlung wieder entlassen, folgt die Abrechnung der zur Behebung der Notfallsituation erforderlichen ärztlichen Behandlungsmaßnahme nach § 76 Abs. 1 gegenüber der KÄV (§ 76 RdNr. 11); im Notfall sind auch nicht an der vertragsärztlichen Versorgung teilnehmenden Ärzte und ärztlich geleitete Einrichtungen berechtigt, Leistungen zu Lasten der GKV zu erbringen und über die KÄV abzurechnen (§ 76 RdNr. 12). Zur Begrenzung der Abrechnungsbefugnis eines Krankenhauses für die ambulante Behandlung medizinischer Notfälle gegenüber der KÄV bedarf es daher nicht des Abschlusses dreiseitiger Verträge. Die Regelung nach Nr. 3 betr. die **organisatorische Ausgestaltung eines einsatzbereiten Notdienstes** unter **Einbeziehung von Krankenhäusern**. Gegenstand einer solchen Regelung könnte z.B. die Einbeziehung von Krankenhausaufnahmeeinrichtungen in den ambulanten Notfalldienst der KÄV unter Einbeziehung von Vertragsärzten anstelle der in einigen KVBereichen errichteten Notfallambulanzen niedergelassener Vertragsärzte sein.

4. Vor- und nachstationäre Behandlung. § 372 Abs. 4 RVO sah als Gegenstand zweiseitiger Verträge eine Regelung über zeitlich begrenzte vorstationäre Diagnostik und nachstationäre Behandlung im Krankenhaus nach Einweisung in die stationäre Behandlung durch einen Kassenarzt vor. Eine vertragliche Regelung auf dieser Grundlage ist nicht zustande gekommen. Durch das GRG ist dieselbe vertragliche Regelung zum Gegenstand dreiseitiger Verträge unter Einbeziehung der KÄV gemacht worden. Das GSG 1993 hat eine gesetzliche Regelung in § 115a getroffen, die durch dreiseitige Verträge nur noch modifiziert werden kann. Dabei umfaßt der Begriff der Behandlung auch die vorstationäre Diagnostik. Nach der Begründung des RegE sollen die Vertragsparteien auch Regelungen über die **Prüfung der Wirtschaftlichkeit** und die **Verhinderung von Mißbrauch** treffen, der insbesondere dadurch entstehen kann, daß Versicherte, die durch einen niedergelassenen Facharzt ausreichend behandelt werden könnten, in das Krankenhaus eingeliefert werden, um die Kosten einer ambulanten Diagnostik auf das Krankenhaus zu verlagern. Es soll außerdem nach dieser Begründung sichergestellt werden, daß Krankenhäuser Versicherte die auch ambulant behandelt werden können, nicht aufnehmen, sondern an einen geeigneten niedergelassenen Arzt verweisen (RegE-GRG S 201 zu § 123). Die leistungsrechtliche Einordnung der vorstationären und nachstationären Behandlung im Krankenhaus als Teil der Krankenhausbehandlung im Sinne von § 39 ergibt sich aus § 115a Abs. 1.

Die dreiseitigen Verträge haben in **Ergänzung zu § 115a** insbesondere zu regeln:

- die **zeitliche Begrenzung**, innerhalb der vorstationäre Diagnostik und nachstationäre Behandlung durch Krankenhausärzte durchgeführt werden kann, soweit die ges. Zeitspannen in § 115a Abs. 2 Satz 1 – 3 verändert werden sollen:

- **Regelungen zur Verhinderung von Mißbrauch** (z.B. Kontrolle der Verordnung von Krankenhauspflege, Verpflichtung zu einer fachärztlichen Entscheidung über die Notwendigkeit der Krankenhausaufnahme bzw. einer vorstationären Diagnostik und nachstationären Behandlung:
- **Bestimmungen zur Wirtschaftlichkeit** in Anlehnung an die in § 106 festgelegten Prüfgrundsätze.

Alle übrigen bisher den dreiseitigen Verträgen überlassenen Regelungsmaterien sind ges. in § 115a geregelt oder zweiseitigen Verträgen im Benehmen mit den KÄV vorbehalten (§ 115a Abs. 3).

5. Allgemeine Bedingungen der ambulanten Behandlung im Krankenhaus. Die Regelung in Nr. 5 beinhaltet keine Zuständigkeit, die **Berechtigung zur Teilnahme an der ambulanten Versorgung** für Krankenhäuser abweichend von den Ermächtigungstatbeständen des KAR zu regeln (dazu § 95 RdNr. 7). Anknüpfend an solche Ermächtigungen von Krankenhausärzten und Krankenhäusern als ärztlich geleiteten Einrichtungen kann jedoch in dreiseitigen Verträgen festgelegt werden, welche **Rechte und Pflichten Krankenhausärzte und Krankenhäuser** bei der Durchführung einer ambulanten Behandlung im Krankenhaus haben (z.B. Präzisierung des Wirtschaftlichkeitsangebotes oder des Gebotes der persönlichen Leistungserbringung bzw. der Festlegung von Verantwortlichkeiten bei der Erbringung von Institutsleistungen; Festlegung von Kostensätzen für im Krankenhaus erbrachte ambulante Leistungen). Die früher gemäß § 372 Abs. 5 RVO als Inhalt dreiseitiger Verträge vorgesehene Regelung **zur Einweisung** von Versicherten **in geeignete Krankenhäuser** soll Gegenstand der Richtlinien des BundesAusschusses der Ärzte und KK zur Verordnung von Krankenhauspflege sein (RegE-GRG S 194 zu § 100).

6. Verbindlichkeit. Die dreiseitigen Verträge sind für die KK, die Vertragsärzte und die zugelassenen Krankenhäuser im betr. Regelungsbereich unmittelbar verbindlich. Zur Problematik der Einbeziehung von Krankenhäusern in die Verbindlichkeit dreiseitiger Verträge, die nicht der Landeskrankenhausgesellschaft bzw. dem am Vertragsabschluß beteiligten Verb. der Krankenhäuser angehören vgl. § 112 RdNr. 12.

IV. Abs. 3 – Schiedsverfahren. Kommt eine Einigung der Vertragspartner über dreiseitige Verträge ganz oder teilweise nicht zustande, erfolgt die **Vertragsfestsetzung auf Antrag einer Vertragspartei** durch die um Vertreter der Kassenärzte **erweiterte Landesschiedstelle** nach § 114. Die nach dem GRG in Abs. 3 ges. vorgegebene verstrichene Frist für den Abschluß dreiseitiger Verträge bis zum 31.12.1989 ist durch Art. 1 Nr. 70 Buchst. e GSG 1993 aufgehoben worden (FraktE-GSG 1993 BT-Drucks. 12/3608 Art. 1 Nr. 62 Buchst. c S 102). Dreiseitige Verträge bestehen bisher nur für die KÄV Bayern und Hessen.

Die Landesschiedsstelle wird **nur auf Antrag** tätig. Antragsberechtigt sind die LV der KK und die Verb. der ErsK gemeinsam, die KÄV und die Landeskrankenhausgesellschaften oder eine an ihrer Stelle bestehende Vereinigung der Krankenhausträger im Lande. Eine einzelne KK oder ein einzelner KK-Verb. bzw. ein einzelnes Krankenhaus ist daher nicht antragsberechtigt. Wenn nur einer der in Abs. 2 genannten **Regelungsbereiche** in dreiseitigen Verträgen nicht erfaßt ist, kann eine der genannten Vertragsparteien die Aufnahme einer entsprechenden Regelung durch die Landesschiedstelle erzwingen, auch wenn die übrigen Vertragsparteien eine solche Regelung nicht für erforderlich ansehen. Wenn alle Regelungsbereiche in einer dem Wortlaut des Gesetzes entsprechenden Weise in dreiseitigen Verträgen erfaßt, ist es jedoch einer Vertragspartei nicht möglich, eine Erweiterung des Vertragsinhaltes durch Anrufung der Landesschiedstelle zu erreichen, da diese nur dann tätig werden kann, wenn ein Vertrag nach Abs. 1 ganz oder teilweise nicht zustande kommt. Würde auch in einem solchen Falle die Zuständigkeit der Landesschiedstelle bejaht, müßte ihr die Möglichkeit gegeben werden, durch Beschluß den bestehenden Vertragsinhalt als ausreichend anzusehen und den von einer Vertragspartei beantragten weitergehenden Vertragsinhalt abzulehnen.

Zum Zwecke der Festsetzung dreiseitiger Verträge wird die Landesschiedstelle um Vertreter der Vertragsärzte erweitert **(erweiterte Schiedstelle).** Die Zahl der Vertreter der Vertragsärzte entspricht der Zahl der Vertreter der KK bzw. der zugelassenen Krankenhäuser, um eine **Drittelparität** sicherzustellen. Diese Drittelparität erstreckt sich jedoch **nicht auf die Berufung eines weiteren unparteiischen Mitglieds** bzw. auf die Mitwirkung bei der Wahl des unparteiischen Vorsitzenden. Die Position der Vertragsärzte ist daher in der erweiterten Schiedstelle schwächer ausgeprägt als die Position der beiden übrigen Vertragsparteien.

Das Nähere über die Mitwirkung der Vertreter der Vertragsärzte in der Landesschiedstelle wird durch RechtsVO gem. § 114 Abs. 5 bestimmt. Wegen der Veränderung der Paritäten in der zunächst zweiseitig besetzten Landesschiedstelle können durch RechtsVO auch Vorschriften getroffen werden, die ein Überstimmen einer Vertragspartei durch die beiden übrigen Vertragsparteien verhindern bzw. vom Votum der unparteiischen Mitglieder abhängig machen.

Für die **Kündigungsregelung** gilt § 112 Abs. 4 entsprechend (dazu § 112 RdNr. 14).

Der Beschluß der Landesschiedstelle über den Inhalt dreiseitiger Verträge hat den Rechtscharakter eines **Verwaltungsaktes gegenüber den beteiligten Vertragsparteien.** Er ist daher im Wege der **Anfechtungsklage** vor dem SG durch die hiervon betroffene Vertragspartei anfechtbar. Ein Vorverfahren findet nicht statt.

V. Abs. 4 – Festsetzung durch Rechtsverordnung der Landesregierung. Kommt bis zum 31.12.1990 trotz Zuständigkeit der erweiterten Landesschiedstelle nach Abs. 3 ein Vertrag nach Abs. 1, 2 ganz oder teilweise nicht zustande, bestimmt die LReg durch RechtsVO den Inhalt der Regelung. Dabei bestimmt Satz 2 idF des GSG 1993 nunmehr ausdrücklich, daß ein Verstreichen dieser Frist die Zuständigkeit der Vertragspartner solange und soweit nicht beseitigt, wie der VO-Geber eine VO nicht erläßt (RdNr. 12). Die Vertragsparteien nach Abs. 1 müssen das Recht haben, den durch RechtsVO festgesetzten Inhalt dreiseitiger Verträge **weiterzuentwickeln**. Bei anderer Rechtsauslegung würde die **Vertragskompetenz** zum Abschluß dreiseitiger Verträge in eine Verordnungskompetenz der LReg übergehen. Dabei könnte sich für den Fall teilweiser Vertragsregelungen eine aufgespaltene Rechtszustimmigkeit ergeben. Dies kann nicht sinnvoll sein. Art. 27 GSG 1993 gibt dem BMG mit Zustimmung des BR das Recht, den Inhalt dreiseitiger Verträge durch VO des Bundes zu bestimmen, wenn bis zum 31.12.1994 auch durch VO der LReg der Regelungsauftrag des § 115 nicht erfüllt ist (FraktE-GSG 1993 BT-Drucks 12/3608 Art. 25 S 115f).

VI Abs. 5 – Rahmenempfehlung. Die Empfehlungskompetenz der genannten Verbände und Körperschaften auf Bundesebene beschränkt sich auf den Inhalt dreiseitiger Verträge nach Abs. 1, 2. Es erscheint daher fraglich, auf dieser Rechtsgrundlage Rahmenempfehlungen über die inhaltliche Ausgestaltung von Verzeichnissen stationärer Leistungen und Entgelte nach § 39 Abs. 3 abgeben zu können, da die Vereinbarung entsprechende Verzeichnisse gem. § 39 Abs. 3 nicht Gegenstand dreiseitiger Verträge ist. Wegen der **fehlenden rechtlichen Bindung** wirkt sich auch das **Nichtzustandekommen** von Rahmenempfehlungen nicht auf die Verpflichtung der Vertragsparteien zum Abschluß dreiseitiger Verträge innerhalb der ges. festgelegten Fristen aus.

§ 115a vor- und nachstationäre Behandlung im Krankenhaus

(1) Das Krankenhaus kann bei Verordnung von Krankenhausbehandlung Versicherte in medizinisch geeigneten Fällen ohne Unterkunft und Verpflegung behandeln, um

1. die Erforderlichkeit einer vollstationären Krankenhausbehandlung zu klären oder die vollstationäre Krankenhausbehandlung vorzubereiten (vorstationäre Behandlung) oder

2. im Anschluß an eine vollstationäre Krankenhausbehandlung den Behandlungserfolg zu sichern oder zu festigen (nachstationäre Behandlung).

(2) Die vorstationäre Behandlung ist auf längstens drei Behandlungstage innerhalb von fünf Tagen vor Beginn der stationären Behandlung begrenzt. Die nachstationäre Behandlung darf sieben Behandlungstage innerhalb von 14 Tagen nach Beendigung der stationären Krankenhausbehandlung nicht überschreiten. Die Frist von 14 Tagen kann in medizinisch begründeten Einzelfällen im Einvernehmen mit dem einweisenden Arzt verlängert werden. Eine notwendige ärztliche Behandlung außerhalb des Krankenhauses während der vor- und nachstationären Behandlung wird im Rahmen des Sicherstellungsauftrags durch die an der vertragsärztlichen Versorgung teilnehmenden Ärzte gewährleistet. Das Krankenhaus hat den einweisenden Arzt über die vor- oder nachstationäre Behandlung unverzüglich zu unterrichten.

(3) Die Landesverbände der Krankenkassen, die Verbände der Ersatzkassen und der Landesausschuß des Verbandes der privaten Krankenversicherung gemeinsam vereinbaren mit der Landeskrankenhausgesellschaft oder mit den Vereinigungen der Krankenhausträger im Land gemeinsam und im Benehmen mit der kassenärztlichen Vereinigung die Vergütung der Leistungen mit Wirkung für die Vertragsparteien nach § 18 Abs. 2 des Krankenhausfinanzierungsgesetzes. Die Vergütung soll pauschaliert werden und geeignet sein, eine Verminderung der stationären Kosten herbeizuführen. Die Spitzenverbände der Krankenkassen gemeinsam und die Deutsche Krankenhausgesellschaft oder die Bundesverbände der Krankenhausträger gemeinsam geben im Benehmen mit der Kassenärztlichen Bundesvereinigung Empfehlungen zur Vergütung ab. Diese gelten bis zum Inkrafttreten einer Vereinbarung nach Satz 1. Kommt eine Vereinbarung über die Vergütung innerhalb von drei Monaten nicht zustande, nachdem eine Vertragspartei schriftlich zur Aufnahme der Verhandlungen aufgefordert hat, setzt die Schiedsstelle nach § 18a des Krankenhausfinanzierungsgesetzes auf Antrag einer Vertragspartei oder der zuständigen Landesbehörde die Vergütung fest.

I. Geltende Fassung. § 115a ist mit Wirkung vom 01.01.1993 durch Art. 1 Nr. 71 GSG 1993 vom 21.12.1992, BGB1 I 2266, eingeführt worden. Er hat unverändert die Fassung von Art. 1 Nr. 63 FraktE-GSG 1993 BT-Drucks 12/3608 und ist dort begründet worden.

II. Normzweck. § 115a ersetzt die bisherige Zuständigkeit zum Abschluß dreiseitiger Verträge über vor- und nachstationäre Behandlung im Krankenhaus nach § 115 Abs. 2 Nr. 4 idF GRG durch eine gesetzliche Vorgabe, da vertragliche Regelungen nur in Bayern, Hessen und Niedersachsen zustandegekommen sind. Durch die Einführung der vor- und nachstationären Behandlung als Krankenhausleistung soll eine vollstationäre Krankenhausbehandlung soweit als möglich vermieden oder verkürzt werden. Der Bedarf an Krankenhausbehandlungen mit gleichzeitiger Unterkunft und Verpflegung soll dadurch reduziert und ein Bettenabbau im Krankenhaus ermöglicht werden (FraktE-GSG 1993 aaO S. 102).

III. Abs. 1 Nr. 1, Abs. 2 – Vorstationäre Behandlung. Sie dient dazu, die Erforderlichkeit einer vollstationären Krankenhausbehandlung zu klären oder die vollstationäre Krankenhausbehandlung vorzubereiten. Ihre Dauer ist auf höchstens drei Behandlungstage innerhalb von fünf Tagen vor Beginn der stationären Behandlung begrenzt. Voraussetzung für eine vorstationäre Behandlung im Krankenhaus ist die Verordnung von Krankenhausbehandlung durch einen Vertragsarzt. Diese Verordnung begründet auch rechtlich die Einordnung der vorstationären Behandlung als Bestandteil der Krankenhausbehandlung, da aus der Sicht des einweisenden Vertragsarztes die Möglichkeiten der ambulanten Versorgung ausgeschöpft sind. Nach Abs. 2 Satz 3 soll jedoch die notwendige ärztliche Behandlung außerhalb des Krankenhauses auch während der vorstationären Behandlung durch die an der vertragsärztlichen Versorgung teilnehmenden Ärzte nach wie vor gewährleistet werden. Der behandelnde Vertragsarzt soll daher trotz Krankenhauseinweisung die Verantwortung für die Behandlung interkurrenter Erkrankungen und vor allem für eine Behandlung im Notfall behalten. Deswegen schreibt Abs. 2 Satz 5 die Pflege des Krankenhauses zur unverzüglichen Unterrichtung des einweisenden Arztes über die Durchführung einer vorstationären Behandlung ausdrücklich vor. Anders als nach bisherigem Recht führt daher die Verordnung von Krankenhauspflege nicht zu einer scharfen Trennung zwischen ambulanter und stationärer Behandlung, sondern zu einer Überschneidung beider Leistungsbereiche bei Durchführung einer vorstationären Diagnostik.

IV. Abs. 1 Nr. 2, Abs. 2 Nachstationäre Behandlung. Sie dient dazu, im Anschluß an eine vollstationäre Krankenhausbehandlung den Behandlungserfolg zu sichern oder zu festigen. Die nachstationäre Behandlung darf sieben Behandlungstage innerhalb von 14 Tagen nach Beendigung der vollstationären Krankenhausbehandlung nicht überschreiten. Die Frist kann jedoch in medizinisch begründeten Einzelfällen im Einvernehmen mit dem einweisenden Arzt verlängert werden (Abs. 2 Satz 2, 3). Auch die nachstationäre Behandlung setzt eine vorangehende vollstationäre Behandlung aufgrund einer Verordnung von Krankenhauspflege durch einen Vertragsarzt voraus. Der Vertragsarzt muß bei Entlassung des Patienten aus der vollstationären Krankenhausbehandlung und Übernahme in die nachstationäre Behandlung die Verantwortung für interkurrente Erkrankungen und Notfallsituationen erneut übernehmen. Dies erfordert die rechtzeitige Hinzuziehung des einweisenden Vertragsarztes vor Entlassung eines Patienten aus der vollstationären Behandlung in die nachstationäre Krankenhausbehandlung. Bei stationärer Aufnahme eines Patienten ohne Verordnung von Krankenhauspflege durch einen Vertragsarzt muß der Patient einen vom Krankenhausträger gemäß Abs. 2 S. 5 zu informierenden Vertragsarzt benennen, der seine ambulante Weiterbehandlung übernehmen kann. Tut er dies nicht, müßte das Krankenhaus zur Vermeidung von Haftungsrisiken eine Freizeichnung von der Verpflichtung zur Information eines die ambulante Betreuung übernehmenden Vertragsarztes verlangen.

V. Abs. 3 – Vergütungsvereinbarungen. Vergütungen für die vor- und nachstationäre Behandlung im Sinne des Abs. 1 sind Entgelte für Krankenhauspflege. Vertragspartner sind daher die gemäß § 18 KHG an den Pflegesatzverhandlungen auf regionaler Ebene beteiligten Organisationen (Satz 1). Die Vergütung soll nach Satz 2 pauschaliert werden und entsprechend der Zielsetzung der Regelung (RdNr. 2) eine Minderung gegenüber bei vollstationärer Aufnahme fälliger stationärer Kosten herbeiführen. Kommt innerhalb einer Frist von drei Monaten nach Aufforderung einer Vertragspartei zu einer entsprechenden Regelung eine Einigung nicht zustande, entscheidet die für die Festsetzung von Pflegesätzen zuständige Schiedsstelle nach § 18a KHG auf Antrag einer Vertragspartei oder der zuständigen Landesbehörde über die jeweilige Vergütung (Satz 5).

VI. Rahmenempfehlung. Für den Abschluß der Vergütungsvereinbarungen nach Abs. 3 können die SpitzenVerb. der KK gemeinsam mit der Deutschen Krankenhausgesellschaft oder den BundesVerb. der Krankenhausträger im Benehmen mit der KBV eine Vergütungsempfehlung abgeben (Abs. 3 Satz 3). Sie gilt bis zum Abschluß entsprechend Vergütungsvereinbarungen als Vergütungsregelung (Abs. 3 Satz 4).

§ 115b Ambulantes Operieren im Krankenhaus

(1) Die Spitzenverbände der Krankenkasse gemeinsam, die Deutsche Krankenhausgesellschaft oder die Bundesverbände der Krankenhausträger gemeinsam und die Kassenärztlichen Bundesvereinigungen vereinbaren

1. einen Katalog ambulant durchführbarer Operationen,

2. einheitliche Vergütungen für Krankenhäuser und Vertragsärzte und

3. Maßnahmen zur Sicherung der Qualität und der Wirtschaftlichkeit.

(2) Die Krankenhäuser sind zur ambulanten Durchführung der in dem Katalog genannten Operationen zugelassen. Hierzu bedarf es einer Mitteilung des Krankenhauses an die Landesverbände der Krankenkassen und die Verbände der Ersatzkassen, die Kassenärztliche Vereinigung und den Zulassungsausschuß (§ 96); die Kassenärztliche Vereinigung unterrichtet die Landeskrankenhausgesellschaft über den Versorgungsgrad in der vertragsärztlichen Versorgung. Das Krankenhaus ist zur Einhaltung des Vertrages nach Absatz 1 verpflichtet. Die Leistungen werden unmittelbar von den Krankenkassen vergütet. Die Prüfung der Wirtschaftlichkeit und Qualität erfolgt durch die Krankenkassen; die Krankenhäuser übermitteln den Krankenkassen die Daten nach § 301, soweit dies für die Erfüllung der Aufgaben der Krankenkassen erforderlich ist.

(3) Kommt eine Vereinbarung nach Absatz 1 bis zum 31. März 1993 ganz oder teilweise nicht zustande, wird ihr Inhalt durch Rechtsverordnung der Bundesregierung mit Zustimmung des Bundesrates bestimmt.

(4) Bis zum Inkrafttreten einer Regelung nach Absatz 1 oder 3, jedoch längstens bis zum 31. Dezember 1994, sind die Krankenhäuser zur Durchführung ambulanter Operationen auf der Grundlage des einheitlichen Bewertungsmaßstabs (§ 87) berechtigt. Hierzu bedarf es einer Mitteilung des Krankenhauses an die Landesverbände der Krankenkassen und die Verbände der Ersatzkassen, die Kassenärztliche Vereinigung und den Zulassungsausschuß (§ 96), in der die im Krankenhaus ambulant durchführbaren Operationen bezeichnet werden; Absatz 2 Satz 2 zweiter Halbsatz gilt entsprechend. Die Vergütung richtet sich nach dem einheitlichen Bewertungsmaßstab mit den für die Versicherten geltenden Vergütungssätzen. Absatz 2 Satz 4 und 5 gilt entsprechend.

(5) In der Vereinbarung nach Absatz 1 können Regelungen über ein gemeinsames Budget zur Vergütung der ambulanten Operationsleistungen der Krankenhäuser und der Verlagsärzte getroffen werden. Die Mittel sind aus der Gesamtvergütung und den Budgets der zum ambulanten Operieren zugelassenen Krankenhäuser aufzubringen.

I. Geltende Fassung. § 115b ist mit Wirkung vom 1.1.1993 durch Art. 1 Nr. 71 GSG 1993 vom 21.12.1992, BGB1 I 2266, neu eingeführt worden. Er hat die Fassung von Art. 1 Nr. 63 FraktE-GSG 1993 BT-Drucks 12/3608. Aufgrund der AusBer. ist § 115b Abs. 2 inhaltlich ergänzt und Abs. 4 im letzten Satz inhaltlich modifiziert worden (Aussch.Beschl. BT-Drucks 12/3930 Art. 1 Nr. 63; AusBer BT-Drucks 12/3937 S. 15).

II. Normzweck. § 115b bezweckt die Erweiterung des Leistungsspektrums des Krankenhauses um die Möglichkeit des ambulanten Operierens. Dadurch sollen teure vollstationäre Behandlungen vermieden werden, wenn medizinisch aufgrund der Fortschritte im operativen Bereich eine ambulante Druchführung operativer Eingriffe möglich ist (FraktE-GSG 1993 aaO S. 103). Zur Erreichung dieses Zieles erhalten Krankenhäuser unter den Voraussetzungen von Abs. 2 eine gesetzliche Zulassung zur ambulanten Durchführung der in dem Katalog nach Abs. 1 genannten Operationen. Die Leistungserbringung aufgrund dieser Zulassung erfolgt als Teil der Krankenhausbehandlung gemäß § 39 und nicht als Teil der vertragsärztlichen Versorgung.

III. Abs. 1 – Dreiseitige Vereinbarung. Für den Leistungsbereich des ambulanten Operierens wird die Trennung zwischen ambulanter Versorgung einerseits und Krankenhausbehandlung andererseits durchbrochen und unter **gleichartigen Leistungs- und Vergütungsbedingungen** ein Wettbewerb zwischen niedergelassenen Vertragsärzten und Krankenhäusern eröffnet. Dementsprechend müssen die Leistungs-und Vergütungsbedingungen in dreiseitigen Verträgen zwischen den Spitzenverbänden der Krankenkassen und der KBV sowie der Deutschen Krankenhausgesellschaft oder den BundesVerbänden der Krankenhausträger abgeschlossen werden. Gegenstand der dreiseitigen Vereinbarungen über ambulantes Operieren im Krankenhaus ist ein Katalog ambulant durchführbarer Operationen, die Festlegung einheitlicher Vergütungen für Krankenhäuser und Vertragsärzte und Maßnahmen zur Sicherung der Qualität und der Wirtschaftlichkeit. Die Gesetzesüberschrift ist deswegen mißverständlich, da Inhalt der dreiseitigen Vereinbarungen auch die Leistungserbringung durch Vertragsärzte ist und zur Gewährleistung gleichartiger Leistungs- und Vergütungsbedingungen auch sein muß.

IV. Abs. 2 – Zulassung von Krankenhäusern. Es handelt sich um eine gesetzliche Zulassung zur ambulanten Durchführung der im Katalog genannten Operationen ohne Entscheidung der Zulassungsinstanzen nach § 96. Diese Zulassung gilt auch nicht für die vertragsärztliche Versorgung, sondern für die Krankenhausbehandlung nach § 39. Die in Satz 2 vorgeschriebene Mitteilung des Krankenhauses an die KKVerbände die KÄV und den Zulassungsausschuß dient daher lediglich der Information der genannten Organisationen über eine Erweiterung des Leistungsangebotes für ambulante Operationen. Die in Satz 2 HS 2 vorgeschriebene Information der Landeskrankenhausgesellschaft über den Versorgungsgrad in der vertragsärztlichen Versorgung durch die KÄV führt nicht zur Einbeziehung von Krankenhäusern in die ambulante Bedarfsplanung nach § 101 mit der Folge entsprechender Zulassungsbeschränkungen. Auch bei einer Überversorgung in der vertragsärztlichen Versorgung tritt die ges. Wirkung der Zulassung eines Krankenhauses nach entsprechender Mitteilung an die in Satz 2 genannten Verbände und Institutionen ein. Die Zulassung des Krankenhauses zur Durchführung ambulanter Operationen führt allerdings dazu, daß vorher erstellte Ermächtigungen von Krankenhausärzten zur Erbringung entsprechender operativer Leistungen nach § 116 oder § 31 a ÄrzteZV mit sofortiger Wirkung zu entziehen sind, da der Bedarf für eine Ermächtigung entfällt und für die gleiche Leistung nicht Zulassung und Ermächtigung nebeneinander bestehen kann.

Die Zulassung des Krankenhauses zur Durchführung ambulanter Operationen und die Mitteilung an die in Satz 2 genannten Verbände und Zulassungsinstanzen begründet die Verpflichtung des Krankenhauses zur **Einhaltung des Vertrages** nach Abs. 1 (Satz 3). Die Verpflichtung des Vertragsarztes zur Einhaltung des Vertrages nach Abs. 1 ergibt sich aus § 81 Abs. 3 Nr. 1 und die darin verankerte Pflege der KÄV, über die Satzung die von der KBV abzuschließenden Verträge für die Vertragsärzte verbindlich zu machen.

Die **Vergütung** für ambulant in zugelassenen Krankenhäusern durchgeführte Operationen erfolgt unmittelbar durch die Krankenkasse nach den in Abs. 1 Nr. 2 vereinbarten verbindlichen Vergutungssätzen. Sie ist nicht aus der vertragsärztlichen Gesamtvergütung für die vertragsärztliche Versorgung, sondern entsprechend der leistungsrechtlichen Zuordnung aus dem vereinbarten Krankenhausbudget zu finanzieren (§ 5

BPflV.). Dementsprechend findet auch § 106 Abs. 6 nicht unmittelbar Anwendung. Die Prüfung von Wirtschaftlichkeit und Qualität der Leistungserbringung soll vielmehr durch die Krankenkasse aufgrund der ihnen durch die Krankenhäuser gemäß § 301 übermittelten Leistungsdaten erfolgen; diese aufgrund der AusschBeratungen eingeführte Regelung in Satz 5 ist nicht sachgerecht, da der Aufbau eigenständiger Prüfgremien bei den Krankenkassen mit einer einseitig auf die Leistungserbringung im Krankenhaus ausgerichteten statistischen Vergleichsbasis für die Wirtschaftlichkeitsprüfung mit unvertretbaren Kosten und zwangsläufig unzureichenden Ergebnissen verbunden ist.

V. Abs. 3 – Vertragsinhalt, Ersatzvornahme. Der Vertrag über die Einführung eines Kataloges ambulant durchführbarer Operationen und die Bestimmung einheitlicher Vergütungssätze für Krankenhäuser und Vertragsärzte ist am 22.3.1993 mWv 1.4.1993 abgeschlossen worden (DÄ 1993, A1089, DOK 1993, 316). Der Vertrag enthält in Anlehnung an den EBM eine Auflistung operativer Leistungen, die sowohl von niedergelassenen Vertragsärzten als auch Krankenhäusern ambulant erbracht werden können. Daraus kann aber keine Verpflichtung hergeleitet werden, die dort aufgeführten Eingriffe anschließend ambulant zu erbringen. Diese Entscheidung muß allein dem verantwortlichen Arzt vorbehalten bleiben, da medizinische Gründe im Einzelfall gegen eine ambulante Operation sprechen können und der Katalog auch Leistungen enthält, die eine hohe fachliche Qualifikation und die erforderliche Infrastruktur zur Bewältigung von Krisensituationen voraussetzen. Der Katalog umfaßt auch die erforderlichen präoperativen und postoperativen Leistungen, soweit sie als Bestandteil des operativen Eingriffes durch zugelassene Krankenhäuser durchgeführt werden. Die Vergütung erfolgt einheitlich nach den Vergütungssätzen der vertragsärztlichen Versorgung. Die für die Durchführung ambulanter Operationen im Krankenhaus benötigten Arzneimittel, Verbandmittel, Hilfsmittel und Verbrauchsmaterialien werden vom Krankenhaus aus der Krankenhausapotheke zur Verfügung gestellt. Die Abrechnung der Vergütung und ergänzender Sachkosten erfolgt unmittelbar zwischen dem zugelassenen Krankenhaus und der Krankenkasse. Hierüber haben die Deutsche Krankenhausgesellschaft und die Spitzenverbände der Krankenkassen einen gesonderten Vertrag abgeschlossen (Das Krankenhaus 1993, 398).

Die Zulassung des Krankenhauses zur ambulanten Durchführung von Operationen läßt die **unmittelbare Inanspruchnahme** durch den Versicherten zu (FraktE-GSG aaO S 103). Ebenso wie bei der vorstationären Diagnostik und nachstationären Therapie nach § 115a ist jedoch aus medizinischen Gründen gerade bei operativen Eingriffen die Voruntersuchung und Nachbetreuung in der vertragsärztlichen Versorgung in den meisten Fällen erforderlich. Nach Maßgabe des abgeschlossenen Vertrages sollen daher ambulante Operationen in der Regel auf Veranlassung eines niedergelassenen Vertragsarztes unter Verwendung eines Überweisungsscheines durchgeführt werden. Der für die Operation verantwortliche Krankenhausarzt muß sich vergewissern und dafür Sorge tragen, daß der Patient nach Entlassung aus der unmittelbaren Betreuung auch im häuslichen Bereich sowohl ärztlich ggf. auch pflegerisch in qualifizierter Weise versorgt wird.

Maßnahme zur Sicherung der **Qualität und Wirtschaftlichkeit** ambulanter operativer Eingriffe durch niedergelassene Vertragsärzte und zugelassene Krankenhäuser werden in einer ergänzenden dreiseitigen Vereinbarung festgelegt. Sie enthalten bauliche und hygienische Mindestanforderungen an die operative Einrichtung und ermöglichen Überprüfungen im Einzelfall. Entsprechend der Rechtssprechung des BGH zu den Qualifikationsanforderungen für operative Eingriffe im Krankenhaus (BGHZ NJW 1992, 1560) müssen ambulante Operationen nach **Facharztstandard** erbracht werden. Sie dürfen nur von Fachärzten, unter Assistenz von Fachärzten oder unter deren unmittelbarer Aufsicht und Weisung mit der Möglichkeit des unverzüglichen Eingreifens erbracht werden.

VI. Abs. 4 – Übergangsregelung. Mit dem Abschluß dreiseitiger Verträge nach Abs. 1 ist die Übergangsregelung bereits zum 01.04.1994 obsolet geworden. Sie gestattete den Krankenhäusern nach entsprechender Mitteilung über beabsichtigte ambulant durchführbare operative Eingriffe deren Abrechnung auf der Grundlage des EBM nach vertragsärztlichen Vergütungssätzen.

VII. Abs. 5 – Gemeinsames Budget. Die Finanzierung ambulanter Operationen durch niedergelassene Vertragsärzte und zugelassene Krankenhäuser andererseits aus verschiedenen Budgets bei gleichzeitiger Festlegung einheitlicher Vergütungssätze ist langfristig nicht vertretbar, da sie Leistungsverlagerungen zwischen beiden Bereichen nicht berücksichtigt. Abs. 5 eröffnet daher die Möglichkeit, in den dreiseitigen Verträgen nach Abs. 1 ein gemeinsames Budget für ambulante Operationen zu bilden, das aus der Gesamtvergütung für die vertragsärztliche Versorgung und den Budgets zugelassener Krankenhäuser finanziert wird. Mit entsprechenden Budgetvereinbarungen ist nicht zu rechnen, so daß erst nach Ablauf der Budgetierungsphase eine sinnvolle Vergütungsregelung für ambulante Operationen in beiden Leistungsbereichen getroffen werden kann.

Notfalladressen

Notfalldepots für Sera und Plasmaderivate

Die Landesapothekenkammern haben in den folgenden Krankenhäusern Notfalldepots für Sera und Plasmaderivate eingerichtet, die dort für dringende Fälle zur Verfügung stehen.

	Ort	Klinik	Tel.
52074	Aachen	Medizinische Kliniken I, II, III oder IV Paulwelsstraße 30	0241/8 08 87 29 0241/8 08 86 30
91552	Ansbach	Stadt- u. Kreiskrankenhaus Apotheke Strüther Berg 7	0981/4 84-22 88 0981/4 84-0 (Zentrale)
59821	Arnsberg	Städt. Krankenhaus Marienhospital Nordring 37-41	02931/8 70-1
86156	Augsburg	Krankenhauszweckverband Zentralklinikum Stenglinstraße	0821/4 00-24 84 (Notaufnahme)
97980	Bad Mergentheim	Caritas-Krankenhaus Chirurgie Wachbacher Straße 52	07931/49 20
95445	Bayreuth	Klinikum Bayreuth Notbehandlung/Ambulanz Preuschwitzer Straße 101	0921/4 00-13 06 0921/4 00-11 75
14050	Berlin	Universitätsklinikum Rudolf Virchow der FU Berlin Standort Charlottenburg Med. Klinik und Poliklinik Abt. Nephrologie/Intensivmedizin Spandauer Damm 130	030/30 35-34 66 030/30 35-22 15 030/30 35-1 (Zentrale)
10967	Berlin	Krankenhausbetrieb von Berlin-Kreuzberg Krankenhaus Am Urban Dieffenbachstraße 1	030/6 97-3 77 (Notfallabor) 030/6 97-1 (Zentrale)
33604	Bielefeld-Mitte	Städtische Krankenanstalt Serumbereitschaftsdienst Teutoburger Straße 50	0521/5 81-27 21 0521/5 81-26 11(Unfallambulanz)
53123	Bonn (Hardtberg)	Malteser-Krankenhaus Intensivstation Von-Hompesch-Straße 1	0228/6 48 13 69
38118	Braunschweig	Städt. Klinikum Unfallchirurgische Klinik Howedestraße 16	0531/5 95-14 50
28205	Bremen	Zentralkrankenhaus Unfall-Aufnahme St.-Jürgen-Straße	0421/2 97 53 12

	Ort	Klinik	Tel.
09116	Chemnitz	Klinikum Chemnitz GmbH Zentralapotheke Flemmingstraße 2	0371/33 3(0)-34 62 0371/33 3(0)-34 64 0371/33 3(0)-35 91 (Rettungsstelle)
03048	Cottbus	Carl-Thiem-Klinikum Apotheke Thiemstraße 111	0355/46 25 45 Fax: 0355/46 20 94
64283	Darmstadt	Städtische Kliniken Med. Klinik, Station 2 Grafenstraße 9	06151/1 07-64 08 06151/1 07-64 09 06151/1 07-64 10
94464	Deggendorf	Hauptkrankenhaus Abt. f. Anästhesie u. Intensivpflege Perlasbergstraße 41	0991/38 90-0 0991/38 90-2 72
44137	Dortmund	Städtische Kliniken Hauptaufnahme Beurhausstraße 40	0231/54 22 13 40 0231/54 22 13 41 0231/54 22 13 42
01307	Dresden	Universitätsklinikum Carl Gustav Carus der TU Dresden Apotheke/Bereitschaftsdienst Fetscherstraße 74	0351/45 80
40225	Düsseldorf	Medizinische Klinik u. Poliklinik der Heinrich-Heine-Universität Notaufnahmestation MA 01 Moorenstraße 5	0211/3 11-70 12
26721	Emden	Hans-Susemihl-Krankenhaus Apotheke Bolardusstraße 20	04921/8 01-6 16 04921/8 01-1 (Zentrale)
99089	Erfurt	Klinikum Erfurt GmbH Apotheke Nordhäuser Straße 74	0361/7 81-15 00 0361/7 81-0 (Zentrale)
45147	Essen	Universitätsklinikum der GHS Medizinische Klinik Aufnahmestation (MI) Hufelandstraße 55	0201/7 23 24 44
24939	Flensburg	St.-Franziskus-Hospital Erstversorgung Waldstraße 17	0461/8 16-0 0461/8 16-3 95
60590	Frankfurt (Main)	Universitätsklinik Theodor-Stern-Kai 7	069/63 01 74 10
15236	Frankfurt (Oder)-Markendorf	Klinikum Frankfurt (Oder) Apotheke Müllroser Chaussee 7	0335/5 48-21 72 0335/5 48-0 (Zentrale)
36043	Fulda	Städtisches Klinikum Notfall-Aufnahme Raum OP 3 Pacelliallee 4	0661/84 20 01
36043	Gießen	Zentrum für Innere Medizin Medizinische Klinik I u. II Intensiv Station Klinikstraße 36	0641/7 02-36 81 0641/7 02-36 82
02828	Görlitz	Städt. Klinikum Görlitz Girbigsdorfer Straße 1-3	03581/36 02 44 (Apotheke) 03581/36 02 20 (Intensiv-Station)

	Ort	Klinik	Tel.
37075	Göttingen	Klinikum der Universität Göttingen Tagespflege, Nachtaufnahme Robert-Koch-Straße 40	0551/39 86 05
17489	Greifswald	Klinikum der Ernst-Moritz-Arndt-Universität Klinik für Chirurgie Friedrich-Löffler-Straße 23b	03834/7 79 51
51643	Gummersbach	Kreiskrankenhaus Diensthabender Arzt der Med. Abt. Wilhelm-Brechow-Allee 20	02261/1 70
06120	Halle/Saale	Universitätsklinikum Kröllwitz der Martin-Luther-Universität Universitätsapotheke Ernst-Grube-Straße 40	0345/5 57-22 74 0345/5 57-0 (Zentrale)
20246	Hamburg	Universitäts-Krankenhaus Eppendorf Apotheke Martinistraße 52	040/47 17-1
30659	Hannover	Krankenhaus Oststadt der Landeshauptstadt Hannover Chirurgische Amb., Station 3B Verbrennungs-Intensivstation	0511/9 06-32 81 0511/9 06-0 (Zentrale)
25746	Heide	Kreiskrankenhaus Dithmarschen Notfallambulanz Esmarchstraße 50	0481/79 40
69120	Heidelberg	Klinikum der Ruprecht-Karls-Universität Chirurgische Klinik Ambulanz/diensthabender Arzt Im Neuenheimer Feld 110	06221/56-62 20 06221/56-62 21
02977	Hoyerswerda	DRK-Rettungsdienst u. Krankentransport Kreisverband Hoyerswerda e.V. Kastanienweg 12-13	03571/48 33 10 Fax: 03571/34 05
07740	Jena	Klinikum der Friedrich-Schiller-Universität Jena Zentrale Apotheke Bachstraße 18	03641/63 30 52 03641/63 33 44 (Leitstelle nach Dienstschluß)
67655	Kaiserslautern	Klinikum der Universitätsstadt Medizinische Ambulanz Friedrich-Engels-Straße 25	0631/20 31
76133	Karlsruhe	Städtisches Klinikum GmbH Zentral-Apotheke Moltkestraße 14	0721/9 74-16 61 0721/9 74-29 10 (Pforte der II. Med. Klinik)
34125	Kassel	Städtische Kliniken Kassel GmbH Zentrale Abteilung für Anästhesie und operative Intensivmedizin Mönchebergstraße 41-43	0561/8 03 24 96 0561/8 03 24 89
87439	Kempten (Allgäu)	Kommunale gemeinnützige Krankenhaus GmbH Robert-Weixler-Straße 50 Memminger Straße 50-52	0831/5 30-0 (Zentrale)
24116	Kiel	Städtisches Krankenhaus Aufnahme/Ambulanz Chemnitzstraße 33	0431/1 69 70
56073	Koblenz	Brüderkrankenhaus St. Josef Intensivstation Kardinal-Krementz-Straße 1-5	0261/4 95-12 86

	Ort	Klinik	Tel.
51109	Köln (Merheim)	Kliniken der Stadt Köln Krankenhaus Köln-Merheim Chirurgische Klinik II Ostmerheimer Straße 200	0221/8 90 70
78464	Konstanz	Städt. Krankenanstalten Klinik für Anästhesie u. Wiederbelebung Luisenstraße 7	07531/8 01-0 (Zentrale) 07531/8 01-27 35
47805	Krefeld	Städt. Krankenanstalten Operative Kliniken/diensthabender Arzt Lutherplatz 40	02151/32-0 02151/26-14 od. -16 (Nachtan-schluß) Fax: 02151/20 02
04107	Leipzig	Universitätsklinikum Toxikologischer Auskunftsdienst Härtelstraße 16-18	0341/31 19 16
67063	Ludwigshafen	Klinikum der Stadt Ludwigshafen Bremserstraße 79	0621/50 34 31
23538	Lübeck	Klinikum der Medizinischen Universität Institut für Immunologie u. Transfusionsmedizin Ratzeburger Allee 160	0451/5 00-28 55
58515	Lüdenscheid	Kreiskrankenhaus Lüdenscheid Zentrallabor Paulmannshöher Straße 14	02351/46 26 20 02351/46 26 21
21339	Lüneburg	Städtisches Krankenhaus Apotheke Bögelstraße 1	04131/7 70
39120	Magdeburg	Klinikum der Otto-von-Guericke-Universität Zentralapotheke Leipziger Straße 44	0391/67-29 41 Fax: 0391/67-30 49
55131	Mainz	Klinikum der Johann-Gutenberg-Universität Transfusionszentrale, Zimmer 136 Hochhaus Augustusplatz 2	06131/17 32 21
32427	Minden	Klinikum Minden Medizinische Klinik, Aufnahme Friedrichstraße 17	0571/8 01-20 91
80336	München	Ludwig-Maximilians-Universität Institut für Anästhesiologie Blutdepot Nußbaumstraße 20	089/51 60 25 66
81675	München	Klinikum rechts der Isar der TU München Toxikologische Abteilung Arzneimttel-Notdepot Ismaninger Straße 22	089/41 40-22 11
48143	Münster	Raphaelsklinik Apotheke Servatii-Kirchplatz 8	0251/50 07 22 91
99734	Nordhausen	Südharz-Krankenhaus Apotheke Dr.-Robert-Koch-Straße 39	03631/41-24 90 03631/41-0 (Zentrale) 03631/41-24 00 (Rettungsstelle)

	Ort	Klinik	Tel.
90419	Nürnberg	Klinikum Nord der Stadt Nürnberg Medizinische Klinik Haus 5 Erde Flurstraße 17	0911/3 98-23 60 0911/3 98-0 (Zentrale)
90471	Nürnberg	Klinikum Süd der Stadt Nürnberg Medizinische Klinik 1, AU 1.1 Breslauer Straße 201	0911/3 98-51 60 0911/3 98-0 (Zentrale)
49076	Osnabrück	Städt. Klinikum Osnabrück Notfallaufnahme Am Finkenhügel 1	0541/4 05-74 00
33098	Paderborn	St.-Vincenz-Krankenhaus GmbH Apotheke Am Busdorf 2	05251/2 02-2 27 05251/2 02-0 (Zentrale)
14467	Potsdam	Klinikum „Ernst von Bergmann" Apotheke Charlottenstraße 72	0331/41 29 71 0331/41 25 81 (Rettungsstelle)
88191	Ravensburg	St.-Elisabethen-Krankenhaus Apotheke Elisabethenstraße 15	0751/87-23 58 0751/87-0 (Zentrale)
45657	Recklinghausen	Knappschaftskrankenhaus Operative Intensivstation Dorstener Straße 151	02361/56-21 40
93049	Regensburg	Krankenhaus der Barmherzigen Brüder Pforte Prüfeninger Straße 56	0941/3 69-15 00
18057	Rostock	Medizinische Fakultät der Universität Rostock Zentralapotheke Ernst-Heydemann-Straße 7	0381/4 94-56 00 Fax: 0381/4 94-56 11 0381/4 94-0 (Zentrale)
74523	Schwäbisch Hall	Diakonie-Krankenhaus Apotheke Diakoniestraße 10	0791/7 53-47 20 0791/7 53-43 00 (Notaufnahme)
97422	Schweinfurt	Leopoldina-Krankenhaus Apotheke Gustav-Adolf-Straße 8	09721/7 20-26 41 09721/7 20-0 (Zentrale)
19045	Schwerin	Klinikum Schwerin Klinik f. Anästhesiologie, Intensivtherapie u. Notfallmedizin Wismarsche Straße 397	0385/5 20-22 48 (Operativ-anästh. ITS) 0385/5 20-21 95 (Rettungsstelle) 0385/5 20-0 (Zentrale)
57072	Siegen	St.-Marien-Krankenhaus Intensivstation Kampenstraße 51	0271/2 31-49 18 0271/2 31-0 (Zentrale Tel.-u. Fax)
21682	Stade	Städtisches Krankenhaus Apotheke Bremervörder Straße 111	04141/8 90-4 46 04141/8 90-0 (Zentrale)
70174	Stuttgart	Katharinenhospital Klinik für Anästhesiologie und operative Intensivmedizin Kriegsbergstraße 60	0711/2 78-30 11 0711/2 78-30 12 Fax: 0711/2 78-30 19
98527	Suhl	Klinikum Suhl Zentralapotheke Albert-Schweitzer-Straße 3	03681/35-39 00 03681/35-55 10 (Notaufnahme) 03681/35-9 (Zentrale)

	Ort	Klinik	Tel.
83278	Traunstein	Kreiskrankenhaus Traunstein Med. Intensivstation Cuno-Niggl-Straße 3	0861/7 05-12 78 0861/7 05-0 (Zentrale)
54292	Trier	Krankenhaus der Barmherzigen Brüder Anästhesieabteilung/Intensivtherapiestation Nordallee 1	0651/20 8-23 10
89081	Ulm	Medizinische Universitäts- und Poliklinik Ulm Aufnahmestation 1B Robert-Koch-Straße 8	0731/5 02-47 73 0731/5 02-47 74
78050	Villingen-Schwenningen	Klinikum der Stadt Ludwigshafen Apotheke Vöhrenbacher Straße 23	07721/93-39 00 07721/93-0 (Zentrale)
46485	Wesel	Evangelisches Krankenhaus Zentral-Apotheke Schermbecker Landstraße 88	0281/10 61
42117	Wuppertal	Städt. Ferdinand-Sauerbruch-Klinikum Wuppertal-Elberfeld Chirurgische Ambulanz Arrenberger Straße 20-56	0202/39 43 20 0202/39 42 07
08060	Zwickau	Heinrich-Braun-Krankenhaus Städt. Klinikum Apotheke Karl-Keil-Straße 35	0375/51 31 75 0375/51 21 68 (Aufnahmeabteilung) Fax: 0375/51 15 03

Giftinformationszentralen

Ort	Tel., ggf. E-Mail bzw. Internet	Fax
Berlin (Landesberatungsstelle)	030/1 92 40, 3 26 80-7 19, -7 34	030/3 26 80-7 21
Berlin (Virchow-Klinikum)	030/4 50 53-5 55, -5 65 E-Mail: martens@ukrv.de	030/4 50 53-9 15 oder -9 09
Bonn	0228/2 87 - 32 11, - 33 33 Telex: 8869546 kibo d E-Mail: ruechard@imsdd.med.uni-bonn.de Internet: http://www.meb.uni-bonn.de/giftzentrale/	0228/2 87-33 14
Erfurt	0361/7 30 73-0	0361/7 30-73-17
Freiburg	0761/2 70 43-61 oder -00 E-Mail: jonitz@kkl200.ukl.uni-freiburg.de	0761/2 70-44 57
Göttingen (GIZ-Nord)	0551/1 92 40, 3 83-1 80 E-Mail:GIZnord@med.uni-goettingen.de	0551/3 83-18 81
Homburg/Saar	06841/1 92 40	06841/16-83 14
Mainz	06131/1 92 40, 23 24 66 E-Mail: sacha@zeus.z-med.klinik.uni-mainz.de Internet: http://www.giftinfo.uni-mainz.de	06131/17 66 05 oder 23 24 69
München	089/1 92 40	089/4140-24 67
Nürnberg	0911/3 98-24 51	0911/398-29 99
Wien	Beratung +43 1 40 40 02-222 Notruf +43 1 43 43 43	
Zürich	+41 1 251 51 51	

Zentren für Schwerbrandverletzte

(K) = Kinder, (+K) = Erwachsene und Kinder (über 1 Jahr)

	Ort	Klinik	Tel.
52074	Aachen	Hochschule Aachen Klinik für Verbrennungschirurgie Pauwelsstraße	0241/8 08 97 00
10967	Berlin (+K)	Krankenhausbetrieb von Berlin-Kreuzberg Krankenhaus Am Urban Abt. für Plastische Chirurgie Dieffenbachstraße 1	030/69 71
44789	Bochum	BG Kliniken Bergmannsheil Klinik für Plastische Chirurgie und Schwerbrandverletzten-zentrum Bürkle-de-la-Camp-Platz 1	0234/3 02-68 58 oder -68 59 0234/3 02-0 (Zentrale)
44791	Bochum (K)	St. Josef-Hospital Universitäts-Kinderklinik Alexandrinenstraße 5	0234/ 50 96 00
44145	Dortmund	Städt. Kliniken Dortmund Klinikzentrum Nord Münsterstraße 240	0231/8 48-1
01307	Dresden	Universitätsklinikum Carl Gustav Carus Klinik für Anästhesie Fetscherstr. 74	0351/4 58 27 85 Durchwahl 0351/4 58 24 16
47249	Duisburg	BG Unfallklinik Duisburg-Buchholz Intensivabt. für Schwerbrandverletzte Großbaumer Allee 250	0203/76 88-1
99089	Erfurt (K)	Klinikum Erfurt GmbH Kinderchirurgische Abt. Nordhäuser Straße 74	0361/7 81-1200 0361/7 81-1201
45122	Essen	Universitätsklinikum Essen Abt. für Unfallchirurgie Hufelandstraße 55	0201/7 23-0
89106	Freiburg i. Br.	Chirurgische Universitätsklinik Freiburg Abt. für Allgemeine Chirurgie Hugstetterstraße 55	0761/2 70-0
45894	Gelsenkirchen-Buer	Knappschafts-Krankenhaus Bergmannsheil Buer Klinik für Plastische Chirurgie/Handchirurgie Scherner Weg 4	0209/5 90 20
07548	Gera	Klinikum der Stadt Gera Intensivtherapiestation Straße des Friedens 122	0365/8 28-0
06120	Halle	Medizinische Fakultät der Martin-Luther-Universität Klinik für Unfall- und Wiederherstellungschirurgie Ernst-Grube-Straße 40	0345/5 57-0
06120	Halle (K)	St. Barbara-Krankenhaus Kinderchirurgie Barbarastraße 2a - 5	0345/4 82 50
21033	Hamburg	BG Unfallkrankenhaus Hamburg Bergedorfer Straße 10	040/73 06-0

	Ort	Klinik	Tel.
22149	Hamburg (K)	Kinderkrankenhaus Wilhelmsstift Liliencronstraße 130	040/6 73 77-0
59065	Hamm (K)	Marienhospital Hamm Kinderklinik St. Elisabeth Nordenwall 22	02381/18 13 00
30659	Hannover	Medizinischen Hochschule Hannover Krankenhaus Oststadt Klinik für Plastische, Hand- und Wiederherstellungschirurgie, Zentrum für Schwerbrandverletzte Podbielskistraße 380	0511/9 06-0
30173	Hannover (K)	Kinderkrankenhaus Auf der Bult Kinderchirurgische Abt. Janusz-Korczak-Allee 12	0511/81 15-0
34121	Kassel (K)	Kinderkrankenhaus Park-Schönefeld Frankfurter Straße 167	0561/9 28 50
56072	Koblenz	Bundeswehr Zentralkrankenhaus Abt. XIV Unfall- und Verbrennungsmedizin Rübenacher Straße 170	0261/2 81-1
50735	Köln (K)	Städtisches Kinderkrankhaus Köln Kinderchirurgische Klinik Amsterdamer Straße 59	0221/77 74-1
51109	Köln	Klinikum Köln/Merheim Klinik für Plastische Chirurgie, Hand- und Wiederherstellungs-chirurgie Schwerstverbranntenzentrum Ostmerheimer Straße 200	0221/89 07-0
04129	Leipzig	Städt. Klinik St. Georg Klinik für Plastische und Handchirurgie/Brandverletztenstation Delitzscher Straße 141	0341/5 65-0
04317	Leipzig (K)	Universität Leipzig Klinik für Kinderchirurgie Osterstraße 21-25	0341/9 72 64 00
67071	Ludwigshafen-Oggersheim	BG Unfallklinik Ludwigshafen Abt. für Schwerbrandverletzte Ludwig-Guttmann-Straße 13	0621/6 81 00
22356	Lübeck	Medizinische Universität zu Lübeck Klinik für Plastische Chirurgie Ratzeburger Allee 160	0451/5 00-0
22356	Lübeck (K)	Medizinische Universität zu Lübeck Klinik für Kinderchirurgie Ratzeburger Allee 160	04 51 / 5 00-0
55131	Mainz (K)	Klinikum der Johannes-Gutenberg-Universität Kinderklinik und Kinder-Poliklinik Langenbeckstraße 1	06131/17-1
68167	Mannheim (K)	Klinikum der Stadt Mannheim Kinderchirurgische Universitätsklinik Theodor-Kutzer-Ufer	0621/3 83-1
80337	München (K)	Ludwig-Maximilians-Universität Klinikum Innenstadt Dr. von Haunersches Kinderspital Interne Intensivstation Lindwurmstraße 4	089/51 60-0

	Ort	Klinik	Tel.
81925	München	Städt. Krankenhaus München-Bogenhausen Englschalkinger Straße 77	089/92 70-0
80804	München	Städt. Krankenhaus München-Schwabing Kölner Platz 1	089/30 68-1
82418	Murnau/Staffelsee	BG Unfallklinik Murnau Prof.-Küntscher-Straße 8	08841/48-26 30 08841/48-0
90471	Nürnberg	Klinikum Nürnberg-Süd Breslauer Straße 201	0911/3 98-56 03 und 3 98-56 04 0911/3 98-23 67
63069	Offenbach/Main	Städt. Kliniken Offenbach/Main Abt. für Schwerverbrannte Starkenburgring 66	069/84 05-0
01589	Riesa	Kreiskrankenhaus Riesa Intensivtherapiestation Weinberg 8	03525/75 40
70199	Stuttgart	Marienhospital Stuttgart Abt. für Anästhesiologie Böheimstraße 37	0711/64 89-0
72076	Tübingen	Chirurgische Universitätsklinik Tübingen Neuklinikum Schnarrenberg Abt. Allgemeinchirurgie Hoppe-Seyler-Straße 3	07071/29-1
72076	Tübingen	BG Unfallklinik Tübingen Schnarrenbergstraße 95	07071/6 06-1

Index

A

B

C

D

E

F

G

H

I

J

K

L

N

O

P

Q

R

S

T

U

V

W

X

Y

Z